Thieme

DGPI Handbuch

Infektionen bei Kindern und Jugendlichen

Deutsche Gesellschaft für Pädiatrische Infektiologie e. V. (DGPI)

Redaktionskollegium

Reinhard Berner
Ralf Bialek
Michael Borte
Johannes Forster
Ulrich Heininger
Johannes G. Liese
David Nadal
Reinhard Roos
Horst Scholz

6., vollständig überarbeitete Auflage

9 Abbildungen

Georg Thieme Verlag
Stuttgart • New York

Impressum

Bibliografische Information der Deutschen Nationalbibliothek

Die Deutsche Nationalbibliothek verzeichnet diese Publikation in der Deutschen Nationalbibliografie; detaillierte bibliografische Daten sind im Internet über http://dnb.d-nb.de abrufbar.

1. Auflage 1995 (Futuramed Verlag GmbH)
2. Auflage 1997 (Futuramed Verlag GmbH)
3. Auflage 2000 (Futuramed Verlag GmbH)
4. Auflage 2003 (Futuramed Verlag GmbH)
5. Auflage 2009 (Georg Thieme Verlag KG)

Wichtiger Hinweis: Wie jede Wissenschaft ist die Medizin ständigen Entwicklungen unterworfen. Forschung und klinische Erfahrung erweitern unsere Erkenntnisse, insbesondere was Behandlung und medikamentöse Therapie anbelangt. Soweit in diesem Werk eine Dosierung oder eine Applikation erwähnt wird, darf der Leser zwar darauf vertrauen, dass Autoren, Herausgeber und Verlag große Sorgfalt darauf verwandt haben, dass diese Angabe **dem Wissensstand bei Fertigstellung des Werkes** entspricht.
Für Angaben über Dosierungsanweisungen und Applikationsformen kann vom Verlag jedoch keine Gewähr übernommen werden. **Jeder Benutzer ist angehalten**, durch sorgfältige Prüfung der Beipackzettel der verwendeten Präparate und gegebenenfalls nach Konsultation eines Spezialisten festzustellen, ob die dort gegebene Empfehlung für Dosierungen oder die Beachtung von Kontraindikationen gegenüber der Angabe in diesem Buch abweicht. Eine solche Prüfung ist besonders wichtig bei selten verwendeten Präparaten oder solchen, die neu auf den Markt gebracht worden sind. **Jede Dosierung oder Applikation erfolgt auf eigene Gefahr des Benutzers.** Autoren und Verlag appellieren an jeden Benutzer, ihm etwa auffallende Ungenauigkeiten dem Verlag mitzuteilen.

Rüdigerstraße 14
70469 Stuttgart
Deutschland
Telefon: +49/(0)711/8931-0
Unsere Homepage: www.thieme.de

Printed in Germany

Zeichnungen: Karin Baum, Paphos, Zypern
Umschlaggestaltung: Thieme Verlagsgruppe
Satz: medionet Publishing Services Ltd., Berlin
gesetzt aus 3B2
Druck: L.E.G.O. s.p.A., in Lavis (TN)

ISBN 978-3-13-144716-6 1 2 3 4 5 6
Auch erhältlich als E-Book:
eISBN (PDF) 978-3-13-166546-1
eISBN (ePub) 978-3-13-175716-6

Vorwort

Das DGPI-Handbuch liegt nun in seiner 6. Auflage vor. Insgesamt 63 Koordinatoren mit 142 Mitarbeitern haben sich mit außerordentlichem Engagement bemüht, die neuen Erkenntnisse der vergangenen Jahre in 132 Kapitel einzuarbeiten und die Auflage aus dem Jahr 2009 weiter zu verbessern. Einige Kapitel sind neu dazugekommen, einige wenige wurden gestrichen. Bewusst wurde auf ausführliche Literaturangaben verzichtet und nur noch über das Internet zugängliche Quellen als weiterführende Informationen angegeben. Die 6. Auflage des DGPI-Handbuchs wird nun erstmalig auch als E-Pub erhältlich sein, in das Hyperlinks eingefügt sind.

Das DGPI-Handbuch stellt nach dem Verständnis unserer Fachgesellschaft die Zusammenstellung pädiatrisch-infektiologischer Handlungsempfehlungen und damit das Standardwerk der Pädiatrischen Infektiologie in deutscher Sprache dar. Es handelt sich hierbei nicht um Leitlinien im formalen Sinne, dennoch erreicht das Handbuch in vielen Kapiteln das Niveau von S1- bzw. S2-Leitlinien. Die einzelnen Kapitel wurden jeweils von einem Koordinator und i. d. R. mehreren Mitarbeitern erstellt, wobei oftmals Repräsentanten aus unterschiedlichen medizinischen Fachdisziplinen innerhalb der Pädiatrie, aber auch über die Pädiatrie hinaus einbezogen wurden. Zusätzlich wurde jedes einzelne Kapitel durch ein 9-köpfiges Redaktionskollegium aus pädiatrisch-infektiologischen Experten ausführlich evaluiert, diskutiert und abschließend verabschiedet. Damit ist es aus unserer Sicht gelungen, dem hohen Anspruch an das Handbuch unserer Fachgesellschaft gerecht zu werden, eine von persönlichen Meinungen weitgehend unabhängige Synthese unterschiedlicher „Schulen" zu den wesentlichen Themen der Pädiatrischen Infektiologie herzustellen.

Die in diesem Handbuch gegebenen Empfehlungen sind nach aktuellem Erkenntnisstand und bestem Wissen und Gewissen aller beteiligten Personen erarbeitet worden. Sie können den behandelnden Arzt jedoch nicht von der ethischen und juristischen Verpflichtung entheben, bei jedem Patienten individuell zu prüfen, ob diese Empfehlungen anwendbar und angemessen sind. Sie sollen allgemeine Handlungsempfehlungen geben, die in jedem Einzelfall kritisch zu prüfen und zu hinterfragen sind. Dies gilt insbesondere bei Angaben zu Medikamenten (und Impfstoffen), deren Zulassung und Dosierung oft einem recht kurzfristigen Wandel unterworfen sind. In der Regel wurden hier die generischen Namen angegeben; wurden in Einzelfällen Handelsnamen ergänzt, so stellen diese in keiner Weise eine Produktempfehlung der DGPI dar.

Im Jahr 2012 sind zwei große Persönlichkeiten der Pädiatrischen Infektiologie von uns gegangen. Herr Prof. Dr. Walter Marget und Herr Dr. Klaus Magdorf haben in unterschiedlicher, aber beide in sehr eindrucksvoller Weise die Pädiatrische Infektiologie in Deutschland und Europa geprägt. Walter Marget hat im Laufe seines Berufslebens nicht nur an einigen universitären Standorten wie Freiburg, Tübingen und München bleibende Spuren der Pädiatrischen Infektiologie hinterlassen, sondern war auch einer der Nestoren und Mitbegründer der European Society for Paediatric Infectious Diseases (ESPID). Walter Marget zählt damit international zu den großen Namen der Pädiatrischen Infektiologie. Klaus Magdorf, der langjährige Koordinator des Tuberkulose-Kapitels, gehört ebenfalls zu den Pädiatrischen Infektiologen der ersten Stunde in Deutschland. Als Pädiatrischer Pneumologe und Infektiologe war er prädestiniert – und hat diese Herausforderung mit vorbildlichem Engagement und Enthusiasmus angenommen –, mykobakterielle Infektionen bei Kindern nicht nur wissenschaftlich zu bearbeiten, sondern auch in praxisrelevante und lebensnahe diagnostische und therapeutische Empfehlungen umzusetzen. Das Thema Tuberkulose bei Kindern wird in Deutschland untrennbar mit dem Namen Klaus Magdorf verbunden bleiben. Die Deutsche Gesellschaft für Pädiatrische Infektiologie wird diesen beiden hochverdienten Persönlichkeiten ein ehrendes Andenken bewahren, und auch dieses Handbuch wird mit Prof. Marget und Dr. Magdorf eng verbunden bleiben.

Trotz aller Bemühungen und Korrekturen wird auch die 6. Auflage Fehler und Unstimmigkeiten enthalten. Wir bitten Sie, dies zu entschuldigen, bitten aber gleichzeitig darum, es dem Redaktionskollegium oder dem Verlag direkt mitzuteilen, damit Unstimmigkeiten bearbeitet und Fehler korrigiert werden können.

Dem Redaktionskollegium bleibt an dieser Stelle, allen Koordinatoren und Mitarbeitern für ihr außerordentliches Engagement und ihre Loyalität der DGPI gegenüber sehr herzlich zu danken.

Ebenfalls gebührt der Dank den Mitarbeitern des Thieme-Verlags, die den Entstehungsprozess dieses Buchs sehr professionell und stets mit freundlichem Entgegenkommen und hohem Einsatz begleitet haben.

Dresden, Mai 2013
Für das Redaktionskollegium
Reinhard Berner

Anschriften zur 6. Auflage

Redaktionskollegium

Berner, Reinhard, Prof. Dr. med.
Universitätsklinikum Carl Gustav Carus
Klinik und Poliklinik
für Kinder- und Jugendmedizin
Fetscherstr. 74
01307 Dresden

Bialek, Ralf, Prof. Dr. med.
LADR GmbH
MVZ Dr. Kramer und Kollegen
Lauenburger Str. 67
21502 Geesthacht

Borte, Michael, Prof. Dr. med. habil.
Klinikum St. Georg gGmbH Leipzig
Klinik für Kinder- u. Jugendmedizin
Pädiatrische Rheumatologie, Immunologie u. Infektiologie
Delitzscher Str. 141
04129 Leipzig

Forster, Johannes, Prof. Dr. med.
St. Josefskrankenhaus
Kinderabteilung St. Hedwig
Sautierstr. 1
79104 Freiburg

Heininger, Ulrich, Prof. Dr. med.
Universitäts-Kinderspital
beider Basel (UKBB)
Infektiologie und Vakzinologie
Spitalstrasse 33
4031 Basel
Schweiz

Liese, Johannes G., Prof. Dr. med.
Universitätsklinikum Würzburg
Kinderklinik und Poliklinik
Josef-Schneider-Str. 2 Haus C5
97080 Würzburg

Nadal, David, Prof. Dr. med.
Universitäts-Kinderkliniken Zürich
Abteilung Infektiologie und Spitalhygiene
Steinwiesstrasse 75
8032 Zürich
Schweiz

Roos, Reinhard, Prof. Dr. med.
Nadistr. 43
80809 München

Scholz, Horst, Priv.-Doz. Dr. med.
Straße 6, Nr. 23
13125 Berlin

Koordinatoren und Mitarbeiter

Abele-Horn, Marianne, Prof. Dr. rer. nat., Dr. med.
Schrämelstr. 118
81247 München

Adam, Rüdiger, Dr. med.
Universitätsmedizin Mannheim
Klinik für Kinder- und Jugendmedizin
Theodor-Kutzer-Ufer 1–3
68167 Mannheim

Adamczick, Charlotte, Dr. med.
Arbeitsgemeinschaft Tropenpädiatrie e. V.
Bürgerstr. 72
60437 Frankfurt

Aebi, Christoph, Prof. Dr. med.
Universität Bern
Klinik für Kinderheilkunde
und Institut für Infektionskrankheiten
Inselspital
3010 Bern
Schweiz

Arweiler, Nicole B., Prof. Dr. med. dent.
Philipps-Universität Marburg GmbH
Direktorin der
Abteilung für Parodontologie
Georg-Voigt-Str. 3
35039 Marburg

Ballmann, Manfred, Prof. Dr. med.
Universität Bochum
St. Josef-Hospital
Klinik für Kinder- und Jugendmedizin
Alexandrinenstr. 5
44791 Bochum

Barker, Michael, Priv.-Doz. Dr. med.
Klinik für Kinder- und Jugendmedizin
HELIOS Klinikum Emil von Behring
Walterhöferstr. 11
14165 Berlin

Baumann, Ulrich, Prof. Dr. med.
Medizinische Hochschule Hannover
Zentrum für Kinderheilkunde und Jugendmedizin
Klinik f. Pädiatrische Pneumologie, Allergologie u. Neonatologie
Carl-Neuberg-Str. 1
30625 Hannover

Beetz, Rolf, Priv.-Doz. Dr. med.
Universitätsmedizin der Joh. Gutenberg-Universität
Zentrum für Kinder- und Jugendmedizin
Langenbeckstr. 1
55131 Mainz

Berger, Christoph, Prof. Dr. med.
Universitäts-Kinderkliniken Zürich
Abteilung Infektiologie und Spitalhygiene
Steinwiesstrasse 75
8032 Zürich
Schweiz

Bernard, Helen, Dr.
Robert Koch-Institut
Abteilung Infektionsepidemiologie (Abt. 3)
Fachgebiet 35
Seestr. 10
13353 Berlin

Beutel, Karin, Dr. med.
Universitätsklinikum Münster
Klinik für Kinder- und Jugendmedizin
Pädiatrische Hämatologie und Onkologie
Albert-Schweitzer-Campus 1
48149 Münster

Beyersdorff, Anke, Dr. med.
Ernst-Moritz-Arndt Universität Greifswald
Klinik und Poliklinik für Kinder- und Jugendmedizin
Zentrum für Kinder- und Jugendmedizin
Ferdinand-Sauerbruch-Str. 1
17475 Greifswald

Boecken, Gerhard, Dr. med. M. Sc.
Auswärtiges Amt
Referat 106 – Gesundheitsdienst
Kurstr. 36
10117 Berlin

Bonhoeffer, Jan, Dr. med.
Universitätskinderspital beider Basel (UKBB)
Infektiologie und Vakzinologie
Spitalstrasse 33
4056 Basel
Schweiz

Brockmeyer, Holger, Dr. med. MSc IH, DTMPH
Deutsche Gesellschaft für Internationale Zusammenarbeit (GIZ) GmbH
Lindi Regional Hospital
P.O. Box 1011, Lindi
Tanzania

Brodt, Hans-Reinhard, Prof. Dr. med.
Klinikum der Johann Wolfgang Goethe-Universität
Medizinische Klinik II Schwerpunkt Infektiologie
Infektionsstation, HIV- und Tropenambulanz
Theodor-Stern-Kai 7
60596 Frankfurt

Bruns, Roswitha, Priv.-Doz. Dr. med. habil.
Ernst Moritz Arndt-Universität Greifswald
Klinik u. Poliklinik f. Kinder- u. Jugendmedizin
Universitätsklinikum
Sauerbruchstr. 1
17475 Greifswald

Buchholz, Bernd, Dr. med.
Universitätsklinikum Mannheim
Klinik für Kinder- und Jugendmedizin
Theodor-Kutzer-Ufer 1–3
68167 Mannheim

Bührer, Christoph, Prof. Dr. med.
Charité Universitätsmedizin Berlin
Klinik für Neonatologie
Charitéplatz 1
10117 Berlin

Burchard, Gerd-Dieter, Prof. Dr. med.
Universitätsklinikum Hamburg-Eppendorf
Bernhard-Nocht-Institut für Tropenmedizin
Bernhard-Nocht-Str. 74
20359 Hamburg

Büttcher, Michael, Dr. med.
Klinik für Kinder und Jugendliche
Stadtspital Triemli Zürich
Birmensdorferstrasse 497
8063 Zürich
Schweiz

Christen, Hans-Jürgen, Prof. Dr, med.
AUF DER BULT Kinder- und Jugendkrankenhaus
Allg. Kinderheilkunde
und Neuropädiatrie
Janusz-Korczak-Allee 12
30173 Hannover

Cornely, Oliver A., Prof. Dr. med.
Universitätsklinik Köln
Klinik I für Innere Medizin
Kerpener Str. 62
50937 Köln

Dähnert, Ingo, Prof. Dr. med.
Herzzentrum, Universität Leipzig
Klinik für Kinderkardiologie
Strümpellstr. 39
04289 Leipzig

Dehio, Christoph, Prof. Dr.
Universität Basel
Biozentrum
Klingelbergstrasse 50/70
4056 Basel
Schweiz

Deleré, Yvonne, Dr.
Robert Koch-Institut
Abteilung für Infektionsepidemiologie
DGZ-Ring 1
13086 Berlin

Desgrandchamps, Daniel, Dr. med.
Dorfring 6
6319 Allenwinden
Schweiz

Detjen, Anne Katrin, Dr. med.
International Union Against
Tuberculosis and Lung Disease (The Union)
61 Broadway, Suite 1720
10006 New York, NY
USA

Diedrich, Sabine, Dr.
Robert Koch-Institut
FG 15, NRZ PE
Nordufer 20
13353 Berlin

Dobler, Gerhard, Dr. med.
Institut für Mikrobiologie der Bundeswehr
Neuherbergstr. 11
80937 München

Dornbusch, Hans Jürgen, Priv-Doz. Dr. med.
Lehrbeauftragter der
Medizinischen Universität Graz
Grazerstraße 34b
8045 Graz
Österreich

Dückers, Gregor, Dr. med.
Helios Klinikum Krefeld
Akademisches Lehrkrankenhaus
RWTH Aachen
Lutherplatz 40
47805 Krefeld

Duppenthaler, Andrea, Dr. med.
Universitätsklinik für Kinderheilkunde
Inselspital
Freiburgstr. 10
3010 Bern
Schweiz

Ehl, Stephan, Prof. Dr. med.
Universitätsklinikum Freiburg
Sektion für Pädiatrische Immunologie
Centrum für Chronische Immundefizienz
Mathildenstr. 1
79106 Freiburg

Ehrt, Oliver, Prof. Dr. med.
Augenklinik der
Ludwig-Maximilians-Universität München
Mathildenstr. 8
80336 München

Elling, Roland, Dr. med.
Universitätsklinikum Freiburg
Zentrum für Kinder- und Jugendmedizin
Sektion Pädiatrische Infektiologie & Rheumatologie
Mathildenstr. 1
79106 Freiburg

Enders, Martin, Dr.
Labor Prof. Dr. med. Gisela Enders & Kollegen MVZ
Institut für Virologie, Infektiologie
und Epidemiologie e.V
Rosenbergstr. 85
70193 Stuttgart

Feiterna-Sperling, Cornelia, Dr. med.
Charité Universitätsmedizin Berlin
Klinik für Pädiatrie m.S. Pneumologie u.
Immunologie
Augustenburger Platz 1
13353 Berlin

Feuchtinger, Tobias, Priv.-Doz. Dr. med. /MD
Universitätsklinik für Kinderheilkunde und
Jugendmedizin
Abteilung für Allgemeinpädiatrie
und pädiatrische Hämatologie/Onkologie
Hoppe-Seyler-Str. 1
72076 Tübingen

Fingerle, Volker, Dr. med.
Bayerisches Landesamt für Gesundheit
und Lebensmittelsicherheit (LGL)
Dienststelle Oberschleißheim
Veterinärstr. 2
85764 Oberschleißheim

Flieger, Antje, Prof. Dr.
Robert Koch-Institut
Fachbereich für Bakterielle
Darmpathogene Erreger
Burgstr. 37
38855 Wernigerode

Fölster-Holst, Regina, Prof. Dr. med.
Universitätsklinikum Schleswig-Holstein –
Campus Kiel
Klinik für Dermatologie, Venerologie und
Allergologie
Arnold-Heller-Str. 3 Haus 1
24105 Kiel

Franz, Axel, Priv-Doz. Dr. med.
Universitätsklinikum Tübingen
Abt. Kinderheilkunde IV, Neonatologie
Calwerstr. 7
72076 Tübingen

Freihorst, Joachim, Prof. Dr. med.
Ostalb-Klinikum
Klinik für Kinder- und Jugendmedizin
Im Kälblesrain 1
73430 Aalen

Fruth, Angelika, Dr.
Robert Koch-Institut
NRZ für Salmonellen und andere
bakterielle Enteritiserreger
Burgstr. 37
38855 Wernigerode

Gärtner, Barbara, Prof. Dr. med.
Universitätsklinikum des Saarlandes
Institut für Mikrobiologie und Hygiene
Institut für Infektionsmedizin
Haus 43
66421 Homburg

Garweg, Justus, Prof. Dr. med.
Berner Augenklinik
am Lindenhofspital
Bremgartenstrasse 119
3012 Bern
Schweiz

Gerner, Patrick, Prof. Dr. med.
Universitätskinderklinik Essen
Klinik für Kinder- und Jugendmedizin
Hufelandstr. 55
45147 Essen

Gille, Christian, Dr. med.
Universitätsklinikum Tübingen
Universitätsklinik für Kinder- und Jugendmedizin
Neonatale Immunologie
Calwerstr. 7
72076 Tübingen

Girschick, Hermann, Prof. Dr.
Vivantes
Klinikum im Friedrichshain
Klinik für Kinder- und Jugendmedizin
Landsberger Allee 49
10249 Berlin

Gnehm, Hanspeter E., Prof. Dr. med.
Weltistrasse 30
5000 Aarau
Schweiz

Griese, Matthias, Prof. Dr. med.
Universitäts-Kinderklinik
Dr. von Haunersches Kinderspital der
Ludwig-Maximilians-Universität München
Lindwurmstr. 4
80337 München

Groll, Andreas H., Prof. Dr. med.
Universitätsklinikum Münster
Klinik für Kinder- und Jugendmedizin
Pädiatrische Hämatologie/Onkologie
Albert-Schweitzer-Campus 1, Gebäude A1
48149 Münster

Grosch-Wörner, Ilse, Prof. Dr. med.
Charité Tagesklinik für Kinderheilkunde
Campus Virchow-Klinikum
Mittalellee 8
Augustenburger Platz 1
13353 Berlin

Haas, Walter H., Priv.-Doz. Dr. med.
Robert Koch-Institut
Abteilung für Infektionsepidemiologie
Fachgebiet für Respiratorisch übertragbare
Erkrankungen
Postfach 650261
13302 Berlin

Haas, Andrea, Dr. rer. biol. hum.
Max von Pettenkofer-Institut für Hygiene
und Medizinische Mikrobiologie
Klinikum Großhadern
Marchioninistr. 17
81377 München

Häcker, Frank-Martin, Priv.-Doz. Dr. med.
FEAPU
Leitender Arzt/Chefarztstellvertreter Chirurgie
Universitäts-Kinderspital beider Basel
Spitalstrasse 33
4031 Basel
Schweiz

Hammermann, Jutta, Dr. med.
Universitätsklinikum Carl Gustav Carus
Klinik und Poliklinik für Kinder- und Jugend-
medizin
Universitäts-Mukoviszidose-Centrum
„Christiane Herzog“
Fetscherstr. 74
01307 Dresden

Hamprecht, Klaus, Prof. Dr. med. Dr. rer. nat.
Universitätsklinikum Tübingen
Institut für Medizinische Virologie und
Epidemiologie der Viruskrankheiten
Elfriede-Aulhorn-Str. 6
72076 Tübingen

Handrick, Werner, Prof. Dr. med.
Institut für Medizinische Diagnostik Oderland
Ärztliches Labor Dr. Berthold & Kollegen MVZ GbR
Am Kleistpark 1
15230 Frankfurt

Hatz, Christoph, Prof. Dr. med.
Schweizerisches Tropen- und
Public Health-Institut
Socinstrasse 57
4002 Basel
Schweiz

Heideking, Martin, Dr. med.
Universitätsklinikum Freiburg
Klinik für Kinder- und Jugendmedizin
Mathildenstr. 1
79106 Freiburg

Hellenbrand, Wiebke, Dr. med.
Robert Koch-Institut
Abteilung für Infektionsepidemiologie
FG 33 Impfprävention
DGZ-Ring 1
13086 Berlin

Henneke, Philipp, Prof. Dr. med.
Universitätsklinikum Freiburg
Zentrum für Kinder- und Jugendmedizin
Zentrum f. Chronische Immundefizienz
Mathildenstr. 1
79106 Freiburg

Herting, Egbert, Prof. Dr. med. Ph.D.
Klinik für Kinder- und Jugendmedizin
Universitätsklinikum Schleswig-Holstein
Campus Lübeck
Ratzeburger Allee 160
23538 Lübeck

Hillemanns, Peter, Prof. Dr. med.
Medizinische Hochschule Hannover
Direktor der Klinik für Frauenheilkunde
und Geburtshilfe
Carl-Neuberg-Str. 1
30625 Hannover

Hof, Herbert, Prof. Dr. med.
Labor Dr. Limbach und Kollegen
Medizinisches Versorgungszentrum
Im Breitspiel 15
69126 Heidelberg

Höger, Peter, Prof. Dr. med.
Katholisches Kinderkrankenhaus Wilhelmstift
Abteilung Pädiatrie und
Abteilung Pädiatrische Dermatologie
Liliencronstr. 130
22149 Hamburg

Höhne, Marina, Dr.
Robert Koch-Institut
Nordufer 20
13353 Berlin

Hörauf, Achim, Prof. Dr. med.
Universitätsklinikum Bonn
Institut für Medizinische Mikrobiologie,
Immunologie und Parasitologie (IMMIP)
Sigmund-Freud-Str. 25
53127 Bonn

Hübner, Johannes, Prof. Dr. med.
Kinderklinik und Kinderpoliklinik im
Dr. von Haunerschen Kinderspital
Abteilung Pädiatrische Infektiologie
Lindwurmstr. 4
80337 München

Hübner, Nils-Olaf, Dr. med.
Ernst-Moritz-Arndt-Universität Greifswald
Institut für Hygiene und Umweltmedizin
Walther-Rathenau-Str. 49a
17489 Greifswald

Hufnagel, Markus, Priv.-Doz. Dr. med.
Universitätsklinikum Freiburg
Zentrum für Kinder- und Jugendmedizin
Sektion für Pädiatrie, Infektiologie u. Rheumatologie
Mathildenstr. 1
79106 Freiburg

Huppertz, Hans-Iko, Prof. Dr. med.
Klinikum Bremen-Mitte gGmbH
Professor-Hess-Kinderklinik u. Neonatologie
und Pädiatrische Intensivmedizin
St.-Jürgen-Str. 1
28205 Bremen

Jacobs, Enno, Prof. Dr. med.
Medizinische Fakultät der TU Dresden
Institut für Medizinische Mikrobiologie und
Hygiene
Fiedlerstr. 42
01307 Dresden

Jakob, André, Dr. med.
Universitäts-Herzzentrum Freiburg Bad Krozingen
Klinik für Angeborene Herzfehler und Pädiatrische
Kardiologie
Zentrum für Kinder- und Jugendmedizin
Mathildenstr. 1
79106 Freiburg

Jansson, Annette F., Dr. med. PD
Klinikum der Universität München
Dr. von Haunersches Kinderspital
Lindwurmstr. 4
80337 München

Junghanss, Thomas, Prof. Dr. med.
Universitätsklinikum Heidelberg
Department Infektiologie
Sektion Klinische Tropenmedizin
Im Neuenheimer Feld 324
69120 Heidelberg

Kallinich, Tilmann, Priv.-Doz. Dr.
Charité Universitätsmedizin Berlin
Campus Virchow
Pädiatrie m.S. Pneumologie und Immunologie
Augustenburger Platz 1
13353 Berlin

Kappler, Matthias, Priv.-Doz. Dr. med.
Dr. von Haunersches Kinderspital
Kinderklinik und Kinderpoliklinik der
Ludwig-Maximilians-Universität München
Lindwurmstr. 4
80337 München

Keller, Klaus-Michael, Prof. Dr. med.
Stiftung Deutsche Klinik für Diagnostik GmbH
Fachbereich Kinder- und Jugendmedizin
Aukammallee 33
65191 Wiesbaden

Kempf, Volkhard, Prof. Dr. med.
Universitätsklinikum Frankfurt
Goethe Universität
Institut für Medizinische Mikrobiologie
und Krankenhaushygiene
Paul-Ehrlich-Str. 40
60596 Frankfurt

Kern, Peter, Prof. Dr. med.
Universitätsklinikum Ulm / CIDC
Zentrum für Innere Medizin
Sektion Infektiologie u. Klinische Immunologie
Albert-Einstein-Allee 23
89081 Ulm

Kern, Winfried V., Prof. Dr.
Universitätsklinikum Freiburg
Innere Medizin II - Infektiologie
Hugstetter Str. 55
79106 Freiburg

Kitz, Christa-Maria, Dr. med.
Missionsärztliche Klinik
Kinder- und Jugendmedizin
Salvatorstr. 7
97074 Würzburg

Knuf, Markus, Univ.-Prof. Dr. med.
HSK Dr. Horst Schmidt Klinik
Direktor der Klinik für Kinder und Jugendliche
Ludwig-Erhard-Str. 100
65199 Wiesbaden

Köhler, Henrik, Prof. Dr. med.
Kantonsspital Aarau AG
Klinik für Kinder und Jugendliche
Tellstrasse
5000 Aarau
Schweiz

Kohl, Katrin S., Dr.
National Center for Emerging and
Zoonotic Infectious Diseases
Centers for Disease Control & Prevention
1600 Clifton Road, Mailstop E-03
30333 Atlanta, GA
USA

Kollaritsch, Herwig, Univ.-Prof. Dr. med.
Medizinische Universität Wien
Institut für Spezifische Prophylaxe und Tropen-
medizin
Kinderspitalgasse 15
1090 Wien
Österreich

Königs, Christoph, Dr. Dr. med.
Universitätsklinikum Frankfurt
Klinik für Kinder- und Jugendmedizin
Theodor-Stern-Kai 7
60596 Frankfurt

Kontny, Udo, Prof. Dr.
Universitätsklinikum Freiburg
Zentrum für Kinder- u. Jugendmedizin
Klinik IV: Pädiatr. Hämatologie u. Onkologie
Mathildenstr. 1
79106 Freiburg

Korn, Klaus, Dr. med.
Universitätsklinikum Erlangen
Institut für Virologie
Sektion für Klinische Diagnostik
Schlossgarten 4
91054 Erlangen

Kramer, Axel, Prof. Dr. med.
Ernst-Moritz-Arndt-Universität Greifswald
Institut für Hygiene und Umweltmedizin
Walther-Rathenau-Str. 49a
17489 Greifswald

Krause, Jens Christian, Dr. med.
Universitätsklinikum Freiburg
Zentrum für Kinder- und Jugendmedizin
Sektion für Pädiatrische Infektiologie u.
Rheumatologie
Mathildenstr. 1
79106 Freiburg

Krüger, Carsten, Dr. med., MIH, FRCPCH
Klinik für Kinder und Jugendliche
St. Franziskus Hospital
Robert-Koch-Str. 55
59227 Ahlen

Krüger, Detlev H., Prof. Dr. med.
Universitätsmedizin Berlin
Institut für Medizinische Virologie
der Charité
Campus Charité Mitte
Chariteplatz 1
10117 Berlin

Kunze, Mirjam, Dr. med.
Universitätsklinikum Freiburg
Universitäts-Frauenklinik
Hugstetter Str. 55
79106 Freiburg

Kuwertz-Bröking, Eberhard, Dr. med.
Universitätsklinikum Münster
Klinik für Kinder- und Jugendmedizin
Allgemeine Pädiatrie
Waldeyerstr. 22
48149 Münster

Landwehr-Kenzel, Sybille, Dr. med.
Charité – Universitätsmedizin Berlin
Klinik für Pädiatrie/Schwerpunkt Pneumologie u. Immunologie
Berlin-Brandenburg Centrum f. Regenerative Therapien
Augustenburger Platz 1
13353 Berlin

Lang, Thomas, Prof. Dr. med.
Klinikum Starnberg
Klinik für Kinder- und Jugendmedizin
Oßwaldstr. 1
82319 Starnberg

Laws, Hans-Jürgen, Priv.-Doz. Dr. med.
Universitätsklinikum Düsseldorf
Zentrum für Kinder- und Jugendmedizin
Klinik für Kinder-Onkologie, -Hämatologie u. klinische Immunologie
Moorenstr. 5
40225 Düsseldorf

Lehrnbecher, Thomas, Prof. Dr. med.
Johann Wolfgang Goethe-Universität
Klinik für Kinder- und Jugendmedizin
Pädiatr. Hämatologie, Onkologie u. Hämostaseologie
Theodor-Stern-Kai 7
60596 Frankfurt

Lemmen, Sebastian W., Prof. Dr. med.
Universitätsklinikum Aachen
Zentralbereich für Krankenhaushygiene
und Infektiologie
Pauwelsstr. 30
52074 Aachen

Löscher, Thomas, Prof. Dr. med.
Klinikum der LMU München
Abteilung für Infektions- und Tropenmedizin
Leopoldstr. 5
80802 München

Luckhaupt, Horst, Dr. med.
St. Johannes Hospital
HNO-Klinik
Johannesstr. 9–17
44137 Dortmund

MacKenzie, Colin R., Prof. Dr. med.
Heinrich-Heine-Universität
Universitätsklinikum Düsseldorf
Institut f. med. Mikrobiologie u. Krankenhaushygiene
Universitätsstr. 1
40225 Düsseldorf

Mankertz, Annette, Priv.-Doz. Dr. rer. nat.
Nationales Referenzzentrum
für Masern, Mumps, Röteln
Robert Koch-Institut
Seestr. 10
13353 Berlin

Mayser, Peter, Prof. Dr. med.
UKGM Standort Gießen
Klinik für Dermatologie, Venerologie und Allergologie
Gaffkystr. 14
35392 Gießen

Meng-Hentschel, Juliane, Dr. med. MMF
Institut für Medizinische Lehre (IML) Universität Bern
Abteilung für Assessment und Evaluation
Konsumstrasse 13
3010 Bern
Schweiz

Müller, Andreas, Prof. Dr. med.
Universitätsklinikum Bonn
Zentrum für Kinderheilkunde
Adenauerallee 119
53113 Bonn

Müller, Christoph, Dr. med.
Universitätsklinikum Freiburg
Zentrum für Kinder- und Jugendmedizin
Mathildenstr. 1
79106 Freiburg

Müller, Frank-Michael, Prof. Dr. med.
Schwarzwaldstr. 69
69124 Heidelberg

Müller, Thomas, Dr. med. vet.
Friedrich-Löffler-Institut
Institut für Molekularbiologie
Südufer 10
17493 Greifswald

Nährlich, Lutz, Dr.
Universitätsklinikum Giessen-Marburg
Zentrum für Kinderheilkunde und Jugendmedizin
Abteilung Allgemeine Pädiatrie und Neonatologie
Feulgenstr. 12
35392 Gießen

Nenoff, Pietro, Prof. Dr. med.
Labor für medizinische Mikrobiologie
Partnerschaft Prof. Dr. med. Pietro Nenoff &
Dr. med. Constanze Krüger
Straße des Friedens 8
04579 Mölbis

Nicolai, Thomas, Prof. Dr. med.
Dr. von Haunersches Kinderspital
Kinderklinik und Kinderpoliklinik der
Ludwig-Maximilians-Universität München
Lindwurmstr. 4
80337 München

Niehues, Tim, Prof. Dr. med.
Helios Klinikum Krefeld
Zentrum für Kinder- und Jugendmedizin
Lutherplatz 40
47805 Krefeld

Nothdurft, Hans Dieter, Prof. Dr. med.
Ludwig-Maximilians-Universität München
Abteilung für Infektions- und Tropenmedizin
Leopoldstr. 5
80802 München

Notheis, Gundula, Dr. med.
Universitätsklinikum München
Dr. von Haunersches Kinderspital
Immundefektambulanz
Lindwurmstr. 4
80337 München

Panning, Marcus, Priv.-Doz. Dr. med.
Universitätsklinikum Freiburg
Institut für Medizinische Mikrobiologie und Hygiene
Abteilung Virologie
Hermann-Herder-Str. 11
79104 Freiburg

Prelog, Martina, Prof. Dr.
Universitätsklinikum Würzburg
Kinderklinik der Bayerischen Julius-Maximilians-Universität
Josef-Schneider-Str. 2
97080 Würzburg

Prusa, Andrea-Romana, Dr. med.
Universitätsklinik
für Kinder und Jugendheilkunde
Währinger Gürtel 18–20
1090 Wien
Österreich

Rabsch, Wolfgang, Dr.
Robert Koch-Institut
Fachbereich Bakterielle Infektionen
NRZ für Salmonellen u. andere bakterielle Enteritiserreger
Burgstr. 37
38855 Wernigerode

Radke, Michael, Prof. Dr. med.
Klinikum E. v. Bergmann gGmbH
Zentrum f. Kinder- u. Jugendmedizin
Charlottenstr. 72
14467 Potsdam

Reiter-Owona, Ingrid, Dr. med. vet.
Universitätsklinikum Bonn
Institut für Medizinische Mikrobiologie,
Immunologie und Parasitologie
Sigmund-Freud-Str. 25
53127 Bonn

Relly, Christa, Dr. med.
Kinderspital Zürich
Steinwiesstrasse 75
8032 Zürich
Schweiz

Resch, Bernhard, Univ.-Prof. Dr. med.
Medizinische Universität Graz
Universitätsklinik für Kinder- und Jugendheilkunde
Klinische Abteilung für Neonatologie
Auenbruggerplatz 34/2
8036 Graz
Österreich

Richter, Joachim, Prof. Dr. med.
Tropenmedizinische Ambulanz
Klinik für Gastroenterologie,
Hepatologie und Infektiologie
Moorenstr. 5
40225 Düsseldorf

Riffelmann, Marion, Dr. med. Dipl.-Biol.
HELIOS Klinikum Krefeld
Institut für Hygiene und Laboratoriumsmedizin
Lutherplatz 40
47805 Krefeld

Ritz, Nicole, Dr. med.
Universitäts-Kinderspital beider Basel (UKBB)
Spitalstrasse 33
4031 Basel
Schweiz

Rolle, Udo, Prof. Dr. med.
Klinikum der Johann Wolfgang Goethe-Universität
Klinik für Kinderchirurgie
Theodor-Stern-Kai 7
60596 Frankfurt

Rösch, Wolfgang, Prof. Dr. med.
Klinik St. Hedwig
Klinik für Kinderurologie
Steinmetzstr. 1–3
93049 Regensburg

Rose, Markus A., Priv.-Doz. Dr. med. MPH
Universitätsklinikum Frankfurt/Goethe Universität
Klinik für Kinder- und Jugendmedizin
Theodor-Stern-Kai 7
60596 Frankfurt

Rösen-Wolff, Angela, Prof. Dr. med.
Universitätsklinikum Carl Gustav Carus
an der Technischen Universität Dresden
Klinik u. Poliklinik f. Kinder- u. Jugendmedizin
Fetscherstr. 74
01307 Dresden

Roß, R. Stefan, Prof. Dr. med.
Universitätsklinikum Essen
Institut für Virologie
Robert-Koch-Haus
Virchowstr. 179
45147 Essen

Rudin, Christoph, Prof. Dr. med.
Universitäts-Kinderspital
beider Basel
Spitalstrasse 33
4031 Basel
Schweiz

Rüggeberg, Jens, Dr. med.
Facharzt für Kinder- und Jugendmedizin
Rheinstr. 15
76532 Baden-Baden

Sauerbrei, Andreas, Prof. Dr. med. habil.
Institut für Virologie und Antivirale Therapie
Universitätsklinikum Jena
Beutenberg Campus
Hans-Knöll-Str. 2
07745 Jena

Schaad, Urs B., Prof. Dr. med.
Universitäts-Kinderklinik beider Basel (UKBB)
Spitalstrasse 33
4031 Basel
Schweiz

Schildgen, Oliver, Prof. Dr. rer. nat.
Kliniken der Stadt Köln
Krankenhaus Merheim
Institut für Pathologie / Haus 33
Ostmerheimer Str. 200
51109 Köln

Schmidt, Sebastian M., Priv.-Doz. Dr. med.
Ernst-Moritz-Arndt-Universität
Klinik und Poliklinik
für Kinder- und Jugendmedizin
Sauerbruchstr. 1
17475 Greifswald

Schneider, Thomas, Dr. med.
Ochsenweberstr. 12
22419 Hamburg

Schrod, Lothar W., Priv.-Doz. Dr. med.
Klinikum Frankfurt-Höchst
Klinik für Kinder- und Jugendmedizin
Gotenstr. 6–8
65929 Frankfurt

Schroten, Horst, Prof. Dr. med.
Universitätsklinikum Mannheim
Klinik für Kinder- und Jugendmedizin
Theodor-Kutzer-Ufer 1–3
68167 Mannheim

Schubert, Sören, Prof. Dr. med.
Ludwig-Maximillians-Universität München
Max von Pettenkofer-Institut
für Hygiene und Medizinische Mikrobiologie
Marchioninistr. 17
81377 München

Schulze, Ilka, Dr.
Universitätsklinikum Freiburg
Centrum für Chronische Immundefizienz
Zentrum für Kinderheilkunde und Jugendmedizin
Mathildenstr. 1
79106 Freiburg

Schuster, Volker, Prof. Dr. med.
Universitätsklinkum und Poliklinik
für Kinder und Jugendliche
Liebigstr. 20a
04103 Leipzig

Sedlacek, Ludwig, Dr. med.
Medizinische Hochschule Hannover
Institut für Medizinische Mikrobiologie
und Krankenhaushygiene
Carl-Neuberg-Str. 1
30625 Hannover

Seifert, Harald, Prof. Dr. med.
Universitätsklinikum Köln
Institut für Medizinische Mikrobiologie
Goldenfelsstr. 19–21
50935 Köln

Shadomy, Sean Vincent DVM, MPH, DAVCPM
National Center for Emerging and
Zoonotic Infectious Diseases
Centers for Disease Control and Prevention
1600 Clifton Road, Mailstop A-30
30333 Atlanta, GA
USA

Siedler, Anette, Dr.
Robert Koch-Institut
Seestr. 10
13353 Berlin

Simon, Arne, Priv-Doz. Dr. med.
Universitätsklinikum des Saarlandes
Zentrum für Kinderheilkunde
Pädiatrische Hämatologie und Onkologie
Kirrberger Str.
66424 Homburg

Sing, Andreas, Prof. Dr. med. Dr. phil. MA, DTM & H
Facharzt für Mikrobiologie und Infektionsepidemiologie
Bayerisches Landesamt für Gesundheit
und Lebensmittelsicherheit (LGL)
Veterinärstr. 2
85764 Oberschleißheim

Sommerburg, Olaf, Priv.-Doz. Dr. med.
Universitätsklinikum Heidelberg
Zentrum für Kinder- und Jugendmedizin
Pädiatrische Pneumologie & Allergologie u.
Mukoviszidose-Zentrum
Im Neuenheimer Feld 430
69120 Heidelberg

Speckmann, Carsten, Dr.
Universitätsklinikum Freiburg
Centrum für chronische Immundefizienz
Breisacher Str. 117
79106 Freiburg

Spellerberg, Barbara, Prof. Dr. med.
Universitätsklinikum Ulm
Institut für Medizinische Mikrobiologie
und Hygiene
Albert-Einstein-Allee 11
89081 Ulm

Splettstößer, Wolf, Priv.-Doz. Dr.
Konsiliarlaboratorium
für Tularämie
Neuherbergstr. 11
80937 München

Stich, August, Prof. Dr. med.
Missionsärztliche Klinik gGmbH
Abteilung Tropenmedizin
Salvatorstr. 7
97074 Würzburg

Stojanov, Silvia, Priv.-Doz. Dr. med.
Zentrum für Psychosoziale Medizin
Klinik für Kinder- und Jugendpsychiatrie,
-psychotherapie und -psychosomatik
Universitätsklinikum Hamburg-Eppendorf
Martinistr. 52
20246 Hamburg

Stojkovic, Marija, Dr. med.
Universitätsklinikum Heidelberg
Sektion Kliinische Tropenmedizin INF324
Im Neuenheimer Feld 324
69120 Heidelberg

Straube, Eberhard, Prof. Dr. med.
Universitätsklinikum Jena
Institut für Medizinische Mikrobiologie
Erlanger Allee 101
07747 Jena

Suerbaum, Sebastian, Prof. Dr. med.
Medizinische Hochschule Hannover
Institut für Medizinische Mikrobiologie
und Krankenhaushygiene
Carl-Neuberg-Str. 1
30625 Hannover

Tannich, Egbert, Prof. Dr. med.
Bernhard-Nocht-Institut
für Tropenmedizin
Nationales Referenzzentrum für Tropische
Infektionserreger
Bernhard-Nocht-Str. 74
20359 Hamburg

Tappe, Dennis, Dr. med.
Bernhard-Nocht-Institut für Tropenmedizin
Bernhard-Nocht-Str. 74
20259 Hamburg

Tenenbaum, Tobias, Prof. Dr.
Universitätsklinikum Mannheim
Klinik für Kinder- und Jugendmedizin
Pädiatrische Infektiologie
Theodor-Kutzer-Ufer 1–3
68167 Mannheim

Theilacker, Christian, Priv.-Doz. Dr. med.
Universitätsklinikum Freiburg
Zentrum für Infektiologie und Reisemedizin
Hugstetter Str. 49
79106 Freiburg

Toepfner, Nicole, Dr. med.
Universitätsklinikum Carl Gustav Carus
an der Technischen Universität Dresden
Klinik und Poliklinik für Kinder- und Jugendmedizin
Fetscherstr. 74
01307 Dresden

Tümmler, Burkhard, Prof. Dr. Dr.
Medizinische Hochschule Hannover
Klinik für Päd. Pneumologie, Allergologie
und Neonatologie, OE6710
Carl-Neuberg-Str. 1
30625 Hannover

Urschel, Simon, Ass.-Prof. Dr. med.
University of Alberta
Department of Pediatrics
Cardiac Transplant Research
Rm 6-002 Lika Shing Center for Health Research
T6G 2E1 Edmonton, AB
Kanada

van der Linden, Mark Peter Gerard, Dr.
Universitätsklinikum RWTH Aachen
Nationales Referenzzentrum für Streptokokken
Abteilung medizinische Mikrobiologie
Pauwelsstr. 30
52074 Aachen

Vehreschild, Janne, Dr.
Universitätsklinikum Köln
Klinik I für Innere Medizin
50924 Köln

Vogel, Ulrich, Prof. Dr. med.
Universität Würzburg
Institut für Hygiene und Mikrobiologie
NRZ für Meningokokken
Josef-Schneider-Str. 2 Bau 17
97080 Würzburg

von Kries, Rüdiger, Prof. Dr. med. M.Sc.
Ludwig-Maximilians-Universität
Institut für Soziale Pädiatrie
und Jugendmedizin
Haydnstr. 5
80337 München

von Müller, Lutz, Priv.-Doz. Dr. med.
Universitätsklinikum des Saarlandes
Institut für Medizinische Mikrobiologie
und Hygiene
Gebäude 43
Kirrberger Str.
66424 Homburg

von Renesse, Anja, Dr. med.
Neuropädiatrie, NeuroCure Projekt
Charité, Campus Virchow-Klinikum
Augustenburger Platz 1
13353 Berlin

Wagenlehner, Florian M. E., Prof. Dr. med.
Universitätsklinikum Gießen und Marburg GmbH
Standort Gießen
Klinik u.Poliklinik für Urologie, Kinderurologie u.
Andrologie
Rudolf-Buchheim-Str. 7
35392 Gießen

Wagner, Hans-Joachim, Prof. Dr. med.
Pädiatricum Nord
Bahnhofstr. 12
21255 Tostedt

Wahn, Volker, Prof. Dr. med.
Klinik f. Pädiatrie m. S. Pneumologie und
Immunologie
Charité, Campus Virchow-Klinikum
Augustenburger Platz 1
13353 Berlin

Weber, Lutz T., Priv-Doz. Dr. med.
Uniklinik Köln
Klinik und Poliklinik für Kinder- und Jugend-
medizin
Kerpener Str. 62
50937 Köln

Weichert, Stefan, Dr. med.
Klinik für Kinder- und Jugendmedizin
Pädiatrische Infektiologie
Theodor-Kutzer-Ufer 1–3
68167 Mannheim

Weiß, Michael, Prof. Dr. med.
Kliniken der Stadt Köln gGmbH
Klinik für Kinder- und Jugendmedizin
Amsterdamer Str. 59
50735 Köln

Weißbrich, Benedikt, Dr. med.
Universität Würzburg
Institut für Virologie und Immunbiologie
Versbacher Str. 7
97078 Würzburg

Wichelhaus, Thomas A., Prof. Dr. med. Dr. med.
habil.
Institut für Med. Mikrobiologie und Krankenhaus-
hygiene
Johann Wolfgang Goethe-Universität
Klinikum und Fachbereich Medizin
Paul-Ehrlich-Str. 40
60596 Frankfurt

Wintergerst, Uwe, Prof. Dr. med.
A.ö. Krankenhaus St. Joseph Braunau GmbH
Abteilung für Kinderheilkunde
Ringstraße 60
5280 Braunau am Inn
Österreich

Wintermeyer, Philip, Priv.-Doz. Dr. med.
Universitätsklinikum Erlangen
Kinder- und Jugendklinik
Päd. Gastroenterologie, Hepatologie u. Ernährung
Loschgestr. 15
91054 Erlangen

Wirbelauer, Johannes, Dr. med.
Universitäts-Kinderklinik
Neonatologie und Pädiatrische Kardiologie
Josef-Schneider-Str. 2
97080 Würzburg

Wirth, Stefan, Prof. Dr. med.
HELIOS Klinikum Wuppertal
Zentrum für Kinder- und Jugendmedizin
Universität Witten-Herdecke
Heusnerstr. 40
42283 Wuppertal

Witte, Wolfgang, Prof. Dr. med.
Robert Koch-Institut
Bereich Wernigerode
Burgstr. 37
38855 Wernigerode

Zenz, Werner, Prof. Dr. med.
Universitätsklinik für Kinder- und Jugendheilkunde
Auenbruggerplatz 34/2
8036 Graz
Österreich

Zepp, Fred, Univ.-Prof. Dr. med.
Universitätsmedizin der Joh. Gutenberg-Universität Mainz
Zentrum für Kinder- und Jugendmedizin
Langenbeckstr. 1
55131 Mainz

Zimmermann, Theodor, Prof. Dr. med.
Hindenburgstr. 82
91054 Erlangen

Abkürzungen

AAD	antibiotikaassoziierte Diarrhoe
ADE	antibody-dependent immune enhancement
ADEM	akute disseminierte Enzephalomyelitis
ADH	antidiuretisches Hormon
AdV	Adenoviren
AIDS	acquired immunodeficiency syndrome: erworbenes Immundefektsyndrom
AML	*akute myeloische Leukämie*
AP	alkalische Phosphatase
ARDS	acute respiratory distress syndrome: akutes Atemnotsyndrom
ARF	akutes rheumatisches Fieber
ART	antiretrovirale Therapie
BAL	bronchoalveoläre Lavage
BCG	Bacillus Calmette-Guérin (Lebendimpfstoff gegen Tuberkulose)
BPD	bronchopulmonale Dysplasie
BSE	bovine spongiforme Enzephalitis
BSG	Blutsenkungsgeschwindigkeit
caMRSA	„community acquired" methicillinresistenter Staphylococcus aureus
CAPD	continuous ambulatory peritoneal dialysis: kontinuierliche ambulante Peritonealdialyse
cART	combined anti-retroviral therapy: kombinierte antiretrovirale Therapie
CDC	Centers for Disease Control and Prevention, Atlanta, USA
CDI	Clostridium-difficile-Infektion
CED	chronisch entzündliche Darmerkrankung
CF	zystische Fibrose (Mukoviszidose)
CGD	chronic granulomatous disease
CIDP	chronisch inflammatorische demyelinisierende Polyradikuloneuropathie
CJD	Creutzfeldt-Jakob-Krankheit
CK	Kreatininkinase
CLD	chronic lung disease
CMV	Cytomegalovirus
COPD	chronic obstructive pulmonary disease: chronisch-obstruktive Lungenerkrankung (Pneumopathie)
CoV	humane Coronaviren
CPAP-Beatmung	continuous positive airway pressure (Beatmung mit kontinuierlich erhöhtem Ausatemdruck)
CRP	C-reaktives Protein
CVID	common variable immunodeficiency: variables Immundefektsyndrom
DAEC	diffus adhärente Escherichia coli
DD	Differenzialdiagnose
DEC	Diethylcarbamazin
DHF	Dengue-hämorrhagisches Fieber
DHFR	Dihydrofolat-Reduktase
DHPS	Dihydropteroat-Synthase
DSS	Dengue-Schock-Syndrom
DZK	Deutsches Zentralkomitee zur Bekämpfung der Tuberkulose
EBV	Epstein-Barr-Virus
ECC	early childhood caries: frühkindliche Karies
ECHO(-Viren)	Enteric Cythopathic Human Orphan
ECMO	extracorporeal membrane oxygenation: extrakorporale Membran-Oxygenierung
EDTA	Ethylendiamintetraessigsäure (Gerinnungshemmer)
EHF	Ebola-hämorrhagisches Fieber
EIA	Enzymimmunassay oder -test (EIT)
ELISA	enzyme linked immunosorbent assay: Enzymimmuntest (EIT)
EMA	Europäische Arzneimittelagentur
ENL	Erythema-nodosum-leprosum-Reaktionen
ESBL	extended spectrum beta lactamases: Betalaktamasen mit Wirksamkeit gegen Cephalosporine mit erweitertem Wirkspektrum
FAMA	Fluoreszenz-Antikörper-Membran-Antigentest
FFI	fatale familiäre Insomnie
FFP	*Fresh Frozen Plasma*: gefrorenes Frischplasma

FisH	Fluoreszenz-in-situ-Hybridisierung
FSME	Frühsommer-Meningoenzephalitis
FUO	fever of unknown origin: Fieber unbekannter Ursache
GAS	Gruppe-A-Streptokokken
GBS	Gruppe-B-Streptokokken
GBS	Guillain-Barré-Syndrom
G-CSF	Granulocyte-Colony Stimulating Factor: Granulozyten-Kolonie stimulierender Faktor
GDH	Glutamat Dehydrogenase
GISA	glykopeptidintermediäre S. aureus
GM	Galactomannan
GM-CSF	Granulocyte macrophage colony-stimulating factor
GOT	Glutamat-Oxalazetat-Transaminase
GPT	Glutamat-Pyruvat-Transaminase
GSS	Gerstmann-Sträussler-Scheinker-Syndrom
GvHD	Graft-versus-Host Disease
HAART	hochaktive antiretrovirale Therapie
HACEK	Gattungsname 5 gramnegativer stäbchenförmiger Bakterien (Haemophilus, Actinobacillus, Cardiobacterium hominis, Eikenella corrodens und Kingella kingae)
HAH	Hämagglutinationshemmtest
haMRSA	hospital acquired oder health care associated methicillinresistenter S. aureus
HAV	Hepatitis-A-Virus
hBoV	humanes Bocavirus
HBV	Hepatitis-B-Virus
HCPS	hantan virus cardiopulmonary syndrome: Hantavirus kardiopulmonales Syndrom
HCV	Hepatitis-C-Virus
HEE	humane Ewingii-Ehrlichiose (durch Ehrlichia ewingii verursachte Ehrlichiose des Menschen)
HFRS	hämorrhagisches Fieber mit renalem Syndrom
HGA	humane granulozytäre Anaplasmose
HHT	Hämagglutinationshemmtest
HHV	humanes Herpesvirus
Hib	Haemophilus influenzae Typ b
HIV	human immunodeficiency virus: humanes Immundefizienz-Virus
HME	humane monozytäre Ehrlichiose
hMPV	humanes Metapneumovirus
HPV	humane Papillomaviren
HSV	Herpes-simplex-Virus
HSZT	hämatopoetische Stammzelltransplantation
HUS	hämolytisch-urämisches Syndrom
HWI	Harnwegsinfektion
IfSG	Infektionsschutzgesetz
IFT	Immunfluoreszenztest
IGRAs	Interferon-gamma releasing assay(s): Gamma-Interferon-Freisetzungstest(s)
IIF	Indirekte Immunfluoreszenz
IPV	inaktivierte Poliomyelitisviren-Vakzine
IRIS	immune reconstitution inflammatory syndrome: Immunrekonstitution-Inflammatorisches-Syndrom
IVIG	intravenös verabreichte Immunglobuline
JIA	juvenile idiopathische Arthritis
JORRP	juvenile onset recurrent respiratory papillomatosis
KbE	Kolonie bildende Einheiten
KBR	Komplementbindungsreaktion
KNS	koagulasenegative Staphylokokken
KRINKO	Kommission für Krankenhaushygiene und Infektionsprävention am Robert Koch-Institut
LCMV	lymphozytäre Choriomeningitisvirus
LDH	Laktatdehydrogenase
LIP	lymphoide interstitielle Pneumonie
LPS	Lipopolysaccharide
LTBI	latente Tuberkuloseinfektion
MBK	minimale bakterizide Konzentration
MCU	Miktionszystourethrogramm
MDS	myelodysplastisches Syndrom
MHK	minimale Hemmkonzentration
MIBE	measles inclusion body encephalitis
MIF	Mikroimmunfluoreszenz
MLS-Gruppe	Makrolid-Lincosamid-Streptogramin-Gruppe

MLST	Multilocus sequence typing
MMN	multifokale motorische Neuropathie
MMR-Impfung	Masern-, Mumps- und Rötelnvirenimpfung
MMRV-Impfung	Masern-, Mumps-, Röteln- und Varizellenvirenimpfung
MRE	multiresistente Erreger
MRGN	multiresistente gramnegative Erreger
MRSA	methicillinresistenter S. aureus
MSMD	Mendelsche Anfälligkeit für Erkrankung durch Mykobakterien
NAT	Nukleinsäureamplifikationstechnik
NBO	nichtbakterielle Osteitis
NEC	nekrotisierende Enterokolitis
NICU	neonatal intensive care unit: neonatologische Intensivstation
NNRTI	nichtnukleosidische Reverse-Transkriptase-Inhibitoren
NNT	number needed to treat
NRTI	nukleosidische Reverse-Transkriptase-Inhibitoren (Nukleosidanaloga)
NTM	nichttuberkulöse Mykobakterien
NUG	nekrotisierende ulzerierende Gingivitis
NUP	nekrotisierende ulzerierende Parodontitis
nvCJD	neue Variante der Creutzfeld-Jakob-Krankheit
OPSI-Syndrom	Overwhelming postsplenectomy infection syndrome: Postsplenektomie-Infektionssyndrom
PAAD	pädiatrische Arbeitsgemeinschaft AIDS
PAT	Partikelagglutinationstest
PCECV	purified chick embryo cell vaccine
PCR	Polymerase-Kettenreaktion
PEG	perkutane endoskopische Gastrostomie
PENTA	Pediatric European Network for Treatment of AIDS
PEP	Postexpositionsprophylaxe
PET	Positronenemissionstomografie
PFAPA	periodisches Fieber, aphthöse Stomatitis, Pharyngitis, zervikale Adenitis
PFGE	Pulsfeldgelelektrophorese (Makrorestriktionsanalyse)
PI	Proteaseinhibitoren
PID	pelvic inflammatory disease
PjP	Pneumocystis-jiroveci-Pneumonie
PKV-13	13-valenter Pneumokokken-Konjugatimpfstoff
PMC	pseudomembranöse Kolitis
PPI	Protonenpumpeninhibitor
PPV-23	23-valenter Pneumokokken-Polysaccharidimpfstoff
PT	prothrombin time: Prothrombinzeit (Quick-Wert)
PTT	partielle Thromboplastinzeit
PVL	Panton Valentin Leukozidin
RAPD	randomly amplified polymorphic DNA: zufällig amplifizierte polymorphe DNA
RFFIT	rapid fluorescent focus inhibition test
RSV	respiratory syncytial virus (respiratorisches, synzytienbildendes Virus)
RT-PCR	Reverse-Transkriptase-Polymerase-Kettenreaktion
SBP	spontan-bakterielle Peritonitis
SCID	severe combined immunodeficiency: schwerer kombinierter Immundefekt
SCN	severe congenital neutropenia: schwere konnatale Neutropenie (Morbus Kostmann)
SIADH	Syndrom der inadäquaten Sekretion von antidiuretischem Hormon
SIRS	systemisches inflammatorisches Response-Syndrom
SLE	systemischer Lupus erythematodes
SMX	Sulfamethoxazol
SPECT	single-photon-emission-computertomography: Einzelphotonen-Emissionscomputertomografie
SSPE	subakute sklerosierende Panenzephalitis
SSSS	Staphylococcal scalded skin“-Syndrom
SSW	Schwangerschaftswoche
TDM	therapeutisches Drug-Monitoring
TEC	transient erythroblastopenia of childhood
THT	Tuberkulin-Hauttest

TLR	toll-like receptor
TMP	Trimethoprim
TRALI	Transfusion-related Acute Lung Injury
TSS	toxisches Schocksyndrom
UAW	unerwünschte Arzneimittelwirkungen
VAH	Verband für angewandte Hygiene
VHF	virales hämorrhagisches Fieber
VLBW	very low birth weight
VP-Shunt	ventrikuloperitonealer Shunt
VRE	vancomycinresistente Enterokokken
VUR	vesikoureteraler Reflux
VZV	Varicella-Zoster-Virus
WNV	West-Nil-Virus
ZNS	Zentralnervensystem
ZVD	zentraler Venendruck
ZVK	zentraler Venenkatheter

Inhaltsverzeichnis

Teil 1 Allgemeines

Teil 2 Erregerbezogene Krankheiten

Teil III Organbezogene Krankheiten

Teil 1
Allgemeines

1 Infektiologische Grundbegriffe

Avidität: Bindungsstärke zwischen Antigen und Antikörper.

Arbovirus-Erkankung: Krankheiten, hervorgerufen durch Arboviren („arthropod borne viruses"). Es handelt sich um eine künstlich zusammengefasste Gruppe von Viren ohne nähere Beziehungen innerhalb der Virus-Taxonomie. Die Gruppenzugehörigkeit ergibt sich allein durch den Übertragungsweg. Arboviren vermehren sich in Wirbeltieren, werden während der Virämie durch blutsaugende Insekten oder Zecken aufgenommen und durch Stich auf empfängliche Wirbeltiere und den Menschen übertragen.

Bakteriämie: Zeitweilige Zirkulation von Bakterien im Blut (Nachweis mittels Blutkultur) ohne Vermehrung im Blut und ohne Absiedelung in Organe.

Disposition: Genetisch bedingte oder erworbene Anfälligkeit für die Ausbildung von Krankheiten (Krankheitsanfälligkeit), d. h. aufgrund ererbter oder erworbener Anlage reagieren manche Menschen auf bestimmte Ursachen mit Krankheitserscheinungen und andere nicht.

Endemie: In einem umschriebenen Gebiet oder einer Population anhaltend gehäuftes Auftreten einer Infektionskrankheit.

Epidemie: Zeitlich vermehrtes Auftreten einer Infektionskrankheit in einer begrenzten Region, d. h. mehr Menschen erkranken, als sonst üblich erwartet.

Erregerreservoir: Reservoire von Krankheitserregern sind kranke und klinisch gesunde Menschen, kranke und gesunde Tiere und einige Biotope (z. B. Legionellen in sanitären Anlagen). In den Reservoiren kann sich der Erreger dauerhaft (natürliches Reservoir) oder zeitweilig (Infektionsquelle) aufhalten und vermehren. → Keimausscheider (S. 33)

Expositionsprophylaxe: Maßnahmen zur Verhütung der Übertragung von Krankheitserregern und der Verbreitung übertragbarer Infektionskrankheiten durch (gesetzlich) geregelte seuchenhygienische Maßnahmen wie Isolierung (Quarantäne), Desinfektion, Sterilisation, Meldepflicht usw., durch Behandlung von Infizierten und Erkrankten oder durch Maßnahmen wie Mücken- und Zeckenschutz durch Moskitonetze und Repellents. → Postexpositionsprophylaxe (S. 34)

Infektiologie: Interdisziplinäre medizinische Wissenschaft und Lehre, die sich mit der Erforschung und der Optimierung der Betreuung erregerbedingter Krankheiten beim Menschen befasst.

Infektion: Von Infektion spricht man i. d. R., wenn Viren, Bakterien, Pilze oder Parasiten übertragen werden, haften bleiben, in den Makroorganismus (Mensch, Tier, Pflanze) eindringen und sich dort vermehren. Die Infektion ist die Voraussetzung für die Entstehung einer Infektionskrankheit.

Infektionen werden u. a. anhand der Infektionsquelle, Übertragungswege und Symptomatik unterschieden:

- **Infektion, endogene**: Wenn im Körper vorhandene Mikroorganismen ihren natürlichen Standort verlassen und in eine normalerweise keimfreie Körperregion eindringen, lösen sie hier eine Infektion(skrankheit) aus (Beispiel: Darmperforation).
- **Infektion, exogene**: Infektion durch Erreger, die nicht zur körpereigenen mikrobiellen Flora gehören (z. B. S. Typhi, Grippevirus).
- **Infektion, nosokomiale:** Jede durch Mikroorganismen oder Viren verursachte Infektion, die im kausalen Zusammenhang mit einer Behandlung in einer Gesundheitseinrichtung steht (meist Krankenhausaufenthalt), unabhängig davon, ob Krankheitssymptome bestehen oder nicht.
- **Infektion, inapparente/subklinische:** Eine Infektion ohne (inapparent) oder ohne wesentliche Krankheitszeichen und Befunde (subklinisch).
- **Infektion, intrauterine:** Infektion der Frucht durch die Schwangere. Die Übertragung der Viren und Mikroorganismen erfolgt vorwiegend hämatogen (diaplazentar), seltener aszendierend oder deszendierend und kann Abort, Embryopathie, Fetopathie, Fehlbildungen und Organerkrankungen zur Folge haben.
- **Infektion, perinatale:** Infektion des Fetus oder des Neugeborenen während der Perinatalperiode (SSW 24 bis Tag 6 postnatal). In den ersten 3 Lebenstagen ist die Infektion meist vertikal, danach vorwiegend horizontal bedingt.
- **Infektion, konnatale:** Während der Schwangerschaft oder der Geburt erworbene Infektion. Demgegenüber steht eine kongenitale, eine genetisch bedingte Krankheit. (Das „congenital" der angelsächsischen Literatur hat 2 Bedeutungen: angeboren und erblich bedingt.)

Infektionsdosis, minimale: Mindestzahl der Erreger, die notwendig ist, um eine Infektion auszulösen.Die Infektionsdosis eines Erregers ist unterschiedlich und hängt u. a. von der Virulenz oder Wirtsfaktoren ab.

Infektionskrankheit: Infektionskrankheiten sind Krankheiten, die aus einer Infektion entstehen, d. h. wenn die Erreger durch Wachstum, Vermehrung und Stoffwechselprodukte eine pathogene Wirkung auf den Wirt ausüben.

Infektionskrankheit, zyklische: Mittlerweile seltener verwendeter Terminus einer gesetzmäßig ablaufenden Infektionskrankheit, charakterisiert durch Inkubationszeit – Prodromalstadium – Generalisation – Organmanifestation – Rekonvaleszenz. Die zyklische Infektionskrankheit hinterlässt oft eine langjährige Immunität.

Infektionsprophylaxe mit Chemotherapeutika (Chemoprophylaxe): Gabe eines Chemotherapeutikums *vor* (z. B. Malaria-Prophylaxe) oder *nach* einer Exposition, aber noch während der Inkubationszeit (z. B. nach Kontakt zu Pertussis-Patienten, INH-Prophylaxe, Rifampicin-Prophylaxe nach Kontakt mit Personen mit Meningokokkenmeningitis).

Infektiosität: Fähigkeit der Mikroorganismen und Viren in den Makroorganismus (Mensch, Tier) einzudringen, sich zu vermehren und pathogene Wirkungen zu erzielen (menschenpathogen, tierpathogen).

Inkubationszeit: Zeit zwischen dem Eindringen der Erreger in den Körper und dem ersten Auftreten von Krankheitssymptomen.

Inzidenz: Anzahl der an einer definierten Krankheit neu Erkrankten in einer Bevölkerungsgruppe definierter Größe, üblicherweise 100 000 Einwohner, ggf. einer bestimmten Population (z. B. Kinder von 0–4 Jahren), innerhalb eines definierten Zeitraums (meist eines Jahres), also Neuerkrankte/100 000 × Jahr.

Keimträger („carrier"): Eine Person mit Nachweis eines pathogenen Erregers, z. B. A-Streptokokken im Pharynx, ohne Zeichen einer Erkrankung. Das Risiko, andere Personen zu infizieren, ist meist geringer als durch mit diesem Erreger Erkrankte.

Keimausscheider: Klinisch gesunde Personen, die während der Inkubation, als inapparent Infizierte oder nach Abklingen einer Infektion/Infektionskrankheit Mikroorganismen oder Viren reproduzieren und ausscheiden.

In der Praxis gebräuchlich ist vor allem der Begriff *„Dauerausscheider"* für Personen, die länger als 6 Monate Salmonellen (S. Typhi, S. Paratyphi) ausscheiden.

Kolonisation, mikrobielle: Besiedlung und Vermehrung von Mikroorganismen auf Haut und Schleimhäuten, ohne am Ort der Anwesenheit eine Entzündung zu verursachen. Die Besiedlung durch Vertreter der sog. Standortflora ist für den Wirtsorganismus von Nutzen. Die Standortflora sollte daher möglichst nicht langfristig beschädigt, z. B. durch Gabe von Antibiotika, und nicht wesentlich verändert werden, z. B. durch Übertragung multiresistenter Erreger (Krankenhaus, Pflegeeinrichtungen usw.).

Bei Störung der Wechselbeziehung zwischen Mikroorganismen und Wirtsorganismus (Verletzung der Haut oder Schleimhaut, Immundefizienz) kann sich aus einer Kolonisation eine Infektionskrankheit entwickeln. Bei Implantierung eines Fremdkörpers (peripherer oder zentraler Katheter, Shunt usw.) kann sich auf diesem ein Biofilm bilden.

Kontagiosität: Maß für die Übertragbarkeit und Haftfähigkeit eines Erregers (Ansteckungsfähigkeit eines Erregers). Der Kontagionsindex gibt die Wahrscheinlichkeit an, nach Erstinfektion mit dem Erreger zu erkranken, d. h. die Zahl der Erkrankten unter 100 nichtimmunen exponierten Personen.

Letalität (Sterberate): Anteil der an einer Krankheit Verstorbenen von allen an dieser Krankheit erkrankten Personen in Prozent.

Manifestationsindex: Anzahl der Erkrankten unter 100 Infizierten.

Morbidität: Anzahl der an einer definierten Krankheit erkrankten Personen in einer Bevölkerungsgruppe definierter Größe, üblicherweise 100 000 Einwohner, innerhalb eines definierten Zeitraums (meist eines Jahres), also Erkrankte/100 000 × Jahr.

Mortalität: Anzahl der an einer definierten Krankheit erkrankten und verstorbenen Patienten in einer Bevölkerungsgruppe definierter Größe, üblicherweise 100 000 Einwohner, innerhalb eines definierten Zeitraums (meist eines Jahres), also Tote/100 000 × Jahr.

Pandemie: Zeitlich vermehrtes Auftreten einer Infektionskrankheit mit große Gebiete übergreifender oder kontinentübergreifender Ausbreitung. Eine Pandemie ist quasi eine ausgedehnte Epidemie. Die Ausbreitung der Infektionskrankheit kann, muss aber nicht, global sein.

Wird der Begriff „Pandemie" im Zusammenhang mit der Influenza verwendet, gilt die von der WHO definierte Sechs-Phasen-Klassifikation.

Parasitose: Krankheiten, die durch Protozoen und Helminthen sowie durch verschiedene Insekten (Läuse, Flöhe), Spinnentiere (Milben, Zecken) und Larven hervorgerufen werden.

Pathogenität: Fähigkeit der Mikroorganismen und Viren (qualitatives Merkmal) im Wirt definierte lokale und allgemeine Erscheinungen hervorzurufen. → Virulenz (S. 34)

Postexpositionsprophylaxe: Maßnahmen *nach* Kontakt mit Krankheitserregern, um eine mögliche Erkrankung und die Ausbreitung einer Infektionskrankheit zu verhindern oder zu mildern. → Expositionsprophylaxe (S. 32)

Präpatenzzeit: Zeitspanne von der Infektion mit Entwicklungsstadien der Helminthen (Wurmeier, -larven) bis zum Auftreten von Fortpflanzungsprodukten in den Körperausscheidungen des Wirtes.

Prävalenz: Anzahl der an einer definierten Krankheit (oder eines Merkmals) Erkrankten im Verhältnis zur Anzahl der untersuchten Personen einer Bevölkerungsgruppe definierter Größe, üblicherweise 100 000 Einwohner, einer bestimmten Population (z. B. Kinder von 0–4 Jahren), zu einem definierten Zeitpunkt oder an einem Stichtag (Punktprävalenz) oder in einem Zeitabschnitt (Periodenprävalenz).

Prodromalstadium: Früh- und Vorstadium einer Krankheit mit meist unspezifischen Beschwerden.

Reinfektions-/Rezidivprophylaxe mit Chemotherapeutika: Gabe von Chemotherapeutika im Anschluss an eine überstandene Infektion(skrankheit), um durch Hemmung der Vermehrung noch vorhandener oder erneut eingedrungener Mikroorganismen einer erneuten Erkrankung vorzubeugen (z. B. Harnwegsinfektion, rheumatisches Fieber, Mykose immunsupprimierter Patienten).

Säuglingssterblichkeit: Anzahl der in einem Kalenderjahr gestorbenen Säuglinge auf die Lebendgeborenen desselben Kalenderjahrs (rohe Säuglingssterblichkeit) bzw. Anzahl der gestorbenen Säuglinge eines Geburtsjahrs auf die Lebendgeborenen dieses Geburtsjahrs (bereinigte Säuglingssterblichkeit) in Promille.

Nach der Lebensdauer der gestorbenen Säuglinge unterscheidet man die neonatale (Früh- und Spätsterblichkeit) und die postneonatale Sterblichkeit (Nachsterblichkeit). Erstere erfasst die in den ersten 28 Lebenstagen, letztere die ab dem 29. Lebenstag verstorbenen Säuglinge.

- **Frühsterblichkeit**: Anzahl der in den ersten 7 Lebenstagen gestorbenen Säuglinge pro 1000 Lebendgeborene.
- **Spätsterblichkeit**: Anzahl der vom 8.–28. Lebenstag gestorbenen Säuglinge pro 1000 Lebendgeborene.
- **Nachsterblichkeit**: Anzahl der ab dem 29. Lebenstag gestorbenen Säuglinge pro 1000 Lebendgeborene.
- **Perinatale Sterblichkeit**: Anzahl der Totgeborenen plus der in den ersten 7 Lebenstagen gestorbenen Säuglinge pro 1000 Lebendgeborene.

Übertragungswege für Infektionserreger: Die Übertragung von Infektionserregern von der Schwangeren auf den Fetus und das Neugeborene bezeichnet man als *vertikal.* Eine *horizontale* Übertragung der Infektionserreger kann durch direkten (vor allem Hände) oder indirekten Kontakt (Nahrung, Wasser, Staub, Gegenstände, Geräte, Instrumente) sowie aerogen (Tröpfcheninfektion) und durch Vektoren (z. B. Arthropoden) erfolgen.

Virulenz: Maß der krankmachenden Eigenschaften der Mikroorganismen und Viren gegenüber dem Wirt (Anzahl, Haftfähigkeit, Infektiosität und Toxizität). → Pathogenität (S. 34)

Koordinator

M. Borte

Mitarbeiter

R. Berner, R. Bialek, J. Forster, U. Heininger, J. G. Liese, D. Nadal, R. Roos, H. Scholz

1.1 Weiterführende Informationen

Centers for Disease Controle and Prevention (CDC): www.cdc.gov – Healthcare-associated Infections (HAI)

Medical Dictionary: www.medilexikon.com

Robert Koch-Institut: www.rki.de – Infektionskrankheiten A–Z

2 Schutzimpfungen

2.1 Allgemeine Hinweise

Impfungen werden in deutschsprachigen Ländern auf freiwilliger Basis durchgeführt. Sie erfolgen nach eingehender Aufklärung und Besprechung durch den Arzt in Einverständnis mit dem Impfling bzw. bei Kindern mit deren Eltern.

Die öffentliche Empfehlung von bestimmten Schutzimpfungen fällt in Deutschland in die Kompetenz der Bundesländer. Diese werden durch die Ständige Impfkommission (STIKO – www.stiko.de), einer Einrichtung am Robert Koch-Institut, beraten. Die Empfehlungen der STIKO umfassen Standardimpfungen (für alle Personen einer bestimmten Altersgruppe), Indikationsimpfungen (für bestimmte Personen mit entsprechenden Risikofaktoren), Nachholimpfungen, Reiseimpfungen und beruflich bedingte Impfindikationen. In der Regel schließen sich die Bundesländer in ihren Impfempfehlungen der STIKO an.

Die öffentliche Empfehlung von Schutzimpfungen erfolgt auf der Grundlage des § 20 des Infektionsschutzgesetzes (IfSG). Dieses ermächtigt den Bundesminister für Gesundheit bzw. die Landesregierungen, Schutzimpfungen anzuordnen oder für diese eine öffentliche Empfehlung auszusprechen. In der Bundesrepublik Deutschland gibt es derzeit keine angeordneten Impfungen.

Die §§ 60 – 64 IfSG legen fest, dass Personen, die durch eine angeordnete, öffentlich empfohlene oder nach den internationalen Gesundheitsvorschriften erforderliche Schutzimpfung einen Impfschaden erlitten haben, einen Anspruch auf Versorgung geltend machen können. Entschädigungsanträge sind beim zuständigen Versorgungsamt einzureichen.

Die Weltgesundheitsorganisation (WHO) und die nationalen bzw. europäischen Zulassungsbehörden haben für Impfstoffe Mindestanforderungen festgelegt, die sicherstellen, dass wirksame und gut verträgliche Impfstoffe verwendet werden.

Das Arzneimittelgesetz regelt die Zulassung der Impfstoffe für die Bundesrepublik. Die hierfür zuständige Behörde ist das Bundesamt für Sera und Impfstoffe (Paul-Ehrlich-Institut) bzw. auf europäischer Ebene die „European Medicines Agency“ (EMA – www.ema.europa.eu). Sie sind auch für die Überwachung der Sicherheit von Impfstoffen nach deren Zulassung zuständig und bewerten die Meldungen von unerwünschten Ereignissen im zeitlichen Zusammenhang mit Impfungen.

In der Regel werden die Kosten für die in der Bundesrepublik öffentlich empfohlenen Impfungen, nicht aber die von Reiseimpfungen, von den Krankenkassen nach Zustimmung durch den Gemeinsamen Bundesausschuss (G-BA) getragen. Bei einem beruflich bedingten Infektionsrisiko werden die Kosten für die notwendigen Impfungen von den Arbeitgebern übernommen (Biostoffverordnung § 15 Abs. 4: „Beschäftigten, die biologischen Arbeitsstoffen ausgesetzt sein können, ist eine Impfung anzubieten, wenn ein wirksamer Impfstoff zur Verfügung steht“).

Die Bekanntgabe öffentlicher Impfempfehlungen oder diese betreffende Änderungen durch die STIKO erfolgen im „Epidemiologischen Bulletin“ des Robert Koch-Instituts (www.rki.de), in der Zeitschrift „Bundesgesundheitsblatt – Gesundheitsforschung – Gesundheitsschutz“ und im Internet. Weitere Informationen sind über die den Impfstoffen beigefügten Gebrauchsinformationen sowie über den Fachinfo-Service des Bundesverbands der Pharmazeutischen Industrie kostenlos erhältlich (www.fachinfo.de).

In Österreich werden die Impfempfehlungen vom Nationalen Impfgremium ausgesprochen (bmg.gv.at), wobei in diesen Empfehlungen zwischen kostenlosen Impfungen des Bundes, der Bundesländer und des Hauptverbands der österreichischen Sozialträger und anderen empfohlenen Impfungen, deren Kosten aber nicht von der öffentlichen Hand übernommen werden, unterschieden wird.

In der Schweiz werden die Impfempfehlungen vom Bundesamt für Gesundheit (BAG – www.bag.admin.ch) auf Rat der Eidgenössischen Kommission für Impffragen (EKIF).

Zu weiteren formalen Punkten wie z. B. Indikationen, Kontraindikationen, falschen Kontraindikationen, Impfabständen, Impfungen nach Operationen, Aufklärungspflicht vor Impfungen und Dokumentationspflicht finden sich wichtige Hinweise in den jeweiligen nationalen Impfempfehlungen.

2.2 Impfstoffe

Grundsätzlich unterscheidet man Lebendimpfstoffe, die aus vermehrungsfähigen, attenuierten Erregern bestehen, von inaktivierten Impfstoffen („Totimpfstoffe"), die komplette, abgetötete Mikroorganismen, gereinigte oder rekombinant hergestellte antigene Strukturen derselben oder abgewandelte Virulenzfaktoren wie z. B. Toxoide beinhalten.

In Abhängigkeit von der Art und Zusammensetzung eines Impfstoffs stimulieren Impfungen eine dauerhafte oder zeitlich begrenzte Immunität. In letzterem Fall können für einen dauerhaften Schutz regelmäßige Auffrischimpfungen erforderlich sein. Die Schutzwirkung eines Impfstoffs ergibt sich aus der prozentualen Reduktion des Krankheitsrisikos von geimpften im Vergleich zu ungeimpften Personen und beträgt für die meisten Standardimpfungen über 90 %. Nicht immer verhindert die erfolgreiche Impfung bei Exposition mit dem Wilderreger eine Infektion, jedoch ist der Krankheitsverlauf bei Geimpften dann häufig mitigiert.

2.2.1 Zusammensetzung

Impfstoffe beinhalten neben dem/den Impfantigen (en) meist weitere Substanzen. Dazu gehören Lösungsmittel, Adjuvanzien, Stabilisatoren, Konservierungsmittel (z. B. Formaldehyd) und abhängig vom Herstellungsverfahren u. U. auch Spuren von Antibiotika. Häufig verwendete Lösungsmittel sind physiologische NaCl-Lösung oder Wasser. Gebräuchliche Adjuvanzien in inaktivierten Impfstoffen sind Aluminiumverbindungen (-phosphat oder -hydroxid). Das Impfantigen ist in solchen Fällen an das Adjuvans adsorbiert (Adsorbatimpfstoff) und wird nach Applikation verzögert freigesetzt. Die längere Verfügbarkeit des Antigens an der Impfstelle verbessert die Qualität der spezifischen Immunantwort. Moderne Adjuvanzien (z. B. MF59, AS04 u. a.) aktivieren spezifische Reaktionsmechanismen des Immunsystems und können auf diese Weise die Stärke und Qualität der resultierenden Impfantwort gezielt beeinflussen. Quecksilberverbindungen (Thiomersal), die früher als Stabilisator inaktivierten Impfstoffen zugesetzt wurden, werden in heute verfügbaren Impfstoffen nicht mehr verwendet. Manche Impfstoffe enthalten geringe Mengen an Antibiotika (z. B. Neomycin), die den Zellkulturen bei der Herstellung des Impfstoffs zur Verhinderung einer bakteriellen Kontamination zugesetzt wurden. Sie können, wie auch die Stabilisatoren, bei entsprechender Disposition in seltenen Fällen allergische Reaktionen (meist lokal begrenztundharmlos) beim Impfling hervorrufen.

2.3 Impftechnik und Impflokalisationen

Man unterscheidet grundsätzlich oral (Schluckimpfstoff) und parenteral (Injektionsimpfstoff) anwendbare Impfstoffe.

Bei Injektionsimpfstoffen ist zu beachten:

- Zur Reduzierung von Schmerzen bei der Injektion sollte der Impfstoff nicht kühlschrankkalt verabreicht werden.
- Nach dem Aufziehen des Impfstoffs aus der Ampulle (Flüssigimpfstoff) bzw. nach dem Mischen eines lyophilisierten Impfstoffs mit dem Lösungsmittel ist die Kanüle abzuziehen, evtl. vorhandene Luft in der Spritze zu entfernen und anschließend eine neue Injektionskanüle aufzusetzen. Diese darf äußerlich nicht mit Impfstoff benetzt sein, da sonst entzündliche Reaktionen im Stichkanal auftreten können. Im seltenen Fall einer Latexallergie sollten, sofern verfügbar, Fertigspritzen gegenüber lyophilisierten Impfstoffen (Cave: Gummistopfen beim Auflösen!) bevorzugt werden.
- Die Impfstelle sollte vor der Injektion mit einer Alkohollösung (70 %) desinfiziert werden und wieder trocknen.
- Im Säuglingsalter ist der M. vastus lateralis (anterolateraler Oberschenkel) die mit dem geringsten Risiko der Verletzung von Nerven oder Gefäßen verbundene Impfstelle. Alternativ bietet sich der M. deltoideus an. Im gehfähigen Alter ist der M. deltoideus am Oberarm die zu bevorzugende Impfstelle.
- Aktive Immunisierungen in den Glutaealbereich werden wegen der Gefahr einer Verletzung des N. ischiadicus und der geringeren Antikörperantwort (z. B. Hepatitis-B-Impfung) nicht empfohlen.
- Adsorbatimpfstoffe sollten intramuskulär injiziert werden. Eine Nadelgröße von 0,50 × 23 mm (Nr. 18 Luer) ist meist ausreichend lang, um eine sichere intramuskuläre Applikation zu gewährleisten. Bei kürzeren Nadeln besteht die Gefahr, dass Impfstoffanteile in das Subkutangewebe gelangen und lokale Unverträglichkeiten, Granulombildung und Nekrotisierung („steriler Abszess", „Aluminiumzyste") hervorrufen können. Ferner kann dadurch der Impferfolg beeinträch-

tigt sein. Lebendimpfstoffe werden subkutan oder ebenfalls intramuskulär injiziert (siehe Fachinformationen).

- Bei Patienten mit Blutungsneigung (z. B. bei Hämophilie, Antikoagulanzientherapie) sollten intramuskuläre Impfungen gemäß Fachinformationen „mit Vorsicht" durchgeführt werden. Dies erfordert unserer Meinung nach eine Aufklärung und Überwachung des Patienten nach der Impfung auf Blutung und evtl. einen Druckverband an der Impfstelle. Die subkutane Injektion ist für die meisten Impfstoffe nicht zugelassen.
- Kein Impfstoff darf intravenös appliziert werden, da dies zu allergischen Sofortreaktionen bis hin zum anaphylaktischen Schock führen kann!

2.4 Kombinierte Impfungen und Kombinationsimpfstoffe

Alle zum jeweiligen Zeitpunkt empfohlenen Kombinationen von aktiven Immunisierungen sind am selben Tag durchführbar. Eine Antigenüberlastung für den Impfling entsteht nicht, allenfalls in Ausnahmefällen (z. B. bei Nachholimpfungen) eine für den Impfling unangenehme Häufung von Injektionen. Dabei ist zu beachten, dass für jede Impfung eine andere Injektionsstelle gewählt wird. Verschiedene Impfstoffe können gleichzeitig oder in beliebigem Intervall (Tage, Wochen) an verschiedenen Stellen verabreicht werden. Werden 2 Lebendimpfstoffe nicht simultan verabreicht, so ist ein Mindestabstand von 4 Wochen einzuhalten.

Keinesfalls dürfen verschiedene Impfstoffe selbstständig gemischt und in einer Spritze injiziert werden, da weder Reaktogenität noch Immunogenität oder Wirksamkeit des entstehenden Gemischs vorhersehbar sind. Nach der europäischen Pharmakopoe entsteht durch das Mischen von Impfstoffen eine neue, eigenständige Vakzine, die zur Anwendung entsprechender klinischer Studien und einer Zulassung bedarf.

Speziell entwickelte Kombinationsimpfstoffe, die mehrere verschiedene Impfantigene enthalten (z. B. DTPa-IPV-HepB/Hib, MMR u. a.), erleichtern die Umsetzung der Impfempfehlungen und sind der Gabe von Einzelimpfstoffen in der Regel vorzuziehen.

2.5 Nachholimpfungen bei unvollständigem oder unbekanntem Impfstatus

Entspricht der individuelle Impfstatus nicht den aktuellen nationalen Empfehlungen, so sind die fehlenden Impfungen unter Beachtung von Alter, der empfohlenen Zeitabstände und eventueller Kontraindikationen baldmöglichst nachzuholen. Dabei gilt für alle dokumentierten Impfungen der Grundsatz „jede Impfung zählt", das heißt auch bei längeren Intervallen zwischen einzelnen Impfungen muss eine Grundimmunisierung nicht neu begonnen werden. Impflücken sollten bei jeder sich bietenden Gelegenheit durch Nachholimpfungen geschlossen werden.

Ist der individuelle Impfstatus aufgrund fehlender oder mangelhafter Dokumentation nicht feststellbar, muss von fehlendem Impfschutz ausgegangen werden. Anamnestische, nicht überprüfbare Angaben zu Impfungen und durchgemachten impfpräventablen Krankheiten sind in der Regel unzuverlässig und sollten deshalb bei der Planung der Nachholimpfungen nicht berücksichtigt werden (Ausnahme: Varizellen).

Nachholimpfungen sind auch bei bereits vorhandenem (aber nicht bekanntem) Impfschutz im Allgemeinen bedenkenlos möglich. Lediglich bei Diphtherie- und Tetanusimpfungen kann es bei Vorliegen hoher spezifischer Antikörperkonzentrationen im Serum zu ausgeprägten Lokalreaktionen (Arthus-Reaktionen) kommen. In diesen seltenen, begründeten Einzelfällen sollten die spezifischen Antikörperkonzentrationen (Tetanus-, evtl. auch Diphtherietoxin) bestimmt werden. Tetanus- bzw. Diphtherie-Antitoxintiter > 0,1 E/ml (d. h. > 100 E/l) bedeuten zuverlässige Immunität, sodass die Nachholimpfserie dann abgebrochen werden kann und die nächste Auffrischimpfung nach 5–10 Jahren geplant werden sollte.

Zur Anzahl der empfohlenen Nachholimpfdosen in verschiedenen Altersstufen siehe die aktuellen Impfempfehlungen der nationalen Kommissionen unter www.stiko.de bzw. www.ekif.ch bzw. bmg.gv.at.

2.6 Impfdosis

Impfstoffe werden in Einzeldosen abgegeben. Eine individuelle Verminderung der Impfdosis (z. B. bei ehemaligen Frühgeborenen) ist unbegründet und zu unterlassen. Auch eine individuelle Erhöhung der Impfdosis ist nicht zulässig, da die Reaktion des Impflings darauf nicht vorherzusehen ist. Manche Impfstoffe werden für verschiedene Indikationen oder Altersgruppen mit unterschiedlichen Antigenkonzentrationen angeboten.

2.7 Simultanimpfungen (aktiv – passiv)

In bestimmten Situationen können Simultanimpfungen, d. h. zeitgleiche Verabreichung eines inaktivierten Impfstoffs und von Immunglobulin, sinnvoll sein. Beispiele sind die postnatale Hepatitis-B-Impfung bei Neugeborenen von HBs-Antigen-positiven Müttern sowie die simultane Tetanusimpfung nach Verletzung bei unzureichendem Impfschutz. Simultanimpfungen sind immer an unterschiedlichen Injektionsstellen, idealerweise kontralateral an verschiedenen Extremitäten, durchzuführen.

2.8 Impfdokumentation

Im Impfausweis des Patienten und in den Unterlagen des impfenden Arztes müssen den Vorgaben des IfSG § 22 entsprechend die Chargen-Nummer, die Bezeichnung des Impfstoffs (Handelsname), das Impfdatum sowie die Krankheit, gegen die geimpft wurde, eingetragen werden. Ebenfalls zur Impfdokumentation gehören Stempel und Unterschrift des Arztes. Dies gilt für alle Impfstoffe und kann hilfreich sein, wenn zu einem späteren Zeitpunkt Fragen zu Wirksamkeit oder Sicherheit bestimmter Impfstoffe oder einzelner Impfstoffchargen aufkommen sollten.

2.9 Kontrolle des Impferfolgs

Bei Personen mit normaler Immunitätslage ist nach Durchführung der empfohlenen Standardimpfungen vom Bestehen einer Immunität auszugehen, eine postvakzinale Antikörperbestimmung ist nicht notwendig. Bei Impfungen in Risikogruppen kann dagegen eine individuelle Kontrolle des Impferfolgs nach bestimmten Impfungen sinnvoll sein (z. B. anti-HBs nach Hepatitis-B-Impfung, diverse Impfungen nach immunsuppressiver Therapie oder Stammzelltransplantation).

2.10 Impfnebenwirkungen und Impfkomplikationen

Alle heute zugelassenen Impfstoffe gelten als „sicher", wobei es aber keine absolute Sicherheit gibt, sondern im Zulassungsverfahren und in der Überwachung der Arzneimittelsicherheit nach der Zulassung nur eine relative Abwägung von Nutzen und theoretischem Impfrisiko stattfinden kann.

Im *zeitlichen* Zusammenhang zu Impfungen können unerwünschte Ereignisse unterschiedlicher Schweregrade und Häufigkeit auftreten. Die Schwierigkeit bei der Beurteilung von möglichen Impfnebenwirkungen bzw. -komplikationen und -schäden besteht darin, im Einzelfall das zufällige Auftreten von postvakzinalen unerwünschten Ereignissen (Koinzidenz) von Nebenwirkung zu unterscheiden, die im kausalen Zusammenhang zur Impfung stehen. Die Praxis zeigt, dass sehr häufig die Impfung für koinzidierende Ereignisse verantwortlich gemacht wird. Dies bringt Impfungen immer wieder zu Unrecht in Misskredit und kann auch für den einzelnen Betroffenen schwerwiegende Folgen haben, wenn durch unkritische Feststellung einer Impfnebenwirkung eine behandelbare, zugrunde liegende Krankheit nicht diagnostiziert wird.

Zweifelsfrei auf Impfungen zurückzuführen sind bspw. Lokalreaktionen, die in unterschiedlicher Häufigkeit binnen 12 – 48 Stunden nach Injektion von Impfstoffen auftreten. Sie sind in der Regel leicht bis mäßig ausgeprägt, gut zu tolerieren und hinterlassen keine Dauerschäden. Nach Impfung mit Lebendimpfstoffen (z. B. MMR) kann (typischerweise nach 5 – 12 Tagen) eine mitigierte Impfkrankheit mit kurz andauerndem Fieber (und selten Fieberkrämpfen) und evtl. einem Exanthem auftreten. Schwieriger zu beurteilen sind Ereignisse, die sich im zeitlichen Zusammenhang mit Impfungen ereignen und einen schweren bis lebensbedrohlichen Verlauf nehmen können, wie z. B. eine postvakzinale Enzephalitis. Da diese Ereignisse äußerst selten auftreten, fehlen dazu oftmals aussagefähige Studien. Eine sofortige gründliche klinische Untersuchung des Impflings und die differenzialdiagnostische Abklärung der Symptome sind dringend zu empfehlen, um die Ätiologie einer den Symptomen zugrunde liegenden Krankheit aufzudecken und gegebenenfalls behandeln zu können (siehe Empfehlungen der Deutschen Akademie für Kinder- und Jugendmedizin, www.dakj.de).

2.11 Meldepflicht

Jeder Verdacht einer über das übliche Ausmaß einer Impfreaktion hinausgehenden gesundheitlichen Schädigung ist nach §6 Abs. 1 Nr. 3 IfSG an das Gesundheitsamt (Meldeformular beim Gesundheitsamt anfordern oder im Internet unter www.pei.de) und die Arzneimittelkommission der Deutschen Ärzteschaft zu melden. Die für diese Meldungen benötigten Formblätter werden regelmäßig im Deutschen Ärzteblatt veröffentlicht. Darüber hinaus kann der Hersteller des Impfstoffs informiert werden. Die für die Klärung einer unerwünschten Arzneimittelwirkung relevanten immunologischen (z. B. zum Ausschluss eines Immundefekts) oder mikrobiologischen Untersuchungen (z. B. zum differenzialdiagnostischen Ausschluss einer interkurrenten Infektion) sollten unverzüglich eingeleitet werden. Dafür notwendige Untersuchungsmaterialien, wie Serum, Stuhl- oder Liquorproben, sind zu asservieren. Der Impfling oder seine Eltern bzw. Sorgeberechtigten sind auf die gesetzlichen Bestimmungen zur Versorgung nach Impfschäden hinzuweisen (IfSG §§ 60 – 64). Der Antrag auf Versorgung ist beim zuständigen Versorgungsamt zu stellen.

Ähnliche Meldeverordnungen bestehen in der Schweiz (www.swissmedic.ch > Marktüberwachung) und in Österreich (www.basg.gv.at).

2.12 Impfungen bei Immundefizienz

Defekte immunologischer Funktionen können angeboren oder erworben sein. Die Defekte betreffen B- und/oder T-Zellen mit unterschiedlicher Auswirkung auf Impfungen (▸ Tab. 2.1 und Epidem. Bull 39/2005).

Patienten mit Immundefizienz, sei sie angeboren oder erworben (z. B. immunsuppressive Therapie, HIV), können – abhängig von der vorliegenden Funktionsstörung – oft auf Schutzimpfungen nicht adäquat reagieren und werden durch Lebendimpfstoffe unter Umständen sogar gefährdet. Tödliche Verläufe sind beschrieben. Impfungen mit Lebendimpfstoffen sind deshalb bei den meisten Patienten mit angeborener Immundefizienz (Agammaglobulinämie, T-Zell-Defekte, kombinierte Immundefekte) kontraindiziert. Selektiver IgA-Mangel, IgG-Subklassenmangel, Phagozytosedefekte, Komplementdefekte und Asplenie stellen dagegen *keine* Kontraindikationen für Impfungen dar.

Patienten mit B-Zell-Defekten (Antikörpermangelerkrankungen) sind in ihrer Fähigkeit spezifische Antikörper nach Impfungen zu bilden beeinträchtigt. Diese Kinder werden individuell durch passive Immunisierung mittels Standardimmunglobulinen oder spezifischen Immunglobulinen geschützt. Die Applikation von inaktivierten Impfstoffen ist bei diesen Patienten ungefährlich, deren Effektivität bei mangelnder Antikörperproduktion jedoch zweifelhaft. Möglicherweise profitieren die Kinder jedoch von einer durch die Impfung ausgelösten partiellen T-zellulären Immunität. Bei variablen Immundefekten wird die Messung der Fähigkeit zur Bildung von Antikörpern nach Impfung auch diagnostisch herangezogen.

Immunologisch gesunde Geschwister und andere enge Kontaktpersonen von immundefizienten Patienten können und sollen Lebendvakzine (insbesondere MMR und VZV) erhalten. Ferner sollen sie gegen Varizellen sowie gegen Influenza geimpft werden, um die Übertragung der entsprechenden

Tab. 2.1 Beispiele angeborener Immundefekte (ID).

Krankheit	Defekt betrifft				Vererbung
	Phagozyten	T-Lymphozyten	B-Lymphozyten	AK*	
septische Granulomatose	+	-	-	-	AR, XR
schwerer kombinierter ID (SCID)	-	+	+	+	AR, XR
Thymushypo-/-aplasie (DiGeorge)	-	+	(+)	(+)	ca. 10 % hereditär[1]
Agammaglobulinämie	-	-	+	+	XR, AR
variable IDS (CVID)	-	-/+	-/+	+	meist sporadisch
Wiskott-Aldrich-Syndrom	-	+	+	(+)	XR, AR
Ataxia teleangiectatica	-	+	+	(+)	AR

[1] Chromosom 22-Mikrodeletions-Syndrom
AK: Antikörperproduktion; AR: autosomal-rezessiv; XR: X-chromosomal-rezessiv; SCID: Severe combined Immunodeficiency; IDS: Immundefekt-Syndrome; CVID: Common variable Immunodeficiency

Viren auf den immundefizienten Patienten zu verhindern. Auch bei der Varizellenimpfung kommt die Übertragung des Impfvirus auf Kontaktpersonen nur extrem selten vor, ohne dass es bisher zu dokumentierten Komplikationen gekommen ist.

Patienten vor Beginn einer immunsuppressiven Therapie oder vor einer geplanten Organtransplantation sollten bei inkomplettem Impfstatus baldmöglichst die entsprechenden Nachholimpfungen erhalten und ggf. auch besondere Indikationsimpfungen (z. B. Influenza, Pneumokokken, Meningokokken). Zur Impfung bei Asplenie und Splenektomie siehe Kap. Infektionsprophylaxe bei Asplenie (S. 132). Zur Impfung von Personen nach Stammzelltransplantation gibt es Empfehlungen der schweizerischen EKIF (BAG Bull 21/2012, www.bag.admin.ch), sowie der Arbeitsgruppe Qualitätssicherung der GPOH (www.kinderkrebsinfo.de).

Kortikosteroide können in Abhängigkeit von Dosierung und Verabreichungsdauer die Immunabwehr beeinträchtigen.

- Zuvor gesunde Kinder, die mit hohen Dosen (> 2 mg/kgKG/d bei einem Körpergewicht von ≤ 10 kg bzw. > 20 mg/d Prednisonäquivalent bei einem Körpergewicht von > 10 kg) systemisch wirkender Kortikosteroide über längere Zeit (> 2 Wochen) behandelt werden, *dürfen nicht mit Lebendimpfstoffen geimpftwerden*. Dies ist frühestens 1 Monat nach Beendigung der Therapie möglich. Inaktivierte Impfstoffe können verabreicht werden, sind aber möglicherweise von eingeschränkter Wirksamkeit.
- Zuvor gesunde Patienten, die eine Kurzzeittherapie (< 2 Wochen) oder eine Therapie mit niedrigen bis mittleren Dosen (< 20 mg bzw. < 2 mg/kgKG/d Prednison) erhalten, oder solche mit topischer (z. B. intraartikulärer oder Inhalationstherapie), *gelten nicht als immunsupprimiert und können alle Impfungen regulär erhalten.*
- Bei der Behandlung mit Methotrexat, monoklonalen Antikörpern und anderen immunsuppressiven Medikamenten (inkl. Tumorchemotherapie) ist die Impffähigkeit individuell unter Hinzuziehen von Experten festzulegen. Da viele dieser Patienten selbst nicht wirksam geimpft werden können, sollte der vollständigen Immunisierung gegen Varizellen, Masern, Influenza etc. aller engen Kontaktpersonen größte Beachtung geschenkt werden.

2.13 Kinder mit HIV-Infektionen

Patienten mit asymptomatischer HIV-Infektion sollten alle Standardimpfungen, inklusive Lebendimpfungen erhalten. Ferner sind die jährliche Influenzaimpfung sowie die Pneumokokkenimpfung indiziert.

Kinder mit AIDS-definierenden Erkrankungen sollten ebenfalls alle Standardimpfungen mit inaktivierten Impfstoffen sowie die Pneumokokken- und die jährliche Influenzaimpfung erhalten. Lebendimpfungen (MMR) können und sollen ebenfalls verabreicht werden, es sei denn, es liegt bereits eine manifeste Immundefizienz (CD4-Zellzahl < 200/µl) vor. Nach Gabe von inaktivierten Impfstoffen ist mit einer abgeschwächten Immunantwort zu rechnen und gegebenenfalls, z. B. bei Verletzungen, eine zusätzliche passive Immunisierung mit spezifischem Anti-Tetanus-Immunglobulin durchzuführen. Nach Exposition mit Masern (humanes Immunglobulin) oder Varizellen (Varicella-Zoster-Immunglobulin) ist bei fehlender Immunität eine passive Immunisierung angezeigt.

2.14 Impfungen in der Schwangerschaft und Stillzeit

Jeder Mensch sollte über einen zuverlässigen Impfschutz verfügen. Besonders gilt dies für junge Frauen, wenn sie das gestationsfähige Alter erreichen. Alle fehlenden Impfungen sind möglichst *vor* einer Schwangerschaft nachzuholen. Frauen mit Kinderwunsch, die über keine Immunität gegenüber Varizellen verfügen, sollten geimpft werden. Ebenso ist eine (Auffrisch-)Impfung gegen Pertussis (kombiniert mit Diphtherie und Tetanus) indiziert.

Explizit in der Schwangerschaft, vorzugsweise im 2. oder 3. Trimenon, ist die Influenzaimpfung empfohlen. Sie schützt die Schwangere und, über transplazentare IgG-Antikörper, auch das Kind in seinen ersten Lebensmonaten. Bei allen anderen Impfungen mit inaktivierten Impfstoffen ist die Indikation in Abhängigkeit von deren Dringlichkeit individuell festzulegen. Indizierte Impfungen sind vorzugsweise *nach* dem ersten Trimenon durchzuführen, eine besonders ausführliche Impfaufklärung und dokumentierte Einwilligung sind sehr zu empfehlen.

Obwohl keine Hinweise dafür bestehen, dass Lebendimpfstoffe eine Gefahr für den Embryo oder Fetus darstellten, sind sie in der Schwangerschaft kontraindiziert (Ausnahme: Gelbfieberimpfung bei dringlicher Indikation). Unbeabsichtigte Impfungen in oder kurz vor Eintritt einer Schwangerschaft sind jedoch *keine* Indikation zum Schwangerschaftsabbruch.

In der Stillzeit sind alle Impfungen mit Ausnahme der Gelbfieberimpfung erlaubt. Die Gelbfieberimpfung ist in der Stillzeit kontraindiziert, da Übertragungen des Impfvirus von der stillenden Mutter auf ihr Kind mit nachfolgenden schweren Krankheitsmanifestationen beobachtet wurden.

2.15 Kinder mit zerebralen Krampfanfällen und Familienanamnese für neurologische Krankheiten

Die ersten beiden Lebensjahre, in denen zahlreiche Impfungen in kurzer Zeit erfolgen, sind zugleich das Alter, in dem sich viele (angeborene oder erworbene) Krankheiten, wie zerebrale Krampfanfälle oder Epilepsien, erstmals manifestieren. Eine zeitliche Koinzidenz von Impfungen und der Manifestation von Krankheiten ist daher nicht ungewöhnlich. Zahlreiche Untersuchungen haben jedoch eindeutig gezeigt, dass schwere Erkrankungen und plötzliche Todesfälle (SID im ersten Lebensjahr; SID: „sudden infant death") bei Geimpften nicht häufiger auftreten als in nicht geimpften Vergleichspopulationen.

Eine Familienanamnese mit zerebralen Krampfanfällen oder anderen neurologischen Erkrankungen ist *keine* Kontraindikation für Impfungen. Bei diesen Kindern können zwar häufiger als normal zerebrale Krampfanfälle bei Fieber auftreten (z. B. nach MMR/VZV-Impfungen), diese haben aber eine gute Prognose und hinterlassen keine bleibenden Schäden. Es gibt ferner keinen Hinweis, dass diese im zeitlichen Zusammenhang zur Impfung auftretenden einmaligen Krampfanfälle eine bereits bestehende neurologische Krankheit verschlimmern oder die Prognose einer bestehenden andersartigen Grundkrankheit beeinflussen.

Kinder mit rezidivierenden zerebralen Krampfanfällen können und sollen nach antikonvulsiver Einstellung und gegebenenfalls unter Anwendung von Antipyretika postvakzinal (bei inaktivierten Impfstoffen zum Zeitpunkt der Impfung sowie 4 und 8 Stunden danach, bei Lebendimpfstoffen auf individueller Basis evtl. zwischen dem 5. und 12. Tag nach Impfung) regulär geimpft werden. In diesen Fällen ist eine besonders sorgfältige Aufklärung der Eltern bzw. Sorgeberechtigten notwendig, und diese sowie die möglichst schriftliche Einwilligung in die Impfung(en) sind zu dokumentieren.

2.16 Kinder mit chronischen Krankheiten

Patienten, die an chronischen Krankheiten leiden, sind durch Infektionskrankheiten oftmals besonders gefährdet. Sie bedürfen deshalb einer besonders sorgfältigen und zeitgerechten Immunisierung nach den gültigen nationalen Impfempfehlungen.

Darüber hinaus sind bei ihnen (und ggf. ihren Kontaktpersonen) ab dem Alter von 6 Monaten eine jährliche Influenzaschutzimpfung, sowie weitere Impfungen (z. B. gegen Pneumokokken, Meningokokken etc.) indiziert. Bei der Abwägung von Nutzen und Risiken von Impfungen ist immer zu bedenken, welche Konsequenzen die Erkrankung für den Patienten hätte. Dies erleichtert in aller Regel die Impfentscheidung.

2.17 Impfungen bei Allergien

Die Influenza- und insbesondere die Gelbfieberimpfung sind bei bekannter Hühnereiweißallergie kontraindiziert. Für die Influenzaimpfung gibt es jedoch Empfehlungen, die bei Berücksichtigung bestimmter Algorithmen eine Impfung als weitestgehend sicher erscheinen lassen (www.rki.de).

Die MMR- bzw. MMRV-Impfung (Masern-Mumps-Röteln-Varizellen) kann bei Personen mit Hühnereiweißallergie als genauso sicher wie andere Standardimpfungen angesehen werden. Lediglich bei bekannter anaphylaktischer Reaktion nach Hühnereiweißexposition sollte die Impfung vorsichtshalber unter Überwachung (z. B. Tagesklinik oder stationär) mit Bereithaltung von Notfallmedikamenten und Beherrschung von Notfallmaßnahmen erfolgen.

Bei Allergikern mit nachgewiesener Inhalations- oder Nahrungsmittelallergie, die keine Allergie gegen Impfstoffbestandteile aufweisen, können alle empfohlenen Impfungen durchgeführt werden. Seltene allergische Reaktionen auf Impfstoffe können auch auf Zusatzstoffe, wie Gelatine oder Neomycin, zurückzuführen sein. Bei Auftreten von schweren allergischen Reaktionen nach Impfungen ist eine allergologische Abklärung erforderlich.

2.18 Impfungen bei Frühgeborenen

Frühgeborene sollten unabhängig vom Geburtsgewicht ihrem chronologischen Alter entsprechend alle Standardimpfungen erhalten. Eine intrazerebrale Blutung oder andere postnatale Komplikationen sind keine Kontraindikation für die Standardimpfungen, wenn sich der Zustand des Kindes stabilisiert hat. Deshalb sollten die ersten Impfungen während des stationären Aufenthalts termingerecht verabreicht werden, wenn ein Frühgeborenes über das Alter von 8 Wochen hinaus in der Klinik bleibt. Die Fachinformationen sagen dazu: „Das potenzielle Risiko von Apnoen und die Notwendigkeit einer Überwachung der Atmung über 48 – 72 Stunden sollten im Rahmen der Grundimmunisierung von sehr unreifen Frühgeborenen (geboren vor der vollendeten 28. Schwangerschaftswoche) in Betracht gezogen werden. Dies gilt insbesondere für diejenigen, die in der Vorgeschichte Zeichen einer unreifen Atmung gezeigt haben." Die DAKJ hat dazu eine detaillierte Stellungnahme abgegeben.

Alle Impfungen sind in der vom Hersteller vorgesehenen Dosis (keinesfalls reduziert) zu verabreichen.

Frühgeborene HBsAg-positiver Mütter erhalten wie Reifgeborene Hepatitis-B-Immunglobulin bei Geburt. Die aktive Immunisierung erfolgt unabhängig von Reife und Gewicht ebenfalls innerhalb der ersten 12 Stunden und wird durch 2 weitere Impfungen im Alter von 1 und 6 Monaten vervollständigt und durch eine Erfolgskontrolle (Ziel: Anti-HBs ≥ 100 IU/l) 1 – 2 Monate nach der 3. Dosis komplettiert. Für eine lückenlose Erfassung gefährdeter Kinder ist das Hepatitis-B-Screening in der Schwangerschaft besonders wichtig. Bei Neugeborenen von Müttern mit unbekanntem HBsAg-Status wird die erste aktive Hepatitis-B-Impfung innerhalb von 24 Stunden nach Geburt durchgeführt und nach Bestimmung des mütterlichen HBsAg-Status im positiven Fall durch passive Immunisierung in den ersten 7 Lebenstagen ergänzt, siehe Kap. Hepatitis B (S. 297).

In der Schweiz werden Frühgeborene (< 33. SSW oder Geburtsgewicht < 1500 g) nach einem speziell auf ihr zusätzliches Risiko zugeschnittenen Impfplan (Verabreichung der ersten 3 Impfdosen von DTPa-IPV/Hib und Pneumokokken im Abstand von 4 statt den sonst üblichen 8 Wochen) geimpft. Diesen Kindern wird auch die Influenzaimpfung in den ersten beiden Lebenswintern empfohlen, sofern sie mindestens 6 Monate alt sind: 2 Dosen vor bzw. im ersten Winter, 1 weitere im darauffolgenden Herbst. In Deutschland erhalten Frühgeborene (wie Reifgeborene) Influenzaimpfungen ab dem Alter von 6 Monaten, sofern eine chronische Grundkrankheit vorliegt, siehe Kap. Influenza (S. 337).

Ebenso sollten das Klinikpersonal, die Familienangehörigen (v. a. Geschwister und Eltern) und andere enge Kontaktpersonen von Frühgeborenen einen vollständigen Impfschutz (bzw. Immunität) aufweisen, insbesondere gegen Influenza, Pertussis, Varizellen und MMR.

2.19 Impfungen von medizinischem Personal

Zahlreiche beruflich begründete Impfempfehlungen der nationalen Kommissionen sind für Personal im Gesundheitswesen (Praxis oder Klinik) von besonderer Relevanz. Dabei sind auch Praktikanten und Medizinstudenten zu berücksichtigen. In Deutschland muss der Arbeitgeber arbeitsmedizinische Vorsorgeuntersuchungen und Impfungen (§ 15 Biostoffverordnung) gegen beruflich bedingte Infektionsrisiken anbieten und die Kosten für diese Impfungen tragen.

Empfohlen sind demnach Impfungen (bzw. Prüfung der Aktualität des Impfschutzes bzw. der Immunität) gegen

- Hepatitis A und B
- Influenza
- Masern
- Mumps
- Pertussis
- Poliomyelitis
- Röteln
- Varizellen

2.20 Reiseimpfungen

Vor dem Antritt einer Reise sollte rechtzeitig der allgemeine Impfstatus auf Vollständigkeit überprüft werden und gegebenenfalls notwendige Nachhol- oder Auffrischimpfungen durchgeführt werden. In Abhängigkeit von Reiseziel und Reisezeit sind möglicherweise zusätzliche Impfungen sinnvoll und rechtzeitig durchzuführen, die in den entsprechenden Kapiteln näher erläutert werden (FSME, Hepatitis A, Influenza, Meningokokken, Tollwut, Typhus u. a.). Auch sind aktuelle epidemiologische Entwicklungen im Zielland zu beachten (siehe www.dtg.org oder www.fitfortravel.de oder www.safetravel.ch).

Koordinator

U. Heininger

Mitarbeiter

C. Berger, R. Bruns, M. Knuf, J. G. Liese, W. Zenz, F. Zepp

2.21 Weiterführende Informationen

Deutscher Impfplan: www.rki.de > Kommissionen > Ständige Impfkommission > Neue Empfehlungen der Ständigen Impfkommission

Schweizerischer Impfplan: www.bag.admin.ch > Empfehlungen > Schweizerischer Impfplan

Österreichischer Impfplan:bmg.gv.at > Schwerpunkte > Prävention > Impfen > Österreichischer Impfplan 2012

Deutsche Akademie für Kinder- und Jugendmedizin e. V. (DAKJ): www.dakj.de

DAKJ:dakj.de (pdf) > Aktivitäten > Stellungnahmen und Empfehlungen > Infektionskrankheiten und Impffragen > Überwachung der Atmung bei ehemaligen Frühgeborenen (< 28 Schwangerschaftswochen) im Rahmen der Grundimmunisierung.

Deutsche Gesellschaft für Tropenmedizin und Internationale Gesundheit e. V. (DTG): www.dtg.org

Eidgenössische Kommission für Impffragen (EKIF): www.ekif.ch

European Medicines Agency: www.ema.europa.eu

Arzneimittelinformationen für Ärzte und Apotheker: www.fachinfo.de

Reisemedizinischer Infoservice: www.fitfortravel.de

Reisemedizinische Beratung: www.safetravel.ch

Ständige Impfkommission am Robert Koch-Institut: www.stiko.de

3 Passive Immuntherapie und -prophylaxe

3.1 Grundlagen

Immunglobuline sind Proteine humanen (homologen) oder selten auch tierischen (heterologen) Ursprungs, die Antikörperaktivität tragen. Sie binden Antigene über ihre Fab-Fragmente („antigen-binding fragment"). Das Fc-Fragment („crystallizable fragment") der Antikörper vermittelt über eine Bindung an Fc-Rezeptoren von Lymphozyten, Monozyten, Makrophagen u. a. immunologische Effektormechanismen, z. B. Phagozytose, Zytotoxizität, Komplementaktivierung, Toxinneutralisation, Agglutination, Präzipitation.

Die passive Immuntherapie ist eine Übertragung von Immunglobulinen, die aus Plasma gewonnen oder rekombinant hergestellt wurden. Die Applikation kann intravenös, intramuskulär, subkutan, intrathekal, oral oder topisch erfolgen.

Bei der Herstellung aus Plasma wird dieses zuerst aus Vollblutspenden oder Plasmapheresen gewonnen. Danach werden Immunglobuline aus gepooltem Plasma mittels Ethanolfraktionierung oder durch chromatografische Verfahren isoliert. Die Immunglobulinfraktionen enthalten mindestens 95 % (in der Regel 98 %) IgG-Moleküle und einen Rest, bestehend aus Spuren von IgA, IgM sowie stabilisierenden Zusatzstoffen. Immunglobulinpräparate enthalten auch zahlreiche lösliche Proteine mit biologischer Aktivität wie Zytokine, Chemokine, lösliche Zytokinrezeptoren und Rezeptorantagonisten. Zur Gewährleistung eines breiten Antikörperspektrums (polyvalente Immunglobuline) besteht der jeweilige Plasmapool aus mindestens 1000 bis > 10 000 Spendern. Hochkonzentrierte, erregerspezifische Immunglobulinpräparate werden als Hyperimmunglobuline bezeichnet. Spezifische Antikörper können jedoch auch rekombinant hergestellt werden, z. B. Palivizumab gegen Respiratorische Synzytial-Viren (RSV).

3.2 Qualitätsanforderungen, Wirksamkeit und Sicherheit von Immunglobulinen

Für die Zulassung und Chargenfreigabe von monoklonalen Antikörpern, Arzneimitteln aus Blutkomponenten und Plasmaderivaten ist in Deutschland das Paul-Ehrlich-Institut zuständig. Zur Vermeidung einer Infektion durch eine passive Immuntherapie tragen definierte Spenderkriterien, eine individuelle Untersuchung jedes Spenders und ein Screening auf HbsAg, Antikörper gegen HIV-1, HIV-2 und HCV-RNA von Spendern und der Spenden bei. Bei Produkten für die Anti-D-Prophylaxe wird zusätzlich auf Virus-B19-DNA getestet. Detaillierte Richtlinien der EMA (European Medicines Agency: Europäische Arzneimittelagentur) u. a. zu Herstellungsverfahren, Qualitätskontrollen, Stabilitätsprüfungen und sicheren Verfahren zur Erregerelimination bieten weitere Sicherheitsstandards für die Herstellung von Plasmaprodukten (EU-Direktive 2002/98/EG). Bei ernsten Zwischenfällen oder Verdacht auf solche regelt die EU-Richtlinie das Meldewesen an entsprechende Behörden (in Deutschland: Paul-Ehrlich-Institut).

In Deutschland unterliegt die Verabreichung einer passiven Immuntherapie dem Transfusionsgesetz. Die von der Bundesärztekammer 2008 publizierte Querschnittsleitlinie zur Therapie mit Blutkomponenten und Plasmaderivaten ist zu beachten.

3.3 Zugelassene Immunglobuline und Antiseren in Deutschland

Aktuell zugelassene Immunglobulinprodukte und Antiseren sind auf folgenden Seiten des Internets abrufbar: www.pei.de; www.roteliste.de; www.ema.europa.eu.

Zur subkutanen Applikation sind derzeit 16 %ige, 16,5 %ige und 20 %ige *polyvalente Immunglobulinlösungen* zugelassen. Bei einer intravenösen Applikation werden 5 %ige, 10 %ige oder 12 %ige Präparate eingesetzt. In Bezug auf ihre Wirksamkeit sind polyvalente Immunglobulinpräparate weitestgehend als gleich anzusehen. Vergleichende Studien diesbezüglich sind jedoch rar. Bei einer Dauersubstitution von Immunglobulinen wird die subkutane Applikation mit einem 16 % bzw. 20 % polyvalentem Immunglobulinpräparat im Vergleich zur intravenösen als gleichwertig angesehen. Zum Zwecke einer IgG-Substitutionstherapie wird eine intramuskuläre Applikation von polyvalenten Immunglobulinen nicht empfohlen.

Spezifische Humanimmunglobuline können teils intramuskulär, teils intravenös verabreicht werden. Sie können definierte spezifische Antikörpertiter gegen einen viralen oder bakteriellen Infektionserreger oder gegen den Rhesusfaktor Rh(D) enthalten.

3.4 Indikationen für Immunglobuline

Die effektivste Maßnahme einer Infektionsprophylaxe ist eine aktive Impfung. Für die passiveImmunisierung/Immuntherapie stehen polyvalente Immunglobulinpräparate und spezifische Immunglobulinpräparate (Hyperimmunglobuline) zur Verfügung

Für den klinischen Einsatz von Immunglobulinen existieren Leitlinien der Bundesärztekammer, Empfehlungen der Ständigen Impfkommission (STIKO), Mutterschafts-Richtlinien (Anti-D-Prophylaxe) und interdisziplinäre Konsensusempfehlungen zum Einsatz von Immunglobulinen bei Antikörpermangelerkrankungen. Die nachfolgenden Empfehlungen beruhen u. a auf diesen Veröffentlichungen, auf Monographien und auf vom Paul-Ehrlich-Institut zugelassenen Indikationen bzw. klinischen Erfahrungen. Dosierungsangaben finden sie im Abschnitt Praktische Durchführung (S. 46).

Prinzipielle Indikationen für eine passive Immunprophylaxe/Substitution mit polyvalenten IgG:

- angeborene (primäre) Immundefekte (IgG-Substitution)
- erworbene (sekundäre) Immundefekte bzw. bei exponierten Infektionsgefährdeten
- Exposition mit definierten Infektionserregern oder Rhesus-Sensibilisierung

Bei den im Folgenden genannten Indikationen sollte immer Kontakt zu einem Zentrum mit Erfahrung in der Behandlung primärer Immundefekte und ggf. Transplantationsmöglichkeit erfolgen.

Beispiele für primäre Immundefekte, die eine Substitution mit Immunglobulinen benötigen:

- Primäre Antikörpermangelerkrankungen mit fehlender oder stark eingeschränkter IgG-Antikörperproduktion, z. B. variable Immundefektsyndrome (CVID), X-chromosomale Agammaglobulinämie, IgG-Subklassendefekte, Hyper-IgM-Syndrome
- kombinierte Immundefekte (bis zur Stammzelltransplantation oder bei verzögerter B-Zell-Rekonstitution)
- gut definierte Syndrome mit Immundefekt, z. B. Wiskott-Aldrich-Syndrom, DNA-Reparaturdefekte
- lymphoproliferative Syndrome

Sekundäre Immundefekte (erworbene Defekte, die durch eine andere Grunderkrankung oder deren Therapie bedingt sind):

- klinisch relevante Antikörpermangelsyndrome bei malignen Erkrankungen
- bakterielle Sepsis bei immunsupprimierten Patienten (hier keine Indikation für Neugeborene bzw. Frühgeborene)
- HIV-Infektion von Kindern, falls Antikörpermangel besteht
- Hypogammaglobulinämie bei Proteinverlust-Enteropathie, nephrotischem Syndrom, schweren Verbrennungen u. a.

Die Dosisempfehlungen entsprechen den Angaben bei den primären Immundefekten (S. 45), mit Ausnahme bei Erkrankungen mit Eiweißverlust. Hier ist individuell nach erzieltem IgG-Serumspiegel zu dosieren. Es ist allerdings zu beachten, dass bei solchen Patienten eventuell kein suffizienter IgG-Serumspiegel aufgebaut werden kann, denn auch die substituierten IgG werden in dem Fall über Darm und Niere ausgeschieden.

Weitere Indikationen für eine passive Immuntherapie mit polyvalenten IgG:

Immunmodulation inflammatorischer Prozesse oder von Autoimmunprozessen (z. B. idiopathische thrombozytopenische Purpura, Kawasaki-Syndrom, Guillain-Barré-Syndrom, chronisch inflammatorische demyelinisierende Polyradikuloneuropathie – CIDP, multifokale motorische Neuropathie – MMN und andere).

Indikationen für die Gabe von spezifischen Immunglobulinen:

- prä- oder postexpositionelle Prophylaxe bestimmter Erkrankungen bei Personen, die selbst über keine Immunität gegenüber den jeweiligen Erreger verfügen und für die diese Krankheit mit besonderen Risiken verbunden ist, z. B. Immunsupprimierte nach Kontakt mit Varizellen, postnatale Hepatitisinfektion (▸ Tab. 3.1)
- prä- oder postexpositionelle Prophylaxe seltener, aber gefährlicher Krankheiten, wenn es für eine aktive Immunisierung zu spät ist (z. B. Tollwut)

Tab. 3.1 In Deutschland zugelassene spezifische Humanimmunglobulin-Präparate (Rote Liste 2012).

Immunglobulin gegen	Handelsname	Anwendung
Hepatitis-B-Virus (HBV)	Hepatitis-B-Immunglobulin Behring	i. m.
	Hepatect CP	i. v.
	Zutectra	s. c.
Respiratorische Synzytial-Viren (RSV)	Synagis	i. m.
Tetanus-Toxin	Tetagam P Tetanobulin S/D	i. m. (bei Gerinnungsstörungen s. c.) i. m. (bei Gerinnungsstörungen s. c.)
Tollwut-Virus	Berirab Tollwutglobulin Merieux P	i. m. i. m.
Varicella-Zoster-Virus (VZV)	Varicellon Varitect CP	i. m. i. v.
Zytomegalie-Virus(CMV)	Cytotect CP Biotest	i. v.
Rhesusantigen Rh (D)	Rhesonativ Rhophylac 300 Rhophylac 200	i. m. i. m., i. v.

- Soforttherapie zur Neutralisierung von Toxineffekten (z. B. Tetanus)
- Prophylaxe der Rh-Sensibilisierung

Sollte kein spezifisches Humanimmunglobulinpräparat bei einer Erkrankung oder Exposition mit bestimmten Krankheitserregern zur Verfügung stehen, kann ein Therapieversuch mit einem polyvalenten Immunglobulinpräparat unternommen werden, da in vielen dieser Präparate hohe spezifische Antikörpertiter enthalten sein können (z. B. gegen HAV).

Wegen präparatspezifischer Dosisangaben wird auf die Fachinformationen und zusätzlich auf die einzelnen Spezialkapitel des DGPI-Handbuchs verwiesen.

3.5 Praktische Durchführung

► **Dosierung und Applikationsart.** Wird eine regelmäßige Substitutionsbehandlung mit Immunglobulinen durchgeführt, so stehen medizinisch gleichwertig die intravenöse oder die subkutane Applikation zur Verfügung. Mit einer Substitutionsdosis von durchschnittlich 400–500 mg/kgKG i. v. eines Immunglobulinpräparats alle 21–28 Tage wird in der Regel ein IgG-Talspiegel erreicht, der zur Infektfreiheit führt. Eine kritische und systematische Literaturanalyse ergibt, dass keine prospektiven, systematischen Studien zur Frage eines ausreichenden IgG-Talspiegels existieren. Aus den bisher publizierten Studien ist nur zu folgern, dass ein Talspiegel von IgG = 4 g/l nicht unterschritten werden sollte. Individuell kann der Talspiegel deutlich höher (IgG > 10 g/l) liegen, um eine Infektionsprävention zu erreichen. Für eine subkutane Substitution gilt eine zur i. v. Applikation äquivalente Dosierung von 100–125 mg/kgKG s. c. pro Woche. Die subkutane Applikation kann nach Schulung des Patienten im Rahmen einer Heimtherapie erfolgen. Die Überwachung des klinischen Verlaufs und der Serum-IgG-Talspiegel sollte im ersten Jahr mindestens alle 3 Monate, später mindestens halbjährlich erfolgen.

Die häufigste Ursache von unerwünschten Arzneimittelwirkungen auf die Immunglobulininfusion ist die zu hoch gewählte Infusionsgeschwindigkeit. Dies gilt insbesondere für die ersten Infusionen. Bei den i. v. Immunglobulinen sind langsame Infusionsgeschwindigkeiten zu beachten (siehe Angaben der Hersteller). Eine intramuskuläre IgG-Gabe zur Substitutionsbehandlung ist heute obsolet.

Für die Anwendung von intramuskulär zu verabreichenden Immunglobulinen (in der Regel spezifischen Immunglobulinen) sollten wegen des oft erheblichen Volumens immer große Muskelpakete gewählt werden, z. B. bei Kindern unter 18 Monaten der M. vastus lateralis. Bei älteren Kindern und Erwachsenen erfolgt die Injektion in den M. glutaeus medius. Bei Thrombozytopenie und Gerinnungsstörungen sind i. m. Präparate kontraindiziert. Für intramuskulär, subkutan und intravenös applizierbare Präparate sollten nur körperwarme Lösungen verwendet werden.

► **Unerwünschte Arzneimittelwirkungen** (UAW). Trotz der o. g. Maßnahmen zur Sicherheit bei den Herstellungsverfahren kann eine Erregerübertragung nicht vollständig ausgeschlossen werden.

Unabhängig von der Applikationsart (i. v. oder s. c.) muss bei Auftreten unerwünschter Arzneimittelwirkungen die Infusion sofort unterbrochen werden und der Patient gemäß den Regeln der Notfallerstversorgung evaluiert und versorgt werden.

UAW können jederzeit, während und nach der Anwendung von Immunglobulinen auftreten. Bei milden UAW kann die Infusion mit einer reduzierten Infusionsgeschwindigkeit unter Beobachtung fortgesetzt werden. Je nach Ausmaß der UAW finden zunächst Mastzellstabilisatoren, Steroide oder kreislaufunterstützende Maßnahmen Anwendung. Im Falle einer äußerst seltenen (1:100 000) anaphylaktischen Reaktion sollte gemäß AWMF-Leitlinien vorgegangen werden. Das kann auch den Einsatz von Katecholaminen ggf. unter intensivmedizinischen Bedingungen beinhalten.

Bei UAW ist bei Folgeinfusionen die Infusionsgeschwindigkeit zu reduzieren und eine Prämedikation mit Steroiden zu erwägen. In wiederholten Fällen von UAW kann eine Umstellung der Applikationsart oder des Präparats erforderlich sein.

Als UAW werden beschrieben: Schüttelfrost, Kopfschmerzen, Müdigkeit, Fieber, Übelkeit, Erbrechen, Schwindel, Hitzegefühl, Urtikaria, Blutdruckanstieg/-abfall, Gelenk- oder Rückenschmerzen oder Luftnot. Bei der Gabe sehr hoher intravenöser Immunglobulinmengen sind abakterielle Meningitiden (klinische Symptome mit Pleozytose) beschrieben worden. In Einzelfällen wurde bei Patienten mit vorbestehender Nierenfunktionsstörung eine zusätzliche Beeinträchtigung der Nierenfunktion berichtet.

Gegenanzeigen.

- Überempfindlichkeit gegen homologe Immunglobuline, selten z. B. bei selektivem IgA-Mangel (Serum-IgA < 0,05 g/l). Die pathogene Bedeutung von Antikörpern gegen IgA (siehe auch Fachinformationen) wird kontrovers diskutiert.
- Blutzuckerschwankungen, z. B. durch hohen Glukosegehalt bei Verabreichung an Diabetiker und bei jungen Kindern.
- Unverträglichkeit durch Sorbitgehalt (sofern noch als Trägerlösung enthalten) bei angeborener Fruktoseintoleranz.

► **Wechselwirkungen.** Abschwächung/Verhinderung der Wirksamkeit von attenuierten Lebendimpfstoffen: 3 Monate nach Gabe von polyvalenten Immunglobulinen sollten keine Lebendimpfstoffe gegeben werden; bei der Masernimpfung bis zu 6 Monate.

Koordinator:
T. Niehues

Mitarbeiter:
M. Borte, G. Dueckers, D. Nadal, I. Schulze

3.6 Weiterführende Informationen

AWMF-Leitlinie. Therapie primärer Antikörpermangelerkrankungen: www.awmf.org > Leitlinien: Aktuelle Leitlinien > Registernummer 027–052

European Medicines Agency: www.ema.europa.eu (pdf) Guideline on plasma-derived medicinal products

International Neonatal Immunotherapy Study (INIS): www.npeu.ox.ac.uk > What We Do - by Methodology > Trials > Completed Trials > INIS

Paul-Ehrlich-Institut Bundesinstitut für Impfstoffe und biomedizinische Arzneimittel: Bekanntmachung Nr. 373 über die Zulassung von Impfstoffen und biomedizinischen Arzneimitteln sowie andere Amtshandlungen. Bundesanzeige AT 27.07.2012: www.bundesanzeiger.de

4 Infektionsprävention

4.1 Allgemeine Grundlagen

Die Vermeidung von Infektionen gehört zu den ältesten, zentralen Prinzipien der Medizin. Die Grundidee dabei ist, das durch eine medizinische Maßnahme bedingte Infektionsrisiko so zu vermindern, dass kein Schaden für den Patienten entsteht. Infektionen sind multifaktorielle Geschehen. Voraussetzung für ihre Prävention ist das Verständnis der Infektionsentstehung. Um eine Infektion hervorzurufen, muss ein Krankheitserreger vorhanden sein, zum Patienten gelangen, aufgenommen werden und sich vermehren können. Bei jedem dieser Schritte können Maßnahmen zur Infektionsvermeidung ansetzen. Bei einigen Infektionen stehen gezielte Maßnahmen zur Verhinderung der Entwicklung und Vermehrung zur Verfügung z. B. die aktive und/oder passive Immunisierung (Wirkung auf den Wirt) sowie die medikamentöse Infektionsprophylaxe (Wirkung auf den Erreger). Für die Mehrzahl der Infektionen besteht diese Möglichkeit jedoch nicht. Daher sind Maßnahmen, die die Anwesenheit, Übertragung oder Aufnahme des Erregers verhindern, von größter Bedeutung. Das schließt die Verhinderung einer Exposition gegenüber dem jeweiligen Krankheitserreger bzw. der Übertragung eines Krankheitserregers von einem kontagiösen auf einen potenziell durch eine Infektion gefährdeten Menschen ein.

4.2 Nosokomiale Infektionen

Der Begriff der nosokomialen Infektion (NI) ist im § 8 Abs.8 IfSG (Infektionsschutzgesetz) definiert als „eine Infektion mit lokalen oder systemischen Infektionszeichen als Reaktion auf das Vorhandensein von Erregern oder ihrer Toxine, die im zeitlichen Zusammenhang mit einer stationären oder einer ambulanten medizinischen Maßnahme steht, soweit die Infektion nicht bereits vorher bestand“ (www.gesetze-im-internet.de). Der Gesetzgeber definiert damit eindeutig den zeitlichen, jedoch nicht den kausalen Zusammenhang als Kriterium für die Einstufung einer Infektion als nosokomial. Aufgrund der multifaktoriellen Genese und der nicht immer zweifelsfrei zu beantwortenden Frage des Vorbestehens einer Infektion ist die Aufklärung der Ätiologie von Infektionen, die im zeitlichen Zusammenhang mit medizinischen Maßnahmen stehen komplex. Infektionen können durch eine medizinische Maßnahme bedingt sein, trotz der Maßnahme auftreten oder in keinem kausalen Zusammenhang mit der Maßnahme stehen. Das steht z. T. in deutlichem Kontrast zur öffentlichen Wahrnehmung.

Unbestritten sind nosokomiale Infektionen ein erhebliches Problem für Patienten und Behandlungsteam, weil sie den Patienten belasten, gefährden oder im schlimmsten Fall sogar zu seinem Tod führen. Sie erfordern eine nicht geplante stationäre Behandlung oder verlängern die Dauer eines stationären Aufenthalts. Sie können schwerwiegende langfristige gesundheitliche und psychosoziale Folgen für die Patienten und ihre Familie haben. Sie erhöhen den Behandlungsaufwand und treiben die Behandlungskosten massiv in die Höhe, ohne dass dieser zusätzliche Aufwand vollständig von den Kostenträgern gegenfinanziert wird.

Da es nicht möglich ist, alle Risikofaktoren komplett zu beherrschen, sind nosokomiale Infektionen nicht vollständig vermeidbar. Durch Infektionsprävention soll das Auftreten nosokomialer Infektionen auf das sogenannte „nicht verringerbare Risiko“ reduziert werden. Die Vermeidung von NI hängt vor allem vom jeweils aktuellen Standard der Infektionsprävention, der Verfügbarkeit, Wirksamkeit und Umsetzung (Compliance) neu einzuführender Präventionsmaßnahmen ab. In Studien wurden Reduktionsraten an NI von bis zu 70 % gegenüber dem jeweiligen Ausgangswert beschrieben. Das Potenzial für die Vermeidung nosokomialer Infektionen ist daher bei Weitem nicht ausgeschöpft.

Aus den genannten Gründen gilt es, die wichtigsten nosokomial übertragbaren Krankheitserreger und ihre Übertragungswege zu kennen und kritische Kontrollpunkte im Behandlungspfad bzw. im klinischen Alltag (in der ärztlichen Praxis) zu beschreiben, von denen ein besonderes Risiko für nosokomiale Infektionen ausgeht bzw. an denen Präventionsmaßnahmen bevorzugt angreifen können. Dazu müssen Standards einer guten Hygienepraxis definiert werden, die bei konsequenter Umsetzung das Risiko einer Infektion größtmöglich reduzieren.

4.2.1 Risikofaktoren für nosokomiale Infektionen

Risikofaktoren aufseiten der Patienten sind z. B. fehlende Immunität und fehlender Nestschutz; angeborene oder erworbene Immundefizienz, immunsuppressive Therapie, eine gestörte Barrierefunktion von Haut und Schleimhaut (Frühgeborene < 1500 g Geburtsgewicht, durch Chemotherapie induzierte Mukositis, höhergradige Verbrennungen oder Verbrühungen). Invasive Maßnahmen wie z. B. operative Eingriffe oder der Einsatz spezieller Medizinprodukte (z. B. Gefäß- oder Harnwegkatheter, Drainagen, ventrikuloperitoneale Shunts, Beatmung, Tracheostoma) sind medizinische Maßnahmen mit einem hohen Infektionsrisiko. Längere Krankenhausaufenthalte erhöhen das Risiko ebenso wie die Anwendung von Antibiotika mit breitem Wirkungsspektrum. In den meisten Hochrisikogruppen ergänzen sich verschiedene Aspekte zu einem komplexen individuellen Risikoprofil, dem nur durch ein Multibarrierenkonzept der Infektionsprävention (Kombination und Staffelung verschiedener Infektionspräventionsmaßnahmen) begegnet werden kann.

4.2.2 Strukturell-organisatorische Voraussetzungen

Das Infektionsschutzgesetz und die entsprechenden Gesetze der Länder definieren klar die Verantwortlichkeiten für die Infektionsprävention in medizinischen Einrichtungen:

- Präsenz von Hygienefachpersonal in ausreichender Anzahl und Ausbildung (Bundesgesundheitsblatt 2009, 52:951–962: Personelle und organisatorische Voraussetzungen zur Prävention nosokomialer Infektionen – Empfehlung der Kommission für Krankenhaushygiene und Infektionsprävention).
- Spender für Händedesinfektionsmittel mit geeignetem Wirkspektrum in ausreichender Zahl, patientennah und zusätzlich z. B. in Interventionsräumen und Patientenwartebereichen; Wechsel mit Verantwortlichkeit im Hygieneplan festlegen.
- Abteilungsspezifischer Hygieneplan (§ 23 Abs. 5 IfSG) mit Festlegungen zu innerbetrieblichen Verfahrensweisen zur Infektionshygiene wird erstellt vom Hygienefachpersonal und abgestimmt mit dem Behandlungsteam. Eindeutige Festlegung von Verantwortlichkeiten.
- Schriftlich fixierte Standardarbeitsanweisungen (SOP) zu hygienerelevanten Arbeitsabläufen, für alle verbindlich. Die Erarbeitung solcher SOPs muss von der Krankenhausleitung aktiv unterstützt und mit allen beteiligten Berufsgruppen in einem Konzentrierungsprozess abgestimmt werden. Die Hygienekommission des Krankenhauses (§ 23 Abs. 8, Hygieneverordnungen der Bundesländer) und das Hygienefachpersonal sollten schon bei der Erstellung solcher SOPs involviert sein. Strukturierte Einarbeitung aller neuen Mitarbeiter in hygienerelevante Aspekte der Behandlung (insbesondere neue Ärztinnen und Ärzte).
- Hygienedatenblätter zu den relevanten Erregern nosokomialer Infektionen mit Festlegungen zu Maßnahmen der Infektionskontrolle, die über die Standardhygiene hinausgehen (Krankenhaushygiene, Infektiologie, Mikrobiologie, Hygienebeauftragte). Nasenschutz, spezielle Bereichskleidung müssen in ausreichender Zahl und definierter Qualität vom Arbeitgeber bereitgestellt werden.
- Alle in der Praxis eingesetzten Medizinprodukte müssen dem Behandlungsteam bekannt sein; keine Einführung neuer Komponenten ohne vorherige Schulung des Teams. Sachgerechte Aufbereitung von Medizinprodukten, sachgerechte kontaminationsgeschützte Lagerung in ausreichend dimensionierten, sauberen Lagerräumen.
- Regelmäßige Supervision der wichtigsten Arbeitsabläufe durch das Hygienefachpersonal vor Ort; die Ergebnisse der Supervision werden zeitnah mitgeteilt und diskutiert. Dies kann mit einer Schulung des Behandlungsteams zu spezifischen Aspekten verknüpft werden.
- Gut geschultes, qualifiziertes Reinigungspersonal, das sich ggf. auch akut mit dem Behandlungsteam über besondere/zusätzliche Maßnahmen der Reinigung und Desinfektion verständigen kann.
- Prospektive Surveillance von postoperativen Infektionen oder von nosokomialen Blutstrominfektionen mit Resistenzstatistik (IfSG § 23 Abs. 4). Verantwortlich für die Datenerhebung ist das Hygienefachpersonal vor Ort, die Erfassung sollte in enger Abstimmung mit den hygienebeauftragten Ärztenerfolgen. Jede Klinik benennt einen hygienebeauftragten Arzt. Bei größeren Kliniken mit mehreren Spezialabteilungen wird ein Hygienebeauftragter pro Abteilung empfohlen. Konkrete Hinweise zum Ausbil-

dungsstand und zu den Aufgaben Hygienebeauftragter finden sich in der entsprechenden RKI-Empfehlung.
- Krankenzimmer, die zur Isolierung kontagiöser Patienten genutzt werden können, müssen in ausreichender Zahl vorhanden sein (mind. 30 % auf Normalstationen, bis zu 50 % in speziellen Hochrisikobereichen). Dies sind als Einzelzimmer nutzbare Zimmer mit eigenem Bad und Toilette mit entsprechenden Händedesinfektionsspendern und einem ausreichend groß dimensionierten Eingangsbereich, in dem persönliche Schutzausrüstung (Kittel, Einmalhandschuhe, Mund-Nasen-Schutz gelagert und vor Verlassen des Zimmers entsorgt werden können. Mindestens ein solches Zimmer pro Station sollte eine Schleuse mit Doppeltür haben.

Die ärztliche Leitung bzw. die Krankenhausadministration (Verwaltung, Controlling) sind hier unmittelbar verantwortlich und angehalten, das Auftreten von Infektionen und Ausbrüchen zu verhindern, statt sie nur zu kontrollieren oder beherrschen zu müssen.

4.2.3 Prozessorientierte Hygiene

Medizinische Maßnahmen sind keine isolierten Ereignisse, sondern stehen mit anderen Maßnahmen im inhaltlichen und zeitlichen Zusammenhang, dabei ist sowohl die Abfolge der Handlungen bei einer Maßnahme als auch die zeitliche Abfolge der Einzelmaßnahmen entlang des Behandlungspfads ein Prozess. Die Bündelstrategie (engl. Bundle) beinhaltet die gleichzeitige Einführung verschiedener infektionspräventiver Einzelschritte bei einer medizinischen Maßnahme. Ziel dieser Strategie ist die Festlegung evidenzbasierter Maßnahmen zur Infektionskontrolle für eine definierte Aufgabenstellung/Intervention nach Einführung durch Schulung, Training und Selbstkontrolle der festgelegten Durchführung anhand einer Checkliste.

4.2.4 Maßnahmen der Standardhygiene

Standardhygienemaßnahmen werden bei jedem Kontakt zu einem Patienten durchgeführt, um eine Übertragung von Infektionserregern auf Patienten oder Personal zu verhindern und das Risiko der nosokomialen Weiterverbreitung zu reduzieren. Die Standardhygiene umfasst folgende Maßnahmen:
- Händehygiene bzw. hygienische Händedesinfektion
- richtiger Gebrauch von persönlicher Schutzausrüstung (z. B. Einmalhandschuhe, patientenbezogene Schutzkittel, Mund-Nasen-Schutz) beim Umgang mit Blut, Körperflüssigkeiten, Exkreten und Sekreten
- routinemäßige Reinigung/Desinfektion der Patientenumgebung, insbesondere von Handkontaktflächen; sachgerechte Aufbereitung der Wäsche, die mit dem Patienten in Kontakt kommt
- Schutz vor blut- und sekretübertragenen Erregern durch Vermeidung von Nadelstich- oder Schnittverletzungen und Schleimhautkontakt
- sichere Injektions- und Infusionstechniken
- korrekte Handhabung, sachgerechte Aufbereitung und kontaminationssichere Lagerung von Medizinprodukten
- aseptisches und antiseptisches Vorgehen bei allen invasiven Maßnahmen und beim Umgang mit Fremdmaterialien (z. B. Gefäßkathetern)
- richtiges Verhalten beim Husten und Niesen
- hygienisch korrekter Umgang mit Lebensmitteln (u. a. Muttermilch, Formulanahrung für Säuglinge, Sondenkost, spezielle Diäten)
- sachgerechte Entsorgung von Abfällen

Patienten können mit dem auslösenden Erreger bereits vor Beginn der medizinischen Maßnahme (z. B. des stationären Aufenthalts) besiedelt sein bzw. sich in der Inkubationszeit einer Infektion befinden, oder die Infektionskrankheit läuft asymptomatisch ab. Säuglinge, Kleinkinder und immuninsuffiziente Patienten können Krankheitserreger über längere Zeit (Tage oder sogar Wochen) ausscheiden.

Mit multiresistenten Erregern kolonisierte Patienten kontaminieren ihre unmittelbare Umgebung insbesondere dann, wenn sie großflächige kolonisierte oder infizierte Wunden aufweisen. Falls Patienten mit Erregern in den Atemwegen oder im Darm kolonisiert sind (bei Atemweginfektionen und/oder bei Inkontinenz und Diarrhoe) sind Umgebungskontaminationen möglich. Die meisten der hier bedeutsamen Erreger überleben in der Umgebung der Patienten und bleiben Tage bis Wochen infektiös. Daher kommen auch die unbelebte Umgebung des Patienten (vor allem Handkontaktflächen) und zahlreiche Medizinprodukte mit Patientenkontakt (Thermometer, Blutdruckmanschette, Lagerungskissen, Inhalationsgeräte und Zubehör, Infusionssysteme usw.) als mögliche Quelle einer nosokomialen Übertragung in Betracht.

4.2.5 Händehygiene

Da die meisten Erreger von NI vor allem über die Hände von Personal, Patienten und anderen Kontaktpersonen auf andere Patienten und die Umgebung übertragen werden, kommt der hygienischen Händedesinfektion eine zentrale Bedeutung zu. Es gibt 5 wichtige Indikationen für eine Händedesinfektion (siehe www.aktion-sauberehaende.de):

- vor
  - direktem Patientenkontakt, im Sinne eines direkten Körperkontakts (bei der Pflege oder Untersuchung)
  - allen aseptischen Tätigkeiten (z. B. Manipulation an einem Gefäßkatheter, an einem Harnwegskatheter, vor dem Verbandwechsel) unabhängig vom Gebrauch von Einmalhandschuhen
- nach
  - Kontakt mit potenziell infektiösen Materialien (Körperflüssigkeiten und Exkrete, Schleimhäute, nichtintakte Haut oder Wundverbände); beim Wechsel zwischen kolonisierten/kontaminierten und sauberen Körperbereichen während der Patientenversorgung; nach direktem Patientenkontakt im Sinne eines direkten Körperkontakts
  - Kontakt mit potenziell kontaminierten Oberflächen (v. a. Handkontaktflächen) in unmittelbarer Umgebung des Patienten
  - dem Ausziehen der Einmalhandschuhe, dem Ablegen eines Mund-Nasen-Schutzes, dem Ablegen eines patientenbezogenen Schutzkittels

Die Händedesinfektion und ihre korrekte Durchführung muss allen Mitarbeitern des Behandlungsteams bekannt sein. Einmal jährlich sollte eine Schulung durch das Hygienefachpersonal erfolgen. Die Hände müssen mit einer ausreichenden Menge Händedesinfektionsmittel (eine volle Hohlhand, die Hände müssen nass sein) für die definierte Wirkungszeit des Desinfektionsmittels lückenlos benetzt werden. Die Einwirkungszeit richtet sich dabei nach dem Produkt (Herstellerangabe) und den zu erfassenden Erregern. Bei den meisten in Deutschland verwendeten Mitteln ist dies die Zeit von der Applikation bis zur Abtrocknung (ca. 30 s). Individuelle Techniken der Händedesinfektion sind inzwischen ausdrücklich erlaubt, entscheidend ist die vollständige Benetzung der gesamten Hand. Die in vielen Pflegeschulen noch immer propagierte „6-Schritte-Technik“ (Einreibemethode nach DIN EN 1500) wurde zur normierten Prüfung von Händedesinfektionsmitteln entwickelt; in der Praxis kann sie helfen, die Händedesinfektion zu erlernen. Es ist wichtiger die Voraussetzungen zur Wirksamkeit der Händedesinfektion zu gewährleisten, d. h. Verzicht auf Schmuck wie Ringe, Ketten, Uhren und künstliche Fingernägel sowie gepflegte, gesunde Haut und kurze Nägel.

Die Compliance der Händedesinfektion kann durch gezielte Intervention verbessert werden. Ärzte ebenso wie die leitenden Mitarbeiter in der Pflege haben eine Vorbildfunktion für das gesamte Team. Die einfachste Möglichkeit, die Compliance im Bereich der Händedesinfektion zu messen, ist die Dokumentation des Desinfektionsmittelverbrauchs der Abteilung/Praxis bezogen auf die aktuellen monatlichen Patiententage/Patientenkontakte der Praxis. Es ist ein einfacher, jedoch sehr grober Surrogatparameter zur Erfassung der Veränderung über die Zeit oder zwischen gleichartigen Bereichen. Die direkte Observation durch das Hygienefachpersonal ist sehr zeitaufwendig und verbessert die Compliance wahrscheinlich nur vorübergehend.

Das Behandlungsteam sollte festlegen, wo die Spender am besten angebracht werden. Ausgezeichnete Informationsmaterialien zur Händedesinfektion finden sich auf der Webseite der „Aktion saubere Hände“ (www.aktion-sauberehaende.de) und in den „Hygienetipps für Kids im Krankenhaus“ (www.hygiene-tipps-fuer-kids.de). In diesen Hygienetipps werden die Patienten und ihre Begleitpersonen/Besucher zur Händedesinfektion aufgefordert und hinsichtlich ihrer Durchführung angeleitet.

Die Eindämmung der Weiterverbreitung einiger Viren (z. B. Noro-, Adenoviren) erfordert den Einsatz spezieller Händedesinfektionsmittel. Über die Auswahl des geeigneten Händedesinfektionsmittels informiert die Desinfektionsmittelliste des Verbunds für angewandte Hygiene (www.vah-online.de) oder, bei behördlich angewiesenen Desinfektionen, die Liste der geprüften und anerkannten Desinfektionsmittel und -verfahren gemäß § 18 IfSG („RKI-Liste“).

4.2.6 Hygieneplan

Der gesetzlich vorgeschriebene Hygieneplan ist nicht nur ein Pflichtdokument (im Qualitätsmanagement), sondern ein wichtiges Dokument, in dem strukturell-organisatorische Rahmenbedingungen für eine gute Hygienepraxis definiert werden. Die Erstellung ist Aufgabe des Hygienefachpersonals in Zusammenarbeit mit dem Behandlungsteam. Folgende Festlegungen sind zu treffen:

- Welche Desinfektionsmittel kommen wann zum Einsatz?
- Wer ist für die Reinigung und die Umgebungsdesinfektion verantwortlich? Wann und wie soll diese durchgeführt werden?
- Wie ist die Aufbereitung wichtiger Medizinprodukte und Pflegehilfsmittel geregelt (Beispiele: Thermometer, Stauschlauch, Stethoskop, Reflexhammer, Blutdruckmanschette, Inhalationsgerät und Zubehör)?

Mit exakten Festlegungen können bei hoher Behandlungsdichte die erforderlichen Maßnahmen sorgfältig durchgeführt werden und es entstehen keine Lücken im Präventionsbündel.

4.2.7 Einmalhandschuhe und patientenbezogene Schutzkittel

Keimarme Einmalhandschuhe („Untersuchungshandschuhe") erfüllen eine Doppelfunktion, da sie für Patienten und Personal einen mechanischen-Schutz vor Krankheitserreger darstellen. Sie können die Händedesinfektion ergänzen, aber nicht ersetzen!

Saubere Einmalhandschuhe sind zum Schutz des Personals immer dann erforderlich, wenn ein direkter Kontakt mit potenziell infektiösen Materialien (Speichel, Blut, Urin, Liquor, Stuhl) wahrscheinlich ist. In besonderen Situationen sollten beim Wechseln der Windeln zusätzlich zur hygienischen Händedesinfektion Einmalhandschuhe getragen werden. Auch nach dem Gebrauch von Einmalhandschuhen ist wegen des Risikos einer unbemerkten Perforation eine hygienische Händedesinfektion erforderlich. Der Gebrauch von Einmalhandschuhen ist eine wichtige Maßnahme zur Eindämmung der Übertragung von Krankheitserregern, die eine verminderte Empfindlichkeit gegenüber Händedesinfektionsmitteln aufweisen (z. B. humanes Parvovirus B19, Norovirus, C. difficile). Eine weitere Indikation zum Gebrauch von Einmalhandschuhen ist im Einzelfall (z. B. Patienten mit schwerer Beeinträchtigung des Immunsystems) die Verabreichung von Muttermilch, Formulanahrung oder Sondenkost über eine Magenverweilsonde (ebenso *perkutane endoskopische Gastrostomie* – PEG, Jejunalsonde).

Das generelle Anlegen eines Schutzkittels (Personal oder Besucher) trägt nicht zur Vermeidung nosokomialer Infektionen bei und verbessert nicht die Compliance der hygienischen Händedesinfektion. Schutzkittel sollen ausschließlich patientenbezogen zur Eindämmung bestimmter übertragbarer Infektionserreger sowie generell bei der Pflege des Frühgeborenen außerhalb des Inkubators, bei der Pflege von Patienten mit ausgedehnten Wunden (z. B. Verbrennungen) sowie bei der Pflege hochgradig immunsupprimierter Patienten getragen werden. Die Berufskleidung von medizinischem Personal kann zum Vektor für die Übertragung von Erregern werden. Persönliche Hygiene und regelmäßiger Wechsel der Berufskleidung sollten daher selbstverständlich sein (KRINKO: Anforderungen der Krankenhaushygiene und des Arbeitsschutzes an die Hygienebekleidung und persönliche Schutzausrüstung; DGKH: Kleidung und Schutzausrüstung für Pflegeberufe aus hygienischer Sicht, aktualisierte Fassung 2008).

4.2.8 Limitationen bei der Umsetzung der Standardhygiene

Alle neuen Mitarbeiterinnen und Mitarbeiter sind rechtzeitig und gründlich in die verschiedenen Aspekte der Standardhygiene einzuführen. Das gilt besonders für Ärzte, die in vielen Beobachtungsstudien die geringste Compliance mit Standardhygienemaßnahmen zeigten und in deren Studium die gezielte Ausbildung im Bereich Infektiologie, Krankenhaushygiene und Infektionsprävention unterrepräsentiert ist. Es besteht bei der Behandlung von Patienten in Krankenhäusern, Spezialambulanzen und in der Praxis niedergelassener Ärzte/Kinderärzte a priori ein höheres Risiko von Abweichungen und Störungen, durch deren Einfluss das eigentliche Ziel (den Patienten vor einer Infektion schützen) letztendlich nicht zu erreichen ist. Die Ursachen sind an strukturell-organisatorische Defizite (S. 49), jedoch auch an typische menschliche Verhaltensmuster gebunden. Unter Belastung werden bestimmte Regeln, die eigentlich bekannt sind, nicht konsequent beachtet. Leitendes Personal bei Ärzten und in der Pflege muss eine Vorbildfunktion übernehmen.

4.2.9 Empfehlungen der KRINKO

Die Kommission für Krankenhaushygiene und Infektionsprävention beim Robert Koch-Institut (KRINKO) erstellt Empfehlungen zur Prävention nosokomialer Infektionen sowie zu betrieblich-organisatorischen und baulich-funktionellen Maßnahmen der Hygiene in Krankenhäusern und anderen medizinischen Einrichtungen (§ 23 Abs.1 IfSG).

Die Empfehlungen der Kommission (www.rki.de) werden unter Berücksichtigung aktueller infektionsepidemiologischer Auswertungen stetig weiterentwickelt und vom Robert Koch-Institut veröffentlicht. KRINKO-Empfehlungen sind das Ergebnis eines intensiven interdisziplinären Diskussionsprozesses auf der Basis wissenschaftlicher Erkenntnisse und enthalten Hinweise zur wissenschaftlichen Evidenz einzelner Empfehlungen. Sie dienen als eine wesentliche Verständigungsgrundlage zwischen den Mitarbeitern im Krankenhaus, anderen medizinischen Einrichtungen und dem öffentlichen Gesundheitsdienst. Sie gelten als Stand der Wissenschaft, ersetzen aber nicht die interdisziplinäre Diskussion über die bestmögliche Anpassung der Präventionsstrategie vor Ort. KRINKO-Empfehlungen werden im Epidemiologischen Bulletin des RKI kommentiert und aktualisiert, so z. B. zum Thema multiresistente Erreger (MRE) in Bezug auf die Einführung eines Routine-Screenings auf MRE bei intensivmedizinisch behandelten Frühgeborenen mit einem Geburtsgewicht unter 1500 g. Sämtliche in Publikationsorganen des Bundes (Bundesgesundheitsblatt) veröffentlichten Verlautbarungen der KRINKO haben denselben, gesetzlich definierten Stellenwert.

Für immunsupprimierte Patienten und für Patienten mit Mukoviszidose, bei deren Behandlung MRE eine wesentliche Rolle spielen, wurden aktuelle Empfehlungen zur Infektionsprävention mit den pädiatrischen Fachgesellschaften abgestimmt.

Viele für die Infektionsprävention relevante Fragestellungen sind bisher nicht in prospektiv-randomisierten, kontrollierten Studien überprüft worden. Einige dieser Fragestellungen werden aus ethischen und/oder methodischen Gründen nie durch solche Studien überprüfbar sein. Daher wird von der KRINKO und von den Verantwortlichen vor Ort erwartet, sich auch in diesen Fällen möglichst selbstkritisch zu äußern und die Gründe für oder gegen ein bestimmtes Vorgehen detailliert dazulegen.

4.2.10 Übertragung von Krankheitserregern und Infektionskontrolle

Übertragungswege

Krankheitserreger werden durch direkten oder indirekten Kontakt, parenteral, durch Tröpfchen (< 2m) oder durch Aerosole (> 2m) übertragen (▶ Tab. 4.1).

Isolierung

Isolierung meint die Etablierung von Barrieremaßnahmen, die zusätzlich zur Standardhygiene eingesetzt werden, um in Abhängigkeit vom Übertragungsweg sowie der Pathogenität und Virulenz bestimmter Krankheitserreger die Wahrscheinlichkeit einer nosokomialen Transmission zu reduzieren (▶ Tab. 4.2).

Einzelheiten zu den Erregern und zu den erforderlichen Isolierungsmaßnahmen finden sich auch in den entsprechenden Kapiteln dieses Handbuchs sowie auf den Internetseiten des RKI (www.rki.de) unter Infektionskrankheiten von A–Z und in den RKI-Merkblättern für Ärzte.

Auf den Internetseiten des RKI gibt es ebenfalls detaillierte Hinweise zum Thema *Wiederzulassung zu Schulen und Gemeinschaftseinrichtungen* nach infektiösen Erkrankungen.

Wird ein Kind wegen einer Besiedlung oder Infektion mit einem kontagiösen Erreger in einem Einzelzimmer isoliert, darf das keine Verschlechterung der klinischen Überwachung oder der medizinischen Versorgung nach sich ziehen. Aus dem hohen Anteil von kontaktisolierten Patienten resultiert vor allem in den Wintermonaten ein signifikant erhöhter Personalbedarf in pädiatrischen Einheiten. Ungünstige psychosoziale Konsequenzen der Einzelzimmerisolierung sind bei mobilen Kleinkindern und ihren Familien von erheblicher Relevanz. Eine angemessene Ausstattung der Isolierzimmer (Telefon, Fernseher, ggf. desinfizierbare Spielmatte, Spielzeug) ist zu empfehlen. Die Stigmatisierung der Patienten ist zu vermeiden und der Sinn der Barrieremaßnahmen sollte erklärt werden. Auch Spielzeug kann zum Vektor nosokomialer Infektionen werden und sollte daher

Tab. 4.1 Beispiele für Übertragungswege relevanter Krankheitserreger.

Übertragungsweg	Anmerkung	Beispiele
Kontakt	enger Kontakt, Hände, aber auch indirekt über kontaminierte Oberflächen, Gegenstände, Medizinprodukte Sonderform: • Übertragung aus einem gemeinsamen Reservoir in der Patientenumgebung, wie z. B. P. aeruginosa aus kontaminierten Wasserleitungen/Siphons	• S. aureus, gramnegative Erreger, die Haut und Schleimhaut (Gastrointestinaltrakt!) des Patienten besiedeln • pathogene Viren
aerogen/Tröpfchen	Je nach Intensität des Hustens oder Niesens bis zu einem Abstand von ca. 2 m möglich. Tröpfchen zwischen 10 und 100 µm Durchmesser gelangen auf die Schleimhäute (auch die Konjunktiven), hinzu kommt die Kontamination der Umgebung.	• bakterielle und virale Erreger von Atemweginfektionen • systemische Infektionen mit Atemwegbeteiligung
	Kleinste Tröpfchen (Durchmesser < 5 µm) gelangen direkt in die tiefen Atemwege. Sonderformen: • Schimmelpilzsporen (z. B. Aspergillus fumigatus) werden aerogen weiterverbreitet und gelangen durch Inhalation in die Nasennebenhöhlen und die tiefen Atemwege. • Nachweis von S. aureus oder P. aeruginosa in der Raumluft bei Patienten mit manifester Exazerbation einer zystischen Fibrose (Mukoviszidose). • Inhalation von aufgewirbelten kontaminierten Stäuben, die z. B. S. aureus (MRSA) oder Sporen von Clostridium difficile enthalten.	• Masern • Varizellen • offene Tuberkulose • Influenza • Legionella pneumophila aus kontaminierten Wasserleitungen (beim Baden oder Duschen)
Parenteral	Kontaminierte • Parenteralia (Arzneimittel, Infusionslösungen) • Infusionssysteme und Dreiwegehähne • nadelfreie Konnektionsventile, Katheterhub	• vor allem koagulasenegative Staphylokokken • bakterielle Erreger, die Haut und Schleimhaut der Patienten besiedeln. • Hepatitis B und C

Tab. 4.2 Erregerspezifische Isolierungsmaßnahmen.

Erreger	Erkrankung	Inkubationszeit	Ansteckungsweg	Dauer der Kontagiosität	Isolierung[1]
bakterielle Pneumonie	Pneumonie	3–5 d	Tröpfcheninfektion	bis 24 h nach Beginn einer klinisch wirksamen antibakteriellen Therapie	Standardhygiene
Bordetella pertussis	Pertussis	7–20 d (meist < 10 d)	Tröpfcheninfektion	Beginnt am Ende der Inkubationszeit, erreicht ihren Höhepunkt während der ersten beiden Wochen der Erkrankung (Stadium catarrhale) und klingt dann allmählich ab (insgesamt etwa 3 Wochen). Bei Durchführung einer antibiotischen Therapie verkürzt sich die Dauer der Infektiosität auf 5 Tage nach Beginn der Therapie.	Einzelzimmer, Kontaktisolierung, Kohortenisolierung. Mund-Nasen-Schutz bei engem Kontakt (< 1,5 m). Auch immune Personen können B. pertussis übertragen! Im Einzelfall Postexpositionsprophylaxe mit Makroliden.

Tab. 4.2 Fortsetzung

Erreger	Erkrankung	Inkubationszeit	Ansteckungsweg	Dauer der Kontagiosität	Isolierung[1]
Epstein-Barr-Virus	Pfeiffer-Drüsenfieber infektiöse Mononukleose	2–7 Wochen	Tröpfcheninfektion enger Kontakt „kissing disease“	bei EBV-Ausscheidern lebenslang (Speichel).	Standardhygiene
Influenzavirus	Influenza	1–3 d	überwiegend durch Tröpfchen (> 5 µm) / aerogen Kontakt der Hände zu kontaminierten Oberflächen und anschließendem Hand-Mund-/Hand-Nasen-Kontakt	Beginnt < 24 h vor Auftreten der klinischen Symptomatik und besteht danach gewöhnlich für 3–5 Tage. Junge Kinder und Immunsupprimierte können das Virus früher und für längere Zeit (> 1 Woche) ausscheiden. Bei Verbleib in der Klinik auf onkologischen oder Frühgeborenenstationen gelten besondere Vorsichtsmaßnahmen und es sind weitere Kontrollen erforderlich.	Einzelzimmer bzw. Kohortenisolierung. Kittel, Einmalhandschuhe (Sekrete), Mund-Nasen-Schutz bei engem Kontakt (< 1,5 m)
Masernvirus	Masern	8–12 d bis zu den Prodromi 14 d bis zum Exanthem	aerogen/ Tröpfchen	5 Tage vor bis 4 Tage nach Auftreten des Exanthems	Einzelzimmer bzw. Isolierung, evtl. Kohortenisolierung
Mumpsvirus	Parotitis epidemica	12–25 d	Tröpfcheninfektion (Speichel)	7 Tage vor bis 9 Tage nach Auftreten der Parotisschwellung	Einzelzimmer bzw. Isolierung, Kohortenisolierungauch mit 2-mal geimpften, immungesunden Kindern möglich
Neisseria meningitidis	Meningokokken-Meningitis Meningokokkensepsis	1–4 (– 10) d	Tröpfcheninfektion	bis 24 h nach Beginn einer wirksamen intravenösen antibakteriellen Therapie Eine systemische Penicillintherapie benötigt zusätzlich eine Eradikationstherapie für den Nasen-Rachen-Raum; systemische Behandlung mit Ceftriaxon oder Ciprofloxacin eradiziert die nasalse Besiedlung.	Einzelzimmer (für 24 h) Kittel, Einmalhandschuhe (Sekrete), Mund-Nasen-Schutz bei engem Kontakt (< 2 m). Umgebungsprophylaxe mit Rifampicin, Ceftriaxon oder Ciprofloxacin!
Norovirus	Gastroenteritis	6–48 h	fäkal-oral oder durch Bildung virushaltiger Aerosole während des Erbrechens	In der Regel 7–14 Tage, in Ausnahmefällen aber auch mehrere Wochen. Bei Verbleib in der Klinik auf onkologischen oder Frühgeborenenstationen gelten besondere Vorsichtsmaßnahmen und es sind weitere Kontrollen erforderlich.	Einzelzimmer oder Kohortenisolierung Händedesinfektionsmittel mit norovirozider Wirksamkeit, Kittel, Einmalhandschuhe, Mund-Nasen-Schutz. Windeln sofort entsorgen. Umgebungsdesinfektion

Tab. 4.2 Fortsetzung

Erreger	Erkrankung	Inkubationszeit	Ansteckungsweg	Dauer der Kontagiosität	Isolierung[1]
Parvovirus B19	Ringelröteln Hydrops fetalis transiente aplastische Krise (Anämie))	4–14 max. 21 d	Tröpfcheninfektion Blut(produkte) hohe Tenazität!	vor Ausbruch des Exanthems	Einzelzimmer nur für immunsupprimierte Kinder oder Kinder mit aplastischer Krise bei angeborenen Hämatopathien Einmalhandschuhe, Kittel, Händedesinfektion
Respiratory Syncytial Virus analog: humanes Metapneumovirus (hMPV)	subglottische Laryngotracheitis, Bronchitis Bronchiolitis Pneumonie	3–6 d	Tröpfcheninfektion Kontakt, auch über Gegenstände! Konjunktiven!	immunkompetente Kinder: 8 Tage immungeschwächte Patienten: bis mehrere Wochen Bei Verbleib in der Klinik auf onkologischen oder Frühgeborenenstationen gelten besondere Vorsichtsmaßnahmen und es sind weitere Kontrollen erforderlich.	Einzelzimmer oder Kohortenisolierung Kittel, Einmalhandschuhe, Mund-Nasen-Schutz und Schutzbrille bei engem Kontakt Umgebungsdesinfektion (Fläche und kontaminierte Gegenstände/Medizinprodukte)
Rotavirus	Gastroenteritis	1–3 d	fäkal-oral	Bis zum Ende der klinischen Symptomatik, mindestens 1 Woche. Bei Verbleib in der Klinik auf onkologischen oder Frühgeborenenstationen gelten besondere Vorsichtsmaßnahmen und es sind weitere Kontrollen erforderlich.	Einzelzimmer oder Kohortenisolierung Kittel, Einmalhandschuhe, Windeln sofort entsorgen, Umgebungsdesinfektion (Fläche und kontaminierte Gegenstände/Medizinprodukte)
Sepsis- / Eitererreger	Haut- und Weichteilinfektion, postoperative Wundinfektion S. aureus beta-hämolysierende Streptokokken der Gruppe A gramnegative Erreger fakultativ pathogene Erreger	wenige Tage bis 1 Jahr (bei implantatassoziierten Infektionen)	Kontakt	abhängig von der definitiven Behandlungssituation und dem Ansprechen auf die antibakterielle Therapie	Standardhygiene plus Kontaktisolierung Einmalhandschuhe, Schutzkittel, Umgebungsdesinfektion Bei sehr ausgedehnten Wunden mit starker Eiterbildung oder nichtkooperativen Patienten: Einzelzimmer
Mycobacterium tuberculosis	Tuberkulose, offene	4 Wochen	aerogen	Solange säurefeste Stäbchen mikroskopisch nachweisbar sind (im induzierten Sputum, im Magennüchternsekret).	Einzelzimmer mit Schleuse FFP2-filtrierende Schutzmaske bei Betreten des Zimmers, Einmalhandschuhe und patientenbezogener Schutzkittel bei Kontakt

Tab. 4.2 Fortsetzung

Erreger	Erkrankung	Inkubationszeit	Ansteckungsweg	Dauer der Kontagiosität	Isolierung[1]
					FFP2-Schutzmaske auch bei Eltern, bis eine Tuberkulose ausgeschlossen ist. Spezielle Hinweise zu multiresistenten MTbc siehe Kap. Tuberkulose (S. 551)
Varicella-zoster-Virus	Windpocken Herpes Zoster	14–21 d	Aerogen, Tröpfcheninfektion Zoster: unter Aciclovir und einem abdeckenden Verband ist nur eine Kontaktinfektion zu befürchten.	3 Tage vor Ausbruch des Exanthems bis ca. 7 Tage nach Auftreten der ersten Bläschen (alle Läsionen verkrustet) Abwehrgeschwächte Patienten mit protrahierten Varizellen sind kontagiös, solange neue Läsionen auftreten bzw. bis alle Läsionen verkrustet sind.	Varizellen: Einzelzimmer (oder Kohortenisolierung bei Ausbrüchen) mit Schleuse.

entweder desinfizierbar sein und vor Weitergabe an andere Patienten desinfiziert werden oder nur von Kindern genutzt werden, die zu einer ggf. assistierten Händedesinfektion in der Lage sind. Die Desinfektion von Bedienkonsolen von Fernsehern, Notebooks und Videospielen sind in den Hygieneplan einzubeziehen.

Besucherregelung

Besuche sind grundsätzlich erwünscht. Lediglich in wenigen speziellen Behandlungssituationen wie z. B. in der akuten Phase einer allogenen Stammzelltransplantation und in bestimmten Intensivpflegeeinheiten ist ein restriktiveres Vorgehen erforderlich. Auf die besondere Bedeutung und die korrekte Durchführung der Händedesinfektion sind die Angehörigen und jeder Besucher so früh wie möglich hinzuweisen (Ablegen von Schmuck und Uhren, die sich an Fingern, Händen und Unterarmen befinden: www.hygiene-tipps-fuer-kids.de). Eine schriftlich vom Behandlungsteam festgelegte Besucherregelung sollte erläutern, dass von bestimmten Erkrankungen, die sich zum Zeitpunkt des Besuchs möglicherweise noch in Inkubation befinden (Windpocken, Masern, Pertussis, aber auch RSV, Influenza), besondere Gefahren für die Patienten ausgehen. Auf die Wichtigkeit der vollständigen Immunisierung der Angehörigen (nach STIKO-Empfehlung) für den Patienten (Herdenimmunität) muss hingewiesen werden. Angehörige/Besucher mit Zeichen einer akuten Infektion (Fieber, Diarrhoe, Atemweginfektion mit Husten und Schnupfen, unklares Exanthem, Konjunktivitis) sollten von einem Besuch ausgeschlossen werden. Ein Herpes labialis muss durch einen korrekt angelegten Mund-Nasen-Schutz bedeckt sein und darf nicht mit den Händen berührt werden (Händedesinfektion!). Kinder auf Besuch müssen sich in unmittelbarer Nähe der Eltern aufhalten und von den Eltern (nicht vom Pflegepersonal) beaufsichtigt werden. Eine orientierende ärztliche Untersuchung aller Besucherkinder vor Betreten der Station wird vielerorts durchgeführt.

4.2.11 Meldepflichten

Im Infektionsschutzgesetz sowie zusätzlich in Verordnungen einzelner Bundesländer sind Meldepflichten für die behandelnden Ärzte sowie für leitendes Personal in bestimmten Gemeinschaftseinrichtungen und für die Betreiber mikrobiologisch-diagnostischer Laboratorien definiert. Der Katalog der meldepflichtigen Krankheiten ist in § 6 IfSG, der der meldepflichtigen Krankheitserreger in § 7 IfSG geregelt. In Bezug auf die Details wird auf die Volltextversion des Gesetzes im Internet (www.gesetze-im-internet.de) und die zusätzlichen Hinweise auf den Internetseiten des RKI (www.rki.de) verwiesen.

Besonders hervorgehoben werden soll hier die Meldepflicht nach § 6 IfSG Abs. 3: „*Dem Gesundheitsamt ist unverzüglich das gehäufte Auftreten nosokomialer Infektionen, bei denen ein epidemischer Zusammenhang wahrscheinlich ist oder vermutet wird, als Ausbruch nichtnamentlich zu melden.*" Dieser Absatz des IfSG ist nicht sanktionsbewehrt, aber die Grundlage für eine niederschwellige Zusammenarbeit mit dem zuständigen Gesundheitsamt bereits bei Verdacht auf einen Infektionsausbruch im Interesse eines transparenten und sachgerechten Vorgehens zum Nutzen der Patienten. Zur Meldung verpflichtet sind alle behandelnden Ärzte, keineswegs nur die ärztliche Direktion.

Seit dem 4. August 2011 sind diese Meldungen vom Gesundheitsamt an die zuständige Landesbehörde und von dort an das RKI zu übermitteln (Änderung des IfSG und weiterer Gesetze vom 28.7.2011; BGBl 2011; 1: 1622).

Zum Teil gehen pädiatrische und neonatologische Intensivpflegeabteilungen bereits dazu über, bei der Aufklärung nosokomialer Transmissionsketten das Gesundheitsamt frühzeitig zu involvieren, auch ohne dass es zu zwei oder mehr Infektionen gekommen ist. Auch wenn hierzu keine gesetzliche Verpflichtung besteht, kann das bei kompetenter Unterstützung und Begleitung durch das Gesundheitsamt hilfreich sein.

4.2.12 Surveillance nosokomialer Infektionen

Nach § 23 Abs.4 IfSG haben Leiter von Krankenhäusern und von Einrichtungen für ambulantes Operieren sicherzustellen, dass vom Robert Koch-Institut festgelegte nosokomiale Infektionen und das Auftreten von Krankheitserregern mit speziellen Resistenzen und Multiresistenzen fortlaufend in einer gesonderten Niederschrift aufgezeichnet, bewertet und sachgerechte Schlussfolgerungen hinsichtlich erforderlicher Präventionsmaßnahmen gezogen werden und dass die erforderlichen Präventionsmaßnahmen dem Personal mitgeteilt und umgesetzt werden. Im Jahr 2009 wurden in einer gemeinsamen Stellungnahme zur Erfassung nosokomialer und gesundheitssystemassoziierter Infektionen in der Pädiatrie von der Deutschen Gesellschaft für Pädiatrische Infektiologie (DGPI) und der Deutschen Gesellschaft für Krankenhaushygiene (DGKH) konkretisierende Empfehlungen zu diesem Thema publiziert:

- Die Surveillance ist kein Selbstzweck und führt allein nicht zur Verringerung nosokomialer oder gesundheitssystemassoziierter Infektionen („healthcare associated infections": HAI). Sie hat zum Ziel zu erkennen, wo die einzelne Abteilung hinsichtlich der krankenhaushygienischen Qualität ihrer Arbeit und Strukturen steht, um hierauf basierend ggf. eine Anpassung krankenhaushygienischer Maßnahmen und Strukturen zu veranlassen.
- Surveillance ersetzt daher niemals das ständige Bemühen, sich über den aktuellen Erkenntnisstand der Krankenhaushygiene und Infektionsprävention zu informieren und diesen Erkenntnisstand aktiv in betrieblich-organisatorische und/oder baulich-funktionelle Maßnahmen und Strukturen zur Prävention nosokomialer Infektionen umzusetzen.
- Die Ergebnisse der Surveillance sollen regelmäßig mit dem Behandlungsteam (ärztliches Personal, Pflegepersonal, Hygienefachpersonal, Mikrobiologen) und dem Krankenhaushygieniker als Moderator diskutiert werden, um infektionspräventive Konzepte der Abteilung zu verbessern und den Erfolg gezielter Interventionen zu überprüfen.
- Die gesetzlich vorgeschriebene Surveillance nosokomialer Infektionen in pädiatrischen Behandlungszentren muss mit einem geeigneten Modul durchgeführt werden, das in der Auswahl der zu erfassenden NI/HAI, der Definition der Ereignisse, den zu dokumentierenden Risikofaktoren und Verlaufsparametern an die Besonderheiten der jeweiligen pädiatrischen Patientenpopulation adaptiert ist.
- Risikobereiche in der stationären Kinder- und Jugendmedizin sind z. B. neonatologische und pädiatrische Intensivstationen, kinderchirurgische Abteilungen sowie pädiatrisch-onkologische und transplantationsmedizinische Abteilungen.
- Im Vorfeld eines Surveillanceprojekts müssen alle wichtigen Entscheidungsträger einbezogen und die erforderlichen Ressourcen kalkuliert werden.
- Den pädiatrischen Abteilungen, die eine prospektive Surveillance von NI/HAI durchführen, muss hierfür Hygienefachpersonal in angemessenem Umfang zur Verfügung gestellt werden.
- Die korrekte Zuordnung der Infektionsereignisse und die Interpretation der Surveillancedaten müssen gemeinsam durch Hygienefachpersonal und die behandelnden Ärzte erfolgen. Wo ver-

fügbar, sollten pädiatrische Infektiologen an der Planung der Surveillance und der Ergebnisbeurteilung beteiligt sein.

- Die Rückmeldung der Ergebnisse muss zeitnah erfolgen, um ggf. nosokomiale Ausbrüche in Bezug auf die erfassten Ereignisse frühzeitig identifizieren/verifizieren zu können.
- Prospektive multizentrische Surveillancestudien mit geeigneten Modulen (z. B. Neo KISS, KISS-Modul für Intensivstationen, Oncoped KISS) können dazu genutzt werden, Referenzdaten für den Vergleich zwischen verschiedenen Zentren zu generieren. Diese Referenzdaten sind nicht für ein Benchmarking im Sinne einer externen Qualitätskontrolle geeignet.
- Die Teilnahme an Referenzmodulen muss freiwillig bleiben, und die Daten müssen in anonymisierter Form kommuniziert und publiziert werden, da ansonsten ein „reporting bias" entsteht und Zentren mit besonders guter Erfassung Nachteile erleiden.
- Pädiatrische Infektiologen müssen in ihrer Weiterbildung erweiterte Grundkenntnisse zum Thema Surveillance nosokomialer Infektionen erwerben, damit sie später selbst die Surveillance in Abstimmung mit dem Krankenhaushygieniker koordinieren und die Ergebnisse korrekt interpretieren können.

Koordinator
R. Bruns

Mitarbeiter
A. Beyersdorff, U. Heininger, N.-O. Hübner, A. Kramer, A. Simon

4.3 Infektionen durch zentralvenöse Katheter

4.3.1 Allgemeines

Synonyme: CVAD („central venous access devices") assoziierte Infektionen, "Central line associated bloodstream infections" (CLABSI).

Als „Device" bezeichnet man im Englischen ein Medizinprodukt, dessen Einsatz mit einem erhöhten Risiko assoziierter Infektionen einhergeht. Zentralvenöse und arterielle Katheter sind unentbehrlich z. B. in der neonatologischen und pädiatrischen Intensivmedizin, der Kinderonkologie und in der parenteralen Heimernährung.

Die Indikation für ihre Anlage ist kritisch zu stellen, die Liegedauer auf das erforderliche Maß zu begrenzen. Die Verwendung von zentralen Gefäßkathetern muss in einem schriftlichen Behandlungsstandard (SOP) der Abteilung hinterlegt sein, der für alle verbindlich ist und von dem nur in begründeten Ausnahmefällen abgewichen werden darf. Manipulationen am ZVK dürfen ausschließlich geschulte und in die SOPs theoretisch und praktisch eingewiesene Mitarbeiter oder Betreuer (Eltern) eigenverantwortlich vornehmen. Alle Materialien müssen zugelassene bzw. erprobte Medizinprodukte sein. Jede Neueinführung spezieller Medizinprodukte (wie z. B. von nadelfreien Konnektionsventilen: NFC) erfordert eine gezielte Schulung des Behandlungsteams.

Die Zahl von Manipulationen am Gefäßkatheter oder an Komponenten des Infusionssystems soll auf das unbedingt nötige Mindestmaß reduziert werden. Die Notwendigkeit jeder zusätzlichen Blutentnahme über einen Gefäßkatheter muss kritisch hinterfragt werden.

Zur Minimierung einer Kolonisation von Gefäßkathetern und evtl. folgender Infektion des Patienten werden sogenannte „kritische Kontrollpunkte" unterschieden:

- aseptische Zubereitung von Parenteralia
- intravenöse Applikation von Parenteralia über hierfür vorgesehene Dreiwegehähne
- Desinfektion von und sachgerechter Umgang mit NFC
- Spülung des Katheters
- Blocken des Katheters nach Gebrauch
- Einsatz antimikrobieller Blocklösungen
- Wechsel von Infusionssystemen oder Komponenten
- Schutz des Katheterhubs vor Kontamination
- Einsatz von speziellen Infusionsfiltern (zur Abscheidung von Partikeln, zur Luftabscheidung, zur Infektionsprophylaxe und zum Rückhalt von Endotoxinen)
- Antisepsis der Kathetereintrittsstelle bei Anlage und beim Verbandswechsel
- Einsatz antimikrobiell beschichteter Katheter
- Diagnostik und empirische Therapie bei Infektionsverdacht

Die wichtigsten Punkte zur Prävention einer Katheterinfektion sind folgende (detaillierte Empfehlungen für Frühgeborene finden sich in der entsprechenden Empfehlung der KRINKO):

- Vor und nach jeder Manipulation an einem Gefäßkatheter, am Infusionssystem und vor der Zubereitung von Parenteralia ist eine hygienische Händedesinfektion durchzuführen. Bei möglichem Kontakt mit Blut sind Einmalhandschuhe zu tragen.
- Bei Patienten, die zentralvenöse Gefäßkatheter mit langer Verweildauer (> 4 Wochen) benötigen, haben sich je nach Behandlungssituation voll implantierte Port-Katheter mit subkutanem Reservoir oder getunnelte, mit einem Cuff versehene Katheter vom Typ Hickman oder Broviac bewährt. Diese Langzeitkatheter werden auch als „central venous access device" bezeichnet (CVAD). Die Zahl der Lumina sollte auf die Intensität der zu erwartenden Behandlung abgestimmt sein.
- CVAD werden bei Kindern und Jugendlichen in Narkose unter aseptischen Kautelen im OP implantiert. Dies kann bei kinderonkologischen Patienten unabhängig vom Vorliegen einer Granulozytopenie bereits zu Beginn der Induktionstherapie erfolgen. In der Regel ist die Anlage eines ZVK (bzw. CVAD) keine Indikation für eine antibakterielle Single-Shot-Prophylaxe. Bei hochgradig immunsupprimierten Patienten wird diese jedoch unmittelbar *vor* dem Eingriff empfohlen (z. B. mit Cefuroxim oder Cefazolin 50 mg/kgKG peripher i. v.). Eine antibakterielle Therapie nur deshalb fortzusetzen, weil der ZVK noch nicht entfernt werden kann, ist nicht indiziert.
- Der routinemäßige Wechsel eines ZVK über einen Führungsdraht nach einer bestimmten Liegedauer wird nicht empfohlen. Ggf. sollte bei absehbar verlängerter Liegedauer über 21 Tage die Anlage eines Broviac-Katheters erwogen werden.
- Beim Broviac-/Hickman-Katheter sollte die Länge des außerhalb des Patienten gelegenen Katheteranteils (Eintrittsstelle bis Hub) einmal in der Patientenkurve dokumentiert werden, damit ggf. eine Dislokation objektiviert werden kann.
- Das subkutan gelegene Reservoir eines Port-Katheters kann mit einer hierfür geeigneten Huber-Nadel bis zu 2000-mal punktiert werden. Die Punktion eines Ports mit konventionellen Injektionsnadeln zerstört die Membran und führt zu Paravasaten. Insgesamt ist die Inzidenz der mit dem Port-Katheter assoziierten Bakteriämien im Vergleich zum Broviac/Hickman geringer. Kolonisierte Port-Katheter müssen im Verlauf häufiger entfernt werden. Bei einer tiefen Wundinfektion der Port-Tasche entsteht eine tiefe Wunde, die sekundär zuheilen muss. Zur Beantwortung der Frage, welcher CVAD-Typ im individuellen Fall am besten geeignet ist, muss vor allem die Intensität der geplanten Therapie berücksichtigt werden.
- Zur Antisepsis der Haut bei der Anlage von Gefäßkathetern wird die mehrmalige Applikation eines Kombinationspräparats aus Octenidin und Propanol mit einem sterilen Gazetupfer oder als Sprühdesinfektion empfohlen.
  Cave: Bei Frühgeborenen (z. B. < 1500 g) führt Propanol nach kurzer Einwirkzeit zur Verätzung der Haut mit Blasenbildung; deswegen hier vorzugsweise Einsatz von Octenidin-Lösung.
  Die Einwirkzeit beträgt bei Neuanlage eines ZVK mindestens 2 Minuten. Bei Anlage eines konventionellen ZVK sind maximale Barrierevorkehrungen obligat (sterile Handschuhe, langärmliger steriler Kittel, Mund-Nasen-Schutz und Kopfhaube). Die Punktionsstelle ist mit einem großen sterilen Lochtuch abzudecken, um Kontaminationen z. B. des Führungsdrahts (Seldinger-Technik) während der Anlage sicher zu verhindern.
- Die Einwirkzeit des Hautantiseptikums bei subkutaner Punktion eines Port-Reservoirs beträgt mindestens 1 Minute. Während der Einwirkzeit sollte der mit dem Antiseptikum getränkte sterile Gazetupfer auf der Punktionsstelle liegen bleiben.
- Die antiseptische Pflege der Eintrittsstelle eines ZVK/CVAD erfolgt bei Kindern meist (außerhalb der Zulassung) mit z. B. Octenisept („brennt nicht"). Das Antiseptikum wird nicht abgetupft, sondern soll vor Ort trocknen (Remanenzeffekt).

4.3.2 Erregerspektrum

Katheterassoziierte Bakteriämien und Septitiden werden meist durch koagulasenegative Staphylokokken (CoNS), Staphylococcus aureus, seltener durch vergrünende Streptokokken, Enterokokken, aber auch durch gramnegative Bakterien wie E. coli und andere Enterobacteriaceae, Nonfermenter wie Pseudomonas aeruginosa, Acinetobacter spp., u. a. hervorgerufen. Viel seltener sind Fungiämien, die meist durch Candida spp. (C. albicans, C. parapsilosis u. a.) verursacht werden.

4.3.3 Klinisches Bild

Fieber, Schüttelfrost, Blutdruckabfall nach oder während Benutzung des Katheters sowie Fieber bei Patienten mit geblocktem CVAD können auf eine gefäßkatheterassoziierte Blutstrominfektion (CLABSI) hindeuten, ein septischer Schock mit Multiorganversagen ist möglich. Insbesondere vergrünende Streptokokken, S. aureus und Candida spp. prädisponieren zu septischen Absiedlungen am Endokard oder in anderen Organen. Infektionen treten oft im Zusammenhang mit einer katheterassoziierten Thrombose auf. Typisch für eine Bakteriämie durch Pseudomonas aeruginosa sind Ekthymata gangraenosa der Haut (vollständig inspizieren!). Lokalinfektionen machen sich durch Rötung, Schwellung, Schmerzen und eitriges Exsudat bemerkbar. Diese klinischen Zeichen können bei granulozytopenischen Patienten fehlen oder nur schwach ausgeprägt sein.

Bei allen pädiatrisch-onkologischen Patienten mit dauerhaft implantiertem Katheter sollte bei Fieber – unabhängig von der aktuellen Leukozytenzahl (d. h. auch ohne Granulozytopenie) – an eine Infektion des Katheters gedacht werden.

Um unnötige Explantationen von CVAD zu vermeiden und den Patienten andererseits vor schwerwiegenden Komplikationen zu schützen, wird empfohlen, zwischen komplizierter und unkomplizierter Katheterinfektion zu unterscheiden. Als kompliziert gilt eine Katheterinfektion bei

- Tunnelinfektion (Broviac/Hickman) oder Tascheninfektion (Port),
- Sepsis mit Schocksymptomatik oder Organdysfunktion,
- assoziierter Thrombose oder Endokarditis,
- assoziierter Osteomyelitis oder bei anderen septischen Herden,

Bei allen komplizierten Katheterinfektionen sollte unter Berücksichtigung der individuellen Situation des Patienten eine frühzeitige Entfernung des Katheters erwogen werden.

4.3.4 Pflege des dauerhaft implantierten Katheters

Parenteralia müssen nach den Vorgaben der Fachinformation des Herstellers zubereitet und sachgerecht gelagert werden. In der Regel ist das Zeitintervall zwischen Zubereitung und Verabreichung über das Infusionssystem auf maximal 1 Stunde begrenzt. Ausnahmen von dieser Regel (z. B. Notfallmedikamente auf Intensivstationen) sind mit dem Krankenhausapotheker und dem Hygienefachpersonal (Hygienekommission!) schriftlich zu vereinbaren.

Die Zubereitung von Parenteralia muss patientenbezogen erfolgen („eine Ampulle – eine Spritze – ein Patient“). Mehrdosisbehältnisse sind vom Hersteller in der Fachinformation als solche ausgewiesen. Die Verwendung eines sog. Minispike macht aus einer Infusionsflasche kein Mehrdosisbehältnis!

Spüllösungen für Gefäßkatheter (in der Regel NaCl 0,9 %) müssen steril sein. Das Risiko einer primären Kontamination von Parenteralia, die auf der Station neben anderen Tätigkeiten aufgezogen werden, liegt bei 5–10 %. In Abteilungen mit hohem Verbrauch und bei immunsupprimierten Patienten sollte der Einsatz vorkonfektionierter Spülspritzen mit steriler NaCl-Lösung erwogen werden. Auf ausreichendes Vor- und Nachspülen bei i. v. Applikation von Medikamenten ist zu achten. Blutreste am Dreiwegehahn (am Katheterhub) sind mit einem sterilen Tupfer, der mit Antiseptikum getränkt ist, sorgfältig zu entfernen.

Komplexe Mischinfusionen sollten mit einem 1,2-µm-Filter partikelfiltriert werden, um partikuläre Ablagerungen im Lungenkapillarsystem zu minimieren. Der infektionspräventive Nutzen von 0,2-µm-Inline-Filtern, die für bakterielle Pathogene und Endotoxine undurchlässig sind (Standzeit 96 Stunden), ist nicht belegt. Trotzdem kann der Einsatz solcher Filter sinnvoll sein, wenn komplexe Mischinfusionen (z. B. zur parenteralen Ernährung, Therapiehydrierungsbeutel bei Chemotherapie) auf der Station zubereitet werden müssen.

Komplexe Mischinfusionen zur parenteralen Ernährung sollten nicht auf Station, sondern in der Klinikapotheke unter Reinraumbedingungen hergestellt (Arzneimittel!) sowie partikel- und sterilfiltriert ausgeliefert werden. Auf diese Weise kann das Risiko einer Kontamination bei der Zubereitung signifikant reduziert werden. Ein Vorteil dieses Vorgehens ist, dass der herstellende Apotheker die Haltbarkeit der Infusionslösung festlegt.

In der Regel erfolgt bei Verwendung konventioneller steriler Pflasterverbände der Verbandswechsel am ZVK alle 72 Stunden. Beim Einsatz von transparenten Folienverbänden kann das Verbandswechselintervall auf bis zu 7 Tage verlängert werden. Beide sind aus infektionspräventiver Perspektive ebenbürtig. Ob Spezialverbände, die lokal

Chlorhexidin freisetzen, einen infektionspräventiven Vorteil bringen, ist für Kinder nicht ausreichend untersucht.

An der Kathetereintrittsstelle kommen ohne Infektionsverdacht nur Antiseptika (z. B. Octenidin) und keine antibiotikahaltigen Salben zur Anwendung. Eine antiseptische Behandlung der Eintrittsstelle sollte bei jedem Verbandswechsel erfolgen.

Bei lokalen Entzündungszeichen muss über die weitere Diagnostik und Therapie durch einen Arzt entschieden werden. Wird der Katheter nicht entfernt, können zur Supportivbehandlung bei Lokalinfektionen zusätzlich zur systemischen antibakteriellen Therapie polyhexanidhaltige Wundauflagen (z. B. als Suprasorb X + PHMB) eingesetzt werden. Der lokale Einsatz von Mupirocin sollte nicht prophylaktisch sondern nur gezielt gegen grampositive Infektionserreger und nicht länger als 5 Tage erfolgen. Bei lokaler Infektion ist ein täglicher Verbandswechsel indiziert, damit Wundsekret entfernt, die Wunde desinfizierend gereinigt und ggf. frühzeitig über eine Explantation des Katheters entschieden werden kann. Bei täglichem Verbandswechsel sollte ein Pflaster mit geringer Hautreizung zum Einsatz kommen (z. B. Mepilex border) und ggf. unter der Klebefläche ein Silikonschutz (wie z. B. Cavilon) aufgetragen werden.

Die Lumina eines konventionellen ZVK sollten zumindest einmal pro Tag mit steriler NaCl-Lösung gespült werden. Getunnelte Katheter sollten bei Nichtbenutzung einmal wöchentlich gespült und ggf. neu geblockt werden. ZVK und CVAD, die häufig für Blutentnahmen verwendet werden, sollten – wenn sie nicht in Gebrauch sind – mit steriler NaCl-Lösung gespült und anschließend mit Heparin (100 E/ml) geblockt werden. Hierzu dürfen ausschließlich vorkonfektionierte Heparinlösungen aus Einzelampullen verwendet werden (z. B. Medunasal). Der Rest einer solchen Ampulle ist zu verwerfen.

Ein Spülen des nicht genutzten, geblockten Ports ist nicht erforderlich. Die Huber-Nadel beim Port sollte, wenn dieser kontinuierlich in Gebrauch ist, alle 8 Tage gewechselt werden.

Der Systemwechsel am zentralen Venenkatheter sollte zur Vermeidung unnötiger Manipulationen frühestens nach 72–96 Stunden, bei wahrscheinlicher oder nachweislicher Kontamination jedoch sofort erfolgen. Ein routinemäßiger Wechsel nur alle 7 Tage scheint bei kinderonkologischen Patienten nicht mit einer erhöhten Infektionsrate einherzugehen. Ein häufigerer Wechsel ist erforderlich bei Verabreichung lipidhaltiger Nährlösungen oder Medikamente (täglich) sowie nach Gabe von Blut oder Blutprodukten (nach 6 Stunden). Der Katheterhub sollte bei jedem Systemwechsel mit Octenidin/Propanol desinfiziert werden (steriler Gazetupfer, sterile Handschuhe oder No-touch-Technik).

Bestimmte antimikrobielle Blocklösungen reduzieren signifikant und in klinisch relevantem Ausmaß das Risiko CVAD-assoziierter Infektionen (in der Kinderonkologie, in der heimparenteralen Ernährung und in der Dialyse). Am besten wissenschaftlich belegt ist dieser Effekt für taurolidinhaltige Blocklösungen (z. B. TauroLock).

Auch für das intermittierende Blocken mit Ethanol (70 %) aus Gründen der Infektionsprophylaxe gibt es inzwischen gute klinische Studien, es kommt aus Gründen der Materialverträglichkeit aber nur bei Silikonkathetern infrage. In einigen Studien wurde ein erhöhtes Risiko für thrombotische Komplikationen bei mit Ethanol geblockten Kathetern gefunden.
Wird ein CVAD mit einer antimikrobiell wirksamen Blocklösung oder mit Ethanol geblockt und müssen diese Substanzen aus technischen Gründen (Katheter nicht rückläufig) in den Patienten appliziert werden, so muss der Patient anschließend 30 Minuten überwacht werden. Im Einzelfall kann es durch die Freisetzung von Endotoxinen oder das Ablösen des intraluminalen Biofilms zu einer Fieber- und Kreislaufreaktion kommen.

Wenn trotz konsequent und nachhaltig implementierter Präventionsmaßnahmen in bestimmten Risikopopulationen immer noch eine hohe Inzidenz für ZVK-assoziierte Bakteriämien gefunden wird, kann der Einsatz Minozyklin/Rifampicin imprägnierter ZVK erwogen werden. Ansonsten werden prophylaktische antibiotikahaltige Blocklösungen aufgrund der Verfügbarkeit evidenzbasierter Alternativen (ohne das Risiko einer Resistenzinduktion!) nicht empfohlen.

4.3.5 Diagnostik

Der zentrale Gefäßkatheter kann bei Infektionsverdacht (Fieber, Schüttelfrost, Blutdruckabfall nach Benutzung des Katheters) als Infektionsquelle gesichert werden, indem zusätzlich zur zentralvenös über den Katheter abgenommenen Blutkultur zeitnah eine periphervenöse Blutkultur (gleiches Volumen, gleiche Prozessierung) abgenommen wird. Ist die aus dem ZVK/CVAD abgenommene Blutkultur mindestens 2 Stunden vor der periphervenösen Kultur positiv (Dokumentation des Zeitpunkts im Bactec-Automaten), kann davon ausgegangen werden, dass der Gefäßkatheter die Infektionsquelle darstellt („differenzial time to positivity“; DTP). Während dieses Vorgehen bei analgosedierten Patienten einer Intensivstation zu empfehlen ist, konnte es sich in der Kinderonkologie nicht durchsetzen. Die meisten kinderonkologischen Zentren entnehmen bei Fieber ausschließlich Blutkulturen aus dem CVAD. Bei mehrlumigen Gefäßkathetern ist immer aus jedem Lumen eine Blutkultur abzunehmen. Die DTP-Methode kann auch bei Blutkulturen aus unterschiedlichen Lumina eines ZVK oder Broviac/Hickman eingesetzt werden.

Vor Entnahme einer Blutkultur aus dem ZVK/CVAD sollte der Katheterhub (wie beim Systemwechsel) desinfiziert werden. Nadelfreie Konnektionsventile sind vor der Abnahme zu entfernen, da sonst das Risiko falsch positiver Blutkulturen erhöht ist.

Die Entnahme spezieller Blutkulturen zum beschleunigten Nachweis von Candida spp. ist nur bei begründetem Verdacht auf eine Candidämie erforderlich, da diese Erreger auch in der aeroben Blutkultur wachsen.

Neben der klinischen Überwachung der Vitalzeichen sollte ein Basislabor mit z. B. CRP (oder Procalcitonin oder IL-8) als Ausgangsbefund und zur späteren Mitbeurteilung des Therapieverlaufs abgenommen werden.

4.3.6 Behandlung ZVK-/CVAD-assoziierter Infektionen

Ein konventioneller ZVK sollte bei Infektionsverdacht wenn möglich zeitnah entfernt und ggf. nach Ende der antibakteriellen Therapie der CLABSI an anderer Stelle neu angelegt werden. Auch eine lokale Infektion der Kathetereintrittsstelle kann den Einsatz einer systemischen antibakteriellen Therapie erforderlich machen. Dies gilt insbesondere bei Granulozytopenie.

Bei Patienten unter einer langzeitparenteralen Ernährung stammt ein erheblicher Anteil der in der Blutkultur nachgewiesenen Erreger aus dem Darm des Patienten (Translokation). Daher sollte empirisch immer mit Ampicillin-Sulbactam (oder Cefotaxim) und einem Glykopeptid behandelt werden.

Eine empirische antibakterielle Chemotherapie über den CVAD ist bei fiebernden, hochgradig immunsupprimierten Patienten bis zum Ausschluss einer Bakteriämie auch dann indiziert, wenn keine Granulozytopenie vorliegt. Bei negativer Blutkultur und klinischer Besserung kann die antibakterielle Therapie nach 72 Stunden beendet werden. Bei Granulozytopenie und Verdacht auf eine Katheterinfektion kommt die dem regionalen Erregerspektrum und Antibiotikaresistenzen angepasste intravenöse empirische antibakterielle Therapie zum Einsatz, siehe Kap. Infektionsprophylaxe bei speziellen Risiken (S. 117).

Steht der ZVK/CVAD im Verdacht Quelle der Infektion zu sein, ist die zusätzliche Gabe eines Glykopeptids indiziert. Teicoplanin kann im Unterschied zu Vancomycin einmal täglich gegeben werden und bedarf keiner Spiegelkontrollen. Im Verlauf ist die tägliche Teicoplanin-Gabe auch ambulant möglich. Die Infusionsdauer sollte nicht unter 1 Stunde liegen (zur ausreichenden Exposition des Katheterlumens). Bei mehrlumigem Katheter sollte das Lumen, über das die Antibiotika gegeben werden, tgl. wechseln. Bei positiver Blutkultur sollte die Therapie an das Antibiogramm der Infektionserreger angepasst werden (▶ Tab. 4.3).

Die Instillation von medizinischem Ethanol (1,6 ml med. Ethanol 96 % plus 0,4 ml NaCl 0,9 %, Endkonzentration 80 %) als Ethanolblock ist auch gegen in Biofilm eingebettete Erreger wirksam und erhöht die Rate erfolgreich in situ behandelter Katheterinfektionen. Die Ethanolmenge soll dem internen Volumen des Katheters entsprechen, die Verweildauer im Katheter muss bei mindestens 2 Stunden liegen. Kann der Alkoholblock nicht leicht aspiriert werden, ist er wegen der sonst drohenden Denaturierung des im Katheterlumen enthaltenen Blutes (Verschluss) i. v. zu applizieren. Danach müssen die Vitalzeichen des Patienten für 30 Minuten engmaschig überwacht werden. Allerdings ist diese Therapie nur gegen die intraluminale und nicht gegen die extraluminale Besiedlung mit Bakterien wirksam, und das Risiko eines Rezidivs im Anschluss an die antibakterielle In-situ-Therapie ist erhöht. Bei einem Rezidiv bleibt als Therapie nur noch die Entfernung des Katheters.

Im Einzelfall können religiöse Gründe gegen diese Methode der adjuvanten Therapie sprechen, die Sorgeberechtigten sind vorab entsprechend aufzuklären.

Eine frühzeitige Explantation des CVAD ist unabhängig vom nachgewiesenen Erreger indiziert,

Tab. 4.3 Therapie ZVK-/CVAD-assoziierter Infektionen (Auswahl).

Erreger	Antibiotikum (gezielte Therapie nach Antibiogramm)	Therapiedauer
koagulasenegative Staphylokokken (CoNS)	Flucloxacillin* falls methicillinresistent: Vancomycin/Teicoplanin**	10 d****
S. aureus	Flucloxacillin* + Gentamicin*** falls methicillinresistent: Vancomycin/Teicoplanin	21 d
vergrünende Streptokokken	Vancomycin/Teicoplanin	10 d
Enterokokken	Ampicillin + Gentamicin***	10 d
E. coli und andere Enterobacteriaceae	Piperacillin-Tazobactam	10 d
P. aeruginosa	Piperacillin-Tazobactam	mind. 10 d
Candida spp.	Fluconazol oder Caspofungin	ab dem Tag der ersten negativen Blutkultur weitere 14 Tage

* oder anderes staphylokokkenwirksames Antibiotikum
** S. haemolyticus ist häufig teicoplaninresistent, dann Vancomycin
*** oder anderes Aminoglykosid; nicht länger als 7 Tage (außer bei Endokarditis)
**** entfiebert der (nicht granulozytopenische) Patient bei Nachweis von CoNS unmittelbar nach Entfernung des ZVK, wird eine Verkürzung der systemischen Antibiotikatherapie auf 3 Tage empfohlen.

falls sich der Zustand des Patienten verschlechtert oder die Blutkultur auch nach 72 Stunden Therapie noch positiv bleibt. Eine tiefe Wundinfektion der Porttasche, oder des Kathetertunnels erfordert immer die Explantation. Das gleiche gilt bei einer mit der Infektion assoziierten Thrombose.

Bis zu 95 % der CVAD-assoziierten und etwa 25 % der gesicherten CVAD-Infektionen können im Kindesalter erfolgreich ohne Explantation des Katheters behandelt werden.

4.3.7 Surveillance

Die prospektive Surveillance von CLABSI wird nach den Vorgaben des § 23 IfSG Abs. 4 mit einem für die Patientenpopulation geeigneten Erfassungsmodul (z. B. NeoKISS, IntensivKISS, OnkoKISS, Oncoped KISS) nachdrücklich empfohlen. Die Ergebnisse der Surveillance inklusive der Erreger- und Resistenzstatistik müssen regelmäßig mit dem Behandlungsteam diskutiert werden,

- damit sie für Interventionsstudien (Präventionsbündel) nutzbar gemacht werden können und
- weil ggf. eine Anpassung der empirischen Therapie bei Infektionsverdacht erforderlich sein kann.

Koordinator:
A. Simon

Mitarbeiter:
U. Heininger, T. Lehrnbecher

4.4 Weiterführende Informationen

Robert Koch-Institut: www.rki.de > Infektionsschutz > Infektions- und Krankenhaushygiene

Robert Koch-Institut: www.rki.de > Infektionsschutz > RKI-Ratgeber für Ärzte > Hinweise für Ärzte, Leitungen von Gemeinschaftseinrichtungen und Gesundheitsämter zur Wiederzulassung in Schulen und sonstigen Gemeinschaftseinrichtungen

Robert Koch-Institut: www.rki.de (pdf) > Infektionsschutz > Infektions- und Krankenhaushygiene > Empfehlungen der Kommission für Krankenhaushygiene und Infektionsprävention > Betriebsorganisation in speziellen Bereichen: Empfehlung zur Prävention nosokomialer Infektionen bei neonatologischen Intensivpflegepatienten mit einem Geburtsgewicht unter 1500 g

Bundesministerium der Justiz: www.gesetze-im-internet.de > Gesetze/Verordnungen > IfSG

Hygiene-Tipps für Kids: www.hygiene-tipps-fuer-kids.de

Aktion Saubere Hände: www.aktion-sauberehaende.de

Verbund für angewandte Hygiene: www.vah-online.de

Nationales Referenzzentrum für Surveillance von nosokomialen Infektionen
am Institut für Hygiene und Umweltmedizin
Charité – Universitätsmedizin Berlin
Hindenburgdamm 27
12 203 Berlin
Tel.: 030 8 445–3 680 oder -3 681
Fax: 030 8 445–4 486
E-Mail: nrz@charite.de

5 Multiresistente Erreger (MRE)

5.1 Hintergrund

Als multiresistent werden bakterielle Infektionserreger in der Regel bezeichnet, wenn sie gegen mindestens 2 der Antibiotika resistent sind, die als bakterizide Standardtherapie von Infektionen durch die jeweilige Bakterienspezies vorgesehen sind.

Die wichtigsten MRE in der klinischen Praxis sind

- methicillinresistente S. aureus (MRSA), sowohl im Krankenhaus erworbene („health care associated": HA) haMRSA als auch ambulant erworbene („community-acquired") caMRSA,
- vancomycin- (bzw. glykopeptid-)resistente Enterokokken (VRE),
- multiresistente gramnegative Erreger (MRGN) meist aus der Familie der Enterobacteriaceae (z. B. E. coli, Klebsiella spp.) oder auch sogenannte Non-Fermenter (z. B. Pseudomonas aeruginosa, Acinetobacter spp. Stenotrophomonas maltophilia).

Multiresistente Burkholderia – siehe Kap. Mukoviszidose (S. 634) – und multiresistente Mykobakterien – siehe Kap. Tuberkulose (S. 551) – sind nicht Gegenstand dieses Kapitels.

Systemische Infektionen durch MRE sind nach heutigem Kenntnisstand häufig mit einem schlechteren Therapieansprechen, einer verlängerten Liegedauer, höheren Behandlungskosten und zum Teil auch mit einer erhöhten Letalität assoziiert. In der Regel ist letzteres weniger durch eine höhere Virulenz multiresistenter Isolate, sondern vielmehr durch die initial wirkungslose (inadäquate) Therapie mit Standardantibiotika bedingt, gegen die MRE resistent sind.

MRE sind typische Erreger nosokomialer oder gesundheitssystemassoziierter Infektionen bei Patienten mit vorbestehenden Risikofaktoren. MRE können direkt oder indirekt von Patient zu Patient übertragen werden. Sie stellen das gesamte Behandlungsteam, die diagnostische Mikrobiologie und das Hygienefachpersonal (Krankenhaushygieniker, Hygienefachkräfte) vor besondere Herausforderungen in Bezug auf die

- frühzeitige Erkennung einer Kolonisation durch ein gezieltes MRE-Screening;
- Bereitstellung geeigneter Methoden zur zeitnahen Identifizierung von MRE in der Routine des zuständigen mikrobiologischen Labors (Anreicherungs- und Selektivmedien, Bestimmung der Spezies und der minimalen Hemmstoffkonzentration – MHK – für die wichtigsten Antibiotika; PCR-gestützte Methoden zum Nachweis von Resistenzgenen oder spezifischen Virulenzfaktoren);
- zeitnahe Rückmeldung positiver MRE-Nachweise an die behandelnden Ärzte und an die vor Ort zuständigen Hygienefachkräfte;
- klinische Beurteilung, ob es sich um eine Kolonisation oder Infektion handelt;
- praktische Implementierung und Umsetzung der in § 23 Abs. 4 IfSG vorgegebenen Dokumentationspflichten und in Hinblick auf ggf. erforderliche zusätzliche krankenhaushygienische Barrieremaßnahmen zur Prävention einer nosokomialen MRE-Übertragung;
- gezielte Therapie von Infektionen beim individuellen Patienten bzw. empirische Therapie kolonisierter Patienten bei begründetem Infektionsverdacht;
- Prüfung, ob eine Meldepflicht nach § 6 Abs. 3 IfSG besteht („Dem Gesundheitsamt ist unverzüglich das gehäufte Auftreten nosokomialer Infektionen, bei denen ein epidemischer Zusammenhang wahrscheinlich ist oder vermutet wird, als Ausbruch nichtnamentlich zu melden." Ein Ausbruch muss für die Meldung nicht bewiesen sein! Nicht nur der leitende Arzt, sondern alle behandelnden Ärzte sind zur unverzüglichen Meldung verpflichtet);
- Entscheidung, ob bei Nachweis nosokomialer Transmissionen oder bei Einzelnachweis eines besonders kritischen MRE (z. B. carbapenemasebildende gramnegative Infektionserreger) die Zusammenarbeit mit dem Gesundheitsamt unabhängig von Meldepflichten aktiviert werden soll;
- Entscheidung für oder gegen eine Dekolonisation (bei MRSA) und ggf. deren praktische Durchführung.

Die vorrangigsten Aufgaben im Kontext der MRE-Problematik sind, die mit MRE kolonisierten Patienten frühzeitig zu identifizieren, bei begründetem Verdacht auf eine schwerwiegende Infektion mit einer wirksamen Antibiotikatherapie zu behandeln und die nosokomiale Übertragung von MRE durch geeignete Hygienemaßnahmen zu verhindern. Kein Patient darf aufgrund der Besiedlung oder Infektion mit einem MRE eine schlechtere medizinische Versorgung erhalten.

5.2 Kolonisation mit MRE

MRSA besiedeln den Nasenvorhof und den Nasopharynx und werden – wie auch VRE – häufig auf der Haut des besiedelten Patienten nachgewiesen. Bei bis zu 30 % der pädiatrischen Patienten mit MRSA-Kolonisation ist zusätzlich der Gastrointestinaltrakt besiedelt, was eine Dekolonisation ohne den parallelen Einsatz gut schleimhautgängiger Antibiotika erschwert. VRE und alle MRGN besiedeln ebenfalls die Schleimhäute, insbesondere die des Gastrointestinaltrakts. Dort kann es auch zu einem Austausch von Resistenzgenen zwischen unterschiedlichen gramnegativen Spezies kommen, wenn diese Resistenzgene auf mobilen Elementen (Plasmiden) kodiert sind. Wenn ein Patient gastrointestinal mit MRE besiedelt ist und aus anderen Gründen eine Diarrhoe entwickelt (z. B. aufgrund einer Clostridium-difficile-assoziierten Erkrankung) nimmt die Umgebungskontamination massiv zu.

Besonders prädestiniert für die Kolonisation mit MRE sind Patienten, bei denen bestimmte Risikofaktoren vorliegen. Hierzu gehören neben dem Kontakt zu einem MRE-besiedelten Patienten vor allem lange Krankenhausaufenthalte, die Vorbehandlung mit Antibiotika, Immunsuppression oder -defizienz, der Einsatz bestimmter Medizinprodukte (Katheter in Gefäßen oder Harnwegen, Drainagen, invasive Beatmung, Tracheostoma, Magensonde, perkutane endoskopische Gastrostomie usw.), operative Eingriffe (z. B. Sternotomie in der Herzchirurgie). Häufiger mit MRE kolonisiert sind auch Patienten mit Mukoviszidose (Atemwege; MRGN, MRSA) und Patienten mit chronisch entzündlicher Darmerkrankung (Darm; MRSA).

Die meisten MRE sind in der Lage sich an Grenzflächen z. B. von Fremdmaterialen anzusiedeln und Biofilme zu bilden. Biofilme können verschiedene Infektionserreger beherbergen und bilden eine außerordentlich effektive Barriere sowohl gegen die körpereigene Abwehr als auch gegen Antibiotika, die den Biofilm nicht ausreichend penetrieren können. Daher müssen mit MRE kolonisierte Fremdkörper nach Möglichkeit entfernt oder gewechselt werden. Chronische Wunden, Hautekzeme (Hände!) und chronische Entzündungen der Nasennebenhöhlen oder des äußeren Gehörgangs begünstigen eine langfristige MRSA-Kolonisation. Auch gramnegative MRE, wie z. B. P. aeruginosa, können chronische Wunden besiedeln und bilden auf deren Oberfläche Biofilme aus.

In der klinischen Praxis ist der chronisch mit MRE kolonisierte Patient das wichtigste Reservoir für die nosokomiale Transmission. Dies begründet den Einsatz gezielter Barrieremaßnahmen.

5.3 Tenazität und Persistenz in der Umgebung

Nahezu alle klinisch relevanten MRE sind in der Lage, Stunden bis Monate in der unbelebten Umgebung der Patienten zu persistieren. Deshalb ist die Patientenumgebung eine mögliche Quelle der nosokomialen Übertragung durch indirekten Kontakt zwischen Patienten, auch über die Hände des Behandlungsteams nach Kontakt mit kontaminierten Medizinprodukten und Oberflächen. Pseudomonas aeruginosa und andere Nonfermenter sind Feuchtkeime, die auch Wasserleitungen, Perlatoren und Siphons besiedeln. Kontaminierte (orale oder zur Inhalation bestimmte) Medikamentenlösungen und nicht sachgerecht aufbereitete Medizinprodukte wie z. B. Beatmungssysteme und Inhalationszubehör können zur Quelle nosokomialer Transmissionen werden. Eine gute Standardhygiene inklusive der gezielten Umgebungsdesinfektion sind daher unabdingbare Voraussetzung der MRE-Prävention, siehe Kap. Infektionsprävention (S. 48).

5.4 Screening auf MRE

Das gezielte Screening auf MRE erfüllt vor allem 2 Ziele. Zum einen soll im Falle einer systemischen Infektion die empirisch gewählte Therapie ohne Zeitverzug gegen zuvor nachgewiesene MRE wirksam sein. Des Weiteren kann der Nachweis einer Kolonisation Konsequenzen für die Implementierung zusätzlicher Barrieremaßnahmen zur Vermeidung nosokomialer Transmissionen haben, auch wenn noch kein Infektionsausbruch vorliegt.

Das gezielte MRE-Screening ist Bestandteil eines proaktiven Lösungsansatzes, nach dem Vorsorgeprinzip. Nosokomiale Transmissionen und Infektionen sind zu verhindern statt erst dann zu reagieren, wenn es laut Infektionssurveillance zu einem Ausbruch gekommen ist. Ähnlich wie in der Schifffahrt oder im Brandschutz sollten wir im Interesse unserer Patienten zwar auf „Schiffsuntergänge“ (Brände) vorbereitet sein (Ausbruchsmanagement), diese jedoch primär mit allen zur Verfügung stehenden Mitteln vermeiden.

Ein generelles Screening auf MRE bei allen stationären Aufnahmen ist aufgrund der insgesamt niedrigen Prävalenz bei pädiatrischen Patienten nicht kosteneffektiv. Es gibt insbesondere bei den MRGN in Bezug auf die am besten geeigneten Abstrichorte und mikrobiologischen Methoden noch erhebliche Wissenslücken.

5.4.1 Indikationen für ein MRE-Screening

Die Kommission für Krankenhaushygiene und Infektionsprävention beim Robert Koch-Institut (KRINKO) hat zuletzt 2008 Hinweise zu Risikopopulationen für die Kolonisation mit MRSA veröffentlicht und hat im Oktober 2012 Empfehlungen zur Infektionsprävention bei multiresistenten gramnegativen Erregern publiziert. Bezug nehmend auf diese Empfehlungen sind im Folgenden Vorschläge für ein gezieltes MRE-Screening bei pädiatrischen Patienten aufgelistet:

- Patienten mit positivem MRSA-/MRGN-/VRE-Nachweis in der Anamnese (Alert in der elektronischen Krankenakte).
- Patienten, die während eines stationären Aufenthalts direkten oder indirekten Kontakt zu einem MRSA-/MRGN-/VRE-Träger hatten (z. B. Behandlung im gleichen Krankenzimmer).
- Patienten aus Einrichtungen mit bekannt hoher MRE-Prävalenz (Beispiel: Pflegeheime für Kinder mit Langzeit-Behandlungspflege, neurologische Rehabilitationskliniken; MRSA, MRGN).
- Übernahme aus einer anderen Klinik nach operativen Interventionen und anschließender Intensivtherapie (Chirurgie, Orthopädie, Neurochirurgie; MRSA).
- Patienten, die in den letzten 3 Monaten wiederholt mit i. v. Breitspektrumantibiotika therapiert wurden und wiederholt stationär behandelt werden mussten (MRSA, MRGN).
- Patienten mit
  - Materialien wie Langzeit-Gefäßkatheter, Tracheostoma, Ernährungssonde, PEG (MRSA, MRGN),
  - chronischen (schlecht heilenden) Wunden (MRSA),
  - chronisch entzündlicher Darmerkrankung (MRSA),
  - urogenitalen Fehlbildungen und wiederholten Harnwegsinfektionen (MRGN).
- Patienten, die aus dem Ausland verlegt werden (insbesondere aus Kliniken in Ost- und Südeuropa und aus anderen Ländern mit hoher Prävalenz von MRGN/MRSA (hilfreich ist hier eine „white list“, bei welchen Ländern dies nicht erforderlich ist).
- Patienten, die in einer Gesundheitseinrichtung der US-Armee (MEDCENs = military medical centers) behandelt wurden (MRGN, caMRSA).

Mit dem zuständigen mikrobiologischen Labor muss eine Absprache über die Zielsetzung des Screenings und die Optimierung der Methoden zum zeitnahen Erregernachweis (einschließlich MRE) erfolgen.

Spezielle Hinweise hierzu: Patienten aus der Kinderonkologie, die seit Diagnose ausschließlich in der lokalen Kinderonkologie behandelt wurden, benötigen selbstverständlich nicht bei jeder neuen Aufnahme ein MRE-Screening. Kinderkardiologische Patienten, bei denen eine Herzoperation geplant ist, sollen wenn möglich innerhalb von 6 Wochen vor der geplanten stationären Aufnahme in der kinderkardiologischen Ambulanz auf eine Kolonisation mit S. aureus / MRSA gescreent werden. Ggf. ist vor der stationären Aufnahme zur Operation eine Dekolonisation indiziert. Ist ein solches Screening nicht erfolgt, sollte das MRSA-Screening bei stationärer Aufnahme durchgeführt werden. Analog ist ein solches Vorgehen auch vor großen orthopädischen Eingriffen (z. B. Tumorchirurgie) vorstellbar.

Einige Studien zeigten einen signifikanten Zusammenhang zwischen der gastrointestinalen Kolonisation von Frühgeborenen mit bestimmten gramnegativen Infektionserregern (z. B. Enterobacter cloacae, Klebsiella pneumoniae und Serratia marcescens) und dem später in der Blutkultur isolierten Erreger einer Late-onset-Sepsis. Auch wenn die Mehrzahl der Patienten zum Zeitpunkt des ersten Nachweises von MRGN keine Infektion hat, ist die Kolonisation bei intensivmedizinisch behandelten Frühgeborenen als Risikofaktor für eine später auftretende Infektion zu bewerten. Daher hat die KRINKO in einer Ergänzung (2012) zur „Prävention nosokomialer Infektionen bei neonatologischen Intensivpflegepatienten mit einem Geburtsgewicht unter 1500 g“ (2007) für deutsche Perinatalzentren ein zumindest wöchentliches Screening auf eine Kolonisation mit MRE bei Frühgeborenen mit einem Geburtsgewicht unter 1500 g empfohlen.

Über ein MRE-Screening beim Behandlungsteam (Personal-Screening) ist situationsbezogen in Absprache mit dem Krankenhaushygieniker, dem Betriebsarzt und der Hygienekommission zu entscheiden. Bei MRSA-Ausbrüchen kann unbekannterweise kolonisiertes Personal eine Rolle spielen, weshalb hier frühzeitig eine Untersuchung aller Mitarbeiter erforderlich sein kann. Bei Ausbrüchen durch MRGN werden kolonisierte Mitarbeiter deutlich seltener gefunden. Mitarbeitern, die ohne ausreichende Schutzmaßnahmen engen Kontakt zu einem MRSA-kolonisierten Patienten hatten, sollte ein kostenloses MRSA-Screening angeboten werden.

5.4.2 Durchführung des MRE-Screenings, Resistenzstatistik

Ein geeignetes Abstrichsystem ist z. B. eSwab; das flüssige Transportmedium ermöglicht die Aufteilung der Probe und dadurch die Durchführung mehrerer unterschiedlicher MRE-Testansätze. Abstrichorte für das MRE-Screening sind Nasenvorhöfe (MRSA) und Rachen (ein Abstrich von beiden Lokalisationen), anal und perineal (wiederum ein Abstrich) sowie ggf. Wunden, Eintrittsstelle invasiver Devices (z. B. ZVK, PEG). Bei Patienten mit Mukoviszidose sollte (falls möglich) zusätzlich zum Rachenabstrich ein induziertes Sputum nach der Physiotherapie / autogenen Drainage untersucht werden. Bei Tracheostomaträgern wird ein Abstrich des Stomas und aspiriertes Trachealsekret untersucht.

Bestand ein kurzzeitiger Kontakt zu einem MRSA-kolonisierten Patienten (z. B. Betreuung im gleichen Krankenzimmer über weniger als 72 Stunden) sollte das MRSA-Screening nach 4 Tagen wiederholt werden.Bei bis zu 30 % der Patienten ist die in diesem Zusammenhang erworbene Kolonisation erst nach einigen Tagen nachweisbar.

In § 23 IfSG Abs. 4 ist vorgegeben: „Die Leiter von Krankenhäusern und von Einrichtungen für ambulantes Operieren haben sicherzustellen, dass die vom Robert Koch-Institut nach § 4 Abs. 2 Nummer 2 Buchstabe b festgelegten nosokomialen Infektionen und das Auftreten von Krankheitserregern mit speziellen Resistenzen und Multiresistenzen fortlaufend in einer gesonderten Niederschrift aufgezeichnet, bewertet und sachgerechte Schlussfolgerungen hinsichtlich erforderlicher Präventionsmaßnahmen gezogen werden und dass die erforderlichen Präventionsmaßnahmen dem Personal mitgeteilt und umgesetzt werden.“

Die praktische Umsetzung dieser Vorschrift erfordert innerbetriebliche strukturell organisatorische Festlegungen zur Dokumentations-, Bewertungs- und Handlungspflicht. Dabei sollten der Ablauf bei Nachweis von MRE und alle relevanten Verantwortlichkeiten konkretisiert und als interne Dienstanweisung schriftlich festgelegt werden. Des Weiteren sollte die zuständige Hygienekommission festlegen, in welchen zeitlichen Intervallen und in welchem Format dem Behandlungsteam von der diagnostischen Mikrobiologie der jeweiligen Abteilung kumulative Daten zur Erreger- und Resistenzstatistik zur Verfügung gestellt werden. Dabei sind Daten aus dem Routinescreening getrennt von Isolaten darzustellen und zu beurteilen, die im Kontext klinischer Infektionen isoliert wurden (Blutkultur, Liquor, Urin, Pleuraerguss, Trachealsekret oder bronchoalveoläre Lavage bei beatmungsassoziierter Pneumonie usw.). Die Ergebnisse solcher Analysen sind neben anderen Informationen zielführend für die empirische antibakterielle Therapie von Infektionen in der jeweiligen Abteilung oder in der Notfallambulanz.

Erreger- und Resistenzstatistiken sind nur dann von Nutzen, wenn deren Ergebnisse von den behandelnden Ärzten, klinischen Mikrobiologen und vom Hygienefachpersonal gemeinsam bewertet und daraus Konsequenzen gezogen werden.

5.4.3 MRE-Screening bei engen Kontaktpersonen

Bei MRSA-positiven Patienten, die dekolonisiert werden sollen, wird die Familie (alle engen Kontaktpersonen, die im gleichen Haushalt leben) in das Screening einbezogen (Nasenvorhof- und Rachenabstrich). Im Falle eines positiven Nachweises muss in Absprache mit dem Haus- oder Kinderarzt auch Angehörigen gleichzeitig eine Dekolonisation angeboten werden.

Bei mit MRGN-kolonisierten oder -infizierten Patienten erfolgen Untersuchungen von Kontaktpersonen erst nach Rücksprache mit dem Krankenhaushygieniker und den hygienebeauftragten Ärzten vor Ort.

5.5 MRSA

Gemäß der Verordnung zur Anpassung der Meldepflicht nach § 7 IfSG an die epidemiologische Lage ist der Nachweis von MRSA aus Blut oder Liquor meldepflichtig (Labormeldepflicht-Anpassungsverordnung vom 26.05.2009, BGBl. I S. 1139).

5.5.1 haMRSA

Klassische im Krankenhaus erworbene („hospital acquired") haMRSA sind häufig zusätzlich resistent gegen Makrolide und Clindamycin (MLST-Resistenz), Fluorchinolone und Aminoglykoside. Resistenzen gegen Rifampicin, Cotrimoxazol und Mupirocin (nur lokale Anwendung) sind bei haMRSA selten. Zum klinischen Bild siehe Kap. Staphylokokken (S. 498).

Studien bei Kindern zeigen im Verlauf eine mittlere Infektionsrate der zuvor kolonisierten Patienten von 35 % (10–52 %). Besonders gefährdet für systemische MRSA-Infektionen sind MRSA-kolonisierte intensivmedizinisch behandelte Frühgeborene. In einer Studie aus Großbritannien wurde bei 58 % aller Kinder mit MRSA-Bakteriämie mindestens eine Woche vor dem Ereignis eine Kolonisation mit MRSA nachgewiesen. MRSA-kolonisierte Patienten haben ein signifikant erhöhtes Risiko postoperativer MRSA-Wundinfektionen (z. B. nach orthopädischen Eingriffen, Herzchirurgie, Neurochirurgie). Postoperative MRSA-Infektionen, die mit Fremdkörpern assoziiert sind, erfordern eine Reoperation und Entfernung des Implantats (Gelenkersatz, Endoprothesen bei Tumoroperationen, Endokarditis). Bei Patienten mit bestimmten Grunderkrankungen/Risikofaktoren überdauert die MRSA-Kolonisation Monate bis Jahre. Ein erheblicher Anteil dieser Patienten ist nicht dekolonisierbar. Rehabilitationskliniken verweigern häufig die Übernahme MRSA-kolonisierter Patienten, ein besonders schwerwiegendes Problem ist dies bei Patienten mit Mukoviszidose.

Für glykopeptidintermediäre S. aureus (GISA) sind keine MRSA und nach wie vor extrem selten. Eine durch das VanA-Gen (aus Enterkokken) vermittelte Vancomycinresistenz wurde bisher nur in einzelnen Fällen in den USA beschrieben (VRSA).

5.5.2 caMRSA

Aktuelle Publikationen zu schweren MRSA-Infektionen und zur epidemischen Ausbreitung bestimmter MRSA-Isolate beschreiben vor allem in den USA und in Großbritannien eine dramatische Zunahme von Infektionen, die durch ambulant erworbene („community acquired") caMRSA Isolate verursacht werden. caMRSA weisen in vitro ein Resistenzprofil auf, das sie deutlich von haMRSA unterscheidet. In der Regel sind caMRSA clindamycinsensibel.

Die Mehrzahl der epidemiologisch dominanten caMRSA-Isolate (z. B. cMRSA der klonalen Linie ST 08, auch als MRSA USA300 bezeichnet) exprimiert als einen von mehreren Virulenzfaktoren das Panton Valentin Leukozidin (PVL; mittels PCR nachweisbar).

Es gibt auch methicillinsensible, PVL-positive S.-aureus-Isolate, die sich im ambulanten Bereich epidemisch (z. B. innerhalb einer Familie oder einer Schulklasse) ausbreiten und v. a. hartnäckig rekurrierende, abszedierende Infektionen der Haut und Weichteile verursachen. Auf dieses Problem wird hier verwiesen, weil auch dort neben einer gezielten antibakteriellen Therapie eine Dekolonisation von Patient und Familie indiziert ist. Kinder mit chronischem endogenem Ekzem sind Risikopatienten für eine Sekundärinfektion der entzündlich veränderten Haut mit caMRSA. Bei der Ausbreitung von caMRSA spielt neben Pflegeartikeln (Seife, Handtücher, Waschlappen etc.) auch die Umgebungskontamination eine wichtige Rolle.

caMRSA verursachen vor allem Haut- und Weichteilinfektionen, die durch direkten und indirekten Kontakt, z. B. auch bei Sportveranstaltungen übertragen werden. In komplizierten Fällen kommt es zu einer tiefen Myositis, zur Osteomyelitis, selten auch zu einer nekrotisierenden Fasziitis, zu sekundären MRSA-Bakteriämien und septischen Pneumonien. Durch PVL-positive caMRSA verursachte Osteomyelitiden und septische Arthritiden verlaufen komplizierter als solche durch MSSA und haMRSA und bedürfen einer aggressiveren (chirurgische Interventionen) und längeren Therapie (Median 6 Wochen). Besonders kritisch sind ambulant erworbene, nekrotisierende Pneumonien bei Kindern und Jugendlichen nach einer Influenza, die durch PVL-positive caMRSA verursacht werden.

In Deutschland wurde bislang erst ein größerer caMRSA-Ausbruch beschrieben, der sich im Raum Regensburg ereignete und wahrscheinlich von dort stationierten Soldaten (und deren Familien) des US-amerikanischen Militärs ausging. In den USA sind caMRSA inzwischen so stark verbreitet, dass es sekundär zu nosokomialen Ausbrüchen (auch in neonatologischen Intensivpflegeeinheiten) gekommen ist. Dabei spielen kolonisierte Mitarbeiter des Behandlungsteams eine wichtige Rolle.

5.5.3 Dekolonisation bei MRSA-Besiedlung

Im Unterschied zu VRE und MRGN ist es bei einem Teil der mit MRSA kolonisierten Patienten möglich, den Erreger durch eine Dekolonisation zu eradizieren. Auf diese Weise kann das Risiko nachfolgender Infektionen und auch das Risiko nosokomialer Transmissionen reduziert werden. ▸ Tab. 5.1 gibt Hinweise zur Dekolonisation. Diese muss auf MRSA-positive enge Kontaktpersonen der Kinder ausgedehnt werden.

Bei Patienten mit gastrointestinaler MRSA-Besiedlung oder mit speziellen Risikofaktoren für eine persistierende MRSA-Kolonisation (S. 67) sollte eine begleitende Therapie mit gut schleimhautgängigen Antibiotika *nach Antibiogramm* erwogen werden (intensivierte Dekolonisation). Ist das MRSA-Isolat in vitro empfindlich auf Rifampicin und Cotrimoxazol, wird für 7 Tage parallel zur Dekolonisation mit beiden Antibiotika behandelt (z. B. Eremfat Drgs. oder Sirup; 20 mg/kgKG/d in 2 ED, maximal 600 mg/d, Kinder < 12 Jahre maximal 450 mg/d; Cotrimoxazol: 5 mg/kgKG/d Trimethoprim-Anteil in 2 ED). Sollten mögliche Interaktionen den Einsatz von Rifampicin verbieten, kann ggf. (Antibiogramm!) bei Kindern > 8 Jahre Doxycyclin mit 2–4 mg/kgKG/d in 1 ED eingesetzt werden. Bei caMRSA kann die intensivierte Dekolonisation ggf. mit Clindamycin kombiniert werden. Für MRSA-positive Patienten mit Mukoviszidose gibt es spezielle Dekolonisationsregimes.

Die orale Gabe von Vancomycin war Bestandteil der Infektionskontrolle bei einem Ausbruch auf einer pädiatrischen Intensivstation; andere fanden keinen Nutzen dieses Vorgehens, insbesondere nicht bei Frühgeborenen.

Bei Patienten, die nach einer intensivierten Dekolonisation immer noch MRSA-positiv bleiben, sollte in einer infektiologisch-krankenhaushygienischen Fallkonferenz individuell über das weitere Vorgehen entschieden werden.

Zur Objektivierung des Dekolonisationserfolgs dürfen keine Abstriche während einer gegen MRSA wirksamen antibakteriellen Therapie verwendet werden. Die erste Kontrolle (Nase, Rachen, Anus/Perineum) sollte an den Tagen 3, 4 und 5 nach Abschluss der Behandlung erfolgen. Weitere Kontrollen (über die Spezialambulanz oder den Kinderarzt/Hausarzt) sind nach 3 Wochen, sowie nach 3, 6 und 12 Monaten zu empfehlen (im Arztbrief und in der Patientenakte vermerken).

Tab. 5.1 Dekolonisation bei MRSA-Besiedlung.

Medikament (Wirkstoff)	Anwendung
z. B. Turixin-Nasensalbe (Mupirocin)	für 5 Tage 3 × tgl. jeweils 1 cm in jeden Nasenvorhof, Nase von außen etwas zusammendrücken, um die Salbe zu verteilen, danach nicht schnäuzen, Hände desinfizieren)
z. B. Octenisan (Octenidin)	2 × tgl. Waschen der gesamten Haut und der Haare mit Octenisan-Waschlotion: Haut anfeuchten, mit reichlich Octenisan einschäumen, 1 min einwirken lassen und abduschen.
z. B. Octenidol (Octenidin)	falls möglich (in der Regel erst ab dem Schulalter) Mundspülung 4 × tgl.
z. B. Octenisept (Octenidinhydrochlorid/Phenoxyethanol)	Wundpflege MRSA-besiedelter Wunden, Katheter- und PEG-Eintrittsstellen

Alternative zum Octenidin ist Polyhexanid, z. B. Prontoderm-Lösung unverdünnt (Einwirkzeit 3–5 min vor dem Abspülen) und z. B. ProntOral zur Mundspülung (2–3 × tgl. für 1–2 min) sowie z. B. Prontoderm-Gel light für den Nasenvorhof. Chronische ekzematöse Hautläsionen können praktisch nicht dekolonisiert werden. Ggf. ist zuerst eine dermatologische Behandlung der zugrunde liegenden Hauterkrankung erforderlich. Das gleiche gilt analog für Patienten mit chronischer Sinusitis oder Otitis externa (HNO-Konsil).

Wichtiger Hinweis: Die bundesweite Neuregelung nach § 87 Abs. 2a SGB V für die ambulante Dekolonisation von MRSA vom 1. April 2012 sieht ausschließlich eine Kostenerstattung für die Mupirocin-Nasensalbe vor. Somit müssen die Familien im ambulanten Sektor die Kosten der Dekolonisation zum größten Teil selber tragen, weil die antiseptischen Komponenten nicht rezeptierbar sind.

5.6 Vancomycinresistente Enterokokken (VRE)

Die Glykopeptidresistenz bei Enterokokken kommt in unterschiedlichen Phänotypen vor, wobei die Phänotypen A und B klinisch die größte Bedeutung haben. Der vanA-Phänotyp ist hochgradig resistent gegen Vancomycin und Teicoplanin, während der vanB-Phänotyp mäßig bis hochgradig resistent gegen Vancomycin, in vitro aber teicoplaninempfindlich ist. In vivo ist beim vanB-Phänotyp die Entwicklung einer Resistenz während der Therapie mit Teicoplanin beschrieben. Der Mechanismus der Vancomycinresistenz besteht in einer Strukturveränderung der Vancomycinbindungsstelle an Bausteinen der Zellwand grampositiver Bakterien.

Bei den sich innerhalb von klinischen Abteilungen epidemisch ausbreitenden VRE handelt es sich meist um E. faecium. VRE finden sich in hoher Konzentration im Stuhl, von wo aus sie das belebte und unbelebte Umfeld des Patienten kontaminieren. VRE werden aufgrund ihrer hohen Tenazität gegenüber Umweltfaktoren bei unzureichender Standardhygiene sehr leicht von Patient zu Patient übertragen. Schon der einmalige Nachweis von VRE sollte auf der neonatologischen oder pädiatrischen Intensivstation ein VRE-Screening aller Patienten nach sich ziehen (Spitze des Eisbergs).

Einmal mit VRE kolonisierte immunsupprimierte Patienten bleiben bis zum Ende der Immunsuppression besiedelt. Die VRE überdauern im Gastrointestinaltrakt und vermehren sich erneut über die Nachweisgrenze, wenn die Patienten mit Standardantibiotika behandelt werden. Auch die Vorbehandlung mit Vancomycin ist ein Risikofaktor für das Auftreten von VRE. Nach Ende der immunsuppressiven Therapie gilt der Patient als VRE-negativ wenn bei 3 im Abstand von einer Woche durchgeführten Kontrollen (Analabstriche) keine VRE nachweisbar sind.

VRE sind opportunistische Infektionserreger. Sie können jedoch insbesondere bei Patienten mit schwerwiegenden Grunderkrankungen, bei Anwendung invasiver Devices und in bestimmten Risikopopulationen (Frühgeborene, immunsupprimierte Patienten, Patienten nach Stammzell- oder Organtransplantation) lebensbedrohliche Infektionen auslösen. Die VRE-Besiedlung (z. B. auch von Wunden) darf nicht mit einer Infektion verwechselt werden, die insgesamt bei nur etwa 10 % der kolonisierten Patienten im Verlauf beobachtet wird. Neben der Bakteriämie sind dies katheterassoziierte Harnwegsinfektionen, Haut- und Weichteilinfektionen, postoperative Wundinfektionen und ZNS-Infektionen (auch VP-Shunt-assoziiert). Lediglich als Erreger von Pneumonien spielen Enterokokken keine Rolle, die VRE-Besiedlung der Atemwege bei intubierten Patienten bedarf keiner Behandlung.

Zur Therapie siehe Kap. Enterokokken (S. 242).

5.7 Multiresistente gramnegative Infektionserreger (MRGN)

5.7.1 Klassifizierung multiresistenter gramnegativer Infektionserreger

Bei gramnegativen Infektionserregern gibt es eine Vielzahl chromosomal oder auf mobilen genetischen Elementen (Plasmiden) kodierter Resistenzmechanismen. Chromosomal kodiert ist z. B. die AmpC-Betalaktamase von Enterobacter cloacae, die unter der Therapie mit einem Cephalosporin induziert werden kann und in bis zu 20 % bei Monotherapie mit Cephalosporinen zum Therapieversagen führt. In den letzten Jahren kam es auch in Deutschland zu einer Zunahme von MRGN, die Betalaktamasen mit erweitertem Spektrum (ESBL) bilden. Diese Betalaktamasen spalten auch Cephalosporine der Gruppe 3 und 4 (► Tab. 5.2). Obwohl in vitro mitunter eine Empfindlichkeit gegenüber Piperacillin-Tazobactam besteht, ist die klinische Wirksamkeit bei ESBL-Bildnern zu ungewiss.

Besonders kritisch sind Betalaktamasen, die auch Carbapeneme spalten (Carbapenemasen). Die Gruppe der Carbapeneme wird bei einem intermediären Testergebnis für nur eines der Leitcarbapeneme (Meropenem, Imipenem/Cilastatin) als resistent bewertet, da in dieser Situation ein Therapieversagen auch bei Gabe anderer Carbapeneme vorkommen kann, obwohl diese in vitro als sensibel getestet wurden (Ausnahme: Ertapenem ist primär nicht ausreichend wirksam gegen P. aeruginosa). Bei MRGN kommen die verschiedensten Resistenzgene gleichzeitig vor (z. B. eine zusätzliche Resistenz gegen Aminoglykoside und Fluorchinolone), MRGN können innerhalb der gleichen Spezies und auch zwischen verschiedenen Spezies Resistenzgene in Form mobiler Genelemente untereinander austauschen.

Der Anteil mit MRGN kolonisierter Patienten, der im Verlauf eine Infektion entwickelt, scheint

Tab. 5.2 Klassifizierung multiresistenter gramnegativer Stäbchen (MRGN) auf Basis ihrer phänotypischen Resistenzeigenschaften (nach RKI-Empfehlung).

Antibiotikagruppe (Leitsubstanzen)	Enterobakterien*		Pseudomonas aeruginosa		Acinetobacter baumannii**	
	3MRGN	4MRGN	3MRGN	4MRGN	3MRGN	4MRGN
Acylureidopenicilline (Piperacillin)	R	R	nur eine von 4 Antibiotikagruppen in vitro sensibel	R	R	R
Cephalosporine Gruppe 3 oder 4 (Cefotaxim, Ceftazidim)	R	R		R	R	R
Carbapeneme (Imipenem/Cilastatin, Meropenem)	S	R		R	S	R
Fluorchinolone (Ciprofloxacin)	R	R		R	R	R

* wie z. B. E. coli, Enterobacter spp., Klebsiella spp.
** analog auch Serratia marcescens
R = resistent oder intermediär empfindlich, S = sensibel
3MRGN/4MRGN (MRGN mit Resistenz gegen 3 bzw. 4 Antibiotikagruppen)

mit der Bakterienspezies zu korrelieren. Die meisten Ausbrüche von MRGN in der neonatologischen Intensivstation (NICU) werden durch Klebsiella spp. verursacht. Bei dem 2011 auf der NICU einer norddeutschen Klinik dokumentierten Klebsiellen-Ausbruch handelte es sich um ein 2MRGN-Isolat; fast die Hälfte der kolonisierten Patienten entwickelte eine systemische Infektion. Die vorhandene oder die fehlende Übereinstimmung der Antibiogramme ist kein ausreichendes Kriterium zur Bestätigung oder zum Ausschluss eines MRGN-Ausbruchs. Klonal identische Isolate (v. a. von Enterobacter spp.) können phänotypisch sehr unterschiedliche Sensibilitätsmuster zeigen.

Aus klinischer Perspektive ist der Mechanismus der Antibiotikaresistenz weniger entscheidend als die Frage nach den vorhandenen therapeutischen Alternativen. Ausgehend von dieser Überlegung wurde von einer Arbeitsgruppe der KRINKO 2011 eine neue Einteilung von MRGN vorgeschlagen, die in ▶ Tab. 5.2 dargestellt ist.

Die vorgeschlagene Einteilung bezieht sich ausschließlich auf das Resistenzverhalten der Bakterien ohne Berücksichtigung der Virulenzeigenschaften des jeweiligen Erregers. Wird ein Pathogen als besonders virulent eingestuft (hoher Anteil von Patienten mit schweren Infektionen unter den primär kolonisierten), so können sich hieraus zusätzliche Schutzmaßnahmen ergeben.

Diese Einteilung ist auch die Grundlage der im Oktober 2012 publizierten KRINKO-Empfehlung zu „Hygienemaßnahmen bei Infektionen oder Besiedlung mit multiresistenten gramnegativen Stäbchen". Aus pädiatrischer Perspektive ergibt sich hier das Problem, dass Fluorchinolone wie Ciprofloxacin, Levofloxacin im Kindesalter nicht oder nur sehr eingeschränkt zugelassen sind. Zudem sind die Kontakte zwischen den Patienten auf pädiatrischen Allgemeinstationen und auch in der pädiatrischen Onkologie deutlich intensiver als bei Erwachsenen. So gibt es vielerorts Spielzimmer oder auch eine Krankenhausschule, wo das Risiko einer direkten oder indirekten Übertragung von MRE erhöht ist. Daher können die in der KRINKO-Empfehlung für erwachsene Patienten vorgegebenen Maßnahmen zur Prävention von MRGN nicht 1:1 auf die Situation in der Pädiatrie übertragen werden. Dem trägt die Empfehlung auch durch einige Hinweise Rechnung (z. B. „In der Neonatologie kann bereits eine alleinige Resistenz gegenüber 3.-Generations-Cephalosporinen bei bestimmten Erregern, wie K. pneumoniae, E. cloacae, S. marcescens, P. aeruginosa, Acinetobacter spp., C. koseri, interdisziplinäre Überlegungen zur Notwendigkeit einer krankenhaushygienischen Intervention nach sich ziehen."). Es erscheint daher sinnvoll, für gramnegative Isolate von neonatologischen und pädiatrischen Patienten die zusätzliche Kategorie „2MRGN NeoPäd" einzuführen (s. ▶ Tab. 5.3).

5.7.2 Dekolonisation bei MRGN

Eine Dekolonisation bei MRGN ist derzeit nicht ausreichend evaluiert und kann daher nicht als Bestandteil von Kontrollprogrammen für MRGN empfohlen werden. In einer Studie bei Frühgeborenen wurde Colistin während mehrerer Ausbrüche durch ESBL-Bildner bei Frühgeborenen eingesetzt (8 mg/kgKG/d per os ≙ 100 000 E/kgKG/d). Darunter kam es zu einer Selektion von colistinre-

5

sistenten K. pneumoniae und K. oxytoca. Bei Kindern, die gastrointestinal mit colistinsensiblen MRGN kolonisiert sind, kann vor größeren operativen Eingriffen versucht werden, das Risiko einer Translokationsbakteriämie oder anderer perioperativer Infektionen durch die kurzzeitige (7 Tage) orale Verabreichung von Colistin zu reduzieren. Hierzu gibt es jedoch keine kontrollierten Studien.

5.7.3 Therapieoptionen bei MRGN

Reservetherapeutika für die Therapie von Infektionen durch MRGN sind Carbapeneme, Fluorchinolone, Colistin und Tigecyclin. Als Kombinationspartner kommen (nach Antibiogramm) Aminoglykoside (v. a. Amikacin), Fosfomycin oder Aztreonam in Betracht.

Fluorchinolone wie Ciprofloxacin (20 mg/kgKG/d i. v. in 2 ED als Infusion über 1 Stunde; Sequenztherapie mit 25 mg/kgKG/d p. o. in 2 ED) oder Levofloxacin (Kinder unter 12 Jahre 20 mg/kgKG/d in 2 ED; > 12 Jahre 10 mg/kgKG/d in 1 ED, maximal 750 mg/d) gelten inzwischen auch in der Pädiatrie als sicher. Das Risiko einer bleibenden Schädigung des Gelenkknorpels besteht nicht, allerdings können reversible Arthropathien als Nebenwirkung auftreten. In Kombination mit hoch dosierten Steroiden ist es in Einzelfällen zu einer Tendopathie der Achillessehne gekommen. Fluorchinolone können selten eine schwere Lebertoxizität bis zum akuten Leberversagen auslösen. Fluorchinolone sind die einzigen per os applizierbaren Antibiotika mit Wirksamkeit gegen P. aeruginosa.

Das am häufigsten in der Pädiatrie eingesetzte (und zugelassene) Carbapenem ist das Meropenem. Meropenem ist auch für ZNS-Infektionen zugelassen. Die Standarddosis beträgt 60 mg/kgKG/d in 3 ED (max. 3 g), bei lebensbedrohlichen Infektionen und bei Meningitis 120 mg/kgKG/d in 3 ED (max. 6 g). Meropenem wird in der Regel über 1 Stunde infundiert, eine Verabreichung als Kurzinfusion ist jedoch möglich. Aus pharmakokinetisch-pharmakodynamischen Erwägungen kann es sinnvoll sein, die Infusionsdauer (und damit die t > MHK) zu verlängern. Bei intermediär sensiblen Erregern kann versucht werden, mit Meropenem in der hohen Dosis (120 mg/kgKG/d, max. 6 g/d) und verlängerter Infusionsdauer (z. B. 3 × 3 h) zu behandeln.

Intravenöses Colistin sollte nur verwendet werden, wenn es keine Behandlungsalternative gibt. Ein begleitendes Konsil durch einen pädiatrischen Infektiologen ist dringend zu empfehlen. Die Standarddosis für intravenöses Colistinmethat (z. B. Colistin Forest – Importpräparat) beträgt 5 mg/kgKG/d; dies entspricht 62 500 IE/kgKG/d. Verabreicht wird es in NaCl 0,9 % oder G 5 % in 3 Einzelgaben. Um akute neurotoxische Effekte zu vermeiden sollte die Infusion über mind. 30 Minuten erfolgen. Aufgrund der Möglichkeit einer neuromuskulären Blockade und Krampfanfällen (beides sehr selten) müssen die Kinder während der Colistingaben überwacht werden. Bei eingeschränkter Nierenfunktion ist eine Dosisanpassung nach Fachinformation erforderlich. Eine lokale Verabreichung wird vor allem bei Meningitis – verursacht durch MRGN – vorgenommen, weil die Liquorspiegel nach i. v. Gabe niedrig sind (siehe Fachliteratur). Bei Patienten mit Kolonisation oder Infektion der tiefen Atemwege kann zusätzlich eine inhalative Therapie mit Colistin versucht werden, siehe Kap. Mukoviszidose (S. 634).

Die Datenlage zum Einsatz von Tigecyclin im Kindesalter ist äußerst begrenzt (wie Tetrazyklin nur bei Kindern > 8 Jahre; 1 mg/kg alle 12 h, maximale ED 50 mg; spezielle unerwünschte Wirkung: Pankreatitis). Vor allem bei Infektionen durch MR-Acinetobacter spp. kann Tigecyclin auch im Kindesalter als letzte Option indiziert sein.

Der Einsatz nicht zugelassener Antibiotika setzt ein schriftliches Einverständnis zumindest eines Sorgeberechtigten nach ausführlicher Aufklärung voraus (individueller Heilversuch).

5.8 Isolierungsmaßnahmen

5.8.1 Über die Standardhygiene hinausgehende Isolierung

Im Umgang mit Patienten, die mit MRSA, VRE oder MRGN kolonisiert oder infiziert sind, ist die konsequente Umsetzung einer guten Standardhygiene (S. 50) von entscheidender Bedeutung. Darüber hinaus sind jedoch weiterführende Isolierungsmaßnahmen erforderlich, um eine nosokomiale Transmission auf andere Patienten zu verhindern (▶ Tab. 5.3).

Diese Maßnahmen sollten vom Hygienefachpersonal in Absprache mit dem Behandlungsteam schriftlich festgelegt und als „Hygienemerkblätter" erregerspezifisch zur Verfügung gestellt werden. Die vereinbarten Isolierungsmaßnahmen sind für alle verbindlich.

Tab. 5.3 Orientierende Hinweise zur Isolierung (zusätzlich zur Standardhygiene).

MRE	Einzelzimmer	Kohortierung*	Schutzkleidung	Dekolonisation	Aufhebung der Isolierung
MRSA	ja***	nur wenn gleiches Isolat	A	ja	3 Abstrichserien negativ nach Dekolonisierung (siehe Text)
VRE	ja***	ja	A	nein	nein
2MRGN NeoPäd und 3MRGN*****	ja***	nur wenn gleiches Isolat****	B	nein	nein
4MRGN**	Ja	nur wenn gleiches Isolat****	A	nein	nein

A = patientenbezogener langärmeliger Schutzkittel, Einmalhandschuhe, Mund-Nasen-Schutz bei Betreten des Zimmers (Schleuse oder „MRE-Wagen"). Bei VRE ist kein Mund-Nasen-Schutz erforderlich. Die Schutzkleidung wird vor Verlassen des Zimmers abgelegt. Anschließend erfolgt eine Händedesinfektion.
B = patientenbezogener langärmeliger Schutzkittel, Einmalhandschuhe bei Patientenkontakt, Mund-Nasen-Schutz bei Patienten mit pharyngealer/trachealer Besiedlung. Die Schutzkleidung wird vor Verlassen des Zimmers abgelegt. Anschließend erfolgt eine Händedesinfektion.
* Bei immunsupprimierten Patienten ist eine Kohortierung nur nach sorgfältiger Abwägung (behandelnde Onkologen) möglich.
** Patienten, die mit 4MRGN besiedelt oder infiziert sind, sollte das Pflegepersonal so zugeordnet werden, dass es nicht gleichzeitig andere Patienten mit Risikofaktoren (S. 67) betreut.
*** Bei den so markierten Erregern kann auf Intensivpflegestationen, die nicht ausreichend mit Einzelzimmern ausgestattet sind, eine Kontaktisolierung am Behandlungsplatz durchgeführt werden, wenn auf andere Weise eine angemessene medizinische Versorgung des Patienten nicht sichergestellt werden kann. Allerdings sollte dieser dann so durch eine Markierung oder Stellwände abgetrennt sein, dass Patient und unmittelbare Patientenumgebung (einschließlich aller Apparate) als Isolierzone gelten. Der Inkubator beim Frühgeborenen ist kein „Isolierzimmer".
**** Die Kohortierung ist bei MRGN nur im Rahmen von gehäuft auftretenden nosokomialen Transmissionen oder eines Infektionsausbruchs sinnvoll. Bei sporadisch auftretenden Fällen wäre eine Typisierung der Isolate mit molekularbiologischen Methoden Voraussetzung.
*******Bei Patienten, die mit 2MRGN NeoPäd (oder 3MRGN) Enterobacter spp., Citrobacter spp. oder Proteus spp. kolonisiert sind, ist die konsequente Einhaltung von Maßnahmen der Standardhygiene ausreichend. Unter „2MRGN NeoPäd" sind gramnegative Erreger zu verstehen, die in vitro gegen Piperacillin und Cephalosporine der Gruppen 3 und 4 resistent, jedoch gegen Fluorchinolone und Carbapeneme sensibel sind.**

Da spezielle Isolierungsmaßnahmen mit einer erheblichen Zunahme des Betreuungsaufwands einhergehen, sind sie nur dann effektiv umsetzbar, wenn in ausreichender Zahl geschultes und mit den Gegebenheiten vor Ort vertrautes Personal zur Verfügung steht sowie Krankenzimmer vorhanden sind, die zur Isolierung genutzt werden können (mit eigener Toilette, Nasszelle und einem ausreichend dimensionierten Eingangsbereich, in dem die Schutzkleidung an- und abgelegt werden kann). Ist ein solcher nicht vorhanden, kann ein „MRE-Wagen" mit allen erforderlichen Utensilien vor dem Isolierzimmer hilfreich sein. An diesem Wagen sollte auch ein Händedesinfektionsmittelspender angebracht sein. Damit die zur Isolierung genutzten Zimmer nicht einfach betreten werden, sind sie von außen zu kennzeichnen. Eine gute Möglichkeit ist dabei die Verwendung von Hinweisschildern, auf denen nicht der Erreger genannt wird (Schweigepflicht!), sondern die erforderlichen Maßnahmen mit Bildsymbolen dargestellt sind („Intensivpflege"). Besucher müssen sich erst beim Pflegepersonal melden, bevor sie das Zimmer betreten.

Eine gut organisierte Isolierpflege wird von Patienten und erwachsenen Begleitpersonen meist gut angenommen, wenn eine sachliche Aufklärung über den Hintergrund der speziellen Barrieremaßnahmen erfolgt. Bei guter personeller und baulich-funktioneller Ausstattung ist die Isolierpflege nicht mit einem Sicherheitsrisiko für den Patienten verbunden. Da die mit MRE kolonisierten Patienten den gleichen Anspruch auf eine medizinisch angemessene und sichere Behandlung haben, wie alle anderen Kinder, müssen bei signifikanten Personalengpässen Betten gesperrt oder sogar ein Aufnahmestopp ausgesprochen werden, weil sonst die Sicherheit aller Patienten gefährdet ist. Hierfür ist die ärztliche Direktion der Abteilung verantwortlich.

5.8.2 Übergabe, Aufnahmealert

Innerhalb des Krankenhauses, bei Verlegung in ein anderes Krankenhaus oder bei Entlassung sollte das in die Behandlung des Kindes involvierte medizinische Fachpersonal (auch der Spezialambulanzen!) über die Kolonisation mit MRE informiert werden. Ggf. ist die Terminplanung z. B. in der Radiologie so abzustimmen, dass eine Desinfektion der Geräte nach der Untersuchung des Patienten stattfinden kann. Allerdings ist es ausreichend, eine Wischdesinfektion aller Kontaktflächen mit einem VAH-gelisteten Flächendesinfektionsmittel durchzuführen (Flächen müssen nass sein) und abzuwarten, bis dieses getrocknet ist.

Außerhalb medizinischer Einrichtungen sind in aller Regel keine speziellen Isolierungsmaßnahmen erforderlich. Zum Beispiel dürfen mit MRSA kolonisierte Kinder den Kindergarten und die Schule besuchen. Lediglich in Langzeiteinrichtungen mit einem hohen Anteil an Behandlungspflege ist eine individuelle Lösung anzustreben, durch die die Lebensqualität und die Entwicklungsmöglichkeiten des Kindes nicht nachhaltig eingeschränkt werden.

Die Akte MRE-kolonisierter Patienten ist so zu kennzeichnen, dass bei Wiederaufnahme sofort ein Aufnahmescreening und eine angemessene Isolierung durchgeführt werden können bis die Ergebnisse des Aufnahmescreenings vorliegen.

Koordinator:
A. Simon

Mitarbeiter:
C. Berger, R. Bruns, U. Heininger

5.9 Weiterführende Informationen

Robert Koch-Institut: www.rki.de > Infektionsschutz > Infektions- und Krankenhaushygiene > Empfehlungen der Kommission für Krankenhaushygiene und Infektionsprävention

Nationales Referenzzentrum für Staphylokokken und Enterokokken
am Robert Koch-Institut (Bereich Wernigerode)
Abt. 1 Infektionskrankheiten
FG Nosokomiale Infektionen
Burgstr. 37
38 855 Wernigerode
Tel.: 030 18 754–4 210
Fax: 030 18 754–4 317
E-Mail: wernerg@rki.de

Nationales Referenzzentrum für gramnegative Krankenhauserreger
Abteilung für Medizinische Mikrobiologie
Ruhr-Universität Bochum
Universitätsstr. 150
44 801 Bochum
Tel.: 0234 32–27 467
Fax: 0234 32–14 197
E-Mail: soeren.gatermann@rub.de

6 Antimikrobielle Chemotherapie

6.1 Leitsätze

- Die Beherrschung einer Infektionskrankheit ist im Wesentlichen eine Funktion der körpereigenen Abwehrkräfte; sie wird lediglich durch antimikrobielle Chemotherapie unterstützt.
- Bei der *Auswahl* und *Dosierung* eines Antibiotikums (bzw. Chemotherapeutikums) sind die folgenden Kriterien zu beachten:
  - (vermuteter) Erreger
  - (vermutete) Sensibilität der/des Erreger(s)
  - Alter und Körpergewicht des Kindes
  - pharmakokinetische und pharmakodynamische Eigenschaften des Antibiotikums unter Berücksichtigung der Organfunktionen des Patienten (Niere, Leber)
  - Bestätigung der In-vitro-Daten durch klinische Studien
  - Nebenwirkungen
  - orale oder parenterale Therapie
  - Auswirkungen auf die Resistenzepidemiologie
  - Therapiekosten
- Eine *gezielte Therapie* setzt die Kenntnis des Erregers und dessen Sensibilität voraus. Wenn bei der Auswahl des Antibiotikums von wahrscheinlichen, aber (noch) nicht gesicherten Erregern ausgegangen wird, wird von einer kalkulierten (empirischen) Therapie gesprochen. Sind Erreger und Infektionsquelle unbekannt und werden keine mikrobiologischen Untersuchungen vorgenommen, kann die antimikrobielle Therapie nur empirisch/kalkuliert erfolgen.
- Die wichtigsten *Nebenwirkungen* einer antimikrobiellen Therapie sind
  - allergische oder toxische Reaktionen,
  - Verschleierung von Krankheitsbildern,
  - Selektion resistenter Keime, deshalb strenge Indikationsstellung.
- *Dauer* der antimikrobiellen Chemotherapie so lange wie nötig, aber so kurz wie möglich halten. Wenn die Therapie als unnötig erkannt ist, ist sie sofort zu beenden. Eine Mindestdauer einer einmal begonnenen (unnötigen) antimikrobiellen Therapie gibt es nicht.
- Keine unnötige antimikrobielle Prophylaxe. Eine einmalige Antibiotikagabe ist in der Regel für eine effektive Prophylaxe bei einer Operationsdauer von weniger als 2 Stunden ausreichend und einer darüber hinausgehenden mehrmaligen Gabe von Antibiotika nicht unterlegen. Eine Applikation nach Wundverschluss hat keinen Einfluss auf die Infektionsrate. Bei starkem Blutverlust (> 1 L) oder länger dauernden Operationen muss in Abhängigkeit von der Halbwertzeit des applizierten Antibiotikums eine Folgedosis verabreicht werden. Diese wird in der Regel erforderlich, wenn der Eingriff länger dauert, als die doppelte Halbwertszeit des Antibiotikums ausmacht.
- Die *lokale Anwendung* von Antibiotika ist selten indiziert oder deren Nutzeffekt ist nicht bewiesen. Falls unumgänglich (Ophthalmologie), möglichst keine Antibiotika auswählen, die für die systemische Therapie bedeutungsvoll sind (z. B. Aminoglykoside, Erythromycin, Tetrazykline). Stattdessen sollten topisch Antiseptika (Lavasept, Octenidin, PVP-Jod, Triclosan, Chlorhexidin u. a.) oder fast ausschließlich lokal verwendete Antibiotika (z. B. Mupirocin, Fusidinsäure) eingesetzt werden. Eine besondere Indikation stellt die Behandlung nasaler MRSA-Träger mit Mupirocin dar.
- Grundsätzlich, insbesondere aber bei schweren und seltenen Infektionskrankheiten, sollte vor Therapiebeginn eine *mikrobiologische Diagnostik* erfolgen. Die Resistenzsituation der wichtigsten Bakterien einer Behandlungseinheit sollte bekannt sein.
- Zur Interpretation der mikrobiologischen Daten ist die Kenntnis der *pharmakokinetischen und pharmakodynamischen Eigenschaften* des Antiinfektivums unabdingbar. Bei der Gabe von Betalaktam-Antibiotika ist die Zeit, in der die Konzentration des Antibiotikums größer als der MHK-Wert ist, bedeutungsvoll (mindestens 40–50 % des Dosierungsintervalls). Werden Aminoglykoside oder Chinolone eingesetzt, sind hohe Spitzenspiegel (5- bis 10-fach höher als MHK-Wert) oder hohe AUC-Werte („area under the curve“: etwa 100-fach größer als MHK-Wert) anzustreben. Die Gewebegängigkeit des verwendeten Antiinfektivums sollte bekannt sein. Mögliche Interaktionen sind zu beachten.
- Antibiotika sollten im Kindesalter möglichst per os oder intravenös (Kurzinfusion) gegeben werden. Bei der Gabe per os ist unbedingt auf die *Bioverfügbarkeit* zu achten. Diese ist im Neugeborenen- und Säuglingsalter, bei Malabsorptionssyndromen und bei Gastroenteritis (Erbrechen und/oder Durchfall) reduziert. Darüber hi-

naus ist die Resorption zahlreicher Antiinfektiva von der Nahrungsaufnahme abhängig. Einige Antiinfektiva werden nach Nahrungsaufnahme schlechter, andere besser resorbiert. Antiinfektiva, die eine signifikant reduzierte orale Bioverfügbarkeit nach Nahrungsaufnahme aufweisen, sollten nicht zwischen 1 Stunde vor und 2 Stunden nach der Mahlzeit eingenommen werden.
- Der Erfolg einer oralen antimikrobiellen Therapie wird neben der oralen Bioverfügbarkeit wesentlich von der *Compliance* bestimmt.
- Die *Therapiekosten* können durch eine rechtzeitige und adäquate Anwendung, aber auch ein rechtzeitiges und adäquates Absetzen der Antibiotika reduziert werden. Bei schweren bakteriellen Infektionskrankheiten sollte unverzüglich mit einer kalkulierten Therapie (Interventionstherapie) begonnen werden. Eine intravenöse Therapie sollte so bald wie möglich auf eine Behandlung per os umgestellt werden (Sequenztherapie). Bei der Auswahl der oralen Antibiotika sind das Wirkspektrum und die orale Bioverfügbarkeit sowie weitere pharmakokinetische Eigenschaften entscheidend (und nicht die Zugehörigkeit zur gleichen Antibiotikagruppe).

6.2 Chemotherapeutika-Kombinationen

Vorteile von Kombinationstherapien sind die Vergrößerung des Wirkspektrums, eine bessere antimikrobielle Wirksamkeit und eine geringere Resistenzentwicklung. Ein nachgewiesener Synergismus zwischen 2 Antibiotika liegt aber nur selten vor, so z. B. für die Kombinationen von Penicillinen mit Aminoglykosiden bei Enterokokken und Streptokokken, von Betalaktam-Antibiotika mit Aminoglykosiden bei P. aeruginosa,von Betalaktam-Antibiotika mit Betalaktamase-Inhibitoren und von Sulfonamiden mit den Folsäureantagonisten Trimethoprim und Tetroxoprim. Beachtet werden sollte, dass bei der Kombination von antimikrobiellen Chemotherapeutika auch Antagonismen möglich sind.

6.3 Fehlende Zulassungen im Kindesalter

Eine große Anzahl neuer Antibiotika ist aufgrund fehlender Studien nicht für Kinder oder nur für Kinder ab einem bestimmten Alter zugelassen. Deshalb sind zahlreiche Verordnungen von Antibiotika in Deutschland „off-label" (außerhalb der in der Zulassung festgelegten Bedingungen) oder „unlicensed" (nicht zugelassen).

6.4 Mögliche Ursachen für das Versagen einer antibakteriellen Chemotherapie

6.4.1 Erregerbedingte Ursachen

- Der isolierte Keim ist nicht der (alleinige) Infektionserreger (Kontamination, Mischinfektion).
- Antibiotikaresistente Erreger (insbesondere nach Auslandsaufenthalten in endemischen Ländern).
- Resistenzentwicklung unter der Therapie (selten).
- Infektion durch seltene oder atypische Erreger wie z. B. Mykoplasmen, Chlamydien, Legionellen, Coxiellen, Brucellen, Mykobakterien.
- Keine bakterielle, sondern Virus-, Pilz- oder Parasiteninfektion.
- Nichtinfektiologische Fieberursache (z. B. periodisches Fiebersyndrom, Kollagenose, Vaskulitis, Tumor, Medikamentenfieber, Fieber unklarer Ursache, Hyperthyreose).

6.4.2 Antibiotikabedingte Ursachen

- Falsche Wahl des Antibiotikums (vor allem bei fehlender Erregerisolierung).
- Falsche Resistenzbestimmung (häufiger als angenommen, ggfs. MHK-Bestimmung anfordern).
- Nichtbeachtung der pharmakokinetischen Eigenschaften (Dosierung, Bioverfügbarkeit, Gewebegängigkeit, Liquorpenetration etc.).

6.4.3 Patientenbedingte Ursachen

- Immundefizienz (angeboren, Tumor, immunsuppressive Therapie etc.).
- Fremdkörper (Katheter, Shunt, Implantat).
- Fehlende Abszessdrainage/chirurgische Fokussanierung.
- Mangelnde Compliance (vor allem bei ambulanter Therapie).

6.5 Antibiotika und antibakterielle Chemotherapeutika

6.5.1 Betalaktam-Antibiotika

Penicilline

Die antibakterielle Wirksamkeit der Penicilline beruht auf einer Hemmung der Zellwandsynthese. Das Wirkspektrum von Penicillin G, Penicillin V und Propicillin erstreckt sich auf Streptokokken, penicillinasenegative Staphylokokken, betalaktamasenegative Gonokokken, Meningokokken, Korynebakterien, Aktinomyzeten, Bacillus anthracis, Clostridien (außer C. difficile), anaerobe Streptokokken, Fusobakterien, Treponemen, Borrelien, Leptospiren, Rotlaufbakterien. Pneumokokken, die invasive Infektionen verursachen, sind hierzulande gegenwärtig noch zu unter 5 % gegenüber Penicillin resistent, siehe Antibiotikaresistenz bei Pneumokokken (S. 450).

Penicillin G (Benzylpenicillin)

Benzylpenicillin (1 IE Penicillin G = 0,6 µg; 1 µg = 1,67 IE) wird normalerweise intravenös als leicht wasserlösliches Natrium- oder Kaliumsalz verabreicht. Schwer lösliche Depotpenicilline sind Procainpenicillin G, Benzathinpenicillin G und Clemizolpenicillin G. Es stehen zahlreiche Handelspräparate zur Verfügung:

- Benzathinpenicillin G
- Procainpenicillin G
- Penicillin G Natrium

„Oralpenicilline“ (Phenoxypenicilline)

- Penicillin V
- Kaliumsalz (Phenoxymethylpenicillin)
- Benzathinpenicillin V
- Propicillin

Wirkungsspektrum wie Penicillin G. Die magensäurestabilen Phenoxypenicilline sind geeignet zur Behandlung von durch penicillinempfindliche Erreger hervorgerufene Erkrankungen wie die Streptokokkentonsillopharyngitis.

Penicillin V (1 Mio. IE = 0,6 g; 1 g = 1,6 Mio. IE) hat eine orale Bioverfügbarkeit von 50 %, die durch Nahrungsaufnahme reduziert wird. Das Benzathinderivat zeichnet sich durch eine Halbwertszeit von 3 Stunden aus.

Propicillin (1 Mio. IE = 0,7 g, 1 g = 1,42 Mio. IE) hat eine bessere Säurestabilität als Penicillin V, Bioverfügbarkeit 50 %. Gegen Penicillinasen ist es etwas stabiler als Penicillin G und Penicillin V.

Aminopenicilline und Betalaktamase-Inhibitoren

- Ampicillin
- Amoxicillin
- Amoxicillin/Clavulansäure
- Ampicillin/Sulbactam
- Sultamicillin
- Sulbactam

6

Ampicillin ist nicht penicillinasefest. Es besitzt im Vergleich zu Penicillin G ein insbesondere in den gramnegativen Bereich erweitertes Aktivitätsspektrum. Zusätzlich werden E. faecalis (nicht aber E. faecium), Haemophilus influenzae (3 – 5 % der Stämme sind hierzulande Betalaktamase-Bildner und damit resistent), Listerien, E. coli (bis 50 % resistente Stämme), Proteus mirabilis, Salmonellen und Shigellen (teilweise hohe Resistenzraten) erfasst.

Die orale Bioverfügbarkeit des Ampicillins beträgt etwa 30 – 40 %, bei Nahrungsaufnahme nur 20 %. Aus diesem Grunde sollte Ampicillin nicht per os verabreicht werden. Bei etwa 10 % der mit Ampicillin behandelten Patienten tritt, gewöhnlich in der 2. Woche, ein makulöses, i. d. R. kaum juckendes Exanthem auf. Oft ist dies mit zugrunde liegenden Virusinfektionen assoziiert. Die Exanthemrate ist besonders hoch (fast 100 %), wenn Ampicillin oder Amoxicillin bei der infektiösen Mononukleose verabreicht werden. Die Exantheme klingen bei Weiterbehandlung nach 3 – 6 Tagen wieder ab und wiederholen sich nicht. Sie haben mit der echten Penicillinallergie gegenüber der 6-Aminopenicillansäure nichts zu tun. Bei sehr ausgeprägten kutanen Symptomen (Konfluenz der Maculae zur Erythrodermie, beginnende Erosionen, Schleimhautbeteiligung) sollte das Antibiotikum jedoch abgesetzt werden. Eine anaphylaktische Reaktion kann bei allen Penicillinen auftreten; die Häufigkeit liegt bei etwa 0,0015 – 0,002 % der Behandelten.

Amoxicillin ist das Hydroxyderivat des Ampicillins und hat dessen Wirkungsspektrum. Da die Resorption gegenüber Ampicillin wesentlich verbessert ist (Bioverfügbarkeit 60 – 70 %) und von der Nahrungsaufnahme nicht wesentlich beeinflusst wird, können bei gleicher oraler Dosierung wie Ampicillin fast doppelt so hohe maximale Serumkonzentrationen erreicht werden. Amoxicillin zählt zu den meistverordneten Antibiotika in der Pädiatrie.

Amoxicillin/Clavulansäure. Für die orale und parenterale Gabe stehen die Mischungsverhältnisse von Amoxicillin:Clavulansäure von 4:1 und 7:1 (Trockensaft, Tropfen, Tabs, Forte Trockensaft; Kindersaft, Filmtabletten) zur Verfügung. Die orale, besser verträgliche 7:1-Formulierung (weniger Durchfälle) ist auch in Deutschland erhältlich. Sie braucht nur 2-mal täglich verabreicht zu werden und sollte die 4:1-Formulierung ersetzen. Wichtigste Indikationen für die 7:1-Formulierung sind akute Otitis media und akute Sinusitis. Um ausreichend hohe Konzentrationen am Wirkungsort zu erzielen, sollte die Tagesdosis nicht zu niedrig gewählt werden (▶ Tab. 6.1).

Clavulansäure ist ein Betalaktam ohne nennenswerte eigene antibakterielle Aktivität, welches als sog. Enzymblocker die meisten der von den Mikroorganismen gebildeten Betalaktamasen (außer Klasse I) hemmt. Durch Kombination der Clavulansäure mit Aminopenicillinen gelingt es, deren Spektrum auch auf solche Keime zu erweitern, die aufgrund von Betalaktamasebildung gegen diese Penicilline resistent sind (Staphylokokken, Bacteroides fragilis u.v.a.). Nach Gabe per os treten gehäuft Magenschmerzen und Diarrhoen auf. Vorwiegend bei Erwachsenen sind z. T. schwere Leberfunktionsstörungen (Cholestase, Ikterus, Hepatitis) beschrieben worden. Daher sollte die Kombination bei Vorliegen von Risikofaktoren (eingeschränkte Leberfunktion, längere oder wiederholte Gabe) zurückhaltend und unter Kontrolle der Leberwerte angewendet werden. Amoxicillin/Clavulansäure kann ab dem 1. Lebenstag verabreicht werden.

Ampicillin/Sulbactam. Die parenterale Form besteht aus einer fixenAmpicillin-Sulbactam-Kombination von 2:1. Sulbactam verfügt über eine andere chemische Struktur als die Clavulansäure und ist wie diese ein Inhibitor der meisten Betalaktamasen (außer Klasse I). Es besitzt eine geringe antibakterielle Eigenwirkung gegen Acinetobacter. Sulbactam wird per os nicht resorbiert und kann daher nur parenteral verabreicht werden. Das Wirkspektrum von Ampicillin/Sulbactam entspricht dem von Amoxicillin/Clavulansäure.

Sulbactam ist als Betalaktamase-Inhibitor auch in einer Monozubereitung im Handel. Es ist für die Kombination mit Mezlocillin, Piperacillin und Cefotaxim zugelassen.

Sultamicillin ist eine feste chemische Verbindung von Ampicillin mit Sulbactam, die per os verabreicht werden kann. Während der Resorptionsphase wird das Pro-Drug in der Darmwand hydrolysiert. Die wirksamen Einzelkomponenten Ampicillin und Sulbactam werden ins Blut freigesetzt. Die Bioverfügbarkeit liegt bei 80 – 85 %, keine Reduktion durch Nahrungsaufnahme. Das Antibiotikum kann 2-mal täglich verabreicht werden. Per os ist die Diarrhoerate wie bei Amoxicillin/Clavulansäure erhöht.

Isoxazolylpenicilline

- Oxacillin
- Dicloxacillin
- Flucloxacillin

Isoxazolylpenicilline sind penicillinasefeste Penicilline. Sie haben eine über 20- bis 50-fach stärkere Wirkung gegenüber Penicillin-G-resistenten Staphylokokken, jedoch eine 10- bis 100-fach schwächere Wirkung gegen Penicillin-G-empfindliche Bakterien und sind daher ausschließlich bei Infektionen mit penicillinasebildenden Staphylokokken angezeigt. Gegen methicillin-(oxacillin-) resistente Staphylokokken (MRSA) sind alle Isoxazolylpenicilline unwirksam.

Di- und Flucloxacillin sind per os und parenteral anwendbar. Oxacillin wird nur noch parenteral angewendet (Bioverfügbarkeit per os nur 30 %).

Acylaminopenicilline

- Mezlocillin
- Piperacillin
- Piperacillin/Tazobactam

Mezlocillin hat ein gegenüber Ampicillin erweitertes Wirkspektrum und ist geeignet zur Behandlung von Infektionen durch indolpositive Proteus (Proteus vulgaris u. a.), Providencia, Serratia, Klebsiellen, Enterobacter. Resistent sind alle penicillinasebildenden Staphylokokken und ampicillinresistente Haemophilus-influenzae-Stämme. Mezlocillin kann mit Sulbactam, Isoxazolylpenicillinen und Aminoglykosiden kombiniert werden.

Piperacillin umfasst das Spektrum von Mezlocillin und ist zusätzlich gegen Pseudomonas aeruginosa wirksam. Es ist nicht penicillinasestabil und nur parenteral anwendbar.

Piperacillin/Tazobactam. Tazobactam ist ein Inhibitor, der die meisten Betalaktamasen hemmt und auch einige chromosomal kodierte Cephalosporinasen der Klasse I. Tazobactam erweitert das Spektrum des Piperacillins um Keime, die aufgrund der Bildung von Betalaktamasen resistent sind, bspw. Staphylokokken, Klebsiella und Anaerobier.

Cephalosporine

Parenterale Cephalosporine

- Gruppe 1 (Cefazolin-Gruppe)
  - Cefazolin
- Gruppe 2 (Cefuroxim-Gruppe)
  - Cefuroxim
  - Cefotiam
- Gruppe 3 a (Cefotaxim-Gruppe)
  - Cefotaxim
  - Ceftriaxon
- Gruppe 3 b
  - Ceftazidim
- Gruppe 4
  - Cefepim
  - Ceftobiprol
  - Ceftarolin

Cephalosporine unterscheiden sich von den Penicillinen durch ihre zwar unterschiedlich ausgeprägte, aber insgesamt relativ gute Betalaktamasestabilität. Hervorzuheben ist die gute Staphylokokkenaktivität der sog. Basis-Cephalosporine (Gruppe 1 und 2). Gegen methicillinresistente Staphylokokken (MRSA) sind alle Cephalosporine mit Ausnahme der bisher bei Kindern nicht zugelassenen Ceftobiprol und Ceftarolin unwirksam. Die Empfindlichkeit gegen gramnegative Erreger variiert stark. Alle Cephalosporine sind im Gegensatz zu den Penicillinen inaktiv gegen Enterokokken, Listerien und Bordetellen. Sämtliche Cephalosporine sind auch wie die Penicilline und alle übrigen Betalaktam-Antibiotika unwirksam gegenüber Mykoplasmen, Chlamydien und Legionellen. Grampositive Anaerobier werden von Cephalosporinen gut erfasst. Gramnegative Anaerobier sind meist resistent (Ausnahme: Cefoxitin).

Die Cephalosporine der Cefuroxim-Gruppe sind weitgehend betalaktamasestabil. Sie wirken wesentlich stärker gegen gramnegative Stäbchen als die Cephalosporine der Cefazolin-Gruppe.

Die Breitspektrum-Cephalosporine (Gruppe 3 und 4) haben im Vergleich zu den Cephalosporinen der Cefazolin- und der Cefuroxim-Gruppe ein breiteres Spektrum, eine stärkere antibakterielle Aktivität gegenüber gramnegativen Stäbchen und eine unterschiedliche Wirksamkeit gegen P. aeruginosa, Enterobacter spp. und Staphylokokken.

Patienten mit einer Penicillinallergie vom Reaktionstyp „Sofortreaktion" sollten nicht mit Cephalosporinen behandelt werden. Patienten mit einer Penicillin-Spätreaktion (am häufigsten) können Cephalosporine erhalten. Im Zweifelsfall ist eine allergologische Stufendiagnostik ratsam.

Cefazolin ist gut gegen Staphylokokken und Streptokokken wirksam.

Cefuroxim hat ein breites Wirkspektrum und eine gute Gewebegängigkeit mit hoher Stabilität gegen Betalaktamasen. Es wirkt sehr gut bei Infektionen mit Staphylokokken, Streptokokken, Gonokokken und Meningokokken, Haemophilus influenzae, Moraxella catarrhalis, E. coli, Proteus mirabilis und Klebsiellen.

Cefotiam ist ein Cephalosporin mit ähnlichen Charakteristika wie Cefuroxim, mit einer etwas besseren Wirksamkeit im gramnegativen Bereich. Cefotiam ist derzeit nicht im Handel verfügbar.

Cefotaxim hat eine 10 - bis 100-fach höhere Aktivität gegen einige gramnegative Spezies als die Cephalosporine der Gruppen 1 und 2. Die meisten Stämme von E. coli und Klebsiella pneumoniae werden bereits bei Konzentrationen unter 0,1 µg/ml gehemmt. Etwa 30 % werden zu Desacetylcefotaxim metabolisiert, welches ebenfalls (schwächer) antibakteriell wirksam ist. Cefotaxim ist gut liquorgängig. Es ist Mittel der Wahl für zahlreiche schwere Infektionskrankheiten im Kindesalter, einschließlich der bakteriellen Meningitis.

Ceftriaxon ist ein Breitspektrum-Cephalosporin mit einer Halbwertszeit von 6,5 – 8 Stunden. Es ist daher für eine 1-mal tägliche Applikation und damit auch für die ambulante Therapie geeignet. Nachteilig sind die durch die hohe biliäre Ausscheidung (etwa 40 %) bedingten Nebenwirkungen (Selektionsdruck, reversible Bildung von „Gallengrieß") und die hohe Plasmaeiweißbindung (> 90 %), die zur Verdrängung von Bilirubin aus der Albuminbindung führen kann, sodass Ceftriaxon generell bei Frühgeborenen sowie bei Neugeborenen, vor allem bei denjenigen mit Hyperbilirubinämie, kontraindiziert ist. Weiterhin sollten Ceftriaxon und Kalzium oder kalziumenthaltende Lösungen oder Produkte nicht gleichzeitig verabfolgt werden (48-stündige Pause zwischen letzter Ceftriaxon- und Kalziumgabe einhalten). Ceftriaxon ist ab der 6. Lebenswoche zugelassen.

Ceftazidim ist ein Breitspektrum-Cephalosporin mit den Eigenschaften von Cefotaxim gegenüber gramnegativen Bakterien und zusätzlich ausgezeichneter Aktivität gegenüber Pseudomonas aeruginosa, aber geringerer Aktivität gegenüber S. aureus.

Cefepim hat ein breites Wirkungsspektrum. Die In-vitro-Aktivität ist etwas besser als die der Cephalosporine der Gruppe 3 und vergleichbar mit der der Carbapeneme. Bedeutsam ist die gute Aktivität gegen Pseudomonas aeruginosa. Cefepim ist in Deutschland für Kinder zugelassen, aber (bis Generika verfügbar sind) nur über das Ausland zu beziehen.

Ceftobiprol und **Ceftarolin** sind bakterizide parenterale Cephalosporine, die gegenüber gramnegativen Bakterien ähnlich wie Cephalosporine der Gruppe 3 wirken, jedoch zusätzlich aktiv gegenüber MRSA, penicillinresistente Pneumokokken und E. faecalis sind. Die Zulassung für Erwachsene ist in Europa erteilt.

Oralcephalosporine

- Gruppe 1 (aktiv gegenüber S. aureus und Streptokokken)
  - Cefalexin
  - Cefadroxil
  - Cefaclor
- Gruppe 2 (aktiv gegenüber S. aureus, Streptokokken und H. influenzae)
  - Cefprozil
  - Loracarbef
  - Cefuroximaxetil
  - Cefpodoximproxetil (teilweise auch in Gruppe 3 eingeordnet)
- Gruppe 3 (breites Spektrum, unzureichend aktiv gegenüber S. aureus)
  - Cefixim
  - Ceftibuten

Die Oralcephalosporine haben wegen ihrer guten Wirksamkeit, Verträglichkeit und einfachen Verabreichung einen hohen Stellenwert in der Behandlung von Infektionskrankheiten bei Kindern. Patienten mit einer Penicillin-Spätreaktion (S. 81) können Oralcephalosporine erhalten. Oralcephalosporine unterscheiden sich hinsichtlich mikrobiologischer Aktivität, pharmakokinetischer Eigenschaften, klinischer Wirksamkeit und Verträglichkeit.

Cefalexin ist der führende Vertreter der älteren Oralcephalosporine. Es ist sehr gut wirksam gegen grampositive Kokken wie S. aureus und A-Streptokokken; gegen H. influenzae ist es unwirksam. Der Vorteil ist die sehr gute orale Bioverfügbarkeit von 90 %.

Cefadroxil. Seine Wirksamkeit entspricht bei einer etwas längeren Eliminationshalbwertszeit derjenigen von Cefalexin.

Cefaclor besitzt als einziges der älteren Oralcephalosporine eine geringe Wirksamkeit gegen H. influenzae. Bioverfügbarkeit: 90 – 95 %. Bei etwa 0,06 % der behandelten Kinder können Reaktionen auftreten, die der Serumkrankheit ähneln.

Cefprozil (in der Schweiz im Handel, nicht jedoch in Deutschland) hat ein dem Cefalexin ähnliches antibakterielles Wirkungsspektrum mit zusätzlicher Wirkung gegen H. influenzae. Bioverfügbarkeit: ca. 90 %, keine wesentliche Reduktion durch Nahrungsaufnahme.

Loracarbef ist ein orales Carbacephem-Antibiotikum mit einem antibakteriellen Wirkspektrum, welches etwas breiter als das von Cefaclor ist.Das Molekül ist insgesamt stabiler. Bioverfügbarkeit: 90 %, keine wesentliche Reduktion durch Nahrungsaufnahme. Loracarbef ist für Kinder im 1. Lebenshalbjahr nicht zugelassen.

Cefuroximaxetil ist ein Ester des Cefuroxims. Nach oraler Gabe wird das Pro-Drug resorbiert und nach Resorption im Gastrointestinaltrakt durch unspezifische Esterasen zu Cefuroxim hydrolysiert. Das antimikrobielle Wirkspektrum entspricht demzufolge dem des Cefuroxims. Die Bioverfügbarkeit beträgt 35 – 40 % und wird durch gleichzeitige Nahrungsaufnahme auf 50 – 55 % erhöht.

Cefpodoximproxetil ist ebenfalls ein Ester mit einem breiten antibakteriellen Wirkspektrum, sowohl im grampositiven als auch im gramnegativen Bereich. Die Aktivität gegenüber S. aureus entspricht etwa derjenigen von Cefuroximaxetil. Die Bioverfügbarkeit wird durch Nahrungsaufnahme auf 40 – 50 % erhöht.

Cefixim ist unzureichend wirksam gegenüber S. aureus und S. epidermidis, zeigt jedoch eine gute Wirksamkeit gegenüber Streptokokken. Es besitzt eine hohe Aktivität gegen H. influenzae, E. coli, K. pneumoniae, P. mirabilis, P. vulgaris, Providencia spp., Salmonella spp., Shigella spp. und N. gonorrhoeae. Nicht wirksam ist Cefixim, wie alle anderen oralen Cephalosporine, gegen Pseudomonas spp. und B. fragilis. Orale Bioverfügbarkeit: 40–50 %, kein wesentlicher Resorptionsverlust nach Nahrungsaufnahme.

Ceftibuten ist ein Carboxymethyl-Cephalosporin mit breitem antimikrobiellem Wirkungsspektrum gegen gramnegative Bakterien (ähnlich Cefixim), unwirksam gegen Staphylokokken; Pneumokokken sind wenig empfindlich. Es ist gegenüber plasmid- und chromosomalvermittelten Betalaktamasen sehr stabil. Eine Halbwertszeit von 2,5 Stunden lässt eine tägliche Einmalgabe zu. Bioverfügbarkeit: 75–90 %, durch Nahrungsaufnahme Reduktion um 10–20 %.

Andere Betalaktam-Antibiotika

Monobaktame

- Aztreonam (Azactam)

Monobaktame sind innerhalb der Gruppe der Betalaktam-Antibiotika als monozyklische Betalaktame eine Weiterentwicklung mit guter Aktivität gegen aerobe gramnegative Bakterien. Aztreonam wirkt bakterizid gegen Enterobacteriaceae und Pseudomonas aeruginosa. Es ist unwirksam gegen alle grampositiven Bakterien (Staphylokokken, Enterokokken etc.) und Anaerobier. Die Verträglichkeit ist gut. Die Nebenwirkungs- und Allergisierungsrate ist gering. Inhalatives Aztreonam zur Pseudomonastherapie ist bei Erwachsenen zugelassen.

Carbapeneme

- Imipenem/Cilastatin
- Meropenem
- Ertapenem

Carbapeneme sind eine Weiterentwicklung der Betalaktam-Antibiotika mit sehr breitem antibakteriellen Wirkspektrum. Von klinischer Bedeutung ist vor allem die Wirkung gegenüber Extended-Betalaktamasen (ESBL) produzierenden Bakterien. Weitere Carbapeneme sind Doripenem (auch in der EU zugelassen), Biapenem und Panipenem.

Imipenem. Das Spektrum von Imipenem ist deutlich erweitert gegenüber Penicillinen und Cephalosporinen. Es erfasst im grampositiven Bereich sowohl Enterokokken und Staphylokokken als auch gramnegative Keime ähnlich den parenteralen Cephalosporinen der Gruppe 3 einschließlich Pseudomonas aeruginosa sowie Anaerobier. Es sollte nur zur Behandlung schwerer Infektionskrankheiten eingesetzt werden. Überdosierungen und rasche Applikation sind zu vermeiden (Krampfanfälle). Zur Therapie der Meningitis ist Imipenem nicht geeignet.

Meropenem ist ein Vertreter dieser Gruppe mit einem Wirkungsspektrum gegen grampositive Erreger, etwas geringerer Aktivität gegen Enterobacteriaceae und einer guten Aktivität gegen Pseudomonas aeruginosa. Meropenem benötigt keinen Nierenschutzstoff. Es ist bei entzündeten Meningen gut liquorgängig und für die Meningitistherapie zugelassen.

Ertapenem ist für die Behandlung der ambulant erworbenen Pneumonie sowie intraabdominaler und gynäkologischer Infektionen zugelassen. Es wirkt gegen ein breites Spektrum grampositiver und gramnegativer aerober und anaerober Bakterien einschließlich S. aureus und Bacteroides fragilis. Resistent sind Enterokokken und Pseudomonas aeruginosa sowie ein Teil der Acinetobacterstämme. Es ist für Kinder ab 3 Monate zugelassen.

6.5.2 Aminoglykoside

- Gentamicin
- Tobramycin
- Netilmicin
- Amikacin
- Neomycin
- Paromomycin
- Spectinomycin
- Streptomycin

Das antibakterielle Wirkspektrum der einzelnen Aminoglykoside ist ähnlich. Im sauren Milieu (Abszess) sind sie inaktiv. Die Aminoglykoside sind bewährte bakterizide Antibiotika, die vor allem für die Kombinationstherapie schwerer Infektionskrankheiten verwendet werden. Aminoglykoside können auch im Kindesalter als tägliche Einmaldosierung und bei schweren Atemwegsinfektionen, bspw. bei Mukoviszidosepatienten, auch zur Inhalation verordnet werden. Eine weitere lokale Anwendung sollte jedoch wegen des Risikos der Resistenzentwicklung möglichst unterbleiben; Ausnahme: ophthalmologische Infektionen (nicht ausreichende Wirksamkeit gegen S. aureus beachten). Die Liquorpenetration ist sehr schlecht, sodass Aminoglykoside für die Therapie von ZNS-Infektionen nicht geeignet sind.

Alle Aminoglykoside können bei eingeschränkter Nierenfunktion kumulieren, sodass bei einer Niereninsuffizienz eine Dosisanpassung, die Überprüfung der Nierenfunktion und die Überwachung der Serumkonzentration erforderlich sind. Üblich ist die Bestimmung des Talspiegels vor der 3. Gabe. Bei längerer Therapie sollte mindestens einmal wöchentlich der Serum-(Tal-)Spiegel bestimmt werden. Weitere Risikofaktoren für eine erhöhte Toxizität der Aminoglykoside und damit eine zwingende Indikation für ein Drugmonitoring sind Früh- und Neugeburtlichkeit, eine erwartete Therapiedauer von mehr als 7 – 10 Tagen, gleichzeitige Verabreichung anderer nephro- oder ototoxischer Medikamente, eine Aminoglykosidtherapie innerhalb der letzten 6 Wochen vor erneuter Gabe des Aminoglykosids und Krankheiten mit beträchtlich verändertem Verteilungsvolumen (zystische Fibrose, ausgedehnte Verbrennungen etc.).

In Metaanalysen konnte gezeigt werden, dass die tägliche Einmalgabe eine mindestens gleiche Wirksamkeit und Verträglichkeit hat wie die Mehrfachgabe. Die Ototoxizität ist bei Erwachsenen und Kindern nach Einmalgabe nicht höher als nach Mehrfachgabe.

Gentamicin wird hauptsächlich in der Kombinationstherapie bei schweren Infektionskrankheiten mit gramnegativen Bakterien eingesetzt. In Kombination mit Penicillinen kann Gentamicin synergistisch auf Enterokokken, Gruppe-B-Streptokokken (GBS) und Listerien wirken. Die Nebenwirkungen im Kindesalter, insbesondere die Ototoxizität, sind geringer als bei Erwachsenen. Die Applikation sollte am besten als Kurzinfusion (oder intravenös) und nur ausnahmsweise intramuskulär erfolgen. Dabei ist darauf zu achten, dass Gentamicin nicht mit Betalaktam-Antibiotika und anderen Medikamenten gemischt wird.

Tobramycin ist bei Pseudomonas aeruginosa dem Gentamicin in vitro etwas überlegen, entspricht jedoch im Übrigen weitgehend dem Anwendungs- und Wirkungsbereich des Gentamicins. Inhalatives Tobramycin ist zur Pseudomonastherapie bei Mukoviszidose zugelassen.

Amikacin gilt als Reserveaminoglykosid und sollte möglichst nur gegen gentamicinresistente Stämme von Klebsiellen, Enterobacter, Serratia, Pseudomonas aeruginosa etc. eingesetzt werden.

Netilmicin hat ein dem Gentamicin ähnliches Wirkspektrum mit guter Aktivität gegenüber Staphylokokken. Es ist derzeit nicht auf dem Markt verfügbar.

Neomycin, **Paromomycin**, **Spectinomycin** und **Streptomycin** haben für die Therapie systemischer bakterieller Infektionskrankheiten wegen ihrer zu großen toxischen Nebenwirkungen keine (Neomycin, Paromomycin) bzw. nur noch geringe Bedeutung. Streptomycin wird vorwiegend zur Therapie der Tuberkulose eingesetzt. Spectinomycin wird bei Gonorrhö als Einmalgabe verabreicht. Die lokale Anwendung von Neomycin ist aufgrund der hohen Rate von Kontaktsensibilisierungen bei gleichzeitig zunehmender Resistenz von Hautkeimen (bis über 50 %) *nicht* sinnvoll.

6.5.3 Chloramphenicol

Chloramphenicol ist ein hochwirksames Antibiotikum mit einem breiten Wirkspektrum. Es wird heutzutage fast nur noch zur topischen Therapie verwendet, insbesondere in der Augenheilkunde. Die Anwendung parenteral und per os (Bioverfügbarkeit: 90 %) ist nur noch sehr selten indiziert, z. B. bei einem Hirnabszess. Allergische Reaktionen treten gelegentlich auf; schwere Arzneimittelreaktionen (toxische epidermale Nekrolyse) sind möglich, aber insgesamt selten.

Bei systemischer Anwendung sind 2 verschiedene myelotoxische Nebenwirkungen zu beachten: die häufigere reversible und die seltene (1:25 000 bei Kindern) irreversible Knochenmarkaplasie. Die reversible Myelotoxizität kann durch wiederholte Retikulozytenzählungen frühzeitig erfasst werden.

Besondere Vorsicht ist bei der Anwendung von Chloramphenicol bei Neu- und Frühgeborenen wegen der mangelhaften Glukuronidierung in diesem Alter geboten. Drugmonitoring: C_{max} 10 – 25 mg/l, Talspiegel < 5 mg/l.

6.5.4 Tetrazykline und Glycylzykline

- Doxycyclin
- Minozyklin
- Oxytetrazyklin
- Tetrazyklin
- Tigecyclin

Der Wirkungsbereich der Tetrazykline erstreckt sich u. a. auf Mykoplasmen, Chlamydien, Brucellen, Rickettsien, Campylobacter, Vibrio cholerae, Yersinien, Borrelien (B. burgdorferi), Spirochäten, Leptospiren, Francisella tularensis, Burkholderia mallei und B. pseudomallei sowie einige Anaerobier.

Zu beachten sind die örtlich unterschiedlichen Resistenzraten. Staphylokokken und Pneumokokken können regional gut erfasst werden, und in Deutschland sind die meisten MRSA derzeit auch Doxycyclinempfindlich. Die Applikation der Tetrazykline ist per os und parenteral möglich. Die orale Bioverfügbarkeit beträgt 90 %. Sie wird aber durch Aufnahme 2- und 3-wertiger Kationen, die u. a. in Milch und Milchprodukten enthalten sind, wesentlich reduziert. Die Verträglichkeit ist im Allgemeinen gut. Allergien sind selten. Tetrazyklin-Kalzium-Komplexe sollen irreversibel im Knochen und in den Zähnen abgelagert werden, sodass die Applikation bei Kindern unter 9 Jahren und bei Schwangeren vermieden werden sollte. Im Unterschied zu älteren Tetrazyklinen scheint Doxycyclin bei 2- bis 8-jährigen Kindern keine klinisch signifikanten Zahnverfärbungen zu verursachen, sodass eine Doxycyclintherapie bei einer spezifischen Indikation vertretbar erscheint, wenn die alternative Antibiotikatherapie mit einem größeren Risiko einhergehen könnte. Tetrazykline werden aufgrund ihrer Lipophilie in Talgdrüsen akkumuliert und sind daher für die Therapie der Acne papulopustulosa besonders geeignet.

Tigecyclin ist eine vom Minozyklin abgeleitete Substanz mit erweitertem Wirkspektrum gegenüber vielen minozyklinresistenten Mikroorganismen. Sein Wirkspektrum umfasst grampositive und gramnegative Bakterien und sog. atypische Bakterien. Besonders wichtig ist die Wirkung gegen methicillinresistente Staphylokokken, vancomycinresistente Enterokokken, Klebsiellen mit Bildung von Breitspektrum-Betalaktamasen und tetrazyklinresistente Bakterien. Die Ausscheidung erfolgt primär über Galle und Faeces. Halbwertszeit: 25 – 42 Stunden; Dosierung: initial 100 mg, gefolgt von 100 mg/d in 2 ED i. v. (Kurzinfusionen 30 – 60 min). Bei Niereninsuffizienz ist keine Dosisanpassung nötig. Häufigste Nebenwirkungen: Übelkeit und Erbrechen. Tigecyclin ist für die Behandlung Erwachsener mit komplizierten Haut- und Weichteilinfektionen und komplizierten intraabdominalen Infektionen zugelassen. Für Kinder und Jugendliche ist Tigecyclin nicht zugelassen.

6.5.5 Makrolide, Azalide, Ketolide und Lincosamide

Makrolide und Azalide

- ältere Makrolide
  - Erythromycinestolat
  - Erythromycinethylsuccinat
  - Erythromycinlactobionat
  - Erythromycinstearat
  - Josamycin
  - Spiramycin
- neuere Makrolide
  - Clarithromycin
  - Roxithromycin
  - Azithromycin

Makrolide bestehen aus einem Lactonring und aus Zucker und/oder Aminozucker. Nach der Anzahl der Glieder des Lactonrings kann man die Makrolide auch in 14-, 15- oder 16-gliedrige Makrolide einteilen. Zu den 14-gliedrigen Makroliden gehören Erythromycin, Roxithromycin und Clarithromycin. In die Gruppe der 16-gliedrigen Makrolide werden u. a. Spiramycin und Josamycin eingereiht. Zu den 15-gliedrigen Makroliden gehört das Azithromycin, welches auch als Azalid (zusätzliches N-Atom) bezeichnet wird. Erythromycin selbst ist eine schwache Base, die mit organischen Säuren leicht Salze und Ester bildet. Antibiotisch wirksam ist nur die freie Base.

Makrolide sind wirksam gegenüber den wichtigsten Erregern von Atemwegsinfektionen einschließlich Mycoplasma pneumoniae, Moraxella, Legionella spp., Chlamydien. Darüber hinaus sind sie u. a. aktiv gegen Bordetellen, Borrelien, Helicobacter pylori, Corynebacterium diphtheriae, Erysipelothrix rhusiopathiae und Ureaplasma urealyticum. Weniger gut bis mäßig empfindlich sind Staphylokokken, H. influenzae, Campylobacter jejuni, Treponema pallidum und Rickettsien. Unter den Anaerobiern gelten Clostridien, Peptostreptokokken und Propionibacterium acnes als mäßig empfindlich. Der Wirkungsunterschied zwischen älteren und neueren Makroliden ist nur marginal.

Von Bedeutung sind die auch in Deutschland zunehmenden Resistenzraten der A-Streptokokken und Pneumokokken, die ca. 10 – 20 % (regional sogar bis 30 %) betragen. Die erweiterten Indikationen, die vereinfachte Gabe der neueren Makrolide und der günstige Preis der Generika haben über eine Umsatzsteigerung den Selektionsdruck erhöht und damit eine Zunahme der Resistenzraten wichtiger Erreger von Atemwegsinfektionen bewirkt. Das ist vor allem für die Kinderheilkunde von Nachteil, weil die neuen Fluorochinolone und die Ketolide (s. u.) als Alternativpräparate nicht zur Verfügung stehen.

Die Verträglichkeit der Makrolide bei Kindern ist gut. Zu beachten sind jedoch die vielfältigen Interaktionen mit anderen Pharmaka (u. a. Theophyllin, Carbamazepin, Terfenadin, Triazolam, Midazolam, Astemizol, Ciclosporin A).

Für die Behandlung von Weichteilinfektionen sind Makrolide aufgrund ihres Wirkspektrums nicht geeignet.

Erythromycin stellt eine gute Alternative bei Penicillinunverträglichkeit dar. Von den verschiedenen Erythromycinderivaten ist Erythromycinestolat aufgrund der besseren Bioverfügbarkeit vorzuziehen. Die intrazelluläre Konzentration von Erythromycin ist etwa 5-fach höher als die extrazelluläre. Die Ausscheidung erfolgt überwiegend hepatobiliär. Erythromycinlactobionat (Erythrocin) kann auch intravenös verabreicht werden. Kombinationen von Erythromycin bzw. Erythromycinethylsuccinat und Bromhexin sind nicht zu empfehlen.

Roxithromycin und **Clarithromycin** haben ein dem Erythromycin sehr ähnliches antibakterielles Wirkungsspektrum. Ihr Vorteil sind verbesserte pharmakokinetische Eigenschaften, sodass sie niedriger dosiert werden können. Neue Indikationen sind Infektionen durch Helicobacter pylori, Borrelien, Mycobacterium avium und Bartonellen. Bioverfügbarkeit: 50–80% mit Reduktion durch Nahrungsaufnahme (Roxithromycin) bzw. 55% ohne Reduktion durch Nahrungsaufnahme (Clarithromycin). Clarithromycin ist auch für die Behandlung von Kindern im 1. Lebenshalbjahr zugelassen.Zur intravenösen Gabe ist nur Clarithromycin ab dem 13. Lebensjahr zugelassen.

Azithromycin hat im Vergleich zu Erythromycin in vitro eine verbesserte Wirkung gegenüber gramnegativen Erregern (H. influenzae)und eine schwächere Aktivität gegen grampositive Bakterien. Seine besonderen pharmakokinetischen Eigenschaften (Halbwertszeit: über 40 Stunden) erlauben eine Kurzzeittherapie mit täglicher Einmalgabe (Atemwegsinfektionen). Nachteilig ist, dass die sehr lang anhaltenden subinhibitorischen Konzentrationen die Entwicklung resistenter Bakterien fördern. Es sollte deswegen zur sehr zurückhaltend bei fehlenden Alternativen eingesetzt werden. Azithromycin wird per os (Bioverfügbarkeit ca. 40%) verabreicht. Für Erwachsene steht auch eine Formulierung intravenös zur Verfügung.

Ketolide

- Telithromycin

Ketolide sind eine neue Substanzklasse, die eine Weiterentwicklung der Makrolid-Lincosamid-Streptogramin-Gruppe (MLS) darstellt. Ketolide besitzen ein ähnliches Wirkspektrum wie die Makrolide, jedoch mit einer verbesserten Aktivität gegen grampositive Erreger, insbesondere gegen Streptokokken der Gruppe A und Pneumokokken einschließlich penicillin- und erythromycinresistenter Stämme. Wesentliche pharmakokinetische Eigenschaften von Telithromycin sind Säurestabilität, hohe orale Bioverfügbarkeit ohne wesentliche Reduktion durch Nahrungsaufnahme, die lange Halbwertszeit und gute Penetration in die Atemorgane. Als 1. Ketolid ist Telithromycin für Erwachsene und für Kinder ab 12 Jahre (Tonsillitis) zugelassen worden. Da für die Behandlung von Kindern mit Atemwegsinfektionen durch penicillin- und makrolidresistente Pneumokokken keines der neuen Atemwegschinolone zur Verfügung steht, wäre Telithromycin für Kinder und Jugendliche eine Alternative. Die Nebenwirkungen sind jedoch beachtlich: Diarrhoe und andere gastrointestinale Erscheinungen, Transaminasenerhöhung, schwere Hepatitis (Telithromycin ist bei Hepatitis und/oder Ikterus in der Anamnese kontraindiziert), Sehstörungen und Exazerbation einer Myasthenia gravis, zahlreiche Interaktionen.

Lincosamide

- Clindamycin

Clindamycin wirkt vornehmlich auf grampositive Bakterien (Streptokokken, Staphylokokken, Korynebakterien), Anaerobier, Toxoplasmen und Plasmodien. Die Raten clindamycinresistenter Streptokokken und Staphylokokken steigen jedoch an. Hauptindikationen von Clindamycin sind Haut- und Weichteilinfektionen, odontogene Infektionen, Knochen- und Gelenkinfektionen und Infektionskrankheiten durch anaerobe Bakterien. Clindamycin penetriert nicht in den Liquor. Es ist ein gut schleimhautwirksames Antibiotikum, das zur Eradikationsbehandlung bei rezidivierenden Streptokokken- und Staphylokokkeninfektionen herangezogen werden kann. Eine zunehmende Bedeutung hat Clindamycin auch in der Behandlung von sog. caMRSA-Infektionen, bei denen diese Substanz zumindest in manchen Fällen eine orale Therapiemöglichkeit darstellt. Die Applikation kann oral (Bioverfügbarkeit: 75 – 85 %) und intravenös erfolgen. Von den Nebenwirkungen ist auf die pseudomembranöse Enterokolitis hinzuweisen, die bei Kindern jedoch selten ist.

6.5.6 Oxazolidinone

Linezolid. Als 1. Vertreter dieser Gruppe mit völlig neuer Struktur und neuem Wirkungsmechanismus ist Linezolid zugelassen (allerdings nicht für Kinder und Jugendliche < 18 Jahre). Das Wirkspektrum umfasst grampositive Erreger einschließlich methicillinresistenter Staphylokokken (MRSA und MRSE), penicillinresistenter Pneumokokken und vancomycinresistenter Enterokokken (VRE). Mit Linezolid können Infektionen durch die genannten resistenten Erreger per os behandelt werden. Die orale Bioverfügbarkeit beträgt nahezu 100 % und wird durch Nahrungsaufnahme nicht wesentlich reduziert. Für Kinder liegen bisher nur begrenzte pharmakokinetische Daten vor. Bei Auftreten einer peripheren Neuropathie oder von Sehstörungen sollte Linezolid abgesetzt werden. Blutbild, Laktat und leberchemische Parameter sind unter der Behandlung regelmäßig zu kontrollieren.

6.5.7 Glykopeptidantibiotika

- Vancomycin
- Teicoplanin

Vancomycin ist geeignet zur Behandlung von Infektionen durch Staphylokokken inkl. methicillinresistenter Stämme, Enterokokken einschließlich E. faecium, Streptokokken, Pneumokokken inkl. penicillinresistenter Stämme, C. difficile, Korynebakterien (auch Corynebacterium jeikeium), Listerien und grampositive Anaerobier. Die Applikation erfolgt intravenös. Vancomycin ist ein mäßig bakterizides Antibiotikum der Reserve mit oto- und nephrotoxischen Nebenwirkungen bei Kumulation. Bei rascher intravenöser Gabe kann ein „Red-man"-Syndrom auftreten, was oft als allergische Reaktion missinterpretiert wird. Vancomycin, besonders in hoher Dosierung, ist nephrotoxisch. Vancomycin wird auch zur Behandlung von Shunt-Infektionen durch grampositive Erreger eingesetzt. Die Dosierung bei Kindern beträgt 40 (–60) mg/kgKG in 2–4 ED. Talspiegelbestimmung (Ziel 10–20 mg/l) unter Therapie sind obligat, in der Regel 2-mal pro Woche sowie nach Dosisänderungen, insbesondere bei Patienten mit eingeschränkter Nierenfunktion und/oder begleitender Therapie durch potenziell nephrotoxische Medikamente (Aminoglykoside, Diuretika etc.). Die anzustrebenden Talspiegel variieren dabei je nach Ort der Infektion und verursachendem Erreger.

Teicoplanin ist ein dem Vancomycin sehr ähnliches Glykopeptidantibiotikum mit identischem Wirkspektrum, aber längerer Halbwertszeit und nahezu fehlender Nephrotoxizität. Im Vergleich zu Vancomycin ist Teicoplanin weniger aktiv gegen Staphylokokken (S. haemolyticus), aber wirksamer gegen Enterokokken. Teicoplanin kann 1-mal täglich gegeben werden; auch eine intramuskuläre Gabe ist möglich. Ein sog. „Red-man"-Syndrom ist nicht bekannt. Es muss initial eine höhere Dosis verabreicht werden. Serumspiegelbestimmungen sind nur in besonderen klinischen Situationen notwendig. Bei Shunt-Infektion mit Ventrikulitis kann eine Medikamentenspiegelbestimmung auch im Liquor sinnvoll sein.

6.5.8 Fluorchinolone (Gyrasehemmer)

Neuere Fluorchinolone:

- Gruppe 2
  - Ciprofloxacin
- Gruppe 3
  - Levofloxacin
- Gruppe 4
  - Moxifloxacin

Durch die Einführung eines oder mehrerer Fluoratome in das Grundgerüst des Chinolins wurde das antimikrobielle Wirkspektrum der Chinolone deutlich verbessert. Es umfasst grampositive und gramnegative Mikroorganismen einschließlich Pseudomonas aeruginosa. Die Fluorchinolone der Gruppen 3 und 4 zeigen eine verbesserte Aktivität gegen Pneumokokken einschließlich penicillinresistenter Stämme und andere grampositive Bakterien (sog. Atemwegschinolone).

Wegen der in Versuchen bei jungen Hunden (und anderen Tieren) unter Belastung beobachteten irreversiblen Knorpelschäden an Gelenken ist bislang in Deutschland nur Ciprofloxacin für Kin-

6

der ab 5 Jahren mit einer Pseudomonasinfektion bei zystischer Fibrose, bei Kindern ab 1 Jahr mit komplizierter Harnwegsinfektion und Pyelonephritis als Zweittherapie und für alle Kinder zur Soforttherapie des Milzbrands mit systemischer Beteiligung und bei Inhalation von B. anthracis, siehe Kap. Milzbrand (S.397), zugelassen. Die *irreversiblen* Schädigungen der Gelenkknorpel (besonders im Kniegelenk) sind bei Kindern (einschließlich Neugeborenen > 1000 g) und Jugendlichen bislang *nicht* nachgewiesen worden, weder mittels Magnetresonanztomografie oder Sektion noch in mehreren klinischen Studien. Auch nach 2 großen retrospektiven Auswertungen scheint die Chondrotoxizität der Fluorchinolone für den Menschen nicht relevant zu sein. In einer retrospektiven Auswertung wurden zwischen 1992 und 1998 über 6 000 Kinder und Jugendliche, die ein Fluorchinolon erhielten, mit mehr als 15 000 Patienten, die mit Azithromycin behandelt wurden, verglichen. Ein signifikanter Unterschied hinsichtlich Arthro- und Tendopathien (0,82 % vs. 0,78 %) konnte nicht ermittelt werden.

In klinischen Studien wurden Ciprofloxacin, Trovafloxacin (nicht mehr im Handel), Gatifloxacin (867 Kinder im Alter von 6 Monaten bis 7 Jahren) und Levofloxacin untersucht, die ebenfalls keinen Hinweis auf irreversible Knorpelschäden ergeben haben. Als Nebenwirkungen sind zwar Arthralgien beobachtet worden, diese waren aber fast immer nach Absetzen der Therapie reversibel, traten nicht häufiger als in der Kontrollgruppe auf und entsprachen nicht den in den Tierversuchen beschriebenen Knorpelschäden.

Daher können in Übereinstimmung mit mehreren medizinischen Fachgesellschaften Fluorchinolone – auch wenn ein geringes Risiko für irreversible Arthropathien und für Tendopathien immer noch nicht ganz ausgeschlossen werden kann – bei Kindern und Jugendlichen angewendet werden, wenn es für die indizierte Therapie keine Alternative gibt und wenn Eltern und i. d. R. ab dem 14. Lebensjahr auch der Patient ausreichend aufgeklärt worden sind (Dokumentation). Zu diesen Indikationen zählen Lungenmilzbrand und Infektionskrankheiten durch Pseudomonas aeruginosa oder multiresistente gramnegative Bakterien, vor allem Exazerbation der chronischen Bronchitis bei zystischer Fibrose, komplizierte Harnwegsinfektion, Osteomyelitis, chronisch-eitrige Otitis media, schwere Otitis externa, Shunt-Infektionen sowie Infektionen des Gastrointestinaltrakts durch Shigellen, Salmonellen, Vibrio cholerae und C. jejuni. Eine Fluorchinolontherapie ist auch indiziert, wenn eine parenterale Gabe von Antibiotika nicht oder nur schwer durchführbar und eine orale Gabe eines anderen Antibiotikums nicht verfügbar ist.

Von den Fluorchinolonen sollte Ciprofloxacin bevorzugt werden, da es im Kindes- und Jugendalter am besten untersucht ist und da eine Saftzubereitung zur Verfügung steht. Ciprofloxacin kann in der Umgebungsprophylaxe bei invasiver Meningokokkeninfektion mit einer Einmaldosis verabreicht werden.

6.5.9 Sonstige antibakterielle Chemotherapeutika

Quinopristin/Dalfopristin ist ein Antibiotikum aus der Gruppe der Streptogramine, die an verschiedenen Stellen der bakteriellen Ribosomen binden und deren Proteinsynthese behindern. Die Kombination wirkt bakterizid und besitzt einen lang anhaltenden postantibiotischen Effekt. Quinopristin/Dalfopristin ist besonders geeignet zur Behandlung von Infektionen durch multiresistente grampositive Bakterien: u. a. S. aureus und koagulasenegative Staphylokokken einschließlich methicillinresistenter Stämme, Streptokokken einschließlich penicillin- und makrolidresistenter Stämme, E. faecium einschließlich vancomycinresistenter Stämme (keine Wirksamkeit gegen E. faecalis); Clostridium perfringens, Peptostreptokokken. Die Ausscheidung beider Komponenten erfolgt zu 80 % mit der Faeces; Halbwertszeit: 1 Stunde; Dosierung: 22,5 mg/kgKG/d in 3 ED als Infusion über 60 min, keine Dosisanpassung bei Nierenfunktionsstörung. Nebenwirkungen: u. a. Exantheme, Pruritus, Entzündungen an der Infusionsstelle, Diarrhoe, Kopfschmerzen, Arthralgie, Myalgie. Zu beachten sind die zahlreichen Interaktionen (die Kombination hemmt Zytochrom-P450-Isoenzym). Für Kinder und Jugendliche ist die Kombination nicht zugelassen. Das Präparat ist derzeit nicht erhältlich.

Fosfomycin ist chemisch mit keinem Antibiotikum anderer Stoffklassen verwandt. Daher sind auch keine Kreuzallergien zu erwarten. Fosfomycin wirkt gegen Staphylokokken, Streptokokken, Enterokokken einschließlich vancomycinresistenter Stämme, H. influenzae, Enterobacteriaceae und Pseudomonas aeruginosa. Aufgrund rascher Resistenzentwicklung unter Monotherapie muss Fosfomycin immer mit einem Breitspektrumpenicillin oder Cephalosporin kombiniert werden. Zu beachten ist, dass mit 1 g Fosfomycin 14,5 mmol Na^+ zugeführt werden. Fosfomycin penetriert gut in den Liquor und ist daher potenziell auch zur Behandlung der bakteriellen Meningitis und eines Hirnabszesses geeignet. Ausreichende klinische Studien hierzu liegen jedoch nicht vor.

Fusidinsäure ist ein Steroidderivat und chemisch nicht mit anderen Antibiotika verwandt. Daher besteht keine Kreuzresistenz. Fusidinsäure eignet sich vor allem für eine Behandlung von Infektionen mit Staphylokokken einschließlich methicillinresistenter Staphylokokken, wird jedoch selten systemisch eingesetzt. Fusidinsäure wird insbesondere topisch angewendet. Nachteilig ist hierbei die nicht ausreichende Wirkung gegenüber Streptokokken der Gruppe A, die Penetration in die intakte und geschädigte Haut und die rasche Resistenzentwicklung (regional bis > 20 %).

Mupirocin ist ein Stoffwechselprodukt von Pseudomonas fluorescens (Pseudomoninsäure), das ausschließlich zur topischen Anwendung zugelassen ist. Das Wirkspektrum umfasst hauptsächlich grampositive Bakterien, S. aureus und koagulasenegative Staphylokokken einschließlich MRSA und MRSE sowie β-hämolysierende Streptokokken der Gruppe A. Außerdem ist Mupirocin gegen einige wenige gramnegative Bakterien aktiv wie H. influenzae, Moraxella catarrhalis und Neisseria spp. Mupirocin wird hierzulande in 2 Formulierungen angeboten: InfectoPyoderm-Salbe und Turixin-Salbe. Erstere ist primär für die Behandlung von ambulanten Patienten mit Impetigo und anderen Hautinfektionen vorgesehen. Turixin-Salbe ist eine wichtige Therapieoption für die Elimination nasaler Staphylokokken, speziell MRSA, bei Staphylokokkenträgern. Beide Formulierungen enthalten 20 mg Mupirocin/1 g, sodass nach Applikation der 2 %igen Salbe sehr hohe Konzentrationen auf der Haut (20 000 mg/l) erzielt werden. Die Anwendung von Mupirocin sollte möglichst auf die Elimination von MRSA-Trägerschaft im Zuge einer konsequent durchgeführten Dekolonisierungstherapie (in Kombination mit Hautwaschungen und Gurgellösungen etc.) beschränkt bleiben. Bei kutanen Infektionen sind zwecks Minimierung der Resistenzentwicklung andere Optionen (insb. lokale Antiseptika wie Polihexanid, Octenidin oder Chlorhexidin) zu bevorzugen.

Retapamulin. Wegen der in vielen Ländern steigenden Resistenzraten von S. aureus gegenüber Mupirocin kann in Einzelfällen die 1 %ige Retapamulin-Salbe eine Alternative sein. Retapalmulin ist wirksam gegen S. aureus (nicht MRSA) und S. pyogenes. Es ist nicht zugelassen bei Säuglingen < 9 Monate.

Nitroimidazole sind Chemotherapeutika mit Wirksamkeit gegen Parasiten und anaerobe Bakterien einschließlich C. difficile und B. fragilis. Alle Nitroimidazole können den Urin dunkel färben. Metallischer Geschmack, Exantheme, Schwindel und Ataxien sind häufige Nebenwirkungen. Die orale Bioverfügbarkeit ist exzellent.

Nitrofurantoin eignet sich zur Behandlung der Zystitis und zur Infektionsprophylaxe von Harnwegsinfektionen. Die Substanz erreicht keine nennenswerten Serumkonzentrationen und wird nur im Harn ausgeschieden. Sie sollte nicht Säuglingen in den ersten 3 Monaten und Patienten mit einer Niereninsuffizienz verordnet werden.

Polymyxine, Polymyxin B und **Colistin** werden wegen ihrer hohen Toxizität vorwiegend lokal eingesetzt, u. a. in Kombination mit Neomycin (obsolet) oder Bacitracin zur topischen Antibiotikatherapie (Polymyxin B) oder zur partiellen Darmdekontamination und zur Inhalation bei Patienten mit Mukoviszidose (Promixin: Colistimethat-Natrium, zugelassen ab 2 Jahren). Keine größere Resorption nach Gabe per os, außer bei Entzündung von Haut oder Schleimhäuten. Colistin wird zunehmend auch wieder parenteral bei Infektionen durch multiresistente gramnegative Bakterien (P. aeruginosa, Actinobacter baumanii) und Mangel an Alternativen verwendet.

Rifampicin ist gegen Mycobacterium tuberculosis, M. leprae, Staphylokokken und andere grampositive Kokken, Meningokokken, H. influenzae, Chlamydien und Legionellen wirksam. Da es bei Rifampicin zu einer schnellen Resistenzentwicklung unter der Therapie kommen kann, darf es nur in Kombination mit anderen antibakteriell wirksamen Medikamenten eingesetzt werden (Ausnahme: Meningokokkenprophylaxe). Hohe intrazelluläre Konzentration; Tränenflüssigkeit (Cave: Kontaktlinsenträger), Urin, Sputum, Schweiß und andere Körperflüssigkeiten können sich orange verfärben. Zu beachten sind zahlreiche Interaktionen mit anderen hepatisch metabolisierten Stoffen. So kann es durch Enzyminduktion zu einem raschen Abbau oraler Kontrazeptiva kommen.

Daptomycin ist ein zyklisches Peptidantibiotikum, das durch eine irreversible Bindung an die Zellmembran wirkt. Es ist aktiv gegen multiresistente grampositive Bakterien wie S. aureus und koagulasenegative Staphylokokken einschließlich methicillin- und vancomycinresistenter und -intermediärempfindlicher Stämme (VRSA, VISA), Streptokokken einschließlich penicillinresistenter Stämme, Enterokokken einschließlich vancomycinresistenter Stämme (VRE; Clostridium spp., Corynebacterium spp.) und ist u. a. geeignet für die Behandlung komplizierter Haut- und Weichteilinfektionen und von Bakteriämien und Rechtsherzendokarditis durch S. aureus. Daptomycin ist für Kinder und Jugendliche nicht zugelassen. Die Halbwertszeit beträgt ca. 9 Stunden. Die Ausscheidung erfolgt renal. Dosierung: 4–8 mg/kgKG/d in 1 ED i. v.; häufigste Nebenwirkungen: Diarrhoe, Exantheme, Muskelschmerzen mit Erhöhung der Kreatinphosphokinase.

6.5.10 Kombinationen von Sulfonamiden und Trimethoprim/ Tetroxoprim

- Trimethoprim-Kombinationen
  - Sulfamethoxazol + Trimethoprim (Cotrimoxazol) (Berlocid, Eusaprim u. v. a.)
  - Sulfamerazin + Trimethroprim
- Trimethoprim (Infectotrimet)
- Tetroxoprim-Kombination
  - Sulfadiazin + Tetroxoprim (Co-Tetroxacin)

Sulfonamide. Das Wirkungsspektrum der Sulfonamide umfasst grampositive Bakterien, Shigellen, Aktinomyzeten, Toxoplasma gondii, Pneumocystis jiroveci und Plasmodien. Wegen der erheblichen Nebenwirkungen der Sulfonamide wie Appetitlosigkeit, Brechreiz, zentralnervöse Symptome, schwere mukokutane Unverträglichkeitsreaktionen (Stevens-Johnson-Syndrom und toxische epidermale Nekrolyse) und möglicher Nieren- und Lebertoxizität sowie der hohen Resistenzraten werden die Sulfonamide kaum noch als Monosubstanz angewendet.

Trimethoprim/Tetroxoprim mit Sulfonamiden. Die synergistische Kombination von Trimethoprim oder Tetroxoprim als Folsäure-Antagonisten mit Sulfonamiden (im Verhältnis 1:5) wirkt gegen zahlreiche pathogene Erreger, insbesondere grampositive Kokken, Enterobacteriaceae einschließlich Salmonellen und Shigellen, V. cholerae, H. influenzae, M. catarrhalis, B. pertussis, Brucellen und Nocardia spp. (jedoch nicht gegen die meisten in Deutschland vorkommenden Spezies). Gegen Enterokokken, Mykoplasmen, Chlamydien und Legionellen ist die Kombination unwirksam. Für die Behandlung von A-Streptokokkeninfektionen ist Cotrimoxazol ebenfalls ungeeignet. Nach oraler Gabe werden bei nahezu vollständiger Resorption von Trimethoprim hohe Gewebespiegel insbesondere in den Lungen und Nieren erreicht. Die Kombinationspräparate eignen sich heute nur noch zur Behandlung von Infektionen der Harnwege bei nachgewiesen empfindlichen Erregern und unter Beachtung der lokalen Resistenzraten von Shigellose, Typhus und Paratyphus. Auch bei Infektionen durch MRSA, insbesondere caMRSA, kann bei nachgewiesener Empfindlichkeit die Behandlung mit Cotrimoxazol indiziert sein. Zur Behandlung und Prophylaxe von PjP siehe Kap. Pneumocystis-jiroveci-Pneumonie (S. 443).

Trimethoprim kann zur Therapie der Zystitis und zur Infektionsprophylaxe einer Harnwegsinfektion eingesetzt werden. Durch den fehlenden Sulfonamidanteil sind weniger Nebenwirkungen zu beobachten.

Tab. 6.1 Dosierung von Antibiotika und antibakteriellen Chemotherapeutika bei Kindern (außer Neugeborenen[1]), Jugendlichen und Erwachsenen.

Chemotherapeutikum	Applikation	Patienten	Dosis in 24 h	Zahl der Einzeldosen (ED) in 24 h	max. Tagesdosis
Penicilline					
parenterale Penicilline (Benzylpenicilline)[2]					
Penicillin G	i. v.	Säuglinge	0,03 – 0,5 Mio. IE/ kgKG	4 – 6	
	i. v.	Kinder 1 – 12 Jahre	0,03 – 0,5 Mio. IE/ kgKG	4 – 6	
	i. v.	Jugendliche, Erwachsene	1 – 3 Mio. IE	4 – 6	
		hohe Dosis	18 – 24 Mio. IE	4 – 6	24 Mio. IE

Tab. 6.1 Fortsetzung

Chemotherapeutikum	Applikation	Patienten	Dosis in 24 h	Zahl der Einzeldosen (ED) in 24 h	max. Tagesdosis
Benzathin-Penicillin[2]	i. m.	Kleinkinder	1 – 2 × 600 000 IE/Mon.		
		Schulkinder, Erwachsene	1 – 2 × 1,2 Mio. IE/Mon.		
orale Penicilline (Phenoxypenicilline)					
Penicillin V, Propicillin	p. o.	Säuglinge	0,1 Mio. IE/kgKG	2 – 3	
	p. o.	Kinder 1 – 12 Jahre	0,05 – 0,1 Mio. IE/kgKG	2 – 3	
	p. o.	Jugendliche, Erwachsene	1,5 – 3 Mio. IE	2 – 3	6 Mio. IE
Benzathin-Penicillin V	p. o.	Säuglinge, Kinder	50 000 IE/kgKG	2	
	p. o.	Jugendliche, Erwachsene	1,5 Mio. IE	2	
Azidocillin	p. o.	Kinder > 6 Jahre, Jugendliche, Erwachsene	1 – 1,5 g	2	
Aminopenicilline					
Ampicillin	i. v.	Säuglinge	100 – 400 mg/kgKG	3–4	
	i. v.	Kinder 1 ≤ 12 Jahre	100 – 400 mg/kgKG	3–4	
	i. v., i. m.	Jugendliche, Erwachsene	3 – 6 g	3 – 4	15 g
Amoxicillin	p. o.	Säuglinge	50 – 90 mg/kgKG	2 – 3	
	p. o.	Kinder 1 – 12 Jahre	50 – 90 mg/kgKG	2 – 3	
	p. o.	Jugendliche, Erwachsene	1,5 – 6 g	2 – 3	6 g
Isoxazolylpenicilline					
Oxacillin	i. v.	Säuglinge	80 – 200 mg/kgKG	3 – 4	
	i. v.	Kinder 1 – 12 Jahre	80 –150 mg/kgKG	3 – 4	
	i. v.	Jugendliche, Erwachsene	2 – 8 g	3 – 4	12 g
Dicloxacillin	p. o.	Säuglinge	30 –100 mg/kgKG	3 – 4	
	p. o.	Kinder 1 – 12 Jahre	1 – 3 g	3 – 4	
	p. o.	Jugendliche, Erwachsene	3 – 4 g	3 – 4	8 g
Flucloxacillin	p. o.	Säuglinge	50 –150 mg/kgKG	3 – 4	
	p. o.	Kinder 1 – 12 Jahre	1 – 3 g	3 – 4	
	p. o.	Jugendliche, Erwachsene	3 – 4 g	3 – 4	8 g
	i. v.	Säuglinge	50 –150 mg/kgKG	3 – 4	
	i. v.	Kinder 1 – 12 Jahre	2 – 6 g	3 – 4	
	i. v., i. m.	Jugendliche, Erwachsene	3 – 8 g	3 – 4	12 g
Acylaminopenicilline					
Mezlocillin	i. v.	Säuglinge	150–200 mg/kgKG	2	
	i. v.	Kinder 1 – 12 Jahre	200 mg/kgKG	3	8 g
	i. v.	Jugendliche, Erwachsene	6 – 12 g	3	15 g
Piperacillin	i. v.	Säuglinge	200 mg/kgKG	3	
	i. v.	Kinder 1 – 12 Jahre	200 (– 300) mg/k KG	3	12 g
	i. v.	Jugendliche, Erwachsene	6 – 12 (– 16) g	3	16 (– 24) g
Penicillinkombinationen mit Betalaktamaseinhibitoren					
Amoxicillin/Clavulansäure	i. v.	Säuglinge	60 – 100 mg/kgKG	3	
	i. v.	Kinder 1 – 12 Jahre	60 – 100 mg/kgKG	3	
	i. v.	Jugendliche, Erwachsene	3,6 – 6,6 g	3	6,6 g

Tab. 6.1 Fortsetzung

Chemotherapeutikum	Applikation	Patienten	Dosis in 24 h	Zahl der Einzeldosen (ED) in 24 h	max. Tagesdosis
4:1-Formulierung	p. o.	Säuglinge	45 – 60 mg/kgKG	3	
	p. o.	Kinder 1 – 12 Jahre	45 – 60 mg/kgKG	3	
	p. o.	Jugendliche, Erwachsene	1500 + 375 mg	3	3,75 g
7:1-Formulierung	p. o.	Kinder 2 – 12 Jahre (bis 40 kgKG)	45 – 80 mg/kgKG	2	
		Kinder > 40 kgKG	2 g (1750 + 250 mg)	2	3 g
Ampicillin/Sulbactam	i. v.	Säuglinge	100 – 150 mg/kgKG	3	
	i. v.	Kinder 1 – 12 Jahre	150 mg/kgKG	3	
	i. v.	Jugendliche, Erwachsene	2,25 – 6,75 g	3	12 g
Sultamicillin	p. o.	Säuglinge	50 mg/kgKG nach Ampicillinanteil	2	
	p. o.	Kinder 1 – 12 Jahre	50 mg/kgKG	2	
	p. o.	Jugendliche, Erwachsene	0,75 – 1,5 g	2	
Piperacillin/Tazobactam	i. v.	Kinder 1 – 12 Jahre < 40 kgKG	225 mg/kgKG	3–4	
		> 40 kgKG	13,5 g	3–4	
		Jugendliche, Erwachsene	13,5 – 16 g	3 – 4	16 g
Sulbactam	i. v.	Kinder 1 – 12 Jahre	50 (– 80) mg/kgKG	2 – 4	
	i. v.	Jugendliche, Erwachsene	1 – 4 g	2 – 4	4 g
Cephalosporine					
parenterale Cephalosporine Gruppe 1					
Cefazolin	i. v.	Kinder 1 – 12 Jahre	50 – 100 mg/kgKG	2 – 3	
	i. v., i. m.	Jugendliche, Erwachsene	2 – 6 g	2 – 3	8 g
parenterale Cephalosporine Gruppe 2					
Cefuroxim	i. v.	Säuglinge	75 – 150 mg/kgKG	3–4	
	i. v.	Kinder 1 – 12 Jahre	75 – 150 mg/kgKG	3–4	
	i. v., i. m.	Jugendliche, Erwachsene	2,25 – 4,5 g	3–4	6 g
parenterale Cephalosporine Gruppe 3					
Cefotaxim	i. v.	Säuglinge	100 – 200 mg/kgKG	2 –4	
	i. v.	Kinder 1 – 12 Jahre	100 – 200 mg/kgKG	2 – 4	
	i. v., i. m.	Jugendliche, Erwachsene	3 – 6 g	2 – 4	12 g
Ceftriaxon	i. v.	Säuglinge	50 – 100 mg/kgKG[4]	1–2	
	i. v.	Kinder 1 – 12 Jahre	50 – 100 mg/kgKG[4]	1–2	
	i. v., i. m.	Jugendliche, Erwachsene	1 – 2 g	1–2	4 g
Ceftazidim	i. v.	Säuglinge	100 – 150 mg/kgKG	2 – 3	
	i. v.	Kinder 1 – 12 Jahre	100 – 150 mg/kgKG	2 – 3	
	i. v., i. m.	Jugendliche, Erwachsene	2 – 6 g	2 – 3	6 g
Cefepim[3]	i. v.	Kinder 1 – 12 Jahre	100 – 150 mg/kgKG	2 – 3	
	i. v.	Jugendliche, Erwachsene	4 g	2	6 g
Oralcephalosporine Gruppe 1					
Cefalexin	p. o.	Säuglinge	50 – 100 mg/kgKG	3	
	p. o.	Kinder 1 – 12 Jahre	50 – 100 mg/kgKG	3	
	p. o.	Jugendliche, Erwachsene	1,5 – 3 g	3	

Tab. 6.1 Fortsetzung

Chemotherapeutikum	Applikation	Patienten	Dosis in 24 h	Zahl der Einzeldosen (ED) in 24 h	max. Tagesdosis
Cefadroxil	p. o.	Säuglinge	50 – 100 mg/kgKG	2	
	p. o.	Kinder 1 – 12 Jahre	50 – 100 mg/kgKG	2	
	p. o.	Jugendliche, Erwachsene	2 – 4 g	2	
Cefaclor	p. o.	Säuglinge	50 – 100 mg/kgKG	2 – 3	
	p. o.	Kinder 1 – 12 Jahre	50 – 100 mg/kgKG	2 – 3	
	p. o.	Jugendliche, Erwachsene	1,5 – 4 g	3	
Oralcephalosporine Gruppe 2					
Cefuroximaxetil	p. o.	Säuglinge	20 – 30 mg/kgKG	2	
	p. o.	Kinder 1 – 12 Jahre	20 – 30 mg/kgKG	2	
	p. o.	Jugendliche, Erwachsene	0,5 – 1 g	2	
Oralcephalosporine Gruppe 3					
Cefpodoxim proxetil	p. o.	Säuglinge	8 – 10 mg/kgKG	2	
	p. o.	Kinder 1 – 12 Jahre	8 – 10 mg/kgKG	2	
	p. o.	Jugendliche, Erwachsene	0,4 g	2	
Cefixim	p. o.	Säuglinge	8 – 12 mg/kgKG	1 – 2	
	p. o.	Kinder 1 – 12 Jahre	8 – 12 mg/kgKG	1 – 2	
	p. o.	Jugendliche, Erwachsene	0,4 g	1 – 2	
Ceftibuten	p. o.	Säuglinge	9 mg/kgKG	1 – 2	
	p. o.	Kinder 1 – 12 Jahre	9 mg/kgKG	1 – 2	
	p. o.	Jugendliche, Erwachsene	0,4 g	1 – 2	
andere Betalaktam-Antibiotika					
Monobaktame					
Aztreonam	i. v.	Säuglinge	(50)– 100 mg/kgKG	3	
	i. v.	Kinder 1 – 12 Jahre	(50)– 100 mg/kgKG	3	
	i. v., i. m.	Jugendliche, Erwachsene	3 – 6 g	3 – 4	6 g
Carbapeneme					
Imipenem	i. v.	Säuglinge	60 mg/kgKG	(3)– 4	
	i. v.	Kinder 1 – 12 Jahre	60 mg/kgKG	(3)– 4	
	i. v.	Jugendliche, Erwachsene	2 – 4 g	(3)– 4	4 g
Meropenem	i. v.	Säuglinge, Kinder ab 3 Monate	60 mg/kgKG	3	
	i. v.	Meningitis	80 – 120 mg/kgKG	3	
	i. v.	Jugendliche, Erwachsene	1,5 – 3 g	3	
	i. v.	Meningitis	6 g	3	6 g
Ertapenem	i. v.	Säuglinge, Kinder 3 Monate – 12 Jahre	30 mg/kgKG	1–2	1 g
	i. v.	Jugendliche, Erwachsene	1 g	1–2	1 g
Aminoglykoside					
Amikacin	i. v.	Säuglinge	10–15 mg/kgKG	1	
	i. v.	Kinder 1 – 12 Jahre	10 – 15 mg/kgKG	1	
	i. v., i. m.	Jugendliche, Erwachsene	10 – 15 mg/kgKG	1	1,5 g
Gentamicin	i. v.	Säuglinge	5 – 7,5 mg/kgKG	1	
	i. v.	Kinder 1 – 12 Jahre	5 mg/kgKG	1	
	i. v., i. m.	Jugendliche, Erwachsene	3 – 5 mg/kgKG	1	

Tab. 6.1 Fortsetzung

Chemotherapeutikum	Applikation	Patienten	Dosis in 24 h	Zahl der Einzeldosen (ED) in 24 h	max. Tagesdosis
Netilmicin	i. v.	Säuglinge	7,5 – 9 mg/kgKG	1	
	i. v.	Kinder 1 – 12 Jahre	6 – 7,5 mg/kgKG	1	
	i. v., i. m.	Jugendliche, Erwachsene	4 – 7,5 mg/kgKG	1	
Tobramycin	i. v.	Säuglinge	5 – 7,5 mg/kgKG	1	
	i. v. inhalativ	Kinder 1 – 12 Jahre siehe Kap. Atemwegsinfektionen b. Mukoviszidose (S. 634)	5 (– 10)[6] mg/kgKG	1 – 3	
	i. v., i. m.	Jugendliche, Erwachsene	3 – 5 mg/kgKG	1 – 3	
Chloramphenicol					
Chloramphenicol	i. v., p. o.	Säuglinge	50 –(100) mg/kgKG	3 – 4	
	i. v., p. o.	Kinder 1 – 12 Jahre	50 – 100 mg/kgKG	3 – 4	
	i. v., p. o.	Jugendliche, Erwachsene	1,5 – 3 g	3	
Tetrazykline					
Tetrazyklin	p. o.	Kinder 9 – 12 Jahre	20 – 30 mg/kgKG	2	
	p. o.	Jugendliche, Erwachsene	1 – 2 g	2	
	i. v.	Jugendliche, Erwachsene	10 –(20) mg/kgKG	1 – 3	2 g
Doxycyclin	p. o., i. v.[6]	Kinder 8 – 12 Jahre	initial 4, danach 2 mg/kgKG	1	
	p. o., i. v.[6]	Jugendliche, Erwachsene	0,1 – 0,2 g	1 – 2	
Makrolide, Ketolide, Oxazolidinone					
Erythromycinestolat	p. o.	Säuglinge	30 –(50) mg/kgKG	2	
	p. o.	Kinder 1 – 12 Jahre	30 –(50) mg/kgKG	2–3	
	p. o.	Jugendliche, Erwachsene	1,5 g	2–3	2 – 4 g
E.-ethylsuccinat	p. o.	Säuglinge	(30)– 50 mg/kgKG	3	
	p. o.	Kinder 1 – 12 Jahre	(30)– 50 mg/kgKG	3	
	p. o.	Jugendliche, Erwachsene	1,5 g	3	2 g
E.-laktobionat	i. v.	Kinder 1 – 12 Jahre	20 – 50 mg/kgKG	4	
E.-stearat	p. o.	Säuglinge	50 mg/kgKG	3	
	p. o.	Kinder 1 – 12 Jahre	25 – 50 mg/kgKG	3	
	p. o.	Jugendliche, Erwachsene	1,5 g	3	2 g
Spiramycin	p. o.	Säuglinge	50 (– 100) mg/kgKG	2–4	
	p. o.	Kinder 1 – 12 Jahre	50 (– 100) mg/kgKG	2–4	
	p. o.	Jugendliche, Erwachsene	3 g	3	
Josamycin	p. o.	Säuglinge 3 – 11 Monate	30 – 50 mg/kgKG	3	
	p. o.	Kinder 1 – 12 Jahre	30 – 50 mg/kgKG	3	
	p. o.	Jugendliche, Erwachsene	1 – 2 g	3	
Clarithromycin	p. o.	Säuglinge	10 – 15 mg/kgKG	2	
	p. o.	Kinder 1 – 12 Jahre	15 mg/kgKG	2	
	p. o.	Jugendliche, Erwachsene	0,5 – 1 g	2	1 g
	i. v.	Kinder ab 12 Jahre, Jugendliche, Erwachsene	1 g	2	

Tab. 6.1 Fortsetzung

Chemotherapeutikum	Applikation	Patienten	Dosis in 24 h	Zahl der Einzeldosen (ED) in 24 h	max. Tagesdosis
Roxithromycin	p. o.	Säuglinge	5 – 7,5 mg/kgKG	1 – 2	
	p. o.	Kinder 1 – 12 Jahre	5 – 7,5 mg/kgKG	1 – 2	
	p. o.	Jugendliche, Erwachsene	0,3 (– 0,6) g	1 – 2	0,3 g
Azithromycin[7]	p. o.	Säuglinge 3 – 11 Monate	10 mg/kgKG	1	
	p. o.	Kinder 1 – 12 Jahre	10 mg/kgKG	1	
	p. o.	Jugendliche, Erwachsene	0,5 g	1	1 g
Telithromycin	p. o.	Kinder ab 12 Jahre	20 – 30 mg/kgKG	1	0,8 g
		Jugendliche, Erwachsene	0,8	1	
Linezolid[3]	p. o., i. v.	Kinder	20 – 30 mg/kgKG	2 – 3	1,2 g
	p. o., i. v.	Jugendliche, Erwachsene	1,2 g	2	
Lincosamide					
Clindamycin	i. v., p. o.	Säuglinge	20 – 40 mg/kgKG	3	
	i. v., p. o.	Kinder 1 – 12 Jahre	20 – 40 mg/kgKG	3	
	i. v.	Jugendliche, Erwachsene	1,8 – 2,7 g	3 – 4	
	p. o.	Jugendliche, Erwachsene	0,6 – 1,8 g	3 – 4	
Glykopeptidantibiotika					
Teicoplanin	i. v.	Säuglinge, Kinder ab 1 Monat	initial 20, dann 10 mg/kgKG	1	
		Endokarditis	20 (– 30) mg/kgKG	1	
	i. v., i. m.	Jugendliche, Erwachsene	0,4 – 0,8 g	1	
Vancomycin	i. v.	Säuglinge, Kinder ab 1 Monat	40 mg/kgKG	2 – 4	
	i. v.	Meningitis	60 mg/kgKG	2 – 4	
	p. o.	Kolitis	30 – 50 mg/kgKG	4	
	i. v.	Jugendliche, Erwachsene	2 g	2–4	3 g
	i. v.	Meningitis	3 – 4 g	3–4	4 g
	p. o.	Kolitis	0,5 – 2 g	4	2 g
Antibiotika unterschiedlicher chemischer Struktur					
Nitrofurantoin	p. o.	Säuglinge, Kinder ab 3 Monate	3 – 5 mg/kgKG	2	
	p. o.	Langzeitprophylaxe ab 3 Monate	1 mg/kgKG	2	
	p. o.	Jugendliche, Erwachsene	0,3 – 0,4 g	2 – 4	0,4 g
	p. o.	Langzeitprophylaxe	50 – 100 mg	1	
Metronidazol	i. v.	Säuglinge, Kinder 1 – 12 Jahre:	15 – 30 mg/kgKG	2–3	
	i. v.	Anaerobierinfektion	30 mg/kgKG	2–3	
	p. o.	Trichomoniasis	15 mg/kgKG	1–2	
	p. o.	Giardiasis	15 mg/kgKG	2–3	
	i. v., p. o.	Amöbiasis	30 mg/kgKG	3	
	i. v., p. o.	Jugendliche, Erwachsene	1 – 2 g	2 – 3	2 g
Rifampicin	p. o. (i. v.)	Säuglinge, Kinder ab 1 Monat	10 – 20 mg/kgKG	1 –2	
	p. o. (i. v.)	Jugendliche, Erwachsene	450 – 600 mg	1 – 2	0,9 g

6

Tab. 6.1 Fortsetzung

Chemotherapeutikum	Applikation	Patienten	Dosis in 24 h	Zahl der Einzeldosen (ED) in 24 h	max. Tagesdosis
Fosfomycin	i. v.	Säuglinge	200 mg/kgKG	2 – 3	
	i. v.	Kinder 1 – 12 Jahre	200 – 300 mg/kgKG	2 – 3	
	i. v.	Jugendliche, Erwachsene	6 – 15 g	2 – 3	20 g
Polymyxine					
Colistin	p. o.	Säuglinge 1 – 6 Monate	1,5 Mio. E	4	
	p. o.	Säuglinge 7 – 11 Monate	2 Mio. E	4	
	p. o.	Kinder 1 – 6 Jahre	3 Mio. E	4	
	p. o.	Kinder 7 – 12 Jahre	4 Mio. E	4	
	p. o.	Jugendliche	6 Mio. E	4	
	p. o.	Erwachsene	8 Mio. IE	4	
	inhalativ	Kinder, Jugendliche	30 000 E/kgKG, meistens 2 – 4 Mio. E	2	
Colistimethat-Na	i. v.	Kinder, Jugendliche	50 – 75 000 E/kgKG	2 – 3	3 – 6 Mio. E
Chinolone (Gyrasehemmer)[3]					
Ciprofloxacin	p. o.	Kinder und Jugendliche	30 – 40 mg/kgKG	2	1,5 g
	p. o	Milzbrand (Prophylaxe)	30 mg/kgKG	2	1,0 g
	p. o.	Erwachsene	1 – 2,25 g	2 – 3	1,5 g
	i. v.	Kinder und Jugendliche	20 – 30 mg/kgKG	2 – 3	1,2 g
	i. v.	Milzbrand (Therapie)	20 mg/kgKG	2	0,8 g
	i. v.	Erwachsene	0,4 – 1,2 g	2 – 3	1,2 g
Levofloxacin	p. o., i. v.	Kinder	10 – 20 mg/kgKG	2	
	p. o., i. v.	Jugendliche, Erwachsene	0,25 – 0,5 g	1 – 2	1 g
Sulfonamide – Trimethoprim/Sulfamethoxazol (TMP/SMX, Cotrimoxazol)					
TMP-Mono	p. o.	Säuglinge ab 6 Wochen	6 mg TMP/kgKG	2–3	
TMP/SMX	p. o.	Säuglinge ab 6 Wochen	6 mg TMP/kgKG	2	
	p. o.	Kinder 1 – 12 Jahre	6 mg TMP/kgKG	2	
	p. o.	Langzeitprophylaxe	1 – 2 mg/kgKG	1	
	i. v.	Kinder	10 – 20 mg TMP/kgKG	2 – 3	
	p. o.	Jugendliche, Erwachsene	320 mg TMP + 1600 mg SMZ	2–3	
Sulfadiazin[8]	p. o.	Kinder	50 – 100 mg/kgKG	2	
	p. o.	Jugendliche, Erwachsene	50 mg/kgKG	2	4 g

[1] zur Dosierung bei Früh- und Neugeborenen siehe ► Tab. 119.5.
[2] Depotpenicilline dürfen nicht intravenös oder intraarteriell injiziert werden (Cave: Nicolau- und Hoigné-Syndrom)
[3] nicht zugelassen für Kinder; Dosierungsangaben (z. B. für Linezolid) gelten unter Vorbehalt
[4] bei bakterieller Meningitis am 1. Tag 100 mg/kgKG, ab 2. Tag 75 mg/kgKG/d
[5] nicht zugelassen für Säuglinge im 1. Lebenshalbjahr
[6] bei i. v. Gabe am 1. Tag 4 mg/kgKG bzw. bei Jugendlichen 200 mg/d
[7] Die Dosierungsangaben gelten für die bei Kindern übliche Kurzzeittherapie von 3 Tagen. Bei einer 5-Tage-Therapie wird die Dosis vom 2.– 5. Tag reduziert, z. B. Erwachsene: 1. Tag 500 mg, 2.– 5. Tag 250 mg/d.
[8] zur Toxoplasmosetherapie

6.5.11 Dosierung von Antibiotika und antibakteriellen Chemotherapeutika

Koordinator:
R. Berner

Mitarbeiter:
A. Duppenthaler, W.V. Kern, T. Tenenbaum

6.6 Antimykotika

6.6.1 Polyene zur systemischen Therapie

- Amphotericin B Desoxycholat (z. B. Fungizone)
- Liposomales Amphotericin B (z. B. AmBisome)
- Amphotericin-B-Lipidkomplex (z. B. Abelcet)
- Amphotericin-B-Kolloidkomplex (z. B. Amphocil, Amphotec)

Amphotericin B ist unverändert eine wichtige Substanz bei der Behandlung invasiver Pilzinfektionen. Amphotericin B bindet an Ergosterol in der Zellmembran von Pilzen und führt über die Ausbildung von Membranporen letztendlich zum Zelltod. Die Substanz hat ein breites Aktivitätsspektrum, das die meisten Hefen und Fadenpilze einschließt. Ausnahmen sind Dermatophyten und einige seltene Pilze wie Aspergillus terreus, Scedosporium prolificans, Candida lusitaniae, Trichosporon asahii, und Malassezia spp., die eine reduzierte Empfindlichkeit gegenüber Amphotericin B besitzen.

Oral verabreicht wird Amphotericin B nicht nennenswert resorbiert und kann zur Dekontamination des Darmes und zur topischen Therapie von Candidainfektionen der Schleimhäute eingesetzt werden.

Amphotericin B Desoxycholat (**AMBD**) war für mehrere Jahrzehnte die Standardsubstanz der systemischen antimykotischen Chemotherapie. Nach Gabe dissoziiert Amphotericin B rasch von seinem Carrier Desoxycholat und verteilt sich vorwiegend in Leber, Milz und Knochenmark. Die Elimination aus dem Körper ist protrahiert über Tage und Wochen und erfolgt in unveränderter Form über den Urin und die Galle. Die wesentlichen Nebenwirkungen von Amphotericin B sind infusionsassoziierte Reaktionen und Nephrotoxizität.

Infusionsassoziierte Reaktionen (Fieber, Schüttelfrost, Myalgien und Arthralgien) werden bei 25–75 % der mit Amphotericin behandelten Patienten beobachtet. Echte anaphylaktische Reaktionen sind selten. Herzrhythmusstörungen und Herzstillstand können durch eine akute Kaliumfreisetzung nach zu rascher Infusion (< 60 Minuten) auftreten, insbesondere bei Patienten mit Hyperkaliämie und/oder Nierenfunktionsstörung. Die Nephrotoxizität von Amphotericin B äußert sich in einem Anstieg der harnpflichtigen Substanzen (glomerulär) bzw. einer Hypokaliämie und/oder Hypomagnesiämie (tubulär); andere Zeichen einer tubulären Nierenfunktionsstörung sind sehr selten. Ein klinisch relevantes Elektrolytwasting kann bei etwa 10 %, und Anstiege des Serumkreatinins auf > 100 % des Ausgangswerts bei etwa 30 % der behandelten Patienten beobachtet werden. Die glomeruläre Funktionsstörung kann zu akutem Nierenversagen und Dialysepflicht führen. In der Regel kommt es jedoch zu einer Stabilisierung der Retentionswerte auf erhöhtem Niveau unter Therapie und zu einer allmählichen Normalisierung nach Absetzen. Die Vermeidung der gleichzeitigen Gabe anderer nephrotoxischer Substanzen und eine ausreichende Hydrierung sind Maßnahmen zur Reduktion der glomerulären Nierenfunktionsstörung. Hypokaliämien sind nicht selten substitutionsrefraktär und können zum Therapieabbruch zwingen.

Mit der Entwicklung alternativer, weniger toxischer Amphotericin-B-Formulierungen und neuer Substanzen sind wenige Indikationen für Amphotericin B Desoxycholat geblieben. Diese umfassen die Candidämie Neu- und Frühgeborener und (in Kombination mit Flucytosin) die Induktionstherapie der Kryptokokken-Meningoenzephalitis. Die Tagesdosen liegen zwischen 0,7 und 1 mg/kgKG/d über 2–4 h in 1 ED. Die Behandlung sollte mit der vollen Zieldosis unter sorgfältigem Monitoring während der ersten Infusion erfolgen. Die kontinuierliche Infusion über 24 Stunden kann aufgrund des Fehlens von Wirksamkeitsdaten nicht empfohlen werden.

Liposomales Amphotericin B (**LAMB**) ist weniger nephrotoxisch alsAmphotericin B Desoxycholat und als einzige der Lipid-Formulierungen mit weniger infusionsassoziierten Reaktionen verbunden. Die Pharmakokinetik von LAMB bei pädiatrischen Patienten unterscheidet sich nicht von der bei Erwachsenen, und die Sicherheit und Verträglichkeit der Substanz sind hinreichend gut dokumentiert. Ein Anstieg des Serumkreatinins auf ≥ 100 % des Ausgangswerts bzw. eine Hypokaliämie (< 2,5 mmol/l) ist bei etwa 10 % der Patienten zu beobachten. In einer großen Postmarketingstudie brachen < 5 % der Patienten die Behandlung aufgrund von unerwünschten Arzneimittelwirkungen vorzeitig ab; während mittlere GOT-, GPT-, und AP-Werte bei Behandlungsende geringfügig erhöht waren, unterschieden sich mittlere Bilirubin- und Kreatininwerte nicht gegenüber den Ausgangswerten.

LAMB hat zugelassene Erstlinienindikationen für alle Altersstufen in der empirischen antimykotischen Therapie bei Fieber und Granulozytopenie (1 bzw. 3 mg/kgKG/d in 1 ED) und in der Therapie invasiver Pilzinfektionen einschließlich invasiver Aspergillus- und Candidainfektionen (3 bis max. 5 mg/kgKG/d in 1 ED). Die therapeutische Dosierung zur Behandlung der Mukormykose ist ≥ 5 mg/kgKG/d. Die Behandlung sollte mit der vollen Zieldosis unter sorgfältigem klinischen Monitoring begonnen werden. Die Infusionsdauer sollte 1–2 Stunden nicht unterschreiten.

Amphotericin-B-Lipidkomplex (**ABLC**) hat eine im Vergleich zu Amphotericin B Desoxycholat verminderte Nephrotoxizität. Die vorliegenden pharmakokinetischen Untersuchungen bei Neugeborenen und Kindern zeigen keine Unterschiede im Vergleich zu Erwachsenen. Verträglichkeit und Sicherheit bei Kindern sind in einer Phase-II-Studie dokumentiert: 6 % der Patienten beendeten die Therapie vorzeitig aufgrund einer oder mehrerer unerwünschter Arzneimittelwirkungen. In einem großen Phase-IV-Studienprogramm unterschieden sich Therapieansprechen und Verträglichkeitsprofil nicht von den in klinischen Studien beobachteten Daten. ABLC ist ab dem 1. Lebensmonat zugelassen zur Zweitlinienbehandlung invasiver Pilzinfektionen und eine Option der Primärtherapie von extrakranialen Mukormykosen. Die empfohlene Dosierung ist 5 mg/kgKG/d in 1 ED, infundiert über 2 h.

Amphotericin-B-Kolloidkomplex (**ABCD**) ist ebenfalls weniger nephrotoxisch als Amphotericin B Desoxycholat, aber mit einer gleichen bis höheren Rate an infusionsassoziierten Reaktionen behaftet. ABCD ist außerhalb von Deutschland zur Zweitlinienbehandlung von Patienten mit invasiven Aspergillusinfektionen zugelassen. Die Dosierung beträgt 3–4 mg/kgKG/d in 1 ED, infundiert über mindesten 2 Stunden.

Flucytosin (5-Fluorocytosin; z. B. Ancotil; 5-FC) ist ein pilzspezifisches, synthetisches Basenanalogon, das ein RNA-Miscoding und eine Hemmung der DNA-Synthese bewirkt. Seine antimykotische Aktivität ist im Wesentlichen auf Hefepilze beschränkt. 5-FC ist als i. v. Lösung verfügbar, in einigen europäischen Ländern auch in Tablettenform. Die Substanz ist gut wasserlöslich und wird problemlos aus dem Gastrointestinaltrakt absorbiert. 5-FC hat eine sehr niedrige Eiweißbindung mit gleichmäßiger Verteilung in alle Gewebe- und Körperflüssigkeiten einschließlich Liquor. Die Elimination erfolgt überwiegend (> 90 %) in unveränderter Form über den Urin durch glomeruläre Filtration.

Aufgrund einer raschen Resistenzausbildung in vitro wird 5-FC generell nicht als alleinige Substanz eingesetzt. Eine etablierte, evidenzbasierte Indikation ist in Kombination mit Amphotericin B zur Induktionstherapie der Kryptokokkenmeningitis. Die Kombination mit Amphotericin B kann auch zur Behandlung komplizierter invasiver Candidainfektionen empfohlen werden. 5-FC in Kombination mit Fluconazol ist eine Alternative in der Behandlung der Kryptokokkenmeningitis, wenn eine auf Amphotericin B basierte Behandlung nicht möglich bzw. eine orale Behandlung erforderlich ist.

Die wesentlichen unerwünschten Arzneimittelwirkungen von 5-FC sind gastrointestinale Beschwerden und, überwiegend bei oraler Gabe, Blutbildveränderungen. Ein therapeutisches Monitoring wird empfohlen, insbesondere bei Patienten mit Nierenfunktionsstörungen. Die Anfangsdosierung für Erwachsene und Kinder beträgt 100 mg/kgKG/d in 3–4 ED, das Dosierungsziel sind Plasmaspiegel zwischen 40 und 60 mg/l vor Gabe.

6.6.2 Azolderivate zur systemischen Therapie

- Fluconazol (z. B. Diflucan und Generika)
- Itraconazol (z. B. Sempera und Generika; Sempera liquid)
- Voriconazol (z. B. Vfend)
- Posaconazol (z. B. Noxafil)

Die Triazole sind ein wichtiger Bestandteil des antimykotischen Arsenals. Sie haben eine gute bis sehr gute Verträglichkeit und dokumentierte klinische Wirksamkeit in vielen Indikationen. Ihr

Wirkmechanismus besteht in einer Hemmung der Zytochrom-450-abhängigen Umwandlung von Lanosterol in Ergosterol, welche zu veränderten Membraneigenschaften und einer Hemmung von Zellwachstum und Zellteilung führt. Während die Aktivität von Fluconazol auf Hefepilze beschränkt ist, umfasst das Wirkspektrum der 3 anderen Triazole auch Fadenpilze sowie Dermatophyten.

Fluconazol. Das Wirkspektrum von Fluconazol umfasst Candidaarten, Cryptococcus neoformans, Trichosporon asaihi und die endemischen, dimorphen Pilze. Candida krusei ist intrinsisch resistent, und Candida glabrata hat eine eingeschränkte Empfindlichkeit.

Fluconazol ist sowohl oral als auch parenteral verfügbar; die orale Bioverfügbarkeit ist > 90 %. Die Eiweißbindung ist gering und die Penetration in Liquor und Gewebe aufgrund der hohen Wasserlöslichkeit ausgezeichnet. Die Elimination erfolgt überwiegend unverändert durch glomeruläre Filtration in den Urin. Mit Ausnahme von sehr unreifen Frühgeborenen in den ersten Lebenstagen haben pädiatrische Patienten eine raschere Clearance als Erwachsene.

Bei pädiatrischen Patienten aller Altersstufen wird Fluconazol in Dosierungen bis 12 mg/kgKG/d gut toleriert. Dosierung bei Neu- und Frühgeborenen siehe ▶ Tab. 119.5. Die häufigsten unerwünschten Arzneimittelwirkungen sind gastrointestinale Störungen (8 %) Transaminasenanstiege (5 %) und Hautreaktionen (1 %); nebenwirkungsbedingte Therapieanbrüche werden in etwa 3 % der Patienten beobachtet. Schwere unerwünschte Arzneimittelwirkungen einschließlich Leberfunktionsstörungen und exfoliative Hautausschläge wurden in Einzelfällen berichtet. Fluconazol inhibiert Zytochrom P450 3A4 und einige andere Isoformen und kann zu zahlreichen auch relevanten Arzneimittelinteraktion führen.

Zugelassene Indikationen sind die Prophylaxe und Behandlung oberflächlicher und invasiver Candidainfektionen durch fluconazolempfindliche Erreger. Weitere potenzielle Indikationen sind die Konsolidierungstherapie der Kryptokokkenmeningitis und die Behandlung von Infektion durch Trichosporon asaihi. Der empfohlene therapeutische Dosierungsbereich für pädiatrische Patienten beträgt 6–12 mg/kgKG/d. In Anbetracht der im Vergleich zu Erwachsenen rascheren Clearance werden 12 mg/kgKG/d in 1 ED zur Behandlung invasiver Infektionen empfohlen. Im prophylaktischen Setting liegen die Tagesdosen unabhängig vom Alter bei 3–6 mg/kgKG. Für sehr unreife Frühgeborene existieren gesonderte Empfehlungen, wie im Kap. Candidose (S. 185) beschrieben.

Itraconazol hat ähnliche antimykotische Aktivität wie Fluconazol gegenüber Hefepilzen, ist darüber hinaus aber auch wirksam gegenüber Fadenpilzen und Dermatophyten. Im Gegensatz zu Fluconazol ist die Substanz schlecht wasserlöslich, hat eine hohe Eiweißbindung und unterliegt einem ausgeprägten hepatischen Metabolismus. Die Absorption aus dem Gastrointestinaltrakt ist variabel und am besten nach Gabe der Cyclodextrin-Lösung.

Itraconazol besitzt eine ähnliche Verteilung und Häufigkeit von unerwünschten Arzneimittelwirkungen wie Fluconazol; Auftreten und Ausmaß von Arzneimittelinteraktionen sind jedoch ausgeprägter. Verträglichkeit und Pharmakokinetik der oralen Cyclodextrin-Lösung bei pädiatrischen Patienten zeigten keine wesentlichen Unterschiede im Vergleich zu Erwachsenen. Bei neutropenen pädiatrischen Patienten waren gastrointestinale Beschwerden (12 %), und Transaminasenerhöhung (5 %) die häufigsten mit der Substanz assoziierten unerwünschten Arzneimittelwirkungen. 18 % der Patienten brachen die Medikation mit Itraconazol aufgrund von überwiegend gastrointestinalen Nebenwirkungen vorzeitig ab. Pharmakokinetik und Verträglichkeit der i. v. Formulierung von Itraconazol bei Kindern und Jugendlichen sind nicht adäquat untersucht.

Indikationen für Itraconazol sind Dermatophyteninfektionen, Candidainfektionen von Haut- und Schleimhäuten sowie die Zweitlinientherapie bei invasiven Aspergillusinfektionen. Itraconazol hat präventive Wirksamkeit bei Patienten mit hämatologischen Neoplasien und allogener Blutstammzelltransplantation und ist geprüft in der empirischen antimykotischen Therapie bei Fieber und Granulozytopenie.

Itraconazol ist für Patienten < 18 Jahre nicht zugelassen. Auf Basis von Pharmakokinetikstudien kann eine Anfangsdosierung von 5 mg/kgKG/d der oralen Cyclodextrin-Lösung in 2 ED mit therapeutischem Drugmonitoring empfohlen werden (Ziel: Itraconazol-Talspiegel > 0,5 µg/ml). Die Dosierung von intravenösem Itraconazol bei Erwachsenen ist 200 mg/d in 1 ED (Tag 1 u.2: 400 mg in 2 ED).

Voriconazol ist ein oral und parenteral verfügbares Triazol mit Breitspektrumaktivität gegenüber Hefe- und Fadenpilzen (Mucorales ausgenommen). Die orale Bioverfügbarkeit ist > 90 %;

bei vergleichsweise geringer Eiweißbindung (51 %) ist die Gewebs- und Liquorgängigkeit gut. Die Elimination erfolgt primär durch oxidative hepatische Metabolisierung und die Ausscheidung überwiegend (> 95 %) in Form inaktiver Metabolite via glomeruläre Filtration über den Urin. Die Substanz besitzt eine nichtlineare Pharmakokinetik mit hoher inter- und intraindividueller Variabilität. Voriconazol ist sowohl Substrat als auch Inhibitor von mehreren Zytochrom-P450-Isoenzymen, sodass eine Anzahl klinisch relevanter Arzneimittelinteraktionen beachtet werden müssen.

Voriconazol hat ein akzeptables Verträglichkeitsprofil. Unerwünschte Arzneimittelwirkungen umfassen vorübergehende Transaminasenerhöhungen (10–20 %), Hautreaktionen (< 10 %), Halluzinationen oder Verwirrtheit (< 10 %) und vorübergehende, dosisabhängige Sehstörungen (25–45 %). In großen klinischen Studien lagen Medikamentenabbrüche aufgrund von unerwünschten Arzneimittelwirkungen zwischen 2 und 13 %. Die vorliegenden Daten zeigen keine Unterschiede bezüglich Art und Häufigkeit unerwünschter Arzneimittelwirkung und nebenwirkungsassoziierter Medikamentenabbrüche bei pädiatrischen Patienten.

Voriconazol ist zugelassen für Kinder ab 2 Jahren zur Erstlinientherapie der invasiven Aspergillose, Fusariose und Scedosporiose, zur Erstlinientherapie invasiver Candidainfektionen bei nichtneutropenen Patienten und hat, beruhend auf Phase-III-Studien, mögliche Indikationen in der Prophylaxe invasiver Pilzinfektionen bei Hochrisikopatienten. Auf Basis mehrerer pädiatrischer Pharmakokinetikstudien werden derzeit folgende Dosierungen für die intravenöse Gabe empfohlen: 16 mg/kgKG/d in 2 ED (Tag 1: 18 mg/kgKG in 2 ED) für die Altersgruppe von 2–14 Jahren; 8 mg/kgKG/d in 2 ED (Tag 1: 12 mg/kgKG in 2 ED) ab 15 Jahren und für 12- bis 14-Jährige mit einem Körpergewicht von > 50 kg. Dosisempfehlungen für die orale Gabe sind 18 mg/kgKG/d in 2 ED (max. 700 mg/d) für die Altersgruppe von 2–14 Jahren bzw. 400 mg/d in 2 ED für Patienten ≥ 15 Jahre und 12- bis 14-Jährige mit einem Körpergewicht von > 50 kg. Neuere pharmakokinetisch-pharmakodynamische Untersuchungen untermauern die Notwendigkeit eines Drugmonitorings bei therapeutischer Gabe von Voriconazol mit einer Zielgröße im Serum zwischen ≥ 1 und 6 mg/l vor Gabe.

Posaconazol ist ein bislang ausschließlich als orale Suspension verfügbares Triazol mit Breitspektrumaktivität gegenüber Hefepilzen, Fadenpilzen (Mucorales eingeschlossen) und Dermatophyten. Die Absorption aus dem Gastrointestinaltrakt ist inkomplett aber optimal, wenn die Substanz in 2–4 ED im Anschluss an Nahrung gegeben wird. Posaconazol wird selbst nicht in relevantem Ausmaß metabolisiert, sondern überwiegend in unveränderter Form in die Faeces ausgeschieden. Posaconazol ist ein Inhibitor von CYP3A4, sodass eine Anzahl klinisch relevanter Arzneimittelinteraktionen beachtet werden müssen.

Posaconazol hat eine dem Fluconazol vergleichbare klinische Verträglichkeit: Die häufigsten unerwünschten Arzneimittelwirkungen sind gastrointestinale Störungen (Übelkeit 8 %, Erbrechen 6 %, Bauchschmerzen 4 %, Durchfall 4 %) und Kopfschmerzen (5 %). Transaminasenerhöhungen werden in < 5 % beobachtet. Ernsthafte, zum Medikamentenabbruch führende Nebenwirkungen werden bei < 10 % der Patienten beobachtet.

Posaconazol ist zugelassen ab einem Alter von 18 Jahren zur Therapie der oropharyngealen und ösophagealen Candidiasis, als Zweitlinientherapie bei Aspergillose und Fusariose und als Prophylaxe bei Hochrisikopatienten mit *akuter myeloischer Leukämie* (AML) bzw. myelodysplastischem Syndrom (MDS) und Patienten mit Graft-versus-Host-Disease (GvHD) nach hämatopoetischer Stammzelltransplantation (HSZT). Die empfohlene Tagesdosis in der Salvagetherapie ist 800 mg/d in 2 ED mit Nahrung; Patienten mit eingeschränkter Nahrungszufuhr erhalten eine Dosierung von 800 mg/d in 4 ED, bevorzugt zusammen mit einem Nahrungssupplement. Die Dosierung bei prophylaktischer Indikation ist 600 mg/d in 3 ED. Limitierte Daten bei pädiatrischen Patienten ≥ 8 Jahre zeigten keine wesentlichen Unterschiede in Plasmaspiegeln, Verträglichkeit und antimykotischer Wirkung im Vergleich zur Erwachsenenpopulation. Eine Dosisfindungsstudie bei pädiatrischen Patienten sowie die klinische Entwicklung einer neuen oralen und einer parenteralen Formulierung befinden sich in fortgeschrittenen Stadien.

6.6.3 Echinocandine

- Caspofungin (z. B. Cancidas)
- Micafungin (z. B. Mycamine)
- Anidulafungin (z. B. Ecalta)

Die Echinocandine sind eine neue Klasse systemischer Antimykotika, die über eine Hemmung der Synthese von 1,3-beta-D-Glukan wirken. Glukan ist ein Bestandteil der Zellwand vieler pathogener Pilze und findet sich nicht in Säugerzellen. Es trägt zur osmotischen Stabilität bei und ist wichtig für Zellwachstum und Zellteilung. In den letzten 10 Jahren sind 3 semisynthetische parenterale Echocandine mit Breitspektrumwirksamkeit gegenüber Candida- und Aspergillusarten entwickelt worden. Die vorliegenden Daten legen nahe, dass sich diese Substanzen pharmakologisch nicht wesentlich voneinander unterscheiden.

Caspofungin war das erste zugelassene Echinocandin-Antimykotikum. Die Substanz hat eine dosisproportionale Pharmakokinetik. Die Eiweißbindung ist hoch (> 95 %). Caspofungin verteilt sich in alle Gewebe, Konzentrationen in nichtentzündlichem Liquor sind jedoch niedrig. Die Substanz wird in der Leber nach enzymatischer Degradierung metabolisiert und in metabolisierter Form in Urin und Faeces ausgeschieden. Caspofungin hat kein relevantes Potenzial für Arzneimittelinteraktionen über das CYP450-Enzymsystem.

Caspofungin ist sehr gut verträglich, nur ein kleiner Teil (< 5 %) der in klinische Studien eingeschlossenen Patienten brach die Medikation aufgrund von unerwünschten Arzneimittelwirkungen ab. Am häufigsten berichtete Nebenwirkungen betreffen Erhöhungen der Lebertransaminasen, gastrointestinale Beschwerden und Kopfschmerzen. Die bislang für pädiatrische Patienten publizierten Daten zeigen keinerlei Unterschiede bezüglich der Verträglichkeit der Substanz im Vergleich zu Erwachsenen.

Caspofungin ist ohne Altersbeschränkung zugelassen zur Erstlinientherapie bei nichtneutropenen Patienten mit invasiven Candidainfektionen und zur empirischen antimykotischen Therapie bei Granulozytopenie sowie zur Zweitlinientherapie invasiver Aspergillusinfektionen. Die empfohlene Dosierung bei Erwachsenen beträgt 50 mg/d in 1 ED (Tag 1: 70 mg). Die für pädiatrische Patienten zwischen 3 Monaten und 17 Jahren zugelassene Dosierung ist 50 mg/m²KOF/d in 1 ED (Tag 1: 70 mg/m²KOF; max. Tagesdosis: 70 mg). Für Neugeborene und Säuglinge bis zum 3. Lebensmonat legen Daten von wenigen untersuchten Patienten eine Dosierung von 25 mg/m²KOF/d nahe. Ob diese Dosierung für eine Behandlung des ZNS ausreichend ist, ist ungeprüft und zweifelhaft.

Micafungin besitzt wie alle Echinocandine eine lineare Pharmakokinetik. Die Plasmaeiweißbindung ist hoch (99 %). Micafungin verteilt sich in alle Gewebe; Konzentrationen in nichtentzündlichem Liquor sind niedrig. Micafungin wird in der Leber metabolisiert und in metabolisierter Form in Urin und Faeces ausgeschieden. Die Substanz hat kein relevantes Potenzial für Arzneimittelinteraktionen über das CYP450-Enzymsystem.

Micafungin ist sehr gut verträglich mit einem ähnlichen Spektrum von möglichen Nebenwirkungen wie Caspofungin und Anidulafungin. Die Analyse der Verträglichkeit in 6 klinischen Studien des pädiatrischen Entwicklungsprogramms der Substanz dokumentiert die gute Verträglichkeit der Substanz; < 3 % der eingeschlossenen Patienten brachen die Studienmedikation aufgrund von unerwünschten Arzneimittewirkungen ab.

Micafungin ist ohne Altersbeschränkungen zugelassen zur Erstlinienbehandlung invasiver Candidainfektionen und als Prophylaxe invasiver Candidainfektionen bei Patienten nach allogener HSZT und Patienten mit prolongierter Granulozytopenie. Micafungin ist auch zugelassen zur Behandlung der ösophagealen Candidiasis ab einem Lebensalter von 16 Jahren.

Die empfohlenen Dosierungen sind 100 mg/d in 1 ED bei invasiven Candidainfektionen (≤ 40 kgKG: 2 mg/kgKG) mit der Option einer Dosissteigerung auf 200 mg/d bzw. 4 mg/kgKG/d in 1 ED; 150 mg/d in 1 ED bei ösophagealer Candidiasis (≤ 40 kgKG: 3 mg/kgKG/d); und 50 mg/d (≤ 40 kg: 1 mg/kgKG) in 1 ED in der Prophylaxeindikation. Populationsbasierte Pharmakokinetikstudien und Simulationen von Daten bei Früh- und Neugeborenen unterstellen die Notwendigkeit einer höheren Dosierung in dieser Population von 10 mg/kgKG/d in 1 ED, vorwiegend aufgrund des hohen Risikos einer ZNS-Beteiligung bei neonataler Candidämie.

Anidulafungin hat ähnliche pharmakologische Eigenschaften wir Caspofungin und Micafungin. Verträglichkeit und klinische Wirksamkeit von Anidulafungin sind in klinischen Phase-II- bzw. -III-Studien bei abwehrgeschwächten Patienten mit ösophagealer Candidiasis bzw. bei nichtgranulozytopenen Patienten mit invasiven Candidainfektionen belegt. Anidulafungin ist zugelassen ab 18 Jahren zur Erstlinientherapie invasiver Candidainfektionen nichtgranulozytopener Patienten. Die empfohlene Dosierung beträgt 100 mg einmal täglich (Tag 1: 200 mg).

Für pädiatrische Patienten liegen bislang Daten einer Phase-I/II-Untersuchung zur Pharmakokinetik und Verträglichkeit vor. In diesen Untersuchungen war Anidulafungin gut verträglich; pharmakokinetische Analysen ergaben, dass Anidulafungin bei pädiatrischen Patienten auf Basis des Köpergewichts dosiert werden kann, wobei eine Dosis von 0,75 mg/kgKG/d der Erwachsenendosis von 50 mg und eine Dosis von 1,5 mg/kgKG/d der Erwachsenendosis von 100 mg entspricht. Die klinische Entwicklung der Substanz für pädiatrische Patienten befindet sich in einem fortgeschrittenen Stadium.

Griseofulvin (z. B. Griseo-CT) ist ein älteres Antimykotikum zur oralen Behandlung von Dermatophytosen. Es wird unzuverlässig resorbiert und zeigt sehr häufig Nebenwirkungen (gastrointestinale Unverträglichkeit, Kopfschmerzen, Knochenmarksdepression, Transaminasenanstiege). Griseofulvin ist zur systemischen Therapie von Tinea corporis oder Tinea capitis jenseits des Neugeborenenalters zugelassen. Die Dosierung der in Deutschland erhältlichen mikronisierten Zubereitung ist 10 mg/kgKG/d in 2 ED bzw. 500–1000 mg/d in 2 ED für Jugendliche über 50 kgKG und Erwachsene.

Terbinafin (z. B. Lamisil und Generica) ist ein neueres, systemisch anwendbares Antimykotikum zur Behandlung von Dermatophytosen, die durch eine topische Therapie nicht erfolgreich behandelbar sind. Terbinafin hemmt die Ergosterol-Biosynthese auf der Stufe der Squalen-Epoxidase und hat einen hohen fungiziden Effekt. Es erreicht die Nagelplatte schnell und verbleibt dort für mehrere Monate. Terbinafin ist für das Kindesalter bisher nicht zugelassen. Seine Wirksamkeit und Verträglichkeit bei Tinea capitis im Kindesalter ist jedoch durch mehrere Studien belegt. Auf Basis von sorgfältigen Pharmakokinetikstudien werden Dosierungen von 250 mg/d für pädiatrische Patienten mit einem Gewicht von > 40 kg, 125 mg/d für Kinder von 20–40 kg, und 62,5 mg/d für Kinder mit einem Gewicht von < 20 kg vorgeschlagen.

6.6.4 Antimykotika zur topischen Anwendung

Polyene. Amphotericin B (z. B. Ampho-Moronal) und Nystatin (z. B. Moronal u. a.) werden vorwiegend zur Prophylaxe und Therapie von Candidainfektionen der Haut und Schleimhäute eingesetzt.

Azole. Bifonazol, Clotrimazol, Econazol, Ketoconazol, Miconazol, Sertaconazol und Tioconazol (überwiegend generische Substanzen) haben ein breites Wirkspektrum gegenüber Candidaarten, Malassezia spp. und Dermatophyten (Microsporon, Epidermophyton, Trichophyton) und sind als Mundgel, Salben, Cremes, Sprays und Shampoo zur Therapie von Infektionen von Haut- und Schleimhäuten verwendbar.

Allylamine. Terbinafin (z. B. Lamisil u. generisch) ist als Creme oder Spray erhältlich und zur Behandlung von Infektionen der Haut durch Dermatophyten geeignet.

Ciclopirox (generisch) ist ein Pyridonderivat mit komplexem Wirkmechanismus. Sein Wirkungsspektrum umfasst Dermatophyten, Hefen und Schimmelpilze. Es ist in verschiedenen Zubereitungen zur Therapie von Pilzinfektionen der Haut und Schleimhäute erhältlich.

Amorolfin ist ein Morpholinderivat und wirkt über eine Hemmung der Ergosterolbiosynthese. Es ist wirksam gegen Dermatophyten, Hefen sowie Fadenpilze und als Lack bzw. Creme zur Behandlung der Onychomykose erhältlich.

6.6.5 Dosierung von Antimykotika

Siehe ► Tab. 6.2.

Koordinator:
A. H. Groll

Tab. 6.2 Dosierung von Antimykotika bei Kindern (außer Neugeborenen[1]), Jugendlichen und Erwachsenen.

Chemotherapeutikum	Applikation	Patienten	Dosis in 24 h	Zahl der Einzeldosen (ED) in 24 h	max. Tagesdosis
Amphotericin B	i. v.	Kinder, Jugendliche, Erwachsene	0,5 – 1,5 mg/kgKG	1	0,05 g
liposomales Amphotericin B	i. v.	Kinder, Jugendliche, Erwachsene	1 – 3 (– 7,5) mg/kgKG	1	
Amphotericin Lipidkomplex	i. v.	Kinder, Jugendliche, Erwachsene	5 – 7,5 mg/kgKG	1	
Amphotericin B Kolloidkomplex	i. v.	Kinder, Jugendliche, Erwachsene	5 – 7,5 mg/kgKG	1	

Tab. 6.2 Fortsetzung

Chemotherapeutikum	Applikation	Patienten	Dosis in 24 h	Zahl der Einzeldosen (ED) in 24 h	max. Tagesdosis
Flucytosin	i. v., p. o.	Kinder, Jugendliche	100 – 150 mg/kgKG	4	8 g
		Erwachsene	150 mg/kgKG	4	8 g
Nystatin[3]	p. o.	Kinder	100 000 E/kgKG	3	
	p. o.	Jugendliche, Erwachsene	1,5 – 3 Mio. E	3	
Fluconazol	p. o., i. v.	Säuglinge, Kinder	4 – 6 (– 12) mg/kgKG	1	
	p. o., i. v.	Jugendliche, Erwachsene	400 – 800 – 1600 mg	1	1,6 g
Itraconazol[2]	p. o.	Kinder 1 – 12 Jahre	5 – 12 mg/kgKG	1	
	p. o.	Jugendliche, Erwachsene	200 – 600 mg	1	0,6 g
Ketoconazol	p. o.	Kinder > 1 Jahr	5 – 10 mg/kgKG	1	
Voriconazol[4]	i. v.	Kinder 2 – 11 Jahre	1. Tag: 14 mg/kgKG ab 2. Tag: 8 mg/kgKG	2	
	p. o.	Kinder < 40 kgKG	1. Tag: 400 mg ab 2. Tag: 200 mg	2	
		Kinder > 40 kgKG	1. Tag: 800 mg ab 2. Tag: 400 mg		
	i. v.	Kinder ab 12 Jahre, Jugendliche, Erwachsene	1. Tag: 12 mg/kgKG, ab 2. Tag: (6 –) 8 mg/kgKG	2	
	p. o.		1. Tag: 800 mg; ab 2 Tag: 400 (– 600) mg	2	
Terbinafin[2]	p. o.	Kinder	s. ▶ Tab. 28.2		
		Jugendliche, Erwachsene	250 mg	1	
Caspofungin[2]	i. v.	Säuglinge 3 –11 Monate	50 mg/m²KOF	1	
		Kinder ab 12 Monate	1. Tag: 70 mg/m²KOF, ab 2. Tag 50 mg/m²KOF	1	70 mg
		Jugendliche, Erwachsene	1. Tag: 70 mg, ab 2. Tag 50 mg		
Micafungin	i. v.	Neugeborene, Säuglinge, Kinder, Jugendliche < 16 Jahre	invasive Candidose 100 – 200 mg (> 40 kgKG), 2 – 4 mg/kgKG (< 40 kg); Candidaprophylaxe 50 mg (> 40 kg), 1 mg/kgKG (< 40 kg)		
		Erwachsene, Jugendliche > 16 Jahre	invasive Candidose s. o.; ösophageale Candidose 150 mg (> 40 kg), 3 mg/kgKG (< 40 kg); Candida-Prophylaxe s. o.	1	
Posaconazol		Erwachsene	800 mg/kgKG in 2–4 ED		800 mg

[1] zur Dosierung bei Früh- und Neugeborenen siehe ▶ Tab. 119.5.
[2] nicht zugelassen für Kinder; Dosierungsangaben gelten unter Vorbehalt
[3] über Dosierung bei Frühgeborenen siehe Kap. Neonatale bakterielle Infektionen (S. 666). Für Prophylaxe und Therapie wird die gleiche Dosis verwendet
[4] zugelassen für Kinder ab 2 Jahre

6.7 Antiparasitika

Krankheiten, die durch Protozoen, Helminthen, verschiedene Insekten und Larven hervorgerufen werden, können mit Chemotherapeutikabehandelt werden. Bei der Malaria sind diese Medikamente auch zur Prophylaxe einsetzbar. Für einige Parasitosen stehen bis heute aber keine sicher wirksamen und nebenwirkungsarmen Medikamente zur Verfügung. Ein zusätzliches Problem bei der Anwendung von Antiparasitika stellt die Resistenzentwicklung der Erreger dar, die bei Plasmodium falciparum, dem Erreger der Malaria tropica, von erheblicher Bedeutung ist.

6.7.1 Antiprotozoika

- Artemether + Lumefantrin (Riamet)
- Artesunate (Artesunate)
- Atovaquon + Proguanil (Malarone)
- Chinin
- Chloroquin (Resochin, Weimerquin)
- Mefloquin (Lariam)
- Primaquin (Primaquine)
- Piperaquin + Dihydroartemisinin (Eurartesim)
- Proguanil (Paludrine)
- Benznidazol (Rochagan)
- Diloxanid-Furoat (Furamide)
- Eflornithin (Ornidyl)
- liposomales Amphotericin B (Ambisome)
- Metronidazol (Arilin, Clont, Flagyl, Vagimid u. v. a.)
- Tinidazol (Fasigyn)
- Furazolidon (Furoxone, Furamid, Dependal M)
- Miltefosin (Impavido)
- Natriumstibogluconat und N-Methylglucaminantimonat (Pentostam, Glucantim)
- Nifurtimox (Lampit)
- Nitazoxanid (Alinia)
- Paromomycin (Humatin)
- Pyrimethamin (Daraprim)
- Suramin (Germanin)

Artemether/Lumefantrin ist ein Kombinationspräparat zur Behandlung der Malaria tropica. Artemether ist eines von mehreren Artemisininderivaten, die seit mehr als 20 Jahren in Südostasien erfolgreich in der Therapie der Malaria, insbesondere bei Kindern, eingesetzt werden. In Deutschland ist es nur in fixer Kombination mit Lumefantrin (20 mg/120 mg pro Tablette) für Patienten ab 5 kg Körpergewicht zugelassen. Lumefantrin ist eine Weiterentwicklung des Mefloquins. Beide Substanzen interagieren mit der Umwandlung des Häms in das nichttoxische Hämozoin im Parasiten. Während Artemether radikale Metabolite mit dem Häm-Eisen bildet, verhindert Lumefantrin die Polymerisation.

Als 2. Angriffspunkt interagieren beide Substanzen mit der Nukleinsäuren- und Proteinsynthese des Parasiten. Artemether wird schnell resorbiert, in Lebermikrosomen über das CYP3A4/5 zum biologisch aktiven Metaboliten Dihydroartemisinin demethyliert, während Lumefantrin langsam resorbiert und in Lebermikrosomen debutyliert wird. Die Eliminationshalbwertszeit aus dem Plasma beträgt für Artemisinine 2 Stunden, für Lumefantrin 2 – 3 Tage und bei Malariapatienten sogar 4 – 6 Tage. Nebenwirkungen: Erbrechen (ggf. Wiederholung der Einnahme) und andere Verdauungsstörungen, Kopfschmerzen und Schwindel.

Artesunate ist ein Artemisininderivat mit guter Bioverfügbarkeit, das zur intravenösen Therapie bei der komplizierten Malaria eingesetzt wird. In Deutschland nicht zugelassen, wird es aus China importiert und ist in einigen Krankenhäusern verfügbar. Eine Liste der Krankenhäuser, die Artesunate und Chinin für Notfälle bevorraten ist auf der Homepage der DTG (www.dtg.org) als pdf-Datei einsehbar.

Atovaquon (Wellvone) blockiert selektiv die Nukleinsäure- und ATP-Synthese in Protozoen. Es wirkt gegen Pneumocystis jiroveci, T. gondii und Plasmodien. Die Bioverfügbarkeit von Atovaquon ist gering und individuell sehr schwankend. Die Resorption wird durch fettreiche Mahlzeiten um das 2- bis 4-Fache verbessert. Atovaquon penetriert schlecht in den Liquor und wird nicht metabolisiert. Plasmaproteinbindung: 99,9 %; Halbwertszeit: 2 – 4 Tage; Ausscheidung über die Faeces. Im Kindesalter ist Atovaquon nur in Kombination mit Proguanil (Malarone) zur Malariatherapie ab 5 kg Körpergewicht und zur Prophylaxe ab 11 kg Körpergewicht zugelassen. Leichte und temporäre Nebenwirkungen: Exantheme, Erbrechen, Durchfall, Kopfschmerzen, Fieber, Erhöhung der Transaminasen, Hyponatriämie, Anämie.

Chinin, Stereoisomer des Chinidins, ist ein Alkaloid aus der Rinde des Cinchona-Baums mit der Grundstruktur eines Chinolins. Es wird rasch resorbiert und wieder ausgeschieden. Die Wirkungsweise ist nicht sicher geklärt; Angriffspunkt sind die intraerythrozytären Formen der Plasmodien. Halbwertszeit: 5 – 15 Stunden. Die Toxizität ist dosisabhängig. Als Nebenwirkungen können Erbrechen, Kopfschmerzen, Hypoglykämien, Sehstörungen und Tinnitus auftreten. Blutdruckabfall und ventrikuläre Arrhythmien können bedrohlich sein. Überempfindlichkeitsreaktionen führen u. a. zu Exanthem, Thrombozytopenie, Agranulozytose und massiver Hämolyse. Bei der komplizierten Malaria tropica ist Chinin in Kombination mit Doxycyclin oder Clindamycin weiterhin indiziert (s. ► Tab. 60.1). Es steht jedoch nicht mehr als Fertigarzneimittel zur Verfügung und muss von der Apotheke unter Verwendung des kommerziell verfügbaren Chininpulvers hergestellt werden. Es wird von einigen Krankenhausapotheken für Notfälle bevorratet – Liste auf der Homepage der DTG (www.dtg.org) als pdf-Datei einsehbar.

Chloroquin, ein 4-Aminochinolin, hat die gleiche Grundstruktur wie Chinin und besitzt ebenfalls eine antitrophozytäre Wirkung. Es ist gegen alle humanpathogenen Plasmodien wirksam und war in der Malariatherapie lange Zeit das Mittel der Wahl. Mit Ausnahme von Mittelamerika, Haiti, dem Nahen Osten und China kommen weltweit chloroquinresistente P.-falciparum-Stämme vor, in Südostasien auch zunehmend chloroquinresistente P.-vivax-Stämme. Chloroquin ist Mittel der Wahl bei Malaria tertiana und Malaria quartana.

Bei schneller Resorption erfolgt die Ausscheidung verzögert; Halbwertszeit: 4 Tage. Gastrointestinale Nebenwirkungen und Kopfschmerzen treten bei Prophylaxe und Therapie mit Chloroquin gelegentlich auf. Die intravenöse Gabe kann zu erheblichen kardiovaskulären Symptomen führen. Unter Langzeitprophylaxe sind bei einer Gesamtdosis von > 100 g Base irreversible Retinopathien beschrieben worden.

Mefloquin, ebenfalls mit dem Chinin verwandt, ist ein Chinolinmethanolderivat und wirkt wahrscheinlich gleichartig wie Chinin und Chloroquin gegen erythrozytäre Formen von Plasmodien. Resistenzentwicklungen von P. falciparum gegen Mefloquin werden zunehmend beobachtet. Mefloquin wird rasch resorbiert; die Halbwertszeit beträgt mindestens 3 Wochen. Bei der prophylaktischen Anwendung klagen Patienten zuweilen über gastrointestinale Beschwerden und Schwindel. In der Therapie kann es zu Sinusbradykardie, lang anhaltendem Schwindelgefühl und selten zu Halluzinationen, Krampfanfällen und Psychosen kommen. Mefloquin ist daher bei psychischen Krankheiten, Krampfleiden und anderen zentralnervösen Störungen kontraindiziert.

Dihydroartemisinin (DHA) + Piperaquin (z. B. Eurartesim) ist die von der WHO empfohlene Therapie der Malaria tropica. Piperaquin ist ein Bisquinolin, das dem Chloroquin in Struktur und Wirksamkeit im Hämabbau des Parasiten verwandt ist. Das DHA interferiert mit dem mitochondrialen Elektronen- und Proteintransport im Parasiten. Nach oraler Gabe gut resorbiert beträgt die Halbwertszeit für das DHA etwa 1 Stunde, aber 20–22 Tage für das Piperaquin. Als unerwünschte Nebenwirkungen sind Kopfschmerzen, Übelkeit, gastrointestinale Beschwerden beschrieben; aber wesentlich ist eine mögliche Verlängerung der QT-Zeit, weshalb eine EKG-Kontrolle nach erster Gabe in der europäischen Zulassung gefordert wird.

Primaquin, ein 8-Aminochinolin, wird gut resorbiert und schnell eliminiert; Halbwertszeit: 12 Stunden. Das Wirkungsspektrum umfasst alle exoerythrozytären Formen und Gametozyten von Plasmodien. Primaquin wird nur zur Rezidivprophylaxe von P. vivax und P. ovale eingesetzt. Nebenwirkungen: gastrointestinale Symptome, Leuko- und Thrombopenien sowie Methämoglobinämien. Letztere sind bei NADH-Methämoglobin-Reduktasemangel ausgeprägt. Eine lebensbedrohliche akute Hämolyse kann bei G6PD-Mangel (primaquinsensitive hämolytische Anämie) entstehen. Es ist in Deutschland nicht zugelassen und muss z. B. aus England importiert werden.

Proguanil, ein Biguanidderivat, wird im Organismus zu einem zyklischen Triazinmetaboliten umgewandelt und hemmt die Dihydrofolatreduktase im Folsäurestoffwechsel des Parasiten. Proguanil wirkt im Gegensatz zu vielen anderen Medikamenten auch auf Gewebsschizonten von Plasmodien. Wegen der Möglichkeit der schnellen Resistenzentwicklung wird es nur in Verbindung mit Atovaquon zur Prophylaxe und Therapie der Malaria eingesetzt.

Diloxanid-Furoat ist ein intraluminal wirksames und sehr gut verträgliches Dichloracetamidderivat. Es wird bei der intestinalen Amöbiasis verwendet. Besonders geeignet ist es für die Therapie einer persistierenden Zystenausscheidung nach Nitroimidazolbehandlung. Die Resorption ist verzögert, sodass hohe Darmlumenkonzentrationen entstehen. Durch intestinale Hydrolysierung wird das amöbizide Diloxanid freigesetzt. Es ist in Deutschland nicht zugelassen und muss z. B. aus England importiert werden.

Metronidazol ist ein Nitroimidazol. Diese werden in der Therapie der wichtigsten humanpathogenen Protozoen des Intestinal- und Urogenitaltrakts (Amöben, Lamblien, Trichomonaden) verwendet. Strukturell verwandt sind Tinidazol, Nimorazol und Ornidazol (können aus der Schweiz importiert werden). Die Bioverfügbarkeit von Metronidazol beträgt nach Gabe per os 90 % ohne wesentliche Reduktion durch Nahrungsaufnahme. Metronidazol wird rektal mäßig und vaginal gut resorbiert. Gute Gewebegängigkeit einschließlich Liquor, Speichel und Vaginalsekret; Halbwertszeit: 7 Stunden. An Nebenwirkungen können bei allen 5-Nitroimidazolen Dunkelfärbungen des Urins, gastrointestinale Symptome, metallischer Geschmack, Exanthem mit Pruritus, Schwindel, Ataxien sowie Enzephalopathien und Krampfanfälle auftreten. Die Nitroimidazole (Metronidazol und Tinidazol) sollten wegen fraglicher Mutagenität nicht im 1. Schwangerschaftstrimenon verordnet werden.

Tinidazol ist wie Metronidazol ein Imidazolderivat, das die Nukleinsäuresynthese von Einzellern und Bakterien hemmt und das in Studien eine höhere Wirksamkeit gegen die wichtigsten humanpathogenen Protozoen des Intestinal- und Urogenitaltrakts zeigt als Metronidazol. Es ist nur in der Schweiz als Fertigarzneimittel erhältlich. Nach oraler Einnahme beim oder nach dem Essen wird es rasch und vollständig resorbiert. Da es mit 13 Stunden eine deutlich längere Halbwertszeit als Metronidazol hat, braucht es nur 1-mal pro Tag eingenommen zu werden, was die Compliance erhöht. Es wird vorwiegend renal ausgeschieden, ist dialysabel, und die Dosis muss bei Nierenfunktionseinschränkung nicht vermindert werden. Tinidazol ist im 1. Trimenon der Schwangerschaft und in der Stillzeit kontraindiziert, ebenso bei schweren Leberschäden, ZNS-Erkrankungen und Störungen der Hämatopoese. Während der Therapie kann es zur Alkoholintoleranz (absolute Alkoholkarenz bis 3 Tage nach Ende der Therapie), peripheren Neuropathien, zentralnervösen und gastrointestinalen Störungen sowie Geschmacksirritationen und reversiblen Neutropenien kommen.

Furazolidon ist eine heteroaromatische Nitroverbindung, ein Nitrofuranderivat mit breiter antibakterieller und protozoenhemmender Wirkung. In der Veterinärmedizin noch weit verbreitet, werden Nitrofuranderivate wegen ihrer geringen therapeutischen Breite bei potenzieller Neuro- und Kardiotoxizität sowie mutagenen und karzinogenen Potenz nur noch selten in der Humanmedizin eingesetzt. Nach oraler Gabe wird Furazolidon so gut wie nicht aus dem Darm resorbiert, sodass es in vielen Ländern (z. B. Indien) noch als Monosubstanz (Furoxone) oder in Kombination mit Metronidazol (Furamid, Dependal M) zur Therapie intestinaler Protozoen, wie Lamblien, verwendet wird. Die Dosierung wird mit 6 – 8 mg/kgKG/d, aufgeteilt in 3 – 4 Dosen, für bis zu 10 Tage angegeben. Bei Kombinationspräparaten sollten die Dosierungsempfehlungen des Herstellers beachtet werden.

Miltefosin, ein synthetisches Phospholipid, wurde ursprünglich zur Tumortherapie entwickelt und führt vermutlich zur Hemmung membranständiger Enzymsysteme. Es ist zur Behandlung der viszeralen Leishmaniose zugelassen. Vorübergehende gastrointestinale Störungen, Erbrechen, Durchfall und Erhöhung der Leberenzyme sowie des Serumkreatinins sind zu beachtende Nebenwirkungen. In der Schwangerschaft ist Miltefosin kontraindiziert.

Natriumstiboglukonat und **N-Methylglukaminantimonat** sind Beispiele für 5-wertige Antimonpräparate, die früher in der Behandlung von Leishmaniosen eine herausragende Rolle einnahmen. Ihre Wirkung beruht auf einer Hemmung der Purinnukleotide. Resorption und Ausscheidung erfolgen schnell. Häufig treten gastrointestinale Beschwerden und Kopfschmerzen auf. Selten sind EKG-Veränderungen und tubuläre Nierenschäden. Wegen zunehmender Resistenzen und potenziell tödlicher Nebenwirkungen sind Antimonpräparate Medikamente der 2. oder 3. Wahl.

Nifurtimox, ein Nitrofuranderivat, und **Benznidazol**, ein Benzyl-Nitroimidazol, werden beide in der Behandlung der amerikanischen Trypanosomiasis (Chagas-Krankheit) verwendet. In der akuten Phase verringern beide Medikamente die Parasitämie. Ob auch Komplikationen einer chronischen Chagas-Krankheit verhindert werden können, ist jedoch nicht sicher. Die Nebenwirkungen sind erheblich. Beschrieben sind Neuropathien, psychotische Reaktionen, Exantheme, gastrointestinale Beschwerden und Anorexie.

Nitazoxanid ist ein Nitrothiazol-Benzamid-Präparat, das in den USA und Lateinamerika zur Behandlung von Durchfall durch Lamblien und Kryptosporidien (nur immungesunde Kinder unter 12 Jahren) zugelassen ist. In größeren Studien zeigte sich die gute Verträglichkeit von Nitazoxanid mit einer Nebenwirkungsrate von ca. 6 %, darunter Schmerzen im Oberbauch, Schwindel, milder Durchfall und Kopfschmerzen. Schwere klinische Nebenwirkungen wurden nicht beobachtet. Veränderungen der Leber- und Retentionswerte im Serum sowie des Blutbilds traten nach der Behandlung nicht auf.

Pyrimethamin ist in Kombination mit Sulfadoxin (Fansidar) für die Behandlung der Malaria nicht mehr zugelassen. Trotz verbreiteter Resistenzentwicklung wird die Kombination in tropischen Ländern noch verwendet. Die Kombination mit Sulfadiazin (Sulfadiazin-Heyl) ist unverändert die Standardtherapie der Toxoplasmose. Pyrimethamin und Sulfonamide hemmen die Folatreduktase der Parasiten. Nach längerer Einnahme hoher Dosen kann es zu Exanthem und megalozytärer Anämie (Folsäuremangel), gastrointestinalen Beschwerden und Leberschädigung kommen. Selten sind Stomatitis, Glossitis, Stevens-Johnson- und Lyell-Syndrom.

Suramin, ein Naphthalenderivat, und **Eflornithin** werden vorwiegend in der Behandlung der afrikanischen Trypanosomiasis (Schlafkrankheit) verwendet. Gegen die amerikanische Trypanosomiasis sind sie nicht wirksam. Suramin hemmt verschiedene trypanosomale Enzyme. Nach parenteraler Gabe beträgt die Halbwertszeit 48 Stunden bei einer terminalen Eliminierung nach 50 Tagen. Die Nebenwirkungen sind erheblich und können in der Intensität stark variieren. Beschrieben sind Schock, Bewusstlosigkeit, Schwindel, Müdigkeit, metallischer Geschmack, Parästhesien, Kopfschmerzen und periphere Neuropathien sowie bei immunkomprimierten Patienten Leberschädigungen und Blutbildveränderungen.

6.7.2 Anthelminthika

- Albendazol (Eskazole)
- Diethylcarbamazin (Hetrazan)
- Ivermectin (Mectizan, Stromectol)
- Mebendazol (Surfont, Vermox)
- Niclosamid (Yomesan)
- Praziquantel (Biltricide, Cesol, Cysticide)
- Pyrantel (Helmex)
- Pyrviniumembonat (Molevac, Pyrcon)
- Tiabendazol (Mintezol)

Humanpathogene Helminthen gehören zu 3 Klassen: Nematoden (Rund- oder Fadenwürmer), Zestoden (Bandwürmer) und Trematoden (Egel). Therapeutische Substanzen können sich in Wirkung und Angriffspunkt von Klasse zu Klasse unterscheiden und, abhängig von intestinaler oder extraintestinaler Manifestation einer Helmintheninfestation, auch innerhalb der Klasse.

Anthelminthika hemmen oder unterbrechen den Glukosestoffwechsel oder die neuromuskulären Funktionen des Parasiten. Außer auf den Stoffwechsel des Wurmes wirken die Substanzen auch auf den Stoffwechsel des Menschen. Die variable Toxizität für Wirt und Parasit resultiert aus einer verstärkten Resorption und Kumulation im Parasiten, unterschiedlicher Verstoffwechselung und der unterschiedlichen Störanfälligkeit der Stoffwechselsysteme. Je nach Parasit kann die Therapie auf eine lokale Behandlung der intestinalen Entwicklungsstadien beschränkt bleiben oder muss systemisch erfolgen. Dosierung, Behandlungsintervall und Dauer der Therapie können unterschiedlich sein. Deshalb ist für eine optimale Therapie spezieller Infestationen (z. B. Echinokokkose, Trichinose) die genaue Beachtung der entsprechenden Behandlungsvorschriften unerlässlich.

Albendazol ist ein Benzimidazolderivat. Sein Wirkspektrum umfasst diverse Nematoden und Larven von Zestoden. Albendazol ist in Deuschland nur für Kinder ab 6 Jahren zur Behandlung der Echinokokkose, Trichinose und Strongyloidiasis zugelassen, während es in einigen anderen Ländern, z. B. in der Schweiz und in Australien, für Kinder über 2 Jahre zur Therapie intestinaler Nematoden-, Zestoden- und Protozoeninfektionen, wie die Giardiasis, zugelassen ist. Die Resorption ist vermindert; wird durch eine fetthaltige Mahlzeit verbessert. Die Metabolisierung ist rasch, in der Leber mit Freisetzung von Albendazolsulfoxid, das für die systemische Wirkung verantwortlich ist. Konzentration im Liquor und im ZNS: etwa 40 – 50 % der Plasmakonzentration. Albendazol geht in die Muttermilch über, die gastrointestinale Resorption liegt aber unter 5 %; Halbwertszeit: 10 Stunden. Mögliche Nebenwirkungen: erhöhte Leberenzymwerte, Magen-Darm-Beschwerden, Kopfschmerzen, Schwindel, reversible Leukopenie, Haarverlust, selten Fieber; im Tierversuch wirkt Albendazol teratogen. In der Schwangerschaft ist Albendazol mit Vorsicht anzuwenden (wahrscheinlich aber keine Fruchtschäden). Bei Anwendung von Albendazol sollten Leberfunktionswerte und Blutbild kontrolliert werden.

Diethylcarbamazin (DEC), ein Piperazinderivat, wird bei Filariosen zur Therapie aller pathogenen Mikrofilarien (Larven) und einiger Makrofilarien (Adulte) eingesetzt. Es ist ohne Wirkung gegen adulte Formen von Onchocerca volvulus, jedoch gut zur Therapie von Loa-loa-, Wuchereria-bancrofti-, Brugia-malayi- und B.-timori-Infestationen geeignet. Eine weitere Indikation stellt die tropische pulmonale Eosinophilie dar. Gute Resorption; Halbwertszeit: 8 – 12 Stunden; Nebenwirkungen: Kopf- und Gelenkschmerzen, gastrointestinale Symptome. Die Destruktion der Mikrofilarien kann zu Pruritus von Haut und Schleimhäuten sowie zu Fieber und enzephalitischen Symptomen führen. Diethylcarbamazin ist bei einer Augenbeteiligung kontraindiziert (Erblindungsgefahr).

Ivermectin ist ein Derivat des Avermectin B 1, das von Streptomyces avermectilis produziert wird. Es ist Mittel der Wahl bei der Behandlung der Onchocerca-volvulus-Infektion. Es wirkt auf alle Entwicklungsstadien der Mikrofilarien und blockiert für etwa 12 Monate die Mikrofilarienproduktion in den adulten Würmern. Zum Wirkungsspektrum gehören auch andere Nematoden, Wuchereria bancrofti, Brugia malayi und Loa Loa sowie die Skabiesmilbe (Sarcoptes scabiei). Bei Gabe auf nüchternen Magen werden nur etwa 2 % innerhalb von 4 Stunden resorbiert; Halbwertszeit: 12 Stunden. Die Nebenwirkungen wie Pruritus, Lymphadenopathie und Schwindelgefühl sind milder als bei Gabe von Diethylcarbamazin.

Mebendazol, ein Benzimidazolderivat, ist in der Therapie von intestinalen Nematodeninfestationen gebräuchlich und ähnlich wirksam wie Albendazol. Benzimidazole hemmen die Glukoseaufnahme des Parasiten, wobei wegen der geringen intestinalen Resorption der Blutzuckerspiegel des Wirtes selbst bei hohen Dosierungen nicht beeinflusst wird. Mebendazol wird schlecht resorbiert. Bis zu 10 % der aufgenommenen Dosis werden innerhalb von 24 Stunden unverändert über die Nieren ausgeschieden. Die Einnahme von Mebendazol sollte immer zusammen mit einer fetthaltigen Mahlzeit erfolgen. Mebendazol geht in die Muttermilch über, wird aber nur in geringem Maße resorbiert (s. ► Tab. 6.5). Die Nebenwirkungen ähneln denjenigen von Albendazol, sind jedoch insgesamt geringer. Im 1. Schwangerschaftstrimenon ist Mebendazol nur streng indiziert anzuwenden. Bei hohen Dosen Leberfunktionswerte und Blutbild kontrollieren, bei Diabetikern Blutzuckerspiegel überwachen (Interaktion).

Niclosamid, ein nahezu nebenwirkungsfreies Salizylanilidderivat, hemmt die anaerobe Phosphorylierung von Adenosindiphosphat. Wirkspektrum: T. saginata, T. solium, Diphyllobothrium latum, Hymenolepis nana et diminuta. Niclosamid wirkt nicht gegen Taenieneier. Bei der Therapie von Taenia-solium-Infektion sollte wegen der Gefahr der Neurozystizerkose Praziquantel bevorzugt werden. Niclosamid wird so gut wie nicht aus dem Darm resorbiert.

Praziquantel ist ein Pyrazinisoquinolin. Es verändert die parasitäre Zellpermeabilität für Kalzium und führt zu Kalziumverlust mit daraus resultierender muskulärer Kontraktur und Lähmung. Praziquantel hat ein breites Wirkspektrum gegen Zestoden und Trematoden, wie Taenia solium, und Schistosoma spp., ist jedoch gegen Fasciola hepatica unwirksam. Etwa 80 % werden nach Gabe per os in 2 – 3 Stunden aufgenommen. Die Liquorkonzentration beträgt 15 – 20 % der Serumkonzentration; Halbwertszeit: etwa 5 Stunden. Gastrointestinale Beschwerden, Kopfschmerzen und Schwindelgefühl können auftreten.

Pyrantel hemmt Azetylcholinesterasen und blockiert neuromuskuläre Synapsen in den Muskelzellen der Helminthen. Wirkungsspektrum: Enterobius vermicularis, Ascaris lumbricoides, Ancylostoma duodenale, Necator americanus. Es wird nur schwach resorbiert.

Pyrviniumembonat ist ein synthetischer Farbstoff („cyanine dye"), der den Energiehaushalt von Nematoden, vor allem die Glukoseaufnahme und den Glukosetransport von Helminthen, stören kann. Pyrvinium wird nach oraler Gabe kaum resorbiert. Es wirkt insbesondere gegen Enterobius vermicularis (Madenwurm). Die Wirkung gegen den Zwergfadenwurm ist gering, sodass andere Medikamente wie Ivermectin bevorzugt werden sollten. Pyrvinium zeigt in Zellkulturen antitumoröse Eigenschaften und wirkt in vitro ausgezeichnet gegen Plasmodien, jedoch spricht die fehlende Resorption gegen einen therapeutischen Einsatz bei systemischer Erkrankung. In der Zellkultur wie im Mausmodell weist Pyrvinium eine hohe Wirksamkeit gegen Kryptosporidien auf, gegen die bisher kein kausales Therapeutikum zur Verfügung steht.

Tiabendazol ist ein Benzimidazolderivat mit breitem Wirkungsspektrum gegen intestinale Helminthen. Es wird heute jedoch überwiegend nur noch bei Larva migrans cutanea (z. B. Ancylostoma brasiliensis) lokal appliziert. In den USA ist Tiabendazol (Mintezol) zur Therapie der Zwergfadenwurminfektion, der viszeralen und kutanen Larva migrans sowie der Trichinose und bei fehlender Alternative auch zur Therapie anderer intestinaler Nematodeninfektionen bei Kindern ab 13 kg Körpergewicht zugelassen. Aufgrund von möglichen gastrointestinalen (Diarrhoe), hepatischen (Cholestase, Leberparenchymschäden), zentralnervösen (Schwindel, Verwirrtheit, Tinnitus, verschwommenes Sehen), kardialen (Hypotension), metabolischen (Hypoglykämie) und allergischen Nebenwirkungen sollte es nur bei fehlender Alternative eingesetzt werden.

6.7.3 Dosierung von Antiparasitika

Siehe ▶ Tab. 6.3.

Koordinator:
R. Bialek

6.8 Virostatika

Viren sind im Gegensatz zu Bakterien für ihre Vermehrung auf den Stoffwechsel der Wirtszelle angewiesen. Daher besteht bei der Anwendung antiviraler Substanzen die Gefahr der toxischen Schädigung der Wirtszelle. Insofern sollte ein ideales

Tab. 6.3 Dosierung von Antiparasitika[1] bei Kindern (außer Neugeborenen[2]), Jugendlichen und Erwachsenen (über Antimalariamittel siehe Kap. Malaria (S. 376)).

Chemotherapeutikum	Applikation	Patienten	Dosis in 24 h	Zahl der Einzeldosen (ED) in 24 h	max. Tagesdosis
Albendazol	p. o.	ab 6 Jahre	15 mg/kgKG	2	0,8 g
Benznidazol	p. o.	alle Kinder	5 – 7 mg/kgKG	2	
Diäthylcarbamazin	p. o.	alle Kinder	6 (– 8) mg/kgKG	1 – 3	
Diloxanidfuroat	p. o.	ab 2 Jahre (im Ausland)	20 mg/kgKG	3	1,5 g
Ivermectin	p. o.	alle	150 – 400 µg/kgKG	1	
Mebendazol	p. o.	ab 2 Jahre	200 mg	2	3,0 g
Metronidazol	p. o.	>1 Jahr	30 mg/kgKG	3	
Miltefosin	p. o.	ab 3 Jahre	1,5 – 2,5 mg/kgKG	1 – 3	0,15 g
Niclosamid	p. o.	<2 Jahre	250 – 500 mg	1	
		2 – 6 Jahre	500 – 1000 mg	1	
		>6 Jahre	1000 – 2000 mg	1	
Nifurtimox	p. o.	alle	8 – 10 mg/kgKG	2 – 3	
Nitazoxanid	p. o.	Kinder 1 – 3 Jahre	200 mg	2	
		Kinder 4 – 11 Jahre	400 mg	2	
		Kinder ab 12 Jahre, Jugendliche	1 000 mg	2	
Paromomycin	p. o.	alle	15 – 100 mg/kgKG	3	3 g
Praziquantel	p. o.	alle	40 – 60 mg/kgKG	1 – 2	
Pyrantelembonat	p. o.	ab 6 Monate	10 – 20 mg/kgKG	1	1 g
Pyrimethamin	p. o.	alle	1 mg/kgKG	1	0,1 g
Pyrviniumembonat	p. o.	ab 3 Monate	5 mg/kgKG	Einmaldosis bei Enterobiasis	
Tinidazol	p. o.	ab 6 Jahre	50 – 75 mg/kgKG	1	2 g

[1] Die Angaben betreffen Dosierungen für häufigere Infektionen; zur erregerbezogenen Dosierung siehe das entsprechende Kapitel.
[2] zur Dosierung bei Früh- und Neugeborenen siehe ▶ Tab. 119.5.

Virostatikum möglichst nur virusspezifische Prozesse hemmen, ohne die Wirtszellen zu schädigen. Die höchste Effektivität wird erreicht, wenn die virostatische Therapie innerhalb von 24 (– 48) Stunden nach Auftreten von Symptomen begonnen wird. Eine spätere Therapie ist bei immunkompetenten Kindern nicht selten wirkungslos. Bei einer länger anhaltenden Virusreplikation, wie sie bspw. bei immundefizienten Kindern oder bei virusbedingten Komplikationen anzunehmen ist, können Virostatika auch noch später als 48 Stunden nach Auftreten von Symptomen eingesetzt werden.

Viele Virostatika sind für Kinder und Jugendliche nicht zugelassen wie Brivudin, Famciclovir, Valaciclovir und Ganciclovir. Da der Kinderarzt aber auf die modernen Virostatika nicht verzichten kann, sollte vor der Anwendung die Risiko-Nutzen-Relation ganz besonders intensiv beurteilt werden. Außerdem sind Eltern und Kinder ab etwa dem 14. Lebensjahr wie unter Studienbedingungen aufzuklären.

6.8.1 Nukleosidanaloga mit vorwiegender Wirkung gegen Herpesviren

- Aciclovir (Acic, Aciclostad, Zovirax u.v.a.)
- Famciclovir (Famvir)
- Ganciclovir (Cymeven)
- Brivudin (Zostex)
- Valaciclovir (Valtrex)
- Valganciclovir (Valcyte)

Die älteren Nukleosidanaloga (Idoxuridin, Trifluridin etc.) werden heute fast nur noch lokal angewendet. Die neueren Nukleosidanaloga sind teilweise hochwirksame und gut verträgliche Virostatika, die auch zur systemischen Therapie geeignet sind. Über Nukleos(t)idanaloga zur Behandlung der chronischen Hepatitis B bzw. C siehe Kap. Hepatitis-B-Therapie (S. 299) und Kap. Hepatitis-C-Therapie (S. 303).

Aciclovir ist das erste hochwirksame, selektive und gut verträgliche Virostatikum zur systemischen Therapie. Die Selektivität kommt dadurch zustande, dass Aciclovir durch virale Thymidinkinasen in Acicloguanosin-Monophosphat umgewandelt wird; erst danach kann durch zelleigene Kinasen Aciclovir-Triphosphat entstehen, welches das eigentliche Virostatikum darstellt. Das Wirkungsspektrum umfasst Herpes-simplex-Virus (HSV), Typ 1 und Typ 2, und Varicella-Zoster-Virus (VZV), dessen Empfindlichkeit aber 10-fach schwächer ist als die des HSV. Selten sind HSV- oder VZV-Virusstämme gegen Aciclovir resistent.

Wegen der geringen Bioverfügbarkeit (20 %) sollte Aciclovir therapeutisch möglichst nicht per os oder, wenn das nicht zu umgehen ist, in einer hohen Dosierung verordnet werden (siehe ▶ Tab. 6.4). Die lokale Anwendung ist von geringem Wert außer bei Herpeskeratitis.

Anerkannte Indikationen sind die Therapie u. a. von Herpes-Enzephalitis, Eczema herpeticatum, Herpes genitalis, Varizellen und Zoster bei immunsupprimierten Patienten und Patienten mit anderen Risikofaktoren sowie die Prophylaxe der HSV- und VZV-Infektion bei exponierten immundefizienten Patienten (onkologische Krankheiten, Organtransplantation).

Valaciclovir (z. B. Valtrex) ist ein Ester von Aciclovir, der nach der Resorption in den Darmzellen in Aciclovir und Valin gespalten wird. Die Bioverfügbarkeit liegt bei 54 %. In einer Studie ergaben 20 mg/kgKG in 2 ED der Valaciclovir-Suspension vergleichbare Spiegel wie 1000 mg Aciclovir in 5 ED p. o. bei Erwachsenen bzw. 900 mg/m^{2}KOF Aciclovir in 3 ED p. o. bei Kindern. Diese Dosierung wurde bei den 28 Studienkindern gut vertragen. Valaciclovir ist für immunkompetente Jugendliche (≥ 12 Jahre) zugelassen.

Famciclovir (z. B. Famvir). Von Penciclovir (nicht mehr in der Roten Liste) steht eine Prodrug, Famciclovir, zur Verfügung, das in seiner Wirkung weitgehend dem Aciclovir entspricht. Famciclovir wird im Dünndarm rasch resorbiert (Bioverfügbarkeit: 77 %) und anschließend in Penciclovir überführt, das wie Aciclovir durch Virus- und Wirtszellenzyme aktiviert wird (Penciclovirtriphosphat) und erst dann wirksam ist. Famciclovir ist für die Behandlung (HSV und Zoster) bei Kindern und Jugendlichen nicht zugelassen.

Ganciclovir (z. B. Cymeven) besitzt gegen Zytomegalievirus (CMV) eine 8 - bis 20-fach stärkere Wirksamkeit als Aciclovir. Gegen HSV und VZV ist es jedoch deutlich schwächer wirksam. Die orale Bioverfügbarkeit ist gering (5 – 9 %). Auch Ganciclovir muss in der virusinfizierten Zelle erst zum Triphosphat umgewandelt werden. Im Gegensatz zu HSV und VZV besitzt CMV jedoch keine eigene Thymidinkinase. Die erste Phosphorylisierung wird durch ein CMV-Genprodukt mit proteinkinaseähnlichen Eigenschaften vermittelt. Ganciclovir ist viel weniger selektiv wirksam als Aciclovir und hat daher auch beträchtliche Nebenwirkungen. Dazu gehören Knochenmarkdepression (Neutropenie) sowie Leber- und Nierenfunktionsstörungen. Indikationen für eine Therapie mit Ganciclovir sind vor allem lebens- und das Augenlicht bedrohende CMV-Infektionen bei immunsupprimierten Patienten. Ein Therapieversuch ist auch bei einer symptomatischen konnatalen CMV-Infektion (Enzephalitis, Hepatitis etc.) indiziert.

Valganciclovir (z. B. Valcyte). Analog zu Valaciclovir wurde für Ganciclovir ein Valinester als oral zu verabreichendes Prodrug entwickelt. Valganciclovir besitzt eine bis zu 10-fach höhere orale Bioverfügbarkeit als Ganciclovir. Nach bisher vorliegenden klinischen Studien bei Erwachsenen zeigt sich eine gute Wirksamkeit sogar bei der Induktionstherapie der CMV-Retinitis. Die Wirksamkeit und Verträglichkeit von Valganciclovir bei Kindern ist nicht ausreichend untersucht. Nach vorläufigen Daten scheint eine längerfristige Therapie bei der symptomatischen konnatalen CMV-Infektion gerechtfertigt zu sein.

Brivudin (Bromvinyl-Desoxyuridin, BVDU, Zostex) hat im Vergleich zu Aciclovir eine sehr viel größere Hemmwirkung auf VZV und HSV-1. Dagegen sind HSV-2, CMV und Epstein-Barr-Virus (EBV) weitgehend resistent. Die orale Bioverfügbarkeit beträgt ca. 33 %. Eine gleichzeitige Gabe von 5-Fluorouracil und anderen halogenisierten Uracilderivaten ist kontraindiziert. Die Ausscheidung erfolgt zu ⅔ Dritteln renal und zu ⅛ biliär. Brivudin ist gut verträglich. Die einzige zugelassene Indikation ist derzeit die Therapie von Zoster bei immunkompetenten Erwachsenen. Der Vorteil von Brivudin besteht in der 1-mal täglichen Gabe aufgrund der langen Halbwertszeit.

6.8.2 Antiretrovirale Wirkstoffe

Auch im Kindes- und Jugendalter handelt es sich bei der HIV-Therapie obligat um eine Kombinationstherapie aus mindestens 3 antiretroviralen Wirkstoffen. Der Grund hierfür liegt in der extrem hohen Wahrscheinlichkeit einer Resistenzentwicklung unter Einfach- oder Doppeltherapie. Die bisher zugelassenen Wirkstoffe lassen sich nach ihrem Wirkungsmechanismus verschiedenen Untergruppen zuordnen. Über neuere Wirkstoffe sowie zu Dosierungen und Nebenwirkungen siehe ▶ Tab. 46.6.

Nukleosidische Hemmstoffe der reversen Transkriptase (NRTI)

- Abacavir (Ziagen), Didanosin (Videx), Emtricitabin (Emtriva), Lamivudin (Epivir), Stavudin (Zerit), Tenofovir (Viread), Zidovudin (Retrovir), Zidovudin + Lamivudin (Combivir), Zidovudin + Lamivudin + Abacavir (Trizivir)

Die Nukleosidanaloga werden zunächst durch zelluläre Enzyme zum Triphosphat phosphoryliert. Bei dem Nukleotidanaloga (z. B. Tenofovir) entfällt der 1. Phosphorylierungsschritt. Die Nukleotidtriphosphate besetzen kompetitiv das katalytische Zentrum der reversen Transkriptase und hemmen dadurch die Enzymaktivität.

Nichtnukleosidische Hemmstoffe der reversen Transkriptase (NNRTI)

- Efavirenz (Sustiva), Delavirdin (Rescriptor), Nevirapin (Viramune)
- Kombinationspräparate (NRTI/NNRTI): Emtricitabin + Tenofovir (z. B. Truvada), Emtricitabin + Rilpivirin + Tenofovir (z. B.Eviplera), Efavirenz + Emtricitabin + Tenofovir (z. B. Atripla)

Diese Hemmstoffe greifen allosterisch an der reversen Transkriptase an. Sie wirken in unveränderter Form, ohne vorherige Aktivierung im Organismus. Sie sind ausschließlich gegen HIV-1 wirksam.

Hemmstoffe der viralen Protease (Proteaseinhibitoren)

- Amprenavir (Agenerase), Atazanavir (Reyataz), Fosamprenavir (Teizir), Indinavir (Crixivan), Nelfinavir (Viracept), Ritonavir (Norvir), Saquinavir (Fortovase, Invirase), Lopinavir + Ritonavir (Kaletra), Tripanavir (Aptivus), Darunavir (Prezista)

Durch spezifische Hemmung der HIV-Protease wird die Bildung und Freisetzung von infektiösen HIV-Partikeln gehemmt. Ein Proteaseinhibitor sollte nur in Kombination mit einem nukleosidischen oder nichtnukleosidischen Hemmstoff der reversen Transkriptase verabreicht werden. Eine Besonderheit des Proteasehemmers Ritonavir ist die Hemmung des Abbaus anderer Proteaseinhibitoren. Ritonavir wird deshalb gerne als „booster“ in das Protease-Hemmer-Präparat eingebaut.

Fusionsinhibitoren

- Enfuvirtid (Fuzeon)

Bei dem 1. verfügbaren Wirkstoff dieser Untergruppe handelt es sich um ein Polypeptid aus 36 Aminosäuren, das mit einer bestimmten Region auf dem HIV-Hüllprotein gp41 interagiert. Dadurch wird die Fusion der HIV-Hülle mit der Zellmembran verhindert. Eine Infektion der Zelle findet nicht statt. Das Virostatikum muss 2-mal täglich subkutan als Komponente einer Kombinationsbehandlung injiziert werden.

Integraseinhibitoren

- Raltegravir (Isentress)

Bisher keine Erfahrung bei Patienten < 16 Jahren, muss in Kombination mit anderen aktiven antiretroviralen Therapien angewendet werden.

Entryinhibitoren (CCR5-Corezeptorblocker)

- Maraviroc (Celsentri)

Bisher keine Erfahrung bei Patienten < 16 Jahren. Anwendung nur in Kombination mit anderen antiretroviralen Arzneimitteln zur Therapie von CCR5-trope HI-Viren Typ-1 (HIV-1).

6.8.3 Neuraminidasehemmer

- Zanamivir (Relenza)
- Oseltamivir (Tamiflu)

Neuraminidasehemmer sind Analoga der Sialinsäure, die selektiv das aktive Zentrum der Influenzavirus Neuraminidase „verstopfen" („plug drugs"). Durch Hemmung der Neuraminidase können keine neugebildeten Influenzaviren von der Zelle freigesetzt werden. Die weitere Ausbreitung der Viren und damit der Infektion wird dadurch unterbrochen. Der große Vorteil ist, dass diese Virostatika gegen alle bekannten viralen Neuraminidasesubtypen (n = 9) einschließlich des Subtyps vom Vogelgrippevirus wirksam sind. Unerwünschte Wirkungen: Bei Kindern können abnorme Verhaltensstörungen vorkommen. Mit resistenten Virusstämmen muss gerechnet werden.

Zanamivir ist der 1. Vertreter der Neuraminidasehemmer. Es wird 2-mal täglich über 5 Tage inhaliert. Eine Dosisreduktion ist bei Patienten mit Nieren- und Leberinsuffizienz nicht erforderlich. Zanamivir ist zur Behandlung und Prophylaxe geeignet. In Deutschland ist es für Kinder ab 5 Jahre zugelassen.

Oseltamivir wird per os angewendet; Bioverfügbarkeit: 80 %. Es wird metabolisiert und ausschließlich renal ausgeschieden, sodass bei einer Nierenfunktionsstörung eine Dosisreduktion erforderlich ist. Die Halbwertszeit beträgt 6 – 10 Stunden. Oseltamivir ist für Kinder ab 1 Jahr zur Therapie und Prophylaxe zugelassen.

Beide Neuraminidasehemmer passieren in Tierversuchen die Plazenta und treten in die Muttermilch über. Resistente Virusmutanten traten bisher nur nach Verabreichung von Oseltamivir aber nicht nach Verabreichung von Zanamivir auf. Unterdosierung von Oseltamivir scheint das Auftreten von resistenten Mutanten zu fördern.

6.8.4 Andere Virostatika

- Cidofovir (Vistide)
- Foscarnet (Foscavir) in Deutschland nicht in der roten Liste, kann aber wohl immer noch in die Kliniken geliefert werden
- Ribavirin (Virazole, Rebetol, Copegus)
- Adefovir (Hepsera), Entecavir (Baraclude), Telbivudin (Sebivo) sind Nukleosidanaloga zur Therapie der chronischen Hepatitis B, bisher nur für Erwachsene zugelassen
- Telaprevir (Incivo) und Boceprevir (Victrelis) sind Proteaseinhibitoren, die zur Behandlung der chronischen Hepatitis C (Genotyp 1) in Verbindung mit Alpha-Interferon und Ribavirin entwickelt wurden.

Cidofovir ist ein azyklisches Cytosinanalogon, das bereits in monophosphorylierter Form vorliegt (Virostatikum vom Nukleotidtyp). Cidofovir muss also nicht durch virale Enzyme aktiviert werden, sondern wird durch zelluläre Kinasen in das eigentlich wirksame Virostatikum umgewandelt. Es wird innerhalb von 24 Stunden zu 80 % unverändert im Urin ausgeschieden. Halbwertszeit 2,4 – 3,2 Stunden; geringe Liquorpenetration; Dosierung: 5 mg/kgKG/Woche in 1 ED für 14 Tage, danach Erhaltungstherapie. Die therapeutische Breite ist gering. Cidofovir ist nephro- und hämatotoxisch, kanzerogen, mutagen und embryotoxisch.

Eine Begleitmedikation mit Probenecid zum Schutz der Nieren (plus ausreichende Hydrierung) ist unbedingt erforderlich. Wegen der Toxizität sollte Cidofovir nur als Alternative, z. B. bei UL-97-Ganciclovir-resistenten CMV-Stämmen, angewendet werden.

Foscarnet ist ein Pyrophosphatanalogon. Es blockiert ohne vorherige Aktivierung durch virale und zelluläre Enzyme die Pyrophosphatbindungsstelle verschiedener viraler DNA-Polymerasen und hemmt dadurch die virale Nukleinsäuresynthese. Foscarnet wird praktisch nicht resorbiert. Es ist liquorgängig und wird in unveränderter Form über die Nieren ausgeschieden. Der therapeutische Index ist gering (Nephrotoxizität infolge Tubulusnekrose). Therapeutisch wird Foscarnet eingesetzt bei Patienten mit Abwehrschwäche und lebensbedrohlichen HSV- oder CMV-Infektionen, insbesondere durch aciclovir- bzw. ganciclovirresistente Virusstämme.

Ribavirin ist in vitro gegen mindestens 40 verschiedene RNA- und DNA-Viren wirksam. Klinisch gibt es nur wenige, durch kontrollierte Studien gesicherte Indikationen. Unter Vorbehalt gehören dazu Lassafieber, hämorrhagisches Fieber durch Hantaviren, schwere Infektion mit Respiratory Syncytial Virus (RSV) junger Säuglinge und die chronische Hepatitis C. Die Anwendung erfolgt als Aerosol (RSV), per os (chronische Hepatitis C) und intravenös (Lassafieber). Bei der Inhalation des Aerosols wird ein geringer Teil von der Schleimhaut resorbiert. Die Halbwertszeit liegt im Blutplasma bei 9 Stunden, in den Erythrozyten bei etwa 40 Stunden. Im Tierversuch wirkt Ribavirin teratogen, karzinogen und mutagen. Eine Exposition schwangerer Frauen (Personal) ist zu vermeiden.

6.8.5 Zytokine

- Alpha-Interferon 2 a (Roferon-A)
- Alpha-Interferon 2 b (IntronA)
- Interferon alfacon 1 (Inferax), in Deutschland nicht mehr zugelassen
- Peginterferon-α-2 a (Pegasys)
- Peginterferon-α-2 b (Pegintron)
- Gamma-Interferon (Imukin)

Interferone sind natürlich vorkommende, von Körperzellen gebildete artspezifische Zytokine mit komplexen Wirkungen auf die Immunität und Zellfunktion. Sie wirken auf unterschiedliche Weise antiviral und beeinflussen auch die Immunfunktion und Phagozytose. Das von infizierten Körperzellen gebildete Interferon schützt die Nachbarzellen vor der fortschreitenden Virusinfektion. Ihr Wirkungsspektrum ist relativ breit, wobei die Viren nicht direkt gehemmt werden. Häufigkeit und Schwere der Nebenwirkungen hängen von der parenteral zugeführten Dosis und der Reinheit des Interferonpräparats ab. Alpha-Interferon wird u. a. in der Therapie der chronischen Hepatitis B und C angewendet. Pegyliertes Interferon ist ein Interferonmit langer Halbwertszeit, das nur 1-mal pro Woche verabreicht wird. Der Vorteil ist ein gleichmäßigerer Wirkspiegel, siehe Kap. Hepatitis-B-Therapie (S. 299) und Kap. Hepatitis-C-Therapie (S. 303). Gamma-Interferon hat vor allem eine immunmodulatorische Wirkung und wird bei der septischen Granulomatose sowie beim Gamma-Interferon- sowie Interleukin-12-Rezeptor-Defekt z. T. mit Erfolg eingesetzt.

6.8.6 Dosierung von Virostatika

Siehe ▸ Tab. 6.4

Tab. 6.4 Dosierung von Virostatika bei Kindern (außer Neugeborenen[1]), Jugendlichen und Erwachsenen.

Chemotherapeutikum	Applikation	Patienten	Dosis in 24 h	Zahl der Einzeldosen (ED) in 24 h	max. Tagesdosis
Aciclovir	i. v.	Säuglinge	45–60 mg/kgKG	3	
	i. v.	Kinder 1–12 Jahre	15–30 (–45) mg/kgKG	3	2,5 g
	i. v.	Jugendliche, Erwachsene	1,5–2,5 g	3	
	p. o.	Kinder 1–12 Jahre	(60–)80 mg/kgKG	4–5	4,0 g
	p. o.	Jugendliche, Erwachsene	2–4 g	(4–)5	
	p. o.	Prophylaxe	0,4–0,8 g	2	
Amantadin/ Rimantadin[2]	p. o.	Kinder 1–5 Jahre	5 mg/kgKG	2	100 mg
		Kinder > 5 Jahre	100 mg	1	
		Kinder > 10 Jahre bzw. > 45 kg	200 mg	2	

Tab. 6.4 Fortsetzung

Chemotherapeutikum	Applikation	Patienten	Dosis in 24 h	Zahl der Einzeldosen (ED) in 24 h	max. Tagesdosis
	p. o.	Jugendliche, Erwachsene	200 mg	2	
Brivudin[2]	p. o.	Erwachsene	125 mg	1	
Famciclovir[2]	p. o.	Kinder 1 – 12 Jahre	0,375 – 0,75 g	3	
	p. o.	Jugendliche, Erwachsene	0,75 – 1,5 g	3	
Foscarnet[2]	i. v.	Kinder 1 – 12 Jahre, Jugendliche, Erwachsene	180 mg/kgKG; nach 14 d: 80 – 120 mg/kgKG	3	
Ganciclovir[2, 3]	i. v.	Kinder, Jugendliche	10 mg/kgKG; Erhaltungsdosis: 5 mg/kgKG	2	
		Erwachsene		1	
Oseltamivir[4]	p. o.	Säuglinge	2–3 mg/kgKG	2	
		Kinder < 15 kg	60 mg	2	
		Kinder 15 – 23 kg	90 mg	2	
		Kinder 24 – 40 kg	120 mg	2	
		Kinder > 40 kg, Jugendliche, Erwachsene	150 mg	2	
Ribavirin	p. o.	Kinder, Jugendliche, Erwachsene	siehe Kap. Hepatitis-C-Therapie (S. 303)		
Valaciclovir[2]	p. o.	Jugendliche, Erwachsene	3 g	3	
Zanamivir[5]	inhalativ	Kinder ab 5 Jahre, Jugendliche, Erwachsene	20 mg	2	

[1] zur Dosierung bei Früh- und Neugeborenen siehe ► Tab. 119.5.
[2] nicht zugelassen für Kinder; Dosierungsangaben gelten unter Vorbehalt
[3] mancherorts wird versucht, die intravenöse Ganciclovirlösung in gesüßter Lösung per os zu verabreichen – Dosis: 90 mg/kgKG in 3 ED (Erwachsene 3 g in 3 ED)
[4] zugelassen für Kinder ab 1 Jahr
[5] zugelassen für Kinder ab 5 Jahre

Koordinator:
D. Nadal

Mitarbeiter:
V. Schuster

6.9 Antiinfektiva beim Stillen

Bei stillenden Müttern stellt sich häufig die Frage, ob die verwendeten Therapeutika in die Muttermilch übergehen bzw. zu einer Schädigung des Kindes führen können. Im Allgemeinen ist diese Gefahr gering, da die Konzentrationen in der Muttermilch in der Regel niedrig sind und die meisten parenteral zu applizierenden Antiinfektiva bei Ausscheidung über die Muttermilch und somit oraler Aufnahme nicht resorbiert werden. Entsprechend sind im Allgemeinen direkte Wirkungen auf das Kind nicht zu befürchten. Deswegen gilt als Regel, dass Antiinfektiva dann an eine stillende Mutter gegeben werden dürfen, wenn sie auch therapeutisch bei Neugeborenen verwendet werden können. Umgekehrt sind Neugeborene mit Glukose-6-phosphatdehydrogenasemangel unter Umständen gefährdet, wenn die Mutter entsprechende Substanzen einnimmt. Darüber hinaus besteht auch immer die Gefahr einer Beeinflussung der intestinalen Besiedlung, einer Resistenzentwicklung, einer CandidaBesiedlung und evtl. einer Sensibilisierung bei disponierten Kindern. Aus diesen Gründen sind in der „Roten Liste" einige Antibiotika als in der Stillzeit kontraindiziert aufgeführt. ► Tab. 6.5 klammert diese stets bestehende Gefahr aus und gibt nur Hinweise für die toxische Gefährdung des Kindes bei oraler oder intravenöser Therapie einer stillenden Mutter.

Tab. 6.5 Antiinfektiva beim Stillen (Auswahl).

Medikament	Therapie beim Stillen	Bemerkungen
Aciclovir	Vorsicht	Konzentration in Muttermilch 2- bis 4-fach höher als im Plasma, toxische Symptome wurden nicht beobachtet, Risiko gering, lokale Anwendung bei der Mutter ohne Risiko erlaubt
Aminoglykoside	erlaubt	geringer Übertritt in Muttermilch, geringe intestinale Resorption, nur bei längerer Gabe Kumulation möglich
Amphotericin B	erlaubt	geringe Konzentration in Muttermilch, wird nicht resorbiert
Aztreonam	erlaubt	
Carbapeneme (Imipenem, Meropenem)	Vorsicht	nur wenige Beobachtungen verfügbar; bei Imipenem wurden nur 0,8 % einer i. v. verabreichten Dosis in Tagesmilchmenge gemessen, Risiko vernachlässigbar
Cephalosporine	erlaubt	
Chloramphenicol	kontraindiziert	starker Milchübertritt, therapeutische und toxische Spiegel beim Säugling möglich
Chloroquin	Vorsicht	signifikanter Übertritt in Muttermilch, Knochenmarksdepression und Retinopathie
Chinolone (Ciprofloxacin u. a.)	Vorsicht! Nur bei fehlender Alternative Ciprofloxacin	theoretisch Schädigung der Gelenkknorpel der großen Gelenke, siehe Fluorchinolone (S. 87); Fallbericht über pseudomembranöse Kolitis bei 2 Monate altem Säugling
Clindamycin	Vorsicht!	reversible hämorrhagische Enteritis bei Säugling beschrieben; erlaubt, falls Betalaktam-Antibiotika nicht verordnet werden können
Erythromycin	Vorsicht bei i. v. Therapie, oral erlaubt	starker Übertritt in Muttermilch, therapeutische Spiegel bei Neugeborenen möglich; Cholestase, Therapie per os erlaubt
Ethambutol	Vorsicht	kindliche Makuladegeneration beschrieben
Fluconazol	erlaubt	Milchübertritt möglich, Schädigung nicht bekannt
Isoniacid (INH)	erlaubt	Muttermilchkonzentration wie im Serum, Hepatotoxizität möglich
Mebendazol	erlaubt	hohe Spiegel in der Muttermilch, kein Stillen bis 48 h nach der letzten Gabe
Metronidazol	Vorsicht	widersprüchliche Angaben, rel. hoher Milchübertritt, kurzfristige (ca. 1 Woche) Therapie wohl unbedenklich
Nitrofurantoin	erlaubt	Cave: G-6PDH-Mangel des Neugeborenen
Nystatin	erlaubt	
Penicilline	erlaubt	
Pyrimethamin	Vorsicht	starker Milchübertritt
Rifampicin	erlaubt	Leberfunktion beobachten, färbt Muttermilch gelb
Sulbactam	erlaubt	
Sulfonamide	Vorsicht	verdrängen Bilirubin aus Eiweißbindung, besondere Vorsicht bei Frühgeborenen oder kranken Neugeborenen
Tetrazykline	Vorsicht	relativ starker Milchübertritt, intestinale Resorption gering, Gefahr der Zahnverfärbung irrelevant; bei fehlender Alternative Doxycyclin erlaubt
Trimethoprim	erlaubt zur Therapie einer Harnwegsinfektion	Milchübertritt möglich, Schädigung des Säuglings nicht beobachtet
Vancomycin/Teicoplanin	erlaubt	vernachlässigbare Resorption aus Darm

6.10 Kontrolle der Antiinfektiva im Serum

Bei Patienten mit Nierenfunktionsstörung und bei Gabe von Antiinfektiva mit einer geringen therapeutischen Breite ist i. d. R. ein Drugmonitoring erforderlich. Dieses wird grundsätzlich nur empfohlen, wenn sich aus den Befunden Konsequenzen zum Handeln ergeben. Die in ▶ Tab. 6.6 aufgeführten Spitzen- und Talspiegel sind als Richtwerte anzusehen. Die für einige Medikamente genannten Werte gelten nur für Ausnahmesituationen. Wenn Aminoglykoside 1-mal täglich dosiert werden, sollten die Talspiegel i. d. R. vor der 3. Gabe, bei längerer Therapie 1 × pro Woche, bestimmt werden. Wird mit Vancomycin behandelt, ist ein Drugmonitoring indiziert bei einer kombinierten Therapie mit Aminoglykosiden, schweren Infektionen, einer hohen Dosierung (Meningitis) sowie bei Patienten mit einer sich schnell ändernden Nierenfunktion und bei anephrischen Patienten unter Hämodialyse. Die Serumspiegel von Teicoplanin brauchen nur bei Patienten mit schweren Infektionen bestimmt zu werden. Dadurch soll überprüft werden, ob die Spiegel ausreichend hoch sind.

Koordinator:
R. Berner, R. Roos

Tab. 6.6 Richtwerte für Serumspiegelbestimmung von Antiinfektiva. Exakte Werte sind methoden- und testabhängig und daher vom Labor, das die jeweilige Analytik durchführt, im Einzelfall zu benennen.

Medikament	Ein-Stunden-Wert („Spitzenspiegel“) in mg/l	Talspiegel in mg/l
Aciclovir	5–15	0,5–1,5
Amikacin (1-mal/d) (mehrmals/Tag)	– 15 – 30	< 2 < 5
Chloramphenicol (bei Meningitis)	10 – 20 15–25	5–10 10–15
Chinin (therapeutischer Bereich)	–	1–5
Flucytosin	–	25 – 40
Ganciclovir	7–9	0,5 – 1
Gentamicin (1-mal/d) (mehrmals/Tag)	– 5 – 10	< 1 < 2
Itraconazol	–	> 0,5
Netilmicin (1-mal/d) (mehrmals/d)	– 5 – 10	< 1 < 2
Posaconazol	–	> 1–1,5
Rifampicin	4 – 10	0,1–1
Sulfamethoxazol*	150	60–120
Teicoplanin	–	10 – 20
Tobramycin (1-mal/d) (mehrmals/d)	– 5 – 10	< 1 < 2
Trimethoprim*	5	2 – 5
Vancomycin	–	10–15 (– 20)
Voriconazol	–	> 1–2

* nur unter Cotrimoxazol-Hochdosistherapie

7 Infektionsprophylaxe

7.1 Infektionsprophylaxe bei speziellen Risiken

7.1.1 Defekte des angeborenen Immunsystems

Die Defekte des angeborenen Immunsystems werden nach der Klassifikation der International Union of Immunological Societies (IUIS) in quantitative und qualitative Defekte neutrophiler Granulozyten, Defekte der angeborenen Immunität und Komplementdefekte eingeteilt (▸ Tab. 7.1). An Defekte in der angeborenen Immunität muss gedacht werden bei

- (wiederholten) invasiven bakteriellen Infektionen,
- beim ersten Organabszess (nicht Hautabszess),
- bei „kalten" Abszessen (keine adäquate Lokalreaktion),
- bei geringer systemischer Entzündungsreaktion (CRP, Leukozyten) trotz Meningitis/Sepsis,
- bei verzögertem Abfallen der Nabelschnur (> 21 Tage postnatal) und Omphalitis,
- bei früh einsetzender chronischer Kolitis (besonders im ersten Lebensjahr),
- bei Infektionen mit Pneumocystis jirovecii,
- bei disseminierten Infektionen mit nichttuberkulösen Mykobakterien oder BCG,

Tab. 7.1 Infektiologischer Phänotyp und prophylaktische Maßnahmen bei primären Defekten der nichtadaptiven Immunität.

Gruppe[1]	Spezifischer Defekt	Typische Infektionen	Typische Erreger	Antimikrobielle Prophylaxe	Weitere Prophylaxe	Impfungen[2,3]
quantitative und funktionelle Phagozytendefekte	SCN zyklische Neutropenien	respiratorische Infekte Schleimhautulzerationen	Staphylococcus spp. Streptococcus spp. Pseudomonas spp. Pilze	Cotrimoxazol (TMP 5 mg/kgKG/d in 1–2 ED)	G-CSF	gemäß STIKO (inkl. Viruslebendimpfungen)
	LAD 1-3	Omphalitis nekrotisierende Hautulzera Peridontitis respiratorische Infekte	Staphylococcus spp. Candida albicans gramnegative Erreger	Cotrimoxazol (TMP 5 mg/kgKG/d in 1–2 ED) oder Amoxicillin 20 mg/kgKG/d in 1–2 ED)	Fucose (LAD-2)	gemäß STIKO (inkl. Viruslebendimpfungen)
	CGD	(areaktive) Organabszesse Granulome	S. aureus Burkholderia cepacia Serratia marcescens Nocardia spp. Aspergillus spp.	Cotrimoxazol (TMP 5 mg/kgKG/d in 1–2 ED) plus Itraconazol (5 mg/kgKG/d in 2 ED)	evtl. Gamma-Interferon (150 µg/m²KOF/Woche in 3 ED s. c.)	gemäß STIKO (inkl. Viruslebendimpfungen)
	MSMD	disseminierte Mykobakteriosen mit Osteomyelitis, Abszessen, Lymphadenitiden	M. tuberculosis NTM intrazelluläre Erreger (Salmonella spp.) Histoplasma, Coccoides	ggf. Azithromycin 10 mg/kgKG pro Woche in 1 ED	evtl. Gamma-Interferon (150 µg/m²KOF/Woche in 3 ED s. c.)	gemäß STIKO (inkl. Viruslebendimpfungen)

Tab. 7.1 Fortsetzung

Gruppe[1]	Spezifischer Defekt	Typische Infektionen	Typische Erreger	Antimikrobielle Prophylaxe	Weitere Prophylaxe	Impfungen[2,3]
Defekte der zellulären angeborenen Immunität	NEMO-Defizienz	invasive pyogene Infektionen (Meningitis, Sepsis, Osteomyelitis, Arthritis, Abszesse) parasitäre/virale Infektionen	P. jirovecii S. pneumoniae S. aureus H. influenzae Mykobakterien HSV, CMV, Adenoviren	Cotrimoxazol (TMP 5 mg/kgKG/d in 1–2 ED) evtl. plus Azithromycin (10 mg/kgKG proWoche in 1 ED)	ggf. Immunglobuline	Totimpfungen nach STIKO, MMRV kontraindiziert
	MyD 88-Defekt / IRAK4-Defekt	invasive pyogene Infektionen (Meningitis, Sepsis, Pneumonie)	S. pneumoniae S. aureus Pseudomonas	Cotrimoxazol (TMP 5 mg/kgKG/d in1–2 ED) evtl. plus Penicillin V	ggf. Immunglobuline	gemäß STIKO (inkl. Viruslebendimpfungen)
	HSE	Herpes-simplex-Enzephalitis	HSV-1 HSV-2	evtl. Aciclovir (30 mg/kgKG/d in 3 ED)		
Komplementdefekte	vgl. ► Tab. 7.2					
andere Defekte	GATA2	NTM-Infektionen Verrucae vulgares	NTM Viren (HPV, HSV, VZV, EBV) Pilze	ggf. Azithromycin (10 mg/kgKG pro Woche in 1 ED)	Gamma-Interferon (150 µg/m²KOF/Woche in 3 ED s. c.)	gemäß STIKO (inkl. Viruslebendimpfungen)
	IRF8	NTM-Infektionen	NTM	ggf. Azithromycin (10 mg/kgKG pro Woche in 1 ED)	Gamma-Interferon (150 µg/m²KOF/Woche in 3 ED s. c.)	gemäß STIKO (inkl. Viruslebendimpfungen)

[1] Klassifikation der International Union of Immunological Societies (IUIS).
[2] Bei allen Immundefekten des angeborenen Immunsystems sind bakterielle Lebendimpfungen (BCG, Typhus) streng kontraindiziert.
[3] Generell sollte der Impfplan bei Patienten mit primärem Immundefekt in Zusammenarbeit mit einem auf Immundefekte spezialisierten Infektiologen/Immunologen erarbeitet werden.
CGD: septische Granulomatose; HSE: Herpes-simplex-Enzephalitis; LAD: Leukozytenadhäsionsdefekt; MSMD: Mendelsche Anfälligkeit für Erkrankung durch Mykobakterien; NTM: nichttuberkulöse Mykobakterien; SCN: schwere kongenitale Neutropenie; TMP: Trimethoprim

- bei Meningokokkenmeningitis mit seltenen Serotypen oder wiederholter Meningitis,
- bei Herpes-simplex-Enzephalitis.

Da es sich um genetische Erkrankungen handelt, kommt der Familienanamnese eine zentrale Bedeutung zu.

Defekte des angeborenen Immunsystems sind insgesamt seltene Erkrankungen. Ihre molekulare Definition – eine Voraussetzung zur Bildung von Kohorten – ist in vielen Fällen erst nach 2005 gelungen, sodass nur begrenzte Erfahrungen mit den Erkrankungen bestehen und klinische Studien zur Prophylaxe nur selten vorliegen. Daher sollte eine individuelle Prophylaxestrategie aus Antibiotika, Impfungen und ggf. Immunglobulinen mit einem auf Immundefekte spezialisierten Infektiologen/Immunologen entwickelt werden.

Unter den prophylaktischen Antiinfektiva ist der Kombinationswirkstoff Cotrimoxazol bei Phagozytendefekten, insbesondere der septischen Granulomatose, am besten etabliert, da es ein günstiges Wirkungsspektrum bei gramnegativen und grampositiven Bakterien aufweist und aufgrund der Lipophilie in Wirtszellen (inkl. Granulozyten) akkumuliert. Ein weiterer Vorteil ist die relativ geringe Störung der intestinalen Flora. Das Risiko einer Selektion resistenter Bakterien ist auch bei langfristiger Anwendung vergleichsweise gering. Cotrimoxazol sollte bei dieser Indikation täglich gegeben werden – im Gegensatz zur Prophylaxe gegen Pneumocystis jirovecii.

Die allgemeinen Impfempfehlungen der STIKO – inklusive Anwendung der empfohlenen Viruslebendimpfstoffe – sind auch für die meisten Patienten mit Defekten des angeborenen Immunsystems gültig, da die Patienten in der Regel ein kompetentes B- und T-Zell-System besitzen. Bei einigen Defekten – z. B. von STAT 1 oder NEMO – gibt es jedoch bei Viruslebendimpfstoffen z. T. Einschränkungen. Bakterielle Lebendimpfstoffe (BCG, Typhus) können von den Patienten nicht kontrolliert werden und sind daher in jedem Fall kontraindiziert.

Mangel an Neutrophilen oder Monozyten

Unter schweren kongenitalen Neutropenien (engl. SCN: severe congenital neutropenia) werden verschiedene genetischer Erkrankungen mit gestörter Myelopoese zusammengefasst, die mit einer Neutrophilenzahl < 500/µl einhergehen. Beispiele sind Defekte in HAX-1, G6Pc3 und ELA2. Die Diagnose erfolgt morphologisch anhand des Knochenmarksausstrichs. SCN sind mit einem unterschiedlich ausgeprägten Risiko für maligne hämatologische Erkrankungen verbunden. Folge der chronischen Neutropenie sind schwere bakterielle Infektionen besonders des Respirationstrakts, oropharyngeale Schleimhautulzerationen und eine reduzierte lokale Entzündungsreaktion („kalte Abszesse"). Das Erregerspektrum umfasst vor allem Staphylokokken, Streptokokken, Pseudomonaden und verschiedene gramnegative Erreger. Weiterhin besteht ein erhöhtes Risiko für Pilzinfektionen. Therapiemöglichkeiten sind die Gabe von Granulozyten-Wachstumsfaktor (G-CSF) sowie die Stammzelltransplantation. Eine antibiotische Prophylaxe mit Cotrimoxazol (5 mg/kgKG/d TMP-Anteil in 1–2 ED/d) erscheint sinnvoll, solange die Neutrophilenzahl < 500/µl liegt. Impfungen, auch Viruslebendimpfungen, sollten gemäß aktueller STIKO-Empfehlung durchgeführt werden. Es besteht allerdings – wie bei allen Defekten der angeborenen Immunität – eine Kontraindikation für bakterielle Lebendimpfungen (BCG). Auch bei der zyklischen Neutropenie, die durch sequenzielle Blutbilder über 6 Wochen nachgewiesen wird, kann eine tägliche Cotrimoxazol-Prophylaxe sinnvoll sein. Defekte in den Transkriptionsfaktoren GATA2 und IRF8 führen zum Mangel an Monozyten und dendritischen Zellen im peripheren Blut und fallen durch Infektionen mit nichttuberkulösen Mykobakterien auf. Vor allem bei GATA2-Defekt besteht zusätzlich eine erhöhte Suszeptibilität für Pilzinfektionen und virale Infektionen (HPV, HSV, VZV, EBV). Prophylaktische Maßnahmen werden weiter unten behandelt. Bei GATA2-Defekt besteht darüber hinaus ein erhöhtes Risiko für die Entwicklung maligner hämatopoetischer Erkrankungen (MDS, Leukämie).

Septische Granulomatose und Adhäsionsdefekte

Die septische Granulomatose (syn. chronische Granulomatose, engl. Chronic Granulomatous Disease – CGD) wird durch Defekte im NADPH-Oxidase-Multiproteinkomplex verursacht. Die damit verbundene stark verminderte Bildung von Sauerstoffradikalen hat ein intrazelluläres Überleben phagozytierter Bakterien zur Folge. Klinisch äußert sich die CGD in rezidivierenden bakteriellen Infektionen und Pilzinfektionen. Typisch sind große und dickwandige Organabszesse und Granulome, die steril sein können, und eine granulomatöse Darmentzündung mit chronischer Diarrhoe (vermutlich Ausdruck einer Immundysregulation). Die wichtigsten Erreger sind S. aureus, Burkholderia cepacia, Serratia marcescens, Nocardia spp., sowie Schimmelpilze. Die einzige etablierte kurative Therapie ist die hämatopoetische Stammzelltransplantation, die bei dieser Indikation prognostisch sehr günstig bezüglich Überleben und Steigerung der Lebensqualität ist.

Die CGD ist einer der wenigen Immundefekte, bei dem in placebokontrollierten Studien gezeigt werden konnte, dass die antimikrobielle Dauerprophylaxe die Infektionshäufigkeit reduziert. Nach aktueller Datenlage sollte eine Kombinationsprophylaxe mit Cotrimoxazol (5 mg/kgKG/d

Trimethoprim-Anteil in 1–2 ED) plus Itraconazol (5 mg/kgKG/d in 2 ED, keine Zulassung < 18 Jahren) bis zur Transplantation oder lebenslang durchgeführt werden. Bei Cotrimoxazol-Unverträglichkeit können Cephalosporine der Gruppe 1 oder 2 eingesetzt werden, hier fehlen jedoch systematische Untersuchungen. Weiterhin kann eine Cotrimoxazol-Desensibilisierung erfolgreich sein. Für die antimykotische Prophylaxe besteht bei CGD die größte Erfahrung mit Itraconazol. Bei Durchbruchsinfektionen sollten die breiter wirksamen und besser bioverfügbaren Präparate Voriconazol (ab 2 Jahren, keine Zulassung zur Prophylaxe) und Posaconazol, (keine Zulassung < 18 Jahren, Erwachsene 600 mg, 3 ED) erwogen werden. Supportiv zur Chemoprophylaxe kann, vor allem bei größeren Kindern mit häufigen Durchbruchsinfektionen, Gamma-Interferon subkutan in einer Dosierung von 150 µg/m²KOF/Woche in 3 ED eingesetzt werden. Bei Patienten mit CGD sollen alle Impfungen gemäß den aktuell gültigen STIKO-Empfehlungen durchgeführt werden, die BCG-Impfung ist kontraindiziert.

Die Leukozytenadhäsionsdefekte (LAD 1–3) sind sehr seltene Phagozytendefekte mit gestörter Leukozytenmigration. Typisch sind schwere bakterielle Infektionen bei z. T. exzessiver Leukozytose (> 50 000/µl). Alle 3 Defekte manifestieren sich im frühen Säuglingsalter durch verzögerte Ablösung der Nabelschnur und schwere bakterielle Infektionen, durch z. B. S. aureus, gramnegative Erreger und orale Standortflora. Typisch ist eine Omphalitis. Die hämatopoetische Stammzelltherapie ist bei LAD-1 und LAD-3 die kurative Therapieoption. Bei LAD-2 wird diese aufgrund der schweren neurologischen Begleitsymptome (Retardierung, Hirnatrophie und Krampfleiden) nicht angewendet. Die Gabe von Fucose kann bei LAD-2 zu einer klinischen Verbesserung führen. Eine antimikrobielle Prophylaxe ist notwendig, allerdings liegen keine evidenzbasierten Daten zur Wirksamkeit vor. Mögliche Präparate sind Cotrimoxazol und Amoxicillin. Die Prophylaxe sollte, wie bei allen Immundefekten, das individuelle Infektionsprofil berücksichtigen. Alle Regelimpfungen nach STIKO-Empfehlungen sollen durchgeführt werden, bakterielle Lebendimpfungen sind kontraindiziert.

Mendelsche Anfälligkeit für Erkrankung durch Mykobakterien (MSMD)

Hierunter werden heterogene genetische Defekte der Gamma-Interferon-/IL-12-Signalaktivierung zusammengefasst. Insbesondere sind dies genetische Defekte in IL 12p40, IL 12-Rezeptor, IFN-gamma-Rezeptor I oder STAT-1. Weiterhin führen Defekte in den Transkriptionsfaktoren GATA2 und IRF8 zum Mangel an Monozyten und dendritischen Zellen. Es muss demnach bei disseminierten Mykobakteriosen im mikroskopischen Differenzialblutbild immer auf die Monozyten geachtet werden. Diese Defekte führen zu einer erhöhten Anfälligkeit für Infektionen mit nichttuberkulösen und tuberkulösen Mykobakterien, mit intrazellulären Erregern, insbesondere Salmonellen, und Pilzen (z. B. Histoplasma, Coccidioides). Die Anfälligkeit für schwere Infektionen ist abhängig vom betroffenen Molekül und besonders bei Defekten im Gamma-Interferon-Rezeptor ausgeprägt. Nach der Diagnose einer MSMD im Rahmen einer disseminierten Infektion mit Mykobakterien sollte zunächst eine Primärtherapie und anschließend eine Sekundärprophylaxe durchgeführt werden. Entsprechend den Erfahrungen zur Prophylaxe von nichttuberkulösen Mykobakterien bei HIV wird bei hohem Risiko, also insbesondere bei Gamma-Interferon-Rezeptor-1-Defekt, Azithromycin 10 mg/kgKG pro Woche in 1 ED empfohlen. Eine Stammzelltransplantation kann bei besonders schweren Defekten erwogen werden. Die Grundimmunisierung mit Totimpfstoffen ist generell möglich. Für Viruslebendimpfstoffe gibt es bei diesen Erkrankungen z. T. Einschränkungen (z. B. STAT-1-Defizienz), die mit einem Immundefektspezialisten erörtert werden sollten. Die BCG-Impfung ist kontraindiziert.

Defekte der zellulären angeborenen Immunität

▸ **NEMO-Defizienz, MyD 88- und IRAK-4-Defekt.** NEMO ("nuclear factor-κB-essenzial modulator, syn. IKKγ) ist ein zentrales Molekül im NFκB-Signalweg. Da NEMO auf dem X-Chromosom kodiert ist, sind fast ausschließlich Jungen betroffen. Die NEMO-Defizienz manifestiert sich typischerweise früh durch invasive Infektionen mit Pneumocystis jirovecii, mit nichttuberkulösen Mykobakterien und schweren viralen Infektionen (z. B. Herpes-simplex-Enzephalitis). Sehr häufig kommt es auch zu invasiven Infektionen mit pyogenen Erregern.

Wegen des hohen Risikos für lebensbedrohliche invasive Infektionen ist die NEMO-Defizienz immer eine Indikation zur Stammzelltransplantation. Bis dahin sollte – als kombinierte Prophylaxe für Pneumozystis und pyogene Bakterien – eine tägliche Cotrimoxazol-Prophylaxe (5 mg/kgKG in 1–2 ED) durchgeführt werden. Eine gleichzeitige Prophylaxe gegen Mykobakterien mit Azithromycin ist umstritten. Die Immunisierung mit Totimpfstoffen ist möglich, von Lebendimpfstoffen wird abgeraten.

MyD 88 und IRAK-4 sind essenzielle Signalmoleküle für die Interleukin-1-Rezeptorfamilie (IL 1Rs) und fast alle Toll-like-Rezeptoren (TLRs). Defekte in einem der beiden Moleküle führen zu einer verminderten Zytokin-Produktion. Typisch sind invasive bakterielle Infektionen vor allem durch Pneumokokken, Staphylokokken und Pseudomonaden in den ersten 2 Lebensjahren. Die Letalität der Defekte wird mit 50 % angenommen. Da mit zunehmendem Alter die Infektanfälligkeit stark abnimmt, sind diese Defekte i. d. R. keine Indikation zur Stammzelltransplantation. Der antibiotischen Prophylaxe im Säuglings- und Kleinkindalter kommt eine sehr große Bedeutung zu. Die antimikrobielle Prophylaxe sollte aus Cotrimoxazol (5 mg/kgKG/d Trimethoprim-Anteil, 1 ED) bestehen. Alternativen bei Cotrimoxazolunverträglichkeit sind Amoxicillin und Cephalosporine der Gruppe 2. Bei IRAK-4-Defekt kann aufgrund des zusätzlich bestehenden B-Zell-Defekts auch eine Immunglobulinsubstitution indiziert sein. Die Regelimpfungen nach STIKO-Empfehlungen sollen inklusive der Lebendimpfungen durchgeführt werden, und der Erfolg der Pneumokokkenimpfung mittels Serologie überprüft werden. Bezüglich der Wahl des Pneumokokkenimpfstoffs gelten die gleichen Empfehlungen wie für Asplenie (S. 129).

▸ **Herpes-simplex-Enzephalitis (HSE).** Die Enzephalitis durch Herpes-simplex-Virus ist eine schwere ZNS-Infektion mit häufigen neurologischen Residuen. In den vergangenen 6 Jahren wurden verschiedene monogenetische Immundefekte, die für die HSE prädisponieren, aufgeklärt. Dazu gehören Defekte in TLR3, UNC93B, TRAF3, TBK1 und TRIF. Die gegenwärtig bekannten molekularen Defekte können bis zu ca. 30 % aller HSE-Fälle erklären. Es muss aber davon ausgegangen werden, dass weitere HSE-Fälle auf Basis eines selektiven Immundefekts entstehen. Da HSE rekurrieren können und es keine kausale Therapie gibt, ist eine längerfristige Sekundärprophylaxe nach HSE mit Aciclovir zu erwägen (30 mg/kgKG/d, 3 ED), auch wenn derzeit Daten zu Wirksamkeit und Dauer der Prophylaxe fehlen.

Komplementdefekte

Das Komplementsystem besteht aus über 30 Proteinen mit den zentralen Komplementproteinen C 1-C 9. Die Aktivierung der Komplementkaskade erfolgt durch Antikörper-Antigen-Komplexe, Komplexe aus C-reaktivem Protein und Antigen (klassischer Weg), durch bakterielle Monosaccharide (Lektin-Weg, MBL-Weg), sowie antikörperunabhängig durch Hydrolyse von C 3 (alternativer Weg; ▸ Tab. 7.2). Alle 3 Aktivierungswege führen zur Bildung des Proteinkomplexes aus C 5-C 9, dem sogenannten „membrane attack complex“ (MAC), der die Lyse von Pathogenen und Zielzellen auslöst.

Genetische Defekte des Komplementsystems sind seltene Erkrankungen. Sie führen zu folgenden Leitsymptomen:

- hereditäres Angioödem (HAE, C 1-Inhibitormangel)
- Autoimmunphänomene (z. B. systemischer Lupus erythematodes)
- erhöhte Anfälligkeit für bakterielle Infektionen, insbesondere mit kapseltragenden Erregern

Defekte der Proteine C 5-C 9 führen zu einer stark erhöhten Inzidenz rezidivierender Meningokokkenerkrankungen. Diese verlaufen jedoch im Durchschnitt milder als bei komplementkompetenten Patienten. Infektionen mit seltenen Meningokokken-Serotypen sind bei Komplementdefekten überrepräsentiert und daher immer Indikation für eine Komplementdiagnostik (CH50).

Das Therapiekonzept bei terminalen Komplementdefekten besteht aus

- niedrigschwelligem Arztkontakt bei verdächtigen Symptomen,
- einer antimikrobiellen Notfalltherapie bei Fieber,
- konsequenter Impfung gegen Meningokokken.

Die aktive Immunisierung sollte möglichst früh beginnen und mit dem tetravalenten Meningokokken-Konjugat-Impfstoff durchgeführt werden. Kontraindikationen gegen Regelimpfungen (inkl. Lebendimpfungen) bestehen nicht. Wichtig ist, dass die Impfung das Risiko einer Meningokokkeninfektion deutlich senkt, aber auch für impfprä-

Tab. 7.2 Komplementdefekte.

Gruppe	Protein	Publizierte Fälle/ Inzidenz	Typische Erreger	Autoimmunphänomene
klassischer Weg	C 1q	40	kapseltragende Bakterien (S. pneumoniae, H. influenzae, N. meningitidis)	SLE in 90 %
	C 1r / C 1s	19		SLE in 60 %
	C 4	26		SLE in 80 %
	C 2	1:10 000–1:20 000		Autoimmunerkrankung in 40 %
klassischer/alternativer Weg	C 3	27	N. meningitidis, H. influenzae, E. coli,	Glomerulonephritis, SLE-ähnliche Erkrankung in 20 %
terminales Komplementsystem	C 5	30	N. meningitidis, N. gonorrhoeae	selten Autoimmunphänomene
	C 6	80		
	C 7	70		
	C 8	70		
	C 9	in Japan 1:1000, sonst selten		
Lektinweg	MBL	bei Kaukasiern bis 2–7 %	N. meningitidis kapseltragende Bakterien	keine
alternativer Weg	Properdin	> 100	N. meningitidis	keine
	Factor D	< 10	N. meningitidis,	keine
	Factor H	< 30	N. meningitidis, H. influenzae	atypisches HUS, Glomerulonephritis
	Factor I	< 40	kapseltragende Bakterien	evtl. Autoimmunerkrankung
hereditäres Angioödem	C 1-Inhibitor	1:50 000	keine	keine

ventable Serotypen nicht vollständig verhindert. Zweitinfektionen mit dem identischen Serotypen und Infektionen trotz suffizienter Antikörpertiter sind beschrieben. Das generelle Wiederholungsrisiko für eine Meningokokkeninfektion liegt bei terminalen Komplementdefekten bei bis zu 40 % (bei Properdindefizienz deutlich geringer). Eine lebenslange Penicillin-Prophylaxe ist indiziert, auch wenn Daten zur Effektivität nicht vorliegen. Als antimikrobielle Stand-by-Prophylaxe bei unspezifischen Symptomen (Grippegefühl, Fieber mit Kopfschmerzen) sind im Kindesalter Amoxicillin (90 mg/kgKG/d) und nach Abschluss des Wachstums Ciprofloxacin sinnvoll.

Koordinatoren:
R. Elling, P. Henneke

Mitarbeiter:
T. Niehues, C. Speckmann

7.1.2 Defekte der adaptiven Immunität (inklusive HIV)

Grundlagen und allgemeine Bemerkungen

Physiologisch basiert die adaptive Immunantwort auf einer Antigenerkennung und der nachfolgenden Bildung pathogenspezifischer Antikörper durch Lymphozyten bzw. der Generierung antigenspezifischer T-Lymphozyten. Hierzu tauschen reife B- oder T-Lymphozyten mit antigenpräsentierenden Zellen (T-Lymphozyten oder dendritische Zellen) über spezifische Rezeptoren Informationen über erkannte Antigene aus. Viele Defekte der adaptiven Immunantwort sind daher durch eine ausgeprägte Beeinträchtigung der pathogenspezifischen Immunität mit potenziell letalem Verlauf charakterisiert. Die Ursachen können primär (angeboren) oder sekundär (erworben) sein. Sekundäre Immundefekte entstehen z. B. durch chronische Erkrankungen oder Infektionen. Zu den primären Defekten (PID) zählen laut der internationalen Klassifikation: PID mit vorherrschendem Antikörpermangel, schwere kombinierte und einige gut definierte PID (▶ Tab. 7.3 bzw. IUIS-Klassifikation PID).

Klinisch zeigen Patienten mit Defekten der adaptiven Immunität eine pathologische Infektionsanfälligkeit. Weitere Warnzeichen sind: Nachweis seltener oder opportunistischer Erreger, atypische Infektionslokalisationen oder schwerer Infektionsverlauf. Zur Diagnostik der PID wird auf die entsprechende AWMF-Leitlinie verwiesen (www.awmf.org).

Primäre adaptive Immundefekte können durch Stammzelltransplantation behoben werden. Wenn eine solche kausale Therapie nicht oder noch nicht indiziert ist, müssen prophylaktische Maßnahmen ergriffen werden. Hierdurch soll die Lücke in der pathogenspezifischen Immunität geschlossen oder Reinfektionen vorgebeugt werden. Die präventiven Maßnahmen umfassen: medikamentöse Prophylaxe, Schulungen sowie Hygiene- bzw. Verhaltensregeln. Patienten mit PID sollen federführend durch eine auf PID spezialisierte Einrichtung behandelt werden. Bei Patienten mit sekundärem Defekt der adaptiven Immunität sind prophylakti-

Tab. 7.3 Übersicht über Defekte der adaptiven Immunität (nach www.cdc.gov).

Kategorie	Bespiele spezifischer Immundefekte	Kontraindizierte Impfungen	risikospezifische, empfohlene Impfungen	Kommentar
primärer adaptiver ID mit B-Zell-Defekt (humoraler Defekt)	schwere Antikörpermangelerkrankungen (z. B. x-linked Agammaglobulinämie, CVID)	alle Lebendimpfstoffimpfungen*		Eine Substitution mit polyvalenten Immunglobulinen bietet Schutz gegen die meisten impfpräventablen Erreger. Impfantwort ist unsicher
	weniger schwere Antikörpermangelerkrankungen (selektiver IgA-Mangel, IgG-Subklassenmangel)	BCG Gelbfieber	Pneumokokken	In der Regel ist eine Impfantwort zu erwarten, die aber abgeschwächt sein kann.
primärer adaptiver ID mit T-Zell-Defekt (zellulärer bzw. zellulär-humoraler Defekt)	komplette T-Zell-Defekte SCID komplettes Di-George-Syndrom	alle Lebendimpfstoffimpfungen* Rota-Virus	Pneumokokken	Impfantwort ist unsicher
	partielle T-Zell-Defekte Wiskott-Aldrich-Syndrom, Ataxia telangiectasia, Hyper-IgM-Syndrom	alle Lebendimpfstoffimpfungen*	Pneumokokken Meningokokken	Impfantwort hängt von immunologischer Restfunktion ab
sekundärer ID	HIV/AIDS maligne Neoplasien, iatrogene Immunsuppression	Je nach Ausmaß der immunologischen Restfunktion bzw. des -defekts	Pneumokokken Meningokokken	vor Impfung mit Lebendimpfstoff: suffiziente CD4-Zellzahl, Nachweis einer suffizienten Impfantwort auf Totimpfstoff, z. B. Tetanus Impfantwort hängt von immunologischer Restfunktion ab

ID = Immundefekt; CVID = Common variable Immunodeficiency; HIV = Humanes Immundefizienz Virus; AIDS = Aquired Immunodeficiency Syndrome; SCID = Severe combined immunodeficiency
* = aktive Impfungen gegen Masern, Mumps, Röteln, Varizelle, Gelbfieber, BCG, Typhus

sche Maßnahmen am erfolgversprechendsten, wenn zeitgleich eine suffiziente Therapie der zugrunde liegenden Ursache durchgeführt wird. Die jeweilige Primärtherapie ist mit einer spezialisierten Einrichtung abzustimmen.

Zu den angeborenen kommen die erworbenen Immundefekte hinzu mit einer pathogen-assoziierteBeeinträchtigung des adaptiven Immunsystems. Ein Prototyp eines sekundär bedingten Defekts der adaptiven Immunität ist die Infektion mit dem HI-Virus. Das HI-Virus führt zu einem Verlust der CD4-Helferzellen und einer Überaktivierung des Immunsystems.

Die im Folgenden beschriebenen Maßnahmen basieren teils auf einem hohen Evidenzlevel, teils auf reiner Expertenmeinung.

Opportunistische Infektionen

Defekte der adaptiven Immunität können mit einer opportunistischen Infektion (OI) erstmalig in Erscheinung treten (► Tab. 7.4). Der Nachweis einer

Tab. 7.4 Übersicht und Therapie häufiger opportunistischer Infektionen.

Erreger	Therapie	Erhaltung/Sekundärprophylaxe	(Primär-)Prophylaxe
Pneumocystis jiroveci	• TMP/SMX (TMP 15–20 mg/kgKG/d in 3–4 ED) für 21 Tage i. v. evtl. Prednisolon (1 mg/kgKG/d in 1–2 ED) i. v. • Ansprechen nach spätestens 5 Tagen beurteilen • regelmäßige Laborkontrollen • allergische Reaktionen und Drug fever möglich		• TMP/SMX (TMP 5 mg/kgKG/d in 2 ED p. o.) • alternativ: Dapson (2 mg/kgKG/d, max.100 mg/d p. o.) • alternativ: Pentamidin p. i. (ab 5. Lj.: 300 mg mind. alle 4 Wochen, zuvor Betamimetikum p. i.) • Indikation: 0–12 Lm.: alle Patienten bei HIV 1–5 Lj.: < 500/µl (< 15 %) CD4-Zellen 6–12 Lj: < 200/µl (< 15 %) CD4-Zellen
Toxoplasma gondii	• TMP/SMX (TMP 15–20 mg/kgKG/d in 3–4 ED) • alternativ: Pyrimethamin (1 mg/kgKG/d, max. 25 mg/d) p. o. + Dapson (2 mg/kgKG/d, max. 100 mg/d) p. o. + Folsäure (5 mg p. o. alle 3 Tage)	• halbe Dosis der Akuttherapie • absetzen ab > 200/µl CD4-Zellen über 6 Monate und cMRT ohne floride Infektionsherde	• TMP/SMX (TMP 5 mg/kgKG/d in 2 ED) • alternativ: Dapson (1–2 mg/kgKG/d, max. 100 mg/d) • wenn IgG positiv und CD4 < 100/µl • Met-Hb-Bildung beachten
CMV	• Ganciclovir (10– 12 mg/kgKG/d i. v. in 2 ED) oder • Foscarnet (180 mg/kgKG/d i. v. in 2 ED) • alternativ: Valganciclovir • alternativ: Kombination von Ganciclovir + Foscarnet **Cave:** • Ganciclovir: Myelosuppression, potenziell kanzerogen und teratogen • Foscarnet: nephrotoxisch, Elektrolytimbalancen möglich; Foscarnet-Infusion nur über ZVK	• Valganciclovir (siehe Kap. Zytomegalovirusinfektionen (S. 599)) • alternativ: Foscarnet (120 mg/kgKG an 5 Tagen/Woche in 1 ED) • alternativ: Cidofovir (5 mg/kgKG i. v. alle 14 Tage in 1 ED; plus Probenecid)	nicht empfohlen

Tab. 7.4 Fortsetzung

Erreger	Therapie	Erhaltung/Sekundärprophylaxe	(Primär-)Prophylaxe
HSV VZV	Aciclovir (45 mg/kgKG/d in 3–4 ED p. o. oder i. v.)	• nicht generell empfohlen • bei chronisch rezidivierenden Verläufen niedrig dosierte Therapie mit Aciclovir (15–30 mg/kgKG/d in 3 ED) möglich • VZV-Hyperimmunglobulingabe binnen 96 h nach Exposition: 12,5 IE/kgKG max. 625 IE i. m. oder 1 ml/kgKG VZV-IgG • alternativ: Einmalgabe polyvalentes IgG (0,5 g/kgKG) • wenn kein VZV-Hyperimmunglobulin verfügbar ist oder Exposition > 96 h, dann alternativ: Aciclovir (45 mg/kgKG/d in 3–4 ED p. o.) für 5–7 Tage	• bei Patienten mit Defekt der adaptiven Immunität die VZV-seronegativ sind und eine substanzielle Exposition zu VZV hatten; • strikte Indikationsprüfung
Candida	min. 14 Tage oropharyngeale Manifestation: • Fluconazol (3–6 mg/kgKG/d, max. 400 mg/d p. o. oder i. v.) • alternativ: Itraconazol (5 mg/kgKG/d in 2 ED, max. 200–400 mg/d p. o.) • alternativ: Nystatin (20 ml Suspension in 4 ED oder 4–5 × 200 000–400 000 IE/d p. o.) • alternativ: Amphotericin-Suspension (4 ml p. o., 4 ED) min. 14 Tage ösophageale/invasive Infektion • Fluconazol (Tag 1: 6–12 mg/kgKG, max. 400 mg/d; ab Tag 2: 3–6 mg/kg/d) • alternativ: Itraconazol (5 mg/kgKG/d in 2 ED, max. 200–400 mg/d p. o.) • alternativ: Amphotericin B (0,3–0,5 mg/kg/d in 1 ED i. v.) liposomales Amphotericin B (5 mg/kgKG/d in 1 ED i. v.)	Amphotericin-Suspension (4 ml p. o. in 4 ED) Fluconazol (3–6 mg/kgKG/d, max. 400 mg/d)	nicht empfohlen

CD = Cluster of Differentiation; ED = Einzeldosis; Lj. = Lebensjahr; Lm. = Lebensmonat; p. i. = per inhalationem; SMX = Sulfamethoxazol; TMP = Trimethoprim

7

OI sollte den Therapiebeginn der zugrunde liegenden Krankheit nicht verzögern, damit (soweit möglich) die Immunfunktion wieder hergestellt wird. Bezüglich Diagnostik und weiterführende Information über den jeweiligen Erreger vergleiche entsprechende Kapitel des DGPI-Handbuchs.

Grundsätzlich ist bei Patienten mit Defekten der adaptiven Immunität zu beachten, dass die Infektionen länger dauern. Ein direkter Erregernachweis ist anzustreben, da die serologische Diagnostik falsch negative Befunde liefern kann. Werden Immunglobuline substituiert, kann die serologische Erregerdiagnostik falsch positive Befunde liefern. Die Dosierung einer entsprechenden antiinfektiösen Therapie ist eher maximal zu wählen. HIV ist als Ursache eines Defekts der adaptiven Immunität auszuschließen. Bei nachgewiesener HIV-Infektion ist ein Monitoring des Therapieerfolgs durch Bestimmung der Viruslast möglich.

Pilze

Pneumocystis-jiroveci-Pneumonie (S. 443)

Therapie: Mittel der Wahl ist die hoch dosierte, intravenöse Gabe von Cotrimoxazol (Trimethoprim + Sulfamethoxazol) für die Dauer von mindestens 21 Tagen. Eine zusätzliche Gabe von Prednisolon ist erforderlich (► Tab. 7.4).

Prophylaxe: Unabhängig von der CD4-Zellzahl besteht die Indikation für eine PjP-Prophylaxe für alle Säuglinge mit nachgewiesener HIV-Infektion. Im Alter zwischen 1 und 4 Jahren soll eine Prophylaxe ab < 500/µl CD4-Zellen (bzw. < 20 %) erfolgen. In der Regel sollten Patienten ab 5 Jahren mit < 200–250/µl(bzw. < 15 %) CD4-Zellen eine Prophylaxe mit TMP/SMX erhalten. Eine mindestens monatliche Inhalation mit Pentamidin, nach vorheriger inhalativer Applikation eines Betamimetikums, bildet bei Unverträglichkeit von TMP/SMX eine Alternative.

Candidose (S. 185)

Bei immundefekten Patienten kommt es häufig zu Infektionen mit Candida spp., wie C. albicans (am häufigsten), C. tropicalis, C. glabrata, C. parapsilosis, C. dubiensis oder C. krusei. Es handelt sich meist um einen oralen, vaginalen oder ösophagealen Schleimhautbefall.

Therapie: Eine systemische Therapie ist bei therapieresistentem Verlauf, Soorösophagitis oder invasivem Verlauf indiziert. Da lokale Pilzinfektionen bei Defekten der adaptiven Immunität in der Regel nicht lokalisiert bleiben, ist die Indikation zur systemischen Therapie großzügig zu stellen. Zu den eingesetzten Wirkstoffen gehören u. a. Fluconazol, Itraconazol, Caspofungin, (liposomales) Amphotericin oder Voriconazol.

Prophylaxe: Hygienemaßnahmen sind wesentliche Prophylaxemaßnahmen: regelmäßiger Wechsel der Zahnbürste, gründliche Mund-/Zahnhygiene durch z. B. desinfizierende Mundspüllösungen. Eine primäre medikamentöse Prophylaxe gegen Candida kann je nach Ausprägung des Immundefekts (z. B. vor einer Knochenmarktransplantation bei diagnostiziertem schwerem kombiniertem Immundefekt – SCID) erwogen werden. Bei chronischen rezidivierenden Verläufen kann der (sekundäre) prophylaktische Dauereinsatz von Antimykotika erwogen werden.

Bakterien

Patienten mit Defekten der adaptiven Immunität haben gehäuft bakterielle Infektionen mit bekapselten Bakterien (z. B. Pneumokokken, Meningokokken, Haemophilus spp.).

Therapie: Klinisch manifeste Infektionen sollten durch eine kalkulierte, hochdosierte und eher verlängerte Antibiotikagabe behandelt werden.

Prophylaxe: Vakzinierung gegen Pneumokokken und Meningokokken (siehe ► Tab. 7.3). Zur antibiotischen Prophylaxe verweisen wir auf den Abschnitt zur Prophylaxe bei Asplenie (S. 129).

Viren

Zytomegalievirus (S. 599), Epstein-Barr-Virus (S. 248), Herpes-simplex-Virus (S. 307)

Reaktivierungen einer Virusinfektion werden durch Defekte der adaptiven Immunität begünstigt und können zu einem schweren Organbefall (z. B. lymphatische Organe, Haut, ZNS, Lunge, Gastrointestinaltrakt bzw. Retina) führen. Das Risiko steigt insbesondere bei niedrigen CD4-Zellzahlen. Ein rascher Therapiebeginn ist anzustreben.

Therapie: Alle Patienten mit Defekten in der adaptiven Immunität und nachgewiesener Zytomegalievirusinfektion (CMV) sollten eine CMV-spezifische Therapie erhalten. Ganciclovir und Foscarnet (i. v.) stellen die Wirkstoffe der ersten Wahl dar. Solche Patienten müssen regelmäßig (zu Beginn wöchentlich) klinisch und laborchemisch kontrolliert werden. Das Therapieansprechen kann durch Bestimmung von pp65 und quantitative CMV-DNA beurteilt werden. Bei Therapieresistenz im Verlauf sollten Resistenztestungen der betreffenden Viren angestrebt werden.

Bei schwer verlaufender Epstein-Barr-Virus-Infektion ist eine B-Zelldepletion zu erwägen, z. B. mit Rituximab.

Bei Herpes-simplex-Virus(HSV)-Infektionen ist systemisch verabreichtes Aciclovir Mittel der Wahl. Die Therapiedauer beträgt mindestens 14 Tage. Bei schwerem Verlauf oder Organmanifestation soll intravenös therapiert werden. Schmerzhafte Lokalmanifestationen können mit einem topischen Lokalanästhetikum therapiert werden.

Prophylaxe: Eine Primärprophylaxe wird nicht generell empfohlen. Bei chronisch rezidivierenden Verläufen (HSV-Infektion) kann eine längerfristige Therapie in niedrigen Dosierungen von Aciclovir erwogen werden. Bei Patienten mit Defekt der adaptiven Immunität ist eine (halb-)jährliche Funduskopie zum Ausschluss einer CMV-assoziierten Retinitis zu erwägen. Für Mütter mit Nachweis von CMV-IgG und einem Kind mit SCID wird das Stillen nicht empfohlen.

Sekundärprophylaxe: Bei CMV sollte etwa 3 Wochen nach der Akuttherapie, frühestens aber bei Vernarbung der CMV-Retinitis eine dosisreduzierte Sekundärprophylaxe durchgeführt werden. Hier bietet sich das p. o. zu verbreichende Valganciclovir an. Bei der Therapie sind die potenziell myelosuppressive Wirkung und nicht zuletzt die Kosten zu beachten.

Varicella-Zoster-Virus (S. 582) (VZV)

Bei Defekten in der adaptiven Immunität ist das Risiko für eine Reaktivierung einer Varicella-Zoster-Virus-Infektion erhöht. Diese kann isoliert segmental, generalisiert oder invasiv verlaufen, was mit einer hohen Morbidität und Mortalität verbunden ist.

Therapie: Systemisch appliziertes Aciclovir ist das Mittel der Wahl. Die Therapiedauer beträgt mindestens 21 Tage (i. v.). Schmerzhafte Lokalmanifestationen können mit einem topischen Lokalanästhetikum therapiert werden. Zosterneuralgien können den Einsatz von Metamizol oder höher potenten Analgetika erfordern. Zur Therapie der Zosterneuralgie existiert eine AWMF-Leitlinie (www.awmf.org).

Prophylaxe: Eine aktive Varizellenimpfung ist eine Lebendimpfung und gilt bei zellulären Defekten in der adaptiven Immunität als kontraindiziert. Bei Antikörpermangelerkrankungen sind Lebendimpfung vermutlich nur begrenzt effektiv. Bei Patienten mit HIV kann eine aktive VZV-Impfung unter bestimmten Voraussetzung durchgeführt werden (s. u.). In Einzelfällen kann bei negativer Serologie und Exposition zu VZV die Gabe eines Hyperimmunglobulins (passive Immunisierung) gerechtfertigt sein. Bei chronisch rezidivierenden Verläufen kann eine längerfristige Therapie mit Aciclovir in niedrigen Dosierungen erwogen werden.

Parasiten

Toxoplasmose (S. 539)

Die zerebrale Toxoplasmose ist eine wichtige Differenzialdiagnose bei neurologisch manifesten, opportunistischen Infektionen bei Patienten mit Defekten der adaptiven Immunität. Meist handelt es sich um eine Reaktivierung des intrazellulären Parasiten.

Therapie: Standard ist die Kombination von Pyrimethamin + Sulfadiazin, alternativ Pyrimethamin + Clindamycin oder TMP/SMX. Der Einsatz von Dexamethason ist bei Hirndrucksymptomatik indiziert. Folsäure sollte supplementiert werden.

Expositionsprophylaxe: Verzicht auf Genuss von rohem oder unzureichend gegartem Fleisch. Kontakt zu Katzen meiden, bzw. strikte Hygiene beachten.

Primärprophylaxe: Bei jugendlichen Patienten mit < 100–200/µl CD3/CD4-Zellen wird eine Gabe von TMP/SMX empfohlen.

Sekundärprophylaxe: Erfolgt keine Immunrekonstitution bei Patienten mit Defekten der adaptiven Immunität und ist die Infektion durch Toxoplasmose erfolgreich behandelt worden, so sollte eine lebenslange Gabe der halben Dosis der Akuttherapie durchgeführt werden.

Kryptosporidien (S. 350)

Die fäkal-oral übertragenen Erregerzysten verursachen sekretorische Darmerkrankungen oder Cholangitis. Der Verlauf kann in Abhängigkeit von der immunologischen Abwehrfähigkeit limitiert oder chronisch sein.

Therapie: Neben einer balancierten Hydratation kann symptomatisch Loperamid eingesetzt werden. Eine spezifische Therapie existiert nicht. Bei an HIV oder onkologisch erkrankten Kindern wurde der effektive Einsatz von Azithromycin gezeigt.

Prophylaxe: Übliche Hygienemaßnahmen, Konsum von gefiltertem oder abgekochtem Wasser und Kontaktmeidung zu infizierten Menschen bzw. Tieren oder deren Ausscheidungen.

Impfungen

Die STIKO publizierte 2005 Impfempfehlungen für Patienten mit Immundefizienz. Die in der Behandlung von Patienten mit Immundefekten spezialisierten Einrichtungen stellen individualisierte (Impf-)Empfehlungen für den primärversorgenden Arzt zur Verfügung. Eine vereinfachte, orientierende Übersicht bietet ▶ Tab. 7.3.

Totimpfstoffe können appliziert werden, wenn keine Kontraindikationen vorliegen. Eine serologische Kontrolle des Impferfolgs kann 4–6 Wochen nach der Impfung erfolgen. Der Impferfolg kann ineffektiv sein. Dann muss eine Boosterung durchgeführt werden. Die STIKO empfiehlt 2005 bei Patienten mit Immundefekten und „immunologischer Restfunktion", trotz Zweifel an der vollen Wirksamkeit, die saisonale Influenzaimpfung in Verbindung mit einer Umgebungsvakzinierung. Ebenso kann die Impfung gegen humane Papillomaviren (HPV) für Mädchen entsprechend der STIKO-Empfehlungen empfohlen werden, wenn auch der Impferfolg nur bedingt eintritt.

Lebendimpfstoffe umfassen in Deutschland zurzeit unter anderem Impfungen gegen Masern, Mumps, Röteln, Varizellen, Poliovirus, Tuberkulose (BCG), Gelbfieber und Rotavirus. Sie sind für Patienten mit primärem Defekt der adaptiven Immunität kontraindiziert.

Patienten mit HIV (Beispiel eines sekundären Immundefekts) unter hoch aktiver antiretroviraler Therapie und normalen CD3/CD4-Zellzahlen (< 1. Lj: CD4 > 1500/µl, > 25 %; 1–5 Lj. CD4 > 1000/µl, > 25 %; > 5 Lj. CD4 > 500/µl, > 25 %) sowie einem nachgewiesenen suffizienten Titer gegen Totimpfstoffe, können Lebendimpfstoffe erhalten. Vor Durchführung einer solchen Impfung wird empfohlen eine Einrichtung mit Erfahrung bei pädiatrischen HIV-Patienten zu konsultieren.

Bei Patienten, die aufgrund ihres adaptiven Immundefekts mit polyvalenten Immunglobulinpräparaten substituiert werden, ist gegen manche impfpräventable Erkrankung kein Schutz zu erwarten (z. B. Hepatitis). Lebendimpfstoffe sind kontraindiziert, zumal sie durch die exogenen polyvalenten Immunglobuline neutralisiert werden.

Einsatz von Antibiotika

Bakterielle Infektionen (Sinusitis, Otitis, Pneumonie) treten bei Patienten mit Defekten der adaptiven Immunität gehäuft auf. Der Einsatz von Antibiotika richtet sich nach den oben aufgeführten Grundsätzen (Dauer, Dosierung etc.). Eine Dauerprophylaxe wird nicht generell empfohlen. Ausnahmen sind z. B. Patienten mit Bronchiektasen. Rücksprache mit einem Immundefektzentrum wird empfohlen.

Indikation zu Substitution mit Immunglobulinen

Kapitel Passive Immuntherapie (S. 44) und AWMF-Leitlinie zur Therapie von Antikörpermangelerkrankungen (www.awmf.org).

Zusätzliche Maßnahmen

Atemphysiotherapie. Regelmäßige körperliche Aktivität und Atemphysiotherapie werden bei chronischer Bronchitis oder bei Bronchiektasen empfohlen. Patientenschulung bezüglich regelmäßiger Sputummobilisation ist einzuleiten.

Ernährung. Es empfiehlt sich, das Risiko potenzieller gastrointestinaler Pathogene zu reduzieren. Rohe Kost, ungekochte Nahrungsmittel sowie unpasteurisierte Milch bzw. Milchprodukte sollten gemieden werden. Bei der Essenszubereitung sollte auf strikte Hygiene im Arbeitsbereich geachtet werden. Obst sollte sauber geschält konsumiert werden.

Haustiere. Patienten mit Defekten in der adaptiven Immunität sollten den Kontakt zu Haustieren gering halten und nach Körperkontakt zu Tieren die Hände waschen. Exotische Tiere, wie z. B. Reptilien, sollten nicht gehalten werden. Kontakt zu gefiederten Tieren ist zu vermeiden. Ein Kontakt zu erkrankten Tieren ist völlig zu meiden, ebenso zu deren Ausscheidungen.

Reisen. Neben der Fortsetzung der genannten Empfehlungen ist bei Reisen besondere Vorsicht im Hinblick auf nahrungsmittelbedingte oder durch Trinkwasser übertragene Pathogene geboten. Potenziell infektiöse Nahrungsmittel sollten gemieden werden, z. B. Rohkost, rohes oder ungekochtes Fleisch oder Fischprodukte, Eis, Nahrung an Straßenständen. Frischwasser sollte vor dem Verzehr mindestens 1 Minute abgekocht oder steril filtriert werden. Regionen mit Gelbfieber oder japanischer Enzephalitis sollen gemieden werden.

Koordinator:
T. Niehues

Mitarbeiter:
G. Dueckers, C. Speckmann

7.1.3 Immunmodulatorische Therapie

Der Begriff Immunmodulation ist nicht einheitlich definiert. Im theoretisch-immunologischen Sinn ist eine Anpassung der Immunantwort an ein gewünschtes Niveau bzw. eine gewünschte Stärke oder Richtung gemeint. Dazu werden die Möglichkeiten gezählt, eine Immunpotenzierung, eine Immunsuppression oder die Induktion von immunologischer Toleranz zu bewirken. Zeichen der Immunsuppression beim Patienten sind z. B. die Abnahme der Immunglobuline im Serum, die Verminderung von Lymphozyten im peripheren Blut bzw. von Subpopulationen der Lymphozyten oder die Abnahme von Granulozyten im peripheren Blut. Diese nachweisbaren Effekte gehen klinisch mit einer erhöhten Anfälligkeit für Infektionen durch klassische pathogene Krankheitserreger, aber auch durch opportunistische Erreger einher.

Bei der Behandlung von sogenannten immunvermittelten Erkrankungen, autoimmunen und autoinflammatorischen Erkrankungen, werden oft die gleichen Medikamente wie bei Immunsuppression eingesetzt, wenn auch z. T. in niedrigerer Dosierung. Dabei sind die oben genannten Effekte im Labor meist nicht zu sehen, und die erhöhte Infektanfälligkeit des Patienten ist meist nur bei längerer Therapiedauer oder der Beobachtung größerer Kollektive festzustellen. Bei Einsatz einer solchen eher milden Immunsuppression spricht man von Immunmodulation.

Zu diesen Medikamenten gehören z. B. Methotrexat, Azathioprin, Leflunomid, Ciclosporin, Tacrolimus, Mycophenolat-Mofetil und die modernen Biologika wie monoklonale Antikörper und Fusionsproteine. Zu diesen Medikamenten gehören nicht Sulfasalazin, Mesalazin, Hydroxychloroquin in Standarddosierungen oder nichtsteroidale Antirheumatika (NSAR). Hingegen ist Cyclophosphamid als Immunsuppressivum einzustufen. Von der European League Against Rheumatism (EULAR) werden die immunmodulatorischen Medikamente in 3 Kategorien aufgrund ihres Ausmaßes der Immunsuppression eingeteilt (▶ Tab. 7.5).

Ziel der immunmodulatorischen Therapie ist, den Patienten möglichst erscheinungsfrei zu bekommen und ihn in ein normales altersgemäßes Leben zu integrieren. Entsprechend ist eine Expositionsprophylaxe, z. B. Meidung öffentlicher Verkehrsmittel, des Kindergartens oder häusliche Beschulung, dem Therapieziel widersprechend und sollte deshalb von Ausnahmen abgesehen möglichst vermieden werden.

Zur Häufigkeit impfpräventabler Erkrankungen unter immunmodulatorischer Therapie liegen keine Daten vor. Dennoch sollte der Patient durch Impfungen und selten durch Antiinfektiva-Prophy-

Tab. 7.5 Ausmaß der immunsuppressiven Wirkung von immunmodulatorischen Medikamenten (nach EULAR).

	Medikament	Immunsuppressiver Effekt
Kategorie 1	NSAR (z. B. Ibuprofen, Naproxen)	–
	Sulfasalazin	–
	Hydroxychloroquin	–
	intraartikuläre Steroide oder niedrig dosiertes Prednison	–
Kategorie 2	Methotrexat	(+)
	Leflunomid	+
	Azathioprin	+
	Mycophenolat-Mofetil	+
	hoch dosiertes Prednison	+
	Cyclophosphamid	+
	TNFα-Inhibitoren, Anakinra, Tocilizumab, Abatacept	+
Kategorie 3	Rituximab	+ +

laxe vor Infektionen geschützt werden. Vor Beginn einer immunmodulatorischen Therapie sollte geprüft werden, ob alle notwendigen Impfungen gegeben wurden und ob notwendige Nachimpfungen noch vor Beginn der immunmodulatorischen Therapie möglich sind. Allerdings ist dies nicht immer zu realisieren, da – je nach Ausprägung – der Entzündungsschub einer Erkrankung (z. B. beim systemischen Lupus erythematodes (SLE) oder Morbus Still) sofort immunmodulatorisch behandelt werden muss und dann nicht geimpft werden kann. Mit einer immunmodulatorischen Therapie kann bei nichtdringlicher Indikation 3–4 Wochen nach einer Impfung begonnen werden.

Zu den notwendigen Impfungen gehören alle für das Alter von der STIKO empfohlenen Impfungen (d. h. Diphtherie, Tetanus, Pertussis, Poliomyelitis, H. influenzae Typ B, Hepatitis B, Pneumokokken, Meningokokken C, Masern, Mumps, Röteln, Varizellen, humanes Papillomavirus und zusätzlich auch Influenza). Da viele der Erkrankungen, die immunmodulatorisch behandelt werden, erst jenseits des 1. Lebensjahrs oder noch später beginnen, sind oft alle der allgemein empfohlenen Impfungen appliziert worden. Wenn Impfungen nachgeholt werden müssen oder früher als von der STIKO empfohlen gegeben werden müssen, ist die Herangehensweise zu individualisieren. Immer sollte man versuchen, erst alle Impfungen durchzuführen, bevor man die immunmodulatorische Therapie beginnt, solange dies aufgrund der aktuellen Krankheitsaktivität vertretbar erscheint. Das Vorgehen ist unterschiedlich bei Lebend- und Totimpfstoffen.

Lebendimpfungen vor Beginn der immunmodulatorischen Therapie

Die Lebendimpfungen gegen Masern, Mumps, Röteln und Windpocken (MMRV) werden am besten gleichzeitig gegen alle 4 Erreger gegeben und können schon mit 9 (statt 11) Monaten begonnen werden, bei besonderer Dringlichkeit schon mit 6 Monaten. Da zu diesem Zeitpunkt möglicherweise noch neutralisierende maternale Antikörper vorhanden sind, sollte die Impfung mit 9 und/oder 12 Monaten wiederholt werden, also eventuell sogar dreimal verabreicht werden. Dabei ist zu berücksichtigen, dass nach den aktuellen STIKO-Empfehlungen die erste Impfdosis MMRV aufgrund eines erhöhten Risikos für Fieberkrämpfe des Vierfachimpfstoffs getrennt für MMR und Varizellen gegeben werden soll. Die 2. Dosis kann dann als Vierfachimpfstoff MMRV appliziert werden. Die Wiederholungsimpfung kann schon 4 Wochen später erfolgen, statt 3 Monate später. Bei Kindern unter 3 Monaten sollte die Rotavirusimpfung vor Beginn einer immunmodulatorischen Therapie vorgenommen werden. Auch bis 3 Monate alte Familienangehörige können gegen Rotaviren geimpft werden, wenn eine gute Händehygiene eingehalten wird.

Totimpfstoffe vor Beginn der immunmodulatorischen Therapie

Die Impfschemata für Totimpfstoffe können bei zeitlicher Notwendigkeit ebenfalls abgekürzt werden. Grundsätzlich ist bei Totimpfstoffen zu beachten, dass die Boosterdosis nach einem Intervall von mindestens 3, besser 5–6 Monaten für Stärke und Dauer des Impfschutzes besondere Bedeutung hat, dies gilt besonders bei den Säuglingsimpfungen für die Boosterdosis am Beginn des 2. Lebensjahrs.

Der 6-fach-Impfstoff (gegen Diphtherie, Tetanus, Pertussis, Poliomyelitis, H. influenzae Typ B und Hepatitis B) kann prinzipiell schon mit 6 Wochen (statt 8) verabreicht werden, die 4. Boosterimpfung kann vorgezogen werden, jeweils parallel zur Pneumokokkenimpfung. Ab 4 Jahren ist die Impfung gegen H. influenzae nicht mehr notwendig. Die Impfung gegen Diphtherie, Tetanus, Keuchhusten und Poliomyelitis kann mit für das jeweilige Alter zugelassenen Kombinationsimpfstoffen nachgeholt oder aufgefrischt werden. Falls bisher keine Pneumokokkenimpfung gegeben wurde, reichen ab 12 Monaten 3 Dosen im Abstand von 8 Wochen, ab 24 Monaten 2 Dosen und ab 6 Jahren 1 Dosis des 13-valenten Konjugatimpfstoffs.

Wegen zusätzlicher Expositionsmöglichkeiten sollte eine Hepatitis-B-Impfung durchgeführt werden, die schon am 1. Lebenstag begonnen werden kann. Eine 2. Impfdosis wird regulär mit einem Monat Abstand verabreicht. Zudem ist ein Schnellimmunisierungsschema möglich zu den Zeitpunkten 0, 7, 21 Tage. Eine spätere Boosterung nach 3–6 Monaten ist notwendig.

Alle Kinder ab 6 Monaten sollten die saisonale Influenzaimpfung erhalten, bei der ersten Impfung im Alter von 6 Monaten bis 8 Jahre gibt man 2 Dosen im Abstand von 4 Wochen, sonst reicht eine Impfdosis aus.

Die Impfung gegen Meningokokken C mit Konjugatimpfstoff kann auch schon im Säuglingsalter eingesetzt werden (statt erst mit 12 Monaten), z. B. mit 2 und 4 Monaten, zusätzlich folgt dann eine zusätzliche Boosterdosis mit 1 Jahr. Bei erhöhter Exposition gegenüber Meningokokken A, W135 oder Y können 2 erst mit 1 bzw. 2 Jahren zugelassene ACWY-Konjugatimpfstoffe schon ab 9 Monaten eingesetzt werden, dann mit 2 Dosen im Abstand von 2–3 Monaten. Reine Polysaccharid-Impfstoffe sollten aufgrund der Verfügbarkeit gleichvalenter Konjugatimpfstoffe und immunologischer Nachteile (primär IgM-Antwort, keine Boosterfähigkeit) nicht mehr eingesetzt werden.

Die Impfung gegen Humane Papillomaviren (HPV) ist in Deutschland für Mädchen zwischen 12 und 17 Jahren empfohlen. Wegen der erhöhten Empfänglichkeit für HPV-Erkrankungen unter Immunsuppression (gilt besonders für SLE-Patientinnen) kann die Impfung auch schon ab 9 Jahren appliziert werden. Bei der Notwendigkeit eines verkürzten Schemas kann die dritte Dosis schon 3 Monate nach der zweiten gegeben werden. Es spricht nichts dagegen und ist aus Gründen des Individualschutzes auch sinnvoll, Jungen zu impfen.

Die Impfung gegen zentraleuropäische Zecken-Enzephalitis (Frühsommer-Meningoenzephalitis – FSME) sollte wie bei gesunden Kindern erfolgen.

Zusätzliche Reiseimpfungen sollten ebenfalls berücksichtigt werden. Unter den Lebendimpfungen sind die Gelbfieberimpfung und die orale Typhusimpfung von Bedeutung, bei den Totimpfungen ist eventuell die kurze Schutzdauer mit dem späteren Zeitpunkt einer geplanten Reise abzugleichen.

Impfungen unter immunmodulatorischer Therapie

Lebendimpfungen sind grundsätzlich kontraindiziert. Es gibt jedoch gute Hinweise, dass die Masern-Mumps-Röteln-Impfung unter Methotrexat in Standarddosis ($\leq 15\ mg/m^2$KOF) und niedrig dosierten Steroiden sicher ist und eine zweite Masern-Mumps-Röteln-Impfung auch unter TNF-Blockade ohne Gefahr gegeben werden kann. Allerdings ist mit einem verminderten Schutz und niedrigeren Antikörpertitern zu rechnen. Totimpfstoffe können gegeben werden, der Impfschutz kann jedoch in Stärke und Dauer vermindert sein. Der Impferfolg kann durch Messung der Impfantikörper dokumentiert werden. Antikörpertiterkontrollen sind insbesondere unter höher dosierten Steroiden und für die Pneumokokkenimpfung unter Methotrexat empfohlen, obwohl ihre Aussagekraft begrenzt ist. Bei ausreichender Fähigkeit zur Bildung von Impfantikörpern ist von einem Schutz trotz immunmodulatorischer Therapie auszugehen. Sind keine Antikörper nachweisbar, schließt dies einen gewissen Schutz nicht aus. Trotzdem sollten alle unter immunmodulatorischer Therapie gegebenen Impfungen nach Beendigung dieser Therapie wiederholt werden. Wie lange diese Therapie für den Beginn der Wiederholung der Impfungen beendet sein soll, muss individuell festgelegt werden und hängt auch von der Dauer der Immunmodulation, der Stärke der Medikamente und der Kombination mehrerer Medikamente ab. Von EULAR sind im Jahr 2011 Impfempfehlungen bei Kindern mit rheumatischen Erkrankungen publiziert worden, und u. a. sind auch Empfehlungen zum Abstand von Impfungen nach Absetzen bzw. Pausieren von immunmodulatorischen Medikamenten ausgesprochen worden, die als Anhaltspunkt für den einzelnen Patienten dienen können ▸ Tab. 7.6). Dabei ist jedoch zu bedenken, dass viele der eingesetzten Medikamente über die Auswaschzeit hinauswirken. So sollte z. B. nach Beendigung einer Methotrexattherapie eher 3–6 Monate gewartet werden, bevor man von einer unbeeinträchtigten Immunantwort ausgehen kann.

Tab. 7.6 Empfohlene Impfabstände nach Absetzen oder Pausieren von immunmodulatorischen Medikamenten.

Medikament	Impfabstand
Steroide, Etanercept, Azathioprin, Ciclosporin	1 Monat
Methotrexat, Infliximab, Tocilizumab, Anakinra, Certolizumab, Golimumab	3 Monate
Rituximab, Leflunomid	6 Monate

Können Patienten unter einer immunmodulatorischen Therapie nicht geimpft werden, ist ein vollständiger Immunschutz von Familienangehörigen oder Betreuern von größter Bedeutung. Familienangehörige oder Betreuer sollten gegen Masern, Mumps, Röteln und Varizellen geimpft sein und sollten jährliche Influenzaimpfungen erhalten.

Koordinator:
H.-I. Huppertz

Mitarbeiter:
M. Hufnagel, T. Niehues

7

7.1.4 Asplenie

Die Asplenie im Kindesalter kann angeboren sein, z. B. bei Heterotaxien wie dem seltenen Ivemark-Syndrom (bilaterale Rechtsseitigkeit, Rechts-Isomerismus), funktionell bedingt sein wie z. B. bei hämatologischen Erkrankungen (Thalassämie, Sichelzellkrankheit) oder Folge einer Operation sein. Patienten mit Sichelzellkrankheit weisen wegen wiederholter Milzinfarkte eine funktionelle Asplenie (Autosplenektomie) mit erhöhtem Infektionsrisiko auf. Zur chirurgisch bedingten Asplenie führen die posttraumatische Milzentfernung und Splenektomie bei Vergrößerung des Organs oder Hypersplenismus bei hämolytischen Anämien, z. B. der hereditären Sphärozytose, und anderen hämatologischen Erkrankungen oder die Operation eines weitgehend funktionslosen Organs z. B. bei Sichelzellkrankheit.

Klinisches Bild

Die Milz spielt bei der Elimination von Bakterien und intraerythrozytären Parasiten aus dem Blutstrom durch Filtration, Opsonierung und Phagozytose eine herausgehobene Rolle. In der Marginalzone der Milz sind B-Zellen und Makrophagen beheimatet, die bei der humoralen Immunantwort und Phagozytose von bekapselten Erregern besondere Bedeutung haben. Bei Asplenie steigt das Risiko für die Entwicklung einer fulminanten bakteriellen Sepsis und/oder Meningitis mit hoher Letalität deutlich an. Das Lebensrisiko für eine Postsplenektomiesepsis („Overwhelming Postsplenectomy Infection" – OPSI) liegt bei 1–5 %. Ob die Einführung der Konjugatimpfstoffe gegen Pneumokokken, Meningokokken und H. influenzae die Sepsisinzidenz bei Asplenie senkt, ist nicht systematisch untersucht worden. Die ersten 2–3 Jahre nach Splenektomie stellen eine besonders vulnerable Phase dar, in der ungefähr 70 % aller OPSI-Fälle auftreten, doch können lebensbedrohliche Infektionen auch noch Jahrzehnte nach Entfernung der Milz vorkommen. Aufgrund der Unreife des Immunsystems ist das Risiko im Säuglings- und Kleinkindalter besonders hoch. Auch die Grundkrankheit, die zur Splenektomie führt, ist eine wichtige Determinante des Infektionsrisikos. Splenektomierte Kinder tragen bei hämatologischem Malignom oder einer erworbenen hämolytischen Anämie oder Thalassämie ein Risiko von etwa 5 %, während ihres weiteren Lebens an einer schweren Sepsis zu erkranken. Die Sepsisletalität bei Asplenie ist gegenüber einem gesunden Kind mit funktionstüchtiger Milz 50-fach erhöht nach posttraumatischer Splenektomie, 350-fach erhöht nach Splenektomie bei Sichelzellkrankheit und 1000-fach erhöht nach Splenektomie bei Thalassämie.

Ätiologie

Der mit Abstand häufigste Sepsiserreger bei Asplenie ist S. pneumoniae mit etwa 60 %. Deutlich seltener sind Infektionen mit N. meningitidis. Die Bedeutung von H. influenzae ist dagegen mit Einführung des Konjugatimpfstoffs zurückgegangen. Diverse grampositive (z. B. Staphylokokken) und gramnegative Erreger (Enterobacteriaceae) sind für die übrigen Infektionen verantwortlich. Bei Auslandsreisenden ist zu beachten, dass Malaria bei Asplenie einen schweren Verlauf nimmt. Die Babesiose ist eine seltene, zeckenübertragene intraerythrozytäre Parasitose, die bei Splenektomierten ein letales Krankheitsbild verursachen kann. Infektionen mit Capnocytophaga canimorsus werden über Bissverletzungen von Hunden und Katzen übertragen und können bei Asplenie unter dem Bild einer lebensbedrohlichen Sepsis verlaufen.

Prophylaxe bei Asplenie

Milzerhaltende Chirurgie

Wichtig zur Prophylaxe sind die milzerhaltende Chirurgie bei traumatischen Läsionen, das Belassen von akzessorischen Milzen (Splenosis), die intraperitoneale Aussaat von Milzgewebe oder partielle Splenektomien bei gutartigen Milztumoren. Bei Patienten mit hereditärer Sphärozytose sollte die Milz nur subtotal entfernt werden und der Eingriff nach dem 5. Lebensjahr erfolgen.

Impfungen

Gefährdete Kinder und Jugendliche mit anatomischer oder funktioneller Asplenie sollten nach den gültigen STIKO-Empfehlungen je nach Alter mit der 13-valenten Pneumokokken-Protein-Konjugat-Vakzine (PKV-13) oder der 23-valenten Pneumokokken-Polysaccharid-Vakzine (PPV-23) geimpft werden. Ähnliche Impfempfehlungen gelten in Österreich und der Schweiz. Detaillierte Empfehlungen zum Einsatz von PKV-13 bei Kindern, Jugendlichen und Erwachsenen mit Immundefekt fehlen in bisherigen Empfehlungen der STIKO (Stand 2012), finden sich aber in den aktuellen Empfehlungen des US-amerikanischen Advisory Committee on Immunization Practices (ACIP).

Mit der 13-valenten PKV wird eine T-Zell-abhängige, protektive Antikörperbildung gegen Pneumokokken schon bei Säuglingen und Kleinkindern erreicht. Bei asplenischen Kindern unter 2 Jahren erfolgt die Impfung mit der PKV-13 (Prevenar 13) wie bei der allgemein empfohlenen Pneumokokken-Grundimmunisierung mit dem für alle Säuglinge und Kleinkinder gültigen Schema. Nach dem 2. Lebensjahr wird der Impfschutz dann für asplenische Kinder durch eine zusätzliche PPV-23-Impfung (z.B. Pneumovax) auf 23 Serotypen erweitert (▶ Tab. 7.7). Die Impfantwort nach Impfung mit PPV ist nicht „boosterbar", und mehrfache Auffrischimpfungen können zu einem abnehmenden Impfansprechen führen („Hyporesponsiveness"), sofern nicht initial eine Konjugatimpfung verabreicht wurde. Bisher gegen Pneumokokken ungeimpfte Kinder mit Asplenie im Alter vom vollendeten 1. bis zum vollendeten 5. Lebensjahr sollen daher nach ACIP-Empfehlungen 2-mal mit PKV-13 geimpft werden und frühestens 2 Monate später die PPV-23 erhalten. Ab dem vollendeten 5. Lebensjahr empfiehlt die ACIP (wie für erwachsene Patienten) die einmalige Gabe von PKV-13, gefolgt von PPV-23 (▶ Tab. 7.7). Patienten, die als erste Impfung PPV-23 erhalten haben, sollen nach diesen Empfehlungen nach einem Jahr mit PKV-13 nachgeimpft werden. Für PPV-23 werden häufige Impfreaktionen mit lokalen Rötungen, Schwellungen und Schmerzen an der Einstichstelle oder regionale Lymphknotenschwellungen besonders bei Auffrischungsimpfungen beschrieben. Zur Aufrechterhaltung des Impfschutzes wird bei Patienten mit Asplenie die Wiederholung der Impfung nach 3 Jahren (Kinder < 10 Jahre) oder 5 Jahren (≥ 10 Jahre und Erwachsene) empfohlen (STIKO 2012). Für Hochrisikopatienten bietet die Bestimmung von Pneumokokkenantikörpern eine Möglichkeit, den Zeitpunkt zur Impfwiederholung festzulegen. Es muss darauf hingewiesen werden, dass die Splenektomie bzw. der Verlust der Milz als immunologisches Organ auch den Impferfolg

Tab. 7.7 Impfempfehlungen für Kinder mit Asplenie oder geplanter Splenektomie.

Alter	Grundimmunisierung	1. Auffrischimpfung	weitere Auffrischimpfungen
Pneumokokken			
2–11 Monate	3 × PKV-13 (Abstand 4 Wochen)	PKV-13 (ab 12. Monat)	PPV-23[1,2] (mit 24 Monaten)
1–6 Jahre	1 × PKV-13	PKV-13 (nach 2–6 Monaten)	PPV-23[1,2] (nach 2–6 Monaten)
≥ 7 Jahre u. Erwachsene[3]	1 × PKV-13[4]	PPV-23 (nach 2–6 Monaten)	PPV-23[2] (nach 5 Jahren)
Meningokokken[7]			
2–11 Monate	2 × MKV-C (Abstand 2 Monate)	MKV-ACWY[5] (nach 12 Mo.)	MKV-ACWY (nach 6–12 Mo.)[5,6]
≥ 1 Jahr u. Erwachsene	1 × MKV-ACWY[5]	1 × MKV-ACWY (nach 2 – 6 Mo.)[5]	MKV-ACWY (alle 5 J.)
Haemophilus influenzae			
2 Monate – 5 Jahre	Grundimmunisierung lt. Impfplan STIKO		
> 5 Jahre	einmalige Impfung mit Hib-Konjugatimpfstoff		
Influenza (Grippe)			
> 5 Jahre	jährliche Grippeschutzimpfung		

[1] frühestens ab 24 Monate
[2] spätere Auffrischungen alle 3 Jahre (Kinder) bzw. alle 5 Jahre (Erwachsene)
[3] PKV ist in Deutschland für Kinder ≤ 5 Jahre und Erwachsene ≥ 50 Jahre zugelassen; die Erstattungsfähigkeit über die GKV muss ggf. erfragt werden
[4] Nach Expertenmeinung und US-amerikanischen Empfehlungen. Patienten, die mit PPV vorgeimpft sind, erhalten 1 × PKV in einem Mindestabstand von 12 Monaten, danach PPV-23 alle 5 Jahre.
[5] Zulassung beachten: Nimenrixab vollendetem 12. Lebensmonat, Menveoab vollendetem 2. Lebensjahr
[6] spätere Auffrischung alle 5 Jahre
[7] Seit Januar 2013 ist europaweit ein Impfstoff gegen Meningokokken Serogruppe B ab dem Lebensalter von 2 Monaten zugelassen.

bei malignen hämatologischen Grundkrankheiten schmälert.

Bei elektiver Splenektomie sollte mindestens 2 Wochen vor dem Eingriff geimpft werden. Wird die präoperative Impfung versäumt, soll frühestens 2 Wochen nach dem operativen Eingriff geimpft werden (▶ Tab. 7.7).

Asplenische Patienten sollen als Indikationsimpfung mit einem der neu verfügbaren quadrivalenten, gegen die Meningokokken-Serotypen A, C, W135 und Y gerichteten Konjugatimpfstoffe (MKV-ACWY) geimpft werden, die ab dem Alter von 1 Jahr (Nimenrix) bzw. ab 2 Jahren (Menveo) zugelassen sind (Stand 2013). 60 –70 % der Meningokokkeninfektionen in Deutschland, Österreich und der Schweiz werden durch den Serotyp B verursacht, gegen den es derzeit noch keinen zugelassenen Impfstoff gibt. Ist bereits eine Meningokokken-Serotyp-C-Impfung im 2. Lebensjahr erfolgt, wird bei Patienten ohne Milz eine weitere Konjugatimpfung mit dem quadrivalenten Konjugatimpfstoff (MKV-ACWY) mit einem Mindestabstand von 2 Monaten empfohlen. Bei Asplenie wird ein schlechteres Ansprechen nach der einmaligen Impfung mit dem Meningokokken-Konjugatimpfstoff beobachtet, weshalb in den schweizerischen (BAG) und US-amerikanischen Empfehlungen (ACIP) eine Auffrischung nach 2 Monaten und dann alle 5 Jahre empfohlen wird. Die Gabe von Polysaccharidimpfstoffen gegen Meningokokken wird für asplenische und immundefiziente Patienten nicht mehr empfohlen.

Die Konjugatimpfung gegen H. influenzae Typ b (Hib) wird bei der Grundimmunisierung bei allen Kindern nach den Empfehlungen der STIKO im 3., 4., 5. und 12.– 15. Monat mit einem Kombinationsimpfstoff vorgenommen. Diese Empfehlung gilt auch für alle Kinder mit angeborener oder funktioneller Asplenie. Für ungeimpfte Kinder ab dem 18. Lebensmonat und bei Erwachsenen ist eine Hib-Impfung ausreichend und wird von der STIKO weiter empfohlen (▶ Tab. 7.7). Da seit mehreren Jahren in Deutschland kein monovalenter Impfstoff gegen Hib mehr verfügbar ist, muss dieser ggf. aus dem europäischen Ausland importiert werden.

In bis zu 20 % der Fälle wird der klinische Verlauf der Influenza durch Sekundärinfektionen mit Pneumokokken kompliziert. Aus diesem Grund wird von Experten die jährliche Grippeschutzimpfung ab dem 5. Lebensjahr für Patienten mit Asplenie empfohlen.

Immunglobuline

Eine passive Immunisierung mit intravenösen Immunglobulinen zur Dauerprophylaxe wird bei asplenischen Patienten nicht empfohlen.

Chemoprophylaxe

Bei Kindern mit Sichelzellkrankheit sollte schon ab dem 2. Lebensmonat mit einer Penicillindauerprophylaxe zur Prävention invasiver Pneumokokkeninfektionen begonnen werden. Die tägliche orale Gabe von Penicillin V hat das Infektionsrisiko von Säuglingen und Kleinkindern mit Sichelzellanämie deutlich gesenkt. In Analogie wird für asplenische bzw. splenektomierte Kinder die Penicillin-V-Prophylaxe (400 000 IE/d = 250 mg/d in 2 ED bis zum 5. Lebensjahr; 800 000 IE/d = 500 mg/d in 2 ED ab dem 5. Lebensjahr) empfohlen. Alternative zu Penicillin V ist Amoxicillin (20 mg/kgKG/d). Nach den früheren Studien bei sichelzellkranken Patienten wird die Antibiotikaprophylaxe mindestens für die ersten 5 Lebensjahre bzw. für die ersten 3 Jahre nach Splenektomie empfohlen (▶ Tab. 7.8). Für Pa-

Tab. 7.8 Chemoprophylaxe bei Asplenie.

Ursache der Asplenie	Antibiotikaprophylaxe
Angeboren	Beginn früh nach Diagnosestellung, lebenslange Prophylaxe
Funktionell	Dauerprophylaxe nach individueller Risikobewertung, andernfalls Stand-by-Antibiotikatherapie
chirurgisch bedingt	mindestens für die ersten 5 Jahre nach Splenektomie nach stattgehabtem OPSI für 1–2 Jahre anschließend Stand-By-Antibiotikatherapie
chirurgisch bedingt, mit erhöhtem Infektionsrisiko Thalassämie, onkologische Grunderkrankung, laufende Chemotherapie, zusätzliche Immundefekte (HIV, Wiskott-Aldrich Syndrom, Stammzelltransplantation)	lebenslang bzw. für die Dauer des zusätzlichen Immundefekts ggf. anschließend Stand-by-Antibiotikatherapie

tienten im Jugendalter und für Erwachsene existieren keine Studiendaten zum Nutzen einer Antibiotikaprophylaxe, und ihr Einsatz wird daher nur bei individuell erhöhtem Risiko empfohlen. Statt einer Dauerprophylaxe kommt hier auch aufgrund mangelnder Compliance mit einer lebenslangen Antibiotikaprophylaxe vorzugsweise eine patientengesteuerte Notfalltherapie („Stand-by-Antibiotikatherapie") bei ersten Symptomen einer schweren Infektion (s. u.) zum Einsatz. Geeignet als Stand-by-Antibiotikum ist z. B. Amoxicillin/Clavulansäure (50–75 mg/kgKG/din 3 ED).

Bei Reisen in Länder mit einem hohen Prozentsatz penicillinresistenter Pneumokokken (z. B. Südeuropa, USA) ist bei einer fieberhaften Erkrankung an eine Infektion durch penicillinresistente Stämme zu denken. Deshalb sollte nach Abnahme von Untersuchungsmaterial zur Erregerkultur und Resistenztestung umgehend eine antibiotische Therapie, z. B. mit einem Cephalosporin der Gruppe 3, begonnen werden.

Folgendes Vorgehen kann vorgeschlagen werden: tägliche Penicillinprophylaxe mindestens für 5 Jahre nach Splenektomie im Kindesalter bzw. dauerhaft für asplenische Kinder mit hohem Infektionsrisiko wie z. B. bei maligner Grunderkrankung oder Thalassämie (▶ Tab. 7.8). Bei Penicillinunverträglichkeit können zur Infektionsprophylaxe als Alternative je nach Resistenzlage ein Makrolid (z. B. niedrig dosiertes Erythromycin, 10 mg/kgKG in 1 ED) oder Oralcephalosporine empfohlen werden.

Patientenaufklärung

Patienten mit Asplenie sollten einen Notfallausweis persönlich übergeben bekommen. Für den deutschsprachigen Raum wurde ein Asplenie-Notfallausweis entwickelt. Dieser kann über asplenie-net.org bestellt werden. Die Grenzen des Impfschutzes und der Penicillinprophylaxe müssen allen Patienten, Eltern und Hausärzten eindringlich dargestellt werden. Jede hoch febrile Krankheit ist als möglicher Hinweis auf eine fulminante Sepsis anzusehen. Hohes Fieber, Schüttelfrost, Verschlechterung des Allgemeinzustands, Stupor oder meningitische Zeichen bei asplenischen Patienten sind Indikationen für eine sofortige stationäre Einweisung. Nach Gewinnung bakteriologischer Kulturen (Blut, Liquor) wird *sofort* mit einer intravenösen Behandlung begonnen, die die 3 wichtigsten Erreger (S. pneumoniae, H. influenzae, N. meningitidis) erfasst, z. B. Cefotaxim oder Ceftriaxon. Eine Infektion bei funktioneller oder chirurgisch bedingter Asplenie stellt eine infektiologische Notfallsituation dar!

Koordinatoren
C. Theilacker, M. Weiß

Mitarbeiter:
P. Henneke, T. Niehues

7.2 Perioperative Antibiotikaprophylaxe

Da es für die perioperative Antibiotikaprophylaxe bei Kindern und Jugendlichen nach wie vor keine Studien gibt, sind die hier dargestellten Empfehlungen aus den Leitlinien für Erwachsene abgeleitet.

7.2.1 Risikofaktoren postoperativer Wundinfektionen

Art, Dauer und Lokalisation des operativen Eingriffs sind für die Entstehung von Wundinfektionen wichtige Faktoren, wobei das Ausmaß der bakteriellen Kontamination des Wundgebiets sowie das Einbringen von Implantaten, wie bspw. Osteosynthesematerial oder Herzklappen, das Risiko erhöhen. Eingeschränkte Immunkompetenz begünstigt die Entstehung postoperativer Wundinfektionen. Während diese Faktoren seitens des Patienten weitgehend vorgegeben sind, kann die Inzidenz oberflächlicher und tiefer Infektionen durch adäquate und konsequent eingehaltene Hygienemaßnahmen, optimale Operationstechnik sowie mit einer indizierten perioperativen Antibiotikaprophylaxe reduziert werden.

Ziel der perioperativen Antibiotikaprophylaxe ist die Reduktion bzw. Abtötung von Erregern, welche evtl. während der Operation die Wunde kontaminieren und nachfolgend Infektionen verursachen können. Andere nosokomiale Infektionen, wie z. B. Pneumonie oder Harnwegsinfektion, werden durch die Antibiotikaprophylaxe nicht wesentlich beeinflusst.

7.2.2 Indikationen

Chirurgische Eingriffe können nach dem Grad der bakteriellen Kontamination des Operationsgebiets eingeteilt werden. Der Kontaminationsgrad beeinflusst wesentlich die postoperative Wundinfektionsrate (▶ Tab. 7.9).

Aseptische Eingriffe sind solche, bei denen die Sterilität während der gesamten Operation nicht durchbrochen wird, das heißt es kommt nicht zur Eröffnung einer mikrobiell besiedelten Körperhöhle (z. B. Respirations- oder Gastrointestinaltrakt). Die Infektionsraten sind hier so gering, dass eine Antibiotikaprophylaxe allgemein nicht indiziert ist. Ausnahmen stellen Operationen mit der Implantation von Fremdkörpern, wie z. B. von Metallimplantaten, Kathetern/Sonden oder Gefäßprothesen, dar. Die perioperative Antibiotikaprophylaxe wird aber für Operationen empfohlen, bei denen Infektionen schwer wiegende Auswirkungen hätten. Dazu zählen alle Herzoperationen, einschließlich Schrittmacherimplantation, neurochirurgische Eingriffe, plastische Rekonstruktionen (z. B. Urogenitaltrakt) und Tumorexstirpationen.

Hauptindikationen für eine perioperative Antibiotikaprophylaxe stellen bedingt aseptische, kontaminierte und septische Eingriffe dar. Hierzu zählen Operationen mit Eröffnung bakteriell kolonisierter Körperhöhlen. Bei bedingt aseptischen Eingriffen kommt es nur zu einer geringen, bei kontaminierten zu einer größeren Keimaussaat. Zu den kontaminierten Operationen zählen auch frische, offene, traumatische Verletzungen. Zu den septischen Eingriffen werden z. B. Operationen bei Patienten mit Darmperforation oder Abszesseröffnung mit Durchtritt durch gesundes Gewebe und traumatisch entstandene offene Wunden mit devitalisiertem Gewebe gezählt.

Tab. 7.9 Einteilung der operativen Eingriffe nach Kontaminationsgrad und Indikation für eine perioperative Antibiotikaprophylaxe.

Kontaminationsgrad	Postoperative Wundinfektonsrate [%]	Antibiotikaprophylaxe
aseptisch	< 2	nein, nur in Ausnahmen
bedingt aseptisch	ca. 10	ja
kontaminiert	10 – 20	ja
septisch	30 – 40	ja (oder Therapie)

7.2.3 Empfehlungen für die perioperative Antibiotikaprophylaxe

Für den Erfolg der perioperativen Prophylaxe sind 4 Kriterien entscheidend:
- Wahl des Antibiotikums
- Zeitpunkt der Applikation
- Dosis
- Dauer der Applikation

Bei der Wahl des Antibiotikums ist essenziell, dass das antibakterielle Spektrum des Antibiotikums die häufigsten Wundinfektionserreger des jeweiligen operativen Eingriffs erfasst. Es sollten möglichst gut verträgliche und kostengünstige Antibiotika verwendet werden. Reserveantibiotika, wie Cephalosporine der Gruppe 3, Carbapeneme oder Glykopeptide, dürfen nur in begründeten Ausnahmefällen eingesetzt werden. Die Dosis entspricht der üblichen therapeutischen Dosierung. Sie wird im Allgemeinen intravenös appliziert.

Zum Zeitpunkt der Inzision und damit ab dem Zeitpunkt einer möglichen bakteriellen Wundkontamination sind hohe Gewebespiegel des Antibiotikums notwendig, um eine optimale Infektionsprophylaxe zu erzielen. Aus diesem Grund sollte die Applikation des Antibiotikums idealerweise (60–) 30 Minuten vor Inzision (z. B. bei Narkoseeinleitung) erfolgen.

Bei den meisten Eingriffen ist eine 1-malige präoperative Gabe ausreichend. Bei längerer Operationsdauer (> 3 Stunden) ist alle 2 Stunden (Aminopenicillin + Betalaktamaseinhibitor) bzw. 4 Stunden (Cefazolin) während der Operation eine erneute Gabe des Antibiotikums sinnvoll. Eine weitere Antibiotikagabe wird ebenso bei größeren Blutverlusten notwendig. Die Prophylaxe sollte nicht über mehr als 24 Stunden gegeben werden.

In der elektiven Kolonchirurgie hat es sich bewährt, prä- und gegebenenfalls perioperativ durch Spülbehandlung die Keimkonzentration im Darm und damit das Ausmaß der bakteriellen Kontamination bei Darmeröffnung zu reduzieren.

7.2.4 Empfehlungen für die einzelnen Operationsgebiete

Für evidenzbasierte Richtlinien zur perioperativen Prophylaxe in der Pädiatrie ist die derzeitige Datenlage immer noch unzureichend. Die folgenden Empfehlungen sind aus Mangel an Studien bei Kindern von meist prospektiven Studien bei Erwachsenen abgeleitet. Zukünftige Untersuchungen in der Pädiatrie sind wünschenswert und könnten zu anderen Empfehlungen kommen (▶ Tab. 7.10).

Unter Umständen kann es indiziert sein, eine Antibiotikaprophylaxe als *Therapie* postoperativ fortzuführen.

Tab. 7.10 Empfehlungen zur Antibiotikaprophylaxe bei ausgewählten operativen Eingriffen.

Eingriff	Wichtigste Erreger	Antibiotika	Dauer
Gastrointestinaltrakt			
Appendektomie	E. coli, Klebsiellen, Proteus, aerobe und anaerobe Streptokokken, Bacteroides spp., Pseudomonas sp.	Cephalosporin der Gr. 2 + Metronidazol oder Aminopenicillin + Betalaktamase-Inhibitor	präop. Einmalgabe; oder 1. Dosis intraoperativ; nur bei gangränöser Appendizitis/Abszessen Fortführen als Therapie über 3 – 5 d
kolorektale Operationen	E. coli, Klebsiellen, Proteus, aerobe und anaerobe Streptokokken, Bacteroides spp.	Cephalosporin der Gr. 2 + Metronidazol oder Aminopenicillin + Betalaktamase-Inhibitor	präop. Einmalgabe
Gallenwegschirurgie bei Risikofaktoren: Choledocholithiasis, Gallengangobstruktion, akute Cholezystitis, Zustand nach OP in dieser Region	E. coli, Klebsiellen, aerobe und anaerobe Streptokokken, Clostridien, Enterokokken	Cephalosporin der Gr. 2 oder Aminopenicillin + Betalaktamase-Inhibitor	präop. Einmalgabe
Magenchirurgie bei Risikofaktoren: Obstruktionen, Perforation, Hemmung der Magensäuresekretion	Enterobakterien, aerobe und anaerobe Streptokokken	Cefazolin oder Cephalosporin der Gr. 2	präop. Einmalgabe
aseptische abdominale Eingriffeohne Eröffnung des Gastrointestinaltrakts		keine Prophylaxe empfohlen	
Orthopädie/Unfallchirurgie			
gelenksnahe Frakturen	S. aureus, koagulasenegative Staphylokokken	Cefazolin oder Flucloxacillin	präop. Einmalgabe und maximal 24 h
sonstige OP mit Implantation von Fremdmaterial	S. aureus, koagulasenegative Staphylokokken	Cefazolin oder Flucloxacillin	präop. Einmalgabe und maximal 24h
OP ohne Implantation von Fremdmaterial	S. aureus, koagulasenegative Staphylokokken	keine Antibiotikaprophylaxe empfohlen; fragliche Indikation bei OP-Dauer > 2 h	falls indiziert: präop. Einmalgabe
Traumatologie			
penetrierendes Abdominaltrauma mit Darmverletzung	gramneg. Darmbakterien, Anaerobier; S. aureus	Cephalosporin der Gr. 2 + Metronidazol (bei Verdacht so früh wie möglich)	präop. Einmalgabe und falls Darmverletzung bei Exploration: Gabe für 12 – 24 h
offene Extremitätenfraktur	S. aureus, gramneg. Erreger	Cefazolin	präop. Einmalgabe und 24 h
verschiedene Eingriffe			
Gefäßchirurgie, Indikationen: Eingriffe an Arterie der unteren Extremität und Aorta abdominalis	S. aureus, seltener Enterobakterien, Clostridium spp.	Cefazolin	präop. Einmalgabe und maximal 24 h
Herzchirurgie (z. B. Vitium, Gefäßanomalie)	S. aureus, koagulasenegative Staphylokokken, seltener gramneg. Erreger und Corynebakerium spp.	Cefazolin	präop. Einmalgabe und maximal 24 h

Tab. 7.10 Fortsetzung

Eingriff	Wichtigste Erreger	Antibiotika	Dauer
Implantation von prothetischem Material	S. aureus, koagulasenegative Staphylokokken	Cefazolin (keine sicheren Daten)	präop. Einmalgabe
neurochirurgische Shunt-OP	S. aureus, koagulaseneg. Staphylokokken, Steptokokken, gramneg. Darmbakterien	Cefazolin (keine sicheren Daten)	präop. Einmalgabe
urologische Eingriffe	E. coli, Klebsiellen, Proteus, Staphylokokken	Cephalosporin der Gr. 2 oder Aminopenicillin + Betalaktamase-Inhibitor (keine sicheren Daten)	präop. Einmalgabe
HNO-Eingriffe	Mundflora, seltener S. aureus oder gramneg. Erreger	Cephalosporin der Gr. 2 oder Aminopenicillin + Betalaktamase-Inhibitor	präop. Einmalgabe

7.2.5 Nichtindizierte perioperative Antibiotikaprophylaxe

Eine Antibiotikaprophylaxe ist beim Legen von Venen- oder Arterien- sowie Blasenkathetern nicht indiziert, da diese die Besiedlung der Katheter nicht verhindern kann. Die manchmal geübte Praxis, eine Antibiotikaprophylaxe so lange zu geben, bis eine Wunddrainage oder ein Katheter gezogen wird, hat ebenfalls keinen wissenschaftlichen Hintergrund und ist abzulehnen.

Koordinator:
F.-M. Häcker, S. W. Lemmen

Mitarbeiter:
R. Berner, U. Heininger

7.3 Weiterführende Informationen

7.3.1 Prophylaxe bei Defekten des angeborenen Immunsystems

STIKO: www.rki.de > Infektionsschutz > Impfen > Impfthemen A–Z > STIKO zu Impfungen für Patienten mit Immundefizienz

7.3.2 Prophylaxe bei Defekten der adaptiven Immunität

AWMF-Leitlinie. Therapie primärer Antikörpermangelerkrankungen: www.awmf.org > Leitlinien: Aktuelle Leitlinien > Registernummer 027–052

Deutsch-österreichische Leitlinie zu Therapie und Prophylaxe opportunistischer Infektionen bei HIV-infizierten Patienten: www.awmf.org (Registernummer 055–006)

Paediatric European Network for Treatment of AIDS (Penta): www.pentatrials.org

7.3.3 Prophylaxe bei immunmodulatorischer Therapie

Robert Koch-Institut – Empfehlungen der Ständigen Impfkommission (STIKO): www.rki.de (pdf) > Infektionsschutz > Epidemiologisches Bulletin > Jahrgang 2012, Ausgabe 30

7.3.4 Prophylaxe bei Asplenie

AWMF-Leitlinie. Sichelzellkrankheit: www.awmf.org (pdf) > Leitlinien: Aktuelle Leitlinien > Registernummer 025–016

Centers for Disease Control and Prevention: www.cdc.gov > A–Z Index: A > ACIP (Advisory Committee on Immunization Practices) > ACIP Recommendations > Pneumococcal

Teil 2
Erregerbezogene Krankheiten

8 Acinetobacter-Infektionen

8.1 Klinisches Bild

A.-baumannii-Infektionen unterscheiden sich klinisch nicht prinzipiell von anderen nosokomialen Infektionen und manifestieren sich als beatmungsassoziierte Pneumonie, Blutstrominfektion (Bakteriämie, Sepsis), Haut- und Weichgewebsinfektionen, postoperative Wundinfektion, katheterassoziierte Harnwegsinfektion, Osteomyelitis oder Meningitis (häufig nach neurochirurgischen Eingriffen oder assoziiert mit einem VP-Shunt). Bei Frühgeborenen sind invasive Infektionen häufiger von einer Meningitis begleitet (zweithäufigste Manifestation bei Ausbrüchen nach Blutstrominfektionen). Bei immunsupprimierten Patienten kann die noduläre Infiltration von Lunge und Milz eine invasive Pilzinfektion vortäuschen.

Die Mortalität invasiver A.-baumannii-Infektionen ist hoch (bei Kindern im Mittel 14,5 %), wahrscheinlich bedingt durch Wirtsfaktoren (Krankheitsschweregrad, Immundefizienz) und eine inadäquate Initialtherapie gegen multiresistente Isolate.

8.2 Ätiologie

Die im Genus Acinetobacter zusammengefassten Erreger sind gramnegative, strikt aerobe kokkoide Stäbchenbakterien und gehören zur Gruppe der sogenannten „Nonfermenter“. Acinetobacter-Spezies kommen in der Natur im Erdboden und im Wasser vor. Acinetobacter spp. besiedeln häufiger als andere gramnegative Erreger die Haut und die Schleimhäute von Gesunden. In den letzten Jahren wurden mit molekularbiologischen Methoden zahlreiche „neue“ Acinetobacter spp. identifiziert und mit Namen versehen. Unter diesen kommen nach Häufigkeit und klinischer Bedeutung den zur sogenannten A.-baumannii-Gruppe zusammengefassten Spezies A. baumannii, A. nosocomialisund A. pittii die größte Bedeutung zu. A. junii, A. lwoffii, A. radioresistens und andere Acinetobacter spp werden dagegen sehr viel seltener überwiegend als Kommensalen auf Haut und Schleimhäuten sowie als Erreger gefäßkatheterassoziierter Bakteriämien gefunden. A. baumannii ist ein klassischer „Hospitalkeim“, für den kein natürliches Habitat in der Umwelt bekannt ist.

8.3 Epidemiologie

A. baumannii und die anderen Spezies der A.-baumannii-Gruppe sind Erreger nosokomialer Infektionen bei Patienten mit vorbestehenden Risikofaktoren wie Intensivtherapie, Einsatz von invasiver Beatmung, Tracheostoma, Gefäß- oder Harnwegskathetern, extreme Frühgeburtlichkeit oder Immunsuppression. Ausgedehnte Traumata, Verbrennungen und operative Eingriffe (vor allem am Gastrointestinaltrakt) sowie die Vorbehandlung mit Breitspektrumantibiotika prädisponieren ebenfalls zu Infektionen mit A. baumannii. Das Hauptreservoir nosokomialer Transmissionen von A. baumannii sind pulmonal oder gastrointestinal kolonisierte Patienten.

Alle Acinetobacter spp. und insbesondere A. baumannii zeigen eine erhebliche Tenazität gegenüber wachstumshemmenden Umweltfaktoren und können – ähnlich wie S. aureus – auf nichtdesinfizierten Oberflächen und kontaminierten Medizinprodukten sowie in kontaminierten Abflüssen (Siphons) mehrere Monate überleben.

Des Weiteren können Acinetobacter spp., die von Natur aus eine Reihe von Resistenzmechanismen beherbergen (z. B. Betalaktamasen), Resistenzgene durch den Austausch mobiler genetischer Information (auf Plasmiden und Transposons) voneinander und von anderen gramnegativen Spezies erwerben. Dies verleiht unter einem entsprechenden Selektionsdruck einen Überlebensvorteil.

Vor diesem Hintergrund wird deutlich, warum Infektionsausbrüche durch multiresistente A. baumannii krankenhaushygienische Notfälle darstellen. Bei deren Kontrolle spielen unter anderem die Desinfektion und die Identifizierung von Reservoiren in der unbelebten Patientenumgebung eine wichtige Rolle. Näheres dazu in den Kapiteln Infektionsprävention (S. 48) und Multiresistente Erreger (S. 65). Oft ist die vorübergehende Schließung der klinischen Behandlungseinheit erforderlich. Die überwiegende Mehrzahl der aus pädiatrischen Zentren berichteten Ausbrüche betrafen neonatologische Intensivpflegestationen.

Kinder und Jugendliche, die mit Kriegsverletzungen nach Deutschland verlegt werden, sind häufig mit multiresistentenA. baumannii kolonisiert oder infiziert. Den Erreger haben sie meist während der Notfallversorgung im Krisengebiet durch nosokomiale Übertragung erworben. Solche Patienten müssen ausnahmslos bei Übernahme gescreent und prophylaktisch kontaktisoliert werden.

8.4 Diagnose

Der Erregernachweis aus Blutkulturen, Katheterspitzen, Trachealsekret oder Proben einer bronchoalveolären Lavage, Katheterurin, Wundabstrichen, Punktaten (Abszessinhalt, Gelenkergüsse, Liquor) etc. ist unproblematisch. Die genaue Speziesidentifizierung von einzelnen Acinetobacter spp., insbesondere von den 3 Spezies der A.-baumannii-Gruppe ist mit phänotypischen Methoden wie Kultur, Gramfärbung und biochemische Differenzierung oft nicht eindeutig, auch nicht in automatisierten Systemen. Daher werden diese 3 Erreger als A.-baumannii-Gruppe zusammengefasst (s. o.).

Bei Frühgeborenen mit invasiver Infektion durch A. baumannii und andere Acinetobacter spp. sollte immer auch eine diagnostische Lumbalpunktion durchgeführt werden.

Besteht der Verdacht auf einen Ausbruch, sollten die Isolate im mikrobiologischen Labor asserviert und mit speziellen molekularbiologischen Methoden nachuntersucht.

8.5 Therapie

Mittel der ersten Wahl zur Behandlung von Infektionen durch Acinetobacter spp. sind Carbapeneme (bei Kindern Meropenem oder Imipenem/Cilastatin, letzteres nicht bei Infektionen des zentralen Nervensystems).

Der Betalaktamase-Inhibitor Sulbactam (z. B. Combactam) besitzt eine intrinsische Aktivität auch gegen viele multiresistente Acinetobacter-Isolate. Klinische Erfahrungen beim Einsatz zur Monotherapie schwerer Infektionen sind jedoch begrenzt. Vor allem aber steht keine zuverlässige Methode zur Testung der Sulbactam-Empfindlichkeit zur Verfügung, sein Einsatz ist daher insgesamt kritisch zu sehen. Aminoglykoside (v. a. Amikacin) werden gezielt (nach Antibiogramm) als Kombinationspartner eingesetzt.

Zur Therapie multiresistenter A.-baumannii-Stämme stehen Colistin (intravenös, inhalativ, intrathekal oder intraventrikulär) und Tigecyclin (nicht zugelassen im Kindesalter und bei nosokomialer Pneumonie, geringe systemische Wirkspiegel) zur Verfügung. In Einzelfällen wurde die Kombination mit Rifampicin als synergistisch wirksam beschrieben.

Resistenzentwicklung unter Therapie ist möglich, weshalb neben der klinischen und laborchemischen Verlaufsbeobachtung mikrobiologische Verlaufskontrollen empfohlen werden. Mit Acinetobacter spp. kolonisierte Katheter sollten entfernt werden.

Die Therapiedauer richtet sich nach dem klinischen und mikrobiologischen Verlauf und nach patientenspezifischen Faktoren (z. B. anhaltende Immunsuppression; infektiologisches Konsil!).

Koordinator:
A. Simon

Mitarbeiter:
H. Seifert

8.6 Weiterführende Informationen

Centers for Disease Control and Prevention: www.cdc.gov > A–Z Index: A > Acinetobacter Infection

Nationales Referenzzentrum für gramnegative Krankenhauserreger
Abteilung für Medizinische Mikrobiologie
Ruhr-Universität Bochum
Universitätsstr. 150
44801 Bochum
Tel.: 0234 32–27467
Fax: 0234 32–14197
E-Mail: soeren.gatermann@rub.de

9 Adenovirusinfektionen

9.1 Klinisches Bild

Adenoviren (AdV) sind hoch infektiös und können abhängig vom AdV-Serotyp sehr unterschiedliche Krankheitsbilder auslösen (▶ Tab. 9.1). Meist verlaufen AdV-Infektionen abortiv, d. h. ohne klinische Symptomatik. Erkrankungen durch AdV sind bei Immungesunden in der Regel selbstlimi-

Tab. 9.1 Typische Adenoviruserkrankungen bei Immungesunden und Immunsupprimierten.

Erkrankungsbilder	Risikogruppen	Häufige Serotypen*	Bemerkungen
akute grippale Infektion	Säuglinge, Kleinkinder	1 – 3, 5, 6	5 % aller grippalen Infekte, Fieberkrämpfe möglich
akute fieberhafte Pharyngotonsillitis	Säuglinge, Kleinkinder	1 – 3, 5 – 7	„antibiotikaresistente" Angina tonsillaris; DD: Streptokokken-Angina, Kawasaki-Syndrom
akute respiratorische Infektion	Heime, Kasernen	3, 4, 7, 14, 21	epidemisch, häufig mit Tonsillitis
Pneumonie	Säuglinge, Kleinkinder	1 – 3, 7	10 % der kindlichen Pneumonien (atypische Pneumonie)
	Heime, Kasernen	4, 7	epidemisch
„Pertussis-like-Syndrome"	Säuglinge, Kleinkinder	5	Koinfektion mit Bordetella pertussis möglich
pharyngokonjunktivales Fieber	Schulkinder	3, 7, 14	Konjunktivitis(saisonale Häufung im Sommer)
epidemische Keratokonjunktivitis	alle Altersgruppen	8, 19, 37	meldepflichtig (§ 7 IfSG); Cave: nosokomiale Infektionen
follikuläre Konjunktivitis	Kinder	3, 4, 7 u. a.	„Schwimmbadkonjunktivitis", DD: Chlamydia trachomatis
Gastroenteritis	Säuglinge	40, 41	zweithäufigste virale Durchfallerkrankung
Gastroenteritis (mit mesenterialer Lymphadenopathie)	Säuglinge, Kleinkinder	1, 2, 5, 6	Disposition für Darminvagination (kritisches Alter: 4 – 24 Monate)
Hämaturie	Kleinkinder	1 – 3, 4, 5–7, 14, 21	Jungen häufiger als Mädchen; heilt folgenlos aus
Meningoenzephalitis	Neugeborene	3, 5 – 7, 12, 32	fast ausschließlich bei disseminierten AdV-Infektionen
disseminierte AdV-Infektion (DAD)	Neugeborene	3, 7, 21, 30	Beginn < 10 Tage nach Geburt; septisches Krankheitsbild
hämorrhagische Zystitis	Immunsupprimierte	11, 21 (regional unterschiedlich)	Nieren- und Stammzelltransplantierte; DD: BK-Virus, Zyklophosphamid-Toxizität
Nephritis	Immunsupprimierte		Nieren- und Stammzelltransplantierte; DD: BK-Virus
Hepatitis	Immunsupprimierte	1, 2, 5 u. a.	nach Organtransplantation
disseminierte AdV-Infektion	Immunsupprimierte	2, 5, 6	Multiorganbefall; nach T-Zell- depletierter Stammzelltransplantation

DD: Differenzialdiagnose
* Die Zuordnung von Serotypen zu bestimmten klinischen Krankheitsbildern ist historisch bedingt. Sie stellen Häufungen dar, die regional unterschiedlich sein können, und bieten daher allenfalls Anhaltspunkte für die Auswahl der diagnostischen Assays. Der Nachweis/Ausschluss eines Serotyps lässt keine Schlussfolgerung auf die Wahrscheinlichkeit einer klinischen Diagnose zu.

9

tierend; es entsteht eine serotypspezifische humorale Immunität und eine kreuzreaktive zelluläre Immunität, die nicht vor AdV-Neuinfektionen/-Reaktivierungen schützt, aber generalisierte Infektionen verhindert. Eine Leukozytose > 15 000/µl und erhöhtes C-reaktives Protein (> 10 mg/dl) kann die Abgrenzung zu bakteriellen Infektionskrankheiten erschweren. Bakterielle Sekundärinfektionen können den klinischen Verlauf von AdV-Infektionen aber auch erheblich aggravieren.

Schwere, disseminierte AdV-Infektionen werden gehäuft bei Immunsupprimierten, Früh- und Neugeborenen beobachtet. Das Risiko für eine lebensbedrohliche systemische AdV-Infektion ist bei Kindern nach T-Zell-depletierter Stammzelltransplantation besonders hoch. Zusätzlich zu den häufigen Neuinfektionen im Kindesalter gelten bei Immunsupprimierten Adenovirus-Reaktivierungen als häufige Ursache generalisierter AdV-Infektionen (besonders Subgenus C, Typ 2, 5, 6 und Subgenus B, Typ 11, 34, 35).

AdV-Infektionen werden als mögliche Auslöser für diverse Autoimmunerkrankungen diskutiert (z. B. Zöliakie, Kawasaki-Syndrom, Morbus Crohn), größere Studien konnten jedoch diese Hypothese bislang nicht stützen. Für transformierende Eigenschaften von AdV im Tiermodell gibt es beim Menschen kein Äquivalent. Replikationsdefekte AdV dienen als Vektoren der experimentellen Gentherapie, der therapeutische Einsatz ist jedoch fragwürdig, da eine starke T-Zell-Antwort gegen das virale Capsid zu schweren Nebenwirkungen führt.

9.1.1 Krankheitsbilder bei Immungesunden

Die **akute obere, respiratorische AdV-Infektion** äußert sich als grippaler Infekt mit Fieber, teilweise bellendem Husten, Rhinitis und Tonsillitis. Allein durch klinische Symptome ist die Unterscheidung von anderen viralen und bakteriellen Infektionen wie z. B. Streptokokken-Angina oder Pertussis nicht möglich.

Die **AdV-Pneumonie** manifestiert sich als interstitielle Pneumonie, häufig mit schwerer pulmonaler Obstruktion. Eine z. T. über Monate dauernde Hyperreagibilität des Bronchialsystems im Anschluss an die AdV-Pneumonie ist möglich.

Pharyngokonjunktivales Fieber ist charakterisiert durch ein- oder beidseitige Konjunktivitis mit ipsilateraler Lymphadenopathie und Fieber (Differenzialdiagnose: infektiöse Mononukleose, Kawasaki-Syndrom).

Die **follikuläre AdV-Konjunktivitis**(„Schwimmbadkonjunktivitis") muss differenzialdiagnostisch von einer Chlamydia-trachomatis-Infektion abgegrenzt werden.

Die **epidemische Keratokonjunktivitis** ist hoch infektiös und als nosokomiale Infektion gefürchtet (meldepflichtig nach § 7 IfSG). Als Komplikation kann sich selten eine Keratitis numularis mit fokaler Hornhauttrübung entwickeln.

Gastroenteritis. AdV sind nach Rotaviren die häufigsten Erreger der Gastroenteritis bei Säuglingen. Mesenteriale Lymphknotenvergrößerungen im Rahmen von AdV-Gastroenteritiden (Typen 1, 2, 5, 6) begünstigen Invaginationsereignisse bei Kindern im Alter von 4 – 24 Monaten.

Eine mikroskopische **Begleithämaturie** wird bei Immungesunden mit unterschiedlichen AdV-Infektionen beobachtet (ca. 20 % aller Kinder mit schweren respiratorischen Infektionen). Eine Nierenbeteiligung mit makroskopischer Hämaturie und Zylindern ist dagegen selten (ca. 2 %) und heilt folgenlos aus. Im Rahmen der Fiebersymptomatik von AdV-Infektionen (Fieber unklarer Genese) kann es auch zu Fieberkrämpfen kommen. Diagnostisch irreführend kann sein, dass nach AdV-Infektionen (oberer Respirationstrakt und Gastrointestinaltrakt) über Monate Virus im Stuhl ausgeschieden werden kann.

Eine **AdV-Meningoenzephalitis** wird fast ausschließlich im Rahmen generalisierter AdV-Infektionen bei Neugeborenen beobachtet; die Letalität liegt bei > 50 %. Die generalisierte Neugeboreneninfektion imponiert als septisches Krankheitsbild und beginnt meist innerhalb der ersten 10 Lebenstage; häufig geht ihr ein grippaler Infekt der Mutter voraus. Für intrauterine AdV-Infektionen als Ursache eines Hydrops fetalis gibt es bislang keine Evidenz.

9.1.2 Krankheitsbilder bei Immunsupprimierten

Wie das Erkrankungsrisiko bei immundefizienten Patienten einzuschätzen ist, hängt wesentlich von der T-Zell-Immunität ab. Relevante Patientengruppen sind primäre Immundefekte, Immunsupprimierte und Patienten nach Stammzelltransplantation (SZT). Lokale Infektionen bei leichter Immundefizienz sind ähnlich wie bei Immunkompetenten einzuschätzen und bedürfen oft keiner spezifischen Therapie. Disseminierte Infektionen (Virämie oder ≥ 2 Infektionsloci) bei Immundefizienten stellen ein schweres Krankheitsbild dar mit relevanter Mortalität. Das Ausmaß der Immundefizienz wird bestimmt durch die Schwere der Immunsuppression, T-Zell-Funktionsstörung, bzw. Zeitpunkt und Art der SZT. Autologe SZT stellen in der Regel kein erhöhtes AdV-Risiko dar, im Gegensatz dazu ist die T-Zell-depletierte allogene SZT mit erhöhter AdV-Morbidität und Mortalität assoziiert.

Risikofaktoren für eine **AdV-Infektion / Erkrankung nach SZT** sind die allogene SZT mit in vivo oder ex vivo T-Zell-Depletion (II), die allogene SZT vom unverwandten Spender oder Nabelschnurspender (II), die schwere (Grad III–IV) GvHD (II) und die schwere Lymphopenie < 300/µl (II).

Gastroenteritis. AdV-Reaktivierungen/-Infektionen mit Virusnachweis im Stuhl sind nach SZT extrem häufig. Enterale Virusinfektionen sind die häufigste Grundlage für die spätere Entwicklung einer disseminierten Infektion. Da fast alle transplantierten Patienten eine transiente Diarrhoe haben, ist die Abgrenzung zu anderen Krankheitsentitäten allein durch klinische Befunde kaum möglich. Regelmäßige Stuhluntersuchungen mittels Antigennachweis bzw. Polymerase-Kettenreaktion (PCR) sind deshalb notwendig. Eine quantitative Bestimmung der Kopienzahl im Stuhl ist hilfreich, um die Schwere der Infektion und das Risiko einer Disseminierung abzuschätzen. Zur Abgrenzung einer Darm-GvHD ist häufig eine Darmbiopsie notwendig; hierbei kann mithilfe von PCR und Apoptoserate zwischen Virusinfektion und GvHD unterschieden werden.

Die **hämorrhagische Zystitis** durch AdV ist eine häufige Komplikation nach SZT und muss differenzialdiagnostisch zur Polyoma-BK-Virus-Infektion bzw. Zyklophosphamid-Toxizität abgegrenzt werden.

Generalisierte AdV-Infektionen. Eine gestörte oder unreife T-Zell-Immunität (Immunsupprimierte, Früh- und Neugeborene) disponiert zu schweren disseminierten AdV-Erkrankungen (DAD: „disseminated adenovirus disease“) mit Multiorganbeteiligung (Pneumonie, Hepatitis, Meningoenzephalitis, Karditis, Nephritis). Die klinische Besserung einer generalisierten AdV-Infektion geht häufig mit einem Lymphozytenanstieg und einer spezifischen T-Zell-Antwort als Zeichen der Immunrekonstitution einher. Bei Ausbleiben einer antiviralen T-Zell-Antwort versterben Kinder mit generalisierter AdV-Infektion häufig im Rahmen des Multiorganversagens. Dies betrifft besonders Kinder nach T-Zell-depletierter SZT.

9.2 Ätiologie und Epidemiologie

Adenoviren sind ubiquitäre, umweltresistente, nackte Doppelstrang-DNA-Viren. Durch serologische und molekularbiologische Methoden wurden bislang 6 Spezies, bezeichnet mit A–F (früher: Subgenera), mit 51 Serotypen differenziert. Einige Serotypen lösen z. T. sehr unterschiedliche Krankheitsbilder aus (▸ Tab. 9.1). Entsprechend unterschiedlich sind auch die Übertragungswege (fäkal-oral, Schmier- oder Tröpfcheninfektion). Das Risiko der hämatogenen Übertragung (Blutprodukte) ist dagegen vernachlässigbar gering. Während Gastroenteritiden und ophthalmologische Manifestationen ganzjährig auftreten, werden respiratorische AdV-Infektionen in den Winter- und Frühjahrsmonaten saisonal gehäuft beobachtet. Die **Inkubationszeit** von AdV-Infektionen beträgt 2 – 10 Tage.

Die höchste Inzidenz für AdV-Infektionen beginnt mit Abklingen des mütterlichen „Nestschutzes“ (6. Lebensmonat); nach dem 5. Lebensjahr nimmt die Häufigkeit von AdV-Infektionen wieder ab. Bei Immungesunden ist der Krankheitsverlauf selbstlimitierend. Die Virusausscheidung ist meist auf 14 Tage begrenzt, es sind jedoch auch bei Immunkompetenten Verläufe beschrieben mit monatelanger Virusausscheidung über den Stuhl. Bei Epidemien (z. B. epidemische Keratokonjunktivitis) wird empfohlen, betroffene Personen 14 Tage zu Hause zu isolieren. Epidemien werden durch schlechte sozioökonomische Bedingungen begünstigt und gehäuft in Heimen und Kasernen, aber auch in Krankenhäusern beobachtet.

9.3 Diagnose

Bei Verdacht auf eine AdV-Infektion wird der Virusnachweis entsprechend der klinischen Symptomatik aus Konjunktivalabstrich, Sputum, bronchoalveolärer Lavage (BAL), Stuhl, Urin, Blut oder Biopsien angestrebt. Der Virusnachweis erfolgt durch AdV-Genomnachweis mittels PCR, AdV-Antigennachweis oder Isolierung in Zellkultur. Bei generalisierten AdV-Infektionen gelingt der Virusnachweis in der Regel aus den verschiedensten

Materialien. Die Organbeteiligung (z. B. Leber, Niere, Lunge) muss i. d. R. bioptisch gesichert werden.

Definitionen:

- Primäre Infektion: erste Infektion bei Säuglingen oder Kleinkindern.
- Reaktivierung: Reaktivierung (meist Adenoide/Peyer-Plaques), gehäuft bei Immunsupprimierten.
- Reinfektion: Infektion mit einem neuen Serotyp.
- Systemische Infektion: Virämie mit positiver PCR, Virusisolierung oder Antigenämie im Blut.
- Lokale Infektion: PCR, Virusisolation oder Antigennachweis in einem Kompartiment.
- AdV-Erkrankung: klinisch manifeste Infektion mit typischer Symptomatik.

AdV-Antigennachweis. Der Nachweis von AdV-Antigen (Immunfluoreszenz, Enzym-Immuno-Assay, Latexagglutination) ist gut etabliert, schnell und spezifisch. Die meisten kommerziellen Tests sind jedoch nur für den AdV-Antigennachweis aus Stuhl zugelassen/geeignet.

Zellkultur. Die Virusisolierung in Zellkultur gelingt bei respiratorischen und konjunktivalen AdV-Infektionen häufig innerhalb weniger Tage. Auch bei enteritischen AdV-Infektionen (Stuhl) und bei hoch virämischen Patienten (Blut) gelingt häufig die Isolierung.

Der **AdV-Genomnachweis** gelingt durch die PCR mit hoher Sensitivität und Spezifität. Neuere Primer-Kombinationen in konservierten Regionen ermöglichen trotz hoher genetischer Variabilität den Nachweis nahezu aller Virustypen. Durch quantitative PCR aus Blut („Viruslast") kann bei Immunsupprimierten die Dynamik der systemischen Infektion bzw. das Therapieansprechen im Verlauf untersucht werden („Monitoring"). Der Verlauf der Kopienzahl im Stuhl erlaubt, das Risiko einer disseminierten AdV-Erkrankung vorauszusagen.

Bei Verdacht auf eine AdV-Epidemie im Krankenhaus kann die Infektionskette durch *Genotypisierung* nachgewiesen werden (Referenzlaboratorien). Der AdV-Nachweis im Konjunktivalabstrich ist nach §7 des Infektionsschutzgesetzes (IfSG) meldepflichtig.

AdV-Antikörpernachweise sollten zur Diagnose der frischen Infektion nicht mehr eingesetzt werden; nur ein ≥ 4-facher Titeranstieg im Serumpaar kann die frische AdV-Infektion beweisen.

AdV-Monitoring nach allogener SZT mit quantitativer Bestimmung der Viruslast im Blut/Stuhl (PCR) wird wöchentlich bei Patienten nach SZT und ≥ 1 Risikofaktor empfohlen (AII); die Länge des Monitorings richtet sich nach der Immunrekonstitution (BIII). Nach HLA-identer Geschwister-SZT ist das Routine-Monitoring nicht notwendig (BII).

9.4 Therapie

AdV-Infektionen sind bei Immungesunden in der Regel selbstlimitierend; sie werden ausschließlich symptomatisch therapiert. Antivirale Therapien von AdV-Infektionen sind bislang trotz In-vitro-Wirksamkeit nicht zugelassen.

Die Indikation für eine „off-label" **antivirale Therapie** richtet sich nach der Schwere der Immundefizienz und damit nach dem Risiko einer systemischen AdV-Infektion. Nach allogener SZT wird eine antivirale Therapie für systemische Infektionen empfohlen, für lokalisierte Infektion dagegen nur bei Schwerstimmunsupprimierten nach T-Zell-Depletion. Cidofovir, Ribavirin, Ganciclovir oder Kombinationen hemmen die AdV-Replikation in vitro. In mehreren explorativen Studien konnte für Cidofovir eine klinische Wirksamkeit gezeigt werden, randomisierte Studien fehlen aber bislang. Die beste Evidenz besteht für eine Cidofovirtherapie mit 5 mg/kgKG als Kurzinfusion einmal pro Woche. Nach der zweiten Dosis kann das Intervall auf eine Dosis alle 14 Tage ausgedehnt werden. Spülinfusionen (3 000 ml/m^{2}KOF/d) und Nephroprotektion mit Probenezid sind zwingend vorgeschrieben (siehe Arzneimittelinformation). Eine modifizierte Cidofovirtherapie mit 3 mg/kgKG/Woche in 3 ED ist möglicherweise weniger nephrotoxisch.

Aufgrund fehlender klinischer Wirksamkeit wird Ribavirin zur AdV-Therapie nicht mehr empfohlen.

Die *Immunrekonstitution* ist Voraussetzung für eine erfolgreiche Therapie der systemischen AdV-Infektion. Die antivirale Therapie ist jedoch sinnvoll, um die Zeit der natürlichen Immunrekonstitution zu überbrücken. Die Letalität der systemischen AdV-Infektion ist bei Patienten ohne T-Zell-Rekonstitution auch mit antiviraler Therapie unvermindert hoch (> 50 %). Die wichtigste Maßnahme zur Überwindung der systemischen AdV-Infektion mit Organbeteiligung ist die *Reduktion der Immunsuppression*. Bei refraktären Infektionen (kein Therapieansprechen innerhalb 14 Tagen) kann die antivirale Immunität auch durch eine adoptive Immuntherapie in spezialisierten Zentren erweitert werden. Ein prognostisch wichtiges Zeichen der Immunrekonstitution ist der Lymphozytenanstieg bzw. der Nachweis einer spezifischen T-Zell-Antwort.

Für die **topische Therapie** der epidemischen Keratokonjunktivitis mit Cidofovir 1 % gibt es bislang kaum systematische Untersuchungen, eine Zulassung für diese Indikation liegt nicht vor.

Eine besondere Therapieindikation ist die **präemptive Therapie**nach allogener SZT,d. h. diefrühzeitige antivirale Therapie von noch asymptomatische Hochrisikopatienten mit positivem AdV-Nachweis im Blut. Die präemptive Cidofovirtherapie wird für SZT-Patienten mit ≥ 1 Risikofaktor empfohlen (BII).

9.5 Prophylaxe

Aktive AdV-Impfstoffe sind bislang nicht zugelassen; ein attenuierter Lebendimpfstoff (Typ 4 und 7) erlangte wegen potenzieller Nebenwirkungen nie die Marktreife.

Aufgrund der hohen Umweltresistenz sind AdV als Ursache nosokomialer Infektionen gefürchtet und eine Herausforderung für die Krankenhaushygiene. Da AdV durch gängige Hände- und Flächendesinfektionsmittel häufig nur mäßig inaktiviert werden, ist Infektionsprophylaxe, das Tragen von Einmalhandschuhen und der Einsatz speziell gelisteter Desinfektionsmittel notwendig. Die Inaktivierung von AdV durch thermische Sterilisation ist sehr effektiv möglich.

Koordinator:
L. von Müller

Mitarbeiter:
T. Feuchtinger

9.6 Weiterführende Informationen

Centers for Disease Control and Prevention: www.cdc.gov > A–Z Index: A > Adenovirus Infection

Konsiliarlaboratorium für Adenoviren
Institut für Virologie der Medizinischen Hochschule Hannover
Carl-Neuberg-Str. 1
30 625 Hannover
Ansprechpartner: PD Dr. A. Heim
Tel.: 0 511 532–4 311 oder -6 736
Fax: 0 511 532–5 732
E-Mail: Heim.Albert@mh-hannover.de

10 Aktinomykosen

10.1 Klinisches Bild

Aktinomykosen sind subakute bis chronische, granulomatös-eitrige, invasive Infektionskrankheiten, die durch verschiedene Arten mehrerer Gattungen Aktinomyzeten hervorgerufen werden. Man unterscheidet zervikofaziale, thorakale, abdominale und generalisierte sowie die äußerst seltenen kutanen Aktinomykosen.

Zervikofaziale Form. Weitaus am häufigsten ist die zervikofaziale Form (50–95 % der Fälle). Sie kann akut als odontogener Abszess oder Mundbodenphlegmone beginnen, alternativ primär subakut bis chronisch als derbes, schmerzarmes, rötlich-livide verfärbtes Infiltrat. Ohne wirksame Behandlung entwickelt sich aus beiden Frühstadien die charakteristischere Spätsymptomatik: gangartige Ausbreitung der Entzündung, Vernarbung zentraler Eiterherde, brettharte, schmerzarme Infiltrate mit multiplen Einschmelzungsherden in der Peripherie. Häufig kommt es zum spontanen oder nach Inzision Aufbrechen von Fisteln mit Entleerung von für diese Infektion typisch körnigem Eiter (Drusen). Schließlich kommt es zur Entwicklung eines vielkammerigen Höhlensystems mit schlechter Heilungstendenz und ausgeprägter Rezidivneigung.

Thorakale Aktinomykosen. Typischerweise imponieren thorakale Aktinomykosen anfangs als Mediastinaltumor oder bronchopneumonisches Infiltrat, das im Röntgenbild eine Tuberkulose oder ein Bronchialkarzinom vortäuschen kann. Selten entstehen sie fortgeleitet aus dem Gesichtsschädel- oder Abdominalbereich. Häufig findet sich eine Vorgeschichte von Aspiration. Im weiteren Verlauf kann es zur Bildung von Kavernen, aber auch zum Durchbruch der Infektion in den Pleuraspalt (Pleuraempyem), in den Herzbeutel oder durch die Brustwand kommen. Spätfolgen können dann ausgedehnte, subkutane Brustwandabszesse oder paravertebral abgestiegene Senkungsabszesse sein.

Abdominale Aktinomykosen machen gewöhnlich zunächst als langsam wachsende Tumoren (z. B. in der Ileozökalregion) auf sich aufmerksam, die so lange kaum von malignen Prozessen zu unterscheiden sind, wie größere Abszesse oder Fisteln fehlen. Dabei werden auch bei der Aktinomykose unspezifische Begleitsymptome wie Nachtschweiß, Fieber und Gewichtsabnahme beobachtet. Insbesondere im Kindesalter gehen die abdominalen Aktinomykosen häufiger von der Appendix aus und können sich dann mit appendizitisähnlichen Symptomen präsentieren. Besonders charakteristisch, wenn auch recht selten, sind genitale Aktinomykosen bzw. Aktinomykosen des kleinen Beckens (oft von der Cervix uteri ausgehend) bei Frauen, die Intrauterinpessare tragen.

Alle Aktinomykoseformen können sich unbehandelt meistens per continuitatem oder, sehr selten, hämatogen auf verschiedene weitere Organsysteme wie Muskulatur, Leber, Nieren, Milz und insbesondere Zentralnervensystem ausbreiten. Das Skelettsystem ist beim Menschen nur selten betroffen.

Die Prognose aller Aktinomykoseformen ist heute bei rechtzeitiger Diagnosestellung und adäquater Therapie günstig.

10.2 Ätiologie

Actinomyces israelii und A. gerencseriae sind die weitaus häufigsten Erreger menschlicher Aktinomykosen. Seltener ist Propionibacterium propionicum. Gelegentlich werden auch Bifidobacterium dentium sowie A. naeslundii, A. odontolyticus, A. viscosus und A. meyeri als Erreger nachgewiesen. Weitere Actinomyzetesarten wurden als Begleitflora bei unspezifischen Entzündungsprozessen wie Pharyngitis, Otitis, Urethritis, kutanen und subkutanen Eiterungen, uncharakteristischen Abszessen, Empyemen und Septikämien beschrieben. Ob sie in der Lage sind, klinisch typische Aktinomykosen hervorzurufen, ist noch unklar.

Vor allem die 3 klassischen Aktinomykoseerreger bilden grampositive, verzweigte Fadenformen aus, die im befallenen Gewebe zur Bildung der sog. Actinomyces-Drusen führen. Im Eiter erscheinende Drusen sind gelblich bis rötlich oder bräunlich tingierte Körnchen von bis zu 1 mm Durchmesser, auffällig harter Konsistenz und, unter dem Mikroskop bei schwacher Vergrößerung, einem blumenkohlartigen Aussehen. Gramgefärbte Quetschpräparate solcher Drusen zeigen neben den Aktinomyzeten und Granulozyten eine Vielzahl anderer grampositiver und gramnegativer Bakterien als Hinweis auf die *obligatorisch vorhandene, synergistische Begleitflora*. Dieser Begleitflora wird eine pathogenetische Rolle bei der Entste-

10

hung symptomatischer Infektionen durch die in der normalen Schleimhautflora apathogen vorkommenden Aktinomyzeten zugeschrieben. In der Vorgeschichte findet sich, insbesondere bei der zervikofazialen Form, häufig eine Schleimhautschädigung durch chirurgische Intervention oder Trauma. Ein signifikant häufigeres Auftreten von Aktinomykosen findet sich bei Patienten mit Erkrankungen, die zu einem niedrigeren Sauerstoffpartialdruck im Gewebe führen (Sichelzellanämie, Thalassämie).

10.3 Epidemiologie

Alle menschlichen Aktinomykosen, mit Ausnahme der nach Menschenbiss oder Faustschlagverletzung entstandenen kutanen Form, sind endogene Infektionskrankheiten (natürlicher Standort der Erregerflora: Schleimhautoberflächen von Mundhöhle, Dickdarm und weiblichem Genitaltrakt), die nicht ansteckend und sporadisch weltweit verbreitet sind. Aktinomykosen treten häufiger bei Patienten mit Immundefizienz (lymphoproliferative Erkrankungen, HIV) und Diabetes mellitus, unter Immunsuppression (Transplantation, Chemotherapie, Steroide) und bei Alkoholismus auf. Die Inzidenz in Deutschland beträgt in den letzten Jahren mit langsam fallender Tendenz, 1:40 000 bis 1:80 000 pro Jahr bei auffälliger Geschlechtsdisposition (Verhältnis Männer:Frauen liegt bei 1,5:1 bis 4,0:1 je nach Altersgruppe). Der Altersgipfel der Erkrankung liegt bei Männern zwischen dem 20. und 40., bei Frauen zwischen dem 10. und 30. Lebensjahr. Grundsätzlich können aber Menschen jeden Alters befallen werden.

Die **Inkubationszeit** ist nicht einheitlich; sie soll in der Regel bei etwa 4 Wochen liegen, wird aber mit wenigen Tagen bis hin zu Jahren beschrieben.

10.4 Diagnose

Die Diagnose der Aktinomykosen ist zuverlässig nur durch Nachweis und Identifizierung der Erreger im bakteriologischen Labor zu stellen. In fortgeschrittenen Fällen können eindeutigere klinische Symptome wie Fistelbildung, Rezidivneigung und insbesondere der charakteristisch körnige, drusenhaltige Eiter, der wie Grießsuppe aussehen kann, auftreten.

Geeignete Untersuchungsmaterialien für die bakteriologische Untersuchung sind Eiter, Fistelsekret, Bronchialsekret oder Granulationsgewebe, die in einem *anaeroben Transportmedium* zur Untersuchungsstelle gebracht werden müssen. Bei der Probenentnahme darf das Material nicht mit der artengleichen Flora der Schleimhautoberflächen kontaminiert werden (Außenpunktion oder -inzision, transtracheale Sekretaspiration, transthorakale Lungenpunktion, perkutane Nadelbiopsie). Molekularbiologische Verfahren, insbesondere die Amplifikation der 16S rDNA mittels PCR und ihre anschließende Sequenzierung, eignen sich potenziell zur Identifizierung angezüchteter fermentativer Aktinomyzeten. Die Amplifikation von DNA fermentativer Aktinomyzeten unmittelbar aus klinischem Untersuchungsmaterial führt nicht ohne Weiteres zu verwertbaren diagnostischen Aussagen, da das regelmäßige Vorkommen dieser Erreger auf den menschlichen Schleimhäuten leicht zur Kontamination der Proben mit Aktinomyzeten-DNA führt.

Histologische Untersuchungen spielen wegen ihrer erheblichen Fehlerbreite im Vergleich zur Bakteriologie nur eine untergeordnete Rolle bei der Diagnose der Aktinomykosen; Antikörpernachweise im Patientenserum haben bei dieser Krankheit nur geringe, Hauttests oder Tierversuche bisher überhaupt keine diagnostische Bedeutung erlangt.

Die Diagnosestellung gelingt daher am ehesten aus der Zusammenschau von klinischem Bild, typischem drusenhaltigem Eiter und Kulturergebnis.

10.5 Therapie

Relative Seltenheit und diagnostische Probleme der Aktinomykosen haben dazu geführt, dass kaum prospektive Studien zur Effizienz verschiedener Therapieverfahren existieren. Ebenso fehlen Metaanalysen. Auch in aktuellen Veröffentlichungen, die sich meist auf die Vorstellung eines bis weniger Fälle beschränken, werden weiterhin antibiotische Langzeitbehandlung (4–12 Monate) mit Penicillin G oder Kombinationen von 2–3 Antibiotika angewandt. Es gibt ältere, retrospektive Fallstudien an einigen hundert zervikofazialen Fällen mit bakteriologischer Absicherung der Diagnosen, die deutlich machen konnten, dass bei Behandlung mit Aminopenicillinen bereits Behandlungsdauern von wenigen Wochen effektiv sein können, sodass Therapiedauern von mehreren Monaten, wie sie weiterhin in den meisten infektiologischen Handbüchern, Übersichtsartikeln, ebenso wie in Online-Datenbanken (z. B. UpToDate) empfohlen werden, heute infrage zu stellen sind. Eine aktuelle retrospektive Studie über die Therapiedauer thorakaler Aktinomykosen zeigt, dass eine Antibiotikatherapie unter 3 Monaten Dauer in der Mehrzahl der Patienten ein rezidivfreies Ausheilen ermöglicht. Bei einer prospektiven Studie an 8 Patienten mit thorakaler Aktinomykose führte eine 4-wöchige parenterale Gabe von Imipenem in 6 Fällen zum rezidivfreien Ausheilen der Erkrankung.

Bei zervikofazialen Aktinomykosen besteht die bestbelegte Therapiesicherheit in der Verwendung von Penicillin G, 250 000 IU/kgKG/d in 4 ED für minimal 2 Wochen. Um bei der Behandlung die Begleitflora miteinzuschließen und eine ambulante Behandlung zu ermöglichen, kann alternativ Amoxicillin/Clavulansäure in hoher Dosierung (bei Erwachsenen wenigstens 6,6 g/d in 3 ED, entsprechend bei Kindern etwa 90 mg Amoxicillin und 22 mg Clavulansäure pro kgKG/d in 3 ED eingesetzt werden. Als Alternative bei Penicillinallergie sind im Kindesalter Makrolide oder bei Kindern über 9 Jahren Tetracycline anzusehen. Eine ausreichende Wirksamkeit kann man wahrscheinlich auch von Ampicillin plus Sulbactam, Piperacillin plus Tazobactam oder Imipenem erwarten, obwohl mit diesen Antibiotika bzw. Kombinationen bisher kaum klinische Erfahrungen vorliegen. Die Therapiedauer sollte sich am klinischen Erfolg, also dem Verschwinden der Symptome orientieren.

Bei schweren thorakalen und abdominalen Aktinomykosen sind je nach Zusammensetzung der Begleitflora Kombinationen von Penicillin G oder Amoxicillin/Clavulansäure plus Clindamycin oder Metronidazol, von Acylureidopenicillinen mit Clindamycin oder Metronidazol sowie ggf. Imipenem angezeigt. Hierbei ist gemäß internationalen Empfehlungen eine initiale intravenöse Therapie über 2–6 Wochen mit anschließender oraler Konsolidierung über 2–4 (–6) Monate sinnvoll. Der Einsatz weiterer Kombinationspartner wie Aminoglykoside, verschiedener Cephalosporine oder Isoxazolyl-Penicilline, kann in Abhängigkeit vom Ergebnis der aeroben Kultur notwendig werden. Linezolid zeigt *in vitro* Wirksamkeit gegen Actinomyces spp., Chinolone (inklusive Moxifloxacin) zeigen nur geringe Wirksamkeit.

Radikale chirurgische Sanierung des infizierten Gewebes ist heute ebenfalls nur noch in Ausnahmefällen (meist gynäkologische und abdominale Formen) notwendig; jedoch sollten größere Abszesse gespalten und entleert werden.

10.6 Prophylaxe

Wegen des endogenen Infektionsmodus sind die Aktinomykosen kaum einer Expositions- und auch keiner Impfprophylaxe zugänglich. Konsequente Mundhygiene scheint allerdings die Häufigkeit der zervikofazialen Form senken zu können; die längere Benutzung von Intrauterinpessaren begünstigt die Entstehung von Aktinomykosen des weiblichen Genitaltrakts. Aktinomykosen nach Menschenbiss lassen sich durch adäquate chirurgische Wundbehandlung verhindern.

Koordinator:
S. Urschel

Mitarbeiter:
C. R. MacKenzie, H. Schroten

11 Amöbiasis

11.1 Klinisches Bild

Mit dem Begriff Amöbiasis werden alle Infektionen mit dem Protozoon Entamoeba histolytica bezeichnet, unabhängig von der klinischen Manifestation.

Während die meisten intestinalen Infektionen mit Entamoeba histolytica asymptomatisch verlaufen (nichtinvasive Amöbiasis), kommt es in 10–20 % der Fälle zur Invasion des Parasiten in das Gewebe mit dem klinischen Bild einer Amöbenkolitis (Amöbenruhr) oder eines Amöbenleberabszesses. Die **Inkubationszeit** einer derartigen invasiven Amöbiasis kann sehr variabel und in Einzelfällen sehr lang (mehrere Jahre) sein.

Typische Symptome einer Amöbenruhr sind Bauchschmerzen und blutige Diarrhoen. Das Spektrum der Symptome reicht von wässrigen Stühlen über blutig-schleimige Diarrhoen bis zu fulminanten Verlaufsformen. Ulzerationen können zu Perforationen und Peritonitis führen. Seltene schwere Formen sind akute nekrotisierende Kolitis und toxisches Megakolon. Besonders Säuglinge und Neugeborene erkranken an diesen intestinalen Komplikationen. Im Zökum oder Colon ascendens entwickeln sich selten granulomatöse Tumoren, sog. Amöbome.

11

Dringen die Erreger in das Stromgebiet der Pfortader ein, entstehen solitäre oder multiple Leberabszesse, meist im rechten Leberlappen. Hauptsymptome sind Schmerzen im Oberbauch und Fieber, weiterhin Abgeschlagenheit und schweres Krankheitsgefühl. Gelegentlich findet sich eine rechtsseitige Begleitpleuritis (Durchwanderungspleuritis). Die Abszesse können in die Bauchhöhle, Pleura und Lunge oder in den Herzbeutel rupturieren. In seltenen Einzelfällen wurden Amöbenabszesse in Milz, Nieren oder ZNS beschrieben, ebenso Hautulzerationen.

11.2 Ätiologie

Zahlreiche Amöbenarten können den Darm des Menschen besiedeln. Hierzu zählen die verschiedenen Entamoeba-Arten (E. histolytica, E. dispar, E. moshkovskii, E. hartmanni, E. coli, E. chattoni und E. polecki) sowie Endolimax nana und Jodamoeba bütschlii. Mit Ausnahme von E. histolytica sind alle diese Amöben reine Kommensalen und immer apathogen. Als teilungsfähige Trophozoiten vermehren sie sich vorwiegend im Zökum und im proximalen Kolon, während die Umwandlung zu umweltresistenten, infektionskompetenten Zysten im distalen Kolon stattfindet. Nur Trophozoiten von E. histolytica haben das Potenzial, die Kolonmukosa zu penetrieren und die typischen intestinalen oder extraintestinalen klinischen Manifestationen wie Kolitis oder Leberabszesse zu induzieren. Gegenwärtig ist allerdings unklar, warum nur ein kleiner Teil der E.-histolytica-Infektionen zu invasiven Verläufen führt und warum zwischen der Infektion und dem Auftreten klinischer Symptome häufig mehrere Wochen, mitunter sogar Jahre vergehen können. Aufgrund genetischer Merkmale lässt sich E. histolytica von allen anderen Darmamöben unterscheiden. Auch mithilfe der Mikroskopie können die meisten Amöbenarten differenziert werden. Eine mikroskopische Unterscheidung zwischen E. histolytica und apathogenen E. dispar oder E. moshkovskii ist allerdings nicht möglich.

11.3 Epidemiologie

Die WHO schätzt, dass pro Jahr bis zu 50 Millionen Menschen an einer invasiven Amöbiasis erkranken, von denen bis zu 100 000 an Komplikationen wie Peritonitis nach Perforation versterben. Die Prävalenz der asymptomatischen intestinalen Verlaufsform ist unklar, da in der Vergangenheit die meisten Studien ausschließlich auf Grundlage der Lichtmikroskopie durchgeführt wurden. In den wenigen Untersuchungen, bei denen spezifisch E. histolytica nachgewiesen wurden, lag die Prävalenz zwischen < 1 % und 20 %. Die Amöbiasis ist in den meisten tropischen und subtropischen Regionen der Erde endemisch. Sie ist aber nicht auf die Tropen beschränkt, sondern findet sich überall dort, wo aufgrund niedriger Hygienestandards eine fäkal-orale Übertragung ermöglicht wird. In Deutschland ist die Amöbiasis vor allem eine Erkrankung von Reiserückkehrern aus entsprechenden Endemiegebieten. Autochthone, in Europa erworbene Infektionen, sind selten.

Der Mensch ist der einzige relevante Wirt für E. histolytica, daher erfolgen alle Infektionen direkt oder indirekt von Mensch zu Mensch. Abgesehen von sexuellen Transmissionswegen erfolgt die Infektion in erster Linie durch Ingestion von Zysten in fäkal kontaminierten Nahrungsmitteln. Jede Form der fäkal-oralen Infektion ist möglich. Alle E.-histolytica-Träger und insbesondere asymptomatische Zystenausscheider gelten als potenziell infektiös.

11.4 Diagnose

Wegen der fehlenden morphologischen Unterschiede zwischen E. histolytica und den apathogenen Darmamöben E. dispar und E. moshkovskii ist die Mikroskopie in der Regel unzureichend für die Diagnose einer E.-histolytica-Infektion. Nur der Nachweis von hämatophagen 20 – 60 µm großen Trophozoiten von E. histolytica aus enteritischen Stühlen oder im Kolon-Biopsiematerial gilt als ausreichend sicheres diagnostisches Kriterium. Bei normal geformten Stühlen findet man Amöben in aufliegenden Eiter- oder Schleimspritzern. Zysten sind im nativen Stuhl oder nach Anreicherung nachweisbar. Die mikroskopische Diagnostik einer einzelnen Stuhlprobe besitzt eine Sensitivität von weniger als 60 %. Es ist daher anzustreben, mindestens 3 unabhängige Stuhlproben zu untersuchen. Trophozoiten bleiben bei Zimmertemperatur nur 30 Minuten, bei 4 °C ca. 4 Stunden vital. Amöben sind mikroskopisch so gut wie nie im Abszesspunktat nachweisbar. Bei längeren Transportwegen des Untersuchungsmaterials zum Labor ist es sinnvoll, Transport-, Fixations- oder Einbettungsmedien vom Untersucher zu erfragen. In den vergangenen Jahren wurden immunologische Antigen-Detektionsverfahren etabliert, mit denen Parasiten im Stuhl nachgewiesen werden können. Mehrere Test-Kits sind im Handel und werden damit beworben, spezifisch für E. histolytica zu sein. Die Sensitivität ist allerdings derzeit ähnlich wie die der Stuhlmikroskopie. Der Nachweis von Amöben in der Stuhlprobe mittels PCR ist etabliert. Hierdurch ist eine sichere Unterscheidung von E. histolytica und apathogenen Amöben möglich. In zahlreichen Studien weist die PCR-Methodik eine hohe Empfindlichkeit und Zuverlässigkeit auf und kann heute als Methode der Wahl angesehen werden. Die Diagnose einer Amöbiasis kann durch serologische Untersuchungen gestützt werden, da eine Infektion mit E. histolytica fast immer zur Bildung spezifischer Antikörper führt. Als Testmethoden haben sich indirekte Hämagglutination, ELISA und indirekte Immunfluoreszenz bewährt. Entsprechende Antikörper werden nicht nur bei Patienten mit klinischen Verlaufsformen sondern auch bei vielen asymptomatischen Zystenausscheidern von E. histolytica gefunden. Auch nach erfolgreicher Therapie können spezifische Antikörper noch über Jahre nachweisbar bleiben. Leberabszesse lassen sich durch bildgebende Verfahren wie Sonografie oder Computertomografie lokalisieren. Der notfallmäßige Nachweis spezifischer Serumantikörper sichert die Diagnose eines Amöbenabszesses. Eine diagnostische Abszesspunktion ist in der Regel nicht erforderlich und sollte unterbleiben.

11.5 Therapie

Es stehen intraluminal und systemisch wirksame Amöbizide zur Verfügung. Das empfohlene therapeutische Vorgehen bei Amöbenruhr und Amöbenleberabszess ist die Behandlung mit Metronidazol, 30 mg/kgKG/d in 3 ED p. o. oder i. v. über 10 Tage. Anschließend immer Behandlung einer evtl. noch bestehenden Darmlumeninfektion durch E. histolytica mit Paromomycin, 10–25 mg/kgKG/d in 3 ED, maximal 1500 mg/d in 3 ED über 7 – 10 Tage.

Eine therapeutische Entlastungspunktion oder operative Inzision der Leberabszesse ist in der Regel nicht indiziert. Die asymptomatische intestinale Amöbiasis wird ausschließlich mit Paromomycin in o. g. Dosierung behandelt.

11.6 Prophylaxe

Einfache hygienische Maßnahmen wie Abkochen des Trinkwassers, Verzicht auf ungewaschenes Gemüse, Salate, Obst oder auf bereits zubereitete Speisen aus Garküchen helfen den fäkal-oralen Infektionsweg zu unterbrechen. Eine medikamentöse Prophylaxe wird nicht mehr empfohlen, dagegen aber eine Stuhluntersuchung nach Rückkehr aus den Tropen. Eine Impfung steht bisher nicht zur Verfügung.

Koordinator:
E. Tannich

Mitarbeiter:
G.-D. Burchard, P. Kern

11.7 Weiterführende Informationen

AWMF-Leitlinie. Diagnostik und Therapie der Amöbenruhr: www.awmf.org > Leitlinien: Aktuelle Leitlinien > Registernummer 042–002

Centers for Disease Control and Prevention: www.cdc.gov > A–Z Index: A > Amebiasis, Intestinal

Nationales Referenzzentrum für tropische Infektionserreger
am Bernhard-Nocht-Institut für Tropenmedizin
Bernhard-Nocht-Str. 74
20 359 Hamburg
Tel.: 040 4 2818–401
Fax: 040 4 2818–400
E-Mail: Labordiagnostik@bni-hamburg.de

12 Anaerobierinfektionen

12.1 Klinisches Bild und Ätiologie

Anaerobe Bakterien gehören zu der physiologischen Haut- und Schleimhautflora. Sie haben ebenso wie aerobe Bakterien der Normalflora pathogenes Potenzial und führen bei Verletzungen der natürlichen Haut- und Schleimhautbarrieren sowie bei Minderung der Abwehrkraft zu Erkrankungen. Auch bei Kindern können mannigfaltige, in der Regel endogene Infektionskrankheiten durch Anaerobier in allen Altersgruppen entstehen. Es können alle Organe betroffen sein.

Neben Bakteriämien sind vor allem Abszesse und Wundinfektionen, insbesondere nach Bissverletzungen, sowie intraabdominale Infektionen nach chirurgischen Eingriffen zu nennen (▶ Tab. 12.1). Symptomatik und Schwere der anaeroben Infektionen entsprechen den durch aerobe Bakterien verursachten Krankheiten. Für den Kliniker ist wesentlich, an die mögliche Beteiligung anaerober Bakterien zu denken, um adäquate diagnostische und therapeutische Maßnahmen ergreifen zu können. Da die in Betracht kommenden Anaerobier meist erst verzögert nachweisbar sind, kommt der kalkulierten Antibiotikatherapie wesentliche Bedeutung zu. In eigenen Kapiteln werden die durch Toxine verursachten Erkrankungen wie Tetanus (S. 529), Botulismus (S. 210) oder Gasbrand (S. 212) dargestellt.

Anaerobier können beteiligt sein bei Infektionen der oberen Atemwege, wie chronischer Sinusitis, chronischer Otitis media und Mastoiditis. Davon ausgehend kann es hämatogen zu Hirnabszessen kommen. Diese sind meist polymikrobiell durch aerobe und anaerobe Bakterien der Mund- und Rachenflora verursacht, wie z. B. vergrünende Streptokokken, Bacteroides fragilis, Prevotella spp., Fusobacterium spp., Peptostreptococcus spp. und mikroaerophile Kokken (z. B. Streptococcus intermedius). Bei Zahninfektionen sind häufig Bakterien der Gattungen Peptostreptococcus, Veillonella und Prevotella ursächlich oder beteiligt. Die im Kindesalter seltene Angina Plaut-Vincenti wird durch eine Mischinfektion von Spirochäten und Fusobakterien hervorgerufen. Anaerobier wie Prevotella oralis und P. melaninogenica werden bei Peritonsillarabszessen und Lymphadenitis colli neben Streptokokken und Staphylokokken isoliert. Bei der Aspirationspneumonie sind anaerobe Bak-

Tab. 12.1 Orientierende Angaben zum anaeroben Erregerspektrum bei Infektionen im Kindesalter.

Infektion	Anaerobe Bakterien
abdominale Infektionen	Bacteroides-fragilis-Gruppe, Bacteroides spp., Fusobacterium spp., Clostridium spp., Peptostreptococcus spp.
Aspirationspneumonie	Prevotella spp., Porphyromonas spp., Fusobacterium spp., Bacteroides spp., Peptostreptococcus spp., mikroaerophile Streptokokken (z. B. S. intermedius)
Bissverletzungen	Fusobacterium spp., Bacteroides spp., Peptostreptococcus spp., mikroaerophile Streptokokken
chronische Otitis media	Peptostreptococcus spp., Bacteroides-fragilis-Gruppe, mikroaerophile Streptokokken
Hirnabszess	Prevotella spp., Porphyromonas spp., Bacteroides spp., Peptostreptococcus spp., mikroaerophile Streptokokken selten Fusobacterium spp.
periodontale Infektionen	Bacteroides spp., Prevotella spp., Peptostreptococcus spp.
Peritonsillarabszesse	Fusobacterium spp., Prevotella spp., Peptostreptococcus spp.
Sepsis	Bacteroides-fragilis-Gruppe, Bacteroides spp., Clostridium spp. selten Fusobacterium spp.
Shunt-Infektionen	Propionibacterium spp.
Spondylodiszitis, Diszitis	Fusobacterium spp., Peptostreptococcus spp., Veillonella spp.
chronische Sinusitis	Peptostreptococcus spp., Bacteroides-fragilis-Gruppe, Fusobacterium spp., mikroaerophile Streptokokken
Wundinfektionen	Bacteroides-fragilis-Gruppe, Bacteroides spp., Clostridium spp.

terien der Mund- und Rachenflora ätiologisch bedeutsam.

Bei intraabdominalen Infektionen, die mit einer Perforation oder Eröffnung des Intestinums einhergehen, können neben den aeroben Darmbakterien auch Anaerobier ursächlich sein. Es dominieren Bakterien der Gattungen Bacteroides, Prevotella und Peptostreptococcus.

Gefürchtet sind perirektale Abszesse bei Kindern mit Neutropenie durch die anaeroben Darmkeime B. fragilis oder C. perfringens. Dabei kann es zu einer explosionsartigen Ausbreitung dieser Infektion mit ausgedehnten Nekrosen von Weichgeweben kommen; die Letalität ist hoch.

Bei der Diszitis und Spondylitis können Fusobacterium nucleatum, F. necrophorum sowie Arten der Gattungen Peptostreptococcus und Veillonella ätiologisch bedeutsam sein. Fusobakterien weisen sehr häufig eine Resistenz gegenüber Betalaktam-Antibiotika, einschließlich Carbapenemen, auf; das ist bei der Therapie zu beachten.

Propionibacterium spp. sind zur Biofilmbildung fähige anaerobe Hautkeime, die in seltenen Fällen (ca. 2 %) Liquor-Shuntinfektionen verursachen. Mehr als 85 % der Isolate dieser grampositiven stäbchenförmigen Bakterien sind gegen Metronidazol resistent.

12.2 Epidemiologie

Zur Häufigkeit anaerober Infektionen bei Kindern gibt es nur limitierte Daten. Bei Klein- und Schulkindern werden etwa 4 % der Bakteriämien durch anaerobe Bakterien verursacht (0,5–14 %). Das Risiko steigt mit zunehmendem Alter. Die größte Bedeutung hat Bacteroides fragilis (55 %) mit einer Letalität bis zu 20 %, gefolgt von Clostridien, Peptostreptokokken und Fusobakterien.

Da anaerobe Bakterien zur patienteneigenen Flora gehören, handelt es sich typischerweise um endogene Infektionen, ausgenommen z. B. Wundinfektionen nach Bissverletzungen. Die **Inkubationszeit** kann abhängig von Lokalisation und Ursprung der Infektionen Stunden bis Tage, selten Wochen betragen.

12.3 Diagnose

Wesentlich für die Diagnose ist der Verdacht auf eine Beteiligung anaerober Bakterien. Bei Verdacht auf Beteiligung von Anaerobiern (▶ Tab. 12.1) sind daher auch anaerobe Blutkulturen anzulegen, was ansonsten im Kindesalter nicht regelhaft empfohlen wird. Geeignete Untersuchungsmaterialien sind Blut, Abszesseiter, Liquor, Aszites, Knochenmark, Gelenkspunktat, suprapubisch punktierter Urin sowie Gewebebiopsien. Da das Entnahmegebiet üblicherweise mit Anaerobiern besiedelt ist, werden Haut- oder Schleimhautabstriche (z. B. Nasopharyngeal-, Vaginal- und Zervixabstriche), Mittelstrahlurin, Sputum und Stuhl (Ausnahme: C. difficile mit Toxinnachweis) nicht auf anaerobe Bakterien untersucht. Ausgenommen davon sind Abstriche nach Bissverletzungen. Entscheidend für die Anzucht der Anaerobier ist der unverzügliche Transport oder die Verwendung geeigneter Transportmedien.

Die Kultur von Anaerobiern ist arbeitsaufwendig und benötigt wenigstens 48 Stunden, meist aber mehrere Tage. Während die biochemische Identifikation weitere Tage in Anspruch nimmt, erlauben lasergestützte Verfahren (z. B. MALDI-TOF) eine zuverlässige Identifikation innerhalb von 30 Minuten. Die Bestimmung der antimikrobiellen Aktivität ist aufwendig; Therapieempfehlungen werden daher vornehmlich kalkuliert, anhand von bekannten Resistenzmustern der nachgewiesenen Bakterienarten oder -gattungen (▶ Tab. 12.2), gegeben. Bei schweren Infektionen und bei Nachweis von Anaerobiern aus sterilen Kompartimenten sind Resistenzbestimmungen obligat.

12.4 Therapie

Anaerobier sind gegen eine Reihe von Antibiotika resistent, wie Aminoglykoside, Monobactame (z. B. Aztreonam) und Fluorchinolone, ausgenommen Moxifloxacin. Gramnegative Bakterien der Gattung Bacteroides und Prevotella können potente Betalaktamasen bilden, die Penicilline und Cephalosporine hydrolysieren und damit unwirksam machen. Im Gegensatz dazu sind grampositive anaerobe Bakterien wie Peptostreptokokken oder Clostridien unverändert gut empfindlich gegenüber Penicillinen (▶ Tab. 12.2). Für die kalkulierte antibiotische Therapie eignen sich aufgrund der günstigen Resistenzlage Metronidazol (Ausnahme Propionibakterien), Carbapeneme (Imipenem-Cilastatin, Meropenem) und Aminopenicilline in Kombination mit Betalaktamase-Inhibitoren. Bei der Behandlung einer sehr selten durch Anaerobier bedingten Meningitis ist zu bedenken, dass Clindamycin und Erythromycin im Liquor keine therapeutisch wirksamen Konzentrationen erreichen.

Tab. 12.2 Orientierende Angaben zur antimikrobiellen Wirksamkeit gegen Anaerobier

	Bacteroides-fragilis-Gruppe	Prevotella-Porphy-romonas-Gruppe	Fusobacterium spp.	Clostridium spp.	Peptostrepto-kokken
Penicillin G	–	+	+	+++	+++
Aminopenicil-lin + Betalaktama-se-Inhibitor	+++	+++	+++	+++	+++
Piperacillin-Tazobactam	+-++	++	++	++	++
Imipenem, Meropenem	+++	+++	+++	++	++
Clindamycin	++	+++	++	++	++
Erythromycin	+	+	-	+	+
Metronidazol	+++	+++	+++	+++	+

–: nicht oder minimal wirksam; +: mäßig wirksam; ++: gut wirksam; +++: sehr gut wirksam

Diese können aber durch Metronidazol, Chloramphenicol und Meropenem erzielt werden. Auch bei Hirnabszessen erreichen Metronidazol, Meropenem und Chloramphenicol therapeutisch wirksame Konzentrationen im Hirngewebe und im Abszess.

Antibiotika sind aber nur ein Teil der Therapie. Da es sich bei Anaerobierinfektionen häufig um abszedierende beziehungsweise nekrotisierende Infektionen handelt, ist ein sorgfältiges chirurgisches Débridement unabdingbar für einen Therapieerfolg.

12.5 Prophylaxe

Eine Prophylaxe gegen Anaerobier wird nur bei Kolonoperationen durchgeführt. Patienten mit Anaerobierinfektionen müssen nicht isoliert werden (Ausnahme C. difficile).

12.6 Neonatale Infektionen

Beim Neugeborenen gleichen die Risiken, die zu Anaerobierinfektionen disponieren, denen aerober bakterieller Infektionen, siehe Kap. Neonatale bakterielle Infektionen (S. 666). Dazu zählen ein Amnioninfektionssyndrom (ggf. der vorzeitige Blasensprung) sowie eine Schädigung der kindlichen Darmschleimhaut, die einer nekrotisierenden Enterokolitis (NEC) den Weg bahnt. Zu den Anaerobierinfektionen bei Neugeborenen zählen Pneumonie, Sepsis, die NEC, seltener eine Omphalitis. Bei Anlage anaerober Blutkulturen werden in bis zu 5 % der positiven Blutkulturen bei Neu- und Frühgeborenen Anaerobier isoliert. Es handelt sich meist um Keime der Bacteroides-fragilis-Gruppe (38 %), ferner um Clostridien (34 %), anaerobe Kokken (22 %), Propionibakterien (3 %) und andere (3 %). Infektionen mit Peptostreptokokken verlaufen meist blande und heilen unter Umständen auch ohne Antibiotikatherapie aus. Dagegen führen Infektionen mit Keimen der Bacteroides-fragilis-Gruppe oder mit Clostridiumspezies rasch zum septischen Schock mit allen bekannten Komplikationen und einer Letalität von circa 35 % bzw. 25 %.

Bei der nekrotisierenden Enterokolitis ist die Infektion in der Regel ein Sekundärphänomen einer vorangegangenen Schleimhautschädigung. Da der Darm des Neu- und Frühgeborenen wenige Tage nach der Geburt mit Anaerobiern besiedelt ist, sollte bei der Therapie der NEC auch der Einsatz eines anaerobierwirksamen Antibiotikums erwogen werden. So können in der Peritonealhöhle von Neugeborenen mit NEC neben den gramnegativen Darmbakterien der Gattungen Escherichia und Klebsiella auch B. fragilis, C. butyricum, C. perfringens und C. difficile isoliert werden.

Koordinator:
M. Abele-Horn

Mitarbeiter:
R. Bialek

12.7 Weiterführende Informationen

Konsiliarlaboratorium für anaerobe Bakterien
Institut für Medizinische Mikrobiologie und Infektionsepidemiologie Universitätsklinikum Leipzig
Liebigstr. 21
04 103 Leipzig
Ansprechpartner: Prof. Dr. A.C. Rodloff
Tel.: 0 341 971 5 200
Fax: 0 341 971 5 209
E-Mail: acr@medizin.uni-leipzig.de

13 Aspergillose

13.1 Klinisches Bild

Fadenpilze der Gattung Aspergillus können verschiedene Krankheitszustände auslösen. Diese umfassen Hypersensitivitätsreaktionen, die saprophytäre Kolonisation präformierter Hohlräume sowie gewebsinvasive Infektionen mit oder ohne Dissemination bei Patienten mit Abwehrschwäche. Eine symptomlose Kolonisation mit Aspergillus spp. lässt sich gelegentlich bei Patienten mit chronisch-obstruktiven Atemwegserkrankungen nachweisen; sie ist bei Patienten mit Mukoviszidose bisweilen schwer von einer symptomatischen Bronchitis zu unterscheiden.

Die **allergische bronchopulmonale Aspergillose** (ABPA), das extrinsische Asthma und die extrinsische allergische Alveolitis gehören zu den Hypersensitivitätsreaktionen. Die ABPA tritt bei chronischen Lungenerkrankungen (z. B. Asthma bronchiale und Mukoviszidose) auf und manifestiert sich mit obstruktiven Symptomen (Atemnot, Husten sowie zähes, bräunliches Sekret) und Gewichtsverlust. Röntgenologisch zeigen sich periphere, retikuläre und streifige Verschattungen und gelegentlich Atelektasen. Unbehandelt kann die Erkrankung in ein chronisches Stadium mit respiratorischer Insuffizienz übergehen.

Aspergillome und **saprophytäre Aspergillosen** bestehen aus makroskopisch sichtbaren Pilzmyzelien in präformierten Hohlräumen wie Lungenkavernen, Bronchiektasen oder Nasennebenhöhlen ohne größere Invasion der randgebenden Gewebe. Radiologisch findet sich ein Rundherd mit oder ohne Luftsichel. Abgesehen von einem intermittierenden Husten ist die Klinik oft blande, es können jedoch unter Umständen lebensbedrohliche Hämoptysen auftreten.

Invasive Aspergillose. Unter den verschiedenen Formen der invasiven Aspergillose ist die invasive pulmonale Aspergillose die mit Abstand häufigste Entität und oft verbunden mit einer Dissemination insbesondere in das ZNS. Klinisch führend sind Fieber, respiratorische und infarktartige Symptome, bei Beteiligung des ZNS subakute bis perakute, fokale oder diffuse neurologische Ausfälle. Die radiologischen Manifestationen an der Lunge sind gerade bei Kindern in frühen Stadien uncharakteristisch und umfassen herdförmige wie auch bronchopneumonische Infiltrate. Gefürchtet bei granulozytopenen Patienten ist die Arrosion großer Pulmonalarterienäste mit einer in der Regel letalen Massenblutung zum Zeitpunkt der Regeneration der Granulopoese. Tracheobronchiale Formen der invasiven Aspergillose sind vor allem bei fortgeschrittener HIV-Infektion und nach Lungentransplantation im Bereich der bronchialen Anastomose beschrieben. Klinische Leitsymptome der bei pädiatrischen Patienten eher seltenen invasiven Aspergillose der Nasennebenhöhlen sind Schwellung, Rötung und Schmerzen im Gesichtsbzw. Orbitabereich sowie ein braun-blutiges Nasensekret. Charakteristische Befunde bei primär kutaner invasiver Aspergillose sind Nekrosen bzw. Ulzerationen im Zusammenhang mit Mazerationen durch Infusionsschienen, Verbandmaterial, Elektroden und Gefäßzugänge. Primär gastrointestinale Aspergillusinfektionen sind sehr selten; klinische Manifestationen dieser luminalen Infektionen sind Ileus und Perforation. Bei disseminierten Infektionen sind die Symptome uncharakteristisch und durch Lokalisation und Ausmaß der Infektion bestimmt.

13.2 Ätiologie

Aspergillus spp. sind weltweit und ubiquitär verbreitet. Sie wachsen bevorzugt im Erdreich, in verrottender Vegetation und anderem organischem Abfall. In Wohnbereichen finden sie sich häufig an feuchten Wänden, auf Topfpflanzen und Hydrokulturen sowie im Biomüll. Im Krankenhaus sind vor allem raumlufttechnische Anlagen, Bauschutt, Wasserhähne und Duschköpfe mögliche Habitate des Erregers. Eine Ansteckung von Mensch zu Mensch ist nicht bekannt.

Von den etwa 25 Aspergillusarten, die bislang mit menschlichen Erkrankungen in Zusammenhang gebracht worden sind, wird Aspergillus fumigatus bei Weitem am häufigsten isoliert, gefolgt von A. flavus, A. niger und A. terreus.

Die übliche Eintrittspforte für die $< 5\,\mu m$ großen Konidien („Sporen") des Erregers ist der Respirationstrakt einschließlich der Nasennebenhöhlen. Weitere seltene Eintrittspforten sind kontaminierte Infusionsschienen, Verbandmaterial, Elektroden, durch Gefäßzugänge mazerierte Hautbezirke (primär kutane invasive Aspergillose) oder der Gastrointestinaltrakt (primär gastrointestinale invasive Aspergillose).

13.3 Epidemiologie

Hypersensitivitätsreaktionen bzw. **saprophytäre Aspergillose.** Die Mehrzahl der durch Aspergillusarten bedingten Hypersensitivitätsreaktionen bzw. saprophytären Aspergillosen treten bei Patienten mit chronischen Lungenerkrankungen auf. Betroffen sind im Bereich der Pädiatrie vor allem Patienten mit Mukoviszidose, seltener bei Asthma bronchiale und bestimmten kongenitalen B-Zell-Defekten. Exakte Daten zur Häufigkeit existieren nicht.

Invasive Aspergillusinfektionen. Die wichtigsten klinischen Risikofaktoren für invasive Aspergillusinfektionen sind die prolongierte Granulozytopenie (< 500 neutrophile Granulozyten/µl über ≥ 10 Tage) sowie funktionelle Defekte von Granulozyten und Makrophagen, wie sie bei Kortikosteroidtherapie, GvHD und chronischer Granulomatose (CGD) auftreten. Sekundäre, erworbene oder induzierte Defekte T-Zell-abhängiger Abwehrmechanismen sind ebenfalls relevant aber von nachgeordneter Bedeutung, ebenso wie Defekte von Haut und Schleimhäuten und Komorbiditäten wie eine Zytomegalievirus-Reaktivierung.

Auf der Grundlage von Daten aus der Zeit vor wirksamen prophylaktischen bzw. präemptiven Interventionen ist das Erkrankungsrisiko am höchsten bei Patienten mit akuter Leukämie (bis 25 % bei akuter myeloischer Leukämie und Leukämierezidiven; um 5 % bei akuter lymphatischer Leukämie), nach allogener hämatopoetischer Stammzelltransplantation (HSZT) bis zum Engraftment bzw. bei GvHD oder ausgeprägter T-Zell-Defizienz (jeweils um 10 %), nach Leber- (bis 10 %) und Lungen- bzw. Herz-Lungen-Transplantation (einschließlich tracheobronchialer Infektionen bis 30 %) und bei AIDS (bis 10 %). Patienten mit CGD haben ein kumulatives Erkrankungsrisiko von bis zu 40 %. Bei intensivmedizinisch behandelten Patienten ohne einen der genannten Risikofaktoren, bei Patienten mit chronischen Lungenerkrankungen und bei unreifen Neugeborenen sind sporadische Fälle berichtet. Die Erkrankung ist selten (< 1 %) nach Hochdosistherapie mit autologem Blutstammzell-Rescue und eine Rarität bei Patienten mit soliden Tumoren. Dies unterstreicht die Bedeutung von prolongierter Granulozytopenie und Glukokortikosteroidtherapie in ihrer Pathogenese.

Die Prognose der invasiven pulmonalen Aspergillose ist überwiegend ungünstig, insbesondere nach allogener HSZT, nach Lebertransplantation und bei AIDS. Außerhalb klinischer Studien liegen die fallbezogenen Letalitätsraten 3 Monate nach Diagnose deutlich über 50 % mit besonders schlechter Prognose bei persistierender Granulozytopenie bzw. Immunsuppression, ZNS-Beteiligung und Blutungsereignissen.

13.4 Diagnose

Eine **allergische bronchopulmonale Aspergillose** (ABPA) sollte bei jedem Patienten mit chronischer Lungenerkrankung, rezidivierender pulmonaler Obstruktion und unklaren pulmonalen Infiltraten differenzialdiagnostisch berücksichtigt werden. Weitere diagnostische Kriterien umfassen bräunliches Sputum, Eosinophilie, erhöhtes Serum-IgE, erhöhte IgG-anti-Aspergillus-Antikörper oder Aspergillus-Präzpitine, der Nachweis spezifischer IgE-Antikörper gegen die rekombinanten Antigene Aspf1 und 3 (Sensibilisierung) bzw. Aspf 4 und 6 (meist Z. n. ABPA), einen positiven Hauttest und das Vorliegen einer zentralen Bonchiektasie. Häufig gelingt der Nachweis von Aspergillus spp. im Sputum, er ist jedoch für die Diagnose nicht zwingend. Die Diagnose bei extrinsischem Asthma beruht auf Anamnese, Röntgenbefund, Lungenfunktion, dem Nachweis spezifischer IgE- bzw. IgG-Antikörper sowie einem meist sehr hohen IgE (> 500IE).

Diagnostisch bei saprophytären Formen sind bildgebende Verfahren; der spezifische Erregernachweis mit Resistenztestung ist im Falle einer Intervention mit Antimykotika anzustreben.

Invasive Aspergillusinfektionen. Voraussetzung einer zielführenden Abklärung sind die Bewertung von Risikofaktoren sowie eine sorgfältige Symptomabfrage und körperliche Untersuchung des Patienten. Klinik und radiologische Befunde invasiver Aspergillusinfektionen sind nicht von denen anderer Fadenpilzinfektionen zu unterscheiden. Aufgrund der zunehmenden Vielfalt von Fadenpilzen, Unterschieden im Spektrum antimykotischer Substanzen und dem vermehrten Auftreten von Resistenzen sollten immer der mikrobiologische Nachweis des Erregers aus infektionsverdächtigen Geweben und eine Resistenztestung angestrebt werden.

Mit Ausnahme von oberflächlichen, diagnostisch gut zugänglichen Infektionen der Haut und der angrenzenden Weichteile sind alle Formen der invasiven Aspergillose jedoch schwierig zu diagnostizieren. Eine detaillierte, an den klinischen Befunden orientierte Bildgebung mittels Computer-

(Lunge) und Magnetresonanztomografie (ZNS, Nasennebenhöhlen u. a. Organe) ist immer erforderlich, um das Ausmaß der Infektion zu erfassen und diagnostische und therapeutische Interventionen einzuleiten. Die hochauflösende Computertomografie erlaubt eine frühe Detektion von pulmonalen Infiltraten. Herdförmige bzw. infarktartige Läsionen mit umgebender milchglasartiger Verdichtung (sog. „Halo-sign") oder Einschmelzungen sind charakteristisch, jedoch bei Kindern eher selten und nicht erregerspezifisch oder vollständig diagnostisch beweisend: Gerade in Frühstadien sind uncharakteristische herdförmige, flächige oder bronchopneumonische Verschattungen häufig, sodass bei entsprechender Risikosituation jedes Infiltrat als suspekt bewertet werden muss.

Abgesehen von A. terreus sind Aspergillusarten nur in Ausnahmefällen in Blutkulturen nachweisbar. Die diagnostische Ausbeute von Kultur und Mikroskopie nach bronchoalveolärer Lavage liegt bei etwa 60 %, und auch die transkutane oder thorakoskopische Lungenbiopsie ist mit konventioneller Methodik (Histopathologie, Kultur) nicht immer diagnosesichernd. Neuere diagnostische Verfahren wie der Nachweis von Galactomannan in Serum, bronchoalveolärem Lavagematerial und Liquor sowie Verfahren der Nukleinsäureamplifikation von Aspergillus spp. an Punktions- und Biopsiematerial haben die diagnostischen Optionen erweitert und zu einer Verbesserung der diagnostischen Ausbeute geführt.

Galactomannan (GM), ein Polysaccharid aus der Zellwand von Aspergillus spp, tritt im Rahmen von Hyphenwachstum bzw. Zellwandumsatz des Erregers in den Extrazellulärraum über und kann mittels eines Enzym-Immunoassays im Serum nachgewiesen werden. Das GM-Assay kann entweder in Form eines ein-, besser aber zweimal wöchentlichen Screenings von Hochrisikopatienten oder gezielt an 2–3 aufeinanderfolgenden Tagen bei konkretem Infektionsverdacht erfolgen. Die Wertigkeit des GM-Assays bei Kindern und Jugendlichen mit hämatologischen Neoplasien bzw. nach allogener HSZT unterscheidet sich nicht von der bei Erwachsenen; in einer kombinierten Analyse von adäquaten pädiatrischen Studien betrugen Sensitivität und Spezifität 76 bzw. 86 %. Kreuzreaktionen mit anderen Fadenpilzen und falsch positive Befunde insbesondere unter Antibiotikatherapie sind selten; zu beachten ist eine verminderte diagnostische Sensitivität unter aspergilluswirksamer antimykotischer Prophylaxe sowie die auf granulozytopene Patienten beschränkte Evaluation des Assays. Der Nachweis von GM aus bronchoalveolärem Lavagematerial hat eine hohe Sensitivität und Spezifität in der Abklärung einer vermuteten pulmonalen Aspergillose; bei vermuteter ZNS-Beteiligung unterstützen limitierte Daten auch den diagnostischen Nutzen des GM-Assays in Liquor.

Im Gegensatz zu Galactomannan ist (1→3)-beta-D-Glucan (BG) Bestandteil der Zellwand vieler opportunistischer Pilze, und sein Nachweis in Serum damit in keiner Weise spezifisch für Aspergillus spp.. Daten zum Nutzen in der Abklärung invasiver Aspergillusinfektionen bei pädiatrischen Patienten liegen derzeit nicht vor, und ein routinemäßiger Einsatz kann derzeit nicht empfohlen werden.

Standardisierte, auf der Polymerasekettenreaktion (PCR) basierende diagnostische Verfahren aus Serum bzw. Vollblut und Körperflüssigkeiten befinden sich derzeit in multizentrischer, internationaler Evaluation. Bisherige Daten zeigen keine Unterschiede bezüglich der Wertigkeit der PCR-basierten Verfahren bei pädiatrischen Patienten im Vergleich zu Erwachsenen. Ein routinemäßiger Einsatz kann derzeit noch nicht empfohlen werden. Der Einsatz der PCR an diagnostischen Aspiraten und Biopsaten ist bislang ebenfalls nicht standardisiert, aber eine wichtige zusätzliche Maßnahme bei invasiver Diagnostik und ist in spezialisierten Laboratorien verfügbar.

13.5 Therapie

Therapieoptionen bei **allergischer bronchopulmonaler Aspergillose** umfassen die systemische Gabe von Prednisolon (Startdosis: 2 mg/kgKG/d in fallender Dosierung über ca. 2 Wochen) sowie die Gabe von Itraconazol (keine pädiatrische Zulassung; Startdosis von 5 mg/kgKG/d der oralen Suspension in 2 ED ab einem Alter von 2 Jahren; therapeutisches Drugmonitoring (TDM) empfohlen, Zieltalspiegel > 0,5 mg/l; Behandlungsdauer mehrere Wochen). Mit Ausnahme einer bisher nicht publizierten doppelblinden, placebokontrollierten Studie an Patienten mit Mukoviszidose ist die Wirksamkeit dieses weiterhin empirischen Vorgehens jedoch nicht belegt. Die Therapie des extrinsischen Asthmas besteht in symptomatischen Maßnahmen und der Expositionsvermeidung. Die Behandlung des Aspergilloms ist abhängig von seinen Symptomen und der Schwere der pulmonalen Grunderkrankung und beinhaltet Physiotherapie, systemische Gabe von Azol-Antimykotika und die chirurgische Resektion.

Eckpfeiler der Behandlung **invasiver Aspergillusinfektionen** sind antimykotische Chemotherapie, die Rekonstitution der vorliegenden Abwehrschwäche sowie geeignete chirurgische Interventionen. Entscheidend sind eine frühe Diagnose und ein früher Therapiebeginn: Bei hinweisenden klinisch-radiologischen Befunden muss bei Hochrisikopatienten die Therapie *umgehend vor Abschluss* der mikrobiologischen Labordiagnostik erfolgen (präemptive Therapie).

Initialtherapien der 1. Wahl sind die intravenöse Gabe von Voriconazol (16 mg/kgKG/d in 2 ED, Tag 1: 18 mg/kgKG in 2 ED für die Altersgruppe von 2–14 Jahren; 8 mg/kgKG/d in 2 ED, Tag 1: 12 mg/kgKG in 2 ED ab 15 Jahren und für 12- bis 14-Jährige mit einem Körpergewicht von > 50 kg) oder die intravenöse Gabe von liposomalem Amphotericin B (3 mg/kgKG/d in 1 ED). Neuere pharmakokinetisch-pharmakodynamische Untersuchungen untermauern die Notwendigkeit eines TDM bei therapeutischer Gabe von Voriconazol mit einer Zielgröße im Serum zwischen ≥ 1 und 6 mg/l vor der nächsten Gabe (Talspiegel).

Validierte Optionen der *Zweitlinientherapie* sind je nach Vortherapie liposomales Amphotericin B (3 mg/kgKG/d intravenös in 1 ED), Amphotericin-B-Lipid-Komplex (5 mg/kgKG/d intravenös in 1 ED), Voriconazol (Dosierung s. o.), Caspofungin (50 mg/m²KOF/d intravenös in 1 ED, Tag 1: 70 mg/m²KOF, maximale Tagesdosis: 70 mg; Erwachsenendosierung: 50 mg/d, Tag 1: 70 mg), Posaconazol (keine pädiatrische Zulassung; Dosierung ab 13. Lebensjahr: 800 mg/d per os in 2 bzw. 4 ED; TDM empfehlenswert, Zieltalspiegel ≥ 1 mg/l) und Itraconazol (keine pädiatrische Zulassung; Startdosis von 5 mg/kgKG/d der oralen Suspension in 2 ED ab einem Alter von 2 Jahren; TDM empfohlen, Zieltalspiegel > 0,5 mg/l).

Obwohl nicht formal in Studien untersucht, wird ein Wechsel der antimykotischen Substanzklasse bei Änderungen der antimykotischen Therapie aufgrund fehlenden Therapieansprechens oder bei Durchbruchsinfektionen unter antimykotischer Prophylaxe empfohlen.

Aufgrund der guten Penetration in Liquor und Hirngewebe gilt Voriconazol derzeit als Therapie der ersten Wahl bei ZNS-Aspergillose. Eine rationale Alternative ist die Gabe von liposomalem Amphotericin B in Dosierungen von ≥ 5 mg/kgKG. Präklinische Daten und limitierte klinische Erfahrungen deuten einen möglichen Nutzen einer Kombinationstherapie von liposomalem Amphotericin B oder Voriconazol in Kombination mit Caspofungin an. Eine jüngst abgeschlossene randomisierte Doppelblindstudie bei Erwachsenen mit invasiver Aspergillose untersuchte die Kombination von Voriconazol und Anidulafungin versus Voriconazol-Monotherapie. Die vorläufigen Ergebnisse zeigen einen Trend ($p = 0{,}07$) für eine höhere Überlebensrate 6 Wochen nach Diagnose zugunsten der Kombination. Aufgrund der bislang nicht vorliegenden Publikation der Ergebnisse sind derzeit Aussagen bezüglich der Implikationen dieser Studie nicht möglich. Bei weiterhin fraglicher klinischer Evidenz sollte eine Kombinationstherapie nur im Rahmen eines individuellen Therapieversuchs bei fulminanten bzw. massiven, akut lebensbedrohlichen Infektionen erwogen werden. Eine Dosiseskalation von liposomalem Amphotericin B (10 mg/kgKG/d in 1 ED) zeigte in der Initialtherapie keine Verbesserung des Therapieansprechens bei erhöhter Nephrotoxizität im Vergleich zu einer konventionellen Dosierung von 3 mg/kgKG. Der Nutzen einer Dosiseskalation von liposomalem Amphotericin B bei refraktären und fulminanten Formen ist weiter ungeklärt. Therapieoptionen für Neugeborene und Kinder in den ersten beiden Lebensjahren sind aufgrund fehlender Dosisempfehlungen auf liposomales Amphotericin B (3 mg/kgKG/d in 1 ED) und Amphotericin-B-Lipid-Komplex (5 mg/kgKG/d in 1 ED) beschränkt. Für Caspofungin entspricht die Dosierung in den ersten beiden Lebensjahren der allgemeinen pädiatrischen Dosisempfehlung; limitierte pharmakokinetische Daten bei Frühgeborenen erlauben bei fehlenden alternativen Optionen eine Dosisempfehlung von 25 mg/m²KOF/d in 1 ED.

Neben patienten- und substanzspezifischen Eigenschaften ist bei der Antimykotikaauswahl die erregerspezifische antimikrobielle Empfindlichkeit zu berücksichtigen: So hat A. terreus eine verminderte Empfindlichkeit gegenüber Amphotericin B; die differenzialdiagnostisch wichtigen Mucorales sind resistent gegenüber Voriconazol und Caspofungin; und die seltenen Non-Aspergillus-Hyalohyphomyzeten und Phäohyphomyzeten gelten als intrinsisch resistent gegenüber Caspofungin. Deshalb und aufgrund des vermehrten Auftretens von Resistenzen sollte bei allen invasiven Infektionen durch opportunistische Fadenpilze eine Identifizierung zumindest auf Speziesebene und eine In-vitro-Resistenztestung erfolgen.

Bei invasiver pulmonaler Aspergillose ist eine Volumenzunahme der Infiltrate unter hämatopoetischer Regeneration häufig und nicht zwangsläufig als Therapieversagen zu interpretieren. Erfolgreich anbehandelte Infektionen sollten bis zur vollständigen Rückbildung aller infektionsassoziierten Befunde und der Immundefizienz mit einer effektiven antimykotischen Chemotherapie behandelt werden.

Bei klinischer Stabilisierung ist eine orale Konsolidierung mit Voriconazol (18 mg/kgKG/d in 2 ED, max. 700 mg/d, für die Altersgruppe von 2–14 Jahren bzw. 400 mg/d in 2 ED für Patienten ≥ 15 Jahre und 12- bis 14-Jährige mit einem Körpergewicht von > 50 kg), Itraconazol (Dosierung und TDM wie oben) oder Posaconazol (Dosierung und TDM wie oben) unter Beachtung von Interaktionen und Kontraindikationen möglich. Patienten, die einer weiteren intensiven Chemotherapie oder allogenen hämatopoetischen Stammzelltransplantation bedürfen, sollten vor Fortführung der Therapie der Grunderkrankung zumindest ein partielles Therapieansprechen zeigen und weiter mit vollwirksamen Dosen einer effektiven antimykotischen Therapie behandelt werden.

Bei granulozytopenen Patienten sollten alle Antimykotika in Maximaldosierung eingesetzt und die Gabe von G-CSF („Granulocyte-Colony Stimulating Factor") bzw. GM-CSF („Granulocyte macrophage colony-stimulating factor") erwogen werden. Der Stellenwert von Granulozytentransfusionen ist weiter Gegenstand klinischer Studien und lediglich im Rahmen eines Therapieversuchs bei erhaltener Grundprognose, nicht absehbarer hämatopoetischer Regeneration und progredienter Infektion gerechtfertigt. Wann immer klinisch möglich, sollte eine immunsuppressive Therapie mit Glukokortikosteroiden reduziert oder abgesetzt werden. Chirurgische Interventionen sind bei offensichtlichen Fremdkörperinfektionen, bei Läsionen von Haut- und angrenzenden Weichteilen sowie bei Endokarditis, Endophthalmitis und Osteomyelitis, bei operablen fokalen Prozessen des ZNS und anderer tiefer Gewebe zu berücksichtigen. Indikationen für eine chirurgische Intervention bei invasiver pulmonaler Aspergillose sind Läsionen in unmittelbarer Nachbarschaft zu den großen Gefäßen oder Atemwegen, eine von einer fokalen Läsion ausgehende, substanzielle Hämoptyse, und Läsionen, die auf Perikard, Thoraxwand und Bauchhöhle übergreifen. Bei invasiver Sinusitis und Granulozytopenie ist das Vorgehen aufgrund der entstehenden Wundflächen auf eine Verbesserung der Belüftung zu beschränken; ein aggressiveres chirurgisches Einschreiten ist nur bei progressiven, therapierefraktären Infektionen indiziert.

13.6 Prophylaxe

Das wesentliche Element der allgemeinen Infektionskontrolle ist die Expositionsprophylaxe gegenüber aerogenen Konidien. Diese beinhaltet eine sorgfältige Instandhaltung raumlufttechnischer und sanitärer Anlagen, den Einsatz von HEPA-Filtern und ggf. „laminar air flow" bei Hochrisikopatienten sowie eine Reihe protektiver Maßnahmen bei Bauarbeiten in der Nähe von Hochrisikobereichen, die rechtzeitig mit Architekt, Bauingenieur, Bauleitung und Krankenhaushygiene abzustimmen sind.

Randomisierte Daten zur primären Chemoprophylaxe invasiver Aspergillusinfektionen sind auf erwachsene Patienten mit hämatologischen Neoplasien und nach allogener bzw. autologer HSZT beschränkt.

Die Datenlage bezüglich Sicherheit und Wirksamkeit einer Chemoprophylaxe mittels niedrigdosiertem Amphotericin B (0,1 – 0,25 mg/kgKG/d) und intranasal oder inhalativ verabfolgtem konventionellem Amphotericin B ist für eine generelle Empfehlung unzureichend. In einer offenen, randomisierten Phase-III-Studie bei erwachsenen Patienten mit hämatologischen Neoplasien und prolongierter Granulozytopenie resultierte die Gabe von liposomalem Amphotericin B (50 mg jeden 2. Tag) im Vergleich zu keiner systemischen Prophylaxe in einer signifikanten Abnahme der Inzidenz invasiver Aspergillusinfektionen. Eine weitere randomisierte placebokontrollierte Phase-III-Studie in diesem Patientenkollektiv zeigte eine signifikante Reduktion invasiver pulmonaler Aspergillosen durch die inhalative Gabe von liposomalem Amphotericin B (12,5 mg an 2 aufeinanderfolgenden Tagen der Woche). In beiden Studien konnte ein Effekt auf das Gesamtüberleben nicht nachgewiesen werden. Die inhalative Gabe von Amphotericin-B-Formulierungen als Prävention invasiver Infektionen der bronchialen Anastomose nach Lungentransplantation erscheint sinnhaft, ist jedoch bislang nicht adäquat geprüft.

Die präventive Wirksamkeit von Itraconazol gegenüber invasiven Fadenpilzinfektionen ist durch eine randomisierte, kontrollierte Studie bei erwachsenen Patienten nach allogener HSZT belegt; allerdings betrug die Rate der intoleranzbedingten Studienabbrüche über 35 %. Darüber hinaus zeigte eine Metaanalyse eine Reduktion invasiver Aspergillusinfektionen und der infektionsassoziierten Letalität bei Patienten mit hämatologischen Neoplasien und allogener HSZT bei Aufrechterhaltung von Itraconazol-Talspiegeln von ≥ 0,5 mg/l. Ein Effekt auf das Gesamtüberleben war in beiden Analysen nicht feststellbar. Zwei randomisierte, vergleichende Phase-III-Studien an jeweils ≥ 600 erwachsenen Patienten zeigten eine Reduktion invasiver Aspergillusinfektionen durch Gabe von Posaconazol (600 mg/d per os in 3 ED) bei Patienten mit akuter myeloischer Leukämie oder myelodysplastischem Syndrom (Vergleichssubstanzen: Fluconazol oder Itraconazol) und bei allogen transplantierten Patienten mit GvHD (Vergleichssubstanz: Fluconazol); in der ersten Studie war darüber hinaus ein Überlebensvorteil bei mit Posaconazol behandelten Patienten nachweisbar. Posaconazol wurde aufgrund der Daten dieser Studien bei Erwachsenen für die untersuchten Prophylaxeindikationen zugelassen. Voriconazol wurde in 2 multizentrischen, randomisierten Phase-III-Studien bei Erwachsenen nach allogener HSZT untersucht. Im Vergleich zu Fluconazol zeigte sich in der ersten Studie ein Trend (p = 0,09) hinsichtlich der Reduktion invasiver Aspergillusinfektionen. In der zweiten Studie zeigte sich ein verbessertes Outcome im Vergleich zu Itraconazol in dem primären (Komposit-)Endpunkt (Überleben an Tag + 180, keine Durchbruchsinfektion, keine Unterbrechung der Prophylaxe für > 14 Tage während der ersten 100 Tage; 49,1 versus 34,5 % Erfolgsrate zugunsten von Voriconazol, p = 0,0004). Eine Zulassung in einer Prophylaxeindikation wurde bislang für Voriconazol nicht erteilt.

Randomisiert geprüfte und zulassungsrelevante Daten liegen auch für Micafungin vor. In einer großen multizentrischen Studie bei erwachsenen und pädiatrischen Patienten in der Granulozytopeniephase nach allogener und autologer HSZT mit Fluconazol als Vergleichssubstanz fanden sich im Fluconazol-Arm bis 4 Wochen nach Prophylaxeende mehr Durchbruchinfektionen (80 % vs 73,5 %; p = 0,03) und numerisch weniger Aspergillusinfektionen im Micafungin-Arm. Ein Effekt auf das Gesamtüberleben wurde nicht nachgewiesen. Auf der Grundlage dieser Studie wurde Micafungin als Prophylaxe von Candidainfektionen bei Patienten mit allogener HSZT und solchen mit prolongierter Granulozytopenie zugelassen.

Auf Basis der derzeitigen Studienlage bei Erwachsenen und Daten zu Pharmakokinetik und Sicherheit bei pädiatrischen Patienten kann für Hochrisikopatienten (Patienten mit AML, rezidivierten akuten Leukämien, nach allogener Knochenmarktransplantation einschließlich Phasen augmentierter Immunsuppression bei GvHD) ab dem 13. Lebensjahr eine orale Prophylaxe mit Posaconazol (keine pädiatrische Zulassung; 600 mg/d per os in 3 ED; TDM in der Prophylaxe nicht evaluiert) empfohlen werden. Alternativen, insbesondere bei Patienten im Alter von 2–12 Jahren sind Voriconazol oral (Dosierung wie oben; TDM in der Prophylaxe nicht evaluiert) oder Itraconazol-Suspension oral (keine pädiatrische Zulassung; Anfangsdosierung wie oben; TDM empfohlen, Zieltalspiegel > 0,5 mg/l). Für Patienten < 2 Jahre und bei Unmöglichkeit einer oralen Medikation sind liposomales Amphotericin B (1 mg/kgKG/d in 1 ED bzw. 2,5 mg/kgKG 2-mal pro Woche; alle Altersstufen), Voriconazol intravenös (≥ 2 Jahre; Dosierung wie oben) und ggf. auch Micafungin (1 mg/kgKG/d in 1 ED) weitere Optionen. Kontraindikationen und Arzneimittelinteraktionen müssen sorgfältig beachtet werden.

Die empirische antimykotische Therapie bei Hochrisikopatienten (Definition wie oben) mit Granulozytopenie und persistierendem bzw. erneutem Fieber trotz ≥ 96 Stunden adäquater antibakterieller Therapie ist in der pädiatrischen Onkologie nach wie vor ein Standard der antiinfektiven Supportivtherapie. Sie kann als Prophylaxe bei Patienten mit höchstem Infektionsrisiko bzw. als Frühtherapie noch okkulter Infektionen betrachtet werden. Für Kinder und Jugendliche zugelassene Substanzen sind liposomales Amphotericin B (1–3 mg/kgKG/d in 1 ED) und Caspofungin (Dosierung wie oben). Es ist letztendlich jedoch nicht belegt, ob diese Form der Intervention eine präventive Wirksamkeit gegenüber invasiven Fadenpilzinfektionen hat.

Verbesserungen in der Diagnostik (serielle Untersuchungen von GM in Kombination mit pulmonaler Bildgebung) versprechen eine frühere Diagnose invasiver Aspergillusinfektionen pädiatrisch-onkologischer Patienten. Die Anwendung eines diagnostikgesteuerten, präemptiven Algorithmus kann möglicherweise den Einsatz von therapeutischen Antimykotika ohne Einfluss auf Morbidität und Mortalität vermindern. Während dieses Konzept im Zusammenhang mit einer systemischen, aspergilluswirksamen Chemoprophylaxe in Zentren mit der nötigen Expertise bzw. Ressourcen durchführbar sein kann, existiert derzeit keine ausreichende Datengrundlage für eine generelle Empfehlung.

Koordinator:
A. H. Groll

Mitarbeiter:
O. A. Cornely, H.-J. Dornbusch, M. Griese, A. Haas, T. Lehrnbecher, J. G. Liese, F.-M. Müller

13.7 Weiterführende Informationen

European Group for Blood and Marrow Transplantation (EBMT): www.ebmt.org (pdf) > Resources > Library > ECIL > Pediatric guidelines for antifungals

Nationales Referenzzentrum für Systemische Mykosen
am Institut für Medizinische Mikrobiologie Universitätsklinikum Göttingen
Kreuzbergring 57
37 075 Göttingen
Tel.: 0551 39–5 801
Fax: 0551 39–5 861
E-Mail: ugross@gwdg.de

Konsiliarlaboratorium für Aspergillus
Institut für medizinische Laboratoriumsdiagnostik und Mikrobiologie
Dr.-Robert-Koch-Str. 39
99 734 Nordhausen
Tel.: 03 631 412 387
Fax: 03 631 412 152
E-Mail: Reinhard.Kappe@shk-ndh.de

14 Bacillus-cereus-Infektion

14.1 Klinisches Bild

Eine B.-cereus-Lebensmittelintoxikation kann 2 verschiedene Verläufe nehmen. Entweder kommt es 1 – 6 Stunden nach Ingestion von Speisen, die hitzestabiles Enterotoxin enthalten, ähnlich einer Staphylokokkenintoxikation zu Übelkeit und Erbrechen oder es wird nach Auskeimen von B. cereus, meist 8 – 16 Stunden nach Aufnahme von kontaminierten Fleischgerichten, ein hitzelabiles Enterotoxin freigesetzt, das eine wässrige Diarrhoe und heftige Abdominalkrämpfe verursacht. Nach 1 – 2 Tagen klingt die Intoxikation meist folgenlos ab; vereinzelt wurde, auch bei Neugeborenen, ein fulminantes Leberversagen im Rahmen einer B.-cereus-Intoxikation beschrieben.

B. cereus kann ferner, vor allem bei immunsupprimierten Patienten, zu lokalen und systemischen Infektionen führen. Haut- und Weichteilinfektionen kommen als postoperative Wund- oder Fremdkörperinfektionen vor. Vorwiegend bei Abhängigen intravenöser Drogen sind akute oder chronische Osteomyelitis, Endokarditis, oder Endophthalmitis beschrieben. Zahlreiche Fälle von Meningitis, Enzephalitis, Hirnabszess, Pneumonie oder Shunt-Infektion mit oft letalem Verlauf sind vor allem bei Früh- und reifen Neugeborenen, Patienten mit Fremdkörperimplantaten und immunsupprimierten Patienten beschrieben.

14.2 Ätiologie

B. cereus („wachsartig“) ist ein grampositives, aerobes oder fakultativ anaerobes, sporenbildendes Bakterium. Es bildet hitzestabile, hitzelabile und zytotoxische Exotoxine, welche die unterschiedlichen Manifestationen der Erkrankungen erklären.

14

14.3 Epidemiologie

Die Übertragung von B. cereus erfolgt vorwiegend durch Nahrungsmittel. Sporen von B. cereus finden sich häufig in Fleisch, Gemüse, Kartoffeln und insbesondere Reis. Werden diese Lebensmittel nur kurz erhitzt oder längere Zeit unzureichend gekühlt aufbewahrt, kann es zum Auskeimen und zur Bildung eines hitzestabilen Toxins kommen. Lokale Ausbrüche, z. B. in Gemeinschaftseinrichtungen, durch mangelhafte Lebensmittelhygiene sind beschrieben. Daneben gibt es eine andere pathogenetische Form, bei der es erst intestinal zum Auskeimen der vegetativen Formen und zur Bildung von hitzelabilem Exotoxin kommt. Ferner sind nosokomial erworbene Infektionen in der Neonatologie beschrieben (alkoholische Desinfektionsmittel sind nicht gegen Sporen von B. cereus wirksam!).

Die **Inkubationszeit** beträgt 1 – 6 Stunden (toxinvermitteltes Erbrechen) oder 8 – 16 Stunden (sporenvermittelte Diarrhoe).

14.4 Diagnose

Diese erfolgt durch den quantitativen Erregernachweis in Lebensmitteln, Stuhl und Erbrochenem. Das Untersuchungsmaterial muss deshalb gekühlt ins bakteriologische Labor geschickt werden. Als signifikant gilt der Nachweis von mehr als 10^5 Keimen/g Material. Bei invasiven Infektionen kann der Erreger aus Blut und Liquor cerebrospinalis isoliert werden, auch eine PCR-Nachweismethode steht kommerziell zur Verfügung.

14.5 Therapie

Eine **Lebensmittelintoxikation** wird nur symptomatisch durch Rehydratation behandelt. Antibiotika sind nicht indiziert.

Wundinfektionen werden durch oberflächliche Desinfektion und chirurgisches Wunddébridement beherrscht.

Systemische Infektionen erfordern eine prompte antibiotische Therapie; infizierte Fremdkörper sollten entfernt werden. Die meisten Isolate von B. cereussind Betalaktamase-Bildner, weshalb Betalaktam-Antibiotika zur Behandlung nicht geeignet sind. Mittel der ersten Wahl sind Vancomycin oder ein Carbapenem (Imipenem, Meropenem), bei immunsupprimierten Patienten in Kombination. Alternativen sind Aminoglykoside, Clindamycin und Erythromycin. Die Dauer der Behandlung richtet sich nach dem klinischen Erfolg.

14.6 Prophylaxe und Isolierung

Die Keimproliferation auf Nahrungsmitteln ist durch ausreichendes Erhitzen und kühle Lagerung zu vermeiden. Dies ist besonders bei gekochtem

Reis und Reispudding wichtig! Eine Isolierung von Patienten mit Lebensmittelintoxikation oder systemischen Infektionen ist nicht erforderlich. Wundsekrete sind infektiös und entsprechend zu behandeln.

Koordinator:
U. Heininger

Mitarbeiter:
R. Berner, R. Roos

15 Bartonellosen

15.1 Klinisches Bild

Katzenkratzkrankheit(verursacht vor allem durch B. henselae). Hauptmanifestation ist eine überwiegend einseitige, unilokuläre Lymphadenitis. Im Zuflussgebiet des befallenen Lymphknotens oder Lymphknotenpakets findet sich oft eine leicht übersehene kleine Hautläsion. In über 90 % der Fälle sind die epitrochleären, axillären, supraklavikulären oder zervikalen Lymphknoten betroffen. Ihr Durchmesser kann bis 5 cm und mehr erreichen. Selten (15 %) kommt es zur Einschmelzung. In der Regel heilt die Lymphadenitis innerhalb von 2 – 4 Monaten ab. Selten persistiert sie auch länger. An der Eintrittspforte des Erregers (Biss- oder Kratzwunde) entwickelt sich in 60 – 90 % der Fälle 3 – 10 Tage nach Infektion ein kleines Bläschen oder eine Pustel, die rasch in eine kleine Papel übergeht und verkrustet. Diese kann Monate bestehen bleiben. Sie gleicht oft einem Insektenstich, juckt aber nicht. Weniger als 50 % der Infizierten entwickeln Fieber. Gleichzeitig können Kopfschmerzen, Gliederschmerzen, Appetitlosigkeit und/oder Übelkeit auftreten. Weitere mögliche Symptome sind Arthralgien, Exantheme, eine Thrombopenie, ein Erythema nodosum und Parotisschwellung.

Bei etwa 6 % der Patienten tritt ein okuloglanduläres Syndrom (Parinaud-Syndrom) auf: eine nichteitrige Konjunktivitis mit prä- oder subaurikulärer Lymphadenitis. Als Eintrittspforte wird hier die Konjunktiva vermutet.

Sehr selten entwickeln sich 1 – 6 Wochen nach der Lymphadenopathie neurologische Manifestationen: Enzephalitis (Krampfanfälle, Somnolenz), Uveitis, Neuroretinitis und Polyneuritis; auch eine periphere Fazialisparese kann auftreten.

Eine (oft asymptomatische) Bakteriämie kann zur Endokarditis (insbesondere bei vorgeschädigten Herzklappen), Myokarditis oder Osteomyelitis führen. Nur sehr selten tritt eine Pneumonie auf.

Intermittierende Fieberschübe und rezidivierende, oft heftige Bauchschmerzen können auf einen Befall der Leber und der Milz mit sonografisch nachweisbaren Mikroabszessen hinweisen; Hepatosplenomegalie ist dabei nicht immer vorhanden.

Venöse Thrombosen sind als Komplikation der Katzenkratzkrankheit beschrieben. Möglicherweise triggert eine Infektion mit B. henselae die Entstehung einer Purpura Schönlein-Henoch.

Bei immunsupprimierten Patienten scheinen Bartonella spp. häufiger zu disseminieren und zahlreiche Hautläsionen, größere Abszesse, osteolytische Herde, Granulome in der Leber und der Lunge sowie aseptische Meningitis zu verursachen.

Bazilläre Angiomatose und **Peliosis** (verursacht durch B. henselae und B. quintana). Die bazilläre Angiomatose wurde bei HIV-Infizierten beschrieben: Es handelt sich um eine vaskuloproliferative Störung der Haut, Schleimhäute, Lymphknoten oder der inneren Organe. Die bazilläre Angiomatose stellt das morphologische Korrelat einer chronischen Infektion mit B. henselae oder B. quintana dar. Ein hiervon abgegrenztes vaskuloproliferatives Krankheitsbild, die sich durch blutgefüllte Kavernen in der Leber manifestierende bazilläre Peliosis, wurde bisher ausschließlich für chronische Infektionen durch B. henselae beschrieben.

Bakteriämie mit/ohne Endokarditis (verursacht durch B. quintana). Mit zunehmender Häufigkeit werden bei HIV-infizierten oder immunsupprimierten Patienten und bei (obdachlosen) Alkoholikern anhaltende Bakteriämien mit Bartonella spp. mit Fieber, Abgeschlagenheit und chronischen Lymphadenopathien diagnostiziert. Zudem können subkutane und osteolytische Herde sowie eine Endokarditis auftreten.

Chronische Bakteriämien (z. B. durch B. henselae) kommen bei immunkompetenten Patienten vor.

Wolhynisches Fieber (verursacht durch B. quintana). Charakteristisch für das sehr seltene Wolhyni-Fieber (Fünftagefieber, „trench fever") sind 3 – 5 plötzlich einsetzende Fieberschübe von jeweils etwa 5 Tagen Dauer, bilaterale prätibiale Schmerzen, Arthralgien und Kopfschmerzen.

Carrión-Krankheit (verursacht durch B. bacilliformis). Die Carrión-Krankheit verläuft typischerweise biphasisch: Im Rahmen des akuten Oroyafiebers treten Fieber, Muskel-, Gelenk- und Knochenschmerzen, Kopfschmerzen und Desorientiertheit auf. Es entwickelt sich rasch eine schwere makrozytäre Anämie die unbehandelt mit einer hohen Mortalität einhergeht. Ein Teil der Überlebenden entwickelt Monate später Verruga peruana: noduläre Haut- und Schleimhautläsionen und neovaskuläre Proliferationen an inneren Organen, welche über Jahre persistieren können, bis sie schließlich fibrosieren.

15.2 Ätiologie

Bartonellen sind kleine gramnegative Bakterien, die früher unter dem Namen Rochalimaea den Rickettsien zugeordnet waren. Heute gehören Bartonellen zur Familie der Bartonellaceae der Abteilung α-Proteobacteria.

Bartonella henselae ist der Erreger der häufigen Katzenkratzkrankheit. Die bazilläre Angiomatose und die bazilläre Peliosis werden ebenfalls durch B. henselae verursacht.

Bartonella clarridgeiae wird als weiterer, aber seltener Erreger der Katzenkratzkrankheit diskutiert.

Bartonella quintana verursacht bei immunkompetenten Menschen das seltene Wolhyni-Fieber und weiterhin bei HIV-infizierten Patienten, Obdachlosen oder abwehrgeschwächten Patienten Bakteriämien und Lymphadenopathien. Neben B. henselae verursacht B. quintana ebenfalls bazilläre Angiomatosen. Bartonella bacilliformis verursacht die Carrión-Krankheit (Oroyafieber) und Verruga peruana.

Bartonella henselae, Bartonella quintana und, in seltenen Fällen, Bartonella elizabethae verursachen Endokarditis. Weiterhin werden Bartonella vinsonii subsp. arupensis, Bartonella vinsonii spp. berkhoffii und B. koehlerae als sehr seltene Erreger von Endokarditis diskutiert.

Bartonella rochalimaea ist ein seltener Erreger von Fieber und Splenomegalie.

In Europa werden wahrscheinlich die meisten Bartonellosen (Katzenkratzkrankheit, bazilläre Angiomatose und Endokarditis) durch B. henselae und B. quintana verursacht.

15.3 Epidemiologie

Die **Katzenkratzkrankheit** tritt weltweit auf. Übertragen wird B. henselae überwiegend durch Biss- oder Kratzwunden von jungen (symptomlosen!) Katzen, selten auch von Hunden. Die Bakteriämierate bei Hauskatzen in Deutschland liegt bei 13 %, bei streunenden oder in Tierheimen untergebrachten Katzen bei 16 – 89 %. Insbesondere bei jungen Katzen besteht eine Bakteriämie oft über Monate (Persistenz von B. henselae in Erythrozyten). Auch eine Übertragung durch Katzenflöhe ist möglich (Katzenflöhe sind zu etwa 25 % infiziert). Zudem häufen sich die Hinweise, dass auch Zecken als Überträger von Bartonella spp. fungieren könnten.

Es gibt inzwischen viele Hinweise darauf, dass zahlreiche weitere Säugetiere persistierende Bakteriämien mit Bartonella spp. aufweisen.

Katzen stellen auch für B. clarridgeiae das bisher einzig bekannte Reservoir dar, wobei Bakteriämieraten von 1 – 19 % nachgewiesen wurden.

Die Katzenkratzkrankheit tritt überwiegend zwischen September und Februar auf. Eine Übertragung von Mensch zu Mensch scheint nicht vorzukommen. Familiäre Erkrankungen sind wahrscheinlich durch Kontakt mit demselben Tier bedingt. Vermutlich aufgrund des oft selbstlimitierenden Verlaufs wird die Katzenkratzkrankheit in Deutschland selten diagnostiziert. Die Seroprävalenz für B. henselae liegt in Deutschland bei etwa 30 %. Ca. 14 % aller Lymphadenopathien im Kopf-Hals-Bereich sind Ausdruck einer Katzenkratzkrankheit. Die **Inkubationszeit** der Katzenkratzkrankheit ist unterschiedlich, durchschnittlich 3 – 10 Tage bis zum Auftreten der Hautläsion und weitere 15 – 50 Tage bis zur Lymphadenitis.

B. quintana ist weltweit endemisch, der Mensch wird bisher als das einzige Reservoir angesehen. Eine Übertragung erfolgt durch den Kot von Kleiderläusen. Das Wolhyni-Fieber (Grabenfieber) ist an schlechte sanitäre und unhygienische Lebensbedingungen geknüpft und war während des 1. Weltkriegs weit verbreitet. Mittlerweile ist die Krankheit weltweit sehr selten geworden. B. quintana gewinnt allerdings wieder zunehmende Bedeutung als Erreger von Bakteriämien und Endokarditiden bei HIV-infizierten Patienten und Obdachlosen. Die **Inkubationszeit** beträgt 3 Tage bis 5 Wochen.

Das **Oroyafieber** und die **Verruga peruana** sind auf die südamerikanischen Andenstaaten beschränkt. Der Mensch stellt das natürliche Reservoir des Erregers B. bacilliformis dar, der durch Sandfliegen der Gattung Lutzomyia und anderer Gattungen übertragen wird. Die **Inkubationszeit** dieser biphasischen Erkrankung beträgt etwa 3 Wochen.

15.4 Diagnose

Die Diagnose der Katzenkratzkrankheit wird aufgrund der Anamnese und des klinischen Verlaufs vermutet.

Die Serologie (empfohlen ist der Immunfluoreszenztest mit in Zellkulturen produziertem Antigen) ist nach dem derzeitigen Stand die Nachweismethode der Wahl. Die Durchseuchungsrate liegt (je nach Cut-off-Wert) bei gesunden Erwachsenen bei ≈7–30 % und bei Kindern bei 3,5 –13 %. Nur ein IgG-Titer von > 1:200 (> 1:256; > 1:320) im Immunfluoreszenztest (IFT) ist diagnostisch wegweisend; IgG-Titer zwischen 1:50 (1:64; 1:80) und 1:200 (1:256;1:320) können auf eine beginnende oder eine gerade abgelaufene Katzenkratzkrankheit hinweisen, aber auch Ausdruck der Durchseuchungsrate sein. Der Nachweis von IgM (≥ 1:20) kann hier zur Klärung beitragen, gelingt aber bei der Katzenkratzkrankheit nicht immer. Validierte, ELISA-basierte Methoden sind nicht verfügbar. Mittlerweile existieren kommerziell erhältlich IFTs zum Nachweis von B. henselae- oder B. quintana-Antikörpern. Der auf einer Antigenpräparation aus befallenen Lymphknoten basierende Hauttest ist wenig sensitiv und daher, sowie aus Sicherheitsgründen obsolet.

Falls die Serologie nicht aussagekräftig ist, besteht die Indikation für eine Exstirpation oder Biopsie eines mutmaßlich befallenen Lymphknotens: Histopathologisch finden sich typischerweise epitheloidzellige Granulome mit Langhans-Riesenzellen. Mittels Warthin-Starry-Silberfärbung können die stäbchenförmigen Bakterien (unspezifisch) nachgewiesen werden. In *nicht* formalinfixiertem Material kann eine Speziesidentifikation mittels PCR mit bartonellaspezifischen Primern durchgeführt werden.

Die Anzüchtung der empfindlichen Bakterien aus Biopsiematerial oder Blutkultur auf festen Spezialnährmedien gelingt nur selten, ist sehr aufwendig, benötigt mindestens 2 – 3 Wochen und sollte mit einem spezialisierten Labor vorbesprochen werden. Wegen der Empfindlichkeit der Erreger sollte die Transportzeit möglichst kurz sein. Bei Verdacht auf Bartonellen-Bakteriämie kann der Erregernachweis über Blutkulturen gelingen, der Verdacht einer Bartonella-Infektion sollte dem untersuchenden Labor davor zwingend mitgeteilt werden. Neue, auf Insektenzellmedien basierende Flüssigmedien scheinen gegenüber konventionellen Medien einen Vorteil in der Erregeranzucht zu bieten.

Differenzialdiagnostisch ist, vor allem bei Befall eines zervikalen Lymphknotens, an eine Infektion durch nichttuberkulöse Mykobakterien oder Toxoplasmen zu denken.

15.5 Therapie

Wegen des prognostisch günstigen Verlaufs der Katzenkratzkrankheit sind in der Regel weder eine chirurgische Intervention noch eine antibiotische Therapie notwendig. Bei prolongierter oder disseminierter Infektion, Organbefall oder der bazillären Angiomatose wird eine Therapie mit Azithromycin (alternativ: Roxithromycin oder Doxycyclin), evtl. in Kombination mit Rifampicin, für 5 Tage (bis Monate) empfohlen. Rückfälle bei immunsupprimierten Patienten sind nicht selten. Eine 4- bis 6-wöchige Therapie mit Doxycyclin und Rifampicin scheint Dauer und Folgen einer durch B. henselae verursachten Retinitis zu mindern.

15.6 Prophylaxe

Aufgrund des zumeist gutartigen Verlaufs bezüglich der Katzenkratzkrankheit ist eine Prophylaxe nicht erforderlich. Immunsupprimierte und HIV-infizierte Patienten sollten den Kontakt insbesondere zu jungen Katzen meiden. Eine Prophylaxe gegen nichttuberkulöse Mykobakterien mit Clarithromycin bei HIV-infizierten Patienten schützt diese auch vor einer Erkrankung mit Bartonella spp. Sinnvoll ist die Bekämpfung der Kleiderläuse (B. quintana), der Katzenflöhe und möglicherweise auch der Zecken (B. henselae). Inwieweit weitere Tierkontakte ein mögliches Risiko für Bartonella-Infektionen darstellen, kann zurzeit nicht abschließend beurteilt werden.

Koordinator:
D. Nadal

Mitarbeiter:
C. Dehio, V. Kempf

15.7 Weiterführende Informationen

Centers for Disease Control and Prevention: www.cdc.gov > A–Z Index: B > Bartonella henselae Infection

Konsiliarlaboratorium für Bartonellen
Institut für Medizinische Mikrobiologie und Krankenhaushygiene Universitätsklinikum Frankfurt a.M.
Paul-Ehrlich-Str. 40
60 596 Frankfurt a.M.
Ansprechpartner: Prof. Dr. V. Kempf
Tel.: 069 6 301–5 019
Fax: 069 6 301–83 431
E-Mail: volkhard.kempf@kgu.de

16 Bocavirus

16.1 Klinisches Bild

Das humane Bocavirus (HBoV) verursacht Erkrankungen des unteren und oberen Respirationstrakts besonders bei Neugeborenen und Kleinkindern. Das klinische Spektrum reicht von Husten, Rhinitis, Pharyngitis bis zu obstruktiver Bronchitis, Bronchiolitis und Pneumonie mit teilweise hohem Fieber. Auch Diarrhoen werden beobachtet. Das HBoV findet sich oft als Koinfektion neben anderen viralen Pathogenen des Respirationstrakts wie z. B. RSV (S. 465), Metapneumoviren (S. 392) oder Rhinoviren (S. 470).

16.2 Ätiologie

Das humane Bocavirus ist ein sehr kleines, nicht umhülltes Virus (etwa 20 nm) mit einzelsträngiger DNA. Das HBoV gehört neben Parvovirus B19 (S. 423) zu den beiden bekannten humanpathogenen Parvoviren. Erstmals wurde HBoV 2005 im oberen Respirationstrakt von schwedischen Kindern mit Atemwegsinfektionen isoliert.

16.3 Epidemiologie

Bocaviren sind weltweit verbreitet. Die meisten Primärinfektionen erfolgen bis zum 2. Lebensjahr. Ein saisonal begrenztes Auftreten, wie dies z. B. für Influenza oder RSV bekannt ist, lässt sich für das HBoV bislang nicht erkennen. Die Nachweisraten bocaviraler DNA mittels PCR bei akuten Atemwegsinfektionen liegen zwischen 1,5 % und 19 %. Im Unterschied zu anderen viralen Erregern von Atemwegserkrankungen führt HBoV nach symptomatischer Primärinfektion zu einer vermutlich lebenslangen Immunität mit Seroprävalenzraten von 94–100 % ab dem 6. Lebensjahr. Häufige virale Koinfektionen (RSV, Metapneumoviren, Rhinoviren) führten zur Diskussion, ob das HBoV selbst als Pathogen oder nur als harmloser Mitläufer zu bewerten sei. Für die Rolle als eigenständiges Pathogen spricht, dass das Immunsystem HBoV erkennt und im klinischen Verlauf mit Serokonversion, spezifischer Immunantwort und Reduktion der Virusmenge reagiert.

16.4 Diagnose

Im klinischen Alltag wird die Diagnostik zum Nachweis von HBoV aufgrund des in der Regel unkomplizierten Verlaufs und der fehlenden therapeutischen Konsequenzen nur selten durchgeführt.

Die wichtigste Diagnostik basiert auf dem Nachweis spezifischer bocaviraler DNA mittels PCR in respiratorischen Sekreten/Abstrichen oder im Serum. Bei Nachweis von bocaviraler DNA ist eine klare Unterscheidung zwischen einer primären und einer reaktivierten Infektion nicht immer möglich. Primärinfektion sind jedoch bei Neugeborenen und Kleinkindern mit akuter Atemwegserkrankung wahrscheinlich, wenn in respiratorischen Proben die Bocavirus-PCR hoch positiv ist und/oder wenn im Serum Bocavirus-DNA nachgewiesen wird. Geringe Virusmengen lassen sich auch bei asymptomatischen Patienten nachweisen und können auch auf eine Reaktivierung des persistierenden Virus zurückzuführen sein. Ein positives PCR-Ergebnis sollte daher immer im Zusammenhang mit anderen verfügbaren Daten wie z. B. Lebensalter, klinischer Symptomatik und dem Nachweis anderer relevanter Respirationstrakterreger interpretiert werden.

16.5 Therapie

Bisher gibt es keine geprüfte, wirksame, antivirale Therapie gegen humane Bocaviren. Üblicherweise ist eine symptomatische Therapie für die in der Regel unkomplizierten HBoV-Infektionen ausreichend.

16.6 Prophylaxe

Im Zentrum der präventiven Maßnahmen stehen wie bei anderen viralen Atemwegserregern eine sorgfältige Händehygiene mittels Händewaschen bzw. Händedesinfektion und der vorsichtige Umgang mit kontaminierten Flächen und Gegenständen.

16.7 Meldepflicht

Erkrankungen durch HBoV sind derzeit nicht meldepflichtig.

Koordinator:
J. G. Liese

Mitarbeiter:
B. Weißbrich

17 Borreliose

17.1 Klinisches Bild

In der Systematik der vielfältigen Manifestationen der Lyme-Borreliose wird zwischen einem frühen und späten Krankheitsstadium sowie zusätzlich zwischen lokalen und generalisierten Symptomen differenziert (▶ Tab. 17.1). Frühe Manifestationen sind selbstbegrenzt, während späte Manifestationen chronisch werden und zu bleibenden Schäden führen können. Am häufigsten – in über 80 % der Fälle – führen apparente Borrelia-burgdorferi-Infektionen zu einer frühen, lokalen Manifestation, dem Erythema migrans (Wanderröte). Manifestationen einer generalisierten Infektion werden aber nicht selten ohne erinnerbare dermatologische Frühsymptome beobachtet. Insgesamt berichtet weniger als die Hälfte der Patienten von einem Zeckenstich. Die Lyme-Borreliose wird am häufigsten durch Zecken im Nymphenstadium übertragen, die bei einer Größe von nur 1 mm häufig unbemerkt bleiben. Zudem ist der Zeckenstich möglicherweise wegen einer anästhesierenden Wirkung des Zeckenspeichels schmerzlos.

Das individuell sehr variable **Erythema migrans** entwickelt sich nach einer Latenz von meist 1 – 3 Wochen an der Stichstelle, breitet sich zentrifugal aus und zeigt im typischen Fall eine zentrale Abblassung oder livide Verfärbung. Ein Durchmesser ≥ 4 cm unterscheidet das Erythema migrans von unspezifischen Lokalreaktionen. Das Erythema migrans kann mit Allgemeinsymptomen wie Fieber und Kopfschmerzen einhergehen. Eine Spontanremission ist zu erwarten, aber unbehandelt können Rezidive an gleicher Stelle oder anderen Körperregionen auftreten. Zudem besteht bei unbehandelten Fällen das Risiko, dass die Infektion generalisiert. Auch multilokuläre Hautmanifestationen (multiple Erythemata migrantia) sind möglich und Ausdruck des generalisierten Frühstadiums. Während bei Erwachsenen das Erythema migrans bevorzugt an den unteren Extremitäten auftritt, ist bei Kindern am häufigsten der Kopf- und Halsbereich betroffen.

Beim **Borrelien-Lymphozytom**, das wesentlich seltener als das Erythema migrans beobachtet wird, handelt es sich um eine umschriebene Erkrankung der Haut mit Prädilektion der Ohren (Ohrmuschel oder Ohrläppchen) und der Mamillen, seltener des Skrotums oder anderer akral gelegener Körperstellen (z. B. Nase). Die Effloreszenz imponiert mit einer lividen Rötung und derben Infiltration und kann gemeinsam mit einem Erythema migrans auftreten, folgt meist aber mit einer Latenz von Wochen bis Monaten. Im Unterschied zum Erythema migrans persistiert das Lymphozytom häufig über Wochen und Monate.

Die **Acrodermatitis chronica atrophicans** zählt zu den späten Manifestationen der Lyme-Borreliose, die erst Monate bis Jahre nach der Infektion auftritt. Im Kindesalter ist die Acrodermatitis chronica atrophicans eine Rarität. Es gibt einzelne Fallberichte von Jugendlichen. Prädilektionsstellen

Tab. 17.1 Klinische Systematik der Lyme-Borreliose im Kindesalter.

Organsystem	Frühstadium		Spätstadium
	Lokalisiert	Generalisiert	
Haut	Erythema migrans*	Lymphozytom* multiple Erythemata migrantia*	Acrodermatitis chronica atrophicans** (ACA)
Nervensystem		Fazialisparese* Meningitis* Meningopolyradikulitis**	chronische Enzephalomyelitis
Bewegungsapparat		Arthralgien Myalgien Sommergrippe	(episodische) Arthritis* chronische Arthritis
Herz		Karditis Myokarditis, Perikarditis	
Auge		Konjunktivitis	Uveitis, Keratitis

* häufige klinische Manifestationen im Kindesalter
** im Gegensatz zu Erwachsenen seltene Manifestation im Kindesalter

sind die Akren und die Haut über den großen Gelenken. Die Erkrankung verläuft biphasisch mit einem akut-entzündlichen (rötlich-livide Verfärbung der Haut) und einem chronisch-atrophischen Stadium mit Atrophie von Epidermis und Bindegewebe („Zigarettenpapierhaut").

Die **lymphozytäre Meningitis** ohne oder mit **Hirnnervenausfällen**, am häufigsten mit **akuter peripherer Fazialisparese** prägt mit einem Anteil von über 80 % der Erkrankungsfälle das klinische Spektrum der Neuroborreliose im Kindesalter. Die Lyme-Borreliose ist die häufigste verifizierbare Ursache der akuten peripheren Fazialisparese im Kindesalter. In Endemiegebieten ist in den Sommer- und Herbstmonaten jeder 2. Erkrankungsfall einer akuten peripheren Fazialisparese im Kindesalter auf eine Infektion mit B. burgdorferi zurückzuführen. In vielen Fällen manifestiert sich die Fazialisparese monosymptomatisch ohne merkliche meningitische Zeichen, obwohl fast immer eine Pleozytose im Liquor nachweisbar ist. Eine bilaterale periphere Fazialisparese, die sich konsekutiv mit mehrtägigem Intervall manifestiert, gilt als spezifischer Befund einer Neuroborreliose, ist insgesamt jedoch selten.

Die Beteiligung anderer Hirnnerven ist möglich und kann zu Ausfällen der Nn. oculomotorius, trochlearis, abducens oder vestibularis führen. Neben den Enterovirusinfektionen ist die Lyme-Borreliose die häufigste verifizierbare Ursache der serösen Meningitis im Kindesalter. Typische Merkmale der Borrelien-Meningitis im Unterschied zur viralen Meningitis sind eine längere Krankheitsgeschichte mit Allgemeinbeeinträchtigung, Kopfschmerzen und im Vergleich kaum ausgeprägte meningeale Reizzeichen sowie eher gering ausgeprägtes Fieber. Typisch, wenngleich nicht spezifisch, ist eine Strecksteife der Wirbelsäule auch ohne Angabe von Rückenschmerzen. Im Einzelfall sind die Unterscheidungskriterien aber wenig hilfreich, wenn nicht zusätzlich ein zeitlich assoziiertes Erythema migrans eruierbar ist oder gleichzeitig eine Hirnnervenbeteiligung vorliegt.

Die **lymphozytäre Meningoradikuloneuritis** (Bannwarth-Syndrom), die das typische Erkrankungsbild der Neuroborreliose bei Erwachsenen darstellt, ist bei Kindern nur vereinzelt mit starken Rückenschmerzen zu beobachten. Die **späte Neuroborreliose** ist bei Kindern sehr selten und geht mit meist schon länger bestehenden Beschwerden wie Kopfschmerzen, Pseudotumor cerebri, fokaler Enzephalitis, akuter zerebellärer Ataxie, akuter Querschnittsmyelitis oder Guillain-Barré-Syndrom einher. Anamnestisch lässt sich im Einzelfall der Verdacht auf eine Lyme-Borreliose als Ursache anderer neurologischer Krankheitsbilder kaum eingrenzen. Ein Zeckenstich und/oder ein Erythema migrans in der Vorgeschichte sind nur bei einem Drittel bis der Hälfte der Kinder eruierbar. Das Zeitintervall zwischen Zeckenstich und Manifestation neurologischer Symptome variiert und beträgt meist mehrere Monate.

Die frühen **Gelenkmanifestationen** der Lyme-Borreliose umfassen Arthralgien wechselnder Lokalisation mit Beteiligung gelenknaher Strukturen und Myalgien. Die klassische **Lyme-Arthritis** ist hingegen eine späte Manifestation, die nach einer Inkubationszeit von Monaten bis Jahren nach einem Zeckenstich auftritt, und besteht in einer akuten Monarthritis oder Oligoarthritis. Sie manifestiert sich überwiegend an den großen Gelenken, am häufigsten an einem oder beiden Kniegelenken. Klinisch stehen Gelenkschwellung und deutliche Ergussbildung im Vordergrund. Selten kann sich eine Lyme-Arthritis auch mit dem klinischen Bild einer septischen Arthritis präsentieren. Der Verlauf ist häufig episodisch: Die Arthritis sistiert nach 1 – 2 Wochen, kehrt aber nach einem symptomfreien Intervall von Wochen oder Monaten an gleicher Stelle wieder und kann schließlich auch in eine chronische Form übergehen. Die Arthritis kann zu jedem Zeitpunkt spontan ausheilen. Die relative Häufigkeit der Lyme-Borreliose als Ursache der Arthritis im Kindesalter ist – im Vergleich zu den USA – in Europa geringer und beträgt 3 – 5 % der Fälle mit Borreliose.

Kardiale Manifestationen der Lyme-Borreliose sind bei Kindern selten. Die Lyme-Karditis manifestiert sich am häufigsten mit Herzrhythmusstörungen, typischerweise in Form einer atrioventrikulären Reizleitungsstörung mit rasch wechselnder Ausprägung. Auch eine Myokarditis und ein Perikarderguss werden als Komplikationen berichtet. Klinisch kann sich die Lyme-Karditis in unspezifischen Allgemeinsymptomen, synkopalen Anfällen, Schwindelgefühlen und Palpitationen äußern.

Als **ophthalmologische Manifestationen** der Lyme-Borreliose wurden Konjunktivitis, Chorioretinitis, Keratitis, Uveitis intermedia, Iridozyklitis und Optikusneuritis beschrieben.

Transplazentare Übertragung von B. burgdorferi ist beschrieben. Es gibt jedoch keinen Hinweis, dass dies zu einem spezifischen Schädigungsbild des Embryos oder Fetus führt. Eine Borreliose der

Mutter in der Schwangerschaft wird antibiotisch behandelt.

17.2 Ätiologie

Borrelia burgdorferi (Familie: Spirochaetaceae). In Europa sind mindestens 4–5 humanpathogene Spezies bekannt: B. burgdorferi sensu stricto, B. garinii, B. afzelii, B. bavariensis und B. spielmanii. B. garinii ist häufig mit neurologischen Manifestationen und B. afzelii mit dermatologischen Symptomen assoziiert, B. burgdorferi sensu stricto mit Arthritis. Borreliosen gehören zu den Zoonosen.

17.3 Epidemiologie

In Mitteleuropa gilt die Zecke Ixodes ricinus („Holzbock") als Hauptvektor von B. burgdorferi. Die Entwicklung von Ixodes ricinus vollzieht sich über 3 – 5 Jahre in 3 Phasen (Larve – Nymphe – Imago/Adult), die jeweils mit einer „Blutmahlzeit" verbunden ist. Als Lebensraum bevorzugt die Zecke eine feuchte Umgebung (Erdboden, Gräser, Büsche, Unterholz). Die Stechaktivität der Zecken ist an eine ausreichend hohe Luftfeuchtigkeit gebunden (in unseren Breiten bimodale saisonale Stechaktivität mit relativer Häufung im Frühjahr und Herbst). Das Infektionsrisiko mit B. burgdorferi ist von der Dauer des Saugakts der Zecken abhängig und steigt bei einer Haftzeit von mehr als 16 Stunden deutlich an. Die Verbreitung von B. burgdorferi entspricht dem geografischen Lebensraum von Ixodes ricinus. Man muss fast überall in Mitteleuropa mit einer Übertragung rechnen, wobei wohl ein Süd-Nord-Gefälle besteht. Die Durchseuchung von Nymphen mit Borrelien kann > 30 % betragen.

In der Inzidenz der Lyme-Borreliose bestehen geografische Unterschiede, bei Kindern fand sich eine Inzidenz von 150/100 000 Kinder/Jahr. In der jahreszeitlichen Verteilung der Lyme-Borreliose besteht eine saisonale Häufung im Frühsommer und Herbst für das Erythema migrans, das Borrelien-Lymphozytom und die frühe Neuroborreliose. Späte Manifestationen wie die Lyme-Arthritis können während des gesamten Jahres auftreten.

Die Infektionsrate (Serokonversion) nach dem Stich durch eine Zecke beträgt bis zu 10 %, die Wahrscheinlichkeit für die klinische Manifestation einer Lyme-Borreliose (Manifestationsindex) jedoch nur 2 – 4 %. Die Prävalenz von Antikörpern gegen B. burgdorferi reicht in Risikogruppen (Waldarbeiter, Jäger, Orientierungsläufer) bis über 50 %. Ein deutlicher Anstieg der Prävalenz bei Kindern ist ab dem 6. Lebensjahr zu verzeichnen (im Schulalter ca. 5 %).

Da Ixodes ricinus auch Vektor für die FSME ist, sind Koinfektionen mit B. burgdorferi möglich, insgesamt treten diese jedoch selten auf. Klinisch merkliche Koinfektionen mit anderen durch Zecken übertragbaren Erregern konnten in Deutschland bisher nicht dokumentiert werden.

17.4 Diagnose

Das Erythema migrans wird aufgrund des pathognomonischen Bildes rein klinisch diagnostiziert. Antikörper gegen Borrelia burgdorferi sollten nicht bestimmt werden, da sie nicht zur Therapieentscheidung beitragen und bei in über 50 % der Fälle zu erwartendem negativem Ausfall zur Verunsicherung führen.

Die Diagnose der übrigen Manifestationen einer Lyme-Borreliose basiert auf anamnestischen Daten, klinischen Befunden, dem Nachweis spezifischer Antikörper gegen B. burgdorferi und in besonderen Fällen dem direkten Erregernachweis, meist von spezifischer DNA mittels PCR. Letztere ist jedoch bisher nicht standardisiert und sollte daher nur in dafür spezialisierten Laboratorien durchgeführt werden, die alle pathogenen Stämme erkennen können und regelmäßig die Ringversuche bestehen. Geeignete Materialien sind Hautbiopsien und Gelenkpunktate bzw. -biopsien (s. u.). Anamnestische Hinweise auf einen Zeckenstich oder ein unbehandeltes Erythema migrans stützen die Diagnose. Eine diesbezüglich negative Anamnese besteht jedoch bei mindestens der Hälfte der Patienten und schließt eine Lyme-Borreliose nicht aus.

Die serologische Routinediagnostik zur Lyme-Borreliose stützt sich auf den Nachweis spezifischer IgM- und/oder IgG-Antikörper gegen B. burgdorferi im Blut und bei Verdacht auf Neuroborreliose auch im Liquor. In der Regel werden heute als Suchtests Enzym-Immunoassays (ELISA) angewandt, die, sofern es sich um gut evaluierte Testsysteme handelt, eine gute Sensitivität und Spezifität haben. Die serologischen Befunde sind stark abhängig vom Erkrankungsstadium: so lassen sich B.-burgdorferi-spezifische Antikörper bei akuten systemischen Manifestationen (Neuroborreliose, Borrelien-Lymphozytom) in 50 – 90 % und bei Spätmanifestationen (Acrodermatitis, Lyme-

Arthritis) in nahezu 100 % nachweisen. Durch Verwendung von in vivo exprimierten Antigenen des Erregers (wie VlsE oder das C-6-Peptid) konnte die Sensitivität der Serologie vor allem bei der frühen disseminierten Infektion deutlich gesteigert werden. Grundsätzlich gilt, dass Antikörper umso besser nachweisbar sind, je mehr Zeit zwischen Infektion und klinischer Manifestation vergeht. Als Bestätigungstest – insbesondere zur Überprüfung der Spezifität – muss ein Immunoblot durchgeführt werden. Um die Sensitivität und Spezifität zu verbessern, werden in modernen Immunoblots rekombinante Proteine verschiedener Borrelien-Spezies verwendet.

Mit falsch positiven Befunden aufgrund von Kreuzreaktionen ist bei anderen Spirochätosen (Leptospirose, Syphilis, Rückfallfieber) zu rechnen. Falsch positive IgM-Befunde wurden bei Herpesvirusinfektionen (EBV, VZV, CMV) sowie bei Vorliegen von Rheumafaktoren beschrieben.

Aufgrund der vielfältigen unspezifischen Reaktionen sollte eine Antikörperdiagnostik nur bei hinweisender klinischer Symptomatik durchgeführt werden, da sonst der positive Vorhersagewert der Methode zu gering ist. Keinesfalls sollte eine Serologie bei unspezifischen Beschwerden ohne objektivierbare Befunde angefordert werden. Bei der Interpretation der serologischen Befunde ist zu beachten, dass ein positiver Antikörperbefund im Blut (insbesondere isolierte positive IgG-Titer) auch Ausdruck einer zurückliegenden asymptomatischen Infektion sein kann. Da spezifische Antikörper lange persistieren, ist die Serologie zur Verlaufs- und Therapiekontrolle obsolet. Die serologischen Methoden in der Antikörperdiagnostik der Lyme-Borreliose sind nicht standardisiert, weshalb ein Vergleich der Befunde aus unterschiedlichen Laboratorien nicht oder nur bedingt möglich ist.

17.4.1 Dermatologische Manifestationen

Die dermatologischen Symptome einer Lyme-Borreliose sind charakteristisch und erlauben in der Regel eine klinische Diagnose. Beim Erythema migrans sollte keine Serologie angefordert werden. Mittels PCR kann die Diagnose in der Hautbiopsie in bis zu 70 % der Fälle bestätigt werden, der Verdacht auf ein Erythema migrans ist aber normalerweise kein hinreichender Grund zur Durchführung einer Hautbiopsie. Obwohl beim Borrelien-Lymphozytom in der Mehrzahl der Fälle die Diagnose durch einen positiven Antikörperbefund bestätigt wird, zählt in erster Linie das klinische Bild. Bei der im Kindesalter seltenen Acrodermatitis chronica atrophicans lassen sich immer spezifische IgG-Antikörper gegen B. burgdorferi nachweisen.

17.4.2 Neuroborreliose

Im Unterschied zu den dermatologischen Manifestationen sind die neurologischen Symptome einer Lyme-Borreliose vielfältig und unspezifisch, sodass hier die erregerspezifische und Liquordiagnostik entscheidende Bedeutung haben. Die Diagnose einer Neuroborreliose erfordert den Nachweis einer lymphozytären Liquorpleozytose oder einer spezifischen autochthonen Antikörpersynthese im ZNS.

Für die Antikörperdiagnostik bei der Neuroborreliose im Kindesalter gelten folgende Besonderheiten:

- Die frühe Neuroborreliose zeigt eine lymphozytäre Liquorpleozytose mit über 90 % mononukleären Zellen. Die Diagnose einer Neuroborreliose gilt als gesichert, wenn neben der Liquorpleozytose spezifische IgM-Antikörper gegen B. burgdorferi und eventuell auch eine beginnende IgG-Antikörper-Produktion nachgewiesen werden. Diese Antikörper können jedoch initial noch fehlen. Hingegen ist die intrathekale spezifische Antikörperproduktion eher ein spätes Phänomen. Das Auftreten einer lymphozytären Pleozytose zusammen mit einem positiven Borrelien-IgM-Antikörpernachweis nur im Serum ist daher bei der frühen Neuroborreliose des Kindesalters eine häufige Befundkonstellation.
- Die Frühdiagnose der Neuroborreliose im Kindesalter stützt sich ganz wesentlich auf den Nachweis von IgM-Antikörpern gegen B. burgdorferi im Serum. Dabei sind die oben aufgeführten möglichen Kreuzreaktionen zu beachten. Eine initiale Titererhöhung der Serum-IgG-Antikörper besteht dagegen nur bei einem Teil der Kinder mit Neuroborreliose. Nur selten sind bei der frühen Neuroborreliose des Kindesalters keine Antikörper gegen B. burgdorferi im Serum nachweisbar, sodass der fehlende Nachweis spezifischer Antikörper im Serum eine Neuroborreliose nicht sicher ausschließt. Entschließt man sich zunächst zum Abwarten, sollten die spezifischen Antikörper 2–3 Wochen später erneut bestimmt werden, um eine mögliche Serokon-

version und damit eine Neuroborreliose nachzuweisen.

- Der Erregernachweis (PCR oder Kultur) im Liquor ist durchschnittlich nur in 10 – 30 % der Fälle positiv. PCR und Kultur spielen daher in der Routinediagnostik eine untergeordnete Rolle, da ein negativer Befund eine Neuroborreliose nicht sicher ausschließt.
- Die humorale Immunreaktion bei der Lyme-Borreliose ist durch eine Persistenz nicht nur der IgG-, sondern auch der IgM-Antikörper über mehrere Monate bis Jahre charakterisiert. Aus diesem Grund ist eine Nachuntersuchung der Liquorantikörper nach Abschluss der antibiotischen Therapie einer Neuroborreliose nicht erforderlich.

Wegen therapeutischer Konsequenzen ist bei Verdacht auf Neuroborreliose, insbesondere bei jeder akuten peripheren Fazialisparese im Kindesalter, eine Liquoruntersuchung indiziert. Bei Nachweis einer lymphozytären Liquorpleozytose ist eine Lyme-Borreliose bis zum Beweis des Gegenteils anzunehmen und der Beginn einer antibiotischen Therapie auch schon vor Erhalt der Antikörperbefunde gerechtfertigt.

17.4.3 Lyme-Arthritis

Bei der Lyme-Arthritis sind spezifische IgG-Antikörper gegen B. burgdorferi im Serum in hoher Konzentration nachweisbar. Bei der serologischen Untersuchung finden sich im IgG-ELISA hohe Antikörpertiter gegen B. burgdorferi, die im Immunoblot bestätigt werden. Der zusätzliche Nachweis von Antikörpern der Klasse IgM ist ohne Bedeutung. Die Diagnose einer Lyme-Arthritis kann durch eine positive PCR im Gelenkpunktat bzw. noch sensitiver in der Synovialisbiopsie in 30–70 % der Fälle verifiziert werden. Allerdings ist der Verdacht auf eine Lyme-Arthritis keine Indikation zur Durchführung einer Synovialisbiopsie. Der Nachweis von Antikörpern in der Synovialflüssigkeit bietet gegenüber Serum keinen Vorteil.

17.5 Therapie

Die Prognose einer Lyme-Borreliose ist umso günstiger, je frühzeitiger die antibiotische Therapie begonnen wird. In-vitro- und In-vivo-Studien belegen eine gute Wirksamkeit von Tetrazyklinen, Cefotaxim, Ceftriaxon, Penicillin, Amoxicillin sowie für Cefuroxim. Bei Unverträglichkeit dieser Antibiotika können die Makrolide Clarithromycin oder Azithromycin eingesetzt werden. Systematische, rein pädiatrische Therapiestudien fehlen.

Das Erythema migrans wird oral mit Doxycyclin oder – bei Kindern unter 9 Jahren – mit Amoxicillin über 10–14 Tage behandelt (▸ Tab. 17.2). Beim Borrelien-Lymphozytom wird eine längere Behandlungsdauer empfohlen. Trotzdem kann die klinische Rückbildung wesentlich länger (u. U. viele Wochen) dauern, sodass die Normalisierung des klinischen Befunds erst nach Ende der Therapie eintritt. Die Acrodermatitis chronica atrophicans wird 4 Wochen oral oder 2 Wochen parenteral behandelt (▸ Tab. 17.2).

Tab. 17.2 Therapie der Lyme-Borreliose.

Manifestation	Medikament	Dosis	Dauer
frühe Manifestation*	Amoxicillin p. o.	50 mg/kgKG/d in 3 ED	10–14 (–21) Tage
	Doxycyclin p. o.	4 mg/kgKG/d oder 200 mg/d in 1–2 ED	10–14 (–21) Tage
Neuroborreliose	Ceftriaxon i. v.	50 mg/kgKG/d in 1 ED	2–4 Wochen
späte Manifestation*	Amoxicillin p. o.	50 mg/kgKG/d in 3 ED	4 Wochen
	Doxycyclin p. o.	4 mg/kgKG/d oder 200 mg/d in 1–2 ED	4 Wochen
	Ceftriaxon i. v.	50 mg/kgKG/d in 1 ED	2–4 Wochen

* unter Ausschluss der Neuroborreliose
Die maximale tägliche Dosis bei Amoxicillin beträgt 2 g, bei Doxycyclin 200 mg, bei Ceftriaxon 2 g.
Die Therapiedauer bei Erythema migrans beträgt 10–14 Tage, bei verzögerter Rückbildung des Erythems kann diese Zeit verlängert werden.
Bei langfristiger Behandlung mit Amoxicillin sind mögliche Compliance-Probleme zu beachten.
Kinder unter 9 Jahren und Schwangere erhalten kein Doxycyclin.
Weitere mögliche Medikamente sind Cefuroxim 30 mg/kgKG/d oral in 2 ED oder Cefotaxim 150 mg/kgKG/d i. v. in 3 ED.

Bei der **Neuroborreliose** ist eine parenterale antibiotische Therapie mit Cephalosporinen der Gruppe 3 indiziert, bei früher Manifestation sind 2 Wochen ausreichend. Eine ambulante, intravenöse Therapie mit Ceftriaxon kann in den Fällen erwogen werden, in denen es den Patienten klinisch gut geht. Die parenterale antibiotische Therapie führt zu einer raschen Remission der meningealen und radikulären Schmerzsymptomatik, während evtl. vorhandene Paresen für mehrere Wochen persistieren können. Bei der peripheren Fazialisparese wird von einigen Autoren eine orale antibiotische Therapie mit Doxycyclin für ausreichend erachtet, und dies wird in Skandinavien bei Kindern > 8 Jahre häufig so praktiziert. Studien bei Kindern fehlen allerdings. Die Option einer oralen Therapie macht eine vorherige Lumbalpunktion zur Diagnosesicherung keinesfalls entbehrlich.

Die **Lyme-Arthritis** wird parenteral mit Cephalosporinen der Gruppe 3 für 2 Wochen oder oral mit Amoxicillin oder Doxycyclin für 4 Wochen behandelt. Es ist allerdings zu beachten, dass die orale Behandlung über 4 Wochen konsequent durchzuführen ist, was Probleme mit der Compliance als auch eine mögliche Fototoxizität von Doxycyclin in den Sommermonaten mit sich bringen kann. Bei 85–90 % der Kinder verschwindet die Arthritis nach 1 oder 2 antibiotischen Behandlungszyklen. Eine ungünstige Prognose gilt für Patienten, bei denen vor antibiotischer Therapie eine intraartikuläre Steroidtherapie erfolgte oder bei denen die Arthritis länger, d. h. mehr als 6 Monate, bestanden hat. Aus diesem Grund sollte vor einer intraartikulären Steroidtherapie eine Lyme-Borreliose stets ausgeschlossen werden. Bei fehlendem Effekt einer einmal wiederholten antibiotischen Therapie sollte die Lyme-Arthritis antirheumatisch behandelt werden.

Für die Therapie der Lyme-Borreliose in der Schwangerschaft sind Amoxicillin beim Erythema migrans und Cephalosporine bei späten oder neurologischen Manifestationen indiziert.

Die Lyme-Borreliose im Kindesalter hat eine gute Prognose. Der Therapieeffekt ist allein anhand der klinischen Symptomatik zu beurteilen, während Untersuchungen der Antikörper diesbezüglich keine prognostischen Rückschlüsse zulassen. Gelegentlich bilden sich die Symptome einer Gelenk- oder ZNS-Manifestation auch nach korrekter parenteraler Antibiotikatherapie nur langsam zurück. Sehr selten kann dabei eine Persistenz entzündlicher Liquorveränderungen beobachtet werden. Eine erneute Therapie sollte deshalb erst 6 Wochen bis 3 Monaten nach Therapieende erwogen werden. Eine Infektion mit B. burgdorferi hinterlässt keine bleibende Immunität. Gesicherte exogene Reinfektionen wurden mehrfach beschrieben (z. B. ein neu aufgetretenes Erythema migrans während des Nachbeobachtungszeitraums einer vorangegangenen Lyme-Arthritis).

Bei einigen Patienten wurde eine *Jarisch-Herxheimer-Reaktion* beschrieben, die durch Fieber, Schüttelfrost, Kopfschmerzen, Myalgien, Verschlechterung eines Erythema migrans und anderen Symptomen innerhalb der ersten 3 Tage nach Therapiebeginn charakterisiert ist. Insbesondere bei Patienten mit Lyme-Karditis sollte die Therapie unter EKG-Monitoring begonnen werden. Eine besondere Behandlung dieser Komplikation ist in der Regel nicht notwendig. Eine mögliche vorteilhafte Wirkung von Kortikosteroiden wird widersprüchlich diskutiert.

17.6 Prophylaxe

Zeckenstiche lassen sich durch geeignete hautbedeckende Kleidung vermeiden (lange Hosenstöße in die Strümpfe stülpen). Ebenso sollte in endemischen Gebieten kein offenes Schuhwerk getragen werden. Diese Maßnahmen sind aber bei Kindern wenig praktikabel. Da die Infektionswahrscheinlichkeit mit der Länge der Haftzeit der Zecken zunimmt, ist ein tägliches Absuchen der Haut auf Zecken am Abend empfehlenswert und eine zügige Entfernung der Zecke (Pinzette, Finger, Zeckenzange, Zeckenkarte) indiziert. Bei der Suche ist insbesondere auf intertriginöse Hautregionen und bei Kindern auch auf die behaarte Kopfhaut zu achten. Eine prophylaktische antibiotische Therapie nach einem Zeckenstich ist nicht indiziert. Diese Zurückhaltung gilt auch für den Fall, dass in der entfernten Zecke mittels PCR B. burgdorferi nachgewiesen wurde. Auch aus diesem Grund ist die PCR-Untersuchung einer Zecke weder sinnvoll noch notwendig.

Ein effektiver Impfstoff gegen B. burgdorferi sensu stricto wurde in den USA entwickelt, mittlerweile wegen des Verdachts auf impfstoffassoziierte Autoimmunreaktionen wieder vom Markt genommen. Die Verfügbarkeit eines Impfstoffs in Europa ist gegenwärtig nicht absehbar. Hierbei ist zu bedenken, dass diesbezügliche Erfahrungen in den USA aufgrund der Heterogenität der europäischen B.-burgdorferi-Spezies nicht auf die Situation in Europa übertragen werden können.

In der Literatur wird kasuistisch über das Auftreten von B. burgdorferi in der Muttermilch berichtet (Nachweis von B.-burgdorferi-DNA mittels PCR). Theoretisch besteht somit die Möglichkeit der Übertragung von B. burgdorferi mit der Muttermilch auf den Säugling über den Gastrointestinaltrakt. Die Existenz vermehrungsfähiger Borrelien in der Muttermilch führt aber nicht zur Übertragung einer Lyme-Borreliose mit der Muttermilch auf das Kind. Daher ist Stillen erlaubt. In jedem Fall sollte eine Mutter mit Lyme-Borreliose antibiotisch behandelt werden.

Koordinator:
H.-I. Huppertz

Mitarbeiter:
H.-J. Christen, V. Fingerle, U. Heininger

17.7 Weiterführende Informationen

Bayerisches Landesamt für Gesundheit und Lebensmittelsicherheit. Nationales Referenzlabor für Borrelien: www.lgl.bayern.de > Gesundheit > Infektionsschutz > Infektionskrankheiten A Z > Borreliose

Centers for Disease Control and Prevention: www.cdc.gov > A–Z Index: L > Lyme Disease

DGHM. Richtlinien für die mikrobiologische Diagnostik der Lyme-Borreliose der deutschen Gesellschaft für Hygiene und Mikrobiologie (nur für Mitglieder frei zugänglich): www.dghm.org

NIAID. Lyme Disease. www.niaid.nih.gov > Health & Research Topics > Lyme Disease

Nationales Referenzzentrum für Borrelien
am Bayerischen Landesamt für Gesundheit und Lebensmittelsicherheit
Veterinärstr. 2
85 764 Oberschleißheim
Tel.: 09 131 6 808–5 870 oder -5 814
Fax: 09 131 6 808–5 865
E-Mail: volker.fingerle@lgl.bayern.de

17

18 Brucellose

18.1 Klinisches Bild

Eine akute Brucellose (Synonyme: Febris undulans abhängig vom Erreger: Maltafieber, Mittelmeerfieber, Morbus Bang) kann beginnen mit Arthralgien, Müdigkeit, Appetitlosigkeit, Erbrechen, Gewichtsverlust, Myalgien, Nachtschweiß, Kopfschmerzen und Konzentrationsstörungen. Unbehandelt schreitet die Krankheit mit über Wochen andauerndem undulierendem, remittierendem, intermittierendem Fieber oder einer septischen Kontinua fort bei nur milden Entzündungszeichen. Nasenbluten, petechiale Blutungen, trockener Husten, Obstipation und Bauchschmerzen können die Krankheit begleiten. Neben Ausbildung einer Lymphadenitis kommt es zu Hepato- und/oder Splenomegalie.

Die unspezifischen Laborwerte zeigen leicht bis mäßig erhöhte Transaminasen (bis 50 %). Blutbildveränderungen sind häufig: Anämie (33 – 64 %), Leukopenie (30 – 38 %), Thrombozytopenie (2 – 28 %), im Differenzialblutbild meist Lymphomonozytose. Eine Panzytopenie ist seltener (3 – 14 %), kann aber mit Hämophagozytose assoziiert sein; gelegentlich autoimmunhämolytische Anämie mit Immunthrombozytopenie (Evans-Syndrom).

Neben akuten Verläufen kann die Brucellose auch subklinisch oder bei länger als 1 Jahr bestehenden Symptomen chronisch verlaufen. Komplikationen mit lokalisiertem Organbefall treten in 1 – 30 % der Fälle auf: je später mit einer antibiotischen Therapie begonnen wird, desto häufiger. Im Kindesalter kommt es bei bis zu 30 % der Patienten zu einer eitrigen Arthritis des Hüft- oder Kniegelenks, seltener zu der im Erwachsenenalter häufigen Sakroiliitis oder Spondylitis. Einseitige Epididymitiden-Orchitiden, interstitielle Nephritiden oder Pyelonephritiden werden bei 2 – 10 % gefunden. Im Kindesalter ist eine Neurobrucellose mit den Symptomen einer Meningoenzephalitis, Radikulitis oder eines chronischen Müdigkeitssyndroms selten (< 1 %). Die Letalität der unbehandelten Brucellose liegt bei 2 %. Häufigste Todesursache ist die bei weniger als 2 % aller Patienten, jedoch in für Maltafieber endemischen Gebieten bei 8 – 10 % auftretende Endokarditis (v. a. Aortenklappe). Vorschädigung der Klappe ist ein Risikofaktor für die Infektion.

18.2 Ätiologie

Brucellen sind gramnegative, fakultativ intrazelluläre, pleomorphe, unbegeißelte, strikt aerobe kokkoide Bakterien. Trotz hoher DNA-Homologie (> 90 %) ist es sinnvoll, dem Genus Brucella die „Nomenspezies" B. melitensis (Ziegen, Schafe) für Maltafieber, B. abortus (Rinder) verantwortlich für Morbus Bang sowie B. suis und canis als Adaptationen an spezielle Wirtsspezies mit unterschiedlicher Virulenz zu erhalten.

18.3 Epidemiologie

Die Brucellose ist eine Zoonose, wobei am häufigsten die Erreger von Ziegen und Schafen (B.melitensis – Mittelmeerraum, Afrika, naher Osten), weniger häufig von Rindern (B. abortus – Mittel- und Südamerika, Indien), Schweinen (B. suis –Nordamerika), Hasen (B. suis – Europa) oder selten auch von Hunden (B. canis) übertragen werden. In Deutschland gelten die Nutzviehbestände seit längerem als brucellosefrei. Dies wird durch national und europaweit festgelegte Untersuchungen ständig kontrolliert. Wildtiere wie Wildschweine sind in Deutschland fast zu einem Viertel mit Brucellen infiziert, allerdings möglicherweise mit einem für den Menschen wenig pathogenen Biovar. Brucellen sind außerhalb des Wirts sehr widerstandsfähig. Im Leitungswasser können sie 2 Monate, in der Erde 10 Wochen, in Milch 4 Wochen, in reifendem Ziegenkäse bei 4 – 8 °C 6 Monate und in flüssigem Medium bis zu 2 Jahre überleben.

Menschliche Erkrankungen werden aus Urlaubs- und Heimatländern importiert und gehen in der Regel auf den Verzehr kontaminierter Lebensmittel (auch in Deutschland möglich) oder einen direkten Kontakt zu infizierten Tieren zurück.

Kinder infizieren sich meist über den Gastrointestinaltrakt durch den Genuss nichtpasteurisierter, erregerhaltiger Rohmilch oder Milchprodukte. Landwirte, Tierärzte, Melker und Schlachter nehmen die Brucellen bei Kontakt mit Milch oder Urin, erregerhaltigem Gewebe (besonders hohe Dichten in Plazentagewebe und Lochien) über kleinste Hautläsionen perkutan oder auch aerogen auf. Ein Eindringen der Brucellen über die intakte Konjunktiva ist möglich.

Eine direkte Übertragung von Mensch zu Mensch ist nur über Knochenmarktransplantation, Bluttransfusion, Geschlechtsverkehr sowie Stillen beschrieben. Bei stillenden Müttern ist 72 Stunden nach begonnener adäquater antibiotischer Therapie von keiner Infektiosität mehr auszugehen.

Weltweit treten pro Jahr 500 000 Neuerkrankungen auf. In Deutschland ist die Brucellose mit 20 – 35 Fällen pro Jahr sehr selten, darunter nur wenige Kinder.

Die **Inkubationszeit** ist äußerst variabel (1 Woche bis mehrere Monate) und liegt im Mittel bei 2 – 3 Wochen.

18.4 Diagnose

Wegen der variablen Inkubationszeit und dem Fehlen pathognomonischer Zeichen kann die Diagnosestellung schwierig sein. Wichtig ist es, bei ungewöhnlich lange dauernden fieberhaften Erkrankungen unklarer Ursache und entsprechenden anamnestischen Hinweisen an die sehr seltene Brucellose zu denken und die notwendige Labordiagnostik durchzuführen: Anzucht des Erregers und/oder PCR aus Blut und ggf. Gewebeproben, wie exstirpierte Lymphknoten, Leberbiopsien sowie Knochenmark und der Antikörpernachweis aus dem Serum. Dabei ist dem Labor wegen des Risikos einer Laborinfektion (Sicherheitsbedingungen der Stufe S 3), der notwendigen verlängerten Bebrütung der Blutkulturflaschen (> 6 – 28 Tage) und der speziellen Nährstoffansprüche der Brucellen unbedingt die Verdachtsdiagnose mitzuteilen. Auch bei Verwendung moderner Techniken kann es 10 Tage dauern, bis ein positives Ergebnis erkennbar ist. Mittels PCR ist ein schneller direkter Nachweis der Brucellen-DNA aus mononukleären Zellen oder Serum möglich, kann aber wegen der geringen Erregerkonzentration falsch negativ ausfallen.

Der Nachweis spezifischer IgG-, IgA- und IgM-Antikörper gegen Brucella-Antigene gelingt am besten mit dem Enzymimmunassay (EIA oder Elisa), jedoch bestehen mit der Agglutinationsreaktion die meisten Erfahrungen bei Krankheitsverläufen, sodass dieser störanfällige Test unverändert alternativ oder ergänzend durchgeführt wird. Ein Abfall der Antikörperkonzentration innerhalb von Wochen bis Monaten spricht für eine erfolgreiche Therapie, jedoch können die Antikörper über Jahre nachweisbar bleiben. Ein erneuter Anstieg der IgG-Konzentration signalisiert bei entsprechender Klinik einen Rückfall. Im Falle einer Neurobrucellose mit lymphozytärer Pleozytose, erhöhter Proteinkonzentration und leicht erniedrigtem Glukosespiegel im Liquor kann die Diagnose mittels Bestimmung spezifischer IgG- und IgA-Antikörper in Liquor und Serum bestätigt werden; der kulturelle Nachweis aus dem Liquor gelingt nur bei weniger als 20 % dieser Patienten. Hilfestellung bieten das NRL am Friedrich-Loeffler-Institut in Jena (www.fli.bund.de) und das NRZ in München (www.lgl.bayern.de).

18.5 Therapie

Zur Reduktion von Rückfällen wird eine antibiotische Kombinationstherapie über mindestens 6 Wochen als erforderlich angesehen. Obwohl Streptomycin (30 mg/kg/d i. m., maximal 1 g/d) besonders in der Kombinationstherapie sehr wirksam ist, sollte es wegen der Nebenwirkungen beim ersten Behandlungsversuch nicht eingesetzt werden.

Die WHO empfiehlt:

- Kinder unter 9 Jahren: Trimethoprim (10 mg/kgKG/d) und Sulfamethoxazol (50 mg/kgKG/d) in 2 ED per os + Rifampicin (20 mg/kgKG/d) in 1 ED per os für 6 Wochen; alternativ, aber evtl. schlechter für die ersten 10 Tage statt Rifampicin Gentamicin (5 mg/kgKG/d) in 1 ED i. v. oder i. m..
- Ältere Kinder, Erwachsene: Doxycyclin (2 – 4 mg/kgKG/d maximal 200 mg) in 2 ED per os über 6 Wochen + Rifampicin (600 – 900 mg) als 1 ED per os oder Doxycyclin wie oben + Gentamicin (Streptomycin) wie oben für 10–20 Tage. Statt Doxycyclin kann auch Ofloxacin gegeben werden.

Bei lokalisiertem Organbefall wie Endokarditis oder Arthritis sollten Doxycyclin oder Ciprofloxacin oder Cotrimoxazol mit Gentamicin und Rifampicin kombiniert und die Therapiedauer auf 6–9 Monate verlängert werden. Bei einer Neurobrucellose kann ZNS-gängiges Ceftriaxon mit Doxycyclin oder Rifampicin kombiniert werden.

Rückfälle (etwa 5 % der behandelten Patienten) sind nicht durch die Selektion resistenter Stämme zu erklären und daher mit einem 2. Therapiezyklus der gleichen Antibiotika zu behandeln. Zur Vermeidung einer Herxheimer-Reaktion bei Beginn der antibiotischen Behandlung können Kortikosteroide gegeben werden. Nach erfolgreicher Therapie sinken die Antikörpertiter.

18.6 Prophylaxe

Expositionsprophylaktische Maßnahmen sind vorrangig: Vermeiden des Kontakts mit potenziell infektiösen Tieren, Pasteurisieren von Milch und Milchprodukten, Sanierung der Nutztierbestände. Patienten mit Brucellose brauchen nicht isoliert zu werden, ausgenommen solche mit erregerhaltigen Drainageflüssigkeiten. Ein Impfstoff steht nicht zur Verfügung. Wegen möglicher Übertragbarkeit durch Blut und Blutprodukte sind Personen mit akuter oder abgelaufener Brucellose von einer Blutspende auszuschließen. Der Erregernachweis im Labor ist meldepflichtig. Brucellen gehören zu den biologischen Waffen der Kategorie B.

18.7 Konnatale und neonatale Infektion

Die gelisteten unspezifischen Symptome während einer Schwangerschaft sollten Anlass sein, an eine Brucellose zu denken, weitere anamnestische Hinweise zu erfragen und bei Verdacht eine entsprechende Immundiagnostik durchzuführen. In der Schwangerschaft erhöht eine Brucellose das Risiko für eine Fehlgeburt (10 – 42 %) oder einen intrauterinen Fruchttod (etwa 2 %). Neben den indirekten Effekten der schweren mütterlichen Erkrankung ist die Übertragung auch diaplazentar, unter der Geburt oder über die Muttermilch möglich. Die neonatale Brucellose kann sich als Sepsis, Atemstörung, Lymphadenopathie, Hepato- und/oder Splenomegalie präsentieren oder nur unspezifische Symptome wie Fieber, Trinkschwäche, Erbrechen, Ikterus aufweisen. Auch eine kardiale Beteiligung wurde bei Neonaten beschrieben. Diagnostik und Therapie wird wie dargestellt durchgeführt. Infektionen von Geburtshelfern wurden beschrieben.

Koordinator:
H.-I. Huppertz

Mitarbeiter:
R. Bialek

18.8 Weiterführende Informationen

WHO: www.who.int > Health topics > Brucellosis
Konsiliarlaboratorium für Brucella
Institut für Mikrobiologie der Bundeswehr Abteilung Bakteriologie und Toxinologie
Neuherbergstr. 11
80 937 München
Ansprechpartner: Prof. Dr. L. Zöller
Tel.: 089 3 168–2805
Fax: 089 3 168–3 983
E-Mail: InstitutfuerMikrobiologie@bundeswehr.org

19 Burkholderia-Infektionen

19.1 Burkholderia-cepacia-Komplex-Infektionen

19.1.1 Klinisches Bild

Bakterien des B.-cepacia-Komplexes (BCC) sind vor allem bekannt als Erreger pulmonaler Infektionen bei Patienten mit Mukoviszidose (CF) und werden in dieser Patientengruppe in etwa 3 % im Sputum isoliert. Aber auch bei Frühgeborenen, Patienten mit malignen Erkrankungen oder mit septischer Granulomatose können diese Erreger schwere Infektionen (u. a. Pneumonie, Lymphadenitis, tiefe Haut- und Weichteilinfektionen, Osteomyelitis) hervorrufen. Bakterien des BCC werden bei Patienten mit CF deutlich seltener isoliert als z. B. S. aureus oder P. aeruginosa. Sie gehören jedoch zu den „emerging pathogens", d. h. oft multiresistenten Leitkeimen mit zunehmender klinischer und prognostischer Bedeutung bei Jugendlichen und erwachsenen Patienten und erheblichen Implikationen für die Krankenhaushygiene und Infektionsprävention. Chronische Infektionen mit Bakterien des BCC sind bei CF-Patienten (am häufigsten B. cepacia, B. cenocepacia und B. multivorans) mit einer ungünstigeren Gesamtprognose assoziiert. Die akute Exazerbation einer Infektion mit Erregern aus dem BCC kann als „Cepacia Syndrom" (septische nekrotisierende Pneumonie) bei Patienten mit CF häufig tödlich enden.

Mit multiresistenten B. cenocepacia kolonisierte Patienten mit CF zeigen ein schlechteres Langzeitüberleben nach Lungentransplantation, weshalb einige Zentren die Listung solcher Patienten ablehnen.

19.1.2 Ätiologie

Es handelt sich um aerobe, nicht sporenbildende, gramnegative Stäbchenbakterien aus der Gruppe der Nonfermenter, die sich mit kulturellen und biochemischen mikrobiologischen Methoden nicht ausreichend differenzieren lassen. Die Speziesbestimmung- bzw. -typisierung erfolgt mittels 16S rDNA- und recA- Sequenzierungen und/oder MALDI-TOF-Analyse. Die komplexe Mikrobiologie und Taxonomie der zum BCC gehörigen Spezies (zurzeit 25 verschiedene) wird in aktuellen Übersichtsarbeiten im Detail dargestellt. Isolate des BCC können Biofilme ausbilden.

19.1.3 Epidemiologie

Burkholderien gehören nicht zu den normalen Besiedlern der menschlichen Haut oder Schleimhaut. Ihr natürliches Habitat ist v. a. die Rhizosphäre (Wurzelregion) verschiedenster Pflanzen. Es gibt Hinweise darauf, dass einige humanpathogene BCC-Isolate ursprünglich aus Umweltreservoiren in der Landwirtschaft stammten (z. B. Einsatz von Burkholderia spp. als Biopestizide auf Maisplantagen). Auch in Oberflächenwasser wurden Bakterien des BCC nachgewiesen. Die meisten Isolate des BCC sind außerordentlich umweltresistent und wachsen unter widrigsten Bedingungen. BCC wurden z. B. auch in industriell hergestellten, mit Konservierungsmitteln versetzten Pflegeprodukten und Kosmetika gefunden. Sie können monate- bis jahrelang in (kontaminierter) Kochsalzlösung überleben. Ausbrüche nosokomialer Infektionen (z. B. auf pädiatrischen und neonatologischen Intensivstationen) wurden beschrieben. Keimquellen waren dabei bspw. kontaminierte Beatmungsgeräte, Vernebler, Inhalationslösungen, Infusionslösungen, Mundspüllösungen, zur Körperpflege verwendete Lotionen und Desinfektionsmittel. Die Erreger können von kolonisierten oder infizierten CF-Patienten über respiratorische Tröpfchen, direkten oder indirekten Kontakt (kontaminierte Oberflächen und Gegenstände) auf andere Patienten übertragen werden.

19.1.4 Diagnose

Erreger des BCC werden mittels bakteriologischer Kultur nachgewiesen. Durch Verwendung von Selektivnährboden und verlängerten Inkubationszeiten kann die Anzuchtrate erhöht werden. Die Differenzierung innerhalb des BCC sollte immer mittels MALDI-TOF-Analyse oder molekularer Labormethoden gesichert werden.

19.1.5 Therapie

Kontrollierte randomisierte Studien zur Therapie von BCC-Infektionen bei Kindern und Jugendlichen liegen nicht vor. Die meisten Experten empfehlen eine Kombinationstherapie, wobei Antibiotika mit verschiedenen Wirkmechanismen kombiniert werden sollten (infektiologisches Konsil). Die in vitro wirksamste Substanz gegen B. cepacia ist Meropenem. Unterschiedlich wirksam sind Cotrimoxazol, Piperacillin, Ceftazidim, oder Ciprofloxacin. Bei nachgewiesener Empfindlichkeit können auch Doxycyclin, Tigecyclin und Doripenem für die gezielte Kombinationstherapie in Betracht kommen. Obwohl Aminoglykoside und Polymyxin in vitro nicht wirksam sind, gibt es Hinweise, dass sie bei der Behandlung von BCC-Infektionen in Kombination mit anderen Medikamenten klinisch hilfreich sind. Ähnlich zeigen In-vitro-Daten für Azithromycin, welches alleine nicht wirksam ist, in Kombination mit Cotrimoxazol oder Ceftazidim oder Doxycyclin, dass 20 % der sonst resistenten BCC-Stämme gehemmt werden konnten. Es gibt Hinweise auf einen günstigen Effekt von inhalativem Tobramycin, kombiniert mit Amilorid bei BCC-Infektionen. Bei der akuten Behandlung des fast immer tödlich ausgehenden Cepacia-Syndroms sprechen einzelne Fallberichte für den adjuvanten systemischen Einsatz immunsuppressiver Medikamente (Steroide, Ciclosporin).

19.1.6 Prophylaxe

Die Prophylaxe nosokomialer Infektionen besteht in der strikten Einhaltung der entsprechenden krankenhaushygienischen Standards (S. 50). CF-Patienten, die mit Bakterien aus dem BCC infiziert sind, müssen von negativen CF-Patienten räumlich oder zeitlich strikt getrennt werden. Patienten mit septischer Granulomatose erhalten eine antibakterielle Prophylaxe mit Cotrimoxazol (6 mg/kgKG/d bezogen auf den TMP-Anteil in 2 Einzelgaben).

19.2 Melioidose

19.2.1 Klinisches Bild

Das klinische Bild ist vielfältig: Fieber, Pneumonie, Haut-Weichteil- und Knochen-Gelenk-Infektionen sowie Sepsis sind häufig. Bei Kindern wurde in Endemiegebieten häufig eine durch B. pseudomallei ausgelöste eitrige Parotitis beschrieben. Bei einer disseminierten Infektion ist mit ausgedehnten Abszessen in Lunge, Leber, Milz und Nieren zu rechnen. Bei den in Nordaustralien dokumentierten Patienten wurde in ca. 4 % eine Hirnstammenzephalitis beobachtet. Rezidive nach Absetzen der antibakteriellen Therapie sind häufig. Eine Meldepflicht besteht nach § 6 Abs. 1 Nr. 5 IfSG.

19.2.2 Ätiologie

Der Erreger der Melioidose ist Burkholderia pseudomallei, ein gramnegatives, aerobes, nicht sporenbildendes Stäbchenbakterium. Es kommt vorwiegend im Wasser, feuchten Böden und Reisfeldern vor. In Nordostthailand sind bis zu 50 % der Reisfelder kontaminiert. B. pseudomallei wird meist perkutan (Hautverletzungen) übertragen, seltener mittels Inhalation oder Ingestion. Eine transplazentare und perinatale Transmission sowie eine Übertragung via Muttermilch sind möglich.

19.2.3 Epidemiologie

Die Melioidose ist in Südostasien (z. B. Thailand, Vietnam, Indonesien, Kambodscha, Myanmar) und Nordaustralien (Northern Territory) endemisch. Die Melioidose kommt aber auch in anderen tropischen und subtropischen Regionen vor.

Die **Inkubationszeit** ist variabel: wenige Tage (akute Melioidose) bis Jahrzehnte (chronische Melioidose), was bei Erkrankungen nach Aufenthalt in endemischen Gebieten zu berücksichtigen ist.

19.2.4 Diagnose

Differenzialdiagnostisch sollte bei fieberhaften Erkrankungen unklarer Genese nach Aufenthalt in Endemiegebieten auch an Melioidose gedacht werden. Das gilt besonders im Falle immundefizienter Patienten (u. a. Diabetes mellitus, chronische Nierenkrankheit, zystische Fibrose). Die Diagnose wird durch Anzucht oder molekularen Nachweis von B. pseudomallei aus dem Rachenabstrich (Sensitivität 90 %), aus Blutkulturen und Abszesspunktat gesichert (nur in spezialisierten Laboren – S 3-Laboratorien – möglich, vorher Labor über den Verdacht informieren).

19.2.5 Therapie

Die Melioidose ist schwer zu behandeln. Bei akuter Melioidose mit septisch verlaufender Pneumonie steigt die Letalität bei verzögert einsetzender Behandlung auf bis zu 80 %.

Die Therapie der pulmonalen und systemischen Melioidose erfordert initial eine Kombinationstherapie mit Ceftazidim (150 mg/kgKG/d in 3 ED, max. 6 g/d) oder Meropenem (75 mg/kgKG/d in 3 ED, max. 6 g/d) für mindestens 14 Tage kombiniert mit

Cotrimoxazol (8 mg/kgKG/d bezogen auf den Trimethoprim-Anteil) in 2 ED (p. o. oder als Kurzinfusion). Andere Cephalosporine sind nicht in gleichem Maße wirksam wie Ceftazidim.

Danach wird über 3 Monate eine Erhaltungstherapie mit Cotrimoxazol in gleicher Dosis durchgeführt, um Rezidive zu vermeiden. Alternativ kann bei Cotrimoxazol-Unverträglichkeit Amoxicillin/Clavulansäure (60 mg/kgKG/d bezogen auf den Amoxicillin-Anteil) gegeben werden (Cave: höhere Rezidivrate).

Neben der chirurgischen Entlastung werden lokal abszedierende Hautinfektionen mit Cotrimoxazol und Amoxicillin/Clavulansäure in Kombination über 30 Tage behandelt; danach erfolgt eine Erhaltungstherapie wie oben beschrieben.

B. pseudomallei besitzt eine intrinsische Resistenz gegen Penicillin, Ampicillin, Cephalosporine der ersten und zweiten Generation und manche Aminoglykoside (z. B. Gentamicin).

19.2.6 Prophylaxe

Zurzeit gibt es keine allgemein anerkannte Prophylaxe. Unter bestimmten Umständen (Eltern erkrankt, großer Anteil der Reisegruppe in Behandlung) sollte eine Metaphylaxe mit Trimethoprim/Sulfamethoxazol (TMP/SMX) wie bei der Nachbehandlung von unkomplizierten Hauterkrankungen durchgeführt werden.

Koordinator:
A. Simon

Mitarbeiter:
R. Berner, L. Sedlacek, S. Suerbaum

19.3 Weiterführende Informationen

Centers for Disease Control and Prevention: www.cdc.gov > A–Z Index: B > Burkholderia cepacia Infection

Centers for Disease Control and Prevention: www.cdc.gov > A–Z Index: M > Melioidosis

20 Campylobacter-Infektionen

20.1 Klinisches Bild

Aufgrund der klinischen Symptomatik lässt sich eine durch Campylobacter jejuni verursachte Enteritis von anderen bakteriellen Enteritiden, z. B. durch Salmonellen oder Shigellen, nicht unterscheiden. Bauchkrämpfe, kombiniert mit schleimigen und auch blutigen Durchfällen stellen oft den Beginn der Erkrankung dar. Fieber tritt regelhaft bei älteren Kindern und Jugendlichen auf, fehlt aber meist bei Säuglingen und Kleinkindern. Peripartal durch den Stuhl der (asymptomatischen) Mutter infizierte Neugeborene zeigen dagegen häufig nur blutige Stühle.

Erbrechen, Kopf-, Glieder- und Gelenkschmerzen treten bei jedem 3. Patienten auf. Laborchemisch bestehen meist eine mäßige Leukozytose und CRP-Erhöhung. Der in Industrieländern recht schwere Verlauf bei Erwachsenen ist in Entwicklungsländern (mit einer hohen Durchseuchung in der Kindheit) deutlich milder bzw. oft asymptomatisch.

Komplikationen sind selten und Bakteriämien kommen nur bei immunsupprimierten Individuen vor. Ebenso kommen bei dieser Patientengruppe eher protrahierte oder chronische Formen vor. Hier müssen bei entsprechender Symptomatik auch chronisch entzündliche Darmerkrankungen (CED) sorgfältig abgegrenzt werden.

Akute seltene Komplikationen der Infektion bei Immungesunden sind Cholezystitis, Peritonitis (Patienten mit Peritonealdialyse), Vaskulitis, Erythema nodosum, Perikarditis und Myokarditis, septische Arthritis und Weichteilinfektionen.

Gelenkschmerzen berichten 9–13 % der Erkrankten, eine reaktive Arthritis wird aber nur bei ca. 3 % aller Patienten beobachtet, wobei Individuen mit dem HLA-B27-Genotyp vermehrt betroffen sind, unabhängig von der Schwere der gastrointestinalen Symptome. Gelegentlich wird auch das Reiter-Syndrom beobachtet.

Eine schwere neurologische Komplikation ist das Guillian-Barré-Syndrom (GBS) oder die seltenere Variante: das Miller-Fisher-Syndrom. Es wird vermutet, dass 30–40 % der GBS-Fälle mit einer Campylobacter-jejuni-Infektion assoziiert sind, die typischerweise 1–2 Wochen vor der neurologischen Symptomatik auftritt. Die Häufigkeit eines GBS nach Campylobacter-Enteritis liegt etwa bei 0,6–1 ‰. Die neurologischen Symptome sind oft mit dem Nachweis von Antikörpern gegen das GM1 Gangliosid (molekulares Mimikry) assoziiert. Diese Antikörper können aber auch bei Patienten ohne jegliche Symptomatik nachgewiesen werden, sodass noch nicht sicher identifizierte Kofaktoren vermutet werden.

Von den selteneren durch Campylobacter spp. verursachten Infektionen soll an dieser Stelle nur die Induktion eines Abortes durch Campylobacter fetus genannt werden.

Systemische Manifestationen durch Campylobacter fetus betreffen vorwiegend Neugeborene mit Bakteriämie, Endo- oder Perikarditis, Meningitis.

20.2 Ätiologie

Campylobacter ist Mitglied einer designierten rRNA-Superfamilie IV von gramnegativen Bakterien zu der auch Helicobacter und Arcobacter gehören. Gemeinsam ist dieser Familie, dass sie Schleimhäute des Magen-Darm-Trakts oder Reproduktionsorgane besiedeln. Durch die Spiralform und die mono- oder bipolare Begeißelung sind sie auch auf dem Mukus der Schleimhäute sehr mobil.

Schon die Ingestion von 500 lebenden Bakterien kann eine Infektion auslösen, wobei meist höhere Dosen von ca. 10 000 Erregern nötig sind. Gastrale Anazidität (z. B. durch die Einnahmen von Protonenpumpenhemmern) erhöht das Infektionsrisiko. Einige Stämme produzieren hinsichtlich ihrer Bedeutung in der Pathogenese nicht geklärte Toxine (z. B. ein hitzelabiles Enterotoxin).

Es sind 21 Subspezies identifiziert, von denen Campylobacter jejuni, Campylobacter coli und Campylobacter fetus die wichtigsten humanpathogenen Spezies sind. C. fetus kann selten aus dem Gastrointestinaltrakt isoliert werden und wird nicht als Enteritiserreger angesehen. Er wurde aus Cervix und Vagina schwangerer Frauen kultiviert und verursacht Aborte und Frühgeburten.

20.3 Epidemiologie

Die Campylobacter spp., im besonderen C. jejuni, sind weltweit zusammen mit Salmonellen der häufigste Verursacher der akuten bakteriellen Enteritis. Alle Altersgruppen können betroffen sein, die Häufigkeitsverteilung zeigt jedoch 2 Inzidenzspitzen: Kinder unter 2–5 Jahren und junge Erwachsene. Die Inzidenz beläuft sich, je nach endemischer oder epidemischer Lage, auf 14–400/100 000 Gesamtpopulation pro Jahr. In nichtindustrialisierten Ländern ist das asymptomatische Trägertum häufiger.

Die Übertragung von C. jejuni erfolgt meist indirekt, seltener direkt vom Tier auf den Menschen oder von Mensch zu Mensch. Kontaminiertes Fleisch (Geflügel, Rind, Kalb, Schwein, Wild), unpasteurisierte Milch und kontaminiertes Wasser sind die Infektionsquellen. Junge Hunde und Katzen, Hamster und Vögel als Haustiere können den Erreger beherbergen. Eine Mutter-Kind-Übertragung ist intrauterin oder perinatal möglich mit C. fetus, eine Infektion, die sich als Abort, Sepsis oder Meningitis manifestieren kann. Nosokomiale Infektionen und Ausbrüche in Kinderkrippen sind ebenfalls beobachtet worden. Für eine Infektion auch invasiver Art mit Campylobakter sind Neugeborene, HIV-infizierte oder immunsupprimierte Patienten anfällig. Dass Patienten mit Hypogammaglobulinämie oder HIV-Infektion empfindlicher sind, weist auf eine humoral- und zellvermittelte Immunität gegen Campylobacter-Infektionen hin.

Die **Inkubationsdauer** beträgt 2–5 Tage (Range 1–11 Tage), die Exkretionsdauer im Stuhl bei unbehandelten Patienten 2–3 Wochen.

20.4 Diagnose

Zum Nachweis dient die Stuhlkultur, für die idealerweise ein selektives Medium und eine Inkubation bei 5–10 % Sauerstoff, 1–10 % CO_2 und 42 °C (relative Thermophilie) angewendet wird. Nach spätestens 48 Stunden kann das Ergebnis erwartet werden. Die Identifikation der Kolonien gestaltet sich durch das typische mikroskopische Erscheinungsbild sowie die Oxidase- und Katalaseproduktion meist einfach. Speziesspezifische PCR oder ELISA können die Resultatausbeute verbessern. Eine Direktuntersuchung des Stuhls (z. B. mittels Phasenkontrastmikroskopie, Gramfärbung) kann erste diagnostische Hinweise geben. Der Erregernachweis in Blut, Liquor oder Eiter erfolgt bei den invasiven Infektionen (v. a. C. fetus) ebenfalls mit den erwähnten Methoden. In D, A und CH besteht für Ärzte oder Laboratorien eine Meldepflicht für Nahrungsmittelvergiftung oder für den kulturellen Nachweis einer Campylobacteriose.

20.5 Therapie

Die (orale) Rehydratation zum Flüssigkeits- und Elektrolytausgleich und -erhalt ist das primäre Ziel der Therapie. Darmmotilitätshemmer oder Adsorbentien sind nicht indiziert. Eine antibiotische Behandlung der Enteritis ist nur bei schwerem oder langanhaltendem Verlauf (> 1 Woche) angezeigt, mit Ausnahme bei Erkrankung von jungen Säuglingen oder Kindern mit beeinträchtigter Immunabwehr. Eine früh eingesetzte Antibiotikatherapie kann die Symptomatik und die Ausscheidungsdauer verkürzen.

Für die Enteritis sind Makrolide die Antibiotika der ersten Wahl (Erythromycin oder eher Clarithromycin und Azithromycin). Ciprofloxacin kann eine Alternative sein, sollte aber auch wegen der Resistenzentwicklung vermieden werden. Die Therapiedauer beträgt 5–7 Tage. Für die septischen Krankheitsbilder (inkl. Meningitis) werden Gentamicin, Clindamycin, Imipenem, Meropenem und die Cephalosporine der Gruppe 3 eingesetzt.

20.6 Prophylaxe

Der Nachweis von darmpathogenen Campylobacter spp. ist meldepflichtig, sofern eine akute Infektion besteht. Tieffrieren von Fleisch tötet Campylobacter-Bakterien nicht vollständig ab. Dazu wird ein Erhitzen auf mindestens 70 °C (im Innern des Kochguts) für 2 Minuten benötigt. Eine Impfung steht nicht zur Verfügung. Nach Abklingen des Durchfalls können Gemeinschaftseinrichtungen wieder besucht werden.

Koordinator:
H. Köhler

Mitarbeiter:
H. E. Gnehm, M. Radke

20.7 Weiterführende Informationen

Centers for Disease Control and Prevention: www.cdc.gov > A–Z Index: C > Campylobacter Infection

Nationales Referenzzentrum für Salmonellen u. a. bakterielle Enteritiserreger
am Robert Koch-Institut (Bereich Wernigerode)
FG 11 – Bakterielle Infektionen
Burgstr. 37
38 855 Wernigerode
Tel.: 030 18 754–2522 oder -4 206
Fax: 030 18 754–4 207
E-Mail: fliegera@rki.de

21 Candidose

Unterschieden wird zwischen oberflächlichen Haut- und Mukosainfektionen, der Candidämie sowie invasiven Infektionen einzelner oder mehrerer Organe mit oder ohne Candidämie.

21.1 Candidose der Haut (Soordermatitis)

21.1.1 Klinisches Bild

Windelsoor

Beim Neugeborenen und Säugling beginnt die Dermatose mit erythematösen Papeln, gelegentlich mit vesikulopustulösen Effloreszenzen, die rasch konfluieren und sich über die gesamte Windelregion ausdehnen. Die Haut erscheint beim Vollbild intensiv gerötet, manchmal lackartig glänzend. An den Rändern zeigt sich ein feiner Schuppensaum und zur gesunden Haut hin münzgroße Satellitenherde, die eine colleretteartige Schuppung aufweisen.

Neben dem Windelsoor können Säuglinge im weiteren Verlauf am Stamm, im Mittelgesicht und auch auf dem behaarten Kopf ekzem- oder psoriasisähnliche Effloreszenzen entwickeln.

Ein seltenes Ereignis ist die konnatale kutane Candidose des Neugeborenen, der eine Fruchtwasserinfektion mit Sprosspilzen, meistens C. albicans, vorausgeht. Betroffen sind meist sehr kleine Frühgeborene < 1500 g Geburtsgewicht. Klinisch zeigen sich innerhalb der ersten 24 Stunden post natum milienähnliche, bis stecknadelkopfgroße Pusteln auf gerötetem Grund, die über das gesamte Integument verteilt sind und in eine Erythrodermie übergehen können. Häufig kommt es auch zu einem begleitenden Mundsoor, der topisch mitbehandelt wird. Eine umschriebene kutane Infektion bei Neugeborenen kann unter sorgfältiger Beobachtung durch externe antimykotische Behandlung, ggfs. einschließlich der Mundschleimhaut, geheilt werden. Bei disseminiertem Befall und bei Frühgeborenen ist immer eine systemische Therapie indiziert.

Genitalcandidose

Präpubertär sind durch Candida spp. verursachte Genitalmykosen selten. Bei kleinen Mädchen können sie im Zusammenhang mit der Einbringung vaginaler Fremdkörper auftreten. Weitere Dispositionsfaktoren sind Diabetes mellitus, angeborene Immundefekte, HIV-Infektion, Langzeitbehandlung mit Antibiotika, Kortikosteroiden und Zytostatika. Die Haut zeigt als Primäreffloreszenzen Pusteln, die rasch platzen und zu einer oberflächlichen erosiven Rötung des Genitale und meist auch der Perigenitalregion einschließlich Leistenbeugen führen.

Chronisch mukokutane Candidose (CMC)

Eine seltene Sonderform kutaner Candidainfektionen ist die chronische mukokutane Candidose, die zu Beginn durch eine chronische Candida-Stomatitis charakterisiert ist, wobei die typischen Soorbeläge und entzündlichen Veränderungen bis in den Pharynx und Ösophagus hineinreichen können. Auf der Zungenoberfläche sind tiefe Furchen und Impressionen der Zähne zu erkennen. Die Nägel der Finger und teilweise auch der Zehen sind brüchig bis dystroph. Daneben finden sich gelegentlich an der Haut schuppende granulomatöse Hautveränderungen (Candida-Granulom). Die CMC ist im Rahmen des Autoimmun-Polyendokrinopathie-Syndroms (Typ I) mit Morbus Addison und/oder Hypoparathyreoidismus assoziiert und basiert auf einer Mutation des CARD-9-Gens und des Dectin-1-Rezeptors.

21.1.2 Ätiologie

Als Ursache kutaner Candidainfektionen kommen verschiedene Sprosspilzarten infrage, überwiegend jedoch C. albicans. In den letzten Jahren hat jedoch der Anteil der non-albicans Candida spp. zugenommen und kann mehr als 30 % erreichen. Candida parapsilosis ist die zweithäufigste Candida spp. bei Kindern in unseren Breiten.

21.1.3 Epidemiologie

Die Candidose der Haut ist eine typische Infektionskrankheit des Säuglingsalters. In späteren Lebensabschnitten deutet eine Candidainfektion auf disponierende Faktoren, wie z. B. Diabetes mellitus oder Immundefekte, hin oder tritt als Sekundärinfektion einer intertriginösen Dermatitis bei adipösen Patienten auf. Die ErstBesiedlung des Neugeborenen erfolgt überwiegend unter der Geburt. Nach einer Latenzzeit von etwa 5 – 10 Tagen kommt es zu einer orointestinalen Besiedlung mit Sprosspilzausscheidung im Stuhl, die die kutane Infektion im Windelbereich erklärt. Zu seltenes Windelwechseln kann Bedingungen einer feuchten Kammer als Voraussetzung für das Entstehen einer kutanen Candidose schaffen. Die seltene Candidose des Genitale im Kindesalter kann durch Schmierinfektion vom Stuhl ausgehen, wobei Candida spp. zur Normalflora des Gastrointestinaltrakts gehören.

21.1.4 Diagnose

Die Diagnose des Windelsoors und der Genitalcandidose wird in aller Regel klinisch gestellt. Indikationen für eine mikrobiologische Diagnostik durch Mikroskopie und Kultur sind refraktäre Infektionen sowie der Verdacht auf konnatale kutane oder chronisch mukokutane Candidose. Als Untersuchungsmaterial eignen sich Hautschuppen, Watteträgerabstriche von Haut- und Schleimhautarealen sowie Nagelmaterial. Eine Stuhluntersuchung auf Hefepilze ist nur in Einzelfällen bei Frühgeborenen mit candidosedisponierenden Faktoren, bei chronisch-rezidivierender Windeldermatitis und bei Verdacht auf chronisch mukokutane Candidose indiziert. Die Untersuchung auf Candida-Antikörper und -Antigen im Serum spielt diagnostisch keine Rolle.

21.1.5 Therapie

Als Mittel der Wahl zur Behandlung einer Candidose der Haut haben sich Miconazol-Zinkoxid-Kombination oder alternativ Nystatin-Zink-Paste (Nystatin 10 Mio. IE, Pasta zinci mollis ad 100,0) erwiesen. Weitere Alternativen sind topische Azol-Präparate. Neben der Lokalbehandlung sollten Säuglinge zur Reduzierung der Erregerlast im Darm300 000 – 750 000 IE Nystatin in 3 ED als Suspension oral für etwa 10 – 12 Tage erhalten. Häufiger Windelwechsel unterstützt den Heilungsprozess.

Die chronisch mukokutane Candidose sollte mit systemisch wirksamen Antimykotika (z. B. Fluconazol 8–12 mg/kgKG/d) erfolgen, ebenso sollte bei refraktären kutanen Infektionen sowie bei vermuteter bzw. nachgewiesener konnataler kutaner Candidose (12 mg/kgKG/d intravenös) vorgegangen werden.

21.1.6 Prophylaxe

Da Candida spp. zur Infektion einer gesunden Haut immer eine feuchte Umgebung bzw. eine Mazeration benötigen, sind solche Situationen nach Möglichkeit zu vermeiden. Häufiger Windelwechsel und eine gute Hautpflege, z. B. mit zinkhaltigen Pasten, sind als prophylaktische Maßnahmen gegen die Manifestation eines Windelsoors geeignet. Chronisch persistierende oberflächliche Candidosen jenseits des Säuglingsalters sollten stets Anlass sein, nach einem bislang unentdeckten Immundefekt oder anderen Risikofaktoren zu fahnden.

21.2 Candidose der Schleimhäute und inneren Organe

21.2.1 Klinisches Bild

Candidainfektionen der Schleimhäute und inneren Organe mit ihren verschiedenen Manifestationen sind opportunistische Infektionen und treten ausschließlich bei immunsupprimierten Patienten oder Patienten mit anderen Risikofaktoren auf.

Die **oropharyngeale Candidose** (**Mundsoor**) ist charakterisiert durch festhaftende grauweißliche Beläge sowie Ulzerationen und Erosionen der Schleimhaut, vor allem im Wangen- und Rachenbereich. Ein Befall des Ösophagus kann gleichzeitig oder auch isoliert vorliegen und mit klinischen Symptomen wie Dysphagie, Retrosternalschmerz, Fremdkörpergefühl, Erbrechen, Sodbrennen und Singultus einhergehen. Am häufigsten sind Patienten mit fortgeschrittener HIV-Infektion, hämatologischen Neoplasien und nach lokaler Strahlentherapie betroffen.

Eine **Candidose des Magens und/oder des Darmes** in Form einer pseudomembranösen, nekrotisierenden oder ulzerös-abszedierenden Gastroenterokolitis ist auch bei Hochrisikopatienten selten. Der häufig behauptete Zusammenhang zwischen Candidainfektion des Darmes und funktionellen Bauchbeschwerden entbehrt jeglicher wissenschaftlichen Grundlage.

Die **Candida-Sepsis** tritt überwiegend als nosokomiale Infektion bei extrem kleinen Frühgeborenen mit einem Geburtsgewicht < 1000 g, Patienten mit hämatologischen Neoplasien und lebensbedrohlichen, auf Intensivstationen behandelten

Erkrankungen auf und ist durch eine hohe Letalität (30 %) charakterisiert. Klinisch kann sie als isolierte Candidämie oder als disseminierte Candidose mit oder ohne Nachweis des Erregers in Blutkulturen vorliegen. Eine Immunsuppression (vor allem Granulozytopenie und Behandlung mit Kortikosteroiden) sowie eine intensivmedizinische Diagnostik bzw. Therapie (hier vor allem zentrale Katheter) begünstigen das Auftreten einer Candidämie bzw. einer disseminierten Candidose. Häufig überlagert eine schwere Grunderkrankung die klinische Symptomatik, sodass der Verdacht auf eine Pilzsepsis zu selten geäußert und manchmal erst postmortal entdeckt wird. Der Nachweis von Candida spp. in Blutkulturen ist immer Ausdruck einer invasiven Infektion, die systemisch antimykotisch behandelt werden muss. Eine typische klinische Symptomatik und eine typische Laborkonstellation invasiver Candidainfektionen jenseits der Neugeborenenperiode, die sie von systemischen Infektionssyndromen anderer Erreger unterscheiden würden, bestehen nicht.

Bei unreifen Frühgeborenen sind wie bei anderen systemischen Infektionen hämatologische Entzündungszeichen oft wenig reaktiv, lediglich eine Thrombozytopenie wird überdurchschnittlich häufig gefunden. Es dominieren Temperaturlabilität, blassgraues Aussehen, Kreislaufinsuffizienz und Atemstörungen. Komplikationen sind Abszessbildungen in inneren Organen, Osteomyelitis, die Endophthalmitis und Endokarditis sowie die nahezu ausschließlich in dieser Population beobachtete Candida-Meningoenzephalitis.

Endokarditis. Die häufigste kardiovaskuläre Manifestation invasiver Candidainfektionen stellt die Endokarditis dar, an die vor allem bei künstlichen Herzklappen zu denken ist. Als charakteristisch werden besonders voluminöse Auflagerungen beschrieben. Die Prognose ist auch bei adäquater Therapie (chirurgische Sanierung und antimykotische Chemotherapie) schlecht.

Infektionen von Larynx und Bronchien. Candida spp. können über eine Kolonisation der oberen Atemwege per continuitatem zu Infektionen von Larynx und Bronchien mit sekundärem Befall von Lungen und Pleura führen. Im Rahmen einer Candida-Sepsis kann es zu einer miliaren, herdförmigen Erregeraussaat in die Lungen kommen.

Osteomyelitis. Zu einer Candida-Osteomyelitis kann es infolge hämatogener Dissemination, direkter Inokulation oder kontinuierlicher Ausbreitung kommen. Bei Kindern und Jugendlichen sind am häufigsten Femur, Humerus, Wirbelkörper und Rippen betroffen. Die Therapie besteht aus chirurgischer Intervention und antimykotischer Therapie über 6–12 Monate. Zu einer vollständigen Restitutio kommt es nur in etwa 30 % der Fälle.

Infektionen der Nieren und ableitenden Harnwege. An Candidainfektionen des Harntrakts muss bei einer durch Antibiotika nicht beeinflussbaren Harnwegsinfektion gedacht werden. Die Kultivierung von > 10^3 Hefen/ml nach Blasenpunktion oder steriler Katheterisierung ist beweisend für eine Infektion. Im Rahmen der seltenen hämatogen bedingten (Pyelo-)Nephritis kann es vor allem im frühen Lebensalter zu einem Pilzbezoar im Nierenbecken kommen, der zu einer Harnabflussstörung führt. Röntgenologisch können Nierensteine vorgetäuscht werden.

Endophthalmitis. Bei Candidämie und disseminierter Candidose kommt es bei bis zu 10 % der behandelten Patienten zu einer Endophthalmitis. Sie ist durch diskrete weißliche Herde („cotton-wool"-ähnlich) der Aderhaut und Retina mit oder ohne Begleitblutungen und durch Infiltration des Glaskörpers charakterisiert.

Infektionen des zentralen Nervensystems (ZNS) durch Candida spp. können durch hämatogene Streuung im Rahmen einer Sepsis oder nach neurochirurgischen Eingriffen mit Anlage von Liquorableitungen (Rickham-Reservoir, interne bzw. externe Shunts) entstehen. Das klinische Bild entspricht dem einer Meningoenzephalitis bzw. Ventrikulitis mit zerebralen Reiz- und Ausfallerscheinungen. Die Prognose von Parenchyminfektionen ist auch unter spezifischer Therapie schlecht. Voraussetzung der erfolgreichen Therapie von Shuntinfektionen ist die Entfernung potenziell infizierter Fremdmaterialien.

Eine besondere Situation liegt bei invasiven **Candidainfektionen des granulozytopenischen Patienten** mit hämatologischer Grunderkrankung vor, die mit folgenden Risikofaktoren assoziiert ist: protrahierte Granulozytopenie (< 500 neutrophile Granulozyten/mm^3 über ≥ 10 Tage), Anwesenheit zentraler Venenkatheter, Therapie mit Kortikosteroiden, Mukositis infolge von schleimhauttoxischer Chemotherapie und Gabe von Breitspektrumantibiotika. Da granulozytopenische Patienten nur minimale oder gar keine Symptome einer Entzündung aufweisen, ist Fieber, insbesondere persistierendes oder wiederauftretendes Fieber unter empirischer antibakterieller Therapie oft das einzige klinische Frühzeichen einer invasiven Candidainfektion und kann Indikation für eine empirische antimykotische Therapie sein, siehe Kap. Infektionen bei pädiatrisch-onkologischen Patienten (S. 705).

Das Spektrum invasiver Candidainfektionen reicht von der isolierten, katheterassoziierten Candidämie ohne Organkomplikationen bis zur akuten disseminierten Candidose mit persistierender Candidämie, hämodynamischer Instabilität und zahlreichen kutanen und viszeralen Läsionen. Andere Formen invasiver Candidainfektionen, insbesondere aerogen oder per continuitatem entstandene Pneumonien, sind selten. Die unbereinigte fallbezogene Letalität liegt bei mindestens 20 %, erreicht jedoch nahezu 100 % bei persistierender Granulozytopenie und hämatogener Streuung. Komplikationen invasiver Candidainfektionen nach erfolgreicher Behandlung und Überwindung der Granulozytopenie sind die Endophthalmitis und die chronisch disseminierte Candidose. Die **chronisch disseminierte Candidose** manifestiert sich klinisch mit persistierendem Fieber trotz Knochenmarkerholung, rechtsseitigen subkostalen Schmerzen und erhöhten Serumkonzentrationen der alkalischen Phosphatase. Bildgebend zeigen sich Läsionen in Leber, Milz und anderen Organen, die morphologisch großen granulomatösen Herden mit ausgeprägter chronisch-entzündlicher Gewebereaktion entsprechen, aber nicht beweisend für eine Candidainfektion sind.

21.2.2 Ätiologie

Candidainfektionen der Schleimhäute werden überwiegend durch C. albicans verursacht. Unter den Erregern invasiver Infektionen ist C. albicans mit 50 – 70 % der häufigste Erreger, gefolgt von C. parapsilosis, C. glabrata und C. tropicalis. C. krusei und C. lusitaniae sind seltener Ursache invasiver Infektionen, jedoch ist ihre Resistenz gegenüber Fluconazol (C. krusei) bzw. Amphotericin B (C. lusitaniae) klinisch bedeutsam.

Während Mechanismen der erworbenen zellulären Immunität eine maßgebliche Rolle in der Protektion von Haut und Schleimhäuten spielen, ist die Phagozytose durch Granulozyten und Makrophagen der wichtigste Abwehrmechanismus bei invasiven Infektionen. Kolonisation und Infektion mit Candida spp. führen zur Bildung spezifischer Antikörper, die keine bekannten protektiven Funktionen haben und deren Nachweis und Titerverlauf für die klinische Diagnostik keine Relevanz hat.

21.2.3 Epidemiologie

Für C. albicans ist der Gastrointestinaltrakt gesunder und kranker Menschen das primäre Erregerreservoir. In geringer Keimzahl gehört C. albicans zur Normalflora der Schleimhäute. Risikofaktoren für nosokomiale Candidainfektionen sind: immunsuppressive Therapien, Breitspektrumantibiotika (> 2 Wochen), zentrale Katheter, parenterale Ernährung, Intubation und Beatmung > 10 Tage, Hämodialyse, akutes Nierenversagen, Neutropenie, GvHD, Z. n. allogener Stammzelltransplantation und Frühgeborene mit einem Geburtsgewicht < 1000 g.

Bei der exogenen Infektion werden Candida spp. aus der Umwelt sowohl direkt als auch indirekt auf den Patienten übertragen. Bei der endogenen Infektion stammen die Erreger von der eigenen Hefepilzbesiedlung des Patienten, die zum Ausgangspunkt für die Ausbreitung im Organismus wird (► Tab. 21.1).

Candida spp. gehören zu den übertragbaren Infektionserregern mit äußerst geringer Kontagiosität. Bei Einhaltung der Hygienemaßnahmen ist keine Isolierung der Patienten erforderlich.

Eine **Inkubationszeit** kann für die endogen bedingte Candidose nicht angegeben werden.

21.2.4 Diagnose

Die Diagnose oberflächlicher Schleimhautinfektionen wird in der Regel klinisch gestellt. Eine mikrobiologische und endoskopische Diagnostik (Ösophagitis) ist nur bei refraktären und rezidivierenden Infektionen erforderlich. Der Nachweis von Candida spp. im Urin ist häufig mit einem liegenden Blasenkatheter assoziiert. Eine manifeste Infektion ist durch den Erregernachweis aus steril gewonnenem Urin mit Nachweis von > 10^3 Hefen/ml und durch eine entsprechende klinische Symptomatik charakterisiert.

Bei akuter invasiver Candidainfektion gibt es keine typischen klinischen oder radiologischen Befunde. Die Diagnose beruht auf dem kulturellen Nachweis aus Blutkulturen und Proben infektionsverdächtiger Körperflüssigkeiten und Gewebe sowie dem mikroskopischen Nachweis sprossender Hefen und Pseudohyphen in Ausstrichen und Biopsaten. Bei invasiven Infektionen ist immer

Tab. 21.1 Übertragungsmöglichkeiten für Candida spp.

Exogene Infektion		Endogene Infektion
direkte Übertragung	**indirekte Übertragung**	ausgehend von der Besiedlung auf Schleimhäuten
Kontakt- und Schmierinfektionen: • Mutter → Neugeborenes sub partu und post natum • Geschlechtsverkehr • Patient ↔ Patient • Pflegepersonal ↔ Patient	Schmierinfektionen über • Hände • stuhlhaltige Windeln • Pflegeutensilien und Einrichtungsgegenstände orale Infektion über • Lebensmittel (z. B. rohe gespendete Frauenmilch) iatrogene Infektion über • Katheter aller Art • Infusionslösungen • medizinische Geräte	

Tab. 21.2 Dosierung oraler Antimykotika bei Neugeborenen und Säuglingen.

Präparat	Patienten	Tagesdosis	Applikation nach den Mahlzeiten
Miconazol	Säuglinge	100 mg in 4 ED	Mundgel
Nystatin	Säuglinge: < 1500 g > 1500 g	 300 000 IE in 3 ED 450 000 IE in 3 ED	als Suspension*
Amphotericin B	Säuglinge: < 1500 g > 1500 g	 0,8 ml (80 mg) in 4 ED 1,6 ml (160 mg) in 4 ED	als Suspension*
Fluconazol	Säuglinge	3–6 mg/kgKG in 1 ED	p. o.

* Zusätzlich kann 6-mal täglich eine Pinselung der Mundhöhle mit der gleichen Suspension erfolgen.

eine Erregerdifferenzierung bis auf Spezieslevel anzustreben und eine anschließende In-vitro-Resistenztestung durchzuführen. C. glabrata lässt sich etwas besser aus anaeroben Kulturen kultivieren. Bei disseminierten und fokalen invasiven Infektionen ist eine Candidämie häufig nicht nachweisbar, sodass invasive Verfahren für den mikrobiologischen Erregernachweis angezeigt sein können. An klinischen Befunden orientiert sind Ultraschall, CT und MRT als wichtige Verfahren für Diagnostik, Monitoring und für die Steuerung bioptischer Verfahren.

Verschiedene spezifische Methoden zum Nachweis von Antikörpern, Antigenen, Metaboliten oder zirkulierendes 1,3-beta-D-Glucan sowie unterschiedliche auf der PCR basierende Verfahren können für die Routinediagnostik pädiatrischer Patienten bislang aufgrund ihrer fehlenden klinischen Validierung nicht empfohlen werden.

Bestehen bei einem Hochrisikopatienten ausreichende klinische oder radiologische Verdachtsmomente und ist der mikrobiologische Erregernachweis nicht zu führen, ist eine empirische bzw. präemptive Therapie bis zum Ausschluss einer invasiven Candidainfektion gerechtfertigt und indiziert.

21.2.5 Therapie

Schleimhautcandidose

Für die Behandlung des Mundsoors stehen mit topischen Miconazol-, Nystatin- und Amphotericin-B-Präparationen mehrere geeignete Antimykotika zur Verfügung (► Tab. 21.2).

Therapieoptionen bei oropharyngealer Candidose (OPC) abwehrgeschwächter Patienten umfassen topische Polyene und Azole sowie systemisch Fluconazol (6 mg/kgKG/d in 1 ED) über 7 – 14 Tage. Bei fluconazolrefraktärer OPC oder Auftreten einer OPC unter Fluconazol-Prophylaxe können Itraconazol-Suspension (5 mg/kgKG/d in 2 ED), und ggf. auch Echinocandine (Caspofungin oder Micafungin in Standarddosierungen) eingesetzt werden.

Die Behandlung der Candida-Ösophagitis sollte immer systemisch erfolgen. Therapie der Wahl ist die Gabe von Fluconazol (8–12 mg/kgKG p. o. / i. v. in 1 ED) über 14 – 21 Tage, das bei entsprechender Symptomatik auch präemptiv verabreicht werden kann. Therapiealternativen (s. o.) sind Itraconazol-Suspension, Voriconazol per os, die Echinocandine Caspofungin und Micafungin sowie liposomales Amphotericin B intravenös (► Tab. 21.3).

Invasive Candidainfektionen

Candidämie und akute disseminierte Candidose

Die Wahl des Antimykotikums bei Candidämie bzw. invasiver Candidose richtet sich nach Infektionslokalisation, dem klinischen Zustand des Patienten, Arzneimittelverträglichkeit und -interaktionen, Leber- und Nierenfunktion des Patienten, einer möglichen antimykotischen Vorbehandlung sowie Erregeridentität und -resistenz: C. krusei ist resistent gegenüber Fluconazol; etwa ein Drittel aller C.-glabrata-Isolate hat eine verminderte Empfindlichkeit gegenüber Fluconazol, ein weiteres

Tab. 21.3 Antimykotische Therapie oberflächlicher Candidainfektionen jenseits der Neugeborenenperiode.

Pilzinfektion	Therapie/Dosierung
oropharyngeale Candidose (Mundsoor)	**topische Polyene/Azole**
	• Nystatin (100 000 – 500 000 U), Amphotericin B (25 – 100 mg), Natamycin (10 mg) 4 – 6 × tgl. für 7 – 14 Tage • Clotrimazol-Lutschtabletten (10 mg) 5 × tgl., Miconazol (25 – 50 mg): 4 × tgl. für 7 – 14 Tage • Fluconazol (6 mg/kgKG/d p. o. in 1 ED über 7 – 14 Tage)
	fluconazolrefraktäre Infektionen
	• Itraconazol: 5 mg/kgKG/d p. o. in 2 ED* • liposomales Amphotericin-B: 1–3 mg/kgKG/d i. v. in 1 ED • Caspofungin: 50 mg/m²KOF/d nach 70 mg/m²KOF am 1. Tag i. v. in 1 ED • Micafungin: < 40 kg: 2–4 mg/kgKG/d in 1 ED; > 40 kg 100–200 mg/d in 1 ED • Voriconazol: 16 mg/kgKG/d i. v. in 2 ED (Tag 1: 18 mg/kgKG i. v. in 2 ED) für die Altersgruppe von 2–14 Jahren; 8 mg/kgKG/d i. v. in 2 ED (Tag 1: 12 mg/kgKG i. v. in 2 ED) ab 15 Jahren und für 12- bis 14-Jährige mit einem Körpergewicht von > 50 kg. Oral: 18 mg/kgKG/d p. o. in 2 ED (max. 700 mg/d) für die Altersgruppe von 2–14 Jahren bzw. 400 mg/d p. o. in 2 ED für Patienten ≥ 15 Jahre und 12- bis 14-Jährige mit einem Körpergewicht von > 50 kg
ösophageale Candidose	• Fluconazol: 8–12 mg/kgKG/d p. o. oder i. v. in 1 ED über 14 – 21 Tage
	Alternativen u. a. bei fluconazolrefraktären Infektionen
	• Itraconazol: 5 mg/kgKG/d p. o. in 2 ED* • Caspofungin: 50 mg/m²KOF/d nach 70 mg/m²KOF am 1. Tag i. v. in 1 ED • Micafungin: < 40 kg: 2–4 mg/kgKG/d in 1 ED; > 40 kg 100–200 mg/d in 1 ED • Voriconazol: 16 mg/kgKG/d i.v in 2 ED (Tag 1: 18 mg/kgKG i. v. in 2 ED) für die Altersgruppe von 2–14 Jahren; 8 mg/kgKG/d i. v. in 2 ED (Tag 1: 12 mg/kgKG i. v. in 2 ED) ab 15 Jahren und für 12- bis 14-Jährige mit einem Körpergewicht von > 50 kg. Oral: 18 mg/kgKG/d p. o. in 2 ED (max. 700 mg/d) für die Altersgruppe von 2–14 Jahren bzw. 400 mg/d p. o. in 2 ED für Patienten ≥ 15 Jahre und 12- bis 14-Jährige mit einem Körpergewicht von > 50 kg • liposomales Amphotericin B: 1–3 mg/kgKG/d i. v. in 1 ED)
vulvovaginale Candidose (Genitalcandidose)	**topische antimykotische Azole bzw. Polyene**
	• Miconazol, Clotrimazol u. a. zur Bettzeit für ≤ 7 Tage; Nystatin zur Bettzeit für ≤ 14 Tage
	refraktäre bzw. ausgeprägte Infektionen:
	• Fluconazol (6 mg/kgKG/d p. o. in 1 ED für ≥ 2 Wochen) • Itraconazol (5 mg/kgKG/d p. o. in 2 ED für ≥ 2 Wochen)*

* nicht zugelassen für Patienten < 18 Jahre; Monitoring der Talspiegel nur bei refraktären Infektionen.

Drittel ist resistent; C. lusitaniae hat eine verminderte Empfindlichkeit gegenüber Amphotericin B. Daher wird eine Speziesidentifizierung und anschließende In-vitro-Resistenztestung für alle Candida-Isolate bei Candidämie oder invasiver Candidose empfohlen. Zentrale Katheter sind immer als möglicher infektiöser Fokus zu betrachten und sollten daher nach Möglichkeit entfernt werden. Zur Therapiesteuerung sind tägliche Blutkulturen bis zur Clearance des Blutstroms empfohlen. Die Therapiedauer bei unkomplizierter Candidämie beträgt 14 Tage ab der ersten negativen Blutkultur und vollständiger Rückbildung aller infektionsbedingten Befunde. Die Therapiedauer bei akuter disseminierter Candidose orientiert sich am Therapieansprechen. Bei klinischer Stabilisierung und nachgewiesener Empfindlichkeit des Isolats ist eine orale Nachbehandlung mit Fluconazol möglich. Bei allen Formen der invasiven Candidose sollte vor Therapieende eine Funduskopie zum Ausschluss einer Chorioretinitis erfolgen, bei zuvor granulozytopenischen Patienten ggf. eine Sonografie der Oberbauchorgane zum Ausschluss einer noch okkulten chronisch disseminierten Candidose.

Validierte Initialtherapien (nicht granulozytopenischer) pädiatrischer Patienten jenseits der Neugeborenenperiode mit unkomplizierter Candidämie umfassen (in alphabetischer Reihenfolge) Caspofungin, Fluconazol, liposomales Amphotericin B und Micafungin (▶ Tab. 21.4). Die Entscheidung Micafungin anzuwenden sollte ein mögliches Risiko zur Lebertumorbildung berücksichtigen. Gemäß der Fachinformation sollte Micafungin nur dann angewendet werden, wenn andere Antimykotika nicht angemessen sind. Voriconazol und Amphotericin-B-Lipid-Komplex sind nachgeordnete Optionen. Ebenso wie für erwachsene Patienten ist konventionelles Amphotericin B für pädiatrische Patienten nicht mehr als First-line-Therapie von Candidainfektionen zu empfehlen. Andere

Tab. 21.4 Dosierungen systemischer Antimykotika.

Medikament	Dosierung
für Früh- und Neugeborene	
Amphotericin B	• initial 0,1 mg/kgKG/d, dann steigern auf 0,4–0,5 mg/kgKG/d
Amphotericin-B-Lipid-Komplex	• 5 mg/kgKG/d i. v. in 1 ED
Caspofungin	• 25 mg/m²KOF/d i. v. in 1 ED
Fluconazol	• 12 mg/kgKG/d p. o./i. v. in 1 ED alle 72 h in den ersten beiden Lebenswochen. In der 3. und 4. LW alle 48 h. Ab 1 Lebensmonat täglich.
liposomales Amphotericin B	• (1–)3 mg/kgKG/d i. v. in 1 ED
Micafungin	• 2–4 mg/kgKG/d i. v. in 1 ED
jenseits der Neugeborenenperiode	
Caspofungin	• 50 mg/m²KOF/d (nach 70 mg/m²KOF am 1. Tag) i. v. in 1 ED
Fluconazol	• 12 mg/kgKG/d p. o./i. v. in 1 ED, max. 800 mg
liposomales Amphotericin B	• 3 mg/kgKG/d i. v. in 1 ED
Micafungin	• < 40 kg 2–4 mg/kgKG/d i. v. in 1 ED; ≥ 40 kg 100–200 mg/d i. v.
Nachgeordnet[1]	
Voriconazol	• 16 mg/kgKG/d i. v. in 2 ED (Tag 1: 18 mg/kgKG i. v. in 2 ED) für die Altersgruppe von 2–14 Jahren; 8 mg/kgKG/d i. v. in 2 ED (Tag 1: 12 mg/kgKG i. v. in 2 ED) ab 15 Jahren und für 12- bis 14-Jährige mit einem Körpergewicht von > 50 kg. • Oral: 18 mg/kgKG/d p. o. in 2 ED (max. 700 mg/d) für die Altersgruppe von 2–14 Jahren bzw. 400 mg/d p. o. in 2 ED für Patienten ≥ 15 Jahre und 12- bis 14-Jährige mit einem Körpergewicht von > 50 kg[2]
Amphotericin-B-Lipid-Komplex	• 5 mg/kgKG/d i. v. in 1 ED[3]

TDM = therapeutisches Drugmonitoring
[1] aufgrund von Toxizität, Medikamenteninteraktionen und Zulassungsstatus
[2] Potenzial für Medikamenteninteraktionen und Notwendigkeit von TDM
[3] nicht ausreichend untersucht in der Erstlinientherapie

Triazol-Antimykotika (Posaconazol, Isavuconazol) sowie das Echinocandin Anidulafungin sind für pädiatrische Patienten noch nicht ausreichend untersucht. Die Indikation zur Kombination von Amphotericin B und Flucytosin bzw. Fluconazol ist nicht ausreichend untersucht und kann ebenfalls nicht als Standardtherapie empfohlen werden.

Zur Therapie granulozytopenischer pädiatrischer Patienten wird der Einsatz fungizider Substanzen (Caspofungin, liposomales Amphotericin B, Micafungin) empfohlen, siehe Kap. Infektionen bei pädiatrisch-onkologischen Patienten (S. 705).

Für Früh- und Neugeborene basieren die derzeitigen Dosisempfehlungen auf Dosisfindungsstudien und kleineren Phase-II-Studien und beinhalten Amphotericin-B-Lipid-Komplex, Caspofungin, Fluconazol, liposomales Amphotericin B sowie Micafungin und Fluconazol (▶ Tab. 21.4).

Zentralnervensystem. Aufgrund der fungiziden Aktivität von liposomalem Amphotericin B, der ausgezeichneten ZNS-Penetration von Flucytosin, einem in vitro und in vivo nachgewiesenen Synergismus und dokumentierter klinischer Wirksamkeit bei Candida-Meningitis, vor allem aber bei Kryptokokken-Meningoenzephalitis wird die Gabe von liposomalem Amphotericin B (≥ 5 mg/kgKG/d) plus Flucytosin (Flucytosin 100 mg/kgKG/d i. v. in 4 ED) als Initialtherapie empfohlen. Eine alternative Therapieoption in der Initialtherapie ist Fluconazol alleine oder in Kombination mit Flucytosin. Von den neuen Substanzen ist Voriconazol eine nicht ausreichend geprüfte alternative Option; in jedem Fall ist ein TDM (Ziel: Talspiegel ≥ 2–6 mg/l) durchzuführen. Die empfohlene Therapiedauer bei ZNS-Infektionen beträgt mindestens 4 Wochen nach Resolution aller klinischen Zeichen; bei Shunt- oder Reservoirinfektionen ist die Entfernung aller Fremdmaterialien indiziert; Hirnabszesse sind nach chirurgischen Regeln zu sanieren.

Endophthalmitis. Die größte klinische Erfahrung existiert für Amphotericin-B-Desoxycholat (0,7–1,0 mg/kgKG/d in 1 ED), alleine oder in Kombination mit Flucytosin sowie als Konsolidierung Fluconazol. Alternative Substanzen sind alle für die Therapie der Candidämie empfohlenen Substanzen. Kasuistisch wird von erfolgreichen Pars-Plana-Vitrektomien in Kombination mit intravitrealem Amphotericin B berichtet.

Generell sollten maximale Dosierungen eingesetzt werden, um eine optimale Gewebepenetration zu erreichen. Die Behandlungsdauer ist bis zur kompletten Abheilung der Befunde. Im Allgemeinen ist hierzu eine Therapie von 6 – 12 Wochen Dauer erforderlich.

Endokarditis. Die Behandlung der Candida-Endokarditis beinhaltet immer die chirurgische Sanierung; die meisten Erfahrungen bezüglich der antimykotischen Therapie existieren für Amphotericin-B-Desoxycholat in hoher Dosierung in Kombination mit Flucytosin für eine Dauer von mindestens 6 Wochen nach Klappenchirurgie, ggf. gefolgt von einer Erhaltungstherapie mit Fluconazol. Einige Patienten mit Nativklappeninfektionen sind erfolgreich mit Fluconazol, liposomalem Amphotericin B und auch Caspofungin mit oder ohne gleichzeitige Gabe von Flucytosin behandelt worden.

Pneumonie. In Ermangelung separater Studiendaten entsprechen die Therapieoptionen denen bei Candidämie und akuter disseminierter Candidose. Zur Therapie der ebenfalls seltenen Candida-Laryngitis gelten neben der Sicherung der Atemwege die Therapieoptionen der ösophagealen Candidose.

Peritonitis. Die Therapie besteht in der Gabe von liposomalem Amphotericin B, Fluconazol oder Caspofungin bzw. Micafungin, der Entfernung eines liegenden Dialysekatheters für mindestens 2 Wochen sowie bei Perforationsproblematik geeigneten allgemeinchirurgischen Maßnahmen. Die zusätzliche Gabe von Flucytosin in der Induktionsphase ist aus pharmakologischen Überlegungen theoretisch sinnvoll. Die Therapiedauer bei Peritonitis ist letztlich unklar und liegt je nach Ansprechen bei 2 – 4 Wochen.

Osteomyelitis und Arthritis. Débridement, Entfernung von Fremdmaterial sowie Induktion mit liposomalem Amphotericin B bzw. Voriconazol (plus TDM) über 2 – 4 Wochen und Konsolidierung mit Fluconazol bis zu einer Gesamttherapiedauer von 6 – 12 Monaten werden vorgeschlagen. Die zusätzliche Gabe von Flucytosin in der Induktionsphase ist empfehlenswert; ob andere Substanzen einen therapeutischen Vorteil darstellen, ist derzeit nicht zu beurteilen.

Chronisch disseminierte Candidose

Aufgrund der Notwendigkeit einer prolongierten Therapie wird für klinisch stabile Patienten in der Regel die Behandlung mit Fluconazol empfohlen. Liposomales Amphotericin B bzw. die Echinocandine Caspofungin oder Micafungin sind für die Initialtherapie, klinisch instabile Patienten und refraktäre Infektionen reserviert. Aufgrund ungünstigerer pharmakologischer Eigenschaften (TDM; Interaktionen und Nebenwirkungsprofil) ist Voriconazol für Patienten ohne Therapiealternativen reserviert. Die Therapiedauer bei chronisch disseminierter Candidose ist individuell und sollte bis zur klinischen Normalisierung und Verkalkung bzw. Resolution aller bildgebenden Befunde erfolgen.

21.2.6 Prophylaxe

Sie schließt folgende Maßnahmen ein:

- Verhütung der direkten und indirekten Übertragung von Candida spp. auf Patienten mit besonderer Disposition. Erforderlich ist die Einhaltung eines sorgfältigen Hygieneregimes.
- Behandlung des vaginalen Hefebefalls am Ende der Schwangerschaft zur Mykoseprophylaxe für das Neugeborene.
- Klinische Überwachung mykosegefährdeter Patienten mit dem Ziel der Frühdiagnostik und -therapie invasiver Candida-Mykosen.

Bei folgenden Patienten ist eine klinische Überwachung angezeigt:

- Patienten auf Intensivtherapiestationen, die länger als eine Woche betreut werden, insbesondere mit Polytrauma, abdominalchirurgischen Eingriffen, trachealer Intubation, maschineller Beatmung, Verweilkathetern, totaler parenteraler Ernährung oder schweren Verbrennungen.
- Frühgeborene sowie hypotrophe und kranke Neugeborene.

Darüber hinaus erhöhen folgende Faktoren die Disposition für eine Candidose:

- Geburtsgewicht ≤ 1000 g (als Zeichen der Unreife)
- Schwangerschaftsdauer ≤ 32 Wochen (als Zeichen der Unreife)
- Breitbandantibiotika oder Antibiotikakombinationen (> 7 Tage)
- systemische Kortikosteroidtherapie
- schwere Grundleiden mit Einsatz intensivtherapeutischer Maßnahmen (Venenkatheter, parenterale Ernährung)
- Sprosspilzbesiedlung von mehr als 1 Körperregion

Eine medikamentöse orale antimykotische Prophylaxe Frühgeborener hat das Ziel, die Ansiedlung von Hefepilzen z. B. bei lang dauernder systemischer Antibiotikabehandlung zu verhindern bzw. bei einer bereits bestehenden Besiedlung aus dem Gastrointestinaltrakt zu eliminieren. Für prophylaktische Zwecke sollten nebenwirkungsfreie, lokal wirkende und gegen die natürliche Bakterienflora indifferente Präparate eingesetzt werden (► Tab. 21.2). Topisches Nystatin oder Amphotericin B sind langfristig während der besonderen Gefährdung der Patienten zu applizieren. Dabei sollte die Mundhöhle zusätzlich antimykotisch behandelt werden. Bei Verabreichung von Amphotericin B oral muss mit geringen Serumspiegeln gerechnet werden. In einer neueren randomisierten Studie konnte kein Vorteil für Fluconazol gegenüber Nystatin in der Verhinderung einer pilzlichen Kolonisation und Entwicklung einer invasiven Pilzinfektion bei Frühgeborenen < 1000 g Geburtsgewicht gezeigt werden. Obwohl in früheren Studien gezeigt werden konnte, dass Fluconazol die Kolonisation und Infektionsrate bei sehr unreifen Frühgeborenen senkt, kann – aufgrund der niedrigen Prävalenz in Deutschland – derzeit eine generelle Prophylaxe mit Fluconazol für Frühgeborene mit einem Geburtsgewicht < 1000 g nicht empfohlen werden.

Zu Prophylaxeindikationen hämatologisch-onkologischer Patienten bzw. Patienten nach allogener HSZT siehe Kap. Fieber unklarer Ursache (S. 680) und Infektionen pädiatrisch-onkologischer Patienten (S. 705).

Koordinator:
F.-M. Müller

Mitarbeiter:
A. H. Groll, P. H. Höger, T. Lehrnbecher, R. Roos, R. Schwarze †

21.3 Weiterführende Informationen

Centers for Disease Control and Prevention: www.cdc.gov > A–Z Index: C > Candida Infection

Nationales Referenzzentrum für Systemische Mykosen
am Institut für Medizinische Mikrobiologie Universitätsklinikum Göttingen
Kreuzbergring 57
37 075 Göttingen
Tel.: 0551 39–5 801
Fax: 0551 39–5 861
E-Mail: ugross@gwdg.de

22 Chikungunya-Fieber

22.1 Klinisches Bild

Die Symptome beginnen 2–7 (maximal 14) Tage nach dem Stich einer infizierten Stechmücke abrupt mit hohem Fieber bis 40 °C mit oder ohne Schüttelfrost und starken Gelenk- und Muskelschmerzen. Die Fieber- und Symptomdauer beträgt meist 3–5 (maximal 10) Tage. Zusätzlich beschriebene Symptome sind Exanthem (s. u.), Kopfschmerzen und gastrointestinale Beschwerden. Oft liegt eine Polyarthralgie vor, die besonders distale Gelenke betrifft und häufig symmetrisch ist. Betroffen sind meist die kleinen Gelenke der Hände, das Handgelenk und das Sprunggelenk. Bei Kindern sind Arthralgien wahrscheinlich seltener und von kürzerer Dauer als bei Erwachsenen. Die Schmerzen können derart heftig sein, dass sie zur Immobilisierung führen.

Hautmanifestationen werden bei Erwachsenen in bis zu ¾ der Fälle gesehen. Dies ist meist ein makulopapulöser, gelegentlich konfluierender Ausschlag vor allem am Stamm und an den Extremitäten; Fußsohlen und Handflächen sind normalerweise nicht betroffen. Bei Kindern unter 6 Monaten wurde zudem bei einigen Fällen ein bullöses Exanthem beschrieben. Die Exantheme bestehen durchschnittlich für 5 Tage. Nach Abheilung des Exanthems kann eine Hyperpigmentierung zurück bleiben.

Auch beim Chikungunya-Fieber sind hämorrhagische Formen beschrieben, jedoch sind diese wesentlich seltener und verlaufen weniger schwer als beim Dengue-Fieber.

Neurologische Symptome sind möglicherweise bei Kindern häufiger als bei Erwachsenen. So wurden bei einem Ausbruch auf der Insel La Réunion bei 30 % der hospitalisierten pädiatrischen Patienten neurologische Symptome beschrieben, insbesondere bei Kindern im Alter von über 3 Monaten. Ein Drittel der Patienten mit neurologischen Symptomen war schwer betroffen (Meningoenzephalitis), jeder vierte musste auf die Intensivstation aufgenommen werden und 2 (von insgesamt 30) Patienten mit neurologischen Symptomen verstarben. Die übrigen Kinder hatten komplizierte oder unkomplizierte Fieberkrämpfe, rasche reversible Meningitiden oder Enzephalopathien.

Eine perinatale Übertragung ist ebenfalls möglich, wenn die Mutter im Zeitraum um die Geburt erkrankt (4 Tage vor bis 1 Tag nach der Geburt). Die Neugeborenen zeigen nach einer durchschnittlich Inkubationszeit von 5 Tagen Fieber, ein Exanthem und periphere Ödeme. Schwere Verläufe mit Myoperikarditis und intrazerebralen Blutungen sind bei perinataler Übertragung beschrieben.

In der Regel ist die Krankheit ungefährlich, aber es kann in einer Minderheit der Fälle zu lang anhaltender Müdigkeit und einschränkenden Gelenkschmerzen über Wochen bis Monate kommen. Gelenkdestruktionen sind sehr selten möglich.

Serokonversionen ohne klinische Symptome wurden in Ausbruchsituationen z. B. auf La Réunion in 3 % und in Thailand in bis zu 55 % der Fälle beschrieben.

22.2 Ätiologie

Das Chikungunya-Fieber ist eine virale Krankheit verursacht durch das Chikungunya-Virus (CHIKV), welches von verschiedenen Stechmückenarten, vor allem der Gattung *Aedes* übertragen wird. Aedes-Mücken stechen tagsüber und brüten gerne in der Nähe von Siedlungen bei vorhandenen Wasseransammlungen. Entsprechend treten in feuchtem Klima vermehrt Fälle von Chikungunya-Fieber auf. Eine Übertragung von Mensch zu Mensch ist bisher nicht beschrieben.

22.3 Epidemiologie

Chikungunya-Epidemien werden seit den 1950er-Jahren regelmäßig in folgenden Gebieten beschrieben: Afrika, Südostasien, indischer Subkontinent und mehrere Inseln im Indischen Ozean (Karte auf der Internetseite der Centers for Disease Control – CDC). In den letzten Jahren gab es mehrere Ausbrüche mit einer großen Anzahl betroffener Patienten. Auf der Insel La Réunion erkrankte 2005 ein Drittel der gesamten Bevölkerung (266 000 Menschen). In Indien kam es 2006 zu einem Ausbruch mit mehr als einer Million erkrankter Menschen. In Europa sind in den letzten Jahren erstmals autochthone Fälle beschrieben worden: 2007 wurdein Norditalien ein Ausbruch mit wenigen Betroffenen gemeldet und 2010 sind in Nizza ebenfalls Fälle ohne Reiseanamnese aufgetreten. In Nordeuropa trat die Krankheit bisher nur bei Reisenden auf, die die Krankheit aus Endemiegebieten importiert haben. In der Schweiz wurden seit der Einführung der Meldepflicht 2007 jährlich ca. 10 Fälle bei Kindern und Erwachsenen gemeldet. In Deutschland sind es jährlich knapp 40 Fälle.

22.4 Diagnose

In der klinischen Untersuchung sind vor allem Auffälligkeiten an der Haut und den Gelenken diagnoseweisend. Zusätzlich können periaurikuläre Ödeme, Lymphadenopathien und Konjunktivitis auftreten. Im Labor kann eine Lymphopenie und Thrombopenie gesehen werden.

Bei entsprechender Reiseanamnese und Symptomen kann die Diagnose durch den direkten oder indirekten Virusnachweis im Blut oder Serum bestätigt werden. In der ersten Krankheitswoche sollte der Virusnachweis mittels „reverse transcription polymerase chain reaction" (RT-PCR) gemacht werden. Erst ab dem 5. Tag ist der Nachweis von spezifischen IgM und ab dem 7. Tag von spezifischen IgG-Antikörpern möglich. IgM-Antikörper persistieren durchschnittlich 3–4 (maximal 24) Monate und IgG-Antikörper lebenslang.

In Deutschland ist der direkte oder indirekte Nachweis des Virus durch das Labor meldepflichtig. Klinische Fälle sind nur bei Hinweisen auf ein hämorrhagisches Syndrom meldepflichtig. In der Schweiz sind alle bestätigten Chikungunya-Fälle meldepflichtig.

Differenzialdiagnostisch ist Chikungunya-Fieber klinisch oft nicht von einem Dengue-Fieber zu unterscheiden. Arthralgien sind eher bei Chikungunya-Fieber zu finden, während schwere hämorrhagische Komplikationen und eine Hepatomegalie mehr fürDengue-Fieber sprechen. Retroorbitale Schmerzen scheinen ebenfalls typischerweise bei Dengue vorzukommen. Koinfektionen mit beiden Viren sind beschrieben.

22.5 Therapie

Bisher gibt es kein wirksames Medikament zur Behandlung des Chikungunya-Fiebers. Die Therapie erfolgt symptomatisch in erster Linie mit Paracetamol. Es besteht in der Literatur keine Einigkeit darüberob Salizylate und nichtsteroidale Antirheumatika (NSAR) wegen eines möglichen Blutungsrisikos generell vermieden werden sollen. Insbesondere nach Abklingen der akuten Phase und bei Persistenz der Gelenkbeschwerden scheint jedoch der Einsatz von NSAR gerechtfertigt. Der Einsatz von antiviralen Medikamenten wie Ribavirin, Chloroquin und Alpha-Interferon ist bisher nur in kleinen Studien erforscht und kann deshalb derzeit nicht empfohlen werden.

22.6 Prophylaxe

Reisende in Länder, in denen Chikungunya-Fälle auftreten, laufen Gefahr infiziert zu werden. Es existiert keine Schutzimpfung. Vor einer Infektion schützt deshalb nur die Prophylaxe gegen Mückenstiche mit gut schließenden Kleidern, Repellentien und Moskitonetz.

Koordinator:
N. Ritz

Mitarbeiter:
M. Hufnagel

22.7 Weiterführende Informationen

Centers for Disease Control: www.cdc.gov > A–Z Index: C > Chikungunya-Fieber

Bundesamt für Gesundheitswesen: www.bag.admin.ch > Themen > Krankheiten u. Medizin > Infektionskrankheiten > Infektionskrankheiten A–Z > Chikungunya-Fieber

23 Chlamydieninfektionen

Chlamydien sind obligat intrazelluläre Bakterien, die extrazellulär als infektiöse, aber metabolisch inaktive Elementarkörperchen (EK, Durchmesser 0,2 – 0,4 µm) und in Einschlüssen der Wirtszelle als nichtinfektiöse, jedoch metabolisch aktive Retikularkörperchen (RK, Durchmesser 0,7 – 1,0 µm, Synonym: Initialkörperchen) vorkommen. Die RK teilen sich und bilden erst nach 2–3 Tagen wiederum EK, die meist unter Zerstörung der Wirtszelle freigesetzt werden. Die verschiedenen Spezies sind in genetischer und epidemiologischer Hinsicht sehr unterschiedlich. Der Taxonomievorschlag zur Unterteilung der Familie Chlamydiaceae in die Gattungen Chlamydia (C. trachomatis, C. muridarum, C. suis) und Chlamydophila (Cp. psittaci, Cp. abortus, Cp. caviae, Cp. felis, Cp. pecorum und Cp. pneumoniae) wurde zugunsten der einheitlichen Gattungsbezeichnung Chlamydia wieder verlassen. Daneben gibt es eine Vielzahl von Chlamydien in der Umwelt, die für den Menschen apathogen sind, durchaus aber immunogen sein können. Dadurch können serologische Messwerte beeinflusst werden.

Chlamydien sind gegen Tetrazykline, Makrolide und Chinolone empfindlich. In vitro begünstigt eine Behandlung mit Betalaktam-Antibiotika die Persistenz der Chlamydien. Chlamydien können in der Persistenz eine phänotypische Resistenz gegen sonst wirksame Antibiotika aufweisen. Die Persistenz wird auch im Rahmen der Infektionsabwehr erzeugt und ist durch eine gestörte Zellteilung der Bakterien gekennzeichnet. Dies kann Therapieversager bei persistierenden Infektionen erklären.

23.1 Chlamydia-trachomatis-Infektionen

Zusätzlich zu den unten beschriebenen Erkrankungen wird C. trachomatis in seltenen Fällen in Zusammenhang gebracht mit Myokarditis, Endokarditis, Peritonitis, Perihepatitis (Fitz-Hugh-Curtis-Syndrom), Pleuritis und reaktiver Arthritis bis hin zum seltenen Reiter-Syndrom (Arthritis, Konjunktivitis, Urethritis).

23.1.1 Trachom

Synonyme: ägyptische Körnerkrankheit, Conjunctivitis (granulosa) trachomatosa.

Klinisches Bild

Keratokonjunktivitis mit typischer Follikelbildung und Papillenhypertrophie an der Innenseite des Oberlids. Chronischer oder rekurrierender Verlauf durch wiederholte Infektion begünstigt die Entstehung eines Entropiums und eines entzündlichen Pannus mit Neovaskularisation der Hornhaut. Durch ausgeprägte Hornhautnarben erblinden bis zu 15 % der Trachompatienten nach Jahren.

23

Ätiologie

Erreger des Trachoms sind C. trachomatis der Serogruppen A, B, B_a und C.

Epidemiologie

Auf Länder in Nordafrika, Südamerika und Ostasien beschränkte, sehr selten importierte, Infektion. Weltweit häufigste Ursache für erworbene Blindheit.

Übertragung durch Kontakt mit Sekreten Betroffener, z. B. über die Hände, durch sekretkontaminierte Handtücher und durch Fliegen.

Die **Inkubationszeit** beträgt 7 – 14 Tage.

Diagnose

▸ **Erregernachweis mittels Konjunktivalabstrich.** Ein korrekt entnommener Abstrich (mit Epithelzellen, Eiter enthält weniger Erreger) ist schmerzhaft. Nutzung geeigneter Watteträger (z. B. Kalzium-Alginat-Tupfer), besser kommerzieller Entnahmebestecke. Schneller Transport – bei Transportzeit > 2 Stunden Transportmedium verwenden; für molekularbiologischen Nachweis gekühlt versenden. Nachweis mittels Gensonde sowie Nukleinsäureamplifikationstests (NAT) mit kommerziellen standardisierten Verfahren und CE-Zertifikat (Amplifikation von DNA-Sequenzen aus dem kryptischen Plasmid, aus dem Chromosom oder dem 16S-rRNA-Gen, Sensitivität 85 – 90 % und Spezifität > 95 %). Anzucht in der Zellkultur möglich (z. B. McCoy-Zellen); Nachweis mittels Giemsa-Färbung ist unsicher.

Typisierung verschiedener Serovare von C. trachomatis ist nach Amplifikation des momp-Gens durch Restriktions-Fragment-Längen-Polymorphismus oder mithilfe „multi locus squence typings“ möglich.

Therapie

Oral Azithromycin (10 mg/kgKG/d per os in 1 ED1-mal pro Woche für 3 Wochen), alternativ Erythromycin (Erythromycin-Ethylsuccinat [30 –]50 mg/kgKG/d in 3 ED oder Erythromycin-Estolat 30 [–50] mg/kgKG/d in 2 ED) oder Doxycyclin (initial 4, dann 2 mg/kgKG/d in 1 ED, bei Kindern ab 8 Jahren) für 6 Wochen. Eine reine Lokalbehandlung mit Tetrazyklin-Salbe (1–1,5 %, 1-mal täglich für 6 Wochen) führt seltener zur Eradikation als eine systemische Behandlung.

Prophylaxe

Verbesserung der Hygiene, Therapiekampagnen zur Senkung der Prävalenz und Verhinderung von Ping-Pong-Infektionen zwischen Familienangehörigen.

23.1.2 Chlamydien-Konjunktivitis

Synonyme: Paratrachom, Einschlusskörperchen-Konjunktivitis, Schwimmbad-Konjunktivitis

Klinisches Bild

Die Krankheit tritt am häufigsten bei Neugeborenen auf, die sich im Geburtskanal infizieren; seltener bei älteren Kindern und Erwachsenen als „Schwimmbad-Konjunktivitis“, meist aber im Zusammenhang mit sexuellen Aktivitäten. Bei Neugeborenen wird am 5.–11. Lebenstag eine zunächst einseitige, nach weiteren 2 – 7 Tagen häufig beidseitige mukopurulente, gelegentlich hämorrhagische konjunktivale Sekretion mit einem deutlichen Lidödem beobachtet. An der Lidinnenseite findet sich typischerweise eine Follikelbildung. Nach Behandlung treten keine Bindehaut- oder gar Hornhautnarben auf. Komplikationen sind begleitende Erkrankungen der oberen und unteren Atemwege (z. B. Pharyngitis, Bronchitis, Pneumonie). Konjunktivitiden infolge einer kongenitalen Tränengangsstenose (Hasner-Membran an der Mündung des Ductus nasolacrimalis) sind eine wichtige Differenzialdiagnose, daher Erregernachweis veranlassen.

Ätiologie

C. trachomatis der Serogruppen B, D – K.

Epidemiologie

Die Erreger der Chlamydien-Konjunktivitis sind mit denen urogenitaler Chlamydieninfektionen identisch. Bis zu 13 % der Jugendlichen und 2 – 3 % der Schwangeren sind mit C. trachomatis infiziert. Die peripartale Übertragungsrate liegt bei etwa 50 %. Etwa 30 % der exponierten Neugeborenen erkranken an einer Konjunktivitis, ca. 20 % an einer C.-trachomatis-Pneumonie. Jugendliche und Erwachsene infizieren sich meist bei sexuellen Aktivitäten. Chlamydien können lange Zeit inapparent im Genitaltrakt, auf der Bindehaut und im Nasopharynx persistieren und dort als Erregerreservoir dienen. Die Kontagiosität der akuten Chlamydien-Konjunktivitis ist nicht hoch. Trotzdem ist auf strikte Händedesinfektion nach Kontakt zu achten. Isolationsmaßnahmen sind nicht erforderlich.

Die **Inkubationszeit** beträgt 5 – 14 Tage (bei Ophthalmia neonatorum durch N. gonorrhoeae sind es nur 1 – 3 Tage).

Diagnose

Erregernachweis siehe bei Trachom (S. 197) und respiratorischen Infektionen (S. 199).

Therapie

Bei Kindern ab 8 Jahren Doxycyclin (initial 4, dann 2 mg/kgKG/d in 1 ED) 7 – 10 Tage per os, sonst Erythromycin – Dosierung siehe Trachom (S. 198) – für 14 Tage per os (Effizienz 80 %); alternativ wie beim Trachom Azithromycin (10 mg/kgKG/d per os in 1 ED, 1-mal pro Woche für 3 Wochen). Eine rein lokale Behandlung der Chlamydien-Konjunktivitis ist zur Elimination der Erreger aus dem Nasopharynx und zur Prophylaxe einer Chlamydien-Pneumonie nicht ausreichend.

Prophylaxe

Erythromycin-Salbe (0,5 – 1 %, momentan außer Vertrieb) oder Polyvidon-Jod-Lösung (2,5 %) reduzieren das Erkrankungsrisiko. Eine nasopharyngeale oder pulmonale Infektion wird damit jedoch nicht abgewendet, sodass von dort eine sekundäre Infektion der Konjunktiva ausgehen kann.

1995 wurde ein Screening auf C. trachomatis in das Mutterschaftsvorsorgeprogramm aufgenommen. Dieses Screening zeigte, dass weniger als 3 % der Schwangeren infiziert sind. Seit 2009 wird das Chlamydien-Screening generell bei sexuell aktiven Mädchen und jungen Frauen bis zum vollendeten 25. Jahr empfohlen. Der Nachweis von C.-trachomatis-DNA mittels PCR soll in gepoolten Urinproben erfolgen (Beschluss über eine Änderung der Richtlinien zur Empfängnisregelung und zum Schwangerschaftsabbruch sowie der Mutterschaftsrichtlinien vom 13. 09. 2007). Ein Nachweis aus Vaginal- und Cervixabstrichen kann sensitiver sein. Mütter (und deren Sexualpartner) von Neugeborenen und Säuglingen, die infolge einer C.-trachomatis-Infektion erkrankt sind, sollten auf urogenitale Chlamydien-Besiedlung untersucht und behandelt werden. Durch das Schwangerschafts-Screening und die präpartale Behandlung infizierter Schwangerer sind heute neonatale Infektionen seltener geworden.

23.1.3 Respiratorische Infektionen

Klinisches Bild

C.-trachomatis-Infektionen der oberen Atemwege gehen mit Symptomen einer Rhinopharyngitis oder Otitis media, vereinzelt begleitet von einer präaurikulären Lymphadenopathie, einher. Die durch C. trachomatis hervorgerufene Pneumonie tritt zwischen der 3. und der 19. Lebenswoche auf. Sie ist gekennzeichnet durch einen persistierenden, stakkatoartigen, pertussiformen Husten mit exspiratorischem Giemen und Tachypnoe. Die Kinder sind meist afebril. Bei mehr als 50 % liegt eine begleitende Otitis media vor. Der Auskultationsbefund ist im Initialstadium oft normal, später sind Rasselgeräusche zu hören. Das Röntgenbild zeigt eine Überblähung der Lungen und eine diffuse, feinfleckige bis streifige interstitielle Zeichnungsvermehrung. Es besteht eine deutliche Eosinophilie des Trachealsekrets sowie bei ca. 50 % der Patienten eine mäßige Eosinophilie im Blutbild (> 300/µl). Der Verlauf ist häufig protrahiert über mehrere Wochen. Bei Frühgeborenen wurde über Todesfälle berichtet.

Ätiologie

C. trachomatis der Serogruppen D – K. Die neonatale Infektion wird meist unter vaginaler Geburt bei infizierter Mutter erworben.

Epidemiologie

Siehe Chlamydien-Konjunktivitis (S. 198).

Die **Inkubationszeit** beträgt 3 – 19 Wochen.

Diagnose

Erregernachweis aus zellhaltigem Rachenabstrich und Sekreten aus den unteren Atemwegen siehe Trachom (S. 197).

► **Serologie.** Nachweis von speziesspezifischen Antikörpern unter Nutzung rekombinanter Antigene oder der Mikroimmunfluoreszenz (MIF). Die MIF gilt als Standard, ist aber personalintensiv und nur in Zentren verfügbar. 4-facher IgG-Titeranstieg (Probenabstand mindestens 4 Wochen, dadurch Diagnose nur retrospektiv zu stellen) oder IgM-Titer ≥ 1:16 (oft nur bei der Primo-Infektion nachweisbar) gelten als sicher, ein einzelner IgG-Titer ≥ 1:512 als fraglich positiv (kann über längere Zeit persistieren). Fehlende Antikörper schließen eine Infektion nicht aus. Bei der Primo-Infektion treten IgM-Antikörper ab der 3. und IgG-Antikörper ab der 8. Woche nach der Infektion auf. Erhöhte IgA-Titer können nicht als Zeichen der Erregerpersistenz angesehen werden. Aufgrund des passiven Transfers mütterlicher IgG-Antikörper ist bei Neugeborenen und Säuglingen ein einzelner IgG-Titer nicht verwertbar. In praxi hat deswegen die serologische Diagnostik hier keine große Bedeutung erlangt.

Therapie

Erythromycin – Dosierung siehe Trachom (S. 198) – per os; alternativ Clarithromycin (10 – 15 mg/kgKG/d in 2 ED), Roxithromycin (5 – 7,5 mg/kgKG/d in 2 ED) per os oder Azithromycin (10 mg/kgKG/d in 1 ED). Therapiedauer: jeweils 14 Tage, Azithromycin 3 Tage.

Prophylaxe

Siehe Chlamydien-Konjunktivitis (S. 198).

23.1.4 Urogenitale Infektionen

Klinisches Bild

Die „Nicht-“ oder „Postgonorrhoische Urethritis“ wird bei beiden Geschlechtern beobachtet. Sie ist bis zu 40 – 50 % durch C. trachomatis, in den übrigen Fällen vorwiegend durch Mykoplasmen und Ureaplasmen bedingt. Während die Infektion bei Mädchen und Frauen in bis zu 70 % der Fälle inapparent verläuft und monatelang persistieren kann, kommt es bei Männern unbehandelt häufiger zu einer chronischen Urethritis mit Dysurie und Ausfluss. Neben der Chlamydien-Urethritis werden bei Frauen Bartholinitis, Zervizitis, Salpingitis, rezidivierende lokale Peritonitis und nachfolgend Unterbauchschmerzen beobachtet sowie tubare Sterilität/Infertilität, bei Männern Epididymitis und Prostatitis. Vorwiegend bei Männern kann es ca. 4 Wochen nach Beginn der Urethritis zu einer reaktiven Arthritis einzelner Gelenke kommen, bis hin zum Reiter-Syndrom.

Ätiologie

C. trachomatis der Serogruppen B, D – K.

Epidemiologie

Bei sexuell aktiven Jugendlichen wurden urogenitale Infektionen mit C. trachomatis bei bis zu 13 % im weiblichen Urogenitaltrakt nachgewiesen, bei Frauen über 30 Jahre sinkt die Prävalenz unter 2 %. Bei Männern verläuft die Prävalenz ähnlich. C. trachomatis ist der am häufigsten sexuell übertragene bakterielle Erreger von Genitalinfektionen. Genitale Chlamydieninfektionen bei präpubertären Kindern können auf einen sexuellen Missbrauch hindeuten, aber auch Schmierinfektionen durch persistierende konjunktivale oder oropharyngeale Infektionen sind möglich.

Diagnose

Die **Serologie** ist in der Praxis wegen komplikationsträchtiger Latenz (Serokonversion erst nach Wochen) allenfalls von epidemiologischer Bedeutung.

Erregernachweis aus zellhaltigen Abstrichen vom Urogenitaltrakt ggf. einschließlich laparoskopisch gewonnenem Eiter oder der Urethra, siehe Trachom (S. 197). Die direkte Immunfluoreszenz ist bei der Auswertung zytologischer Abstriche in der Gynäkologie weit verbreitet, jedoch werden häufig falsch positive Befunde beobachtet. Sensitiver und spezifischer sind NAT. Der Nachweis mittels Enzym-Immunoassay (EIA) scheint für die Erfassung einer floriden Infektion in der Schwangerschaft zur Abschätzung der Infektionsgefahr für das Kind geeigneter zu sein als die direkte Immunfluoreszenz oder die qualitative PCR. Für den EIA (Spezifität 92 – 97 %, prädiktiver Wert bei geringer Prävalenz jedoch niedrig) sollten monoklonale markierte Antikörper verwendet werden, da bei polyklonalen über Kreuzreaktionen berichtet wurde.

Therapie

Siehe respiratorische Infektionen (S. 199). Bei Kindern ab 8 Jahren Doxycyclin (initial 4, dann 2 mg/kgKG/d in 1 ED) 7 – 10 Tage per os. Bei Jugendlichen > 16 Jahren auch Azithromycin 1000 mg als Einzeldosis; jenseits der Wachstumsphase alternativ Ofloxacin ([200 –]400 mg in 2 ED) für 7 – 10 Tage. Bei der Salpingitis anaerobes Erregerspektrum berücksichtigen (z. B. Zusatz von Metronidazol).

Prophylaxe

Verwendung von Kondomen. Bei Nachweis einer C.-trachomatis-Infektion muss stets auch der – möglicherweise asymptomatisch infizierte – Sexualpartner mitbehandelt werden, mit dem innerhalb von 60 Tagen vor Symptombeginn Verkehr bestand. Eine Untersuchung unter Einschluss auch anderer sexuell übertragbaren Mikroorganismen sollte insbesondere bei Jugendlichen im Zusammenhang mit der Verschreibung von Kontrazeptiva sowie nach Partnerwechsel und in der Frühschwangerschaft erfolgen. Zum Screening siehe Chlamydien-Konjunktivitis (S. 198).

23.1.5 Lymphogranuloma venereum

Synonyme: Lymphogranuloma inguinale, Nicolas-Durand-Favre-Krankheit

Klinisches Bild

Zunächst tritt eine kleine, indolente vesikulöse, papulöse oder ulzeröse Primärläsion im Genitalbereich auf, die nach einigen Tagen ohne Narbenbildung spontan abheilt. Nach einem symptomfreien Intervall von 1 – 8 Wochen kommt es zu einer schmerzhaften Schwellung u. a. der Leistenlymphknoten mit rötlich-livider Verfärbung der darüber liegenden Haut und möglicher Abszedierung, allgemeinem Krankheitsgefühl und Fieber. Bei entsprechender Exposition kann eine Proktokolitis auftreten. Komplikationen sind inguinale und rektale Fisteln und Strikturen, Arthritis, aseptische Meningitis, Hepatitis, Erythema nodosum.

Ätiologie

C. trachomatis der Serogruppen L 1 – L 3 (am häufigsten L 2).

Epidemiologie

Der Erreger wird sexuell übertragen. Endemische Regionen sind Asien, Afrika, Südamerika und Teile der Karibik. In Europa werden lokale Ausbrüche bei u. a. HIV-positiven Homosexuellen beschrieben. Erkrankungen bei Kindern sind sehr selten (Schmierinfektionen von infizierten Familienangehörigen oder sexueller Missbrauch).

Die **Inkubationszeit** beträgt 3 – 21 Tage.

Diagnose

Erregernachweis (zellhaltiger Abstrich vom Primärulkus aus der Urethra oder dem Rektum, Eiter oder Punktionsmaterial befallener Lymphknoten) bevorzugt mit NAT-Nachweisverfahren.

Therapie

Doxycyclin (Erwachsene initial 200 mg, dann 200 mg in 2 ED) oder Erythromycin für mindestens 3 Wochen, Dosierung siehe Trachom (S. 198).

Prophylaxe

Verwendung von Kondomen. Sexualpartner der letzten 60 Tage behandeln.

23.2 Chlamydia-pneumoniae-Infektionen

23.2.1 Klinisches Bild

Die etwa zur Hälfte klinisch inapparent verlaufende Erstinfektion findet meist in der 1. Lebensdekade statt. Typisch sind Erkrankungen der oberen (Sinusitis, Pharyngitis, Otitis media) und unteren Atemwege (Bronchitis, Pneumonie). Der Erreger verursacht im Kindesalter bis zu 5 – 11 % der ambulant erworbenen Pneumonien, jedoch gibt es ausgeprägte saisonale Schwankungen (selten im Sommer) und Schwankungen im Verlaufe mehrerer Jahre. Infektionsbegleitend kann eine reaktive Arthritis auftreten. Eine Myokarditis ist selten.

Die Erkrankung verläuft eher subakut, wird aber durch häufige Koinfektionen kompliziert. Die Pneumonie beginnt mit Pharyngitis und Heiserkeit. Es gibt keine pathognomonischen Symptome, Untersuchungs- oder Laborbefunde. Ein pertussiformer Husten ist eher selten. Radiologisch können segmentale Infiltrate beobachtet werden. Schwerere Krankheitsformen werden u. a. bei Immunsupprimierten beobachtet.

Umstritten ist die kausale Beteiligung bei schwerem Asthma, bei chronisch obstruktiver Lungenerkrankung (COPD), bei der koronaren Herzkrankheit und der Arteriosklerose (Nachweis in Blutmonozyten und atheromatösen Plaques erkrankter Patienten ist mehrfach gelungen) und Morbus Alzheimer. Persistierende Infektionen mit C. pneumoniae sind antibiotisch offenbar nicht erreichbar (phänotypische Resistenz atypischer Retikularkörperchen). Das Erkennen einer kausalen Rolle wird auch dadurch erschwert, dass der Erreger z. B. in Makrophagen überlebt, sich darin nach Art eines trojanischen Pferdes im Körper ausbreiten kann und dann an Orten mit zellulärer Inflammation nachweisbar ist.

23.2.2 Ätiologie

C. pneumoniae wurde 1986 beschrieben. Der Erreger neigt, wie andere Chlamydien, zur intrazellulären Persistenz, sogar unter adäquater antibiotischer Therapie. Zusätzlich sind Reinfektionen möglich (nur kurzfristig schützende Immunität).

23.2.3 Epidemiologie

Der Erreger ist weltweit verbreitet. Er kommt beim Menschen und einigen Tieren mit eigenen Biotypen (Koala, Pferd, Amphibien u. a.) vor. Seroepidemiologische Untersuchungen zeigen um die Pubertät einen Anstieg spezifischer Antikörper, der sich bis ins hohe Erwachsenenalter fortsetzt. Bei Erwachsenen werden mit zunehmenden Alter Seroprävalenzraten von > 80 % erreicht. C.-pneumoniae-Infektionen werden jedoch, bei Nutzung des Erregernachweises, in allen Altersgruppen beobachtet. Die Übertragung erfolgt aerogen durch Erkrankte und asymptomatisch Infizierte. Reinfektionen treten während des gesamten Lebens auf und verlaufen milder als Primärinfektionen. Bei Rauchern ist die Prävalenz höher.

Die **Inkubationszeit** beträgt 1 – 4 Wochen.

23.2.4 Diagnose

► **Erregernachweis.** Zellhaltige Sekrete aus den unteren Atemwegen, wie bronchoalveoläre Lavageflüssigkeit, leukozytenhaltiges Sputum oder zellhaltige (mit kräftigerem Druck entnommene) Abstriche (Rachen, Nasopharynx), Gurgelwasser oder Gewebe (z. B. Tonsillen nach Tonsillektomie) sind geeignet. Abnahme und Versand siehe unter Trachom (S. 197). Zellkulturelle Züchtung (z. B. BGM-Zellen) ist sehr schwierig und nur an wenigen Zentren verfügbar. Der Nachweis mittels direkter Immunfluoreszenz oder Gensonde ist in der Routinediagnostik weniger gebräuchlich. Die oft genutzten PCR-Verfahren sind kommerziell verfügbar, folgen aber keinem gemeinsamen Standard. Speziallaboratorien verfügen über unterschiedliche hauseigene Methoden mit zum Teil hoher Sensitivität und Spezifität (vergleichbare Situation z. B. bei C. psittaci und C. abortus).

► **Serologie.** ELISA und MIF, siehe respiratorische Infektionen (S. 199). Trotz Erregernachweis können Antikörper fehlen. Bei respiratorischen Erkrankungen korreliert der Erregernachweis besser mit der Krankheitsaktivität. Zur Diagnosestellung der ambulant erworbenen Pneumonie kommt die Serologie zu spät.

23.2.5 Therapie

Erythromycin – Dosierung siehe Trachom (S. 198) – per os; alternativ Clarithromycin (10 – 15 mg/kgKG/d in 2 ED), Roxithromycin (5 – 7,5 mg/kgKG/d in 2 ED) per os oder Azithromycin (10 mg/kgKG/d in 1 ED). Therapiedauer: jeweils 14 Tage, Azithromycin 3 Tage.

23.3 Chlamydia-psittaci-Infektionen

23.3.1 Klinisches Bild

Die Ornithose (Synonym: Psittakose) beginnt meist abrupt als grippeähnliche Krankheit mit Schüttelfrost, hohem Fieber, Kopf- und Muskelschmerzen nach kürzlichem Kontakt mit Vögeln. Bei vielen Patienten entwickelt sich eine interstitielle Pneumonie mit trockenem, anhaltendem und nicht produktivem Reizhusten, der gelegentlich von pleuralen Schmerzen begleitet wird. Röntgenologisch findet sich meist eine ein- oder beidseitige Pneumonie mit fleckförmigen, später konfluierenden, auch diffusen Verschattungen. Uncharakteristische Verläufe sind möglich. Die Labordiagnostik zeigt häufig eine Leukozytose, immer mit Linksverschiebung, eine deutliche CrP-Erhöhung sowie eine mäßig beschleunigte BSG. Die Krankheitsdauer beträgt gelegentlich mehrere Wochen. Respiratorisches Versagen, Myo-, Peri- und Endokarditis und ZNS-Beteiligung gehören zu den Komplikationen. Nach der Krankheit besteht meist lebenslange Immunität; nach klinisch inapparenter Infektion ist über eine schützende Immunität nichts bekannt.

23.3.2 Ätiologie

C. psittaci (verschiedene Serotypen).

23.3.3 Epidemiologie

Die Übertragung der Erreger erfolgt aerogen durch getrockneten Kot oder Sekrete (Staub) oft asymptomatisch infizierter Tiere (vornehmlich Stadttauben und Sittichvögel, seltener Nutztierbestände wie Hühner). 2011 wurden in Deutschland 2 Erkrankungen bei Kindern und 14 bei Erwachsenen gemeldet.

Die **Inkubationszeit** beträgt 5 – 14 Tage (auch länger).

23.3.4 Diagnose

► **Serologie.** Antikörper sollten mit der MIF oder einem Immunoblot gesucht werden, der Antigene der 3 humanpathogenen Chlamydien enthält und den Vergleich der Reaktivitäten zulässt. Die früher verwendete Komplementbindungsreaktion (KBR) wird wegen fehlender Standardisierbarkeit nicht mehr empfohlen. Einzeltiter ≥ 32 bei typischer Anamnese begründen den Infektionsverdacht. Wie bei anderen Infektionen durch Chlamydien kann die Antikörperantwort erst nach mehreren Wochen nachweisbar sein.

► **Erregernachweis.** Der Erregernachweis sollte mit molekularbiologischen Verfahren aus respiratorischen Proben erfolgen. Der Chlamydia-Antigen-ELISA zum Nachweis von C. psittaci ist in der Veterinärmedizin weit verbreitet. PCR-Verfahren sind nicht standardisiert, werden aber von veterinärmedizinischen Laboratorien angeboten.

23.3.5 Therapie

Erythromycin – Dosierung siehe Trachom (S. 198) – per os; alternativ Clarithromycin (10 – 15 mg/kgKG/d in 2 ED), Roxithromycin (5 – 7,5 mg/kgKG/d in 2 ED) per os oder Azithromycin (10 mg/kgKG/d in 1 ED). Therapiedauer: jeweils 14 Tage, Azithromycin 3 Tage.

23.3.6 Prophylaxe

Es sind epidemiologische, ggf. tierärztliche Untersuchungen zur Ermittlung der Infektionsquelle angezeigt. Da bereits ein kurzfristiger Kontakt mit kontaminiertem Staub für eine Infektion ausreicht, ist auf das Tragen von Atemschutzmasken, z. B. bei der Dekontamination der Käfige, zu achten. Bei Ziervögeln wurde eine asymptomatische Erregerpersistenz beobachtet. Unter Stress (z. B. Wechsel des Halters) können plötzlich Erreger ausgeschieden werden. Der Nachweis des Erregers oder von Antikörpern ist vom Labor namentlich zu melden.

23.4 Chlamydia-abortus-Infektionen

23.4.1 Klinisches Bild

Nach Kontakt schwangerer Frauen mit infizierten lammenden Mutterschafen oder Kühen kann es zu einer schweren fieberhaften Erkrankung mit Plazentitis bis hin zum Abort kommen. Die seltene Zoonose ist potenziell letal.

23.4.2 Ätiologie

C. abortus.

23.4.3 Epidemiologie

Der enzootische Schaf- oder Rinderabort ist als Infektionsquelle für den Menschen gut, der Ziegenabort dagegen weniger gut dokumentiert.

23.4.4 Diagnose

Erregernachweis, am besten mittels PCR.

23.4.5 Therapie

Erythromycin; alternativ evtl. Clarithromycin, Roxithromycin oder Azithromycin; Dosierung siehe Trachom (S. 198).

23.4.6 Prophylaxe

Vermeidung des Kontakts Schwangerer mit möglicherweise infizierten Schafen.

Koordinator:
S. M. Schmidt

Mitarbeiter:
P. Höger, R. Roos, E. Straube

23.5 Weiterführende Informationen

Centers for Disease Control and Prevention: www.cdc.gov > A–Z Index: C > Chlamydia

School of Medicine, University of Southampton, England. Chlamydien-Wiki: www.chlamydiae.com

Konsiliarlaboratorium für Chlamydien
Institut für Medizinische Mikrobiologie am Klinikum der FSU Jena
Erlanger Allee 101
07 747 Jena
Ansprechpartner: Prof. Dr. E. Straube
Tel.: 03 641 939 3 500
Fax: 03 641 939 3 502
E-Mail: eberhard.straube@med.uni-jena.de

24 Cholera

24.1 Klinisches Bild

Die klassische Symptomatik der Cholera besteht aus abrupt einsetzenden, wässrigen profusen unblutigen Durchfällen, abdominalen Beschwerden und Erbrechen ohne Fieber. Die Stühle sind reich an Elektrolyten, insbesondere Natrium, Chlorid, Kalium und Bikarbonat, weisen kaum Epithel- und keine Blutzellen auf und werden als „reiswasserartig" bezeichnet. Das Stuhlvolumen kann mehr als 200 ml/kgKG/d betragen. Die Patienten sind zunächst unruhig und durstig, werden dann aber aufgrund des Volumenschocks und der Elektrolytverschiebung zunehmend lethargisch und schließlich komatös. Durch den schnellen, massiven Wasser- und Elektrolytverlust in den Dünndarm kann es zum Schock kommen bevor Durchfälle auftreten (Cholera sicca). Der Wasser- und Elektrolytverlust führt zu typischen Zeichen der Dehydratation (Verlust des Hautturgors, trockene Schleimhäute, halonierte Augen, Eintrübung des Sensoriums, schwacher, schneller Puls), zur Azidose, sodass eine kompensierende Kussmaulatmung beobachtet werden kann, zur Hypokaliämie und nicht selten zur Hypoglykämie. Bei Infektionen mit dem Serotyp O139 kann es zu einer invasiven, septischen Durchfallerkrankung kommen.

Die Mehrzahl der Infektionen mit Vibrio cholerae verläuft klinisch asymptomatisch oder unter dem uncharakteristischen Bild einer akuten, selbstlimitierenden Gastroenteritis, mit den mehr oder weniger ausgeprägten Zeichen einer Dehydratation.

24.2 Ätiologie

Vibrionen sind gramnegative, polar begeißelte und damit bewegliche stäbchenförmige Bakterien, die ihren Lebensraum in marinen Gewässern mit hohem Salzgehalt haben. Die anhand biochemischer Charakteristika bezeichnete Spezies Vibrio cholerae wird aufgrund ihrer Oberflächenantigene (O-Antigene) in mehr als 200 Serogruppen unterteilt, aber nur die kommaförmigen V. cholerae mit dem Oberflächenantigen O1 oder O139 können eine Cholera hervorrufen.

Nach Infektion mit Bakteriophagen können Choleravibrionen ein Choleratoxin bilden, das zur Klasse der AB_5-Toxine gehört. Die Untereinheit B bindet an GM1-Gangliosid-Rezeptoren der Dünndarmzellen, bildet ein tunnelförmiges Pentamer, durch das die aktive, toxische Untereinheit A in die Zelle gelangt. Diese aktiviert die Adenylatzyklase, was zu einem Anstieg des cAMP führt und konsekutiv zum Anstieg der Chlorid-Sekretion der Kryptenzellen, zur Inhibition der Natrium- und Chlorid-Rückresorption und damit zu einem massiven Wassereinstrom ins Dünndarmlumen.

24.3 Epidemiologie

Cholera kommt endemisch im Gangesdelta und Südostasien vor. Die von dort ausgehenden mittlerweile 7 Pandemien (seit 1817) haben fast die ganze Welt betroffen. Daher ist die Cholera verursacht durch El-Tor-V.cholerae heute in vielen asiatischen und afrikanischen Ländern, in Südamerika (Peru) und im Golf von Mexiko endemisch. In Endemiegebieten sind vor allem 2- bis 4-jährige Kinder betroffen. Die Infektion wird fäkal-oral, insbesondere durch kontaminiertes Wasser und kontaminierte Nahrungsmittel, aber auch durch Meerestiere übertragen. Mensch und Meerwasser stellen die wichtigsten Reservoire dar. Es ist eine hohe Infektionsdosis von 10^8 Keimen erforderlich; bei Hemmung der Magenproduktion reichen auch 10^5 Keime.

Die **Inkubationszeit** beträgt 18 Stunden bis 6 Tage.

24.4 Diagnose

Im Endemiegebiet wird die Diagnose aufgrund des typischen klinischen Krankheitsbilds vermutet und durch den Erregernachweis im Stuhl oder auch Erbrochenen gesichert. Zur Diagnosesicherung gehört die Anzucht mit Identifizierung mittels Biochemie und Antiseren und/oder Molekularbiologie. Obwohl der Erreger über längere Zeit im feuchten Stuhl überlebt, sollte bei längerem Transport vorsorglich ein Transportmedium, bevorzugt mit alkalischem pH-Wert, verwendet werden.

24.5 Therapie

Die erfolgreiche Behandlung der Cholera durch frühzeitige Rehydratation hat diese zur Therapie der Wahl bei allen Gastroenteritiden werden lassen. Abhängig vom Zustand ist die Rehydratation intravenös und/oder oral umgehend zu beginnen. Gelingt es, die enteralen Verluste auszugleichen, heilt die Krankheit ab, da die Diarrhoe und die Ausscheidung von Choleravibrionen auch ohne Gabe von Antibiotika nach einigen Tagen sistiert. Unbehandelt weist die Cholera eine Letalität von mehr als 50 % auf.

Die Gabe von Antibiotika reduziert die Dauer der Diarrhoe und der Erregerausscheidung und hat einen positiven Einfluss auf den Krankheitsverlauf. In randomisierten Studien bei Kindern in Endemiegebieten waren folgende orale Therapien erfolgreich: 1-malig 20 mg Azithromycin/kgKG (max. 1 g), 30 mg Ciprofloxacin/kgKG in 2 ED (max. 1000 mg/d in 2 ED) für 3 Tage sowie 50 mg Erythromycin/kgKG/d in 4 ED für 3 Tage. Aufgrund zunehmender Resistenzraten sind die ebenfalls in Studien bei Kindern wirksamen Ampicillin, Cotrimoxazol und Tetracyclin nur bedingt einsetzbar.

24.6 Prophylaxe

Die wichtigste prophylaktische Maßnahme ist die kontinuierliche Bereitstellung von sauberem Trinkwasser; Verzicht auf Genuss risikoreicher Nahrungsmittel wie Meeresfrüchte aus und vor allem in Endemiegebieten.

Ein ab dem Alter von 2 Jahren in Deutschland zugelassener oraler Impfstoff besteht aus inaktivierten Choleravibrionen mehrerer Bio- und Serotypen sowie der gentechnologisch hergestellten Choleratoxin-Untereinheit-B. Dieser Impfstoff erzielt in Studien in Endemiegebieten bei Kindern eine Wirksamkeit von 60 – 85 %.

24.7 Meldepflicht

Nach § 6 Infektionsschutzgesetz sind Krankheitsverdacht, Erkrankung und Tod durch Cholera namentlich meldepflichtig, wie auch der Erregernachweis vom Labor umgehend gemeldet werden muss (§ 7 IfSG).

Koordinator:
R. Bialek

Mitarbeiter:
G.-D. Burchard

24.8 Weiterführende Informationen

Centers for Disease Control and Prevention: www.cdc.gov > A–Z Index: C > Cholera

25 Clostridieninfektionen

25.1 Allgemeines

Clostridien sind ubiquitär im Erdboden, im Staub, im Wasser, im Meeresboden und im Darmtrakt von Mensch und Tier vorkommende, grampositive Anaerobier, die durch die Ausbildung von Sporen unter sehr ungünstigen Umweltbedingungen (Hitze, Kälte, Trockenheit, UV-Licht) überleben können und deren Virulenz auf der Produktion und Freisetzung von Exotoxinen beruht (fakultativ pathogene Erreger).

Durch Clostridien hervorgerufene Infektionen können exogenen oder endogenen Ursprungs sein. Der durch das Neurotoxin von C. tetani verursachte Wundstarrkrampf wird in einem eigenen Kapitel dieses Handbuches dargestellt, siehe Tetanus (S. 529). ▶ Tab. 25.1 zeigt eine Übersicht der in diesem Kapitel besprochenen, durch Clostridien hervorgerufenen Infektionen.

25.2 Clostridium-difficile-Infektionen

25.2.1 Klinisches Bild

Das klinische Spektrum der durch C. difficile ausgelösten Erkrankungen (CDI) reicht von der asymptomatischen Besiedlung (v. a. bei Neonaten und Säuglingen) über die milde, selbstlimitierende Diarrhoe (teilweise mit Blutauflagerungen und damit von einer viralen Gastroenteritis zu unterscheiden) und die behandlungsbedürftige Enterokolitis (Tenesmen, wässrig-blutige Diarrhoe, unter Umständen auch Subileus, Übelkeit, Erbrechen, Fieber, Leukozytose mit Linksverschiebung, erhöhtes CRP) bis zum in 35 – 50 % letal verlaufenden, septischen Multiorganversagen infolge eines toxischen Megakolons oder einer Darmperforation bei pseudomembranöser Kolitis (PMC). Durch C. difficile verursachte Erkrankungen treten fast ausschließlich bei Patienten nach (4–10 Tage) oder während einer Antibiotikatherapie auf. Symptome der CDI können auch erst bis zu 10 Wochen nach einer Antibiotikatherapie auftreten. Das relative Risiko richtet sich nach dem eingesetzten Antibiotikum (▶ Tab. 25.2).

Bei kinderonkologischen Patienten unter einer schleimhauttoxischen Therapie kann die klinische Abgrenzung von einer zytostatikainduzierten Mukositis schwierig sein. Die Mehrzahl entwickelt ausgeprägte Symptome, sobald die Zahl der Granulozyten wieder ansteigt.

25.2.2 Ätiologie

Toxinbildende C. difficile sind verantwortlich für über 90 % aller antibiotikaassoziierten PMC und für 5 – 20 % aller Fälle von antibiotikaassoziierter Diarrhoe (AAD). Bei Kindern, die sich mit einer ambulant erworbenen bakteriellen Gastroenteritis vorstellen und zuvor mit Antibiotika behandelt wurden (v. a. Amoxicillin/Clavulansäure, Cefuroxim), sollte dieser Erreger nicht in der Differenzialdiagnose fehlen. Entscheidend für die Pathogenität des

Tab. 25.1 Durch Clostridien hervorgerufene Infektionen (Auswahl).

Erreger	Infektion
C. difficile	• antibiotikaassoziierte Diarrhoe • nosokomiale Diarrhoe • antibiotikaassoziierte pseudomembranöse Enterokolitis • toxisches Megakolon
C. botulinum	• Botulismus als akute Lebensmittelintoxikation (Allantiasis) • Säuglingsbotulismus • Wundbotulismus
C. perfringens Typ A (beim Gasbrand auch C. septicum, C. novyi, C. histolyticum)	• Nahrungsmittelintoxikation • Gasbrand (Gasödem) • Meningoenzephalitis
C. perfringens Typ C	• Darmbrand, Enteritis necroticans
C. septicum	• septische Infektionen bei neutropenischer Enterokolitis • Meningoenzephalitis bei VP-Shunt und bei hämolytisch-urämischem Syndrom

Tab. 25.2 Risikofaktoren für C.-difficile-assoziierte Erkrankungen.

	Antibiotika	Sonstige Risikofaktoren
generell	Breitspektrumantibiotika	• lange Hospitalisationszeiten • Kontakt mit Erkrankten oder kontaminierten Gegenständen • unzureichendes Hygienemanagement im Krankenhaus
Häufig	Clindamycin, Cephalosporine, Amoxicillin/Clavulansäure, Fluorchinolone	• Gebrauch von wiederverwendbaren rektalen Thermometern • Multimorbidität • Sondenernährung (v. a. Jejunalsonden) • Hypogammaglobulinämie • chronisch entzündliche Darmerkrankung
Selten	Makrolide, Piperacillin-Tazobactam, Aminoglykoside	• zytostatische Therapie • Glukokortikoidtherapie (hochdosiert) • Protonenpumpeninhibitoren (PPI)

Erregers ist die Produktion der Toxine A (Enterotoxin) und B (Zytotoxin), die beide toxische Wirkungen auf das Darmepithel entfalten. Die pathogenetische Bedeutung des binären Toxins bestimmter hypervirulenter Ribotypen ist nicht abschließend geklärt.

25.2.3 Epidemiologie

Während ca. 3 % aller Menschen nach dem 2. Lebensjahr C. difficile im Stuhl ausscheiden, finden sich toxinbildende Stämme im Stuhl bei bis zu 70 % der gesunden Kinder unter 2 Jahren. Bei Frühgeborenen erfolgt sehr häufig eine asymptomatische Besiedlung des Darmes, vor allem, wenn diese über längere Zeit im Krankenhaus betreut werden. Aus bis heute nicht bekannten Gründen erkranken aber Neugeborene und Säuglinge nur selten an einer PMC (fehlende Toxinrezeptoren, Schutz durch mütterliche Antikörper). Ein kausaler Zusammenhang mit der nekrotisierenden Enterokolitis des Frühgeborenen konnte nicht bewiesen werden. Daher sind Screening-Untersuchungen auf C. difficile in neonatologischen Intensivpflegeeinheiten (auch bei Kindern mit Blutbeimengung im Stuhl) nicht indiziert.

Die sehr widerstandsfähigen Sporen von C. difficile können in der Patientenumgebung (Handkontaktflächen, Gegenstände, Pflegehilfsmittel) und an den Händen des Pflegepersonals (in einer Studie bei 59 %) nachgewiesen werden. Eine direkte oder indirekte Übertragung von Patient zu Patient ist möglich. Hauptreservoir im Krankenhaus ist der infizierte Patient mit klinisch manifestem Durchfall, der im Stuhl große Mengen des Erregers ausscheidet. Der Einsatz von Reinigungsmitteln anstelle der Wischdesinfektion (z. B. mit einem Natriumhypochlorid freisetzenden Desinfektionsmittel) scheint die Sporulation und damit die Ausbreitung von C. difficile zu begünstigen.

Nosokomiale Epidemien einer antibiotikaassoziierten Diarrhoe können durch C. difficile verursacht sein. C. difficile gilt – nach den Rotaviren – als zweithäufigster Erreger der nosokomial erworbenen Diarrhoe im Kindesalter. In Einzelfällen fanden sich C.-difficile-assoziierte Erkrankungen ohne Vorbehandlung mit Antibiotika bei Patienten mit angeborenen Fehlbildungen des Darms, z. B. beim Morbus Hirschsprung. C.-difficile-assoziierte Erkrankungen spielen eine wichtige Rolle auf pädiatrischen Intensivstationen, in der pädiatrischen Hämatologie/Onkologie und in Transplantationseinheiten (hämatopoetische Stammzellen-, Leber- und Nierentransplantation). Patienten mit zystischer Fibrose scheiden in bis zu 20 % toxinbildende C.-difficile-Stämme aus und können an einer schweren PMC erkranken, die häufig wegen des in dieser Patientengruppe oft fehlenden Zeichens der blutigen Diarrhoe zu spät erkannt wird. In den letzten Jahren konnte in mehreren Studien gezeigt werden, dass toxinbildende C. difficile auch bei Kindern und Jugendlichen mit chronisch entzündlicher Darmerkrankung (CED) häufiger vorkommen und für einen Teil der klinischen Exazerbationen der CED verantwortlich sind.

Die genotypische Untersuchung von C. difficile bei nosokomial erworbenen Infektionen konnte belegen, dass bestimmte lokal und überregional verbreitete Isolate eine höhere Virulenz und Affinität zu Ausbrüchen in Gesundheitseinrichtungen aufweisen. Jedoch ist nicht jede zeitliche und räumliche Häufung auf einen Ausbruch zurückzuführen. Zum Beweis oder Ausschluss eines derartigen Ausbruchs ist, nach der Implementierung von krankenhaushygienischen Maßnahmen, eine molekularbiologische Ribotypisierung der Isolate erforderlich. Ein Ausbruch von mit C. difficile assoziierten Erkrankungen in einer klinischen Behandlungseinheit (2 oder mehr Patienten bei denen ein epidemischer Zusammenhang wahrscheinlich ist oder vermutet wird) unterliegt nach § 6 Abs. 3 des IfSG der nichtnamentlichen Meldepflicht an das zuständige Gesundheitsamt.

Seit Anfang 2000 ist ein potenziell hoch virulentes, international epidemisch besonders bedeutendes C.-difficile-Isolat, NAP1/BI/027, bekannt (oft mit Fluorchinolon-Resistenz). Die erhöhte Virulenz erklärt sich durch charakteristische Mutationen des Toxinrepressorgens tcdC. Zusätzlich kommt es auch zur epidemischen Verbreitung anderer „neuer" hochvirulenter Stämme, u. a. durch Übertragung von vormals zoonotischen Stämmen (z. B. Ribotyp 078).

Die **Inkubationszeit** ist sehr unterschiedlich, in einzelnen Fallberichten wird von Stunden bis Wochen berichtet.

25.2.4 Diagnose

In der Regel sollten bei Kindern unter 12 Monaten keine C.-difficile-Toxintestung durchgeführt werden bzw. nur bei Patienten mit M. Hirschsprung, anderen manifesten Darmmotiliätsstörungen oder in Ausbruchssituationen. In dieser Altersgruppe sollten erst andere Differenzialdiagnosen ausgeschlossen werden. Bei allen Patienten über 12 Monate mit nosokomial (nach dem 3. Tag des stationären Aufenthalts) erworbener Diarrhoe und bei allen Patienten mit Verdacht auf eine Enterokolitis, sowie bei Patienten mit CED und akuter Exazerbation sollte möglichst frischer Stuhl auf C. difficile und auf dessen Toxine untersucht werden. Der Nachweis von C. difficile ohne Toxin sollte als normale Flora interpretiert werden. Die Stuhlproben werden i. d. R. nach einem 2-stufigen Diagnostikalgorithmus untersucht, der aus einem empfindlichen Suchtest (z. B. Glutamat Dehydrogenase: GDH) gefolgt von einen Toxin-A/B-Antigentest besteht. Die ausschließliche Bestimmung von Toxin A/B im Stuhl ist aufgrund geringer Sensitivität nicht ausreichend.

Die PCR mit Nachweis von Toxingenen (z. B. tcdB) ist hochsensitiv, eine Unterscheidung von Erkrankten von asymptomatischen Ausscheidern ist jedoch nicht sicher möglich. Goldstandard ist die anaerobe Kultur auf Selektivmedien mit Bestätigung der Toxinproduktion (toxigene Kultur). Die Anzucht ist auch Voraussetzung für die Genotypisierung, die für epidemiologische Studien und für Untersuchung von Ausbrüchen notwendig ist.

Da viele erfolgreich behandelte Patienten weiterhin C. difficile im Stuhl ausscheiden, sind Kontrolluntersuchungen bei asymptomatischen Patienten nach Abschluss der Therapie nicht erforderlich.

Mit der begleitenden Labordiagnostik soll bei schweren Fällen das Ausmaß der systemischen Entzündung mit Beteiligung anderer Organfunktionen eingeschätzt werden (Leukozytenzahl, Differenzialblutbild, C-reaktives Protein, Laktat, Leber- und Nierenfunktion, enteraler Eiweiß-, Blut- und Elektrolytverlust, Gerinnung).

Aufgrund der sensitiven und spezifischen Labordiagnostik aus Stuhl kann bei allen unkomplizierten CDI auf eine Sigmoido-/Koloskopie zum Nachweis einer PMC verzichtet werden. Ausnahme sind Patienten mit unklarer Differenzialdiagnose (z. B. CED, unklare Rezidive).

Bildgebende Diagnostik mit Sonografie und Abdomenübersichtsaufnahme sollte ebenfalls nur schweren Fällen vorbehalten bleiben, eine MRT oder eine CT des Abdomens (mit Kontrastmittel) dient zum Ausschluss schwerer Komplikationen (z. B. gedeckte Perforation, toxisches Megakolon).

Ansprechpartner bei diagnostischen und therapeutischen Fragen siehe (S. 215).

25.2.5 Therapie

Die einfache Durchfallerkrankung durch C. difficile von Kindern ohne besondere Krankheitsdisposition ist i. d. R. selbstlimitierend und bedarf keiner spezifischen Therapie. Alle nicht zwingend erforderlichen antibakteriellen Chemotherapeutika sollten sofort abgesetzt werden (bei antibiotikaassoziierter Diarrhoe oft die einzig erforderliche Maßnahme).

Voraussetzung für die antibiotische Therapie von C. difficile ist eine adäquate Medikamentenkonzentration im Kolon. Dies wird i. d. R. durch eine orale Therapie erreicht.

Mittel der 1. Wahl bei ansonsten gesunden Patienten ist Metronidazol, 30 mg/kgKG/d p. o. in 3 ED (max. 1500 mg in 3 ED). Spezielle Rezepturen für Metronidazol-Saftzubereitungen können i. d. R. in Klinikapotheken nachgefragt werden und sollen die Dosierung bei Kleinkindern erleichtern und den Geschmack verbessern. Die parenterale Applikation (gleiche Dosis verteilt auf 3 Kurzinfusionen über je eine Stunde) soll nur gewählt werden, wenn die orale Therapie nicht möglich ist. Therapiedauer: bei antibiotikaassoziierter Diarrhoe 7 Tage, bei Enterokolitis 10 Tage. Mögliche Nebenwirkungen sind Übelkeit, Erbrechen und metallischer Geschmack, sehr selten Neuropathie und Krampfanfälle. Vor einer Therapie mit Metronidazol sollte ggf. eine Schwangerschaft ausgeschlossen werden.

Mittel 1. Wahl für alle Patienten mit schwerwiegender Grunderkrankung oder stark ausgeprägter klinischer Symptomatik ist Vancomycin p. o. (ausschließlich per os; 40 mg/kgKG/d in 4 ED, max. 1000 mg). Die Vancomycin-i. v.-Lösung kann per os oder über eine Magensonde verabreicht werden. Bei gestörter Darmmotilität (z. B. toxisches Megakolon) kann Vancomycin auch rektal in Form von Einläufen appliziert werden. Die Therapiedauer beträgt 10 Tage. Die Darmmotilität hemmende Substanzen sind kontraindiziert.

Bei schwersten C.-difficile-Infektion mit Intensivpflichtigkeit sollte Vancomycin (p. o. / evtl. über Sonde) mit einer systemischen Metronidazoltherapie (i. v.) kombiniert werden.

Bei septischen und bei granulozytopenischen Patienten ist zusätzlich zur C.-difficile-Behandlung eine systemische Antibiotikatherapie (z. B. mit Piperacillin-Tazobactam) erforderlich.

Einige Fallserien und retrospektive Studien deuten darauf hin, dass bei schweren Fällen einer C.-difficile-assoziierten Enterokolitis die adjuvante Behandlung mit Standardimmunglobulinen von Nutzen sein kann, die wissenschaftliche Evidenz ist aber gering. Es gibt keine Evidenz, die den Einsatz von Probiotika bei dieser Indikation bei Kindern unterstützt. Die zusätzliche orale Gabe von Saccharomyces boulardii reduziert bei Erwachsenen die Wahrscheinlichkeit eines Rezidivs, kontrollierte Studien bei Kindern gibt es hierzu nicht. Ebenso fehlen kontrollierte Studien, die den Einsatz von Lactobacillus rhamnosus (LGG) zur Rezidivprophylaxe der C.-difficile-assoziierten Enterokolitis für das Kindesalter absichern. Probiotika sind bei hochgradig immunsupprimierten Patienten kontraindiziert.

Bei lebensbedrohlichen CDI ist zusätzlich häufig die chirurgische Intervention mit Kolektomie als zusätzliche Therapie erforderlich (frühzeitige Information des Kinderchirurgen).

Die C.-difficile-Therapie gilt ausschließlich für symptomatische Patienten, die antibiotische Behandlung asymptomatisch-kolonisierter Ausscheider ist nicht indiziert.

Behandlung von Rezidiven

Nach Absetzen der C.-difficile-Therapie entwickeln 5 – 25 % der Patienten einen Rückfall der Enterokolitis (Wiederauftreten einer Toxin-A/B-positiven Diarrhoe mit > 3 ungeformten Stühlen pro Tag).

Hierfür scheint u. a. eine verminderte spezifische Antikörperantwort gegen die Toxine A und B verantwortlich zu sein. Die genotypische Analyse von C.-difficile-Isolaten bei Patienten mit wiederholt auftretender PMC hat jedoch auch gezeigt, dass in 50 % kein Rezidiv, sondern eine exogene Reinfektion mit einem anderen Isolat vorliegt. Wichtig: Resistenzentwicklungen gegen Vancomycin oder Metronidazol sind nicht der Grund für Rezidive, deshalb können die Antibiotika der 1. Wahl (bevorzugt Vancomycin p. o.) erneut verordnet werden (ggf. ausschleichende Therapie über mehrere Wochen). Die zusätzliche Gabe von Rifampicin bringt keinen Vorteil.

Bei Patienten mit schwerer, chronisch rezidivierender C.-difficile-assoziierter Erkrankung sollte eine Donor-Stuhltransplantation z. B. von einem gesunden Angehörigen erwogen werden. Dieses Verfahren hat sich in größeren Fallserien bei Erwachsenen und in Einzelfallberichten bei Kindern als hocheffektiv und sicher erwiesen.

Fidaxomicin ist ein makrozyklisches gegen C. difficile aktives Antibiotikum mit schmalem Wirkspektrum. In 2 prospektiv randomisierten Studien bei Erwachsenen konnte die Ebenbürtigkeit mit Vancomycin (Effektivität und unerwünschte Effekte) gezeigt werden, wobei das Risiko eines Rezidivs bei den mit Fidaxomicin behandelten Patienten an Tag 28 nach Ende der Therapie um 50 % reduziert war. Fidaxomicin wird nur zu einem sehr geringen Anteil resorbiert, weshalb die im Stuhl erreichten Konzentrationen um den Faktor 1000 über der MHK von C. difficile liegen. Das geringere Rezidivrisiko wird wahrscheinlich durch die hemmende Wirkung des Fidaxomicins auf die Sporulation und durch die geringere Beeinträchtigung des Mikrobioms / der Kolonisationsresistenz verursacht. Studien bei Kindern liegen bislang nicht vor.

25.2.6 Prophylaxe

Ein sehr gutes Hygienemanagement im stationären Bereich sowie der rationale Antibiotikagebrauch sind zurzeit die wichtigsten prophylaktischen Maßnahmen. Durch den Verzicht auf eine nicht eindeutig indizierte Antibiotikatherapie kann das Risiko der antibiotikaassoziierten Diarrhoe vermieden und das der C.-difficile-assoziierten Enterokolitis nachhaltig gesenkt werden.

Für den begleitenden Einsatz von Probiotika zu jeder antibiotischen Therapie gibt es bislang aufgrund der geringen Evidenz keine Empfehlung. Zwar können Probiotika wie Saccharomyces boulardii in einigen Studien die Rate der antibiotikaassoziierten Diarrhoe („number needed to treat" NNT = 8 – 10) und Lactobacillus rhamnosus die Rate der nosokomialen Diarrhoe (NNT = 4) reduzieren, die Unterschiede zwischen den Verum- und Placebogruppen der randomisierten Studien beziehen sich jedoch nicht auf durch C. difficile verursachte Fälle.

Im Rahmen von Ausbrüchen konnte die Inzidenz der C.-difficile-assoziierten Diarrhoe und der PMC signifikant gesenkt werden durch:

25

- möglichst seltener Einsatz bestimmter Antibiotika (Amoxicillin/Clavulansäure, Clindamycin, Cephalosporine der Gruppe 3, Fluorchinolone)
- intensive Schulung des Behandlungspersonals, prospektive Surveillance zur frühzeitigen Identifizierung und Behandlung erkrankter Patienten
- Verwendung von Einmalhandschuhen und patientenbezogenen Schutzkitteln bei jedem direkten Kontakt mit den Patienten, Händewaschen mit Seifenlösung und Wasser (da Clostridien-Sporen nicht mit alkoholbasiertem Händedesinfektionsmittel abgetötet werden) vor und nach jedem Patientenkontakt, danach Händedesinfektion
- Verzicht auf rektale Temperaturmessung, patientenbezogene Thermometer, die mit einer sporiziden Substanz (s. u.) desinfiziert werden können
- Einzelzimmer, bei Ausbruch Kohortierung von Patienten und Personal, Desinfektion bzw. Sterilisation aller potenziell kontaminierten Gegenstände
- Umgebungsdesinfektion (alle Handkontaktflächen, alle patientennahen Oberflächen, bei Entlassung auch der Fußboden) mit sporiziden Desinfektionsmitteln. z. B. Perform oder Descogen, nach Angaben der Hersteller)

Alle diese Maßnahmen sind kostenintensiv und erfordern eine angemessene Ausstattung der Abteilung mit gut ausgebildetem Pflege- und Hygienefachpersonal und gut geschulten und supervidierten Mitarbeitern im Reinigungsdienst. Die Isolierung darf die medizinische Versorgung der Patienten nicht beeinträchtigen.

25.3 Clostridium-botulinum-Infektionen

25.3.1 Klinisches Bild

Der **Botulismus** beginnt wie eine Gastroenteritis mit Übelkeit, Erbrechen und Durchfall. Anschließend entwickelt sich eine hartnäckige Obstipation mit abgeschwächten Darmgeräuschen und eine Harnentleerungsstörung (Blasenatonie). Die Patienten haben trockene Schleimhäute, in der Regel kein Fieber und zeigen eine Verarmung der Mimik und Doppelbilder durch Lähmung der Augenmuskulatur.

Frühe neurologische Symptome sind Akkommodationsstörungen, Mydriasis, Lichtscheu, Doppelbilder, Ptosis und Mundtrockenheit. Im fortgeschrittenen Stadium kommt es zu einer symmetrischen, von kranial nach kaudal und vom Stamm zu den Extremitäten fortschreitenden Muskelschwäche ohne Sensibilitätsausfälle, schließlich bei voll erhaltenem Bewusstsein zu Schluckstörungen mit erhöhter Aspirationsgefahr und zur Atemlähmung (Zwerchfellparese, Beatmung in 40 – 70 % erforderlich).

Für den **Säuglingsbotulismus** (**Inkubationszeit** 3 – 30 Tage), der meist um den 2. Lebensmonat auftritt, sind charakteristisch:

- innerhalb von Tagen bis wenigen Wochen zunehmende, hartnäckige Obstipation (3 oder mehr Tage ohne Stuhlgang) bei reduziertem Sphinktertonus;
- Trinkschwäche, Schluckstörung mit häufigem Verschlucken bei schwachem Husten- und Würgereflex;
- heiseres Wimmern statt lautes Schreien, verminderter Tränenfluss, trockene Schleimhäute;
- Ptosis, langsam oder nicht reagible Pupillen, Augenmuskellähmung (starrer Blick);
- Adynamie, Kopfhebeschwäche, von kranial nach kaudal fortschreitende, schließlich generalisierte Hypotonie („floppy infant") mit fehlenden Muskeleigenreflexen.

Die Symptome treten in der Regel bei Kindern mit unauffälliger Schwangerschafts- und Geburtsanamnese, perzentilengerechtem Gedeihen und bei einer bis dahin altersentsprechenden Entwicklung auf. Es handelt sich häufiger um voll gestillte Säuglinge. Im Unterschied zur Sepsis sind die Patienten (solange keine Aspirationspneumonie vorliegt) afebril, bei vollem Bewusstsein und zeigen keine Kreislaufzentralisation, keine Leukozytose und kein erhöhtes C-reaktives Protein.

25.3.2 Ätiologie

Das hitzelabile, geruchs- und geschmacklose Botulinustoxin („botulus" – lat. Würstchen) ist der entscheidende Virulenzfaktor von C. botulinum und gilt als das stärkste biologische Gift. Bereits eine Dosis von 0,05 – 0,1 µg ist für den Menschen tödlich. Botulinustoxin kann durch direkte Ingestion (Nahrungsmittelbotulismus, Synonym: Allantiasis), durch Resorption aus mit C. botulinum infizierten Wunden (Wundbotulismus) oder aus dem vegetativ infizierten kindlichen Darmtrakt stammen (Säuglinsbotulismus).

Günstige Bedingungen für die Umwandlung von Sporen in vegetative, toxinbildende Formen von C. botulinum sind eine geringe Säurebelastung (pH > 4,5), ein anaerobes Milieu, Temperaturen zwischen 3 und 50 °C und ein relativ hoher Wassergehalt des Lebensmittels. Der Botulismus ist keine Infektion im eigentlichen Sinne, sondern eine Intoxikation. Der Säuglingsbotulismus entsteht dagegen durch eine Kolonisation des kindlichen Intestinaltrakts mit C. botulinum mit anschließender Toxinproduktion und Resorption.

Die neurologischen Symptome werden durch die Schädigung motorischer und autonomer Nervenfasern verursacht. Botulinustoxin bindet an motorische und autonome Nervenendigungen und blockiert irreversibel die Freisetzung des Neurotransmitters Acetylcholin. Die Rekonvaleszenz beim Botulismus dauert Wochen bis Monate, da zwischen den geschädigten Axonen und der Muskulatur neue Endplatten ausgebildet werden müssen.

25.3.3 Epidemiologie

Durch C. botulinum hervorgerufene Erkrankungen sind insgesamt seltene Ereignisse, wobei der Säuglingsbotulismus weltweit die häufigste Form darstellt. Während in Deutschland fast ausschließlich Fälle von Nahrungsmittelbotulismus gemeldet wurden (Häufigkeit: im Durchschnitt 14 Fälle/Jahr (1989 – 1998; Spanne: 4 – 23 Fälle/Jahr), ist in den USA (100 – 110 Fälle/Jahr) der Neugeborenenbotulismus am häufigsten (70 % der Fälle), gefolgt von Nahrungsmittel- (25 %) und Wundbotulismus (5 %). Eine Übertragung von C. botulinum von Mensch zu Mensch ist nicht beschrieben.

Als besonders kritisch für die Übertragung des Nahrungsmittelbotulismus gelten hausgemachte Konserven (unter 120 °C erhitztes Gemüse, Obst, Fleisch oder Fisch) und nicht fachgerecht hergestellte und gelagerte Räucherwaren. Die Infektionsquelle beim Säuglingsbotulismus bleibt in 85 % unklar, maximal 10 % gehen auf die Verabreichung von mit C.-botulinum-Sporen kontaminiertem Imkerhonig zurück. Ein bis heute nicht genau bekannter Anteil am plötzlichen Säuglingstod wird wahrscheinlich durch C. botulinum verursacht.

Wundbotulismus wird bei tiefen, mit Erde kontaminierten Wunden und bei Drogenabhängigen beobachtet, die sich kontaminiertes Heroin intramuskulär oder subkutan spritzen.

Inkubationszeit. Beim Nahrungsmittelbotulismus treten die ersten Symptome meist nach einer Inkubationszeit von 18 – 36 Stunden, je nach aufgenommener Toxinmenge jedoch auch früher (ab 2 Stunden) oder später (bis 8 Tage) auf.

25.3.4 Diagnose

Botulismus wird häufig (zu) spät diagnostiziert, insbesondere bei sog. Indexpatienten (1. Patient eines Botulismusausbruchs bzw. einziger Botulismuspatient). Die Diagnose ist in erster Linie anamnestisch (Verzehr von eingemachten, konservierten Produkten, wie Honig, und Auftreten einer ähnlichen Symptomatik in der Familie oder Umgebung) und klinisch zu stellen.

Bei Verdacht sollte unverzüglich versucht werden, das Botulinumtoxin in Nahrungsmittelresten, aus Stuhl, Wundsekret, Erbrochenem (ggf. auch aus der Magenlavage) sowie Serum mittels Maus-Inokulationstest nachzuweisen. Alle Materialien müssen gekühlt (4 °C) gelagert und transportiert werden.

Das Ergebnis der Tests sollte nicht abgewartet werden – bei hinreichendem Verdacht ist die Therapie sofort einzuleiten, da insbesondere die Gabe von Antitoxin zeitkritisch ist.

Die Lumbalpunktion (in Intubationsbereitschaft, da Gefahr des Atemstillstands) und bildgebende Verfahren zeigen Normalbefunde. Die Lähmungen treten beidseitig und seitengleich auf, Parästhesien werden nicht beobachtet. Cholinesterasehemmer (z. B. Edrophonium-Test) sind – wenn überhaupt – nur kurzzeitig wirksam. Spezialuntersuchungen:

Im EMG befallener Muskeln lässt sich durch hochfrequente, repetitive Stimulation (30 – 50 Hz) ein Inkrement der zuvor erniedrigten Amplitude des Aktionspotenzials nachweisen.

25.3.5 Therapie

Lebensrettend ist der rechtzeitige Beginn des intensivmedizinischen Monitorings (Vermeidung von Aspiration, Hypoventilation und Atemlähmung), ggf. die elektive Intubation und maschinelle Beatmung. Im weiteren Verlauf kann in bis zu 15 % ein hyponatriämisches Syndrom der inadäquaten ADH-Sekretion auftreten. Die ausreichende Analgosedierung, die Behandlung des (Sub-)Ileus, die vorsichtig gesteigerte enterale Ernährung über eine Magen- oder Jejunalsonde, die Vermeidung iatrogener Komplikationen (Dekubitus, Trachealstenose und nosokomialer Infektionen) und eine intensive Physiotherapie ermöglichen heute in den meisten, rechtzeitig diagnostizierten Fällen einen günstigen, wenn auch über Wochen bis Monate protrahierten Verlauf. Die Erholung von Paresen (mit Atrophien) kann in schweren Fällen Monate dauern. Botulismus hinterlässt jedoch in der Regel keine bleibenden Schäden. Wie beim Guillain-Barré-Syndrom ist eine kontinuierliche psychologische Betreuung von Patienten und Eltern zu empfehlen.

Das heterologe (fermentativ gereinigte Pferdeserum) Botulismus-Antitoxin Behring (Novartis Vaccines and Diagnostics GmbH & Co KG) kann über die Notfalldepots für Antiseren der Bundesländer, tagsüber auch über die Telefonnummer 08 00 1 90 11 90 bei der Zentrale von Novartis Behring geordert werden (Notfallnummer außerhalb der normalen Geschäftszeiten 0 64 21–3 90). Die Antikörper reagieren spezifisch mit den freien Botulismus-Toxinen und neutralisieren sie. Schon der *begründete Verdacht* auf Botulismus (Wund- oder Nahrungsmittelbotulismus) erfordert die *sofortige* Verabreichung von Botulismus-Antitoxin. Allergische und anaphylaktische Reaktionen treten gelegentlich auf, in sehr seltenen Fällen bis zum Schock (Überwachung der Vitalzeichen!). Gelegentlich kommt es zum Auftreten einer Serumkrankheit (5 – 24 Tage nach Gabe: Pruritus, Urtikaria, Fieber, Arthralgien, neurologische Störungen). Über die Dosierung und weitere Details der Anwendung informiert die Fachinformation.

Beim Wundbotulismus ist ein chirurgisches Wunddébridement obligat, und es wird eine begleitende Therapie mit Penicillin empfohlen, deren Nutzen beim Säuglingsbotulismus umstritten ist (theoretisch besteht das Risiko einer gesteigerten Freisetzung des Toxins beim Zerfall der Clostridien). Aminoglykoside sind wegen ihrer curareähnlichen Nebenwirkungen kontraindiziert.

25.3.6 Prophylaxe

Beim Einkochen oder bei der Herstellung von Konserven müssen Dampfkocher für ausreichende (sporizide) Temperaturen (> 120 °C) erreicht werden. Ballonierte oder beim Öffnen entgasende Konserven sind zu verwerfen. Geräucherte Fleisch- und Wurstwaren müssen kühl gelagert werden (möglichst unter 3 °C), insbesondere wenn die Ware vakuumverpackt ist. Neugeborenen und Säuglingen sollte kein Honig verabreicht werden (auch nicht indirekt über die Brustpflege stillender Mütter mit Honig).

Namentliche Meldung bei Verdacht, Erkrankung und Tod durch die behandelnden Ärzte (IfSG § 6 Abs. 1 Nr. 1a) und bei Erreger- oder Toxinnachweis durch das mikrobiologische Labor (§ 7 Abs. 1 Nr. 7). Jeder Fall von Botulismus stellt einen medizinischen Notfall dar und kann Teil eines Ausbruchs sein.

25.4 Clostridium-perfringens-Infektionen

C. perfringens ist ein grampositiver anaerober Sporenbildner, der im Erdreich vorkommt aber auch physiologisch zur Darmflora gehört. Er kann lebensbedrohliche anaerobe Wundinfektionen (Gasbrand) und 2 sehr unterschiedliche, durch Nahrungsmittel übertragbare Infektionen auslösen: die relativ häufige, aber meist blande Nahrungsmittelintoxikation (C. perfringens Typ A) und den extrem seltenen, fast immer tödlich verlaufenden Darmbrand (C. perfringens Typ C).

25.4.1 Gasbrand

Klinisches Bild

Nach einer Exposition kommt es entweder zur anaeroben Haut-/Weichteilinfektion mit abszedierender lokaler Weichteilinfektion ohne Erregerinvasion und ohne Toxinämie (häufig bei Drogenabhängigen beschrieben, die sich verunreinigtes Heroin spritzen) oder zur Myonekrose. Hierbei entwickelt sich ein plötzlich einsetzender massiver Wundschmerz bei deutlich reduziertem Allgemeinzustand. Hinzu kommt eine knisternde Schwellung und livide Verfärbung des initial nicht geröteten und nicht überwärmten Wundgebiets, die innerhalb von Stunden zum nekrotischen Zerfall der betroffenen Muskellogen und angrenzenden vitalen Weichteile fortschreitet.

Als systemische Komplikationen beschrieben sind ein septisches Multiorganversagen und eine massive Hämolyse. Das Bewusstsein der Patienten wird durch die Toxinämie nicht beeinflusst.

Bei der spontanen oder nichttraumatischen Myonekrose stehen oft gastrointestinale Symptome (Abdominalschmerzen, Durchfall, Erbrechen, Fieber, rektaler Blutabgang) bei Kindern im Vordergrund.

Ätiologie

Eine Kontamination traumatischer oder iatrogener tiefer Wunden, in denen sich unter anaeroben Stoffwechselbedingungen C. perfringens Typ A (80 – 90 %) vermehren kann, führt zu einer lokal invasiven und systemisch toxischen Infektion. Auch C. novyi, C. septicum, C. histolyticum, C. bifermentans, C. tertium, und C. fallax können Gasbrandinfektionen verursachen (10 – 20 %). Die Clostridien der Gasbrandgruppe erzeugen verschiedene Exotoxine (Alpha- und Thetatoxine), die hämolysierend, nekrotisierend und zytotoxisch wirken.

Epidemiologie

Gasbrand wird heutzutage primär nach Traumen, chirurgischen Eingriffen, malignen Prozessen, Hautinfektionen, Verbrennungen sowie septisch (meist illegal) durchgeführten Abtreibungen beobachtet. Im Erdboden, Straßenstaub und im Darmtrakt von Mensch und Tier enthaltene C.-perfringens-Sporen können nur durch Sterilisation, z. B. Autoklavieren 15 min bei 121 °C, sicher abgetötet werden. Die Möglichkeit der exogenen Einbringung durch kontaminiertes chirurgisches Instrumentarium wird durch die strikte Einhaltung der Sterilisationsrichtlinien ausgeschlossen.

Beim spontanen Gasbrand handelt es sich um eine in der Regel bei hochgradig immunsupprimierten Patienten auftretende Infektion mit endogenem Infektionsherd (meist Darmnekrose). Durch C. septicum ausgelöster, systemischer Gasbrand ist eine sehr seltene, fast immer letale Krankheit bei Kindern mit anhaltender oder zyklischer Granulozytopenie (Leukämie, Lymphom) und neutropenischer Enterokolitis (65 %), aber auch vorausgegangenen Traumen.

C. perfingens wurde als Erreger anaerober Meningoenzephalitiden bei Neugeborenen und Säuglingen mit ventrikuloperitonealem Shunt beschrieben, wobei in einigen Fällen eine Perforation des Darms durch das distale Shunt-Ende vorausging.

Inkubationszeit von 3 – 5 Tagen (selten nur wenige Stunden).

Diagnose

Die Diagnostik darf eine frühzeitige Intervention bei begründetem klinischem Verdacht nicht verzögern. Der Nachweis von Gas in den Faszienlogen durch Sonografie (Cave: Kontamination des Schallkopfs) oder Röntgen (charakteristische Fiederung der befallenen Muskulatur als Spätzeichen) kann wegweisend sein. Bei ileozökalem Fokus kann gelegentlich eine Pneumatosis der Darmwand in der Röntgenübersicht des Abdomens oder Luft in der Pfortader nachgewiesen werden.

Der mikrobiologische Nachweis des Erregers aus dem Wundgebiet erfolgt durch Gramfärbung (Abstrich) und Kultur. Es sollten immer auch anaerobe Blutkulturen angelegt werden. Im Serum finden sich eine erhöhte CK und LDH und ein erhöhtes Laktat (auch im Liquor deutlich erhöht bei anaeroben ZNS-Infektionen), im Urin kann Myoglobin nachgewiesen werden. Auf die Hämolyse weist frühzeitig ein niedriger Hb-Wert und Hämatokrit, eine stark erhöhte LDH, ein erhöhtes Bilirubin und ein nicht messbares Haptoglobin hin.

Therapie und Prophylaxe

Die Letalität liegt bei bis zu 70 %. Patienten mit Gasbrand können nur durch eine bereits beim begründeten Verdacht einsetzende Kombination von chirurgischer Exploration mit Wunddébridement und Resektion der befallenen Gewebeanteile in Kombination mit hochdosierter Antibiotikatherapie (Penicillin G als 1. Wahl; Alternativen: Clindamycin, Metronidazol, Teicoplanin, Meropenem) und intensivmedizinischer Therapie am Leben erhalten werden. Bei spontanem Gasbrand ist eine Resektion der meist ileozökal gelegenen Eintrittspforte (ulzerierter, nekrotischer oder perforierter Darmabschnitt) obligat. Der Nutzen einer zusätzlichen hyperbaren Sauerstofftherapie ist ungeklärt. Patienten mit Neutropenie sollten mit G-CSF behandelt werden.

Iatrogener Gasbrand ist durch adäquate Wundversorgung unter aseptischen Operationsbedingungen und Sterilisation des chirurgischen Instrumentariums zu vermeiden. Prolongierte Anwendung von Druckverbänden sowie chirurgischer Verschluss kontaminierter tiefer Wunden sind Risikofaktoren, die vermieden werden können. Patienten mit Gasbrand sollten für die Dauer der Krankheit in Kontaktisolierung betreut werden.

25.4.2 Nahrungsmittelintoxikation (Gastroenteritis) durch C. perfringens Typ A

Klinisches Bild

Die häufigsten Symptome sind Nausea, Bauchkrämpfe und Diarrhoe; Erbrechen und Fieber stehen meist nicht im Vordergrund. Die Krankheit verläuft in der Regel mild, klingt innerhalb von 24 Stunden ab und führt nur selten, z. B. bei jungen Säuglingen mit ausgeprägter Dehydratation, zur Hospitalisation.

Ätiologie

Eine Kontamination von Lebensmitteln (meist Rindfleisch oder Geflügel) mit C. perfringens Typ A kann eine Nahrungsmittelintoxikation nach sich ziehen, wenn es durch entsprechende Lagerungs- oder Zubereitungsfehler zur Vermehrung (Verdopplungszeit bei 43 – 46 °C unter 10 Minuten) und nach dem Verzehr im Darmtrakt des Menschen zur Bildung von Enterotoxin in ausreichender Menge kommt.

Epidemiologie

Durch C. perfringens Typ A werden wahrscheinlich 5 – 10 % aller bakteriell bedingten, durch Lebensmittel übertragene Erkrankungen verursacht, davon 75 % durch Fleisch und Fleischprodukte. Das primäre Kochen eines kontaminierten Lebensmittels tötet die Sporen nicht immer ab, sodass sich in der anschließenden Lagerungs- (zu lange Standzeit in luftdichten Behältern, Kontamination durch das Küchenpersonal) bzw. Abkühlungsphase (zu langsames Abkühlen, zu große Portionen) vegetative, enterotoxinbildende Bakterienformen im Lebensmittel auf mehr als 10^5 Keime pro Gramm vermehren können. Auch vakuumverpacktes Fleisch und Lachs können zum Auslöser einer C.-perfingens-Typ-A-Nahrungsmittelintoxikation werden. Eine direkte Übertragung von Mensch zu Mensch ist unwahrscheinlich.

Die **Inkubationszeit** beträgt 6 – 24 Stunden.

Diagnose

Die richtige Diagnose wird – insbesondere beim Auftreten mehrerer Erkrankungsfälle in zeitlichem und räumlichem Zusammenhang – durch eine sorgfältige Nahrungsmittelanamnese begünstigt. Der Erreger oder das Toxin können in Mageninhalt, Erbrochenem oder im Stuhl nachgewiesen werden. In Gemeinschaftseinrichtungen können ein schriftlich fixierter Speiseplan und die sorgfältige Aufbewahrung von Rückstellproben die Aufklärung von epidemischen Verläufen beschleunigen.

Therapie und Prophylaxe

Die Therapie der durch C. perfringens verursachten Nahrungsmittelintoxikation entspricht dem symptomatischen Vorgehen bei Gastroenteritiden anderer Ätiologie. Lebensmittelbedingte Erkrankungen durch C. perfringens Typ A können durch die Vermeidung der Kontamination von Lebensmitteln (Küchenhygiene, Desinfektion), durch ausreichendes Erhitzen, rasches Abkühlen bei Zwischenlagerung (unter 10 ° C, Standzeit unter 3 Stunden) und ausreichendes Wiedererwärmen vorgegarter Speisen (mindestens 65 °C im Speisekern) verhindert werden.

Namentliche Meldung bei Verdacht, Erkrankung und Tod zusätzlich bei Toxinnachweis (§ 7).

25.4.3 Enteritis necroticans (Darmbrand) durch C. perfringens Typ C

Klinisches Bild

Nach einer **Inkubationszeit** von 5 – 6 Stunden treten plötzlich unerträgliche Bauchschmerzen, blutige Durchfälle und Fieber auf. Ein septisch-toxisches Herz-Kreislauf-Versagen, Ileus, Darmperforation, entzündliche Strikturen des Darmlumens, gastrointestinale Massenblutung und neurologische Symptome (Tetraplegie, Bulbärparalyse) können sich bei der perakuten Form innerhalb von

Stunden bis wenigen Tagen einstellen. Die Erkrankung ist akut lebensbedrohlich und endet auch bei rascher Therapie in 15 – 25 % letal.

Ätiologie und Epidemiologie

Nach Aufnahme von mit C. perfringens Typ C kontaminierten Lebensmitteln (meist Schweinefleisch) führt, insbesondere bei Menschen mit proteinarmer, kohlenhydratreicher Diät („Lübecker Darmbrand"), die im Darmlumen stattfindende Produktion des Beta-Toxins zu einer nekrotisierenden Entzündung des gesamten Dünndarms. Die Empfindlichkeit gegenüber dem durch Trypsin abbaubaren Toxin wird durch über die Nahrung (Süßkartoffel) oder durch den Befall des Darms mit Ascaris lumbricoides vorhandene Trypsininhibitoren gesteigert. Diese Zusammenhänge erklären, warum heute in der einheimischen europäischen Bevölkerung keine Fälle von Darmbrand auftreten.

Diagnose, Therapie und Prophylaxe

Bei einer in Europa derart seltenen Erkrankung sind die Chancen auf eine rechtzeitige Diagnose gering. Der Erreger und das Toxin können in Kulturen von Erbrochenem, Mageninhalt, Stuhl oder in Darmresektaten nachgewiesen werden. Eine enge Zusammenarbeit zwischen pädiatrischen Intensivmedizinern und Kinderchirurgen muss wie in der Betreuung von pädiatrischen Patienten mit nekrotisierender Enterokolitis anderer Ätiologie gewährleistet sein. Über den Einsatz von Penicillin und Chloramphenicol wurde berichtet, kontrollierte Studien zur Therapie des Darmbrands liegen nicht vor. Ein zeitweise verfügbares Antitoxin erwies sich als wirkungslos. In Endemiegebieten wurde auch die aktive Immunisierung gegen das Beta-Toxin erfolgreich eingesetzt.

Koordinator:
A. Simon

Mitarbeiter:
M. Büttcher, H. Köhler, L. von Müller

25.5 Weiterführende Informationen

American Academy of Pediatrics. Clostridium difficile infection in infants and children. Pediatrics 2013;131:196–200

Konsiliarlaboratorium für Clostridium botulinum
Institut für Medizinische Mikrobiologie und Infektionsepidemiologie, Universitätsklinikum Leipzig
Liebigstraße 21
04 103 Leipzig
Tel.: 0 341 971 5 200
E-Mail: acr@medizin.uni-leipzig.de

Konsiliarlaboratorium für Clostridium difficile
Institut für Medizinische Mikrobiologie und Hygiene Universitätsklinikum des Saarlandes
Kirrbergerstraße, Gebäude 43
66 421 Homburg/Saar
Tel.: 06 841 162–3 907 oder -3 912 (Labor)
Fax: 06 841 162–3 985
E-Mail: lutz.mueller@uks.eu

26 Coronavirus (inklusive SARS)

26.1 Klinisches Bild

Humane Coronaviren (CoV) verursachen in allen Altersgruppen überwiegend leichte respiratorische Infektionen der oberen Atemwege mit Rhinitis und nasaler Obstruktion. Asymptomatische Träger können in allen Altersgruppen gefunden werden. CoV sind etwa für ⅓ der oberen Atemwegsinfektionen bei Erwachsenen verantwortlich. Bei Kindern wurden Coronaviren, ähnlich wie Rhinoviren auch in Mittelohrsekreten von Kindern mit akuter Otitis media nachgewiesen.

Coronavirusinfektionen wurden auch bei 2–8 % von hospitalisierten Kindern mit ambulant erworbener Pneumonie nachgewiesen, häufiger noch bei ambulant betreuten Kindern, sowie bei Kindern mit Asthmaanfällen. Immunologisch kompromittierte Patienten haben ein höheres Risiko für CoV-assoziierte Infektionen der unteren Atemwege. Wie für RSV sind auch nosokomiale Infektionsausbrüche v. a. in der Neonatologie berichtet.

Offen ist, inwieweit CoV ursächlich für gastrointestinale Infektionen verantwortlich sind. Coronavirusartige Partikel konnten im Stuhl von Kindern mit Diarrhoe, aber auch bei Neugeborenen mit nekrotisierender Enterokolitis (NEC) nachgewiesen werden. Eine Studie wies CoV mittels PCR bei 2,5 % von 878 Kindern mit Diarrhoe gegenüber 1,8 % bei 112 asymptomatischen Kindern nach.

Der 2002 in China beginnende SARS-Ausbruch (schweres akutes respiratorisches Syndrom) zeigte, dass CoV auch lebensbedrohliche Erkrankungen verursachen können. Die durch das SARS-CoV verursachten Erkrankungen begannen meist mit Fieber, Muskelschmerzen und allgemeiner Schwäche, wenig Zeichen im oberen Respirationstrakt und späterem Auftreten von Husten und Atemnot. Etwa ¼ der betroffenen hatte eine Diarrhoe. V. a. Erwachsene entwickelten schwere Pneumonien und häufig ein ARDS, die Mortalitätsrate lag bei 10 %. Kinder unter 12 Jahren zeigten in der Regel einen kürzeren und weniger schweren Verlauf.

Auch das im Herbst 2012 neu identifizierte HCoV-EMC ist mit schweren, teils letalen pulmonalen Erkrankungen, wie ARDS und Nierenversagen assoziiert.

26.2 Ätiologie

Coronaviren sind 120–160 nm große RNA-Viren mit einer Virushülle, in die 3 oder 4 verschiedene Membranproteine eingelagert sind: das große, glykosylierte S-Protein bildet als Trimer mit seinen keulenförmigen, nach außen ragenden Spikes (Peplomere) das charakteristische, kranzförmige Aussehen der Coronaviren (lat. corona: Kranz, Krone). In geringeren Mengen ist ein zweites Membranprotein E und zusätzlich nur beim Humanen Coronavirus OC 43 und den Coronaviren der Gruppe 2 das HE-Protein (Hämagglutin-Esterase-Protein) vorhanden. Das ebenfalls in der Hülle verankerte M-Protein ist nach innen gerichtet und bekleidet die Innenseite der Virushülle (Matrixprotein).

Im Inneren befindet sich ein vermutlich ikosaedrisches Kapsid, das wiederum einen helikalen Nukleoproteinkomplex enthält. Dieser besteht aus dem Nukleoprotein N, das mit einem Strang einer einzelsträngigen RNA mit positiver Polarität komplexiert ist. Bestimmte nach außen ragende Aminosäurereste des N-Proteins interagieren mit dem Matrixprotein M, sodass das Kapsid mit der Membraninnenseite assoziiert ist.

26.3 Epidemiologie

Coronaviren kommen weltweit vor, ihre Vertreter verursachen bei Säugetieren, Nagetieren und Vögeln unterschiedliche Erkrankungen. Über den Kontakt mit Tieren kann es zu Infektionen mit neuen Stämmen beim Menschen kommen. Die sich rasch aufbauende Immunität gegen CoV nach Infektion nimmt über die Zeit ab und ist neben möglichen Antigenveränderungen eine Ursache für mögliche Reinfektionen.

CoV können das ganze Jahr über auftreten, z. T. wird eine Häufung zwischen Herbst und Frühling beobachtet. Verschiedene Coronavirusstämme (HCoV-OC 43, HCoV-229E, HCoV-HKU1) können nachgewiesen werden, ohne dass bisher regionale, saisonale oder andere Muster identifiziert werden konnten. Coronaviren verbreiten sich durch Kontakt mit infektiösen respiratorischen Sekreten und Stuhl, sowie als Tröpfcheninfektion.

Im Rahmen des SARS-CoV-Ausbruchs 2002/2003 konnte bei infizierten Patienten Virus-RNA auch in Blut, Stuhl und Urin nachgewiesen werden, was für die Übertragung offenbar eine wichtige Rolle spielt. Patienten mit SARS-CoV waren v. a. in der zweiten Erkrankungswoche besonders ansteckend, während Patienten mit üblichen CoV-Erkrankungen v.a in der ersten Woche ansteckend sind. SARS-CoV wurden initial in China von Tieren auf Menschen übertragen, vermutlich durch den Verkauf wilder Tiere auf Märkten. Ein Tierreservoir für SARS in China wird z. B. bei Hufeisen-Fledermäusen angenommen.

Im Herbst 2012 erkrankten 9 Menschen an einem erstmals bei einem im Juni 2012 verstorbenen Patienten aus Saudi-Arabien nachgewiesenen neuartigen Coronavirus (HCoV-EMC). Es traten schwere, teils letale Krankheitsverläufe mit akutem Atemnotsyndrom und Nierenversagen auf, es kam jedoch nicht zu einer befürchteten größeren Ausbreitung. Das neuartige Coronavirus ist genetisch nicht identisch mit dem SARS-Virus.

26.4 Diagnose

Im klinischen Alltag wird die Diagnostik zum Nachweis von CoV aufgrund des in der Regel unkomplizierten Verlaufs und der fehlenden therapeutischen Konsequenzen nur selten durchgeführt. Coronaviren sind äußerst schwierig zu kultivieren, elektronenmikroskopisch können einzelne Partikel nachgewiesen werden. Möglich ist der Nachweis mittels RT-PCR, die häufig kombiniert mit der Diagnostik anderer Atemwegserreger als Multiplex-PCR durchgeführt wird. Bei schweren CoV-Infektionen im Rahmen von Ausbrüchen sind die Falldefinitionen und Vorgaben des RKI zu beachten.

26.5 Therapie

Bisher gibt es keine geprüfte, wirksame, antivirale Therapie von CoV-Infektionen. Üblicherweise ist eine symptomatische Therapie für die in der Regel unkomplizierten CoV-Infektionen ausreichend.

Während des SARS-Ausbruchs wurden verschiedene Medikationen, wie Ribavirin und Interferone angewendet, ohne dass die Wirksamkeit belegt werden konnte. Steroide wurden bei SARS-CoV-assoziiertem ARDS eingesetzt. Chloroquin hat eine hohe Effektivität gegen in vitro kultivierte SARS HCoV, HCoV-229E und HCoV-OC 43, jedoch fehlen auch hier klinische Wirksamkeitsdaten.

26.6 Prophylaxe

Im Zentrum der präventiven Maßnahmen stehen analog zu anderen viralen Atemwegserregern eine sorgfältige Händehygiene mittels Händewaschen bzw. Händedesinfektion und der vorsichtige Umgang mit kontaminierten Flächen und Gegenständen.

Der SARS-Ausbruch 2002/2003 konnte nach nur 4 Monaten durch globale, effektive Maßnahmen der Infektionskontrolle erfolgreich eingedämmt werden: Hierzu gehörte die rasche Identifizierung und Isolierung neuer Fälle und deren Kontakte, sowie die Etablierung strenger Vorsorge- und Schutzmaßnahmen.

Es gibt bisher keinen Impfstoff, auch wenn es nach der SARS-Epidemie Interesse an der Entwicklung gab. Probleme sind die mindestens 4 unterschiedlichen Coronavirusstämme, die mögliche Antigenvariabilität und die negative Erfahrung mit Hypersensitivitätsreaktionen nach Virusexposition bei geimpften Tieren in experimentellen Versuchen.

26.7 Meldepflicht

Die üblichen, sehr häufig auftretenden Coronavirusinfektionen sind nicht meldepflichtig.

Infektionen durch neuartigen Coronaviren, wie z. B. SARS-CoV oder das im Herbst 2012 erstmals diagnostizierte CoV-EMC sind als Verdachtsfälle (Falldefinitiondes RKI unter www.rki.de), wahrscheinliche Fälle und bestätigte Fälle wegen der Schwere der Erkrankungen auf Grundlage von § 6 Abs. 1 Nr. 5a IfSG an das zuständige Gesundheitsamt zu melden. Das Gesundheitsamt übermittelt gemäß § 12 Abs. 1 IfSG die gemeldeten Fälle unverzüglich über die zuständige Landesbehörde an das Robert Koch-Institut.

Koordinator:
J. G. Liese

Mitarbeiter:
B. Weißbrich

27 Dengue-Fieber

27.1 Klinisches Bild

Synonyme: Dengue-Fieber (DF), Dengue-hämorrhagisches Fieber (DHF), Dengue-Schock-Syndrom (DSS)

Dengue ist weltweit die häufigste, durch Mücken übertragene virale Infektion des Menschen. Die Symptomatik der Dengue-Virus-Infektion variiert in Abhängigkeit von Alter und Immunität des Wirts. Sie reicht von der asymptomatischen Infektion über einen grippeähnlichen Verlauf (DF) bis zum schweren hämorrhagischen Fieber (DHF) und Schocksyndrom (DSS). Die Verläufe sind fließend, weshalb die Weltgesundheitsorganisation (WHO) neu nach dem Schweregrad der Erkrankung klassifiziert (▸ Abb. 27.1).

Das **Dengue-Fieber** verläuft in 3 Stadien. Das 1. Stadium beginnt abrupt mit hohem (kontinuierlichem) Fieber über (2)- 5 – 7 Tage und schweren frontalen/retroorbitalen Kopfschmerzen, sowie Muskel- und Gelenkschmerzen (vor allem Rücken; „break-bone fever"), Anorexie, Übelkeit, Erbrechen und Erschöpfung. Etwa 50 % der Patienten entwickeln über 2–4 Tage ein wegdrückbares makuläres oder makulopapuläres, oft konfluierendes, nicht selten juckendes oder schuppendes Exanthem. Es tritt vor der Entfieberung auf, zunächst auf Hand- und Fußrücken, dann stammbetont unter Aussparung des Gesichts. Bei < 20 % der Patienten wird nach etwa 24-stündiger Remission das 2. Stadium mit Intensivierung des skarlatiniformen oder makulopapulären Exanthems beschrieben. Das Ende des zweiten Fieberschubs läutet das 3. Stadium ein, die *kritische Phase* zwischen Tag 3 und 7 mit *Warnzeichen* (▸ Abb. 27.1), die den möglichen Übergang in die schwere Verlaufsform anzeigen. Warnzeichen für eine schwere Verlaufsform sind Bauchschmerzen, anhaltendes Erbrechen, Zunahme der Lebergröße, Ödembildung, Schleimhautblutungen, Unruhe oder Lethargie und plötzlicher Wechsel von Fieber zu Hypothermie.

Zusätzliche Dengue-Symptome sind generalisierte Lymphknotenschwellungen, Splenomegalie, Konjunktivitis, Pharyngitis, Atemwegssymptome, Diarrhoe.

Leichte Hämorrhagien (Epistaxis, Petechien der Haut und Schleimhäute) können auch bei DF auftreten, verbunden mit Leukozytopenie (< 1,5/nl, Neutropenie und Lymphozytopenie) und Throm-

Dengue-Fieber ± Warnzeichen | **Schweres Dengue-Fieber**

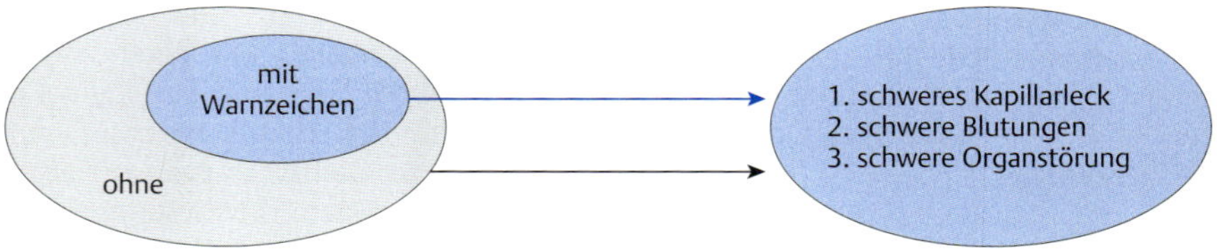

Kriterien für **Dengue-Fieber ± Warnzeichen**

wahrscheinliches Dengue-Fieber
Leben in/Reise nach Endemiegebiet und 2 der folgenden Kriterien:

- Übelkeit, Erbrechen
- Exanthem
- Schmerzen
- positiver Rumpel-Leede-Test
- Leukozytopenie
- jedes Warnzeichen

virologisch bestätigtes Dengue-Fieber
(wichtig, falls keine Zeichen des Kapillarlecks)

Warnzeichen*
- Bauchschmerzen oder Abwehrspannung
- anhaltendes Erbrechen
- Ödeme
- Schleimhautblutung
- Lethargie oder Unruhe
- Hepatomegalie > 2 cm
- Anstieg Hämatokrit *plus* Thrombozyten-Abfall

*engmaschige klinische Beobachtung und Laborkontrolle

Kriterien für **schweres Dengue-Fieber**

1. schweres Kapillarleck mit
- Schock (DSS; Dengue-Schock-Syn.)
- Lungenödem mit Tachydyspnoe

2. schwere Blutungen
(ärztliche Evaluation)

3. schwere Organfunktionsstörung
- Transaminasen-Anstieg (GOT/GPT > 1000 U/l)
- Vigilanzstörung
- Herz und andere Organe

Abb. 27.1 Revidierte WHO-Klassifikation von Dengue-Virus-Infektionen.

bozytopenie (3.– 8. Tag), häufig geringer Transaminasenerhöhung oder Hyponatriämie.

Die *Konvaleszenzphase* kann durch wochenlange Inappetenz und Depression kompliziert sein. Genesung führt zu lebenslanger Immunität gegen den jeweiligen Serotyp.

Das **schwere Dengue-Fieber** (DHF) ist durch ein schweres Kapillarleck, Hämorrhagien oder Organfunktionsstörungen charakterisiert (▶ Abb. 27.1). Ein steigender Hämatokrit-Wert (≥ 20 % über Ausgangswert), fallende Thrombozyten-Werte, sowie sonografische Flüssigkeitsansammlungen (Gallenblasenwandödem, Aszites, Pleuraergüsse) sind gute und praktisch einsetzbare Verlaufsparameter. Das DHF kann einer Zweitinfektion mit einem anderen Dengue-Virus-Serotyp folgen und wird vermutlich durch kreuzreagierende, nichtneutralisierende Antikörper ausgelöst (ADE: „antibody-dependent immune enhancement"). Diese können bei Säuglingen in Endemiegebieten auch maternalen Ursprungs sein. Das Risiko für schwere Verläufe ist am größten in den Altersgruppen 0 – 11 Monate und 4 – 6 Jahre.

Das schwere Dengue-Fieber liegt bei folgender Symptomenkonstellation vor: schweres Kapillarleck (Aszites, Pleuraergüsse, Lungenödem) mit/ohne Schock (DSS), Hämorrhagien (DHF; Epistaxis, Ekchymosen, gastrointestinale Schleimhäute, Arachnoidea) mit/ohne Schock und schwere Organfunktionsstörungen (Anstieg der Transaminasen, gestörte Vigilanz u. a.). Komplikationen des DF sind in ▶ Tab. 27.1 aufgeführt.

Unbehandelt beträgt die Letalität des schweren DF bis 30 – 40 %. Bei adäquater symptomatischer Therapie ist die Prognose hingegen gut.

Fetale und neonatale Infektionen. Dengueinfektionen während der Schwangerschaft können zu Frühgeburt oder Abort führen. Spezifische, dengue-assoziierte Embryo- oder Fetopathien sind nicht bekannt. Infektionen in der Woche vor Entbindung gefährden Mutter und Neugeborenes wegen des erhöhten Risikos hämorrhagischer Komplikationen.

27.2 Ätiologie

Das Dengue-Virus ist ein umhülltes Virus mit einsträngiger, unsegmentierter (+)-RNA, das zur Familie der Flaviviridae gehört. Es gibt 4 Serotypen (DEN-1 bis DEN-4). Zwischen den Serotypen besteht zwar eine antigene Kreuzreaktivität, aber keine Kreuzimmunität. Dem schweren DF liegen wahrscheinlich u. a. eine antikörpervermittelte verstärkte Virusreplikation in Makrophagen (ADE) sowie eine atypische T-Zell-Reaktion mit Freisetzung von vasoaktiven Zytokinen und Stickstoffradikalen (z. B. NO) zugrunde.

27.3 Epidemiologie

Weltweit gilt Dengue als eine der wichtigsten „emerging" Tropenkrankheiten des 21. Jahrhunderts, die > 2,5 Milliarden Menschen bedroht, primär wegen der enormen Verbreitung der Vektoren Aedes aegypti (Hauptvektor) und Aedes albopictus. Dengue ist in den meisten tropischen und subtropischen Regionen endemisch, einschließlich populärer touristischer Reiseziele. In Deutschland ist die Zahl der gemeldeten Fälle bis ins Jahr 2010

Tab. 27.1 Komplikationen des Dengue-Fiebers.

Lokalisation	Symptom
Nervensystem	Fieberkrampf, Meningoenzephalitis/Dengue-Enzephalopathie (mit Letalität von 30 %), hepatische Enzephalopathie, intrakraniale Blutung, akute disseminierte Enzephalomyelitis, Guillain-Barré-Syndrom (GBS), Mono- oder Polyneuropathie, Delirium, Depression
ophthalmologisch	Makulaödem, Retinablutung, retinale Vaskulitis
kardiovaskulär	myokardiale Dysfunktion, Myokarditis, Arrhythmien, Perikarditis mit Erguss
respiratorisch	Pleuritis mit Pleuraerguss, pulmonale Hämorrhagien, „Acute Respiratory Distress Syndrome" (ARDS), „Transfusion-related Acute Lung Injury" (TRALI), Pneumonie
gastrointestinal	Appendizitis, Peritonitis, abdominelles Kompartment-Syndrom
hepatisch	Cholezystitis, ischämische Hepatitis, fulminantes Leberversagen
Renal	akutes Nierenversagen, hämolytisch-urämisches Syndrom (HUS), Rhabdomyolyse
hämatologisch	Thrombozytopenie, Lymphozytopenie, Hämorrhagien (Haut, Schleimhaut, viszeral), Verbrauchskoagulopathie, Hämophagozytose
Infektionen	bakterielle Sekundärinfektion, Koinfektion mit Malaria, Leptospirose, Typhus

auf 595 Fälle kontinuierlich angestiegen (davon ca. 20 % Kinder und Jugendliche). Dengue-Erkrankungen werden überwiegend aus Süd- und Südostasien (55 %) und in geringerem Maße aus Mittel- und Südamerika importiert.

Das Reservoir des Dengue-Virus sind infizierte Menschen während der Virämiephase. Übertragungen durch Bluttransfusionen oder nosokomial (meist Nadelstichverletzungen) sind beschrieben worden.

Die **Inkubationszeit** beträgt 4 – 7 (3 – 14) Tage.

27.4 Diagnose

Die virologische Diagnosestellung des Dengue-Fiebers ist wichtig, da die Erkrankung rasch progressiv verlaufen kann und die Prognose von einer frühzeitigen aggressiven Flüssigkeitstherapie abhängt. Meist wird die Diagnose *serologisch* gestellt (signifikanter Anstieg von Dengue-Virus-spezifischen Antikörpern in Serumpaar oder deutlicher IgM-Nachweis; ggf. auch im Liquor nachweisbar). Der IgM-Nachweis wird 4 – 5 Tage nach Fieberbeginn positiv, IgG nach 7 – 10 Tagen. IgM-Antikörper können über 3 – 6 Monate nachgewiesen werden, IgG lebenslang. Bei Sekundärinfektionen bleibt eine IgM-Antwort häufig aus, während IgG rasch zu sehr hohen Titern ansteigt. Eine serologische Differenzierung der 4 Dengue-Serotypen ist nicht möglich. Aufgrund von möglichen Kreuzreaktivitäten zwischen Dengue- und anderen Flaviviren (Cave: z. B. auch durch Gelbfieberimpfung!) kann der Befund gelegentlich „serologisch nicht eindeutig" lauten. *Schnelltests* mit Nachweis des *NS 1-Antigens* können alternativ mit guter Sensitivität und Spezifität in der ersten Krankheitswoche verwendet werden und die Serologie komplementieren. Der *Nukleinsäure-Nachweis* in Serum, Plasma, Liquor oder Autopsiematerial kann ebenfalls in der ersten Krankheitswoche durchgeführt werden(RT-PCR). Die Sensitivität der RT-PCR aus Serum/Plasma beträgt in der 1. Woche nach Fieberbeginn 80–90 %.

27.5 Therapie

Es gibt kein spezifisches Therapeutikum gegen Dengue. Die Behandlung beruht auf promptem und korrektem Ausgleich von Flüssigkeitsverlusten und Elektrolytstörungen. Mildes/klassisches DF wird symptomatisch mit Paracetamol, Bettruhe und (in der Regel oraler) Flüssigkeitszufuhr behandelt, bspw. mit oralen Rehydratationslösungen, unter täglicher Blutplättchen- und Hämatokrit-Kontrolle. Azetylsalizylsäure und nichtsteroidale antiinflammatorische Substanzen (z. B. Ibuprofen) sollen wegen der erhöhten Blutungsneigung vermieden werden. Die Zeit um die Entfieberung ist kritisch: klinische Warnzeichen, Thrombozyten-Abfall und Hämatokrit-Anstieg erfordern die stationäre Aufnahme und ggf. intensivmedizinische Behandlung. Zur i. v. Flüssigkeitstherapie sind kristalloide Lösungen (z. B. NaCl 0,9 % oder Ringerlaktat) den kolloidalen Lösungen gleichwertig. Plasmakonzentrate (FFP) bewirken nur einen kurzfristigen Anstieg der Thrombozytenzahlen. Bei schweren Blutungen oder fallendem Hämatokrit kommen Erythrozyten- oder Vollblutkonserven zum Einsatz. Der Einsatz von Glukokortikoiden hat trotz der vermuteten Immunpathogenese keine Evidenz und wird nicht empfohlen.

27.6 Prophylaxe

Eine effektive Vakzine ist bisher nicht erhältlich. Ein abgeschwächter tetravalenter Lebendimpfstoff gegen alle 4 Dengue-Serotypen ist in klinischer Erprobung (z. B. ChimeriVax-DEN). Die wichtigste und zurzeit einzig wirksame Prophylaxe für Reisende in Dengue-Endemiegebiete ist die Vermeidung von Mückenstichen.

27.7 Meldepflicht

Es gelten § 6 und 7 IfSG: namentliche Meldung an das Gesundheitsamt durch den behandelnden Arzt innerhalb von 24 Stunden bei Verdacht, Erkrankung oder Tod durch virusbedingtes hämorrhagisches Fieber. Meldung durch das Labor bei direktem oder indirektem Nachweis von Erregern hämorrhagischer Fieber.

Koordinator:
M. Hufnagel

Mitarbeiter:
M. Panning

27.8 Weiterführende Informationen

Centers for Disease Control and Prevention: www.cdc.gov > A–Z Index: D > Dengue
European Centre for Disease Prevention and Control (ECDC): ecdc.europa.eu > Health topics > Dengue fever
WHO: www.who.int > Media centre > Fact sheets > Dengue and severe dengue
WHO: www.who.int > Health topics > Dengue

Nationales Referenzzentrum für tropische Infektionserreger
am Bernhard-Nocht-Institut für Tropenmedizin
Bernhard-Nocht-Str. 74
20 359 Hamburg
Tel.: 040 4 2818–401
Fax: 040 4 2818–400
E-Mail: Labordiagnostik@bni-hamburg.de

28 Dermatophytosen

28.1 Allgemeines

Durch Dermatophyten verursachte Infektionen der Haut und der Hautanhangsgebilde (Nägel und Haare) werden unter dem Begriff Dermatophytosen (Synonyme: Tinea, Haut- oder Ringflechte, „ringworm") zusammengefasst. Der vielfach synonym gebrauchte Begriff Dermatomykose umfasst hingegen alle Pilzerkrankungen der Haut einschließlich der durch Hefen (Candida spp., Malassezia spp.) oder Schimmelpilze (z. B. Onychomykose durch Scopulariopsis brevicaulis) hervorgerufenen Haut- und Nagelmykosen.

Dermatophyten sind obligat pathogene Fadenpilze (Hyphomyzeten), die direkt und indirekt übertragen werden können. Sie parasitieren in der Regel in den obersten Hautschichten (Stratum corneum) ihres Wirtes und besitzen keratinolytische Enzymaktivitäten (keratinophile Pilze). Es werden 3 anamorphe (asexuelle) Genera (Trichophyton, Microsporum und Epidermophyton) unterschieden mit etwa 40 Arten. Davon haben allerdings in Mitteleuropa nur eine geringe Anzahl Spezies eine größere klinische Bedeutung. Die einzelnen Erreger zeichnen sich ferner durch eine charakteristische geografische Verbreitung, Grad der Anpassung an ihren Wirt und Präferenz für bestimmte Befallslokalisationen aus (▶ Tab. 28.1).

Tab. 28.1 Charakteristika bedeutsamer, in Mitteleuropa isolierter Dermatophyten.

Spezies	Wirt	Geografische Verbreitung	Erkrankung
Microsporum audouinii[1]	anthropophil	weltweit	Tinea capitis (Ektothrix-Typ), derzeit selten bei Kindern (meist importiert aus Afrika)
Microsporum canis[1]	zoophil (Katze, Hund)	weltweit	Tinea capitis (ektotrich) und Tinea corporis bei Kindern
Microsporum gypseum	geophil	weltweit	sehr selten: Tinea capitis (ektotrich) und Tinea corporis
Trichophyton tonsurans	anthropophil	weltweit	zunehmend häufiger: Tinea capitis (Endothrix-Typ) und Tinea-corporis-Erreger
Trichophyton violaceum	anthropophil	Ostafrika, Nordafrika, Osteuropa (Türkei)	Tinea capitis (endotrich)
Trichophyton mentagrophytes (neue Nomenklatur: T. interdigitale)	anthropophile und zoophile (Nagetiere) Varianten	weltweit	häufiger Dermatophytose-Erreger, Tinea pedis, T. corporis, T. cruris, T. unguium und seltener T. capitis (ektotrich)
Trichophyton species von Arthroderma benhamiae	zoophil (Meerschweinchen und andere Nagetiere)	weltweit	hochentzündliche Dermatophytosen, u. a. Tinea capitis, Tinea faciei, Tinea corporis
Trichophyton verrucosum	zoophil (Kälber)	weltweit	Tinea capitis (ektotrich) und Tinea corporis
Trichophyton schoenleinii[1]	anthropophil	Nordafrika, Süd- und Osteuropa	Tinea capitis (Favus; keine Sporen im Haar) und Tinea corporis
Trichophyton rubrum	anthropophil	weltweit	häufig isolierter Erreger, Tinea pedis, unguium und corporis, extrem selten Haarbefall (Endo-Ektothrix-Typ)
Trichophyton soudanense	anthropophil	Afrika	Tinea capitis (endotrich) et corporis, immer zugrunde liegender direkter oder indirekter Kontakt zu Afrika/Afrikanern
Epidermophyton floccosum	anthropophil	weltweit	derzeit seltener Erreger von Tinea pedis/cruris, befällt nie Haupthaar

[1] Infiziertes Haar zeigt meist Fluoreszenz unter Wood-Licht-Bestrahlung.

28.2 Klinisches Bild und Ätiologie

28.2.1 Epidermo- und Onychomykosen

Epidermomykosen entstehen durch Eindringen und Ausbreitung ubiquitärer Pilze im Stratum corneum. Dies wird durch Mikroläsionen ermöglicht und durch keratolytische Enzyme der Erreger erleichtert.

Die **Tinea corporis** ist gekennzeichnet durch rundliche, erythematöse, juckende Herde mit randständiger Schuppung. Auch vesikulöse und hyperkeratotisch-verruköse Formen und Verläufe werden beobachtet, sind jedoch nicht erregerspezifisch.

Tinea pedis. Bei der häufigen (Prävalenz ≥ 10 %) Tinea pedis (syn.: Epidermomycosis pedis, Fußpilz, „athlete's foot") kommt es entweder zur interdigitalen Mazeration (Interdigitalmykose) und/oder zur diffusen plantaren Schuppung, die nur selten mit entzündlichen dyshidrotischen Bläschen einhergeht. Die Tinea pedis ist häufig mit einem Nagelbefall (*Tinea unguium* oder *Onychomykose*) assoziiert, deren klinische Symptomatik von leichter gelblicher Dyskoloration bis zum vollständigen krümeligen Zerfall der Nagelplatte reichen kann.

Tinea manuum. Seltener ist die Tinea manuum, die durch eine wesentlich feinere, den Handlinien folgende Schuppung gekennzeichnet ist.

Häufigste Erreger der Epidermomykosen sind Trichophyton rubrum und T. mentagrophytes (neu: T. interdigitale).

28.2.2 Trichomykosen

Trichomykosen entstehen durch Ausbreitung der Erreger entlang der Haarfollikel in die Subkutis. Man unterscheidet *ektotriches* Wachstum, bei dem die Pilze das Haar von außen durchdringen und den Haarkortex umscheiden, von *endotrichem* Wachstum, bei dem die gesamte Haarmedulla durchsetzt wird, die Kutikula aber intakt bleibt.

Die **oberflächliche Trichophytie** ist durch einzelne oder mehrere rundliche Plaques mit einzelnen Vesikeln und follikulären Papeln gekennzeichnet, die zumeist stark jucken. Diese Trichophytie-Form geht mit reversiblem Haarausfall einher und heilt folgenlos ab. Prädilektionsstellen sind Kapillitium, Gesicht und Extremitäten. Die Erreger sind meist zoophile Pilze (Microsporum canis, zoophile Stämme von T. interdigitale – früher mentagrophytes, T. species von Arthroderma benhamiae). Erreger von endotrichen Infektionen sind anthropophile Erreger wie T. tonsurans (insbesondere Nordamerika, auch zunehmend Westeuropa) und T. violaceum. Im Bereich des behaarten Kopfes sind diese Infektionen insbesondere gekennzeichnet durch im Follikel steckende Haarstümpfe („black-dots", Trichomalazie durch endotrichen Befall). Die Erkrankung kann entzündlich, aber auch nahezu asymptomatisch ablaufen (seborrhoischer Typ der Tinea capitis).

Die **tiefe Trichophytie** wird in entzündliche und nichtentzündliche Formen unterteilt.

- Die **entzündliche tiefe Trichophytie** (Kerion celsi) geht mit eitriger Einschmelzung der Haarwurzel einher, die sich als umschriebene oder ausgedehnte suppurative Follikulitis zeigt und meist zu Vernarbung und dauerhaftem Haarverlust führt. Typische Erreger sind zoophile Stämme von T. interdigitale (früher mentagrophytes), T. species von Arthroderma benhamiae und T. verrucosum. Die Herde sind druckschmerzhaft. Die Halslymphknoten sind deutlich palpabel vergrößert; gelegentlich treten systemische Entzündungszeichen auf.
- Die **nichtentzündliche tiefe Trichophytie** (Mikrosporie) manifestiert sich in feinst schuppenden, hyperkeratotischen Alopezieherden mit abgebrochenen Haaren; sie ist reversibel. Häufigste Erreger sind M. canis und M. audouinii.

Der **Favus** stellt eine im Bereich des Kapillitiums lokalisierte chronisch-persistierende, mäßig entzündliche tiefe Trichophytie durch T. schoenleinii dar, die in Südosteuropa relativ häufig beobachtet wird. Oft erfolgt eine intrafamiliäre Übertragung („Erbgrind"). Klinisch ist diese Form durch schwefelgelbe, übelriechende Schuppenkrusten gekennzeichnet; der Entzündungsprozess führt zu einem bleibenden Haarverlust.

28.3 Epidemiologie

Die Übertragung geschieht direkt von Mensch zu Mensch, vom erkrankten Tier und in Ausnahmefällen durch das Erdreich (Gartenarbeit). Eine Reihe von Dermatophyten ist endemisch in bestimmten Regionen der Welt oder befällt fast ausschließlich Angehörige einer bestimmten Volksgruppe (siehe ▸ Tab. 28.1). Bei klinischem Verdacht einer Hautpilzerkrankung gehören deshalb sowohl Fragen nach Tieren in der Umgebung des Erkrankten (z. B. Meerschweinchen bei einem Kind mit Tinea corporis) als auch Fragen zur Abstammungsnationalität und nach Auslandsaufenthalten zur Anamnese.

► **Tinea capitis.** In Mitteleuropa stellt der für Kinder hochkontagiöse Dermatophyt M. canis die häufigste Ursache einer Tinea capitis dar. Es handelt sich bei M. canis um einen zoophilen Hautpilz, der primär Katzen befällt bzw. bei diesen über lange Zeit als asymptomatischer Besiedler vorkommen kann.

In den letzten 20 Jahren ist ein dramatischer Anstieg der M.-canis-Infektionen im Süden Europas zu verzeichnen. Bei Urlaubern, die aus Mittelmeeranrainerstaaten zurückkehren, ist daher verstärkt mit einer M.-canis-Infektion zu rechnen, vor allem dann, wenn Kontakt zu einer streunenden Katze bestanden hat.

► **Tinea gladiatorum.** In Europa wurde T. tonsurans als Erreger von Dermatomykosen in den letzten 4 Jahrzehnten ausgesprochen selten isoliert. Erst neuerdings wird wieder über T.-tonsurans-Infektionen in einigen europäischen Ländern berichtet, u. a. auch in Deutschland. Möglichkeiten der Übertragung auf direktem und indirektem Wege aufgrund des engen körperlichen Kontakts sind im besonderen Maße bei einer Sportart wie Ringen gegeben. Seit 1992 gab es wiederholt Berichte über das Auftreten von epidemischen Dermatophytosen bei Ringern, ausschließlich verursacht durch T. tonsurans (Tinea gladiatorum).

Die anthropophile Varietät von T. mentagrophytes (var. interdigitale), aber auch die zoophilen Varietäten (var. asteroides, var. granulosum) werden aufgrund der molekularbiologischen Klassifizierung bzw. der genotypischen Zuordnung mittels Sequenzierung variabler ribosomaler Genabschnitte heute zu einer gemeinsamen Speziesbezeichnung zusammengefasst, nämlich zu T. interdigitale.

Die zoophilen Stämme von T. interdigitale treten in letzter Zeit zunehmend als Erreger von Dermatophytosen bei Kindern auf. Infektionsquelle sind kleine Nagetiere, u. a. Meerschweinchen, Zwergkaninchen, Goldhamster, aber auch Mäuse, Ratten, Frettchen und selten sogar Chinchillas.

In Deutschland ist es weitgehend unbemerkt zu einer Zunahme der Infektionen durch den zoophilen Dermatophyten Trichophyton species von Arthroderma benhamiae gekommen. Der Einsatz einer spezifischen PCR erlaubt es, diesen Erreger zuverlässig zu erkennen. Das Erregerreservoir umfasst kleine Nagetiere, vorzugsweise Meerschweinchen, die meist Träger, manchmal auch manifest infiziert sind. Arthroderma benhamiae verursacht Tinea-Formen bei Kindern und Jugendlichen sowie immunsupprimierten Patienten.

28.4 Diagnose

Nach Bestrahlung mit langwelligem UV-Licht (Wood-Lampe bei 365 nm) kann der klinische Verdacht einer Dermatophytose bereits klinisch erhärtet werden: Bei Infektionen mit bestimmten Microsporum-Arten zeigt sich eine hellgrüne, bei T.-schoenleinii-Infektionen eine schwachgrüne Fluoreszenz (siehe ► Tab. 28.1) befallener Läsionen, jedoch schließt ein negativer Ausfall der Wood-Licht-Untersuchung eine Pilzinfektion nicht aus.

Die Diagnose stützt sich auf den mikroskopischen und kulturellen Laborbefund. Nach ausreichender Haut-, Haar- und Nageldesinfektion (70 % Alkohol bzw. Azeton zur Nageldesinfektion) wird vom Rand der Entzündungsherde Material gewonnen. Bei Nagelinfektionen sollten insbesondere auch die stärker erregerhaltigen tiefen Nagelplattenbereiche zur Materialgewinnung herangezogen werden. Befallenes Haar wird mit einer sterilen Pinzette gänzlich epiliert. Zur Untersuchung gelangen vorzugsweise jedoch die Haarwurzeln. Das so gewonnene Material wird auf speziellen Pilznährmedien kulturell angelegt; zusätzlich wird das keratinhaltige Material nach Behandlung mit Kalilauge (10 – 30 % KOH) entweder direkt mikroskopiert oder aber erst nach zusätzlicher Behandlung mit einem chitinfärbenden Fluoreszenzfarbstoff (optische Aufheller wie Calcofluor white) in der Fluoreszenzmikroskopie betrachtet. Die Mikroskopie erlaubt die Feststellung der Diagnose einer Hyphomyzeteninfektion. Lediglich bei mikroskopischer Betrachtung infizierten Haares kann je nach Befallstyp (Endothrix- oder Ektothrix-Typ: Sporenbefall innerhalb oder außerhalb des Haares) eine weitergehende vorläufige Speziesdiagnose erfolgen (siehe ► Tab. 28.1). Die endgültige Artdiagnose liefert aber erst das zum Teil recht langwierige (2 – 6 Wochen) Kulturverfahren. Molekulargenetische, PCR-gestützte Methoden, die mittlerweile den schnellen Direktnachweis und die Speziesidentifikation aus dem Untersuchungsmaterial erlauben, gewinnen jedoch zunehmend an Bedeutung. Pilzkulturen werden nach makroskopischen, mikroskopischen und in Sonderfällen nach physiologischen Kriterien beurteilt. Serologische Verfahren und Hauttests haben keine Bedeutung in der Diagnostik.

28.5 Therapie

Eine erfolgreiche lokale und systemische Therapie setzt eine exakte Diagnose möglichst mit Pilznachweis im Nativpräparat und kulturell voraus. Bei Nachweis einer zoophilen Art ist das Tier, das ein kranker oder aber asymptomatischer Überträger sein kann, zu eruieren und tierärztlich behandeln zu lassen.

28.5.1 Topische Therapie

Zur topischen Therapie steht eine Vielzahl fungizider und fungistatischer Wirkstoffe zur Verfügung: fungistatisch wirksame Imidazolderivate wie Clotrimazol (Canesten), Econazol (Epi-Pevaryl), Isoconazol (Travogen), Bifonazol (Mycospor), Sertaconazol (Zalain) und Oxiconazol (Oceral); fungizide Allylaminderivate wie Terbinafin (Lamisil); das fungi- und sporozide Pyridonderivat Ciclopiroxolamin (Batrafen) und das fungizide Morpholinderivat Amorolfin (Loceryl). Nur gegen Dermatophyten wirksam ist das fungizid wirkende Tolnaftat (Tonoftal).

Das Externum wird 2-mal täglich auf die erkrankte Stelle und den angrenzenden Bereich (1 cm Randzone) aufgetragen. Um Rückfälle zu verhüten, wird empfohlen, die örtliche Behandlung nach vollständiger Abheilung der Hauterscheinungen noch für mindestens 2 Wochen fortzusetzen. Bifonazol und Terbinafin haben eine lange Persistenz auf der Haut und werden nur 1-mal täglich angewandt. Terbinafin scheint ferner hoch wirksam gegen Dermatophyten zu sein und verkürzt möglicherweise die Behandlungsdauer. Ciclopiroxolamin und Amorolfin zeigen ein vergleichsweise gutes Penetrationsvermögen und werden deshalb in Form von Nagellacken zur Behandlung distaler Onychomykosen (befallene Nagelfläche ≤ 40 %) über mindestens 6 Monate angewendet. Als adjuvante Therapeutika werden häufig noch Triphenylmethan-Farbstoffe bei entzündlichen oder exsudativen Mykosen eingesetzt. Speziell zur unterstützenden Behandlung einer Tinea capitis werden antimykotisch wirksame Shampoos (Selendisulfid, Ketoconazol, Ciclopiroxolamin) verwandt. Die chirurgische Nagelextraktion ist obsolet, wohingegen die atraumatische Entfernung infizierten Nagelmaterials (z. B. durch 40 %ige Harnstoffsalben oder durch Abschleifen) als unterstützende Maßnahme bei der Behandlung einer Onychomykose empfohlen werden kann.

Topisch anwendbare Antimykotika haben nur eine geringe Tiefenwirkung. Sie sind daher bei hyperkeratotischen, pustulösen und stark infiltrierten Formen der Dermatomykosen (insbesondere der Tinea capitis) sowie bei Onychomykosen (wenn > 50 % des Nagels und/oder die Nagelmatrix befallen ist) allein nicht ausreichend wirksam, sollten jedoch in diesen Fällen zusätzlich zur oralen Therapie eingesetzt werden, um die Kontagiosität zu vermindern, ehe der orale Therapieeffekt greift.

28.5.2 Systemische Therapie

Nach den aktuellen Leitlinien kommt Griseofulvin in der Behandlung der Tinea capitis immer noch ein hoher Stellenwert zu. Es ist als einziges systemisch wirksames Antimykotikum in Deutschland zur Behandlung von Kindern zugelassen und insbesondere bei Mikrosporie Mittel der Wahl (20 mg/kgKG/d für 8 – 12 Wochen; Ziel negative Kultur). Bei Infektionen durch Erreger aus der Gattung Trichophyton sollte es durch die stärker wirksamen Azole oder Terbinafin ersetzt werden. Vergleichsuntersuchungen zur Behandlung der Tinea capitis durch Trichophyton spp. zeigten, dass eine 3- bis 4-wöchige Behandlung mit Terbinafin, Itraconazol oder Fluconazol einer 6-wöchigen Behandlung mit Griseofulvin ebenbürtig, jedoch mit deutlich weniger Nebenwirkungen verbunden ist.

Zugelassen zur systemischen Therapie bei Kindern älter als 1 Jahr ist Fluconazol (Diflucan Derm), wenn keine therapeutische Alternative zur Verfügung steht. Allerdings ist mangels größerer klinischer Studien die Datenlage zur Wirksamkeit bei Tinea-erkrankten Kindern schlechter als für Itraconazol und Terbinafin. Daher erstreckt sich die Zulassung von Fluconazol derzeit nicht auf die gerade im Kindesalter häufige Tinea capitis. Die therapeutische Dosis liegt bei 3 – 5 mg/kgKG/d in 1 ED mit einer Obergrenze von 50 mg/d. Die Effektivität gegen Infektionen mit T. mentagrophytes (T. interdigitale) ist etwas geringer als gegen Microsporum spp.

Das bereits u. a. in der Schweiz und Österreich zugelassene Terbinafin (Lamisil) ist in Deutschland noch nicht zur Behandlung von Dermatomykosen

Tab. 28.2 Systemische antimykotische Therapie im Kindesalter: Therapieoptionen.

Präparat	Zulassung für Kinder[1]	Darreichung	Dosis (mg/kgKG/d)	Therapiedauer	Anmerkungen
Griseofulvin	Ja	Tbl. (125, 500 mg)	• 10 – 25	6 – 10 Wochen	Einnahme mit den Mahlzeiten
Fluconazol	mit Einschränkung	Kps., Saft (50 mg)	• 3 – 5	2 – 7 Wochen	Cave: Arzneimittelinteraktionen
Itraconazol	Nein	Kps. (100 mg) Saft (10 mg/ml)	• 3 – 5	4[3] Wochen	Cave: Arzneimittelinteraktionen[4]
Terbinafin	Nein	Tbl. (250 mg)	• < 20 kgKG: 62,5[2] • 20 – 40 kgKG: 125[2] • > 40 kgKG: 250[2]	2 – 4 Wochen[3]	geringere Wirksamkeit bei Infektionen durch Microsporum spp.

[1] in der Bundesrepublik Deutschland
[2] Gesamtdosis pro Tag
[3] länger bei Infektionen mit Microsporum spp.
[4] Übersicht über Cytochrom-Interaktionen: medicine.iupui.edu > Drug Interactions

bei Kindern zugelassen. Es wirkt fungizid und scheint auch bei Kindern sehr gut verträglich zu sein (Dosierung: siehe ► Tab. 28.2). Zu den häufigsten Nebenwirkungen zählen gastrointestinale Unverträglichkeit und Hautausschlag (in 3 – 5 %), seltener (reversible) Geschmacksstörungen. Die Behandlungsdauer liegt je nach Erreger bei 2– 4 Wochen (Trichophyton spp.) und 6 – 8 Wochen (Microsporum spp.). Eine Meta-Analyse randomisierter Studien zeigte die Überlegenheit von Terbinafin im Vergleich zu Griseofulvin bei Trichophyton species, während Microsporum spp. besser auf Griseofulvin ansprechen.

Ebenfalls nicht zur Behandlung bei Kindern zugelassen ist das Triazolderivat Itraconazol (Sempera), das sowohl fungizid als auch (überwiegend) fungistatisch wirkt. Die Dosierung liegt bei 5 mg/kgKG/d in 1 ED. Statt der 4-wöchigen Behandlung ist auch eine Pulstherapie (z. B. eine Woche Therapie pro Monat für 2 – 3 Monate) speziell bei der Onychomykose, aber auch der Tinea capitis wirksam. Bei der Tinea capitis durch Microsporum spp. kann eine Behandlungsdauer bis zu 12 Wochen erforderlich sein. Aufgrund der Metabolisierung über P450 können verstärkt Nebenwirkungen von gleichzeitig verabreichten Medikamenten wie z. B. Antihistaminika (z. B. Terfenadin), Makroliden (z. B. Erythromycin) und Ciclosporin auftreten, während die Wirksamkeit anderer Medikamente (H2-Blocker, Phenytoin, Rifampicin) vermindert ist. Die Erfahrungen mit einer Verabreichung von Sempera liquid sind noch begrenzt; die Cyclodextrin-Beimengung kann zu Durchfällen führen. Im Gegensatz zu Itraconazol in Kapselform (mit einer Mahlzeit) sollte das Liquid nüchtern verabreicht werden.

Die Therapie zielt nicht allein auf klinische Heilung, sondern auf die Erregerelimination. Wiederholte mykologische Kulturen sollten daher am Ende der Standardbehandlungsperiode (4 Wochen) erfolgen und im Falle der erforderlichen Fortführung der Therapie alle 2 Wochen. Neben der oralen Behandlung sollte immer auch eine topische mit den o. g. topischen Fungistatika erfolgen. Eine Übersicht über die therapeutischen Optionen mit systemischen Antimykotika im Kindesalter gibt ► Tab. 28.2.

28.6 Prophylaxe

Allgemein expositionsprophylaktisch wirksam sind Desinfektionsmaßnahmen in gemeinschaftlich genutzten Wasch-, Dusch- und Umkleideräumen, denn Dermatophyten sind in keratinhaltigen Partikeln auch außerhalb des Menschen zum Teil monate-, teilweise jahrelang lebensfähig. Zur Wisch- und Sprühdesinfektion sind quaternäre Ammonium-Verbindungen (Didecyldimethylammoniumchlorid, Benzalkoniumchlorid) geeignet.

Auch das Waschen von Kleidungsstücken bei 90 °C (auch 60 °C + Waschmittel sind ausreichend) tötet Dermatophyten zuverlässig ab. Insbesondere bei anthropophilen Erregern wie T. tonsurans und T. violaceum sollten Familienmitglieder und andere nahe Kontaktpersonen untersucht werden (mögliche asymptomatische Überträger). Kinder mit Tinea capitis, die eine geeignete systemische und adjuvante topische Therapie erhalten, können die Schule wieder besuchen. Haare schneiden, Haarrasur oder Tragen einer Kappe sind nicht notwendig.

Die Empfehlungen zur Wiederaufnahme des Schulbesuchs sind europaweit uneinheitlich. Die Deutsche Dermatologische Gesellschaft (DDG) empfiehlt in ihrer Leitlinie eine Karenzzeit von 2 Wochen, bis die Sporenlast im Follikel gesenkt ist. Die Europäische Gesellschaft für Pädiatrische Dermatologie (ESPD) empfiehlt nur für anthropophile Erreger eine einwöchige Karenz, ansonsten – bei geeigneter Therapie – keine Unterbrechung des Schulbesuchs.

Dispositionsprophylaktische Maßnahmen in Form einer aktiven oder passiven Immunisierung kommen bei der Dermatophytose des Menschen nicht zum Einsatz.

Mit Insol Dermatophyton steht in der Veterinärmedizin ein Impfstoff zur aktiven Immunisierung von Pferden, Hunden und Katzen gegen alle relevanten Dermatophytosen (u. a. Mikrosporie und Trichophytosen) zur Verfügung (Grundimmunisierung erfolgt durch 2 intramuskuläre Injektionen in 14-tägigem Abstand mit Nachimmunisierung alle 9 Monate durch jeweils 2 weitere Injektionen). Der Impfstoff kann auch zusätzlich als therapeutische Maßnahme zur Beschleunigung der Abheilung der klinisch sichtbaren Hautveränderungen bei an einer Dermatophytose erkrankten Tieren eingesetzt werden.

28.7 Meldepflicht

Eine Meldepflicht für isoliert auftretende M.-canis-Infektionen besteht seit 1980 nicht mehr. Wohl aber empfiehlt sich bei Ausbrüchen von Dermatophyteninfektionen in Gemeinschaftseinrichtungen eine Kontaktaufnahme mit dem Gesundheitsamt.

Koordinator:
P. Höger

Mitarbeiter:
P. Mayser, P. Nenoff

28.8 Weiterführende Informationen

Konsiliarlaboratorium für Dermatophyten
Institut für Mikrobiolgie und Hygiene Charité – Universitätsmedizin Berlin
Dorotheenstr. 96
10 117 Berlin
Ansprechpartner: PD Dr. Y. Gräser
Tel.: 030 4 5052–4 066
Fax: 030 4 5052–4 902
E-Mail: yvonne.graeser@charite.de

29 Diphtherie

29.1 Klinisches Bild

Das klinische Bild der Diphtherie wird bestimmt vom Immunisierungsgrad des Patienten, dem Manifestationsort und davon, ob Diphtherietoxin in die Blutbahn eingedrungen ist.

29.1.1 Lokal begrenzte Formen

▶ **Tonsillen-/Rachendiphtherie.** Die Tonsillen zeigen das Bild einer Angina lacunaris mit konfluierenden zunächst grauweißen, später durch Einblutungen bräunlich verfärbten Belägen. Hinweisend sind die Pseudomembranen, die sich nur schwer entfernen lassen und eine blutende vulnerable Schleimhaut freigeben, sowie der süßlich-faulige Mundgeruch.

▶ **Nasendiphtherie.** Typisch ist ein blutig-seröser Schnupfen bei wenig reduziertem Allgemeinbefinden.

▶ **Kehlkopfdiphtherie (Krupp).** Charakteristisch sind die zunehmende Heiserkeit bis hin zur Aphonie, bellender Husten, Dyspnoe mit inspiratorischem Stridor und Einziehungen, Zyanoseanfälle, ausgeprägte Unruhe und Ängstlichkeit. Lebensbedrohlich ist die Verlegung des Kehlkopfs durch abgelöste Pseudomembranen.

▶ **Hautdiphtherie.** Prinzipiell ist die lokale Form der Diphtherie an allen Schleimhäuten und vulnerablen Stellen der Haut möglich (Nabeldiphtherie, Wunddiphtherie). Typisch sind schmierige Beläge.

29.1.2 Systemische Formen

Zusätzlich zu den lokal begrenzten Diphtherieformen kann es zu schweren systemischen Formen kommen, der toxischen (malignen, Gravissima-) Diphtherie. Sie entwickelt sich meist sekundär aus der Diphtherie des Rachens und der Tonsillen, kann jedoch auch primärentstehen. Im Vordergrund stehen die Zeichen einer schweren Allgemeinerkrankung mit Über- oder Untertemperatur, ausgeprägter Blässe, Apathie und kardiovaskulärer Dysregulation bis hin zum kardiogenen Schock. Lokal werden die Beläge schmierig, bräunlich (als Zeichen der Einblutung) und später nekrotisch. Sie beziehen Zunge und Nase mit ein. Typisch sind eine kloßige Sprache sowie der ausgeprägt süßlich-faulige Fötor. Beidseitige teigige Ödeme, ausgehend von Lymphknoten des Kieferwinkels, greifen auf Ohr, Kinn, Hals und Nacken über und verleihen ein mumpsartiges Aussehen (Caesarenhals). Mukokutane Blutungszeichen, Proteinurie und Hepatomegalie weisen auf eine Schädigung weiterer Organsysteme hin.

Die toxische Schädigung des Myokards kann bei schweren Formen der toxischen Diphtherie auf der Höhe der Krankheit am 8. – 10. Krankheitstag auftreten, jedoch auch erst nach 4 – 6 Wochen. Klinisch zeichnet sich die Myokarditis durch Tachykardien und Arrhythmien verbunden mit arterieller Hypotonie ab; im EKG finden sich Erregungsausbreitungs- und Erregungsrückbildungsstörungen. Auch bei der Spätmanifestation in der 4. – 6. Krankheitswoche kann es perakut zur kardialen Dekompensation mit Linksherzversagen und plötzlichem Herztod kommen.

Ein erstes Zeichen der neurologischen Beteiligung ist die Gaumensegelparese, die sich nach 1 – 2 Krankheitswochen mit den typischen Symptomen der näselnden Sprache und der zurücklaufenden flüssigen Nahrung aus der Nase ausbildet. Ab der 3. – 4. Krankheitswoche können dann Akkommodationsstörungen, Augenmuskel- und Fazialislähmung folgen. Die Landry-Paralyse mit Parästhesien und ausgedehnten schlaffen Lähmungen der Körpermuskulatur sowie die Schluck- und Zwerchfelllähmung sind besonders gefürchtet.

Die Letalität der Erkrankung liegt heute bei 5 – 10 %, die meisten Todesfälle ereignen sich am 3. – 4. Krankheitstag.

Die Prognose der toxisch bedingten Organdysfunktionen ist nach Überstehen der Krankheit gut.

29.1.3 Seltene septische Formen

In seltenen Fällen wird C. diphtheriae als septischer Erreger, z. B. bei Endokarditiden von intravenös Drogenabhängigen, nachgewiesen. Auch bei primär Gesunden kann C. diphtheriae in der Blutkultur isoliert werden. Hierbei handelt es sich meist um toxinnegative (non-toxigene) Stämme. Eine Infektion mit toxinnegativen Stämmen ist nicht impfpräventabel und nicht meldepflichtig nach Infektionsschutzgesetz (IfSG).

29.2 Ätiologie

Der Erreger der Diphtherie ist Corynebacterium diphtheriae, ein grampositives, sporenloses, unbekapseltes, unbewegliches, an den Enden kolbig aufgetriebenes Stäbchen. Der natürliche Wirt ist der Mensch. Der Nasen-Rachen-Raum gesunder Personen kann mit toxigenen und (häufiger) nontoxigenen C.-diphtheriae-Bakterien besiedelt sein. Alle Krankheitsformen werden nicht durch den Erreger direkt, sondern durch die Wirkung des Diphtherietoxins hervorgerufen. Das Diphtherie-Toxin-Gen wird durch einen lysogenen Bakteriophagen in das Genom des Diphtheriebakteriums eingeschleust. Daher können nur phagentragende C.-diphtheriae-Stämme das Diphtherietoxin produzieren. Dies bedeutet, dass zum Nachweis der Diphtherie immer auch der Nachweis der Toxinproduktion des Isolats gehört. Das Diphtherietoxin gehört zu den wirksamsten bekannten Zellgiften.

Neben C. diphtheriae können auch die bei Haus- und Nutztieren auftretenden Spezies C. ulcerans und C. pseudotuberculosis Diphtherietoxin produzieren und diphtherieähnliche Symptome beim Menschen hervorrufen.

C.-ulcerans-Stämme werden zunehmend auch in Deutschland als Erreger der Rachendiphtherie (3 Fälle seit 2007) und der Hautdiphtherie (10 Fälle seit 2007) bei älteren Menschen (kein oder unzureichender Impfschutz) beschrieben. Im Falle von toxigenen Stämmen kann die Krankheit lebensbedrohlich sein. Im Gegensatz zu den Infektionen mit toxigenen C.-diphtheriae-Stämmen (hier liegt meist eine Auslandsanamnese vor) wurden bisher alle am Konsiliarlaboratorium untersuchten Fälle mit toxigenen C.-ulcerans-Stämmen in Deutschland erworben. Ein besonderes Augenmerk für diese Fälle scheint insbesondere wegen des zoonotischen Potenzials von C. ulcerans (Besiedlung toxigener Stämme in Haustieren wie Hund und Katze mit beschriebener Übertragung auf den Menschen) notwendig zu sein.

29.3 Epidemiologie

Die Diphtherie ist eine weltweit verbreitete Infektionskrankheit. Die Übertragung erfolgt in der Regel durch Tröpfchen bei engem Kontakt mit einem Kranken oder asymptomatischen Bakterienträger, selten durch Schmierinfektion. Ein Patient oder ein Keimträger gilt erst nach 3 negativen Abstrichen als nicht mehr ansteckend. Die durchgemachte Diphtherie hinterlässt keine sichere Immunität. Neugeborene immuner Mütter sind nur wenige Wochen lang geschützt.

Nach Einführung der Impfung ist die Diphtherie in Europa in den letzten Jahrzehnten deutlich zurückgegangen. In den 1990er-Jahren kam es jedoch zu einer Epidemie in den Nachfolgestaaten der ehemaligen Sowjetunion, die mittlerweile als kontrolliert gilt. Die meisten Fälle werden der WHO seit Jahren aus Indien gemeldet, gefolgt von Indonesien und anderen asiatischen Staaten. 2005/06 und nochmals nach dem Erdbeben 2010 gab es in Haiti eine Epidemie, seit 2011 auch im Sudan. In Deutschland wurden in den letzten Jahren nur Einzelfälle von „klassischer" Diphtherie gemeldet. Dabei handelte es sich entweder um Immigranten oder Personen, die Kontakt zu Immigranten oder zu Verwandten aus Endemiegebieten hatten (0–8 Fälle pro Jahr nach RKI-/WHO-Angaben). In den Industrienationen inkl. Deutschland ist Haut- bzw. Wunddiphtherie heute häufiger als die „klassische" Diphtherie. Gegenwärtig verfügen weniger als 50 % der Erwachsenen in Deutschland über ausreichende Antikörpertiter! Die Immunitätslücke wird ab dem 25. Lebensjahr größer. Daher besteht nach wie vor das Risiko der Einschleppung der Diphtherie aus europäischen und außereuropäischen Endemiegebieten.

Die **Inkubationszeit** beträgt 2 – 5 (seltener 1 – 7) Tage.

29.4 Diagnose

Die Diagnose der Diphtherie muss *klinisch* gestellt werden, da jede zeitliche Verzögerung der Therapie schwerwiegende Risiken für den Patienten mit sich bringt. Die Falldefinition des RKI beinhaltet das klinische Bild, gekennzeichnet durch Halsschmerzen, festhaftenden pseudomembranösen Belägen auf Tonsillen oder im Nasen-Rachen-Raum, ggf. Fieber. Der labordiagnostische Nachweis bestätigt die klinischem Diagnose und schließt die Erregerisolierung (Anzucht auf Spezialnährböden aus geeignetem klinischem Material) plus Nachweis des Diphtherietoxins aus dem isolierten C.-diphtheriae-Stamm mittels PCR (Nachweis des Diphtherie-Toxin-Gens) und Elek-Ouchterlony-Immunpräzipitationstest (Nachweis des sezernierten Toxins; dieser Test ist erforderlich, da PCR-positive, nichtsezernierende Stämme beschrieben sind) ein. Unterschieden werden die

- klinisch-epidemiologisch bestätigte Erkrankung (klinisches Bild und Nachweis eines epidemiologischen Zusammenhangs ohne labordiagnostischen Nachweis),
- klinische und labordiagnostisch bestätigte Erkrankung (klinisches Bild und labordiagnostischer Nachweis),
- labordiagnostisch bestätigte asymptomatische Infektion (labordiagnostischer Nachweis bei fehlendem klinischem Bild),
- labordiagnostisch bestätigte Infektion bei unbekanntem klinischem Bild (Angaben zum klinischen Bild fehlen).

Konsiliarlaboratorium für Diphtherie; Bayerisches Landesamt für Gesundheit und Lebensmittelsicherheit, Veterinärstraße 2, 85 764 Oberschleißheim, Tel.: 0 9 131 6 808–58 14, Fax: 09 131 6 808–5 458, E-Mail: andreas.sing@lgl.bayern.de.

29.5 Therapie

► **Antitoxinbehandlung.** Jeder Patient mit Verdacht auf eine Diphtherie muss aufgrund der drohenden Komplikationen sofort stationär eingewiesen werden. Da die Eliminierung des freien, das heißt noch nicht zellgebundenen Toxins entscheidend ist, muss dieAntitoxinbehandlung *sofort* bzw. *schnellstmöglich* erfolgen. In den einzelnen Bundesländern sind durch die jeweiligen Landesapothekerkammern sog. *Notfalldepots* (siehe Rote Liste) angelegt, die einen Mindestbestand von lebensnotwendigen Arzneimitteln bevorraten, zu denen auch das Diphtherieantitoxin gehört.

Bei Verwendung des antitoxischen heterologen Diphtherieserums (Pferd) ist auf mögliche anaphylaktische Reaktionen zu achten. Aus diesem Grunde ist die vorherige Testung einer Serumverdünnung (0,1 ml 1:10 verdünnt) intrakutan notwendig. Danach wird das Antitoxin einmalig intravenös gegeben. Dosierung:

- 10 000 –(20 000) IE bei milder Form der Nasendiphtherie
- 20 000 –(40 000) IE bei Tonsillen- und Rachendiphtherie
- 40 000 –(60 000) IE bei mittelschweren nasopharyngealen Formen
- 80 000 –(120 000) IE bei schwerer Rachen- und Kehlkopfdiphtherie, bei Patienten mit einer länger als 48 Stunden dauernden Krankheitsgeschichte, bei klinischem Bild der toxischen Diphtherie mit Cäsarenhals

► **Antibiotikabehandlung.** Die Therapie mit Penicillin 100 000 IE/kgKG/d zunächst parenteral, später ggf. auch oral über insgesamt 14 Tage (bei Allergie: Erythromycin 40 – 50 mg/kgKG/d, maximal 2 g/d oral) dient der Eradikation der Erreger, beeinflusst aber nicht die durch das Toxin hervorgerufenen Organschäden. Asymptomatische Keimträger werden ebenfalls mit Penicillin (bei Allergie mit Erythromycin) behandelt. Bislang stellt Antibiotikaresistenz von toxigenen Korynebakterien kein ernsthaftes Problem dar: Penicillin- bzw. erythromycinmonoresistente Stämme wurden bisher nur sehr vereinzelt aus Brasilien bzw. Vietnam berichtet, ein multiresistenter Stamm kürzlich aus Kanada.

Weitere Maßnahmen in den ersten 3 – 4 Krankheitswochen (unter Umständen auch länger!) sind Bettruhe und Vermeiden von Aufregung und Anstrengungen. Übliche Pflegemaßnahmen wie Baden, Aufsetzen zum Essen und so weiter sollten unterbleiben oder auf ein Minimum reduziert werden. Bei Krupp ist frühzeitig eine notfallmäßige Freilegung der Atemwege in Betracht zu ziehen.

29.6 Prophylaxe

Die wirksamste Prophylaxe ist die Impfung, die entsprechend den geltenden STIKO-Empfehlungen durchgeführt und alle 10 Jahre aufgefrischt werden sollte. Dabei ist zu bedenken, dass die Impfung mit Toxoid nur gegen die Wirkung von Diphtherietoxin schützt, also die Erkrankung weitgehend verhindert, nicht jedoch eine Infektion oder Besiedlung mit C. diphtheriae. Auch Geimpfte können daher Keimträger toxigener und non-toxigener Stämme sein und als Reservoir für Diphtheriebakterien dienen (daher die Empfehlung zur antibiotischen Keimeradikation bei Kontaktpersonen unabhängig vom Impfstatus, s. u.).

Personen mit Kontakt zur Atemluft des Erkrankten oder mit Körperkontakt zum Patienten, sind wie folgt zu behandeln:

- Bei unvollständigem Impfstatus ist die Impfung zu vervollständigen; liegt die 3. Impfung > 5 Jahre zurück, erfolgt eine Auffrischimpfung.
- Die Kontaktperson ist für die Dauer von 7 Tagen täglich ärztlich zu kontrollieren. Sie soll während dieser Zeit den Kontakt zu anderen Personen möglichst meiden, sie darf Kindereinrichtungen, Schulen und andere ausgewählte Einrichtungen nicht besuchen.

- Jede Kontaktperson erhält unabhängig vom Impfstatus eine präventive antibiotische Therapie mit Penicillin oder Erythromycin über 7 Tage. Vor Beginn und 24 Stunden nach Beendigung der Therapie wird ein Nasen-Rachen-Abstrich zur Erregersuche abgenommen.
- Eine Wiederzulassung zu Gemeinschaftseinrichtungen kann erfolgen bei behandelten Kontaktpersonen am 3. Tag nach Beginn der antimikrobiellen Therapie, bei unbehandelten, wenn in 3 Nasen- und Rachenabstrichen (Abstand 2 Tage) ein negatives Untersuchungsergebnis vorliegt.

Alle Erkrankten müssen isoliert werden.

29.7 Meldepflicht

Nach § 6 IfSG besteht Meldepflicht für Krankheitsverdacht, Erkrankung und Tod an Diphtherie sowie nach § 7 für den Nachweis von toxinbildenden C. diphtheriae (namentliche Meldung). Für die Leiter von Gemeinschaftseinrichtungen besteht gemäß § 34 die Pflicht, das zuständige Gesundheitsamt unverzüglich zu benachrichtigen und krankheits- und personenbezogene Angaben zu machen. Das Einhalten der Meldevorschriften ist bei der Diphtherie besonders wichtig, weil das RKI auf der Grundlage von § 12 und internationaler Regelungen verpflichtet ist, die Meldung unmittelbar an die WHO weiterzugeben.

Koordinator:
R. Berner

Mitarbeiter:
H. Scholz, A. Sing

29.8 Weiterführende Informationen

Health Protecting Agency: www.hpa.org.uk > Topics A–Z: D > Diphtheria > Guidelines on Diphtheria

Konsiliarlaboratorium für Diphtherie
Bayerisches Landesamt für Gesundheit und Lebensmittelsicherheit
Veterinärstr. 2
85 764 Oberschleißheim
Ansprechpartner: PD Dr. Dr. A. Sing
Tel.: 09 131 6 808–5 814
Fax: 09 131 6 808–5 197
E-Mail: andreas.sing@lgl.bayern.de

30 Echinokokkose

30.1 Allgemeines

Die Echinokokkose des Menschen bezeichnet 2 klinisch völlig unterschiedliche Erkrankungen, nämlich die zystische Echinokokkose (CE) und die alveoläre Echinokokkose (AE).Gemeinsam ist beiden Erkrankungen lediglich, dass es sich um eine Infestation mit dem Larvenstadium eines Bandwurms der Gattung Echinococcus handelt. Mit der epidemiologischen Zuordnung eines Patienten zu den Verbreitungsgebieten von Echinococcus granulosus bzw. Echinococcus multilocularis kann die Vortestwahrscheinlichkeit für die Diagnose zystische bzw. alveoläre Echinokokkose beträchtlich angehoben werden.

Aufgrund der geringen Prävalenz der AE und CE in Deutschland (142 Fallmeldungen im Jahr 2011) wird dringend empfohlen, Kinder zur Diagnose und Therapie in einem spezialisierten Zentrum (s. weiterführende Informationen) vorzustellen bzw. gemeinsam mit einem Zentrum Diagnostik und Therapie zu planen.

Eine weitere klinische Verlaufsform, die polyzystische Echinokokkose (PE), verursacht durch Larven von E. vogeli und E. oligarthrus, kommt sehr selten und ausschließlich in Mittel- und Südamerika vor.

30.2 Zystische Echinokokkose

30.2.1 Klinisches Bild

Werden bei Patienten, die in Endemiegebieten (S.232) der zystischen Echinokokkose geboren und aufgewachsen sind bzw. häufig dort hinreisen, Zysten in der Leber, der Lunge oder anderen Organen gefunden, ist die zystische Echinokokkose immer in die Differenzialdiagnose einzubeziehen. Alle Altersgruppen sind betroffen. Die Infektion bleibt in der überwiegenden Zahl der Fälle über lange Zeit symptomlos; Zufallsbefunde im Rahmen von bildgebenden Untersuchungen sind häufig, ebenso die Aufdeckung einer mitunter bereits sehr großen Zyste im Rahmen der Abklärung unspezifischer Oberbauchbeschwerden. Die Symptomatik ist äußerst variabel und abhängig von Zystenlokalisation, -ausdehnung und -komplikationen. Am häufigsten sind Leber (70 %) und Lunge (25 %) betroffen. Durch Größenzunahme und Kompression des umgebenden Gewebes verursachte Symptome von Leber- und Lungenzysten treten meist erst dann auf, wenn diese bereits eine beträchtliche Ausdehnung erreicht haben bzw. in anatomisch kritischen Regionen liegen. Die häufigsten Komplikationen werden verursacht durch äußere Kompression der Gallen- und Bronchialwege, zystobiliäre bzw. -bronchiale Fisteln mit Abgang von Zystenmaterial, Abszessbildung und Cholangitis durch sekundäre bakterielle Infektion, anaphylaktische Reaktionen und sekundäre Echinokokkose bei Austritt von Flüssigkeit aus der Zyste.

Die zystische Echinokokkose ist eine „gutartige“ Parasitose, sofern die oben aufgeführten Komplikationen ausbleiben.

30.2.2 Ätiologie

Der kleine Hundebandwurm E. granulosus zirkuliert in einem Hund-Wiederkäuer-Zyklus. Der Fehlwirt Mensch infiziert sich durch die vom Endwirt Hund mit dem Kot ausgeschiedenen E.-granulosus-Eier. Der Erreger gelangt nach Penetration der Duodenalwand über den Pfortaderkreislauf in die Leber, Lunge und sehr selten in andere Organe. Dort entwickelt sich eine Zyste (sog. Hydatide), die mit Flüssigkeit gefüllt ist und als fertile Zyste Brutkapseln und Protoscolices enthält.

30.2.3 Epidemiologie

Die zystische Echinokokkose ist weltweit verbreitet. Eine besonders hohe Prävalenz findet sich in Ostafrika, im Nahen und Mittleren Osten, in Osteuropa und in Asien. Bei den in Deutschland diagnostizierten Krankheitsfällen handelt es sich fast ausschließlich um Patienten aus o. a. Endemiegebieten.

30.2.4 Diagnose

Die Bildgebung ist für Diagnose einschließlich Stadieneinteilung leitend. Die bildgebenden pathognomonischen diagnostischen Kriterien basieren auf dem Ultraschall. Vor ca. 10 Jahren wurde in der WHO Informal Working Group Echinococcosis ein Konsens zur ultrasonografischen Stadieneinteilung erzielt (Echinokokkenzysten der Lunge fallen u. U. in einer konventionellen Röntgenaufnahme auf; ▶ Tab. 28.3). Die sonografisch definierten

Tab. 28.3 Ultrasonografische Stadieneinteilung der zystischen Echinokokkose.

Zystenstadien (WHO 2001, 2003)	Ultrasonografischer Befund	Aktivitätsbeurteilung
CE1	univesikuläre echofreie Zyste, Hydatidensand, „double line sign"	aktiv
CE2	multivesikuläre/-septierte Zyste „Rosettenzeichen", „Honigwabenzeichen"	
CE3a	univesikuläre Zyste mit abgelöster Endozyste („water-lilly-sign")	transitionell
CE3b	multivesikuläre Zyste mit Zeichen solider Transformation (Tochterzysten in solider Matrix)	
CE4	heterogene Echogenität von konsolidiertem Zysteninhalt, („kanalikuläre" Strukturen), kein Nachweis von Tochterzysten	inaktiv
CE5	solider Zysteninhalt, kalzifizierte Zystenwand	

Stadien bilden sich unterschiedlich gut in den Schnittbildgebungsverfahren CT und MRT ab, dabei ist das MRT dem CT klar überlegen. MRT/MRC erlauben zudem die Identifizierung zystobiliärer Fisteln.Echinokokkenzysten der Lungen fallen u. U. in einer konventionellen Röntgenaufnahme auf.

Die Serologie dient allenfalls der Bestätigung eines bildgebenden Verdachts. Sie ist mit einer hohen Rate falsch negativer Resultate behaftet, insbesondere bei frühen Zystenstadien, bei denen es aufgrund der geschlossenen Endozyste noch nicht zu einer Exposition von E.-granulosus-Antigenen mit dem Immunsystem des Wirts gekommen ist. Bei späten inaktiven, konsolidierten und verkalkten Zystenstadien kommt es dagegen nicht mehr zu einer Exposition mit dem gleichen Effekt eines falsch negativen Resultats. Kinder sind besonders von falsch negativen Testergebnissen betroffen (> 50 %), sehr wahrscheinlich aufgrund eines Confoundings der bei Kindern häufig vorliegenden frühen Zystenstadien (CE1) und dem jungen Lebensalter.

Serologisch wird ein Zweistufenverfahren angewandt. Zunächst wird ein sensitiver Antikörpersuchtest (ELISA, IHA) eingesetzt und daran anschließend ein spezifischer Bestätigungstest (Immunoblot) durchgeführt. Außer der oben erwähnten Problematik falsch negativer Resultate sind serologische Kreuzreaktionen bzw. falsch positive Resultate zu berücksichtigen, die insbesondere durch andere Helminthen und gastrointestinale Tumoren hervorgerufen werden.

Die Diagnose kann histologisch aus Biopsie- und Operationsmaterial gestellt werden. Punktionen zur Aspiration von Parasitenmaterial unter Prophylaxe einer Sekundärechinokokkose mit Albendazol sind gerechtfertigt, wenn die Diagnose nicht durch Bildgebung und Serologie gesichert werden kann. Bei unkomplizierter Echinokokkose besteht keine Bluteosinophilie. Nur bei spontaner und traumatischer Ruptur, sowie bei iatrogener Freisetzung von Zysteninhalt, insbesondere Hydatidenflüssigkeit, tritt vorübergehend eine sehr hohe Bluteosinophilie auf.

30.2.5 Therapie

Die wesentliche Neuerung in der Therapie der zystischen Echinokokkose besteht in der zystenstadienspezifischen Therapie unkomplizierter Zysten. Diese basiert nach wie vor im Wesentlichen auf dem Evidenzgrad des Expertenkonsens, da bei dieser vernachlässigten parasitären Erkrankung wichtige klinischen Studien bis heute nicht durchgeführt werden konnten. Diese Tatsache macht es umso dringlicher Patienten mit zystischer Echinokokkose in bzw. in enger Zusammenarbeit mit Zentren zu behandeln. Weitgehend besteht folgender Konsens für die Therapie unkomplizierter Echinokokkenzysten:

- **Zystenstadien CE1 und CE3a (< 5–6 cm):** primär Behandlung mit dem Benzimidazol Albendazol (10 – 15 mg/kgKG/d in 2 ED) über 3–6 Monate ohne Unterbrechung. Die Therapie muss aufgrund des Nebenwirkungsprofils überwacht werden. Nach einer multizentrischen Analyse ist in ca. 60 % der CE1 und CE3a Zysten (< 5–6 cm) mit einer Überführung in die inaktiven Stadien CE4 und CE5 zu rechnen. Nach der initialen 3- bis 6-monatigen Therapie sollte mindestens 6–12 Monate abgewartet werden, um den vollen

30

Effekt der Therapie sonografisch erfassen zu können.

- **Zystenstadien CE1 und CE3a (> 5–6 cm bis < 10 cm):** Perkutane sonografisch gesteuerte Sterilisation mit 95 %igem Alkohol oder 20 %igem NaCl (Punktion – Aspiration – Injektion –Reaspiration = PAIR) kombiniert mit Albendazol zur Prophylaxe einer sekundären Echinokokkose nach zweifelsfreiem Ausschluss zystobiliärer Fisteln mittels Bilirubin-Nachweis in der Zystenflüssigkeit und antegrader Kontrastmitteldarstellung (sklerosierende Cholangitis!).
- **Zystenstadien CE1 und CE3a (> 10 cm):** Primär operative Behandlung oder, wie in einigen Zentren durchgeführt, modifizierte PAIR-Technik mit kontinuierlicher Drainage. Für diese perkutane Methode liegen jedoch insgesamt und insbesondere bei Kindern nur wenige Daten vor. Operativ stehen 2 Möglichkeiten zur Verfügung:
    - die partielle Zystektomie unter Albendazolprophylaxe, bei der die Endozyste, der Endozysteninhalt und ein Teil der Perizyste (sogenannte Zystenabdeckelung) entfernt werden.
    - die totale Zystektomie, bei der die Endozyste uneröffnet gemeinsam mit der Perizyste entfernt wird, bzw. die Zyste einschließlich des Organabschnitts, in den die Zyste eingebettet ist, reseziert wird (z. B. Lobektomie der Leber).
- **Zystenstadien CE2 und CE3b:** Primär operative Behandlung oder, wie in einigen Zentren durchgeführt, modifizierte perkutane Technik mit großkalibrigen Kathetern, über die der gesamte Zysteninhalt abgesaugt wird. Für diese perkutane Methode liegen jedoch insgesamt und insbesondere bei Kindern nur wenige Daten vor. Operatives Vorgehen siehe oben.
- **Zystenstadien CE4 und CE5:** Keine Therapie, sondern beobachtendes Abwarten („watch and wait") über einige Jahre. Bleibt die Zyste stabil inaktiv, kann von einer Heilung ausgegangen werden.

Alle komplizierten Zysten (Zysten mit zystobilären oder zystobronchialen Fistel, bakteriell infizierte Zysten, rupturierte Zysten, Zysten, die Organe oder Gefäße komprimieren, sowie Lungenzysten werden in aller Regel primär operativ behandelt. Die Therapie von Zysten in seltenen Lokalisationen (Gehirn, Herz, Knochen etc.) muss individuell abgewogen und geplant werden.

Die Nachsorge aller Patienten nach Therapie sollte mindestens über 5 Jahre erfolgen mit jährlicher Bildgebung, um Rezidive früh zu erfassen; bei guter Zugänglichkeit mittels Ultraschall, ansonsten MRT.

30.2.6 Prophylaxe

Hygienischer Umgang mit Hunden und deren regelmäßige Entwurmung.

30.3 Alveoläre Echinokokkose

30.3.1 Klinisches Bild

Das mittlere Erkrankungsalter liegt zwischen 50 und 60 Jahren. Aufgrund der langen Inkubationszeit (5–15 Jahre) sind Erkrankungen bei Kindern und Jugendlichen sehr selten. Die Herkunft aus Endemiegebieten gibt einen differenzialdiagnostisch unterstützenden Hinweis. Primär ist fast immer die Leber befallen. Häufiges Leitsymptom sind Schmerzen im rechten Oberbauch. Nicht selten wird die Krankheit bei uncharakteristischen Allgemeinsymptomen und/oder auffälligen, aber unspezifischen Laborbefunden zufällig bei bildgebenden Untersuchungen festgestellt.

Bei einem Teil der Patienten verläuft die Krankheit unter dem klinischen Bild einer malignen Erkrankung und wird diagnostiziert, wenn bereits ausgedehnte Infiltrationen und Nekrosen der Leber vorliegen. Die Organgrenzen der Leber können bereits überschritten sein. Selten finden sich Fernmetastasen durch lymphogene und hämatogene Streuung.

Unbehandelt verläuft die Erkrankung letal, sofern es nicht zu einem Absterben des Parasiten kommt.

30.3.2 Ätiologie

Der kleine Fuchsbandwurm E. multilocularis zirkuliert in Europa vorwiegend in einem Fuchs-Nagetier-Zyklus. Der Fehlwirt Mensch infiziert sich durch die vom Endwirt Fuchs mit dem Kot ausgeschiedenen E.-multilocularis-Eier. Der Erreger gelangt nach Penetration der Duodenalwand über den Pfortaderkreislauf in die Leber (> 95 %) und äußerst selten in andere Organe. Dort findet eine teils solide, teils vesikuläre (alveoläre) Sprossung des Keimepithels statt mit infiltrativer Ausdehnung in das umgebende Gewebe.

30.3.3 Epidemiologie

Die alveoläre Echinokokkose kommt in Mitteleuropa (Süddeutschland, Alpenländer, Nord- und Ostfrankreich), Polen, Russland, China, Japan, Alaska und Kanada vor.

30.3.4 Diagnose

Die alveoläre Echinokokkose der Leber stellt sich sonografisch und computertomografisch als heterogene, vorwiegend echoreiche, teils hypo-, teils hyperdense Raumforderung mit häufigen schollen- und stippchenförmigen Verkalkungen dar. Zentrale Nekrosehöhlen können pseudozystisch erscheinen und bereiten differenzialdiagnostisch Schwierigkeiten. Die WHO-Klassifizierung nach PNM (P = parasitäres Gewebe in der Leber, N = Infiltration in benachbarte Organe und hepatischer Lymphknotenbefall, M = Fernmetastasen) hat sich etabliert und als nützlich erwiesen.

Serologisch wird wie bei der zystischen Echinokokkose zunächst ein sensitiver Antikörpersuchtest (ELISA, IHA) durchgeführt und im positiven Fall die Spezifität der Reaktivität durch einen Immunoblot verifiziert. Aufgrund des infiltrativen Wachstums sind bei über 90 % der Patienten mit alveolärer Echinokokkose spezifische Antikörper nachweisbar. Falsch positive Resultate kommen durch kreuzreagierende Antikörper gegen andere Helminthen oder bei gastrointestinalen Tumoren vor.

Die Diagnose kann mikroskopisch, mittels PCR durch Nachweis spezifischer DNA oder mRNA und histologisch aus Biopsie- und Operationsmaterial gestellt werden. Punktionen zur Aspiration von Parasitenmaterial unter Albendazolschutz sind gerechtfertigt, wenn die Diagnose nicht durch Bildgebung und Serologie gesichert werden kann.

Auch bei ausgedehnter alveolärer Echinokokkose besteht in aller Regel keine Bluteosinophilie!

30.3.5 Therapie

Zum Zeitpunkt der Diagnosestellung sind sehr viele Patienten bereits nicht mehr kurativ operierbar.

Von einem chirurgischen Heilungserfolg kann man mit großer Wahrscheinlichkeit ausgehen, wenn die gesamte Läsion, inklusive eines 2 cm breiten Saums, der makroskopisch gesund erscheint, reseziert werden kann. Die Intervention wird von einer 2-jährigen Albendazoltherapie begleitet.

Lebererhaltende Maßnahmen, wie z. B. Stenteinlage und Dilatation stenotischer in die Läsion einbezogener Gallewege, werden mit Erfolg in Zentren praktiziert.

Alle nichtoperablen Patienten werden kontinuierlich medikamentös mit Albendazol oder Mebendazol behandelt. Die medikamentöse Therapie ist in der Regel lebenslänglich, da die Benzimidazole bei der AE meist nur parasitostatisch wirken.

Der Verlauf der Aktivität der Parasitose wird derzeit indirekt mit serologischen Parametern und dem PET-CT zu erfassen versucht. Wiederholte PET-CTs sind jedoch grundsätzlich und insbesondere bei Kindern und Jugendlichen aufgrund der hohen Strahlenbelastung keine ideale Option. Kontrastmittel-Ultraschall- und insbesondere Diffusions-MRT-Untersuchungen werden derzeit exploriert und bieten vielleicht in Zukunft eine Alternative.

30.3.6 Prophylaxe

Aufgrund der Zirkulation des Erregers in einem Wildzyklus ist die Bekämpfung schwierig. Beruflich Exponierte (Füchse abbalgen, tote Füchse von Straßen entfernen) haben ein erhöhtes Risiko. Da der Hund auch als Träger von E. multilocularisfungieren kann, ist auch hier der hygienische Umgang mit Hunden und deren regelmäßige Entwurmung wichtig.

30.4 Meldepflicht

Nach § 7 Abs. 3 IfSG ist der direkte oder indirekte Nachweis von Echinooccus spp. nichtnamentlich direkt an das Robert Koch-Institut zu melden. Eindeutige Ultraschallbefunde oder eindeutige Befunde mit anderen bildgebenden Verfahren sind auch ohne serologische Bestätigung meldepflichtig. Zur Meldung verpflichtet sind die Leiter der Einrichtungen, an denen die Erregerdiagnostik durchgeführt wurde.

Koordinator:

T. Junghanss

Mitarbeiter:

R. Bialek, P. Kern, M. Stojkovic, D. Tappe

30.5 Weiterführende Informationen

30.5.1 Alveoläre Echinokokkose

Spezialsprechstunden für Echinokokkose in der Sektion Klinische Tropenmedizin des Universitätsklinikums Heidelberg. Anfragen von Kolleginnen und Kollegen und Patientenanmeldungen können telefonisch oder über ein Konsilformular erfolgen, das von der Homepage abrufbar ist: www.tropenmedizin-heidelberg.de

Spezialsprechstunden für Echinokokkose in der Sektion Klinische Infektiologie und Immunologie des Universitätsklinikums Ulm: www.uniklinik-ulm.de > Zentren > Comprehensive Infectious Diseases Center > Schwerpunkt Infektiologie und Klinische Immunologie

Konsiliarlaboratorium für Echinokokken
Institut für Hygiene und Mikrobiologie der Universität Würzburg
Josef-Schneider-Str. 2
97 080 Würzburg
Ansprechpartner: Prof. Dr. M. Frosch
Tel.: 0 931 201–46 161
Fax: 0 931 201–46 445
E-Mail: mfrosch@hygiene.uni-wuerzburg.de

http://who.int/neglected_diseases/zoonoses/en/

31 Ehrlichiosen und Anaplasmosen

31.1 Klinisches Bild

Synonyme: humane granulozytäre Anaplasmose, humane granulozytäre (HGA) (HGA), früher: humane granulozytäre Ehrlichiose (HGE), humane ewingii Ehrlichiose (HEE), humane monozytäre Ehrlichiose (HME)

Ehrlichiosen und Anaplasmosen des Menschen – HME, HEE und HGA – rufen beim Menschen weitgehend identische klinische Bilder hervor. Am schwersten verläuft dabei die HME, am leichtesten die überwiegend immungeschwächte Patienten betreffende HEE. Das in Südostasien auftretende Sennetsu-Fieber, das sich mit einem mononukleoseähnlichen Bild präsentiert und außerhalb der endemischen Regionen in Asien allenfalls als importierte Infektion angetroffen wird, wird nicht mehr zu den Ehrlichiosen gezählt, seitdem der Erreger als Neorickettsia reklassifiziert wurde.

Die überwiegende Mehrzahl der Infektionen mit Ehrlichien und Anaplasmen verläuft asymptomatisch oder mit so milden, unspezifischen Symptomen, dass die Diagnose nicht gestellt wird. Das klassische Krankheitsbild zeigt akut beginnend Fieber, oft über 39 °C, Müdigkeit, Abgeschlagenheit, Lymphknotenschwellungen sowie Muskel- und Gelenkschmerzen. 80 % der Erwachsenen haben Kopfschmerzen, jedoch nur ein Drittel der betroffenen Kinder. Häufig bestehen bei diesen Patienten zentralnervöse Veränderungen wie Verwirrtheit, Irritabilität und Wesensänderung, aber auch fokale Zeichen einer Enzephalopathie mit Ataxie, Hirnnervenlähmungen oder Krampfanfällen. Die Untersuchung von Liquor bietet in diesen Fällen meist das Bild einer lymphozytären Meningitis (Liquor: Lymphozyten, Schrankenstörung, erhöhte Eiweiß- und normale Glukosekonzentration). Organspezifische Symptome wie interstitielle Pneumonie mit Reizhusten, Hepatosplenomegalie oder gastrointestinale Beschwerden mit Übelkeit, Erbrechen und Durchfall treten bei jeweils 20–30 % der Erkrankten auf. In 50–67 % der Fälle weisen Kinder mit HME ein meist makulopapulöses, scharlachähnliches Exanthem auf, das sich bei der HGA nur in etwa 10 % findet.

Diagnostisch wegweisend sind die Blutbildveränderungen. So findet sich bei Kindern in bis zu 92 % eine Thrombozytopenie, meist assoziiert mit einer Leukopenie (40–80 %) mit Linksverschiebung und bei 3–15 % mit atypischen Lymphozyten. Bei 30–50 % tritt, bei zusätzlicher Anämie, das Bild einer Panzytopenie auf, was im Zusammenhang mit den gelegentlich auftretenden Symptomen Gewichtsabnahme und Nachtschweiß an eine onkologische Krankheit denken lässt. Milde Anstiege von Transaminasen, alkalischer Phosphatase und LDH sind die Regel (60–90 %).

Gewöhnlich heilt die Infektion, insbesondere bei adäquater Therapie, folgenlos aus. Während komplizierte Verläufe und schwere Erkrankungen eher bei der HME beobachtet werden, scheinen opportunistische Infektionen eher im Rahmen der HGA aufzutreten. Bei Kindern sind in Einzelfällen ARDS und Multiorganversagen, persistierende neurologische Defizite sowie opportunistische Infektionen beschrieben. Jüngere Untersuchungen suggerieren eine überschießende Aktivierung der Immunantwort als mögliche Ursache von tödlichen Verläufen.

31.2 Ätiologie

Ehrlichien und Anaplasmen sind gramnegative, kleine (0,2–2 µm), kokkoid-pleomorphe, obligat intrazelluläre, den Enterobacteriaceae verwandte Bakterien aus der α-Subdivision der Purpurbakterien. Sequenzanalysen des 16S-rRNA-Gens, das enge Beziehungen zu den Rickettsien belegt, führen zu einer Unterteilung in 2 Genogruppen

31

Tab. 31.1 Charakteristika humanpathogener Ehrlichien.

Genus	Erreger	Erkrankung	Zielzellen	Verbreitung	Wirt	Hauptvektor
Ehrlichia	Ehrlichia chaffeensis	humane monozytäre Ehrlichiose (HME)	Monozyten, Makrophagen	USA, Mittel- u. Südamerika, Europa?	Mensch, Hund, Wild, Pferd, Fuchs	Amblyoma americanum
	Ehrlichia ewingii	humane ewingii Ehrlichiose	Granulozyten	USA	Mensch, Hirsch, Hund	A. americanum
Anaplasma	A. phagocyto-philum früher HGE-Agens	humane granulozytäre Anaplasmose (HGA)	Granulozyten, Endothel-zellen	USA, Europa, Asien	Mensch, Hund, Pferd, Nagetiere	Ixodes spp. (u. a. I. scapularis, I. ricinus)

(▶ Tab. 31.1). Bezüglich der humanen Ehrlichiose hat sich aufgrund molekularbiologischer Untersuchungen eine taxonomische Neuordnung ergeben. So konnte gezeigt werden, dass sich hinter den tierpathogenen Ehrlichien E. phagocytophilaund E. equi sowie dem bislang als „human-granulocytic-ehrlichiosis“-Agens bezeichneten Erreger der gleiche Organismus verbirgt, der nunmehr als Anaplasma phagocytophilum benannt ist. Dementsprechend wird die Erkrankung jetzt als humane granulozytäre Anaplasmose bezeichnet.

Die Übertragung erfolgt über Schildzecken, in Mitteleuropa durch den gemeinen Holzbock (I. ricinus). Eine perinatale Transmission von HGA konnte zumindest in einem Fall belegt werden.

31.3 Epidemiologie

In der Veterinärmedizin sind die Ehrlichien bereits seit 1940 bekannt. Der 1. publizierte Fall einer Ehrlichiose beim Menschen, eine HME, fand sich 1986 in den USA. E. chaffeensis wurde 1990 isoliert und seither in über 2900 klinischen Fällen in den USA nachgewiesen. Schließlich wurden 1999 erste humane Fälle der auf die USA begrenzten, bislang nur in wenigen Einzelfällen dokumentierten ewingii Ehrlichiose nachgewiesen. Der erste publizierte Fall einer HME in Europa wurde 2012 aus Schweden berichtet. In deutschen Zecken gelang mittels PCR bisher kein Nachweis von Erregern der HME.

Die ersten nachgewiesenen klinischen Fälle von HGA in Europa traten 1997 in Slowenien auf. Weltweit sind mittlerweile über 3 000 Fälle von HGA beim Menschen dokumentiert. A. phagocytophilum konnte in sehr variablem Ausmaß in Zecken in ganz Europa nachgewiesen werden. Von 492 untersuchten Zecken aus Bayern waren 1,6 %, von 287 Zecken aus Franken und Baden-Württemberg 2,2 % mit A. phagocytophilum infiziert. Andere europäische Untersuchungen zeigten eine lokale Prävalenz des HGA-Agens von bis zu 24,4 %.

Die Seroprävalenz von Antikörpern gegen A. phagocytophilum liegt bei deutschen Blutspendern bei 1,9–2,6 %, bei Risikogruppen (z. B. Waldarbeitern) bei bis zu 20 %.

Wie für alle zeckenübertragenen Krankheiten gilt eine jahreszeitlich unterschiedliche Inzidenz, mit Auftreten der Erkrankung zwischen April und Oktober und einem Häufigkeitsgipfel zwischen Mai und Juli.

Risikofaktoren für eine symptomatische Manifestation sind zunehmendes Alter und supprimierte Immunität.

Die **Inkubationszeit** beträgt wenige Tage (im Mittel 5–6 Tage) bis zu 4 Wochen.

31.4 Diagnose

Bei Auftreten von unklarem Fieber, charakteristischen Blutbildveränderungen und Zeckenstichanamnese sollte die Diagnostik die HGA mit einschließen. Aber auch ohne erinnerliche Zeckenexposition sollte zumindest im Sommerhalbjahr bei entsprechendem klinischem Bild an eine Ehrlichiose gedacht werden. Im Blut finden sich neben den erwähnten Blutbildveränderungen und milden Hepatitiszeichen meist erhöhte Entzündungsparameter (CRP, BSG) und insbesondere bei Kindern mit HME relativ häufig (30–42 %) eine Hyponatriämie.

Die erregerspezifische Diagnostik umfasst mehrere sich ergänzende Verfahren: Im Ausstrich des peripheren Bluts (verlängerte Giemsa-Färbung) werden ca. 1000 Leukozyten auf Vorliegen von Morula durchgemustert. Der Nachweis der Erreger gelingt dabei für die HGA in 20–80 %, für die HME in 1–38 %. Relativ schnell und zuverlässig (80–96 % Sensitivität) ist die PCR aus EDTA-Blut. Sie sollte bei dringendem Verdacht durch die teure und aufwendige Anzucht in Zellkulturen ergänzt werden, die allerdings nur von wenigen spezialisierten Labors (z. B. in Freiburg oder München) angeboten wird. Eine Serokonversion ist erst 1–4 Wochen nach Infektion zu erwarten. Dennoch sollten serologische Untersuchungen im Akutgeschehen und 4–6 Wochen später durchgeführt werden. Diagnostisch beweisend ist ein mindestens 4-facher Titeranstieg oder ein isolierter Titer von ≥ 1:128, ein Titer von ≥ 1:64 macht die Diagnose wahrscheinlich. Bei frühzeitiger, suffizienter Behandlung kann die Serokonversion ausbleiben.

31.5 Therapie

Bei Erwachsenen und Kindern ab 9 Jahren wird Doxycyclin in einer Dosierung von 3–4 mg/kgKG/d in 2 ED, max.200 mg/d verabreicht. Eine Entfieberung als Zeichen der Wirksamkeit ist innerhalb der ersten 24–48 Stunden zu erwarten. Die Behandlung sollte im Allgemeinen nach dem Entfiebern mindestens 3 Tage fortgesetzt werden, eine

Gesamtdauer von 5–7 Tagen nicht unterschreiten und bei Kindern ab 9 Jahren 10–14 Tage betragen.

Die Behandlung von Kindern unter 9 Jahren stellt ein Problem dar. Rifampicin und Chloramphenicol haben in vitro Wirksamkeit bewiesen, allerdings existieren bislang kaum klinische Anwendungsdaten. Im amerikanischen Raum wird in Anbetracht dieser Situation auch für Kinder unter9 Jahren bei schweren klinischen Manifestationen die Anwendung von Doxycyclin, allerdings möglichst kurz (3 Tage über Fieberfreiheit), empfohlen.

31.6 Prophylaxe

Die Prophylaxe beschränkt sich auf Schutzmaßnahmen gegenüber den Vektoren, also langärmelige, helle Kleidung und Verwendung von Repellents bei Aufenthalt in Wäldern oder hohem Gras. Sehr wichtig ist die Inspektion der Haut bezüglich Zecken und deren rasche Entfernung, da die Übertragungswahrscheinlichkeit mit Dauer des Saugakts zunimmt. Klare Endemiegebiete sind für Europa bislang nicht definiert.

Eine klinisch einsetzbare Impfung existiert nicht. Studien an Tieren und Fallberichte bei Menschen haben gezeigt, dass eine Reinfektion trotz vorhandener Antikörpertiter möglich ist. Neuere Studien mit Verwendung von Oberflächenproteinen zur Impfung zeigen bessere Effizienz im Tierversuch.

Koordinator:
S. Urschel

Mitarbeiter:
V. Fingerle

31.7 Weiterführende Informationen

Centers for Disease Control and Prevention, Symptoms, Diagnosis and Treatment Guidelines: www.cdc.gov > A–Z Index: A > Anaplasmosis und E > Ehrlichiosis

Konsiliarlaboratorium für Ehrlichia
Bayerisches Landesamt für Gesundheit und Lebensmittelsicherheit
Veterinärstr. 2
85 764 Oberschleißheim
Ansprechpartner: Dr. V. Fingerle
Tel.: 09 131 6 808–5 870 oder -5 814
Fax: 09 131 6 808–5 865
E-Mail: volker.fingerle@lgl.bayern.de

31

32 Enterobiasis

32.1 Klinisches Bild

Die Enterobiasis (Synonyme: Oxyuriasis, Madenwurmbefall) ist überwiegend asymptomatisch. Das häufigste Symptom ist der Pruritus ani, am ehesten verursacht durch die perianal abgelegten Wurmeier. Er kann Schlafstörungen mit ihren vielfältigen Folgeerscheinungen verursachen (Reizbarkeit, Müdigkeit, Nervosität, Konzentrationsschwäche, Inappetenz, Blässe, halonierte Augen). Bei Mädchen kann ein Pruritus vulvae (Vulvovaginitis) bestehen und die Exkoriationen können ekzematisieren. Wanderungen adulter Würmer über die Vagina bis in die Peritonealhöhle kommen vor. Dies führt zu einer eosinophilen Entzündung mit einem begleitenden Aszites. Diskutiert wird auch eine durch Oxyuren verursachte Appendizitis, da sie im Resektat gelegentlich gefunden werden.

32.2 Ätiologie

Enterobius vermicularis ist ein Nematode (Fadenwurm). Die Weibchen werden bis zu 13 mm, die Männchen bis zu 5 mm lang bei einer Breite von 0,5 mm. Die adulten Oxyuren leben im unteren Dünndarmbereich, im Zökum, in der Appendix und im Kolon. Insbesondere nachts wandern die Weibchen aus dem Rektum, um die 25 × 55 µm großen Eier auf der perianalen Haut abzulegen (bis zu 11 000 Eier/Weibchen).

Im Ei entwickelt sich bei Körperwärme, Sauerstoff und Feuchtigkeit in 4 – 8 Stunden die infektiöse Larve, sodass eine Autoinfektion möglich ist. Die infektiösen Eier werden oral über kontaminierte Hände aufgenommen, können aber auch durch über Hände kontaminierte Nahrungsmittel sowie selten über Staub und Bettwäsche übertragen werden. Bei ausreichender Luftfeuchtigkeit können die Wurmeier über Tage infektionstüchtig bleiben. Aus dem aufgenommenen Ei schlüpft die Larve im oberen Dünndarm, um innerhalb von 3 Wochen zum adulten Wurm zu reifen. Deren Lebensspanne beträgt bis zu 3 Monate.

32.3 Epidemiologie

Die Enterobiasis ist die häufigste Parasitose der gemäßigten Zonen, jedoch gibt es keine Untersuchungen zur Prävalenz und Inzidenz in Deutschland.

Bevorzugt sind Kindergarten- und Schulkinder befallen. Aufgrund der hohen Infektiosität ist aber eine Infektion weiterer im Haushalt lebender Personen anzunehmen. Symptomlose Haushaltsangehörige können Infektionsquelle von hartnäckigen, sog. therapieresistenten Fällen sein. Haustiere hingegen werden von dem ausschließlich humanpathogenen Enterobius vermicularis nicht befallen und kommen daher als Infektionsquelle nicht in Betracht!

32.4 Diagnose

Durch Aufkleben durchsichtiger Klebestreifen auf die perianale Haut am Morgen und sofortiges Wiederablösen werden die klebrigen Eier von der Haut entfernt. Durch Aufkleben der Klebestreifen auf einen Objektträger können die ovalen, an einer Seite abgeflachten Eier bereits mit dem 5- bis 10er-Objektiv mikroskopiert werden. Typisch ist die Doppelkontur der Eier, und bei stärkerer Vergrößerung sind meist Bewegungen der Larven zu beobachten. Eine Verwechselung mit Luftblasen, die weder Doppelkontur noch Inhalt aufweisen, kommt vor. Ergänzend und insbesondere bei Familien- und Umgebungsuntersuchungen sind PCR-Verfahren nach Extraktion der DNA aus den Klebestreifen möglich.

Die Untersuchung sollte bei negativem Befund, aber anhaltendem Verdacht mehrfach wiederholt werden. Das immer wieder beobachtete abendliche Aufkleben und Belassen der Klebestreifen über Nacht ist nicht nur unsinnig sondern auch infektionsträchtig, weil die Eier auf der nicht klebenden Seite des Streifens liegen könnten und zur Infektion bei Handhabung des Klebestreifens führen. Die parasitologische Untersuchung von Stuhlproben ist zum Nachweis einer Oxyuriasis ungeeignet. Gelegentlich werden Eier mit dem Urin an der Vulva abgespült und im Sediment gefunden.

32.5 Therapie

Effektive oral zu applizierende Therapeutika sind Pyrantel (1-malig 10 mg/kgKG in 1 ED, ab 7. Lebensmonat, maximal 1 g), Pyrviniumembonat (1-malig 5 mg/kgKG in 1 ED, ab 4. Lebensmonat, führt zur Stuhlverfärbung) und bei Kindern ab 2 Jahren auch Mebendazol (1-malig 100 mg in 1 ED). Bei erneutem oder persistierendem Befall sollte eines der Medikamente in oben angegebener Dosierung 3-mal an den Tagen 1, 14 und 28 gegeben werden, um Rezidiven bei Autoinfektion vorzubeugen. Studien bei Kindern in den Tropen belegen die Wirksamkeit der genannten Medikamente, jedoch fehlen vergleichende Therapiestudien bei Kindern in Deutschland.

Bei anhaltendem Befall sollten die Familienangehörigen im selben Intervall mit 3 Dosen wie oben angegeben therapiert werden. Hygienemaßnahmen, wie kurzgeschnittene Fingernägel, häufiges Waschen der Analregion, Wechsel der Bett- und Nachtwäsche am Tag nach abendlicher Einnahme der Tabletten sollten zum Sanierungserfolg führen. Alleinige Hygienemaßnahmen führten in einer australischen Studie aber nicht zu einer erfolgreichen Eradikation.

Bei rezidivierenden Infektionen wird ein Therapieversuch mit Mebendazol, 100 mg in 1 ED 1-mal wöchentlich über 8 Wochen alternativ zweiwöchentlich über 16 Wochen bei den Infizierten und ggf. allen Haushaltsmitgliedern empfohlen, um den Infektionszyklus zu durchbrechen. Die Anthelminthika wirken nur im Darmlumen auf jugendliche und adulte Würmer. Eine Alternative ist das für diese Indikation nur in der Schweiz zugelassene Albendazol (Kautabletten und Suspension) in einer Dosierung von 15 mg/kgKG (maximal 400 mg) in 1 ED, 1-mal alle 3–4 Wochen für 6 Monate, ggf. nach entsprechender Aufklärung.

Bei Vulvovaginitis durch Oxyuren, die Ursache für einen hartnäckigen Befall sein kann, wird eine Therapie mit Mebendazol in o. a. Dosierung oder Albendazol empfohlen. Die Einzeldosis für Kinder ≥ 2 Jahre und > 10 kgKG beträgt 400 mg Albendazol, Kinder im 2. Lebensjahr und < 10 kgKG erhalten die halbe Dosis. Für eine erfolgreiche Sanierung sollte die Therapie an den Tagen 1, 14 und 28 (nach erweiterter Aufklärung bei Albendazol) und unter Beachtung der Kontraindikationen gegeben werden.

Koordinator:
R. Bialek

Mitarbeiter:
A. Müller

32.6 Weiterführende Informationen

Centers for Disease Control and Prevention: www.cdc.gov > A–Z Index: E > Enterobius vermicularis Infection

33 Enterokokken

33.1 Klinisches Bild

Enterokokken verursachen häufig opportunistische und nosokomiale Infektionen bei Patienten mit schwerwiegenden Grundkrankheiten. Risikofaktoren sind *Immunsuppression* (onkologische, organ-, stammzell- oder knochenmarktransplantierte Patienten, Früh- und Neugeborene), *Fremdkörper* (z. B. Gefäßkatheter, Urinkatheter bei intensivmedizinisch betreuten Patienten, Prothesen), *Hospitalisationsdauer* und *Antibiotikavorbehandlungen* (vor allem Cephalosporine). Die Infektionen sind potenziell lebensgefährlich, und die Letalität hängt in erster Linie vom Ausmaß der Grundkrankheit und der Ausprägung des Organbefalls ab. Die häufigsten Manifestationen von Enterokokkeninfektionen sind Bakteriämien, Harnwegsinfektionen und Wundinfektionen.

Enterokokken sind der zweit- oder dritthäufigste Erreger von *Harnwegsinfektionen* im Kindesalter. Meist sind Patienten ohne Grundkrankheiten betroffen, allerdings weisen Patienten mit anatomischen Fehlbildungen an den Harnwegen, nach urologischen Eingriffen oder Antibiotikavorbehandlungen ein erhöhtes Risiko auf.

Von Enterokokken-Bakteriämien sind Kinder ohne Grundkrankheiten nur sehr selten betroffen. Risikokinder sind Früh- und Neugeborene (ganz überwiegend als „late-onset-Sepsis") und Kinder mit Grundkrankheiten und den oben genannten Risikofaktoren.

Die subakute bakterielle Endokarditis ist im Kindesalter sehr selten. Enterokokken sind dabei die dritthäufigsten Endokarditis-Erreger. Meist bestehen kardiale anatomische Fehlbildungen, nur selten sind native Herzklappen betroffen. Die Enterokokken-Endokarditis hat ein erhöhtes Risiko einer Abszessbildung und einer Operationsnotwendigkeit.

Die pathogenetische Rolle von Enterokokken bei intraabdominellen Infektionen (Peritonitis, Cholangitis, Cholezystitis, intraabdominelle Abszesse) und Wund- oder Weichteilinfektionen ist unklar, da hier meist polymikrobielle Mischinfektionen vorliegen. Bei immunsupprimierten Patienten und schwerem Krankheitsbild sollte die antibiotische Therapie aber Enterokokken mit erfassen.

Seltene Organinfektionen sind Meningitis, septische Arthritis und Osteomyelitis, vor allem in Zusammenhang mit chirurgischen Eingriffen und/ oder dem Vorliegen von Fremdmaterial (Shunts, Gelenksimplantate etc.). Der Nachweis von Enterokokken aus Atemwegssekreten weist auf eine Kolonisation und nicht auf eine Infektion hin.

▸ **Fetale oder neonatale Infektionen.** Eine Enterokokkeninfektion während der Schwangerschaft führt nicht zu einer Feto- oder Embryopathie, kann aber einen Abort, eine Tot- oder eine Frühgeburt auslösen. Enterokokken sind sehr selten Auslöser einer „early-onset"-Sepsis im Neugeborenenalter, hingegen ein wichtiger Erreger der „late-onset"-Sepsis.

33.2 Ätiologie

Enterokokken sind fakultativ anaerobe grampositive Kokken, die einzeln, in Paaren oder in kurzen Ketten als weißlich-graue Kolonien (evtl. mit α-Hämolyse) auf Schafsblutagar wachsen. Seit 1984 werden sie aufgrund ihrer unterschiedlichen Genetik als eigener spezifischer Genus geführt. Zuvor wurden sie als Streptokokken der Gruppe D (nach Rebecca Lancefield) klassifiziert. Es sind mehr als 30 Enterokokken-Spezies bekannt. Die beiden wichtigsten humanpathogenen Spezies sind E. faecalis und E. faecium. Sie machen zusammen über 80 % der Enterokokkeninfektionen im Kindesalter aus. Weitere potenziell humanpathogene Enterokokken-Spezies sind: E. avium, E. casseliflavus, E. durans, E. flavescens, E. gallinarum, E. hirae, E. mundtii und E. raffinosus. Die Unterscheidung der einzelnen Enterokokken-Spezies ist mittels Morphologie (z. B. Beweglichkeit, Pigmentbildung) und biochemischer Tests (z. B. Wachstum in Tellurit) oder genetischer Typisierungsmethoden möglich. Enterokokken sind sehr umweltstabile Erreger (d. h. hohe Tenazität) und können trotz Trockenheit und hoher Umgebungstemperaturen in der Umwelt für lange Zeit überleben. Diese Resistenz ist einer der Gründe für ihre wichtige Rolle als Erreger nosokomialer Infektionen bei unzureichenden Hygienemaßnahmen.

33.3 Epidemiologie

Trotz einer im Vergleich zu einigen anderen grampositiven Bakterien relativ niedrigen Virulenz haben Enterokokkeninfektionen auch im Kindesalter in den letzten Jahren eine zunehmende Bedeutung erhalten. Sie gehören zu den wichtigsten Erregern von nosokomialen Infektionen. Insbesondere vancomycinresistente E. faecium sind für eine Vielzahl von Krankenhausausbrüchen auch in der Pädiatrie verantwortlich.

Natürliches Reservoir für Enterokokken ist der Gastrointestinaltrakt von Menschen, anderen Säugetieren, Vögeln, Reptilien und Insekten. Im Prinzip ist fast jeder Mensch mit Enterokokken im Darm besiedelt, die Kolonisation kann schon bei Geburt vorliegen bzw. erfolgt häufig in den ersten Lebensmonaten.

Die Quelle der Infektion ist im Allgemeinen nicht nachzuweisen, da sowohl die endogene Stuhlflora (mit nachfolgender Invasion) als auch eine nosokomiale Übertragung über kontaminierte Gegenstände (hohe Umweltresistenz!) oder Personen (z. B. Händeübertragung bei unzureichender Standardhygiene) infrage kommen. Nosokomiale Infektionen werden hauptsächlich von bestimmten Klonen (z. B. CC 17-Klon von E. faecium) verursacht. Diese Klone weisen multiple Antibiotikaresistenzen auf (gegen Ampicillin, aber auch Fluorchinolone, Makrolide und Aminoglykoside). Bekannte Risikofaktoren für eine Invasion endogener Enterokokken sind Antibiotikavorbehandlungen und abdominelle Operationen. Die postulierte Bedeutung von potenziellen Virulenzfaktoren (z. B. Adhäsine, „Aggregation Substance" / "Binding Substance") leitet sich überwiegend aus tierexperimentellen Studien ab.

33.4 Diagnose

Beweisend für eine Enterokokkeninfektion ist der Nachweis des Erregers in der Blut- oder Liquorkultur bzw. anderen an sich sterilen Materialien. Ein Nachweis in Haut-, Wund-, Rektalabstrichen bzw. Atemwegssekreten zeigt primär nur eine Besiedlung an. Zum Nachweis werden mikrobiologische Standardmethoden verwendet.

33.5 Therapie

Enterokokken weisen eine intrinsische Resistenz gegen Cephalosporine, anti-Staphylokokken-Penicilline und Clindamycin auf. Gegen Aminoglykoside besteht eine natürliche „low-level" Resistenz, die durch eine erhöhte Dosierung oder eine Kombinationstherapie mit Betalaktam-Antibiotika überwunden werden kann. Die MHK gegen Betalaktam-Antibiotika ist im Vergleich zu anderen Streptokokken höher, weshalb bei schweren Infektionen (v. a. Endokarditis) eine Kombinationstherapie (meist mit Aminoglykosiden) verwendet werden sollte. Es besteht ein Synergismus zwischen Betalaktam-Antibiotika und Aminoglykosiden, wobei die normale „low-level" Aminoglykosidresistenz kein Hinderungsgrund für deren Einsatz ist; allerdings muss eine „high-level" Aminoglykosidresistenz durch MHK-Testung ausgeschlossen sein. Geeignet zur Kombinationstherapie sind nur Gentamicin und Streptomycin. Bei Vorliegen einer „high-level" Aminoglykosidresistenz gegen Gentamicin sollte Streptomycin nachgetestet werden, da der Resistenzmechanismus unterschiedlich ist.

Unkomplizierte Enterokokkeninfektionen (z. B. Harnwegsinfektionen) werden mit einer *Monotherapie* behandelt. Antibiotikum der Wahl bei E. faecalis ist Ampicillin (i. v.) oder Amoxicillin (p. o.), während E. faecium praktisch immer gegen Ampicillin resistent ist. Harnwegsinfektionen (inkl. VRE) können fast immer auch mit Nitrofurantoin oder Fosfomycin therapiert werden, da die Resistenzraten gegenüber diesen Substanzen sehr niedrig sind. Bei Resistenz gegen Ampicillin kommen Glykopeptide (Vancomycin oder Teicoplanin) oder Linezolid zum Einsatz.

Komplizierte Infektionen (d. h. Endokarditis, Meningitis) werden *kombiniert* mit einem Betalaktam-Antibiotikum (in erster Linie Ampicillin) und einem Aminoglykosid (bevorzugt Gentamicin) behandelt. Auch die Bakteriämie sollte bis zum Ausschluss einer Endokarditis primär kombiniert behandelt werden. Die Therapiedauer der Bakteriämie ist 7–14 Tage, der Meningitis 2–3 Wochen und der Endokarditis/Arthritis/Osteomyelitis 4–6 Wochen. Unklarheit besteht über die Dauer der Notwendigkeit der Aminoglykosidtherapie, wobei möglicherweise 2 Wochen ausreichen und anschließend mit einer Monotherapie weiterbehandelt werden kann. Die Gesamttherapiedauer der komplizierten Organinfektionen sollte 4–6 Wochen betragen. Therapieempfehlungen in speziellen Resistenzsituationen sind in ▶ Tab. 31.2 dargestellt.

Auch gegen Oxazolidinone sind kurz nach Einführung des Linezolids die ersten resistenten Enterokokken-Isolate aufgetaucht.

Katheterinfektionen können bei Notwendigkeit eines Kathetererhalts primär antibiotisch behandelt werden (Therapiedauer mindestens 14 Tage i. v., anschließend nach Möglichkeit 14 Tage „Ca-

Tab. 31.2 Therapieempfehlungen bei Enterokokkeninfektionen in speziellen Resistenzsituationen.

Resistenzsituation	Empfohlene Erstrang-Antibiotika
Penicillin- oder Ampicillinresistenz(> 64 µg/ml)	Vancomycin oder Teicoplanin oder Linezolid oder Daptomycin; evtl. in Kombination mit einem Aminoglykosid
„High-level“ Aminoglykosidresistenz (> 500 µg/ml für Gentamicin, > 2000 µg/ml für Streptomycin)	Monotherapie mit Ampicillin oder Vancomycin oder Teicoplanin bzw. Linezolid oder Daptomycin (Cave: erhöhtes Relapsrisiko bei Monotherapie)
Vancomycinresistenz(> 32 µg/ml)	Ampicillin + Aminoglykosid (nur bei in-vitro Sensibilität) oder Linezolid bzw. Daptomycin

theter Lock Therapy“). Bei Kreislaufinsuffizienz, septischem Thrombus, Endokarditis und persistierend positiven Blutkulturen muss der Katheter entfernt werden, wie bereits im Kapitel Infektionen durch zentralvenöse Katheter (S. 59) beschrieben.

33.5.1 Vancomycinresistente Enterokokken

Vancomycinresistente Enterokokken (VRE) sind erstmals 1988 beschrieben worden und stellen auch in der Pädiatrie ein zunehmendes Problem dar, vor allem für Risikopopulationen (lange Hospitalisierung, intensivmedizinische Maßnahmen, wiederholte oder prolongierte Antibiotikavorbehandlungen, Immunsuppression). Eine Kolonisation mit VRE hält meist an, solange die Patienten immunsupprimiert sind. Das Risiko einer systemischen Infektion bei Kolonisation liegt bei ca. 10 %. E.-faecium-Isolate weisen deutlich häufiger eine Vancomycinresistenz auf als E.-faecalis-Isolate.

Von einer Vancomycinresistenz wird ab einer MHK von 32 µg/ml gesprochen. Es werden mindestens 7 verschiedene Vancomycinresistenztypen (als VanA bis VanG bezeichnet) unterschieden. Klinisch von größter Relevanz sind die Phänotypen VanA und VanB. Der VanA-Typ ist hochgradig resistent gegen Vancomycin und Teicoplanin. Die verschiedenen Van-Typen weisen eine unterschiedliche Resistenz gegen Teicoplanin auf (VanB-, VanE-, VanF- und VanG-Typen sind in-vitro teicoplaninempfindlich, allerdings können sich unter der Therapie schnell Resistenzen entwickeln). VanC ist ein intrinsischer Phänotyp von E. gallinarum und E. casseliflavus, alle anderen Van-Typen sind erworben.

Kommt es zu einer VRE-Kolonisation oder -Infektion sollten Fremdmaterialien möglichst entfernt und Abszesse chirurgisch drainiert werden. Zur antibiotischen Therapie sind Mittel der Wahl: Ampicillin plus Aminoglykoside (Gentamicin oder Streptomycin; Voraussetzung in-vitro Sensibilitätstestung mit MHK!) oder das im Kindesalter nicht zugelassene Linezolid (Kinder unter 13 Jahre 30 mg/kgKG/d in 3 ED, über 13 Jahre 20 mg/kgKG/d in 2 ED, max. 1200 mg/d). Linezolid kann ggf. nach initialer parenteraler Gabe auch oral fortgesetzt werden, wobei wegen nicht unerheblicher Nebenwirkungsproblematik die Gesamttherapiedauer 14 Tage nicht überschreiten sollte. Teicoplanin sollte trotz nachgewiesener in-vitro-Sensibilität (z. B. VanB) wegen der Möglichkeit der Induktion einer Resistenz unter der Therapie nicht verwendet werden. Ultima Ratio sind die im Kindesalter nicht zugelassenen Medikamente Daptomycin und Tigecyclin. Quinupristin/Dalfopristin (nur bei E. faecium effektiv) ist in Deutschland nicht mehr erhältlich.

33.6 Prophylaxe

Die beste Prophylaxe von Enterokokkeninfektionen ist das Vermeiden oder Minimieren von Risikofaktoren (z. B. restriktiver Einsatz von Cephalosporinen, Fremdmaterialien, Hospitalisierungen). Ein restriktiver Einsatz von Vancomycin beugt der Selektion und Verbreitung von VRE vor. VRE-kolonisierte Patienten sollten isoliert bzw. kohortiert werden, wobei die Übertragung hauptsächlich über Stuhlkontamination erfolgt. Wegen der großen Umweltresistenz der Erreger können Enterokokken leicht über die Umgebung (Lichtschalter, Türgriffe etc.) auf andere Patienten und das Krankenhauspersonal übertragen werden. Aufgrund der guten Adaptation der Enterokokken an die Krankenhausumgebung ist die konsequente Einhaltung von Hygienemaßnahmen entscheidend für die Vermeidung von nosokomialen Übertragungen. Der gehäufte Nachweis von VRE-Besiedlungen bzw. -Infektionen sollte immer eine Umgebungsuntersuchung nach sich ziehen.

Koordinator:
M. Hufnagel

Mitarbeiter:
U. Heininger, J. Hübner

33.7 Weiterführende Information

Centers for Disease Control and Prevention: www.cdc.gov > Healthcare-associated Infections (HAI) > Diseases and Organisms in Healthcare Settings > Vancomycin-resistant Enterococci (VRE).

Robert Koch-Institut: www.rki.de > Infektionsschutz > Infektions- und Krankenhaushygiene > Themen A–Z: V > Vancomycin-resistente Enterokokken (VRE)

Nationales Referenzzentrum für Staphylokokken und Enterokokken
am Robert Koch-Institut (Bereich Wernigerode)
Abt. 1 Infektionskrankheiten
FG Nosokomiale Infektionen
Burgstr. 37
38 855 Wernigerode
Tel.: 030 18 754–4 210
Fax: 030 18 754–4 317
E-Mail: wernerg@rki.de

33

34 Enterovirusinfektionen (ohne Poliomyelitis)

34.1 Klinisches Bild

Infektionen durch Enteroviren (Coxsackie-, Echo- und die neueren Enterovirus-Typen) sind im Kindesalter häufig. Die Poliomyelitis (S. 455) wird in einem eigenen Kapitel beschrieben. In den allermeisten Fällen (> 95 %) verlaufen die Infektionen klinisch stumm. Andererseits können sie eine Fülle verschiedenartiger Krankheitsbilder auslösen (▶ Tab. 34.1). Am häufigsten treten unspezifische, fieberhafte Erkrankungen der oberen Atemwege mit Kopf- und Gliederschmerzen, Pharyngitis, Tonsillitis, Laryngitis, Lymphadenopathie und Bronchitis auf („Sommergrippe"). Obwohl sich diese Viren nach Infektion primär über den Respirationstrakt im oberen Gastrointestinaltrakt vermehren, sind gastrointestinale Beschwerden (Bauchschmerzen, Brechdurchfall) ungewöhnlich. Daneben gibt es Krankheitsassoziationen, deren Zuordnung mehr oder minder erregerspezifisch ist. Oft verursachen verschiedene Typen ein- und dasselbe Krankheitsbild.

Coxsackie-A-, Echo- und die neueren Enteroviren besitzen einen besonderen Tropismus für Haut- und Schleimhäute, Coxsackie-B-Viren dagegen einen Tropismus für Skelett- und Herzmuskulatur. Klassische Coxsackie-A-Virus-Krankheiten sind Herpangina und Hand-Fuß-Mund-Krankheit, insbesondere durch Cox A16 bedingt. Die in den Sommer- und Herbstmonaten auftretenden röteln- und masernähnlichen Exantheme sind häufig durch Echoviren (z. B. Echo 9) oder Coxsackie-A-Viren (Cox A9 und A16) bedingt. Die hämorrhagische Konjunktivitis durch Enterovirus 70 tritt in Europa relativ selten auf. Myositis epidemica, epidemische Pleurodynie (Bornholmer-Krankheit) und Peri-/Myokarditis sind typische Krankheitsmanifestationen durch Coxsackie-B-Viren.

Neben den Polioviren sind auch alle anderen Enteroviren potenziell neurovirulent (insbesondere EV 71). Coxsackie- und Echoviren sind die häufigsten Ursachen für aseptische Meningitiden im Kindesalter, die besonders in den Sommermonaten auftreten. Der Verlauf ist bei älteren Kindern in der Regel gutartig. Schwerwiegende ZNS-Manifestationen wie Enzephalitis, Myelitis oder poliomyelitisartige spinale Muskellähmungen sind bei Immungesunden selten, beischwerst Immunsupprimierten (z. B. Transplantierte) besteht jedoch ein erhöhtes Risiko für akute, progredient verlaufende ZNS-Infektionen.

Bei *Neugeborenen* können Enterovirusinfektionen besonders schwer verlaufen. Das Virus wird entweder vertikal von der oft kurz vor der Geburt subklinisch erkrankten Mutter übertragen oder im Rahmen einer nosokomialen Infektion auf der Neugeborenen- oder Entbindungsstation erworben. Mögliche Krankheitsmanifestationen sind Pneumonie, Myokarditis, Hepatitis (bis zum Nierenversagen) und Meningoenzephalitis. In schwerster Ausprägung gleicht das klinische Bild

Tab. 34.1 Durch Enteroviren hervorgerufene Erkrankungen mit häufigem Erregerspektrum

Erkrankung	Erreger
Herpangina	Cox A2, A4, A5, A6, A8, A10
Hand-Fuß-Mund-Krankheit	Cox A16, A2–9; Echo 3,7, 11,18, 25
fieberhafte rubeoliforme, morbilliforme, urtikarielle oder petechiale Exantheme	Echo 4, 9, 16; Cox A5, A9, B5; EV 71
hämorrhagische Konjunktivitis	EV 70; Cox A24
Myalgia epidemica (Myositis epidemica, Bornholmer-Krankheit)	Cox B1 –B6; Echo 6, 9
Myokarditis, Perikarditis	Cox B1 –B5; Cox A4, A9; Echo 6, 9
Meningitis/Enzephalitis	Echo 4, 6, 7, 11, 9,18, 25, 30, EV 71; Cox A7, A9, B2, B4, B5;
spinale Muskellähmungen	Cox A4, A7, A9, B2, B3; Echo 9, 11, 20; EV 70, 71
Ataxie	Cox A4, A7, A9; Echo 9
schwere Neugeborenenerkrankungen	Cox B1 –B5; Echo 9, 11, 17, 19, 31
chronische Meningoenzephalitis bei Agammaglobulinämie	Echo 6, 9, 11, 18 u. a.

Cox = Coxsackieviren, Echo = Echoviren (Enteric Cytopathic Human Orphan), EV = Enteroviren einer bakteriellen Sepsis bis hin zum Schock mit disseminierter intravasaler Gerinnung.

Normalerweise rufen Enteroviren nur akute Infektionen von zeitlich begrenzter Dauer hervor. Es gibt aber auch Hinweise auf persistierende Infektionen, z. B. durch Coxsackie-B-Viren (bestimmte Formen der chronischen Kardiomyopathie) und durch Echoviren (chronische Meningoenzephalitis). Letztere Erkrankung tritt fast ausschließlich bei Kindern mit Immundefekten (z. B. Bruton-Agammaglobulinämie oder SCID) auf. Der Verlauf ist oft schleichend. Zwischen der initialen Virusinfektion und dem ersten Auftreten zentralnervöser Symptome können Monate bis Jahre liegen (initiale Symptome: Kopfschmerzen, Innenohrschwerhörigkeit, Verhaltensstörungen; spätere Symptome: zerebrale Krampfanfälle, Tremor, Ataxie, Bulbärparalyse). Hinzu kommen zuweilen Symptome, die an eine Dermatomyositis erinnern.

34.2 Ätiologie

Enteroviren einschließlich Coxsackie-, Echo- und Polio-Viren sind kleine (27–30 nm), hüllenlose + ssRNA-Viren innerhalb der Familie Picornaviridae. Zur Gruppe der Coxsackie-A-Viren zählen 22, zur Gruppe der Coxsackie-B-Viren 6 und zur Gruppe der Echoviren 28 Serotypen. Neue Virusisolate werden inzwischen nicht mehr der Coxsackie- oder Echovirusgruppe zugerechnet, sondern fortlaufend durchnummeriert (derzeit Enterovirus 68 – 71, 73 – 120); die Typisierung der neueren EV erfolgt ausschließlich genotypisch. Auf molekularer Ebene werden die humanen Enteroviren in die Gruppen EV A–D eingeteilt (▶ Tab. 34.2). Die Vielfalt der Erreger wird noch dadurch gesteigert, dass es innerhalb eines Serotyps zahlreiche genotypische Varianten gibt, die sich u. a. auch hinsichtlich ihrer Virulenz unterscheiden können.

Tab. 34.2 Genotypische Gruppeneinteilung der humanen Enteroviren.

Gruppe	Viren
A	CoxA 2–8, 10, 12, 14, 16 EV 71, 76
B	CoxA 9 CoxB 1–6 ECHO 1–7, 9, 11–21, 24–27, 29–33 EV 69, 73–75, 77–78
C	CoxA 1, 11, 13, 15, 17–22, 24 Polio 1–3
D	EV 68, 70, 78, andere (nicht klassifizierte)

34.3 Epidemiologie

Enteroviren kommen weltweit vor. Zu einem gegebenen Zeitpunkt sind meist nur einige wenige Virustypen prävalent. Der Häufigkeitsgipfel der Erkrankungen liegt in unseren Breiten in den Sommermonaten Juni bis September. Von wenigen Ausnahmen abgesehen erfolgt die Übertragung fäkal-oral durch Kranke, Rekonvaleszente sowie durch gesunde Virusträger. Auch kontaminiertes Wasser und kontaminierte Lebensmittel (insbesondere Meeresfrüchte) können Infektionen auslösen. Enteroviren können auch von immunkompetenten Personen 4 – 6 Wochen nach Beginn der Infektion im Stuhl ausgeschieden werden. Die Infektion hinterlässt eine solide, vermutlich lebenslange, allerdings typenspezifische Immunität.

Die **Inkubationszeit** kann von 2 – 35 Tagen variieren; in der Regel beträgt sie 3 – 6 Tage.

34.4 Diagnose

Nur in Ausnahmefällen, bei klassischen Krankheitsmanifestationen, ist es möglich, die Diagnose rein klinisch zu stellen (Beispiel: Hand-Fuß-Mund-Krankheit und Herpangina).

Es existieren keine für Enterovirusinfektionen pathognomische Laborparameter. Die klassischen Entzündungszeichen (z. B. CRP) können hoch sein; oft besteht Granulozytose mit Linksverschiebung. Verwechslungen mit bakteriellen Infektionen sind daher möglich.

Die ätiologische Klärung von Enterovirusinfektionen ist nur in Ausnahmefällen, z. B. im Rahmen von Ausbrüchen, indiziert. Dafür stehen folgende Verfahren zur Verfügung:

Nukleinsäureamplifikation (NAT). Der Nachweis von spezifischen RNA-Genomsequenzen mittels RT-PCR aus einem betroffenen Organ oder Körperflüssigkeit ist aufgrund der Sensitivität und der Schnelligkeit Methode der Wahl für die Primärdiagnostik. Eine Pan-Enterovirus-RT-PCR erlaubt zunächst keine Aussage über den Serotyp. Durch Sequenzanalyse von PCR-Produkten in der proteinkodierenden VP1-Region kann eine genotypische Zuordnung zu den bekannten Serotypen erfolgen. Die Sensitivität der molekularen Nachweismethoden auch aus Primärmaterial ist inzwischen sehr hoch.

Die **Virusisolierung** mit anschließender Typisierung ist der klassische Goldstandard der Enterovirusdiagnostik. Hierbei ist aber zu beachten, dass sich diverse Serotypen nur schlecht oder gar nicht anzüchten lassen (insbesondere einige Coxsackie A). Die Virusisolierung aus Liquor, Blut, Bläscheninhalt und Biopsiematerial ist immer ätiologisch beweisend. Bei Virusisolierungen aus Stuhl sollten die Klinik und epidemiologische Situation mit betrachtet werden. Enteroviren sind z. B. im Kindesalter weit verbreitet, sodass die Isolierung aus Stuhl auch einen Nebenbefund darstellen kann, der mit der eigentlichen Erkrankung nicht korreliert.

Die **Serologie** hat gegenüber der molekularen Diagnostik in den vergangenen Jahren an Bedeutung verloren. Eine „blinde" Serodiagnostik auf Enteroviren ist bei der Vielfalt der Erreger obsolet! Serologische Untersuchungen sind nur indiziert, wenn ein typisches Krankheitsbild mit limitiertem Erregerspektrum vorliegt (z. B. Peri-/Myokarditis durch Coxsackie-B-Viren) und keine invasiven Proben für direkten Erregernachweis mit RT-PCR gewonnen werden können. Wegen der antigenen Kreuzreaktionen („homotypische" und „heterotypische" Reaktionen) ist die Bewertung der serologischen Befunde oft ausgesprochen schwierig. Bei einer akuten Symptomatik spricht ein 4-facher Titeranstieg im Neutralisationstest (NT) für eine frische Infektion. Hierfür wird ein im Abstand von 7 – 10 Tagen entnommenes Serumpaar benötigt, wobei das erste Serum in den allerersten Krankheitstagen abgenommen werden muss.

34.5 Therapie

Es gibt keine etablierte spezifische antivirale Therapie gegen Enterovirusinfektionen. Speziell für Picornaviren entwickelte Substanzen aus der Gruppe der Canyonblocker (z. B. Pleconaril) wurden wegen geringer Wirksamkeit und vielen Nebenwirkungen nicht zugelassen. Aktuell wird an einem inhalierbaren Präparat mit geringerem Nebenwirkungsspektrum gearbeitet. Bei viraler Myokarditis ist Zurückhaltung beim Einsatz von Steroiden und nichtsteroidalen Antiphlogistika geboten, da diese Nekrosen im Herzmuskel verstärken können.

Bei schwerkranken Neugeborenen und Patienten mit Agammaglobulinämie und chronischer enteroviraler Meningoenzephalitis ist ein Behandlungsversuch mit Immunglobulinen angezeigt.

34.6 Prophylaxe

Impfstoffe gegen Enteroviren (außer Poliovirus) stehen nicht zur Verfügung.

Enteroviren sind bei normaler Umgebungstemperatur sehr stabil und auch gegenüber zahlreichen Händedesinfektionsmitteln resistent. Händedesinfektion mit speziell viruziden Desinfektionsmitteln, insbesondere aber das Tragen von Einmalhandschuhen bei Kontakt mit Stuhl ist wichtig, um nosokomiale Infektionen zu verhindern.

Koordinator:
L. von Müller

Mitarbeiter:
S. Diedrich, B. Gärtner

34.7 Weiterführende Informationen

Centers for Disease Control and Prevention: www.cdc.gov > A–Z Index: E > Enterovirus Infections (Non-Polio)

Robert Koch-Institut: www.rki.de > Infektionskrankheiten A–Z: E > Enteroviren

35 Epstein-Barr-Virus-Infektionen

35.1 Klinisches Bild

Die Erstinfektion mit dem Epstein-Barr-Virus (EBV) führt beim immunkompetenten, meist über 5 Jahre alten Kind und Erwachsenen typischerweise zum Krankheitsbild akute infektiöse Mononukleose (Pfeiffer-Drüsenfieber) mit hohem Fieber, Angina tonsillaris, Pharyngitis, generalisierter Lymphadenopathie und weiteren, unterschiedlich häufigen Zeichen wie Splenomegalie, Hepatomegalie, Exanthem und Ikterus. Bei Kindern unter 5 Jahren kann eine EBV-Infektion auch asymptomatisch sein oder unter dem Bild einer Infektion der oberen Atemwege verlaufen. Die Prognose der infektiösen Mononukleose ist meist gut; chronische Formen oder Todesfälle sind selten. Komplikationen betreffen das Zentralnervensystem (Meningoenzephalitis, Guillain-Barré-Syndrom etc.), das Immunsystem (Hypo- und Hyperimmunglobulinämie, Autoantikörper, Lymphome, Milzruptur, Hepatitis), das hämatopoetische System (Anämie, Thrombozytopenie, Neutropenie, hämophagozytische Lymphohistiozytose), das Herz (Myo- und Perikarditis), die Haut (ampicillininduziertes Exanthem, Urtikaria, Vaskulitis) und die Nieren (Nephritis).

Bei Kindern mit angeborenen Immundefekten (wie z. B. mit X-chromosomal-rezessiver lymphoproliferativer Erkrankung [XLP-1 und -2], ITK- oder CD27-Defizienz) oder erworbenen Immundefekten (wie z. B. HIV-Infektion, Organtransplantation, zytostatischer Therapie/Immunsuppression) führt eine EBV-Primärinfektion oder EBV-Reaktivierung (= immunologisch nicht kontrollierte latente Infektion) nicht selten zu schweren, häufig letalen, lymphoproliferativen Krankheitsbildern bis hin zu B-Zell-Lymphomen.

Verschiedene Malignome (Burkitt-Lymphom, Morbus Hodgkin, Nasopharynxkarzinom, Leiomyosarkom, bestimmte T-Zell-Lymphome) sind teilweise mit EBV assoziiert; ein pathogenetischer kausaler Zusammenhang ist bisher noch nicht bewiesen.

Die Haarleukoplakie, eine produktive EBV-Infektion im Epithel der Zunge bei Patienten mit AIDS oder schwerer Immundefizienz (z. B. durch Immunsuppressiva) kommt im Kindesalter selten vor.

Für die serologisch definierte „chronisch-aktive" EBV-Infektion gibt es kein definiertes klinisches Bild.

35.2 Ätiologie

Das EBV) gehört zur Familie der Herpesviren. Es existieren 2 immunologisch und genetisch unterscheidbare Virustypen, EBV-1 und EBV-2.

EBV infiziert primär lymphoepitheliales Gewebe im Rachenraum mit Freisetzung von infektiösen Viruspartikeln (lytische Infektion). Von dort gelangen infizierte B-Lymphozyten als Gedächtnis-B-Zellen in den Blutkreislauf. In vitro werden die B-Lymphozyten durch Expression latenter EBV-Gene – bei zunächst fehlender T-zellulärer Immunkontrolle – transformiert, sodass sie sich nahezu unbegrenzt teilen können (Immortalisation). Bei immunkompetenten Menschen wird dieser zunächst rasch wachsende B-Zell-Pool durch natürliche Killerzellen und virusspezifische zytotoxische $CD8^+$-T-Lymphozyten weitgehend eliminiert. EBV persistiert trotz aufgebauter spezifischer Immunabwehr lebenslang in ruhenden Gedächtnis-B-Zellen. Die Expression von latenten EBV-Genen ist eingeschränkt (latente Infektion). Bei Verminderung der zellulären immunologischen Kontrolle kann EBV reaktivieren (z. B. im Rahmen einer immunsuppressiven Therapie oder nach einer Organtransplantation), d. h. die EBV-infizierten B-Zellen proliferieren angetrieben von den vermehrt exprimierten latenten EBV-Genen und können dann zu schweren lymphoproliferativen Krankheitsbildern und Lymphomen führen.

35.3 Epidemiologie

Erregerreservoir für EBV ist nur der Mensch. Die Übertragung erfolgt natürlicherweise durch infektiösen Speichel („kissing disease"); sie kann auch durch Organ- oder durch Knochenmarktransplantation geschehen.

Die höchste Inzidenz der klinisch manifesten infektiösen Mononukleose liegt im Adoleszentenalter (15 – 19 Jahre). Ab dem 30. Lebensjahr beträgt die Durchseuchung schätzungsweise 90 %. Kinder von seropositiven Müttern erhalten für die ersten 6 Lebensmonate einen relativen Nestschutz durch diaplazentar übertragene mütterliche EBV-neutralisierende Antikörper. Konnatale EBV-Infektionen sind extrem selten.

Eine saisonale Krankheitshäufung existiert nicht. Die Ausscheidung von infektiösem EBV im

Speichel kann auch nach Verschwinden der Krankheitssymptome noch für Monate bis Jahre persistieren und periodisch wieder auftreten.

Die **Inkubationszeit** schwankt zwischen 10 und 50 Tagen.

35.4 Diagnose

Die Diagnose der infektiösen Mononukleose kann bei älteren Kindern mit einer typischen Symptomatik durch den Nachweis von aktivierten Lymphozyten („Reizlymphozyten") im Blutausstrich gestellt werden. Anderenfalls wird eine vermutete EBV-Infektion durch die spezifische Virusserologie bestätigt. Anhand des individuellen „serologischen Profils" kann in den meisten Fällen entschieden werden, ob z. B. eine akute Mononukleose (anti-VCA-IgM positiv, anti-EBNA-negativ) oder eine bereits länger zurückliegende EBV-Primärinfektion vorliegt (anti-EBNA positiv). In unklaren Fällen kann auch eine Aviditätsbestimmung der VCA-IgG-Antikörper weiterhelfen. Manche EBV-assoziierte Malignome weisen ein charakteristisches serologisches Profil auf. Schwierig ist dagegen die Abgrenzung einer „chronisch-aktiven" EBV-Infektion von der normalen EBV-Persistenz, wie sie nach jeder EBV-Primärinfektion etabliert wird. Als serologische Indikatoren können deutlich erhöhte Anti-VCA- und Anti-EA-Titer und/oder das gleichzeitige Vorhandensein von Anti-VCA-IgM und Anti-EBNA dienen (▶ Tab. 35.1).

Der Goldstandard für den Antikörpernachweis ist die indirekte Immunfluoreszenz (IFT). Neuere Enzym-Immunoassays (ELISA, CLIA etc.) und Immunoblots erreichen zum Teil eine ähnliche Spezifität und Sensitivität.

Bei Kindern mit schweren Immundefekten kann die Antikörperbildung gegen EBV eingeschränkt sein oder vollkommen fehlen (z. B. bei XLP). In diesen Fällen kann nur der direkte EBV-Nachweis in Blut, Körperflüssigkeiten oder Gewebe eine EBV-Infektion beweisen.

Bei älteren Kindern und Erwachsenen finden sich bei infektiöser Mononukleose in ca. 90 % der Fälle sog. heterophile Antikörper im Serum (Paul-Bunnell-Test, Monospot); bei jüngeren Kindern (< 5 Jahre) ist dieser Test meist negativ.

Die Bestimmung der Viruslast im Blut mittels quantitativer PCR ist bei immunsupprimierten Patienten, die durch EBV-assoziierte lymphoproliferative Komplikationen gefährdet sind, sinnvoll. Ebenfalls hilft die Viruslastbestimmung im peripheren Blut bei immunkompetenten Patienten mit unklaren klinischen und serologischen Konstellationen aktive EBV-Infektionen zu erkennen. Bei „chronisch-aktiver" EBV-Infektion ist die EBV-Konzentration (DNA-Kopien/ml) im peripheren Blut für länger als 6 Monate erhöht.

35.5 Therapie

Eine antivirale Therapie existiert nicht. Aciclovir hat für EBV eine schlechte Affinität und ist unwirksam. Im Akutstadium einer unkomplizierten Mononukleose genügen meist vorübergehende Bettruhe und ggf. die symptomatische Gabe von nichtsteroidalen Antiphlogistika. Bei Komplikationen (Dyspnoe durch massive Tonsillenhypertrophie, Thrombozytopenie und Anämie) können Steroide einen günstigen Einfluss haben. Eine Tonsillektomie im Akutstadium einer infektiösen Mononukleose sollte möglichst vermieden werden. Eine antibiotische Therapie ist nicht indiziert. Bei koinzidierenden bakteriellen Infektionen sollte Ampicillin wegen der häufigen Auslösung eines morbilliformen Exanthems vermieden werden.

Solange Splenomegalie besteht, sollte wegen der Gefahr einer traumatischen Milzruptur auf sportliche Aktivitäten verzichtet werden.

Tab. 35.1 Typische Antikörpermuster bei verschiedenen EBV-Immunstaten.

	Anti-VCA-IgG	Anti-VCA-IgM	Anti-EA (D)	Anti-EBNA
keine frühere EBV-Infektion	-	-	-	-
akute infektiöse Mononukleose	+	+	+/-	-
länger zurückliegende EBV-Infektion	+	-	-	+
„chronisch-aktive" EBV-Infektion	+++	-/+	+++	-/+
lymphoproliferative Krankheitsbilder nach Organtransplantation (EBV-Reaktivierung)	++	-/+	++	-/+

VCA = Viruskapsidantigen, EA(D) = „early antigen"-homogene Immunfluoreszenz, EBNA = Epstein-Barr-Kernantigen

Bei fulminanter akuter infektiöser Mononukleose (z. B. im Rahmen des Immundefekts XLP) ist der *frühzeitige* Einsatz von Rituximab (MabThera, monoklonaler anti-CD20-Antikörper) unter Umständen lebensrettend.

Bei einem schweren, lebensbedrohlichen EBV-assoziierten Hämophagozytose-Syndrom (EB-VAHS) kann ein Therapieversuch mit Etoposid (VP-16; 150 mg/m²KOF i. v. 2 × wöchentlich über 2 Wochen, anschließend 1 × wöchentlich) und Steroiden (Dexamethason initial 10 mg/m²KOF/d p. o. oder i. v.) zur Remission führen (siehe HLH-2004-Protokoll).

Eine etablierte Therapie bei chronisch-aktiver EBV-Infektion existiert nicht. In Einzelfällen mit sehr schwerem Verlauf hat sich die Stammzelltransplantation oder der adoptive Transfer von in vitro kultivierten EBV-spezifischen $CD8^+$-zytotoxischen T-Zellen als wirksam erwiesen.

Bei Patienten, die unter immunsuppressiver Therapie (z. B. Methotrexat, Ciclosporin) EBV-induzierte lymphoproliferative Krankheitsbilder entwickeln, kann eine Dosisreduktion oder das Absetzen des verwendeten immunsuppressiven Medikaments zu einer Rückbildung der Lymphome führen.

Frühzeitig eingesetzt ist Rituximab ein wirksames Mittel zur Behandlung von EBV-induzierten lymphoproliferativen Krankheitsbildern nach Stammzell- oder Organtransplantationen. Alternativ oder ergänzend kann die Infusion von in vitro kultivierten EBV-spezifischen zytotoxischen T-Zellen (adoptive Immuntherapie) EBV-positive Lymphome zur Rückbildung bringen oder die Neuentstehung von Lymphomen verhindern. Diese Therapie ist derzeit noch Spezialkliniken vorbehalten. Die Erfahrung bei Kindern ist begrenzt. Bei Versagen dieser Maßnahmen kann eine niedrig dosierte Chemotherapie mit Cyclophosphamid, Vincristin, Methotrexat und Prednisolon versucht werden.

Virostatika (Ganciclovir, Aciclovir, Cidofovir) sind zur Behandlung von EBV-assoziierten lymphoproliferativen Erkrankungen aufgrund der schlechten Affinität zu EBV und der Unwirksamkeit bei Vorliegen einer latenten EBV-Infektion ungeeignet.

35.6 Prophylaxe

Eine Isolierung von Kindern mit infektiöser Mononukleose ist nicht erforderlich. Seronegative Kinder mit schweren Immundefekten (z. B. XLP) können nach Exposition intravenöse Immunglobulinpräparate erhalten. Bei Kindern nach Nierentransplantation mit einer Risikokonstellation (Spender EBV-seropositiv/Empfänger EBV-seronegativ) kann eine Prophylaxe mit (Val-)Ganciclovir die Häufigkeit von EBV-Primärinfektionen verringern.

In Familien mit X-chromosomal-rezessiver lymphoproliferativer Erkrankung (XLP-1 und -2), in denen betroffene Knaben an den Folgen einer immunologisch nicht bewältigten, akuten infektiösen Mononukleose häufig versterben, können Knaben mit erhöhtem Risiko für XLP-1 und -2, sowie potenzielle Überträgerinnen mithilfe von molekulargenetischen Methoden (Analyse des SH2D 1A- und Xiap-Gens) diagnostiziert werden.

Bei angeborenen Immundefekten (XLP, ITK- und CD27-Defizienzen) kann eine frühzeitige Stammzelltransplantation (Nabelschnurblut, Knochenmark) zu einer Immunrekonstitution führen und so spätere Komplikationen durch EBV verhindern.

Frühzeitig eingesetzt kann Rituximab als präsymptomatische Therapie („preemptive therapy" = Therapiebeginn, wenn EBV-Last im Blut signifikant ansteigt, aber noch keine klinischen Symptome bestehen) EBV-assoziierte lymphoproliferative Syndrome bei transplantierten Patienten verhüten. Zum Therapiemonitoring wird regelmäßig die Viruslast im Blut bestimmt. Die präsymptomatische Therapie mit Ganciclovir reduziert bei Kindern nach Organtransplantation (v. a. Lebertransplantation) wahrscheinlich die Häufigkeit von EBV-assoziierten lymphoproliferativen Komplikationen.

Ein wirksamer Impfstoff steht nicht zur Verfügung.

Koordinator:
V. Schuster

Mitarbeiter:
K. Korn, D. Nadal, H.-J. Wagner

35.7 Weiterführende Informationen

Centers for Disease Control and Prevention: www.cdc.gov > A–Z Index: E > Epstein-Barr Virus Infection

HLH-2004 Nationale Studienzentrale: www.uke.de > Zentren > Zentrum für Geburtshilfe, Kinder- und Jugendmedizin > Klinik und Poliklinik für Pädiatrische Hämatologie und Onkologie > Hämophagozytische Syndrome > HLH-2004 Nationale Studienzentrale

Konsiliarlaboratorium für Epstein-Barr-Virus und humanes Herpes-Virus 6, 7, 8
Institut für Virologie Medizinische Hochschule Hannover
Carl-Neuberg-Str. 1
30 625 Hannover
Ansprechpartner: Prof. Dr. T.F. Schulz
Tel.: 0 511 532–6 736 oder -4 281 oder -4 326
Fax: 0 511 532–8 736
E-Mail: schulz.thomas@mh-hannover.de

36 Escherichia-coli-Infektionen

36.1 Allgemeines

Escherichia-coli-Infektionen haben ein vielfältiges Krankheitsspektrum. Die wichtigsten Krankheiten sind Sepsis, Enteritis, Harnwegsinfektion (S. 688) und hämolytisch-urämisches Syndrom.

36.2 Neonatale Sepsis und Meningitis

36.2.1 Klinisches Bild

Die durch E. coli hervorgerufene neonatale Sepsis und Meningitis können aufgrund ihres klinischen Bildes nicht von Infektionen durch andere (bakterielle) Erreger unterschieden werden. Die ersten Anzeichen einer Sepsis können minimal ausgeprägt sein und sich kaum von nichtinfektiösen Prozessen unterscheiden. Klinische Anzeichen einer Sepsis können sich als Veränderungen folgender Funktionen bzw. Organe äußern: Atmung (Atemnotsyndrom, Dyspnoe bzw. Tachypnoe, ansteigender oder erhöhter Sauerstoffbedarf), Körpertemperatur (Fieber bzw. Hypothermie), ZNS (Krampfanfälle, Irritabilität bzw. Lethargie, gespannte Fontanelle, Berührungsempfindlichkeit), Kreislauf (Blässe, Zyanose, verlängerte Rekapillarisierungszeit [> 3 s], Tachykardie [≥ 180/min]), Haut (graublass, marmoriert, ikterisch) und Magen/Darm (geblähtes Abdomen, Trinkschwäche, Hepatomegalie, Appetitlosigkeit, Erbrechen, Durchfall, Magenreste). Eine Sepsis kann bei Neugeborenen auch ohne hinweisende ZNS-Symptome mit einer Meningitis einhergehen.

36.2.2 Ätiologie

Nach Berichten aus verschiedenen Ländern ist E. coli mit einen Anteil von 11 – 47 % der häufigste gramnegative Erreger und nach Streptokokken der Gruppe B der zweithäufigste Erreger aller Fälle von neonataler Sepsis und Meningitis insgesamt. Speziell in der sehr vulnerablen Gruppe der Frühgeborenen < 32 Schwangerschaftswochen ist E. coli der häufigste Sepsiserreger überhaupt. 30 – 40 % der E.-coli-Isolate von Neugeborenen mit Sepsis tragen das Kapselantigen K1, bei Meningitis liegt der Anteil der K1-Stämme bei 75 – 88 %.

36.2.3 Epidemiologie

E.-coli-K1-Stämme kommen bei ca. 20 % der gesunden Menschen aller Altersgruppen im Stuhl vor. Bei neonatalen Infektionen mit E. coli stellt in der Regel die Mutter die Infektionsquelle dar, präpartal als Chorionamnionitis sowie intra- und postpartal. Später als 48 Stunden nach der Geburt auftretende Infektionen (late-onset Sepsis) werden als nosokomial bezeichnet und sind durch Kontaktpersonen, Personal oder kontaminierte Inkubatoren übertragen Bei ca. ⅔ der Patienten mit neonataler Sepsis und Meningitis liegen ein oder mehrere disponierende Faktoren vor. Hierzu zählen bei der Mutter bspw. Harnwegsinfektion im letzten Monat der Schwangerschaft, siehe Kap. Neonatale bakterielle Infektionen (S. 666), Blasensprung ≥ 18 Stunden vor der Geburt, Fieber während der Geburt, Tokolyse und vaginale Manipulationen (Cerclage), lange Geburtsdauer und postpartale Endometritis. Beim Neugeborenen sind vor allem geringes Geburtsgewicht (≤ 1500 g), Frühgeburt ≤ 32 Schwangerschaftswochen, häufig bereits selber als Folge einer Infektion, sowie konnatale Stoffwechselstörungen wie Galaktosämie oder Immundefekte als Risikofaktoren zu nennen.

36.2.4 Diagnose

Bereits bei Verdacht auf ein Amnioninfektionssyndrom sollten die Plazenta und beim Neugeborenen Ohrabstriche, bei beatmeten Patienten Kulturen aus dem Trachealsekret bakteriologisch untersucht werden. Besteht Verdacht auf Sepsis, müssen Blutkulturen angelegt werden. Bei Verdacht auf Meningitis sollten Liquorkulturen angelegt werden. Wenn Urinkulturen notwendig sind, sollte der durch Blasenpunktion oder Einmalkatheterismus gewonnene Urin verwertet werden.

36.2.5 Therapie

Zur antibiotischen Therapie der neonatalen E.-coli-Sepsis und -Meningitis wird auf das Kap. Neonatale bakterielle Infektionen (S. 666) verwiesen. Die bei unbekanntem Erreger empfohlene Kombinationen Ampicillin (in 3 ED) + Cefotaxim (in 3 ED) oder Gentamicin (in 1 ED; Dosisvariation je nach Gestationsalter; Spiegelkontrolle am 3. Tag) sind meist wirksam. Cave: Zunahme der Ampicillinresistenz von E. coli.

Trotz antibiotischer Therapie sind tödlicher Verlauf oder eine neurologische Defektheilung nicht selten. Unter Frühgeborenen < 32 SSW liegt die Letalität bei E.-coli-Sepsis auch heute noch bei über 30 %.

Eine Prophylaxe ist nicht bekannt.

36.3 Durchfallerkrankungen und hämolytisch-urämisches Syndrom (HUS)

36.3.1 Klinisches Bild

Bei den darmpathogenen E. coliwerden pathogenetisch 5 Wirkgruppen unterschieden (▸ Tab. 36.1). Wenn auch das klinische Bild durch die Eigenschaften der verschiedenen Erreger bestimmt wird, so sind Verlauf und Schwere der Erkrankung vom Alter sowie dem Allgemein- und Ernährungszustand des Kindes abhängig. Faktoren, die E.-coli-Enterokolitiden begünstigen, sind fehlende Muttermilchernährung, andere Infektionen, Stoffwechselstörungen und Immundefekte.

Enteropathogene E. coli (EPEC)

EPEC erzeugen leichte bis sehr schwere, teilweise länger anhaltende Durchfallerkrankungen, vor allem bei Säuglingen und Kleinkindern bis zu einem Alter von ca. 2 Jahren. Der Durchfall kann unbehandelt 10 – 14 Tage dauern, bei atypischen EPEC auch länger, und ist oft wässrig mit bis zu 10 – 20 Entleerungen pro Tag auf dem Höhepunkt der Krankheit. Ferner treten Nahrungsverweigerung, Erbrechen und bei ca. 60 % der Patienten Fieber auf. Mögliche Komplikationen sind Toxikose und postenteritische Malabsorption. DAEC werden häufiger bei Kindern im Kindergartenalter beobachtet.

Tab. 36.1 Einteilung der darmpathogenen Escherichia coli.

Pathogruppe	Virulenzmerkmale	Pathogenesemechanismus	Erkrankungen
enteropathogene E. coli (EPEC): typische und atypische EPEC, diffus adhärierende E. coli (DAEC)	Adhärenzfaktoren: lokalisierte Adhärenz („attaching and effacing“-Läsionen – A/E), LEE („locus of enterocyte effacement“), eae: (Intimin) und Fimbrien (bfp: „bundle forming pili“) atypische EPEC ohne bfp, Afa/Dr, AIDA-I	luminale Infektion: Anheftung an die Enterozyten, Ablösung der Mikrovilli und Aktinpolymerisation in den Epithelzellen	oft wässrige Durchfälle, vor allem bei Säuglingen und Kleinkindern
enterotoxin-bildende E. coli (ETEC)	Adhärenzfaktoren (Fimbrien, CFA = Kolonisations-Faktor-Antigen) hitzelabile (LT) und hitzestabile (ST) Enterotoxine	Kolonisierung des Dünndarmepithels, Flüssigkeits- und Elektrolytverlust durch Enterotoxinwirkung	wässrige Durchfälle bei Menschen aller Altersgruppen
enteroinvasive E. coli (EIEC)	Epithelzellinvasivität (Inv-Plasmide, chromosomale Virulenzfaktoren ipa, ial)	Zerstörung von Epithelzellen des Kolons, Entzündungsreaktion mit Geschwürbildung	Durchfall und Dysenterie bei Menschen aller Altersgruppen
enteroaggregative E. coli (EAEC)	Adhärenzfaktoren (Fimbrien, aggregative Adhärenz: AAF/I, AAF/III) und Enterotoxine (EAST 1)	histopathologische Schäden der Darmschleimhaut; der Pathogenesemechanismus ist noch nicht völlig bekannt	akute und chronische Durchfälle bei Kindern
enterohämorrhagische E. coli (EHEC)	Adhärenzfaktoren (AE-Faktor, siehe EPEC); Shiga-Toxine (Stx1, Stx2 und Varianten); EAST 1 (siehe EAEC), Enterohämolysin (EHEC-Hämolysin); weitere Faktoren vermutet	vermutlich durch Zusammenwirken mehrerer Virulenzfaktoren: hämorrhagische Schäden und Ödeme in der Lamina propria mucosae, Ischämie der Darmschleimhaut, lokale Entzündungsreaktionen; Endothelschädigung durch Shigatoxine (HUS)	wässrige, teilweise blutige Durchfälle bei Menschen aller Altersgruppen, hämorrhagische Kolitis, HUS überwiegend bei Kindern

EAST 1 = „enteroaggregative heat-stabile enterotoxin 1“

Enterotoxinbildende E. coli (ETEC)

ETEC verursachen wässrige, nichtblutige Durchfälle von 7- bis 14-tägiger Dauer. Schwere sekretorische, choleraähnliche Diarrhoen mit bedrohlichem Flüssigkeits- und Elektrolytverlust werden beobachtet, gelegentlich auch Abdominalkrämpfe, Erbrechen und Fieber. ETEC-Infektionen können Menschen aller Altersgruppen betreffen.

Enteroinvasive E. coli (EIEC)

EIEC können ein shigelloseähnliches Krankheitsbild (Dysenterie) hervorrufen.

Enteroaggregative E. coli (EAEC)

EAEC sind als Verursacher von akuten und länger andauernden, wässrigen Durchfällen (> 14 Tage) und chronischen, evtl. rezidivierenden Bauchschmerzen bei Kindern bekannt geworden. Infektionen durch EAEC können mit Fieber, wässrigen Durchfällen und Erbrechen einhergehen. Bei persistierender Infektion sind chronischer Durchfall und Dystrophie möglich.

Enterohämorrhagische E. coli (EHEC)

EHEC können als Erreger leichte bis schwer verlaufende Durchfallerkrankungen, hämorrhagische Kolitis (HC) und ein hämolytisch-urämisches Syndrom (HUS) verursachen. Die Erkrankung beginnt typischerweise 3 – 9 Tage nach Infektion mit schmerzhaften, kolikartigen Bauchkrämpfen und wässriger Diarrhoe. Binnen 1 – 3 Tagen kann der Durchfall in frequente (> 20/d) schmerzhafte Entleerungen kleinvolumiger, blutiger Stühle, gelegentlich auch in profuse Blutungen übergehen. Fieber ist bei unkompliziertem Verlauf selten. Die Symptomatik kann als hämorrhagische Kolitis imponieren. In der Regel heilt die Durchfallerkrankung nach 6 – 10 Tagen ohne Residuen ab.

Obwohl Infektionen durch EHEC bei Patienten aller Altersgruppen vorkommen, sind Kinder (Altersgruppe 0 – 6 Jahre) besonders gefährdet. Etwa 5 – 15 % der Kinder mit EHEC-Infektionen entwickeln ein HUS, das sich etwa eine Woche (3 – 12 Tage) nach Beginn des Durchfalls manifestiert, oft mit oder nach Sistieren des Durchfalls (D^{+}-HUS). Diese auch als typisches HUS bezeichnete Erkrankung ist durch eine mikroangiopathische intravasale Hämolyse mit typischer Fragmentierung der Erythrozyten (hämolytische Anämie), Thrombozytopenie und Nierenfunktionseinschränkung mit Hämaturie und Proteinurie definiert. Bei etwa ⅔ der Patienten kommt es zur dialysepflichtigen Niereninsuffizienz. Gelegentlich werden Bluthochdruck, zerebrale Krampfanfälle und multiple Organbeteiligungen gefunden. Ca. 10 – 30 % der Erkrankungen enden mit terminaler Niereninsuffizienz. Die Letalität liegt bei 1 – 5 %. Ein atypisches HUS wird durch andere Faktoren (u. a. hereditäre Störungen der Komplementregulation oder von-Willebrand-Proteinasemangel) ausgelöst und manifestiert sich ohne prodromalen Durchfall (D^{-}-HUS).

36.3.2 Ätiologie

Die darmpathogenen E. coli werden traditionell anhand ihrer Oberflächenantigene eingeteilt: Lipopolysaccharide (O) und Geißelantigene (H). Da diese Charakterisierung aber keine eindeutige Zuordnung zu den 5 Pathogruppen erlaubt, ist der Nachweis von Virulenzfaktoren notwendig. Die dazu gehörigen Daten der Pathogenese finden sich in ► Tab. 36.1. Klinisch ist der Nachweis von Virulenzfaktoren besonders bei EHEC bedeutsam.

EHEC sind durch die Produktion von verschiedenen hitzelabilen Zytotoxinen, die als Verotoxine (VT) oder als Shiga-Toxinfamilie (Stx) bezeichnet werden, gekennzeichnet. Die ältere Bezeichnung „shiga-like toxine“ (SLT) ist nicht mehr gebräuchlich. Als EHEC gelten solche VT/Stx-bildende E.-coli-Stämme, die die gleichen klinischen, epidemiologischen und pathogenetischen Eigenschaften zeigen wie der Prototyp der EHEC, E. coli O157:H7. Weitere Virulenzfaktoren sind das plasmidvermittelte EHEC-Hämolysin und der Intimin-AE-Faktor.

36.3.3 Epidemiologie

EPEC sind weltweit verbreitet und haben einen Anteil von ca. 5 % an der Gesamtzahl der Gastroenteritiden im Säuglingsalter. Keimträger finden sich bei 0,5 – 2,0 % gesunder Kinder und Erwachsener. Bei einem Aufenthalt in warmen Ländern mit schlechtem Hygienestandard besteht ein erhöhtes Infektionsrisiko. Zunehmend wird das Auftreten von „atypischen EPEC“ beobachtet, die in allen Altersgruppen Infektionen verursachen.

In Deutschland auftretende ETEC-Infektionen sind in der Regel aus Endemiegebieten eingeschleppt (Reisediarrhoe). EIEC-Infektionen sind im Allgemeinen ebenfalls auf importierte Infektionen zurückzuführen. EAEC sind als Verursacher von langwierigen Durchfallerkrankungen bei Kindern, vor allem in Entwicklungsländern, aber auch in den hoch entwickelten Industriestaaten, beschrieben worden. In Deutschland kommen diese Erreger bei Durchfallerkrankungen und Bauchschmerzen im Kindesalter sporadisch vor. Infektionen durch EHEC können über Kontakt mit infizierten Tieren und Menschen (fäkale Kontamination), durch Genuss bakteriell kontaminierter roher oder unzureichend gegarter Lebensmittel tierischen Ursprungs (Fleisch- und Milchprodukte) sowie von ungewaschenem rohem Gemüse und durch Aufnahme von fäkal verunreinigtem Trinkwasser erfolgen. Die Erreger sind hochinfektiös (bei EHEC O157 reicht die Aufnahme von < 100 Keimen, um eine Infektion auszulösen) und resistent gegenüber Umwelteinflüssen. Das Hauptreservoir sind große und kleine Wiederkäuer (Rinder, Ziegen, Schafe und Wildtiere wie Rehe und Hirsche) sowie infizierte Menschen, welche die Erreger über den Kot ausscheiden. EHEC sind weltweit verbreitet. In Deutschland können bis zu 2 – 3 % der sporadischen Durchfallerkrankungen auf EHEC zurückgeführt werden. In der Umgebung Erkrankter kommt es durch Schmierinfektion häufig zur Weiterverbreitung von Infektionen mit kleineren Ausbrüchen von Erkrankungen in Familien und Gemeinschaftseinrichtungen. Inapparent infizierte Kontaktpersonen und Rekonvaleszenten können die Keime über längere Zeiträume mit dem Stuhl ausscheiden und stellen damit Infektionsquellen dar. EHEC zählen zu den Haupterregern des enteropathischen HUS (D^+-HUS). Im Kindesalter sind ca. 90 % der HUS-Erkrankungen auf ein D^+-HUS zurückzuführen. Obwohl Infektionen durch EHEC bei Menschen aller Altersgruppen vorkommen, sind Komplikationen, vor allem in Form des D^+-HUS, bei Kindern unter 5 Jahren und bei älteren Menschen am häufigsten.

2011 kam es in Deutschland zu einem großen EHEC-Ausbruch mit dem neuen Stamm O104H4, der als kombinierter Pathotyp aus EAEC und EHEC identifiziert wurde, mit längerer Ausscheidung und multipler Antibiotikaresistenz. Es waren ungewöhnliche viele Erwachsene und Adoleszente betroffen. Der Erreger kam über kontaminierte Sprossen in roh verzehrten Salaten in die Nahrungskette. Auch Übertragungen von Mensch zu Mensch wurden beschrieben.

36.3.4 Diagnose

Ein spezifischer Nachweis von EPEC kann nur durch Bestimmung der EPEC-spezifischen Virulenzeigenschaften in auf die molekularen Techniken spezialisierten Laboren erfolgen.

EAEC werden ebenfalls mittels PCR auf ihre spezifischen Gene identifiziert.

EHEC können durch mikrobiologische, serologische, biochemische und molekulargenetische Verfahren identifiziert werden. Ein direkter Nachweis durch Anzucht der Erreger aus Stuhl sollte, unabhängig vom verwendeten diagnostischen System, immer angestrebt werden. Problematisch kann sein, dass die EHEC nur im Prozent- oder Promillebereich unter apathogenen E. coli in der Stuhlflora vertreten sind. Die Bildung von VT/Stx kann im Zytotoxizitätstest mit Verozellkulturen oder durch Fertigtests (Verotoxin-ELISA und VTEC-RPLA = „reversed passive latex-agglutinationtest") geprüft werden. Bei direkter Toxinbestimmung im Stuhl sollten unbedingt Bestätigungstests an den aus dem Stuhl angezüchteten Bakterienkulturen vorgenommen werden. Der Nachweis der für die Toxinbildung notwendigen Gene kann durch DNA-Hybridisierung bzw. durch Genamplifizierung (PCR) erfolgen. Zur spezifischen Anreicherung und Identifizierung von EHEC der Serogruppe O157 werden serologische (immunmagnetische Separation, Latex-Agglutinationstests, O157-ELISA) und spezielle mikrobiologische Fertigtests angeboten.

Die Ausscheidung von EHEC ist gewöhnlich von kurzer Dauer. Oft sistiert sie bereits, wenn das HUS klinisch in Erscheinung tritt. Eine Ausnahme mit längerer Ausscheidung war der Ausbruchsstamm O104H4. Eine möglichst frühzeitige Untersuchung einer größeren Anzahl von E.-coli-Kolonien aus der Stuhlprobe des Patienten und die Einbeziehung seiner unmittelbaren Kontaktpersonen in die Stuhluntersuchungen ist immer dringend zu empfehlen. Wenn keine Erreger mehr angezüchtet werden können, ist die Untersuchung von Patientenseren auf IgG- und IgM-Antikörper gegen das O-Antigen von E. coli O157 als weiteres diagnostisches Verfahren von Bedeutung.

Spezielle Verfahren zum Nachweis von E.-coli-Virulenzfaktoren sind mittlerweile in einigen Laboratorien etabliert. Auskünfte und Hilfestellung zu speziellen Fragen bei der Erkennung und Bewertung pathogener E. coli können vom Robert Koch-Institut, Bereich Wernigerode, Nationales Referenzzentrum für Salmonellen und andere bakterielle Enteritiserreger Tel.: 0 30 187 54 206 oder vom Institut für Hygiene am Universitätsklinikum Münster, Konsiliarlabor für HUS (Prof. Karch) Tel.: 0 251 835 5 367 erteilt werden.

36.3.5 Therapie

Die Therapie der Gastroenteritis besteht im Ersatz der verlorenen Elektrolyte und Wasser mittels Rehydratation. Eine antibiotische Therapie ist nicht sinnvoll. Für die bei Erwachsenen empfohlene Therapie und Prophylaxe der ETEC-Infektion mit Cotrimoxazol auf Fernreisen gibt es bei Kindern kaum Daten, zur Therapie kann Rifaximin eingesetzt werden. Die Infektion mit EHEC sollte nicht antibiotisch behandelt werden, da dies die Toxinfreisetzung verstärken und häufiger zu einem HUS führen oder ein bestehendes HUS verschlimmern könnte.

36.3.6 Prophylaxe

Bei allen Formen von durch E. coli verursachten enteralen Krankheiten und beim HUS sind strikte hygienische Maßnahmen (Händewaschen, Desinfektion etc.) zur Vermeidung von Kontaktinfektionen notwendig. Wichtig sind die Trennung (Isolierung) von Infizierten und Nichtinfizierten und der Schutz abwehrgeschwächter Kinder (Neugeborene, Immunsupprimierte). Diese Maßnahmen müssen für die gesamte Dauer der Krankheit aufrechterhalten werden. Sofern ein Erregernachweis möglich ist, sollte der Ausscheiderstatus durch regelmäßiges Anlegen von Stuhlkulturen bestimmt werden, um im positiven Fall Maßnahmen zur Verhütung der Weiterverbreitung durch Kontaktinfektionen (Mensch-zu-Mensch-Übertragung) einzuleiten.

Der Verzehr von rohen bzw. halbgaren Fleisch- und Milchprodukten (sog. Vorzugsmilch) sowie von ungewaschenem rohem Gemüse stellt ein Risiko für eine Infektion mit EHEC dar. Dies trifft besonders auf Menschen zu, die disponiert sind, als Folge einer EHEC-Infektion ein D$^+$-HUS zu entwickeln (Kinder, Abwehrgeschwächte, alte Menschen). Da EHEC nachgewiesenermaßen auch direkt durch Tierkontakte übertragen werden können, muss hierbei auf strenge Hygiene geachtet werden (nicht gleichzeitig essen, Händewaschen nach Tierkontakten).

Bei Ausbrüchen in Krankenhäusern, Familien und Gemeinschaftseinrichtungen sollten Umgebungsuntersuchungen bei den Kontaktpersonen (Personal etc.) erfolgen, da asymptomatisch infizierte Menschen zur Infektionsverbreitung beitragen können. Personen, die in Einrichtungen für Säuglinge und Kleinkinder, in der Krankenpflege oder im Lebensmittelbereich tätig sind, dürfen für die Dauer der Ausscheidung ihren Beruf nicht ausüben.

In den 1. Lebensmonaten hat die Ernährung mit Muttermilch einen hohen prophylaktischen Wert zur Vermeidung von enteralen Infektionen durch E. coli. Für die Prophylaxe der Reisediarrhoe können folgende Sicherheitsmaßnahmen empfohlen werden: Trinkwasser darf nur abgekocht bzw. als Flaschengetränk konsumiert werden, der Verzehr von Speiseeis, Salaten und von Getränken, die mit Eiswürfeln gekühlt werden, muss vermieden werden; Frischobst und Gemüse sollte vor Verzehr geschält werden. Eine Antibiotikaprophylaxe bei Reisen in Endemiegebiete wird nicht empfohlen. Geeignete Impfstoffe gegen pathogene E. coli gibt es derzeit. nicht.

36.4 Meldepflicht

Das deutsche Infektionsschutzgesetz fordert die Meldung des D$^+$-HUS. Namentlich sind hierbei Krankheitsverdacht, Erkrankung sowie Tod an die zuständigen Gesundheitsämter zu melden. Weiterhin ist der Nachweis enterohämorrhagischer E. coli (EHEC) sowie anderer darmpathogener E.-coli-Stämme (EPEC, ETEC, EIEC und EAEC) meldepflichtig.

Koordinator:
H.-I. Huppertz

Mitarbeiter:
A. Fruth, M. Heideking, C. Rudin

36.5 Weiterführende Informationen

Robert Koch-Institut. (STEC)EHEC-Erkrankungen: Hinweise zur Vorbeugung sporadischer Infektionen aufgrund in Studien ermittelter Risikofaktoren: www.rki.de (pdf) > Infektionsschutz > Epidemiologisches Bulletin > Jahrgang 2005, Ausgabe 01

WHO Diarrhoeal Diseases: http://www.who.int/vaccine_research/diseases/diarrhoeal/en/index6.html

Nationales Referenzzentrum für Salmonellen u. a. bakterielle Enteritiserreger
am Robert Koch-Institut (Bereich Wernigerode)
FG 11 – Bakterielle Infektionen
Burgstr. 37
38 855 Wernigerode
Tel.: 030 18 754–2522 oder -4 206
Fax: 030 18 754–4 207
E-Mail: fliegera@rki.de

Konsiliarlaboratorium für Hämolytisch-Urämisches Syndrom (HUS)
Institut für Hygiene Universitätsklinikum Münster
Robert-Koch-Str. 41
48 149 Münster
Tel.: 0251 83–55 361
Fax: 0251 83–55 341
E-Mail: hkarch@uni-muenster.de

37 Filariosen, Drakunkulose

37.1 Filariosen

37.1.1 Klinisches Bild

Unter dem Begriff Filariosen oder Filariasis werden extraintestinale Infektionen mit Fadenwürmern (Nematoden) zusammengefasst. Infektiöse Larven dieser auch als Filarien bezeichneten Würmer werden über Vektoren, typischerweise blutsaugende Insekten, übertragen. Im Menschen entwickeln sich die Larven zu adulten Würmern und paaren sich. Nach einer meist monatelangen Präpatenzzeit gebärt das Weibchen lebende Larven des ersten Stadiums, „L 1" (Mikrofilarien), die im Körper wandern. Sie werden von den Vektoren aufgenommen, in denen sie sich nach 2 Häutungen zu infektiösen Larven des dann dritten Stadiums („L 3") weiterentwickeln und so den Zyklus schließen. Die Symptomatik ist abhängig von der Filarienart. Je nach Spezies sind die adulten Würmer oder die Mikrofilarien für die Symptomatik wesentlich.

Bei der Onchozerkose entwickeln sich die L 3 in der Haut zu adulten Würmern, die in meist schmerzlosen subkutanen Knoten – bevorzugt im Kopf-, Schulter- und Beckenkammbereich – liegen. Die freigesetzten Mikrofilarien wandern in der Haut. Diese Migration und die Reaktion auf Stoffwechselprodukte führt zum Juckreiz, zur chronischen Dermatitis mit Verdickung, Depigmentierungen (Leopardenhaut), Lichenifizierung bis zur Hautatrophie. Bei einigen Patienten kommt es zu einer hyperreaktiven Wirtsantwort, die sich in einer ausgeprägten lokalisierten makulopapulösen Dermatitis äußert, die „Sowda". Da die Larven auch in alle Augenabschnitte wandern können, kann es bei unbehandelter chronischer Infektion zu Erkrankungen aller Augenabschnitte, wie sklerosierende Keratitis, Uveitis, Retinitis kommen, was zur Erblindung führen kann.

Bei der lymphatischen Filariose liegen die adulten Würmer in den Lymphbahnen v. a. des kleinen Beckens und der unteren Extremitäten, wodurch es langfristig zu einer entzündungsbedingten Hyperproliferation des lymphatischen Endothels und damit zur Lymphdilatation mit insuffizientem Lymphtransport sowie schließlich (bei einer Minderheit der Infizierten) zur mechanischen Abflussbehinderung mit Lymphödemen in den abhängigen Partien kommt. In den ersten Monaten und Jahren nach Infektion kann sich die lymphatische Filariasis als episodische Lymphadenitis und -angitis, zum Teil mit begleitendem, reversiblem Lymphödem äußern. Charakteristisch ist die zentrifugale Ausbreitung von einem vergrößerten inguinalen Lymphknoten über Lymphbahnen des Oberschenkels zu Lymphknoten in distalen Partien. Die Symptomatik kann von Fieber („Filarienfieber") begleitet sein.

Bei der Infektion mit Wuchereria bancrofti kann eine intraabdominale Lymphangitis zu uncharakteristischen Bauchschmerzen führen. Im akuten Stadium sind ab der Pubertät häufig die Lymphgefäße der männlichen Genitalien befallen, was zu einer schmerzhaften Epididymitis oder Orchitis führen kann. Die chronische Entzündung führt zur Verdickung von Lymphbahnen, Lymphknoten und Skrotum. Durch Ruptur von obstruierten kleinen Lymphgefäßen können Chylurie und Lymphurie entstehen. Durch fortschreitende Entzündung und Verdickung der Lymphgefäße kommt es sekundär zu bleibenden Ödemen und Hautveränderungen, die besonders an den unteren Extremitäten („Elephantiasis"), dem Skrotum oder den Mammae zum Teil zu grotesken Vergrößerungen der betroffenen Abflussgebiete führen. Diese Endstadien der chronischen Infektion werden jedoch meist nur bei einer Minderheit der erwachsenen Bewohner endemischer Gebiete angetroffen.

Die tropische pulmonale Eosinophilie im Rahmen einer lymphatischen Filariose wird durch eine Hyperreaktivität gegenüber Blut-Mikrofilarien hervorgerufen und geht mit anhaltendem, insbesondere nächtlichem Husten mit mukopurulentem Sputum einher. Bei diesem asthmaartigen Krankheitsbild können als Komplikation eine pulmonale Hypertension und als Folge der Eosinophilie eine restriktive Kardiomyopathie auftreten.

Bei der Loiasis wandern die adulten Würmer im subkutanen Gewebe. Frühsymptom ist ein prallelastisches, schmerzloses, flüchtiges etwa 5 – 20 cm großes Ödem (Kalabar-Schwellung), das vornehmlich an den Extremitäten oder im Gesicht lokalisiert ist. Bei subkonjunktivaler Wanderung wird der Wurm im Auge sichtbar und kann zu Schmerzen und vorübergehenden Sehstörungen führen. Nur selten kommt es zur Visusbeeinträchtigung oder zum Sehverlust. Als Reaktion auf Stoffwechselprodukte der wandernden Würmer und auf absterbende Larven wird häufiger ein generalisierter Pruritus beklagt.

Infektionen mit tierpathogenen Filarienlarven, wie Dirofilaria repens oder D. tenuis können zu subkutanen, häufig im Gesicht lokalisierten Granulomen oder zu wandernden Hautschwellungen („creeping eruptions“) führen, andere Organmanifestationen wie z. B. Meningitis sind sehr selten.

37.1.2 Ätiologie

Der Erreger der Onchozerkose ist Onchocerca volvulus, während die lymphatische Filariose durch Wuchereria bancrofti, Brugia malayi oder B. timori (Brugia nur in Indien und SO-Asien) verursacht wird. Erreger der Loiasis ist Loa loa.

37.1.3 Epidemiologie

Die Onchozerkose kommt in endemischen Foci in Zentral-, Südamerika und Afrika vor. Hauptverbreitungsgebiete sind West- und Zentralafrika. Sie wird durch Kriebelmücken der Gattung Simulium übertragen. Da diese ihre Eier entweder auf Blättern absetzen, die dann in fließenden Gewässern treiben (S. damnosum in West- und Zentralafrika), oder auf Flusskrebsen (S. neavei, Ostafrika), ist das Vorkommen der Erkrankung an Flüsse gebunden, was zu dem Namen Flussblindheit („river blindness“) führte. Beim Saugakt werden die Mikrofilarien mit dem Gewebesaft der Haut aufgenommen.

Die lymphatische Filariose kommt weltweit (ausgenommen Australien) in feucht-warmen tropischen Regionen vor. Hauptverbreitungsgebiete sind die Äquatorialregionen Afrikas (W. bancrofti), Indien und der südostasiatische Inselraum (Brugia spp.). Stechmücken verschiedener Gattungen nehmen die im Blut zirkulierenden Mikrofilarien beim Saugakt auf (Culex, Anopheles oder Aedes bei W. bancrofti, Mansonia oder Anopheles bei B. malayi und B. timori).

Larven von Loa loa werden durch Bremsen der Gattung Chrysops in den Regenwäldern und Sümpfen West- und Zentralafrikas übertragen, die die Mikrofilarien beim Saugakt mit dem Blut aufnehmen.

Subkutane Infektionen mit tierpathogenen Filarien können weltweit erworben werden; insbesondere in Süd- und Südost-, aber auch in Ost- und Mitteleuropa scheinen Dirofilariosen zuzunehmen, sodass es auch häufiger zu (Fehl-)Übertragungen auf den Menschen kommt.

Filariosen werden nur sehr selten nach Deutschland importiert, typischerweise von Bewohnern endemischer Gebiete. In der Reisemedizin, nach Urlaubs- oder auch berufsbedingten Aufenthalten ist die Filariose sowohl bei Erwachsenen als auch bei Kindern eine Rarität.

37.1.4 Diagnose

Die Präpatenzzeit, also die Zeit von der Infektion bis zum Nachweis von Mikrofilarien, beträgt Monate bis Jahre. Entweder eine wandernde Hautschwellung, Juckreiz ungeklärter Ätiologie oder eine Routineuntersuchung nach Tropenaufenthalt führen zur Diagnostik. Typisch sind Eosinophilie und Antikörper gegen Filarienantigene im Serum. Ist beides bei Tropenrückkehrern nicht nachweisbar, kann eine Filariose weitgehend ausgeschlossen werden.

Besteht der Verdacht aufgrund der genannten Laborveränderungen, wird der Nachweis von Mikrofilarien versucht. Im peripheren Blut sind Mikrofilarien von Loa loa und Erregern der lymphatischen Filariose mittels Ausstrich, dickem Tropfen, Mikrohämatokritanreicherung (QBC-Methode) und am sensitivsten durch Filtration von saponinlysiertem Blut nachweisbar. Zum Nachweis der O.-volvulus-Mikrofilarien werden sog. „skin snips“, also oberflächliche Hautbiopsien, welche die Epidermis und die oberen Schichten der Dermis umfassen sollen, mit einer Spezialstanze (nach Holth oder Walser) aus Schulter- und Beckenkammbereich entnommen. Diese Hautstückchen werden für mindestens 6 Stunden in physiologischer Kochsalzlösung inkubiert, um die austretenden bis zu 300 µm langen und 10 µm breiten Mikrofilarien lichtmikroskopisch nachzuweisen.

Die Nachweisrate von Mikrofilarien bei Onchozerkose kann prinzipiell durch die Applikation von Diethylcarbamazin (DEC) verbessert werden. Die Abtötung von Mikrofilarien durch DEC und die Freisetzung von Zerfallsprodukten führt innerhalb von 24 – 72 Stunden zu einer allergischen Hautreaktion, der Mazzotti-Reaktion. Da die systemische Gabe von DEC am Auge zu einer ausgeprägten Entzündungsreaktion mit Sehbeeinträchtigung bis zur Erblindung führen kann, wird der Mazzotti-Test mit systemischer DEC-Gabe heute als obsolet angesehen. Guten diagnostischen Wert hat dagegen der sog. Mazzotti-Test in seiner topischen Variante, bei dem 10 % DEC in Hautlotion auf Areale von ca. 10 × 10 cm aufgetragen wird. Bei Mikrofilarienträgern entwickelt sich im Verlauf von 24 – 48 Stunden eine papulös-pustulöse Dermatitis, zuweilen mit Ödembildung.

Bei der tropischen pulmonalen Eosinophilie werden Antikörper in hoher Konzentration gegen Filarien sowie eine ausgeprägte Eosinophilie nachgewiesen, aber fast nie Mikrofilarien. Als Ätiologie der Erkrankung wird eine Elimination von Mikrofilarien in den Lungengefäßen vermutet, die zu einer ausgeprägten eosinophilen-granulomatösen Entzündung führt. Radiologisch werden pulmonale Infiltrate nachgewiesen.

Bei der lymphatischen Filariose sind häufig morphologische Veränderungen in den Lymphbahnen sonografisch erkennbar. Regelhaft findet man bei jungen Männern ab der Pubertät, aber nicht bei Knaben, in der Sonografie des Skrotalbereichs adulte Würmer in sog. Wurmnestern (Durchmesser 2 mm – 2 cm), die sich dort lebhaft bewegen. Bei Kindern und Frauen sind andere Bereiche (z. B. Lymphbahnen und -knoten im Oberschenkel, im Hüftbereich etc.) betroffen, wo man sie in ca. 30 % der Fälle nachweisen kann.

Als weitere Besonderheit kann bei der durch W. bancrofti hervorgerufenen lymphatischen Filariose ein hitzestabiles zirkulierendes Antigen (CFA) in Serum oder Plasma nachgewiesen werden, welches bereits von erwachsenen Würmern, also in der Präpatenzzeit, gebildet wird. Antigenpositive Männer sind in der Regel auch im skrotalen Ultraschall positiv, bei Kindern ist die Nachweisrate im Ultraschall niedriger. In Endemiegebieten sind alle mikrofilarienpositiven Individuen auch CFA-positiv, daneben gibt es aber etwa ebenso viele Individuen mit kryptischer Infektion, die CFA-positiv, aber mikrofilariennegativ sind. Deshalb reicht heute im Endemiegebiet die alleinige Untersuchung auf Mikrofilarien zum Ausschluss einer lymphatischen Filariose (durch W. bancrofti) nicht mehr aus. Der CFA detektiert allerdings keine Infektionen mit Brugia-Würmern; diese sind zwar im Ultraschall prinzipiell nachweisbar, allerdings nicht ortsständig wie W. bancrofti und somit nur unzuverlässig zu detektieren.

Bei Infektionen mit tierpathogenen Filarien wird die Diagnose nach initialer serologischer Abklärung meist anhand der exstirpierten subkutanen Knoten gestellt, was gleichzeitig auch die ausreichende Therapie darstellt.

37.1.5 Therapie

Kontrollierte Studien bei Kurzzeitexponierten fehlen, sodass die Therapie nur im Analogieschluss zu Erfahrungen bei Bewohnern endemischer Gebiete eingesetzt werden kann. In der Therapie bewährt haben sich Ivermectin (150 – 400 µg/kgKG), das sowohl bei Onchozerkose als auch lymphatischer Filariose mikrofilarizid wirkt und die Reproduktionsfähigkeit von adulten Weibchen für etwa ein halbes Jahr hemmt.

Das früher häufig verwendete Diethylcarbamazin wird wegen der Gefahr von irreversiblen Augenschäden heute bei Onchozerkose nicht mehr verwendet. Eingesetzt wird es aber als Mittel der 1. Wahl bei lymphatischer Filariose (wenn eine gleichzeitige Onchozerkose ausgeschlossen ist). Bei lymphatischer Filariose wirkt Diethylcarbamazin partiell (zu ca. 30 – 50 %) auf die adulten Würmer, also makrofilarizid. Dosierung: 6 mg/kgKG/d über 12 Tage, bei hohen Mikrofilarienlasten nach einem einschleichenden Dosierungsschema (1. Tag: 1 mg/kgKG [max. 50 mg] in 1 ED, 2. Tag 2 mg/kgKG [max. 150 mg] in 1 ED, 3. Tag 4 mg/kgKG [max. 300 mg] in 1 ED, ab 4. Tag 6 mg/kgKG [max. 450 mg]) in 1 ED. Von den Beobachtungen zur Wirksamkeit der Massenchemotherapie (6 mg/kgKG/Jahr in 1 ED) in Endemiegebieten lässt sich ableiten, dass die 1-malige DEC-Gabe von 6 mg/kgKG wahrscheinlich dem 12-Tage-Schema unterlegen ist, da eine kontrollierte Studie eine Überlegenheit einer 7-tägigen Kombinationstherapie aus DEC und Albendazol nachweisen konnte. Albendazol wirkt wahrscheinlich teilweise auf die adulten Würmer, v. a. bei höherer Dosierung (15 mg/kgKG/d); in einer Cochrane-Metaanalyse fand sich aber keine verbesserte Wirkung der Kombinationstherapie mit DEC und Albendazol im Vergleich zur DEC-Monotherapie bei Erwachsenen mit lymphatischer Filariose.

Für die Behandlung der Loiasis wird empfohlen, bei Mikrofilarien-Dichten über 8 000/ml zunächst für 3 Wochen 15 mg/kgKG/d in 2 ED (max. 400 mg/d) Albendazol zu geben, dann 150–200 µg/kgKG Ivermectin als Einmaldosis. Wenn die Mikrofilarien-Dichte dann auf < 1000/ml gesunken ist, wird DEC über 3 Wochen gegeben, beginnend mit 1 mg/kgKG in 1 ED an Tag 1, 3 mg/kgKG in 1 ED an Tag 2, 6 mg/kgKG an Tag 3 und dann 9 mg/kgKG in 1 ED an Tag 4–21. Zusätzlich können Antihistaminika und ggf. auch Kortikosteroide gegeben werden.

Weder Ivermectin noch DEC sind in Deutschland zugelassen; Albendazol ist nicht für diese Indikation zugelassen, wurde aber millionenfach weltweit verwendet.

Einen neuen chemotherapeutischen Ansatz für die Onchozerkose und die lymphatische Filariose stellt bei Kindern ab 9 Jahren die Doxycyclin-Behandlung dar. Doxycyclin zerstört die essenziellen Endobakterien der Gattung Wolbachia, die bei den Erregern der lymphatischen Filariose und der Onchozerkose vorkommen, nicht jedoch bei Loa loa. Eine 6-wöchige Gabe von 2 mg/kgKG/d Doxycyclin (max. 100 mg/d) in 1 ED sterilisiert bei der Onchozerkose die weiblichen Würmer, sodass die Mikrofilarien nicht nachproduziert werden. Direkt im Anschluss an die Doxycyclintherapie und 3 – 4 Monate danach sollte je 1 ED Ivermectin (150 µg/kgKG) folgen, da Doxycyclin die Mikrofilarien nicht direkt abtötet. Eine 6-wöchige Therapie mit 4 mg/kgKG/d Doxycyclin (max. 200 mg/d)in 1 ED tötet bei der lymphatischen Filariose die adulten Würmer ab, wirkt also makrofilarizid. Bei der Onchozerkose ist diese höhere Dosis zu 60 – 70 % makrofilarizid. Erste Pilotstudien zeigen, dass wohl auch eine 4-wöchige Therapie mit Rifampicin die Filarien sterilisiert, sodass Rifampicin für die Therapie von lymphatischer Filariose und Onchozerkose derzeit genauer evaluiert wird. Bei der lymphatischen Filariose verbessert die Doxycyclintherapie auch die Lymphgefäßdilatation sowie frühe Formen des Lymphödems. Ursächlich für diese Wirkung ist nicht nur die Entfernung der Endobakterien, die in letzter Zeit als wesentliche Induktoren von lymphatischen Entzündungsprozessen und Lymphendothelproliferation gesehen werden, sondern auch eine direkte antiinflammatorische Wirkung von Doxycyclin.

Es sind zwar sehr vereinzelt konnatale Übertragungen beschrieben worden, aber diese stellen eher eine Ausnahme dar. Die oben angegebenen Medikamente sollten bei bekannter Schwangerschaft nicht eingesetzt werden.

37.1.6 Prophylaxe

Mit Ausnahme der Expositionsprophylaxe, also dem Schutz vor den übertragenden Stechmücken, sind keine effektiven individuellen Schutzmaßnahmen evaluiert. Im Tierversuch verhindert eine Doxycyclintherapie während und nach dem Infektionsereignis die Entwicklung der übertragenen Wurmlarven zu adulten Würmern, wirkt dort also prophylaktisch. Dies kann bei der Auswahl einer Chemoprophylaxe gegen Malaria berücksichtigt werden, wenn ein Risiko einer Infektion mit den Erregern der lymphatischen Filariose oder Onchozerkose zu erwarten ist.

Im Rahmen der Bekämpfungsprogramme bei Filariosen wurden und werden Insektizide zur Reduktion der Überträger eingesetzt und Massenbehandlungen mit den angegebenen Medikamenten sehr erfolgreich durchgeführt. Die Sanierung von Wasserstellen sowie die Filtrierung von Wasser zur Rückhaltung der übertragenden Krebse haben die Drakunkulose in Asien eliminiert; es existieren noch Herde in Bürgerkriegsgebieten Afrikas (v. a. Süd-Sudan, aber auch Nigeria u Ghana).

37.2 Drakunkulose

Bei der Drakunkulose, die nicht zu den Filariosen gehört, verursacht das bis zu 80 cm lange Weibchen eine subkutane Schlängelung bevorzugt an der unteren Extremität. Vor Durchbruch der Haut entsteht eine initial meist juckende Blase, die unter Schmerzen rupturiert und im Folgenden ein Ulkus bildet. Bei Wasserkontakt setzt das Weibchen Larven über das zerreißende und im Ulkus erscheinende Hinterende frei.

37.2.1 Ätiologie

Verursacht wird die Drakunkulose durch den Medinawurm („guinea worm“), der zu einer anderen Familie von Nematoden gehört als die Filarien.

37.2.2 Epidemiologie

Die ins Wasser abgegebenen Larven von Dracunculus medinensis entwickeln sich in Süßwasserkrebsen der Gattung Cyclops. Nach oraler Aufnahme dieser 2 – 4 mm großen Gliederfüßler in kontaminiertem Trinkwasser werden die Larven im Darm des Wirtes freigesetzt. Sie durchbohren die Darmwand und wandern aktiv durch die Bauchhöhle ins subkutane Gewebe. Auf dem Weg reifen sie, paaren sich, das Männchen stirbt und das Weibchen verursacht die Drakunkulose. Durch erfolgreiche Bekämpfungsprogramme der WHO und v. a. des Carter Center, Atlanta, ist diese zuvor in eher trockenen Gebieten Afrikas und in Asien von der arabischen Halbinsel bis nach Indien endemische Erkrankung weitgehend ausgerottet – im

Jahre 2011 wurden noch etwa 1100 Fälle gemeldet, die meisten im Südsudan.

37.2.3 Diagnose

Die Diagnose wird durch Inspektion gestellt.

37.2.4 Therapie

Die Therapie erfolgt durch die Exstirpation des subkutan gelegenen Wurmes.

37.2.5 Prophylaxe

Meiden von kontaminiertem Trinkwasser.

Koordinator:
A. Hörauf

37.3 Weiterführende Informationen

Centers for Disease Control and Prevention: www.cdc.gov > A–Z Index: L > Loiasis

Centers for Disease Control and Prevention: www.cdc.gov > A–Z Index: L > Lymphatic Filariasis

Centers for Disease Control and Prevention: www.cdc.gov > A–Z Index: O > Onchocerciasis

Nationales Referenzzentrum für tropische Infektionserreger
am Bernhard-Nocht-Institut für Tropenmedizin
Bernhard-Nocht-Str. 74
20 359 Hamburg
Tel.: 040 4 2818–401
Fax: 040 4 2818–400
E-Mail: Labordiagnostik@bni-hamburg.de

38 Frühsommer-Meningoenzephalitis (FSME)

38.1 Klinisches Bild

Synonyme: Zecken-Enzephalitis, „central european encephalitis“ (CEE), Tickborne-Encephalitis (TBE)

Nicht jeder Stich einer infizierten Zecke führt zu einer Infektion (s. u.). Nach erfolgter Infektion treten nach etwa 3 – 14 Tagen bei 10 – 30 % der Infizierten Krankheitserscheinungen auf. Der Krankheitsverlauf ist mono- oder biphasisch. Es kommt zunächst zu grippeähnlichen Symptomen mit mäßigem Fieber (in der Regel nicht über 38 °C), Kopfschmerzen, Erbrechen, Schwindelgefühl. Nach einem symptomfreien Intervall von etwa 1 Woche (bis zu 20 Tagen) kommt es bei etwa 6 – 10 % (– 30 %) der vorher grippeähnlich Erkrankten zu zentralnervösen Symptomen. Dies sind hohes Fieber, Kopfschmerzen, Übelkeit, Erbrechen, Schwächegefühl, Müdigkeit, Apathie bis zum Koma und tonisch-klonische Krampfanfälle. Bei Kleinkindern können zusätzlich Bauchschmerzen im Vordergrund stehen. Im Kindesalter werden häufig unkomplizierte meningitische Krankheitsbilder beobachtet, während die schwerer verlaufenden Enzephalitiden mit Koma, neurologischen Ausfällen, Defektheilungen und Todesfällen vorwiegend im Erwachsenenalter auftreten.

38.2 Ätiologie

Der Erreger der Frühsommer-Meningoenzephalitis (FSME) ist ein RNA-Virus, das wie das Gelbfieber-, das japanische Enzephalitis- und die 4 Typen des Dengue-Fieber-Virus zum Genus Flavivirus (etwa 70 Viren) innerhalb der Familie der Flaviviridae gehört. Neben dem Virus der japanischen Enzephalitis ist das FSME-Virus der wichtigste und häufigste Erreger der durch Arthropoden übertragenen Viruskrankheiten des zentralen Nervensystems.

Das für die Induktion schützender Antikörper verantwortliche Oberflächenprotein E ermöglicht die Unterscheidung zwischen einem europäischen, zentralsibirischen und einem fernöstlichen Subtyp (prävalent im Osten Russlands). Wegen der geringen antigenen Differenz zwischen den Varianten (3 – 6 %) kann die Impfung mit dem europäischen Virusstamm eine Kreuzimmunität gegen die beiden anderen Subtypen induzieren.

Das Virus zirkuliert in Naturherden zwischen Zecken und Kleinsäugern. Die Kleinsäugetiere erkranken selbst nicht, dienen aber der Virusvermehrung und als Virusreservoir. An ihnen infizieren sich Larve, Nymphe und Imago (= Adulte) der Zecken anlässlich der Blutmahlzeit, die sie zum Übertritt ins nächste Stadium bzw. die adulte weibliche Zecke für die Eiablage benötigen. Die infizierte Larve bzw. Nymphe nimmt erworbene Viren in ihrer weiteren Entwicklung mit in das nächste Stadium. Die transovarielle Übertragung ist möglich. Naturherde mit FSME-infizierten Zecken (in manchen Regionen bis zu 5 %) finden sich in Europa vorwiegend in Regionen mit jährlichen Durchschnittstemperaturen von mehr als 8 °C (in Europa etwa bis zu 1600 Metern über dem Meeresspiegel).

Wichtigster Überträger für die Verbreitung des westlichen Subtyps des FSME-Virus ist Ixodes ricinus, der „gemeine Holzbock“, eine Schildzecke. Außer den Menschen können einige Säugetiere, wie Ziegen, an enzephalitischen Symptomen erkranken und FSME-Viren mit der Milch ausscheiden. In Osteuropa und Zentraleuropa wurden alimentär übertragene Infektionen nach Genuss von nichtpasteurisierter Ziegenmilch berichtet.

38.3 Epidemiologie

Die FSME stellt vor allem in Russland, den baltischen Ländern, Polen, Österreich, Tschechien, der Slowakei, Ungarn, Slowenien, Kroatien, aber auch in Deutschland, der Schweiz und Schweden ein gesundheitliches Problem dar. Kleinere Naturherdgebiete finden sich ferner in Finnland, Italien, Albanien und Griechenland. Großbritannien, Spanien, Portugal und die Beneluxländer sind FSME-frei.

Die Endemiegebiete sind, seit es darüber Aufzeichnungen gibt, nur geringen Änderungen unterworfen, breiten sich tendenziell aber eher aus.

Die jährlichen Schwankungen der Zahl der erfassten Krankheitsfälle werden auf unterschiedliche Witterungsverhältnisse zurückgeführt. So begünstigen warme Winter sowohl das Überleben der Zecken als auch das ihrer wichtigsten Wirtstiere. Dauer und Intensität der Zeckenaktivität sind jahreszeitlichen Schwankungen unterworfen, die zum Teil ebenfalls witterungsabhängig sind.

Feuchtwarmes Wetter begünstigt die Zeckenaktivität, trockenes Wetter reduziert sie.

Das Risiko für Nichtimmune, nach Zeckenstich in einem Hochrisikogebiet zu erkranken, wird mit 1:600 bis 1:2 000 angegeben.

Die Zahl der gemeldeten Erkrankungen hat sich in den verschiedenen Ländern in letzter Zeit unterschiedlich entwickelt. Diese zum Teil gegenläufige Entwicklung der Zahl der registrierten Krankheitsfälle liegt einerseits in der unterschiedlichen Impfstrategie (z. B. kontinuierliches Absinken der Erkrankungsfälle in Österreich nach Übergang von Indikationsimpfungen zur flächendeckenden Impfung der gesamten exponierten Bevölkerung), andererseits daran, dass in Ländern mit anfangs geringerer Fallzahl die Sensibilität für die Ätiologie und damit die routinemäßige Diagnostik aller infrage kommenden Krankheitsbilder erst entwickelt werden musste. Die Zunahme der FSME-Fälle in diesen Ländern, wie z. B. Deutschland und der Schweiz, beruht wahrscheinlich sowohl auf einer echten Zunahme von Erkrankungen als auch auf der Zunahme der diagnostizierten Fälle.

In Deutschland werden gegenwärtig 200 – 300 Erkrankungen jährlich gemeldet, in der Schweiz etwa 200. Die STIKO hat im Epidem. Bull 21/2012 die Risikogebiete detailliert ausgewiesen.

In Österreich sind vor allem die südöstlichen Landesteile (Steiermark, Niederösterreich, Burgenland, Kärnten) und das Inntal (Tirol) ausgewiesene Endemiegebiete.

Für Details zu FSME-Endemiegebieten in der Schweiz siehe www.bag.admin.ch.

Die **Inkubationszeit** beträgt 1 – 3 Wochen.

38.4 Diagnose

Von großer Bedeutung für die Sicherung der Diagnose sind serologische Verfahren. Dabei können aus dem Serum spezifische FSME-Antikörper vom IgM- und IgG-Typ fast ausnahmslos bereits zum Zeitpunkt der Krankenhauseinweisung, das heißt am Beginn der neurologischen Symptomatik, nachgewiesen werden. Im Liquor findet man das relativ uncharakteristische Bild einer aseptischen Meningoenzephalitis mit Zellzahlvermehrung (ca. 30 – 500 Leukozyten/µl, zu Beginn davon bis zu 70 % Granulozyten, später vorwiegend Lymphozyten) und oftmals auch mit Eiweißerhöhung. Spezifische Antikörper sind im Liquor zunächst nur bei etwa der Hälfte der Patienten nachweisbar, ab dem 10. Krankheitstag aber nahezu in jedem Fall positiv. Die Virusisolierung und der Nachweis viraler Nukleinsäure mittels RT-PCR sind nur während der 1., noch uncharakteristischen Krankheitsphase aus Blut oder Liquor möglich. Ab dem Zeitpunkt der zentralnervösen Symptome wird die PCR sowohl im Serum als auch im Liquor oftmals wieder negativ. Sie ist damit für den diagnostischen Einsatz wenig hilfreich.

Die Diagnosestellung dient vornehmlich der Abgrenzung gegenüber anderen akuten Erkrankungen des zentralen Nervensystems mit ähnlicher Symptomatik und epidemiologischen Zwecken.

Von Bedeutung ist die Differenzialdiagnose gegenüber der Neuroborreliose, weil in Europa Zecken nicht nur mit FSME-Viren, sondern auch mit Borrelien infiziert sein können. Doppelinfektionen sind möglich.

38.5 Therapie

Eine spezifische Behandlung ist bisher nicht möglich. Die neurologischen Symptome erfordern eine symptomatische Behandlung.

38.6 Prophylaxe

Sie ist wegen fehlender kausaler Behandlungsmöglichkeiten von besonderer Bedeutung.

38.6.1 Expositionsprophylaxe

Eine Expositionsprophylaxe ist als alleinige Maßnahme nur bei kurzem Aufenthalt in Endemiegebieten sinnvoll. Bei Wanderungen, die durch Strauchwerk oder hohes Gras führen, empfiehlt sich eine Kleidung, die möglichst viel Körperoberfläche bedeckt. Auch die Anwendung von Repellents und Insektiziden zur Kleidungsimprägnierung (Permethrin) bietet einen zeitlich begrenzten Schutz. Der Zeckenstich selbst ist schmerzlos (lokal anästhesierende Substanzen im Zeckenspeichel). Stiche von Larven und Nymphen werden selten bemerkt. Die adulte Zecke saugt bevorzugt in Hautfalten oder am behaarten Kopf.

Nach naturnahem Aufenthalt in Risikogebieten ist ein sorgfältiges Absuchen des Körpers nach Zecken ratsam. Bei Zeckenbefall soll die Zecke möglichst rasch entfernt werden, eine Zeckenpinzette ist dabei von Vorteil. Quetschen der Zecke ist möglichst zu vermeiden. Bei unvollständiger Entfernung können verbleibende Zeckenbestandteile eine harmlose, lokale Entzündung hervorrufen.

38.6.2 Immunprophylaxe

► **Impfung.** Derzeit sind Impfstoffe von 2 Herstellern auf dem Markt:

- FSME-Immun: enthält mindestens 2,4 µg inaktivierte FSME-Viren (auf Hühnerembryonalzellen gezüchtet), dazu Aluminiumhydroxid als Adjuvans und Humanalbumin als Stabilisator. Der Impfstoff ist ab dem Alter von 16 Jahren zugelassen. Für Kinder ab dem 1. Geburtstag bis 15 Jahren ist er mit halber Antigenmenge (1,2 µg in 0,25 ml) als FSME-Immun 0,25 ml junior verfügbar.
- Encepur: enthält 1,5 µg inaktivierte FSME-Viren (auf Hühnerfibroblasten-Zellkulturen gezüchtet) in 0,5 ml Impfdosis und Aluminiumhydroxid als Adjuvans sowie Spuren von Formaldehyd, Chlortetrazyklin, Gentamicin und Neomycin. Der Impfstoff ist ab dem Alter von 12 Jahren zugelassen. Für Kinder ab dem 1. Geburtstag und unter 12 Jahren ist er mit halber Antigenmenge (0,75 µg in 0,25 ml) als Encepur Kinder verfügbar.

Die Impfstoffe besitzen eine ausgezeichnete Immunogenität und sind gut verträglich. Kurzzeitiges Fieber (≥ 38 °C) tritt bei 1- bis 2-jährigen Impflingen insbesondere nach der 1. Dosis in bis zu 25 % auf, bei älteren Kindern ist es deutlich seltener und unterscheidet sich in seiner Häufigkeit (wie auch andere systemische Nebenwirkungen, z. B. Kopf- und Gliederschmerzen, Abgeschlagenheit) nicht wesentlich von der in der Population zu erwartenden Hintergrundmorbidität. Eine nachgewiesene Hühnereiweißallergie ist keine absolute Kontraindikation für die Impfung, es muss aber (insbesondere bei früheren anaphylaktischen Reaktionen auf Hühnereiweiß) die Möglichkeit einer Schockbekämpfung gesichert sein und eine Nachbeobachtung des Patienten über mindestens 30 Minuten erfolgen.

Das empfohlene Impfschema der Grundimmunisierung lautet bei Encepur-Impfstoffen 0,1 – 3 Monate, 9 – 12 Monate, bei FSME-Immun-Impfstoffen 0,1 – 3 Monate, 5 – 12 Monate; danach sind Auffrischimpfungen nach 3 und dann alle 5 Jahre empfohlen (ab dem Alter von 50 Jahren, in Österreich ab 60 Jahren, wieder im Abstand von 3 Jahren). In der Schweiz werden 10-Jahres-Auffrischintervalle empfohlen.

Bei entsprechender Dringlichkeit kann der Abstand zwischen der 1. und 2. Dosis auf 14 Tage verkürzt werden. Für Encepur-Impfstoffe ist ein Schnellimmunisierungsschema (an den Tagen 0, 7 und 21) zugelassen. Hier ist die Grundimmunisierung mit einer 4. Teilimpfung nach 1 Jahr abzuschließen.

► **Passive Immunprophylaxe.** Hierfür stehen keine Präparate mehr zur Verfügung.

► **Impfindikation.** In Deutschland empfiehlt die STIKO die FSME-Impfung für Personen ab dem Alter von 1 Jahr, die sich in Risikogebieten im In- oder Ausland aufhalten und für Personen, die durch FSME beruflich gefährdet sind, wie z. B. Forstarbeiter, Jäger, Landwirte und exponiertes Laborpersonal.

In Österreich wird die Impfung für alle Personen in Endemiegebieten ab dem Alter von 1 Jahr empfohlen, in der Schweiz ab dem Alter von 6 Jahren.

Die Impfung sollte rechtzeitig geplant werden, da ein schützender Antikörperspiegel erst 14 Tage nach der 2. Dosis erreicht wird. Bei fehlender Auffrischimpfung im empfohlenen Intervall kann eine postexpositionelle Impfung im Einzelfall erwogen werden; sie sollte binnen 48 Stunden nach Zeckenstich erfolgen. Die postexpositionelle aktive Immunisierung bei vorher inkomplett grundimmunisierten Personen vermag nicht vor dem Ausbruch einer FSME zu schützen. In dieser Situation sollte erst 4 Wochen nach Zeckenstich eine aktive Immunisierung erfolgen, um Koinzidenz von Impfung und evtl. Ausbruch einer FSME zu vermeiden.

38.7 Meldepflicht

Nach § 7 des IfSG ist der direkte oder indirekte Nachweis des FSME-Virus zu melden, wenn auch klinische Hinweise für eine Infektion vorliegen. In der Schweiz und in Österreich ist der Labornachweis einer FSME-Infektion ebenfalls meldepflichtig (in der Schweiz mit ergänzenden Angaben zur Erkrankung).

Koordinator:
U. Heininger

Mitarbeiter:
J. Forster, H. Kollaritsch

38.8 Weiterführende Informationen

ARGE Gesundheitsfürsorge (Österreich): www.zecken.at

Schweizerische Eidgenossenschaft. Bundesamt für Gesundheit: www.bag.admin.ch > Themen > Krankheiten und Medizin > Zeckenübertragene Krankheiten

Konsiliarlaboratorium für Frühsommer-Meningoenzephalitits
Robert Koch-Institut
Nordufer 20
13 353 Berlin
Ansprechpartner: Prof. Dr. M. Niedrig
Tel.: 030 18 754–2370 oder -2321
Fax: 030 18 754–2625
E-Mail: niedrigm@rki.de

39 Gonokokkeninfektionen

39.1 Klinisches Bild

Gonokokkeninfektionen verursachen vor allem lokalisierte Entzündungen der Schleimhäute des Menschen, bevorzugt die des Urogenitalsystems, aber auch der Darm-, Mund- und Rachen- sowie Augenschleimhäute. Bei Männern ist die häufigste klinische Symptomatik eine akute Urethritis mit eitrigem Ausfluss (> 80 %, „Tripper"), Erythem der Urethraröffnung und Dysurie (> 50 %), nur selten (< 10 %) bleibt die Urethralinfektion asymptomatisch. Bei infizierten Frauen werden vermehrter oder veränderter, ggf. eitriger Fluor (≤ 50 %), Schmerzen im Unterbauch (≤ 25 %), Dysurie (10–15 %) und selten Zwischenblutungen oder Menorrhagien beklagt. Infektionen der Zervix bleiben häufig asymptomatisch (≥ 50 %). Entsprechend ist die klinische Untersuchung meist unauffällig oder es wird mucopurulenter Fluor, manchmal begleitet von Hyperämie und Kontaktblutung der Zervix gefunden. Die Infektionen der Rektum- und Pharynxschleimhaut sind üblicherweise asymptomatisch. Konjunktivitiden sind selten.

Als Komplikationen werden bei Frauen entzündliche Beckenerkrankungen (PID = pelvic inflammatory disease) und bei Männern Epididymitis und/oder Orchitis beobachtet. Systemische Infektionen mit Bakteriämien treten in weniger als 1 % der Gonokokkeninfektionen auf und manifestieren sich als Hautläsionen, Fieber, Arthralgien, akute Arthritis sowie Tenosynovitis (disseminierte Gonokokkeninfektion).

Nach peripartaler Infektion manifestiert sich die Erkrankung beim **Neugeborenen** als Gonoblennorrhoe (Ophthalmia neonatorum). In den ersten Lebenstagen beginnt diese mit Lidschwellung (uni- oder bilateral) und exsudativer Chemosis und schreitet fort zu einer mukopurulenten, manchmal blutigen Konjunktivitis. Sie kann rasch zu Ulzerationen der Hornhaut und zur beidseitigen Erblindung führen. Die mögliche Infektion der Pharynx- und Rektumschleimhaut bleibt üblicherweise asymptomatisch. Weitere, seltenere Manifestationen bei Neugeborenen sind Bakteriämie, septische Arthritis (als „Pseudolähmung" 1–4 Wochen postpartal), Endokarditis, Meningitis sowie Skalpabszesse (vor allem nach Skalpmonitoring und Forcepsentbindung).

39.2 Ätiologie

Neisseriae gonorrhoeae (Gonokokken) sind aerobe gramnegative, nichtsporenbildende Diplokokken.

39.3 Epidemiologie

Gonokokken sind ausschließlich humanpathogen. Sie werden über direkten Kontakt von Schleimhäuten mit Exsudaten infizierter Schleimhäute übertragen, also genitogenitale, genitoanorektale, orogenital, oroanale oder vertikale, peripartale Transmission (Risiko: vorzeitiger Blasensprung, Frühgeburtlichkeit). Eine Infektion trotz Sectio, vor allem bei vorzeitigem Blasensprung, ist möglich!

Die **Inkubationszeit** beträgt 2 – 7 Tage, bei peripartaler Infektion 2 Tage bis 3 Wochen. Die genetisch kodierte Variabilität ihrer Oberflächenantigene und das Überleben der Gonokokken in neutrophilen Granulozyten verhindert eine protektive Immunität und hilft bei der Transmission. Es besteht daher kein Schutz vor Reinfektion.

Nach Schätzungen der WHO treten jährlich zwischen 80 und 100 Millionen Neuerkrankungen auf. Nach den Chlamydien sind Gonokokken in Europa die zweithäufigste Ursache bakterieller sexuell-übertragener Infektionskrankheiten.

Verlässliche Daten zur Häufigkeit der Gonorrhoe in Deutschland existieren nicht, da mit der Einführung des Infektionsschutzgesetzes im Jahr 2001 die Meldepflicht entfallen ist. Sentinel-Untersuchungen des RKI weisen jedoch auf eine weite Verbreitung der Gonorrhoe und allgemein auf die „stille Epidemie" sexuell übertragbarer Erkrankungen in Deutschland hin.

Laut europäischen Surveillance-Daten kann eine Inzidenz von < 1–40 Fälle pro 100 000 Einwohner orientierend geschätzt werden. Weltweit liegt der Altersgipfel der Erkrankungshäufigkeit bei 15 – 30 Jahren. Risikofaktoren für Gonokokkeninfektionen sind multiple Geschlechtspartner, Kondomabstinenz, Drogenabusus sowie frühere Genitalinfektionen (insbesondere Gonorrhoe) und niedriger sozioökonomischer Status.

Für Deutschland existieren nur wenige publizierte Daten zur Antibiotikaempfindlichkeit von N. gonorrhoeae. Im Rahmen der PEG-Resistenzstudie 2010 konnte erstmalig ein Antibiotika-Resistenz-Surveillance-System für Gonokokken in Deutschland etabliert werden. 213 Gonokokken-Isolate aus 23 Zentren wurden im Zeitraum vom 1.10.2010 bis 31.12.2011 bzgl. ihrer Antibiotikaempfindlichkeit analysiert. Basierend auf den Kriterien zur Empfindlichkeitsbewertung nach EUCAST zeigen die präliminären Daten eine Resistenz gegenüber Ciprofloxacin von 74 % und gegenüber Tetrazyklin von 42 %. Nichtempfindlichkeit gegenüber Penicillin konnte bei 80 % der Isolate festgestellt werden. Die Resistenz gegenüber Azithromycin lag bei 6 %. Alle Gonokokken waren empfindlich gegenüber Spectinomycin sowie den Cephalosporinen der Gruppe 3, Cefixim und Ceftriaxon.

39.4 Diagnose

Neisseria gonorrhoeaekann mittels Nukleinsäureamplifikationsverfahren, z. B. PCR, und Kultur in verschiedenen Untersuchungsmaterialien nachgewiesen werden. Der mikroskopische Nachweis intrazellulär gelegener Diplokokken in gefärbten Ausstrichen von Abstrichen des Urogenitalsystems bei symptomatischen Patienten ermöglicht eine schnelle, vorläufige Diagnose. Keines dieser Verfahren bietet jedoch eine 100 %ige Sensitivität und Spezifität.

Die Mikroskopie eignet sich zur orientierenden Diagnostik vor allem bei der symptomatischen Urethritis des Mannes (Sensitivität ≥ 95 %), bei der Zervizitis nur im Falle von eitrigem Fluor, bei der Arthritis und bei der Ophthalmia neonatorum, da die Anwesenheit kolonisierender, apathogener Neisserien eher unwahrscheinlich ist. Für alle anderen Materialien, insbesondere bei asymptomatischen Patienten, bei Rektal-, Pharynx- und Augenabstrichen ist die Mikroskopie ungeeignet. Die Kultur mit nachfolgender Identifikation der Gonokokken ist das sicherste Verfahren zum Nachweis einer Gonokokkeninfektion und bietet als einzige Methode die Möglichkeit eine Resistenztestung durchzuführen, was in Anbetracht zunehmend multiresistenter N. gonorrhoeae ausgesprochen wichtig ist. Die umweltsensiblen Bakterien erfordern aber spezielle Transportmedien oder eine direkte Inokulation der Nährböden mit sofortiger Inkubation. Trotz aller Maßnahmen liegt die Sensitivität bei nur ≤ 80 %. Zervix-, Urethra-, Rektum-, Pharynx- und Konjunktivalabstriche sind für die Kultur geeignet, nicht jedoch Urin.

PCR-Verfahren weisen eine Sensitivität von ≥ 96 % bei Genitalabstrichen unabhängig von der Symptomatik auf. Bei Männern sind Erststrahlurin und Urethralabstrich gleich gut zur Diagnostik mittels PCR geeignet. Bei Frauen weisen PCR-Verfahren aus Vaginal- und Zervixabstrichen eine höhere Sensitivität auf als Erststrahlurinproben. Für Rektum- und Pharynxabstriche sind PCR-Verfahren am besten geeignet, jedoch sind viele kommerzielle PCR-Verfahren für diese Materialien bisher nicht ausreichend evaluiert worden – ebenso wenig für Konjunktivalabstriche. Es ist daher sinnvoll, die aktuellen Diagnostikmöglichkeiten vor Ort beim betreuenden Mikrobiologen vor Materialentnahme zu erfragen.

Bei allen präpubertären Kindern und ggf. Jugendlichen mit Nachweis einer Gonokokkeninfektion muss an einen vorausgegangenen sexuellen Missbrauch gedacht werden. Im Beweissicherungsverfahren sind Abstriche (genital, rektal, oral) durchzuführen.

Bei Verdacht oder Nachweis einer Gonorrhoe sind Koinfektionen mit anderen sexuell übertragbaren Erregern abzuklären. Es sollten daher ergänzende kulturelle oder molekularbiologische Untersuchungen zum Ausschluss oder Nachweis von Infektionen mit Trichomonas vaginalis, Chlamydia trachomatis, Mycoplasma genitalium, Ureaplasma spp, Herpes-simplex-Viren erwogen werden sowie immundiagnostische Untersuchungen bzgl. HIV, Hepatitis B und Syphilis.

Neben den anderen oben angegebenen sexuell übertragbaren Krankheiten muss differenzialdiagnostisch bei Mädchen mit Fluor auch an einen Fremdkörper oder an weitere Infektionen gedacht werden, die mit Vulvovaginitis einhergehen können (Streptokokken der Gruppe A und B, Candida albicans, Enterobius vermicularis u. a.). Eine Salpingitis bei postpubertären Mädchen muss von einer Appendicitis acuta, einer Harnwegsinfektion, einer ektopen Schwangerschaft, Endometriose sowie Torsion einer Ovarialzyste unterschieden werden.

39.5 Therapie

39.5.1 Infektionen bei Kindern und Jugendlichen

Unkomplizierte Infektionen werden entsprechend den Angaben in ► Tab. 39.1, sowie komplizierte Infektionen entsprechend den Angaben in ► Tab. 39.2 behandelt. Bei allen Fällen mit Verdacht auf eine begleitende Infektion mit C. tracho-

Tab. 39.1 Behandlung der *unkomplizierten* Gonokokkeninfektionen jenseits der Neonatalperiode.

Krankheiten	Präpubertäre Kinder mit einem Gewicht < 45 kg	Kinder und Jugendliche mit einem Gewicht ≥ 45 kg und einem Alter ≥ 8 Jahre
Endozervizitis Vulvovaginitis Urethritis Proktitis	Ceftriaxon 500 mg (i. m. oder i. v.) 1-malig in 1 ED plus Azithromycin (20 mg/kgKG/d p. o. 1-malig in 1 ED (max. 1g) falls eine Koinfektion mit Chlamydia trachomatis nicht ausgeschlossen werden kann	Ceftriaxon 1 g (i. m. oder i. v.) 1-malig in 1 ED oder Cefixim 400 mg p. o. 1-malig in 1 ED oder andere orale Gruppe-2/3-Cephalosporine plus Azithromycin (1 g p. o., 1-malig in 1 ED) oder Doxycyclin (200 mg p. o. in 1 ED für 7 Tage), falls eine Koinfektion mit Chlamydia trachomatis nicht ausgeschlossen werden kann
Pharyngitis	Ceftriaxon 500 mg (i. m. oder i. v.) 1-malig in 1 ED plus Azithromycin (20 mg/kgKG/d p. o. 1-malig in 1 ED (max. 1g) falls eine Koinfektion mit Chlamydia trachomatis nicht ausgeschlossen werden kann	Ceftriaxon 1 g (i. m. oder i. v.) 1-malig in 1 ED plus Azithromycin (1 g p. o., 1-malig in 1 ED) oder Doxycyclin (200 mg p. o. in 1 ED für 7 Tage), falls eine Koinfektion mit Chlamydia trachomatis nicht ausgeschlossen werden kann

Tab. 39.2 Behandlung der *komplizierten* Gonokokkeninfektionen jenseits der Neonatalperiode.

Krankheiten	Präpubertäre Kinder mit einem Gewicht < 45 kg	Kinder und Jugendliche mit einem Gewicht ≥ 45 kg und einem Alter ≥ 8 Jahre
disseminiert (z. B. Arthritis/ Dermatitis)	Ceftriaxon 50 mg/kgKG/d (max. 1g) in 1 ED (i. m. oder i. v.) für 7 Tage	Ceftriaxon 1g(i. m. oder i. v.) in 1 ED für 7 Tage
Meningitis/Endokarditis	Ceftriaxon 100 mg/kgKG/d (max. 2g) in 1 ED (i. m. oder i. v.) für 10–14 Tage; Endokarditis mind. 28 Tage	Ceftriaxon 2 g in 1 ED (i. m. oder i. v.) für 10–14 Tage; Endokarditis mind. 28 Tage
Konjunktivitis	Ceftriaxon 50 mg/kgKG/d (beim Neugeborenen max. 125 mg) i. v./i. m. in 1 ED für 3 Tage	Ceftriaxon 1 g (i. m. oder i. v.) in 1 ED für 3 Tage
Epididymitis/Orchitis		Ceftriaxon 1 g (i. m. oder i. v.) 1-malig in 1 ED plus Doxycyclin 200 mg/d oral in 1 ED für 10–14 Tage

matis wird zusätzlich Doxycyclin (bei Kindern ab 8 Jahre: 200 mg/d in 1 ED p. o. für 7 Tage) oder Azithromycin (20 mg/kgKG/d p. o. in 1 ED – max. 1 g – für 1 Tag) gegeben. Es muss zudem eine Umgebungsuntersuchung auf Gonorrhoe durchgeführt werden, der sich alle Familienmitglieder (männlich wie weiblich) unterziehen müssen.

Bei Kontraindikation durch lege artis diagnostizierter Cephalosporinallergie kann alternativ die Therapie mit Carbapenemen oder Fluorochinolonen erwogen werden. Fluorochinolone sollten jedoch nur bei nachgewiesener In-vitro-Empfindlichkeit zur Therapie verwendet werden. Da diese Substanzen in Deutschland vor dem 18. Geburtstag nicht zugelassen sind, bedarf es der besonderen Aufklärung und Einverständnis des Patienten, siehe Abschnitt zu den Fluorchinolonen (S. 87).

Cephalosporine der Gruppe 3 dürfen auch bei disseminierten Gonokokkeninfektionen in der Schwangerschaft und Stillperiode angewendet werden. Fluorochinolone und Tetrazykline sollten hingegen nicht während der Schwangerschaft und Stillzeit verabreicht werden.

39.5.2 Neugeborene

Neugeborene sollten stationär behandelt werden. Die Ophthalmia neonatorum wird über 1 Tag mit Ceftriaxon (20–50 mg/kgKG/d in 1 ED, maximal 125 mg, i.v/i. m.) oder Cefotaxim (< 7 Tage alt: 50 mg/kgKG/d i. v./i. m. in 2 ED; > 7 Tage alt: 50–150 mg/kgKG/d in 3 ED) behandelt. Zusätzlich ist die häufige Spülung der Augen mit isotoner Kochsalzlösung empfohlen. Eine zusätzliche (oder alleinige) lokale antibakterielle Therapie ist nicht indiziert. Bei Hyperbilirubinämie und Frühgeborenen ist die Verwendung von Cefotaxim indiziert. Bei Skalpabszess ist eine Therapiedauer von 7 Tagen empfohlen.

Bei disseminierten Infektionen (z. B. septische Arthritis) wird die Gabe von Cefotaxim oder Ceftriaxon über 7 Tage, bei Meningitis über mindestens 10 – 14 Tage empfohlen.

Da Gonokokkeninfektionen von Neugeborenen praktisch immer während der Geburt erworben werden, sollten stets auch die Mutter und deren Sexualpartner untersucht und ggf. antibiotisch behandelt werden. Asymptomatische Neugeborene, deren Mütter eine klinische Manifestation haben, sind vorsorglich mit einer Einzeldosis Ceftriaxon oder Cefotaxim zu behandeln.

In Anbetracht der Resistenzentwicklung mit abnehmender Wirksamkeit von Cephalosporinen ist unbedingt eine Erregeranzucht mit Resistenztestung bei Mutter und/oder Kind anzustreben, um eine adäquate Therapie zu gewährleisten!

39.6 Prophylaxe

Alle Schleimhautläsionen bzw. Exsudate von Patienten mit Gonokokkeninfektionen sind als kontagiös anzusehen, und ein Kontakt mit Schleimhäuten ist unbedingt zu vermeiden, sodass entsprechende Hygienemaßnahmen zu ergreifen sind (Handschuhpflege!). Eine Isolierung des Patienten ist jedoch nicht nötig.

39.6.1 Gonoblennorrhoe (Ophthalmia neonatorum)

In Anbetracht der heute seltenen Gonorrhoe bei Gebärenden findet die sogenannte Credé-Prophylaxe (mit Silbernitrat- oder Silberacetatlösung) keine Verwendung mehr. Unmittelbar nach der Geburt (bis zu einer Stunde) kann eine Acetomycinsalbe als Prophylaxe verwendet werden, wenn eine Gonorrhoe oder Chlamydieninfektion bei der Mutter vermutet wird.

39.6.2 Schwangerschaft und Stillzeit

Idealerweise, aber in den KV-Richtlinien nicht vorgesehen, sollte bei allen Schwangeren bei der Erstvorstellung im Rahmen ihrer Vorsorgeuntersuchungen ein endozervikaler Abstrich auf Gonokokken abgenommen werden. Die Diagnostik sollte ebenso wie ggf. eine zweite Untersuchung kurz vor dem Geburtstermin oder bei vorzeitiger Wehentätigkeit/Blasensprung bei Patientinnen mit erhöhtem Risiko erwogen werden (< 25 Jahre, mehrere Sexualpartner, „Kondomabstinenz", Drogenmissbrauch, sexuell übertragbare Erkrankungen in der Vorgeschichte, Herkunft oder Reisen in Länder mit vergleichsweise hoher Gonorrhoe-Prävalenz in Südostasien und im subsaharischen Afrika).

Kinder von Müttern mit Gonokokkeninfektionen können unter Einhaltung der genannten Prophylaxe- und Therapiemaßnahmen gestillt werden, sofern nicht andere übertragbare Krankheiten eine Kontraindikation darstellen.

Eine Meldung von Gonokokkeninfektionen ist nach dem Infektionsschutzgesetz nicht erforderlich. Impfstoffe stehen nicht zur Verfügung.

Koordinator:
M. Büttcher

Mitarbeiter:
R. Bialek, T. A. Wichelhaus

39.7 Weiterführende Informationen

European Centre for Disease Prevention and Control (www.ecdc.europa.eu): Gonococcal antimicrobial susceptibility surveillance in Europe – 2010 (pdf)

Centers for Disease Control and Prevention. Sexually transmitted diseases treatment guidelines, 2010: www.cdc.gov > A–Z Index: S > Sexually Transmitted Diseases > Treatment > 2010 Guidelines > Table of Contents > Gonococcal Infections

Konsiliarlaboratorium für Gonokokken
Klinik für Dermatologie und Venerologie Vivantes Klinikum Berlin-Neukölln
Rudower Str. 48
12 351 Berlin
Ansprechpartner: Prof. Dr. P. Kohl
Tel.: 030 13 014–3 601
Fax: 030 13 014–3 542
E-Mail: peter.kohl@vivantes.de

40 Haemophilus-influenzae-Infektionen

40.1 Klinisches Bild

Haemophilus influenzae kann eine Vielzahl von Krankheitsbildern hervorrufen: Sinusitis, Otitis media, Mastoiditis, Bronchitis, Pneumonie, Konjunktivitis, präpubertale Vulvovaginitis, Phlegmone, Empyeme, Abszesse, Arthritis, Osteomyelitis, Sepsis, Endokarditis, Meningitis, Epiglottitis.

40.2 Ätiologie

Haemophilus influenzae ist ein gramnegatives, oft kokkoides, unbewegliches und sporenloses Stäbchen aus der Familie der Pasteurellaceae. Es sind bekapselte und unbekapselte Stämme bekannt. Je nach chemischem Aufbau der Kapselpolysaccharide werden 6 Serotypen (a–f) und aufgrund enzymatischer Ausstattung 8 Biotypen (I–VIII) unterschieden. Vor Einführung der Impfung wurde ein großer Anteil der invasiven H.-influenzae-Infektionen, wie Sepsis, Meningitis oder Osteomyelitis, vom Kapseltyp b (Hib) / Biotyp I oder II hervorgerufen. Unbekapselte Stämme verursachen häufig Otitis media, Sinusitis, Konjunktivitis, Bronchopneumonie sowie Exazerbationen einer chronischen Bronchitis. Der Anteil invasiver H.-influenzae-Infektionen durch nichtbekapselte Stämme und durch andere Kapseltypen beträgt in Deutschland derzeit etwa 8 %, 16 % werden durch den Serotyp f verursacht, nur 3 % durch Hib. Etwa 12 % der Stämme produzieren nach Angaben des Konsiliarlabors für H. influenzae eine Betalaktamase.

40.3 Epidemiologie

H. influenzae kommt weltweit und ausschließlich beim Menschen vor. Unbekapselte Stämme gehören zur Normalflora des Nasen-Rachen-Raumes. Weniger als 1 % der geimpften Menschen sind Träger von Hib-Stämmen.

Invasive Infektionen kommen besonders bei Säuglingen und Kleinkindern vor. Die Inzidenz betrug vor Einführung der Impfung ca. 23 pro 100 000 und Jahr bei Kindern unter 16 Jahren. Inzwischen ist sie auf unter 0,5 pro 100 000 und Jahr gesunken; für H. influenzae Typ b beträgt sie < 0,05 pro 100 000 und Jahr. Der Häufigkeitsgipfel der Hib-Meningitis liegt in den ersten beiden Lebensjahren, bei der Hib-Epiglottitis dagegen im 3. – 4. Lebensjahr. Beide Krankheitsbilder zusammen verursachen etwa 75 – 90 % aller invasiven Hib-Erkrankungen, wobei die Fallzahlen seit Einführung der Hib-Schutzimpfung in Deutschland seit 1991 um > 99 % gesunken sind. In 2011 wurden im Konsiliarlabor in Würzburg weniger als 5 Hib-Infektionen bei Kindern unter 16 Jahren berichtet. Auch die Rate der übrigen berichteten systemischen Haemophilus influenzae in dieser Altersgruppe war mit ca. 50 Fällen pro Jahr niedrig, wobei hier die nicht typisierbaren Hi bei weitem überwiegen, die seltener Meningitiden verursachen als bekapselte HI-Erreger.

Unter allen invasiven Infektionen durch unbekapselte H. influenzae machen Meningitiden mit 40 % den größten Anteil aus. Sepsis kommt in 23 % der Fälle, Pneumonie und Epiglottitis zusammen in < 20 % der Fälle vor. Auch ambulant erworbene Pneumonien durch unbekapselte H. influenzae treten zunehmend auf.

Die Übertragung der Erreger erfolgt mittels Tröpfcheninfektion oder durch direkten Kontakt von Mensch zu Mensch. Die Immunität ist kapseltypenspezifisch und durch Impfung (Hib) und/oder Trägertum induziert.

40.4 Diagnose

Ein kultureller Nachweis ist bei allen Kindern mit Verdacht auf eine invasive Infektion anzustreben. In Abhängigkeit vom Krankheitsbild sind Blut, Liquor, Punktate, Eiter oder Wundabstriche mikrobiologisch zu untersuchen.

Der kulturelle Erregernachweis erfolgt auf Kochblutagar. Weiterhin kann als Schnelltest zum direkten Antigennachweis ein Latexagglutinationstest (Liquor) durchgeführt werden, der allerdings nur Infektionen durch Hib nachweist und zunehmend durch PCR-Verfahren ersetzt wird.

Wird H. influenzae bei einer invasiven Infektion isoliert, ist die weitere Typisierung des Erregers aus epidemiologischen Gründen anzustreben. Das Nationale Konsiliarlaboratorium für H. influenzae in Würzburg bietet kostenlos eine Kapseltypisierung von H.-influenzae-Isolaten mittels Objektträgeragglutination und PCR an.

40.5 Therapie

Zur Therapie einer invasiven H.-influenzae-Infektion eines Kindes sind Cephalosporine der Gruppe 2(Cefotaxim 150 – 200 mg/kgKG/d oder Ceftriaxon 75 – 100 mg/kgKG/d) geeignet. Cephalosporine der Gruppe 3 (Cefuroxim 150 mg/kgKG/d i. v.) sind bei Hib-Infektionen ebenfalls wirksam, werden bei Meningitis aber nicht empfohlen.

Die intravenöse antibakterielle Therapiedauer richtet sich nach der klinischen Manifestation und dem Verlauf. Bei Osteomyelitis, Arthritis sowie Perikarditis beträgt sie im Allgemeinen mindestens 3 Wochen, bei Epiglottitis reichen zumeist 4 Tage. Bei Meningitis sollte die Dauer der Antibiotikatherapie mindestens 7 Tage betragen. Als ergänzende Therapie kann bei Meningitis die Verabreichung von Dexamethason (0,8 mg/kgKG in 2 ED für 2 Tage) erwogen werden, siehe Kap. Meningitis (S. 727).

Die Behandlung der ambulante erworbenen Pneumonie durch nicht typisierbare H. influenzae kann in Deutschland mit Ampicillin erfolgen, da die Rate der Betalaktamasebildner noch sehr gering ist. Da die Behandlung der ambulant erworbenen Pneumonie jenseits der Neugeborenperiode wegen der Dominanz der Pneumokokken ohnehin mit Ampicillin erfolgen sollte, wird H. influenzae ohnehin mit erfasst.

40.6 Prophylaxe

40.6.1 Patient

Für ein Kind mit einer invasiven Hib-Erkrankung wird im Krankenhaus die Isolierung für 24 Stunden nach Beginn einer wirksamen antibiotischen Therapie empfohlen. Ist das erkrankte Kind jünger als 2 Jahre, sollte es ca. 8 Wochen nach Genesung trotz Hib-Infektion die Hib-Schutzimpfung erhalten, bzw. sollte die Grundimmunisierung ergänzt werden, da die Infektion keinen adäquaten Immunschutz hinterlässt.

Eine Chemoprophylaxe mit Rifampicin beim Indexpatienten ist sinnvoll, wenn er nicht mit Ceftriaxon oder Cefotaxim behandelt und in einen Haushalt oder in eine Kindereinrichtung mit Kleinkindern zurückkehrt, die nicht oder inkomplett die Hib-Schutzimpfungen erhalten haben. Diese 3 Antibiotika eliminieren den Erreger auch aus dem Nasen-Rachen-Raum, nicht jedoch z. B. Ampicillin. Der Sinn dieser Maßnahmen liegt vor allem in der Verhütung einer Keimübertragung durch den Indexpatienten.

40.6.2 Kontaktpersonen

Mit der Rifampicin-Chemoprophylaxe kann die Keimträgerrate reduziert werden. Sie dient dem Schutz vor Erkrankungen von Kontaktpersonen. Die Chemoprophylaxe sollte so früh wie möglich erfolgen. Da die meisten Sekundärerkrankungen in der 1. Woche nach Hospitalisierung des Indexfalls beobachtet werden, ist sie bis zum 7. Tag nach Kontakt eine sinnvolle Maßnahme. Eine Prophylaxe von Säuglingen im 1. Lebensmonat ist nicht empfohlen.

Kontraindikationen für eine Rifampicin-Prophylaxe: Schwangere, Personen mit schwerer Lebererkrankung oder akuter Hepatitis. Rifampicin kann eine orangefarbene Verfärbung von Speichel, Tränen, Urin, Schweiß oder von weichen Kontaktlinsen verursachen.

Nach engem Kontakt zu einem Patienten mit invasiver H.-influenzae-Typ-b-Infektion wird von der STIKO eine Rifampicin-Prophylaxe empfohlen (▸ Tab. 40.1):

- für alle Haushaltsmitglieder (außer für Schwangere) ab einem Alter von 1 Monat, wenn sich dort ein ungeimpftes oder unzureichend geimpftes Kind im Alter bis zu 4 Jahren oder aber eine Person mit einem relevanten Immundefekt befindet,
- für ungeimpfte exponierte Kinder bis 4 Jahre in Gemeinschaftseinrichtungen.

Falls eine Prophylaxe indiziert ist, sollte sie zum frühestmöglichen Zeitpunkt, spätestens 7 Tage nach Beginn der Erkrankung durchgeführt werden.

40.6.3 Hib-Impfung

Die Hib-Impfung wird bei Säuglingen ab Beginn des 3. Lebensmonats im Abstand von 4 Wochen

Tab. 40.1 Hib-Chemoprophylaxe mit Rifampicin.

Alter der Kontaktpersonen	Rifampicindosis	Dauer
1 Monat bis 12 Jahre	20 mg/kgKG/d (maximal 600 mg) in 1 ED	4 Tage
> 12 Jahre	600 mg/d in 1 ED	4 Tage

durchgeführt. Es stehen hierfür in 1. Linie DTaP-Hib-IPV-HBV-Kombinationsimpfstoffe u. a. zur Verfügung, deren Effektivität in Deutschland hoch ist. Der Hib-Impfschutz muss im 2. Lebensjahr aufgefrischt werden. Nach dem 6. Lebensjahr sind invasive Hib-Infektionen eine Rarität, eine Impfung ist daher in der Regel nicht mehr sinnvoll. Für Risikogruppen (z. B. nach Splenektomie) ist eine 1-malige Dosis empfohlen. Ob im weiteren Verlauf Wiederholungsimpfungen sinnvoll sind, ist wegen fehlender Daten nicht bekannt.

Als vollständig immunisiert gelten Kinder, die ≥ 3 Impfdosen ohne Pertussisantigen oder 4-mal einen Hib-Kombinationsimpfstoff mit Pertussisantigen bis zum 15. Lebensmonat erhalten haben, wobei die 3. bzw. 4. Impfung möglichst ab dem 12. Lebensmonat gegeben werden sollte. Nach dem 15. Lebensmonat ist eine 1-malige Hib-Impfung ausreichend. Der Beginn der Hib-Immunisierung im frühen Säuglingsalter sollte nicht verzögert werden. Durch die Wahrnehmung des frühestmöglichen Impftermins kann die Erkrankungsrate an systemischen Hib-Infektionen weiter reduziert werden. Trotz kompletter Immunisierung sind Erkrankungen möglich, kommen jedoch äußerst selten vor. Die Impfung schützt nicht oder nur wenig vor nichtinvasiven H.-influenzae-Infektionen (z. B. Otitis media) und Infektionen durch unbekapselte Stämme oder andere Kapseltypen außer b.

Seit 2009 ist auch ein 10-valenter Pneumokokken-Impfstoff (Synflorix) in Deutschland zugelassen, der das Trägerprotein D, das von nichttypisierbarem H. influenzae stammt, enthält. Es ist jedoch nicht ausreichend nachgewiesen, dass Synflorix vor nichttypisierbarem H. influenzae schützt.

Koordinator:
T. Tenenbaum

Mitarbeiter:
R. von Kries, U. Vogel

40.7 Weiterführende Informationen

Centers for Disease Control and Prevention: www.cdc.gov > A–Z Index: H > Haemophilus influenzae Infection

Konsiliarlaboratorium für Haemophilus influenzae
Institut für Hygiene und Mikrobiologie der Universität Würzburg
Josef-Schneider-Str. 2, Gebäude E1
97 080 Würzburg
Ansprechpartner: Prof. Dr. M. Frosch
Tel.: 0 931 201–46 161
Fax: 0 931 201–46 445
E-Mail: nrzm@hygiene.uni-wuerzburg.de

41 Hämorrhagische Fieber durch Viren

41.1 Allgemeines

„Virales hämorrhagisches Fieber“ (VHF) ist ein klinisches Syndrom, welches durch hohes Fieber, Blutungsneigung, Organversagen und Schock gekennzeichnet ist. Das Syndrom wird durch Infektionen mit Viren aus unterschiedlichen Familien verursacht, deren natürliches Reservoir kleine Nagetiere, Fledermäuse oder Insekten sind. Viren, die von Insekten (Moskitos oder Zecken) übertragen werden, werden als *Arboviren* (Kurzform für „Arthropod-borne“) bezeichnet. Pathogenetisch kommt es beim VHF zum Austritt von Plasma aus kleinen Blutgefäßen (Kapillarleck) und zu Hämorrhagien.

41.2 Klinisches Bild

Das Spektrum der verschiedenen Formen des VHF reicht von leichten, grippeähnlichen Verläufen bis zu hoch fieberhaften Erkrankungen mit hämorrhagischem Schock, Multiorganversagen und Tod (▶ Tab. 41.1). VHF gehören zu den Erkrankungen mit den höchsten Letalitätsraten (z. B. bis 80 % beim Ebolavirus). In endemischen Gebieten verläuft die Mehrzahl der sporadischen Infektionen symptomlos oder mit unspezifischer Symptomatik (nicht: Ebola, Marburg). Letalität und Schwere der Erkrankung können bei epidemischen Ausbrüchen und bei Personen aus nichtendemischen Gebieten erhöht sein.

Alle HF-Viren können Myalgien, Kopfschmerzen, Konjunktivitis und ein Erythem hervorrufen. „Klassische“ Krankheitsverläufe sind durch hämodynamische Instabilität gekennzeichnet, oft mit ausgeprägtem Kapillarschaden und Schock, akutem Nierenversagen und disseminierter intravasaler Koagulopathie. Eine Leberbeteiligung mit Transaminasenanstieg findet sich bei vielen VHF, Ikterus jedoch nur bei einigen. Etliche HF-Viren sind neurotrop und können Meningoenzephalitis, Retinitis, sensorische Taubheit, Intentionstremor, psychiatrische Symptome oder Guillain-Barré-Syndrom auslösen.

Systematische Untersuchungen zur klinischen Präsentation bei Kindern liegen nur für Dengue-, Gelbfieber, Lassa- und Hantavirusinfektionen vor. Spezifische pädiatrische Krankheitsbilder sind das Dengue-Schock-Syndrom (DSS) und das „Swollen-baby“-Syndrom bei Lassafieber. Im Folgenden werden die wichtigsten Formen des hämorrhagischen Fiebers mit Ausnahme der Dengue- (S. 218) und Hantavirusinfektionen (S. 283) berücksichtigt.

41.2.1 Lassafieber

Lassafieber beginnt schleichend mit grippeartigem Prodromalstadium. Nach einigen Tagen Auftreten von hohem Fieber (bis 40 °C), ausgeprägter Pharyngitis (exsudativ oder ulzerierend), trockenem Husten, Gelenk-, Muskel- und retrosternalen Schmerzen, gastrointestinalen Beschwerden sowie Haut- und Schleimhautblutungen. Laborchemisch imponiert bei ⅔ der Patienten eine ausgeprägte Proteinurie (nur selten mit Nierenversagen). Hämatologisch findet sich meist eine unauffällige Leukozytenzahl mit früher Lympho- und mäßiger Thrombozytopenie, aber gelegentlich – bei schwereren Verläufen – relativer oder absoluter Neutrophilie bis $30 \times 10^9/l$ und eine Thrombozytenfunktionsstörung aufgrund eines unbekannten biochemischen Defekts. Radiologisch findet sich eine diskrete interstitielle Zeichnungsvermehrung der Lunge bei unauffälligem Auskultationsbefund. Ca. 75 % der Patienten erholen sich in der 2. Krankheitswoche, von denen ein Drittel in der Rekonvaleszenz Hörstörungen entwickelt. Andere Spätkomplikationen sind Haarausfall, Gleichgewichtsstörungen und Tinnitus. Besserung in der Hälfte der Fälle nach 1 – 3 Monaten.

Schwere Krankheitsverläufe (≤ 10 % der Infizierten) sind durch Blutungen der Schleimhäute, Kapillarschaden und hypovolämischem Schock in der 2. Krankheitswoche gekennzeichnet. Hinzu kommen Enzephalitis mit Tremor, Bewusstseinsstörung und Krampfanfälle. Bis zu 70 % der Patienten zeigen EKG-Veränderungen, vor allem unspezifische ST- und T-Strecken-Veränderungen, die nicht mit dem klinischen Schweregrad oder „outcome“ korrelierten. Die Krankheit verläuft schwerer bei Schwangeren (Abort bei 80 %). Transaminasenerhöhung (> 150 U/l) und generalisierte Ödeme gelten, insbesondere bei Kindern, als prognostisch ungünstig („Swollen-baby“-Syndrom). In Endemiegebieten versterben 15 % der hospitalisierten Patienten.

Vorkommen: nur in Westafrika, insbesondere Nigeria, Sierra Leone, Liberia und der Republik Guinea. Schätzungen belaufen sich auf jährlich 300 000 Neuerkrankungen an Lassafieber und 5 000 Todesfälle.

Tab. 41.1 Virale hämorrhagische Fieber.

Virus	Krankheitsbezeichnung	Endemiegebiete	Reservoir (R), Amplifikationswirt (A), Transmission (T)	Charakteristische Symptome und Befunde[1]
Familie Arenaviridae (Non-Arboviren)				
Lassa	Lassafieber	Westafrika (v. a. Nigeria, Liberia, Sierra Leone, Guinea)	R: Nager T: direkter Nagerkontakt, Nagerexkremente, kontaminierte Lebensmittel; Mensch – Mensch bei engem Kontakt und v. a. nosokomial (Rachensekret, Blut, Urin)	gradueller Beginn; exsudative Pharyngitis, retrosternaler Schmerz, Gesichtsödem, Blutungen begrenzt auf Schleimhäute, Hepatitis, Myokarditis. Rekonvaleszenz: Tinnitus und Taubheit. „Swollen-baby"-Syndrom (anasarkaähnlich)
Junin[2]	argentinisches hämorrhagisches Fieber	Argentinien	idem	gradueller Beginn, Petechien an Gaumen und Axilla, Zahnfleischblutungen, Intentionstremor von Zunge, Pharynx und Händen, Ekchymosen, Hepatitis
Machupo[2]	bolivianisches hämorrhagisches Fieber	Bolivien	idem	idem
Guanarito[3]	venezolanisches hämorrhagisches Fieber	Venezuela	idem	nur einige klinische Fälle beschrieben, ähnlich wie oben
Familie Bunyaviridae				
Non-Arboviren				
Hantaviren[4]	hämorrhagisches Fieber mit renalem Syndrom (HFRS)	Ostasien, Europa, Afrika, Südamerika	R: Ratten, Mäuse T: Exkrete, keine Mensch - Mensch-Transmission	5 klassische Phasen: • febrile P. • hypotensive P. • oligurische P. mit/ohne Hämorrhagien und Ekchymosen • diuretische P. • Konvaleszenz evtl. mit renalen Folgeschäden
Arboviren				
CCHF („crimean-congo hemorrhagic-fever")[5]	Krim-Kongo-hämorrhagisches Fieber	Osteuropa, vorderer Orient, Zentralasien, Afrika südlich der Sahara[6]	R: Zecken A: Huftiere, Strauße, Nager, Mensch T: Zeckenstich, Blutkontakt (Schlachthöfe), nosokomial	Rötung von Gesicht und Thorax, ausgeprägte Muskelschmerzen/Lumbalgien, Ekchymosen, Hepatitis, Enzephalopathie, psychiatrische Symptomatik
RVF („Rift-valley-fever")	Rift-Valley-Fieber	Ägypten, östliches Afrika, seit 2002 Jemen, Saudi-Arabien	R: verschiedene Mückengattungen A: Huftiere T: direkter Kontakt mit infizierten Tieren (Schlachtfleisch), Mückenstich bei Epidemien	Retinitis, Meningoenzephalitis, fulminante Hepatitis
SFTS („severe fever with thrombocytopenia syndrome")	Severe Fever with Thrombocytopenia Syndrome	China	R: V. a. Zecken, Mensch T: V. a. Zecken, Blutübertragung	Fieber, Anorexie, Müdigkeit, Lymphknotenschwellungen, respiratorische Symptome; Thrombozytopenie

Tab. 41.1 Fortsetzung

Virus	Krankheitsbezeichnung	Endemiegebiete	Reservoir (R), Amplifikationswirt (A), Transmission (T)	Charakteristische Symptome und Befunde[1]
Familie Flaviviridae (Arboviren)				
Dengue[6]	Dengue-Fieber	Südostasien, Ozeanien, (sub-)tropisches Amerika, Afrika, östlicher Mittelmeerraum	R: Mücken der Gattung Aedes A: Affen, Menschen (bei Epidemien)	biphasisches Fieber, retroorbitaler Kopfschmerz, biphasisches Exanthem
	Dengue-hämorrhagisches Fieber (DHF) Dengue-Schock-Syndrom (DSS)			wie Dengue, plus: Hämorrhagien und Schock im Fieberabfall
Gelbfieber	Gelbfieber	Afrika, tropisches Südamerika	idem	klassische Trias: Ikterus (fulminante Leberdystrophie), Nierenversagen, Hämorrhagien
Omsk	Omsker-hämorrhagisches Fieber	Zentralsibirien, Rumänien (regional begrenzt)	Zecken	papulovesikuläres Enanthem
KFD („Kyasanur-forest- disease"); Varianten: Alkhurma-, Nanjianyin-Virus	Kyasanur-Wald-Fieber	Indien (regional begrenzt)	Zecken	papulovesikuläres Enanthem, grippeähnliche Symptome, gingivale Hyperplasie, Pneumonie, ZNS-Symptome
Familie Filoviridae (Non-Arboviren)				
Ebola[7]	Ebola-hämorrhagisches Fieber (EHF)	Zentral- und Westafrika, Sudan	R: Fledermäuse T: Kontakt mit Blut und Sekreten von infizierten Affen und Menschen, nosokomial	Konjunktivitis, Enanthem, makulopapulöses, schuppendes Exanthem (Gesicht, Hals und zentrifugal). Extreme Anorexie, Orchitis, Uveitis, Enzephalopathie. Fulminanter Verlauf mit massiven Blutungen
Marburg	Marburg-Viruskrankheit (afrikanisches hämorrhagisches Fieber)	Zentralafrika	idem	ähnlich wie Ebola
Familie Togaviridae (Arboviren)				
Chikungunya[8]	Chikungunya-Fieber	Afrika, indischer Subkontinent, Südostasien	R/T: Mücken der Gattung Aedes	Fieber, Exanthem (selten hämorrhagisch), Polyarthralgie, evtl. Meningoenzephalitis

[1] typische, nicht eigens aufgeführte Symptome für die meisten hämorrhagischen Fieber: akuter Beginn (nicht bei Arenaviren), oft mit hohem Fieber und grippeähnlicher Symptomatik, abdominale Beschwerden/Diarrhoe, Lymphadenopathie, Kreislaufinstabilität, Hämorrhagien
[2] seit den großen Epidemien in den 60er-Jahren nur noch vereinzelte Fälle beobachtet
[3] in ländlichen Gebieten Venezuelas beschrieben
[4] siehe Kapitel Hantavirusinfektionen (S. 283)
[5] zum Genus Nairovirus gehörig
[6] 4 unterscheidbare Serotypen; Details siehe Kapitel Dengue-Fieber (S. 218)
[7] 4 Subtypen (oder Virusspezies) sind bekannt: Ebola-Zaire, Ebola-Sudan, Ebola-Côte-d'Ivoire, Ebola-Reston
[8] siehe Kapitel Chikungunya-Fieber (S. 194)

41.2.2 Gelbfieber

Die Erkrankung verläuft bei der Bevölkerung endemischer Gebiete typischerweise mit plötzlichem Fieber und Kopfschmerzen, begleitet von Myalgien, Übelkeit und leichter Proteinurie sowie kompletter Genesung innerhalb weniger Tage. Schwere Formen treten vor allem im Rahmen von Epidemien und bei ungeimpften Reisenden aus nichtendemischen Gebieten auf. Sie sind durch biphasisches Fieber und die klassische Trias von Hepatitis (mit Ikterus), Nephropathie (Proteinurie bis anurisches Nierenversagen) und gastrointestinaler Hämorrhagie charakterisiert und weisen eine Letalität von bis zu 50 % auf, meist innerhalb von 10 – 14 Tagen. Das 3- bis 4-tägige virämische Fieber („akute Phase") kann in eine 2- bis 24-stündige Remission übergehen, gefolgt von der „toxischen Phase" mit Rückkehr des Fiebers („Dromedarkurve" mit 2 Spitzen/Tag), variabler abdominaler Symptomatik und Hämatemesis, Gelbsucht (Aminotransferasen bis > 10 000 U/l, fulminante Leberdystrophie) und Oligurie. Anzeichen eines bedrohlichen Verlaufs sind anhaltende Blutungen, Blutdruck- und Temperaturabfall, Nierenversagen und Koma. Späte Todesfälle sind durch kardiale Komplikationen oder chronisches Nierenversagen bedingt. Überlebende Patienten genesen in der Regel ohne bleibende Folgen.

Vorkommen: tropisches Afrika und Südamerika, *nicht* in Asien.

41.2.3 Ebola-hämorrhagisches Fieber (EHF) und Marburg-Fieber

Beide Krankheiten beginnen abrupt mit hohem, etwa 9 Tage dauerndem Fieber, Pharyngitis, Kopf- und Muskelschmerzen, gefolgt von Konjunktivitis, Durchfall und Erbrechen. Etwa am 5. Krankheitstag erscheint ein livides, makulopapulöses, im Verlauf schuppendes Exanthem, das sich vom Stamm auf Gesicht und Extremitäten ausbreitet. Akute hämorrhagische Diathese mit Haut- und Schleimhautblutungen, vor allem profusen Darmblutungen ist häufig. Generalisierte Blutungsneigung und neurologische Manifestationen gelten als prognostisch ungünstig. Die Entwicklung von Schock, Lungen- und Nierenversagen bedingt die hohe Letalität von 50 – 80 %.

Fetale und neonatale Infektionen: Perinatale Ebolavirusinfektionen sind mit extrem hoher Sterblichkeit der Mutter und des Neugeborenen belastet.

Vorkommen: Zentralafrika (Demokratische Republik Kongo und Republik Kongo), Westafrika (Gabun, Elfenbeinküste), Ostafrika (Sudan, Uganda), südliches Afrika (Angola).

41.3 Ätiologie

VHF können durch Arboviren oder Viren von Fledermäusen bzw. Nagetieren (Non-Arboviren) ausgelöst werden. Zu den Arboviren mit VHF gehören mindestens 12 verschiedene einsträngige RNA-Viren mit zahlreichen Serovarietäten und/oder Subspezies. Nach der gegenwärtigen Nomenklatur werden sie 3 Familien zugerechnet: Bunyaviridae, Flaviviridae und Togaviridae. Die Non-Arboviren mit VHF gehören zu den 3 Familien der Arenaviridae, Bunyaviridae und Filoviridae (siehe ▶ Tab. 41.1).

Die Erreger infizieren ihre jeweiligen Reservoire asymptomatisch, bei Wirtswechsel auf den Menschen verursachen sie zoonotische Erkrankungen. Alle Viren vermehren sich zunächst in Zellen des retikuloendothelialen Systems, wobei sie durch Infektion von dendritischen Zellen Immunsuppression bewirken können. Der weitere Organbefall führt zu unterschiedlich ausgeprägter Pathologie bei zum Teil geringem Gewebeschaden (Ausnahme: Filoviren, Gelbfieber-Hepatitis). Schwere Verläufe mit überschießender Zytokinantwort („cytokine storm") sind sepsisähnlich. Die hämorrhagische Diathese wird unterhalten durch „Tissue factor"-Expression auf infizierten Makrophagen, verminderte Produktion von Gerinnungsfaktoren bei Leberbeteiligung, Interaktion von Gerinnungsfaktoren mit Zytokinen, virus- oder zytokinvermittelter Schädigung des Endothels sowie Thrombozytenfunktionsstörungen. Mit Ausnahme von Lassafieber kann bei allen anderen VHF eine disseminierte intravasale Koagulopathie vorliegen.

41.4 Epidemiologie

Virale HF kommen ubiquitär oder regional begrenzt vor und sind in tropischen Regionen endemisch, können aber importiert und (selten) zum Ausgangspunkt sekundärer Infektionen werden (Beispiel Marburg-Viruskrankheit).

Weltweit übertreffen Dengue- (S. 218) und möglicherweise Hantavirusinfektionen (S. 283) zahlenmäßig die übrigen Erkrankungen. Das Reservoir der wichtigsten Arena- und Hantaviren sind Nager, insbesondere Ratten und Mäuse. Die Viren werden durch Inhalation oder direkten Kontakt mit Urin oder Speichel von chronisch infizierten Nagetieren übertragen (z. B. über Hautverletzungen). Das Vordringen der Nager in die Nähe menschlicher Siedlungen und berufliche Exposition, vor allem landwirtschaftliche Tätigkeit, erhöhen das Infektionsrisiko. Die wesentlichen Endemiegebiete verschiedener hämorrhagischer Fieber können ▸ Tab. 41.1 entnommen werden.

Fledermäuse sind das Reservoir der Filoviren in den Regenwäldern des tropischen Afrikas. *Ebola*-Epidemien in der Elfenbeinküste, der Demokratischen Republik Kongo und Gabun zwischen 1994 und 1996 und die *Marburg*-Epidemie in Nordangola 2005 zeigten, dass aufgrund des sozialen Strukturwandels und der hohen Kontagiosität der Viren nicht nur ländliche, sondern auch städtische Zentren betroffen werden können. Filoviren werden durch engen, ungeschützten Kontakt übertragen. Sie sind hoch infektiös bei parenteraler Inokulation. Das sekundäre Infektionsrisiko ist – ohne Schutzmaßnahmen – besonders hoch bei unmittelbaren Familienangehörigen, Krankenpflege- und Laborpersonal.

Das Reservoir von Flaviviren sind Mücken der Gattung Aedes, als Amplifikationswirte dienen infizierte Menschen und Primaten während der Virämiephase. *Gelbfieber* ist im tropischen Afrika (zwischen 15°N und 10°S) und Südamerika verbreitet (Schwerpunkt in Bolivien, Brasilien, Ecuador, Kolumbien und Peru). In Asien gibt es kein Gelbfieber. Die epidemiologischen Voraussetzungen (vektorkompetente Mückenspezies) sind jedoch vorhanden. Die meisten Bunyaviren werden ebenfalls von Moskitos verschiedener Spezies (v. a. Aedes), zusätzlich auch von Zecken (z. B. CCHFV) übertragen.

Generell sind nosokomiale Infektionen ein Problem bei Arena- und Filoviren sowie bei Krim-Kongo-Fieber (Bunyaviren). Hauptendemiegebiete, natürliches Reservoir und Übertragungsmodi der HF-Erreger sind in ▸ Tab. 41.1 zusammengefasst.

Die **Inkubationszeiten** sind in der Regel kurz (Tage), siehe ▸ Tab. 41.2.

41.5 Diagnose

„Hämorrhagisches Fieber" ist eine *klinische* Diagnose, die bereits bei Verdacht meldepflichtig ist. Dieser Verdacht erfordert eine sofortige Rücksprache mit dem nationalen Referenzzentrum (s. u.). Ebenso wichtig wie bei anderen tropischen Erkrankungen ist die Erhebung einer genauen Anamnese unter Berücksichtigung der individuellen Risikofaktoren (Reisestil), der geografischen Risikofaktoren (Endemiegebiete) und der Inkubationszeit (▸ Tab. 41.2). Die Verdachtsdiagnose ist zu stellen, wenn:

- der Patient innerhalb der Inkubationszeit aus einem Endemiegebiet kommt,
- anamnestisch Kontakt mit einem Vektor (Nagetier, Mücke, Zecke, Affe) oder einem VHF-Patienten erhoben wird,
- Fieber > 38,5 °C, Blutungsneigung, Ödeme und/oder ZNS-Symptome vorliegen,
- Transaminasenerhöhung, Leuko- und Thrombozytopenie und/oder Thrombozytenfunktionsstörungen und Hämokonzentration gefunden werden.

Die spezifische Diagnose erfordert die Isolierung des Virus aus Blut während der akuten, febrilen Phase (Zellkultur) oder den Nachweis von Virusantigen (nur für DF) bzw. Virus-RNA (RT-PCR) in Blut oder Gewebe. Zu beachten ist, dass die Virämiephasen unterschiedlich kurz sind. Die serologische Diagnose erfolgt über den Nachweis virusspezifischen IgMs, z. B. im IgM-capture-ELISA (▸ Tab. 41.2). Bei fulminanten Verläufen mit letalem Ausgang werden jedoch häufig keine Antikörper gebildet. Hohe Antikörpertiter bzw. ein 4-facher Titeranstieg in gepaarten Serumproben in der Immunfluoreszenz und im Hämagglutinationstest sprechen ebenfalls für eine kürzlich erfolgte Infektion. Allerdings weisen diese Testverfahren Kreuzreaktivitäten innerhalb der Arboviren auf, sodass für die endgültige serologische Diagnose Neutralisationstests benötigt werden, die nur in Speziallaboren angeboten werden. Die Diagnostik der Gelbfieberinfektion stellt eine Ausnahme dar, da hier aufgrund internationaler Konvention der Nachweis spezifischer IgM-Antikörper in einer einzigen Blutprobe beweisend ist. In endemischen Gebieten wird die Diagnose eines einzigen Patienten zudem mit einer Epidemie gleichgesetzt.

Plasma aus der Akutphase sollte asserviert und für die spätere Virusisolierung bei –80 °C oder darunter aufbewahrt werden. Einige Erreger dieser Krankheitsgruppe, vor allem Arena-, Krim-Kongo- und Filoviren, können gefährliche Laborinfektionen hervorrufen. Der Umgang mit potenziell in-

Tab. 41.2 Inkubationszeiten und Diagnostik der viralen hämorrhagischen Fieber.

Krankheitsbezeichnung	Virus (Virusfamilie)	Inkubationszeit in Tagen (Maximalbereich)	Serologie	Weitere Diagnostik
argentinisches hämorrhagisches Fieber (AHF)	Junin (Arenaviren)	8 – 12 (6– 21)	Speziallabor	keine
bolivianisches hämorrhagisches Fieber (BHF)	Machupo (Arenaviren)	8 – 12 (6 – 21)	Speziallabor	keine
Dengue-Fieber (DF)	Dengue[1] (Flaviviren)	4 – 7 (3 – 14)	ab Tag 5 (Speziallabor)	PCR (Blut, nur 1. Woche)
Ebola-Fieber	Ebola (Filoviren)	2 – 21	Hochsicherheitslabor	PCR (Blut)
Gelbfieber	Gelbfieber (Flaviviren)	3 – 6	ab Tag 7 (Speziallabor)	PCR, Zellkultur (Blut)
hämorrhagisches Fieber mit renalem Syndrom (HFRS)	Hanta[2] (Bunyaviren)	9 – 40	ab Tag 5 (Speziallabor)	PCR (Blut)
Krim-Kongo- hämorrhagisches Fieber (CCHF)	CCHF (Bunyaviren)	3 – 9 (1 – 12)	ab Tag 5 (Speziallabor)	PCR (Blut)
Kyasanur-Wald-Fieber (KFD)	KFD (Flaviviren)	3 – 13	Speziallabor	keine
Lassafieber	Lassa (Arenaviren)	6 – 17 (6 – 21)	Hochsicherheitslabor	PCR (Blut)
Marburg-Viruskrankheit	Marburg (Filoviren)	7 – 9 (2 – 21)	Hochsicherheitslabor	PCR (Blut)
Omsker-hämorrhagisches Fieber (OHF)	Omsk (Flaviviren)	3 – 8	Speziallabor	keine
Rift-Valley-Fieber (RVF)	RVF (Bunyaviren)	2 – 7 (2–14)	ab Tag 6 (Speziallabor)	PCR (Blut)

[1] siehe Kapitel Dengue-Fieber (S. 218)
[2] siehe Kapitel Hantavirusinfektionen (S. 283)

fektiösem Material erfordert daher strenge Sicherheitsvorkehrungen (S 4-Labore).

Der Versand von nicht inaktiviertem Untersuchungsmaterial muss entsprechend der gesetzlichen Bestimmungen für den Transport von Gefahrgut erfolgen. Für Deutschland relevante Vorschriften und Empfehlungen finden sich auf der Internetseite des Robert-Koch-Institutes (www.rki.de).

Patienten mit hämorrhagischem Fieber müssen im Einzelzimmer isoliert werden, möglichst mit Schleuse, am besten in Räumen mit Unterdruck und Schleuse. Die Regeln des „barrier nursing" (Schutzkittel und -brille, Handschuhe, Mundschutz möglichst Filterklasse P3) müssen strikt eingehalten werden. Alle Körpersekrete, vor allem Blut, sind als infektiös zu betrachten. Auf entsprechende Desinfektion (alkoholische Desinfektionsmittel ausreichend) und Entsorgung ist zu achten.

41.6 Therapie

Die symptomatische Behandlung zielt auf den Ausgleich von Flüssigkeits- und Elektrolytverlusten. Kapillarschaden und drohender Kreislaufkollaps erfordern eine rasche, ggf. intensivmedizinische Behandlung. Ribavirin ist wirksam bei Infektionen durch Arenaviren, besonders Lassafieber und argentinisches hämorrhagisches Fieber, und durch Bunyaviren, vor allem Hantaan-HFRS und Krim-Kongo-HF. Der frühzeitige Therapiebeginn ist entscheidend: 30 mg/kgKG in 1 ED i. v. gefolgt von 15 mg/kgKG alle 6 h für 4 Tage, anschließend 7,5 mg/kgKG alle 8 h für weitere 6 Tage. Ribavirin kann zerebrale Krampfanfälle induzieren. Ein im Tierversuch wirksamer Inhibitor der „tissue factor"-initiierten Blutgerinnung befindet sich derzeit in klinischer Prüfung bei Ebolainfektion. Azetylsalizylsäure (Aspirin) ist bei allen Infektionen mit VHF-Erregern kontraindiziert wegen der erhöhten Blutungsneigung. Kortikosteroide werden nicht empfohlen.

41.7 Prophylaxe

Mücken- und Zeckenstiche können durch schützende Kleidung, Repellentien und Moskitonetze reduziert werden (► Tab. 41.3). Die Vektorkontrolle wird durch das Versprühen von Insektiziden und die Dezimierung von infizierten Nagern mit wechselndem Erfolg versucht. Zerstörung oder Abdichtung von Mückenbrutplätzen (Frischwasserreservoirs) oder Einsatz von Larviziden im Trinkwasser kann Dengue- und Gelbfieber wirkungsvoll eingrenzen. Wegen des Risikos der Übertragung zoonotischer Erreger sollte bei Reisen in die Tropen der Kontakt mit Tieren (gesund, krank oder tot) generell vermieden werden.

Tab. 41.3 Prophylaxe der viralen hämorrhagischen Fieber.

Krankheitsbezeichnung	Virus (Virusfamilie)	Impfung[1]	Andere Maßnahmen
argentinisches hämorrhagisches Fieber (AHF)	Junin (Arenaviren)	Lebendvakzine zugelassen nur in Argentinien (Candid 1)	Expositionsprophylaxe (Rattenexkremente), Vektorkontrolle
bolivianisches hämorrhagisches Fieber (BHF)	Machupo (Arenaviren)	keine	idem
Dengue-Fieber (DF)	Dengue[3] (Flaviviren)	Impfstoff in klinischer Phase-II-Studie (ChimeriVax-DEN)	Mückenprophylaxe, Mückenbekämpfung bei Epidemien
Ebola-Fieber	Ebola (Filoviren)	Impfstoff in klinischer Phase I (NIH/USA)	Expositionsprophylaxe (Fledermäuse, tote Affen)
Gelbfieber	Gelbfieber (Flaviviren)	17-D-abgeleitete Lebendvakzine[2], Reiseimpfung (ab 6 Monate zugelassen), etliche Produzenten	Mückenprophylaxe, Mückenbekämpfung bei Epidemien
hämorrhagisches Fieber mit renalem Syndrom (HFRS)	Hanta[4] (Bunyaviren)	Totimpfstoffe zugelassen nur in Südkorea (Hantavax) und China	Expositionsprophylaxe (Rattenexkremente)
Krim-Kongo- hämorrhagisches Fieber (CCHF)	CCHF (Bunyaviren)	keine	Zeckenprophylaxe, orale Ribavirin-Prophylaxe nach Exposition, z. B. Nadelstichverletzung
Kyasanur-Wald- Fieber (KFD)	KFD (Flaviviren)	keine	Zeckenprophylaxe
Lassafieber	Lassa (Arenaviren)	Impfstoffe in präklinischer Entwicklung	orale Ribavirin-Prophylaxe nach Exposition, z. B. Nadelstichverletzung; Expositionsprophylaxe (Rattenexkremente) in Endemiegebieten
Marburg-Viruskrankheit	Marburg (Filoviren)	Impfstoffe in präklinischer Entwicklung	Expositionsprophylaxe (Fledermäuse, tote Affen)
Omsker-hämorrhagisches Fieber (OHF)	Omsk (Flaviviren)	keine	Zeckenprophylaxe
Rift-Valley-Fieber (RVF)	RVF (Bunyaviren)	Totimpfstoff für Huftiere verfügbar	Mückenprophylaxe

[1] Bisher ist nur die Gelbfieberimpfung allgemein verfügbar.
[2] Impfvorschriften (z. B. nur zertifizierte Gelbfieber-Impfstellen) und aktuelle epidemiologische Situation beachten.
[3] siehe Kapitel Dengue-Fieber (S. 218)
[4] siehe Kapitel Hantavirusinfektionen (S. 283)

41.7.1 Aktive Immunisierung

Die Gelbfieber-Impfung (17 D) ist zurzeit die einzige, generell verfügbare und empfohlene Impfung (siehe ► Tab. 41.3). Sie vermittelt einen lang andauernden Schutz, der 10 Tage nach der Impfung beginnt. Die Impfung ist für viele Endemiegebiete vorgeschrieben und sollte in Abhängigkeit von der aktuellen epidemiologischen Gelbfieber-Situation auch bei Reisen in Länder angeboten werden, die offiziell gelbfieberfrei sind, aber zum endemischen Gelbfieber-Gürtel gehören (z. B. Gambia, Senegal). Die Impfung darf nur in zertifizierten Gelbfieberimpfstellen durchgeführt werden.

Wegen des Risikos einer vakzineassoziierten Enzephalitis sollen Säuglinge unter 6 Monaten nicht geimpft werden, und Säuglinge zwischen 7 und 9 Monaten nur bei hohem Expositionsrisiko. Bei Schwangeren wird die Impfindikation streng gestellt, jedoch sind Fetopathien bisher nicht dokumentiert.

Der subkutan injizierte Lebendimpfstoff enthält geringe Mengen von Hühnereiweiß. Bei Hühnereiweißallergie werden Hauttests vor der Impfung empfohlen (siehe Beilage des Impfstoffherstellers) und bei verminderter Impfdosis ggf. die Testung auf neutralisierende Antikörper.

Schwere Nebenwirkungen bis hin zu Multiorganversagen sind beschrieben worden, und die Häufigkeit ernster Vorfälle wird auf 1:400 000 Impfungen geschätzt. Der einzige bisher identifizierte Risikofaktor für diese sehr seltenen Nebenwirkungen ist ein Alter > 60 Jahre.

Die Entwicklung von Impfstoffen gegen andere HF-Viren verläuft vielversprechend, ist jedoch gegenwärtig noch im experimentellen Stadium.

41.7.2 Patientenisolation

Zur Vermeidung nosokomialer Infektionen bei Lassa-, Arenaviren, Krim-Kongo-Fieber, Marburg-Krankheit und Ebola-HF müssen Patienten für die Dauer der Erkrankung in speziellen Behandlungszentren der Risikogruppe 4 strikt isoliert werden. Das Risiko der Ansteckung ist am größten bei Patienten mit spontanen Blutungen oder Affektionen der Atemwege. Auch Infektionen über die Muttermilch sind beschrieben. Geeignete Schutzvorkehrungen für das medizinische Personal sind essenziell, insbesondere Schutzkittelpflege, Schutzhandschuhe und Mund-Nasen-Schutz, siehe auch Kapitel Infektionsprävention (S. 48).

Personen mit Gelbfieber-Verdacht müssen in den Tropen zur Eindämmung der weiteren Übertragung in moskitosicheren Räumen oder unter Netzen isoliert werden.

41.7.3 Kontaktpersonen

Für enge Kontaktpersonen, bei Nadelstichverletzungen oder wenn eine direkte Kontamination mit Sekreten von Patienten mit Lassa- oder Krim-Kongo-Fieber stattgefunden hat, werden die prophylaktische (orale) Gabe von Ribavirin (30 mg/kgKG/d in 4 ED über 10 Tage; Erwachsene 2 g/d in 4 ED), tägliches Fiebermessen für 21 (Lassa, Ebola) bzw. 14 Tage (Krim-Kongo-HF) und die Vermeidung von engem Kontakt empfohlen. Alle Arenaviren sind als Aerosole hoch infektiös und stellen eine unmittelbare Gefahr für das Laborpersonal dar. Blut und Gewebe von Krim-Kongo-HF-, Rift-Valley-HF- und filovirusinfizierten Menschen oder Tieren sind ebenfalls hoch kontagiös.

41.7.4 Meldepflicht

Es gelten § 6 und 7 IfSG: namentliche Meldung an das Gesundheitsamt durch den behandelnden Arzt innerhalb von 24 Stunden bei Verdacht, Erkrankung oder Tod durch virusbedingtes hämorrhagisches Fieber. Meldung durch das Labor bei direktem oder indirektem Nachweis von Erregern hämorrhagischer Fieber, siehe Abschnitt Diagnose (S. 279).

Zutrittsbeschränkungen einschließlich Personen aus einer Wohngemeinschaft mit Erkrankung oder Verdacht.

Koordinator:
M. Hufnagel

Mitarbeiter:
H.-R. Brodt

41.8 Weiterführende Informationen

Bernhard-Nocht-Institut für Tropenkrankheiten: www.bni-hamburg.de

Centers for Disease Control and Prevention (CDC). Informationen zu Impfungen, endemischen

Krankheiten und Epidemien, Gesundheitsregulation usw. einschl. Hinweisen für Kinder: wwwn.cdc.gov > A–Z Index: T > Travelers' Health > Yellow Book

Centers for Disease Control and Prevention. www.cdc.gov/mmwr > Recommendations and Reports > Past Volumes > 2002/Vol. 51/No. RR–17 > Yellow Fever Vaccine Recommendations of the Advisory Committee on Immunization Practices (ACIP), 2002

Weltgesundheitsorganisation (WHO). Allgemeine Informationen und spezielle „fact sheets" über (virale) hämorrhagische Fieber (nach Erreger, Regionen etc.) und aktuelle Epidemien: www.who.int > Health Topics > Haemorrhagic fevers, viral

Nationales Referenzzentrum für tropische Infektionserreger
am Bernhard-Nocht-Institut für Tropenmedizin
Bernhard-Nocht-Str. 74
20 359 Hamburg
Tel.: 040 4 2818–401
Fax: 040 4 2818–400
E-Mail: Labordiagnostik@bni-hamburg.de

Konsiliarlaboratorium für Filoviren
Klinikum der Philipps-Universität Marburg Institut für Virologie
Hans-Meerwein-Str.
34 043 Marburg
Tel.: 06 421 86–6 254
Fax: 06 421 86–8 962
E-Mail: becker@staff.uni-marburg.de

42 Hantavirusinfektionen

42.1 Krankheitsformen

Hämorrhagisches Fieber mit renalem Syndrom (HFRS), Hantavirus kardiopulmonales Syndrom (HCPS).

42.2 Klinisches Bild

Das **hämorrhagische Fieber mit renalem Syndrom** (HFRS) ist klinisch durch die Trias Fieber, Hämorrhagien und Nierenversagen definiert. Der Verlauf ist komplex und besteht aus 5 Phasen. Die Schwere der Erkrankung variiert mit dem auslösenden Hantavirus und ist demzufolge abhängig vom natürlichen Wirt des jeweiligen Virus und der geografischen Region, in der er vorkommt (▶ Tab. 42.1). Das „klassische" HFRS, an dem während des Koreakrieges etwa 3 000 UN-Soldaten erkrankten, wird durch das Hantaanvirus verursacht. Eine milde Form des HFRS wird in Skandinavien seit den 1930er-Jahren auch als Nephropathia epidemica(NE) bezeichnet.

Das HFRS beginnt akut mit hohem Fieber, Schüttelfrost und Lethargie, Kopfschmerzen, Bauch- und Rückenschmerzen, Schwindelgefühl, Benommenheit und Sehstörungen, Haut- und Schleimhautblutungen oder Petechien und einem Erythem der oberen Körperhälfte. Gegen Ende der 1. Woche können konjunktivale Blutungen, Epistaxis, Melena und Metrorrhagien auftreten. Die *2. Phase* (Tage 5 – 8) beginnt mit akutem Blutdruckabfall und Thrombozytopenie. Sie dauert wenige Stunden bis Tage und kann zu irreversiblem Schock führen. Typische Laborbefunde sind neutrophile Leukozytose $> 20 \times 10^9/l$ mit Linksverschiebung, Anämie und Thrombozytopenie $< 30 \times 10^9/l$, Anstieg von C-reaktivem Protein (CRP) und Serumtransaminasen, sowie Gerinnungsstörung mit intravasalem

Tab. 42.1 Klinisch wichtige Hantaviren: Verbreitung, Reservoirwirt und Schwere der menschlichen Erkrankung.

Virus[1]		Endemiegebiete	Schweregrad	Natürlicher Wirt[2]
hämorrhagisches Fieber mit renalem Syndrom (HFRS) einschl. Nephropathia epidemica				
Puumala (PUUV)		Europa	mild	Rötelmaus (Myodes glareolus)
Dobrava-Belgrad[2] (DOBV), 3 Genotypen:	Kurkino (DOBV-Aa)	Mitteleuropa	mild/mäßig	Brandmaus (A. agrarius)
	Dobrava (DOBV-Af)	Südosteuropa (Balkan)	mäßig/schwer	Gelbhalsmaus (Apodemus flavicollis)
	Sochi (DOBV-Ap)	Russland (Schwarzmeergebiet)	mäßig/schwer	Schwarzmeer-Waldmaus (A. ponticus)
Hantaan[3] (HTNV)		Ostasien (China, Korea, Ostsibirien)	mäßig/schwer	Brandmaus (A. agrarius)
Seoul[4] (SEOV)		Ostasien, seltener weltweit	mild/mäßig	Ratten (Rattus norvegicus, R. rattus)
Hantavirus kardiopulmonales Syndrom (HCPS)				
Sin Nombre[5] (SNV)		Nordamerika	schwer	Weißpfötchenmäuse (Peromyscus spp.)
Andes[6] (ANDV)		Südamerika	schwer	Reisratte (Oligoryzomys longi-caudatus)

[1] Auswahl aus der Gruppe humanpathogener Hantaviren
[2] Generell weisen die verschiedenen Hantaviren eine ausgeprägte Wirtsspezifität auf. DOBV-Subspezies kommen mit unterschiedlichen Wirtsspezies assoziiert und unterschiedlicher Schwere der klinischen Symptomatik vor.
[3] HTNV-Infektionen sind auch als „koreanisches" oder „epidemisches hämorrhagisches Fieber" bekannt.
[4] weltweite Verbreitung mit dem Wirt Rattus norvegicus vor allem in Hafenstädten
[5] Weitere Fälle von HCPS, z. T. auch mit (stärkerer) renaler Beteiligung, durch andere nordamerikanische Hantaviren wurden beschrieben, z. B. New-York-Virus, Monogahela-Virus, Bayou-Virus und Black-Creek-Canal-Virus.
[6] In Südamerika werden zunehmend Fälle von HCPS berichtet, die nicht nur durch Andes-Virus (Chile, Argentinien, Bolivien), sondern auch durch weitere durch Neuweltmäuse (Sigmodontinae) übertragene Viren hervorgerufen werden, z. B. Araraquara-Virus, Choclo-Virus, Juquitiba-Virus, Laguna-Negra-Virus, Lechiguanas-Virus, Oran-Virus.

Faktorenverbrauch, Prothrombin- und partieller Thromboplastinzeitverlängerung und Fibrinogenspaltproduktvermehrung. Die 3., *oligurische Phase* (Tage 9 – 12) ist durch eine akute tubulointerstitielle Nephritis und Nierenversagen mit obligat tubulärer Proteinurie und Hämaturie gekennzeichnet, gelegentlich mit Lungenödem oder „acute respiratory distress syndrome" (ARDS). Die Nierenfunktion bessert sich bei den überlebenden Patienten in der Regel nach 3 – 10 Tagen mit Übergang in die polyurische Phase. Eine chronische Niereninsuffizienz ist selten. Das komplette Bild des HFRS mit Haut-, Schleimhaut- und internen Blutungen tritt nur bei einem Drittel der Patienten mit Hantaanvirusinfektion auf (Tage 13 – 21). Die Letalität des durch Hantaanvirusinfektion bedingten HFRS beträgt 5 – 20 %. Todesursachen sind hauptsächlich Schock oder Nierenversagen, seltener Lungenödem.

Milde, durch Infektionen mit dem Puumalavirus ausgelöste, klinische Verläufe des HFRS werden auch als **Nephropathia epidemica** (NE) bezeichnet. Der klinische Verlauf imponiert als 2-phasige grippeähnliche Krankheit. Häufige Symptome sind Fieber, kolikartige, oft einseitige Flankenschmerzen, Übelkeit und Diarrhoe, Kopfschmerzen und Nackensteifigkeit, gelegentlich mit Sehstörungen (Myopie, Fotophobie) und konjunktivalen Einblutungen. Generalisierte Blutungsneigungen sind extrem selten. Transiente Proteinurie (0,1 – > 20 g/l) und Mikrohämaturie werden fast immer gefunden. Eine akute Nierenfunktionseinschränkung tritt im Mittel nach 7 (3 – 19) Tagen auf mit generell mäßigem Anstieg von Serumkreatinin, CRP und Leukozytenzahl, und Thrombozytopenie $< 100 \times 10^9$/l sowie tubulärer Proteinurie mit Vermehrung von α-1-Mikroglobulin. Histologisch findet sich eine interstitielle Nephritis mit mononukleärem Infiltrat und, gelegentlich, interstitieller (medullärer) Hämorrhagie. Bei unkompliziertem Verlauf ist in der Regel eine Nierenbiopsie nicht erforderlich. Dialyse ist in < 10 % der Fälle indiziert. Die Letalität ist < 1 %. In jüngerer Zeit wurden in Nord- und Ostdeutschland auch ähnliche Krankheitsbilder nach Infektion mit Dobravaviren (Genotyp DOBV-Aa) beschrieben.

Bei Kindern mit HFRS/NE stehen initial Fieber, Kopf- und Halsschmerzen, Myalgien, gastrointestinale Symptome mit Bauch- und Flankenschmerzen, Erbrechen, Oligurie und Bluthochdruck im Vordergrund. Haut- und Schleimhautblutungen (Petechien, gastrointestinale Blutungen) sowie schweres Nierenversagen sind die Ausnahme. Es muss angemerkt werden, dass Kinder relativ selten an HFRS erkranken und dass auch die Seroprävalenz (Vorkommen von Hantavirus-Antikörpern) im Kindesalter noch gering ist.

Das **Hantavirus kardiopulmonale Syndrom (HCPS)** ist die typische Krankheitsform in Nord- und Lateinamerika durch dort endemische Hantaviren (siehe ▶ Tab. 42.1). Die oft akut verlaufende Erkrankung ist charakterisiert durch Fieber und Myalgien, Schüttelfrost, gastrointestinale Symptome wie Übelkeit, Erbrechen, Bauchschmerzen und Diarrhoe gefolgt von Dyspnoe, Thrombozytopenie, Kreislaufinstabilität und Lungenödem. Trotz verlängerter PTT und PT sind manifeste Blutungen selten. Eine renale Beteiligung mit tubulärer Proteinurie und/oder Hämaturie, aber nur geringer Nierenfunktionseinschränkung, findet sich bei etwa 50 % der Patienten. Die Erkrankung hat eine Letalität von ca. 35 %. HCPS kommt in Europa nur als importierte Erkrankung vor.

Pathogenese und klinischen Manifestation von HFRS und HCPS ähneln sich, zumal auch HFRS-Fälle mit schweren Lungenkomplikationen und HCPS-Fälle mit Nierenbeteiligung auftreten. Deshalb wird vorgeschlagen, übergreifend den Begriff Hantavirus-Erkrankung zu verwenden, wie es auch das Robert Koch-Institut schon seit Jahren tut.

42.3 Ätiologie

HFRS und HCPS werden durch einzelsträngige RNA-Viren aus der Familie der Bunyaviridae, Genus Hantavirus, hervorgerufen. Hantaviren variieren hinsichtlich der geografischen Verteilung, des spezifischen Nagetierreservoirs und des Verlaufs der assoziierten Erkrankung. Die Puumala-Viren und verschiedene Dobravavirus-Subtypen sind die Erreger des europäischen HFRS. Details sind in ▶ Tab. 42.1 aufgeführt.

In vitro führen Infektionen mit Hantaviren nur zu geringer Zellschädigung. In vivo beeinflussen sie vor allem die Funktion der Endothelzellen und induzieren Infiltrate aus aktivierten ($CD8^+$-)T-Zellen, Monozyten und Makrophagen im Interstitium. Der Krankheitsentstehung liegen wahrscheinlich immunpathologische Mechanismen zugrunde, die eine Störung der Endothel-Barrierefunktion in den Kapillaren durch zytotoxische T-Zellen und inflammatorische Zytokine bedingen. Außerdem

42

können Hantaviren mit Megakaryozyten und auch den Thrombozyten selbst interagieren.

HFRS und HCPS hinterlassen wahrscheinlich eine lang andauernde, zell- und antikörpervermittelte Immunität und damit einen Schutz vor erneuter Erkrankung.

42.4 Epidemiologie

Hantaviren sind in weiten Gegenden Eurasiens endemisch. Bekannte europäische Endemiegebiete sind Skandinavien, der europäische Teil Russlands und der Balkan, vor allem Serbien und Nordgriechenland. Zunehmend werden Fälle auch aus Deutschland, der Tschechischen Republik, der Slowakei, Belgien und Nordfrankreich berichtet. Mit 1688 gemeldeten Erkrankungen im Jahr 2007, 2017 Fällen in 2010 und 2500 Fällen im Jahre 2012 bereits bis September des Jahres gehören Hantavirus-Erkrankungen in diesen Jahren zu den 5 häufigsten meldepflichtigen Viruserkrankungen in Deutschland. Die meisten Erkrankungen in Deutschland werden durch das Puumalavirus ausgelöst. Im Norden und Osten Deutschlands führt außerdem eine Variante des Dobrava-Belgrad-Virus (DOBV-Aa) zu Erkrankungen. Zu den Regionen mit der höchsten Inzidenz gehören die Schwäbische Alb, der Bayerische Wald und der Spessart.

Schwere Formen mit Letalitätsraten bis zu 12 % sind vor allem im ehemaligen Jugoslawien beschrieben worden. Auf dem Balkan sind Dobrava-Belgrad- und Puumalaviren endemisch. Die schweren Verläufe werden durch eine dort vorkommende Variante des Dobrava-Belgrad-Virus (DOBV-Af) ausgelöst.

Das Reservoir der Hantaviren sind in der Regel Nagetiere der Unterfamilien Murinae (DOBV, HTNV, SEOV), Arvicolinae (PUUV) und Sigmodontinae (SNV, ANDV). Hantaviren sind an spezifische Nager adaptiert, bei denen sie eine vermutlich symptomlose, chronische Infektion verursachen. Die Übertragung geschieht über Exkremente, insbesondere Urin und Speichel der Nager, die vom Menschen über Aerosole aufgenommen werden. Hantaviren werden nicht von Mensch zu Mensch übertragen. Eine mögliche Ausnahme ist das Andesvirus, für das einzelne Fälle einer Übertragung zwischen Menschen beschrieben wurden. Für Laborpersonal besteht Infektionsgefahr durch Kontakt mit Material von Patienten oder infizierten Versuchstieren. Weitere Wirte, z. B. Bisamratten, Spitzmäuse, Maulwürfe und Fledermäuse, können infiziert sein, ohne dass bisher eine humanpathogene Bedeutung der entsprechenden Hantavirustypen bekannt ist.

Die Inzidenz der Erkrankung ist in ländlichen Gegenden höher als in urbanen Gebieten. Wahrscheinlich bedingt durch Exposition und berufliche Tätigkeiten sind Männer häufiger als Frauen betroffen (2:1 bis 3,5:1), bevorzugt im Alter zwischen 20 und 49 Jahren. Infektionen treten zu jeder Jahreszeit mit einem Häufigkeitsgipfel im Sommer auf. Es wird angenommen, dass die Infektion in bis zu 90 % der Fälle asymptomatisch verläuft.

Die **Inkubationszeit** wird mit 7–40 Tagen angegeben.

42.5 Diagnose

Wenn eine Leptospirose ausgeschlossen ist, lässt sich die Verdachtsdiagnose HFRS gelegentlich aufgrund der klinischen und epidemiologischen Angaben stellen, jedoch ist das klinische Bild oft unvollständig, und die Symptome sind nicht spezifisch. Die Virusanzucht ist schwierig und meist erfolglos. Infolgedessen gewinnt der Nachweis virusspezifischer Nukleinsäuren in Blut, Speichel oder Urin sowie Gewebeproben mittels Polymerase-Kettenreakion (RT-PCR), ggf. mit nachfolgender Sequenzierung, zunehmende Bedeutung. Die Virämiephase bei HFRS-Patienten ist jedoch sehr kurz, sodass der Nachweis von viraler RNA aus dem Blut nur während der akuten Phase und auch hier nur bei einem Teil der Patienten gelingt. Zur retrospektiven Diagnostik bieten sich immunhistologische Techniken an, z. B. in fixiertem Gewebe.

Die Diagnose wird daher in der Regel serologisch durch den Nachweis spezifischer Immunglobulin (Ig)M- und IgG-Antikörper mittels Enzymimmunoassay (ELISA) oder Western-Blot gestellt, unter Verwendung von (rekombinanten) Nukleokapsid-(N-)Proteinen als diagnostischem Antigen oder mittels indirektem Immunfluoreszenztest (IFA). Dabei muss in Europa sowohl mit Puumala- als auch mit Dobrava-Antigenen getestet werden. Die Mehrzahl hantavirusinfizierter Patienten hat bereits bei Beginn der klinischen Symptome nachweisbare IgM-Antikörper. IgG-Antikörper werden in 80 – 90 % der in den ersten 5 Tagen entnommenen Serumproben gefunden. Der IgM-Nachweis ist vor allem in Endemiegebieten wichtig aufgrund der Prävalenz virusspezifischer IgG-Antikörper.

Mit hochsensitiven Tests lassen sich IgM-Antikörper noch bis zu 2 Jahre nach der Erkrankung nachweisen. Mit zunehmendem Wissen um die Epidemiologie der Hantaviren wird es möglich und nötig sein, trotz der ausgeprägten Kreuzreaktionen vor allem zwischen den Viren der Hantaan-Gruppe (HTNV/SEOV/DOBV) virusspezifische Antigene einzubeziehen. Zur definitiven Differenzierung von Hantavirus-Antikörpern müssen aufwendige Neutralisationstests durchgeführt und/oder auf RT-PCR-Ergebnisse zurückgegriffen werden.

Prinzipiell wird die akute Infektion durch den Nachweis von IgM und IgG oder signifikantem Titeranstieg (Serumpaar) von IgG diagnostiziert. In Nichtendemiegebieten wird schon der 1-malige gesicherte Nachweis von IgG im Zusammenhang mit der klinischen Symptomatik als beweisend für die Infektion angesehen. Die Bestätigung von ELISA-Daten durch ein unabhängiges Verfahren zum Antikörpernachweis (Immunoblot, IFA) wird empfohlen.

42.6 Therapie

Die Behandlung konzentriert sich auf die Beherrschung von Blutungen, die Stabilisierung des Kreislaufs und die Korrektur der Folgen der akuten Niereninsuffizienz. Patienten sollten frühzeitig in ein Zentrum mit allen Möglichkeiten der intensivmedizinischen Betreuung und Nierenersatztherapie verlegt werden.

Eine wirksame antivirale Therapie des HFRS ist mit Ribavirin möglich. In einer prospektiven, randomisierten, placebokontrollierten Studie zwischen 1985 und 1987 an 242 chinesischen Patienten mit serologisch gesichertem HFRS führte eine frühzeitige intravenöse Ribavirin-Therapie zur signifikanten Senkung der Inzidenz von Nierenversagen, hämorrhagischen Komplikationen und Letalität. Der „loading dose" mit 30 mg/kgKG folgte die Gabe von 15 mg/kgKG alle 6 h über 4 Tage, dann 8 mg/kgKG alle 8 h über weitere 3 – 6 Tage. Ribavirin wurde über 30 Minuten intravenös infundiert.

Systemische Ribavirin-Therapie kann dosisabhängig zu einer reversiblen hämolytischen Anämie und Knochenmarksuppression führen. Der Nutzen der virostatischen Therapie bei der in der Regel leichteren mitteleuropäischen Form des HFRS (NE) und beim HCPS ist nicht bewiesen. Alpha-Interferon scheint das Risiko der Hämorrhagien, nicht jedoch die Letalität zu beeinflussen.

42.7 Prophylaxe

Aktive oder passive **Impfstoffe** stehen in Europa bisher nicht zur Verfügung. Südkorea hat 1992 eine Hantaanvirus-Vakzine aus formalininaktiviertem Hirnextrakt von infizierten Mäusen (Hantavax) in das nationale Impfprogramm aufgenommen (2 Dosen im Abstand von 1 Monat, Auffrischimpfung nach 12 Monaten; über 6 Mio. Dosen verimpft). Nach der 2. und 3. Dosis wurden neutralisierende Antikörper nur bei 17 % bzw. 33 – 50 % der freiwilligen Impflinge erzielt. Adäquate, kontrollierte und randomisierte Studien fehlen bisher. Der Schutzeffekt in der Bevölkerung ist unbekannt und Kosten-Nutzen-Analysen stehen noch aus. Zwar wurde derselbe Impfstoff während der Jahre 1996 – 1998 in einer Feldstudie im früheren Jugoslawien mit „gutem Erfolg" an insgesamt 3 900 Probanden getestet, erhebliche methodische Mängel mindern jedoch den Wert dieser Untersuchung. In China und Südkorea sind noch weitere Impfstoffe auf der Basis inaktivierter Viren (China: HTNV/SEOV, Südkorea: HTNV) im Einsatz.

Klinische Studien mit einem rekombinanten Vakzinia-Lebendimpfstoff mit HTNV-Membranglykoproteinen G1 und G2 und dem Nukleokapsidantigen wurden in den USA nicht weitergeführt. Eine Schutzwirkung gegenüber der in Mitteleuropa vorherrschenden Hantavirus-Erkrankung durch Puumula- und Dobrava-Viren ist mit keinem der oben genannten Impfstoffe zu erwarten.

Erste tierexperimentelle Studien zeigen, dass eine passive Immunisierung mit hantavirusspezifischen (monoklonalen) Antikörpern die Induktion von Zytokinen und Krankheitssymptomen mildert.

Die **Expositionsprophylaxe** (Vermeidung des Kontakts mit Mäusen und deren Ausscheidungen) ist von zentraler Bedeutung für die Verhinderung von Infektionen mit Hantaviren. Dazu gehört die Bekämpfung von Mäusen innerhalb und in der Umgebung von Wohn- und Arbeitsplätzen. Bei Tätigkeit in Räumlichkeiten, in denen Mäuse gehaust haben können (z. B. Stallungen, Schuppen, Reinigung von Sommerhäusern nach der Winterpause) sollten Einweghandschuhe und möglichst Mundschutz getragen werden; eine Aufwirbelung von Staub bei der Entfernung von Mäusekot oder Nestmaterial ist zu vermeiden. Beim Aufenthalt im Freien (z. B. Camping, Tätigkeit in Wald und Feld) sollten ebenfalls Kontakte mit Mäusenestern und Mäuseausscheidungen vermieden werden. Weitere Maßnahmen sind die sichere Aufbewahrung von Nahrungsmitteln innerhalb und außerhalb menschlicher Wohnungen sowie die Desinfektion und Entsorgung von gefangenen bzw. toten Mäusen. Einzelheiten können einem gemeinsamen Informationsblatt des Nationalen Konsiliarlaboratoriums für Hantaviren an der Charité, des Robert Koch-Institutes und weiterer Einrichtungen entnommen werden.

Schwangerschaft. Die Zahl publizierter Fälle von Hantavirusinfektionen in der Schwangerschaft ist gering und lässt keine zuverlässige Risikoeinschätzung zu. In Einzelberichten wurden vaginale Blutungen, spontaner Abort, Frühgeburt mit Atemnotsyndrom und Tod des Neugeborenen unmittelbar nach der Geburt in Verbindung mit einer Hantavirus-Erkrankung der Mutter während der Schwangerschaft gebracht. In einer Studie zu Puumula- und Dobravavirusinfektion während der Schwangerschaft wurden jedoch keine vertikale Virusübertragung und keine offensichtlichen Auswirkungen auf den Fetus oder das Neugeborene dokumentiert.

Meldepflicht nach §6 und 7 IfSG. Namentliche Meldung an das Gesundheitsamt innerhalb von 24 Stunden durch das Labor bei direktem oder indirektem Nachweis einer akuten Infektion durch Hantaviren. Namentliche Meldepflicht durch den behandelnden Arzt bei virusbedingtem hämorrhagischem Fieber (VHF).

Koordinator:
D. H. Krüger

Mitarbeiter:
R. Beetz, M. Panning

42.8 Weiterführende Informationen

Centers for Disease Control and Prevention: www.cdc.gov > A–Z Index: H > Hantavirus Pulmonary Syndrome (HPS)

Institut für Virologie der Charité: virologie-ccm.charite.de > Institut > Konsiliarlaboratorium für Hantaviren: Maßnahmen zur Vermeidung von Hantavirusinfektionen (pdf)

Konsiliarlaboratorium für Hantaviren
Institut für Medizinische Virologie Charité-Universitätsmedizin Berlin
Charitéplatz 1
10 117 Berlin
Ansprechpartner: Prof. Dr. D.H. Krüger
Tel.: 030 450–525 092 oder -525 084
Fax: 030 450–525 907
E-Mail: detlev.kruger@charite.de

43 Helicobacter-Infektionen

43.1 Helicobacter pylori

43.1.1 Klinisches Bild

Primärinfektionen des Menschen mit H. pylori finden ganz überwiegend im Kindesalter statt. Die akute Erkrankung beginnt mit einer superfiziellen Gastritis. Diese kann in eine chronisch-aktive Antrumgastritis mit Entstehung peptischer Ulzera übergehen. Die 2., wesentlich seltenere klinische Form führt zu einer atrophischen, korpusdominierten Gastritis mit im Erwachsenenalter erhöhtem Malignomrisiko (Adenokarzinom und MALT-Lymphom des Magens). Symptomatologisch verlaufen H.-pylori-Infektionen heterogen. Die Majorität der infizierten Kinder bleibt trotz einer histologisch nachweisbaren Gastritis symptomfrei. 10 – 20 % entwickeln Symptome: dyspeptische Oberbauchschmerzen, Übelkeit, Nüchternerbrechen, Hämatemesis, Gewichtsstillstand bzw. -abnahme, Eisenmangelanämie. Ein enteraler Proteinverlust gehört zu den nur selten beschriebenen Symptomen. 10 – 15 % der Besiedelten haben lebenslang keine Symptome.

Inwieweit eine H.-pylori-Eradikationstherapie eine gastroösophageale Refluxkrankheit begünstigt, muss wegen fehlender Studien bei Kindern und differierender Studienergebnisse bei Erwachsenen offen bleiben.

Die bei Kindern häufigen rezidivierenden Bauchschmerzen sind a priori nicht auf eine chronische H.-pylori-Infektion zurückzuführen. Eine Helicobacter-Infektion sollte jedoch bei chronisch rezidivierenden Bauchschmerzen insbesondere dann mit in die differenzialdiagnostischen Überlegungen eingeschlossen werden, wenn ein Eisenmangel vorliegt.

43.1.2 Ätiologie

H. pylori ist ein gramnegatives, ureaseproduzierendes Spiralbakterium mit angerundeten Enden und 4 – 6 unipolaren Geißeln. Es besiedelt ausschließlich die Magenschleimhaut, besitzt die Fähigkeit zur meist lebenslangen Persistenz und ist mikroaerophil kultivierbar (Spiralform). Die kokkoide Form ist in vitro avital. Die genetische Variabilität ist groß.

43.1.3 Epidemiologie

H.-pylori-Infektionen kommen ubiquitär, allerdings mit erheblichen geografischen Häufigkeitsunterschieden vor. Die höchsten Prävalenzraten findet man in Osteuropa, Asien und Südamerika (> 80 % der Bevölkerung). In entwickelten Industrienationen begünstigen beengte Lebensverhältnisse, Heimunterbringung und niedriger sozioökonomischer Status die Infektion. Innerhalb von Populationen besteht eine altersabhängige Zunahme der Infektion. Die Prävalenz der Helicobacter-Infektion in Deutschland beträgt für Kinder zwischen 5 und 7 %; bei Kindern aus Immigrantenfamilien liegt sie deutlich höher (35–44 %). Die Übertragung erfolgt überwiegend intrafamiliär gastrooral oder fäkal-oral, in der Regel in den ersten 5 Lebensjahren. Das natürliche Reservoir ist der Mensch. Infektionen durch Keimübertragung von Haustieren, Fliegen, Lebensmitteln und auch Trinkwasser sind in unseren Breiten nur hypothetisch.

Die **Inkubationszeit** ist nicht bekannt.

43.1.4 Diagnose

Ziel der H.-pylori-Diagnostik ist die Suche nach einer organischen Ursache für ein mit der Infektion korrelierendes Symptom, z. B. eine Eisenmangelanämie, die differenzialdiagnostisch noch unklar geblieben ist. Bei den häufigen rezidivierenden Bauchschmerzen im Kindes- und Jugendalter besteht keine primäre Indikation zur Suche nach H. pylori. Wird bei Kindern mit einer Oberbauchsymptomatik aus diagnostischen und/oder differenzialdiagnostischen Gründen eine Gastroduodenoskopie durchgeführt, sollten Biopsien für Histologie und ggf. Urease-Schnelltest sowie mikrobiologische Kultur gewonnen werden. Ein invasiver oder nichtinvasiver diagnostischer Test auf eine H.-pylori-Infektion sollte bei Kindern und Jugendlichen nur durchgeführt werden, wenn eine Symptomatik wie bei Gastritis oder Ulkus (z. B. epigastrischer Schmerz mit Besserung nach Nahrungsaufnahme) vorliegt und im Falle eines positiven Testergebnisses eine Therapie vorgesehen ist. Ein nichtinvasiver diagnostischer Test auf H. pylori bei asymptomatischen Kindern und Jugendlichen sollte allein aufgrund einer aktuellen oder früheren H.-pylori-Infektion bei Personen einer Hausgemeinschaft nicht durchgeführt werden.

Für die Langzeitprognose ist die Kontrolle des Erfolgs einer Eradikationstherapie durch einen nichtinvasiven Test wichtig (^{13}C-Harnstoff-Atemtestoder monoklonaler Hp-Antigennachweis im Stuhl).

^{13}C-Harnstoff-Atemtest

Der Test hat eine Sensitivität und Spezifität von jeweils > 96 %. Er wird mit stabil markiertem ^{13}C-Harnstoff durchgeführt. H. pylori ist bei sonst Gesunden die einzige Ureasequelle im Magen. Die bakterielle Urease spaltet den oral zugeführten markierten Harnstoff, und $^{13}CO_2$ kann in der aufgefangenen Exspirationsluft gemessen werden.

Vorteilhaft sind die einfache Durchführung und die hohe diagnostische Sicherheit für Erstdiagnose und Therapiekontrolle. Neben der apparativ aufwendigen Massenspektroskopie steht mit der Infrarotspektrometrie eine „Bed-side"-Methode zur Verfügung. Falsch positive Resultate ergeben sich aus orogastraler Fehlbesiedlung oder Ernährung mit Lebensmitteln aus sog. C 4-Pflanzen (z. B. Mais) mit ihrem relativ hohen Anteil von ^{13}C. Falsch negative Tests können durch Hemmung der Stoffwechselaktivität von H. pylori (Säurehemmung, Bakteriostatika) oder fehlende Ansäuerung der Testmahlzeit sowie bei nicht ausreichend kooperativen Kleinkindern < 5 Jahren resultieren. Eine Antibiotikatherapie muss bei Testdurchführung mindestens 4 Wochen zurückliegen und die Gabe von Protonenpumpenhemmern (PPI) oder H_2-Rezeptorenblockern 14 Tage vor dem Test beendet werden.

Auch ein positiver H.-pylori-Nachweis im Stuhl oder positiver ^{13}C-Atemtest sind bei fehlender klinischer Symptomatik keine Indikation für eine Gastroskopie oder gar Therapie.

Antigennachweis im Stuhl (EIA)

Die diagnostische Validität dieses Verfahrens hängt wesentlich von den Transportbedingungen und den verwendeten Antikörpern ab. Mit neuen Enzymimmunoassays auf der Basis monoklonaler Antikörper lassen sich Sensitivität und Spezifität (jeweils > 98 %) deutlich verbessern. Für Kleinkinder und andere unkooperative Patienten ist der Stuhltest Methode der Wahl.

Antikörperdiagnostik im Serum, Urin oder Speichel

Diese Verfahren sind für das Kindesalter aufgrund ihrer unzureichenden Validität nicht geeignet und wissenschaftlichen Studien vorbehalten.

Gastroduodenoskopie

Die Gastroduodenoskopie als invasives Diagnostikverfahren stellt den sog. diagnostischen Goldstandard bei symptomatischer Helicobacter-Infektion dar. Makroskopisch sind H.-pylori-assoziierte Erytheme, Erosionen, Ulzera und die besonders bei Kindern nahezu pathognomonische lymphofollikuläre Hyperplasie („Gänsehautmagen") sowie differenzialdiagnostisch wichtige, nicht mit H. pylori assoziierte Veränderungen zu detektieren. Biopsien können für den Helicobacter-Urease-Schnelltest (pH-abhängiger Farbumschlag im „Bed-side"-Testmedium) sowie für histologische, immunhistochemische und mikrobiologische Untersuchungen verwandt werden. Sensitivität und Spezifität betragen zusammen mit der Biopsie der Magen- und Bulbusschleimhaut praktisch 100 %. Histologisch werden Aktivität und Chronizität der Entzündung bestimmt und zusätzliche Befunde (Metaplasie, fokale Entzündungen, Lymphfollikel) beschrieben. Immunhistochemisch gelingt die Abgrenzung anderer Helicobacter-Spezies (H. heilmannii). Die kulturelle Anzucht von H. pylori und Resistenzbestimmung gegen Clarithromycin und Metronidazol mittels minimaler Hemmkonzentration (MHK) vor Beginn einer Therapie ist indiziert, um die Gefahr eines Therapieversagens und die Entwicklung einer Resistenzentwicklung zu vermeiden. Misslingt die kulturelle Anzucht, kann auch gentechnisch eine Clarithromycin-Resistenz (bei Metronidazol nicht möglich) nachgewiesen werden. In Deutschland sind H. pylori in 20 % gegen Clarithromycin und in 25 % gegen Metronidazol resistent. Resistenzen gegen beide Antibiotika treten bei Kindern in 5 %, nach erfolgter Therapie in 15 % auf.

Die Anwendung eines invasiven Diagnostikverfahrens, wie z. B. einer Gastroduodenoskopie, setzt eine kindgerechte Untersuchungstechnik (erfahrener Untersucher, Analgosedierung, kindgerechte Geräte) voraus. Zudem sollte ein Maximum an diagnostischer Ausbeute sichergestellt sein. Bei mikrobiologischen Untersuchungen bedeutet dies, den schwer anzüchtbaren Keim H. pylori unter optimalen Bedingungen („Bed-side"-Übernahme des Untersuchungsmaterials) zu kultivieren.

Neben der H.-pylori-Diagnostik ist eine primäre endoskopische Untersuchung unumgänglich bei Verdacht oder Bestehen einer gastrointestinalen Blutung und auch bei massiven epigastrischen Schmerzen.

43.1.5 Therapie

Ziel der Behandlung ist die Heilung einer H.-pylori-assoziierten Läsion (Gastritis, Ulkus) durch Eradikation von H. pylori. Eine Keimsuppression ist unzureichend. Absolute Therapieindikationen sind schwere erosive Gastroduodenitis, Riesenfaltengastritis, Ulcus duodeni und ventriculi sowie die Ulkusblutung. Eine relative Therapieindikation stellt die Helicobacter-assoziierte Antrumgastritis bei Kindern mit rezidivierenden Oberbauchschmerzen dar. Eine H.-pylori-Infektion bei rezidivierenden Bauchschmerzen als alleinigem Symptom, bei gastroösophagealem Reflux oder vor einer geplanten Antirheumatikatherapie oder H.-pylori-positive Familienmitglieder sind weder diagnostische noch therapeutische Indikationen. Die „Test-and-treat"-Strategie, d. h. Screening mit einem noninvasiven Test und Therapie im Falle eines positiven Testergebnisses, sollte bei symptomatischen Kindern und Jugendlichen u. a. wegen der zunehmenden Antibiotikaresistenz nicht durchgeführt werden.

Auch aus diesem Grund sollte vor Behandlung einer H.-pylori-Infektion bei Kindern und Jugendlichen eine Antibiotikaempfindlichkeitstestung nach kultureller Anzucht des Keimes durchgeführt werden.

Die Therapie besteht aus einer Kombination von Antibiotika und effektiver Säureblockade mit PPI. Geeignete antimikrobielle Wirkstoffe (Amoxicillin, Makrolide, Imidazole, Tetrazykline, Wismutsalze) zeigen niedrige MHK-Werte, hohe Säurestabilität und gute Penetration durch den Schleim in die Mukosa. Die bei Kindern am besten untersuchten und auch effektiven Säurehemmer sind Omeprazol und dessen Isomer Esomeprazol. Mit Standardkombinationen aus Amoxicillin, Clarithromycin und PPI bzw. Amoxicillin, Metronidazol und PPI sind Eradikationsraten > 85 % zu erreichen (▶ Tab. 43.1). Zu beachten ist, dass die Resistenz von H. pylori gegen die angewendeten Antibiotika zunimmt. Bei Resistenz gegen Clarithromycin wird anstatt dessen Metronidazol 20 mg/kgKG/d in 2 ED eingesetzt. Bei Doppelresistenz kann bei Jugendlichen > 8 Jahre Doxycyclin eingesetzt werden. Die Therapiedauer beträgt 7 Tage. Eine Triple-Therapie ohne Resistenztestung hat nur eine Erfolgsquote um 70 %, eine die Resistenzen berücksichtigende Therapie führt in > 90 % zur Eradikation von H. pylori. Bei fehlenden Ergebnissen einer Antibiotikaempfindlichkeitstestung sollte länger (bis zu 2 Wochen) behandelt werden. Die Wahl sollte dann frühere Therapien und das Herkunftsland des Kindes berücksichtigen. Der Atemtest zur Therapiekontrolle oder alternativ ein geeigneter Stuhltest auf H.-pylori-Antigen ist frühestens 4 – 6 Wochen nach Therapieende zu wiederholen.

Tab. 43.1 Dosierung von Medikamenten zur H.-pylori-Eradikationstherapie für Kinder.

Medikament	(mg/kgKG/d)	per os
Amoxicillin	70	2 ED, max. 2 g
Clarithromycin	25	2 ED, max.1000 mg
Metronidazol	20	2 ED, max.1000 mg
Tetrazyklin[1]	50	2 ED, max. 2 g
Bismutsubsalizylat	20	4 ED, max.2400 mg
Omeprazol	1 – 2	2 ED, max.80 mg
Esomeprazol	1 – 2	2 ED, max.80 mg
Pantoprazol[2]	2	2 ED, max.80 mg
Lansoprazol[2]	1,5	2 ED, max.60 mg

ED: Einzeldosis
[1] für Kinder < 9 Jahren kontraindiziert
[2] fehlende Dosisfindungsstudien für Kinder

Bei Kindern und Jugendlichen mit alleiniger H.-pylori-Gastritis, die nach Therapie weiter infiziert sind, aber keine Symptome mehr haben, muss eine erneute Therapie nicht durchgeführt werden.

Bei Kindern und Jugendlichen mit nachgewiesener H.-pylori-Infektion und folgenden Komplikationen oder Konstellationen muss eine Keimeradikation erfolgen: Ulcus ventriculi oder duodeni, Malt-Lymphom, erosive Gastritis und Duodenitis, Eisenmangelanämie, Ulkus oder Magenkarzinom bei Verwandten 1. Grades. Bei Kindern und Jugendlichen mit endoskopisch nachgewiesener H.-pylori-Infektion ohne Ulkus/Erosion ist eine Eradikationstherapie nicht obligat indiziert.

Eine endoskopische Kontrolle sollte nur nach kompliziertem Ulkus erfolgen oder wenn andere Differenzialdiagnosen als Ursachen vermutet werden (z. B. eosinophile Gastroenteropathie, Morbus

Crohn) oder wenn Biopsien für kulturelle Anzucht erforderlich sind.

Die Antibiotikaresistenzlage von H.-pylori-Stämmen von Kindern und Jugendlichen in Deutschland sollte überwacht werden.

Bei individuell komplizierten diagnostischen oder/und therapeutischen Fragestellungen (z. B. wiederholtes Therapieversagen trotz nachgewiesener guter Compliance) empfiehlt sich eine Kontaktaufnahme mit einem kindergastroenterologischen Zentrum (www.gpge.de).

43.1.6 Prophylaxe

Reinfektionen sind selten (Ausnahme: enger Kontakt, z. B. Großfamilie, Heimunterbringung). Das Infektionsrisiko in Kindereinrichtungen und Schulen ist gering. Eine Impfung ist in nächster Zeit nicht zu erwarten. Inwieweit prolongiertes Stillen einer H.-pylori-Infektion vorbeugt oder die Gabe probiotischer Bakterien (Bifidobakterien, Laktobazillen) sowohl Prophylaxe als auch Eradikationserfolge optimieren können, wird derzeit intensiv untersucht. Von überlangem Einsatz von Flaschen mit Saugern (> 24 Monate) ist abzuraten.

43.2 Helicobacter heilmannii (Gastrospirillium hominis)

Neben H. pylori spielen aus der Gattung Helicobacter weitere humanpathogene Vertreter, wie H. heilmannii, H. cineadi und H. fennelliae eine Rolle. Letztere besonders bei Kindern mit Bauchschmerzen und Durchfällen.

43.2.1 Klinisches Bild

H. heilmannii verursacht wie H. pylori eine Gastritis. Symptome sind rezidivierende Oberbauchschmerzen, Erbrechen, Hämatemesis und Durchfall. Im Vergleich zur H.-pylori-Infektion sind Duodenitis, Ulzera und Karzinome seltener, das MALT-Lymphom ist häufiger.

43.2.2 Ätiologie

H. heilmannii (3,5 – 10 × 1 µm) ist ein gramnegatives, inkonstant Urease produzierendes Spiralbakterium mit 4 – 7 Windungen und 12 Geißeln an beiden Enden. Wie H. pylori besiedelt es die Magenschleimhaut und besitzt die Fähigkeit zur Persistenz. Der Keim ist bisher nicht anzüchtbar. Er ähnelt sehr H. felis (Katze) und unterscheidet sich von H. pylori durch Größe und Zahl der Spiralen (> 4).

43.2.3 Epidemiologie

Infizierte haben häufig Kontakt zu Katzen, Hunden oder Schweinen. Haus- und Raubkatzen gelten als Reservoir. Der genaue Übertragungsweg ist unbekannt. Die Prävalenz ist niedrig: Industriestaaten 0,5 %, Osteuropa und Asien 1 – 6 %. Koinfektionen sind häufig, z. B. mit H. pylori oder H. felis.

43.2.4 Diagnose

Ein sicherer nichtinvasiver Test fehlt. Die Diagnose wird durch Gastroduodenoskopie und Biopsie mit histologischer und histochemischer Untersuchung gestellt.

43.2.5 Therapie

Durch Eradikation von H. heilmannii werden Ulkus und Erosionen geheilt. Da klinische Studien fehlen, wird die gleiche Therapie wie bei H.-pylori-Infektion empfohlen. Die Dauer sollte 10 Tage nicht unterschreiten, und bei Nichtansprechen ist die Kombination Bismut + PPI + 1 oder 2 Antibiotika zu empfehlen.

43.2.6 Prophylaxe

Allgemeine Hygiene und Vermeidung engen Tierkontakts.

Koordination:
M. Radke

Mitarbeiter:
K.-M. Keller, T. Lang

43.3 Weiterführende Informationen

Gesellschaft für Pädiatrische Gastroenterologie und Ernährung (GPGE): www.gpge.de

Nationales Referenzzentrum für Helicobacter pylori am Institut für Medizinische Mikrobiologie und Hygiene des Universitätsklinikums Freiburg
Hermann-Herder-Str. 11
79 104 Freiburg
Tel.: 0 761 203–6 510
Fax: 0 761 203–6 562
E-Mail: erik-oliver.glocker@uniklinik-freiburg.de

44 Hepatitis

44.1 Allgemeines

Das klinische Bild einer Hepatitis kann von Hepatitisviren, von verschiedenen anderen hepatotropen Viren, von Bakterien und Protozoen sowie durch Toxine hervorgerufen werden und kann Folge einer Autoimmunerkrankung sein. Die „klassischen" Hepatitisviren, von denen bisher 5 charakterisiert sind, vermehren sich primär in der Leber und verursachen die Hepatitis A, B, C, D und E (▶ Tab. 44.1).

44.2 Hepatitis A

44.2.1 Klinisches Bild

Bei Kindern überwiegen asymptomatische oder leichte anikterische Formen. Die klinisch apparente Hepatitis beginnt akut mit Fieber, mit und ohne Symptome einer respiratorischen Infektion, Übelkeit, Erbrechen, Oberbauchschmerzen, Inappetenz, dunklem Urin und entfärbtem Stuhl; ein Ikterus, manchmal mit Juckreiz, kann das Krankheitsbild ergänzen. Eine fulminante Hepatitis kommt in Europa bei < 0,1 % der Patienten mit einer apparenten

Tab. 44.1 Hepatitisviren: Antigene und Antikörper

Antigene	Antikörper
Hepatitis A	
HAV	Hepatitis-A-Virus (Picornavirus)
Anti-HAV-IgG	Antikörper gegen HAV der IgG-Klasse
Anti-HAV-IgM	Antikörper gegen HAV der IgM-Klasse
Hepatitis B	
HBV	Hepatitis-B-Virus (Hepadnavirus)
HBsAg	Hepatitis-B-Oberflächen-(surface-)Antigen
Anti-HBs	Antikörper gegen HBsAg
HBcAg	Hepatitis-B-Kern-(core-)Antigen
Anti-HBc-IgG	Antikörper gegen HBcAg der IgG-Klasse
Anti-HBc-IgM	Antikörper gegen HBcAg der IgM-Klasse
HBeAg	sezerniertes Spaltprodukt des HBcAg
Anti-HBe	Antikörper gegen HBeAg
DNA-Polymerase	Desoxyribonukleinsäurepolymerase
HBV-DNA	Hepatitis-B-Virus-DNA
Hepatitis C	
HCV	Hepatitis-C-Virus (Flavivirus)
HCV-RNA	Hepatitis-C-Virus-Ribonukleinsäure
Anti-HCV-IgG	Antikörper gegen HCV der IgG-Klasse
Anti-HCV-IgM	Antikörper gegen HCV der IgM-Klasse
Hepatitis D	
HDV	Hepatitis-D-Virus (Virusoid)
HDV-RNA	Hepatitis-D-Virus-Ribonukleinsäure
Anti-HDV-IgG	Antikörper gegen HDV der IgG-Klasse
Anti-HDV-IgM	Antikörper gegen HDV der IgM-Klasse
Hepatitis E	
HEV	Hepatitis-E-Virus (Calicivirus)
HEV-RNA	Hepatitis-E-Virus-Ribonukleinsäure
Anti-HEV	Antikörper gegen HEV

Hepatitis A vor. 2- und mehrphasige Verläufe sind nicht selten. Ein Trägerstatus und chronische Formen sind nicht bekannt.

► **Schwangerschaft.** Die Hepatitis A hat keinen Einfluss auf die Schwangerschaft und die Frucht. Einzelne Fälle von vertikaler Übertragung sind beschrieben.

44.2.2 Ätiologie

Das Hepatitis-A-Virus (HAV) ist ein 27 – 32 nm großes RNA-Virus mit hoher antigener und genetischer Stabilität. Seine außerordentliche physikalische Resistenz bildet die Grundlage für das Überleben in der Umwelt und die Übertragung. Das HAV toleriert Temperaturen von 60 °C über mindestens 60 Minuten.

44.2.3 Epidemiologie

Seit den 1950er- und 1960er-Jahren ist die Durchseuchungsrate der deutschen Bevölkerung deutlich rückläufig. Kinder und Jugendliche sind gegenwärtig meistens nicht immun, was bei Reisen in endemische Länder zu beachten ist. Deutsche erkranken gegenwärtig am häufigsten im 2.–4. Dezennium. Kinder sind hierzulande besonders gefährdet, wenn eine Hepatitis A in der Familie, in Kindertagesstätten und in Heimen auftritt. Mehr als die Hälfte aller gemeldeten Erkrankungen werden jedoch im Ausland erworben. Das gilt ganz besonders für in Deutschland aufwachsende Kinder von ausländischen Mitbürgern.

Die Übertragung des HAV erfolgt gewöhnlich auf dem fäkal-oralen Weg. Schlechte hygienische Verhältnisse stellen eine Hauptgefahrenquelle dar. Andere Übertragungswege sind in Mitteleuropa eher selten, so etwa die Übertragung durch Genuss von kontaminierten Austern, Meeresfrüchten, Flusskrebsen etc. oder von kontaminiertem Wasser oder mittels sexueller Kontakte (erhöhte Morbidität bei Homosexuellen). Ein infizierter Patient ist gewöhnlich 2 Wochen vor bis 1 (– 2) Wochen nach Ausbruch der Krankheit (bzw. des Ikterus) ansteckend. Die Virämie kann aber mehrere Monate bestehen. Neugeborene scheinen das HAV bis zu 4 – 5 Monate im Stuhl ausscheiden zu können, was wiederholt zu Hepatitis-A-Ausbrüchen, vor allem beim Personal auf neonatologischen Stationen geführt hat. Eine saisonale Häufung ist für die Hepatitis A in Deutschland gegenwärtig nicht typisch. Gelegentlich werden im Frühherbst Fälle in Kindereinrichtungen als Folge einer Reisehepatitis mitgeteilt. Eine mittlere Inzidenz findet sich in der Türkei, und Hochinzidenzregionen sind z. B. Bulgarien, Rumänien und Nordafrika.

Die **Inkubationszeit** beträgt durchschnittlich 25 (14 – 48) Tage.

44.2.4 Diagnose

Mit Ausbruch der Krankheit wird Anti-HAV-IgM gebildet. Die IgM-Antikörper sind etwa 3 Monate (bis > 1 Jahr) lang im Serum nachweisbar. Ihr Nachweis bestätigt gewöhnlich die Diagnose einer akuten Hepatitis A. Anti-HAV-IgG persistiert (jahre- bis) lebenslang und ist Ausdruck von Immunität. Der Hepatitis-A-Antigen- oder HAV-Nachweis im Stuhl ist für die Routinediagnostik nicht sinnvoll.

44.2.5 Therapie

Eine kausale Therapie gibt es nicht; Bettruhe nach Bedarf und durch Selbstregulation des Kindes. Leberschonkost, Leberschutzcocktails und Kortikosteroide sind obsolet – auch bei der cholestatischen Form. Lebertoxische Medikamente, z. B. Valproinsäure, sind zu vermeiden.

44.2.6 Prognose

Die Prognose ist gut. Vereinzelt ist die Heilung verzögert. Bei diesen Kindern lassen sich über 6 Monate Transaminasenerhöhungen manchmal mit einem Rezidiv der Cholestase nachweisen. Bei wenigen Patienten kann es nach einer initialen Normalisierung zu einem sekundären passageren Anstieg der Transaminasen kommen, bis dann auch bei diesen Kindern die Restitutio ad integrum eintritt. Die Letalität der fulminanten Hepatitis beträgt etwa 40 %.

44.2.7 Prophylaxe

Hygiene

Es gilt vor allem, Schmierinfektionen zu verhindern. Einwandfreie persönliche Hygiene, ganz besonders sorgfältiges Händewaschen und -desinfektion nach Kontakt mit vermutlich kontaminierten Gegenständen (Windeln) und vor Kontakt mit Nahrungsmitteln, ist erforderlich. Eine Behandlung zu Hause ist möglich. Im Krankenhaus sollte der Patient je nach Schwere der Krankheit für 1 Woche oder ggf. länger isoliert werden.

Aktive und passive Immunprophylaxe

Kinder und Jugendliche sollen bei einem engen Kontakt zum Erkrankten, wie er im Haushalt, in Kindertagesstätten, in Kinderheimen und vereinzelt auch in Schulen vorkommt, so früh wie möglich, spätestens innerhalb 1 Woche geimpft werden (Riegelungsimpfung, s. u.). Personen mit erhöhtem Komplikationsrisiko bei einer Hepatitis können gleichzeitig, Säuglinge und Immunsupprimierte ausschließlich eine *postexpositionelle* Prophylaxe mit Immunglobulin erhalten. Geeignet sind Präparate mit einem Antikörpertiter von mindestens 100 IU/ml. Dosis: 0,02 – 0,06 ml/kgKG intramuskulär. Das Gleiche gilt für Personen mit sexuellen Kontakten mit einem infektiösen Partner. Eine Exposition ist anzunehmen bei einem Kontakt in der Zeit von 2 Wochen vor bis 2 Wochen nach Ausbruch der Krankheit. Das Immunglobulin sollte bei Indikation sofort nach der Exposition gegeben werden. Erfolgt die Prophylaxe später als 10 Tage nach der Exposition, ist ein Schutzeffekt nicht mehr zu erwarten.

Eine Immunglobulinprophylaxe des *Neugeborenen* erscheint nur sinnvoll, wenn die Mutter in der Zeit von 3 Wochen vor bis 3 Wochen nach der Geburt an einer Hepatitis A erkrankt. Stillen ist erlaubt. Eine sorgfältige Händehygiene ist einzuhalten.

► **Hepatitis A in Kindertagesstätten, Kinderheimen und in der Familie.** Neben hygienischen Maßnahmen und serologischen Kontrollen (Anti-HAV-IgM, Transaminasen) ist eine frühzeitige aktive Immunisierung der gefährdeten Kinder und (nichtimmunen) Erwachsenen zu empfehlen. Darüber hinaus ist der Gesundheitszustand jeder exponierten Person für mindestens 28 Tage zu überwachen. Kontaktpersonen können erst 4 Wochen nach dem letzten Kontakt wieder Gemeinschaftseinrichtungen besuchen, „sofern nicht die strikte Einhaltung von hygienischen Maßnahmen zur Verhütung einer Übertragung gewährleistet ist" (Robert Koch-Institut). Daraus kann man ableiten, dass bei Einhaltung von hygienischen Maßnahmen die „Isolierung" bereits früher aufgehoben werden kann.

► **Hepatitis A in Schulen.** Die o. g. Maßnahmen sind gewöhnlich nur bei engen Kontaktpersonen anzuwenden. Kinder und Erwachsene mit einer Hepatitis A können, wenn sie klinisch gesund sind, spätestens 2 Wochen nach den ersten Symptomen die Schule wieder besuchen. Dies gilt auch für andere Gemeinschaftseinrichtungen.

► **Reisen in Endemiegebiete.** Bei kurzfristigen Reisen in Endemiegebiete ist eine *präexpositionelle Prophylaxe* mit Immunglobulin heute nur noch für Kinder in den ersten 12 Lebensmonaten zu erwägen (0,02 ml/kgKG oder 2 ml intramuskulär), da die Impfung für dieses Alter noch nicht zugelassen ist. Der Schutzeffekt setzt sofort ein und hält etwa 3 Monate vor, bei einer Dosis von 0,06 ml/kgKG etwa 5 Monate. Ältere Kinder sollten rechtzeitig aktiv immunisiert werden (s. u.). Zusätzlich gilt, möglichst keine potenziell kontaminierten Nahrungsmittel einschließlich Wasser (d. h. auch Eiswürfel) zu sich zu nehmen.

Aktive Immunprophylaxe

Die Hepatitis-A-Impfung ist allen gefährdeten Personen zu empfehlen. Für Kinder ist sie ab 12 Monaten (Havrix 720 Kinder, HAVpur) zugelassen. Der Impfschutz beginnt bei mehr als 95 % der Geimpften 2 Wochen nach der 1. Impfung. Die Impfung braucht i. d. R. nicht mit der passiven Immunprophylaxe kombiniert zu werden, da die Impfung die natürliche Infektion überholt. Aus diesem Grund kann auch von einem sofortigen Impfschutz ausgegangen werden. Außerdem gibt es auch einen Kombinationsimpfstoff gegen Hepatitis A und B (Twinrix Kinder) für Kinder nach dem 1. Lebensjahr.

Bei Hepatitis-A-Ausbrüchen ist nach Empfehlungen der Ständigen Impfkommission der Riegelungsimpfung gegenüber der passiven Immunprophylaxe der Vorzug zu geben. Bei früher aktiver Immunisierung und ggf. zusätzlicher Gabe von Immunglobulinen innerhalb von 10 Tagen kann in 80 – 90 % der Fälle eine Infektion verhindert werden. HBsAg- und HCV-Träger und andere Risikogruppen sollten im Bedarfsfall zusätzlich eine passive Immunglobulinprophylaxe erhalten.

In jedem Fall sollten Risikogruppen bei Bekanntwerden ihrer Grunderkrankung umgehend aktiv immunisiert werden, auch wenn kein besonderes Risiko für eine Hepatitis A besteht.

44.2.8 Meldepflicht

Gemäß dem IfSG ist laut § 6 Abs. 1 der feststellende Arzt verpflichtet, sowohl den Verdacht als auch Erkrankung und Tod an akuter Virushepatitis an das zuständige Gesundheitsamt zu melden. Leiter von Untersuchungsstellen (Laboratorien) sind verpflichtet (§ 7), den direkten oder indirekten Nachweis des Hepatitis-A-Virus zu melden, soweit dieser auf eine akute Infektion hinweist.

44.3 Hepatitis B

44.3.1 Klinisches Bild

Klinisch kann die akute Hepatitis B der Hepatitis A ähneln. Asymptomatische und subklinische Formen sind häufig. Das gilt besonders für das Neugeborenenalter. Nicht selten treten extrahepatische Manifestationen auf wie Arthralgien, Exantheme (u. a. Gianotti-Crosti-Syndrom), Myalgien, Vaskulitis, Kryoglobulinämie, Glomerulonephritis (vor allem bei Kindern) und Myoperikarditis.

Die fulminante Hepatitis kommt sehr selten bei Patienten mit einer apparenten Hepatitis B vor. Ein geringer Teil dieser Patienten ist gleichzeitig durch das HDV (S. 305) infiziert. Trägerstatus und chronische Formen sind häufig.

▶ **Schwangerschaft.** Eine akute oder chronische Hepatitis B in der Schwangerschaft stellt für Mutter und Kind kein erhöhtes Risiko dar, kann aber zu einer vertikalen Transmission der Viren führen.

44.3.2 Ätiologie

Das Hepatitis-B-Virus (HBV) ist ein 42 nm großes DNA-Virus (Dane-Partikel), das 2 immunogene Strukturproteine enthält. Im Inneren befindet sich das HBcAg, das die virale DNA umgibt. Das HBcAg wird von einer lipidhaltigen Hülle umschlossen, die das HBsAg (HB-Oberflächenantigen) enthält. Ein lösliches Antigen (HBeAg) wird von infizierten Leberzellen sezerniert. Es entspricht in seiner Aminosäuresequenz weitgehend dem HBcAg.

Aufgrund von 4 antigenen Determinanten (d, y, w, r) und weiterer Untergruppen können mindestens 9 serologische Subtypen des HBsAg unterschieden werden. Gruppenübergreifend enthält das HBsAg bei allen Viren die „a"-Determinante, gegen die mit der Impfung Antikörper induziert werden. Unabhängig von den HBsAg-Subtypen können die Hepatitis-B-Viren in 8 Genotypen (A–H) unterteilt werden, die sich in mehr als 8 % ihrer Nukleinsäuresequenz voneinander unterscheiden. In der Bundesrepublik überwiegt der Subtyp adw gefolgt von ayw bzw. die Genotypen A und D.

Neben dieser natürlichen genetischen Variabilität der Wildviren gibt es verschiedene Klassen von *Virusmutanten*. Diese können nebeneinander mit Wildviren im Patienten vorliegen. Klinisch bedeutsam sind vor allem die Prä-Core-Mutanten (S. 299), die nicht für HBeAg codieren können. Hiermit infizierte Personen sind HBeAg-negativ, können aber trotzdem hohe Viruskonzentrationen im Serum aufweisen. Bei immunsupprimierten Patienten sind Core-Promotor-Mutanten und Mutanten innerhalb des Core-Gens bekannt. Schließlich sind Mutanten mit Veränderungen im HBsAg, die S-Varianten (S. 302), beschrieben. Die Mutanten können auch die „a"-Determinante betreffen mit der möglichen Folge einer Überwindung des Impfschutzes und fehlender Nachweisbarkeit mit derzeitig verwendeten HBsAg-Testkits („Escape-Mutanten").

Gegen jedes Antigen können Antikörper gebildet werden. Die für die Praxis wichtigen Antikörper sind Anti-HBs, Anti-HBc (IgG + IgM) und Anti-HBe. Anti-HBs zeigt die Immunität und damit in der Regel eine ausgeheilte Erkrankung oder einen Zustand nach Impfung an. In Einzelfällen kann auch bei anti-HBs-positiven Patienten HBV-DNA in kleinen Mengen (< 1000 Kopien/ml) nachgewiesen werden.

44.3.3 Epidemiologie

Mehr als ein Drittel der Weltbevölkerung trägt Marker einer HBV-Infektion, und schätzungsweise 350 Mio. Menschen sind HBsAg-Träger. Bei ca. 0,4 % der bundesdeutschen Bevölkerung ist HBsAg im Serum nachweisbar. In Osteuropa und im südlichen Europa ist die HBV-Prävalenz höher. Die Gesamtzahl der HBV-Träger in Deutschland wird auf 500 000 geschätzt. Fast ein Drittel der Träger hat die Infektion im Kindesalter erworben.

Das HBV kommt vor allem in Blut und Blutprodukten vor, weiterhin in Speichel, Sperma und Vaginalsekret; aber auch Muttermilch, Tränenflüssigkeit, Körpersekrete (Wundexsudat, Peritonealdialysat, Liquor etc.) und Gewebeproben können geringe Mengen HBV enthalten. Die *Übertragung* des HBV erfolgt vor allem durch Intimkontakte. Aus diesem Grunde treten 30 – 50 % der akuten Infektionen in Deutschland bei Jugendlichen und junge Erwachsenen auf. Weitere Infektionsquellen sind mukokutaner Kontakt mit infektiösem Material und perinatale Exposition gegenüber der infizierten Mutter. Bei hoher Konzentration von HBV im Blut reichen für eine Infektion minimale Blutmengen von 0,1 µl aus. Die Übertragung der Viren kann somit über minimale Haut- und Schleimhautläsionen erfolgen. Das HBV kann bei suboptimaler Hygiene auch durch medizinische und zahnärztliche Eingriffe wie z. B. Endoskopien, Tätowieren, Piercing etc. übertragen werden. Transfusionen und die Gabe von Blutprodukten (Gerinnungspräparate, Immunglobuline, Humanalbumin, tiefgefrorenes Frischplasma etc.) stellen dagegen in Deutschland kein nennenswertes Risiko mehr dar. Kontakt mit Stuhl und Urin von infizierten Personen ist für die Übertragung von HBV praktisch ohne Bedeutung.

Besonders gefährdet sind Personen, die häufig mit infektiösem Material in Kontakt kommen, wie medizinisches Personal (Nadelstichhepatitis) und Laborpersonal, Hämodialysepatienten und an Hämophilie erkrankte Patienten, Immunsupprimierte, Personen mit engen Kontakten zu einem HBsAg-Träger im Haushalt (Geschwister und Ehepartner), weiterhin Kinder mit chronischen Hautkrankheiten, Kinder in Einrichtungen für geistig Behinderte, Rauschgiftsüchtige, Homosexuelle, Prostituierte usw.

Bei der *vertikalen Transmission* erfolgt die Infektion des Kindes in der Regel sub partu. Bis zu 5 % der Neugeborenen infizierter Mütter werden intrauterin infiziert. Bei diesen Kindern kann bereits am 1. Lebenstag im Venenblut (nicht Nabelschnurblut) HBsAg, meist auch HBV-DNA und Anti-HBc-IgM nachgewiesen werden. Die Sub-partu-Infektionsrate der Neugeborenen HBeAg-positiver Mütter beträgt 70 – 95 %. Die Infektionsrate ist niedriger, wenn die Mütter HBeAg-negativ (20 – 25 %) bzw. anti-HBe-positiv (ca. 10 %) sind. Bei konsequenter aktiver und passiver Immunisierung von Kindern HBsAg-positiver Mütter (HBV-Screening jenseits der 32. SSW) kann man bei einer Vermeidungsrate von 90 % und 660 000 Geburten in Deutschland von jährlich 250–300 perinatal infizierten Neugeborenen ausgehen.

Die **Inkubationszeit** beträgt etwa 90 Tage (40 – 180 Tage).

44.3.4 Diagnose

▸ **Akute Hepatitis.** Eine akute Hepatitis B lässt sich durch den Nachweis von HBsAg im Serum beweisen. Etwa 2 Monate nach Ausbruch der Krankheit wird HBsAg aus dem Serum eliminiert. Bei ca. 10 % der Patienten erfolgt die Elimination aber bereits in der 1. Krankheitswoche. Diese Patienten, die noch anti-HBs-negativ sind, können durch den Nachweis von Anti-HBc-IgM identifiziert werden. Persistiert HBsAg länger als 6 Monate, liegt eine chronische Infektion vor.

Anti-HBc-IgM persistiert in der Regel 2 Wochen bis 6 Monate (und länger). Der Nachweis der IgM-Antikörper ist auch in der Diagnostik der fulminanten Hepatitis B wichtig, weil es bei der fulminanten Hepatitis schnell zu einer Viruseliminierung und damit zur HBsAg-, HBeAg- und HBV-DNA-Negativität kommt.

Differenzialdiagnostisch ist bei HBsAg-positiven, anti-HBc-IgM-negativen Patienten mit einer akuten Hepatitissymptomatik an eine Zweiterkrankung durch HCV oder HDV zu denken. Auch bei einer HBV-Infektion unter Immunsuppression kann die Entwicklung von anti-HBc ausbleiben.

Die für die Praxis wichtigsten Marker der aktiven Virusreplikation und damit der Infektiosität sind HBeAg und die quantitativ bestimmte HBV-DNA. Das HBeAg ist bei der akuten Hepatitis 4 – 8 Wochen lang nach Auftreten der Symptome nachweisbar und wird bei Elimination durch anti-HBe ersetzt. HBV-DNA persistiert im Serum 4 – 6 Wochen. Bei einer Persistenz über mehr als 8 – 10 Wochen liegt der Verdacht nahe, dass sich eine chronische Hepatitis entwickelt.

▸ **Chronische Hepatitis.** Die chronische Hepatitis B ist durch einen HBsAg-Nachweis im Serum über mehr als 6 Monate gekennzeichnet. In der 1. Phase der chronischen Hepatitis ist die Virusreplikation hoch mit teilweise $> 10^9$ HBV-Genomen pro ml Serum. Sind die Transaminasen normal, spricht man von der immuntoleranten, bei erhöhten Werten von der immunreaktiven Phase. In der 2. Phase ist die Virusreplikation niedriger mit HBV-DNA-Titern $< 10^5$ HBV-Genome/ml. In dieser Periode kommt es zur Serokonversion von HBeAg zu Anti-HBe, die gewöhnlich von einer Normalisierung der Leberenzyme, einer verringerten entzündlichen Aktivität im Lebergewebe und einer reduzierten Infektiosität begleitet ist.

Bei anti-HBe-positiven, HBeAg-negativen Kindern mit erhöhten Transaminasen oder mit ausgeprägter Virämie besteht der Verdacht auf das Vorliegen von Prä-Core-(„HBe-minus“-)Mutanten. Solche Patienten können eine geringe Spontanremissionsrate haben, erkranken oft schwerer und zeigen manchmal eine rasche Progredienz zur Leberzirrhose. Zur histologischen Beurteilung hat man verschiedene Aktivitätsindizes etabliert, bei denen neben der entzündlichen Aktivität (Grading) auch der Fibrosegrad (Staging) mit in die Bewertung einbezogen wird (z.B. HAI: „hepatitis activity index“, Knodell-Score). In der immuntoleranten Phase können wesentliche histologische Veränderungen fehlen; der Patient ist HBeAg-positiv und hat in der Regel normale Serumtransaminasen mit hohen HBV-DNA-Konzentrationen im Serum. Man muss die Patienten regelmäßig kontrollieren, da die Transaminasen jederzeit ansteigen können, was den Übergang in die immunreaktive Phase mit einer Verstärkung der entzündlichen Aktivität bedeutet.

44.3.5 Therapie

Eine effektive kausale Therapie der akuten und chronischen Hepatitis B gibt es nicht; zur symptomatischen Behandlung siehe Hepatitis A (S.295). Lebertoxische Medikamente, z.B. Valproinsäure, sind zu vermeiden. Sollte eine fulminante Hepatitis entstehen, ist die Indikation zur Therapie mit einem Nukleosidanalogon wie Lamivudin gegeben. Es gibt auch für Kinder Berichte, dass damit die Überlebensprognose verbessert wird.

Man kann eine chronische Hepatitis B mit *Peginterferon α*behandeln. Die Indikationen für eine Behandlung ist der HBeAg-positive chronische Status mit Erhöhung der Serumtransaminasen. HBeAg-negative Patienten mit erhöhten Transaminasen können mit einem Nukleosidanalogon behandelt werden. Anti-HBe-positive Kinder mit normalen Transaminasen und DNA-Werten $< 10^4$ Kopien/ml werden nicht behandelt. Als Kontraindikationen gelten Autoimmunerkrankungen, dekompensierte Leberzirrhose, ausgeprägte Thrombo-/Leukozytopenie und Gravidität. Man kann mit Peginterferon α-2b in einer Dosis von 1,5 µg/kgKG/Woche über 48 Wochen behandeln. Die Serokonversion von HBeAg zu Anti-HBe ist abhängig von der entzündlichen Aktivität vor Therapie und anderen Faktoren und kann mit 25 – 45 % veranschlagt werden. Eine Ausheilung, das heißt Serokonversion zu Anti-HBs, wird nur bei 6 – 10 % der Patienten erreicht. Eine Kombinationsbehandlung mit einem Nukleo(t)sidanalogon hat gegenüber der Monotherapie mit Interferon keine Vorteile. Ab Anfang 2013 wird eine randomisierte Studie mit Peginterferon α-2a über 48 Wochen durchgeführt. Bis jetzt gibt es keine Zulassung für die Interferonbehandlung und sie muss off label durchgeführt werden. Die Gabe von Kortikosteroiden ist nicht indiziert, auch nicht vor einer geplanten Interferonbehandlung. Fast alle Kinder zeigen Nebenwirkungen, meistens sind es grippeähnliche Symptome. Schwere Nebenwirkungen wie Neutropenie, Krämpfe, depressive Verstimmung und Epistaxis sind selten und klingen nach Absetzen von Interferon ab. Der Nachweis von Autoantikörpern ohne klinische Symptome einer Autoimmunkrankheit zwingt nicht zum Absetzen der Therapie. Auf die Schilddrüsenfunktion ist besonders zu achten, u.a. sollten TSH-Werte und Schilddrüsen-Autoantikörper wiederholt untersucht werden, weil noch Monate nach Beendigung der Interferontherapie eine Induktion einer Autoimmunthyreoiditis möglich ist.

Bei einer wirksamen Interferonbehandlung können die Transaminasen vorübergehend ansteigen. Im Erfolgsfall folgt die Serokonversion von HBeAg zu Anti-HBe mit und ohne Verlust von HBsAg; die HBV-DNA-Konzentrationen sinken unter 10^{4-5} Kopien/ml ab, und es kommt zu einer histologischen Besserung. Bei einigen Patienten tritt die Serokonversion erst mehrere Monate nach Beendigung der Therapie ein.

Kinder mit einer vertikalen Transmission von HBV, geringer entzündlicher Aktivität im Lebergewebe, Patienten mit einer zusätzlichen HDV-Infektion und Kinder mit Immundefizienz sprechen schlechter auf die Interferontherapie an.

Nach Beendigung der Interferontherapie kann es zu einer Reaktivierung (wahrscheinlich ca. 5 %) kommen. Eine Zweitbehandlung mit Interferon ist von geringer Effektivität.

Alternativ zur Peginterferontherapie können Nukleos(t)idanaloga zur Therapie in Erwägung gezogen werden. Nur für Erwachsene zugelassen sind: Lamivudin, Adefovir, Telbivudin, Tenofovir und Entecavir. Bei Erwachsenen werden Lamivudin wegen der hohen Resistenzrate und Adefovir wegen der schwachen Wirksamkeit nicht mehr eingesetzt. Für Kinder werden in den nächsten Jahren Zulassungen für Tenofovir, Entecavir und Telbivudin erwartet.

Lamivudin (Erwachsene: 100 mg/d) kann bei Kindern (3 mg/kgKG/d per os in 1 ED, maximal 100 mg/d) „off label" (zugelassen in den USA) angewendet werden. Die Medikation muss lange verabreicht werden und hat eine Serokonversion von HBeAg zu anti-HBe von 15 – 25 % zur Folge. Sie liegt pauschal etwa 10 % unterhalb der Serokonversionsrate bei Alpha-Interferon-Behandlung. Auch hier spielt die entzündliche Aktivität vor Behandlungsbeginn eine Rolle. Bei ¼ der behandelten Patienten kommt es innerhalb von 12 – 18 Monaten zur Resistenzentwicklung aufgrund einer Mutation im Polymerase-Gen des Virus. Das Nukleosidanalogon Adefovir induziert weniger HBV-Resistenzen und ist für Erwachsene, und in den USA auch für Kinder ab 12 Jahren zugelassen. Die replikationsmindernde Wirkung ist geringer als bei Lamivudin. Zu Erreichung einer anti-HBe-Serokonversion muss es jahrelang gegeben werden. Einheitliche Empfehlungen sind schwierig und können derzeit noch nicht ausgesprochen werden. Entecavir kann über das Ausland als Lösung bezogen und off label in der Dosierung 0,5 mg/kgKG/d gegeben werden. Für Telbivudin und Tenofovir gibt es nur Tabletten, die erst nach der Pubertät gegeben werden sollten. Die Therapie sollte von einem erfahrenen Behandler durchgeführt werden.

Bei einem fulminanten oder chronischen Leberversagen kann eine orthotope Lebertransplantation angezeigt sein. In diesen Fällen sollte vorher auf jeden Fall ein therapeutischer Versuch mit einem Nukleosidanalogon unternommen werden.

44.3.6 Prognose

Die Letalität der fulminanten Hepatitis ist sehr hoch (bis 80 %). Die Chronifizierungsrate ist altersabhängig. Sie beträgt bei Neugeborenen bis zu 95 %, bei 1- bis 5-jährigen Kindern etwa 25 – 40 % und bei Schulkindern und Erwachsenen ca. 5 % (–10 %). Unter 5 % der chronisch infizierten Kinder entwickeln bis zum Erwachsenenalter eine Leberzirrhose und noch deutlich seltener ein hepatozelluläres Karzinom. Jenseits des 30. Lebensjahrs steigt das Risiko deutlich an. Darüber hinaus sind Patienten mit einer HBV-Infektion einschließlich der HBsAg-Träger durch eine Sekundärinfektion mit HDV und einer damit verbundenen Progredienz der Krankheit gefährdet.

Die chronische Hepatitis B kann über viele Jahre stabil sein, dann aber, besonders wenn die Kinder HBeAg-positiv bleiben, auch in eine chronisch-aktive Hepatitis übergehen. Die Prognose der chronisch-aggressiven Hepatitis B wird von der entzündlichen Aktivität bestimmt. Es gibt milde, progrediente Formen, die sich bessern, und Formen, bei denen bis zur Hälfte der Patienten eine Leberzirrhose mit den weiteren Folgen, Leberkoma und primäres Leberkarzinom, entwickelt. Letztendlich wird die Prognose der chronischen Hepatitis vom Zeitpunkt der Serokonversion von HBeAg zu Anti-HBe bestimmt. Die spontane jährliche Serokonversion beträgt bei Kindern etwa 8 – 10 %, sie ist aber bei denjenigen mit einer vertikalen Transmission und nach einer immunsuppressiven Therapie deutlich niedriger. Eine spontane Serokonversion zu Anti-HBs und damit eine Heilung der chronischen Hepatitis wird bei weniger als 0,5 % der Kinder/Jahr beobachtet. In seltenen Fällen kann es bei serokonvertierten Kindern zu einer Reaktivierung von Anti-HBe zu HBeAg kommen, meist mit Progredienz der Krankheit.

Alkoholkonsum, hepatotoxische Medikamente und Drogen (z. B. Ecstasy) verschlechtern die Prognose der akuten und chronischen Hepatitis B.

44.3.7 Prophylaxe

Hygiene

Hygienische Maßnahmen verhindern die perkutane oder mukokutane Übertragung. Gefährdete Kinder sind daher frühzeitig zu einer sorgfältigen persönlichen Hygiene zu erziehen.

HBV-Träger sollten in der Wohngemeinschaft / dem Haushalt keine Geräte wie Nagelschere, Rasierapparat oder Zahnbürste gemeinsam mit anderen benutzen und ihre eigenen Geräte für Kinder unzugänglich aufbewahren.

Eine Isolierung des Patienten ist nicht notwendig. HBsAg-positive Kreißende sollten aber separat entbunden werden mit anschließender sachgerechter Desinfektion des Raumes. Eine Wassergeburt ist abzulehnen.

Das Krankenhauspersonal und andere Risikogruppen sind regelmäßig zu unterrichten. Beim Umgang mit Blut und anderem infektiösen Material sind Handschuhe zu tragen und Einmalgeräte zu verwenden. Zur Blutentnahme und für Venenverweilkanülen sind nadelstichsichere Systeme einzusetzen. Kanülen sind in durchstichsicheren Behältern zu sammeln; sie sind nicht in die Hülle zurückzustecken. Keine Verwendung von Gemeinschaftsrasierern, -nagelscheren usw. ohne vorherige Desinfektion.

HBsAg-positives Personal stellt für die Patienten normalerweise kein Infektionsrisiko dar, sofern die bei medizinischen Tätigkeiten als selbstverständlich anzusehenden Hygienemaßnahmen eingehalten werden. Davon auszunehmen sind jedoch einzelne Tätigkeiten mit höherem Risiko der Freisetzung und Übertragung infizierter Körperflüssigkeiten, wie bspw. Herzoperationen. Für einen Arbeitsplatzwechsel gibt es keine gesetzlichen Vorschriften.

HBsAg-positive Kinder können Kindereinrichtungen besuchen. Ihre Ausgrenzung ist nicht zu tolerieren. Empfohlen wird:

- alle Gruppenmitglieder zu impfen;
- Kinder in den ersten 3 Lebensjahren, über 3 Jahre alte Kinder mit mangelnder Hygiene, Kinder mit aggressiven Verhaltensweisen (Beißen, Kratzen), immunsupprimierte Kinder und Kinder mit einer vermehrten Blutungsneigung und entzündlichen Hautkrankheiten nur dann aufzunehmen, wenn alle empfänglichen Kinder geimpft sind oder eine Beaufsichtigung in kleinen Gruppen möglich ist;
- das Personal und die Eltern über die Übertragungswege etc. aufzuklären;
- bei vermuteter Infektion (Biss, penetrierende Verletzung) sofort zu impfen (s. u.).

Der Schulbesuch HBsAg-positiver Kinder ist uneingeschränkt möglich.

Passive Immunprophylaxe

Die **präexpositionelle Immunprophylaxe** hat durch die Möglichkeit der Impfung erheblich an Bedeutung verloren.

Die **postexpositionelle Immunprophylaxe** sollte bei *empfänglichen Personen* immer sofort, spätestens innerhalb von 12 Stunden nach einer Inokulation virushaltigen Materials erfolgen, so z. B. bei Blutkontakt der Schleimhäute (Auge, Verschlucken von Blut), bei Blutkontakt einer verletzten Haut (Beißen, Kratzen, Ekzem), nach Nadelstich- oder Schnittverletzung, nach Sexualkontakt oder bei einer vermuteten vertikalen Transmission. Verwendet wird ein spezifisches Hepatitis-B-Immunglobulin, 0,06 ml/kgKG (maximal 5 ml) intramuskulär oder 0,12 – 0,2 ml bzw. 6 – 12 IE/kgKG (Neugeborene 0,4 ml/kgKG) intravenös. Gleichzeitig sollte aktiv geimpft werden.

Verhalten im Falle einer *Exposition bei früher geimpften Kindern* (perkutaner oder mukokutaner Kontakt mit HBsAg-positivem Material):

- Bei Kenntnis einer stattgehabten Serokonversion, weil z. B. nach der letzten Impfung die Antikörperkonzentration untersucht wurde, sollte die Anti-HBs-Serumkonzentration bestimmt werden. Liegt sie < 10 IE/l, wird nachgeimpft, obwohl wahrscheinlich auch bei dieser Konstellation eine Immunität vorliegt.
- Ist die Immunreaktion nach der Impfung unbekannt oder ist eine Bestimmung des Anti-HBs-Gehalts nicht innerhalb von 12 Stunden möglich, sollte das Kind spezielles Immunglobulin, 0,06 ml/kgKG, maximal 5 ml, erhalten. Überflüssiges Immunserum sollte nicht verworfen, sondern bis zu einer Dosis von 0,5 ml/kgKG injiziert werden.
- Bekannte Hypo- und Nonresponder erhalten sofort spezielles Immunglobulin.

Verhalten im Falle einer *fraglichen Exposition bei früher geimpften Kindern* (Kontakt mit Verdacht auf HBsAg-positives Material): Stets sofort die vermutlich infektiöse Person auf HBsAg untersuchen lassen. Liegt das Ergebnis nicht innerhalb von 12 Stunden vor, wird wie bei Kontakt mit HBsAg-positivem Material vorgegangen (s. o.).

Aktive Immunprophylaxe

Die Hepatitis-B-Impfung ist in die von der STIKO empfohlene Grundimmunisierung für Säuglinge und Kleinkinder integriert. Muss separat geimpft werden, wird vorwiegend HBVAXPRO (5 µg oder 10 µg HBsAg/0,5 ml) oder Engerix-B bei Kindern (10 µg HBsAg/0,5 ml) verwendet. Die Grundimmunisierung besteht aus 3 Impfungen, die intramuskulär in den Oberarm oder bei Säuglingen in den lateralen Anteil des Oberschenkels verabreicht werden. Der Impfstoff darf nicht ins Fettgewebe und nicht intradermal injiziert werden. Deshalb ist die Glutäalregion als Impfort nicht geeignet. Außerdem gibt es einen Kombinationsimpfstoff gegen Hepatitis A und B (Twinrix Kinder) für Kinder nach dem 1. Lebensjahr.

Postvakzinale Titerbestimmungen sind nur bei Risikopatienten indiziert. Bei über 95 % der Kinder und Erwachsenen tritt eine Serokonversion mit einem Anti-HBs-Antikörperspiegel > 10 IE/l ein. Der Impfschutz hält im Regelfall über 10 Jahre an und wird auch von der zellulären Immunität getragen. Spätere Infektionen kommen in Einzelfällen vor; sie verlaufen aber in der Regel asymptomatisch. Auch im Kindesalter gibt es Hypo- und echte Nonresponder. Bei diesen Kindern ist entweder von vornherein die Einzeldosis zu verdoppeln, so z. B. bei immundefizienten Kindern und Hämodialysepatienten, oder eine zusätzliche Impfung vorzunehmen. Kinder, die 4 – 8 Wochen nach der letzten Impfung Antikörperspiegel zwischen 10 und 100 IE/l entwickeln, sollten eine weitere Impfung erhalten. Kinder, die keine Antikörper bilden, können bis zu 3-mal zusätzlich geimpft werden. Es gibt keine hinreichende Evidenz für die bessere Effektivität von Impfstoffen mit höherer HBsAg-Dosis bei Kindern, bei denen nach der Routineimmunisierung keine Antikörper nachweisbar sind. Die Impfung schützt nicht gegen eine Infektion mit den seltenen HBV-Varianten, die eine *Mutation des HBsAg* (S-Varianten) aufweisen. Infektionen mit dieser HBV-Mutante sind bei Kindern beschrieben, die nach einer Impfung Anti-HBs gebildet haben.

Nebenwirkungen der Impfung treten bei etwa 5 % der geimpften Kinder auf. Sie sind gewöhnlich leicht: Temperaturerhöhung, Unwohlsein, lokale Reaktionen. Eine Allergie gegen Hefe und Thiomersal kann vorkommen. Ein Kausalzusammenhang zwischen Hepatitis-B-Impfung und demyelinisierenden Krankheiten einschließlich multipler Sklerose und Erblindung besteht nicht.

Impfindikation: Die Hepatitis-B-Impfung ist eine empfohlene Impfung für alle Kinder und für Jugendliche. Unabhängig davon sollen alle Personen, die durch Kontakt zu einem HBsAg-Träger in Familie und Gemeinschaft gefährdet sind, geimpft werden. Darüber hinaus sind weitere Risikogruppen zu impfen. Die Immunisierung bereits immuner Kinder oder Patienten mit einer nicht bekannten chronischen HBV-Infektion ist nutzlos, aber unschädlich. Eine Schwangerschaft ist keine Kontraindikation.

Die **aktiv-passive Simultanimpfung** sollte immer dann vorgenommen werden, wenn eine passive Immunprophylaxe unumgänglich erscheint. Bewährt hat sich die Simultanimpfung bei Neugeborenen HBsAg-positiver Mütter (nach den Mutterschaftsrichtlinien sind alle Schwangeren möglichst nahe am Geburtstermin auf HBsAg zu untersuchen). Die Kinder erhalten sofort nach der Geburt, am besten noch im Kreißsaal, spätestens 12 Stunden postnatal, spezielles Immunglobulin, 0,5 ml/kgKG (mindestens 1 ml) intramuskulär oder 0,4 ml/kgKG intravenös, und kontralateral die 1. Impfdosis. Die alleinige passive Immunisierung Neugeborener HBsAg-positiver Mütter ist obsolet.

Bei Frühgeborenen ist die Serokonversionsrate niedriger als bei Reifgeborenen. Durch Anwendung eines Impfschemas mit 4 Dosen (Zeitpunkt: 0–1–2–12 Monate) konnte die Erfolgsrate von 76 auf 90 % gesteigert werden. Natürlich muss auch bei Frühgeborenen HBsAg-positiver Mütter direkt nach Geburt eine Simultanimpfung durchgeführt werden. 4 – 8 Wochen nach Abschluss der Grundimmunisierung sollte eine Kontrolle von Anti-HBs und Anti-HBc erfolgen. Zu beachten ist ferner, dass der mütterliche HBsAg-Status bei Frühgeborenen häufiger unbekannt ist, da das Routine-Screening erst in der 32. Schwangerschaftswoche durchgeführt wird. Bei Frühgeburtsbestrebungen sollte deshalb umgehend der HBsAg-Status der Mutter bestimmt werden.

Ist der HBsAg-Status der Mutter bei der Geburt nicht bekannt, sollte *immer sofort*, spätestens innerhalb von 12 Stunden post natum, das Neugeborene aktiv immunisiert *und* von der Mutter der HBsAg-Status bestimmt werden. Fällt der Befund positiv aus, wird dem Kind nachträglich baldmöglichst Hepatitis-B-Immunglobulin verabreicht.

Neugeborene, die geimpft wurden, können von Anfang an gestillt werden. Mutter und Kind brauchen nach der Geburt nicht isoliert oder voneinander getrennt zu werden.

Patienten mit einer chronischen Hepatitis B und fehlender Immunität gegen Hepatitis A sollten gegen Hepatitis A geimpft werden.

44.3.8 Meldepflicht

Dem Gesundheitsamt wird gemäß § 6 Abs. 1 Nr. 1 Buchst. e IfSG der Krankheitsverdacht, die Erkrankung sowie der Tod an akuter Virushepatitis, sowie gemäß § 7 Abs. 1 Nr. 20 IfSG der direkte oder indirekte Nachweis von Hepatitis-B–Virus, soweit er auf eine akute Infektion hinweist, namentlich gemeldet. Darüber hinaus stellt das Gesundheitsamt gemäß § 25 Abs. 1 IfSG ggf. eigene Ermittlungen an.

44.4 Hepatitis C

44.4.1 Klinisches Bild

Die Infektion bleibt meist asymptomatisch oder äußert sich mit unspezifischen Symptomen. Eine akute Hepatitis C unterscheidet sich nicht wesentlich von einer akuten Hepatitis A oder B. Eine fulminante Hepatitis kommt nur selten vor (dann häufig in Kombination mit einer HBV- oder HIV-Infektion). Wie bei der Hepatitis B treten bei HCV-infizierten Patienten extrahepatische Manifestationen auf (u. a. Glomerulonephritis, Kryoglobulinämie, Arthritis). Chronische Formen sind sehr häufig. Klinisch können Abgeschlagenheit, rasche Ermüdbarkeit, Inappetenz, Völlegefühl und gelegentlich Oberbauchbeschwerden bestehen.

► **Schwangerschaft.** Ein Einfluss der HCV-Infektion auf die Schwangerschaft und die Kindesentwicklung ist bisher nicht bewiesen. Über vertikale Transmission siehe unten.

44.4.2 Ätiologie

Die Hepatitis C wird durch ein 40 – 60 nm großes RNA-Virus aus der Flavivirengruppe hervorgerufen. Es existieren mindestens 18 Genotypen. In Mitteleuropa sind die häufigsten Genotypen 1 a und 1 b (> 75 %), gefolgt von den Typen 2 und 3. Genotyp 4 kommt überwiegend in Ägypten vor; die übrigen sind sehr selten. Die Mutationsrate des HCV ist hoch.

44.4.3 Epidemiologie

Gegenwärtig wird die Anzahl der HCV-Infizierten in der Welt auf etwa 150 Mio. und in Europa auf ca. 4 Mio. geschätzt. In der Bundesrepublik Deutschland entfallen 10 – 15 % der gemeldeten Hepatitispatienten auf die Hepatitis C, etwa 0,4 – 0,5 % der Einwohner sind anti-HCV-positiv. Das HCV wird überwiegend durch intravenösen Drogengebrauch und Sexualkontakte übertragen, seltener durch Dialyse und Haushaltskontakte, kaum noch durch Blut und Blutprodukte oder, wie in der Vergangenheit, durch Immunglobulinpräparate. Bei einigen Patienten ist der Infektionsweg unbekannt. Eine vertikale Übertragung kommt bei etwa 1 – 6 % der Kinder HCV-RNA-positiver Mütter vor und ist inzwischen der häufigste Übertragungsweg bei Kindern. Bei ca. 660 000 Geburten kann mit etwa 50–120 perinatalen Infektionen pro Jahr in Deutschland gerechnet werden. Eine hochgradige Virämie bei der Entbindung und eine HIV-Infektion sind disponierende Faktoren. Die Art der Entbindung beeinflusst die Rate der vertikalen Transmission nach dem gegenwärtigen Kenntnisstand nicht. Geringe Mengen von HCV können auch in der Muttermilch, vor allem im Kolostrum, nachgewiesen werden. Es gibt aber keine Beweise für eine Übertragung von HCV durch Stillen.

Risikogruppen sind vor allem intravenös Drogensüchtige und in früheren Jahren Patienten mit Hämophilie, langjähriger Hämodialyse und Bluttransfusion. Durch Sexualkontakt, häufigen Blutkontakt, z. B. bei Arbeiten im Labor, und durch enge Kontakte mit HCV-infizierten Patienten (horizontale Übertragung), wie sie z. B. im Haushalt gegeben sind, wird das HCV selten übertragen. Das Infektionsrisiko nach einer Nadelstichverletzung ist aufgrund der geringen Konzentration von HCV im Blut – für eine Virusübertragung sind Volumina von > 1 µl Blut erforderlich – geringer als im Falle einer Hepatitis B. Die Serokonversionsrate nach perkutaner Exposition mit HCV-haltigem Blut liegt bei 1,8 % (0 – 7 %). Die Serokonversionsrate nach Schleimhautkontakt ist unbekannt.

Die **Inkubationszeit** beträgt 8 Wochen (2 – 26 Wochen).

44.4.4 Diagnose

In der Routinediagnostik wird anti-HCV mit ELISA-Tests bzw. Immunoblot nachgewiesen. Diese Tests haben eine hohe Sensitivität und Spezifität und ermöglichen, das diagnostische Fenster zwischen Infektion und Serokonversion (etwa 6 – 8 Wochen) zu verkleinern. Sie erlauben aber keine Differenzierung zwischen akuter und chronischer Hepatitis C und Trägerstatus. Daher ist bei einem Nachweis von Anti-HCV die Bestimmung der HCV-RNA mittels PCR angezeigt, um die Virämie zu bestätigen oder auszuschließen. Darüber hinaus sollte der Genotyp bestimmt werden. Dies ist vor allem zur Beurteilung der potenziellen Ansprechrate einer Therapie wichtig.

Die Untersuchung der Transaminasen hat nur einen begrenzten diagnostischen Wert, weil die Werte der Transaminasen bei Patienten mit einer chronischen Hepatitis C wiederholt oder sogar monatelang normal sein können.

44.4.5 Therapie

Eine akute Hepatitis C, z. B. nach einer Nadelstichverletzung, sollte, sofern keine Kontraindikationen (Autoimmunkrankheiten, dekompensierte Leberzirrhose, unkontrollierte zerebrale Anfälle, maligne Krankheiten) vorliegen, innerhalb von 4 Monaten für 24 Wochen mit Peginterferon α behandelt werden. Bei Erwachsenen kann so eine Chronifizierung in 90 % der Fälle verhindert werden. Für Kinder und Jugendliche liegen keine Daten vor.

Bei Nachweis einer chronischen Hepatitis C mit persistierendem HCV-RNA-Nachweis kann eine Peginterferon-α-2b-Therapie in Kombination mit Ribavirin unabhängig von der Höhe der Transaminasen durchgeführt werden.

Prädiktoren für einen Therapieerfolg sind der HCV-Genotyp, die Dauer der Krankheit und bei Genotyp 1 die HCV-Konzentration im Serum. Die Erfolgsaussichten sind mit über 90 % sehr gut bei einer Infektion mit den Genotypen 2 oder 3. Die Aussichten auf einen Therapieerfolg liegen bei der Infektion mit Genotyp 1 bei etwas über 50 %.

Dosierung: Peginterferon α-2 b 60 µg/m²KOF/Woche subkutan in Kombination mit Ribavirin 15 mg/kgKG/d. Dauer: 48 Wochen für Genotyp 1 und 24 Wochen für die Genotypen 2 und 3. Eine Therapie gilt als wirksam, wenn 3 – 4 Monate nach Beginn der Interferontherapie keine Virus-RNA im Plasma mehr nachweisbar ist und nach Therapieende eine anhaltende Viruselimination fortbesteht. Jenseits von 6 Monaten anhaltender HCV-RNA-Negativität nach der Behandlung werden praktisch keine Rezidive beobachtet. Die Therapie ist in Deutschland für Kinder ab 3 Jahren zugelassen; Ribavirin steht als Saft zur Verfügung.

Die Standardtherapie bei Erwachsenen besteht in der Gabe von Peginterferon, Ribavirin und einem Proteaseinhibitor (Boceprevir oder Telaprevir). Ab Anfang 2013 werden Zulassungsstudien für beide Substanzen durchgeführt. Über Nebenwirkungen der Interferonbehandlung siehe Abschnitt Therapie der Hepatitis B (S. 299). Kontraindikationen für die Ribavirin-Therapie sind Anämie, Hämoglobinopathien und unzuverlässige Kontrazeption.

44.4.6 Prognose

Die Chronifizierungsrate ist bei Erwachsenen mit 60 – 80 % sehr hoch; im Kindesalter könnte sie nach gegenwärtigem Kenntnisstand geringer sein. Die HCV-Infektion ist heute die häufigste Ursache einer chronischen Virushepatitis in den westlichen Ländern. Etwa 20 % der erwachsenen Patienten mit einer chronischen Hepatitis C entwickeln innerhalb von 10 – 20 Jahren eine Leberzirrhose. Bei bis zu 35 % dieser Patienten entsteht innerhalb von 5 – 10 Jahren ein hepatozelluläres Karzinom. Risikofaktoren für eine erhöhte Progredienz sind Koinfektion mit anderen Hepatitisviren oder HIV, Alkoholkonsum und die Einnahme von hepatotoxischen Medikamenten.

44.4.7 Prophylaxe

Da es bisher keine Impfung gibt, ist die Expositionsprophylaxe ausschlaggebend. Zu fordern ist eine strenge Indikation für Bluttransfusion und Gabe von Blutprodukten. Es sollten möglichst gentechnologisch hergestellte Blutfaktoren verwendet werden. Das Quarantäneverfahren mit Nachtestung der Spender und die Verordnung, alle Blut- und Plasmaspenden mittels PCR auf HCV-RNA zu testen, hat das Risiko, HCV zu übertragen, extrem reduziert. Das RNA-Virus wird durch Hitze, 60 °C für 30 Minuten oder 100 °C für mindestens 2 Minuten, inaktiviert.

Im Falle einer perkutanen Exposition oder einer Exposition der Schleimhäute, z. B. bei Nadelstichverletzung von Mitarbeitern im Gesundheitswesen bzw. Kontamination der Konjunktiven mit Blut, sollte wie folgt vorgegangen werden:

- Die ursächliche Quelle auf Anti-HCV untersuchen.
- Bei der exponierten Person sofort und nach 6 Monaten Anti-HCV und Transaminasen untersuchen. Zu beachten ist, dass es bei allen serologischen Methoden falsch positive und falsch negative Befunde geben kann. Deshalb sollte man stets eine PCR anfordern und mehrfach untersuchen.
- Eine Gabe von Immunglobulin oder von Interferon ist nicht sinnvoll. Wird jedoch während der Nachuntersuchung eine akute Hepatitis C diagnostiziert, sollte diese frühzeitig mit Peginterferon α über 24 Wochen behandelt werden.

Patienten mit einer chronischen Hepatitis C und fehlender Immunität gegen Hepatitis A und B sollten *gegen Hepatitis A und B* geimpft werden.

► **Hygienemaßnahmen.** HCV-Patienten im Krankenhaus werden unter Einhaltung der Standardhygiene versorgt.

HCV-Träger sollten in der Wohngemeinschaft / dem Haushalt keine Geräte wie Nagelschere, Rasierapparat oder Zahnbürste gemeinsam mit anderen benutzen und ihre eigenen Geräte für Kinder unzugänglich aufbewahren.

Die Zulassung zu Gemeinschaftseinrichtungen kann nach einer Erkrankung erfolgen, sobald das

Allgemeinbefinden den Besuch der Einrichtung wieder erlaubt, unabhängig davon, ob der Erreger zu diesem Zeitpunkt noch im Blut nachweisbar ist. Sinngemäß gilt dies auch für HCV-Träger. Eine Ausnahme stellen Kinder mit ungewöhnlich aggressivem Verhalten (Beißen, Kratzen), einer Blutungsneigung oder einer generalisierten Dermatitis dar. In diesen Fällen muss die Entscheidung über die Zulassung zu einer Gemeinschaftseinrichtung individuell getroffen werden. Ein Ausschluss von Kontaktpersonen ist nicht erforderlich.

► **Schwangerschaft.** Bei Anti-HCV-positiven Schwangeren sollte auf HCV-RNA untersucht werden, am besten quantitativ. Die Entbindung kann vaginal erfolgen. Kinder von HCV-RNA-positiven Müttern sollten auf HCV-RNA untersucht werden. Die Rate positiver Kinder fällt von 13,3 % mit 4 Monaten auf 3,3 % mit 24 Monaten ab. Die Gründe hierfür sind unklar. Da positive Befunde bei jungen Säuglingen passager sein können, sollte die HCV-RNA auf jeden Fall im Alter von 6 Monaten bestimmt werden. Die Untersuchung von Nabelschnurblut ist nicht sinnvoll. Mütterliches Anti-HCV kann 12 – 18 Monate beim Kind persistieren. 95 % der nichtinfizierten Kinder sind nach dem 13. Lebensmonat anti-HCV-negativ. Kinder von Anti-HCV-positiven, HCV-RNA-negativen Müttern sollten erst mit 15 Monaten auf Anti-HCV untersucht werden. Bei einer vertikalen Infektion ist eine langjährige, sorgfältige Nachbeobachtung erforderlich. Bis zum Alter von 4 Jahren eliminieren etwa 20 % der infizierten Kinder das Virus spontan. Die Therapiemöglichkeit kann ab einem Alter von 3 Jahren erwogen werden.

Mütter mit chronischer Hepatitis C und niedriger Viruslast oder negativem Nachweis von HCV-RNA können nach entsprechender Aufklärung ihr Kind stillen, auch wenn nach heutigem Kenntnisstand ein Restrisiko bleibt. Da die Viruslast im Verlauf auch kurzfristig variieren kann, ist eine quantitative Grenzwertangabe gegenwärtig nicht sinnvoll. Bei Müttern, die im letzten Schwangerschaftsmonat mit HCV infiziert wurden oder während der Geburt an einer akuten Hepatitis C leiden, ist das Übertragungsrisiko von HCV während des Stillens wegen der hohen Viruslast wahrscheinlich hoch, sodass die Stillentscheidung nur individuell getroffen werden kann.

44.4.8 Meldepflicht

Der feststellende Arzt ist nach § 6 IfSG verpflichtet, den Verdacht sowie Erkrankung und Tod an akuter Virushepatitis an das zuständige Gesundheitsamt namentlich zu melden. Leiter von Untersuchungsstellen (Laboratorien) sind laut § 7 IfSG verpflichtet, den direkten oder indirekten Nachweis des HCV zu melden, soweit nicht bekannt ist, dass eine chronische Infektion vorliegt. Jede neu diagnostizierte HCV-Infektion ist somit meldepflichtig.

44.5 Hepatitis D

44.5.1 Klinisches Bild

Eine HDV-Infektion kann nur zusammen mit einer HBV-Infektion eine Hepatitis hervorrufen, entweder als gleichzeitige Infektion (Koinfektion) oder häufiger als eine auf eine chronische HBV-Infektion aufgepfropfte Infektion (Sekundärinfektion). Schwere akute und chronisch aktive Hepatitisformen sind nicht selten, auch eine fulminante Form ist beschrieben. Die Koinfektion verläuft gewöhnlich biphasisch. Durch eine Sekundärinfektion können sich aus einem asymptomatischen HBsAg-Trägerstatus schnell eine chronisch aktive Hepatitis und eine Leberzirrhose entwickeln.

44.5.2 Ätiologie

Das HDV ist ein 36 nm großes defektes RNA-Virus (δ-Antigen), das vom HBsAg umhüllt wird und zur Replikation auf das HBV angewiesen ist. Es gibt 8 Genotypen.

44.5.3 Epidemiologie

Die Hepatitis D war endemisch in Italien, Ost- und Südosteuropa, im Nahen Osten, Afrika und Südamerika und ist heute deutlich rückläufig. In Deutschland sind maximal 2 – 3 % der HBsAg-positiven Personen von einer HDV-Infektion betroffen. Risikogruppen sind vor allem Hämophile, Drogensüchtige, Homosexuelle und Personen aus Endemiegebieten.

Die Übertragungswege ähneln denen der Hepatitis B: parenteral, perkutan, mukokutan, Intimkontakt und (bei Kindern überwiegend) horizontal durch engen Kontakt, z. B. in der Familie. Die vertikale Transmission ist ebenfalls möglich. Diese setzt aber voraus, dass auch HBV übertragen wird.

44

Die **Inkubationszeit** beträgt wahrscheinlich bei einer Koinfektion 4 – 8 Wochen bzw. bei einer Sekundärinfektion 90 (50 – 180) Tage.

44.5.4 Diagnose

Eine Hepatitis D wird durch den Nachweis von Anti-HDV und Anti-HDV-IgM (HDAg bzw. HDV-RNA nur bei besonderen Fragestellungen) diagnostiziert. Gleichzeitig sollte zwischen akuter und chronischer HBV-Infektion differenziert werden. Deshalb ist immer auch auf Anti-HBc-IgM zu untersuchen. In den seltenen Fällen einer HBsAg-Negativität sind weitere Parameter einer HBV-Infektion zu bestimmen.

44.5.5 Therapie

Eine kausale Behandlung ist nicht möglich. Bei Patienten mit gleichzeitigem Nachweis von HBeAg und HBV-DNA kann wegen der schlechten Prognose eine Behandlung mit Peginterferon α über 48 Wochen versucht werden, vorausgesetzt, die chronische Hepatitis hat noch nicht das Stadium der Leberzirrhose erreicht. Die Viruseliminationsrate liegt mit 20–30 % recht niedrig. Die Serokonversion zu Anti-HBe kann wahrscheinlich die Prognose verbessern. Eine Behandlung mit einem Nukleos(t)idanalogon zur Reduktion der hohen Viruslast der HBV-Infektion ist durchaus möglich, hat aber keinen Einfluss auf die HDV-RNA-Konzentration im Serum.

44.5.6 Prophylaxe

Siehe Hepatitis B. Es gibt keine spezifische Immunprophylaxe. Eine Impfung gegen Hepatitis B schützt gegen eine HDV-Koinfektion. Deshalb sollte präexpositionell aktiv und postexpositionell simultan geimpft werden. HBsAg-Träger sind gut beraten, bei Reisen in Endemiegebiete entsprechende Vorsichtsmaßnahmen (S. 296) gewissenhaft einzuhalten.

► **Hygienemaßnahmen.** HDV-Patienten im Krankenhaus werden unter Einhaltung der Standardhygiene versorgt.

HDV-Träger sollten in der Wohngemeinschaft / dem Haushalt keine Geräte wie Nagelschere, Rasierapparat oder Zahnbürste gemeinsam mit anderen benutzen und ihre eigenen Geräte für Kinder unzugänglich aufbewahren.

44.5.7 Meldepflicht

Die akute Virushepatitis (A, B, C, D, E) ist namentlich bei Verdacht/Erkrankung/Tod meldepflichtig. Außerdem ist der direkte und indirekte Erregernachweis vom Labor namentlich zu melden.

44.6 Hepatitis E

44.6.1 Klinisches Bild

Das klinische Bild ähnelt dem der Hepatitis A. Die akute Erkrankung kann durch hohes Fieber über Wochen gekennzeichnet sein. Die Hepatitis E ist in Westeuropa bisher selten und häufig importiert. Eine fulminante Hepatitis kommt selten vor. Neurologische Erkrankungen wie Neuritiden oder das Guillain-Barré-Syndrom wurden im Zusammenhang mit der Hepatitis-E-Infektion beschrieben.

► **Schwangerschaft.** In Endemieländern ist die Hepatitis E in der Spätschwangerschaft mit einer hohen Letalität (20 %) assoziiert. Vermutlich sind dafür zusätzliche Faktoren (Unterernährung) verantwortlich, sodass in Mitteleuropa bei einer gleichen Konstellation nicht unbedingt mit einer schlechten Prognose gerechnet werden muss.

44.6.2 Ätiologie

Das HEV ist ein 27–34 nm großes RNA-Virus aus der Gruppe der Caliciviren. Es gibt 4 Genotypen.

44.6.3 Epidemiologie

Die Übertragung erfolgt ähnlich wie bei der Hepatitis A fäkal-oral, vorwiegend über kontaminiertes Wasser. Schlechte hygienische Verhältnisse erleichtern die Übertragung. Das Virus wird bis zu 2 Wochen nach Erkrankungsbeginn im Stuhl ausgeschieden. HEV 3 kann bei immunsupprimierten Personen, z. B. nach Organtransplantation, eine chronische Infektion erzeugen (HEV RNA positiv > 6 Monate). Epidemien sind aus Indien, Südostasien, Mittelamerika und Zentralafrika bekannt geworden. Durch den Reiseverkehr und die Einwanderung von Personen aus endemischen Gebieten kann es auch in Europa zu einem lokalen Ausbruch einer Hepatitis E kommen. Einzelfälle sind bereits beschrieben worden.

Die **Inkubationszeit** beträgt etwa 40 (15 – 60) Tage.

44.6.4 Diagnose

Die Hepatitis E wird durch den Nachweis von Anti-HEV-IgG oder -IgM (ELISA oder Immunoblot) diagnostiziert. HEV-RNA kann im Serum oder Stuhl bestimmt werden. HEV-RNA ist in der Inkubationszeit und frühen Krankheitsphase positiv, im Stuhl noch etwas länger.

44.6.5 Therapie

Im Regelfall ist bei der akuten Hepatitis E keine Therapie erforderlich. Patienten mit schwerem Verlauf und vorgeschädigter Leber wurden erfolgreich mit Ribavirin behandelt. Bei chronischen Infektionen wird empfohlen, die immunsuppressive Therapie zu lockern und ggf. Ribavirin über 3 Monate zu geben. Bei hartnäckigen Fällen könnte ein Therapieversuch mit Peginterferon und Ribavirin gemacht werden.

44.6.6 Prophylaxe

Eine spezifische Immunprophylaxe steht aktuell noch nicht generell zur Verfügung. Es gibt 3 Impfstoffe in klinischen Studien, wovon einer in China zugelassen wurde. Schwangere sollten nicht in endemische Länder reisen.

▸ **Hygienemaßnahmen.** Die Maßnahmen im Krankenhaus und die Zulassung zu Gemeinschaftseinrichtungen erfolgt analog zur Hepatitis A nach Maßgabe des Gesundheitsamts.

44.6.7 Meldepflicht

Die akute Virushepatitis (A, B, C, D, E) ist namentlich bei Verdacht/Erkrankung/Tod meldepflichtig. Außerdem ist der direkte und indirekte Erregernachweis vom Labor namentlich zu melden.

Koordinator:
S. Wirth

Mitarbeiter:
P. Gerner, P. Henneke, T. Lang, P. Wintermeyer

44.7 Weiterführende Informationen

Centers for Disease Control and Prevention: www.cdc.gov > A–Z Index: H > Hepatitis, viral

Nationales Referenzzentrum für Hepatitis-B- und –D-Viren
am Institut für Medizinische Virologie Justus-Liebig-Universität Gießen
Schubert Str. 81
35 392 Gießen
Tel.: 0641 99–41 201
Fax: 0641 99–41 209
E-Mail: dieter.glebe@viro.med.uni-giessen.de

Nationales Referenzzentrum für Hepatitis-C-Viren
am Universitätsklinikum Essen, Institut für Virologie
Virchowstr. 179
45 147 Essen
Tel.: 0 201 723–3 550
Fax: 0 201 723–5 929
E-Mail: michael.roggendorf@uk-essen.de

Konsiliarlaboratorium für Hepatits-A-Virus und Hepatitis-E-Virus
Institut für Medizinische Mikrobiologie und Hygiene der Universität Regensburg‘
Franz-Josef-Strauß-Allee 11
93 053 Regensburg
Tel.: 0 941 944–6 408
Fax: 0 941 944–6 402
E-Mail: wolfgang.jilg@klinik.uni-regensburg.de

45 Herpes-simplex-Virus-Infektionen

45.1 Klinisches Bild

45.1.1 Intrauterine HSV-Infektionen

In sehr seltenen Fällen kann es zu einer diaplazentaren Infektion des Fetus mit Herpes-simplex-Viren (HSV) kommen. Die infizierten Kinder sind meist hypotroph. Sie zeigen häufig bullöse rezidivierende Exantheme, Mikrozephalie, Mikrophthalmie, Chorioretinitis, Katarakt und andere Stigmata.

45.1.2 Neonatale HSV-Infektionen

Neonatale Infektionen sind fast immer symptomatisch. Sie können sich zu etwa je ⅓ in 3 Formen manifestieren:

- lokalisierte Infektion (Herpesbläschen) von Haut, Augen und Schleimhäuten, vor allem am bei vaginaler Geburt vorangehenden Teil (Kopf, Brust etc.).
- Infektion des ZNS (u. a. mit lymphozytärer Meningitis, fokalen oder generalisierten Krampfanfällen, Lethargie, Trinkschwäche).
- Disseminierte systemische Infektion mit oder ohne ZNS-Beteiligung.

45

Mischformen sind eher die Regel, insbesondere manifestiert sich bei einer scheinbar auf die Haut begrenzten Infektion im weiteren Verlauf oft auch eine ZNS-Beteiligung. Klinisch können die Initialsymptome einer neonatalen HSV-Infektion (Hyperexzitabilität, Lethargie, Erbrechen, Apnoen, Zyanose, Ateminsuffizienz durch interstitielle Pneumonie, Hepatitis etc.) ganz unspezifisch sein und zunächst einer bakteriellen Sepsis ähneln. Ein bei einer HSV-Infektion häufiges Leitsymptom ist aber die Hepatitis mit erhöhten Transaminasen.

Etwa ⅔ aller symptomatisch erkrankten Neugeborenen zeigen ein bullöses Exanthem, welches in seltenen Fällen einem Zoster ähneln kann. Über 30 % der Kinder haben Herpes-Läsionen in Mund und Rachen. Eine Mitbeteiligung des ZNS äußert sich u. a. durch Krampfanfälle, Lethargie, Koma, Opisthotonus.

Der Erkrankungsbeginn liegt meist in den ersten 2 Lebenswochen, Spätmanifestationen sind aber in seltenen Fällen bis zur 6. Lebenswoche möglich.

Die Prognose der neonatalen HSV-Infektion wird entscheidend vom Zeitpunkt des Therapiebeginns (Aciclovir) und von der Manifestationsart der Infektion beeinflusst. Eine schlechte Prognose trotz frühzeitiger Aciclovir-Therapie haben Kinder mit disseminierter HSV-Infektion.

45.1.3 Infektionen bei Klein- und Schulkindern

Die meisten HSV-Infektionen verlaufen klinisch inapparent. Die Gingivostomatitis herpetica ist die häufigste klinische Manifestation einer Primärinfektion mit HSV-1 bei Kindern im Alter zwischen 10 Monaten und 3 Jahren. Charakteristisch sind zahlreiche Bläschen und schmerzhafte Aphthen (Wangenschleimhaut, Zahnfleisch, Gaumen, Lippen und perioral). Betroffene Kinder haben meist hohes Fieber und starke Schluckbeschwerden.

Die **Inkubationszeit** beträgt bei dieser Krankheit nur wenige Tage.

Bei älteren Kindern und Jugendlichen kann sich eine primäre HSV-Infektion als mononukleoseähnliches Krankheitsbild (Pharyngotonsillitis) manifestieren.

Bei Kindern mit Neurodermitis kann eine primäre (seltener auch eine rekurrente) HSV-Infektion zu einem Ekzema herpeticatum Kaposi von größeren Hautarealen führen. Auch Kinder mit Hautverbrennungen sind diesbezüglich gefährdet. Ein Herpes-Panaritium („herpetic whitlow") mit schmerzhaften Bläschen am Daumen oder an anderen Fingern entsteht meist durch sekundäre Inokulation mit HSV, wenn bspw. ein Kind mit florider Herpes-Stomatitis am Daumen lutscht.

Erythema exsudativum multiforme kann auch durch HSV-1 ausgelöst werden.

HSV-Infektionen des Auges sind wegen der möglichen Mitbeteiligung von Hornhaut (Narbenbildung), Uvea und Retina gefürchtet.

Eine primäre symptomatische HSV-Infektion im Genitalbereich (Vulvovaginitis, Balanitis) betrifft meist ältere Jugendliche und Erwachsene. Die Ansteckung mit dem Virus (überwiegend HSV-2) erfolgt praktisch ausschließlich durch Geschlechtsverkehr. Bei genitalen HSV-Infektionen im Kleinkindalter muss sexueller Missbrauch ausgeschlossen werden.

Eine Enzephalitis kann sowohl im Rahmen einer HSV-Primärinfektion als auch einer HSV-Reaktivierung auftreten. In ca. 95 % der Fälle wird dieses schwere Krankheitsbild durch HSV-1 hervorgerufen. Nach unspezifischen Symptomen (Fieber, Krankheitsgefühl) kommt es nach 1–7 Tagen zu einer schweren und progressiven neurologischen Symptomatik mit meist fokalen Krampfanfällen bis hin zum Koma. Unbehandelt sterben 70 % der Patienten. Eine Herpes-Enzephalitis kann initial einem Infektkrampf ähneln, verursacht aber im Gegensatz zu diesem fokale Krampfanfälle. Nach einer HSV-Enzephalitis kann es zum Bild einer akuten disseminierten Enzephalomyelitis (ADEM) kommen.

Genetische Prädispositionsfaktoren für eine Herpes-Enzephalitis sind u. a. Mutationen in den Genen für STAT 1, NEMO, TLR3, TRAF3, TRiF und UNC-93B.Eine aseptische Meningitis, die nicht selten rekurrieren kann (Mollaret-Meningitis) ist eine Komplikation bei primärer genitaler HSV-2-Infektion, vor allem im Erwachsenenalter. Im Kindes- und Adoleszentenalter ist diese Komplikation sehr selten. Die Prognose ohne Therapie ist meist gut.

Gelegentlich kann auch eine isolierte Fazialisparese durch eine HSV-1-Infektion bedingt sein.

Bei Patienten mit eingeschränkter (zellulärer) Immunität (medikamentöse Immunsuppression, Stammzelltransplantation, AIDS) können HSV-Primärinfektionen, aber auch -Reaktivierungen sehr schwer und disseminiert (ZNS, Auge, Lunge, Gastrointestinaltrakt, Leber etc.) verlaufen.

HSV persistiert lebenslang im Wirtsorganismus. HSV-Reaktivierungen manifestieren sich in Form von Bläschen im Lippen- (Herpes labialis, meist HSV-1) oder Genitalbereich (meist HSV-2).

45.2 Ätiologie

HSV-1 und HSV-2 gehören zur Gruppe der humanpathogenen Herpesviren. Infektionen mit HSV-1 betreffen meist Haut und Schleimhaut in Regionen oberhalb des Nabels. Bevorzugte Lokalisation von Infektionen mit HSV-2 sind Genitale und Hautregionen unterhalb der Gürtellinie. Beide HSV-Typen können allerdings – nach entsprechendem Kontakt – auch an praktisch jeder Haut- und Schleimhautregion zu einer Infektion führen. Infektionen des Fetus und des Neugeborenen werden meist durch HSV-2 verursacht.

45.3 Epidemiologie

HSV kommt ubiquitär vor. Die Übertragung von Mensch zu Mensch erfolgt vor allem durch engen Körperkontakt (Geburt, Geschlechtsverkehr). Die neonatale HSV-Transmission erfolgt sehr selten pränatal (ca. 5 %), meistens sub partu (85 %). In seltenen Fällen (bis zu 10 %) ist auch eine postnatale Ansteckung durch eine infektiöse Kontaktperson möglich.

Alle infizierten Personen, auch die mit einer klinisch inapparenten Infektion, stellen ein Erregerreservoir dar. Nach der Neonatalperiode scheiden Patienten mit einer primären Infektion (Gingivostomatitis, Herpes genitalis) das Virus eine bis mehrere Wochen aus, bei einer rekurrierenden Infektion dauert die Virusreplikation meist nur jeweils wenige Tage.

In ärmeren Bevölkerungsschichten sind bis zu 90 % der Erwachsenen HSV-1-seropositiv, in wohlhabenderen Bevölkerungsgruppen sind es deutlich weniger. Die Häufigkeit von HSV-2-Infektionen ist vor allem abhängig von der sexuellen Aktivität der untersuchten Bevölkerungsgruppe.

Die **Inkubationszeit** schwankt zwischen 2 und 12 Tagen (Median 3 – 6 Tage), sie kann in Ausnahmefällen aber auch bis zu 6 Wochen lang sein (z. B. bei Neugeborenen).

Die Inzidenz der neonatalen HSV-Infektion wird auf 1:3 000 bis 1:20 000 aller Lebendgeborenen geschätzt. Das Risiko einer HSV-Infektion für vaginal geborene Neugeborene beträgt bei primärer HSV-Infektion der Mutter ca. 30 – 50 %, bei rekurrierender HSV-Infektion der Mutter < 5 %, bei asymptomatischer Virusausscheidung < 1 %. Die Unterscheidung zwischen primärer und rekurrierender maternaler HSV-Infektion kann allerdings schwierig oder unmöglich sein.

45.4 Diagnose

Die Diagnose einer HSV-Infektion kann bei Auftreten der typischen bläschenförmigen Effloreszenzen („gruppierte Bläschen") im Mund- und Genitalbereich klinisch gestellt werden.

Für die Labordiagnose einer HSV-Infektion besitzt der Virusnachweis die größte Bedeutung. Methode der Wahl ist die PCR zum hochsensitiven und spezifischen Nachweis viraler DNA, die auch eine Identifizierung des HSV-Typs oder Bestimmung der Viruslast erlaubt. Eine besondere Bedeutung kommt der PCR für Liquoruntersuchungen bei Verdacht auf eine Herpes-Enzephalitis zu. Eine initial negative PCR schließt eine HSV-Enzephalitis nicht aus. Bei anderen Untersuchungsmaterialien wie Bläscheninhalt, Schleimhautabstrichen und bioptischem Material stellt die Virusisolierung ebenfalls eine praktikable und sensitive Methode zum HSV-Nachweis dar. Daneben gibt es Schnelltests zum Nachweis von HSV-Antigen (EIA, direkte Immunfluoreszenz), deren Spezifität und Sensitivität in Abhängigkeit vom eingesetzten Untersuchungsmaterial jedoch eingeschränkt ist. Eine Typisierung angezüchteter HSV-Stämme (HSV-1 oder HSV-2) wird mittels monoklonaler Antikörper durchgeführt.

Bei Verdacht auf eine neonatale Infektion sollte Material aus Hauteffloreszenzen, Mund, Nasopharynx, Konjunktiva, Blut, Liquor, Urin und Stuhl kulturell oder mittels PCR wie unter Notfallbedingungen untersucht werden.

Für die retrospektive Diagnostik einer neonatalen HSV-Infektion ist der Nachweis von HSV-DNA im getrockneten Blut von Guthrie-Karten oder in asserviertem Blut möglich.

Bei V. a. HSV-Enzephalitis ist der Nachweis von HSV-DNA mittels PCR die diagnostische Methode der Wahl. Klinisch verdächtig für eine HSV-Enzephalitis bei älteren Kindern ist der Nachweis fokaler Veränderungen im Bereich der Temporallappen mittels MRT und EEG. Bei Säuglingen und Kleinkindern sind die Veränderungen oft diffuser und in tieferen Hirnarealen lokalisiert. Die HSV-Serologie ist bei Beginn der Enzephalitis nicht hilfreich. Durch Nachweis von intrathekal synthetisierten oligoklonalen HSV-Antikörpern ab ca. 10 – 12 Tage nach Krankheitsbeginn ist es allerdings meist möglich, die HSV-Ätiologie retrospektiv zu sichern.

Der Nachweis von HSV-Antikörpern in Serum oder Plasma (ELISA, indirekte Immunfluoreszenz, Immunoblot) ist für eine schnelle Diagnose von HSV-Infektionen nicht hilfreich. Die Diagnose einer HSV-Primärinfektion erfolgt durch den Nachweis einer anti-HSV-IgG-Serokonversion, wobei auch regelmäßig Anti-HSV-IgM nachweisbar ist. Generell ist aber die Bestimmung von anti-HSV-IgM für die Diagnostik von HSV-Infektionen von untergeordneter Bedeutung, da IgM bei häufig auftretenden rezidivierenden Infektionen einerseits meist ausbleibt, aber anderseits bei asymptomatischen Reaktivierungen auch positiv ausfallen kann. Die Kombination von typspezifischer PCR mit typspezifischer Serologie erlaubt eine Unterscheidung zwischen Primär- und rezidivierender Infektion, wenn das Erstserum rechtzeitig bei Erkrankungsbeginn abgenommen wurde. Dies kann für die Diagnose einer HSV-2-Primärinfektion in der Spätschwangerschaft von Bedeutung sein. Für die Unterscheidung einer primären und latenten Infektion mit HSV-1 oder HSV-2 kann der Aviditätsnachweis eingesetzt werden. Der Nachweis einer zurückliegenden Infektion bzw. Immunität erfolgt durch die Bestimmung von anti-HSV-1/2-IgG oder besser durch die Bestimmung von anti-HSV-1-IgG und anti-HSV-2-IgG in Serum oder Plasma. Bei der Interpretation der Befunde ist zu beachten, dass zwischen HSV-1 und HSV-2 eine partielle klinische Kreuzimmunität besteht.

45.5 Therapie

Für HSV-Infektionen im Kindes- und Adoleszentenalter ist Aciclovir weiterhin das Mittel der 1. Wahl (▶ Tab. 45.1). Bei Patienten ≥ 12 bzw.

Tab. 45.1 Therapie bei schweren HSV-Infektionen im Kindes- und Adoleszentenalter mit Aciclovir.

Art der HSV-Infektion		Tagesdosis (mg/kgKG)[1]	Applikation	ED	Dauer (Tage)
Therapie					
Enzephalitis		45	i. v.	3	21
Herpes neonatorum	reifes Neugeborenes	(45)– 60	i. v.	3	21
	Frühgeborenes (> 32 GW)	(45)– 60	i. v.	3	21
Ekzema herpeticatum		(15 –)30	i. v.	3	7
HSV-Infektion bei Immunsuppression		(15 –)30	i. v.	3	10 – 14
Herpes genitalis					
Erstinfektion, schwere Form		15	i. v.	3	5 – 10
Suppressionstherapie bei häufigen Rezidiven		800	p. o.	2 – 4	6 Mon. bis 2 J.

[1] Bei eingeschränkter Nierenfunktion muss die Dosis reduziert werden (siehe Fachinformation zu Aciclovir). Unter Therapie muss die Nierenfunktion überwacht werden und ggf. eine Dosisanpassung erfolgen.

≥ 18 Jahren kann ein genitaler Herpes (Primärinfektion, Rezidive) gleichwertig auch mit Valaciclovir bzw. Famciclovir behandelt werden.

Bei aciclovirresistenten HSV-Stämmen (immunsupprimierte Patienten) kann ein Therapieversuch mit Foscarnet (120 mg/kgKG/d intravenös in 3 ED über 2 Wochen, anschließend Erhaltungstherapie: 60 – 120 mg/kgKG/d intravenös in 1 ED) unternommen werden. Zur labordiagnostischen Sicherung einer Resistenz gegenüber Aciclovir ist eine Resistenzbestimmung mit phäno- und/oder genotypischen Methoden an einem Konsiliarlabor für HSV und VZV möglich.

Für die Behandlung eines primären Herpes genitalis ist die alleinige topische Therapie mit Aciclovir ungeeignet.

45.5.1 Neonatale Infektionen

Die Empfehlungen über die Dauer der Therapie und die Aciclovir-Dosierung variieren weltweit. In einer „Open-label"-Studie konnte gezeigt werden, dass eine Aciclovir-Therapie mit 60 mg/kgKG/d in 3 ED über 21 Tage die Letalität (gegenüber der früheren Therapie mit 30 mg/kgKG/d in 3 ED über 10 Tage) signifikant senkt.

Aufgrund der insgesamt guten Verträglichkeit von Aciclovir empfiehlt die DGPI bei einer neonatalen HSV-Infektion des ZNS oder einer disseminierten neonatalen HSV-Infektion Aciclovir in einer Dosis von 60 mg/kgKG/d in 3 ED intravenös für die Dauer von 21 Tagen. Bei einer rein mukokutanen neonatalen HSV-Infektion wird Aciclovir in einer Dosis von 45 mg/kgKG/d intravenös in 3 ED für die Dauer von 21 Tagen empfohlen. Entscheidend ist ein frühzeitiger Therapiebeginn innerhalb der ersten 24 Stunden nach Auftreten der ersten Symptome. Bei Auftreten einer Neutropenie (< 500/µl) im Therapieverlauf kann die Gabe von G-CSF (Granulozyten-Kolonie stimulierender Faktor) oder eine Reduktion der Aciclovir-Dosis erwogen werden. Der Therapieerfolg sollte mittels Liquoruntersuchung (quantitative HSV-PCR) kontrolliert werden.

Eine anschließende Suppressionstherapie mit Aciclovir in einer Dosis von 900 mg/m²KOF/d in 3 ED per os über 6 Monate senkt die Rate von Rezidiven und verbessert die Prognose bei Kindern mit ZNS-Beteiligung. Entscheidend ist es, bei jeder unklaren Neugeboreneninfektion mit Bläschenbildung immer auch an eine HSV-Infektion zu denken und sofort (wie bei der Enzephalitis) zu behandeln. Bestätigt sich die Diagnose nicht, wird die Aciclovir-Therapie abgebrochen!

45.5.2 Herpes-Keratokonjunktivitis

Zur topischen Behandlung stehen mehrere wirksame Substanzen zur Verfügung: Trifluridin-Augentropfen, Aciclovir-Augensalbe. Die topische Therapie erfolgt im Allgemeinen bis 3 Tage nach vollständiger Abheilung der Keratitis. Die Salbenpräparate werden meist 5 × täglich (tagsüber alle 4 Stunden) verabreicht, die Tropfenpräparate werden 3-stündlich appliziert (bei Erwachsenen). Bei Kindern ist die zusätzlicheorale Gabe von Aciclovir 60 – 80 mg/kgKG/d, maximal1000 mg/d, über 10 Tage sinnvoll.

Die Therapie einer Herpes-Keratitis sollte immer in enger Zusammenarbeit mit einem erfahrenen Ophthalmologen erfolgen.

45.5.3 Enzephalitis

Eine Aciclovir-Therapie muss schnellstmöglich bei jedemVerdacht auf eine Herpes-Enzephalitis begonnen werden. Es darf nicht auf „typische" CT- oder MRT-Befunde gewartet werden. Bei Nichtbestätigung der Diagnose wird die Therapie abgebrochen.

Die Letalität der mit Aciclovir behandelten Kinder und Erwachsenen mit HSV-Enzephalitis liegt bei ca. 29 %, eine Restitutio ad integrum findet sich bei nahezu 40 % aller mit Aciclovir behandelten Patienten; bei Kindern liegt die Rate höher. Die bisherigen internationalen Studien beziehen sich meist auf eine Therapiedauer von 7 – 10 Tagen und eine Aciclovir-Dosierung von 30 mg/kgKG/d intravenös in 3 ED.

Die DGPI empfiehlt bei Herpes-Enzephalitis Aciclovir in einer Dosis von 45 mg/kgKG/d intravenös in 3 ED für 21 Tage zu verabreichen.

45.5.4 Mukokutane Infektionen

Nur die frühzeitige (= innerhalb von 24 h) antivirale Therapie einer schweren Gingivostomatitis herpetica mit Aciclovir (75 mg/kgKG/d p. o. in 5 ED für 7 Tage, maximale Tagesdosis 1000 mg) ist wirksam. Zusätzlich erfolgt eine symptomatische Behandlung (z. B. Bepanthen-Lösung oder -Salbe, Kamistad Baby). Ist das Vollbild der Erkrankung schon eingetreten, wird durch Aciclovir keine Verkürzung des Krankheitsverlaufs mehr erreicht.

Bei Komplikationen (z. B. Ekzema herpeticatum, Herpes-Panaritium), bei schweren Formen der genitalen HSV-Infektion und bei einer HSV-Infektion immunsupprimierter Kinder ist Aciclovir das Mittel der Wahl. Es sollte therapeutisch wegen der schlechten Bioverfügbarkeit (15 – 30 %) möglichst immer intravenös (15 – 30 mg/kgKG/d in 3 ED) gegeben werden (siehe ▶ Tab. 45.1). Bei der seltenen oralen Therapie ist hoch zu dosieren (z. B. bei Kindern < 2 Jahre: 500 mg in 5 ED; bei Kindern ≥ 2 Jahre: 1000 mg in 5 ED). Ein Therapiebeginn innerhalb von 24 Stunden nach Beginn der Krankheit ist auch hier immer anzustreben. Das gilt ganz besonders für die topische Behandlung eines Herpes-labialis-Rezidivs mit einer Aciclovir-Creme, deren Wirkung letztlich nicht bewiesen ist.

Bei rezidivierenden mukokutanen Infektionen kann eine Aciclovir-Prophylaxe versucht werden (400–800 mg/d in 2 ED). Bei Patienten ≥ 12 Jahren kann eine Suppressionstherapie mit Valaciclovir (1000 mg/d p. o. in 2 ED) durchgeführt werden.

45.6 Prophylaxe

45.6.1 Exponierte Personen

Alle schwangeren und gebärenden Frauen und ihre Geschlechtspartner sollten bezüglich früherer und aktueller HSV-Infektionen befragt werden.

Eine generelle Testung von Schwangeren und deren Partner auf HSV-2-spezifische Antikörper in der Frühschwangerschaft kann machbar und kosteneffektiv sein, ist jedoch umstritten. Schwangere und deren Geschlechtspartner mit positivem Nachweis von anti-HSV-2-IgG sollten über die Möglichkeit einer Virusübertragung auf das Kind informiert und über prophylaktische Maßnahmen beraten werden.

Bei schwangeren Frauen mit klinischen Zeichen eines floriden Herpes genitalis sollte labordiagnostisch ein direkter Virusnachweis durchgeführt werden. Zur Bestimmung des Infektionsstatus (Primärinfektion, Erstinfektion mit HSV-1 oder HSV-2 bei bestehender Immunität oder Rekurrenz) sollte der Nachweis typspezifischer anti-HSV-IgG-Antikörper angestrebt werden.

Schwangere mit einer genitalen **HSV-Primärinfektion** sollten mit Aciclovir (1200 mg/d per os in 3 ED) oder Valaciclovir (1000 mg/d per os in 2 ED) behandelt werden.

Bei einer floriden genitalen HSV-Infektion der Schwangeren nach der 36. Gestationswoche, vor allem bei einem primären Herpes genitalis zum Entbindungstermin, soll per elektiver Sectio entbunden werden, vorausgesetzt ein vorzeitiger Blasensprung ist nicht > 4 – 6 Stunden vor Geburt eingetreten. Der Kaiserschnitt kann das Risiko einer neonatalen HSV-Infektion zwar reduzieren, aber nicht vollständig eliminieren. Die meisten Experten empfehlen bei einer primären Herpesinfektion der Mutter bei vaginaler Geburt bzw. vorzeitigem Blasensprung von 4 – 6 Stunden eine prophylaktische Aciclovir-Therapie für das Neugeborene (60 mg/kgKG/d intravenös in 3 ED für 10 Tage). Sollte in dieser Zeit tatsächlich eine HSV-Infektion auftreten, wird die Behandlungsdauer auf insgesamt 21 Tage verlängert. Das Neugeborene sollte für die Behandlungsdauer isoliert werden.

Prophylaktisches Aciclovir (800 mg/d, 2 ED) verringert die Häufigkeit von Episoden bei Erwachsenen mit rezidivierendem Herpes labialis (≥ 6 Episoden pro Jahr). Bei Kindern gibt es keine diesbezüglichen Studien. Kinder mit rezidivierendem mukokutanem Herpes (≥ 6 Episoden pro Jahr) könnten von einer Dauertherapie mit oralem Aciclovir profitieren. Als Anfangsdosis der suppressiven Therapie sind 30 mg/kgKG/d p. o. in 3 ED (max. 1000 mg/d) vertretbar. Valaciclovir ist für die Suppression von genitalem Herpes bei immunkompetenten Erwachsenen zugelassen.

Bei Frauen mit **rezidivierendem Herpes genitalis** in der Spätschwangerschaft senkt eine Aciclovir-Suppressionstherapie (1200 mg/d per os in 3 ED ab 36. SSW) die Häufigkeit von HSV-2-Rezidiven zum Zeitpunkt der Geburt und wahrscheinlich die HSV-2-bedingte Sectiorate. Eine Suppressionstherapie mit Valaciclovir (1000 mg/d per os in 2 ED) scheint gleichwertig zu sein.

Beim Neugeborenen sollten im Falle eines manifesten Herpes genitalis oder einer bekannten genitalen HSV-Ausscheidung bei der Mutter zum Zeitpunkt der Entbindung Abstriche des Oropharynx, der Konjunktiva und des Rektums 24 und 48 Stunden nach der Geburt (ggf. wöchentlich zu wiederholen) mittels PCR auf HSV untersucht und das Kind 6 Wochen engmaschig überwacht werden. Bei positivem HSV-Nachweis wird eine Aciclovir-Therapie empfohlen, auch wenn entsprechende klinische Symptome zunächst fehlen und auch später nicht mehr auftreten.

45.6.2 Patienten und medizinisches Personal

Im Krankenhaus sollten **Mütter**, die HSV ausscheiden oder die an einer aktiven mukokutanen (z. B. Herpes labialis), nicht aber genitalen HSV-Infektion erkrankt sind, möglichst isoliert werden. Der Kontakt des Neugeborenen mit infektiösen Hauteffloreszenzen muss durch geeignete Maßnahmen (regelmäßige Händedesinfektion, Abdecken von betroffenen Hautpartien, Mundschutz) verhindert werden. Das Küssen des Kindes muss vorübergehend unterbleiben, das Stillen des Neugeborenen ist allerdings möglich, falls die Brust frei von frischen HSV-Effloreszenzen ist und andere aktive Läsionen abgedeckt sind. Familienangehörige mit floridem Herpes labialis müssen bei Kontakt zu einem Neugeborenen immer einen Mundschutz tragen und dürfen das Kind nicht küssen.

Eine **primäre mukokutane HSV-Infektion** beim medizinischen Personal und bei Besuchern verbietet jeglichen Patientenkontakt. Bei Rezidiven (z. B. Herpes labialis) muss durch geeignete Maßnahmen (Mundschutz, Händedesinfektion, ggf. Tragen von Handschuhen) eine Infektion von Patienten verhütet werden.

In ausgewählten Fällen, bspw. enger Kontakt von Risikokind (Frühgeborenes in den ersten 2 Lebenswochen, keine maternalen HSV-Antikörper) mit Person mit floridem Herpes labialis, kann auch eine präsymptomatische Aciclovir-Therapie bis zum Erhalt des Befunds der HSV-Diagnostik (HSV-DNA im Liquor und Blut etc.) erwogen werden. Hintergrund für diese Empfehlung ist die hohe Letalität bei den insgesamt sehr seltenen, nicht genital übertragenen neonatalen HSV-Infektionen. Kontrollierte randomisierte Studien gibt es hierzu nicht.

Medizinisches Personal mit floridem Herpes labialis sollte besonders gefährdete immundefiziente Patienten, Patienten mit Verbrennungen sowie Kinder mit ausgeprägter Neurodermitis nicht betreuen.

Neugeborene mit den klinischen Zeichen einer HSV-Infektion sowie klinisch unauffällige Neugeborene mit HSV-Nachweis werden im Krankenhaus für die Dauer der Erkrankung isoliert.

Kinder mit einer **Gingivostomatitis** sollten vom Kindergarten- oder Schulbesuch fernbleiben. Ein unkomplizierter Herpes labialis dagegen ist keine Kontraindikation für den Kindergarten- oder Schulbesuch.

45.6.3 Impfung

Eine HSV-Glykoprotein-D-Vakzine befindet sich derzeit im Erprobungsstadium.

Koordinator:
V. Schuster

Mitarbeiter:
D. Nadal, R. Roos, A. Sauerbrei

45.7 Weiterführende Informationen

Konsiliarlaboratorium für Herpes-simplex-Virus und Varicella-Zoster-Virus
Universitätsklinikum Jena Institut für Virologie und Antivirale Therapie
Hans-Knöll-Str. 2
07 745 Jena
Ansprechpartner: Prof. Dr. A. Sauerbrei
Tel.: 03 641 9 395–700
Fax: 03 641 9 395–702
E-Mail: virologie@med.uni-jena.de

46 HIV-Infektion

46.1 Rückschau

In den HIV-Kapiteln der früheren Auflagen wurde der jeweils aktuelle Stand des Wissens dargestellt. Das rasante Tempo des Wissenszuwachs durch eine vorbildliche Zusammenarbeit von Grundlagenmedizin, Klinik und psychosozialen Betreuungskonzepten in nationalen und internationalen Netzwerken (1986 European Collaborative Study – ECS, 1988 Deutsche „Multizentrische Studie zur Langzeitbetreuung HIV-infizierter und HIV-exponierter Kinder", 1992 Paediatric European Network for Treatment of AIDS, PENTA) sowie die sich dadurch ändernde klinische Ausprägung der Erkrankung veranlasste uns, diesem Kapitel einen kurzen historischen Rückblick voranzustellen.

Die Herausforderung vor 30 Jahren: AIDS bei Erwachsenen wurde erstmals 1981 beschrieben. 1983 erfolgte eine erste Publikation über einen bislang unbekannten Immundefekt bei Müttern und ihren Neugeborenen. Spekuliert wurde in dieser Arbeit von Rubinstein als Ursache des Immundefekts eine in utero oder perinatale Übertragung eines infektiösen Agens (EBV, CMV etc.). Damals war für die Autoren auch schon klar, dass die Infektion dadurch nicht allein das Problem des Kindes ist, sondern dass die gesamte Familie involviert ist. Entsprechend der mehrdimensionalen Problematik wurden die Interventionsstrategien angepasst: Es kam zur Errichtung des ersten pädiatrischen AIDS-Zentrums in den USA, in dem nicht nur der kindliche Patient, sondern die ganze Familie inter- und multidisziplinär betreut wurden.

Die zentralen Probleme: Durch die diaplazentar übertragenen Antikörper entfiel die HIV-Serologie als diagnostische Methode in den ersten 18 Lebensmonaten. Der Direktnachweis von Virusbestandteilen wie p24-Antigen und die HI-Virus-Anzucht hatten eine geringe Sensitivität und waren langwierig. Die Etablierung der Polymerase-Ketten-Reaktion (PCR) für das HIV-Genom ab 1989 war ein Meilenstein der Diagnostik und eine solide Grundlage für die frühzeitige Feststellung bzw. den Ausschluss der Infektion des Kindes mit den dann folgenden möglichen Interventionsstrategien.

AIDS bei Kindern: Die Besonderheiten des natürlichen Verlaufs im Kindesalter gegenüber infizierten Erwachsenen mussten mühsam durch prospektive Verlaufsbeobachtungen definiert, und unbekannte altersabhängige Laborparameter wie z. B. die CD4-Zellzahlen (v. a. für den Beginn von Prophylaxen gegen opportunistische Erreger) erarbeitet werden.

Mutter-Kind-Übertragung von HIV: Nach der Erstbeschreibung von AIDS bei Neugeborenen wurde in zunächst retrospektiven Beobachtungsstudien in den USA eine Transmissionsrate von 50–60 % angenommen. Die prospektive Evaluation durch die ECS (European Collaborative Study) und die französische Kohortenstudie ergaben eine Transmissionsrate ohne Intervention (d. h. lediglich Stillverbot) in Europa von 16–19 %.

Die mehrdimensionale psychosoziale Problematik von Kindern HIV-infizierter Müttern: Die pränatal exponierten Kinder wurden in einen Lebensraum geboren, der definitionsgemäß Familien mit HIV-infizierten Müttern und oft auch weitere Familienmitglieder umfasste. Krankheit der Eltern, Verwaisung, Fremdunterbringung in Pflegefamilien und vor allem Stigmatisierung der Kinder in Kindergärten und Schulen waren die Folge. Die psychosozialen Betreuungskonzepte ergaben sich in Kenntnis dieser mehrdimensionalen Problematik: Die Familien benötigten unterstützende Hilfen bei Erkrankung/Tod der Eltern durch Einzelfallhilfe, durch Vermittlung von Fremdunterbringung in Kurzzeit-/Langzeitpflegestellen, Adoptionsvermittlung. Die Sozialarbeit umfasste finanzielle Beratung und Unterstützung, Hilfe bei Wohnungsproblemen, praktische Unterstützung bei Amtsangelegenheiten, aufenthaltsrechtliche Beratung und Vermittlung in Drogentherapieeinrichtungen. Die Integration in die Gesellschaft mit Zustimmung der Erziehungsberechtigten erfolgte meist in Zusammenarbeit mit den Pädiatern durch Gespräche mit den Kindergärten und Schulen. Wiederholt musste dargestellt werden, dass HIV bei sozialen Kontakten nicht übertragen wird; weder durch Speichel, Nasensekret, Tränen, Toiletten usw. Besonders intensiv thematisiert wurden von den Kindergärten das Beißen und die Gefahr bei kleineren Verletzungen. Das psychosoziale Betreuungskonzept sah auch vor, die Familien durch gemeinsame Familienfrühstücke, Kino-/Theater-/Zirkus-/Zoo-Besuche, Urlaubsreisen oder Treffen Jugendlicher, die mit HIV leben, aktiv aus ihrer Isolation zu holen. Spenden sammeln war daher unabdingbar. Auch die psychosozialen Lösungsansätze waren nur interdisziplinär durchzuführen. Sie erfolgten durch Zusammenarbeit von Kinderärzten, externem Pflegedienst (Kinderkrankenschwestern), Sozialarbeitern, Jugendämtern (Adoptionsvermittlung), den AIDS-Hilfen und dem Arbeitskreis zur Förderung von Pflegekindern. Durch die interdisziplinäre psychosoziale und medizinische Zusammenarbeit und den medizinischen Fortschritt sind AIDS-Waisen heute selten geworden. Die Kinder können heute meist in ihren Familien belassen werden und sind bei guter medikamentöser Einstellung in guter Verfassung. Aus einer tödlichen Erkrankung ist eine chronische Infektion geworden, und perinatal infizierte Kinder werden seit einigen Jahren mit Erreichen des Erwachsenenalters in die Erwachsenenmedizin übergeleitet (Transition).

46.2 Klinisches Bild

Das humane Immundefizienz-Virus (HIV: „human immunodeficiency virus") verursacht eine chronische Infektionskrankheit, die durch einen zunehmenden Immundefekt gekennzeichnet ist. Dieser ist immunologisch durch eine Abnahme der CD4-positiven T-Zellen, eine Aktivierung des Immunsystems und klinisch durch das Auftreten von Infektionen und Symptomen charakterisiert, die als milde, mäßig und schwer klassifiziert werden (▶ Tab. 46.1). Die klinische Symptomatik ist abhängig vom Ausmaß des Immundefekts. Bei fortgeschrittener Erkrankung und ausgeprägtem Immundefekt treten opportunistische Infektionen, Malignome und weitere HIV-bedingte Erkrankungen auf, die der Definition AIDS (erworbenes Immundefektsyndrom, AIDS: „acquired immunodeficiency syndrome"; siehe ▶ Tab. 46.2) entsprechen.

Bei bis zu 25 %der peripartal infizierten Kinder kommt es im natürlichen Verlauf schon im Säuglingsalter zu schweren AIDS-definierenden Infektionen. Der überwiegende Teil infizierter Kinder erkrankt aber unbehandelt erst nach Jahren an AIDS. Die am meisten gefürchteten Komplikationen im Säuglingsalter sind die Pneumocystis-jiroveci-PneumoniePneumocystis-jiroveci-Pneumonie (S. 443) und die HIV-bedingte Enzephalopathie mit oft progressivem Verlust schon erworbener Fähigkeiten und zum Teil schwerer Entwicklungsverzögerung. Bei jedem Säugling mit Husten, Tachypnoe und Fieber muss rasch die Diagnostik für eine Pneumocystis-jiroveci-Pneumonie (PjP) eingeleitet werden und im Zweifelsfall die empirische Chemotherapie begonnen werden. Petechien sollten an eine HIV-assoziierte Thrombozytopenie, Gewichtsverlust und Diarrhoen an eine HIV-assoziierte Enteropathie denken lassen. Eine persistierende und ätiologisch ungeklärte Lymphadenopathie oder Hepatosplenomegalie, rezidivierende Atemwegsinfektionen, Belastungsdyspnoe und ra-

Tab. 46.1 Symptome der HIV-Infektion im Kindesalter.

Symptome, die zur Kategorie A der CDC-Klassifikation zählen	Mäßig schwere Symptome, die zur Kategorie B der CDC-Klassifikation zählen
• Lymphadenopathie (> 0,5 cm an mehr als 2 Lymphknotenstationen; symmetrischer Befall = eine Lymphknotenstation) • Hepatosplenomegalie • Dermatitis • Parotisschwellungen, Parotitis • rezidivierende oder persistierende Infektionen der oberen Atemwege, Sinusitis oder Otitis media	• persistierendes Fieber, Dauer > 1 Monat • Anämie < 8 g/l, Neutropenie < 1000/µl, Thrombozytopenie < 100 000/µl für > 30 Tage • Kardiomyopathie/Karditis • lymphoide interstitielle Pneumonie • Hepatitis • Nephropathie • Durchfälle (rezidivierend oder chronisch) • CMV-Infektion, Beginn < 2. Lebensmonat • Herpes-simplex-Virus-Stomatitis (> 2 Episoden/Jahr) • Herpes-simplex-Virus-Bronchitis, -Pneumonie, -Ösophagitis, Beginn < 2. Lebensmonat • Zoster (> 2 Episoden an > 1 Dermatom) • disseminierte Varizellen (komplizierte Windpocken) • eine Episode einer bakteriellen Meningitis, Pneumonie oder Sepsis • Nokardiose • oropharyngeale Kandidose > 2 Monate Dauer bei Kindern > 6 Monate • Toxoplasmose, Beginn < 2. Lebensmonat • Leiomyosarkom

diologische Zeichen einer lymphoiden interstitiellen Pneumonie oder der Verlust bereits erlernter kognitiver und motorischer Fähigkeiten sollten ebenso wie die mit den in ► Tab. 46.1 und ► Tab. 46.2 genannten Erkrankungen einhergehenden Symptome Anlass sein, eine HIV-Infektion differenzialdiagnostisch zu erwägen.

Das Krankheitsstadium wird nach der derzeit gültigen CDC-Klassifikation (CDC: Centers for Disease Control) der HIV-Infektion bei Kindern unter 13 Jahren von 1994 anhand klinischer und immunologischer Kategorien definiert (siehe ► Tab. 46.3 und ► Tab. 46.4).

Tab. 46.2 AIDS-definierende Erkrankungen bei Kindern < 13 Jahre (klinische Kategorie C der CDC-Klassifikation).

Erkrankung		Beschreibung
bakterielle Infektionen		• mindestens 2 kulturell nachgewiesene Septikämien, Pneumonien, Meningitiden, Knochen- oder Gelenkinfektionen oder Abszesse in einer Körperhöhle oder an einem Organ mit gewöhnlichen Bakterien innerhalb von 2 Jahren, Tuberkulose extrapulmonal oder disseminiert, atypische Mykobakteriosen, extrapulmonal oder disseminiert
Pilzinfektionen		• Pneumocystis-jiroveci-Pneumonie • Kandidose von Ösophagus, Trachea, Bronchien, Lunge • Histoplasmose, extrapulmonal oder disseminiert (USA) • Kryptokokkose, extrapulmonal • Kokzidioidomykose, extrapulmonal (USA)
Virusinfektionen	HSV	• Bronchitis, Pneumonie oder Ösophagitis bei Kindern > 1 Monat oder ein mukokutanes Ulkus, das länger als einen Monat persistiert
	EBV	• lymphoide interstitielle Pneumonie[1]
	CMV	• Zytomegalie außerhalb von Leber, Milz und Lymphknoten, die nach dem ersten Lebensmonat beginnt, z. B. Retinitis, Ösophagitis, Kolitis
	HIV	• Enzephalopathie • Wasting-Syndrom nach Ausschluss anderer Ätiologie
	JC-Viren	• progressive multifokale Leukenzephalopathie
parasitäre Infektionen		• ZNS-Toxoplasmose bei Kindern > 1. Lebensmonat • Kryptosporidiose, Diarrhoe > 1 Monat Dauer • Isosporidiose, Diarrhoe > 1 Monat Dauer
Tumoren		• maligne Lymphome, inklusive primärer ZNS-Lymphome • Kaposi-Sarkom

[1] Die lymphoide interstitielle Pneumonie wird aufgrund ihrer vergleichsweise guten Prognose zur klinischen Kategorie B gezählt, gilt aber weiterhin als AIDS-definierende Erkrankung.

Tab. 46.3 CDC-Klassifikation der HIV-Infektion bei Kindern < 13 Jahren (CDC 1994).

Immunologische Kategorie	Klinische Kategorie			
	N: keine Symptome	A: milde Symptome/ Befunde	B: mäßige Symptome/Befunde	C: schwere Symptome/Befunde
kein Immundefekt	N1	A1	B1	C1
mäßiger Immundefekt	N2	A2	B2	C2
schwerer Immundefekt	N3	A3	B3	C3

Tab. 46.4 Altersabhängige Wertung relativer und absoluter CD4-Zellkonzentrationen.

Immunologische Kategorie	0–12 Monate CD4/µl (CD4 in %)	1–5 Jahre CD4/µl (CD4 in %)	> 5 Jahre CD4/µl (CD4 in %)
kein Immundefekt	> 1500 (> 25)	> 1000 (> 25)	> 500 (> 25)
mäßiger Immundefekt	750–1500 (15–25)	500–1000 (15–25)	200–500 (15–25)
schwerer Immundefekt	< 750 (< 15)	< 500 (< 15)	< 200 (< 15)

46.3 Ätiologie

Die HIV-Infektion wird in Europa fast ausschließlich durch das humane Immundefizienzvirus Typ 1 (HIV-1) hervorgerufen. In Einzelfällen wurden auch Infektionen mit HIV-2 beobachtet. Von HIV-1 sind die Subtypen A–D, F–H, J–K, verschiedene kombinierte Formen innerhalb der Gruppe M sowie wenige Virusstämme der Gruppen N, O und P bekannt. Diese Subtypen weisen weltweit eine unterschiedliche Verbreitung auf, während HIV-2 vorwiegend in Westafrika vorkommt. Die durch HIV-2 verursachte Erkrankung verläuft milder beziehungsweise langsamer, und die Infektion wird seltener als HIV-1 vertikal übertragen.

HIV-1 und -2 sind Retroviren, die zur Familie der Lentiviren gehören. Nach Anheftung an den CD4-Rezeptor und Co-Rezeptor CCR5 (R5-Stämme) oder CXCR4 (R5X4-Stämme)und Penetration in die Zielzelle bilden sie mithilfe ihrer reversen Transkriptase zunächst einen DNA-Strang, der mittels des viralen Enzyms Integrase in das Genom der Zelle eingebaut wird und dort persistiert, sodass es zu einer lebenslangen Infektion kommt. Die Zelle generiert virale Proteine, die durch virale und zelluläre Proteasen prozessiert werden, sodass sich an der Zelloberfläche neue Viruspartikel zusammensetzen und abgeschnürt („budding") werden. Nach einer zu Beginn der Infektion sehr hohen Virusreplikation kommt es zunächst zu einer Kontrolle durch die zellulär und humoral vermittelte Immunantwort. Bei Säuglingen dauert die Phase bis ein „setpoint" der Viruslast erreicht ist, das heißt ein stabiles Gleichgewicht von Vermehrung und Abbau von HIV, ca. 3 Jahre, bei Erwachsenen hingegen nur wenige Monate. In der anschließenden, früher als „latente Infektion" bezeichneten, klinisch meist asymptomatischen Krankheitsphase kommt es jedoch weiterhin zur Virusvermehrung in den Zielzellen, insbesondere in den Lymphknoten. Dies führt zur Zerstörung der Struktur und der Funktion der Lymphknoten und anderer Immunorgane wie des Thymus und des darmassoziierten Immunsystems. Wie auch bei anderen RNA-Viren kommt es bei HIV häufig zu Fehlern bei der Ablesung der genetischen Information, was zu einer hohen Mutationsrate und damit zu immunologischen Escape-Mutanten und unter Therapie zur Selektion resistenter Viren führt.

46.4 Epidemiologie

Nach UNAIDS (www.unaids.org) sind 2011 weltweit 3,4 Mio. Kinder (< 15 Jahren) HIV-infiziert, davon 91 % in Subsahara-Afrika. 330 000 Kinder wurden 2011 mit HIV neu infiziert, was einen Rückgang um 24 % bedeutet. In Deutschland werden pro Jahr derzeit etwa 180 HIV-exponierte Kinder geboren und 15–20 Kinder < 15 Jahren mit einer HIV-Infektion neu diagnostiziert.

46.5 Diagnose

Die diagnostischen Methoden müssen dem Alter des Kindes und dem Übertragungsmodus angepasst werden. Neugeborene HIV-infizierter Mütter besitzen diaplazentar übertragene HIV-spezifische Antikörper, die bis zu 24 Monate persistieren können.

Der Nachweis HIV-spezifischer DNA aus kindlichen Lymphozyten oder HIV-spezifischer RNA aus EDTA-Plasma mithilfe der PCR ist eine sehr sensitive und spezifische Methode. Sie erlaubt den Nachweis/Ausschluss der kindlichen Infektion spätestens nach der 6. Lebenswoche mit einer Sicherheit von über 90 %. Zum Ausschluss einer HIV-Infektion sollten 2 Tests mit negativem Resultat von 2 unabhängigen Proben im Alter von 1 und 4 Monaten vorliegen. Die Untersuchung von Nabelschnurblut ist aufgrund möglicher Kontamination durch mütterliches Blut nicht sinnvoll.

Bei Kindern, die postnatal oder deren Mütter während der Schwangerschaft antiretroviral behandelt wurden, kann sich die Zeit bis zum ersten positiven Nachweis auf bis zu 4 Monate postnatal verschieben. Bei geeigneter Wahl der Primer werden inzwischen nahezu alle Subtypen zuverlässig erfasst. In Zweifelsfall sollte die PCR-Diagnostik bei der Mutter als Kontrolle durchgeführt werden, um falsch negative Befunde beim Säugling auszuschließen.

Die HIV-Infektion bei Kindern > 2 Jahre sowie bei Säuglingen bei V. a. horizontale Infektion werden zunächst über HIV-Antikörper im Serum nachgewiesen. Die Durchführung der HIV-Diagnostik setzt das Einverständnis der Erziehungsberechtigten und/oder altersabhängig des Patienten voraus. Die Spezifität der im Enzymimmuntest (Suchtest) nachgewiesenen Antikörper muss in einem sogenannten Bestätigungstest, in der Regel mit Western Blot, bewiesen werden. Vor Mitteilung der Diagnose müssen diese spezifischen Antikörper in einer zweiten unabhängigen Blutprobe bestätigt werden. Aufgrund der Labormeldepflicht muss das positive Ergebnis vom Labor anonymisiert an das Robert Koch-Institut gemeldet werden. Dagegen ist die anonymisierte Meldung eines AIDS-erkrankten Patienten durch den behandelnden Arzt freiwillig.

46.6 Therapie

Therapieziel ist der Erhalt bzw. die Wiederherstellung der Immunkompetenz, die Senkung der Morbidität und Mortalität und eine möglichst normale körperliche und neurokognitive Entwicklung. Die moderne HIV-Therapie besteht in der möglichst effektiven Unterdrückung der HIV-Replikation unter die Nachweisgrenze des Assays (< 20 bzw. < 50 Kopien/ml). Dies erfordert die regelmäßige Einnahme einer Kombination aus mindestens 3 antiretroviral wirksamen Substanzen. Empfehlungen hierzu wurden in internationalen (z. B. www.pentatrials.org) und nationalen Konsensus-Statements publiziert (Neubert et al. 2012). Sie bedürfen jedoch aufgrund der rasanten Entwicklung neuer Substanzen und aufgrund neuerer Studienergebnisse der ständigen Überarbeitung. Daher sollte die antiretrovirale Behandlung immer in Zusammenarbeit mit einem in der HIV-Therapie von Kindern erfahrenen Zentrum erfolgen.

Obwohl die Pathogenese der HIV-Infektion sowie die Wirkmechanismen der Medikamente bei Erwachsenen und Kindern prinzipiell gleich sind, können aufgrund der erheblichen Unterschiede in der Pharmakokinetik und auch der Nebenwirkungen Studien an Erwachsenen nicht ohne weiteres auf Kinder übertragen werden. Im Rahmen der vertragsärztlichen Versorgung zu Lasten der gesetzlichen Krankenversicherung wurde der „off-label-use" wenig geprüfter Medikamente im Kindesalter immer mehr eingeschränkt. Zwar sind antiretrovirale Medikamente derzeit von diesen Einschränkungen noch nicht betroffen, dennoch sollten möglichst viele Patienten im Rahmen von Studien, wie in den europaweiten PENTA-Studien (PENTA: Pediatric European Network for Treatment of AIDS) behandelt werden, um eine Zulassung zu erreichen. Durch eine Kinderkohorte, wie diejenige der Pädiatrischen Arbeitsgemeinschaft AIDS (PAAD) in Zusammenarbeit mit dem Kompetenznetzes HIV/AIDS, werden zudem bundesweit die Daten individueller Therapien erfasst und die Ergebnisse für Wirksamkeits- und Nebenwirkungsanalysen genutzt.

46.6.1 Allgemeine Prinzipien

Eine antiretrovirale Monotherapie kann sehr schnell zu einer Resistenzentwicklung führen. Es muss deshalb die Therapie immer als Kombinationstherapie mit mindestens 3 wirksamen antiretroviralen Substanzen eingeleitet werden. Therapieentscheidungen sollen auf der Messung zweier unabhängig voneinander entnommener Blutproben basieren. Blutuntersuchungen sollten unbedingt im Abstand von mindestens 14 Tagen zu einer Infektion oder Impfung gemacht werden, da sowohl Infektionen wie Impfungen die Virusreplikation stimulieren und damit die Viruslast falsch hoch erscheinen lassen können.

Da die meisten Kinder vertikal, also durch Mutter-Kind-Transmission, mit HIV infiziert werden, besteht die Möglichkeit, dass sie mit einem resistenten HI-Virus angesteckt wurden. Zu Beginn einer antiretroviralen Therapie ist daher eine genotypische Resistenztestung zu empfehlen, um eine optimal wirksame Therapie für das Kind zu wählen.

Bei Beginn der Therapie werden Eltern (und wenn möglich das Kind) detailliert über die Therapie aufgeklärt und die Medikamentengaben so gut wie möglich in den Tagesablauf des Kindes und der Eltern eingepasst. Eine anhaltende Senkung der Viruskonzentration ist nur zu erreichen, wenn eine regelmäßige (> 95 %) Einnahme mehrerer Medikamente dauerhaft gewährleistet ist. Bei unterschiedlichen Einnahmeformen und -zeiten setzt dies eine kontinuierliche Mitarbeit der Kinder und der Eltern voraus. Da eine unregelmäßige Einnahme nicht nur den Erfolg der Behandlung gefährdet, sondern auch die Resistenzentwicklung fördert, sind regelmäßige Gespräche mit den betreuenden Personen und den Kindern über die Medikamenteneinnahme zu führen. Medikamentenpläne mit genauen Anweisungen, das Mitteilen und Erklären der Laborwerte haben sich als sehr hilfreich erwiesen. Bei Kleinkindern haben sich Rollenspiele mit speziellen Puppen für eine Förderung der Therapieadhärenz bewährt.

Eltern und Kind werden darüber informiert, vor der Einnahme anderer verschreibungspflichtiger und nichtverschreibungspflichtiger Medikamente – aufgrund potenzieller Wechselwirkungen mit der antiretroviralen Therapie – ihren HIV-Behandler zu konsultieren. Darüber hinaus sollte ein Notfallausweis mit der derzeitigen Therapie ausgehändigt werden.

Bezüglich des Monitorings der HIV-Infektion und der antiretroviralen Therapie schließen wir uns den internationalen Empfehlungen an, mindestens alle 3 Monate die Viruslast, CD4-Zellzahl und Routinelaborparameter zu kontrollieren und die Entwicklung der Kinder zu beurteilen. Sehr wichtig ist auch das Erkennen von Nebenwirkungen der antiretroviralen Therapie (ART). Es besteht für alle NNRTI (nichtnukleosidische Reverse-Transkriptase-Inhibitoren) und Proteaseinhibitoren (PI) die Möglichkeit, Serumspiegel zu messen. Zur Vermeidung subtherapeutischer beziehungsweise toxischer Serumspiegel der antiretroviralen Medikamente und damit der Resistenzentwicklung, sollte ein therapeutisches Drug-Monitoring (TDM) erfolgen.

Die auf das Körpergewicht bzw. die Körperoberfläche bezogene Dosis der Medikamente muss bei einer Abweichung des Gewichts / der Körperoberfläche um mehr als 10 % an die veränderten Voraussetzungen angepasst werden. Die Therapie wird als effektiv angesehen, wenn die Viruskonzentration innerhalb von 3 Monaten um eine Log-Stufe und innerhalb von 6 Monaten unter 50 Kopien/ml reduziert werden konnte (Neubert et al. 2012).

Als klinisches Therapieversagen werden die Progression in der CDC-Klassifikation zur nächsten Kategorie, eine Enzephalopathie, Gedeihstörungen oder andere schwere Komplikationen der Grunderkrankung angesehen (vgl. ► Tab. 46.1 und ► Tab. 46.2). Fällt die CD4-Zellkonzentration um mehr als 30 % vom Ausgangswert innerhalb von 6 Monaten oder sinkt die relative Konzentration um mehr als 5 % in diesem Zeitraum, ist ebenso wie bei primären „non-respondern" und beim klinischen Therapieversagen eine Therapieumstellung erforderlich. Auch bei alleinigem Wiederanstieg der Viruskonzentration um mehr als eine Log-Stufe über den Nadir (niedrigste Viruskonzentration unter der Therapie) sollte eine Therapieumstellung erwogen werden. Zunächst allerdings sollte die Therapieadhärenz und die genotypische Resistenz des Virus überprüft werden. Eine Therapieumstellung ohne eine Überprüfung und gegebenenfalls Verbesserung der Adhärenz ist nicht sinnvoll und kann aufgrund rascher Resistenzentwicklung zu einem schnellen „Aufbrauchen" der zur Verfügung stehenden Substanzen führen.

Unbehandelte HIV-infizierte Kinder bedürfen ebenfalls regelmäßiger Kontrollen in Abständen von höchstens 3 Monaten.

46.6.2 Therapieindikation

Unerlässliche Voraussetzung für den Einsatz antiretroviraler Medikamente ist die zweifelsfrei gesicherte Diagnose einer HIV-Infektion. Eine Therapieindikation ergibt sich aus dem Lebensalter, klinischen, immunologischen oder virologischen Kriterien (► Tab. 46.3).

Die derzeitigen Empfehlungen zum Therapiebeginn bei Kindern älter als 12 Monate basieren im Wesentlichen auf den Daten der HIV Pediatric Prognostic Markers Collaborative Study Group (HPPCMS, Dunn et al. 2003). In einer Metaanalyse der longitudinal erfassten Daten von knapp 4 000 unbehandelten oder nur mit Zidovudin behandeltenKindern aus 8 Kohorten erwiesen sich Viruslast und CD4-Zahl als unabhängige prognostische Marker. In Abhängigkeit von Viruslast und CD4-Zahl wird das Risiko für verschiedene Altersgruppen errechnet, innerhalb eines Jahres an AIDS zu erkranken oder zu versterben. Die Richtwerte (Viruslast bzw. CD4-Zellen) wurden so gewählt, dass die Therapie dann begonnen werden sollte, wenn entsprechend der HPPCMS-Studie das Risiko innerhalb eines Jahres an AIDS zu erkranken 5 % beziehungsweise das Letalitätsrisiko 2 % übersteigt. ► Tab. 46.5 fasst die derzeitigen Empfehlungen zum Beginn der Therapie zusammen.

46

Tab. 46.5 Indikation zur kombinierten antiretroviralen Therapie (cART).

	Klinik (CDC Stadien)	Viruslast	CD4-Zahl
< 1 Jahr	alle Stadien	alle unabhängig von der Viruslast	alle unabhängig von der CD4-Zahl
1 – ≤ 3 Jahre	B und C	> 100 000 Kopien/ml	< 25 % oder < 1000/µl
3 – ≤ 5 Jahre	B und C	> 100 000 Kopien/ml	< 20 % oder < 500/µl
> 5 Jahre	B und C	> 100 000 Kopien/ml	< 350/µl

Klinische Kriterien

Im Säuglingsalter besteht ein hohes Risiko an AIDS-definierenden Symptomen, besonders an HIV-Enzephalopathie oder an einer HIV-Hepatopathie zu erkranken. CD4-Zellzahl und Viruslast sind in dieser Altersgruppe in Bezug auf die Krankheitsprogression wenig aussagekräftig. Konsens ist, alle Kinder < 1 Jahr unabhängig von der Viruslast und unabhängig von der CD4-Zahl zu behandeln. Für die anderen Altersgruppen gelten die Kriterien von ► Tab. 46.5.

Immunologische Kriterien

Bei Kindern älter als 12 Monate korreliert das Risiko an AIDS zu erkranken und die Mortalität der HIV-Infektion eng mit der CD4-Zellzahl (► Tab. 46.5).

Virologische Kriterien

Die Viruslastbestimmung sollte immer mit derselben Methode (RT-PCR, z. B. HIV-Amplicor Monitor, Roche Diagnostics; bDNA-Assay z. B. Quantiplex, Chiron Corp.) durchgeführt werden. Bei unbehandelten Kindern konnte eindeutig und übereinstimmend eine inverse Beziehung zwischen Viruslast und individueller Prognose belegt werden. Aufgrund dieser Daten kann sich ausschließlich auf der Basis virologischer Grundlagen die Indikation für eine antiretrovirale Therapie ergeben. In den ersten 2 Lebensjahren zeigt sich beim Kind eine im Median um ca. eine Log-Stufe höhere Viruslast, verglichen mit Erwachsenen, bei vergleichbarem Risiko. In Anlehnung an die Arbeit der HPPCMS-Studie und in Anbetracht einer lebenslang notwendigen Therapie, einer begrenzten Anzahl an verfügbaren Therapiekombinationen und der möglichen Nebenwirkungen wurden die Viruslastgrenzwerte erarbeitet (► Tab. 46.5)

46.6.3 Durchführung der Therapie

Antiretroviral wirksame Substanzen

Therapeutisch werden Substanzen eingesetzt, welche die virusspezifische reverse Transkriptase oder Protease hemmen. Nukleosidanaloga (NRTI) hemmen die reverse Transkription oder führen zum Kettenabbruch, die Non-Nukleosid-Inhibitoren (NNRTI) hemmen die reverse Transkription durch sterische Veränderung des aktiven Zentrums. Die Proteaseinhibitoren (PI) blockieren die für den Aufbau infektiöser Viren verantwortliche viruseigene Protease, siehe Kap. Antimikrobielle Chemotherapie (S. 111). Medikamente wie Maraviroc blockieren die Aufnahme von HIV in die Zelle (Entry-Inhibitor) und Raltegravir die Integration der von der reversen Transkriptase synthetisierten HIV-DNA in das zelluläre Genom (► Tab. 46.6).

Tab. 46.6 Antiretrovirale Medikamente zur Therapie der HIV-Infektion im Kindesalter.

Medikamente	Dosierung pro Tag (Plasmaspiegel)	Hauptnebenwirkungen	Einnahme und Kommentar
Nukleosidische Reverse-Transkriptase-Inhibitoren (NRTI)			
Azidothymidin (AZT) oder **Zidovudin** (ZDV): Suspension: 10 mg/ml Kapseln: 100 + 250 mg Tabletten: 300 mg i. v. Ampullen: 10 mg/ml	• 4–9 kgKG: 24 mg/kgKG in 2 ED • > 9–30 kgKG: 18 mg/kg in 3 ED Kapseln: • 8–14 kgKG: 200 mg in 2 ED • > 14–21 kgKG: 100–0–200 mg • > 21–30 kgKG: 400 mg in 2 ED • > 30 kgKG: 500–600 mg in 2 ED max.: 600 mg	• Hämatotoxizität (Neutropenie und Anämie), Kopfschmerzen • selten: Myopathie, Myositis, Hepatotoxizität, Laktatazidose	• unabhängig vom Essen, große Erfahrung in der Pädiatrie inkl. Frühgeborene und Neonaten, liquorgängig, i. v.-Präparation vorhanden • Dosis für Frühgeborene und zur Prophylaxe der Mutter-Kind-Transmission • Lösung 1 Monat im Kühlschrank stabil
Stavudin (D 4T): Suspension: 1 mg/ml Kapseln: 15 mg, 20 mg, 30 mg u. 40 mg	• Alter 1–13 Tage: 1 mg/kgKG in 2 ED • Alter 14Tage bis 30 kgKG: 2 mg/kgKG in 2 ED • 30–60 kgKG: 60 mg in 2 ED > 60 kgKG: 80 mg in 2 ED	• Kopfschmerzen, GI-Probleme, Hautausschlag Lipoatrophie selten: periphere Neuropathie, Pankreatitis, Leberenzymanstieg, Laktatazidose	• unabhängig vom Essen • Suspension max. 30 Tage im Kühlschrank haltbar • liquorgängig, nur noch als Reservemedikament!

Tab. 46.6 Fortsetzung

Medikamente	Dosierung pro Tag (Plasmaspiegel)	Hauptnebenwirkungen	Einnahme und Kommentar
Didanosin (DDI): Suspension: 10 mg/ml magensaftresistente Hartkapseln: 125 mg, 200 mg, 250 mg u. 400 mg	• Alter 2 Wochen – 8 Monate: 100 mg/m²KOF in 2 ED • Alter 8 Monate bis 60 kgKG: 200–240 mg/m²KOF in 2 ED max.: 250 mg in 1 oder 2 ED • ab 60 kgKG: 400 mg in 1 oder 2 ED	• Diarrhoe, Bauchschmerz, Übelkeit, Erbrechen selten: periphere Neuropathie, Hyperurikämie, retinale Depigmentation, Pankreatitis, Elektrolytstörungen	• Nüchtern: 30 min vor oder 2h nach Essen • Suspension maximal 30 Tage im Kühlschrank haltbar • bei größeren Kindern einmal tägliche Dosierung möglich • TDF führt zu erhöhtem DDI-Spiegel • schlechte Wirksamkeit von DDI + 3TC + TDF
Lamivudin (3TC): Suspension: 10 mg/ml Tabletten: 150 mg u. 300 mg Tablette mit Bruchrille: 150 mg	• Alter < 30Tage: 4 mg/kgKG in 2 ED • ältere Kinder: 8 mg/kgKG in 2 ED (in Studien: 8 mg/kgKG in 1 ED) max.: 300 mg Kinder: • 14–21 kgKG: 2 × ½ Tbl. • 21–30 kgKG: ½–0–1 Tbl. • ab 30 kgKG: 300 mg in 1 oder 2 ED	• Kopfschmerz, Diarrhoe, Bauchschmerz, Übelkeit, Erbrechen, Müdigkeit, Hautausschlag • selten: Neutropenie, periphere Neuropathie, Pankreatitis	• unabhängig von Essen • Suspension bei Raumtemperatur aufbewahren • schlechte Wirksamkeit von DDI + 3TC + TDF • nur 1 Mutation bis zur kompletten Resistenz • Wirksamkeit gegen Hepatitis-B-Virus • nicht mit FTC kombinieren
Emtricitabin (FTC): Suspension: 10 mg/ml Kapseln: 200 mg	• 3 Monate – < 18 Jahre: 6 mg/kgKG (Saft) in 1 ED max.: 240 mg • Patienten ab 33 kg: 200 mg (Kps.) in 1 ED	• Kopfschmerzen, Diarrhoe, Übelkeit, Hautausschlag, Hyperpigmentationen, Hepatitis-B-Exazerbation nach Absetzen möglich!	• unabhängig vom Essen • wenig Erfahrung in der Pädiatrie • nur 1 Mutation bis zur kompletten Resistenz • Wirksamkeit gegen Hepatitis-B-Virus • nicht mit 3TC kombinieren
Abacavir (ABC): Suspension: 20 mg/ml Tabletten: 300 mg (mit Bruchrille)	• Kinder 1–3 Monate: Studie mit 16 mg/kgKG in 2 ED • Kinder > 3 Monate: 16 mg/kgKG in 2 ED (in Studien auch in 1 ED) max.: 600 mg in 1 oder 2 ED	• Diarrhoe, Bauchschmerz, Fieber, Übelkeit, Erbrechen, Anorexie, Hautausschlag, Kopfschmerz, Überempfindlichkeitsreaktion gewöhnlich in den ersten 6 Wochen der Behandlung vor allem bei HLA-B5 701-Positiven	• unabhängig vom Essen • schlechte Wirksamkeit von ABC + 3TC + TDF • Bestimmung von HLA-B5 701 vor Therapiebeginn erforderlich, da bei Vorliegen des Merkmals hohes Risiko der Hypersensitivitätsreaktion
Tenofovir (TDF): Tabletten: 300 mg (als Fumarat)	Für Kinder < 18 Jahre nicht zugelassen Dosisfindungsstudien: • 175 mg/m²KOF/d in 1 ED oder • Kinder 2–8 Jahre: 8 mg/kg in 1 ED • Kinder > 8 Jahre: 210 mg/m²KOF/d in 1 ED • Erwachsene > 18 Jahre: 300 mg in 1 ED	• häufig gastrointestinale Beschwerden (Diarrhoe, Übelkeit, Erbrechen, Flatulenz), Hypophosphatämie, Nephrotoxizität, verminderte Knochendichte	• zum Essen Einnahme: 1 × täglich • Cave: bei Kombination von TDF und DDI können DDI-Serumspiegel ansteigen u. CD4-Zellen abfallen! • vermindert ATV-Spiegel • nicht in Kombination mit D4T + ABC + 3TC, Studie abgebrochen • Wirksamkeit gegen Hepatitis-B-Virus

Tab. 46.6 Fortsetzung

Medikamente	Dosierung pro Tag (Plasmaspiegel)	Hauptnebenwirkungen	Einnahme und Kommentar
NRTI-Kombinationspräparate			
Combivir (AZT + 3TC) Tabletten mit Bruchrille: 300 mg AZT + 150 mg 3TC	Kinder: • 14–21 kgKG: 2 × ½ Tbl. • 21–30 kgKG: ½ – 1 Tbl. • ab 30 kgKG: 2 × 1 Tbl.	• siehe Einzelpräparate	
Kivexa (3TC + ABC) 300 mg 3TC + 600 mg ABC	• Zulassung ab 12 Jahre (bzw. ca. 40 kgKG): 1 × 1 Tbl.	• siehe Einzelpräparate	
Trizivir 300 mg ZDV + 150 mg 3TC + 300 mg ABC	für Kinder < 18 Jahre nicht zugelassen • Erwachsenendosis: 2 × 1 Tbl.	• siehe Einzelpräparate	
Truvada (FTC + TDF) 200 mg FTC + 245 mg TDF	für Kinder < 18 Jahre nicht zugelassen • Erwachsenendosis: 1 × 1 Tbl.	• siehe Einzelpräparate	
Nichtnukleosidische Reverse-Transkriptase-Inhibitoren (NNRTI)			
Efavirenz (EFV): Lösung: 30 mg/ml Kapseln: 50, 100 u. 200 mg Tabletten: 600 mg	Kinder < 3 Jahre: keine Zulassung Kapseln/Tablette: • 10 – < 15 kgKG: 200 mg in 1 ED • 15 – < 20 kgKG: 250 mg in 1 ED • 20 – < 25 kgKG: 300 mg in 1 ED • 25 – < 32,5 kgKG: 350 mg in 1 ED • 32,5 – < 40 kg: 400 mg in 1 ED • > 40 kg: 600 mg in 1 ED max.: 600–800 mg in 1 ED Suspension: Dosierungstabelle nach Alter u. Körpergewicht	• ZNS: Somnolenz, Albträume, Verwirrung, Amnesie, Konzentrationsschwäche, Veränderungen der Persönlichkeit, Agitation, Halluzinationen, Euphorie, Hautausschlag, Transaminasenerhöhung Teratogen bei Primaten	• Einnahme auf leeren Magen • Einnahme: einmal täglich, am besten vor dem Einschlafen! • 50 mg Kapseln können geöffnet und mit Nahrung eingenommen werden • sehr lange HWZ, erniedrigt Spiegel von PI • geringe genetische Barriere • nicht empfohlen bei Frauen im gebärfähigem Alter
Nevirapin (NVP): Suspension: 10 mg/ml Tabletten: 200 mg Nevirapin Retard (NVP XR)Tabletten: 50 mg, 100 mg, 400 mg	• Alter > 14 Tage – < 8 Jahre: 2 Wochen 4 mg/kgKG NVP in 1 ED, dann NVP: 14 mg/kgKG in 2 ED oder NVP XR: 12,5–17,8 kgKG: 200 mg in 1 ED 17,9–24,9 kgKG: 300 mg in 1 ED ≥ 25 kgKG: 400 mg in 1 ED • Alter ≥ 8 Jahre: 2 Wochen 4 mg/kgKG NVP in 1 ED, dann NVP: 8 mg/kgKG in 2 ED (max. 400 mg) oder	• Hautausschlag (v. a. in den ersten 6 Wochen der Therapie), auch Steven-Johnson-Syndrom möglich, Fieber, Erbrechen, Kopfschmerz • selten: Stevens-Johnson-Syndrom, Leberenzymerhöhung, Hepatitis	• unabhängig vom Essen • erniedrigt Spiegel von PI • geringe genetische Barriere • Kinder > 14 Tage: Einschleichen über jeweils 14 Tage: 150 mg/m²KOF in 1 ED, dann 300–400 mg/m²KOF, 2 ED max.: 400 mg

Tab. 46.6 Fortsetzung

Medikamente	Dosierung pro Tag (Plasmaspiegel)	Hauptnebenwirkungen	Einnahme und Kommentar
	NVP XR: 17,9–31,2 kgKG: 200 mg in 1 ED 31,3–43,7 kgKG: 300 mg in 1 ED		
Etravirin (ETR) Tabletten: 100 mg	für Kinder ≤ 18 Jahre nicht zugelassen • Phase-II-Studie mit 10,4 mg/kgKG in 2 ED	• Übelkeit, Hautausschlag	• Tabletten auch in Wasser aufgelöst trinkbar
Rilpivirin (TMC 278) Tabletten: 25 mg	für Kinder ≤ 18 Jahre nicht zugelassen • Erwachsenendosis: 1 × 1 Tbl.	• Übelkeit, abnorme Träume, Schlafstörungen, Cholesterin- und Triglyzeriderhöhung, Hautausschlag	• muss mit einer Mahlzeit eingenommen werden
NRTI-NNRTI-Kombinationspräparate			
Atripla (FTC + TDF + EFV) 200 mg FTC + 245 mg TDF + 600 mg EFV	für Kinder < 18 Jahre nicht zugelassen • Erwachsenendosis: 1 × 1 Tbl.	• siehe Einzelpräparate	• mit dem Essen
Eviplera 200 mg FTC, 300 mg TDF, 25 mg TMC 278	für Kinder < 18 Jahre nicht zugelassen • Erwachsenendosis: 1 × 1 Tbl.	• siehe Einzelpräparate	• mit dem Essen
Proteaseinhibitoren (PI)			
Ritonavir (RTV): Suspension: 80 mg/ml Tabletten: 100 mg	Einsatz nur noch als Boostermedikament (erhöht Spiegel anderer PI) Dosis je nach PI	• als Booster-Medikament weniger Nebenwirkungen sonst: Anorexie, Übelkeit, Erbrechen, Kopfschmerz, Diarrhoe, periorale Parästhesie, Geschmacksstörungen • selten: Blutungen bei Hämophilie, Pankreatitis, gestörter Lipid- und Kohlenhydratstoffwechsel	• mit dem Essen: erhöht Absorption, vermindert GI-Nebenwirkungen wegen fürchterlichen Geschmacks Erdnussbutter oder Schokoladenmilch vor Einnahme!
Saquinavir (SQV) Tabletten: 500 mg 200 mg (nur in Kombination mit Ritonavir/RTV)	für Kinder < 16 Jahre nicht zugelassen • Kinder < 1 Jahr: Dosis unbekannt • Kinder > 1 Jahr: (off-label!): 100 mg/kgKG SQV + 150 mg/m²KOF RTV in 2 ED • Erwachsenendosis: 2000 mg SQV + 200 mg RTVin 2 ED	• Diarrhoe, Bauchschmerz, Kopfschmerz, Parästhesien, Hautausschlag, Erbrechen, Dyslipidämie • selten: Blutungen bei Hämophilie, gestörter Lipid- und Kohlenhydratstoffwechsel, Fotosensitivität	• mit oder bis zu 2h nach dem Essen • verbesserte Resorption mit Essen oder Grapefruitsaft
Lopinavir/Ritonavir (LPV/RTV): Suspension: 80 mg/ml LPV + 20 mg/ml RTV Tabletten: a) 200 mg LPV + 50 mg RTV	offizielle Dosisempfehlung ab 2 Jahre: • Säuglinge < 6 Monate: 600 mg/m²KOF LPV in 2 ED (Spiegelkontrollen!) • Kinder > 6 Monate: 460 mg/m²KOF LPV in 2 ED (siehe auch Dosierungstabellen)	• Hautausschlag, Durchfall, Kopfschmerz, Übelkeit, Erbrechen, Dyslipidämie • selten: gestörter Lipid- und Kohlenhydratstoffwechsel, Leberenzymerhöhung	• Saft: mit dem Essen, Fett erhöht Absorption, mit 42 % Alkohol, übler Geschmack • Tabletten: unabhängig vom Essen • Gabe einmal täglich in Studie

Tab. 46.6 Fortsetzung

Medikamente	Dosierung pro Tag (Plasmaspiegel)	Hauptnebenwirkungen	Einnahme und Kommentar
b) 100 mg LPV + 25 mg RTV	Tabletten: ≥ 0,5 – < 0,9 m^2KOF: 400 mg in 2 ED ≥ 0,9 – < 1,4 m^2KOF: 600 mg in 2 ED ≥ 1,4 m^2KOF: 800 mg in 2 ED • in Kombination mit EFV/NVP höhere Dosierung (ca. 30 %) notwendig (s. Packungsbeilage)		
Atazanavir (ATV): Kapseln: 100 mg, 150 mg u. 200 mg Lösung in Vorbereitung	Zulassung ab 11 kgKG: • 15 – < 25 kgKG: 150 mg + 80 mg RTV in 1 ED • 25 – < 32 kgKG: 200 mg + 100 mg RTV in 1 ED • 32 – < 39 kgKG: 250 mg + 100 mg RTV in 1 ED • ≥ 39 kgKG = Erwachsenendosis: 300 mg + 100 mg RTV in 1 ED	• Erhöhung indirektes Bilirubin, Ikterus, Kopfschmerz, Fieber, Arthralgien, Depression, Schlaflosigkeit, Schwindel, Diarrhoe, Übelkeit, Erbrechen, Parästhesien	• bessere Absorption mit Essen
Fosamprenavir (fAPV) Tabletten: 700 mg Suspension: 50 mg/ml	Zulassung ab 11 kgKG: • > 6 Jahre/naiv: 18 mg/kgKG + 3 mg/kgKG RTV • Erwachsenendosis: ART-naive Pat.: 1400 mg fAPV + 200 mg RTV in 2 ED	• Diarrhoe, Übelkeit, Erbrechen, periorale Parästhesien, Kopfschmerz, Hautausschlag bis Stevens-Johnson-Syndrom (1 %), Lipidabnormalitäten.	• unabhängig vom Essen
Tipranavir (TPV) Saft: 100 mg/ml Kapseln: 250 mg	Kinder ab 2 Jahren: • 750 mg/m^2KOF + 300 mg/m^2KOF RTV in 2 ED oder 28 mg/kgKG TPV + 12 mg/kgKG RTV in 2 ED • Erwachsenendosis: 1000 mg TPV + 400 mg RTV in 2 ED	• Diarrhoe, Übelkeit, Müdigkeit, Kopfschmerzen, Hautausschlag, Erbrechen, erhöhte Transaminasen + Cholesterin + Triglyzeride	• unabhängig vom Essen • enthält 116 U/ml Vitamin E • Einnahme zusammen mit RTV (erhöhte Dosierung)
Darunavir (DRV) Tabletten: 75 mg, 150 mg, 300 mg, 400 mg u. 600 mg Zulassung nur für vorbehandelte Kinder	Zulassung ab 11 kgKG: • Kinder ≥ 20 – 30 kgKG: 750 mg + 100 mg RTV in 2 ED • Kinder ≥ 30 – 40 kgKG: 900 mg + 120 mg RTV in 2 ED • Kinder ≥ 40 kgKG: 1200 mg + 200 mg RTV in 2 ED	• Diarrhoe, Übelkeit, Erbrechen, Kopfschmerzen Bauchschmerzen, Müdigkeit	• Einnahme mit Essen
Entry- und Fusionsinhibitoren			
Enfuvirtide (T-20): 108 mg lyophilisiertes Pulver + 1,1 ml steriles Wasser = 90 mg/ml	Zulassung ab 6 Jahre: • Kinder > 6 Jahre: 4 mg/kgKG s. c. in 2 ED max.: 180 mg s. c. in 2 ED • Erwachsenendosis: 180 mg s. c. in 2 ED	• lokale Reaktionen an Injektionsstellen (98 %) mit Schmerz, Induration, Erythem, Juckreiz sehr selten: Hypersensitivitätsreaktion	• Schulung für korrektes steriles Auflösen und korrekte s. c.Injektion nötig • gelöstes Lyophilisat 24h im Kühlschrank haltbar
Maraviroc (MVC) Tabletten: 150 mg u. 300 mg	keine Zulassung für Kinder < 16 Jahre • ab 16 Jahre: mit CYP3A4-Inhibitor: 300 mg in 2 ED ohne CYP3A4-Inhibitor: 600 mg in 2 ED mit CYP3A4-Inducer: 1200 mg in 2 ED	• Husten, Fieber, Infektionen oberer Respirationstrakt, Hautausschlag, Bauchschmerzen, muskuloskelettale Symptome, Müdigkeit	• nur bei CCR5- Tropismus, • nicht bei CXCR4-Tropismus • unabhängig vom Essen • zurzeit pädiatrische Studien

Tab. 46.6 Fortsetzung

Medikamente	Dosierung pro Tag (Plasmaspiegel)	Hauptnebenwirkungen	Einnahme und Kommentar
Integraseinhibitoren			
Raltegravir (RAL/RGV) Tabletten: 400 mg	keine Zulassung für Kinder < 16 Jahre • ab 25 kg: 800 mg/d in 2 ED	• Übelkeit, Kopfschmerz, Müdigkeit, Diarrhoe, Juckreiz	• unabhängig vom Essen • zurzeit pädiatrische Studien

Nicht alle Medikamente sind in Deutschland oder zur Therapie im Kindesalter zugelassen. Neuzulassungen sind zu beachten; eventuelle Heilversuche mit nicht zugelassenen Präparaten sind entsprechend Arzneimittelrecht anzuzeigen.

Empfehlung von initialen Medikamentenkombinationen

In ► Tab. 46.7 und ► Tab. 46.8 werden die Empfehlungen für die initiale Therapie zusammengestellt. Eine Kombinationstherapie mit 3 Substanzen wird empfohlen. Im Wesentlichen gibt es derzeit 2 gleichwertige Optionen (Penpact 1):

- 2 NRTI + 1 PI: 2 NRTI + Lopinavir/r (Kaletra) als Proteaseinhibitor
- 2 NRTI + 1 NNRTI: 2 NRTI + Nevirapinfür Säuglinge. 2 NRTI + Efavirenz (Zulassung ab 3 Jahren)

Die beiden NRTI bezeichnet man auch als NRTI-Rückgrat der antiretroviralen Therapie.

Vorschläge für Therapiealgorithmen bei Versagen der Initialtherapie

Bei Wiederanstieg der Viruslast oder Nichterreichen der Nachweisbarkeitsgrenze von 50 Kopien/ml nach 6 Monaten sollte nach Überprüfung der Adhärenz und suffizienter Plasmaspiegel die Therapiekombination umgestellt werden, wenn die Adhärenz und die Plasmaspiegel keinen Grund für das Therapieversagen liefern.

Prinzipien der Umstellung einer ART: Erhielt der Patient zuvor 2 NRTI und einen NNRTI sollte auf 2 neue (nichtkreuzresistente) NRTI und einen PI umgestellt werden. Erhielt der Patient 2 NRTI und einen PI sollte auf 2 neue (nichtkreuzresistente) NRTI plus ein NNRTI umgestellt werden. Weitere Möglichkeiten sind 2 NRTI und ein „geboosteter PI".

Im Folgenden werden konkrete Therapieabfolgen genannt, für die ein Wirksamkeitsnachweis in Studien vorliegt und/oder die sich in der Praxis im Kindesalter bewährt haben.

Für therapienaive Patienten: Beginn mit ZDV-3TC-NVP, ZDV-3TC-LPV/r oder ABC-3TC-LPV/r. Bei Kindern > 3 Jahre kann statt NVP EFV und statt LPV/r NFV genommen werden.

Tab. 46.7 Antiretrovirale Initialtherapie eines HIV-infizierten Kindes.

Beurteilung	Medikamentenkombination	Bewertung
Empfohlen	• 2 NRTI + 1 NNRTI • 2 NRTI + 1 PI/PI/r	AI[1] AI
Nicht empfohlen	• AZT + 3TC + ABC (3 NRTI)[2] • 1–2 NRTI + 1 PI + 1 NNRTI[3] • 3 NRTI (TDF + 3TC + DDI oder TDF + 3TC + ABC) • alle 2 NRTI-Therapien • NRTI-/ NNRTI-Monotherapie	DI (Erw.[4]) CIII EI (Erw.[4]) EI (Erw.[4]) EI EI

AZT: Zidovudin; 3TC: Lamivudin; ABC: Abacavir; TDF: Tenofovir

1 für Empfehlungskriterien siehe Neubert et al. 2012

[2] Die Kombination von AZT + 3TC + ABC (3 NRTI) wird nur in seltenen Ausnahmefällen als Ersttherapie verwendet. Sie ist bei Kindern und Erwachsenen deutlich weniger wirksam.

[3] Die antiretrovirale Therapie mit 1–2 NRTI + 1 PI + 1 NNRTI zeigte in einer randomisiert- kontrollierten Studie eine sehr gute Wirksamkeit wird aber wegen erhöhter Nebenwirkungsrate und daraus resultierenden Adhärenzproblemen vor allem aber wegen mangelnder Alternativen bei Therapieversagen mit Kreuzresistenz nicht empfohlen. Überlegenswert ist ein Induktionserhaltungsschema, bei welchem der NNRTI oder PI nach Erreichen der Virussuppression < 50 Kopien/ml abgesetzt wird.

[4] hier beruht die Empfehlung auf Daten von Erwachsenen

Tab. 46.8 Therapieempfehlungen in Abhängigkeit vom Alter.

Alter	Kombinationstherapie	Bemerkung
2 NRTI + 1 PI/r		
< 6 Jahre	LPV/r + 2NRTI	Zulassung erst ab 2 Jahren, Dosisangaben nach FDA, TDM, nicht bei Frühgeborenen
	NFV + 2 NRTI	Zulassung erst ab 3 Jahren, TDM, geschmacklich besser, bei Erw. weniger potent
> 6 Jahre	LPV/r + 2 NRTI	
	ATV/r + 2 NRTI	
	FPV/r + 2 NRTI	
2 NRTI + 1 NNRTI		
< 3 Jahre	NVP + 2 NRTI	nicht bei NVP-exponierten Kindern
> 3 Jahre	NVP + 2 NRTI	nicht bei NVP-exponierten Kindern, bei Jugendlichen CD4-Grenzen beachten
	EFV + 2 NRTI	Zulassung ab 3 Jahren
3 NRTI + 1 NNRTI		
< 1 Jahr	NVP + AZT + 3TC + ABC	in Ausnahmefällen möglich

Wenn nach einer konsequent durchgeführten Therapie nach 6 Monaten die Viruslast deutlich > 50 Kopien ist, 2 neue nichtkreuzresistente NRTI plus NNRTI bei PI-Vortherapie oder plus PI bei NNRTI Vortherapie.

Gelingt es trotz mehrerer Therapieumstellungen nicht, die Viruslast unter die Nachweisgrenze von 50 Kopien/ml zu senken, sollte bei stabiler CD4-Zellzahl diese Kombination beibehalten werden, um die Vermehrung des meist virulenteren Wildtyp-Virus zu vermeiden.

Mit zunehmender Anzahl der Vortherapien wird es generell immer schwieriger eine Kombination zu finden, die zu einer anhaltenden Senkung der Viruslast führt. Je intensiver und länger vortherapiert wurde, umso geringer ist die zu erwartende Reduktion. Durch Neuentwicklungen von Substanzen gelingt es aber manchmal auch hochresistente HIV-Stämme zu behandeln. Substanzen, die bei multiplem virologischem Versagen im Kindesalter eingesetzt werden sind der Fusionsinhibitor Enfuvirtide (> 6 Jahre), die PIs Darunavir (> 6 Jahre), Tipranavir (> 2 Jahre) sowie der Integraseinhibitor Raltegravir bei Jugendlichen > 16 Jahre. Bei dem Entry-Inhibitor Maraviroc muss vorher eine genotypische Analyse des Korezeptortropismus durchgeführt werden, da Maraviroc nur gegen M5-trope Viren wirksam ist.

Anmerkungen zum NRTI-Rückgrat

Die meisten pädiatrischen Erfahrungen bestehen für die Kombinationen von ZDV + 3TC, AZT + DDI. Bei Kombinationen mit ABC (z. B. ABC + ZDV und ABC + 3TC) ist auf eine mögliche Hypersensitivitätsreaktion zu achten. Dazu gehört die Übergabe eines Merkblatts über Symptome der Hypersensitivitätsreaktion und der Telefonnummer des betreuenden HIV-Spezialisten für Anfragen bei unklaren Symptomen des Kindes (siehe Produktinformation). Vor Einsatz von Abacavir sollte ein „Screening" auf HLA-B5 701 erfolgen, da Patienten mit diesem HLA-Locus ein deutlich höheres Risiko für eine Hypersensitivitätsreaktion haben. DDI + 3TC oder DDI + D 4 T werden wegen der additiven, pankreastoxischen Wirkung beider Medikamente und der erhöhten Inzidenz für metabolische Komplikationen (Hyperlaktatämie, Laktatazidose, Hepatotoxizität) nur noch in Ausnahmefällen eingesetzt. Außerdem sollten bestimmte Kombinationen von NRTI aufgrund von Antagonismen oder der Potenzierung von Arzneimittelnebenwirkungen vermieden werden: zum Beispiel ZDV und D 4 T.

46.6.4 Supportive Therapien

Bei allen Säuglingen mit HIV-Infektion und bei älteren Kindern mit CD4-Zellzahlen unterhalb bestimmter Grenzwerte ist eine PjP-Prophylaxe (S. 446) erforderlich. Sowohl bei Kindern wie auch bei Erwachsenen konnte gezeigt werden, dass unter effektiver cART nach Ansteigen der CD4-Zellen über die jeweiligen Grenzwerte (CDC) für den Beginn einer Chemoprophylaxe gegen opportunistische Infektionen, diese Medikamente gefahrlos abgesetzt werden können, solange die Immunrekonstitution anhält.

Bei Auftreten rezidivierender viraler und bakterieller Infektionen kann die intravenöse Gabe von Immunglobulinen (200–400 mg/kgKG alle 4 Wochen) versucht werden. In Studien konnte zwar eine Reduktion der Morbidität in Krankheitsstadien der immunologischen Kategorien 1 und 2 gezeigt werden, jedoch keine Reduktion der Letalität. Diese Ergebnisse wurden vor der Verfügbarkeit antiretroviraler Kombinationstherapien erzielt. Nach unserer Erfahrung ist der Einsatz von intravenösen Immunglobulinen nur in seltenen Einzelfällen gerechtfertigt, z. B. bei deutlich symptomatischen Kindern, bei denen die antiretrovirale Therapie ausgeschöpft und die CD4-Zellzahl unter 200/µl abgefallen ist oder bei spät diagnostizierten Kindern, die keinen Impfschutz aufweisen, so lange bis durch die Kombinationstherapie eine Verbesserung des Immunstatus erreicht wird und die Kinder wieder in der Lage sind auf Impfungen entsprechende Impfantworten zu bilden.

46.6.5 Resistenztestung

Der Wert von genotypischen oder phänotypischen Resistenztests zur Optimierung der Therapie ist bei Kindern unklar. Eine randomisierte Multi-Center-Studie bei Kindern ergab keinen Vorteil der Resistenztestung hinsichtlich einer besseren Senkung der Viruslast. Bei Erwachsenen wurde in mehreren Studien durch Resistenztests eine mittlere Reduktion der Viruslast um durchschnittlich 0,5 log gefunden. Interessanterweise hatte dies keinen Einfluss auf die CD4-Zellzahl in den unterschiedlichen Behandlungsgruppen. Diese Verbesserung der Viruslast hängt hingegen signifikant von der Adhärenz der Patienten ab. Derzeit erscheint ein kurz- bis mittelfristiger Nutzen der genotypischen Resistenztestung möglich; notwendig ist Expertenwissen für die Interpretation der Testergebnisse. Die genotypische Resistenztestung ist bei Erstdiagnose und vor Therapieumstellung wegen eines Therapieversagens durchzuführen. Wichtig ist dabei, dass die Resistenztestung unter der versagenden Therapie durchgeführt wird, um das „Überwuchern“ des Wildtyps nach Absetzen der Therapie zu vermeiden.

46.6.6 Geplante Therapieunterbrechungen

In Anbetracht der Unmöglichkeit der Eradikation von HIV und Langzeitnebenwirkungen, wie Lipodystrophie, Insulinresistenz und mitochondriale Störungen, erscheinen temporäre Therapiepausen attraktiv. Am aussichtsreichsten erschienen CD4-gesteuerte Pausen. Die retrospektive Auswertung ungeplanter Therapieunterbrechungen zeigte eine Abnahme der CD4-Prozentzahlen um 6,6 % pro Jahr. In solchen Studien wird die Therapie bei guten CD4-Zellzahlen unterbrochen und bei Unterschreiten gewisser Grenzwerte erneut aufgenommen. Die PENTA-11-Studie zeigte keine wesentlichen Nachteile der Therapiepausengruppe bei einer Therapieunterbrechung von 48 Wochen. Bei einer Nachuntersuchung nach 5 Jahren waren ebenfalls keine Langzeitfolgen der Therapiepause zu beobachten.

Bei Unterbrechung der Therapie müssen die unterschiedlichen Halbwertszeiten der einzelnen Medikamente in Betracht gezogen werden, um funktionelle Monotherapien und Resistenzentstehung zu vermeiden.

Bei HIV-infizierten Erwachsenen wurde eine große Studie mit ähnlichem Design wegen signifikanter Krankheitsprogression im Unterbrechungsarm abgebrochen. Aufgrund der unklaren Datenlage sollte deshalb die antiretrovirale Therapie nur innerhalb kontrollierter Studien unterbrochen werden.

Eine weitere unbeantwortete Frage ist, ob und wann bei Kindern, die allein aufgrund ihres Alters (v. a. bei Therapiebeginn im Säuglingsalter) eine antiretrovirale Therapie erhielten, die Behandlung ausgesetzt werden kann. Therapiepausen sollten daher nur in Studien durchgeführt werden.

46.7 Prophylaxe

46.7.1 Prophylaxe der Mutter-Kind-Transmission von HIV

In Deutschland werden derzeit jährlich ca. 180 Kinder HIV1-positiver Schwangerer entbunden. Die Transmissionsrate konnte durch die Kombination von Medikamenten, bei nichteffektiver Therapie durch die elektive Schnittentbindung vor Wehenbeginn, Stillverzicht und Postexpositionsprophylaxe gemäß den folgenden Maßnahmen der deutsch-österreichische Leitlinien zur Verhinderung der vertikalen HIV1-Transmission signifikant auf < 1 % gesenkt werden:

- risikoadaptierte antiretrovirale Therapie (HAART) der Schwangeren:
  - Bei komplikationsloser Schwangerschaft und bisher nicht therapiebedürftiger HIV1-Infektion der Schwangeren wird je nach Viruslast (> bzw. < 100 000 Kopien/ml ab der abgeschlossenen 24. bzw. 28. SSW eine antiretrovirale Kombinationstherapie (cART) begonnen.
  - Bei Therapiebedürftigkeit sofortiger Therapiebeginn der cART. Embryotoxizität in der Wahl der Medikamente beachten.
  - Bei Schwangerschaft unter laufender antiretroviraler Therapie wird diese weitergeführt. Therapiemodifizierung wegen Embryotoxizität einzelner Medikamente.
- Bei VL < 50 Kopien/ml normale Einnahme der cART. Bei Viruslast > 50 Kopien/ml bei Geburt Gabe von Zidovudin i.v (2 mg/kgKG/h als Ladedosis für 1h, danach 1 mg/kgKG/h bis zur Entwicklung des Kindes).
- primäre Sectio am wehenlosen Uterus in der 37.–38. SSW bzw. vaginale Geburt bei Viruslast < 50 Kopien/ml.
- adäquate Kreißsaalversorgung
- risikoadaptierte Postexpositionsprophylaxe des Neugeborenen mit antiretroviralen Substanzen
- Stillverzicht

Grundvoraussetzung für den Erfolg der HIV-Transmissionsprophylaxe ist die Kenntnis der HIV-Infektion, sodass die HIV-Testung vor oder spätestens in der Frühschwangerschaftpropagiert werden muss. Inzwischen ist unter bestimmten Voraussetzungen auch die Spontanentbindung möglich.

Bei der postnatalen Versorgung des Neugeborenen sind vom medizinischen Personal Handschuhe zu tragen. Vor Unterstützung der Vitalfunktionen sind Mund- und Nasenöffnungen von Blut- und Fruchtwasserresten mit in steriler 0,9 %iger Kochsalzlösung getränktem Tupfer zu reinigen. Nach Stabilisierung der Vitalfunktionen sind alle anderen Körperöffnungen in gleicher Weise zu reinigen. Um eine postnatale Infektion durch Muttermilch zu vermeiden, ist vom Stillen eindringlich abzuraten.

Die postnatale HIV1-Infektionsprophylaxe des Neugeborenen sollte bei regelrechter Therapie der Mutter nach 4–6 Stunden begonnen werden. Es werden risikoadaptiert für 3 Risikogruppen (je nach Komplikationen in der Schwangerschaft und bei Geburt) 3 verschiedene Behandlungsschemata bei HIV1-exponierten Neugeborenen empfohlen (▶ Tab. 46.9 und ▶ Tab. 46.10).

Tab. 46.9 Postexpositionsprophylaxe (PEP) des Neugeborenen je nach Risiko.

Komplikationen im Verlauf der Schwangerschaft	HIV-Transmissionsrisiko	PEP des Neugeborenen
komplikationslose (auch Mehrlings-) Schwangerschaft plus VL präpartal < 1000 Kopien/ml	normal	• Zidovudin 8 mg/kgKG/d p. o. in 4 ED für 2–4 Wochen
Frühgeburt ≥ 33 + 0 SSW plus VL < 50 Kopien/ml	normal	• Zidovudin 8 mg/kgKG/d p. o. in 4 ED für 2–4 Wochen
Frühgeburt ≥ 33 + 0 SSW plus VL > 50 Kopien/ml	erhöht	• Reifgeborene: Zidovudin 8 mg/kgKG/d p. o. in 4 ED für 6 Wochen • Frühgeborene (FG) Zidovudin 4 mg/kgKG/d p. o. in 2 ED oder Zidovudin 3 mg/kgKG/d i. v. in 2 ED • FG > 30 + 0 SSW ab 3. Lebenswoche 6 mg/kgKG/d in 3 ED • FG ≤ 30 + 0 SSW ab 4. Lebenswoche 6 mg/kgKG/d p. o. in 3 ED
Frühgeburt < 33 + 0 SSW plus VL < 50 Kopien/ml ≥ 12 Wochen präpartal	erhöht	• Reifgeborene: Zidovudin 8 mg/kgKG/d p. o. in 4 ED für 6 Wochen • Frühgeborene (FG) Zidovudin 4 mg/kgKG/d p. o. in 2 ED oder Zidovudin 3 mg/kgKG/d i. v. in 2 ED • FG > 30 + 0 SSW ab 3. Lebenswoche 6 mg/kgKG/d in 3 ED • FG ≤ 30 + 0 SSW ab 4. Lebenswoche 6 mg/kgKG/d p. o. in 3 ED

Tab. 46.9 Fortsetzung

Komplikationen im Verlauf der Schwangerschaft	HIV-Transmissionsrisiko	PEP des Neugeborenen
VL präpartal 1000–10 000 Kopien/ml	erhöht	• Reifgeborene: Zidovudin 8 mg/kgKG/d p. o. in 4 ED für 6 Wochen • Frühgeborene (FG) Zidovudin 4 mg/kgKG/d p. o. in 2 ED oder Zidovudin 3 mg/kgKG/d i. v. in 2 ED • FG > 30 + 0 SSW ab 3. Lebenswoche 6 mg/kgKG/d in 3 ED • FG ≤ 30 + 0 SSW ab 4. Lebenswoche 6 mg/kgKG/d p. o. in 3 ED
Frühgeburt < 33 + 0 SSW plus VL > 50 Kopien/ml bzw. VL < 50 Kopien/ml für < 12 Wochen präpartal	sehr hoch	• Zidovudin 8 mg/kgKG/d in 4 ED (Dosis bei FG beachten) plus Lamivudin 4 mg/kgKG/d in 2 ED für 6 Wochen. • Bei Nevirapin-Prophylaxe der Mutter 2 mg/kgKG in 1 ED für das Neugeborene im Alter von 48–72 h. Falls präpartal kein Nevirapin, 2 Nevirapin-Dosen 2 mg/kgKG/d in 1 ED unmittelbar postpartal und nach 72 h
VL vor Geburt > 10 000 Kopien/ml	sehr hoch	• Zidovudin 8 mg/kgKG/d in 4 ED (Dosis bei FG beachten) plus Lamivudin 4 mg/kgKG/d in 2 ED für 6 Wochen. • Bei Nevirapin-Prophylaxe der Mutter 2 mg/kgKG in 1 ED für das Neugeborene im Alter von 48–72h. Falls präpartal kein Nevirapin, 2 Nevirapin-Dosen 2 mg/kgKG/d in 1 ED unmittelbar postpartal und nach 72 h

Tab. 46.10 PEP des Neugeborenen bei Geburtskomplikationen.

Geburtskomplikationen	HIV-Transmissionsrisiko	PEP des Neugeborenen
Schnittverletzung des Kindes Absaugen von blutigem Fruchtwasser aus dem Magen bzw. Respirationstrakt	bei maternaler VL < 50 Kopien/ml erhöht	Zidovudin 8 mg/kgKG/d p. o. in 4 ED für 4–6 Wochen
	bei maternaler VL > 50 sehr hoch	Zidovudin 8 mg/kgKG/d in 4 ED plus Lamivudin 4 mg/kgKG/d in 2 ED für 6 Wochen plus 2 Nevirapin-Dosen 2 mg/kgKG/d in 1 ED unmittelbar postpartal und nach 72 h

46.7.2 Schutzimpfungen

Zur Impfprävention bei HIV-Infektion liegen detaillierte Empfehlungen der STIKO (Epid. Bull 39, 2005) und des europäischen Studiennetzwerkes PENTA (Menson et al. 2012) vor. Alle Impfungen sollten möglichst frühzeitig durchgeführt werden. Wegen der besonderen Gefährdung durch die Masern-Wildvirus-Infektion bei HIV-Infektion wird die zweifache MMR-Impfung für alle asymptomatischen Kinder im Alter von 12 und 13 Monaten dringend empfohlen, sofern nicht eine schwere Immunsuppression vorliegt (untere Grenzwerte an CD4 + -Zellen/µl: Säuglinge 750, 1–5 Jahre: 500, über 5 Jahre: 200, jeweils > 15 %). Ebenfalls frühzeitig wird die Varizellenimpfung empfohlen, sofern die relative CD4 + -Zellzahl ≥ 15 % liegt.

Totimpfungen können unabhängig vom Immunstatus ohne Risiko eingesetzt werden. Hier gelten die STIKO-Regelimpfungen. Als Indikationsimpfung wird eine jährliche Influenzaimpfung ab dem Alter von 6 Monaten empfohlen. Kinder mit asymptomatischer HIV-Infektion können den neuen attenuierten nasalen Lebendimpfstoff (Fluenz) erhalten, der eine höhere Effektivität als die konventionelle trivalente inaktivierte Vakzine besitzt. Die Pneumokokkenimpfung und die Meningokokkenimpfung sollten nur als Konjugat-Impfungen eingesetzt werden.

Bei HIV-infizierten Kindern ist grundsätzlich bei allen Impfungen mit verminderten und kürzer anhaltenden Impfantworten zu rechnen, sodass der Impferfolg in regelmäßigen Abständen kontrolliert werden sollte. Bei manchen Kindern ist selbst nach zusätzlichen Impfungen für einige Erreger kein Impfschutz zu erreichen. Hier sollte bei entsprechender Exposition eine passive Prophylaxe erfolgen. Haushaltskontaktpersonen sollten die Regelimpfungen vollständig durchführen. Gegebenenfalls sind die Varizellen- oder MMR-Impfung nachzuholen. Zusätzliche sollen Haushaltskontaktpersonen eine jährliche Influenzaimpfung erhalten.

46.7.3 Prophylaxe bei Stich-/ Schnittverletzungen mit möglicherweise HIV-haltigem Material

Eine HIV-Exposition umfasst Stich-/Schnittverletzungen mit kontaminierten Kanülen, Skalpellen, Messern etc. oder Kontakt von HIV-haltigem Blut mit Schleimhäuten. Das mittlere Risiko nach Stich-/Schnittverletzungen beträgt ca. 0,3 %, das Risiko nach Schleimhautkontakt ca. 0,09 %. Das Risiko steigt mit der Höhe der Viruslast des Indexpatienten und seinem Immunzustand (je geringer die CD4-Zahl und je fortgeschrittener das Krankheitsstadium, desto höher das Risiko). Des Weiteren steigt das Risiko mit der Größe des inokulierten Blutvolumens. Neben Blut sind auch Samen und Vaginalflüssigkeit, Liquor, Aszites, Pleura/Perikardergussflüssigkeit und Fruchtwasser potenziell infektiös. Stuhl, nasale Sekretion, Sputum, Schweiß, Tränen, Urin und Erbrochenes sind – sofern sie nicht blutig tingiert sind – nicht infektiös.

Bei Stich-/Schnittverletzungen mit HIV-haltigen oder möglicherweise kontaminierten Körperflüssigkeiten ist wie folgt vorzugehen:

1. Eventuelle Fremdkörper entfernen, Blutung 1–2 Minuten durch Pressen anregen.
2. Wunde spreizen und für 3 Minuten mit alkoholischem Desinfektionsmittel desinfizieren.
3. Untersuchen, ob die HIV-Infektion des Patienten, mit dessen Blut die Kontamination stattfand, gesichert oder sehr wahrscheinlich ist. Wenn verfügbar und wenn hierbei keine wesentliche Zeit verloren geht, sollten die Viruslast und die HIV-Resistenz des Indexpatienten überprüft werden, um die Prophylaxe optimal zu gestalten.

Wenn der Indexpatient HIV-infiziert ist und *nur* dann: sofortige orale Einnahme (d. h. möglichst rasch, am besten innerhalb 24 Stunden) von 2 Nukleosidanaloga und einem Proteaseinhibitor oder Efavirenz.

Beispiele für Kombination von 2 Nukleosidanaloga: Zidovudin plus Lamivudin, Tenoforvir plus Emtricitabine. Beispiel für Protease-Hemmer: Lopinavir/r. Beispiele für nichtnukleosidale Reverse-Transkriptase-Hemmer: Efavirenz.

Nevirapin sollte wegen Hepatotoxizität in der Postexpositionsprophylaxe nicht verwendet werden.

Bezüglich der Dosierung siehe ▶ Tab. 46.6. Dauer der Gabe: 4 Wochen.

Anschließend erfolgen Dokumentation, Meldung bei der Berufsgenossenschaft, Blutabnahme für HIV- und Hepatitis-B/C-Test etc. Neben der HIV-Postexpositionsprophylaxe muss geprüft werden, ob eine aktiv-passive Hepatitis-B- und eine Tetanusprophylaxe erforderlich sind. Weitere Untersuchungen auf HIV (HBV, HCV) sollten nach 6 Wochen, 12 Wochen und 6 Monaten erfolgen.

Während der Einnahme der Virostatika muss bei Frauen unbedingt eine bestehende Schwangerschaft ausgeschlossen beziehungsweise für mindestens 6 Monate kontrazeptive Maßnahmen angewandt werden!

Wenn bei *Messerstichen* (in Schulen etc.) beim Indexpatienten der *Verdacht auf eine HIV-Infektion* (z. B. Personen mit Hochrisikoverhalten) besteht: sofortiger Beginn der antiretroviralen Chemoprophylaxe, Blutentnahme für HIV-Test; bei negativem Ergebnis Abbruch der Chemoprophylaxe.

Da in der BRD nur 10 % der Drogenabhängigen HIV1-infiziert sind, HIV1 nach 4–6 h im Freien nicht mehr infektiös ist, selbst bei infiziertem Material nur 1 von 60 Nadelstichen infektiös ist und in den letzten 20 Jahren keine HIV-Transmission durch aufgefundene Fixernadeln beschrieben ist, wird wegen des verschwindend geringen Risikos für HIV-Übertragung bei Verletzungen an im Freien aufgefundenen Fixernadeln keine antiretrovirale Postexpositionsprophylaxe empfohlen! Wie bei beruflichen Stichverletzungen muss aber der Impfstatus für Hepatitis-B und Tetanus überprüft und gegebenenfalls geimpft werden.

Koordinator:
U. Wintergerst

Mitarbeiter:
U. Baumann, B. Buchholz, C. Feiterna-Sperling, I. Grosch-Wörner, C. Königs, T. Niehues, G. Notheis, V. Wahn

46.8 Weiterführende Informationen

AIDS-Info. www.aidsinfo.nih.gov

Deutsch-Österreichische Leitlinien zur HIV-Therapie in der Schwangerschaft und bei HIV-exponierten Neugeborenen: www.awmf.org > Leitlinien > Aktuelle Leitlinien > Registernummer 055–002

Joint United Nations Programme on HIV/AIDS: www.unaids.org

STIKO. Hinweise zu Impfungen für Patienten mit Immundefizienz: www.rki.de (pdf) > Infektionsschutz > Epidemiologisches Bulletin > Jahrgang 2005, Ausgabe 39

Nationales Referenzzentrum für Retroviren
am Institut für Medizinische Virologie Klinikum der Johann Wolfgang Goethe-Universität Frankfurt a.M.
Paul-Ehrlich-Str. 40
60 596 Frankfurt a.M.
Tel.: 069 6 301–5 219
Fax: 069 6 301–6 477
E-Mail: nrzretro@kgu.de

46

47 Humanes-Herpesvirus-Typ-6- und -Typ7-Infektionen

47.1 HHV-6-Infektionen

47.1.1 Klinisches Bild

Das Exanthema subitum (Synomyme: kritisches Dreitagefieber/-exanthem, Roseola infantum, „sixth disease“) ist eine Erkrankung des Säuglings- oder frühen Kleinkindesalters und wird meist durch eine Humanes-Herpesvirus-Typ-6-Primärinfektion verursacht. Darüber hinaus kann das Krankheitsbild auch durch eine primäre Herpesvirus-Typ-7-Infektion (HHV-7) ausgelöst werden.

Der typische Verlauf ist charakterisiert durch hohes Fieber, welches für 3 – 5 (maximal 2 – 8) Tage persistiert. Bei Entfieberung tritt ein makulöses oder leicht papulöses Exanthem auf, welches typischerweise im Bereich von Stamm und Nacken lokalisiert ist. Es kann konfluieren und sich auf Extremitäten und Gesicht ausbreiten. Zu den Begleitsymptomen und Komplikationen, die meist schon im Frühstadium (Tag 1 – 4) auftreten, gehören Gastroenteritis (68 %), Lidödeme (30 %), Nagayama-Flecken (Papeln auf dem weichen Gaumen und der Uvula; 65 %), Husten (50 %), zervikale Lymphadenopathie (31 %), vorgewölbte (gespannte) Fontanelle (26 %) sowie Fieberkrämpfe (8 %).

47

Die Angaben über die Häufigkeit des Auftretens eines Exanthema subitum nach einer Primärinfektion mit HHV-6 schwanken zwischen 10 und 98 %. Dies ist möglicherweise durch Unterschiede im Studiendesign (Definition des Exanthema subitum) mitbedingt. Die HHV-6-Infektion ist die häufigste Exanthemkrankheit des Säuglings- oder frühen Kleinkindesalters. Sie wird vermutlich oftmals fehldiagnostiziert als „Arzneimittelallergie“ und/oder „postvakzinales Exanthem“ (z. B. nach MMR-Impfung als Impfröteln oder Impfmasern).

Primärinfektionen mit HHV-6 stellen weiterhin eine häufige Ursache (14 %) von hoch fieberhaften Erkrankungen bei Kleinkindern dar. Bis zu 30 % dieser Kinder zeigen eine mehr oder weniger ausgeprägte obstruktive Erkrankung der Atemwege (Bronchitis, Bronchiolitis). Eine primäre HHV-6-Pneumonie ist selten. Sekundäre bakterielle Bronchopneumonien (2. Woche nach primärer HHV-6-Infektion, CRP-Anstieg!) kommen vor.

Eine HHV-6-Meningoenzephalitis oder ein HHV-6-assoziiertes Guillain-Barré-Syndrom sind sehr selten.

Bei älteren Kindern kann eine Primärinfektion mit HHV-6 gelegentlich auch ein mononukleoseähnliches Krankheitsbild mit und ohne Begleithepatitis auslösen.

HHV-6, allein oder in Kombination mit anderen Erregern (Bakterien, Viren), spielt möglicherweise, vor allem bei immunsupprimierten Patienten, eine Rolle bei der Entwicklung einer interstitiellen Pneumonie.

Bei immunsupprimierten Patienten (nach Stammzell- oder Organtransplantation) werden folgende Krankheitszustände nach einer HHV-6-Infektion (Primärinfektion, Reaktivierung) beobachtet: interstitielle (CMV-negative) Pneumonie, Hepatitis, Diarrhö, Enzephalitis, Retinitis, Knochenmarksuppression, Graft-versus-Host-Disease (GvHD) mit und ohne Exanthem.

Eine HHV-6-Reaktivierung bei immunkompetenten Kindern scheint klinisch stumm zu verlaufen. Ein Zusammenhang zwischen HHV-6-Infektionen und demyelinisierenden ZNS-Erkrankungen (Multiple Sklerose) wird sehr kontrovers diskutiert.

Neonatale HHV-6-Infektionen sind recht häufig (ca. 1 % aller Neugeborenen) und verlaufen fast immer subklinisch. In den meisten Fällen ist hierbei das HHV-6-Genom in das Wirtsgenom fest integriert. In sehr seltenen Fällen kann eine konnatale HHV-6-Infektion vermutlich auch zu einem schweren sepsisähnlichen Krankheitsbild führen.

47.1.2 Ätiologie

Das humane Herpesvirus Typ 6 ist ein doppelsträngiges DNA-Virus, das strukturell mit CMV eng verwandt ist. Es existieren 2 Serotypen (6A und 6B), von denen in Europa praktisch nur Typ 6B mit Erkrankungen im Kindesalter assoziiert ist. Inwieweit sich beide Typen in ihrem biologischen Verhalten in vivo tatsächlich unterscheiden, ist unklar. Nach Abklingen der akuten Infektion persistiert HHV-6 lebenslang in latenter Form im Körper (Speicheldrüsen, periphere mononukleäre Blutzellen). Die latente Infektion kann jederzeit reaktivieren (z. B. bei Immunsuppression).

47.1.3 Epidemiologie

Erregerreservoir für HHV-6 ist nur der Mensch. Die Übertragung erfolgt überwiegend durch infektiösen Speichel, möglicherweise auch aerogen durch Tröpfchen. Eine Übertragung durch Organtransplantation, Transfusion von Blutprodukten, Geschlechtsverkehr und Muttermilch ist sehr selten. Symptomatische HHV-6-Infektionen nach einer Bluttransfusion wurden bisher nicht beschrieben. Das Risiko einer symptomatischen konnatalen Infektion dürfte nach den bisher vorliegenden Erkenntnissen sehr gering sein (über 95 % aller Frauen im gebärfähigen Alter sind immun).

Gesunde HHV-6-seropositive Kinder und Erwachsene können intermittierend HHV-6 im Speichel ausscheiden. Hauptinfektionsquelle für eine primäre HHV-6-Infektion beim Kleinkind sind wahrscheinlich die älteren Geschwister und Eltern.

Eine HHV-6-Infektion tritt meistens im 1. Lebensjahr auf. Bis zum Ende des 2. Lebensjahrs sind fast 100 % aller Kinder seropositiv. Eine HHV-6-Infektion führt bei immunkompetenten Personen zu einer lebenslangen Immunität.

Die **Inkubationszeit** beträgt 5 – 15 Tage.

47.1.4 Diagnose

Bei Auftreten der typischen Symptomatik eines Exanthema subitum wird die Diagnose klinisch gestellt. Das Blutbild kann eine Leukozytopenie mit relativer Lymphozytose zeigen.

Bei Fieberkrämpfen im Säuglingsalter muss immer eine (bakterielle) Meningitis ausgeschlossen werden. Der Liquor von Säuglingen mit Exanthema subitum plus Fieberkrämpfen ist zytologisch und biochemisch meist normal; nicht selten lässt sich HHV-6-DNA nachweisen. Gelegentlich findet sich im Liquor eine leichte Pleozytose mit mononukleären Zellen.

Ansonsten wird eine vermutete Primärinfektion mit HHV-6 durch den Nachweis von HHV-spezifischen IgM-Antikörpern und/oder einer Serokonversion von HHV-6-IgG-Antikörpern mittels indirekter Immunfluoreszenz (IFT) oder ELISA bestätigt.

Eine HHV-6-Reaktivierung (z. B. bei Organtransplantierten) kann aufgrund plötzlich ansteigender HHV-6-IgG-Antikörpertiter (bei bekannten Ausgangstitern) vermutet werden.

HHV-6 kann in Vollblut oder Plasma, Speichel, Urin und Liquor, nicht aber in Muttermilch nachgewiesen werden (Anzüchtung in Nabelschnurlymphozyten; HHV-6-Genomnachweis mittels Polymerase-Kettenreaktion). Der Nachweis gelingt bei einer akuten Infektion, bei einer Reaktivierung, unter Umständen aber auch bei einer subklinischen Persistenz. Daher ist ein positiver Befund immer nur in Verbindung mit der entsprechenden klinischen Symptomatik (und positiver Serologie bei immunkompetenten Patienten) als Hinweis für eine aktive HHV-6-Erkrankung zu werten. Die Höhe der Viruslast im Blut (und/oder Plasma) scheint mit der Ausprägung der klinischen Symptomatik zu korrelieren.

47.1.5 Therapie

Die meisten akuten HHV-6-Infektionen erfordern keine Therapie. Bei hohem Fieber und Auftreten von Fieberkrämpfen erfolgt eine adäquate symptomatische Fiebersenkung und ggf. eine antikonvulsive Therapie bzw. Prophylaxe.

Bei immunkompetenten als auch immunsupprimierten Patienten mit schwerer HHV-6-assoziierter Pneumonie oder Enzephalitis kann ein Therapieversuch mit *Ganciclovir*und/oder *Foscarnet* erwogen werden. Beide Substanzen sind in vitro wirksam. Gegebenenfalls ist nach Organ- oder Stammzelltransplantation auch die Infusion von HHV-6-spezifischen zytotoxischen T-Zellen (adoptiver Zelltransfer vom Donor) erfolgreich (speziellen Zentren vorbehalten).

47.1.6 Prophylaxe

Eine Isolierung von Kindern mit akuter HHV-6-Infektion sowie von exponierten Personen ist nicht erforderlich. Eine Impfung gegen HHV-6 existiert nicht. Über die prophylaktische oder therapeutische Wirksamkeit von Immunglobulinen liegen bisher keine gesicherten Erkenntnisse vor.

Eine Prophylaxe mit Ganciclovir vor und nach Stammzelltransplantation reduziert möglicherweise die Häufigkeit von HHV-6-Reaktivierungen.

Koordinator:
V. Schuster

Mitarbeiter:
D. Nadal

47.2 HHV-7-Infektionen

Synonyme: Exanthema subitum, kritisches Dreitagefieber (-exanthem), Roseola infantum, „sixth disease“

47.2.1 Klinisches Bild

Humanes Herpesvirus Typ 7 (HHV-7) ist (neben HHV-6) der Erreger des Exanthema subitum (Dreitagefieber, Roseola infantum). Das mittlere Alter bei symptomatischen HHV-7-Infektionen liegt bei 26 Monaten. Im Vergleich zu HHV-6 scheint es im Rahmen einer HHV-7-Infektion häufiger zu Fieberkrämpfen zu kommen. In sehr seltenen Fällen kann im Rahmen einer HHV-7-Infektion auch eine Enzephalitis auftreten.

Gelegentlich führt eine HHV-7-Infektion bei älteren Kindern und jungen Schulkindern zu einem mononukleoseähnlichen Krankheitsbild.

In den meisten Fällen verlaufen HHV-7-Infektionen subklinisch. Möglicherweise ist HHV-7 mit dem Krankheitsbild Pityriasis rosea assoziiert.

Auch bei HHV-7 muss nach erfolgter Primärinfektion mit lebenslanger Viruspersistenz und somit auch mit dem Auftreten von Reaktivierungen gerechnet werden. Wie solche Krankheitsbilder aussehen könnten, ist bisher noch unzureichend untersucht. Ob und welche Rolle HHV-7 bei Stammzell- oder Organtransplantationen spielt, ist unklar.

47.2.2 Ätiologie

HHV-7 gehört zur Gruppe der menschenpathogenen Herpesviren. Nach einer Infektion persistiert HHV-7 lebenslang im Organismus des Wirtes (mononukleäre Blutzellen, lymphatisches Gewebe, Epithelien des Rachenraums).

47.2.3 Epidemiologie

HHV-7 kommt weltweit vor. Die Durchseuchung in der Bevölkerung liegt zum Teil bei über 90 %. In den ersten 6 Lebensmonaten ist eine HHV-7-Infektion sehr selten; am Ende des 1. Lebensjahrs sind bis zu 30 %, am Ende des 6. Lebensjahrs bis zu 86 % der Kinder seropositiv.

Die Primärinfektion mit HHV-7 erfolgt im Allgemeinen deutlich später als die mit HHV-6. Es gibt Anhaltspunkte dafür, dass eine frühere HHV-6-Infektion einen gewissen immunologischen Schutz gegen eine spätere HHV-7-Infektion bietet. In manchen Fällen kann es schwierig oder unmöglich sein, die klinische Symptomatik eindeutig auf eine HHV-7-Infektion (anstelle von HHV-6) zurückzuführen. Die Übertragung erfolgt über infektiösen Speichel, u. a. innerhalb der Familie, und möglicherweise auch über infizierte Muttermilch. Konnatale Infektionen sind bislang nicht beschrieben worden.

47.2.4 Diagnose

Die Diagnose eines Exanthema subitum erfolgt bei typischer Symptomatik klinisch. Allerdings erlaubt die klinische Diagnose keine Differenzierung zwischen einer HHV-7- oder einer HHV-6-Infektion. Nur in Ausnahmefällen scheint eine weitere virologische Abklärung gerechtfertigt.

HHV-7 kann mittels Polymerase-Kettenreaktion im Speichel, im peripheren Blut, im Liquor, in lymphatischem Gewebe und teilweise auch in der Muttermilch nachgewiesen werden. Der Nachweis von HHV-7-spezifischen Serumantikörpern erfolgt mittels indirekter Immunfluoreszenz oder ELISA. Hierbei ist zu bedenken, dass Antikörper gegen HHV-7 teilweise auch mit HHV-6 kreuzreagieren können.

47.2.5 Therapie

Eine wirksame spezifische antivirale Therapie gibt es noch nicht. Bei schwerer Enzephalitis mit positivem HHV-7-Nachweis im Liquor wäre ein Therapieversuch mit *Foscarnet* oder *Cidofovir* zu erwägen. Belege für eine klinische Wirksamkeit dieser Substanzen bei einer HHV-7-Erkrankung gibt es noch nicht.

47.2.6 Prophylaxe

Eine Schutzimpfung gegen HHV-7 existiert nicht.

Koordinator:
V. Schuster

Mitarbeiter:
D. Nadal

47.3 Weiterführende Informationen

Konsiliarlaboratorium für Epstein-Barr-Virus und humanes Herpes-Virus 6, 7, 8
Institut für Virologie Medizinische Hochschule Hannover
Carl-Neuberg-Str. 1
30 625 Hannover
Ansprechpartner: Prof. Dr. T.F. Schulz
Tel.: 0 511 532–6 736 oder -4 281 oder -4 326
Fax: 0 511 532–8 736
E-Mail: schulz.thomas@mh-hannover.de

48 Humanes-Herpesvirus-Typ-8-Infektionen

48.1 Assoziierte Krankheitsbilder

Bei immunkompetenten Kleinkindern kann sich eine Primärinfektion mit dem humanen Herpesvirus Typ 8 (HHV-8) als fieberhaftes Krankheitsbild mit makulopapulösem Exanthem manifestieren, bei älteren Kindern und Jugendlichen auch als mononukleoseähnliches Krankheitsbild. Eine primäre HHV-8-Infektion bei immunsupprimierten Patienten kann zu schweren klinischen Manifestationen mit Fieber, Arthralgien, Lymphadenopathie, Splenomegalie und Zytopenien führen.

HHV-8 ist möglicherweise an der Entstehung interstitieller Lungenerkrankungen und Lymphomen bei Patienten mit variablem Immundefekt (CVID) beteiligt.

HHV-8 ist an der Entstehung des Kaposi-Sarkoms beteiligt. Betroffen sind überwiegend immunsupprimierte Personen (AIDS-Kranke oder Patienten nach Organtransplantation, Kinder mit angeborenem IFN-gammaR1-Defekt). In bestimmten Regionen Zentral- und Ostafrikas findet sich das Kaposi-Sarkom auch in endemischer Form.

HHV-8 ist darüber hinaus mit bestimmten B-Zell-Lymphomen („body-cavity-based lymphoma") und der Castleman-Krankheit, einer lymphoangioproliferativen Erkrankung, assoziiert. Kaposi-Sarkome, „body-cavity-based"-Lymphome sowie die Castleman-Krankheit treten überwiegend im Erwachsenenalter auf; Manifestationen im Kindesalter sind die Ausnahme.

48.2 Ätiologie

HHV-8 gehört zur Gruppe der menschenpathogenen Herpesviren. HHV-8 infiziert B-Zellen, Makrophagen und Endothelzellen. Nach Primärinfektion ist mit einer lebenslangen Persistenz des Virus im menschlichen Organismus zu rechnen.

48.3 Epidemiologie

HHV-8 kommt weltweit vor. Die Seroprävalenz in der Bevölkerung ist in afrikanischen Ländern und in Japan (bis zu 100 %) deutlich höher als in Europa und in den USA (< 5 % bis zu 30 %). Nahezu alle Patienten mit Kaposi-Sarkom sind HHV-8-seropositiv. HHV-8 wird bei Adoleszenten und Erwachsenen überwiegend durch sexuellen Kontakt übertragen. Die Ansteckung von Kindern und noch nicht sexuell aktiven Jugendlichen erfolgt über infektiösen Speichel. HHV-8 kann durch transplantierte Organe und vertikal übertragen werden. Infektionen über kontaminierte Blutprodukte kommen vor.

48.4 Diagnose

HHV-8 kann mittels PCR im Speichel, im peripheren Blut sowie in betroffenem Tumorgewebe nachgewiesen werden. Der Nachweis von spezifischen Serumantikörpern gegen (lytische und latente) HHV-8-Antigene erfolgt mittels indirekter Immunfluoreszenz oder ELISA.

48.5 Therapie

Da Kaposi-Sarkome größtenteils bei immunsupprimierten Patienten auftreten, ist die Reduktion der Immunsuppression die Therapie der Wahl. Bei bestehender HIV-Infektion kann eine effiziente antiretrovirale Therapie (HAART) zu einer Rückbildung von Kaposi-Sarkomen führen. Eine spezifische antivirale Therapie existiert nicht. In vitro ist HHV-8 gegenüber Cidofovir und Ganciclovir sensibel. Valganciclovir unterdrückt auch in vivo die HHV-8-Replikation. Ob hierdurch ein klinischer Effekt bei HHV-8-assoziierten Erkrankungen zu erzielen ist, ist derzeit vollkommen unklar. Kaposi-Sarkome sprechen teilweise auf eine Therapie mit Alpha-Interferon oder Chemotherapeutika (z. B. Doxorubicin, Daunorubicin) an. HHV-8-assoziierte Lymphome (Castleman-Krankheit) sprechen teilweise auf eine Behandlung mit Rituximab (anti-CD20) an.

Koordinator:
V. Schuster

Mitarbeiter:
D. Nadal

48.6 Weiterführende Informationen

Konsiliarlaboratorium für Epstein-Barr-Virus und humanes Herpes-Virus 6, 7, 8
Institut für Virologie Medizinische Hochschule Hannover
Carl-Neuberg-Str. 1
30 625 Hannover
Ansprechpartner: Prof. Dr. T.F. Schulz
Tel.: 0 511 532–6 736 oder -4 281 oder -4 326
Fax: 0 511 532–8 736
E-Mail: schulz.thomas@mh-hannover.de

49 Influenza

49.1 Humane Influenza

49.1.1 Klinisches Bild

Krankheitsverlauf und Krankheitsspektrum der Influenza (Synonym: Virusgrippe) weisen in den verschiedenen Altersstufen unterschiedliche Charakteristika auf.

Jugendliche und junge Erwachsene

Die Krankheit beginnt meist abrupt mit hohem Fieber, Schüttelfrost, Abgeschlagenheit, Kopf-, Rücken- und Gliederschmerzen, häufig auch retrosternalen Schmerzen. Der Rachen ist gerötet, am weichen Gaumen kann man eine bogenförmige, dunkelrote bis livide Verfärbung erkennen. Häufig sind Lichtscheue, Tränenfluss, schmerzhafte Augenbewegungen sowie Nasenbluten. Der trockene Husten kann einen pertussiformen Charakter aufweisen und tritt in der Regel erst in den Vordergrund, wenn nach 5 – 6 Krankheitstagen die schweren Allgemeinsymptome abklingen. Es schließt sich eine bisweilen wochenlange Rekonvaleszenz an, häufig verbunden mit quälendem Reizhusten. Gefürchtet sind perakute Formen, die durch akutes Herz-Kreislauf-Versagen oder infolge einer foudroyanten Pneumonie (s. u.) innerhalb von 24 – 48 Stunden zum Tode führen können.

Schul- und Kleinkinder

Charakteristisch für das frühe Kindesalter sind die stenosierende Laryngotracheitis oder die Laryngotracheobronchitis; ebenfalls Bauchschmerzen, Durchfall, Appetitlosigkeit, Übelkeit und Erbrechen. Gelegentlich beobachtet man ein flüchtiges, skarlatiniformes Erythem an Rumpf und Extremitäten, in bis zu 30 % der Fälle eine akute Otitis media. Häufig treten aufgrund des plötzlichen Fieberanstiegs Fieberkrämpfe auf.

Säuglinge

Säuglinge erkranken häufig unter dem klinischen Bild einer Bronchiolitis oder obstruktiven Tracheobronchitis. Neugeborene und junge Säuglinge zeigen manchmal sehr schwere Krankheitsverläufe, die an eine bakterielle Sepsis erinnern, mit sehr hohem Fieber bei wenig ausgeprägten respiratorischen Symptomen. Mit Hospitalisierungsraten von etwa 200–300 pro 100 000 (Saisons 2003/04–2006/07) sind Kinder < 1 Jahr in Deutschland am stärksten von schweren Erkrankungen betroffen und machen unter den intensivmedizinisch behandelten Kindern mit Influenza den größten Anteil aus. Todesfälle in Assoziation mit saisonaler Influenza sind jedoch selten. Eine Ausnahme stellt die Influenzasaison 2003/2004 dar, während der die populationsbezogene Mortalität durch das neu aufgetretene A/Fujian/411/2002-H3N2 Influenzavirus in den USA am höchsten bei Säuglingen < 6 Monate war. Auch in der Pandemie 2009 wurde unter den gemeldeten Fällen bei Kindern die höchste Letalität für Kinder < 1 Jahr gefunden.

Komplikationen

Besonders gefährdet sind Patienten mit eingeschränkter Lungenfunktion (z. B. bronchopulmonale Dysplasie, Asthma bronchiale oder Mukoviszidose), chronischen Herz- und Nierenleiden, neurologischen und neuromuskulären Krankheiten, Diabetiker, Patienten mit angeborenen oder erworbenen Immundefekten, Menschen über 60 Jahre. Darüber hinaus haben (auch gesunde) Schwangere (insbesondere im 3. Trimenon) ein relevant erhöhtes Risiko für Hospitalisierung und Intensivtherapiepflichtigkeit mit erheblicher Morbidität und Letalität. Während der 2009/2010-Pandemie betrafen 4–13 % der Influenza-Todesfälle weltweit Schwangere, die Hospitalisierungsrate von Schwangeren lag bei 32 % (8 % in der Allgemeinbevölkerung), 9 % der Schwangeren benötigten Intensivtherapie, 55 % davon waren Schwangere im 3. Trimenon.

Schwere neonatale Verläufe waren in 83 % assoziiert mit schwerer mütterlicher Erkrankung. Darüber hinaus sind besonders Kinder in den ersten 2 Lebensjahren gefährdet, insbesondere junge Säuglinge ohne mütterliche Leihimmunität. Von den in den USA während der Influenzasaison 2003/2004 verstorbenen Kindern hatten 33 % einen der bekannten Risikofaktoren, 20 % hatten andere chronische Krankheiten, damit wiesen etwa die Hälfte der verstorbenen Kinder keine Risikofaktoren auf.

Eine gefürchtete Komplikation stellt die innerhalb der ersten Krankheitstage auftretende Pneumonie dar, die viral oder bakteriell verursacht sein

49

kann. Bei der primär viralen Influenzapneumonie steht die Hypoxie mit raschem Übergang in das akute Lungenversagen gegenüber den radiologischen Veränderungen im Vordergrund. Sie tritt insbesondere bei Erkrankungen durch neue Virus-Subtypen im Rahmen einer Pandemie auf. In der Pandemie 2009 konnte bei Postmortem-Studien und aus klinischen Fallserien in etwa ⅓ der schweren Pneumonien ein bakterieller Erreger isoliert werden.

Für eine bakterielle nekrotisierende Pneumonie mit fulminantem Verlauf sind Mikroabszesse und der gleichzeitige Nachweis von Influenza-A-Virus und S. aureus charakteristisch. Es gibt gute epidemiologische Hinweise darauf, dass ein wesentlicher Anteil der Sterblichkeit bei Influenza auf schwere Koinfektionen mit insbesondere S. aureus zurückzuführen ist. Daten aus den USA zwischen 2001 und 2004 zeigte eine Besiedlung mit S. aureus in 25–35 %. Wesentlich häufiger sind die im späteren Krankheitsverlauf – insbesondere während der frühen Rekonvaleszenz – auftretenden *sekundären* bakteriellen Pneumonien durch Pneumokokken, seltener auch durch H. influenzae und S. pyogenes, mit einer erheblich besseren Prognose.

Nach Infektionen mit Influenza-A- und -B-Viren kann es besonders bei Kindern zwischen 5 und 14 Jahren bei gleichzeitiger Gabe von Salizylsäure-Medikamenten zur Ausbildung eines Reye-Syndroms mit Leberversagen und diffusem Hirnödem mit einer hohen Letalität kommen. Daher sind Salizylate bei der Influenza kontraindiziert.

Myokarditis, Perikarditis, Enzephalitis und/oder Myelitis sowie die Myositis bis hin zur Rhabdomyolyse sind seltene Komplikationen. Die Myositis betrifft insbesondere die Wadenmuskulatur.

49.1.2 Ätiologie

Influenzaviren gehören zur Familie der Orthomyxoviren. Sie lassen sich in 3 Typen (A, B, C) unterteilen. Influenza-A- und -B-Viren sind für menschliche Infektionen von größerer Bedeutung als Influenza-C-Viren. Letztere wurden bisher nur im Rahmen von sporadischen Fällen oder einzelnen Ausbrüchen bei Kindern beschrieben.

Das Genom besteht aus 8 (Influenza A und B) bzw. 7 (Influenza C) Segmenten linearer, einzelsträngiger RNA. Zusammen mit Virusstrukturproteinen bilden diese das helikale Nukleokapsid, das von einer aus der Wirtszellzytoplasmamembran hervorgegangenen Lipidhülle umgeben ist. Die Hülle trägt die viralen Glykoproteine Hämagglutinin (H) und Neuraminidase (N).

Das Hämagglutinin ist für die Bindung des Virus an Rezeptoren der Zelloberfläche und die Fusion der zellulären mit der viralen Membran verantwortlich. Es ist Träger der wichtigsten Epitope des Virus für eine protektive immunologische Reaktion. Bei Influenza-A-Viren können verschiedene Hämagglutininsubtypen unterschieden werden. Von den 17 bekannten Subtypen zirkulieren in den letzten Jahren beim Menschen H1 und H3. Die Neuraminidase spielt bei der Freisetzung neu gebildeter Viren aus der infizierten Zelle eine wichtige Rolle. Eine Hemmung der Neuraminidase führt zu einer Verzögerung der Virusfreisetzung und damit auch der Virusausbreitung und Infektiosität.

Das Influenzavirus unterscheidet sich von vielen anderen Viren durch ständige Veränderung seiner Oberflächenantigene und die Fähigkeit zum Reassortment (Austausch) der Genomsegmente.

Durch Punktmutationen entstehen bei den zirkulierenden humanen Viren kontinuierlich kleinere Veränderungen der Oberflächenantigene (Antigen-Drift). Diese sind die Ursache für die häufigen Virusvarianten. Die Notwendigkeit einer jährlichen Anpassung der Impfstoffzusammensetzung ist durch diese Antigen-Drift bedingt. Alle 3 – 5 Jahre treten größere Influenzaepidemien auf. Von den 3 Influenzavirustypen ist Typ A die häufigste Ursache von schweren Epidemien und ausschließlich verantwortlich für Pandemien.

In unregelmäßigen Zeitabständen von 10 – 30 Jahren überziehen Influenza-Pandemien die Kontinente. Im 20. Jahrhundert traten Pandemien unterschiedlichen Ausmaßes 1918/19, 1957 und 1968 auf. Besonders schwer verlief die Pandemie 1918, bei der mehr als 20 – 40 Millionen Menschen starben. Bei der letzten Pandemie 2009/2010 kam es nach WHO-Angaben zu mindestens 18 500 laborbestätigten Todesfällen weltweit, darunter 252 Todesfällen in Deutschland. Aktuelle Schätzungen gehen von 201 200 (105 700–395 600) respiratorisch und zusätzlich 83 300 (46 000–179 900) kardiovaskulär bedingten Todesfällen aus.

► Tab. 49.1 zeigt den Antigen-Shift der Influenza-A-Subtypen als Ursache für die letzten Pandemien. Dabei lösen in der Regel neue Influenza-A-Subtypen die bisher zirkulierenden ab.

Sprunghafte Veränderungen der Antigenspezifität (Antigen-Shift) führen in größeren Zeitabstän-

Tab. 49.1 Antigen-Shift der Influenza-A-Subtypen der letzten Pandemien.

Jahr	Influenza-A-Subtypen
1918	H1N1 (aviäres Virus)
1957	H2N2 (Reassortment zwischen aviärem und humanem Virus)
1968	H3N2 (Reassortment zwischen aviärem und humanem Virus)
1977	Wiederauftreten von H1N1
2009	H1N1 (Reassortante zwischen 2 porcinen Viruslinien mit Anteilen von aviären, porcinen und humanen Influenzaviren)

den zur Entstehung völlig neuer Influenza-A-Subtypen, die in der Bevölkerung keine vorbestehende Immunität vorfinden und somit eine Pandemie (s. u.) auslösen können. Bei vergangenen Pandemien wurden 2 Mechanismen für das Auftreten neuer Subtypen beim Menschen beobachtet. Durch Mutation und Selektion von Influenza-A-Subtypen aus dem natürlichen Reservoir der Influenzaviren bei Wildvögeln kann es zu einer schrittweisen Anpassung an den Menschen kommen. Der segmentale Aufbau des viralen Genoms erlaubt zudem eine Mischung von Gensegmenten neuer Influenza-A-Subtypen mit aktuell beim Menschen zirkulierenden Varianten. Bei Doppelinfektion einer Wirtszelle mit einem humanen und einem aviären Influenzastamm kann es zu beliebigen Neukombinationen, dem Reassortment, kommen. Beispiel: humaner Subtyp H3N2 mit aviärem Subtyp H5N1 zu H3(human)N1(aviär). So kann in nur einem Schritt die Anpassung an den Menschen erfolgen.

Die Subtypen und Varianten werden durch den ersten Fundort, eine laufende Nummer, die Jahreszahl und durch eine Antigenformel bezeichnet, welche sich von den Antigenen Hämagglutinin (H) und Neuraminidase (N) ableitet, z. B. Influenza A/USSR/90/77 (H1N1). Die Charakterisierung neu beim Menschen auftretender Influenzaviren und die jährliche Produktion von Saatviren, Referenzantigenen und -seren für den saisonalen Impfstoff erfolgt an den WHO-Referenzzentren in Atlanta (CDC), London und Melbourne.

49.1.3 Epidemiologie

Die Virusübertragung erfolgt durch Tröpfchen, die z. B. beim Sprechen, Husten und Niesen entstehen und über geringe Distanzen auf die Schleimhäute von Kontaktpersonen übertragen werden können. Einzelne Publikationen legen zudem eine aerogene Übertragung durch sog. Tröpfchenkerne (< 5 µm) nahe, die längere Zeit in der Luft schweben können. Zudem kann eine Übertragung durch Kontakt mit Viren stattfinden, die an Gegenständen oder Händen haften und durch Berührung von Nase und Mund auf die Schleimhäute kommen.

Die Kontagiosität ist hoch, sie ist mit Krankheitsbeginn bzw. unmittelbar vor Auftreten der typischen klinischen Symptomatik (24 Stunden, bei Kleinkindern noch früher möglich) am höchsten und hält ca. 3 – 4 Tage an. Die Virusausscheidung im Nasen-Rachen-Sekret wird zunehmend geringer und dauert bis zu 7 Tage; bei Säuglingen und Kleinkindern auch bis 21 Tage.

Die **Inkubationszeit** beträgt durchschnittlich 1–2 Tage.

Die typische Grippesaison in Europa dauert von Dezember/Januar bis März/April, gelegentlich ist der Beginn auch später.

Die jährliche Influenzawelle (Epidemie) beginnt häufig bei den jüngeren Altersgruppen, z. B. in Kindergärten oder Schulklassen, die über keine oder nur eine unzureichende Immunität (durch Influenzainfektionen in vorausgehenden Jahren) verfügen. Nachfolgend erfasst die Erkrankungswelle die älteren Mitglieder der Familien und Risikopersonen (S. 343). Die Ausbreitung der Influenzaviren hängt von der Intensität der Exposition und der Empfänglichkeit der exponierten Menschen ab. Kindergarten- und Schulkinder spielen für die Verbreitung in der Bevölkerung eine zentrale Rolle. Da die Immunität subtyp- bzw. variantenspezifisch ist und verschiedene Virustypen und Subtypen gleichzeitig zirkulieren, ist es möglich, mehrfach an Influenza zu erkranken, selten sogar während der gleichen Influenzasaison.

Im Falle einer **Pandemie** mit einem mutierten Influenzavirus ergibt sich eine Situation, in der die gesamte Bevölkerung immunologisch nicht auf den neuen Erreger vorbereitet ist und dieser sich effektiv von Mensch zu Mensch ausbreiten kann. Typisch ist ein Altersshift, d. h. auch jüngere Erwachsene können schwer erkranken. Während der Anteil von Todesfällen im Alter von 60 Jahren und älter bei über 95 % liegt, waren in der Pandemie 2009 rund 80 % gemeldeten Fälle jünger als 60 Jahre. Der Altersmedian stieg mit der Schwere der Erkrankung kontinuierlich an. Da die Erkrankungen in dieser Pandemie in der Mehrzahl moderat oder leicht verliefen, zeigten erst serologische Studien die hohen Infektionsraten bei jüngeren Erwachsenen unter 50 Jahren in Deutschland von 18–30 %.

49.1.4 Diagnose

Akute Erkrankungen der Atemwege können durch zahlreiche Viren und Bakterien hervorgerufen werden. Eine Abgrenzung gegenüber der Influenza ist außerhalb der saisonalen Epidemie klinisch meist nicht eindeutig möglich, sondern an den direkten (oder indirekten) Virusnachweis gebunden. Für die differenzialdiagnostischen Überlegungen ist daher immer die aktuelle epidemiologische Situation in Betracht zu ziehen. Bei schweren Verläufen und dem Auftreten von Komplikationen sollte immer eine labordiagnostische Sicherung angestrebt werden.

Methoden für eine rasche Diagnostik sind der direkte Nachweis viraler Antigene mittels Immunfluoreszenz, ELISA oder sog. Schnelltests (patientennahe Tests) aus klinischen Materialien des oberen (Nase, Rachen) oder unteren Respirationstrakts. Mit neueren Schnelltests lassen sich alle Influenza-A- und -B-Virus-Typen nachweisen. Die Sensitivität ist bei Verwendung von Rachenspülwasser am höchsten, unterscheidet sich aber je nach Test und Virustyp bzw. Subtyp. Bei Verdacht auf Influenza A/H1N1 („Schweinegrippe") sind Schnelltests nicht ausreichend sensitiv. Ein negativer Schnelltest schließt eine Influenza nicht sicher aus. Die Spezifität der Schnelltests beträgt nahezu 100 %.

Die Nachweismethode der Wahl ist der typenspezifische Nachweis mittels PCR aus Nasen-Rachen-Sekret bzw. -abstrich. Hierbei erfolgt zunächst der Nachweis, ob es sich um Influenza A- oder B-Viren handelt, und in einem zweiten Schritt kann bei Influenza-A-Viren der Subtyp bestimmt werden. Cave: Ein direkter molekulargenetischer Nachweis für den Subtyp A(H1N1) schließt bei negativem Ergebnis andere, ebenfalls beim Menschen zirkulierende Influenza-A-Subtypen oder Influenza B-Viren als Ursache der Krankheit nicht aus.

Neue Subtypen, z. B. bei Erkrankungen durch aviäre oder porcine Influenzaviren (S. 345) können erkannt werden, wenn die Untersuchung auf Influenza-A-Viren positiv ist, die weitere Subtypisierung für die bekannten beim Menschen zirkulierenden Viren jedoch negativ ausfällt. Diese Untersuchungen sind nur in Speziallaboratorien, wie dem Nationalen Referenzzentrum für Influenza am Robert Koch-Institut möglich.

Der Nachweis viraler RNA mithilfe der RT-PCR hat sich als ein zuverlässiges und schnelles diagnostisches Nachweisverfahren erwiesen. Zu beachten ist, dass die Wahrscheinlichkeit eines positiven Labortests nach den ersten 2 Krankheitstagen abnimmt und von der Qualität des Probenmaterials abhängt, da die Virusausscheidung rasch abnimmt. Daher ist das virologische Ergebnis der Untersuchung zum Zeitpunkt einer Hospitalisierung wegen klinischer Verschlechterung häufig bereits negativ. Für den PCR-Nachweis eignet sich natives Material (z. B. Abstrichtupfer mit Nasen- oder Rachensekret in sterilem Gefäß und etwas physiologischer Kochsalzlösung, um eine Austrocknung zu verhindern).

Die Virusisolierung mittels Kultur ist in der Regel spezialisierten Laboratorien vorbehalten. Aus epidemiologischen Gründen und im Einzelfall zur weiteren Charakterisierung der Viren und zur Resistenztestung ist die Virusisolierung mittels Kultur anzustreben. Diese gelingt am besten in den ersten 3 Krankheitstagen nach Symptombeginn. Nasen-Rachen-Sekret oder Rachenabstrich bei jüngeren Kindern, Rachenspülwasser bei älteren Kindern und Erwachsenen werden in einem geeigneten Transportmedium möglichst gekühlt zur Kultivierung geschickt. Die Anzüchtung gelingt in 2 – 6 Tagen.

Eine positive Serodiagnostik (KBR, HAH, ELISA) verlangt einen virusspezifischen, mindestens 4-fachen Titeranstieg innerhalb von 2 Wochen. Die Serologie ist daher epidemiologischen Untersuchungen vorbehalten und nicht hilfreich in der Akutdiagnostik.

49.1.5 Therapie

Meistens ist die saisonale Influenza eine selbstlimitierende Krankheit. Die Behandlung erfolgt in erster Linie symptomatisch. Dazu gehört vor allem die Gabe von reichlich Flüssigkeit sowie ggf. die medikamentöse Fiebersenkung mit Paracetamol oder Ibuprofen. Wegen eines möglichen Reye-Syndroms sind Salizylate kontraindiziert. Bei Verdacht auf einen schweren Verlauf oder bei Personen, die zu den Risikogruppen gehören, sollte frühzeitig eine antivirale Therapie erwogen werden.

Amantadin, Rimantadin

Amantadin und Rimantadin hemmen die Replikation der Influenza-A-Viren. Nachteilig ist, dass beide M2-Membranproteinhemmer nur gegen Influenza-A-Viren wirksam sind, sehr rasch zur Bildung resistenter Viren führen und dass neurologische Nebenwirkungen (Schlaflosigkeit, Nervosität etc.) recht häufig vorkommen. Zudem besteht bei saisonalen Influenza-A-Viren (H3N2) wie auch bei seit 2009 zirkulierenden A(H1N1)-Viren eine nahezu vollständige Resistenz. Amantadin wird daher zur antiviralen Therapie praktisch nicht mehr eingesetzt.

Dosierung für den Fall der Ausnahme: Kinder ab 5 Jahren erhalten 1-mal täglich 100 mg Amantadin, Kinder ab 10 Jahren oder ab 45 kgKG 2-mal täglich 100 mg. Therapiedauer bis 2 – 3 Tage nach Abklingen der Krankheitssymptome oder insgesamt 10 Tage. Die gleichzeitige Anwendung von Arzneimitteln, für die eine Verlängerung der QT-Zeit bekannt ist (wie z. B. Erythromycin), ist kontraindiziert.

Neuraminidasehemmer

Die Neuraminidasehemmer Oseltamivir und Zanamivir blockieren die Aktivität der viralen Neuraminidase und damit die Freisetzung neugebildeter Viren. Sie wirken gegen Influenza-A- und Influenza-B-Viren. Neuraminidasehemmer vermindern den Schweregrad/Komplikationen und die Dauer der Krankheit und verringern wahrscheinlich auch die Letalität. Oseltamivir und Zanamivir sind für Kinder ab 1 Jahr bzw. ab 5 Jahren zugelassen. Säuglinge können unter Abwägung der Nutzen-Risiko-Relation im Notfall mit Oseltamivir (möglichst stationär) behandelt werden.

Dosierung: Zanamivir, 20 mg/d in 2 ED (10 mg = 2 × 5 mg Pulver über Diskhaler) per inhalationem; Oseltamivir per os, 4–6 mg/kgKG/d in 2 ED (Säuglinge), 60 mg/d in 2 ED (10– 15 kgKG), 90 mg/d in 2 ED (> 15 – 23 kgKG), 120 mg/d in 2 ED (> 23 – 40 kgKG), 150 mg/d in 2 ED (> 40 kgKG oder ≥ 13 Jahre). Behandlungsdauer: 5 Tage. Häufigste Nebenwirkungen von Oseltamivir sind Übelkeit/Erbrechen sowie Kopfschmerzen. Bei Inhalation von Zanamivir können bei Asthmatikern Anfälle induziert werden. Eine engmaschige Beobachtung insbesondere von jugendlichen Patienten mit Verhaltensauffälligkeiten oder psychiatrischen Ereignissen unter Therapie ist erforderlich.

Die Behandlung mit beiden Virostatika sollte so früh wie möglich, möglichst immer innerhalb von 24–48 Stunden nach Auftreten der ersten Symptome, begonnen werden. Im Zweifelsfall ist die antivirale Therapie zu beginnen und nach Vorliegen des labordiagnostischen Ergebnisses zu überdenken bzw. abzubrechen. Bei Komplikationen oder schweren Verläufen kann die antivirale Therapie auch verspätet versucht werden, dann u. U. mit höherer Dosierung und über eine längere Zeit oder sogar mit einer Kombination von Oseltamivir und Zanamivir.

Resistenzbildungen gegen Neuraminidasehemmer treten bisher selten auf und sind abhängig vom (Sub)typ. Eine Ausnahme stellten die vor 2009 zirkulierenden saisonalen A(H1N1)-Viren dar. Ab der Saison 2007/08 setzten sich oseltamivirresistente A(H1N1)-Viren, die ihre Resistenz aufgrund der Mutation H275Y im Neuraminidase-Gen erworben hatten, gegenüber der sensitiven Variante durch. Die resistenten Viren waren (aufgrund von weiteren „permissiven“ Mutationen an anderer Stelle im Hämagglutiningen) gut von Mensch zu Mensch übertragbar. Das Virus blieb jedoch gegen Zanamivir suszeptibel. Das pandemische Virus A(H1N1)pdm2009, die saisonalen Influenza A(H3N2)- und B-Viren sind, von Ausnahmen abgesehen, gegen Oseltamivir und Zanamivir sensibel.

Bisher ist nicht gezeigt worden, dass die Anwendung der Neuraminidasehemmer in der Schwangerschaft sicher ist. Daher sollten sie nur angewendet werden, wenn der erwartete Nutzen für die Mutter größer ist als das mögliche Risiko für den Fetus. Beide Medikamente passieren im Tiermodell die Plazenta und treten in die Muttermilch über. Mütter, die peripartal an einer saisonalen Influenza erkranken und antiviral behandelt werden, können aber unter Einhaltung der hygienischen Vorschriften ihr Kind stillen.

Klinische Daten über die Wirkung von Oseltamivir bei der Behandlung von Erkrankungen durch aviäre Influenzaviren vom Subtyp A/H5N1 sind begrenzt. In-vitro-Untersuchungen und Tierversuche zeigen eine Wirksamkeit der Neuraminidasehemmer gegenüber Subtyp A/H5N1. Von der WHO wird empfohlen, Patienten mit Verdacht auf eine

Infektion mit Influenza-A-Virus-H5N1 sofort mit einem Neuraminidaseinhibitor zu behandeln.

Antibiotika

Bei Verdacht auf eine bakterielle Sekundärinfektion sollte ein staphylokokkenwirksames Antibiotikum rechtzeitig verabreicht werden (z. B. Cefuroxim, Amoxicillin/Clavulansäure).

49.1.6 Prophylaxe

Schutzimpfung

Der sicherste Schutz ist durch die *jährliche*, vorzugsweise im Oktober oder November vorzunehmende Impfung zu erwarten, die mit einem Impfstoff mit aktueller, von der WHO empfohlener Antigenkombination durchgeführt wird. Im Kindesalter werden

- nichtadjuvantierte, inaktivierte („Tot-")Impfstoffe, die vor allem Antigene der Virusoberfläche (Hämagglutinin und Neuraminidase) enthalten, und
- seit 2012/2013 ein attenuierter nasaler Lebendimpfstoff (vom vollendeten 2. Lebensjahr bis zu 18 Jahren zugelassen)

verwendet.

Der Impfschutz beginnt 2 Wochen post vaccinationem. Aufgrund der Antigen-Drift ist die Schutzdauer meistens auf 1 Influenzasaison begrenzt. Die jährliche Influenzaimpfung wird von der STIKO folgenden Personengruppen empfohlen:

- Kinder, Jugendliche und Erwachsene mit erhöhter gesundheitlicher Gefährdung infolge eines Grundleidens wie z. B. chronische Lungen- (einschließlich Asthma bronchiale), Herz-Kreislauf-, Leber- und Nierenkrankheiten, Diabetes und andere Stoffwechselkrankheiten, chronische neurologischen Erkrankungen.
- Personen vor oder unter immunsuppressiver Therapie.
- Patienten, die an einer Immunschwäche leiden (z. B. angeborener Immundefekt, HIV-Infizierte, Transplantatempfänger) mit immunologischer Restfunktion.
- Personen mit erhöhter Gefährdung, z. B. medizinisches Personal, Personen in Einrichtungen mit umfangreichem Publikumsverkehr sowie Personen, die als mögliche Infektionsquelle für von ihnen betreute ungeimpfte Risikopersonen fungieren können.
- Alle Schwangeren ab 2. Trimenon, bei erhöhter gesundheitlicher Gefährdung infolge eines Grundleidens bereits ab 1. Trimenon. Wegen der besonderen Gefährdung von Säuglingen im 1. Lebenshalbjahr (für dieses Alter ist kein Impfstoff zugelassen) und des Nestschutzes nach mütterlicher Impfung ist diese Empfehlung sehr zu unterstützen. Die Impfung ist auch während der Stillperiode möglich.
- Personen über 60 Jahre.

Wenn Epidemien aufgrund von Erfahrungen in anderen Ländern drohen oder ein deutlicher Antigen-Drift bzw. ein Antigen-Shift zu erwarten sind und der Impfstoff die neue Variante enthält, kann eine breitere Anwendung entsprechend den Empfehlungen der Gesundheitsbehörden indiziert sein.

Aufgrund der häufigeren Hospitalisierungsrate von Kindern in den ersten beiden Lebensjahren und der besonderen Bedeutung von Kindern und Jugendlichen bei der Entstehung und Ausbreitung einer Influenzaepidemie sollte die Indikation zu einer jährlichen Influenzaimpfung bei Kindern und Jugendlichen großzügig gestellt werden.

Auch bei geimpften Kindern muss bei Hinweisen auf eine Influenza eine weitere Diagnostik und ggf. Therapie erfolgen. Dies gilt insbesondere für gefährdete Kinder mit Grundkrankheiten, z. B. bei Immunsuppression.

Impfschema

► **Inaktivierte Impfstoffe.** Kinder im Alter von 6 – 35 Monaten erhalten 0,25 ml pro Impfdosis, ab 36 Monaten die volle Impfdosis 0,5 ml) intramuskulär, Kinder unter 12 Jahren, die noch nie gegen Grippe geimpft wurden, erhalten zum Aufbau eines wirksamen Impfschutzes eine 2. Dosis nach 4 Wochen.

► **Nasaler Impfstoff.** Für Personen ab einem Alter von 24 Monaten bis zum 18. Lebensjahr steht ein attenuierter nasaler Lebendimpfstoff zur Verfügung. Er enthält kälteadaptierte, vermehrungsfähige Influenza-A- und -B-Viren (gleiche saisonale Virustypen wie in inaktivierten Impfstoffen), welche sich nur in der Nase aber nicht in den unteren Atemwegen (bei 37 °C) vermehren können. Die Anwendung erfolgt durch Gabe von je 0,1 der 0,2 ml in jedes Nasenloch, bei erstmaliger Impfung im Mindestalter gefolgt von einer 2. Dosis nach 4 Wochen.

Bei immunsupprimierten Patienten ist dieser Impfstoff kontraindiziert, bei Kindern und Jugendlichen mit schwerem Asthma oder akutem Giemen sollte er nicht angewendet werden.

Die Nebenwirkungen der heutigen Influenzaimpfstoffe umfassen in erster Linie vorübergehende Lokalreaktionen an der Impfstelle: Schmerz und Rötung bei den Injektionsimpfstoffen bzw. Rhinitis und Rhinorrhoe beim Nasenspray. Nur ausnahmsweise treten Allgemeinsymptome wie subfebrile oder febrile Temperaturen, Muskel- und Gliederschmerzen oder Unwohlsein über 2 – 3 Tage auf, in Einzelfällen auch vorübergehende Störungen des zentralen oder peripheren Nervensystems (z. B. Guillain-Barré-Syndrom). Bei den zurzeit gebräuchlichen, nichtadjuvantierten Impfstoffen wurde allerdings kein erhöhtes Risiko für ein Guillain-Barré-Syndrom festgestellt.

Als einzig bedeutsame Kontraindikation für alle o. g. Influenzaimpfstoffe gilt die schwere Allergie gegenüber Hühnereiweiß, da der Impfstoff üblicherweise Reste von Hühnereiweiß enthält.

Chemoprophylaxe

Die prophylaktische Gabe von Amantadin sollte wegen des hohen Risikos einer Resistenzentwicklung nur in Ausnahmefällen erwogen werden. Dosierung: Kinder < 5 Jahre 5 mg/kgKG, Kinder ab 5 Jahren erhalten 1-mal täglich 100 mg Amantadin, Kinder ab 10 Jahren oder ab 45 kgKG 2-mal täglich 100 mg.

Oseltamivir (Tamiflu) ist für die prophylaktische Anwendung für Jugendliche und Kinder ab 1 Jahr zugelassen und in Pulverform bzw. Kapseln verfügbar. Prophylaktische Dosierung: 30 mg/d in 1 ED (10– 15 kgKG), 45 mg/d in 1 ED (> 15 – 23 kgKG), 60 mg/d in 1 ED (> 23 – 40 kgKG), 75 mg/d in 1 ED (> 40 kgKG) per os. Im Gegensatz zu Amantadin ist die Prophylaxe mit Neuraminidasehemmern gegen die meisten Influenza-Virustypen A *und* B wirksam. Während eines pandemischen Influenzaausbruchs ist es auch bei Säuglingen zur Postexpositions-Prophylaxe zugelassen: 2–3 mg/kgKG/d in 1 ED.

Zur Prophylaxe mit Zanamivir (Relenza) erhalten Erwachsene, Jugendliche und Kinder ab 5 Jahren 10 mg/d in 1 ED (10 mg = 2 × 5 mg Pulver über Diskhaler).

Die Chemoprophylaxe ist kein Ersatz, sondern allenfalls eine Ergänzung zur Impfung. Influenzaimpfung und Chemoprophylaxe schließen sich also nicht aus, sondern sollten Teile eines individuellen Gesamtkonzepts sein.

Postexpositionell verabreicht muss die Chemoprophylaxe frühzeitig, d. h. binnen 48 Stunden nach Exposition beginnen und über 10 Tage andauern.

Indikationsgruppen für eine präexpositionelle Chemoprophylaxe sind ungeimpfte Personen, für die eine Impfindikation besteht (s. o.), Risikopersonen mit verspäteter Impfung bis zum Erreichen einer Immunität (z. B. im Rahmen eines Ausbruchsgeschehens), darüber hinaus Patienten, bei denen mit einer inadäquaten Antikörperantwort auf die Impfung gerechnet werden muss, Personen, die nicht geimpft werden konnten (z. B. wegen Hühnereiweißallergie), sowie die Unwirksamkeit der Vakzine infolge neuer Virusvarianten. Die maximal zugelassene prophylaktische Anwendungsdauer beträgt 6 Wochen (Oseltamivir) bzw. 4 Wochen (Zanamivir).

Nichtpharmazeutische Prävention und Meldepflicht

Eine Isolierung des Patienten, insbesondere die Trennung von Risikopersonen, ist für die Zeit der intensiven Ansteckung von (bis zu) 1 Woche sinnvoll, eine Kohortenisolierung möglich. Die Schließung, z. B. von Schulklassen oder Kindergärten, kann je nach epidemiologischer Situation und Maßgabe der örtlichen Gesundheitsbehörden angezeigt sein. Informationen zu Hygienemaßnahmen bei Patienten und Desinfektion finden sich auf den Internetseiten des RKI (www.rki.de).

Eine Expositionsprophylaxe ist schwierig, weil die Influenzaviren in großer Konzentration ausgeschieden und übertragen werden können, noch vor eindeutigen Krankheitssymptomen. Dennoch empfiehlt sich bei beruflicher Exposition und bekannter Erkrankung sowie engem Kontakt das Anlegen eines Mund-Nasen-Schutzes sowie Händedesinfektion. Dies entspricht auch den Empfehlungen des Arbeitsschutzes (TRBA 250 Ausschuss Biologischer Arbeitsschutz).

Eine erfolgreiche Influenzabekämpfungsstrategie beinhaltet neben systematischen Impfungen von Risikopersonen und Chemoprophylaxe auch die Verfügbarkeit eines Überwachungs- und Frühwarnsystems, das in Deutschland über die Meldepflicht nach Infektionsschutzgesetz (IfSG), die Untersuchungen des Nationalen Referenzlabors (NRZ) für Influenza und die Arbeitsgemeinschaft

Influenza (AGI) (klinisch-epidemiologische Surveillance; www.influenza.rki.de) wahrgenommen wird. Ergänzt wird dieses System durch webbasiertes System zur kontinuierlichen Erfassung von akuten Atemwegserkrankungen (grippeweb.rki.de).

Ein positiver labordiagnostischer Nachweis des Virus ist nach Infektionsschutzgesetz an das zuständige Gesundheitsamt meldepflichtig. Namentliche Meldepflicht gemäß §7 Abs. 1 IfSG für den direkten Nachweis von Influenzaviren an das zuständige Gesundheitsamt besteht nicht nur für das Labor, sondern auch für den Nachweis mittels Schnelltest durch den behandelnden Arzt. Nach einer Meldung durch ein Labor kontaktieren die Gesundheitsämter die behandelnden Ärzte, um weitere Daten zu erheben.

Die „Aviäre-Influenza-Meldepflicht-Verordnung vom 11. Mai 2007 (BGBl. I S.732)" ergänzt die Meldepflicht nach §6 Abs. 1 IfSG um den Verdacht, die Erkrankung und den Tod an aviärer Influenza. Entsprechende Meldungen sind vom Gesundheitsamt nach § 12 IfSG im Rahmen der Internationalen Gesundheitsvorschriften unverzüglich an das Robert Koch-Institut zu übermitteln.

49.2 Influenza als Zoonose

Neben dem jährlichen saisonalen Ausbruch der humanen Influenza muss mit der Möglichkeit gerechnet werden, dass auch Menschen bei direktem Kontakt mit erkrankten oder toten Tieren oder mit deren Ausscheidungen durch pathogene Influenzaviren erkranken können. Die direkte Übertragung des Erregers vom Tier auf den Menschen wird als Zoonose bezeichnet. Das Hauptreservoir für aviäre Influenzaviren sind vor allem Wasservögel. Auch bei Schweinen (porcine Influenzaviren), Pferden und weiteren Säugetieren zirkulieren spezifische Influenzaviren. Erkrankungen beim Menschen sind bisher für Infektionen mit aviären („Vogelgrippe") und porcinen Influenzaviren beschrieben.

49.2.1 Aviäre Influenza

Die Erstbeschreibung einer symptomatischen Erkrankung des Menschen durch aviäre Influenzaviren erfolgte 1959. Seitdem wurden insgesamt 719 dokumentierte Fälle beschrieben. Den größten Anteil haben Infektionen durch hochpathogene Influenza A(H5N1)-Viren. Der erste Ausbruch durch dieses Virus mit insgesamt 18 Erkrankungen und 6 Todesfällen wurde 1997 in Hongkong beschrieben. Zwischen 2003 und dem 1. Oktober 2012 wurden weltweit 608 Erkrankungen mit 359 Todesfällen aus 15 Ländern berichtet.

Die aktuelle Situation bez. des hoch pathogenen H5N1-Asia-Virus zeichnet sich durch die enorme Zahl an infizierten Nutz- und Wildvögeln in weltweit mehr als 60 Ländern auf 3 Kontinenten aus. 2006 und 2007 kam es bei Wildvögeln und in Geflügelbeständen auch in Deutschland zu Ausbrüchen. Infektionen beim Menschen wurden nicht beobachtet. Das Risiko für die öffentliche Gesundheit durch weitere Anpassung des Virus an den Menschen hat sich nach Einschätzung der Weltgesundheitsorganisation seitdem nicht verändert.

Neben H5N1 sind auch zoonotische Erkrankungen beim Menschen durch aviäre Influenzaviren vom Subtyp H7 und H9 beschrieben. Die Krankheit manifestiert sich meistens als influenzaähnliche Erkrankung. Es wurden aber auch Ausbrüche von Konjunktivitis (Influenza A(H7N7)) sowie einzelne Todesfälle dokumentiert.

Aviäre Influenzaviren vom Subtyp H5 und H7 können zu einer für Nutzgeflügel hochpathogenen Form mutieren, die hochkontagiös ist und nahezu 100% der infizierten Tiere in kurzer Zeit tötet. Der Begriff „hochpathogen" bezieht sich daher zunächst nur auf die Erkrankungen beim Tier.

Weitere Informationen zur aviären Influenza, deren Diagnostik und Management finden sich auf den Seiten des Robert Koch-Instituts (www.rki.de).

49.2.2 Porcine Influenza

Speziesspezifische Influenzaviren zirkulieren ganzjährig in der Nutztierpopulation von Schweinen. Auch das pandemische Infuenza A(H1N1)-Virus war durch Reassortment von 2 porcinen Influenzaviruslinien entstanden. Seit 2007 wurden in Deutschland humane Erkrankungen durch 5 porcine Influenzaviren bestätigt (3-mal A(H1N1)sw[1]; jeweils einmal A(H1N2)sw und A(H3n2)sw).

In den USA wurde erstmals im Juni 2011 bei einem erkrankten Menschen ein porcines Influenza A(H3N2)v[2]-Virus identifiziert, das einen genetischen Baustein (M-Gen) des pandemischen A

[1] Sw bezeichnet bei Schweinen zirkulierende Viruslinien

[2] Viren porcinen Ursprungs, die bei humanen Erkrankungen isoliert werden werden durch ein v = variant gekennzeichnet

49

(H1N1)-Virus aufgenommen hatte. Seit Mitte 2012 wurden Ausbrüche mit insgesamt 307 Fällen in 13 Bundesstaaten dokumentiert (Stand 12. Oktober). Die Erkrankungen gehen mit wenigen Ausnahmen auf einen direkten Kontakt mit infizierten Tieren (Tierschauen) zurück. Serologische Untersuchungen der CDC geben Hinweise darauf, das bei einer fortgesetzten Ausbreitung dieses Virus in der Bevölkerung Kinder unter 10 Jahren möglicherweise besonders gefährdet sind, da sie in serologischen Untersuchungen über keine schützende Immunität verfügen.

Kommerziell verfügbare diagnostische Tests können nicht zwischen saisonalem und porcinem A(H3N2)sw unterscheiden, und manche Schnelltests reagieren falsch negativ. Daher wird von den CDC nach Exposition gegenüber Schweinen oder Menschen mit Erkrankung durch A(H3N2)v eine molekulare Diagnostik und Subtypisierung empfohlen. Bei positiver Expositionsanamnese und Nachweis von A(H3N2) soll ein spezifischer Nachweis in einem Referenzlabor eingeleitet werden. Die Empfehlungen bez. Therapie und infektionshygienischem Management unterscheiden sich nicht von Erkrankungen durch saisonale Influenza.

Im Herbst 2012 wurden 2 Infektionen durch Influenza A(H1N1)sw-Viren in den USA und Kanada identifiziert, die antigenetisch dem bis 2009 saisonal zirkulierenden humanen H1 sehr ähnlich sind.

Koordinator:
W. H. Haas

Mitarbeiter:
R. Berner, J. Forster, U. Heininger, H. Scholz

49.3 Weiterführende Informationen

Paul-Ehrlich-Institut: www.pei.de > Informationen > Ärzte und Apotheker > Impfungen/Impfstoffe > **Influenza (saisonal)**

Weltgesundheitsorganisation (WHO): www.who.int > Health Topics > Influenza

Nationales Referenzzentrum Influenza
am Robert Koch-Institut
FG 12 – Virale Infektionen
Nordufer 20
13 353 Berlin
Tel.: 030 18 754-2456 oder -2464
Fax: 030 18 754-2605
E-Mail: schweigerb@rki.de

50 Kingella-kingae-Infektionen

50.1 Klinisches Bild

Kingella kingae führt vorwiegend bei Kleinkindern und älteren Säuglingen zu bakterieller Arthritis, Spondylarthritis, Osteomyelitis (S. 758) und Bakteriämie mit Fieber ohne Fokus. Wie bei anderen Erregern betrifft die Arthritis vorwiegend die großen Gelenke und die Osteomyelitis die langen Röhrenknochen. Hand-, Fußgelenk und Klavikula sind aber verglichen mit S.-aureus-Infektionen übervertreten. Die betroffene Körperregion ist in schmerzbedingter Schonhaltung, charakteristischerweise wird das Gehen verweigert. Fieber tritt selten auf. Auffallendstes Entzündungszeichen im Blut ist die ausgeprägte Blutsenkungsbeschleunigung, meistens mit nur geringgradiger Leukozytose und CRP-Erhöhung.

Seltenere Manifestationen sind Endokarditis und Meningitis.

50.2 Ätiologie

Kingella kingae ist ein unbewegliches, plumpes, gramnegatives, in Paaren und kurzen Ketten angeordnetes Bakterium. Man geht davon aus, dass den systemischen Infektionen eine Besiedlung des Oropharynx vorausgeht. Im Rahmen von Schleimhautläsionen, z. B. beim Zahndurchbruch oder während viraler Infektionen der oberen Atemwege, tritt eine Bakteriämie auf, welche schließlich zur Organinfektion führt.

50.3 Epidemiologie

Kingella kingae findet sich im Kleinkindesalter mit einer Prävalenz von bis zu 10 % in der Oropharyngealflora. Zur Kolonisation kommt es durch Übertragung des Keims via Speichel von Kind zu Kind. Der Besuch einer Kindertagesstätte gilt als Risikofaktor für eine Besiedlung. Die überwiegende Mehrheit der osteoartikulären Infektionen betrifft Kinder zwischen 6 Monaten und 4 Jahren, und Kingella kingae gilt in dieser Altersgruppe mittlerweile als häufigster Erreger solcher Infektionen bei sonst gesunden Kindern.

50.4 Diagnose

Bildgebende Untersuchungen (Sonografie, Röntgen, MRT) der betroffenen Körperregion sichern den klinischen Verdacht auf Knochen- bzw. Gelenkinfektion (S. 758). Mit Nadelpunktion lässt sich Biopsiematerial bzw. Gelenkflüssigkeit zur mikrobiologischen Diagnostik gewinnen. Die Anzucht der anspruchsvollen Bakterien gelingt am ehesten in Flüssignährmedien. Ergänzend sollten molekulare Nachweisverfahren aus Punktaten oder Biopsien versucht werden.

50.5 Therapie

Kingella kingae zeigt in vitro gute Empfindlichkeit gegenüber Betalaktam-Antibiotika wie Penicillinen und Cephalosporinen (Cefuroxim, Ceftriaxon), wobei selten eine Betalaktamase-Bildung vorliegen kann. In der Regel ist das klinische Ansprechen sehr gut, weshalb normalerweise weder chirurgische Interventionen noch eine längere antibiotische Therapie als bei anderen Erregern nötig sind. Bei gutem Verlauf kann nach einer kurz dauernden intravenösen Therapie auf eine perorale Therapie umgestellt werden. Die gesamte Therapiedauer beträgt ≥ 2 Wochen bei Arthritis, ≥ 3 Wochen bei Osteomyelitis oder Spondylarthritis, und ≥ 4 Wochen bei der Endokarditis. Die Prognose der osteoartikulären Infektionen ist sehr gut, eine chronische Osteomyelitis oder Gelenkdestruktion ist nicht zu erwarten.

Koordinator:
C. Relly

Mitarbeiter:
U. Heininger

51 Kryptokokkose

51.1 Klinisches Bild

Kryptokokken sind die häufigste Ursache einer durch Pilze verursachten Meningitis, Meningoenzephalitis oder zerebralen Raumforderung. Hauptrisikofaktoren sind Defekte der T-zellulären Immunität (HIV-Infektion, SCID, Therapie mit Glukokortikosteroiden, Immunsuppressiva oder T-Zell-depletierenden antineoplastischen Substanzen); Kryptokokkosen können auch z. B. beim systemischen Lupus erythematodes sowie bei Gesunden auftreten. Vertikale Transmission und neonatale Kryptokokkosen sind beschrieben. Die Kryptokokkose ist bei Kindern seltener als bei Erwachsenen und seit Einführung der effektiven antiretroviralen Therapie der HIV-Infektion rückläufig.

Kryptokokken gelangen auf inhalativem Weg über Lunge und regionale Lymphknoten in potenziell jedes Organ, bevorzugt aber in das Zentralnervensystem (ZNS). Bei Immunkompetenten können neben einer inapparenten Infektion passagere Rundherde in der Lunge auftreten. Das klinische Bild der (seltenen) manifesten pulmonalen Infektion beim abwehrgeschwächten Patienten ist unspezifisch und anfangs symptomarm. Die häufigsten Symptome sind Fieber, Übelkeit, Nachtschweiß, Husten, evtl. Hämoptoe, Dyspnoe und pleuritische Beschwerden. Die Bildgebung zeigt lokalisierte oder diffuse Infiltrate, Rundherd(e) (Kryptokokkom) und/oder Lymphknotenvergrößerungen. Diese Befunde lassen sich auch anderen Differenzialdiagnosen zuordnen.

Die häufigste klinische Manifestation einer Kryptokokken-Erkrankung ist die Meningoenzephalitis, die sich akut innerhalb weniger Tage oder schleichend über Wochen mit einem vielfältigen neurologischen Krankheitsbild entwickeln kann. Leitsymptome sind Fieber, Kopfschmerzen und Nackensteifigkeit. Sie äußert sich auch nur in Form von Verhaltensauffälligkeiten. Wichtige Komplikationen sind ein Anstieg des intrakranialen Druckes, die Entwicklung eines Immunrekonstitutions-Syndroms oder die Ausbildung von zerebralen Kryptokokkomen mit möglichen fokalen neurologischen Störungen. Charakteristisch bei HIV-assoziierter Meningoenzephalitis ist eine relative Symptomarmut trotz hoher Erregerlast. Eine mononukleäre-Pleozytose sollte bei Risikopatienten Anlass sein, eine Kryptokokkeninfektion auszuschließen.

Weitere seltene klinische Manifestationen der Kryptokokkose sind der septische Befall der Haut, des Knochens (Osteomyelitis), der Gelenke (septische Arthritis) oder des Auges (Chorioretinitis). Der Hautbefall ist gekennzeichnet durch papulopustulöse oder akneiforme Effloreszenzen mit vorwiegender Lokalisation im Gesicht und auf der Kopfhaut. Exulzerationen sind möglich. Bei HIV-Infizierten ist eine Verwechslung mit den häufigeren Mollusca contagiosa möglich. Auch wenn keine neurologischen Symptome vorliegen, muss beim Nachweis einer extrazerebralen Kryptokokkeninfektion immer eine Meningoenzephalitis aufgrund der therapeutischen Konsequenzen ausgeschlossen werden. Beim Jugendlichen und jungen Erwachsenen können Kryptokokken trotz einer effektiven antimykotischen Therapie in der Prostata persistieren und bei anhaltender Immundefizienz zu endogenen Reinfektionen führen. Sehr seltene Komplikationen der Kryptokokkose sind Endokarditis, Nierenabszesse und ein Befall der Nebennieren mit Nebennierenrindeninsuffizienz.

51.2 Ätiologie

Die Kryptokokkose wird durch 2 kapseltragende Hefespezies von 4 – 8 µm Durchmesser aus der Abteilung der Basidiomyzeten verursacht: Cryptococcus neoformans (Serotypen A, D und AD) und Cryptococcus gattii (Serotypen B und C). In Europa werden Kryptokokkeninfektionen nahezu ausschließlich durch C. neoformans verursacht. In seltenen Fällen treten eigentlich apathogene, nichtkapseltragende Kryptokokken (C. albidus, C. laurentii) als Erreger auf und können z. B. bei Frühgeborenen zu systemischen Infektionen führen. Die Kapsel des Erregers mit antiphagozytischen Eigenschaften spielt bei der Pathogenese eine bedeutende Rolle und ist gleichzeitig das wegweisende morphologische Merkmal zu seiner Identifizierung (Negativdarstellung im Tuschepräparat bzw. Anfärbung mit Mucicarminrot).

51.3 Epidemiologie

Erreger und Erkrankung sind weltweit verbreitet. Ein wichtiges Erregerreservoir für C. neoformans sind trockene Vogelfäkalien (Tauben und Käfigvö-

51

gel) und der umgebende Luftstaub bzw. ein an organischen Substraten reicher Erdboden.

Vögel erkranken nicht. Infektionen kommen bei Menschen und Tieren vor.Direkte Übertragungen von Tier zu Mensch oder von Mensch zu Mensch sind nicht beschrieben. C. gatti kommt vor allem in tropischen und subtropischen Ländern in der Umgebung bestimmter Eukalyptusbäume vor.

Die **Inkubationszeit** ist nicht klar und kann Wochen betragen.

51.4 Diagnose

Die Diagnose verlangt den direkten Erregernachweis aus klinisch bzw. bildgebend suspekten Körperregionen. Der Erreger kann im Direktpräparat mittels Tuschefärbung sowie kulturell (Sabouraud-Agar) und eines diagnostisch beweisenden Antigennachweises aus Liquor, Serum, Urin und bronchoalveolärem Lavagematerial nachgewiesen werden. Zur histologischen Darstellung eignen sich die PAS-, Grocott- oder Mucicarminfärbung. Die In-vitro-Resistenztestung gegen Amphotericin B, Flucytosin und Azolen kann bei therapierefraktären Formen von Nutzen sein.

Bei Meningoenzephalitis ist zu erwarten, dass der Liquor unter adäquater antimykotischer Therapie kulturell steril wird. Bis dahin sollte alle 1 – 2 Wochen eine Lumbalpunktion vorgenommen werden. Der Antigennachweis im Liquor hat eine hohe Spezifität, ist sensitiver als die Kultur und kann auch nach dem Sterilwerden des Liquors für längere Zeit positiv sein. Die Bestimmung des Antigentiters im Liquor ist daher nicht als unmittelbarer Verlaufsparameter geeignet, ist aber zur Einschätzung der Schwere der Krankheit und der Prognose hilfreich. Im Serum werden bei Meningoenzephalitis im Verlauf meistens hohe Antigentiter erreicht. Nichtbekapselte C.neoformans-Stämme und apathogene Kryptokokken können mit dieser Methode nicht nachgewiesen werden. Nicht in der Routine, aber in Einzelfällen kann ergänzend eine PCR durchgeführt werden.

51.5 Therapie

Die Behandlung im Kindesalter orientiert sich an der Erwachsenentherapie und richtet sich nach der Schwere der Infektion. Als Standardtherapie der disseminierten und zerebralen Kryptokokkose gilt für die Initialtherapie die Kombination von Amphotericin-B-Desoxycholat intravenös (1 mg/kgKG/d in 1 ED) plus Flucytosin intravenös (100 mg/kgKG/d in 4 ED) für mindestens 2 Wochen. Bei ausgeprägten infusionsassoziierten Reaktionen unter Amphotericin B (Fieber, Schüttelfrost) oder Entwicklung einer bedrohlichen Nierenfunktionsstörung steht als Alternative liposomales Amphotericin B (5 mg/kgKG/d intravenös in 1 ED) für die Kombination zur Verfügung. Nach den bisherigen klinischen Erfahrungen treten bei gleicher Effektivität deutlich weniger Nebenwirkungen auf. Flucytosin sollte wegen der erheblichen Gefahr der Resistenzentwicklung nie als Monotherapie verwendet werden. Nach erfolgreicher Initialtherapie kann bei stabilen Patienten die Konsolidierungstherapie mit Fluconazol (10– 12 mg/kgKG/d in 2 ED oral) für mindestens 8 Wochen durchgeführt werden. Zur Erhaltungstherapie bzw. Sekundärprophylaxe bei Abwehrschwäche kann ebenfalls Fluconazol (6 mg/kgKG/d oral) eingesetzt werden. Unter effektiver antiretroviraler Therapie (highly active antiretroviral therapy, HAART) ist eine lebenslange Rezidivprophylaxe mit Fluconazol nicht erforderlich. Bei Erwachsenen wird bei ungenügender Wirksamkeit der systemischen Therapie manchmal auch intrathekales Amphotericin B eingesetzt.

Eine nachgeordnete Alternative bei Unmöglichkeit einer Therapie mit Amphotericin B in der Induktionstherapie ist die Kombination von Fluconazol mit Flucytosin. Therapieerfahrungen mit neueren Azolen (Voriconazol, Posaconazol) liegen für Kinder nicht vor. Echinocandine (Caspofungin, Micafungin, Anidulafungin) sind gegen Kryptokokken nicht wirksam.

Aufgrund der negativen prognostischen Bedeutung von Hirndruck sind bei erhöhtem Liquoröffnungsdruck (> 250 mmH_2O; zuvor Bildgebung zum Ausschluss einer Raumforderung) ggf. wiederholte Lumbalpunktionen bzw. die Anlage liquorableitender Systeme erforderlich. Bei schweren Meningoenzephalitiden mit Bewusstseinsstörungen sind primär die Anlage einer Hirndrucksonde und einer Liquordrainage zu erwägen.

Die Lungenkryptokokkose muss bei funktionierender Immunabwehr primär nicht unbedingt behandelt werden. Therapie der Wahl bei HIV-Patienten und anderen abwehrgeschwächten Patienten ist die Behandlung mit Fluconazol (6–12 mg/kgKG/d oral für 6–12 Monate).

Bei HIV-infizierten Patienten kann es unter HAART mit Anstieg der CD4-Zellzahl zu einem Immunrekonstitutionssyndrom kommen. Das bedeutet, dass bei weiterhin steriler Liquorkultur mit Rekonstitution der Immunität erneut bedrohliche Inflammationszeichen wie bei einer akuten Meningitis auftreten. Die Therapie mit Glukokortikosteroiden ist eine therapeutische Option.

51.6 Prophylaxe

Abwehrgeschwächte Patienten sollten eine Exposition mit Vogelfäkalien vermeiden (keine Käfigvögel oder Taubenzucht). Fluconazol ist eine effektive Chemoprophylaxe der Kryptokokken-Meningoenzephalitis, wird aber aufgrund der Seltenheit der Erkrankung für keine Risikopopulation universell empfohlen.

Koordinator:
F.-M. Müller

Mitarbeiter:
A. H. Groll, T. Lehrnbecher, C. Rudin

51.7 Weiterführende Informationen

Centers for Disease Control and Prevention: www.cdc.gov > A–Z Index: C > Cryptococcus Infection

Konsiliarlaboratorium für Cryptococcus neoformans, Pseudallescheria boydii/Scedosporium sp. und Erreger außereuropäischer Systemmykosen
Robert Koch-Institut, Fachgebiet 14, Mykologie
Nordufer 20
13 353 Berlin
Ansprechpartner: Dr. K. Tintelnot
Tel.: 030 18 754–2208
Fax: 030 18 754–2614
E-Mail: tintelnotk@rki.de

52 Kryptosporidiose

52.1 Klinisches Bild

Das klinische Bild variiert von asymptomatischer Infektion bis hin zu profusen wässrigen, mit großen Flüssigkeitsverlusten einhergehenden Durchfällen, gelegentlich auch mit Schleimbeimengungen. Typische Begleitsymptome sind Übelkeit und Erbrechen, Blähungen, krampfartige Bauchschmerzen und leichtes Fieber.

Bei Immungesunden dauert die Krankheit durchschnittlich 5–10 Tage. Die Ausscheidung infektiöser Oozysten im Stuhl sistiert meist binnen 1 Woche nach Ende der klinischen Symptomatik, kann jedoch im Einzelfall über Monate persistieren. Symptome eines Colon irritabile entwickeln bis zu 40 % der immungesunden Patienten nach Kryptosporidieninfektion. Bei Kindern in Entwicklungsländern sind persistierende Diarrhoen durch Kryptosporidien (> 14 Tage) ein häufiger Grund für akute und chronische Malnutrition. Vor allem für Kinder < 1 Jahr sind sie mit einer schlechteren neurologischen Entwicklung und einer erhöhten Sterblichkeit assoziiert.

Patienten mit Immundefekt (z. B. Agammaglobulinämie, angeborene T-Zell-Defekte und AIDS) und immunsupprimierte Patienten nach Organtransplantation können an einer schweren, choleraähnlichen Diarrhoe erkranken, die über Monate anhält und mit Gewichtsverlust und Malabsorption einhergeht. Extraintestinale Manifestationen insbesondere der Gallengänge (sklerosierende Cholangitis, Cholezystitis) und des Respirationstrakts (Pneumonie) werden bei Patienten mit T-Zelldefekten beobachtet.

52.2 Ätiologie

Cryptosporidium spp. sind einzellige intrazellulär lebende Kokzidien, die erstmals 1976 als menschenpathogen beschrieben wurden. Es werden 14 verschiedene Spezies aufgrund der Morphologie der Oozysten, molekularbiologischer Analysen, der Wirtsspezifität und der Infektionslokalisation unterschieden. Die häufigsten humanpathogenen Spezies sind C. hominis, C. parvum und C. meleagridis.

Nach Aufnahme infektiöser Oozysten kommt es im Dünndarm zur Freisetzung von Sporozoiten. Diese infizieren Enterozyten, in denen sie eine intrazelluläre, aber extrazytoplasmatische Lage in einer partiellen parasitophoren Vakuole einnehmen. Durch Teilung (Schizogonie) entstehen mehrere Merozoiten, die nach Freisetzung umliegende Enterozyten invadieren. Während einige Merozoiten die ungeschlechtliche Vermehrung fortsetzen, gehen aus anderen Mikro- und Makrogameten hervor, die durch Verschmelzung eine Oozyste bilden (geschlechtliche Vermehrung). 5 – 21 Tage nach Infektion werden dickwandige Oozysten im Stuhl ausgeschieden. In feuchtem Milieu bleiben diese über Monate infektiös. Ebenfalls gebildete sog. dünnwandige Oozysten können bereits im Darm rupturieren, Sporozoiten freisetzen und den Entwicklungszyklus erneut beginnen (Autoinfektion). Geschlechtliche und ungeschlechtliche Vermehrung finden in einem Wirt statt.

52.3 Epidemiologie

Kryptosporidien sind weltweit verbreitet. Die Prävalenz beim Menschen variiert zwischen 1 – 3 % in Industrieländern und 5 – 10 % in Entwicklungsländern, kann aber bei bestimmten Bevölkerungsgruppen über 60 % betragen (z. B. Kinder in Peru und Venezuela). Besonders anfällig sind Kinder im Alter von 6 – 24 Monaten. Aus vielen Ländern (USA, Großbritannien, Australien, Frankreich, Portugal, Spanien, Chile und Südafrika) wurde über durch Kryptosporidien verursachte Durchfallepidemien in Kindertagesstätten und Krankenhäusern berichtet.

Die **Inkubationszeit** beträgt etwa 7 (1–30) Tage.

Kryptosporidien werden fäkal-oral durch kontaminiertes Trink-, Oberflächenwasser oder Nahrungsmittel sowie durch Kontakt mit infizierten Menschen oder Tieren übertragen. Auch Bäche, Flüsse, Seen und Swimmingpools können eine Infektionsquelle darstellen. Je nach Isolat liegt die ID 50 (Infektionsdosis) bei 10 – 1000 Oozysten. Oozysten können noch Wochen nach Rückgang der Symptome ausgeschieden werden. In dieser Zeit besteht Ansteckungsfähigkeit.

Die Seroprävalenz bei Kindern in den USA liegt bei durchschnittlich 30 %, in China (11–13 Jahre) bei bis zu 75 % und in Brasilien bei 90 % (< 2 Jahre). In Deutschland liegt die Seropositivität bei etwa 15 % in der erwachsenen Bevölkerung.

52.4 Diagnose

Kryptosporidien werden vorzugsweise im Sediment einer angereicherten Stuhlprobe mikroskopisch nachgewiesen. Hierfür eignen sich die Kinyoun-Färbung, eine modifizierte Ziehl-Neelsen-Färbung bei der sich die Oozysten (ca. 5 µm groß) pink bis rot anfärben lassen. Die Sensitivität dieser Färbung (notwendige Oozytenkonzentrationen > 500 000/ml Stuhl) ist geringer als die von Fluoreszenzfärbemethoden (z. B. Auramin O), die zudem schneller in der Durchführung sind.

Kommerzielle Antigennachweisverfahren (EIA: Enzym-Immunoassay) und direkte Immunfluoreszenztests zeigen eine etwa 10-fach höhere Sensitivität als o. a. Färbungen. Molekularbiologische Nachweise kryptosporidienspezifischer DNA im Stuhl können 5–10 Oozysten/ml Stuhl detektieren mit einer Sensitivität von 97–100 % und einer Spezifität von 96–98 %.

Eine histologische und/oder molekularbiologische Untersuchung von endoskopisch gewonnenen Gewebeproben aus dem Duodenum ggf. mit Entnahme von Gallensekret (bei Verdacht auf Cholangitis) kann bei immunsupprimierten Patienten sinnvoll sein.

52.5 Therapie

Bei der Behandlung der akuten und chronischen Kryptospordien-Diarrhoe hat die supportive Therapie mit oraler oder intravenöser Rehydratation und Ausgleich von Elektrolytstörungen die größte Bedeutung. Die Darmmotilität hemmende Medikamente sollten bei Kindern nicht eingesetzt werden.

Zur kausalen Therapie der Kryptosporidiose wurde eine Reihe von Substanzen erprobt, jedoch ohne nennenswerten Erfolg bei der chronischen Infektion von immunsupprimierten Patienten (► Tab. 52.1). Von der amerikanischen Gesundheitsbehörde FDA wurde bislang nur Nitazoxanid (Suspension) für die kausale Behandlung der Kryptosporidiose bei immungesunden Kindern ab 12 Monaten bis ≤ 11 Jahren zugelassen. Die Wirksamkeit von Nitazoxanid bei HIV-negativen Patienten wurde in 3 prospektiven, randomisierten, doppelblind-placebokontrollierten Studien in Ägypten und Sambia nachgewiesen. Die Patienten wurden jeweils für 3 Tage mit Nitazoxanid behandelt und zeigten signifikant höhere klinische und parasitologische Heilungsraten. Bei HIV-infizierten Kindern und Erwachsenen konnte der Nutzen einer Behandlung mit Nitazoxanid nur gezeigt werden, wenn die CD4-Zellkonzentration > 50/µl betrug. Bei CD4-Zellzahlen < 50/µl zeigt sich kein Unterschied im Vergleich zu Placebo. Auf Grundlage der Ergebnisse einer Beobachtungsstudie aus den USA könnte bei HIV-infizierten Patienten mit schlechten Immunstatus eine höhere Dosis und eine längere Therapiedauer (14 Tage) höhere Heilungsraten erzielen.

Die Wirksamkeit von Paromomycin, ein nichtresorbierbares Aminoglykosid, wird bisher unterschiedlich bewertet. Eine Reihe von Fallserien und kleine randomisierte Studien zeigen eine klinische Verbesserung (Reduktion der Stuhlfrequenz) und eine Reduktion der Oozystenausscheidung.

Tab. 52.1 Behandlung der Kryptosporidiose.

Medikament	Dosierung
Nitazoxanid(Alinia)	• immungesunde Kinder 12 – 47 Monate: 200 mg/d; immungesunde Kinder 4 – 11 Jahre: 400 mg/d; immungesunde Erwachsene: 1000 mg/d jeweils oral in 2 ED für 3 Tage • HIV-infizierte Kinder: 12–47 Monate 200 mg/d; 4–11 Jahre 400 mg/d; > 12 Jahre 1000 mg/d oral in 2 ED für 14 Tage • organtransplantierte Kinder gleiche Dosierung für 14–21 Tage HIV-infizierte Erwachsene: 1000 – 2000 mg/d in 2 ED für 14 Tage
Paromomycin (Humatin)	• Erwachsene: 2 g/d oral in 4 ED; Dauer 2 – 3 Wochen, Erhaltungstherapie 1000 mg/d • Kinder: 25 – 30 (– 100) mg/kgKG/d in 3 – 4 ED
Azithromycin (Zithromax)	• Erwachsene: 500 – 1000 mg/d; Dauer 14 – 21 Tage, evtl. Erhaltungstherapie mit 500 mg/d an 3 Tagen pro Woche • Kinder: 10 mg/kgKG (Tag 1) in einer ED, anschließend 5 mg/kgKG/d von Tag 2 – 10 in einer ED evtl. hochdosiert 30 – 40 mg/kgKG/d in 1 ED für 10 – 14 Tage und 20 mg/kgKG/d in 1 ED für 1 weitere Woche

Für Makrolide konnte eine Wirksamkeit gegen Cryptosporidium spp. in vitro und in Tierstudien gezeigt werden. Fallserien bei Kindern mit malignen Erkrankungen beschreiben den erfolgreichen Einsatz von hochdosiertem Azithromycin. Auch bei immungesunden Schulkindern konnte nach Behandlung mit Azithromycin eine rasche Besserung der Symptomatik und eine Reduktion der Oozystenausscheidung beobachtet werden. Bei HIV-infizierten Patienten zeigte die Behandlung mit Azithromycin im Vergleich zu Placebo keinen signifikanten Unterschied bezüglich Gewichtsverlust, Stuhlfrequenz und Oozystenausscheidung.

Eine Kombination von Azithromycin und Paromomycin konnte bei erwachsenen AIDS-Patienten mit chronischer Kryptosporidiose die Oozystenausscheidung deutlich reduzieren und die Symptomatik bessern.

HIV-infizierte Patienten im Stadium AIDS, die an einer Kryptosporidiose erkranken, sollten eine antiretrovirale Kombinationstherapie bekommen, die einen Proteaseinhibitor enthält. Neben den Proteaseinhibitoren, die einen direkten Einfluss auf den Lebenszyklus von Kryptosporidien haben, scheinen auch Kombinationstherapien mit 2 nukleosidischen Reverse-Transkriptase-Hemmern (NRTI) mit einer höheren Remissionsrate einherzugehen im Vergleich zur Monotherapie bzw. zur alleinigen Behandlung mit einem antiparasitär wirksamen Medikament. Grundsätzlich korreliert die klinische Besserung jedoch mit der Immunrekonstruktion.

52.6 Prophylaxe

Kryptosporidien-Oozysten sind widerstandsfähig gegen alle Desinfektionsmittel, inkl. Chlor. Trinkwasser sollte durch Flokkulation und Filtration wie in Deutschland üblich gereinigt werden. Eine sichere Abtötung der Oozysten im Trinkwasser erfolgt durch Kochen oder Filtrierung durch einen Filter mit einer Porengröße von 1 µm.

Immunsupprimierte Personen sollten über die Ansteckungswege aufgeklärt sein: Kontakt mit infizierten Menschen und Tieren (Hunde, Kälber, Lämmer u. a.).

Trinken von potenziell kontaminiertem Leitungswasser oder Wasser aus Flüssen, Seen, Swimmingpool. Die Übertragung der Oozysten kann durch Händewaschen (vor Nahrungszubereitung, nach Gartenarbeit, nach Windelwechsel) reduziert werden.

Im Falle einer Hospitalisation sollten Kryptosporidienträger nicht gemeinsam mit anderen immunsupprimierten Patienten untergebracht werden. Bei normaler Infektionsprophylaxe (Einmalhandschuhe, Händewaschen nach Ausziehen der Handschuhe) sind Infektionen immunkompetenter Personen kaum zu befürchten.

Koordinator:
A. Müller

Mitarbeiter:
R. Bialek, G. Notheis, U. Wintergerst

52.7 Weiterführende Informationen

Centers for Disease Control and Prevention: www.cdc.gov > A–Z Index: C > Cryptosporidium Infection

MedlinePlus (US National Library of Medicine): www.nlm.nih.gov > Medical Encyclopedia: C > Cryptosporidium enteritis

Robert Koch-Institut: www.rki.de > Infektionskrankheiten A–Z: K > Kryptosporidiose (Cryptosporidium parvum)

53 Lambliasis

53.1 Klinisches Bild

Das Spektrum der Lambliasis (Synonym: Giardiasis) reicht vom asymptomatischen Trägertum, über eine plötzlich einsetzende wässrige Diarrhoe mit stinkenden Stühlen, übelriechender Flatulenz, abdominalen Krämpfen, Übelkeit, Erbrechen und Gewichtsverlust bis hin zur chronischen Diarrhoe mit intermittierenden Blähungen, imperativen Stuhldrang und wechselnder Stuhlkonsistenz. Spontanheilungen innerhalb von 2–3 Wochen wie auch der Übergang in ein oligosymptomatisches Krankheitsbild sind möglich. Der chronische Parasitenbefall kann zu Malabsorption und Malassimilation mit Gedeihstörung, vorgewölbtem Abdomen und anhaltend intermittierenden Bauchschmerzen führen, vergleichbar einer Zöliakie oder Laktoseintoleranz. Immundefekte, u. a. ein IgA-Mangel, prädisponieren für eine persistierende symptomatische Infektion. Postinfektiös können Laktoseintoleranz wie auch Reizdarmsyndrom auftreten.

53.2 Ätiologie

Giardia intestinalis (Synonyme: G. lamblia und G. duodenalis) ist ein begeißelter, 5–9 µm breiter und 12–15 µm langer Einzeller mit 2 Kernen. Im Darm finden sich birnenförmige stoffwechselaktive Trophozoiten, die sich durch Querteilung vermehren und mittels einer Saugscheibe am Dünndarmepithel haften. Aus ihnen können stoffwechselinaktive vierkernige Zysten (8–12 µm breit, 7–10 µm lang) entstehen, die mit dem Stuhl ausgeschieden werden. Geschützt durch die filamentöse 0,3–0,5 µm dicke Zystenwand können sie wochenlang in der Umwelt infektiös bleiben, um nach Ingestion innerhalb von Minuten zu exzystieren und erneut vermehrungsfähige Trophozoiten zu bilden.

Molekularbiologisch lassen sich die mikroskopisch identischen Lamblien verschiedener Wirte in Genotypen bis hin zu Spezies differenzieren. Da das Genom humanpathogener Lamblien z. T. nur 78 % Homologie aufweisen, wird eine Unterscheidung in verschiedene Spezies erwogen. Klinisch relevanter ist die damit einhergehende Wirtsspezifität und unterschiedliche Pathogenität für den Menschen. Trotz Nachweis verschiedener Virulenzfaktoren, wie u. a. Adhärenz durch die Haftscheibe und Lektine, die eine Kolonisation des Dünndarms ermöglichen, sowie Antigenvariation der Oberflächenproteine ist die Pathophysiologie ungeklärt, zumal keine Toxine identifiziert wurden. Es wird angenommen, dass die Lamblien eine erhöhte Apoptose der Darmepithelzellen und damit eine Reduktion der epithelialen Barrierefunktion verursachen – analog zur Zöliakie, von der sie differenzialdiagnostisch abzugrenzen ist.

53.3 Epidemiologie

Lamblien sind weltweit verbreitet. Bei fäkal-oraler Übertragung korrelieren Inzidenz und Prävalenz mit Hygienestandard, Trinkwasserqualität sowie der sicheren Trennung von Trink- und Abwasser. Infektionsquellen sind kontaminiertes Wasser und Nahrungsmittel. In Betracht kommen aber auch Schmierinfektionen, also direkte Mensch-zu-Mensch-Übertragungen bei vor allem altersbedingter, unzureichender persönlicher Hygiene und durch Intimkontakte. Transmissionen sind auch durch Kontakte mit kontaminierten Oberflächengewässern im Rahmen von Freizeitaktivitäten, wie River-Rafting, beschrieben.

Die **Inkubationszeit** beträgt 6–20 Tage. Es ist eine minimale Infektionsdosis von 10 Zysten beschrieben.

53.4 Diagnose

Da Lamblien auch hierzulande übertragen werden können, muss eine Giardiasis bei anhaltenden Durchfällen unklarer Ätiologie, bei intermittierenden Diarrhoen und unklaren abdominalen Beschwerden sowie bei Gedeihstörungen und bei Abklärung einer Malabsorption differenzialdiagnostisch erwogen werden. Lamblienzysten können in jodgefärbten Stuhlanreicherungen mikroskopisch nachgewiesen werden.Da die Ausscheidung von Protozoen intermittierend sein kann, sollten wenigstens 3 Proben von verschiedenen Tagen untersucht werden. Die Zysten sind umweltresistent, entsprechend sind zum Nachweis weder ein sofortiger Transport der Stuhlprobe bei Körpertemperatur noch ausschließlich im Labor gewonnene, frische Proben erforderlich!

Im Gegensatz dazu lassen sich die umweltsensiblen Trophozoiten nur bei sofortiger Mikroskopie im Duodenalsaft oder auch in Darmbiopsien mikroskopieren, bei schneller Darmpassage gelingt ihr Nachweis auch in fixierten Stuhlproben. Die Sensitivität der Duodenalsaftuntersuchung zum Nachweis einer Giardiasis ist aber nicht höher als die der wiederholten parasitologischen Stuhldiagnostik. Entsprechend sollte Duodenalsaft nur im Rahmen einer ohnehin anstehenden Differenzialdiagnostik gewonnen und ggf. ergänzend auf Lamblien untersucht werden.

Alternativ und/oder ergänzend kommen Antigennachweisverfahren mittels ELISA aus Stuhlproben wie auch sehr sensitive PCR-Verfahren zum Nachweis spezifischer DNA im Stuhl in Betracht. Während erstere auch eine EBM-Leistung ist, sind es PCR-Verfahren bislang nicht.

Der Nachweis von Antikörpern im Serum hat nur für epidemiologische Fragestellungen eine Bedeutung, aber nicht für die individuelle Diagnostik.

53.5 Therapie

Die Indikation zur Therapie ergibt sich bei Nachweis von Lamblien oder spezifischem Antigen resp. DNA aus der Symptomatik. Während asymptomatische Träger bei zufälligem Nachweis nicht unbedingt einer Therapie bedürfen, weil es sich wie o. a. um weitgehend apathogene Lamblien handeln kann, sollte ihr Nachweis bei Symptomen auch therapeutische Konsequenzen haben. Bevorzugt werden oral zu applizierende Nitroimidazole, wie Metronidazol in einer Dosierung von 15 mg/kgKG/d in 2–3 ED für 7–10 Tage. Alternativen sind die zu importierenden Tinidazol (orale Einmaldosis 50 mg/kgKG/d, max. 2 g/d) oder Secnidazol (30 mg/kgKG/d orale Einmaldosis, max. 2 g/d) jeweils für 1–2 Tage. Bei Therapieversagen kann die Behandlung wiederholt oder mit Albendazol, 20 mg/kgKG oral als Einmaldosis (max. 400 mg/d) für 5 Tage, versucht werden. In den USA zugelassen ist Nitazoxanid, das bei einer Behandlung über 3 Tage die gleiche oder sogar eine höhere Effizienz als Metronidazol aufweist. Die Dosierung für Kinder im Alter von 2 – 3 Jahren beträgt 200 mg in 2 ED, für Kinder von 4 – 11 Jahren 400 mg in 2 ED, für Patienten ab 12 Jahre 1000 mg in 2 ED.

53.6 Prophylaxe

Trinkwasser unklarer Qualität wie aus Brunnen, Quellen oder Oberflächengewässern sollte mindestens 1 Minute gekocht werden, wenn keine stärkere Chlorierung (4 – 6 mg/l) oder andere Wasseraufbereitungsmaßnahmen möglich sind. Ungekochte Nahrungsmittel, die in kontaminiertem Wasser gewaschen oder zubereitet wurden, müssen gemieden werden. In Kindergärten, Tagesstätten oder anderen Einrichtungen mit Besuchern mit geringem Hygieneverständnis sollten durch geeignete Hygienemaßnahmen wie Händedesinfektion fäkal-orale Infektionswege ausgeschlossen werden.

53.7 Meldepflicht

Nach § 7 IfSG ist Nachweis von Lamblien oder deren Bestandteilen meldepflichtig.

Koordinator:
R. Bialek

Mitarbeiter:
A. Müller

53.8 Weiterführende Informationen

Centers for Disease Control and Prevention: www.cdc.gov > A–Z Index: G > Giardia Infection

Laboratory Identification of Parasites of Public Health Concern: dpd.cdc.gov > Parasites and parasitic diseases > G–L > Giardiasis

Stanford University: www.stanford.edu > Search: Giardiasis > Giardiasis (Giardia intestinalis)

54 Larva migrans cutanea

54.1 Klinisches Bild

Synonym: Hautmaulwurf, „creeping eruption"

Ausgehend von einer kleinen, initial meist erythematösen Papel oder Vesikel entwickelt sich 1 bis mehrere Wochen nach Invasion eine 1 – 3 mm breite erhabene, gerötete, typischerweise stark juckende, serpiginöse gangförmige Effloreszenz von bis zu mehreren Zentimetern Länge. Diese Veränderung kennzeichnet den Wanderweg einer Larve im Subkutangewebe. Bevorzugt treten die Veränderungen an den Füßen auf, kommen aber auch an anderen exponierten Körperstellen vor. Oft erinnern die Hautveränderungen initial an eine Follikulitis. Nach kutanen Infektionen mit humanpathogenen Hakenwürmern können pulmonale Symptome auftreten. Durch Kratzen können Sekundärinfektionen entstehen.

54.2 Ätiologie

Die Erkrankung wird durch Larven des Hundehakenwurmes, Ancylostoma brasiliensis und seltener Larven anderer tier- oder humanpathogener Nematodenarten (Ancylostoma caninum, Ancylostoma duodenale, Uncinaria stenocephala, Necator americanus u. a.) verursacht. Bei Umgebungstemperatur reifen in den mit dem Kot ausgeschiedenen Wurmeiern Larven, die nach dem Schlüpfen monatelang auf dem Boden infektiös bleiben. Nach Durchbohren der intakten Haut oder Eindringen entlang der Haarfollikel gelangen sie in die Subkutis, wo sie nach einer variablen Latenzzeit mit einer Geschwindigkeit von etwa 2 – 5 cm/Tag zu wandern beginnen.

54.3 Epidemiologie

Die Infestation wird vor allem in Regionen mit unzureichend entwurmten Hunden und Katzen beobachtet, insbesondere an Badestränden warmer Länder mit vielen streunenden Hunden (Afrika, Karibik, Südostasien, aber auch in Mittel- und Südamerika und vereinzelt in den Südstaaten der USA). Es wurden auch Fälle in Sachsen und Mecklenburg-Vorpommern beobachtet.

54.4 Diagnose

Die Diagnose wird klinisch aufgrund des typischen Befunds gestellt. Eine Bluteosinophilie findet sich nur bei ausgeprägtem Befall. Bei nur wenige Millimeter langen linearen Hautveränderungen im Gesäß- oder Rumpfbereich sollten Infektionen mit humanpathogenen Hakenwürmern und eine Strongyloidiasis (Larva currens) differenzialdiagnostisch erwogen und eine entsprechende Stuhldiagnostik eingeleitet werden.

54.5 Therapie

Da der Mensch für die Larven ein Fehlwirt ist, beschränkt sich ihre Lebenszeit auf wenige Monate, sodass die Erkrankung selbstlimitierend ist. Von lokal invasiven Therapieverfahren wie Kryotherapie oder Exzision ist abzuraten, da sich die Larven 1 – 2 cm jenseits des sichtbaren Gangendes befinden. Ebenso sollte von einer Therapie mit Chlorethylspray wegen der Gefahr von Erfrierungen, insbesondere bei Kleinkindern, abgesehen werden.

Aufgrund des starken Juckreizes ist jedoch meist eine Behandlungsindikation gegeben. Die orale Behandlung mit Ivermectin (200 µg/kgKG als Einzeldosis, evtl. wiederholt nach 1 Woche) scheint hinsichtlich Effizienz und Verträglichkeit der mit Albendazol (15 mg/kgKG/d in 2 ED für 1 – 5 Tage per os maximal Erwachsenendosis: 800 mg/d in 2 ED) überlegen zu sein. Thiabendazol sollte aufgrund häufiger Nebenwirkungen nicht mehr zur oralen Therapie eingesetzt werden. Für die alternativ oder ergänzend empfohlene Lokaltherapie (Thiabendazol 10 – 15 % in Eucerin c. aqua) oder Albendazol-Salbe (10 % in Eucerin cum aqua, 2-mal täglich dünn etwa 1 cm über die Grenzen der Läsion hinaus auftragen) steht derzeit nur der letztgenannte Wirkstoff zur Verfügung.

54.6 Prophylaxe

Vermeiden von Hautkontakt mit infektiösem Boden, besonders an Badestränden warmer Länder durch Verwenden von Decken als Liegeunterlage, Tragen von Schuhen und Strümpfen sowie regelmäßige anthelminthische Therapie der Hunde und Unterbinden des Zugangs von Hunden zu Kinderspielplätzen.

Koordinator:
P. Höger

Mitarbeiter:
R. Bialek

54.7 Weiterführende Informationen

Centers for Disease Control and Prevention: www.cdc.gov > A–Z Index: H > Human Hookworm

55

55 Legionellose

55.1 Klinisches Bild

Die Legionellose ist im Kindesalter sehr selten und tritt in 2 klinischen Bildern auf, der *Legionärskrankheit* und dem *Pontiac-Fieber*.

Legionärskrankheit. Die pneumonische Form, auch Legionärskrankheit genannt, beginnt plötzlich mit hohem Fieber, Schüttelfrost, Kopfschmerzen, Schwäche, Arthralgien und Myalgien. Nach einigen Tagenfolgen trockener Husten und Thoraxschmerzen. Selten produziert der Patient eitriges oder blutig tingiertes Sputum. Er ist dyspnoisch, auskultatorisch und perkutorisch findet man Befunde wie bei einer (Lobär-)Pneumonie. Ein Erguss findet sich in ⅓ der Fälle. Selten verläuft die Legionellen-Pneumonie abszedierend mit pulmonalen Kavitationen. Klinisch und radiologisch ist die Legionärskrankheit*nicht* von einer Pneumonie durch andere Erreger zu unterscheiden. Für eine Legionellose sprechen zusätzliche gastrointestinale (Bauchschmerzen, Übelkeit, Erbrechen und Durchfall) und zentralnervöse Symptome (wie Verwirrung, Lethargie oder Agitation). Eine radiologische Befundzunahme unter der Therapie in der ersten Krankheitswoche ist häufig.

Extrapulmonale Manifestationen (Sinusitis, Pankreatitis, Peritonitis, Pyelonephritis, Enzephalomyelitis, Endo-, Myokarditis) sind vor allem bei Immunsuppression möglich. Zu den unspezifischen fakultativen Laborveränderungen zählen eine Erhöhung der Leukozytenzahl im Blutbild, Hyponatriämie (inadäquate ADH-Sekretion), Hypophosphatämie, Erhöhung der Werte für Transaminasen, Laktatdehydrogenase, Kreatinkinase und Kreatinin sowie Proteinurie und Hämaturie.

Immunkompetente Kinder erkranken sehr selten, z. B. nach sehr ausgeprägter Exposition. Zwei Drittel der erkrankten Kinder leiden unter schweren Grunderkrankungen: angeborene Immundefekte, intensive immunsuppressive Therapie, Frühgeborene mit bronchopulmonaler Dysplasie, Diabetes mellitus.

Die Letalität ist bei immunkompetenten Kindern niedrig und beträgt bei Immunsupprimierten 24–76 %. Die frühzeitige adäquate antimikrobielle Therapie verbessert die Prognose.

Fetale und neonatale Infektionen. Intrauterine Infektionen führen nicht zu Fehlbildungen oder Erkrankungen des Fetus. Neugeborene (v. a. Frühgeborene) können postnatal an einer nosokomialen Legionellen-Pneumonie erkranken. Die Letalität beträgt bis zu 55 %.

Das **Pontiac-Fieber**, ein grippeähnlicher Infekt, ist durch plötzlich auftretendes Fieber, Kopfschmerzen, Myalgien, Arthralgien, Übelkeit, Schwindel und unproduktiven Husten (*ohne* Pneumonie!) gekennzeichnet. Im Gegensatz zur Legionärskrankheit erkranken vor allem Menschen ohne Grundkrankheit. Es braucht keine spezifische Therapie.

55.2 Ätiologie

Legionellen sind gramnegative, aerobe, sporenlose, unbekapselte Stäbchen. Sie sind obligat intrazelluläre Erreger und vermehren sich in (Alveolar-)Makrophagen, Fibroblasten und (respiratorischen) Epithelzellen. In der Gattung Legionella sind bisher 51 Spezies mit 73 Serogruppen bekannt. Rund 90 % aller Legionellose-Fälle werden durch einen der 15 Serotypen von L. pneumophila hervorgerufen, wobei die Serogruppen 1 (70 – 80 %), 4 und 6 überwiegen. Weitere wichtige humanpathogene Spezies sind: L. micdadei (60 % der nicht durch L. pneumophila verursachten Legionellosen), L. bozemanii (15 %), L. dumoffii (10 %) und L. longbeachae (5 %).

55.3 Epidemiologie

Legionellen sind Süßwasserbakterien. Natürliches Reservoir und Ort der Replikation sind Protozoen (Amöben). Legionellen können in Biofilmen in wasserführende Systeme langfristig persitieren. Sie vermehren sich v. a. bei Temperaturen > 25 °C (Warmwasser- und schlecht isolierte Kaltwassersysteme).

Die Übertragung auf den Menschen erfolgt durch Inhalation bzw. (Mikro-)Aspiration infektiöser Aerosole, durch Manipulationen am Respirationstrakt und in Einzelfällen über Wunden. Die Manifestationsrate der Legionärskrankheit ist niedrig (0,5 – 5 %), des Pontiac-Fiebers hoch (bis 95 %).

Nosokomiale Legionellosen stammen aus einem Reservoir in der unbelebten Umgebung (Warmwasser, Klimaanlagen, Befeuchter für Beatmungsgeräte und Inkubatoren, Kühltürme eines Krankenhauses usw.), eine Übertragung von Mensch zu

Mensch findet nicht statt. Die Inzidenz im Erwachsenenalter in Deutschland wird mit 5 – 6:100 000 Einwohner angegeben, für das Kindesalter < 1:1 Mio. Nach IfSG werden pro Jahr ca. 500 Fälle an das RKI gemeldet.

Die **Inkubationszeit** Legionärskrankheit beträgt 2 – 10 Tage und des Pontiac-Fiebers 1 – 3 Tage.

55.4 Diagnose

Der Direktnachweis des Erregers (PCR, Immmunfluoreszenztest) aus Rachenabstrichen, Sputum, Trachealsekret oder aus Material einer bronchoalveolären Lavage und von L.-pneumophila-Serogruppe-1-Antigen im Urin sind zielführend.

Der Nachweis des L.-pneumophila-Serogruppe-1-Antigens im Urin am 1.–3. Erkrankungstag mittels ELISA oder Immunchromatografie hat eine Sensitivität von 40 – 85 %, je nach Schweregrad der Erkrankung, und nach Konzentrierung der Urinproben von 80 – 90 %, die Spezifität liegt bei 99 %. Mittels PCR gelingt der Erregernachweis mit einer Sensitivität von 60 – 80 % im Urin, 80 – 100 % für respiratorische Sekrete und einer Spezifität von 99 – 100 %. Der Immunfluoreszenztest hat eine Sensitivität von 30 – 75 % undeine Spezifität von 95 %. Die Erregeranzucht auf Spezialmedien ist Voraussetzung für einen kausalen Nachweis einer Infektionskette mittels molekularer Typisierung.

Serologisches Standardtestverfahren zum Nachweis spezifischer IgG- und IgA-Antikörpern ist der Immunfluoreszenztest (IFT). Es sollte ein Akutphaseserum asserviert werden, um bei fehlendem Erregernachweis die Diagnose durch einen 4-fachen Titeranstieg nach mindestens 4 Wochen (≥ 1:128) dokumentieren zu können (Sensitivität der Serologie: 40 – 80 %; Spezifität: 96 – 99 %). Kreuzreaktionen mit anderen Bakterien sind möglich; Einzeltiter sind unzuverlässig, da sie während der akuten Krankheitsphase oft negativ sind und Antikörper über Jahre persistieren können.

55.5 Therapie

Prospektive, kontrollierte Studien zur Antibiotikatherapie fehlen. Übersichtsarbeiten der bisher publizierten pädiatrischen Legionellose-Fälle zeigen einen signifikanten Nutzen einer frühen adäquaten Antibiotikatherapie.

Therapie der Wahl im Kindesalter sind Clarithromycin (15 mg/kgKG/d in 2 ED) oder Azithromycin (10 mg/kgKG/d in 1 ED für 5 Tage). Clarithromycin ist auch als i. v. Präparat verfügbar (Cave: Herzrhythmusstörungen bei Long-QT-Syndrom). Weitere Therapieoptionen sind Levofloxacin (20 mg/kgKG/d in 2 ED als Kurzinfusion über eine Stunde oder in gleicher Dosis per os). Levofloxacin ist für das Kindesalter nicht zugelassen; trotzdem wird es v. a. bei immunsupprimierten pädiatrischen Patienten eingesetzt (Aufklärung und Einverständnis der Sorgeberechtigten). Bei älteren Kindern (ab 9 Jahren) kann auch Doxycyclin eingesetzt werden (Tag eins 4 mg/kgKG in 2 ED, danach 2 mg/kgKG/d in einer ED).

Unkomplizierte Formen werden 7–10 Tage, schwere Verläufe (insbesondere bei Immunsupprimierten) 21 Tage behandelt.

55.6 Prophylaxe

Legionellen werden v. a. in komplexen Warmwassersystemen bei mikrobiologischen Untersuchungen des Trinkwassers nachgewiesen. Im ambulanten Bereich sind z. B. Duschanlagen in Ferienheimen kritisch, wenn diese nur selten genutzt werden (Anamnese!).

Wasser für den menschlichen Gebrauch (Trinkwasser, Wasch- und Duschwasser) in Hochrisikobereichen im Krankenhaus (Intensivstationen, immunsupprimierte Patienten, Geburtshilfe) muss frei sein von Krankheitserregern, insbesondere auch von Legionella spp. Das Infektionsrisiko, das von kontaminiertem Trinkwasser ausgeht, folgt aufgrund der besonderen Ökologie des Erregers (Vermehrung in Amöben) und der Übertragung durch Mikroaspirationen und Aerosole keiner eindeutigen Dosis-Wirkungs-Beziehung. Insofern kann auch der technische Maßnahmewert der aktuellen Trinkwasserverordnung von 1 KBE/100 ml nur einen orientierenden Charakter haben; extrem selten können auch bei niedrigen Konzentrationen bei hochgradig immunsupprimierten Patienten nosokomiale Legionellosen vorkommen, genauso wie bei hohen Konzentrationen die Gefahr einer Legionelleninfektion nicht zwangsläufig erhöht sein muss. Um das Ansteckungsrisiko zu minimieren, soll bei Patienten auf Intensivstationen kein Trinkwasser zur Mund- und Gesichtspflege, zur Anfeuchtung der Atemluft, zur Verneblung oder Herstellung von Medikamenten verwendet werden. Bei der Körperwaschung ist eine Inhalation bzw. Ingestion von Wasser nicht realistisch, sodass hier Trinkwasser verwendet werden kann. Bei hämato-/onkologischen Patienten sollte in der Phase der Neutropenie eine „Zero-Toleranz“ gegenüber Legionellen bestehen, welche beispielsweise – wenn kein anderes wirksames Verfahren verfügbar ist – durch die Verwendung endständiger 0,2 µm Bakterienfilter am „point-of-care“ (d. h. Waschbecken und Dusche) erreicht wird.

Die Isolierung im Krankenhaus ist nicht notwendig, da keine Übertragungen von Mensch zu Mensch erfolgen.

55.7 Meldepflicht

Nach § 7 IfSG besteht eine namentliche Meldepflicht für den Labornachweis von Legionella-Spezies.

Koordinator:
M. Hufnagel

Mitarbeiter:
S. W. Lemmen, A. Simon

55.8 Weiterführende Informationen

Konsiliarlaboratorium für Legionellen
Institut für Medizinische Mikrobiologie und Hygiene Universitätsklinikum der TU Dresden
Fiedlerstr. 42
01 307 Dresden
Ansprechpartner: Dr. Chr. Lück
Tel.: 0 351 458–6 580
Fax: 0 351 458–6 310
E-Mail: christian.lueck@tu-dresden.de

56 Leishmaniosen

56.1 Klinisches Bild

Leishmaniasis (Synonym: Leishmaniosen) bezeichnet einen Komplex von Erkrankungen durch Protozoen der Gattung Leishmania. Die von Wirtsfaktoren und Erregerart abhängigen Krankheitsmanifestationen führen zur Differenzierung von viszeraler, kutaner und mukokutaner Leishmaniasis.

56.1.1 Viszerale Leishmaniasis (Kala-Azar, VL)

Die viszerale Leishmaniasis ist eine systemische Erkrankung auf der Grundlage einer mangelhaften T-Zell-vermittelten Immunantwort des Individuums gegenüber Leishmanien, die unbehandelt meist tödlich verläuft. Symptomlose latente Infektionen sind in endemischen Regionen mindestens 10- und wahrscheinlich bis zu 100-mal häufiger als klinisch apparente Erkrankungen. Sie stellen eine potenzielle Gefahr bei Immunsuppression, z. B. im Verlauf der HIV-Infektion dar. Der Krankheitsbeginn kann, nach einer **Inkubationszeit** von durchschnittlich 3–6 Monaten (Streubreite: 10 Tage bis Jahre) plötzlich auftreten oder schleichend verlaufen.

Bei anfangs noch gering eingeschränktem Allgemeinbefinden beobachtet man Fieber, meist täglich und nicht selten mit einem morgendlichen und abendlichen Gipfel auftretend. Schon frühzeitig entwickeln die Patienten eine ausgeprägte Hepatosplenomegalie, z. T. auch eine generalisierte Lymphadenopathie. Mit zunehmender Krankheitsdauer wird der Allgemeinzustand deutlich reduziert und es treten Gewichtsverlust sowie Hautveränderungen auf, meist als fleckige Hyperpigmentierungen. Myokard- und Nierenschädigungen mit entsprechenden Symptomen werden beobachtet. Mit zunehmender Leuko-, Thrombo- und/oder Panzytopenie treten Sekundärinfektionen (Pneumonie, Diarrhoe) und/oder Blutungskomplikationen auf, die bei unbehandelten Patienten häufig die unmittelbare Todesursache sind.

56.1.2 Kutane Leishmaniose (Orientbeule, CL)

Die kutane Form der Leishmaniose ist eine benigne, selbstlimitierende Erkrankung der Haut, die in weiten Teilen Südeuropas, Asiens, Afrikas sowie Mittel- und Südamerikas in unterschiedlicher Häufigkeit bei Kindern und Erwachsenen vorkommt. Im Anschluss an einen infizierenden Stich entwickelt sich Wochen bis Monate später eine juckende papulöse Hauteffloreszenz, die bis zu einem Durchmesser von 2 cm anwachsen kann. Im weiteren Verlauf wandelt sie sich zu einem meist scharf begrenzten, mehrere Zentimeter durchmessenden Ulkus mit erhabenem Randwall, das nach 3 – 18 Monaten abheilt und eine hypo- oder hyperpigmentierte Narbe zurücklässt. Eiterbildung und Schmerzen werden nur als Folge von Sekundärinfektionen beobachtet. Die Hauteffloreszenzen treten in typischer Weise an den unbedeckten Hautpartien einzeln oder in multipler Form auf. Bei persistierenden, nicht heilenden Hauteffloreszenzen nach Aufenthalten in Endemiegebieten, wie dem Mittelmeerraum, sollte immer auch an das Vorliegen einer kutanen Leishmaniose gedacht werden.

Beim Post-Kala-Azar-Hautleishmanoid (PKDL) tritt ein makulärer, makulopapulöser oder nodulärer Ausschlag meist im Anschluss an eine therapierte, durch L. donovani verursachte viszerale Leishmaniasis auf. Selten wird die vor allem in Indien und im Sudan vorkommende Hauterkrankung als direkte Folge einer bis dahin latenten Infektion oder bereits während der Therapie der VL diagnostiziert. Das Exanthem betrifft vornehmlich das Gesicht, gelegentlich auch andere Körperteile.

Bei der Leishmaniasis recidivans (LR) treten Monate bis Jahre nach Abheilung einer Primärläsion der CL rötlich-bräunliche Papeln im Narbenbereich auf. In diesen tuberkuloiden Granulomen sind meist nur wenige Leishmanien nachweisbar.

Bei der (anergen) diffusen kutanen Leishmaniasis (ADCL) treten am gesamten Integument noduläre mit Parasiten gefüllte Infiltrationen auf, die nicht ulzerieren. Klinisch und immunologisch ähnelt die Erkrankung der lepromatösen Lepra.

56.1.3 Mukokutane Leishmaniasis (Espundia, MCL)

Bei der mukokutanen Form, überwiegend in Süd- und Mittelamerika vorkommend, disseminieren die Leishmanien von einer primären Hautläsion in die Schleimhäute. Monate bis Jahre nach Abheilen der Hautläsion treten Gewebsulzerationen im Bereich der Nasenschleimhaut auf, die unbehandelt zu einer Perforation des Septums führen. Nachfolgend kommt es zu einer Ausbreitung der Gewebsdestruktionen im Nasopharynx auf Larynx und Trachea; auch die Augen können betroffen sein. Die Weichteil- und Knorpeldefekte können durch Schluckstörung mit konsekutiver Kachexie letale Folgen haben.

56.2 Ätiologie

Ursächlich sind Geißeln (Flagellen) tragende Protozoen (Einzeller) der Gattung Leishmania, die zur Familie der Trypanosomatidae zählt. Die viszerale Leishmaniasis wird hervorgerufen insbesondere durch Leishmanien des sog. L.-donovani-Komplexes, wie L. donovani, L. infantum, in Südamerika durch L. chagasi, jedoch können auch andere Leishmanienarten, vor allem bei Immunsuppression ursächlich sein. Die kutane Leishmaniose der „Alten Welt", also in Europa, im arabischen Raum und Afrika wird durch L. major, L. tropica und L. aethiopica verursacht. Die kutanen und mukokutanen Krankheitsbilder in Mittel- und Südamerika werden verursacht durch Leishmanien des L.-mexicana-Komplexes sowie L. braziliensis und L. guayanensis, die zur Subgattung Viannia gehören.

56.3 Epidemiologie

Leishmaniosen sind Zoonosen. Das Reservoir sind Säugetiere, vor allem Hundeartige und Nager, aber in einigen Regionen vorwiegend Menschen. Üblicherweise wird der Mensch durch den Stich der weiblichen Schmetterlingsmücken der Gattungen Phlebotomus und Lutzomyia infiziert. Konnatale Infektionen sind ebenso wie Leishmaniosen durch kontaminierte Blutkonserven, Infusionsnadeln und durch Organtransplantationen vereinzelt dokumentiert worden. Leishmanien leben in Menschen und Wirbeltieren obligat intrazellulär als unbewegliche 2–4 µm große Amastigote, die sich nach einer Blutmahlzeit im Magen der Schmetterlingsmücke in begeißelte und damit bewegliche 5–14 µm lange und bis zu 3,5 µm breite Promastigote umwandeln.

Die Leishmaniasis kommt in mehr als 80 tropischen und subtropischen Ländern vor. Sie ist im gesamten Mittelmeerraum, sowohl im südlichen Europa inkl. Portugal als auch Nordafrika, im Nahen und Mittleren Osten, in Süd- und Zentralasien sowie in Mittel- und Südamerika endemisch. Weltweit beträgt die Prävalenz der Leishmaniosen ca. 14 Millionen Fälle. Jedes Jahr erkranken ca. 1,5 – 2 Millionen Menschen an einer manifesten Leishmaniose, davon ca. 500 000 an Kala-Azar, von denen ca. 70 000 versterben. 90 % der VL-Fälle treten in Indien, Bangladesch, Nepal, Sudan und Brasilien auf, und 90 % der kutanen Infektionen werden in Afghanistan, Pakistan, Syrien, Saudi Arabien, Algerien, Iran, Brasilien und Peru beobachtet, während mukokutane Verlaufsformen vornehmlich aus Brasilien, Bolivien und Peru gemeldet werden. In Deutschland sind keine autochthonen Fälle von Leishmaniasis bekannt. Importierte Leishmaniosen stammen überwiegend aus typischen Feriengebieten deutscher Urlauber, wie Italien (u. a. Toskana), Südfrankreich, Griechenland sowie der spanischen und nordafrikanischen Mittelmeerküste.

56.4 Diagnose

Die typischen Laborbefunde bei der viszeralen Leishmaniasis sind eine beschleunigte Blutsenkungsgeschwindigkeit, eine Panzytopenie sowie eine markante Hypergammaglobulinämie als Folge einer polyklonalen B-Zell-Aktivierung. Die oft sehr ausgeprägte Anämie basiert u. a. auf dem verstärkten Abbau von Erythrozyten in der Milz (Splenomegalie) oder einer Störung der Erythropoese durch eine parasitäre Infiltration des Knochenmarks. Verminderte Thrombozytenkonzentrationen tragen mit zu den hämorrhagischen Diathesen bei, die zu den gefürchteten Komplikationen bei unbehandelter Erkrankung zählen.

Die Diagnose kann durch eine Kombination von parasitologischen, molekularbiologischen und serologischen Untersuchungen gesichert werden. Aus dem peripheren Blut bei VL und aus einem Abstrich, besser aus einer Biopsie der kutanen Läsion können die Parasiten kultiviert werden. Ergänzend oder alternativ werden PCR-Verfahren zum Nachweis spezifischer DNA eingesetzt, da sie in vielen Labors verfügbar sind und schneller Ergebnisse liefern. Für die PCR können sowohl mononukleäre Zellen aus dem peripheren Blut, Knochenmarkaspirate oder –stanzen, als auch Organbiopsien verwendet werden. Ein Antikörpernachweis im Serum mittels Indirekter Immunfluoreszenz (IIF) und Enzymimmuntest (ELISA) weist eine hohe Sensitivität und Spezifität bei der viszeralen Verlaufsform auf, versagt aber nicht selten bei Immunsuppression und ist unzuverlässig bei kutanen und mukokutanen Verlaufsformen. Kreuzreagierende Antikörper spielen bei importierten Fällen so gut wie keine Rolle. Knochenmarkausstriche sind bei der VL meist positiv, auch wenn mehrere Präparate komplett durchgemustert werden müssen. Auch bei importierten Fällen ist die histologische, molekularbiologische und ggf. kulturelle Untersuchung von Organbiopsien (Milz, Leber, Lymphozyten, Lymphknoten) neben den serologischen Untersuchungsmethoden anzustreben. Die Diagnose einer kutanen oder einer mukokutanen Leishmaniose beruht primär auf dem direkten Erregernachweis in der Biopsie des nichtnekrotischen Ulkusrands durch Anfärbung (Giemsa) oder durch die Anzucht der Parasiten. In jedem Fall sollte die Identifikation der ursächlichen Leishmanienspezies mittels PCR direkt aus der Biopsie oder aus der Kultur angestrebt werden, da sie für die Wahl einer effizienten Therapie unabdingbar ist.

Differenzialdiagnostisch sind bei der viszeralen Leishmaniasis mit Fieber und Hepatosplenomegalie und ggf. Lymphadenopathie vor allem Leukämien und Lymphome zu berücksichtigen. Häufig wird die Diagnose bei der Abklärung eines Malignomverdachts gestellt. Die VL kann aber ihrerseits auch Ausdruck einer bis dato unerkannten immunsupprimierenden Erkrankung sein!

Die kutane Leishmaniasis muss vor allem gegen eine Pyodermie nach Tropenaufenthalt abgegrenzt werden. Letztere beginnt meist schon im Urlaubsland und ist durch schnell aufschießende Läsionen, die innerhalb von Tagen abheilen und an anderer Stelle neu auftreten charakterisiert. Im Gegensatz dazu beginnt die kutane Leishmaniasis erst Wochen nach Auslandsaufenthalt, die Ulzeration hat Abheilungstendenzen, bleibt aber an der ursprünglichen Stelle bestehen und meist ist nur eine oder nur einige wenige Läsionen nachweisbar. Für die verschiedenen kutanen und mukokutanen Verlaufsformen kommen diverse Hauterkrankungen, u. a. Lepra, Hauttuberkulose differenzialdiagnostisch in Betracht. Bei persistierender Hautläsion mit Auslandsanamnese sollte zur Abklärung immer eine Biopsie für Histologie, Kultur und PCR-Diagnostik erwogen werden.

56.5 Therapie

In der derzeit in Überarbeitung befindlichen Leitlinie zur Diagnostik und Therapie der **viszeralen Leishmaniasis** ist liposomales Amphotericin B das Mittel der 1. Wahl bei Kindern und Erwachsenen. In einer Dosierung von 3 mg/kgKG an 4 aufeinanderfolgenden Tagen und am 10. Tag, werden bei Infektionen mit Erregern aus der Alten Welt hohe Heilungsraten erzielt. Erreger aus Mittel- und Südamerika erfordern eine Dosierung von 3 – 4 mg/kgKG über 10 Tage. Die WHO empfiehlt als Therapie der Wahl unverändert Antimonpräparate, die aufgrund der schlechteren Verträglichkeit (Risiko einer letalen Pankreatitis), höheren Nebenwirkungsraten, geringeren Heilungsraten und beobachteten Resistenzen in den deutschsprachigen Empfehlungen nur noch an 3. Stelle gelistet sind. Alternativ zum liposomalen Amphotericin B kann das oral applizierte Miltefosine (Impavido) zur Therapie verwendet werden. Es weist eine unterschiedliche In-vitro-Aktivität gegen die verschiedenen Leishmanienarten auf, wirkt aber sehr gut gegen L. donovani. Es ist für Kinder ab dem 3. Lebensjahr zugelassen und wird in einer Dosierung von 1,5–2,5 mg/kgKG/d (max. 150 mg/d) über 28 Tage verabreicht. Die Behandlung komplizierender Zweiterkrankungen und die supportive Therapie richten sich nach dem individuellen Krankheitsbild, dem Alter des Patienten und den entsprechenden medizinischen Richtlinien. Die Behandlung einer VL sollte stationär in einer spezialisierten tropenmedizinischen oder infektionspädiatrischen Einrichtung durchgeführt werden. Zur Erfolgskontrolle gehören regelmäßige klinische und serologische Nachuntersuchungen. Sollte es nach 6 Monaten zu einem deutlichen Abfall der Antikörpertiter gekommen sein, ist eine Kontrolluntersuchung erst beim Auftreten erneuter Beschwerden erforderlich. Persistierende Antikörpertiter müssen an ein Therapieversagen denken lassen.

Die Therapie der **kutanen Leishmaniasis** richtet sich nach der ursächlichen Leishmanienart, dem Endemiegebiet und der Zuordnung zu einer einfachen oder komplexen Läsion. Läsionen der kutanen Leishmaniasis werden als komplex definiert, wenn sie mindestens eines der folgenden Charakteristika aufweisen:

- mehr als 3 Läsionen

- eine Einzelläsion mit einem Durchmesser > 4 cm
- Läsionen an kosmetisch und/oder funktionell problematischen Regionen, wie Gesicht, an den Händen oder Übergängen zur Schleimhaut
- Lymphangitis oder -adenitis bzw. Auftreten von Satellitenläsionen
- therapierefraktäre Läsionen

Die Arbeitsgruppe Leishmaniasis der Deutschen Gesellschaft für Tropenmedizin und Paul-Ehrlich-Gesellschaft hat in Zusammenarbeit mit der Deutschen Dermatologischen Gesellschaft eine Therapieleitlinie der kutanen Leishmaniose und mukokutanen Leishmaniasis anhand publizierter Studiendaten erstellt. Verschiedene Leishmanienarten können ursächlich sein, die unterschiedliche In-vitro-Empfindlichkeiten gegen die verfügbaren Medikamente zeigen. In Anbetracht der limitierten Anzahl vergleichender Studien für definierte Erkrankungen, Leishmanienarten und Therapiemodalitäten ist es nicht möglich für alle Fälle Therapieempfehlungen zu geben. Die bisherigen publizierten Erfahrungen bzw. das Fehlen fundierter Daten werden in der Leitlinie als zusätzliche Entscheidungshilfe gelistet und bewertet. Beispielsweise kann bei der einfachen kutanen Leishmaniose der Alten Welt die üblicherweise nach 6 – 18 Monaten eintretende Spontanheilung abgewartet oder lokale Therapiemodalitäten versucht werden. Dazu zählen u. a. die lokale Applikation von Paromomycin (15 %) mit Methylbenzethoniumchlorid (12 %) in weißer Vaseline, die periläsionalen Injektionen von Antimon zusammen mit einer Kryotherapie wie auch eine alleinige Wärmetherapie.

Grundsätzlich sollten komplexe Läsionen, kutane Leishmaniosen der Neuen Welt, verursacht durch Spezies der Subgattung Viannia oder durch L. amazonensis, mukokutane Verlaufsformen sowie rezidivierende, disseminierte und diffus kutane Verläufe systemisch behandelt werden. Unverändert werden Antimonpräparate von der WHO empfohlen, abhängig von der Spezies können auch liposomales Amphotericin B und Miltefosin wirksam sein. Für die individuelle Therapie wird auf die 2010 revidierte S 1-Leitlinie verwiesen, die 2014 wieder überprüft wird.

56.6 Prophylaxe

Als individuelle, vorbeugende Maßnahme beim Aufenthalt in Regionen, in denen Leishmaniosen vorkommen, sollte vor allem dem Schutz vor dem Kontakt mit Phlebotomen dienen. Dazu gehört das Tragen langer Hosen und langärmliger Oberbekleidung, die zusätzlich mit Repellents wie DEET (Diethyltoluamid) oder Permethrin imprägniert werden können.

Verschiedene Impfstoffe gegen Leishmanien werden bisher nur in Studien getestet.

Koordinator:
R. Bialek

Mitarbeiter:
G. Boecken

56.7 Weiterführende Informationen

AWMF-Leitlinie. Diagnostik und Therapie der viszeralen Leishmaniasis (Kala-Azar): www.awmf.org > Leitlinien: Aktuelle Leitlinien > Registernummer 042–004

AWMF-Leitlinie. Diagnostik und Therapie der kutanen und mukokutanen Leishmaniasis: www.awmf.org > Leitlinien: Aktuelle Leitlinien > Registernummer 042–007

Nationales Referenzzentrum für tropische Infektionserreger
am Bernhard-Nocht-Institut für Tropenmedizin
Bernhard-Nocht-Str. 74
20 359 Hamburg
Tel.: 040 4 2818–401
Fax: 040 4 2818–400
E-Mail: Labordiagnostik@bni-hamburg.de

57 Lepra

57.1 Klinisches Bild

Lepra (Synonyme: Aussatz, Morbus Hansen) ist eine chronisch-infektiöse Krankheit, die bevorzugt Haut, Schleimhäute, periphere Nerven und die oberen Atemwege befällt. Das klinische Erscheinungsbild wird durch die Fähigkeit des Erregers bestimmt, in Makrophagen und Schwann-Zellen zu überleben und sich zu vermehren. Die individuelle Immunitätslage (zelluläre Immunreaktion) bestimmt das Krankheitsbild. Hautläsionen und häufig schmerzhaft tastbare, entzündlich verdickte periphere Nerven sind typisch im Frühstadium der Erkrankung. Die charakteristischen Befunde der einzelnen Lepraformen sind in ▶ Abb. 57.1 zusammengefasst.

57.1.1 Indeterminierte Form

Früheste Form; meist ein schlecht abgegrenzter hypopigmentierter oder erythematöser Fleck mit unspezifischer Entzündung der Blutgefäße, Schweiß-/Talgdrüsen, Haarfollikel und Hautnerven ohne Einschränkung der Funktion. Heilt meist spontan ab, insbesondere bei Kindern, kann jedoch in alle ausgeprägteren Formen übergehen.

57.1.2 Tuberkuloide Form (TT)

Gutartige, wenig kontagiöse Form bei ausgeprägter zellulärer Immunantwort. Makuläre, manchmal plaquebildende, teils erhabene Hautläsionen sind typisch. Die Sensibilität ist stark eingeschränkt, es bestehen Thermhyp-/-anästhesie, Anhidrose und Haarausfall. Periphere Nerven und Hautnerven sind in 75 % tastbar verdickt und in ihrer Funktion eingeschränkt. Spontanheilungen sind möglich.

57.1.3 Lepromatöse Form (LL)

Anerge Form mit schlechter Prognose und hoher Kontagiosität. Generalisierte Infektion durch Mycobacterium leprae via Nervengewebe, Blutbahn und Lymphsystem, die nahezu alle Organe befallen kann, insbesondere Haut, Mund, Nase und Schleimhäute der oberen Atemwege, vorderen Augenanteil, Hoden und periphere Nerven (Nervenlepra). Letztere führt im Verlauf zu trophischen

Form	klinische Merkmale	zelluläre Immunitätslage	Einteilung nach Bakterienzahl (bakterieller Index nach Ridley (0 – 6))	WHO-Einteilung (pauzibazillär ≤ 5 Hautläsionen; multibazillär > 5 Hautläsionen)
indeterminiert	unscharf begrenzte hypopigmentierte und erythematöse Maculae		negativ oder vereinzelt (0 – max. 1)	PB
tuberkuloid (TT)	ein einzelner oder wenige unempfindliche, gut abgegrenzte Maculae und Plaques, häufig periphere Nervenbeteiligung		vereinzelt (0 – max. 1)	PB
Borderline (BT, BB, BL)	zahlreichere Läsionen mit schlechterer Begrenzung, häufige Satellitenläsionen, oft periphere Nervenbeteiligung		BT – selten (0 – max. 1) BB – mäßig (2 – ca. 4) BL – mäßig/ausgeprägt (3 – 5)	PB/MB MB MB
lepromatös (LL)	multiple, teils unempfindliche makulöse oder papulöse, symmetrisch angeordnete Läsionen, erst spät Auftreten von Nervenläsionen, Spätkomplikationen		sehr ausgeprägt (meist 4 – 6)	MB

Abb. 57.1 Zusammenfassung der wesentlichen Befunde der einzelnen Lepraformen. (nach Ridley und Joplin und WHO)

Muskel- und Knochenschäden, aus denen die charakteristischen Extremitätendeformierungen resultieren. Trophische Störungen des Os nasale können zu einem Zusammenbruch des nasalen Knochengerüsts führen und die typische Stigmatisierung von Leprakranken verursachen. Charakteristisch außerdem aus Papeln hervorgehende Knoten (Leprome) und wulstartige Neubildungen durch diffuse Infiltrate (Facies leonina). Unbehandelte Fälle verlaufen progressiv.

57.1.4 Borderline-Formen (dimorphe Lepra) (BT, BB, BL)

Klinische und pathologische Kennzeichen sowohl der tuberkuloiden als auch der lepromatösen Form. Hautläsionen papulöse und/oder makulöse Effloreszenzen, Noduli und/oder Infiltrate. Die Schädigung der peripheren Nerven führt zur Beeinträchtigung der Motorik, Sensibilität und zu trophischen Störungen. Verlauf von der Immunitätslage abhängig, kann sich in Richtung tuberkuloide oder lepromatöse Lepra entwickeln.

57.1.5 Funktionelle Läsionen (auch abhängig von Lepraform)

Aufgrund des Befalls von peripheren Nerven kommt es zu Funktionsverlust (Motorik), zur „Strumpf-/Handschuhanästhesie“ und Schädigung der vegetativen Nerven, wodurch Ulzera und Mutilationen entstehen. Augenschäden mit Erblindung haben ihre Ursache im Funktionsverlust des N. trigeminus (Blinkreflex ↓) und des N. facialis (Lagophthalmus) mit Verletzungen und Infektionen der Kornea.

57.1.6 Leprareaktionen

Klinischer Verlauf oft durch Schübe akuter Reaktionen kompliziert: Bei der Reversal-Reaktion (Typ-1-Reaktion, nur bei Borderline-Formen) handelt es sich um eine akute Änderung der Immunreaktion (Erhöhung der zellvermittelten Immunität mit Lymphozytenanstieg, vergleichbar dem Immune Reconstitution Inflammatory Syndrome – IRIS) mit Auftreten von Erythemen, Ödemen, Infiltration und schmerzhaften Neuritiden, welche wegen ihrer potenziellen Nervenschädigung gefürchtet sind. Auch bei HIV-infizierten Individuen kann es nach Beginn der antiretroviralen Therapie zur Verschlechterung bzw. Manifestation der Lepraerkrankung im Sinne eines IRIS kommen. Erythema-nodosum-leprosum-Reaktionen (ENL; Typ-2-Reaktion) werden bei lepromatösen Erkrankungsformen (BL und LL) bei bis zu 20 % beobachtet und gehen mit plötzlich hohem Fieber, schmerzhaften Hautknoten, Orchitis, Uveitis, Lymphadenopathie und Nervenschädigung einher, teilweise rezidivierend über Jahre. Auslöser dieser Reaktionen können die spezifische Chemotherapie, interkurrente Infektionen, emotioneller und psychischer Stress, Schwangerschaft und Stillperiode sein. Sie können auch bei Patienten mit nicht mehr nachweisbaren Erregern nach Therapieende auftreten.

57.2 Ätiologie

Das Mycobacterium leprae ist ein grampositives, säurefestes Stäbchen, das bei Ziehl-Neelsen-Färbung lichtmikroskopisch sichtbar ist. Die mittlere Teilungszeit ist mit 11 – 13 Tagen ungewöhnlich lang (Generationszeit von 18 – 24 Stunden bei Mycobacterium tuberculosis). Temperaturen um 20 – 30 °C (periphere Körperpartien) sind für die Vermehrung besonders günstig. M. leprae vermehrt sich streng intrazellulär in den Makrophagen der Haut (Histiozyten) und der Nerven (Schwann-Zellen). M. leprae ist bis heute auf Nährböden nicht anzüchtbar, aber im Tierversuch (Maus, Gürteltier) und molekularbiologisch nachweisbar.

57.3 Epidemiologie

Übertragung wahrscheinlich durch Tröpfchen (Nasensekret), hauptsächlich von Mensch zu Mensch. Ulzera der Schleimhäute und Hautläsionen der lepromatösen Form haben ein besonders hohes Übertragungspotenzial. In Endemiegebieten kann bei ca. 20 % der Bevölkerung M.-leprae-DNA in Nasensekret nachgewiesen werden, das als Reservoir für Ansteckungen angesehen wird. Daher wird versucht, die „Infektiosität“ dieser Träger mittels Chemoprophylaxe zu verringern. Eine Übertragung durch infizierte Gegenstände oder aus feuchter Erde ist aufgrund des langen Überlebens des Erregers (bis zu 45 Tage) theoretisch möglich. Gürteltiere und bestimmte Affenarten stellen ebenfalls ein Reservoir dar.

Die Lepra kommt endemisch noch immer in zahlreichen Entwicklungs- und Schwellenländern vor, teilweise mit steigender Tendenz (Sudan, Senegal, Liberia). Am meisten betroffen sind Indien (2011: 126 800 Fälle), Brasilien (34 894) und Indonesien (17 012; diese 3 Länder stellen zusammen 78 % aller Fälle, Prävalenz > 1/10 000). Anfang 2011 gab es nach WHO-Angaben ca. 220 000 Leprakranke weltweit. 230 000 wurden 2010 offiziell neu diagnostiziert, die tatsächliche jährliche Inzidenz wird jedoch höher geschätzt. 2 – 15 % (im Mittel 9 %) aller Leprapatienten sind Kinder; besonders dann, wenn es viele unentdeckte infizierte Kontaktpersonen gibt. Schlechte sozioökonomische Verhältnisse fördern die Ausbreitung der Lepra. Dennoch ist eine deutliche Abnahme der Inzidenz und Prävalenz in den letzten 10 Jahren zu verzeichnen.

In der Reisemedizin spielt die Lepra derzeit keine entscheidende Rolle. Berichte über Erkrankungen bei vorübergehender Exposition sind Raritäten. Bei ca. 70 % der Erkrankten ist die Kontaktquelle aufgrund der langen Inkubationszeit nicht eruierbar. In Deutschland wurden von 2001 – 2012 25 Fälle (maximal 5 pro Jahr; 3 Patienten < 15 Jahre) gemeldet.

Selten kann der Erreger von der erkrankten Mutter diaplazentar oder durch Stillen übertragen werden. Pränatal infizierte Kinder sind bei Geburt untergewichtig und können erste Krankheitszeichen im Alter von 9 – 17 Monaten erkennen lassen. Erkrankungen nach postnataler Infektion bei Kindern vor dem 5. Lebensjahr sind extrem selten.

Die **Inkubationszeit** ist mit 3 – 5 (1 – 30) Jahren sehr lang.

57.4 Diagnose

Die Diagnose wird nach dem klinischen Erscheinungsbild gestellt. In Nichtendemiegebieten wird die Diagnose meist sehr spät gestellt. Kriterien sind

- anästhetische Hautläsionen in Verbindung mit Pigmentstörungen und Anhidrose und/oder
- verdickte periphere Nervenstränge und/oder
- der mikroskopische Keimnachweis (Ziehl-Neelsen-Färbung) in Ausstrichen der durch kleine Inzisionen gewonnenen Gewebeflüssigkeit der Haut (Gesamtsensitivität 97 %).

Typische Entnahmequellen für die Ausstriche: Läsionsränder und Ohrläppchen. Bei der indeterminierten und tuberkuloiden Form Keimnachweis aufgrund der sehr geringen Keimdichte meistens negativ. Die Anzahl der nachgewiesenen Keime je 100 Gesichtsfelder (bakterieller Index nach Ridley) korreliert mit der Schwere der Erkrankung und der Kontagiosität. Sie kann als Verlaufskontrolle im Rahmen der Therapie hilfreich sein.

Spezifische serologische Tests (PGL-1-Antikörper) sind verfügbar. Sie korrelieren hauptsächlich mit der lepromatösen Form der Lepra. Deshalb werden sie in der Routinediagnostik in Endemieländern nicht extensiv eingesetzt, da bereits die Klinik wegweisend ist. Die Diagnose kann in speziellen Laboratorien auch mittels molekularbiologischer Methoden (PCR) relativ rasch gestellt werden.

57.5 Therapie

Die WHO empfiehlt zur Behandlung der Lepra folgendes Vorgehen: Lepraformen mit bis zu 5 Hautläsionen (PB-Formen) werden mit einer Kombination von Dapson (Diaminodiphenylsulfon, 1-mal täglich 1 mg/kgKG, Erwachsene 100 mg) und Rifampicin (1-mal/Monat 10 mg/kgKG, maximal 600 mg) über mind. 6 Monate behandelt. Sind bei Diagnosestellung mehr als 5 Hautläsionen (MB-Formen) nachweisbar, so wird dieser Therapie noch Clofazimine (1-mal täglich 1 mg/kgKG, Erwachsene 50 mg; zusätzlich eine Boosterdosis pro Monat) hinzugefügt und die Therapiedauer auf mind. 12 Monate verlängert. Besonders bei den multibazillären Patienten sind Biopsien nach den 12 Monaten Behandlung ratsam, um den Erfolg der Therapie zu verifizieren. Etwa 15 % benötigen eine längere Therapiedauer.

Als Therapie der Leprareaktionen werden Steroide eingesetzt, teilweise über Monate und Jahre. Bei ENL werden auch Clofazimine, Ciclosporin und Thalidomid verwendet.

Die Medikamente werden in Endemiegebieten in Blisterpackungen vorgepackt von der WHO geliefert und zurzeit kostenlos abgegeben. Für eine Therapie in Deutschland sind die Medikamente bei der WHO in Genf anzufordern.

Aufgrund der Seltenheit der Erkrankung sollte bei Verdacht unbedingt ein tropenmedizinisches Institut involviert werden. Die Deutsche Lepra- und Tuberkulosehilfe e. V. (www.dahw.de) und die London School of Hygiene and Tropical Medicine (www.lshtm.ac.uk) bieten ebenso Hilfestellung an. Bei dem weiten Spektrum der mit der Lepra einhergehenden Störungen sind neben Chemotherapie chirurgische, ophthalmologische, orthopädische, urologische und physiotherapeutische Maßnahmen erforderlich.

57.6 Prophylaxe

Keine Isolierung bei konsequenter Anwendung der Chemotherapie erforderlich. Allgemeine Hygienemaßnahmen sollten streng befolgt werden. Erfassung und Überwachung der Kontaktpersonen in der Umgebung vor allem „multibazillärer“ Leprakranker in Anlehnung an die Tuberkuloseüberwachung empfohlen. Dabei sollten Familienmitglieder und enge Kontaktpersonen umfassend über die Symptome der Lepra informiert werden, eine regelmäßige Nachsorge auch bei diesem Personenkreis sollte zum Angebot gehören.

Zur Chemoprophylaxe von Kontaktpersonen ist die Effektivität einer einmaligen Rifampicin-Prophylaxe für die ersten 2 postexpositionellen Jahre nachgewiesen. Eine aktive lepraspezifische Impfung ist noch nicht verfügbar, jedoch in Entwicklung. In Afrika, Asien und Südamerika wurde in Feldstudien gefunden, dass die BCG-Impfung (mit oder ohne Antigene abgetöteter M. leprae), die ICRC- (bei Leprapatienten kultivierbare Stämme aus dem M. avium intracellulare Komplex) und die attenuierte Mycobacterium w-Vakzine (nicht pathogenes, schnell wachsendes Mykobakterium) partiell protektiv sind.

57.6.1 Meldepflicht

Der Erregernachweis ist bei Hinweis auf eine akute Erkrankung vom Labor namentlich zu melden.

Koordinator:
C. Krüger

Mitarbeiter:
C. Adamczick, P. Höger, K. Magdorf †

57.7 Weiterführende Informationen

Deutsche Lepra- und Tuberkulosehilfe: www.dahw.de > Lepra, Tuberkulose und Buruli

International Leprosy Association. The ILA Online Atlas of Leprosy: atlasofleprosy.hsanmartino.it/

WHO: www.who.int > Programms and Projects > Leprosy elimination

WHO: www.who.int > Health topics > Leprosy

Nationales Referenzzentrum für tropische Infektionserreger
am Bernhard-Nocht-Institut für Tropenmedizin
Bernhard-Nocht-Str. 74
20 359 Hamburg
Tel.: 040 4 2818–401
Fax: 040 4 2818–400
E-Mail: Labordiagnostik@bni-hamburg.de

58 Leptospirose

58.1 Klinisches Bild

Die Klinik der Leptospirose unterscheidet neben asymptomatischen Infektionen klinisch die *anikterische Leptospirose* (90 % der Fälle) von der *ikterischen Leptospirose* (10 %). Beide Formen verlaufen biphasisch, zunächst mit einer initialen Leptospirämie (Dauer: 3 – 7 Tage), gefolgt von einer 2. Phase, in der klinisch die Symptome der Organmanifestationen auftreten und spezifische Antikörper nachgewiesen werden können. Die Krankheit dauert 4 – 30 Tage.

58.1.1 Anikterische Leptospirose

Der Krankheitsbeginn ist abrupt mit hohem remittierendem Fieber, Schüttelfrost, allgemeinem Krankheitsgefühl, Kopfschmerzen, ausgeprägten Myalgien (typischerweise im Rücken, in der Wade oder prätibial lokalisiert), Arthralgien, Hals- und Bauchschmerzen, Übelkeit, Erbrechen, konjunktivalen Injektionen bzw. Blutungen und evtl. Kreislaufkollaps. Selten sind Exantheme, Lymphknotenschwellungen, Diarrhoe, Husten und Thoraxschmerzen. Nach 3 – 8 Tagen und vorübergehender Entfieberung schließt sich meist das 2. Krankheitsstadium mit dann subfebrilen Temperaturen an. Charakteristisch sind schwerste, vor allem frontale bzw. retrobulbäre Kopfschmerzen mit Photophobie. Diese sind oft Vorboten einer Meningitis, der häufigsten klinischen Manifestation der anikterischen Leptospirose. Eine Augenbeteiligung (schmerzhafte Uveitis) wird bei 2 (– 40) % der Patienten beobachtet. Sie beginnt Wochen bis Monate nach der akuten Erkrankung, ist immunvermittelt und verläuft prolongiert oder chronisch-rezidivierend.

Die Prognose der anikterischen Leptospirose ist insgesamt günstig, wenn auch 16 % der Patienten eine bleibende Visusminderung zu beklagen haben. Eine Nierenbeteiligung ist häufig (Proteinurie, Mikrohämaturie). Seltene Komplikationen sind Pankreatitis (Kindern > Erwachsene) und toxische Gallenblasendilatation.

Fetale und neonatale Infektionen: Eine Leptospirose in der Schwangerschaft kann Abort, Totgeburt oder eine konnatale Leptospirose zur Folge haben. Fehlbildungen treten nicht auf. Eine Indikation zum Schwangerschaftsabbruch ist nicht gegeben.

58.1.2 Ikterische Form (Weil-Krankheit)

Bei der ikterischen Form ist die Trennung zwischen der Leptospirämie und der Organmanifestation schwierig zu treffen. Die 2. Krankheitsphase ist gekennzeichnet durch Leber- und Nierenbeteiligung sowie eine hämorrhagische Diathese (immunvermittelte Vaskulitis). Leitsymptome der Leberbeteiligung sind Ikterus (ausgeprägte Bilirubin-Erhöhung bei nur mäßiger Erhöhung der Leberenzyme SGOT/SGPT). Klinisch ist die Leber leicht vergrößert. Akutes Leberversagen mit tödlichem Ausgang ist sehr selten. Die Cholezystitis ist eine seltene Komplikation, die eine Operation erfordert. Eine Nierenbeteiligung (Proteinurie, (Mikro-)Hämaturie) ist bei der Weil-Krankheit obligat. Die Retentionsparameter Serumkreatinin und Harnstoff sind erhöht, das Kalium charakteristischerweise erniedrigt. In 16 – 50 % der Fälle tritt ein akutes, typischerweise nichtoligurisches Nierenversagen auf. Die Prognose quo ad vitam ist bei Oligurie und Hyperkaliämie kritisch; in diesen Fällen ist eine frühzeitige Hämofiltration angezeigt. Häufig bestehen eine Thrombozytopenie, die mit Nierenversagen assoziiert ist, und eine Verbrauchskoagulopathie. Auch hämolytische Anämien können auftreten. In 20 – 70 % der Fälle liegt eine pulmonale Beteiligung mit intraalveolärer Hämorrhagie vor, die zum ARDS führen kann.

Die Letalität liegt trotz Maximaltherapie bei 5 – 15 %. Die Prognose im Kindesalter ist günstiger. Todesursachen sind akutes Nierenversagen, Blutungen, Herzinsuffizienz oder Arrhythmien bei Myokarditis, Nebenniereninsuffizienz und zentralen Thrombosen. Eine komplette Erholung nach 2 – 4 Wochen ist die Regel. Selten persistieren Leber- oder Nierenfunktionsstörungen nach akuter Erkrankung.

58.2 Ätiologie

Leptospiren der Gattung Leptospira sind gramnegative, aerobe, langsam wachsende, bewegliche Bakterien und gehören zur Familie Leptospiraceae in der Ordnung Spirochaetales. Zur Gattung Leptospira gehören apathogene und mindestens 8 pathogene Spezies, von denen vor allem die Arten L. interrogans s.s., L. borgpetersenii und L. kirschneri von Bedeutung sind. Es gibt über 200 Serovare, die in mehr als 20 Serogruppen zusammengefasst sind. Entgegen früherer Annahmen kann grundsätzlich jede Serovar jede der 2 oben genannten klinischen Formen hervorrufen.

58.3 Epidemiologie

Die Leptospirose ist die weltweit verbreitetste Zoonose und wird aufgrund gehäufter epidemischer Ausbrüche in den letzten Jahren als neue Bedrohung („emerging disease") angesehen. Die Zunahme wird auf klimatische Faktoren („Treibhauseffekt") und geänderte Freizeitaktivitäten (Sport, Schwimmen, „Abenteuerurlaub") zurückgeführt. Hauptreservoire sind Wild- und Haustiere. Ratten und Mäuse sind weltweit die wichtigsten Infektionsquellen für Menschen. Die meisten Krankheitsfälle treten in den Tropen auf, in Deutschland werden pro Jahr ca. 50 Fälle gemeldet. Über 90 % der gemeldeten Fälle treten im Erwachsenenalter auf. Die meisten Fälle in Deutschland sind autochthon erworben. Die Inzidenz in Deutschland ist niedrig (0,06:100 000). Die tatsächliche Erkrankungshäufigkeit dürfte wegen vieler nicht erkannter/gemeldeter Fälle höher sein. Die Übertragung von Tier zu Tier bzw. Tier zu Mensch erfolgt direkt (Urin, Blut, Tierkadaver) oder häufiger indirekt über kontaminiertes Wasser oder Erde (Wassersport, Barfußlaufen). Eintrittspforten sind Haut, Konjunktiven, andere Schleimhäute des Respirations- und Gastrointestinaltrakts. Die berufliche Exposition (Bauern, Tierärzte, -händler, Kanal-, Waldarbeiter, Fischer) nimmt in Deutschland ab, Expositionen durch Freizeitaktivitäten hingegen nehmen zu. Direkte Übertragungen von Mensch zu Mensch sind sehr selten, in Einzelfällen wurde von einer Übertragung durch Geschlechtsverkehr, diaplazentar und über Muttermilch berichtet.

Die **Inkubationszeit** beträgt gewöhnlich 7 – 13 (2 – 30) Tage.

58.4 Diagnose

Die Diagnose kann entweder durch *direkten Erregernachweis* oder *serologisch* gestellt werden.

Die Anzüchtung der Erreger ist mittels spezieller Selektivmedien möglich. Als Untersuchungsmaterialien sind in der 1. Krankheitswoche Blut (nicht geronnenes Vollblut) und Liquor geeignet, ab der 2. Krankheitswoche Urin. Die Kulturen müssen bis zu 16 Wochen bebrütet werden. Die mikroskopische Untersuchung des Direktpräparats ist unsicher. Der molekulare Nachweis des Erregers aus Urin, Liquor, Serum und Gewebe ist in den ersten Tagen der Infektion die einzige Nachweismöglichkeit.

Meist wird die Diagnose serologisch gestellt. Die mikroskopische Agglutinationsreaktion (MAR, *engl.* MAT) mit lebenden Leptospiren gilt als Goldstandard (Sensitivität 92 %, Spezifität 95 %). Titer ≥ 1:100 sind zu verfolgen, mindestens 4-fache Titeranstiege im Verlauf sind beweisend für eine akute Infektion. Aus Sicherheits- und organisatorischen Gründen ist die MAR Speziallaboratorien vorbehalten. Die MAR erfasst die Antikörper erstmals ab dem 5. Krankheitstag, die Titer steigen bis zur 3./4. Woche an und können jahrelang persistieren. Kreuzreaktionen bestehen mit verschiedenen Leptospiren-Serovaren. Weitere serologische Verfahren sind ELISA, Immunoblot, KBR und IHA. Die beiden letztgenannten Verfahren sind genusspezifisch; mit dem ELISA können Antikörperklassen wie IgM und IgG getrennt erfasst werden. Die Sensitivität der ELISA ist jedoch niedriger als beim MAR.

58.5 Therapie

Milde Verläufe können symptomatisch behandelt werden. Penicillin G ist bei schwerkranken Patienten Mittel der Wahl. Kinder erhalten 100 000 IE/kgKG/d in 4 ED, maximal 1,5 Mio. IE alle 6 h für 7 (– 14) Tage. Alternativ können Breitspektrum-Penicilline, Cefotaxim, Ceftriaxon, Azithromycin oder Doxycyclin eingesetzt werden.

Die Antibiotikatherapie verkürzt bei Erwachsenen den Krankheitsverlauf, vermindert den Kreatininanstieg und die Dauer der Leptospirurie. Eine Senkung der Letalität konnte in 3 randomisierten Studien im Erwachsenenalter jedoch nicht erreicht werden. Im Kindesalter konnte in einer nichtrandomisierten Studie eine schnellere Normalisierung der Surrogatmarker Thrombozyten und Kreatinin erreicht werden. Doxycyclin ist dem Penicillin gleichwertig (nicht bei Kindern vor dem 9. Lebensjahr anwenden) und Mittel der Wahl bei Penicillinallergie.

Die Wirksamkeit einer antibiotischen Therapie ist umso geringer, je später sie begonnen wird. Bei Therapiebeginn ist mit dem Auftreten einer Jarisch-Herxheimer-Reaktion, einer Überempfindlichkeitsreaktion bei massivem Zerfall von Bakterien nach Einleitung einer bakteriziden Antibiotikatherapie, zu rechnen (evtl. Gabe von Steroiden).

58.6 Prophylaxe

Bei beruflich bedingter Exposition sollte Schutzkleidung (Kittel, Handschuhe, Brille, Gummistiefel, Schwimmanzüge) getragen werden. Vermeidung von Kontakt mit Frischwasser oder Schlamm bzw. Nagern in Endemiegebieten ist eine wichtige Maßnahme (in vielen Teilen der Welt nicht ohne weiteres durchführbar). Eine Trinkwasserdesinfektion (Chlor, Erhitzen) verhindert die Übertragung. Bei kurzfristigem, hohem Expositionsrisiko ist eine Doxycyclin-Prophylaxe (200 mg/Woche p. o. in 1 ED) effektiv, allerdings ist diese Maßnahme bei Kindern nicht evaluiert.

Totimpfstoffe für Menschen sind in Deutschland nicht erhältlich.

Eine Isolierung des Patienten ist nicht notwendig. Blut und andere Körperflüssigkeiten des Patienten sollten als potenziell kontagiös behandelt werden.

58.7 Meldepflicht

Der direkte oder indirekte Nachweis von Leptospira interrogans spp. ist für Labors nach § 7 IfSG namentlich meldepflichtig, soweit der Befund auf eine akute Infektion hinweist.

Koordinator:
M. Hufnagel

Mitarbeiter:
M. Knuf

58.8 Weiterführende Informationen

Centers for Disease Control: www.cdc.gov > A–Z Index: L > Leptospirosis

Konsiliarlaboratorium für Leptospirose
Bundesinstitut für Risikobewertung
Diedersdorfer Weg 1
12 277 Berlin
Ansprechpartner: Dr. K. Nöckler
Tel.: 030 18 412-2053
Fax: 030 18 412-2000
E-Mail: karsten.noeckler@bfr.bund.de

59 Listeriose

59.1 Klinisches Bild

59.1.1 Schwangerschaft

Das Risiko während der Schwangerschaft an einer Listerieninfektion zu erkranken ist mit 12/100 000 gegenüber der Normalbevölkerung etwa 17-fach erhöht. Die Infektion verläuft typischerweise subklinisch oder mit leichten und unspezifischen Symptomen (z. B. als grippaler „Infekt", als unklares Fieber oder mit Symptomen wie bei einer Harnwegsinfektion oder infektiösen Mononukleose) oder asymptomatisch. Aber auch Kopf-, Rücken-, Bauch- und Muskelschmerzen sowie Diarrhoe können auftreten. Hingegen sind Sepsis und Meningitis und die für das höhere Alter typische Rhombenzephalitis eine Rarität.

Bei allen Verlaufsformen können Listerien hämatogen in die Plazenta gelangen, dort eine Chorioamnionitis und eine Infektion des Fetus auslösen. Es ist davon auszugehen, dass ca. jede 5. Infektion in der Schwangerschaft zu einem Abort oder dem Tod des Neugeborenen führt.

59.1.2 Neonatalperiode

Die klinische Symptomatik ist je nach Zeitpunkt und Schwere der Infektion unterschiedlich.

► **Frühinfektionen (1.– 7. Lebenstag).** Die Infektion wird vor oder während der Geburt erworben. Oft handelt es sich um Frühgeborene. Die Infektion verläuft meist schwer. Typisch sind Sepsis, Pneumonie (ggf. ARDS mit persistierender pulmonaler Hypertension) und Meningoenzephalitis. Oft finden sich insbesondere bei der konnatalen Infektion eine Hepatosplenomegalie sowie charakteristische Hautveränderungen (makulopapulös, vesikulopapulös, petechial), die histologisch als Granulome imponieren („Granulomatosis infantiseptica"). Die Letalität ist selbst bei adäquater Antibiotikatherapie hoch (10–50 %).

► **Spätinfektionen (> 7. Lebenstag).** Der Infektionsweg ist meist unklar (Schmierinfektion, späte Infektion nach prä- oder perinataler Kolonisation). Klinisch steht die ZNS-Symptomatik (Meningitis, Enzephalitis) im Vordergrund. Es sind Früh- und Reifgeborene betroffen. Bei den Müttern finden sich in Schwangerschaft und Peripartalzeit i. d. R. keine Auffälligkeiten. Die Prognose ist besser als bei Frühinfektionen, es kann aber zu Defektheilungen kommen (z. B. Hydrozephalus, Krampfanfälle).

59.1.3 Jenseits der Neonatalperiode

Die häufigste klinische Manifestation bei Menschen mit normaler Immunabwehr ist eine selbstlimitierende akute Gastroenteritis, die meist nicht als Listerieninfektion erkannt wird. Zu systemischen Infektionen kommt es überwiegend bei Menschen mit entsprechenden Dispositionsfaktoren. Je nach Lokalisation, bspw. Meningitis, Meningoenzephalitis (Sonderform: Rhombenzephalitis) oder Hirnabszess (sehr selten), und Schweregrad der Infektion treten verschiedene Symptome auf: Fieber (65 %), grippeähnliche Beschwerden (32 %), lumbale und abdominale Schmerzen (21 %), Kopfschmerzen (10 %), gastrointestinale Beschwerden (7 %), meningitische Zeichen, Bewusstseinsstörungen, Hirnnervenausfälle, Ataxie, Tremor und andere.

Weitere klinische Manifestationen sind Sepsis, Arthritis (auch bei Patienten mit Gelenkimplantaten), Endokarditis (einschließlich Infektionen implantierter Herzklappen), Hepatitis, Leberabszess, Endophthalmitis, Lymphadenitis und andere.

59.2 Ätiologie

Listerien sind grampositive Stäbchen. Sie lassen sich bei 1 – 3 % der Menschen im Stuhl nachweisen. Wichtigster Vertreter ist Listeria monocytogenes. Die am häufigsten vorkommenden Serovare (70 – 90 %) sind 4b, 1/2 a und 1/2b. Listerien verursachen Infektionen beim Menschen und verschiedenen Tierspezies. Sie verfügen über spezielle Virulenzfaktoren, die das Eindringen und Überleben innerhalb der Wirtszellen erlauben. In dieser „Nische" sind sie vor der Immunabwehr und der Wirkung von Antibiotika zu einem gewissen Grad geschützt.

59.3 Epidemiologie

Je nach Land beträgt die Inzidenz in Mittel- und Westeuropa 1 – 4(– 10) Fälle pro 1 Mio. Einwohner und Jahr. In Europa sind Listerien die fünfthäufigste Zoonose. In Deutschland werden pro Jahr ca. 300 Fälle gemeldet.

Die meisten Listeriosen sind sporadische Erkrankungen. Von Zeit zu Zeit kommt es aber zu lokalen Fallhäufungen, meist durch kontaminierte Nahrungsmittel. In Betracht kommen dabei Wurst, Pastete, rohes Fleisch (Huhn, Pute), geräucherte Lebensmittel, Salat, rohe Pilze, rohe Milch und daraus hergestellte Produkte, Weichkäse, Meeresfrüchte und gekühlte Fertigprodukte. Als Infektionsdosis werden 10^4–10^6 KBE/g Lebensmittel angenommen.

Häufig gelangen Listerien erst über den Staub in die Nahrungsmittel und können sich dann bei längerer Lagerung oder Reifezeit (Käse) vermehren. L. monocytogenes vermehrt sich auch im Kühlschrank („Kälteanreicherung")! Als listerienfrei gelten Speisen unmittelbar nach dem Erhitzen, pasteurisierte Milch, Joghurt, Hartkäse, rohe Karotten, Äpfel und Tomaten, Schokolade und frisch geöffnete Konservenprodukte.

Direktübertragungen von Mensch zu Mensch kommen nur als vertikale Infektion des Fetus bzw. Neugeborenen vor. Über die Muttermilch werden keine Listerien auf das Neugeborene übertragen. Direkte Übertragungen von Tier zu Mensch (z. B. berufsbedingt) sind selten und betreffen nicht das Kindesalter. Die Inkubationszeit beträgt bis zu 90 Tage (intrauterine Infektionen im Mittel 30 Tage). Dies bedeutet, dass Nahrungsmittel, die als Keimquelle vermutet werden, für Kontrolluntersuchungen oft nicht mehr verfügbar sind.

An einer Listeriose erkranken hauptsächlich Menschen aus 3 Gruppen: Schwangere (mit evtl. Übertragung der Erreger auf das Kind), Menschen mit beeinträchtigter Immunabwehr und Personen im höheren Alter. In der Schwangerschaft treten die meisten Infektionen in der 2. Hälfte bzw. im letzten Schwangerschaftsdrittel auf. Bei Neugeborenen überwiegen Frühinfektionen; nach der 1. Lebenswoche erkranken nur noch wenige Kinder. Frühinfektionen entstehen perinatal, bei den Spätinfektionen können die Erreger von der Mutter (Übertragung bei oder nach Geburt) oder aus der Umgebung stammen (Übertragung von Erkrankten über Hände, Geräte, Instrumente), sodass es gelegentlich auf Neugeborenenstationen von Entbindungskliniken zu Hospitalinfektionen kommt.

Jenseits der Neonatalperiode sind invasive Listeriainfektionen bei Kindern und Jugendlichen sehr selten. Zu einem deutlichen Anstieg der Inzidenz kommt es im Alter. Prädisponierend für invasive Listeriosen sind Malignome, eine Therapie mit Immunsuppressiva oder Kortikosteroiden, Eisenüberladung (chronische Hämodialyse, Peritonealdialyse, Hämochromatose), Lupus erythematodes, Leberzirrhose, Zustand nach Transplantation und Anlage von Implantaten. Ältere Kinder und jüngere Erwachsene ohne Grunderkrankung erkranken selten an einer Listeriose, die dann am ehesten als Gastroenteritis und nur in Einzelfällen als Meningitis verläuft.

59.4 Diagnose

59.4.1 Schwangere

Der Nachweis erfolgt kulturell in Blut, Zervix- und/oder Plazentaabstrichen, und ggf. in durch Amniozentese gewonnenem Fruchtwasser. Die Untersuchung der Proben mittels PCR ist möglich, aber nicht evaluiert.

Eine Feintypisierung der isolierten Listerien mittels RAPD oder ähnlichen molekularbiologischen Methoden ist nur gelegentlich zur Aufklärung von epidemiologischen Zusammenhängen notwendig.

59.4.2 Neugeborene, Kinder

Eine Listerieninfektion der Mutter bzw. des Kindes lässt sich nicht immer nachweisen. Geeignet sind Kulturen von Blut, Liquor und Mekonium (Mikroskopie, Kultur). Cave: In klinischen Präparaten kann eine Gram-Labilität und kokkoide Morphologie die Diagnose erschweren. Es besteht die Gefahr der Fehlinterpretation als gramnegative Stäbchen (bei schlechter Anfärbung) oder als grampositive Kokken. Die histologische Untersuchung von bioptisch oder autoptisch gewonnenen Gewebeproben ergibt typischerweise eine granulomatöse Entzündung („Granulomatosis infantiseptica" bei konnataler Infektion).

Eine Liquorkultur ist bei Meningitis unverzichtbar. Allerdings ist ein mikroskopischer (kurze, grampositive Stäbchen) oder kultureller Erregernachweis im Liquor nur bei etwa 40 % der Meningitiden möglich. Er kann insbesondere bei nichtmeningealen ZNS-Infektionen (Enzephalitis) negativ sein. Die Blutkultur ist in ca. 60 % der ZNS-Infektionen positiv.

Auch die Liquorpleozytose ist sehr variabel. Sie kann gering- bis hochgradig sein. Meist findet sich ein Zellbild wie bei bakterieller Meningitis anderer Genese (Gruppe-B-Streptokokken, E. coli). Es können jedoch auch mononukleäre Zellen überwiegen. Liquoreiweiß- und Glukosekonzentration sind oft nicht so stark verändert wie bei anderen bakteriellen Meningitiden.

Im Blutbild können Leukozytopenie (insbesondere bei neonataler Frühsepsis) oder Leukozytose mit Linksverschiebung auftreten. Typischerweise findet sich eine Lymphomonozytose, die jedoch auch fehlen kann oder im Rahmen der Laborkontrollen nicht erfasst wird. BSR, CRP und andere Akute-Phase-Proteine weisen keine Unterschiede zu anderen bakteriellen Infektionen auf. Sonografie und ggf. MRT sind indiziert bei Verdacht auf Enzephalitis (insbesondere Rhombenzephalitis) und Hirnabszess.

Ein Nachweis der Infektion mittels PCR aus Blut und Liquor ist möglich (z. B. 16srRNA). Die Serologie ist obsolet.

59.5 Therapie

59.5.1 Schwangerschaft

Eine rechtzeitige und adäquate Therapie der Listeriose der Schwangeren kann eine Infektion des Fetus verhindern bzw. beherrschen, sodass ein gesundes Kind geboren werden kann. Für die Behandlung in der Schwangerschaft bei Nachweis von Listerien in der Blutkultur werden 6 g/d Ampicillin (in 4 ED) für 7–14 Tage empfohlen. Die zweite Wahl bei Penicillinunverträglichkeit ist Erythromycin (4 g/d in 4 ED). Leider ist der rechtzeitige Nachweis der Infektion oft nicht möglich.

59.5.2 Kind

Antibiotikatherapie der Wahl ist die Kombination von Ampicillin i. v. mit einem Aminoglykosid (Gentamicin i. v.), da in vitro und im Tierexperiment ein Synergismus nachgewiesen werden konnte. Die Ampicillin-Dosis beträgt 200 mg/kgKG/d in 4 ED. Gentamicin: 5 mg/kgKG/d in 1 ED.

Als Antibiotika der zweiten Wahl stehen Vancomycin und Teicoplanin zur Verfügung. Rifampicin kann diskutiert werden. Jenseits der Neugeborenenperiode kann Cotrimoxazol hochdosiert als Alternative eingesetzt werden.

Cephalosporine sind gegenüber Listerien unwirksam.

Meropenem ist in vitro gegenüber Listerien wirksam. Im Tiermodell (Listerien-Meningitis) erwies es sich als ebenso wirksam wie die Kombination Ampicillin + Gentamicin. Bezüglich Vancomycin liegen Berichte über erfolgreiche Listeriosetherapie, aber auch solche über Therapieversagen vor. Vancomycin diffundiert nur unzureichend in den Liquor.

Die Therapiedauer beträgt bei neonataler Sepsis 10–14 Tage, bei ZNS-Infektion mindestens 14–21 Tage. Die Aminoglykosidtherapie kann bei gutem Therapieansprechen nach 5–7 Tagen beendet werden.

Bei Vorliegen zerebraler Abszesse sollte die Therapie für mindestens 6 Wochen und bei Endokarditis für mindestens 4, besser 6 Wochen fortgeführt werden. Bei Endokarditis kann die Aminoglykosidtherapie – deutliche klinische Stabilisierung vorausgesetzt – nach 10–14 Tagen beendet werden. Für ein z. T. verzögertes Ansprechen auf die Therapie wird das intrazelluläre Überleben der Listerien verantwortlich gemacht.

Rezidive sind bei korrekter Therapie selten. Die Letalität der neonatalen Infektionen ist auch heute noch beträchtlich (bis zu 20 %).

59.6 Prophylaxe

Risikopatienten (Schwangere, Immunsupprimierte) sollten Nahrungsmittel meiden, die mit Listerien kontaminiert sein können, z. B. Weichkäse, nichtpasteurisierte Milch oder aus Rohmilch hergestellte Produkte bzw. mit Rohmilch zubereitete Speisen, ungenügend gegartes Fleisch und Speisen, die nach dem Kochen längere Zeit (> 24h, z. B. kalte Platte) aufbewahrt wurden. Beim Umgang mit diesen Lebensmitteln sollten strenge Hygienemaßnahmen eingehalten werden. Durch adäquate krankenhaushygienische Maßnahmen können horizontale Infektionen vermieden werden. Hierzu tragen rechtzeitige Diagnostik und korrekte Therapie von Listerieninfektionen bei. Stillen ist erlaubt.

59.6.1 Meldepflicht

Nach § 7 (1) IfSG besteht eine Meldepflicht von*L. monocytogenes* für den direkten Nachweis des Erregers aus Blut, Liquor oder anderen normalerweise sterilen Substraten sowie aus Abstrichen von Neugeborenen (Meldung durch das Labor).

Koordinator:
P. Henneke

Mitarbeiter:
R. Berner, H. Hof, S. Kenzel

59.7 Weiterführende Informationen

Konsiliarlaboratorium für Listerien
Österreichische Agentur für Gesundheit und Ernährungssicherheit Institut für medizinische Mikrobiologie und Hygiene
Währingerstr. 25a
A 1096 Wien
Tel.: + 43 50 555–37 204
Fax: + 43 50 555–37 109
E-Mail: listerien@ages.at

60 Malaria

60.1 Klinisches Bild

Malaria tertiana und Malaria quartana können ambulant behandelt werden, die Malaria tropica ist stets stationär und die komplizierte Malaria tropica intensivmedizinisch zu behandeln.

Die Malaria beginnt frühestens 7 Tage nach Einreisen in ein Malariaendemiegebiet, sie kann aber noch bis zu ein Jahr nach Verlassen einer entsprechenden Region auftreten. Sie beginnt uncharakteristisch mit grippeähnlichen Allgemeinsymptomen wie Abgeschlagenheit, Fieber, Kopf-, Rücken- und Gliederschmerzen. Während bei einer Malaria tertiana das Fieber rhythmisch alle 48 Stunden und bei der Malaria quartana alle 72 Stunden auftritt, ist es bei der Malaria tropica wie auch bei Malaria mit P. knowlesi meist unregelmäßig, da es nicht zu einer Synchronisation der Parasitenentwicklung kommt. Begleitet werden die Temperaturanstiege von ausgeprägtem Schüttelfrost und Kältegefühl, jedoch sind auch afebrile Krankheitsverläufe möglich.

Je jünger der Patient, desto uncharakteristischer sind Fieberverlauf und Krankheitssymptome und desto häufiger treten gastrointestinale Symptome, wie Durchfall und Erbrechen als zusätzliche Symptome auf. Eine Verwechselung mit fieberhaften Gastroenteritiden im Kindesalter ist daher nicht selten.

Die Malaria tropica ist ein tropenmedizinischer Notfall und muss immer stationär behandelt werden mit der Möglichkeit einer intensivmedizinischen Versorgung, da sie potenziell lebensbedrohlich verlaufen kann. Auch eine unkomplizierte Malaria-tropica-Infektion kann insbesondere im Kindesalter rasch in eine komplizierte Form übergehen mit dann relevanter Letalität. Die Infektion kann zu Bewusstseinstrübungen, Somnolenz, Koma, zerebralen Krampfanfällen, pulmonalen Störungen, Oligurie und Anurie (durch glomeruläre und tubuläre Nierenschädigungen), sowie zu Hypoglykämien führen. Zeichen der Organschädigung treten typischerweise erst mehrere Tage nach Krankheitsbeginn auf. Da ein irreversibles Multiorganversagen droht, kommt der frühzeitigen Diagnostik und Therapie wesentliche Bedeutung zu, denn eine frühzeitig und adäquat therapierte Malaria ist zu 100 % heilbar.

Bei der Malaria tertiana und M. quartana sind schwere Verläufe im Allgemeinen nicht zu erwarten. Die Malaria quartana kann zu einer immunkomplexvermittelten Glomerulonephritis führen, die sich als nephrotisches Syndrom manifestiert und in eine chronische Niereninsuffizienz übergehen kann.

Malaria in der Schwangerschaft und konnatale Malaria.

Eine Malaria tropica in der Schwangerschaft stellt eine akut lebensbedrohliche Situation für Mutter und Kind dar. Insbesondere durch die Anämie und den gestörten diaplazentaren Austausch treten bei allen Formen der Malaria gehäuft Fehl- und Mangelgeburten auf. Durch diaplazentare Infektion oder maternal-fetale Transfusion während der Geburt kann es vorwiegend bei Kindern von Frauen, die nur vorübergehend im Endemiegebiet waren (wie z. B. Touristen), zur konnatalen Malaria kommen. Die zunächst gesunden Neugeborenen fallen nach 4–12 Wochen durch uncharakteristische Symptome wie Trinkschwäche und Gedeihstörungen sowie Blässe durch die Anämie auf. Zusätzlich kann eine Hepatosplenomegalie bestehen und Fieber auftreten.

60.1.1 Komplizierte Malaria

Die gefährlichsten Komplikationen der Malaria im Kindesalter sind die respiratorische Insuffizienz, die zerebrale Beteiligung oder die Schocksymptomatik als Zeichen des irreversiblen Multiorganversagens. Das Kind ist umgehend intensivmedizinisch zu betreuen und eine supportive Therapie zu starten, wenn mindestens eines der folgenden **lebensbedrohlichen Kriterien** der Malaria tropica vorliegt:

- Bewusstseinstrübung
- zerebraler Krampfanfall
- respiratorische Insuffizienz, unregelmäßige Atmung, Hypoxie
- Hypoglykämie < 40 mg/dl
- Azidose (Basendefizit > 8 mmol/l)
- Hyperkaliämie (> 5,5 mmol/l)
- Schocksymptomatik
- Spontanblutungen
- klinische Zeichen einer relevanten Dehydratation

Bedrohliche Kriterien der Malaria tropica (Cave: rascher Übergang in lebensbedrohliche Phase), fordern eine engmaschige Überwachung mit umge-

60

hender Möglichkeit zur intensivmedizinischen Maximalversorgung:

- schwere Anämie (Hb < 10 g/dl)
- Niereninsuffizienz (Kreatinin > 2,5 mg/dl), rasch steigende Kreatinin- oder Cystatin-C-Werte
- Hämoglobinurie
- Transaminasenerhöhung über das 3-Fache der Norm
- Ikterus (Bilirubin > 3 mg/dl bzw. > 50 µmol/l)
- Hyperparasitämie (> 5 % der Erythrozyten von Plasmodien befallen oder > 100 000 Plasmodien/µl)
- Malaria tropica bei einem Kind mit bekannter Sichelzellanämie

In allen genannten Fällen (lebensbedrohliche und bedrohliche Kriterien) ist die Malaria tropica als kompliziert einzustufen. Da die therapeutisch eingesetzten Artemesininderivate (in Deutschland nicht zugelassen) und Chinin nicht allgemein verfügbar sind, sollten spätestens bei drohender komplizierter Malaria die Leitlinien der DTG zur Diagnostik und Therapie der Malaria konsultiert werden (www.awmf.org oder www.dtg.org). Dort ist eine jährlich aktualisierte Liste der Institutionen einsehbar, die o. a. Medikamente bevorraten!

60.2 Epidemiologie

Malaria ist die häufigste parasitäre Erkrankung und kommt in über 100 tropischen und subtropischen Ländern aller Kontinente, mit Ausnahme Australiens vor. P. vivax hat die größte geografische Verbreitung, dominierend in Nordafrika, dem Vorderen Orient, Südasien und Mittelamerika. P. falciparum, P. malariae und P. ovale sind im tropischen Afrika, Südostasien, dem Pazifik und Südamerika verbreitet.

Weltweit erkranken jährlich ca. 515 Millionen Menschen an Malaria, 12 000 Erkrankungen werden pro Jahr nach Europa importiert, davon etwa 500 nach Deutschland, von denen etwa 40 Kinder betreffen. Besonders gefährdet sind sogenannte VFRs, „visiting friends and relatives", also Kinder, die im Rahmen von Verwandtenbesuchen in Malariagebiete reisen. Trotz Intensivierung der Bekämpfungsmaßnahmen (Globale Fonds zur Bekämpfung von AIDS, Tuberkulose und Malaria) ist Malariasterblichkeit nur gering gesunken. Aktuellen Schätzungen zufolge starben im Jahr 2010 weltweit 1,2 Millionen Menschen an der Malaria. Vorwiegend sind es Kinder unter 5 Jahren, die in Ländern südlich der Sahara leben, wo bei 24 % der verstorbenen Kleinkinder Malaria die Todesursache ist.

Plasmodien können auch durch Transfusionen, kontaminierte Spritzen und Kanülen sowie diaplazentar übertragen werden. Selten werden Fälle sog. Flughafenmalaria beobachtet, die durch Transport infektionstüchtiger Anophelesmücken aus Endemiegebieten übertragen wird. Betroffen sind Mitarbeiter oder Anwohner von internationalen Flughäfen.

Rezidive können bei P. vivax und P. ovale aus ruhenden Parasitenformen in der Leber (Hypnozoiten) entstehen und noch mehrere Jahre nach der primären Infektion Erkrankungen auslösen. Bei Infektionen mit P. falciparum und P. malariae werden keine Hypnozoiten gebildet. Bei Infektion mit P. malariae wurden Rekrudeszenzen (Wiederaufflackern) auch noch nach Jahrzehnten beobachtet, die auf persistierende asymptomatische geringgradige Parasitämien zurückgeführt werden.

In hochendemischen Gebieten (subsaharisches Afrika) aufwachsende Kinder entwickeln in den ersten Lebensjahren durch wiederholte Infektionen eine Teilimmunität. Die weit verbreitete These, dass diese dann vor schweren Krankheitsverläufen schützt, wird aktuell kontrovers diskutiert: Es sterben weit mehr Erwachsene an Malaria, als bisher angenommen. Im Jahre 2010 waren mehr als ⅓ aller an Malaria Verstorbener über 15 Jahre alt.

60.3 Ätiologie

Die Malaria wird durch Einzeller der Gattung Plasmodium hervorgerufen. Die Protozoen werden hauptsächlich durch den Stich der dämmerungs- und nachtaktiven weiblichen Anophelesmücke übertragen. Von den insgesamt über 100 Plasmodienarten gelten aktuell nur 5 als humanpathogen: Plasmodium falciparum (Erreger der Malaria tropica), Plasmodium vivax und P. ovale (Erreger der Malaria tertiana) sowie P. malariae als Erreger der Malaria quartana. Die in Südostasien bei Affen verbreitetet P. knowlesi wurde in den letzten Jahren zunehmend als Ursache einer Malaria bei Menschen beschrieben. Bei P. falciparum, P. vivax und P. ovale ist der Mensch neben den Stechmücken das einzige Reservoir. Er ist allerdings nur Zwischenwirt, in dem die ungeschlechtliche Vermehrung der Parasiten stattfindet, während sich die

Plasmodien im Endwirt, den Anophelesmücken, geschlechtlich vermehren.

Mücken benötigen Blut nur für die Eiproduktion, sodass ausschließlich weibliche Mücken Blut saugen. Zur Gerinnungsinaktivierung wird Speichel injiziert, der die Sporozoiten der Plasmodien beinhaltet. Die auf diesem Weg ins Blut gelangten Stadien des Hämoparasiten dringen innerhalb von 30 Minuten in Hepatozyten ein, in denen eine ungeschlechtliche Vermehrung (exoerythrozytäre Schizogonie) stattfindet. Abhängig von der Plasmodienart kommt es nach frühestens 5 Tagen, aber möglicherweise erst nach Monaten, zur Freisetzung von Merozoiten aus den Leberzellen in den Blutkreislauf. Die Parasiten befallen die Erythrozyten, aus den Merozoiten werden Trophozoiten, die sich teilen und mehrkernige Schizonten bilden, die in Merozoiten zerfallen. Die freigesetzten Merozoiten befallen neue Erythrozyten und setzen den Zyklus fort. Einige Trophozoiten entwickeln sich zu Gametozyten (sexuelle Parasitenstadien), die keine Krankheitssymptome beim Menschen verursachen, da sie die ungeschlechtliche Vermehrung nicht wieder beginnen können. Sie dienen ausschließlich der geschlechtlichen Vermehrung in der Mücke. Das heißt nach Aufnahme der Gametozyten beim Saugakt an einem Menschen mit Parasitämie wird der Parasitenzyklus im Mückenmagen komplettiert. Dort führt die Verschmelzung von Mikro- und Makrogametozyten zur Zygote, aus der nach vielfacher Teilung Sporozoiten entstehen, die aktiv in die Speicheldrüse einwandern.

Das Platzen der Erythrozyten mit der Freisetzung von Merozoiten verursacht vermutlich das klassische Symptom der Malaria, Fieber mit Schüttelfrost. Die Organkomplikationen bei der Malaria tropica sind wesentlich darauf zurückzuführen, dass infizierte Erythrozyten an Endothelzellen der Kapillaren adhärieren (Sequestrierung), was zu Mikrozirkulationsstörungen und zur Freisetzung von Zytokinen führt.

60.4 Diagnostik

Fieber nach Tropenaufenthalt sollte Anlass sein, an eine Malaria zu denken und eine umgehende entsprechende Diagnostik zu erwirken. Dabei sind der Fiebertyp, die Höhe des Fiebers oder mögliche Begleitsymptome nicht von Bedeutung. Entscheidend für die Diagnose ist der mikroskopische Nachweis von Plasmodien im dünnen panoptisch gefärbten Blutausstrich und/oder im parallel angefertigten dicken Blutausstrich, dem „Dicken Tropfen“. Ein negatives Ergebnis schließt eine Malaria nicht aus, da die Parasitämie zu Beginn der Erkrankung sehr spärlich sein kann. Bei anhaltendem Verdacht ist daher eine Wiederholung der Blutausstriche nach 12–24 Stunden, unabhängig vom Auftreten von Fieber indiziert. Während der Blutausstrich meist eine Speziesdifferenzierung ermöglicht, liegt der Vorteil des Dicken Tropfens in der Anreicherung der Erreger mit höherer Sensitivität (Nachweisgrenze 50 Parasiten/µl Blut = 0,001 % Parasitämie). Ist keine ausreichende Erfahrung in der Malariadiagnostik vorhanden, müssen ungefärbte Ausstriche und/oder EDTA-Blut ohne Verzögerung an entsprechend qualifizierte Laboratorien versendet werden, wo die Diagnostik innerhalb von wenigen Stunden durchgeführt und das Ergebnis noch am selben Tag mitgeteilt werden sollte. Auch zur Erfolgskontrolle der Therapie ist initial die tägliche Parasitenzählung obligat. Schnelltests sollten wegen mangelnder Sensitivität und Spezifität niemals als alleiniges Diagnostikum verwendet werden. Die Bestimmung von Malariaantikörpern ist zur Akutdiagnostik der Malaria völlig ungeeignet und ist als alleinige Diagnostik bei Verdacht auf eine Malaria ein ärztlicher Kunstfehler!

Bei Erregernachweis sollten folgende Laborwerte zusätzlich untersucht werden: Speziesdifferenzierung im peripheren Blutausstrich und Bestimmung der Parasitämie als prozentualer Anteil der infizierten Erythrozyten oder pro µl (Anzahl parasitierter Erythrozyten/100 Leukozyten × Leukozytenkonzentration/(µl × 100)); Differenzialblut, Konzentration von Erythrozyten, Hämoglobin, Leukozyten und Thrombozyten, CRP, Blutzucker, Elektrolyten, Kreatinin (ggf. Cystatin C), Transaminasen, Bilirubin sowie eine Blutgasanalyse. Apparative Untersuchung: EKG.

Bei Verschlechterung des Allgemeinzustands oder bei komplizierter Malaria sollten zusätzlich folgende Untersuchungen veranlasst werden: Gerinnungsstatus, LDH-, Laktat-, Retikulozytenkonzentration, Säure-Basen-Status, Bilanzierung der Urinproduktion, Anlegen von Blutkulturen und ein Röntgenbild des Thorax. Der Nachweis von Präschizonten und Schizonten von P. falciparum im peripheren Blutausstrich spricht für eine besonders ernste Prognose. Eine bakterielle Koinfektion ist auszuschließen oder bei Nachweis antibiotisch zu therapieren.

Typische, aber unspezifische Laborzeichen einer Malaria sind Thrombozytopenie und Hyperbilirubinämie. Die Thrombozytopenie kann dabei Werte < 15 000/µl erreichen, ist aber in der Regel nicht blutungsrelevant, sodass keine Indikation zur Thrombozytentransfusion besteht. Die Thrombozytopenie ist durch einen erhöhten Verbrauch, durch direkte zytokinvermittelte Schädigung der Thrombozyten und durch toxische Wirkung der Plasmodien im Knochenmark zu erklären. Analog kommt es regelhaft auch zur Verminderung der Leukozyten. Eine Anämie kann manchmal erst später im Krankheitsverlauf auftreten. Diese ist primär durch die parasitenbedingte Hämolyse verursacht. Entsprechend ist die LDH-Konzentration meist erhöht und die des Haptoglobins vermindert. Im Rahmen einer Akute-Phase-Reaktion können Haptoglobin- und Entzündungsparameter, wie die CRP-Konzentration, erhöht sein. Klinisch und/ oder sonografisch kann eine Splenomegalie nachweisbar sein.

60.5 Therapie

In Afrika und Asien kommen immer mehr Falsifikate (Medikamente mit geringeren oder fehlenden Wirkstoffen) auf den Markt, gefährden so das Überleben der Patienten und züchten Erreger heran, die resistent gegen die derzeit noch wirksamen Präparate sind.

Die Therapie der Malaria richtet sich nach Infektionsgebiet, Erregerart und Schwere der Erkrankung unter Berücksichtigung des Alters, Vorerkrankungen sowie bekannter Allergien und Medikamentenunverträglichkeiten.

Malaria tertiana und Malaria quartana werden mit Chloroquin behandelt. Bei Import der Malaria tertiana aus Indonesien oder der Pazifikregion ist wegen möglicher Chloroquinresistenz Atovaquon/ Proguanil oder Artemeter/Lumefantrin in gleicher Dosierung wie bei der Malaria tropica zu bevorzugen. Bei der Malaria tertiana muss eine Nachbehandlung mit Primaquin angeschlossen werden, um Hypnozoiten in der Leber abzutöten und damit Rezidiven vorzubeugen. Primaquin kann bei Personen mit Glukose-6-phosphat-Dehydrogenase-Mangel (G6PD-Mangel) zu einer schweren Hämolyse führen, sodass ein Enzymmangel vor Therapiebeginn ausgeschlossen werden muss.

Die Therapie der Malaria durch P. knowlesi wird analog der Malaria tropica durchgeführt, d. h. die Medikation richtet sich nach der Schwere der Erkrankung.

60.5.1 Therapie der unkomplizierten Malaria tropica

Eine Malaria tropica ohne Organkomplikationen aus einem Gebiet ohne Chloroquinresistenz (z. B. Mexiko, Haiti, Dominikanische Republik) wird mit Chloroquin in der in ▶ Tab. 60.1 angegebenen Dosierung therapiert. Die unkomplizierte Malaria tropica aus einemGebiet mit Chloroquinresistenzen, erfordert eine Behandlung mit Atovaquon/ Proguanil (Malarone) oder Artemether/Lumefantrin (Riamet) oder Mefloquin (Lariam).

60.5.2 Therapie der komplizierten Malaria tropica

In der Behandlung der komplizierten Malaria werden Artemisinine, Chinin und antimikrobielle Substanzen (Doxycyclin, bzw. bei Kindern < 8 Jahren Clindamycin) verwendet. Die Wirksamkeit der Antibiotika setzt erst verzögert ein, sodass sie ausschließlich in Kombination mit dem schneller wirksamen Artemisinin oder Chinin einzusetzen sind. Die Chinintherapie kann Hypoglykämien auslösen, bzw. verschlimmern.

Artemisinine (Dihydroartemisinin und seine Vorstufen Artemether und Artesunat) sind die am schnellsten wirksamen Malariamedikamente. Sie entfalten ihre Wirkung auf die reifen Plasmodien und auch alle Ringstadien. Die WHO hat 2012 die Empfehlung der komplizierten Malaria bei Kindern diesbezüglich geändert. In einer groß angelegten Studie (AQUAMAT, Lancet 2011) war die parenterale Gabe von Artemisinin der Behandlung mit parenteralem Chinin deutlich überlegen (22,5 % geringere Sterblichkeit und deutlich geringere Rate an schweren Komplikationen wie zerebralen Krampfanfällen, Bewusstseinsverlust und Hypoglykämien).

Artesunat kann i.v, i. m., rektal oder oral verabreicht werden. Artemether oder Chinin sind eine akzeptable Alternative, falls parenterales Artesunat nicht zur Verfügung steht. Die parenterale Gabe der Malariatherapie sollte bei der komplizierten Form mindestens 24 Stunden durchgeführt werden, auch wenn der Patient bereits früher wieder eine orale Applikation toleriert. Anschließend wird noch ein kompletter Behandlungszyklus mit einer bewährten antiparasitären Kombinations-

Tab. 60.1 Therapie der Malaria im Kindesalter.

Indikation	Substanz	Dosierung
Malaria aus Gebieten ohne Chloroquinresistenz	Chloroquin	• Gesamtdosis 25 mg/kgKG oral initial 10 mg Chloroquin-Base/kgKG; 6, 24 und 48 h später je 5 mg Base/kgKG (maximal Gesamtdosis 1500 mg)
Malaria tertiana	Chloroquin	• Chloroquin: s. o.
	Mefloquin (Lariam)	• Mefloquin: ab 3. Lebensmonat und 5 kg Körpergewicht: Gesamtdosis 25 mg/kgKG oral, initial 15 mg/kgKG; 6 – 24 h später 10 mg/kgKG
Malaria tropica (unkompliziert) aus Gebieten mit Chloroquinresistenzen	Atovaquon/Proguanil (Malarone, Malarone junior)	• ≥ 5 – 8 kgKG: 2 Tabletten (à 62,5 mg/25 mg/Tablette) • ≥ 9 < 11 kgKG: 3 Tabletten Malarone junior • 11 – 20 kgKG: 1 Tablette Malarone (à 250/100 mg)/d • 21 – 30 kgKG: 2 Tabletten/d • 31 – 40 kgKG: 3 Tabletten/d • > 40 kgKG: 4 Tabletten/d orale Einzelgabe jeweils an 3 aufeinanderfolgenden Tagen
	Artemether/Lumefantrin (20 mg/120 mg/Tablette) Riamet	• ≥ 5 und < 15 kgKG: 1 Tablette/Dosis • 15 – 24 kgKG: 2 Tabletten/Dosis • ≥ 25 bis < 35 kgKG: 3 Tabletten/Dosis • > 35 kgKG: 4 Tabletten/Dosis orale Einnahme: initial 1 Dosis, dann 1 nach 8 h sowie 4 weitere Dosen im 12h-Abstand für 2 Tage: insgesamt 6 Dosen über 3 Tage
	Mefloquin	• s. o.
Malaria tropica (kompliziert)	Chinin + Clindamycin oder Doxycyclin	• initial 20 mg Chinin/kgKG in 5 – 10 ml 5 %iger Glukose/kgKG i. v. über 2 – 4 h; dann 10 mg/kgKG i. v. über 2 – 4 h. • bei Kindern < 2 Jahre alle 12 h • bei Kindern ≥ 2 Jahre alle 8 h bis orale Medikation möglich ist • zusätzlich Clindamycin 2 – 3 × 10 mg/kgKG i. v. oder oral in oder bei Kindern > 8 Jahren Doxycyclin 3 mg/kgKG pro Tag (maximal 200 mg) i. v. oder oral
Rezidivprophylaxe bei Malaria tertiana	Primaquin	• Kinder > 1 Jahr: 0,5 mg/kgKG/d (maximal 30 mg/d), oral, für 14 Tage (Cave: G6PD-Mangel)

therapie durchgeführt. Hierfür steht die Kombinationstherapie Artemether/Lumefantrin, Artesunate/Amodiaquine, Artesunate/Clindamycin/Doxycyclin oder Chinin/Clindamycin/Doxycyclin zur Verfügung. Die Kombination von Dihydroartemisinin/Piperaquin wird von der DTG aktuell nicht empfohlen, Artesunat/Sulfadoxine-Pyrimethamine wurde in Europa vom Markt genommen.

Die Resistenzentwicklung gegen Artemisinine könnte ein relevantes Problem werden, da eine verzögerte Elimination von P. falciparum in Südostasien bereits beschrieben wurde. Chininresistenzen sind aus Kambodscha, Thailand und Burma sowie aus Ostafrika bekannt. Unter Berücksichtigung der bekannten Einschränkungen werden zusätzlich Doxycyclin oder Clindamycin gegeben. Beide Medikamente sind zwar sehr gut gegen Plasmodien wirksam, aber die Wirkung tritt verzögert ein, sodass sie niemals ohne Chinin/Artemisinin gegeben werden dürfen.

60.5.3 Therapiekontrolle

Die Parasitämie ist unter antiparasitärer Therapie täglich zu kontrollieren. Nach initialem Anstieg sollte es 48 Stunden nach Therapiebeginn zu einem deutlichen Abfall der Parasitenkonzentration (< 10 % des Ausgangswerts) gekommen sein.

Andernfalls ist eine Therapieresistenz anzunehmen und eine Umstellung in Absprache mit einem Tropenmediziner erforderlich. Fieber kann auch Tage nach Therapiebeginn noch auftreten und ist ohne Wiederanstieg der Parasitämie kein Zeichen des Therapieversagens. 7 Tage nach Therapiebeginn sollten keine ungeschlechtlichen Parasitenformen (Trophozoiten und Schizonten) mehr nachweisbar sein, andernfalls könnte eine partielle Resistenz vorliegen, die eine Therapie mit einem anderen Antimalariamittel erfordert. Nach erfolgreicher Therapie wird eine wöchentliche Kontrolle für 4 Wochen empfohlen, um partielle Resistenzen und damit eine Rekrudeszenz der Parasitämie zu entdecken. Geschlechtliche Parasitenformen, Gametozyten, werden insbesondere bei der Malaria tropica noch bis zu mehrere Wochen im peripheren Blut beobachtet. Wie bereits erwähnt, ist ihr alleiniger Nachweis keine erneute Therapieindikation.

Nach einer durchgemachten Malaria (alle Formen) sollen Tätigkeiten (Sport, schwere körperliche Arbeit), die mit dem Risiko eines stumpfen Bauchtraumas einhergehen, vermieden werden. Bei sich erst über Wochen zurückbildender Splenomegalie bleibt das Risiko einer Milzruptur lange bestehen. Auch nach erfolgreicher abgeschlossener Behandlung können Rekrudeszenzen (persistierende erythrozytäre Plasmodien) noch nach mehreren Wochen auftreten. Eine Wiedervorstellung bei erneutem Fieber ist anzuraten, um eine erneute Malaria rechtzeitig und suffizient zu therapieren. Bei der Malaria tertiana (Pl. Vivax und Pl. ovale) kann sogar nach einer Folgebehandlung mit Primaquin ein Spätrezidiv auch nach Monaten bis zu mehreren Jahren auftreten.

60.6 Prophylaxe

Die WHO empfiehlt, dass Kinder < 5 Jahren generell nicht in Gebiete mit chloroquinresistenter Malaria tropica reisen sollen, was z. B. für das gesamte tropische Afrika zutrifft.

Die Vorbeugung einer Malaria basiert auf dem Schutz vor Mückenstichen (Expositionsprophylaxe) und der Einnahme von Malariamedikamenten (Chemoprophylaxe, ▶ Tab. 60.2). Beide Maßnahmen ergänzen sich, bieten jedoch keinen 100 %igen Schutz vor einer Malaria. Die weiblichen Anophelesmücken sind dämmerungs- und nachtaktiv. Daher bietet der Schlaf unter Moskitonetzen, besonders wenn sie mit 1 % Permethrinlösung imprägniert sind, einen wirksamen Schutz. Helle und lange Kleidung sollte am Abend den Körper und die Extremitäten bedecken. Repellents mit verschiedenen Insektiziden sind für das Kindesalter überwiegend nicht zugelassen. Der Kontakt mit Schleimhäuten kann zu starker Reizung führen. Ebenfalls verwendet werden Insektizide in Form von Sprays, Verdampfern und sog. Räucherspiralen. Beiprodukte können aber zu Schleimhautirritationen führen, sodass es insbesondere bei Säuglingen und Kleinkindern zu Atemwegsreizungen kommen kann.

Seit 2001 wird eine kontinuierliche Chemoprophylaxe mit Mefloquin, Atovaquon/Proguanil oder Doxycyclin für Kurzaufenthalte bis zu 4 Wochen in Gebieten mit hohem Malariarisiko (> 0,5 % bei 4-wöchiger Reisedauer) empfohlen. Für Regionen mit geringem Risiko wird eine „Stand-by"-Therapie, also eine notfallmäßige Selbsttherapie empfohlen. Treten Symptome einer Malaria in einem Endemiegebiet auf und kann innerhalb von 24 Stunden kein Arzt zur Diagnosesicherung erreicht werden, dann sollte eine Notfalltherapie in therapeutischer Dosierung (siehe ▶ Tab. 60.1) begonnen und unverzüglich ein Arzt aufgesucht werden, um die Diagnose und Therapieindikation zu überprüfen und ggf. zu korrigieren.

Seit 2011 ist die Kombination von *Dihydroartemisinin/Piperaquin* (Eurartesim) zugelassen zur Therapie der unkomplizierten Malaria tropica ab einem Körpergewicht von 6 kg und einem Alter von 6 Lebensmonaten. Unter dieser Kombinationstherapie treten häufiger QTc-Verlängerungen auf mit dem Risiko potenziell lebensbedrohlicher ventrikulärer Tachyarrythmien. Daher ist in der Zulassung eine EKG-Kontrolle spätestens nach der ersten Gabe vorgeschrieben. Da dies bei notfallmäßiger Selbsttherapie nicht geleistet werden kann, empfiehlt die Fachgesellschaft (DTG) diese Kombinationstherapie *nicht* für die Standby-Prophylaxe.

Medikamente sollten bereits vor Reiseantritt in Deutschland erworben werden und nicht im Ausland, da dort zunehmend Falsifikate veräußert werden, deren Wirkstoffgehalt unkalkulierbar ist. Treten trotz kontinuierlicher Chemoprophylaxe Symptome einer Malaria auf, muss unverzüglich ein Arzt konsultiert werden, da das bisher verwendete Medikament nicht zur Therapie geeignet ist.

Da sich die Resistenzlage relativ rasch ändern kann, sind zur Reiseberatung die mindestens jährlich aktualisierten Empfehlungen der Deutschen

Tab. 60.2 Malaria-Chemoprophylaxe für Kinder.

Generikum – Medikamentenname	Dosierung	Dauer der Chemoprophylaxe	Kontraindikationen
Mefloquin – Lariam 250 mg pro Tablette	5 mg/kgKG 1-mal/Woche: • > 5 kg: 5 mg/kgKG/Woche • 5–7 kg: 1/8 Tbl./Woche • 8–14 kg: ¼ Tbl./Woche • 15–24 kg: ½ Tbl./Woche • 25–35 kg: ¾ Tbl./Woche • > 35 kg: Erwachsenendosis	2–3 Wochen vor Abreise bis 4 Wochen nach Rückkehr	epileptische Anfälle, psychiatrische Erkrankungen, Angststörungen; Psychose und Schizophrenie in der eigenen oder Familienanamnese
Atovaquon/Proguanil – Malarone junior 62,5/25 mg pro Tablette Atovaquon/Proguanil – Malarone 250/100 mg pro Tablette	• 11–40 kg: je 1 Tbl./10 kgKG/d Malarone junior (62,5/25 mg) • > 40 kg: 1 Tbl. Malarone (250/100 mg))/d	1–2 Tage vor Abreise bis 7 Tage nach Rückkehr	• Schwangerschaft • Niereninsuffizienz (GFR < 30 ml/min)
Doxycyclin(-monohydrat) – Doxycyclin, Doxi 100 mg pro Tablette „off lable use"	• ab 8 Jahren: 1,5 – 2 mg/kgKG/d • > 50 kg: 100 mg/d	1–2 Tage vor Abreise bis 4 Wochen nach Rückkehr	• Kinder < 8 Jahren • Doxycyclinallergie • Schwangerschaft, Stillzeit
Chloroquin – Resochin, Quensyl 155 mg Base pro Tablette	• 5 mg/kgKG der Base oral, 1-mal/Woche • > 40 kg: 155 mg Base/d	1 Woche vor Abreise bis 4 Wochen nach Rückkehr	• G-6-PDH-Mangel Retinopathie, Gesichtsfeldeinschränkung, Niereninsuffizienz, epileptische Anfälle, Psoriasis, Myastenia gravis
Proguanil – Paludrine 100 mg pro Tablette nur in Kombination mit Chloroqin	• 3 mg/kgKG/d in 2 ED • > 50 kg: 200 mg/d in 2 ED	1 Woche vor Abreise bis 4 Wochen nach Rückkehr	• Dosisanpassung bei Niereninsuffizienz (GFR < 50 ml/min)

Gesellschaft für Tropenmedizin und Internationale Gesundheit e. V. unter www.dtg.org zu konsultieren.

In der Impfstoffentwicklung wurde bislang ein Kandidat entwickelt, der das Risiko an Malaria zu erkranken um 56 % senken kann und die Zahl der schweren Malaria um ca. 30 % reduziert. Für eine breite Anwendung in der Reisemedizin ist der Schutz unzureichend, aber in hochendemischen Malariagebieten bietet der Impfstoff eine mögliche Ergänzung in den Bekämpfungsmaßnahmen, insbesondere für Kinder unter 5 Jahren.

Koordinator:
C.-M. Kitz

Mitarbeiter:
R. Bialek, H. Brockmeyer, H. D. Nothdurft, A. Stich

60.7 Weiterführende Informationen

AWMF-Leitlinie. Diagnostik und Therapie der Malaria: www.awmf.org > Leitlinien: Aktuelle Leitlinien > Registernummer 042–001

Deutsche Gesellschaft für Tropenmedizin und Internationale Gesundheit e. V. (DTG): www.dtg.org > Empfehlungen und Leitlinien > Malariaempfehlungen

Nationales Referenzzentrum für tropische Infektionserreger
am Bernhard-Nocht-Institut für Tropenmedizin
Bernhard-Nocht-Str. 74
20 359 Hamburg
Tel.: 040 4 2818–401
Fax: 040 4 2818–400
E-Mail: Labordiagnostik@bni-hamburg.de

61 Masern

61.1 Klinisches Bild

Typisch für Masern ist der zweiphasige Verlauf. Das Prodromalstadium beginnt mit Fieber und katarrhalischen Erscheinungen wie Konjunktivitis, Schnupfen, Halsschmerzen, Heiserkeit und trockenem Husten. Pathognomonisch sind zu diesem Zeitpunkt die Koplik-Flecken: feine, kalkweiße Stippchen auf hochroter, etwas granulierter Schleimhaut, bevorzugt an der Wangenschleimhaut gegenüber den Molaren. Gleichzeitig entwickelt sich ein fleckiges, dunkelrotes Enanthem. Das Exanthemstadium beginnt 3 – 4 Tage später mit hohem Fieberanstieg. Die makulopapulösen Effloreszenzen beginnen hinter den Ohren und im Gesicht, um sich dann rasch über den ganzen Körper auszubreiten. Auch bei gutartigem Verlauf können einzelne Stellen hämorrhagisch werden. Der Höhepunkt der klinischen Erscheinung ist in der Regel der 2.–3. Exanthemtag; danach folgen rasche Entfieberung und Abblassen des Exanthems. Oft besteht generalisierte Lymphadenopathie, einschließlich der zentralen Lymphknoten. Der Krankheitsverlauf ist uniform undbesondere Formen wie mitigierte und atypische Masern sowie Masern bei abwehrgeschwächten Patienten sind selten.

Mitigierte Masern treten bei jungen Säuglingen auf, die noch maternale Antikörper besitzen, und nach Gabe von Immunglobulinen.

Atypische Masern werden heute kaum noch beobachtet. Sie treten bei Erwachsenen auf, die den vor 30 Jahren verwendeten Maserntotimpfstoff erhalten haben und sich später mit dem Wildvirus auseinandersetzen. Charakteristisch sind ein makulopapulöses Exanthem, das distal an den Extremitäten beginnt und sich zentripetal ausbreitet, sowie eine hartnäckige, therapieresistente Pneumonie.

Masern bei Patienten mit primärer odersekundärer Abwehrschwäche können vom klassischen Krankheitsverlauf völlig abweichen. Bei schweren T-Zell-Insuffizienzen kann das Exanthem ganz fehlen („weiße Masern"). Es entwickelt sich eine Riesenzellpneumonie, die in der Regel zum Tode führt. Außerdem wird eine besondere Enzephalitisform beschrieben (MIBE: „measles inclusion body encephalitis"), die auf direkter Virusinvasion beruht, sich aber – im Gegensatz zur subakuten sklerosierenden Panenzephalitis (SSPE) – bereits nach einer Latenz von 5 Wochen bis zu 6 Monaten klinisch manifestiert. Kinder mit isoliertem humoralem Immundefekt (Agammaglobulinämie) überstehen Masern komplikationslos.

Komplikationen: Masern-Krupp, Bronchiolitis und Masernpemphigoid werden heutzutage nur noch selten beobachtet. Fieberkrämpfe treten in 2 % der Fälle auf.

Die akute *Masernenzephalitis*tritt bevorzugt am 3.–9. Tag nach Exanthembeginn auf (Häufigkeit 1:500 – 1:2000). Typisch sind Bewusstseinsstörungen (Somnolenz, Koma), zerebrale Krampfanfälle, neurologische Herdsymptome (Hemiplegien, Hirnnervenparesen) und gelegentlich auch myelitische Symptome. Die Masernenzephalitis hat auch heute noch eine Letalität von 10 – 20 % und eine Defektheilungsrate von ca. 20 – 30 %. Eine weitere, sehr seltene ZNS-Komplikation (Häufigkeit nach neueren Untersuchungen: 7 – 11 Fälle pro 100 000 Masernerkrankten) ist die ***subakute sklerosierendePanenzephalitis***, eine persistierende Infektion des ZNS mit (defekten) Masernwildviren, die sich typischerweise erst nach einer Latenz von 5 – 10 Jahren manifestiert. Sie verläuft in 3 Stadien (Verhaltensauffälligkeiten und Nachlassen intellektueller Leistungen → Myoklonien und zerebrale Anfälle → Dezerebrationsstarre). In ca. 80 % der Fälle finden sich charakteristische EEG-Muster (sog. Radermecker-Komplexe): periodische, hochvoltige „slow-wave"-Komplexe, die nach Intervallen von 3,5 – 12 Sekunden wiederkehren. Die SSPE führt innerhalb von 3 – 5 Jahren nach Krankheitsbeginn zum Tode, siehe auch Kap. Infektionen des zentralen Nervensystems (S. 717).

Die Masernvirusinfektion hinterlässt regelmäßig für mindestens 6 Wochen eine transitorische Immunschwäche. Die Folgen sind bakterielle Sekundärinfektionen bei etwa 15 % der Erkrankten, am häufigsten Bronchopneumonien, Otitis media und Diarrhoen.

61.2 Ätiologie

Das Masernvirus ist ein Virus mit einsträngiger RNA mit negativer Polarität des Genus Morbillivirus der Familie der Paramyxoviren. Es gibt nur einen Serotyp, aber mehr als 20 Genotypen, die sich hinsichtlich der Virulenz nicht unterscheiden.

61.3 Epidemiologie

Masern sind hoch kontagiös mit einem Manifestationsindex von nahezu 100 %. Stille, subklinische Infektionen sind bei älteren Kindern extrem selten.

Einziges Erregerreservoir ist der Mensch. Die Übertragung erfolgt durch Direktkontakt über Tröpfchen, sehr selten auch durch Luftzug über größere Entfernungen. Die Infizierten sind 3 – 5 Tage vor Exanthemausbruch bis 4 Tage danach infektiös, wobei die Infektiosität im Prodromalstadium am höchsten ist. Die überstandene Erkrankung hinterlässt i. d. R. eine lebenslange Immunität.

In der Vorimpfära starben weltweit ca. eine Million Menschen/Jahr an Masern. Durch die Einführung weltweiter Impfprogramme können die Masern ausgerottet werden. Ziel ist es, die Zirkulation des Wildvirus zu unterbrechen und die Inzidenz auf < 1 Erkrankung/100 000 Einwohner zu senken. Durch konsequente Umsetzung der Impfprogramme konnten Masern in einigen Regionen bereits eliminiert werden (z. B. in Finnland, Schweden und auf dem gesamten amerikanischen Kontinent). In Deutschland hatten 2010 zu Schuleintritt 96,4 % aller Kinder eine Masernimpfung und 91,5 % zwei Dosen erhalten, in Bayern und Baden-Württemberg lagen die Durchimpfungsraten allerdings noch unter 95 %. In Deutschland treten trotz steigender Impfquoten immer noch lokale Ausbrüche auf; einer der größten wurde 2006 in Nordrhein-Westfalen mit fast 1800 Erkrankten verzeichnet. Gefährdet sind ältere Jugendliche und junge Erwachsene aufgrund einer ungenügenden Durchimpfung, Bevölkerungsgruppen, die impfkritisch eingestellt sind und Migranten, die in ihrem Heimatland keine Impfung erhalten haben.

Die **Inkubationszeit** beträgt 8 – 12 Tage.

61.4 Diagnose

Die Diagnose von Masern ist aufgrund der unspezifischen Symptome klinisch nicht sicher zu stellen. Im Rahmen eines Masernausbruchs müssen zumindest die ersten Fälle labordiagnostisch bestätigt werden, danach kann die Diagnose bei epidemiologisch gesichertem Kontakt klinisch gestellt werden. Bei sporadischen Fällen und Verdacht auf Masern bei Geimpften sollte die Diagnose in jedem Falle labordiagnostisch bestätigt werden. Der labordiagnostische Nachweis wird entweder über Nachweis von masernvirusspezifischem IgM im Serum oder Masernvirusgenom in Urin oder Rachenabstrich per PCR geführt. Das IgM ist in der Regel 3 Tage nach Exanthembeginn im ELISA nachweisbar, PCR-Ergebnisse sind zuverlässig, wenn Rachenabstrich oder Urin innerhalb von 7 Tagen nach Exanthem abgenommen wurden. Masern-Reinfektionen trotz Impfung sind sehr selten. Bei diesen Fällen sollte eine Aviditätsbestimmung der Antikörper (niedrige Avidität zeigt frische Infektion an), ein Titeranstieg im IgG-ELISA (vierfacher Titeranstieg bei 2 Verlaufsseren) und eine PCR durchgeführt werden, da bei Geimpften oft keine IgM-Antwort auftritt. Masernverdacht bei immunsupprimierten Patienten, Verdacht auf Riesenzellpneumonie oder MIBE erfordert den Virusdirektnachweis per PCR aus Sekret oder Biopsie.

Die Diagnose einer Masernenzephalitis beruht allein auf dem zeitlichen Zusammenhang der Enzephalitis mit einer akuten Maserninfektion (IgM-Nachweis!). Im Liquor bestehen lymphozytäre Pleozytose (oft mit relativ hohem Anteil an Granulozyten) und Zeichen der Schrankenstörung, spezifische Antikörper werden intrathekal nicht gebildet.

Typisch für die SSPE ist eine starke intrathekale IgG-Synthese gegen Masernvirus, wobei der überwiegende Teil der oligoklonalen Banden spezifisch für das Nukleokapsid-Protein ist. Eine Pleozytose fehlt, das Gesamteiweiß im Liquor ist nicht erhöht. Die Serum-IgG-Antikörper sind in der Regel massiv erhöht.

Mit molekularbiologischen Methoden ist eine sichere Unterscheidung zwischen Wild- und Impfviren anhand ihrer Sequenz im N-Gen möglich. Dazu sollte Rachenabstrich oder Urin möglichst kurzfristig nach Exanthembeginn entnommen werden und für eine Genotypisierungs-PCR in ein spezialisiertes Labor eingeschickt werden.

61.5 Therapie

Es existiert keine etablierte antivirale Therapie. Bei immunsupprimierten Patienten mit schweren Krankheitsmanifestationen (Masernpneumonie, MIBE) ist im Einzelfall ein Therapieversuch (off label) mit Ribavirin intravenös (in Kombination mit Immunglobulinen) zu erwägen. Es gibt allerdings keine kontrollierten Studien. In den Ländern der Dritten Welt wird bei akuten Masern Vitamin A empfohlen (Dosierung: Säuglinge 100 000 IE p. o. in 1 ED; Kleinkinder und ältere Kinder 200 000 IE p.o. in 1 ED). Dadurch konnte die Letalität beträchtlich gesenkt werden.

Bakterielle Zweitinfektionen erfordern den organbezogenen empirischen Einsatz von Antibiotika.

61.6 Prophylaxe

61.6.1 Gesunde

Wichtigste Maßnahme zur Bekämpfung der Masern ist die Masernimpfung. Für Europa besteht für 2015 das Eliminationsziel der WHO, das mit einer möglichst lückenlosen Durchimpfung (2 Dosen) von > 95 % im Kindesalter erreicht werden kann.

Die in Deutschland zugelassenen Impfstoffe enthalten attenuierte, auf Hühnerfibroblasten gezüchtete Viren. Sie sind als Monovakzine oder in Kombination mit Mumps- und Rötelnviren (MMR) bzw. Mumps-, Röteln- und Varicella-Zoster-Viren (MMRV) erhältlich. Masernimpfstoffe sind temperatur- und lichtempfindlich (Transport in lückenloser Kühlkette, resuspendierte Vakzine vor Licht schützen und möglichst sofort subkutan applizieren). Kontraindikationen sind: Schwangerschaft, Neomycin-Überempfindlichkeit, akute hoch fieberhafte Erkrankungen sowie Immundefizienz, mit Ausnahme der HIV-Infektion (S. 314). Hühnereiweißallergie und Tuberkulose stellen keine Kontraindikationen dar.

In Deutschland werden für jedes Kind 2 Masern-Impfungen empfohlen, die erste im Alter von 11–14 Monaten und (mit mindestens 4 Wochen Abstand) eine zweite im Alter von 15–24 Monaten. Steht die Aufnahme eines Kindes in eine Gemeinschaftseinrichtung bevor, so kann die Impfung ab dem Alter von 9 Monaten erfolgen. Die 2. Dosis sollte dann im Alter von 12 Monaten erfolgen.

Die Impfung wird im Allgemeinen gut vertragen. Zwischen dem 5. und 12. Tag nach Impfung können Fieber, morbilliformes Exanthem und Konjunktivitis auftreten. Eine Thrombozytopenie wird bei max. 1:30 000 Impflingen beobachtet. Es besteht kein Zusammenhang zwischen Masernimpfung und entzündlichen Darmerkrankungen und Autismus. Die 1. Impfdosis führt bei > 95 % der Geimpften zur Serokonversion, nach 2 Dosen sind es > 99 %. Ursachen für primäres Impfversagen sind: Nichteinhalten der Kühlkette, Nichtbeachten der nötigen Abstände zu vorausgehenden Immunglobulininjektionen oder Blut-/Plasmatransfusionen. Hauttests vom verzögerten Typ (Tuberkulintest) sollten 4 – 6 Wochen post vaccinationem verschoben werden.

Die Geimpften sind nicht ansteckend. Nach zweimaliger Impfung kann von einer dauerhaften Immunität ausgegangen werden. Absinkende Titer können zu grenzwertigen oder negativen Ergebnissen im ELISA führen, diese Patienten verfügen aber in der Regel dennoch über neutralisierende Antikörper.

Anamnestische Angaben zu vorheriger Masernerkrankung oder -impfung sind unzuverlässig. Bei fehlender Impfdokumentation sollte deswegen die MMR-Impfung durchgeführt werden. In der Fachliteratur gibt es keine Hinweise auf vermehrte Nebenwirkungen nach mehrmaliger Masernimpfung oder bei Teilimmunität. Für die Masernimpfung gibt es keine Altersbegrenzung. Die STIKO empfiehlt die Masernimpfung als Nachholimpfung für alle nach 1970 Geborene mit unklarem Impfstatus, ohne Impfung oder mit nur einer Impfung in der Kindheit, die im Gesundheitsdienst und bei der Betreuung von Immundefizienten sowie in Gemeinschaftseinrichtungen tätig sind.

Die Masernimpfung schützt mit großer Sicherheit vor dem Auftreten einer SSPE.

61.6.2 Exponierte

Bei immungesunden Kindern kann der Ausbruch der Wildmasern durch den Lebendimpfstoff wirksam unterdrückt werden, wenn dieser innerhalb der ersten 3 Tage nach Exposition verabreicht wird (postexpositionelle Impfung entsprechend STIKO-Empfehlung).

Bei abwehrgeschwächten Patienten und chronisch kranken Kindern ist die Prophylaxe auch mit humanen Immunglobulinen möglich: 0,25 ml/kgKG Standard-Immunglobulin intramuskulär oder 1 ml/kgKG eines intravenös zu verabreichenden normalen Immunglobulins innerhalb von 2 – 3 Tagen nach Kontakt; bei späterer Gabe bis zum 6. Tag ist noch Mitigierung der Erkrankung möglich (spezielle Masernimmunglobuline sind zur passiven Immunisierung nicht verfügbar). Nach prophylaktischer Verabreichung von Immunglobulinen darf frühestens nach 3 Monaten aktiv immunisiert werden, nach Bluttransfusionen und nach hochdosierter IgG-Therapie erst nach 6 – 9 Monaten.

Zu beachten ist, dass passive Immunisierung zur Verlängerung der Inkubationszeit führen kann.

61.6.3 Erkrankte

Inkubierte immungesunde Kinder sind im Krankenhaus vom 7. Tag post infectionem (erster Kontakttag) bis zum 5. Exanthemtag zu isolieren (S. 53). Bei abwehrgeschwächten Patienten ist die Isolierung zu verlängern, ggf. bis zum vollständigen Abklingen der Erkrankung.

Kinder mit unkomplizierten Masern dürfen frühestens ab dem 5. Tag nach Exanthembeginn Gemeinschaftseinrichtungen wieder besuchen.

61.6.4 Meldepflicht

Seit dem 1. 1. 2001 sind der Verdacht auf Masern, die Erkrankung und der Tod sowie der Erregernachweis laut Infektionsschutzgesetz (IfSG) durch den behandelnden Arzt bzw. das untersuchende Labor an das Gesundheitsamt zu melden. Im IfSG ebenfalls aufgenommen sind die reguläre Erfassung der Durchimpfungsraten und die zentrale Erhebung von Impfkomplikationen.

Koordinator:
J. Forster

Mitarbeiter:
U. Heininger, A. Mankertz

61.7 Weiterführende Informationen

Centers for Disease Control and Prevention: www.cdc.gov > A–Z Index: M > Measles

Nationales Referenzzentrum für Masern, Mumps, Röteln
am Robert Koch-Institut
Nordufer 20
13 353 Berlin
Tel.: 030 18 754–2516 oder -2308
Fax: 030 18 754–2598
E-Mail: mankertza@rki.de

62 Meningokokkeninfektionen

62.1 Klinisches Bild

62.1.1 Invasive Meningokokken-infektionen

Das Spektrum der invasiven Meningokokkeninfektionen variiert von einer transienten Bakteriämie, die spontan abheilen kann, bis zu einer fulminanten Erkrankung, die innerhalb weniger Stunden zum Tod führen kann. Etwa ⅔ der invasiven Infektionen verlaufen als purulente Meningitis. Hierunter sind nicht selten Mischformen (Meningitis mit septischen Zeichen und positiver Blutkultur) zu finden. Bei etwa ⅓ kommt es zu einem primär septischen Krankheitsbild ohne meningeale Beteiligung, das bei 10–15 % der Fälle einen besonders schweren Verlauf mit Multiorganversagen nimmt (Waterhouse-Friderichsen-Syndrom). Als seltene Verlaufsformen sind Meningo*enzephalitiden* und singuläre Infektionen anderer Organsysteme (Perikarditis, urogenitale Infektionen) beschrieben.

Die Meningokokken-Meningitis beginnt nach einer meist sehr kurzen grippalen Prodromalphase von einem bis wenigen Tagen mit hohem remittierendem Fieber, Schüttelfrost, Abgeschlagenheit, Muskelschmerzen und einem schweren Krankheitsgefühl. In weiterer Folge werden dann Meningismus, Kopfschmerzen, Erbrechen sowie Vigilanzstörungen bis hin zur Bewusstlosigkeit beobachtet. Bemerkenswert ist, dass Meningismus bzw. Nackensteifigkeit nur bei etwas über der Hälfte der Patienten mit invasiver Meningokokkeninfektion und nur bei 50–60 % der Patienten mit Meningokokken-Meningitis zu finden ist. Die Verdachtsdiagnose kann daher auch ohne dieses Leitsymptom gestellt werden.

Die Symptome der Sepsis sind hohes Fieber, lang andauernder Schüttelfrost, heftige Schmerzen in Extremitäten und Zeichen des Kreislaufschocks wie kalte, blasse Extremitäten, Tachykardie, Tachypnoe, Bewusstseinseintrübung und Multiorganversagen. Hauterscheinungen kommen bei bis zu 75 % der invasiven Erkrankungen vor. Transient urtikarielle, makulopapulöse, später hämorrhagische (Petechien, Purpura, Ekchymata) Exantheme können sich entwickeln. Sie sind meist am Stamm und den Extremitäten lokalisiert, können aber auch im Gesicht und an Handinnenflächen und Fußsohlen auftreten. Auch an den Schleimhäuten können Petechien imponieren. Rötlichbraune Maculopapulae entstehen als Zeichen perivaskulärer Entzündungsherde; unregelmäßig scharf begrenzte, landkartenartige dunkelrote bis schwarze Sugillationen oder Suffusionen (Purpura fulminans) sind Ausdruck von Einblutungen oder Hautinfarkten.

Während sich bei der Meningitis typischerweise eine Leukozytose mit Linksverschiebung, eine CRP-Erhöhung und eine erhöhte Blutsenkung finden, können Patienten mit Sepsis anfangs eine normale oder verminderte Leukozytenzahl, ein normales CRP und einen normalen Säure-Basen-Haushalt zeigen. Die Diagnose einer Meningokokken-Sepsis erfolgt aufgrund des klinischen Bildes, der Behandlungsbeginn darf keinesfalls wegen normaler oder fehlender Laborbefunde verzögert werden.

Im Liquor imponiert bei der Meningitis meist eine ausgeprägte Pleozytose mit weit mehr als 1000 Granulozyten/µl, eine Erniedrigung des Liquorzuckers bzw. der Liquor-/Blutzucker-Ratio und eine Eiweißvermehrung. Bei der Sepsis kann ein Status bacillosus bestehen, das heißt eine Keimzahl bis 10^8 Keime/ml bei fehlender oder nur gering ausgeprägter Liquorpleozytose.

Meningokokken können auch für lokale Infektionen des Nasen-Rachen-Raumes (Nasopharyngitis, Tonsillitis, Sinusitis), des Mittelohrs, der Konjunktiven und auch der Urogenitalschleimhaut (Vaginitis, Urethritis, Zervizitis) verantwortlich sein sowie als septische Arthritis, Pneumonie, Perikarditis etc. imponieren. Der Verlauf der Erkrankung entspricht dem anderer bakterieller Erreger. Der Übergang in eine invasive Meningokokkeninfektion kann vorkommen.

Komplikationen einer invasiven, septischen Meningokokkeninfektion

Die schwerste Komplikation einer Meningokokken-Sepsis meist ohne Meningitis ist ein Multiorganversagen: toxische Myokardiopathie mit Herzinsuffizienz (histologisch: toxische Myokarditis), Schock, Nebennierenrindenblutungen, Nierenversagen, disseminierte intravasale Gerinnung, großflächige Sugillationen der Haut, Nekrosen der Haut der Akren und Gliedmaßen. Als weitere Komplikationen können Endophthalmitis, Arthritis (2 – 10 %), Perikarditis (3 – 5 %) sowie eine Pneumo-

62

nie (8 – 15 %) und ein Lungenödem auftreten. Die Hautnekrosen können mit großflächigen Narben abheilen, die Nekrosen der Extremitäten können eine Amputation zur Folge haben. Die foudroyantesten Sepsisverläufe mit Nebennierenrindennekrosen werden auch als Waterhouse-Friderichsen-Syndrom bezeichnet, wobei dieses Synonym keinen definierten eigenen Krankheitsverlauf darstellt.

Immunologische Spätreaktionen

Klinische Symptome von immunologischen Spätreaktionen können auch nach Elimination der Meningokokken am 5.– 7. Behandlungstag auftreten. Ursächlich zu sehen sind wahrscheinlich zirkulierende Immunkomplexe, die mit einer Polyarthropathie bei sterilem Gelenkpunktat, einem eher urtikariellen, aber auch makulopapulösen Exanthem, erneutem Fieberanstieg und Perikarditis, selten auch Episkleritis und Endophthalmitis einhergehen können.

62.2 Ätiologie

Der Erreger ist Neisseria meningitidis. Es handelt sich um unbewegliche, sporenlose, gramnegative Diplokokken, die charakteristischerweise eine semmelförmige Gestalt besitzen. Sie wachsen aerob und sind kapnophil. Pathogene Varianten besitzen zumeist eine Polysaccharidkapsel und tragen Pili.

62.3 Epidemiologie

Das Erregerreservoir stellt der Mensch dar. In Europa sind durchschnittlich etwa 10 % der Einwohner asymptomatische Träger von Meningokokken im Nasen-Rachen-Raum. Die überwiegende Zahl der von gesunden Trägern isolierten Meningokokken-Stämme ist als apathogen einzustufen, sie exprimieren nicht selten keine Kapsel. Die Übertragung erfolgt durch direkten Schleimhautkontakt oder über Tröpfchen.

Die **Inkubationszeit** beträgt 1 – 10 Tage, meist weniger als 4 Tage.

Die Patienten sind bis 24 Stunden nach Beginn einer adäquaten antibakteriellen Therapie (mit Penicillin oder Cephalosporinen) als infektiös zu betrachten. Es ist zu beachten, dass die Therapie mit Penicillin die Besiedlung des Nasopharynx nur unterdrückt aber keine sichere Eradikation erbringt.

Die Erkrankung findet sich am häufigsten bei Säuglingen und Kleinkindern (40 – 50 % aller Meningokokken-Erkrankungen). Der Erkrankungsgipfel liegt bei Kindern um den 6. Lebensmonat, allerdings werden schon ab dem 1. Lebensmonat Erkrankungen beobachtet. Ein 2. Inzidenzgipfel tritt im Jugendalter auf.

Bei Haushaltskontaktpersonen eines an Meningokokkeninfektion erkrankten Patienten ist das Risiko für eine Meningokokkeninfektion ca. 500- bis 1200-fach erhöht. Weitere Risikofaktoren für eine Meningokokken-Erkrankung sind Mangel oder Fehlen von Komponenten des terminalen Komplexes des Komplementsystems und Properdindefekte, bestimmte Varianten mannosebindender Lektine im Plasma, Splenektomie und vorausgegangene Infektionen mit Influenzaviren. Über die Rolle weiterer Virusinfektionen des Respirationstrakts finden sich in der Literatur widersprüchliche Angaben.

Der wichtigste Risikofaktor für die Meningokokken-Erkrankung ist der Kontakt mit einem Indexfall. Neben Einzelerkrankungen können bei Meningokokkeninfektionen auch lokale Ausbrüche auftreten, z. B. in Kinderkrippen, Kindergärten, Schulen, Studentenheimen, Kasernen und in der allgemeinen Bevölkerung. Die Inzidenz der invasiven Meningokokken-Erkrankungen betrug in Deutschland 2011 0,45 pro 100 000 Einwohner pro Jahr. 90 % aller invasiven Erkrankungen werden durch die Serogruppen B (65–70 %) und C (20–30 %) bedingt.

In einer kürzlich durchgeführten genomweiten Assoziationsstudie fand sich der Faktor H des humanen Komplementsystems als wesentlichstes Gen für die Suszeptibilität gegenüber invasiven Meningokokkeninfektionen.

Bei Fällen mit rezidivierten oder familiärer gehäuften Meningokokkeninfektionen sind Untersuchungen von Komplement- und Milz-Funktion sinnvoll.

62.4 Diagnose

Die Verdachtsdiagnose muss aufgrund der klinischen Symptomatik gestellt werden und wird durch Nachweis von Meningokokken in Kulturen von Blut, Liquor, Gelenkpunktat und aus Hautläsionen bestätigt. Bis zum Erhalt der kulturellen Ergebnisse gilt der Nachweis von gramnegativen, teilweise intrazellulär gelegenen Diplokokken bei entsprechendem klinischem Bild als dringender

Verdacht auf Meningokokkeninfektion. Differenzialdiagnostisch infrage kommen eine andere akute bakterielle Sepsis, eine andere bakterielle Meningitis, Endokarditis, akute allergische Vaskulitis, ein toxisches Schocksyndrom, Purpura Schönlein-Henoch, thrombozytopenische Purpura oder Leukämie. Auch virale Infektionen (Enteroviren, Parvoviren etc.), der homozygote Protein-C-Mangel und die postinfektiöse Purpura fulminans (erworbener Protein-S-Antikörper) kommen differenzialdiagnostisch infrage.

Meningokokken zeigen eine hohe Empfindlichkeit gegen Austrocknung. Bei zu erwartenden längeren Transportzeiten sollte die Liquorprobe sofort in Blutkulturmedium überführt und bei Raumtemperatur gelagert werden. Wenn man ein Blutkulturmedium mit Liquor beimpft, sollte dem Labor dennoch eine kleine Menge nativen Liquors zur Mikroskopie und ggf. zum Antigennachweis bzw. zur Polymerase-Kettenreaktion (PCR) übersandt werden. Nativliquor sollte bei Raumtemperatur gelagert und transportiert werden. Es ist unbedingt notwendig, parallel zur Liquoruntersuchung Blutkulturen anzulegen. Sollte die Materialentnahme nicht vor einer Antibiotikagabe erfolgen, ist EDTA-Blut oder Serum zusammen mit Liquor zur PCR-Untersuchung einzusenden.

Die Untersuchungen zum Nachweis bakterieller Antigene in Liquor, Serum, Urin und anderen Körperflüssigkeiten mittels Latexagglutination, Koagglutination oder ELISA zeigen eine eingeschränkte Sensitivität und Spezifität für die Serogruppe B. Es besteht eine Kreuzreaktion zwischen N. meningitidis der Serogruppe B und E. coli K1. Bei negativer Kultur sind der Keimnachweis und eine Aussage über die Serogruppe des Erregers auch mittels PCR im Liquor, EDTA-Blut, Serum und Gewebe möglich. Das NRZ für Meningokokken in Würzburg bietet diese Untersuchung in Kombination mit einer Typisierung kostenlos an.

Die serologische Typisierung erfolgt durch den Nachweis unterschiedlicher Kapselpolysaccharide. Entsprechend dem Kapseltyp unterscheidet man 12 verschiedene Serogruppen (A, B, C, X, Y, Z, W135, 29E, H, I, K und L). Bei invasiven Fällen werden in Deutschland fast ausschließlich die Serogruppen B, C, W135 und Y gefunden, in Afrika zusätzlich die Serogruppen A und X.

Zur Feintypisierung werden mittlerweile überwiegend DNA-Sequenz-basierte Verfahren eingesetzt (Analyse von variablen Regionen äußerer Membranproteine durch DNA-Sequenzierung der codierenden Gene; Multilocus-Sequenz-Typisierung). Betalaktamasebedingte High-Level-Resistenzen gegen Penicillin sind bei Meningokokken eine absolute Rarität. Herabgesetzte Empfindlichkeit gegen Penicillin durch Mutation des pen-A-Gens wurde 2011 in Deutschland in ca. 6,6 % der Fälle beobachtet.

Alle Meningokokken-Stämme und kulturell negative Materialien von Patienten mit hochgradigem Verdacht auf Meningokokkeninfektion sollten zur Typisierung und Antibiotikaresistenzbestimmung an das Nationale Referenzzentrum für Meningokokken in Würzburg weitergeleitet werden (Informationen und Einsendeschein unter www.meningococcus.de).

62.5 Therapie

Die Behandlung richtet sich danach, ob es sich um eine Sepsis und/oder eine Meningitis handelt. Bei jeder Form der Sepsis steht die aggressive intensivmedizinische Behandlung des Kreislaufversagens im Vordergrund, siehe auch Kap. Sepsis (S. 776). Jegliche Verzögerung des Behandlungsbeginns durch Warten auf Laborwerte und unnötige diagnostische Maßnahmen verschlechtert die Prognose. Schon in der präklinischen Behandlungsphase kommt der intensiven Volumentherapie eine besondere Bedeutung zu.

Die antibiotische Behandlung der Wahl besteht in der Gabe von Cephalosporinen der Gruppe 3 (außer bei anamnestisch bekannter Penicillinallergie mit systemischer Reaktion) wie Cefotaxim (200 mg/kgKG/d in 3 ED; bei Jugendlichen und Erwachsenen 3 – 4 × 2 g/d) oder Ceftriaxon (initial 100 mg/kgKG/d, weiter mit 75 mg/kgKG/d in 1 ED, bei Jugendlichen und Erwachsenen 2(– 4) g/d in 1 ED). Die Behandlungsdauer der Meningitis beträgt 4 – 7 Tage.

Penicillin G in einer Dosierung von 500 000 IE/kgKG/d intravenös bei Jugendlichen und bei Erwachsenen 20 – 30 Millionen IE/d, verteilt auf 4 – 6 ED, kann bei nachgewiesener Empfindlichkeit ebenfalls verabreicht werden. Nur bei Behandlung mit Cephalosporinen der Gruppe 3 ist von einer sicheren Eradikation der nasopharyngealen Besiedlung der Patienten auszugehen.

Bei gutem Ansprechen auf die Therapie kann es etwa ab Tag 3 – 5 zu erneutem Fieberanstieg kommen. Es müssen komplizierte septische Verläufe (Perikarderguss, Hygrom, Arthritis) ausgeschlossen werden. Eine rein inflammatorische Reaktion kann mit Glukokortikosteroiden (z. B. Prednisolonäquivalent 1–2 mg/kgKG/d) behandelt werden.

Indexpatienten mit einer invasiven Meningokokkeninfektion müssen für die ersten 24 Stunden nach Beginn einer wirksamen antibiotischen Therapie isoliert werden (s. ▶ Tab. 4.2). Sollten die Patienten nicht mit Cephalosporinen der Gruppe 3, sondern mit Penicillin behandelt werden, ist vor Krankenhausentlassung eine Chemoprophylaxe zur Eradikation der im Nasenrachenraum getragenen Meningokokken durchzuführen.

62.5.1 Prognose

Die Letalität der invasiven Meningokokkeninfektion liegt bei der isolierten Sepsis bei 10 %, beim Waterhouse-Friderichsen-Syndrom bei 35 % und bei der isolierten Meningitis bei 1 %. Es gibt Hinweise auf eine höhere Letalität durch Serogruppe-C-Infektionen im Vergleich zu Serogruppe-B-Infektionen. Die Prognose hängt vom Erkrankungsalter, dem klinischen Zustand bei Vorstellung und der Keimzahl mit/ohne Entzündungszeichen ab.

Spätschäden einer Meningokokken-Meningitis sind psychomotorische Entwicklungsstörungen, Hörstörungen (9 %), Hirnnervenlähmungen, Hemiplegie, Krampfanfälle, Hydrozephalus, große Hautschäden und Amputationen von Gliedmaßen bei schwerer Sepsis.

62.6 Prophylaxe

62.6.1 Expositionsprophylaxe

Personen jeden Alters, die Kontakt mit einem an einer invasiven Meningokokkeninfektion erkrankten Patienten (Indexfall) hatten, müssen über die Frühsymptome einer Meningokokken-Erkrankung aufgeklärt werden und bedürfen einer sorgfältigen klinischen Überwachung. Bei Fieberanstieg ist daher bei unklarer Ätiologie – nach Abnahme entsprechender Proben für die mikrobiologische Diagnostik – der sofortige Beginn einer antibakteriellen Behandlung angezeigt.

Alle engen Kontaktpersonen, z. B. alle Haushaltsmitglieder und alle Personen mit haushaltsähnlichen Kontakten (z. B. in Internaten etc.) sowie Säuglinge, Kleinkinder und erwachsene Kontaktpersonen in Kindereinrichtungen, die in den letzten 7 Tagen vor Beginn der Krankheit des Indexpatienten engen Kontakt (> 4 Stunden) zu diesem hatten, erhalten schnellstmöglich nach Diagnosestellung beim Indexpatienten eine Chemoprophylaxe. Eine Prophylaxe ist darüber hinaus für alle Personen indiziert, die Kontakt mit oropharyngealen Sekreten des Patienten hatten, wie Intimpartner, enge Freunde (gemeinsamer Gebrauch von Zahnbürsten, Essgeräten etc.), Mund-zu-Mund-Beatmung sowie für den Indexpatienten, wenn er nicht mit Cephalosporinen behandelt wurde. Eine Prophylaxe für Schulkinder ohne Kontakt zu oropharyngealen Sekreten des Patienten, Arbeitskollegen, medizinisches Personal sowie bei indirektem Kontakt ist routinemäßig nicht indiziert. Beim Auftreten von Meningokokken-Erkrankungen in einer Schule ist vom zuständigen Gesundheitsamt in Abhängigkeit von der jeweiligen Situation zu entscheiden, welche Mitschüler, z. B. der direkte Banknachbar, in die Chemoprophylaxe einbezogen werden. Kulturen aus dem Nasen-Rachen-Raum sind für die Entscheidung zur Chemoprophylaxe unbrauchbar, da nur eine aufwendige Feintypisierung eine Verbindung zum Indexfall aufzeigen könnte. Durch Chemoprophylaxe kann für Haushaltskontakte das Risiko einer Sekundärerkrankung um ca. 89 % gesenkt werden.

Zur Chemoprophylaxe wird Rifampicin (20 mg/kgKG/d, in 2 ED; Jugendliche und Erwachsene 1200 mg/d in 2 ED) für 2 Tage empfohlen (vgl. jeweils aktuelle Empfehlungen der STIKO). Bei Neugeborenen beträgt die Dosierung 10 mg/kgKG/d. Urin, Speichel, Stuhl und Kontaktlinsen können sich während der Behandlung orange verfärben.

Eine 1-malige Gabe von Ceftriaxon (125 mg bei Kindern unter 12 Jahren, 250 mg bei Kontaktpersonen über 12 Jahren) intramuskulär oder intravenös führt ebenfalls zur Sanierung von Keimträgern. Schwangere und stillende Mütter sollten anstelle von Rifampicin Ceftriaxon erhalten.

Ein weiteres wirksames Mittel, zugelassen bei Personen ab 18 Jahren, ist Ciprofloxacin (1-malige orale Gabe von 10 mg/kgKG bis max. 500 mg). Orale Betalaktam-Antibiotika sind hingegen keine verlässlichen Präparate zur Eradikation des Keimträgertums.

Die Durchführung der Chemoprophylaxe ist bis 10 Tage nach letztem Kontakt mit dem Patienten sinnvoll (siehe auch Merkblatt Meningokokken-Erkrankungen des RKI).

62.6.2 Immunprophylaxe

Zusätzlich zur allgemeinen Impfempfehlung für Kleinkinder ab 1 Jahr wird im 1. Lebensjahr die

Impfung mit MenC-Konjugatimpfstoffen für besondere Risikogruppen empfohlen (s. STIKO-Empfehlung). Sofern diese ein dauerhaft erhöhtes Risiko aufweisen, sollte nach Vollendung des ersten Lebensjahrs letztere Impfung mit einem 4-valentem Konjugatimpfstoff ergänzt werden.

Zu den Empfehlungen der STIKO für den Einsatz der verschiedenen Meningokokken-Impfstoffe siehe www.rki.de.

Seit Januar 2013 ist europaweit ein Impfstoff gegen Meningokokken Serogruppe B ab dem Lebensalter von 2 Monaten zugelassen.

62.6.3 Meldepflicht

Nach §§ 6 und 7 des Infektionsschutzgesetzes (IfSG) sind der Erkrankungsverdacht, die Erkrankung und der Tod an Meningokokken-Meningitis und -Sepsis bzw. jeder direkte Erregernachweis in normalerweise sterilen Untersuchungsmaterialien meldepflichtig. Die Meldung ist dem für den Aufenthalt des Betroffenen zuständigen Gesundheitsamt unverzüglich, spätestens innerhalb von 24 Stunden nach erlangter Kenntnis, zu erstatten.

Koordinator:
T. Tenenbaum

Mitarbeiter:
U. Heininger, C. Müller, H. Schroten, U. Vogel, W. Zenz

62.7 Weiterführende Informationen

Nationales Referenzzentrum für Meningokokken
am Institut für Hygiene und Mikrobiologie der Universität Würzburg
Josef-Schneider-Str. 2, Gebäude E1
97 080 Würzburg
Tel.: 0931 31–46 802 (Prof. Vogel), 0931 31–46 161 (Prof. Frosch)
Fax: 0 931 46 445
E-Mail: nrzm@hygiene.uni-wuerzburg.de

63 Metapneumovirusinfektionen

63.1 Klinisches Bild

Die klinische Symptomatik der humanen Metapneumovirusinfektion (hMPV) unterscheidet sich nicht vom klinischen Bild anderer viraler Infektionen der Atemwege. Die hMPV-Infektion zeigt beim unkomplizierten Verlauf die Krankheitsbilder der akuten respiratorischen Erkrankungen von der Laryngotracheitis (selten) über Bronchitis und Bronchiolitis bis zu den Pneumonien. Neben segmentalen oder lobären Atelektasen finden sich bei hMPV-Infektionen der tieferen Atemwege auch lobäre Infiltrate. Das Röntgenbild erlaubt keinen sicheren Rückschluss auf den Erreger. Seltener geht die Infektion mit gastrointestinalen Symptomen, einer Otitis, Exanthem oder Konjunktivitis einher.

Auch wenn die hMPV-Primärinfektion in der Regel später auftritt als die RSV-Primärinfektion, verlaufen hMPV-Infektionen nicht generell milder als RSV-Infektionen.

Vor allem Neugeborene, darunter ganz besonders Frühgeborene, sind durch ein Apnoe-Bradykardie-Syndrom gefährdet. In den meisten der bisher durchgeführten Studien wies etwa die Hälfte der hospitalisierten Kinder Risikofaktoren auf (Frühgeburtlichkeit, Geburtsgewicht unter 1500 g, chronische Lungenerkrankung des Frühgeborenen, angeborene hämodynamisch relevante Herzfehler, Immunsuppression). Das hMPV kann schwere, zum Teil tödlich verlaufende Infektionen bei hochgradig immunsupprimierten Patienten (z. B. nach Stammzell- und Organtransplantation) jeden Lebensalters verursachen.

Bei chronischen bronchopulmonalen Erkrankungen (Asthma bronchiale, chronische Bronchitis, zystische Fibrose u. a.) kommt es durch hMPV-Infektionen zu akuten Exazerbationen.

Ob schwere hMPV-assoziierte Erkrankungen des Respirationstrakts zur Entstehung einer anhaltenden bronchialen Hyperreagibilität führen und somit zur Entwicklung eines Asthma bronchiale disponieren, ist bisher nicht geklärt.

63.2 Ätiologie

Das humane Metapneumovirus wurde erstmals 2001 in RSV-negativen Archivproben von Kindern mit Atemwegserkrankungen ungeklärter Ätiologie identifiziert. Es handelt sich um ein umhülltes RNA-Virus, das dem Genus Metapneumovirus in der Familie der Paramyxoviren zugeordnet wird. Zurzeit werden 2 Subtypen (A und B) unterschieden, die sich in jeweils 2 Untergruppen (A1/A2 und B1/B2) untergliedern. Eine Unterscheidung in Serotypen erfolgt nicht.

63.3 Epidemiologie

Das humane Metapneumovirus ist weltweit verbreitet. Das hMPV kann in jeder Altersgruppe Atemwegserkrankungen auslösen. Seroprävalenzstudien zeigen, dass etwa 25 % der Kinder im Alter von 6 – 12 Monaten Antikörper gegen hMPV gebildet haben; im Alter von 5 Jahren sind nahezu alle Kinder seropositiv. Die Infektion erzeugt keine lebenslange Immunität. Reinfektionen (mit demselben oder einem anderen Genotyp) kommen vor. Die Prävalenz von hMPV in respiratorischen Sekreten von Säuglingen und Kleinkindern mit Atemwegserkrankungen ist stark vom Patientenkollektiv abhängig und variiert zwischen 4 % und 30 %. In deutschen Studien betrug die Prävalenz bei hospitalisierten Kindern bis zu 18 %.

Der Mensch scheint das einzige Erregerreservoir zu sein. Die Übertragung erfolgt als Tröpfchen- oder Kontaktinfektion, auch über kontaminierte Gegenstände und Oberflächen. Im Atemwegssekret eingeschlossene hMPV können wahrscheinlich über mehrere Stunden infektiös bleiben. Eine Virusausscheidung ist bis zu 4 Wochen nach Auftreten klinischer Symptome möglich, bei hochgradig Immunsupprimierten auch länger (bis zu 90 Tage). Der zeitliche Verlauf und die Intensität einer hMPV-Epidemie weisen erhebliche Schwankungen von Jahr zu Jahr auf, mit Aktivitätsgipfeln in den Winter- und Frühlingsmonaten.

Die **Inkubationszeit** ist bisher nicht genau bekannt (höchstwahrscheinlich 4 – 6 Tage).

63.4 Diagnostik

Die Methode der Wahl zum Nachweis von hMPV aus Nasopharyngealsekret oder Rachenspülwasser ist die RT-PCR. Die Virusanzucht ist nur in Speziallaboratorien möglich. Antigentests sind seit Kurzem auf dem Markt, jedoch liegen damit nur begrenzte Erfahrungen vor. Dem Nachweis neutralisierender Antikörper kommt eine untergeordnete

Bedeutung zu, da sich die Infektion trotz vorhandener Antikörper manifestieren kann.

Zunehmende Bedeutung kommt den neueren Multiplexverfahren zu, da diese simultan bis zu 17 relevante Atemwegsviren, darunter auch hMPV, mit der Sensitivität und Geschwindigkeit von PCR-Verfahren detektieren können. Durch den Einsatz solcher Multiplexverfahren wurden häufiger Koinfektionen der Atemwege mit mehreren Viren nachgewiesen. Ob eine solche Koinfektion (z. B. mit RSV) zu einem schweren klinischen Verlauf führt, ist nicht eindeutig geklärt.

63.5 Therapie

Die Therapie erfolgt symptomatisch (z. B. Sauerstoffapplikation bei Hypoxämie oder Tachydyspnoe, ausreichende Hydrierung, bei bronchaler Obstruktion kontrollierter Versuch mit Betamimetika.

Einzelfallberichte und kleinere Fallzahlen sprechen dafür, bei schwer kranken Patienten mit bestimmten Risikofaktoren (z. B. nach Organ- oder Stammzelltransplantation) einen individuellen Heilversuch mit Ribavirin (per inhalationem, intravenös oder oral) und intravenösen Immunglobulinen durchzuführen. Der alleinige Nachweis des Virus in den Atemwegen eines hochgradig immunsupprimierten, aber asymptomatischen Patienten ist keine Indikation für eine solche Therapie. Weitere Therapeutika befinden sich in der präklinischen Entwicklung.

63.6 Prophylaxe

Die größte Bedeutung in der Prävention kommt Maßnahmen der Standardhygiene zu. Im privaten Bereich Händewaschen mit Seife sowie Hustenetikette, in Praxen, Spezialambulanzen und im stationären Bereich hygienische Händedesinfektion, zusätzlich Einmalhandschuhe bei Kontakt mit respiratorischen Sekreten, Mund-Nase-Schutz bei engem Kontakt, Umgebungsdesinfektion (Handkontaktflächen!) sowie im Krankenhaus Isolierung und Kohortierung der Patienten. Das Virus ist empfindlich gegenüber den üblichen VAH-gelisteten Hände- und Flächendesinfektionsmitteln.

Eine aktive oder passive Immunisierung steht bisher nicht zur Verfügung, bislang scheiterten alle entsprechenden Entwicklungsversuche.

Koordinator
R. Bruns

Mitarbeiter
A. von Renesse, O. Schildgen, A. Simon

63.7 Weiterführende Informationen

Konsiliarlaboratorium für respiratorische Syncytialviren, Parainfluenzaviren, Metapneumoviren
Institut für Virologie und Immunbiologie der Universität Würzburg
Versbacher Str. 7
97 078 Würzburg
Ansprechpartner: Prof. Dr. A. Rethwilm
Tel.: 0 931 201–49 962
Fax: 0 931 201–49 561
E-Mail: virusdiag@vim.uni-wuerzburg.de

63

64 Mikrosporidiosen

64.1 Klinisches Bild

Das klinische Spektrum der humanen Mikrosporidiosen umfasst gastrointestinale Erkrankungen, lokalisierte Infektionen, wie Sinusitis und Keratokonjunktivitis, aber auch disseminierte Infektionen mit Nachweis von Mikrosporidiensporen in fast allen Organsystemen (z. B. Gehirn, Lunge, Niere, Leber, Muskel). Bei immunkompetenten Patienten führt eine gastrointestinale Infektion mit Mikrosporidien zu prolongierten, meist aber selbstlimitierenden Diarrhoen. Am häufigsten werden diese bei Tropenrückkehrern beobachtet und sollten bei Diarrhoen, die länger als 14 Tage anhalten in die Differenzialdiagnose einbezogen werden. Bei HIV-infizierten Patienten kann der Mikrosporidienbefall von Duodenum und Jejunum zum Malabsorptionssyndrom führen, über Monate fortbestehen und zu einem langsamen aber massiven Gewichtsverlust („wasting syndrome“) führen.

64.2 Ätiologie

Mikrosporidien sind obligat intrazellulär lebende, sporenbildende Eukaryonten mit einem oder mehreren Zellkernen. Sie sind mit den Pilzen verwandt, weisen aber auch Eigenschaften von Prokaryoten auf, wie Aufbau der ribosomalen RNA (16S und 23S), und es fehlen ihnen Mitochondrien.

Die ovalen, 1–20 µm großen Sporen der Mikrosporidien weisen einen spiralförmigen Polfaden auf, der in einer pilzartigen sogenannten Ankerplatte endet. Bei Änderung des Umgebungsmilieus (z. B. pH-Änderungen) wird dieser Polfaden zur Infektion der Wirtszelle durch Injektion des Sporoplasmas verwendet. In der Wirtszelle entwickeln sich die Mikrosporidien entweder in direktem Kontakt zum Wirtszellzytoplasma oder in einer parasitophoren Vakuole. Zunächst bilden sich aus dem Sporoplasma mehrkernige Meronten (Merogony) aus denen sich Sporonten, Sporoblasten und schließlich Sporen (Sporogony) entwickeln, die nach Untergang der Wirtszelle freigesetzt werden. Die einzelnen Arten können elektronenmikroskopisch anhand ihrer Größe, der Anordnung der Kerne, der Anordnung und Anzahl der Windungen des Polfadens sowie daran, ob der Entwicklungszyklus in einer Vakuole stattfindet, unterschieden werden.

64.3 Epidemiologie

Mikrosporidien sind weltweit verbreitet und konnten außer in der Antarktis auf allen Kontinenten in Stuhlproben nachgewiesen werden. Sie werden durch kontaminiertes Trink- oder Oberflächenwasser, oder durch Kontakt mit infizierten Menschen oder Tieren übertragen. Die **Inkubationszeit** der Mikrosporidiosen ist nicht bekannt. Ausbrüche über kontaminiertes Wasser wurden beschrieben. Des Weiteren wurde eine Vielzahl von Mikrosporidienspezies als Infektionserreger im Tierreich beschrieben. Eine Reihe von humanpathogenen Arten konnten bei Säugetieren (z. B. Hunde, Kaninchen) und Vögeln (z. B. Geflügel, Papageien) nachgewiesen werden, sodass es sich bei den humanen Mikrosporidiosen um Zoonosen handelt.

Bei HIV-infizierten Patienten in der Ära vor Einführung der hoch aktiven antiretroviralen Therapie (HAART) konnten bei 2–70 % der Patienten Mikrosporidien nachgewiesen werden. Mit etwa 15 % am häufigsten wurde E. bieneusi bei chronischen Diarrhoen in dieser Patientengruppe gefunden.

Tab. 64.1 Die häufigsten humanpathogenen Mikrosporidienspezies mit Krankheitsspektrum.

Spezies	HIV / immunsupprimierte Patienten	Immunkompetente Patienten
Enterozytozoon bieneusi	Diarrhoe, Cholangitis, Rhinitis, Bronchitis	Diarrhoe
Encephalitozoon intenstinalis	Diarrhoe, Cholangitis, Nephritis, Keratokonjunktivitis, disseminierte Infektionen	Diarrhoe
Encephalitozoon cuniculi	Hepatitis, Peritonitis, Keratokonjunktivitis, Sinusitis, Nephritis, Zystitis, Urethritis, Prostatitis, disseminierte Infektionen	Diarrhoe, Enzephalitis
Encephalitozoon hellem	Keratokonjunktivitis, Sinusitis, Pneumonitis, Nephritis, Zystitis, Urethritis, Prostatitis, Diarrhoe, disseminierte Infektionen	nicht bekannt

Eine thailändische Studie konnte bei HIV-infizierten Kindern unter antiretroviraler Therapie E. bieneusi bei 18 % nachweisen. Grundsätzlich gilt die Koinfektion mit HIV und E. bieneusi bei Kindern als Risikofaktor für eine deutlich reduzierte Gewichtszunahme. Mit Einführung der HAART nahm die Prävalenz der HIV-assoziierten Diarrhoe und des Wasting-Syndroms deutlich ab, und gleichzeitig auch die Häufigkeit der Mikrosporidieninfektionen.

Zunehmend häufiger werden Mikrosporidiosen des Gastrointestinaltrakts aber auch disseminierte Infektionen bei Patienten unter Immunsuppression nach Organ- oder Knochenmarkstransplantation aber auch bei soliden Tumoren, hämatologischen Erkrankungen oder Diabetes mellitus beschrieben.

Seroprävalenzdaten sind nur für Encephalitozoon spp. verfügbar. Bei etwa 5 % und 8 % der Blutspender in den USA und den Niederlanden konnten Antikörper gegen E. hellem bzw. E. cuniculi nachgewiesen werden. Serologische Untersuchungen bei immunsupprimierten Patienten in der Tschechischen Republik zeigten 24 % der Patienten im Vergleich zu 10 % immunkompetenter Kontrollpatienten Antikörper gegen E. intestinalis. Bei einer Untersuchung unter Mitarbeitern eines Schlachthofs wurden bei 5 % Antikörper gefunden. Es muss daher davon ausgegangen werden, dass die Exposition und asymptomatische Infektionen mit Mikrosporidien häufiger vorkommen als bisher angenommen.

64.4 Diagnose

Je nach Symptomatik sind gefärbte Ausstriche nach Anreicherung von Stuhl, Urin, Sputum, Nasensekret, Konjunktivalabstrichen oder Liquor lichtmikroskopisch zu untersuchen. Bewährt haben sich die zeitsparende Chemofluoreszenz mit Uvitex 2B und eine modifizierte Trichromfärbung mit Chromotrop 2 R. Hinsichtlich Sensitivität und Spezifität sind diese Färbemethoden vergleichbar. Die Qualität der Diagnostik hängt aufgrund der Größe (1–5 µm) und Färbeeigenschaften der Erreger von der Erfahrung des Untersuchers ab. Eine Speziesdifferenzierung ist jedoch mit diesen Methoden meist nicht möglich, sollte aber immer durchgeführt werden, da diese wesentlich für die Wahl der Therapie ist. Zur Speziesdifferenzierung werden heute hauptsächlich PCR-Methoden benutzt. Diese speziesspezifischen PCR-Methoden, üblicherweise mit Zielsequenz in der 16S ribosomalen DNA, eignen sich vor allem zum Nachweis von E. bieneusi- und Encephalitozoon-spp.-Infektionen mit deutlich höherer Sensitivität als die Färbemethoden.

Die früher als Goldstandard in der Diagnostik und Speziesdifferenzierung eingesetzte zeitaufwendige Elektronenmikroskopie wurde mittlerweile durch die oben genannten Methoden abgelöst und wird heute nur noch für spezielle Fragestellungen angewandt.

64.5 Therapie

Bei der Behandlung der akuten und chronischen gastrointestinalen Mikrosporidiose hat die supportive Therapie mit oraler oder intravenöser Rehydratation und Ausgleich von Elektrolytstörungen die größte Bedeutung. Zudem ist die Immunrekonstitution durch eine antiretrovirale Therapie bei HIV-Infizierten oder eine Reduktion der immunsuppressiven Therapie wesentlich für das Sistieren der Diarrhoe.

Da nicht alle humanen Mikrosporidienarten auf die gleichen Medikamente ansprechen, ist es sinnvoll vor dem Beginn einer kausalen Behandlung eine Speziesdifferenzierung durchzuführen. Zurzeit stehen 2 Medikamente zur Verfügung, bei denen in kleineren Studien und Fallserien bei erwachsenen Patienten eine Effektivität nachgewiesen werden konnte. Albendazol eignet sich zur Behandlung von gastrointestinalen und disseminierten Infektionen mit Encephalitozoon spp., ist aber nicht effektiv in der Behandlung von Infektionen mit E. bieneusi. Behandlungsdaten und eine Dosisevaluierung für pädiatrische Patienten wurden bisher nicht publiziert. Zur Behandlung der E.-bieneusi-Infektion kann Fumagillin eingesetzt werden, ein Antibiotikum, welches aus Aspergillus fumigatus gewonnen wird. Als Nebenwirkungen werden Neutropenien und Thrombopenien beobachtet. Auch hier fehlen Daten für die Behandlung von Kindern.

Da bei immunkompetenten Patienten die Mikrosporidiose üblicherweise selbstlimitierend ist, erübrigt sich eine medikamentöse Therapie. Eine Ausnahme stellt die seltene Keratokonjunktivitis da, die auch in dieser Patientengruppe behandelt werden muss.

64

Tab. 64.2 Medikamentöse Therapie der Mikrosporidiose bei immunsupprimierten Patienten.

Ursächliche Mikrosporidienspezies	Medikament/Dosierung
Enterozytozoon bieneusi	Fumagillin[1] oral 60 mg/kgKG in 3 Dosen für 14 Tage
Encephalitozoon spp.	Albendazol oral • Erwachsene: 800 mg/d in 2 ED; Dauer 4 Wochen[2] • Kinder: 40 mg/kgKG/d in 2 ED; Dauer 4 Wochen[2]
Encephalitozoon spp. Keratokonjunktivitis	Fumagillin (70 µg/ml) lokal alle 2 Stunden für 4 Tage weiter 4-mal tgl. [2]

[1] Sanofi-Synthelabo Laboratories, Gentilly, France
[2] Therapiedauer unklar, Dosis bei Kindern nicht evaluiert

64.6 Prophylaxe

Mikrosporidiensporen werden von infizierten Menschen und Tieren in die Umgebung ausgeschieden und können dort jahrelang infektiös bleiben. Eine Übertragung über kontaminiertes Wasser oder Nahrungsmittel wird dadurch möglich. Übliche Desinfektionsmittel und Sterilisationsverfahren inaktivieren Mikrosporidiensporen innerhalb von 30 Minuten. Allgemeine Maßnahmen wie Händehygiene reduzieren die Wahrscheinlichkeit einer Kontamination mit Sporen. Der Kontakt von Patienten mit intestinaler oder disseminierter Mikrosporidiose zu immunsupprimierten Patienten sollte vermieden werden. Eine Übertragung von humanpathogenen Mikrosporidien durch Haustiere erscheint möglich, deshalb sollten immunsupprimierte Kinder den Kontakt vermeiden bzw. Hygienemaßnahmen einhalten. Es gibt keine Daten zu einer medikamentösen Prophylaxe.

Koordinator:
A. Müller

Mitarbeiter:
R. Bialek

64.7 Weiterführende Informationen

Laboratory Identification of Parasites of Public Health Concern: dpd.cdc.gov > Parasites and parasitic diseases > M–R > Microsporidiosis

65 Milzbrand

65.1 Klinisches Bild

Synonyme: Anthrax, maligne Pustel, malignes Ödem

Man unterscheidet Hautmilzbrand, Lungenmilzbrand, Darmmilzbrand, Milzbrand bei Heroinkonsumenten (Injektionsmilzbrand) und seltenere Formen (subklinische Form, Meningitis).

Am häufigsten ist der **Hautmilzbrand** (95 % aller auftretenden Fälle). Das Anthrax-Geschwür entsteht dort, wo der Erreger in die Haut eindringt. Es ist meist an den oberen Extremitäten lokalisiert, beginnt mit einer Papel, aus der sich innerhalb von 1 – 2 Tagen ein Bläschen und danach ein 1 – 3 cm großes indolentes Ulkus mit einer schwarzen (anthrax: griechisch Kohle), harten, adhärenten Kruste entwickelt. Das Ulkus ist von einem Ödem umgeben, nicht selten wird es von mehreren Tochterbläschen bzw. -ulzera begleitet. Die Haut ist im Bereich des Ödems gewöhnlich nicht gerötet und nicht überwärmt. Eine Eiterbildung unter dem Ödem kommt nicht vor. Vom Primärherd ausgehend können sich eine Sepsis und eine Meningoenzephalitis entwickeln. Unbehandelt ist Hautmilzbrand in 5 – 20 % der Fälle tödlich. Bei adäquater Behandlung beträgt die Letalität 1 %.

Eine neue Form ist der **Milzbrand bei Heroinkonsumenten** (Injektionsmilzbrand): massive entzündliche Weichteilinfektion mit Kompartmentsyndrom in der Region der Einstichstelle, Sepsis, hohe Letalität.

Der **Lungenmilzbrand** beginnt bei Erwachsenen mit unspezifischen Symptomen, die an Influenza erinnern, gefolgt von blutigem Auswurf, Zyanose und Tachykardie sowie einer hämorrhagischen thorakalen Lymphadenitis und einer hämorrhagischen Mediastinitis (Röntgenbild: verbreitertes Mediastinum oder Pleuraerguss). Die Symptome der Kinder im Frühstadium sind wenig bekannt. Es ist möglich, dass sie sich von denen bei Erwachsenen unterscheiden.

Der **Darmmilzbrand** äußert sich als Ulkus im Mund, Rachen oder Ösophagus mit regionaler Lymphadenopathie und Ödem und bei Infektion der Magen-Darm-Schleimhaut mit Fieber, Erbrechen, starken Bauchschmerzen, hämorrhagischer Gastroenteritis und Peritonitis (intestinale Form).

Die systemischen Formen wie Lungen- und Darmmilzbrand sowie Hautmilzbrand mit systemischer Ausbreitung und Milzbrand bei Heroinkonsumenten gehen häufig in eine Sepsis über. Außerdem ist eine (hämorrhagische) Meningitis bzw. Meningoenzephalitis nicht selten.

Die Letalität der systemischen Formen ist trotz antibiotischer Therapie hoch, die der Meningitis kann 90 % betragen.

65.2 Ätiologie

Bacillus anthracis ist ein großes, aerobes grampositives, stäbchenförmiges Bakterium, das im Zentrum eine Spore bildet. Aus dieser entsteht im Tier oder im Menschen eine vegetative Form. Bakterien im Vermehrungsstadium bilden ein Toxin, das Blutungen, Ödem und Nekrose verursacht.

65.3 Epidemiologie

Anthrax kommt auf der ganzen Welt vor, am häufigsten im Nahen Osten (u. a. Türkei), in Asien (Bangladesch: mehrere 100 Fälle/Jahr), Afrika und Südamerika. In den meisten europäischen Ländern und in Nordamerika tritt Milzbrand sporadisch auf, in Italien, Spanien und Griechenland ist er endemisch. Die Sporen sind hoch resistent und können Jahrzehnte überleben. Sie kommen vorwiegend in erkrankten Tieren (u. a. Haustieren, Kühen, Pferden, Schafen, Ziegen, Schweinen) und deren Ausscheidungen sowie auf landwirtschaftlichen Nutzflächen vor. Man findet die Sporen auch in vielen tierischen Produkten, so z. B. in Fellen, Wolle, Haaren, Knochen, Knochen- und Hornmehl. Mit diesen Produkten können die Sporen über die ganze Welt verbreitet werden. Die Übertragung geschieht vorwiegend durch direkten engen Kontakt (Hautmilzbrand), seltener aerogen oder per os durch Aufnahme von infiziertem rohem oder unzureichend zubereitetem Fleisch. Eine Übertragung von Mensch zu Mensch wird nur sehr selten beim Hautmilzbrand beobachtet.

Der Milzbrand ist in Deutschland meistens eine Berufskrankheit. Exponiert sind vor allem Arbeiter der tierverarbeitenden Industrie und Beschäftigte in der Tiermedizin sowie in der Land-, Forst- und Jagdwirtschaft, die mit infizierten Tieren in Berührung kommen, und neuerdings Heroinkonsumenten (4 Fälle an Injektionsmilzbrand im Jahr 2012).

Neben Bacillus anthracis zählen Clostridium botulinum, Francisella tularensis, Yersinia pestis sowie die Erreger des viralen hämorrhagischen Fiebers und der Pocken (Kategorie A nach CDC) zu den potenziellen biologischen Waffen (Bioterrorismus). Im Fall von Bioterrorismus ist v. a. mit Lungenmilzbrand zu rechnen.

Die **Inkubationszeit** beträgt im Allgemeinen bei Hautmilzbrand 1–12 Tage, bei Darmmilzbrand, Milzbrand bei Heroinkonsumenten und Lungenmilzbrand 1 – 6 Tage. Bei Lungenmilzbrand ist aber auch eine Inkubationszeit bis zu mehreren Monaten möglich.

65.4 Diagnose

Anamnestische Hinweise sind ganz besonders wichtig (Risikogruppen). Bei Hautmilzbrand weist das harte, schmerzlose und nicht eitrige Infiltrat, das oft von einem massiven Ödem umgeben ist, auf die richtige Diagnose hin. Eine sekundäre Infektion des Ulkus kann aber zu Schmerzen und Fieber führen. Die klinische Unterscheidung zwischen Milzbrand und einer anderen Haut- oder Weichteilinfektion kann daher schwierig sein, insbesondere bei Heroinkonsumenten (Anamnese!).

Bewiesen wird der Milzbrand durch den kulturellen Erregernachweis aus Abstrichen, Bioptaten oder Aspiraten von Hautläsionen sowie aus Blut (wichtig bei systemischen Formen und Verdacht auf Lungen- und Injektionsmilzbrand) und anderen erregerhaltigen Körperflüssigkeiten (z. B. Pleuraflüssigkeit, Aszites, Liquor). Nasen-Rachen-Abstriche spielen keine wesentliche Rolle, da i. d. R. innerhalb von 24 – 48 Stunden nach Inhalation von Anthrax-Sporen keine Erreger mehr im Abstrich zu finden sind. In einigen Laboratorien ist auch der Nachweis des Erregers mittels PCR sowie der Antigen-, Antikörper- und Milzbrandtoxinnachweis möglich. Schnelltests sind in der Entwicklungsphase. Gegebenenfalls ist der Tierversuch durchzuführen.

65.5 Therapie

Milzbrandbakterien sind gegen eine Vielzahl von Antibiotika sensibel, jedoch sind Resistenzen (konstitutive Betalaktamasen, experimentell entwickelte Resistenzen) zu beachten. Deshalb dürfen bei lebensbedrohlichen Formen von Milzbrand Penicillin und Ampicillin nur verordnet werden, wenn die Sensibilität der Milzbrandbakterien bewiesen ist. Cephalosporine und Cotrimoxazol haben keine ausreichende Wirksamkeit.

Für Kinder gibt es keine speziellen Empfehlungen. Alle Empfehlungen zum Einsatz von Antibiotika sind aus den bei Erwachsenen gewonnenen Erfahrungen abgeleitet worden.

- Lokalisierter, unkomplizierter Hautmilzbrand: Penicillin V (100 000 IE/kgKG/d in 4 ED p. o., maximal 4 × 750 000 IE/d) oder Amoxicillin (80 mg/kgKG/d in 3 ED p. o.) bei gleichzeitiger Testung auf Sensibilität oder Doxycyclin (4 mg/kgKG/d in 2 ED p. o., maximal 200 mg/d); Dauer: 7–10 Tage.
- Schwerer Hautmilzbrand (ausgeprägtes Ödem, Läsionen am Kopf oder Hals), Hautmilzbrand mit systemischer Ausbreitung, Milzbrand bei Heroinkonsumenten sowie Milzbrand bei Bioterrorismus und Darmmilzbrand: Ciprofloxacin (20 mg/kgKG/d in 2 ED i. v., maximal 800 mg/d). Alternative: Doxycyclin oder Amoxicillin bei nachgewiesener Sensibilität; Dauer: 7 – 10 Tage, bei Bioterrorismus Ciprofloxacin (30 mg/kgKG/d in 2 ED p. o., maximal 1000 mg/d) über 60 Tage (um Lungenmilzbrand zu verhindern). Alternative: Doxycyclin.
- Lungenmilzbrand und Verdacht auf Inhalation von Milzbrandsporen: Ciprofloxacin i. v. Alternative: Doxycyclin; Dauer: ≥ 60 Tage, wobei ein Wechsel zur oralen Gabe möglich ist. Zusätzliche Maßnahmen: intensivmedizinische Betreuung, frühzeitige Dränage des Pleuraergusses. Eine Kombination mit 1 – 2 weiteren liquorgängigen Antibiotika (Clindamycin, Meropenem, Amoxicillin, Penicillin, Rifampicin, Vancomycin) ist ratsam. Entscheidend ist, dass die Antibiotikatherapie frühzeitig begonnen wird! Da bei Kindern die Symptome im frühen Stadium von Lungenmilzbrand variabel und einer Influenza ähnlich sein können, sollten im Falle von Bioterrorismus oder eines verlässlichen anamnestischen Hinweises auf eine inhalative Exposition mit Milzbrandsporen Kinder mit Fieber nach Anlegen einer Blutkultur empirisch bis zum Erhalt des Ergebnisses bzw. bis zum Ausschluss der Verdachtsdiagnose mit Ciprofloxacin (oder Doxycyclin) behandelt werden.
- Meningitis und Verdacht auf Meningitis: Ciprofloxacin i. v. plus 1 – 2 weitere Antibiotika (Doxycyclin, Meropenem, Penicillin G oder Ampicillin, Rifampicin, Vancomycin).
- Milzbrand bei Schwangeren: Ciprofloxacin.

Im Falle eines Hautmilzbrands kann eine Antibiotikatherapie die Heilung des Ulkus nicht beschleunigen, aber die Wahrscheinlichkeit reduzieren, dass

65

sich eine Sepsis entwickelt. B. anthracis kann nach einer 5-(bis 48-)stündigen Penicillinbehandlung nicht mehr aus dem Ulkus isoliert werden. Eine lokale Antibiotikabehandlung der Wunde ist nicht notwendig. Beim Injektionsmilzbrand ist neben der Antibiotikatherapie eine frühzeitige chirurgische Therapie von größter Bedeutung.

Eine Inzision des Geschwürs, des sich oft nur sehr langsam zurückbildenden Ödems oder der Lymphadenitis ist nicht angebracht. Bei einem starken Ödem am Hals kann manchmal eine Tracheotomie notwendig werden. Ob in diesem Fall, sowie beim Lungenmilzbrand, Kortikosteroide helfen, ist nicht bewiesen.

Da Antibiotika keinen Effekt auf das bereits in das Gewebe abgegebene nekrotisierende Toxin haben, könnten spezifische Immunglobuline (Centers for Disease Control and Prevention, USA) eine weitere Therapieoption bei lebensbedrohlichen Formen von Milzbrand sein. Getestet werden gegenwärtig Immunglobuline von Menschen, die gegen Milzbrand geimpft worden sind, monoklonale Antikörper gegen verschiedene Virulenzfaktoren und Medikamente gegen Toxine.

65.6 Prophylaxe

65.6.1 Impfung

In Deutschland gibt es keinen zugelassenen Impfstoff. In den USA ist eine Vakzine zugelassen, die aus einem zellfreien Filtrat eines unbekapselten attenuierten B.-anthracis-Stammes hergestellt wird und an Aluminiumhydroxyd adsorbiert ist. Die Vakzine wird in 5 Dosen i. m. verabreicht. Sie ist wirksam und gut verträglich. Die bisher geimpften schwangeren Frauen und deren Neugeborene zeigten keine Auffälligkeiten. Für Kinder und Jugendliche sind Wirkung und Sicherheit des Impfstoffs nicht untersucht. In Großbritannien steht ein Filtrat eines präzipitierten Milzbrand-Antigens mit Thiomersal als Vakzine zur Verfügung. Neue Impfstoffe, u. a. auf der Basis rekombinanter Antigene, sind erst in mehreren Jahren zu erwarten.

65.6.2 Expositionsprophylaxe

Ungeschützte Hautkontakte mit erkrankten Tieren oder kontaminierten Tierprodukten etc. sollten vermieden werden. Kontaminierte Tiermaterialien sind zu verbrennen, kontaminierte Kittel, Bettwäsche etc. sind zu sterilisieren. In Betrieben mit Milzbrandrisiko gelten Sondervorschriften für Hygiene und Arbeitssicherheit.

65.6.3 Postexpositionsprophylaxe

Personen, die mit B.-anthracis-haltigem Material exponiert wurden, sollten, ganz besonders bei Inhalation von kontaminiertem Material, eine Chemoprophylaxe erhalten, die in den USA bei Erwachsenen mit einer Impfung gegen B. anthracis (3 Dosen) kombiniert wird: Ciprofloxacin oder Doxycyclin, jeweils in therapeutischer Dosis (s. o.) und per os. Alternative; Levofloxacin oder Amoxicillin, wenn sicher ist, dass kein penicillinresistenter Stamm vorliegt. Dauer: 60 Tage. Schwangere: Ciprofloxacin. Eine Isolierung ist nicht notwendig.

65.6.4 Meldepflicht

Der Milzbrand ist bei Krankheitsverdacht, Erkrankung und Tod meldepflichtig. Laboratorien müssen direkte und indirekte Nachweise von B. anthracis melden. Zur Falldefinition siehe www.rki.de.

65

Koordinator:
H. Scholz

Mitarbeiter:
K. S. Kohl, S. Shadomy

65.7 Weiterführende Informationen

Centers for Disease Control and Prevention: emergency.cdc.gov > Emergency Website A–Z: A > Anthrax

66 Molluscum contagiosum

66.1 Klinisches Bild

Synonyme: Dellwarze, Epithelioma contagiosum

Auf normaler Haut breitbasig aufsitzende, isoliert oder gruppiert stehende, perlenartige bis mittelderbe, zentral gedellte („Dellwarze") Knötchen von weißlicher, gelber bis blassrosa Farbe. Bevorzugt bei Kindern und Jugendlichen, insbesondere Atopikern, sowie immunsupprimierten oder immundefizienten Kindern und Erwachsenen (z. B. Wiskott-Aldrich-Syndrom, Leukämie, unter zytostatischer Therapie, AIDS). Prädilektionsstellen sind Gesicht, Hals, Stamm und hier insbesondere periaxillär, perigenital, perianal sowie die Extremitäten. Die Mollusca sind klein, oft milienartig, eingedellt, selten gestielt, traubenförmig konfluierend oder – insbesondere bei HIV-infizierten Personen – bis 1 cm groß als Molluscum contagiosum giganteum. Bei Patienten mit atopischem Ekzem können Mollusken durch Autoinokulation in großer Zahl auftreten („Ekzema molluscatum").

Im Verlauf können sich die Läsionen entzünden, was nicht nur bei Atopikern zu beobachten ist. Darüber hinaus können periläsionale Ekzemreaktionen über das Kratzen Narbenbildung zur Folge haben.

66.2 Ätiologie

66

Das Molluscum-contagiosum-Virus ist ein quaderförmiges DNA-Virus aus der Gruppe der Molluscipoxviren, streng epidermotrop, mit einer Größe von 240 × 320 nm.

66.3 Epidemiologie

Mollusca contagiosa zählt zu den sexuell übertragenen Erkrankungen. Die Übertragung des Virus erfolgt von Mensch zu Mensch über kleine Epitheldefekte (Kratzdefekte) und durch Schmierinfektion. Selten erfolgt die Übertragung durch gemeinsam benutzte Kleidung oder Handtücher (Assoziation zu Schwimmbadbesuch).

Die **Inkubationszeit** beträgt wenige Wochen bis zu 8 Monate.

66.4 Diagnose

Die Diagnose wird klinisch gestellt. Zur Sicherung, insbesondere bei immunsupprimierten Patienten, gelten die durch mikroskopische Untersuchung des ausgequetschten Molluscum-Inhalts dargestellten typischen Molluscum-Körperchen (alterierte, ballonartig aufgetriebene, runde bis ovale virushaltige Epithelzellen) als wichtigstes diagnostisches Zeichen.

Differenzialdiagnose: Milien, Hydrozystome, Verruca vulgaris (verruziforme Oberfläche). Seltenere Differenzialdiagnosen sind Talgdrüsenhyperplasie, dermaler Nävus, Basalzellkarzinom und Keratoakanthom (bei Vorliegen von Molluscum contagiosum giganteum).

Bei Immunsupprimierten ist auch an kutane Kryptokokkose oder Penicillium-marneffei-Infektion zu denken.

66.5 Therapie

Nicht selten kommt es innerhalb von Wochen bis Monaten zur spontanen Abheilung einzelner oder aller Läsionen; in Einzelfällen können Dellwarzen jedoch über Jahre persistieren. Indikationen für die Behandlung stellen neben der Persistenz, der ausgedehnte Befall über Monate, eine kosmetische Beeinträchtigung und/oder eine Irritation umliegender Hautabschnitte (insbesondere bei periokulärer oder intertriginöser Lokalisation) dar.

Mittel der 1. Wahl ist dann die Kürettage der Dellwarzen. Sie sollte regelhaft unter Lokalanästhesie erfolgen, z. B. mit Emla-Creme; Cave: Anwendung < 10 % Körperoberfläche bzw. bei Säuglingen maximal 1,0 g (3 – 5 kgKG) bzw. 2,0 g (5 – 10 kgKG), da sonst Gefahr der Met-Hb-Bildung. Dabei wird jede einzelne Dellwarze durch Ausdrücken mit einer gebogenen Pinzette (Eihautpinzette) oder, nach Anritzen mit einem Skalpell oder einer Injektionsnadel, durch Exkochleation mit einem scharfen Löffel bzw. mittels Ringkürette entfernt. Nach Blutstillung mittels Stiltupfer unter Verwendung von 30 %-H_2O_2-Lösung wird desinfiziert, bspw. mit Polihexanid (z. B. Lavasept), Octenidin (Octenisept) oder Chlorhexidin. Sehr zahlreiche Mollusca sollten in gleichartiger Weise in kurzer Allgemeinanästhesie entfernt werden.

Die Kryotherapie (Kontaktverfahren) stellt eine einfache und effektive Behandlungsform dar, die aber nur bei einzelnen Mollusken angewendet werden sollte. Neben speziellen Applikationsgeräten können auch Stiltupfer verwendet werden, die in flüssigen Stickstoff getaucht und 15 – 20 Sekunden mit der Warze in Kontakt gebracht werden. Ziel ist die subepidermale Blasenbildung; bei vorsichtigem Einsatz heilen die Hautveränderungen ohne Narbenbildung ab. Die Applikation lokaler Virustatika (Verrumal, Solco-Derman; in der Schweiz Solcoderm) ist erfolgversprechend, wenn sie regelmäßig (2-mal/d) und mehrwöchig (6 – 8 Wochen) angewendet wird; sie kann jedoch bei unsachgemäßer Anwendung zu Verätzungen führen. Die Wirksamkeit einer 5 – 10 %igen Kaliumhydroxid-Lösung (2-mal täglich über 30 Tage) ist in mehreren randomisierten Studien belegt. Die Wirkung ist allerdings vornehmlich keratolytisch und nicht virustatisch. Zudem sind lokale Irritationen sehr häufig, was die Anwendung im Gesicht ausschließt. In nicht kontrollierten Studien wurde auch über Therapieerfolge mit Cantharidin, welches lokal in Form einer Lösung appliziert wird, berichtet. Es handelt sich hierbei um einen Proteinphosphatase-Inhibitor, der durch Akantholyse eine Vesikelbildung induziert. Der Versuch, über die Induktion einer entzündlichen Irritation mit Vitamin-A-Säure-(Tretinoin)-Lösung oder -Gel (0,03 %) eine Viruselimination zu erreichen, ist nur selten erfolgreich. Akut ekzematöse Hautveränderungen stellen eine Kontraindikation für diese Therapie dar. Auch ist über die perkutane Resorption von Vitamin-A-Säure wenig bekannt, sodass die Indikation zur großflächigen Anwendung von Vitamin-A-Säure bei Kleinkindern zurückhaltend gestellt werden sollte.

Versuchsweise kann auch der Immunmodulator Imiquimod (Aldara 5 % Creme; 3-mal wöchentlich über Nacht, mindestens 4 – 6 Wochen) eingesetzt werden; eine Zulassung für Kinder und Jugendliche unter 18 Jahren und für diese Indikation liegt jedoch nicht vor (Heilversuch). Im Unterschied zu einem Einsatz bei Verrucae vulgares ist die Wirksamkeit oft weniger ausgeprägt.

Insbesondere bei Kindern sind Mollusca contagiosa bei Erstvorstellung häufig superinfiziert, sodass sich zunächst die Anwendung lokal antiseptischer Maßnahmen ggf. in Kombination mit antiekzematösen Maßnahmen empfiehlt. Eine wirksame Prophylaxe ist nicht bekannt.

Koordinator:
R. Fölster-Holst

Mitarbeiter:
P. Höger

66.6 Weiterführende Informationen

Centers for Disease Control and Prevention: www.cdc.gov > A–Z Index: M > Molluscum Contagiosum

67 Moraxella-catarrhalis-Infektionen

67.1 Klinisches Bild

Moraxella catarrhalis (Synonyme: Branhamella catarrhalis, Neisseria catarrhalis) kann bei Kindern Infektionen des Respirationstrakts auslösen. Dazu zählen eitrige Rhinitis, Otitis media, Sinusitis, Laryngitis, Tracheitis, Bronchitis und Pneumonie. Gelegentlich kann M. catarrhalis im Säuglings- und jungen Kleinkindalter mit Krankheitsbildern wie stenosierender Laryngotracheitis oder obstruktiver Bronchitis assoziiert sein, manchmal imponiert der Husten pertussiform. M. catarrhalis wird oft zusammen mit respiratorischen Viren (z. B. RSV, Parainfluenza) aus dem Nasopharyngealsekret isoliert. Da M. catarrhalis bei Kindern zur Standortflora der Schleimhäute des oberen Respirationstrakts gehört, ist im Einzelfall nicht immer sicher zu entscheiden, ob es sich nur um eine Kolonisation handelt, oder ob M. catarrhalis als Krankheitsursache anzusehen ist. Schwere systemische Erkrankungen wie Sepsis, Endokarditis oder Meningitis sind extreme Raritäten und treten überwiegend bei immunsupprimierten Patienten auf.

67.2 Ätiologie

M. catarrhalis sind gramnegative Kokken, die oft paarweise zusammenliegen (Diplokokken) und morphologisch im Grampräparat von Neisserien nicht zu unterscheiden sind. Trotz unterschiedlicher Morphologie bestimmt die genetische Ähnlichkeit ihre Gattungszugehörigkeit zu den Moraxellen (gramnegative kokkoide Stäbchen). Aufgrund unterschiedlicher chemischer und antigenetischer Struktur des Lipooligosaccharids wurde eine Unterteilung in 3 Serotypen (A, B, C) vorgenommen.

67.3 Epidemiologie

Die Übertragung erfolgt von Mensch zu Mensch durch direkten Kontakt mit Sekreten des Respirationstrakts bzw. durch Tröpfcheninfektion. Der Mensch ist, soweit bekannt, der einzige Wirt. Die Epidemiologie ist bisher weitgehend unerforscht. Die Kolonisierungsrate von Kindern (im Gegensatz zu Erwachsenen) ist hoch (bis zu 75 %), unterliegt jedoch erheblichen lokalen und saisonalen Schwankungen. Erkrankungen sind in den Herbst- und Wintermonaten wesentlich häufiger als im Sommer.

Die **Inkubationszeit** ist unbekannt, ebenso die Dauer der Besiedlung bei Gesunden und Kranken sowie die Dauer der Übertragbarkeit. Nosokomiale Übertragungsketten werden zunehmend beschrieben. Infektionen können in allen Altersgruppen auftreten, sind jedoch besonders häufig beim Säugling und Kleinkind und bei älteren Menschen mit chronisch-obstruktiver Pneumopathie (COPD).

67.4 Diagnose

Der kulturelle Nachweis von M. catarrhalis aus Nasopharyngealsekret oder Nasenabstrich gelingt ohne Probleme auf konventionellen Medien (Blut- oder Schokoladenagar). Der Erregernachweis bedeutet allerdings nicht zwangsläufig, dass M. catarrhalis auch für die zugrunde liegende Symptomatik verantwortlich ist (s. o.). Verdächtig ist die Isolierung von M. catarrhalis in Reinkultur, beweisend lediglich der kulturelle Nachweis aus a priori sterilen Körperflüssigkeiten wie Blut, Liquor oder Punktaten (z. B. auch Mittelohrflüssigkeit). Bei respiratorischen Infektionen wird M. catarrhalis häufig zusammen mit Viren, aber auch mit Streptococcus pneumoniae und/oder Haemophilus influenzae nachgewiesen.

Die Möglichkeit einer serologischen Diagnostik für die klinische Routine besteht nicht.

67.5 Therapie

Die überwiegende Mehrzahl der M.-catarrhalis-Stämme produziert eine chromosomal kodierte Betalaktamase. Daher werden zur Therapie (orale) Cephalosporine oder Kombinationspräparate von Aminopenicillinen (Ampicillin, Amoxicillin) mit Betalaktamase-Inhibitoren (Clavulansäure, Sulbactam) empfohlen.

Die Betalaktamase-Aktivität bei M. catarrhalis ist in Abhängigkeit von dem codierenden Betalaktamase-Gen (BRO-1 oder BRO-2) unterschiedlich stark ausgeprägt, sodass deren klinische Relevanz umstritten ist. Für die Routinetestung wird die Prüfung der Betalaktamase-Aktivität empfohlen, die aus den genannten Gründen allerdings zu einer Fehleinschätzung der klinischen Resistenzlage führen kann. Bei fehlender Betalaktamase-Aktivität kann die Therapie mit einem Aminopenicillin allein erfolgen. Gegenüber Erythromycin und den neueren Makroliden ist M. catarrhalis in der Regel gut empfindlich trotz weltweit rasant zunehmender Makrolid-Resistenz.

67.6 Prophylaxe

Eine Prophylaxemöglichkeit besteht nicht. Die Isolierung hospitalisierter Patienten oder Kontrollmaßnahmen im Erkrankungsfall sind nicht notwendig.

Koordinator:
R. Berner

Mitarbeiter:
C. Aebi, H. Schroten

68 Mukormykose

68.1 Klinisches Bild

Die Mukormykose (früher auch Zygomykose) ist nach der Candidose und Aspergillose die dritthäufigste invasive *opportunistische Pilzinfektion* bei Patienten mit hämatologischen Neoplasien. Andere Risikopopulationen sind Patienten mit diabetischer Ketoazidose, nach hämatopoetischer Stammzelltransplantation (HSZT) bzw. Organtransplantationen, Patienten unter Kortikosteroidtherapie, mit schweren Verbrennungen, Deferoxamin-Therapie sowie – sporadisch – unreife Neugeborene und Patienten mit T-Zelldefekten sowie fortgeschrittener HIV-Infektion. Zu unterscheiden sind 5 klinische Formen, die ausnahmslos lebensbedrohlich sind:

Die **rhinoorbitozerebrale Mukormykose** stellt die häufigste Form dar und betrifft vor allem Kinder mit schlecht eingestelltem Diabetes mellitus und Ketoazidose sowie Patienten mit akuten Leukämien bzw. allogener HSZT. Leitsymptome sind Schwellung, Rötung und Schmerzen im Gesichts- oder Orbitabereich, Kopfschmerzen, Fieber und Sehstörungen. Die in der Nasenhöhle beginnende Infektion führt über eine Infiltration der Nebenhöhlen rasch zu einer akuten *Sinusitis* mit braunblutigem Nasensekret und schwarzen nekrotischen Läsionen im Bereich der Nasenschleimhaut. Die schnellwachsenden Hyphen durchbrechen Gefäßwände wie auch Knochen, sodass es zur Beteiligung von Gesichtsweichteilen, Orbita, Meningen und Frontalhirn sowie zur Okklusion von zerebralen Arterien und Venen mit Infarkten und Thrombosen kommen kann. Symptome einer zerebralen Beteiligung sind Bewusstseinsveränderungen, Krampfanfälle, zentrale Paresen und/oder akuter Visusverlust.

Die **pulmonale Mukormykose** betrifft insbesondere onkologische Patienten mit akuten Leukämien bzw. allogener HSZT. Die Infektion kann mit rhinoorbitozerebraler Mukormykose assoziiert und fortgeleitet sein, in aller Regel entwickelt sie sich aber nach Inhalation von Pilzkonidien primär in der Lunge. Pilzinfiltrationen von Lungengefäßen führen zu arteriellen Thrombosen und hämorrhagischen Infarkten. Führende Symptome sind Fieber, Dyspnoe, atemabhängiger Thoraxschmerz und Hämoptoe.

Auch die **disseminierte Mukormykose** kommt vor allem bei Kindern mit akuten Leukämien bzw. allogener HSZT vor. Sie kann assoziiert sein mit anderen schweren Infektionen. Meist in der Lunge beginnend, breitet sie sich von dort hämatogen in andere Organe, vor allem das ZNS, aus. Der Verlauf ist fast immer letal.

Die selten diagnostizierte **primärgastrointestinale Mukormykose** tritt überwiegend bei Kindern mit ausgeprägter Mangelernährung bzw. unreifen Neugeborenen auf. Nekrotisierende Ulzerationen können im ganzen Intestinaltrakt vorkommen und zu intestinaler Obstruktion (Ileus), zur Perforation oder Gefäßinvasion und Infarzierung führen. Die Symptome sind akut und hängen vom Ort und vom Ausmaß der Pilzinfiltration des Gastrointestinaltrakts ab.

Die **Mukormykose der Haut und der umgebenden Weichteile** ist ebenfalls eine seltene Krankheitsmanifestation und im pädiatrischen Bereich bei Patienten mit akuten Leukämien bzw. allogener HSZT, bei Frühgeborenen und nach Gewebstrauma, schweren Verbrennungen bzw. ausgeprägter Graft-versus-Host Disease (GvHD) beschrieben. Charakteristisch sind schwärzlich belegte Nekrosen bzw. Ulzerationen im Bereich zuvor in ihrer Integrität gestörter Hautbezirke.

68.2 Ätiologie

Die Erreger der Mukormykose sind filamentös wachsende, fakultativ pathogene Fadenpilze der Ordnung Mucorales, die aktuell im Unterreich der Mucoromycotina im Reich der Pilze eingeordnet werden. Charakteristisch sind gering oder nichtseptierte, breite und polymorphe Hyphen. Häufigste Erreger der Mukormykose sind Pilzarten der Gattungen Lichtheimia (ehemals: Absidia), Mucor, Rhizomucor und Rhizopus sowie seltener der Gattungen Actinomucor, Apophysomyces, Cokeromyces, Cunninghamella, Saksenaea und Synecephalastrum.

Mucorales sind ubiquitär und wachsen bevorzugt im Erdreich, in verrottender Vegetation und anderem organischem Abfall. Charakteristisch ist ein außerordentlich schnelles Hyphenwachstum *in vitro* und *in vivo*. Infektionen bei prädisponierten Patienten entstehen über eine Akquisition der *Konidien* („Sporen“) auf aerogenem Weg über Inhalation (Respirationstrakt), Ingestion (Gastrointestinaltrakt) bzw. Kontamination (Hautläsionen). Charakteristisch für die Infektion ist die rasche Invasion von Geweben und Blutgefäßen durch die Hyphen des Erregers mit dem Resultat von Gewebsnekrosen, Gefäßthrombosen und Infarkten abhängiger Organbezirke.

68.3 Epidemiologie

Die Mukormykosen gehören zu den selteneren opportunistischen Pilzinfektionen. Inzidenzraten liegen für Erwachsene mit hämatologisch-onkologischen Erkrankungen vor und sind am höchsten bei akuter myeloischer Leukämie (AML; 1–1,9 %) bzw. allogener HSZT (0,1–0,6 %) und seltener bei anderen hämatologischen Neoplasien (0,1 %). Für pädiatrische Patienten einschließlich Frühgeborener und andere Populationen liegen keine Daten vor. Während Fallserien aus großen Zentren in den USA eine Zunahme bei erwachsenen Patienten mit hämatologischen Neoplasien bzw. nach allogener HSZT nahelegen, konnte dies in einer auf Entlassungsdiagnosen beruhenden epidemiologischen Untersuchung für pädiatrische Patienten nicht bestätigt werden. Zu beachten ist die Möglichkeit von Durchbruchsinfektionen unter Gabe von Caspofungin bzw. Voriconazol aufgrund der fehlenden Aktivität dieser Substanzen gegenüber den Erregern der Mukormykose und das Überwiegen von kutanen bzw. primär gastrointestinalen Formen bei Mukormykosen Frühgeborener.

68.4 Diagnose

Klinische und radiologische Befunde der Mukormykose sind nicht von denen anderer opportunistischer Fadenpilzinfektionen zu unterscheiden. Die Diagnose beruht deshalb auf dem direkten kulturellen, histopathologischen und/oder mikroskopischen Nachweis des Erregers aus infektionsverdächtigen Geweben bzw. Aspiraten; molekulare Methoden (PCR, FisH) sind nicht standardisiert, können aber eine wichtige zusätzliche Maßnahme bei invasiver Diagnostik sein und sind in spezialisierten Laboratorien verfügbar. Blutkulturen sind auch bei disseminierten Infektionen nur in Ausnahmefällen positiv; validierte molekulare (PCR) bzw. serologische (Antigennachweis) Nachweismethoden aus peripherem Blut existieren bislang nicht.

Bei rhinozerebraler Mukormykose zeigt die bildgebende Diagnostik der Nasennebenhöhlen Schleimhautverdickungen, Verschattungen der Sinus und Knochendestruktionen; bei Orbitabefall sind eine pathologische Raumforderung, Exophthalmus und Gewebedestruktion nachweisbar. Röntgenologische Zeichen der pulmonalen Mukormykose sind unspezifisch und umfassen infarktartige Läsionen, fleckige oder lobäre Infiltrationen, Einschmelzungen und auch Pleuraergüsse. Im Vergleich zum konventionellen Röntgen erlaubt die hochauflösende Computertomografie wie bei der pulmonalen Aspergillose eine frühere und exaktere Darstellung von pulmonalen Infiltraten.

Eine detaillierte Bildgebung mittels hochauflösender Computer- und Magnetresonanztomografie ist immer erforderlich zur Erfassung der Infektionsausdehnung und zur Planung möglicher bioptischer und chirurgischer Interventionen. Methoden zur Gewinnung diagnostischen Materials umfassen u. a. Haut-/Weichteilbiopsien (Mukormykose der Haut bzw. Weichteile), die Endoskopie der Nasen- und Nasennebenhöhlen (rhinoorbitale Mukormykose), sowie die Bronchoskopie mit bronchoalveolärer Lavage und CT-gesteuerte transkutane bzw. thorakoskopische Biopsien (pulmonale Mukormykose).

68.5 Therapie

Grundprinzipien der immer multimodalen Behandlung der Mukormykosensind die antimykotische Chemotherapie, die Korrektur des zugrunde liegenden metabolischen bzw. immunologischen Defekts sowie das Débridement bzw. die Resektion chirurgisch angehbarer Läsionen. Bei hinweisenden klinisch-radiologischen Befunden muss bei entsprechender Risikokonstellation (s. o.) die Einleitung der antimykotischen Therapie noch vor Abschluss der mikrobiologischen Labordiagnostik erfolgen (präemptive Therapie).

Die Therapie der ersten Wahl ist die hochdosierte Gabe von liposomalem Amphotericin (≥ 5 mg/kgKG/d i. v. in 1 ED; bei zerebralem Befall zumindest initial 10 mg/kgKG/d) bzw. Amphotericin-B-Lipid-Komplex (≥ 5 mg/kgKG/d i. v. in 1 ED). Eine Therapie mit konventionellem Amphotericin-B-Desoxycholat (1,0 – 1,5 mg/kgKG/d i. v. in 1 ED) ist aufgrund der höheren Toxizität kaum mehr vertretbar. Eine Behandlungsoption nach Stabilisierung bzw. bei refraktären Infektionen oder vital bedrohlicher Toxizität der Amphotericin-B-Therapie ist Posaconazol (keine pädiatrische Zulassung; Dosierung ab 13. Lebensjahr: 800 mg/d per os in 2 bzw. 4 ED; TDM empfehlenswert, Ziel-Talspiegel ≥ 1 mg/L). Flucytosin, die Echinocandine, Fluconazol, Itraconazol und auch Voriconazol haben keine klinisch relevante Aktivität gegenüber den Erregern der Mukormykose. Ob die Kombination von Amphotericin B mit Caspofungin bzw. die Kombination von Amphotericin B mit Posaconazol in der Initialtherapie eine höhere klinische Wirksamkeit hat als die Monotherapie mit Amphotericin B kann bislang nicht beurteilt werden. Für einen Nutzen adjunktiver Verfahren (z. B. hyperbare Sauerstofftherapie, Gabe von Zytokinen, Eisendepletion mit Deferasirox) gibt es keine klinische Evidenz.

Die Dauer der Therapie ist individuell und von der kompletten Resolution aller klinischen und bildgebenden Befunde abhängig. Wesentlich für eine erfolgversprechende Behandlung ist die Korrektur des zugrunde liegenden metabolischen bzw. immunologischen Defekts. Dies beinhaltet die Korrektur einer metabolischen Azidose, die Gabe von G-CSF bzw. GM-CSF bei granulozytopenen Patienten und die Reduktion bzw. das Absetzen von Glukokortikosteroiden.

68.5.1 Prognose

Die fallbezogene Sterblichkeit der Mukormykose liegt unabhängig von Lebensalter, Grunderkrankung und Erreger zwischen 50 und 70 %. Für Patienten mit hämatologischen Neoplasien bzw. allogener HSZT wurde in einer großen multizentrischen US-amerikanischen Erhebung ein signifikanter Rückgang der Sterblichkeit im Laufe des letzten Jahrzehnts berichtet. Prognostisch ungünstige Faktoren sind das Vorliegen einer disseminierten Infektion, eine hämatologische Neoplasie bzw. Z. n. allogener HSZT als Grunderkrankung, fehlende hämatologische Remission, persistierende Granulozytopenie und eine Verzögerung der Erstlinientherapie. Chirurgische Interventionen waren in mehreren Studien mit verbessertem Ergebnis assoziiert, wobei hier ein potenzieller Bias durch chirurgisch sanierbare Haut- und Weichteilinfektionen zu beachten ist.

68.6 Prophylaxe

Eine nachgewiesen effektive, spezifische Expositions- oder Chemoprophylaxe der Mukormykosen existiert bislang nicht.

Koordinator:
A. H. Groll

Mitarbeiter:
R. Bialek, T. Lehrnbecher, F.-M. Müller, J. J. Vehreschild

68.7 Weiterführende Informationen

Centers for Disease Control and Prevention: www.cdc.gov > A–Z Index: M > Mucormycosis

69 Mumps

69.1 Klinisches Bild

Mumps (Synonyme: Parotitis epidemica, Ziegenpeter) ist eine systemische Infektionskrankheit, namensgebend charakterisiert durch Speicheldrüsenschwellung, mit Hauptmanifestation auch an den Atemwegen. Mindestens 30 – 40 % der Infektionen verlaufen klinisch inapparent, subklinisch oder mit nur den unten beschriebenen weiteren Manifestationen.

Am häufigsten treten Fieber und eine ein- (20 – 30 %) oder doppelseitige (70 – 80 %) Parotitis auf. Auch andere Speicheldrüsen können betroffen sein. Wichtige weitere Manifestationen betreffen das zentrale Nervensystem (ZNS) in Form einer aseptischen Meningitis (klinisch relevant in 3 – 15 % der Fälle, unbemerkt [Liquor-Pleozytose] in bis zu 70 %). Die Meningitis kann bereits 1 Woche vor Ausbruch oder bis zu 3 Wochen nach Beginn der Parotitis manifest werden. Bei jeder aseptischen Meningitis – vor allem bei negativer Impfanamnese – sollte an eine Mumpsvirusinfektion gedacht werden. Häufig bestehen auch klinische Zeichen und Laborbefunde einer Pankreatitis. Eine Epididymitis/Orchitis tritt im Kindesalter nur ausnahmsweise auf. Dagegen kommt es während oder nach der Pubertät bei 25 – 30 % der infizierten Männer zur Mumpsorchitis. Sie beginnt in der Regel am Ende der 1. Krankheitswoche mit erneutem Fieberanstieg, starker Schwellung und Druckschmerzhaftigkeit eines oder beider Hoden.

Weitere seltene Manifestationen sind Oophoritis, Thyreoiditis, Uveitis, Myokarditis, Nephritis, Arthritis und Mumpsenzephalitis (Symptome: Bewusstseinsstörung, zerebrale Krampfanfälle, Hirnnervenlähmungen und Hemiplegien).

69.1.1 Komplikationen und Dauerschäden

Mumps ist in der Regel eine akute, selbstlimitierende, gutartige Erkrankung, auch bei immunsupprimierten Patienten. Todesfälle durch Mumps sind sehr selten. Nach Mumpsmeningitis tritt in ca. 1:10 000 Fälle eine Innenohrtaubheit auf, häufiger noch eine Innenohrschwerhörigkeit.

Die Mumpsenzephalitis verursacht im Gegensatz zur Mumpsmeningitis in ca. 50 % der Fälle bleibende Schäden (z. B. Hemiparesen, Hydrocephalus internus aufgrund einer Aquäduktstenose).

Nach Mumpsorchitis kann es zu einer einseitigen Hodenatrophie kommen; Sterilität ist jedoch selten. Es besteht *kein* gesicherter kausaler Zusammenhang zwischen Mumps und Diabetes Typ 1.

Es gibt eine ältere Studie, die für Mumpserkrankung im 1. Trimenon der Schwangerschaft eine um etwa 25 % erhöhte Rate an Aborten beschreibt, dieser Studie fehlt aber die Labordiagnostik. Neuere Erkenntnisse liegen nicht vor, eine Mumps-Embryopathie ist nicht bekannt. Neugeborene und junge Säuglinge von seropositiven Müttern sind über die maternale Immunität geschützt.

69.2 Ätiologie

Das Mumpsvirus ist ein umhülltes einsträngiges RNA-Virus negativer Polarität aus dem Genus Rubulaviridae der Familie Paramyxoviridae. Es gibt nur einen Serotyp, aber mehrere Genotypen. Es gibt Hinweise auf Unterschiede in den biologischen Eigenschaften (z. B. Neurovirulenz) der einzelnen Genotypen.

Mit molekularbiologischen Methoden ist eine sichere Unterscheidung zwischen Wild- und Impfviren anhand ihrer Sequenz im SH- und HN-Gen möglich. Dazu sollte Rachenabstrich oder Urin möglichst kurzfristig nach Symptombeginn entnommen werden und für eine Genotypisierungs-PCR in ein spezialisiertes Labor eingeschickt werden.

69.3 Epidemiologie

Mumps kommt in Ländern ohne Impfprogramm endemisch vor. Der Mensch ist das einzige Erregerreservoir. Vor der Impfära lag das Prädilektionsalter für Mumps zwischen dem 2. und 15. Lebensjahr. Knaben erkrankten häufiger als Mädchen. Nach Einführung der Mumpsvakzine ging die Erkrankungshäufigkeit im Kindesalter drastisch zurück, die meisten Fälle betreffen heute Jugendliche und junge Erwachsene.

Die Übertragung erfolgt vor allem aerogen über Tröpfchen, aber auch durch direkten Kontakt (z. B. Küssen) oder seltener durch speichelkontaminierte Gegenstände (Trinkgefäße, Essgeschirr, Spielzeug usw.). Das Virus wird auch im Urin und in der Muttermilch ausgeschieden.

Die **Inkubationszeit** beträgt 12 – 25 Tage, im Mittel 16 – 18 Tage.

Die Patienten sind bereits 3 – 5 (– 7) Tage vor Ausbruch der Erkrankung bis in die frühe Rekonvaleszenz (bis maximal zum 9. Tag nach Ausbruch der Erkrankung) infektiös. Auch klinisch inapparent Infizierte sind ansteckend. Die durchgemachte Erkrankung hinterlässt in der Regel eine lebenslange Immunität, allerdings sind symptomatische Reinfektionen vor allem durch Infektion mit heterologen Mumpsvirus-Genotypen auch in Populationen mit hoher Durchimpfung bekannt.

69.4 Diagnose

Im Rahmen eines Ausbruchs ist bei typischer klinischer Symptomatik eine Labordiagnostik nur bei den ersten Fällen erforderlich. Bei sporadischen Fällen und bei erkrankten Geimpften sollte die klinische Diagnose bestätigt werden. Bei Ungeimpften bietet sich die Bestimmung spezifischer IgM-Antikörper mittels ELISA an. Da Geimpfte häufig nicht mit einem erneuten IgM Anstieg reagieren, sollte in diesen Fällen vorrangig der Virusnachweis per PCR von Urin und Rachenabstrich innerhalb der ersten Woche nach Symptombeginn durchgeführt werden. In besonderen Fällen (z. B. bei ZNS-Manifestationen) sind auch die Virusanzucht und der PCR-Nachweis des Virus aus Rachenabstrich, Speichel, Liquor, Urin oder Biopsiematerial möglich.

Bei Mumpsmeningitis zeigt der Liquor eine lymphozytäre Pleozytose (10 – 2000 Zellen/µl) bei normalem bis leicht erhöhtem Eiweiß und normalem bis leicht erniedrigtem Liquorzucker. Im Liquor treten 2 – 3 Wochen später virusspezifische, oligoklonale Mumpsantikörper als Ausdruck einer intrathekalen Immunreaktion auf.

Eine Erhöhung der Serumamylase kann auf Mumps hinweisen.

69.5 Therapie

Es existiert keine antivirale Therapie. Eine schmerzlindernde symptomatische Behandlung ist angezeigt, der Nutzen von Entzündungshemmern (einschl. Kortison) bei schweren Formen (Mumpsenzephalitis, Orchitis) ist unklar.

69.6 Prophylaxe

69.6.1 Gesunde

Alle Kinder sollten gegen Mumps geimpft werden. In Deutschland hatten 2010 zu Schuleintritt 96,4 % aller Kinder eine Mumpsimpfung und 91,5 % 2 Dosen erhalten, in Bayern und Baden-Württemberg lagen die Durchimpfungsraten allerdings noch unter 95 %. Aufgrund dieser ungenügenden Durchimpfung sind für Wildvirusinfektionen insbesondere ältere Jugendliche und junge Erwachsene gefährdet.

Ein Einzelimpfstoff ist in Deutschland nicht zugelassen. MMR(V)-Kombinationsimpfstoffe enthalten attenuierte, auf Hühnerfibroblasten gezüchtete Mumpsviren (Stamm Jeryl Lynn bzw. Derivate). Ziel ist es, die Zirkulation des Wildvirus zu unterbrechen und die Inzidenz auf < 1 Erkrankung/100 000 Einwohner zu senken. Der augenblicklich von der STIKO für Deutschland empfohlene Impfplan sieht 2 Impfungen vor, die als Kombinationsimpfung gegen Masern, Mumps und Röteln oder MMR-Varizellen verabreicht werden sollte: Die 1. Impfung erfolgt möglichst ab dem 11. Lebensmonat und die 2. Dosis zur Optimierung des individuellen Impfschutzes und zum Schließen von Impflücken möglichst bis vor Vollendung des 2.Lebensjahrs, frühestens jedoch 4 Wochen nach der 1. Dosis. Darüber hinaus ist die Impfung dringend für alle noch empfänglichen bzw. unzureichend geimpften (< 2 Dosen) Jugendlichen und als berufliche Indikation für Erwachsene (nach 1970 geboren) in der Pädiatrie und Gemeinschaftseinrichtungen indiziert. Aus Sicht der Impfstoffzulassung gibt es keine obere Altersbegrenzung.

Die Impfung erzeugt sowohl eine humorale als auch eine zelluläre Immunität. Es liegen Erfahrungen über eine mehr als 15 Jahre anhaltende Impfimmunität vor. Die Impfung wird in der Regel gut vertragen. Gelegentlich kann eine blande Parotisschwellung auftreten, häufig kommt es insbesondere in der 2. Woche nach der Impfung zu Kopfschmerzen, Fieber, und respiratorischen Krankheitszeichen, wobei der kausale Zusammenhang zur Impfung (meist MMR) fraglich ist. Eine Impfmeningitis kommt bei Immunkompetenten bei Verwendung der heute zugelassenen Mumps-Impfstämme nicht vor.

Kontraindikationen sind: Schwangerschaft (wobei aber die versehentliche Impfung in der Schwangerschaft keine Indikation für einen Schwangerschaftsabbruch ist), allergische Reaktionen auf Impfstoffbestandteile (hydrolisierte Gelatine, Neomycin u. a.), und angeborene oder erworbene einschließlich iatrogener zellulärer Immunsuppression. Eine allergologisch gesicherte, klinisch relevante Hühnereiweißallergie stellt keine Kontraindikation dar (Ausnahme: Anaphylaxie). Geimpft werden dürfen auch Patienten mit humoralen Immundefekten (sofern keine Immunglobulinsubstitution stattfindet), Granulozyten-Funktionsstörungen, Asplenie oder asymptomatischer HIV-Infektion.

69.6.2 Exponierte

Durch eine Impfung in der frühen Inkubationszeit (Inkubationsimpfung) kann der Ausbruch der Krankheit in der Regel nicht verhindert werden. Die Impfung wird dennoch allgemein empfohlen, da sie vor Ansteckung bei nachfolgender Exposition schützen kann. Die STIKO empfiehlt die postexpositionelle Mumps-Impfung (MMR) für alle ungeimpften, nur 1-mal geimpften Personen oder solche mit unklarem Mumps-Impfstatus möglichst innerhalb 3 Tagen nach Kontakt.

Spezielle Mumps-Immunglobuline zur passiven Immunisierung sind nicht verfügbar.

69.6.3 Patienten

Hospitalisierte Patienten mit Mumps sollten isoliert werden. Nach Abklingen der klinischen Symptome, frühestens 9 Tage nach Ausbruch der Erkrankung, können die Patienten ohne schriftliches Attest wieder Gemeinschaftseinrichtungen besuchen.

69.7 Meldepflicht

Beim Auftreten eines Krankheits- oder Verdachtsfalls in einer Gemeinschaftseinrichtung (z. B. Kindergarten, Schule) ist von der Leitung das zuständige Gesundheitsamt zu benachrichtigen und der Besuch von Gemeinschaftseinrichtungen bis zum Ende der Kontagiosität untersagt (§ 34 IfSG). Auch ist eine Krankheit oder der Verdacht in einer Wohngemeinschaft (z. B. Familie) gemäß § 34 IfSG meldepflichtig.

Seit 29.3.2013 besteht namentliche Meldepflicht für Mumps nach § 6 und § 7 IfSG.

Koordinator:
J. Forster

Mitarbeiter:
U. Heininger, A. Mankertz

69.8 Weiterführende Informationen

Centers for Disease Control and Prevention: www.cdc.gov > A–Z Index: M > Mumps

Nationales Referenzzentrum für Masern, Mumps, Röteln
am Robert Koch-Institut
Nordufer 20
13 353 Berlin
Tel.: 030 18 754–2516 oder -2308
Fax: 030 18 754–2598
E-Mail: mankertza@rki.de

70 Mykoplasmeninfektionen

70.1 Klinisches Bild

Infektionen mit Mycoplasma pneumoniae führen zu einer tage- bis wochenlangen Erkrankung mit reduziertem Allgemeinbefinden, Kopfschmerzen, Fieber, und einem hartnäckigen (bis pertussiformen) nicht oder wenig produktiven Husten aufgrund einer Tracheobronchitis oder interstitiellen Pneumonie. Auf die oberen Atemwege begrenzte Erkrankungen (Rhinitis, Pharyngitis, Otitis media) werden seltener diagnostiziert. Pneumonien können klinisch wie radiologisch in unterschiedlichen Formen auftreten, wobei die häufig zitierte „primär atypische Pneumonie" (im Gegensatz zur „typischen", durch Streptococcus pneumoniae ausgelösten Lobärpneumonie) nur eine von vielen Varianten darstellt.

In einem Teil der Fälle tritt ein makulopapulöses, teils konfluierendes Exanthem auf, welches vorwiegend den Stamm betrifft und oft nach Antibiotikagabe intensiviert wird. Auch Urtikaria kann auftreten. Als Komplikationen werden bullöse Dermatitis, Mukositis bzw. Stevens-Johnson-Krankheit beobachtet. Klinisch relevante hämolytische Anämien durch Kälteagglutinine werden eher bei Jugendlichen oder Erwachsenen gesehen.

Andere extrapulmonale Krankheitsmanifestationen sind eher selten und können auch das zentrale und/oder periphere Nervensystem betreffen: Fazialis- und andere Hirnnervenparesen, Meningitis, Enzephalitis oder Enzephalopathie, transverse Myelitis, ADEM (akute disseminierte Enzephalomyelitis), Pseudotumor cerebri, Thalamusnekrose, Hirninfarkt, Syndrom der inadäquaten Sekretion von antidiuretischem Hormon (SIADH), Guillain-Barré-Syndrom oder Miller-Fisher-Syndrom. Die ZNS-Beteiligung kann während (parainfektiös), meist aber 1 – 2 Wochen nach Beginn der Atemwegssymptomatik (postinfektiös, reaktiv) in Erscheinung treten. Ferner sind Asthmaexazerbationen mit Mykoplasmeninfektionen assoziiert.

Ureaplasma urealyticum (S. 579) und Mycoplasma hominis kolonisieren den Urogenitaltrakt und gelten in hoher Keimzahl nachgewiesen als seltene Erreger von Entzündungen im Urogenitaltrakt. U. urealyticum (sehr selten auch M. genitalium) führt zu einer Urethritis, M. hominis zu Pyelonephritis, Salpingitis, Chorioamnionitis u. a. Betroffen sind vor allem Jugendliche und Erwachsene.

Darüber hinaus wird M. hominis eine kausale Bedeutung bei der postpartalen Endometritis und beim postpartalen Fieber zugesprochen. Prä- und perinatal kann das Neugeborene infiziert werden und (sehr selten) in der Neugeborenenperiode an einer Meningitis oder Abszessen verschiedenster Lokalisationen erkranken. Davon sind weit überwiegend Frühgeborene betroffen.

70.2 Ätiologie

Mykoplasmen sind kleine, zellwandlose (und daher primär gegenüber Betalaktam-Antibiotika resistente), pleomorphe Bakterien. Infektionskrankheiten des Respirationstrakts werden in erster Linie durch M. pneumoniae, und solche des Urogenitaltrakts durch U. urealyticum, M. genitalium und M. hominis verursacht. Weitere apathogene Mykoplasmen kolonisieren orale Epithelzellen (z. B. M. orale, M. salivarium, M. buccale).

Humanpathogene Mykoplasmen führen zur direkten Schädigung des Respirations- bzw. Urogenitalepithels. Die übrigen Organmanifestationen werden eher durch immunologische Phänomene (kreuzreagierende bzw. Autoimmun-Antikörper) als durch direkte Erregerinvasion verursacht.

70.3 Epidemiologie

Die Übertragung von M. pneumoniae erfolgt von Mensch zu Mensch über Tröpfchen. Mykoplasmeninfektionen treten weltweit endemisch und epidemisch ganzjährig auf. Da die Infektion keine zuverlässige Immunität hinterlässt, können Personen jeden Alters mehrfach im Leben erkranken. M. pneumoniae verursacht bei Schulkindern und jungen Erwachsenen ca. 20 – 30 % aller Pneumonien, bei jüngeren Kindern ist der Anteil geringer. Kleinraumepidemien können in Familien, Schulen und Kindergärten, aber auch in Hochschulen, Kasernen und anderen Gemeinschaftseinrichtungen auftreten. In der Umgebung erkrankter Personen findet man asymptomatische Träger.

Die **Inkubationszeit** beträgt 1 – 3 Wochen.

M. hominis und M. genitalium werden durch Geschlechtsverkehr sowie unter der Geburt durch Genitalsekret der Mutter (Besiedlungsrate mit M. hominis ca. 20 – 40 %) auf das Neugeborene (ca. 10 – 20 %) übertragen. Nur ein geringer Teil der besiedelten Neonaten, vorwiegend Frühgeborene, erkrankt.

70.4 Diagnose

Infektionen durch M. pneumoniae werden vorwiegend serologisch durch Antikörpernachweis diagnostiziert. Dazu stehen Partikelagglutinationstest (PAT), ELISA sowie Immunoblot zur Verfügung. Der PAT ist aufgrund seiner guten Sensitivität als Screening-Verfahren bei Kindern gut geeignet. Titer von 1:40 und höher im Einzelserum gelten als verdächtig und sollten mittels ELISA oder Immunoblot bestätigt werden, Titer von ≥ 1:640 erfordern keine Bestätigung.

Mit dem ELISA (Sensitivität 98 %, Spezifität 99 %) können spezifische IgM-, IgA- und IgG-Antikörper nachgewiesen werden. Mit dem Immunoblot (Sensitivität 98 %, Spezifität 99 %) lassen sich ebenfalls IgM-, IgA- und IgG-Antikörper nachweisen. Die Erfassung der verschiedenen Antikörperklassen ist wichtig, da das Spektrum von zunächst isoliert nachweisbaren IgM-Antikörpern (v. a. bei Kindern) bis hin zu erhöhten IgG- und IgA-Antikörpern ohne IgM-Nachweis (v. a. bei Jugendlichen und Erwachsenen) reicht. Am aussagekräftigsten ist ein signifikanter Antikörperanstieg (≥ 3 Titerstufen) bzw. die Serokonversion (Serumpaar im Abstand 2 – 3 Wochen). Kälteagglutinine sind unzureichend spezifisch (ca. 50 %) und sensitiv (33 – 76 %).

Blutbild und CRP sind differenzialdiagnostisch wenig hilfreich. Es findet sich häufig eine erhöhte Blutkörperchensenkungsgeschwindigkeit.

Der Direktnachweis von M. pneumoniae durch Kultur oder Immunfluoreszenz aus Nasopharyngealsekret ist durch den Nachweis erregerspezifischer Nukleinsäuren (PCR; Sensitivität > 90 %, Spezifität 100 %) heute fast vollständig ersetzt worden.

Liquor cerebrospinalis ist nur bedingt als Untersuchungsmaterial für den Nachweis von M. pneumoniae geeignet. Der Nachweis intrathekaler Antikörpersynthese kann versucht werden.

Der Nachweis von Urogenitaltraktinfektionen durch U. urealyticum und M. hominis erfolgt kulturell durch Anzüchtung auf Spezialmedien. Wegen der häufigen asymptomatischen Besiedlung beweist der kulturelle Erregernachweis eine Infektion nicht. Aufgrund der hohen Kolonisierungsrate sind auch serologische Untersuchungen zum Infektionsnachweis nicht sinnvoll.

70.5 Therapie

Mykoplasmenerkrankungen sind meist selbstlimitierend. Die Therapie mit Tetracyclinen kann jedoch die Dauer der Krankheit verkürzen und möglicherweise Komplikationen reduzieren.

Kinder ab 9 Jahre sollten mit Doxycyclin behandelt werden. Dosierung: 4 mg/kgKG am 1. Tag, ab dem 2. Tag 2 mg/kgKG/d, jeweils in 1 ED.

Bei Kindern unter 9 Jahren gibt es keine antibiotische Behandlung mit klinisch nachgewiesener Wirksamkeit gegen M.-pneumoniae-Infektionen. Makrolide sind jedoch in vitro wirksam und können deshalb zur Behandlung von M.-pneumoniae-Infektionen bei Kindern unter 9 Jahren eingesetzt werden: z. B. Clarithromycin (15 mg/kgKG/d in 2 ED) oder Erythromycin (vorzugsweise Estolat), 40(– 50) mg/kgKG/d in 2 ED. Makrolidresistente M.-pneumoniae-Isolate sind vor allem in Asien und Südeuropa berichtet worden, erste Fälle mittlerweile auch in Deutschland.

Die Dauer der Behandlung richtet sich nach dem klinischen Verlauf und beträgt bei der Pneumonie 10 – 14 Tage. Die Erreger können lange nach Therapieende persistieren.

Erfolg und Notwendigkeit einer antibiotischen Behandlung von ZNS-Infektionen sind in Anbetracht der ungeklärten Pathogenese umstritten. Man behandelt vorzugsweise mit dem liquorgängigen Doxycyclin (ab Alter von 9 Jahren). Ein Therapieversuch mit einem Makrolid (mit der Intention der Erregerelimination aus dem Respirationstrakt) kann bei Kindern unter 9 Jahren erwogen werden.

In schweren Fällen mit neurologischen Manifestationen können zusätzlich zur Antibiotikabehandlung Kortikosteroide, Plasmapherese oder i. v. Immunglobuline versucht werden (Empfehlungsgrundlage: publizierte Fallberichte).

Zur Behandlung von M.-hominis-Infektionen sind Clindamycin oder Doxycyclin geeignet. Wegen häufiger Resistenzen v. a. gegen Tetrazykline ist bei Nachweis von M. hominis ein Antibiogramm empfehlenswert. Infektionen mit U. urealyticum und M. genitalium sprechen gut auf Makrolide an.

70.6 Prophylaxe

Eine wirksame Impfung gibt es nicht. Die Isolierung von Patienten ist nicht erforderlich. Bei Ausbrüchen in Gemeinschaftseinrichtungen kann situationsabhängig eine Umgebungsprophylaxe mit den oben genannten Antibiotika erwogen werden. Eine generelle Chemoprophylaxe wird jedoch nicht empfohlen.

Koordinator:
U. Heininger

Mitarbeiter:
M. Abele-Horn, E. Jacobs, D. Nadal

70.7 Weiterführende Informationen

Centers for Disease Control and Prevention: www.cdc.gov > A–Z Index: M > Mycoplasma pneumoniae Infection

Konsiliarlaboratorium für Mykoplasmen
Institut für Medizinische Mikrobiologie und Hygiene Medizinische Fakultät der TU Dresden
Fetscherstr. 74
01 037 Dresden
Ansprechpartner: Prof. Dr. E. Jacobs
Tel.: 0 351 458–6 550
Fax: 0 351 458–6 310
E-Mail: enno.jacobs@tu-dresden.de

71 Nocardiosen

71.1 Klinisches Bild

Nocardiosen sind akute oder chronische, zur Generalisation neigende Infektionskrankheiten, die durch exogen erworbene, obligat aerobe Aktinomyzeten der Gattung Nocardia verursacht werden. Man unterscheidet oberflächliche, pulmonale und systemische Nocardiosen sowie Nocardia-Aktinomyzetome. Als weitere, epidemiologisch eigenständige Form sind die nosokomiale, postoperative Nocardia-Wundinfektion und andere durch Nocardien verursachte Hospitalinfektionen zu nennen.

Oberflächliche Nocardiosen manifestieren sich meist als nicht charakteristische, subakute oder chronische Hautaffektion mit und ohne Beteiligung des regionären Lymphknotens, oder sie imitieren als lymphokutanes Syndrom eine Pilzinfektion, die Sporotrichose (sporotrichoide Nocardiose).

Am häufigsten ist die **Nocardiose der Lunge**, die allerdings oft rasch generalisiert (systemische Nocardiose). Sie imponiert als fulminante, diffus nekrotisierende Pneumonie oder häufiger als schleichend entstehendes, zunächst symptomarmes Lungeninfiltrat, das anfänglich eine Tuberkulose oder ein Malignom imitiert und im Verlauf zu Abszess-, Empyem- oder Kavernenbildung neigt.

Systemische Nocardiosen können mit multiplen Abszedierungen praktisch jedes Organ befallen, zeigen aber eine besondere Affinität zum Zentralnervensystem (Hirnabszess in etwa 30 % der Fälle und selten Meningitis). Außerdem werden Nocardia-Endokarditiden, insbesondere bei Herzklappenprothesen, beobachtet.

Aktinomyzetome sind chronische, granulomatös-eitrige Infektionen der Haut und des subkutanen Bindegewebes, bei denen es regelmäßig zum Befall von Periost und Knochen kommt. Die durch Nocardia-Arten hervorgerufenen Aktinomyzetome unterscheiden sich klinisch nicht von Erkrankungen durch pathogene Actinomadura- (A. madurae, A. pelletieri) und Streptomyces-Spezies (S. somaliensis); das klinische Bild ähnelt weitgehend dem der durch Pilze verursachten Myzetome im engeren Sinne (Eumyzetome).

Die Letalität unbehandelter Nocardiosen beträgt zwischen unter 10 % (oberflächliche Form) und über 80 % (systemische Nocardiose und Aktinomyzetom). Sie konnte erst durch neuere Therapien spürbar gesenkt werden.

71.2 Ätiologie

Die wichtigsten Erreger der pulmonalen und oberflächlichen Nocardiosen in Deutschland sind Nocardia asteroides und N. farcinica. Die Häufigkeit der Infektionen mit den neu beschriebenen Spezies N. abscessus, N. paucivorans und N. cyriacigeorgici sowie mit N. nova ist nicht bekannt. N. brasiliensis führt weniger zu pulmonalen oder systemischen, sondern eher zu oberflächlichen Nocardiosen und Aktinomyzetomen. Menschliche Erkrankungen durch N. africana, N. otitidiscaviarum, N. transvalensis, N. pseudobrasiliensis und N. veterana werden seltener beobachtet, abgesehen von N. otitidiscaviarum lässt sich ihre humanmedizinische Bedeutung nicht abschließend beurteilen.

71.3 Epidemiologie

Alle humanpathogenen Nocardia-Arten sind natürliche Bewohner des Erdbodens. Dabei sind N. asteroides, N. farcinica, N. nova, N. otitidiscaviarum und wahrscheinlich auch N. abscessus, N. paucivorans, N. cyriacigeorgici und N. veterana Kosmopoliten, während N. brasiliensis fast nur in den Subtropen und Tropen angetroffen wird (Cave: Blumenerde tropischer Zimmerpflanzen aus Trockengebieten). Die geografische Verbreitung von N. transvalensis, N. pseudobrasiliensis und N. africana ist nicht endgültig geklärt.

Nach Inhalation der Erreger entstehen primär *Lungen-Nocardiosen*, während sich nach perkutanem Eintritt über erdverschmutzte Wunden oberflächliche Nocardiosen oder Aktinomyzetome entwickeln.

Pulmonale und systemische Nocardiosen gelten bisher als vornehmlich opportunistische Infektionskrankheiten, die sich vor allem bei deutlicher Beeinträchtigung der zellulären Abwehr entwickeln (z. B. nach Organtransplantation, bei AIDS oder malignen Blutkrankheiten). Trotzdem lassen sich nur bei 40 – 60 % der Nocardiosepatienten disponierende Faktoren nachweisen. Bei den postoperativen Wundinfektionen ist meist nur die Operation selbst als bahnendes Ereignis auszumachen. Die oberflächlichen Nocardiosen und Aktinomyzetome benötigen ebenfalls nur eine häufig sogar unbedeutende Hautverletzung (z. B. durch

Dornen oder Kaktusstacheln) und treten bei Landarbeitern gehäuft als Berufskrankheit auf.

Für die USA wurde die *Inzidenz* der Nocardiosen auf 500 – 1000 Fälle pro Jahr geschätzt. Die Häufigkeit der Erkrankung wird in Deutschland auf wenigstens 100 Fälle pro Jahr geschätzt.

Die **Inkubationszeit** der Nocardiosen ist ausgesprochen variabel. Sie schwankt zwischen wenigen Tagen und mehreren Wochen (bis Monaten).

71.4 Diagnose

Der Nachweis von Nocardien in Körperflüssigkeiten wie Sputum, Bronchialspülflüssigkeit, Exsudate, Eiter, Liquor, Urin sowie Biopsie- oder Autopsiematerial sichert die Diagnose. Bei den Aktinomyzetomen finden sich im Eiter drusenähnliche Körnchen, die ausschließlich aus myzelialen Erregerkolonien ohne Begleitflora bestehen.

Tierversuche und serologische Tests haben keine praktische diagnostische Bedeutung. Die primär intrazellulären Erreger stimulieren die Antikörperbildung nicht ausreichend. Die Histologie bei den Nocardiosen ist noch vieldeutiger als bei den Aktinomykosen.

71.5 Therapie

Die im angloamerikanischen Sprachraum als Mittel der Wahl empfohlenen Sulfonamide oder Cotrimoxazol sind bei den in Deutschland vorkommenden Nocardiosen weitgehend unwirksam. Nur Infektionen durch Nocardia brasiliensis und manche Stämme von N. asteroides bzw. des N.-asteroides-Komplexes sprechen ausreichend auf Sulfonamide oder Cotrimoxazol an. Die Basis der antibiotischen Therapie hierzulande stellt aber in jedem Fall das Aminoglykosid Amikacin dar. Die weitaus besten Therapieerfolge bei den in Deutschland häufigen N. asteroides- und N. farcinica-Infektionen wurden mit einer Kombination von Amikacin und Imipenem erzielt. Meropenem statt Imipenem kann verwendet werden, wenn das Antibiogramm Empfindlichkeit auf Meropenem anzeigt.

Manche Stämme pathogener Nocardien sind darüber hinaus auf Tetrazykline, insbesondere Minozyklin, empfindlich. Die verfügbaren Chinolone sind nicht ausreichend wirksam.

Die chirurgische Sanierung von Nocardia-Infektionsherden, soweit durchführbar, verbessert die Heilungschancen.

Aufgrund der Seltenheit und des sporadischen Auftretens der Nocardiosen gibt es keine kontrollierten oder gar randomisierten Studien zur Effizienz verschiedener Therapieverfahren. Publizierte Daten zur In-vitro-Empfindlichkeit pathogener Nocardia-Arten gegenüber antibakteriellen Chemotherapeutika differieren erheblich voneinander. Die Absicherung der In-vitro-Befunde durch tierexperimentelle Untersuchungen wurde nur ausnahmsweise vorgenommen. Auch in neueren Kasuistiken wird über widersprüchliche Erfahrungen mit verschiedenen Therapieansätzen berichtet. Es scheint sich abzuzeichnen, dass beim – offenbar recht häufigen – Versagen der im angloamerikanischen Sprachraum propagierten Sulfonamid- oder Cotrimoxazol-Therapie immer häufiger mit Erfolg die Kombination von Carbapenemen (Meropenem, Imipenem) und Amikacin, von Penicillinen mit Betalaktamase-Inhibitoren oder Minozyklin als Monotherapie eingesetzt werden. Für Deutschland gilt, dass bei den hier vorkommenden Erregerarten die Kombinationstherapie von Imipenem mit Amikacin die besten und zuverlässigsten Heilerfolge bei der menschlichen Nocardiose erzielt.

Linezolid zeigt in vitro eine gute Wirksamkeit gegen Norcardien, einschließlich der resistenten Spezies N. farcinica und N. transvalensis. Klinische Studien mit Oxazolidinonen liegen allerdings nicht vor.

71.6 Prophylaxe

Nocardiosen werden nicht von Mensch zu Mensch übertragen. Wie nosokomiale Nocardia-Infektionen gezeigt haben, kann eine gemeinsame Infektionsquelle zu endemischem oder epidemischem Auftreten der Krankheit führen. Deshalb sind prophylaktische Maßnahmen im Sinne einer Sanierung der lüftungstechnischen Anlagen, der Vermeidung von Staubbildung bei Abbrucharbeiten oder einer Intensivierung der Flächendesinfektion (zur Beseitigung der im Staub persistierenden Erreger) sinnvoll und angezeigt.

Sporadische Nocardiosen sind nicht meldepflichtig; Häufungen von Nocardiosen im Krankenhaus unterliegen den Bestimmungen für nosokomiale Infektionen. Es gibt keine aktive oder passive Immunisierung.

Koordinator:
D. Nadal

Mitarbeiter:
H. Schroten

71.7 Weiterführende Informationen

Centers for Disease Control and Prevention: www.cdc.gov > A–Z Index: N > Nocardiosis

72 Norovirusinfektionen

72.1 Klinisches Bild

Akut beginnende Übelkeit, plötzlich auftretendes Erbrechen und akut einsetzender wässriger Durchfall (kein Blut, kein Schleim) sind die Hauptsymptome der Norovirusinfektion (Synonyme: „Norwalk-like"-Virusinfektion, „vomiting disease"). Bei Kindern steht das Erbrechen im Vordergrund, bei Erwachsenen der Durchfall. Norovirusinfektionen gehen oft mit Bauch- und Kopfschmerzen, abdominalen Krämpfen, Myalgien und manchmal mit (eher leichtem) Fieber einher. Die Erkrankung dauert üblicherweise 1 – 2 (–3) Tage, ist selbstlimitierend und heilt in den meisten Fällen folgenlos aus. Schwere Verläufe mit massiver Dehydratation sind seltener als bei Infektionen durch Rotaviren. Allerdings können ältere Menschen und Kleinkinder mit teilweise sehr ausgeprägtem Flüssigkeits- und Elektrolytverlust lebensbedrohlich erkranken. Patienten unter dauernder immunsuppressiver Therapie oder mit Immundefekten können eine chronische Diarrhoe entwickeln und das Virus über einen längeren Zeitraum ausscheiden.

72.2 Ätiologie

Noroviren (bis 2002 als norwalkähnliche Viren bezeichnet) sind unbehüllte, einsträngige RNA-Viren, die zur Familie der Caliciviridae gehören. Aufgrund phylogenetischer Untersuchungen werden Noroviren derzeit in 5 Genogruppen (GI–GV) unterteilt. Nur GI, GII und GIV, die sich wiederum bisher in mindestens 30 Genotypen unterteilen lassen, sind humanpathogen. Ein Kennzeichen der Noroviren ist die hohe Genomvariabilität, durch die fortlaufend neue Virusvarianten entstehen. Durch das Fehlen der Hüllmembran sind Noroviren sehr widerstandsfähig gegenüber Umwelteinflüssen und Desinfektionsmitteln, was besondere Anforderungen an die hygienischen Maßnahmen stellt.

72.3 Epidemiologie

Der Mensch ist das einzige bekannte epidemiologisch relevante Erregerreservoir. Die Übertragung erfolgt hauptsächlich fäkal-oral von Mensch-zu-Mensch und über virushaltiges Aerosol, das nach schwallartigem Erbrechen entsteht. Übertragungen durch kontaminierte Lebensmittel oder Trinkwasser oder durch Kontakt zu kontaminierten Oberflächen sind ebenfalls möglich. Die hohe Infektionsrate erklärt sich durch die hohe Viruskonzentration im Stuhl und Erbrochenen der Erkrankten, die niedrige infektiöse Dosis (< 100 Viruspartikel), die hohe Umweltstabilität des Erregers und eine nur kurzzeitig bestehende Immunität. Reinfektionen sind möglich und häufig.

Noroviren sind die häufigsten nichtbakteriellen Erreger von infektiös bedingten Durchfallerkrankungen bei Schulkindern, Jugendlichen und Erwachsenen. Bei Säuglingen und Kleinkindern stehen sie nach Rotaviren an der 2. Stelle. Am häufigsten erkranken Kinder unter 4 Jahren und Erwachsene über 70 Jahren, wobei der Anteil der Frauen deutlich überwiegt. Noroviruserkrankungen können das ganze Jahr über auftreten, wobei es besonders zwischen November und März zu Häufungen kommt. Seit 2002 kommt es wiederholt zu Epidemien norovirusassoziierter Gastroenteritiden mit einem hohen Anteil an Ausbrüchen besonders in Gemeinschaftseinrichtungen. Von den Ausbrüchen sind besonders häufig Krankenhäuser, Alten- und Pflegeheime, Kindergärten/Schulen, aber auch Hotels, Restaurants, Kreuzfahrtschiffe und Privathaushalte betroffen.

Die **Inkubationszeit** beträgt 6 – 48 Stunden. Die Infektiosität ist besonders während der Phase der akuten Erkrankung hoch. Nach Sistieren der Symptome werden die Viren noch 1–2 Wochen im Stuhl ausgeschieden, in seltenen Fällen auch länger. Die durchschnittliche saisonale Letalität in Deutschland beträgt 0,05 Fälle je 100 000 Einwohner mit einer 10fach höheren Letalität bei Personen über 74 Jahre.

72.4 Diagnose

Noroviren sind bisher nicht in Zellkultur anzüchtbar. Der Nachweis einer Norovirusinfektion kann durch den Nachweis der viralen Nukleinsäure (Amplifikation durch PCR) bzw. durch Nachweis des viralen Antigens (Antigen-EIA, Immunochromatografischer Schnelltest) erfolgen.

Die Elektronenmikroskopie unterstützt quasi als „Catch-all"-System molekulare Techniken in Verbindung mit der Suche nach neuen genetischen Norovirusvarianten, ist aber nur wenigen Speziallaboratorien vorbehalten.

72.5 Therapie

Da es bisher weder eine Impfung noch eine kausale antivirale Therapie einer Norovirusinfektion gibt, kann die Therapie nur symptomatisch durch eine ausreichende Flüssigkeits- und Elektrolytsubstitution erfolgen. Bei Immunsupprimierten, die eine chronische Diarrhoe entwickelt haben, sollte erwogen werden, ob die immunsuppressive Therapie vorübergehend reduziert werden kann.

72.6 Prophylaxe

Um eine frühzeitige Unterbrechung von Infektionsketten zu gewährleisten, sollten erkrankte Personen in medizinischen und sozialen Gemeinschaftseinrichtungen möglichst umgehend isoliert werden (Einzelzimmerpflege oder Kohortenisolierung). Gemeinsam mit den zuständigen Hygienefachkräften sind die erforderlichen Hygienemaßnahmen festzulegen und Besucher-, Personal- und Patientenbewegungen zu minimieren. Eine Kontaktisolierung mit Schutzkittel, ggf. Mund-Nasen-Schutz (Aerosole!) und Handschuhen (bei Umgang mit infektiösen Patientenmaterialien) ist erforderlich. Die hygienische Hände- und Flächendesinfektion ist mit geeigneten viruziden Desinfektionsmitteln (Wirkungsbereich B der RKI-Liste) durchzuführen. Im angetrockneten Zustand kann das Virus bei Raumtemperatur 14 – 21 Tage infektionsfähig bleiben.

72.6.1 Aktive Immunisierung

Derzeit steht kein Impfstoff zur Verfügung. Erste Studien nach oraler oder intranasaler Verabreichung rekombinant hergestellter virusähnlicher Partikel zeigen, dass sich eine spezifische humorale und zelluläre Immunität induzieren lässt. Ob solche Ansätze tatsächlich zu einem effektiven Schutz gegen immer wieder auftretende Varianten des Norovirus führen werden, ist bisher unklar.

72.7 Meldepflicht

Nach Infektionsschutzgesetz (§ 7 IfSG, „Labormeldepflicht“) sind sowohl der Labornachweis von Noroviren meldepflichtig als auch jeder Verdacht bei ≥ 2 gleichartigen Erkrankungen, bei denen ein epidemiologischer Zusammenhang vermutet werden kann (§ 7 IfSG, „Arztmeldepflicht“).

Koordinator:
M. Borte

Mitarbeiter:
C. Berger, R. Bruns, M. Höhne

72.8 Weiterführende Informationen

Centers for Disease Control and Prevention: www.cdc.gov > A–Z Index: N > Norwalk-like Viruses

Robert Koch-Institut: www.rki.de > Infektionsschutz > SurvStat

Konsiliarlaboratorium für Noroviren
Robert Koch-Institut
Nordufer 20
13 353 Berlin
Ansprechpartner: Dr. M. Höhne
Tel.: 030 18 754–2375
Fax: 030 18 754–2617
E-Mail: hoehnem@rki.de

72

73 Papillomvirusinfektionen

73.1 Klinisches Bild

Humane Papillomviren können Haut- und Schleimhautwarzen (Viruswarzen) sowie laryngeale oder orale Papillome verursachen, die in den allermeisten Fällen gutartig sind. Darüber hinaus sind Infektionen mit bestimmten Papillomvirustypen von großer Bedeutung für die Entstehung von Zervix-, Vulva-, Penis- und Analkarzinomen. In den letzten Jahren wurden in den USA und Europa in zunehmendem Maße HPV-assoziierte oropharyngeale Tumoren bei jungen Erwachsenen beschrieben. Warzen sind Manifestationen von großer klinischer und histologischer Vielfalt. Sie treten in jedem Alter auf. Allen gemeinsam ist der Basalzellbefall der Epidermis mit Induktion einer epidermalen Proliferation.

Gemeine und plantare Warzen (Verrucae vulgares, Verrucae plantares, HPV-Typen 1, 2, 3, 4, 7) dominieren als einzelne hautfarbene Knoten mit hyperkeratotisch-rauer, papillomatöser Oberfläche. Sie sind an allen Hautarealen, insbesondere in bradytrophen Arealen (akral) zu finden. Sonderformen sind die endophytisch wachsenden, gelegentlich schmerzhaften plantaren Warzen oder Dornwarzen z. B. der Fußsohle. Betroffen sind bevorzugt Kinder zwischen 5 und 15 Jahren. Bei periungualen Warzen besteht die Gefahr der Progression durch Traumen wegen der exponierten Lokalisation.

Filiforme Warzen stellen dünne Anhängsel mit einem Stiel und Basis dar. Bei Kindern sind sie häufig an den Lippen, Augenlidern und an der Nase zu finden.

Juvenile oder plane Warzen (Verrucae planae juvenilis, HPV-Typen 3, 10, 28, 41) treten meist multipel als flache, hautfarbene Papeln insbesondere im Bereich von Gesicht und Handrücken in Erscheinung.

Bei der **Epidermodysplasia verruciformis** handelt es sich um eine seltene, oft familiäre Erkrankung mit ausgedehntem kutanem Befall durch verschiedene klinische Warzentypen bzw. HPV-Typen (5, 8, 17, 20 u. a.). Der Erkrankung soll ein T-Zell-Defekt zugrunde liegen. In 30 – 50 % der Fälle kommt es zur malignen Transformation.

Orale Papillome (HPV 13, 32) treten in Form multipler hautfarbener oder weißlicher Papeln der Mundschleimhaut (einschließlich Lippen und Zunge) auf (fokale epitheliale Hyperplasie, Morbus Heck). Sie sind meist asymptomatisch und müssen von oralen Leukoplakien abgegrenzt werden.

Larynxpapillome (HPV Typen 6, 11) betreffen vorwiegend Kinder zwischen dem 1. und 5. Lebensjahr (50 % der pädiatrischen Fälle); die übrigen Fälle im Kindesalter sind bis zum 11. Lebensalter manifest. Etwa ⅔ aller Fälle wird bei Kindern und Jugendlichen, ⅓ bei Erwachsenen beobachtet. Larynxpapillome sind per se gutartig, schnell wachsend und wegen häufiger Rezidive schwer zu behandeln; die chronisch-rezidivierende Erkrankungsform wird unter der Bezeichnung JORRP („juvenile onset recurrent respiratory papillomatosis") geführt. Klinisch manifestieren sich Larynxpapillome durch eine raue, belegte Stimme, Heiserkeit, rezidivierenden kruppösen Husten und persistierenden inspiratorischen Stridor. Es kann sich eine lebensbedrohliche akute Atemwegsobstruktion entwickeln. Nicht selten bestehen bei den Müttern Condylomata acuminata im Bereich der Geburtswege. Die perinatale HPV-Transmission ist jedoch vertikal und horizontal weitgehend unabhängig vom Geburtsmodus. Bei den bereits im 1. Lebensjahr manifesten Erkrankungen (25 %) dürfte es sich überwiegend um eine subpartale Infektion handeln. In der Mehrzahl der Fälle respiratorischer HPV-Infektionen ist der Transmissionsweg jedoch nicht bekannt.

Genitale Infektionen durch HPV können sich als Condylomata acuminata (HPV-Typen 6 und 11 u. a.) oder als Dysplasien (alle anogenitalen HPV-Typen) in der Genitoanalregion beider Geschlechter manifestieren. Condylomata acuminata werden auch als spitze Kondylome, Feigwarzen oder anogenitale Warzen bezeichnet. Eine sehr seltene Manifestationsform der Condylomata acuminata ist der destruierend wachsende Buschke-Löwenstein-Tumor, der einen Übergang zum differenzierten Plattenepithelkarzinom darstellt.

Condylomata acuminata befallen Perianal- und Genitalbereich, bei Mädchen den gesamten Genitaltrakt, besonders die Vulva, selten die Harnröhre, bei Knaben den Penis, besonders das innere Vorhautblatt, den Sulcus coronarius und die Frenulumregion sowie den Meatus urethrae. Die anogenitalen Warzen treten einzeln stehend, konfluierend oder beetförmig als gelappte, blumenkohlförmige Effloreszenzen in Erscheinung.

Besondere Bedeutung haben Infektionen mit den „onkogenen" Papillomaviren (HPV 16, 18, 31,

45 u. a.), deren Inzidenz nach der Kohabitarche zunimmt. Diese Virustypen können Dysplasien oder intraepitheliale Neoplasien unterschiedlichen Schweregrads an der Zervix, Vagina, Vulva, am Penis und in der Perianalregion verursachen. HPV-DNA lässt sich bei fast 100 % (davon > 70 % HPV 16 und 18) aller weltweit auftretenden Zervixkarzinome nachweisen.

73.1.1 Prognose

Die Spontanregressionsrate kutaner oder anogenitaler Warzen im Kindesalter liegt bei etwa 65 % über einen Zeitraum von 2 Jahren. In Abhängigkeit von lokalen (Durchblutung, Koinfektion) und humoralen (Immunitätslage) Faktoren ist eine lokale Persistenz möglich. Da keine dauerhafte Immunität entsteht, sind Rezidive nicht selten. Bei Immundefizienten oder immunsupprimierten Patienten wird häufig eine mehrjährige, unter Umständen lebenslängliche Persistenz von HPV-Infektionen beobachtet, die in seltenen Fällen das Risiko einer malignen Transformation birgt.

73.2 Ätiologie

Papillomviren gehören der Gruppe der Papovaviren an und sind 55 nm große, kugelförmige, nicht umhüllte Viren mit einer zirkulären Doppelstrang-DNA und einem Kapsid aus 72 Kapsomeren. Sie befallen durch Kontaktinfektion nur Epithelzellen mit der Fähigkeit zur monate- bis jahrelangen Persistenz ohne klinische Apparenz. Eine Virämie findet nicht statt.

Papillomviren sind spezies-, gewebe- und zellspezifisch. Humane Papillomviren befallen nur Menschen, tierpathogene HPV-Viren nur Tiere. Sie infizieren vorzugsweise (Platten-)Epithelien von Haut und Schleimhaut, wo sie gutartige Tumoren (Papillome) hervorrufen können, die sehr selten maligne entarten. Die humanen Papillomviren umfassen über 100 Genotypen, identifiziert auf der Basis der klonierten DNA. Mit typenspezifischen DNA-Sonden gelingt die Zuordnung zu den verschiedenen klinischen und histologischen Bildern. Abhängig vom Virustyp unterscheiden sich Krankheitsform und Prognose. Die onkogene Potenz mancher Virustypen (HPV Typen 16, 18, 31, 45) bei persistierender genitaler oder oropharyngealer Manifestation ist von besonderer Bedeutung im Erwachsenenalter.

73.3 Epidemiologie

Etwa 10 – 20 % der Schulkinder haben kutane Warzen. Die Inokulation der Viren erfolgt über direkten Kontakt, besonders an Stellen, die durch Mikrotraumen gefährdet sind. So können bspw. bei einem Warzenträger die Viren leicht durch Kratzen auf gesunde Hautpartien übertragen werden.

Die **Inkubationszeit** bei kutanen Warzen beträgt 6 Monate bis 2 Jahre.

Larynxpapillome sind selten (weltweite Inzidenz etwa 0,1 – 2,8 auf 100 000). 80 % der Patienten sind unter 7 Jahre alt, 5 – 30 % der Patienten erkranken bis zum 6. Lebensmonat. Auffällig ist die hohe Koinzidenz juveniler Larynxpapillome mit genitalen HPV-Infektionen der Mutter (gleicher Erreger HPV 6 und 11) zur Zeit der Geburt mit langer asymptomatischer Viruspersistenz beim Kind.

Die Rate der positiven Abstriche bei Neugeborenen wird kontrovers diskutiert und schwankt zwischen 4 und 87 % mit einer Konkordanzrate des HPV-Typs zwischen Mutter und Kind von 57 –69 %. HPV-Antikörper werden bei 10 – 57 % der Kinder beobachtet, es besteht aber kein Zusammenhang zwischen einem Antikörpernachweis und dem DNA-Nachweis auf der Mund- oder Genitalschleimhaut.

Genitale Infektionen stellen eine der häufigsten sexuell übertragbaren Krankheiten dar und betreffen vorwiegend Adoleszenten und junge Erwachsene. Sie werden durch Geschlechtsverkehr, aber auch durch Schmierinfektion übertragen und verlaufen häufig unbemerkt. Bei präpubertären Kindern sollte ein sexueller Missbrauch als Übertragungsweg erwogen werden. Das Auftreten anogenitaler Warzen im Kindesalter ist jedoch nicht gleichbedeutend mit sexuellem Missbrauch. Vielmehr kann, insbesondere bei Kleinkindern, eine Übertragung von Papillom-Viren von der Hand der Mutter während der Pflege erfolgen. Verschiedene HPV-Typen (z. B. HPV 2, 6, 11) können sowohl Verrucae vulgares als auch anogenitale Warzen (Condylomata acuminata) verursachen.

Die **Inkubationszeit** beträgt 4 Wochen bis mehrere Monate.

73.4 Diagnose

HPV lassen sich in der Zellkultur nicht anzüchten. Virale Antigene können immunhistochemisch erfasst werden, sind jedoch nicht virusspezifisch. Eine Analyse der viralen DNA aus der Läsion mittels Hybrid Capture oder Polymerase-Kettenreaktion ist zurzeit die Methode der Wahl, um humane Papillomaviren zu identifizieren oder zu typisieren.

Kutane Warzen werden klinisch diagnostiziert. Eine histologische Untersuchung bei Exzision ist anzustreben und ist ggf. von differenzialdiagnostischer Bedeutung.

Larynxpapillome werden durch direkte Laryngoskopie diagnostiziert und histologisch bestätigt.

Genitale Warzen bei Mädchen sollten Anlass für eine gynäkologische Untersuchung sein. Bei Verdacht auf sexuellen Missbrauch sind zusätzliche Untersuchungen auf Chlamydien, Trichomonaden, Gonokokken, Treponemen etc. anzustreben. Ein positiver HPV-DNA-Nachweis nach Abstrich der Haut im Anogenitalbereich kann keinesfalls als Beweis eines sexuellen Missbrauchs gelten.

Präinvasive Vorstufen des Zervixkarzinoms können durch regelmäßige Teilnahme an Krebsfrüherkennungsprogrammen erkannt werden (Analyse von Abstrichen nach Papanicolaou, ggf. kombiniert mit einem zusätzlichen Test auf HPV-DNA).

73.5 Therapie

Vor jeder Therapieentscheidung ist die hohe Spontanremissionsrate von Warzen im Kindesalter (s. u.) zu bedenken. Die Nichtbehandlung stellt daher eine Option mit einer relativ hohen Erfolgsrate dar. Bei hyperkeratotischen Verrucae vulgares muss jeder antiviralen oder antiproliferativen Therapie eine (chemische und mechanische) Keratolyse vorangehen, weil sonst das eigentlich virusinfizierte Gewebe nicht erreicht wird. Therapeutische Optionen bestehen in einer unspezifischen Zerstörung des Gewebes (Salizylsäure, Podophyllotoxin, Kryotherapie, Lasertherapie, Kürettage, Exzision), einer antiproliferativen Therapie (Fluor-Uracil) oder einer immunologischen Stimulation.

73.5.1 Zerstörung des Gewebes

Warzen können kryochirurgisch behandelt werden (Stieltupfer-Kontaktvereisung für 10 – 30 Sekunden mit Flüssigstickstoff –195 °C); zu bedenken ist die Abtötung/Schädigung des umgebenden gesunden Gewebes. Alternativ kommen Touchierungen mit 20 %iger Salizylsäure, 2- bis 3-mal pro Tag über 2 – 4 Wochen, zur Anwendung. Im Gesichtsbereich verwendet man Vitamin-A-Säure als 0,025 %ige Creme. Für die Entfernung von Warzen im Bereich von Hyperkeratosen (z. B. plantare Warzen) sind Präparationen aus Salizylat und Laktat oder Pflaster mit 40 %iger Salizylsäure (über Nacht für 1 – 2 Tage) empfehlenswert. Filiforme Warzen können chirurgisch im Hautniveau exzidiert werden. Periunguale Warzen stellen eine besondere therapeutische Herausforderung dar. Neben der Salizylatapplikation und der Kontakt-Kryotherapie kommt hier unter Umständen die Anwendung von Silbernitrat oder die Abtragung mit dem CO_2-Laser in Betracht.

73.5.2 Antiproliferative Therapie

Die topische Anwendung einer Kombination von Salizylsäure (10 %) und 5-Fluoruracil (0,5 %) hat sich bei der Therapie von Vulgärwarzen bewährt (Ansprechrate 64 % nach bis zu 16-wöchiger Anwendung). Auch das aus der Psoriasistherapie bekannte Dithranol (2 %) zeigt einen bei der Warzenbehandlung wirksamen antiproliferativen Effekt (Ansprechrate 56 % in 2 Monaten).

73.5.3 Immunmodulation

Imiquimod wirkt über die Induktion proinflammatorischer Zytokine antiviral, bewirkt durch diese Entzündungsreaktion jedoch auch eine lokale Irritation. Die Wirksamkeit topisch applizierter Interferone (Alpha, Beta) ist nur gering.

73.5.4 Epidermodysplasia verruciformis

Therapieversuch mit oralen Retinoiden für 3 – 6 Monate (Acitretin, 0,5 mg/kgKG/d). Allgemeine Maßnahmen schließen die Therapie von Hyperhidrosis, Durchblutungsstörungen und die Vermeidung von Manipulationen noch nicht abgetragener Warzen ein.

73.5.5 Larynxpapillome

Larynxpapillome erfordern bevorzugt eine operative Behandlung, besonders dann, wenn ein Stridor vorliegt und notfallmäßig bei Obstruktion der Atemwege. Methode der Wahl ist die Abtragung mit dem CO_2-Laser. Das Prozedere muss wegen der hohen Rezidivneigung alle 2 – 3 Wochen wiederholt werden. Es besteht die Gefahr der permanenten Stimmbandschädigung. Komplizierend können sich die Papillome entlang der Trachea bis in den Bronchialbereich ausbreiten. Deshalb wird, um die Papillomzahl zu verringern, die Wachstumsrate zu reduzieren und die Intervalle zwischen den Eingriffen zu verlängern, Alpha-Interferon eingesetzt. Einzelfallberichte sprechen für die Wirksamkeit von intraläsional appliziertem Cidofovir bei Larynxpapillomen. Da eine Spontanregression während der Pubertät zu beobachten ist, besteht das Ziel der Therapie darin, Komplikationen, wie z. B. eine Atemwegsobstruktion, zu beheben und eine Progression zu verhindern.

73.5.6 Anogenitale Warzen

Bei anogenitalen Warzen muss zunächst ggf. eine bestehende Sekundärinfektion behandelt werden. Entsprechend der Lokalisation und Manifestation kommen zytotoxische, chirurgische, immuntherapeutische und antivirale Behandlungen infrage. Insbesondere die Therapie der anogenitalen Warzen ist schwierig und an den Erfahrenen gebunden. Empfohlen wird:

- Bei nicht obstruierend wachsenden anogenitalen Warzen kann zunächst zugewartet werden (hohe Spontanremissionsrate). Zur Dokumentation des Wachstumsverhaltens empfiehlt sich eine Fotodokumentation.
- Bei Wachstumstendenz, ausbleibender Spontanregression oder drohender Obstruktion: lokal Imiquimod-Creme, die alle 2 Tage für 6 – 12 Wochen in den betroffenen Bereichen appliziert wird. Dabei kommt es regelhaft zu einer entzündlichen Reizung, die ggf. zur Verlängerung der Applikationsintervalle führen muss.
- Abtragung mit dem CO_2-Laser mit dem Ziel oberflächlicher chirurgischer Therapie und geringer Zerstörung umgebenden Gewebes, Alpha-, Beta- oder Gamma-Interferon systemisch bei multilokulärem Befall, intraläsonal und als Gel perkutan.
- Eine adjuvante Therapie mit Alpha-Interferon in hartnäckigen Fällen.

Imiquimod, das die Freisetzung körpereigener Zytokine stimuliert, hat sich in der Therapie anogenitaler Warzen bewährt, wird aber zunehmend auch bei therapierefraktären HPV-Infektionen anderer Lokalisation eingesetzt.

73.6 Prophylaxe

Bei genitalen Warzen sollten die Eltern auf das Schmierinfektionsrisiko hingewiesen werden. Bei sexuell aktiven Jugendlichen ist eine diesbezügliche Beratung (Kondom) und eine Partnerbehandlung notwendig. Wegen der Assoziation zwischen genitalen HPV-Infektionen Kreißender und Larynxpapillomen beim Kind ist eine Abtragung der Condylomata acuminata 4 Wochen vor Geburt zu empfehlen, obgleich es hierfür keine gesicherten Daten gibt. Eine Indikation zur Schnittentbindung besteht nur, wenn die Geburtswege durch Kondylome verlegt sind.

Mit molekularbiologischen Methoden konnten hoch immunogene, wirksame und sichere HPV-Impfstoffe hergestellt werden. Diese enthalten nichtinfektiöse virusähnliche Partikel zusammen mit einem Adjuvans. 2006/07 wurden ein quadrivalenter (HPV-Typen 6 + 11 + 16 + 18) und ein bivalenter (HPV-Typen 16 + 18) Impfstoff zugelassen. Zur Reduktion der Krankheitslast des Zervixkarzinoms und seinen Vorstufen empfiehlt die STIKO die Impfung für Mädchen im Alter von 12 – 17 Jahren (bzw. in der Schweiz die BAG/EKIF für Mädchen von 11–14 Jahren) möglichst vor dem ersten Sexualkontakt. Die Impfung mit dem quadrivalenten Impfstoff führt bei beiden Geschlechtern zu einer deutlichen Reduktion der Inzidenz anogenitaler Warzen.

Koordinator:
P. Höger

Mitarbeiter:
C. Berger, Y. Deleré, P. Hillemanns

73.7 Weiterführende Informationen

AWMF-Leitlinie. HPV-Infektion / präinvasive Läsionen des weiblichen Genitale: Prävention, Diagnostik und Therapie: www.awmf.org > Leitlinien: Aktuelle Leitlinien > Registernummer 015–027

Nationales Referenzzentrum für Papillom- und Polyomaviren
am Institut für Virologie Uniklinik Köln
Fürst-PücklerStr. 56
50 935 Köln
Tel.: 0 221 478–3 901 oder -3 903
Fax: 0 221 478–3 904
E-Mail: virologie-papillomapolyoma@uk-koeln.de

74 Parainfluenzavirusinfektionen

74.1 Klinisches Bild

Parainfluenzavirusinfektionen betreffen nahezu ausschließlich die Atemwege. Bei Erwachsenen und älteren Kindern äußert sich die Krankheit meist uncharakteristisch mit Halsschmerzen, Husten, allgemeinem Krankheitsgefühl und Fieber; eine Rhinitis ist eher selten, bis zu 20 % der Infizierten sind völlig asymptomatisch.

Bei Kindern im Alter von 0,5–4 Jahren ist die akute Laryngotracheobronchitis (Synonyme: stenosierende Laryngotracheitis, Laryngitis subglottica, Krupp-Syndrom) das häufigste Krankheitsbild. Klinisch äußert sich die akute Laryngotracheobronchitis durch einen charakteristischen bellenden Husten, Fieber, Tachy-/Dyspnoe und einen meist ausgeprägten inspiratorischen Stridor.

Neben der Laryngotracheobronchitis können Parainfluenzaviren bei Kindern das gesamte Spektrum von Erkrankungen der oberen und unteren Atemwege hervorrufen, von der Rhinitis und Pharyngitis über die obstruktive Bronchitis bis zur Bronchiolitis und Pneumonie. Bei den beiden letztgenannten Krankheitsbildern, die vor allem im 1. Lebensjahr auftreten und häufig zur stationären Behandlung führen, sind Parainfluenzaviren (besonders Typ 3) nach dem Respiratory-Syncytial-Virus (RSV) die häufigsten Erreger. Die durch die unterschiedlichen Viren hervorgerufenen Krankheitsmanifestationen sind klinisch nicht zu unterscheiden; Koinfektionen verschiedener Viren, darunter auch das humane Bocavirus (hBoV) können bei bis zu ⅓ der Erkrankungen nachgewiesen werden. In Einzelfällen wird über eine ZNS-Beteiligung (Meningitis, Guillain-Barré-Syndrom) im Rahmen von Parainfluenzavirusinfektionen berichtet.

Parainfluenzaviren sind in seltenen Fällen Wegbereiter für bakterielle Sekundärinfektionen (Otitis media, Tracheitis, Pneumonie), an die bei erneutem Fieberanstieg nach Abklingen der primären Infektion gedacht werden sollte. Bei Patienten mit Immundefizienz (primäre Immundefekte, onkologische Therapie, allogene Stammzelltransplantation) können Parainfluenzaviren, ähnlich wie RSV, schwere und oft letale Erkrankungen hervorrufen. In diesen Fällen kann es auch zur generalisierten Infektion mit Virämie kommen. Nach Parainfluenzavirusinfektionen entwickelt sich bei einigen Kindern, ähnlich wie nach RSV-Infektionen, eine langanhaltende bronchiale Hyperreagibilität.

74.2 Ätiologie

Parainfluenzaviren gehören zur Familie der Paramyxoviridae und sind, im Gegensatz zu den Orthomyxoviridae (Influenzaviren), genetisch stabil. Die Viren sind sphärisch mit einem Durchmesser von etwa 125–250 nm, haben eine Hülle und besitzen eine einzelsträngige RNA. Man kennt bis heute 4 Virustypen, Parainfluenzavirus 1–4, die sich in den Epitopen der wichtigsten Membranglykoproteine, dem HN- und dem F-Protein, unterscheiden.

74.3 Epidemiologie

Bis auf den Typ 4, der nur beim Menschen nachgewiesen wurde, kommen Parainfluenzaviren auch bei einer Reihe von Tierspezies (z. B. Affen, Meerschweinchen, Kaninchen) vor, ohne dass dies von epidemiologischer Bedeutung ist. Die Übertragung erfolgt von Mensch zu Mensch durch Tröpfchen oder durch Kontakt mit infektiösen Atemwegssekreten, häufig wahrscheinlich durch Selbstinokulation. Parainfluenzaviren können in der Umgebung, z. B. auf Möbeloberflächen, mehrere Stunden überleben.

Die Ausscheidung von infektiösem Virus („viral shedding") dauert bei einer akuten Infektion in der Regel 4–7 Tage, in Ausnahmefällen bis zu 3 Wochen, bei immundefizienten Patienten unter Umständen noch länger.

Mit 2 Jahren haben fast alle Kinder mindestens 1 Infektion mit Parainfluenzaviren durchgemacht. Reinfektionen mit hetero- oder homotypischen Stämmen sind häufig, verlaufen aber meist milder als die Erstinfektion. Neugeborene, deren Mütter spezifische Antikörper besitzen, haben in den ersten 4 Lebensmonaten einen gewissen „Nestschutz" gegen Infektionen mit Parainfluenzavirus Typ 1 und 2, nicht jedoch gegen Typ 3. Nosokomiale Ausbrüche von Parainfluenzavirusinfektionen auf neonatologischen Intensivstationen sind beschrieben, sind aber deutlich seltener als RSV-Ausbrüche.

Epidemien mit Parainfluenzavirus Typ 1 und Typ 2, oft angezeigt durch Häufungen von akuter Laryngotracheitis, treten meist in jährlichen, zum Teil auch mehrjährigen Zyklen mit Gipfel im Herbst und Winter auf, während der Typ 3 ganzjährig endemisch ist mit Aktivitätsgipfeln im Winter und Frühling. Der Typ 4 mit den Subtypen A und B ist weniger pathogen und verursacht nur leichte klinische Symptome, vorwiegend in Amerika, selten in Europa.

Die **Inkubationszeit** beträgt 3–6 Tage.

74.4 Diagnose

Eine spezifische Diagnostik ist bei Parainfluenzavirusinfektionen nur unter speziellen Umständen (z. B. immundefizienter Patient, schwerkranker Säugling mit passendem klinischem Bild) oder unter epidemiologischen Gesichtspunkten notwendig. Der Erregernachweis erfolgt am einfachsten und schnellsten (innerhalb von Stunden) durch den Nachweis von viralem Antigen in den Atemwegssekreten (nasopharyngealer Abstrich, Nasenspülung) mittels Immunfluoreszenz oder ELISA; entsprechende Antikörper sind kommerziell erhältlich. PCR-basierte Assays, die als Multiplex-Verfahren die wichtigsten respiratorischen Erreger gleichzeitig detektieren können,kommen eher bei epidemiologischen Fragestellungen zum Einsatz, v. a. Kostengründe sprechen derzeit gegen eine Routineanwendung. Virusanzüchtung und serologische Methoden sind für die Akutdiagnostik von untergeordneter Bedeutung.

74.5 Therapie

Die überwiegende Mehrzahl der Infektionen mit Parainfluenzaviren verläuft selbstlimitierend. Bei Infektionen der unteren Atemwege spielt die supportive Therapie die wichtigste Rolle. Insbesondere sollte eine Hypoxämie vermieden werden. Hier hat sich die Pulsoxymetrie zur Überwachung gut bewährt; falls die Sauerstoffsättigungswerte unter 95 % liegen, sollte über eine Nasenbrille angefeuchteter Sauerstoff zugeführt werden. Bei gleichzeitiger Rhinitis muss die Nase durch regelmäßiges Absaugen und abschwellende Nasentropfen freigehalten werden. Bei Verengungen der kleinen Atemwege – obstruktive Bronchitis, Bronchiolitis (S. 625) – kann eine Inhalationstherapie mit Salbutamol, Ipratropiumbromid oder racemischem Adrenalin versucht werden. Die Wirksamkeit ist durch pulsoxymetrische Kontrollen und/oder durch die Auskultation zu überprüfen.

Über die Therapie der akuten Laryngotracheobronchitis siehe Kap. Atemwegsinfektionen (S. 606).

Bei immundefizienten Patienten mit nachgewiesener Parainfluenzavirusinfektion ist im Einzelfall ein Therapieversuch mit Ribavirin zu erwägen.

74.6 Prophylaxe

Eine passive Immunisierung, wie sie bei bestimmten Indikationen gegen RSV-Infektionen eingesetzt wird, ist für Parainfluenzavirusinfektionen nicht verfügbar. Mehrere Impfstoffe gegen Parainfluenzavirus Typ 3 befinden sich derzeit in der klinischen Erprobung (Phase I–IIa). Dementsprechend stehen hygienische Maßnahmen zur Vermeidung einer Ansteckung im Vordergrund. Hier gelten die gleichen Richtlinien wie bei RSV-Infektionen (Handhygiene, Einzel-, ggf. Kohortenpflege).

Kinder mit erhöhtem Risiko für schwere Erkrankungen (z. B. Immundefizienz, immunsuppressive Therapie, chronische Atemwegserkrankungen) sollten während Parainfluenzavirus-Epidemien keine Gemeinschaftseinrichtungen besuchen.

Koordinator:
J. Freihorst

Mitarbeiter:
R. Berner, J. Forster

74.7 Weiterführende Informationen

Centers for Disease Control and Prevention: www.cdc.gov > A–Z Index: P > Parainfluenza

Konsiliarlaboratorium für respiratorische Syncytialviren, Parainfluenzaviren, Metapneumoviren
Institut für Virologie und Immunbiologie der Universität Würzburg
Versbacher Str. 7
97 078 Würzburg
Ansprechpartner: Prof. Dr. A. Rethwilm
Tel.: 0 931 201–49 962
Fax: 0 931 201–49 561
E-Mail: virusdiag@vim.uni-wuerzburg.de

75 Parvovirus-B19-Infektionen

75.1 Klinisches Bild

Die typische Exanthemkrankheit (Synonyme: Ringelröteln, Erythema infectiosum, 5. Krankheit) wird nur bei 15 – 20 % aller Infizierten beobachtet und zwar hauptsächlich bei Kindern. Nach einem 2 – 3 Tage andauernden Prodromalstadium mit unspezifischen Symptomen wie Fieber, Abgeschlagenheit, Muskel- und Kopfschmerzen und einem anschließenden beschwerdefreien Intervall von ca. 1 Woche treten plötzlich an den Wangen große rote Flecken auf, die zu einer erysipelartigen Röte konfluieren („slapped cheek"). Häufig besteht dabei eine periorale Blässe wie beim Scharlach. An den folgenden Tagen treten an Schultern, Oberarmen, Oberschenkeln und Gesäß makulopapulöse, zur Konfluenz neigende Effloreszenzen auf. Durch zentrales Abblassen entstehen die typischen girlanden- oder gitterförmigen Muster. Die Hauterscheinungen können sehr variabel sein; sie können verschwinden und dann wieder auftreten (Zeitraum: 1 – 7 Wochen). Das Allgemeinbefinden der Patienten ist nur wenig beeinträchtigt.

Bei der Mehrzahl der infizierten Individuen verläuft die Infektion klinisch stumm. In anderen Fällen finden sich Formen mit grippeähnlichen, respiratorischen Symptomen ohne Exanthem.

Bei jungen Erwachsenen wurden auch vaskulitische Exantheme beschrieben, meist mit strenger Begrenzung auf die Hände und Füße („papular-purpuric gloves and socks syndrome").

Seltene Manifestationen einer Parvovirus-B19-Infektion sind Hepatitis (v. a. bei Kleinkindern), Myokarditis, aseptische Meningitis und Enzephalitis. Ob und wie Parvovirus B19 bei Autoimmunerkrankungen beteiligt ist, ist noch nicht geklärt.

75.1.1 Komplikationen

Gelegentlich kommt es zum Auftreten von Arthralgien und Arthritiden, insbesondere bei Mädchen und jungen Frauen mit bevorzugtem Befall der kleinen Gelenke (Dauer: 2 Wochen bis mehrere Monate). Der Verlauf der Parvovirus-B19-assoziierten Polyarthritis ist fast immer selbstlimitierend. Ob es gelegentlich Übergänge zur chronischen rheumatoiden Arthritis gibt, ist Gegenstand der Diskussion.

Andere Krankheitsmanifestationen erklären sich durch den speziellen Tropismus des B19-Virus für hämatopoetische Stammzellen. Aus der lytischen Infektion der Erythroblasten im Knochenmark resultiert ein scheinbarer Reifungsstopp der Erythropoese (Retikulozytopenie!), der ca. 5 – 10 Tage anhält. Beim hämatologisch gesunden Patienten kommt es dadurch zu einem Absinken des Hämoglobins um 1 – 2 g/dl, was klinisch nicht in Erscheinung tritt. Dagegen können bei Patienten mit chronisch-hämolytischen Anämien und verkürzter Erythrozytenüberlebenszeit (Sphärozytose, Sichelzellanämie, Thalassämie u. a.) oder mit verminderter Erythrozytenproduktion (schwere Eisenmangelanämie u. a.) lebensbedrohliche aplastische Krisen ausgelöst werden. Eine aplastische Krise durch Parvovirus B19 ist oft die Erstmanifestation einer Sphärozytose. Ein Exanthem fehlt bei diesen Patienten fast immer. Bei Patienten mit angeborenen und erworbenen Immundefekten (Antikörpermangelsyndrome, AIDS, zytostatische/immunsuppressive Therapie) ist die Viruselimination gestört, wodurch es zu chronisch-rezidivierenden, hyporegeneratorischen Anämien kommen kann. Typischerweise fehlt bei diesen Patienten die spezifische Antikörperbildung gegen Parvovirus B19. Bei Kindern unter 2 – 3 Jahren verursacht die Parvovirus-B19-Infektion in seltenen Fällen eine transiente Erythroblastopenie (TEC: „transient erythroblastopenia of childhood"), die sich mit Anämie und Retikulozytopenie äußert.

Eine weitere Komplikation betrifft die Parvovirus-B19-Infektion in der Schwangerschaft: Das Virus wird in ca. 30 % diaplazentar übertragen. Durch die Infektion des Fetus entsteht eine hochgradige Anämie, gelegentlich auch eine Myokarditis. Sowohl die Anämie, als auch die Herzinsuffizienz infolge einer Myokarditis können unter dem Bild eines nicht immunologisch bedingten Hydrops fetalis zur Totgeburt führen.

Gegenwärtig gibt es keine Hinweise auf B19-assoziierte Embryopathien. Aus diesem Grund ist die B19-Virus-Infektion in der Schwangerschaft keine Indikation für die Schwangerschaftsunterbrechung.

75.2 Ätiologie

Parvovirus B19 ist das kleinste, humanpathogene Virus überhaupt. Es handelt sich um ein nicht umhülltes Virus mit einzelsträngiger DNA (Polarität + oder -, „terminal hair pins") aus der Familie der Parvoviridae im Genus Erythrovirus. Es existieren 3 Genotypen (B19, V9, A6) mit unterschiedlicher regionaler Verbreitung. In Mitteleuropa findet man überwiegend Infektionen mit Genotyp 1 (B19). Die klinische Manifestation ist bei allen Genotypen identisch. Das Virus vermehrt sich nur in mitotischen Zellen, bevorzugt in Erythroblasten. Als Rezeptoren sind die Blutgruppensubstanz P, das Ku80-Antigen und das Integrin-VLA-5 beschrieben. Das Blutgruppenantigen P findet sich außer auf Erythroblasten auch auf Endothelzellen, fetalen Leberzellen, Megakaryozyten, Plazenta- und Herzzellen. Individuen ohne P-Antigen sind resistent gegenüber Parvovirus-B19-Infektionen.

75.3 Epidemiologie

Einziges Erregerreservoir ist der Mensch. Die Übertragung erfolgt durch Direktkontakt über Tröpfchen, aber auch über kontaminierte Hände und in seltenen Fällen auch durch infizierte Blutprodukte.

Die Infektion geht mit extrem hohen Virämien einher (bis zu 10^{14} Viruspartikel/ml). Wie Infektionsversuche an Freiwilligen zeigten, ist die Infektiosität in den ersten 4 – 10 Tagen nach Inokulation am höchsten. Mit Auftreten des Exanthems sinken die Virämie und die Ausscheidung der Erreger im Speichel rasch ab. Kinder im Exanthemstadium sind daher praktisch nicht mehr ansteckungsfähig. Die Infektion hinterlässt eine vermutlich lebenslange Immunität.

Die Durchseuchungsraten im Vorschulalter liegen bei ca. 5 – 10 %; im Erwachsenenalter bei 40 – 60 %. In den späten Winter- und Frühjahrsmonaten treten häufig kleine Epidemien in Kindergärten, Schulen oder anderen Gemeinschaftseinrichtungen auf. Die Inzidenz liegt während Endemiezeiten bei 0,65 – 1,5 % und kann bei Ausbrüchen der Infektion bis auf 40 % steigen.

Bei einer serologisch gesicherten Parvovirus-B19-Infektion bei Schwangeren beträgt das fetale Risiko zu erkranken insgesamt 4 – 9 %. Die Ausbildung eines Hydrops fetalis erfolgt gehäuft bei Infektion der Schwangeren zwischen der 8. und 20. Schwangerschaftswoche. Meist liegt zwischen der akuten Infektion der werdenden Mutter und dem Auftreten der Symptome beim Fetus ein Abstand von 4 – 8, in seltenen Fällen bis zu 20 Wochen.

Die **Inkubationszeit** beträgt in der Regel 4 – 14 Tage (bis maximal 3 Wochen).

75.4 Diagnose

Das typische Exanthem bedarf, insbesondere im Rahmen einer Epidemie, keiner serologischen Bestätigung. Eine charakteristische Blutbildveränderung ist die Retikulozytopenie. Häufig besteht auch eine Neutro- und Thrombozytopenie.

In diagnostisch unklaren Fällen (z. B. bei Vorliegen atypischer Exantheme) und Kontakt einer Schwangeren mit Exanthempatienten kann eine akute B19-Virus-Infektion serologisch nachgewiesen werden (Bestimmung virusspezifischer IgM- und IgG-Antikörper mittels ELISA oder Western-Blot. Parvo-B19-Virus-DNA kann auch mittels Polymerase-Kettenreaktion aus Blut, Knochenmark, Synovial- oder Amnionflüssigkeit nachgewiesen werden. Bei Schwangeren mit unbekanntem Immunstatus muss zum sicheren Ausschluss einer akuten Infektion neben der Antikörperbestimmung immer ein Nachweis der Virus-DNA über die PCR durchgeführt werden.

Nach fetalen Infektionen sind die spezifischen IgM-Antikörper bei Geburt häufig negativ.

75.5 Therapie

Eine spezifische Therapie existiert nicht; eine symptomatische Therapie ist in den allermeisten Fällen nicht erforderlich. Bei immuninsuffizienten Patienten mit chronischer Anämie und Parvovirus-B19-Persistenz sollten Immunglobuline (IVIG) therapeutisch eingesetzt werden (Dosierung: 0,4 g IgG/kgKG/d i. v. über 5 – 10 Tage).

Bei frischer B19-Virus-Infektion in der Schwangerschaft sind wöchentliche Ultraschallkontrollen (Dopplersonografie) zum Ausschluss einer fetalen Anämie und eines Hydrops fetalis angezeigt. Ist der Fetus anämisch (Hb < 8 g/dl), müssen intrauterine Erythrozytentransfusionen über die Nabelschnurvene vorgenommen werden. Diese Therapie ist bei 80 % der schweren Hydrops-fetalis-Erkrankungen erfolgreich. Die Kinder werden gesund und ohne nachfolgende Schäden innerhalb des normalen Zeitrahmens geboren.

75.6 Prophylaxe

Es gibt bisher keinen Impfstoff. Auch über die prophylaktische Wirkung von Immunglobulinen ist bisher nichts bekannt.

Kinder mit hämatologischen Grunderkrankungen und aplastischen Krisen sind über längere Zeit

75

hoch infektiös. Sie müssen daher isoliert werden; die Aufnahme auf onkologischen Stationen darf nicht erfolgen. Dagegen geht die Infektiosität bei immunkompetenten und hämatologisch gesunden Kindern mit Auftreten des Exanthems rasch zurück. Sie dürfen Gemeinschaftseinrichtungen wieder besuchen, sofern ihr Allgemeinzustand dies zulässt.

Zu beachten ist ferner, dass Parvoviren außerordentlich stabil sind. Gründliche Händedesinfektion ist daher äußerst wichtig, um nosokomiale Infektionen zu verhindern.

Koordinator:
J. Forster

75.7 Weiterführende Informationen

Centers for Disease Control and Prevention: www.cdc.gov > A–Z Index: P > Parvovirus B19 Infection

Konsiliarlaboratorium für Parvoviren
Institut für Medizinische Mikrobiologie und Hygiene der Universität Regensburg'
Franz-Josef-Strauß-Allee 11
93 053 Regensburg
Ansprechpartner: Prof. Dr. S. Modrow
Tel.: 0 941 944–6 454
Fax: 0 941 944–6 402
E-Mail:susanne.modrow@klinik.uni-regensburg.de

76 Pasteurella-multocida-Infektionen

76.1 Klinisches Bild

P. multocida wird in erster Linie durch Biss- oder Kratzverletzungen von Hunden oder Katzen verursacht, deren Mundflora in bis zu 50 % bzw. 90 % der Fälle mit diesem Organismus kolonisiert ist. Eine Übertragung von P. multocida über Tierspeichel ohne Biss oder Kratzer wurde beschrieben. Ein Teil der Infektionen tritt sogar ohne anamnestisch feststellbare Tierexposition auf.

Innerhalb von wenigen Stunden entwickelt sich bei etwa 10–20 % der Bissverletzungen eine schmerzhafte lokale polymikrobielle Wundinfektion. Fieber und eine lokale Lymphadenopathie können auftreten. Die lokale Ausdehnung als Tendovaginitis, Osteomyelitis, Arthritis oder gar nekrotisierende Fasziitis ist beschrieben. Selten können sich septische Metastasen in das Skelettsystem absetzen.

Weiterhin können bei engem Tierkontakt respiratorische Infektionen (Bronchitis, Pneumonie, Lungenabszess, Pleuraempyem, Epiglottitis, Sinusitis, Otitis, Mastoiditis) auftreten. Selten verursacht P. multocida Infektionen des Auges (Konjunktivitis, Endophthalmitis). Neugeborenen-Sepsis und -Meningitis nach vertikaler oder primär durch Speichelkontakt bedingter horizontaler Transmission wurden beschrieben. Bei Aszension dieses Organismus nach vaginaler Kolonisierung kann es zu Harnwegsinfekt, tuboovariellem Abszess oder septischem Abort kommen. ZNS-Infektionen können lokal durch Penetration bei Schädel-Hirn-Trauma und aufgrund einer Bakteriämie entstehen. Infektionen im Zusammenhang mit Fremdkörpern wie Peritonitis bei Peritonealdialyse-Patienten oder Weichteilinfektion bei Knie-Arthroplastie sind dokumentiert. Lebererkrankungen oder Diabetes mellitius prädisponieren zu P.-multocida-Bakteriämie.

76.2 Ätiologie

P. multocida ist ein gramnegativer, nichtsporenbildender, fakultativ anaerober Coccobacillus mit typischer bipolarer Anfärbung im Direktausstrich. Neben P. multocida können in seltenen Fällen auch andere Spezies des Genus Pasteurella (P. canis, P. stomatis, P. dagmatis) Infektionen beim Menschen hervorrufen. Innerhalb P. multocida werden die Subspezies multocida, septica, gallicida und tigris mittels PCR-Fingerprinting unterschieden. P. multocida wird in 6 Serogruppen (A–F) basierend auf dem Kapselantigen und in 16 Serotypen (1–16) hauptsächlich aufgrund des Lipopolysaccharid-Antigens klassifiziert.

76.3 Epidemiologie

P. multocida ist bei Säugetieren und Vögeln weit verbreitet. P. multocida kann bei Tieren zum Teil seuchenhaft septische Erkrankungen verursachen, die mit bestimmten Serotypen assoziiert sind. Typischerweise erfolgt die Übertragung auf den Menschen bei engem Tierkontakt, weswegen Haustierhalter, Landwirte, Tierärzte und -pfleger und Schlachthofpersonal besonders gefährdet sind. Jungen im Alter von 5–9 Jahren haben die höchste Inzidenz von Hundebissverletzungen. Kinder sind außerdem besonders gefährdet, im Kopf-Hals-Bereich gebissen zu werden.

76.4 Diagnose

Anamnestische Hinweise auf Tierkontakt sind wichtig. Grundsätzlich sollte jede Biss- oder Kratzverletzung durch Katzen oder Hunde als durch P. multocida infiziert angesehen werden. Eine Resistenztestung sollte bei Isolaten aus einem normalerweise sterilen Ort, bei Therapieversagen, sowie bei Allergie gegen Penicilline angestrebt werden. Als Materialien für die mikrobiologische Diagnostik kommen infrage: Wundsekret bzw. Eiter, Wundabstriche, Sputum, bronchoalveoläre Lavageflüssigkeit, Liquor und Blut zur Blutkultur. Zu beachten ist, dass bei infizierten Tierbisswunden neben P. multocida eine komplexe Mischflora aus anderen aeroben und anaeroben Keimen anzutreffen ist. Serologie und PCR-Diagnostik stehen als Routinemethoden derzeit nicht zur Verfügung.

76.4.1 Differenzialdiagnose

Nach Tierbissen sind Koinfektionen durch andere Kommensalen des tierischen Nasopharynx möglich, bei Hunden bspw. Staphylococcus spp., Streptococcus spp., Eikenella spp., Haemophilus spp., Klebsiella spp., Capnocytophaga canimorsus, Neisseria spp. und diverse Anaerobier. Bei Tierbissen und -kratzern können eine Reihe weiterer Erkrankungen übertragen werden, z. B. Rattenbisskrankheit, Katzenkratzkrankheit oder Tollwut.

76.5 Therapie

Bei Infektionen, die *ausschließlich* durch P. multocida verursacht werden, ist Penicillin G vorzuziehen. Allerdings ist von penicillinresistenten Stämmen in Einzelfällen berichtet worden. Da gramnegative Organismen und Betalaktamase produzierende Erreger bei polymikrobiellen Infektionen nach Tierbissen zu erwarten sind, bilden Amoxicillin/Clavulansäure (oral), Sultamicillin (oral) bzw. Ampicillin/Sulbactam (intravenös) oder Piperacillin/Tazobactam (intravenös) die erste Wahl der antibiotischen Therapie. Cephalosporine der Gruppen 2 und 3 (Cefuroxim, Cefpodoxim, Ceftriaxon, Cefotaxim) und Carbapeneme können bei Penicillinallergie eingesetzt werden, wenn diese nicht vom Soforttyp ist. Allerdings ist die klinische Erfahrung in der Behandlung von schwerwiegenden Infektionen eher gering. Die Wirksamkeit von Cephalosporinen für die bei Mischinfektionen anzutreffenden Anaerobier ist unzuverlässig. Moxifloxacin oder Levofloxacin (letzteres wegen beschränkter Zulassung nur bei komplizierten Weichteilinfektionen) und Doxycyclin (bei Kindern ≥ 8 Jahren) sind weitere Alternativen und sollten ebenso wie Cephalosporine mit Metronidazol kombiniert werden.

Die empfohlene Therapiedauer ist 7 – 10 Tage für lokale Infektionen, 10 – 14 Tage für ausgedehnte Weichteilinfektionen, 14 Tage für Bakteriämie/Sepsis, 3 Wochen für Gelenk- und mindestens 4 Wochen für Knocheninfektionen.

Die regelrechte chirurgische Wundversorgung bildet einen essenziellen Baustein der Therapie.

76.5.1 Prognose

Disseminierte Infektionen durch P. multocida sind in bis zu 30 % letal. Die Prognose bei lokalisierter Infektion ist exzellent, wobei Folgeschäden bei Weichteilinfektionen insbesondere im Handbereich nicht selten auftreten.

76.6 Prophylaxe

Kinder sollten zu einem angemessenen Verhalten gegenüber Tieren angeleitet werden.

Chirurgische Wundversorgung: Nach Tierbissen wird allgemein empfohlen, lediglich avitales Gewebe zu entfernen und zu desinfizieren (kein Ausreiben der Wunde). Ein primärer Wundverschluss per Naht ist nach Tierbissen nur möglich, wenn die Verletzung klein, das Infektionsrisiko gering und die Wunde frisch ist (< 8 Stunden seit Verletzung bei ärztlicher Vorstellung) und somit obsolet beim Verdacht auf Infektionen durch Pasteurella spp. Einige Autoren schätzen Katzenbisse per se als so riskant für eine Infektion ein, dass diese grundsätzlich nicht primär verschlossen werden sollten und immer Antibiotika verschrieben werden sollten. Allerdings ist diese Empfehlung kein international akzeptierter Standard.

Antibiotika: Bei Biss- oder Kratzverletzungen kann eine prophylaktische Gabe von Ampicillin bzw. Amoxicillin plus einem Betalaktamase-Inhibitor erwogen werden. Dies gilt insbesondere bei tiefen Wunden (besonders der Hände), bei Wunden, die bei Versorgung älter als 8 Stunden sind und bei Patienten mit einer das Immunsystem beeinträchtigenden Grunderkrankung. Allerdings fehlen Daten zu diesem Vorgehen. Der Tetanusschutz sollte nach Verletzungen mit Tierkontakt geprüft und ggf. ergänzt werden, eine Tollwutimpfung ist zu erwägen, siehe Kap. Tollwut (S. 531).

Koordinator:
P. Henneke

Mitarbeiter:
J. C. Krause, H. Hof

76.7 Weiterführende Informationen

Centers for Disease Control and Prevention: www.cdc.gov > A–Z Index:I > Injury, Safety, and Violence > Injury Center > Home & Recreational Safety > Dog Bites > Health Observance: Dog Bite Prevention Week

77 Pedikulose

77.1 Allgemeines

Die Läuse, die den Menschen befallen, sind streng humanspezifische Ektoparasiten; Läuse von Tieren können sich beim Menschen nicht entwickeln. Läuse haben 3 Paar, mit kräftigen Krallen versehene Beine (Klammerbeine). Sie ernähren sich vom menschlichen Blut und benötigen alle 4 – 6 Stunden eine Mahlzeit, zu der sie entlang des Haarschafts an die Kopfhaut wandern. Befruchtete Weibchen kleben mit wasserunlöslichem Kitt aus der Anhangsdrüse des Ovars täglich, im Fall der Kopflaus (Pediculus humanus capitis) bis zu 10 und in ihrem 1-monatigen Leben am Wirt ca. 200 Eier in Form der ovalen 0,8 mm langen Nissen an die Kopf- (Kopfläuse) oder Schamhaare (Filzläuse: Phthirus pubis) oder in die Säume der auf der Haut anliegenden Kleidung (Kleiderläuse: Pediculus humanus vestimentorum). Nach 7 – 10 Tagen schlüpfen die Larven und werden nach mehreren Häutungen innerhalb von 8 – 9 Tagen geschlechtsreif. Die Eiablage erfolgt ca. 2 – 3 Tage nach der Paarung, der gesamte Zyklus dauert 14 – 28 Tage.

77.2 Pediculosis capitis

77.2.1 Klinisches Bild

Im Bereich des Capillitiums sowie im Bereich der Bart- und selten auch der Schamhaare kann ein Befall erwartet werden. Im Kopfhaarbereich ist die retroaurikuläre Region die bevorzugte Lokalisation.

Die meisten Betroffenen sind symptomlos. Bei Symptomatik steht der Juckreiz im Vordergrund. Bei wenigen Patienten kommt es zu hochroten urtikariellen juckenden Papeln (u. a. durch Immunreaktion gegen Speichelenzyme). Anschließendes Kratzen ist mit Exkoriationen verbunden, die eine Impetiginisierung nach sich ziehen, wie an Pusteln und Krusten zu erkennen ist. Bevorzugt ist der Nackenbereich betroffen. Eine begleitende schmerzhafte Lymphadenitis im Okzipital- und Halsbereich ist möglich. Die Haare sind verklebt oder verfilzt. Differenzialdiagnostisch muss man an Kopfekzem, Impetigo contagiosa oder Tinea capitis denken.

77.2.2 Ätiologie

Die Kopflaus (Pediculus capitis) ist 2 – 3,5 mm lang und befällt sowohl Kinder als auch Erwachsene. Hauptmanifestationsalter ist das Grundschulalter; Mädchen sind häufiger betroffen als Jungen, was mit dem unterschiedlichen Sozialverhalten erklärt wird.

Getrennt von ihrem obligaten Wirt können Kopfläuse nur 24 – 36 Stunden, in Ausnahmefällen bis zu 55 Stunden, überleben. Meist fallen aber nur bereits geschwächte und daher nicht mehr besonders kontagiöse Läuse ab.

77.2.3 Epidemiologie

Die Übertragung erfolgt fast ausschließlich von Mensch zu Mensch bei Körperkontakt (daher bei Kindern häufiger). Andere Übertragungswege, bspw. von Gegenständen, stellen bei der Kopflaus einen sehr seltenen Ausnahmefall dar. Den Befall begünstigen Unterkunft in engen Lebensgemeinschaften, Kindergärten und Schulen; häufige Haarwäsche vermag das nicht zu verhindern.

77.2.4 Diagnose

Subjektives Leitsymptom ist erheblicher Pruritus, der aber erst Wochen nach der Ansteckung und bei weniger als 20 % der Betroffenen auftritt. Daher sind nach Diagnose einer Pediculosis capitis Familienmitglieder und andere Kontaktpersonen unabhängig vom Juckreiz genau zu untersuchen. Häufig gelingt der Nachweis von Nissen, die knospenartig an die Haare geklebt sind und sich im Gegensatz zu Kopfschuppen nicht vom Haar abstreifen lassen. Prädilektionsstellen sind die Haarpartien hinter den Ohren. Eier mit noch enthaltener Larve erscheinen dunkel und finden sich immer nah an der günstig temperierten Ablagestelle in Kopfhautnähe (28 – 32 °C), während die leeren Eihüllen weiß wirken. Da Haare 0,3 – 0,5 mm pro Tag (1 cm pro Monat) wachsen und die Larven bereits nach 8 Tagen schlüpfen, sind die gut sichtbaren, mit 1 cm Abstand vom Haaransatz sitzenden Nissen in der Regel leer. Letztere können auch nach Beseitigung der Läuse noch lange vorhanden sein und sind daher kein Indiz für einen akuten oder persistierenden Befall. Eine Differenzierung der Nissen mit und ohne Larven ist nicht immer möglich und sollte zur Diagnostik nicht herangezogen werden. Erst das Auffinden einer lebenden Kopflaus verifiziert die Diagnose. Dieses wird durch Auskämmen des angefeuchteten Haares mittels Läuse/Nissenkamm (Zinkenabstand maximal 0,2 – 0,3 mm) erleichtert („wet combing"). Dabei wird das ganze Haar Strähne für Strähne ausgekämmt.

77.2.5 Therapie

Die Läuse und ihre Eier müssen abgetötet werden. Kontaktpersonen sind zu untersuchen und ggf. ebenfalls zu behandeln.

Pyrethroide

Permethrin ist in Deutschland als 0,5 %ige alkoholische Lösung verfügbar (Infectopedicul-Lösung; in der Schweiz 1 %ig – Loxazol). Permethrin wirkt ovozid und wird länger im Haar deponiert. Es muss daher nur 1-mal auf das feuchte Haar aufgetragen werden. Nach 30 – 45 min Einwirkzeit wird das Haar mit Wasser gewaschen, um tote Läuse zu entfernen. Eine 2. Behandlung nach 8 – 10 Tagen kann nach Studienlage entfallen, wird aber vom Robert Koch-Institut vorsorglich empfohlen, um Ausbrüchen in Gemeinschaftseinrichtungen erfolgreich zu begegnen. Die Haare sollten 30 – 45 min nach Applikation mit einem engzahnigen Metallkamm ausgekämmt und in den 3 Folgetagen nicht mit Shampoo gewaschen werden. In einer deutschen Studie waren bereits einen Tag nach der 1. Anwendung 94 % der behandelten Patienten frei von Läusen und in einer weiteren Studie waren 98 % 2 Wochen nach Therapie lausfrei.

Laut Fachinformation sollte das Präparat während der Schwangerschaft und in der Stillzeit nur nach sorgfältiger Indikationsstellung durch den Arzt angewandt werden. Bei Säuglingen ist ein Einsatz ab 2 Monaten möglich. Hinweise auf toxische oder teratogene Eigenschaften bestehen laut WHO nicht.

Allethrin (als Jacutin Pedicul-Spray oder Spregal-Spray) eignet sich zur Desinfektion von Matratzen, Bettwäsche etc. (1 × 30 min), wenngleich Gegenstände für die Übertragung von Kopfläusen unbedeutsam sind. Sprays sollten von und bei Asthmatikern nicht angewandt werden. Allethrin ist bei Säuglingen und im 1. Trimenon der Schwangerschaft kontraindiziert, in der Stillzeit ist eine sorgfältige Indikationsstellung erforderlich.

Ein verwandtes Präparat ist Goldgeist forte (enthält u. a. Pyrethrum-Extrakte). Es sollte bei Kleinkindern in einer Dosis von maximal 25 ml über 30 min zur Anwendung kommen. Säuglinge sind nur unter ärztlicher Aufsicht zu behandeln. Da die ovozide Wirkung gering ist, ist eine 2. Anwendung nach 8 – 10 Tagen zu empfehlen. Eine Verordnung in Schwangerschaft und Stillzeit sollte nur unter strengster Indikationsstellung erfolgen.

Methoden mit physikalischem Wirkprinzip

Dimeticon (Polydimethylsiloxan) ist ein organisches Polymer auf Siliziumbasis (Silikon). 2 pedikulozide Wirkungsweisen werden diskutiert: Erstickungstod durch Eindringen des Dimeticons in die Tracheen der Läuse und Herzstillstand. Aufgrund dieser physikalischen Wirkung wirkt es weniger reizend als die üblichen Behandlungen. Eine ovozide Wirkung ist nach derzeitigem Stand unvollständig.

Die in Deutschland verfügbaren Dimeticon-Präparate (EtoPril, Hedrin, Itax, Jacutin Pedicul Fluid, Nyda, Paramitex) unterscheiden sich im Wesentlichen hinsichtlich ihrer Einwirkzeit und dem Einsatz in Schwangerschaft/Stillzeit und bei Säuglingen (► Tab. 77.1).

Ähnliche „umhüllende" und damit erstickende Eigenschaften werden alternativen natürlichen

Tab. 77.1 Dimeticon-Präparate zur Therapie des Kopflausbefalls.

	Einwirkzeit[2]	Schwangerschaft/Stillzeit	Alter	Besonderes
Nyda Spray	8 – 18 h; wiederholen nach 8 – 10 Tagen	nein	nicht < 2 Jahren	92 % Dimeticon
Jacutin Pedicul Fluid[1]	10 min; ggf. wiederholen nach 10 Tagen	ja	jedes Alter	100 % Dimeticon
Etopril Lösung	> 8 h; wiederholen nach 8 – 10 Tagen	geeignet	< 6. Monat unter ärztlicher Aufsicht	4 % Dimeticon + Cyclomethicon 5

[1] Jacutin Pedicul Spray enthält Allethrin.
[2] Kindergarten-, Schulbesuch nach 1. Anwendung möglich

und pflanzlichen Produkten wie Neembaum-, Teebaum-, Anis- oder Kokosnussöl nachgesagt. Sie sind den bisher gebräuchlichen Mitteln bezüglich Wirksamkeit, Sicherheit und Unbedenklichkeit unterlegen.

„Bug Busting“

Unter „Bug Busting“ versteht man das standardisierte Auskämmen geschlüpfter Läuse aus dem angefeuchteten, mit einer Spülung vorbehandelten Haar ggf. unter Einsatz des Bug Buster Kits (4 Sitzungen mit jeweils 3 freien Tagen dazwischen, Gesamtdauer 13 Tage). In einer Studie wurde die Wirksamkeit dieses Therapieansatzes mit der einmaligen Behandlung mit 0,5 % Malathion oder 1 % Permethrin verglichen. Die Heilungsrate beim Bug Buster Kit war erheblich höher als bei den Pharmaka (57 % gegenüber 13 %). Das Bug Buster Kit der britischen Community Hygiene Concern wird von der Deutschen Pediculosis Gesellschaft e. V. vertrieben (www.pediculosis-gesellschaft.de). Es wird insbesondere als giftfreie Behandlung angeboten.

Wesentliche Voraussetzung für ein erfolgreiches Nissenkämmen ist die Verwendung eines engzahnigen Kammes mit langen Zinken, die richtige Kämmtechnik und die Kämmbarkeit des Haares. Das bisher empfohlene Essigwasser war in Studien nutzlos, jedoch kann Anfeuchten und/oder die Verwendung von Conditionern das Auskämmen wesentlich erleichtern.

Weitere Therapiemöglichkeiten

Malathion (Infectopedicul Malathion, Prioderm) ist ein stark lipophiler Alkylphosphatester. Es ist bei Säuglingen und Kleinkindern unter 2 Lebensjahren nur unter ärztlicher Aufsicht anzuwenden. Es sollte 1-mal wöchentlich über 3 Wochen appliziert werden.

Eine orale Therapie mit Ivermectin (2-mal im Abstand von 10 Tagen, da nicht ovozid) hat sich auch in der Behandlung von Kopfläusen als wirksam erwiesen. Eine Zulassung für Humandiagnosen existiert in Deutschland nicht, das Präparat ist über die internationale Apotheke zu beziehen. In der EU wurde 2012 eine Lotion (Sklice) zur äußerlichen Behandlung zugelassen.

γ-Hexachlorcyclohexan (Lindan) darf gemäß Verordnung des Europäischen Parlaments (Nr. 850/2004 vom 29. 04. 2004) seit 01. 01. 2008 nicht mehr verwendet werden.

Therapieversagen ist meist auf ungenügende Behandlung, insbesondere auf die fehlende Mitbehandlung von Kontaktpersonen zurückzuführen.

77.2.6 Prophylaxe

Nach § 34 Abs. 1 IfSG schließt der festgestellte Kopflausbefall eine Betreuung oder eine Tätigkeit in einer Gemeinschaftseinrichtung, bei der Kontakt zu den Betreuten besteht, bis zur Behandlung aus. Nach Angaben des Robert Koch-Instituts können Kopflausbefallene bereits nach der 1. korrekten Behandlung mit einem wirksamen Pedikulozid, bei Permethrin bereits am nächsten Tag, zur Gemeinschaftseinrichtung wieder zugelassen werden. Eine Kontrolle ist erforderlich und eine Zweitbehandlung nach 8 Tagen wird generell empfohlen. Nach § 34 IfSG haben die Erziehungsberechtigten von Kindern und Jugendlichen mit Kopflausbefall eine Mitwirkungspflicht. Zum einen müssen sie den Befall der Gemeinschaftseinrichtung umgehend melden, zum anderen sind sie verpflichtet, die Durchführung der Behandlung zu bestätigen. Ein ärztliches Attest ist nur bei wiederholtem Befall innerhalb von 4 Wochen erforderlich.

Nissen, die weiter als 1 cm von der Kopfhaut entfernt sind, stellen kein Infektionsrisiko dar und sprechen damit nicht gegen die Wiederzulassung zur Gemeinschaftseinrichtung. Nissen, die an ausgefallenen Haaren kleben, können sich aufgrund der ungünstigen Temperatur- (< 24 °C) und Feuchtigkeitsbedingungen nicht mehr weiter entwickeln. Frisch geschlüpfte Larven und Nymphen werden nicht als infektiös angesehen, da sie zu wenig mobil sind, um auf Haare von Kontaktpersonen zu wechseln. Obwohl – auch nach Angaben des Robert Koch-Instituts – die Gefahr, dass Läuse abseits vom Wirt existieren und lebensfähig bzw. übertragbar bleiben, als gering einzuschätzen ist, werden nachstehende Maßnahmen für sinnvoll gehalten: Waschen und Wechseln der Bettwäsche und Kleidung bei > 60 °C. Alternative Entwesungsverfahren sind Aushungern durch Lagerung kontaminierter Gegenstände in dicht verschlossenen Plastiksäcken für eine Woche bei möglichst hoher Raumtemperatur oder Tiefkühlen bei –20 °C über 2 Tage. Kämme und Bürsten sollten für 30 Sekunden in > 60 °C heißes Wasser gelegt werden, jedoch wurden in Studien nie lebende adulte Läuse auf

Kopfkissenbezügen, Kämmen und Bürsten gefunden.

Enge Kontaktpersonen sollten nur bei nachgewiesener Infestation mitbehandelt werden.

77.3 Pediculosis vestimentorum

77.3.1 Klinisches Bild

Als Reaktion der Haut auf die Stiche tritt insbesondere periaxillär, genitokrural sowie im Bereich des Rock- und Hosenbunds starker Pruritus mit erythematösen Papeln und sekundär impetiginisierten Kratzeffekten auf. Dadurch entsteht das Bild der „Vagabundenhaut", die durch impetiginisierte ekzematöse Läsionen verschiedenen Alters und zahlreiche Narben mit umgebender Hyper- und Depigmentierung gekennzeichnet ist.

77.3.2 Ätiologie

Die Kleiderlaus (Pediculus vestimentorum) ist mit 3 – 4,5 mm Länge größer als die Kopflaus und findet sich unter geordneten sozialen Verhältnissen nur selten. Sie sitzt nicht am Körper, sondern an anliegender Kleidung (rosenkranzartig an den Säumen der Kleider). Nur bei ihrer Übertragung fallen die hygienischen Verhältnisse maßgeblich ins Gewicht.

Kleiderläuse können Rickettsia prowazekii (Erreger des Fleckfiebers), Bartonella quintana (Wolhyni-Fieber) und Borrelia recurrentis (Läuserückfallfieber) übertragen.

77.3.3 Epidemiologie

Häufig unter Obdachlosen verbreitet. Infektion durch Körperkontakt.

77.3.4 Diagnose

Der Nachweis von Kleiderläusen und Nissen in den Nähten der Unterwäsche gelingt durch Entfernung mittels Pinzette und Betrachtung der Erreger in der Lupenvergrößerung.

77.3.5 Therapie

Reinigung der Wäsche durch Auskochen oder Desinfektion erforderlich. Anwendung von Kontaktinsektiziden in Sprayform (Jacutin-N). Lokale Behandlung der Hauterscheinungen je nach Akuität und Sekundärinfektion mit topischen Kortikosteroiden und Antiseptika.

77.3.6 Prophylaxe

Vermeidung des Kontakts zu Personen mit Kleiderlausbefall und zu deren Kleidung.

77.4 Pediculosis pubis (Phthiriasis)

77.4.1 Klinisches Bild

Bevorzugte Lokalisation im Bereich der Schambehaarung sowie genitoanal, im Bereich der Achselhaare und der Brust- und Bauchbehaarung (insbesondere Regionen mit apokrinen Schweißdrüsen). Bei Kleinkindern ist selten auch Befall der Augenbrauen, Wimpern und des Haarbodens möglich. Der Pruritus ist nur gering ausgeprägt, nachts stärker als am Tage. Es finden sich nur wenige Exkoriationen. Als Folge der Filzlausstiche bilden sich verwaschene, schieferfarbene bis stahlblaue linsen- bis fingernagelgroße Flecke (Maculae coeruleae oder „taches bleues"), punktförmige Hämorrhagien mit Einlagerung abgebauten Hämoglobins, die unter dem Einfluss von Läusespeichel entstanden sind.

77.4.2 Ätiologie

Die Filzlaus (Pediculus pubis) ist kleiner als die Kopf- bzw. Kleiderlaus (1,5 – 2 mm Länge) und von breiter, schildförmiger Körperform. Filzläuse bewegen sich im Gegensatz zu Kopf- und Kleiderläusen wenig und sind daher schwerer zu erkennen. Die Eiablage, in Form der Nissen, ist jedoch leichter zu diagnostizieren.

77.4.3 Epidemiologie

Die Übertragung erfolgt bei engem Körperkontakt, häufig während des Geschlechtsverkehrs sowie von Eltern auf Kinder durch Benutzung gemeinsamer Bettwäsche, gemeinsamer Kleidung oder gemeinsamer Handtücher. Ein sexueller Übergriff sollte ausgeschlossen werden.

77.4.4 Diagnose

Nachweis der Läuse am Abgang des Haares über dem Haarboden sowie Nachweis der zahlreichen Nissen an den Haarschäften durch Entfernung mit Pinzette und Lupenbetrachtung.

77.4.5 Therapie

Gleichartige Anwendung von Antiparasitika wie bei Kopf- und Kleiderläusen. Schwieriger ist die Behandlung im Bereich der Augenbrauen und Wimpern von Kleinkindern, da die toxische Wirkung der genannten Präparate vermieden werden muss. Empfehlung: mechanische Entfernung der Läuse und Nissen mittels Pinzette nach mehrfach täglicher Anwendung von Öl oder weißer Vaseline über 7 – 10 Tage („Ersticken der Eier“). Alternativ wird die Verabreichung einer 1 %igen Permethrin-Lösung mittels Wattetupfer über 10 Minuten und anschließendes Abwaschen empfohlen. Die Augen sollten während der Behandlung geschlossen bleiben. Ferner kann eine Kryotherapie durchgeführt werden; dazu werden die Augenlider mit Aqua dest. benetzt und kurzfristig mit der Kryosonde touchiert, bis die Läuse abgetötet sind. Dieses Verfahren setzt allerdings gute Kooperationsfähigkeit (Stillhalten) voraus. Bei strengster Indikationsstellung und nach Versagen aller anderen Therapieformen ist auch die orale Gabe von Ivermectin (2 ED zu je 200 µg/kgKG im Abstand von 7 – 10 Tagen) möglich.

Eine Mitbehandlung der Kontaktpersonen ist erforderlich.

77.4.6 Prophylaxe

Vermeidung des Körperkontakts mit befallenen Personen; insbesondere keine gemeinsame Benutzung von Schlafstätten.

Koordinator:
R. Fölster-Holst

Mitarbeiter:
P. Höger

77.5 Weiterführende Informationen

Robert Koch-Institut: www.rki.de > Infektionskrankheiten A–Z: K > Kopflausbefall

78 Pertussis

78.1 Klinisches Bild

Pertussis (Keuchhusten) ist eine Infektionskrankheit des Respirationstrakts, die durch Bordetella pertussis verursacht wird. Das klinische Bild des Keuchhustens kann auch durch Bordetella parapertussis und andere bakterielle und virale Erreger (s. u.) verursacht werden. In ungeimpften Populationen tritt Pertussis überwiegend im Alter zwischen 2 und 6 Jahren auf. In Populationen mit einer hohen Pertussis-Impfquote im Kindesalter wird eine Verschiebung von Pertussis in das frühe Säuglings-, Adoleszenten- und Erwachsenenalter beobachtet.

Der typische Verlauf des Keuchhustens wird in 3 Stadien eingeteilt. Die Krankheit beginnt mit dem Stadium catarrhale, das durch leichte respiratorische Symptome wie Husten und Schnupfen gekennzeichnet ist und 1–2 Wochen dauert. Anschließend folgt das charakteristische Stadium convulsivum (Dauer 4 – 6 Wochen) mit anfallsweise auftretenden Hustenstößen in Serie (Stakkatohusten), gefolgt von inspiratorischem Ziehen („Keuchen"). Die oft nächtlichen Hustenattacken gehen typischerweise mit Hervorwürgen von zähem Schleim und anschließendem Erbrechen einher. In der Regel weisen die Patienten kein oder nur leichtes Fieber auf. Im Stadium decrementi klingen die Hustenanfälle allmählich ab. Der „typische" Keuchhusten dauert 6 – 12 Wochen.

Bei Neugeborenen und jungen Säuglingen manifestiert sich Keuchhusten nicht selten mit schweren, lebensbedrohlichen Apnoen und anfangs häufig auch ohne die typischen Hustenanfälle. An Pertussis erkrankte Jugendliche und Erwachsene haben oft nur einen lang dauernden, trockenen Husten und zeigen selten die typischen pertussiformen Hustenattacken. Darüber hinaus werden insbesondere bei Personen, die bereits Pertussisimpfungen erhalten haben oder zu einem früheren Zeitpunkt an Pertussis erkrankt waren, kürzere und oligosymptomatische Verläufe beobachtet.

Zu den Komplikationen des Keuchhustens gehören Sekundärinfektionen wie Pneumonie oder Otitis media, meist hervorgerufen durch Pneumokokken und nichtbekapselte Haemophilus-influenzae-Bakterien. Bei stationär behandelten Pertussispatienten sind Pneumonien (25 – 40 %) und Apnoen (10 – 30 %, v. a. bei Säuglingen unter 6 Monaten), Krampfanfälle (2 – 3 %) und Enzephalopathien (0,6 – 2,6 %) die häufigsten Komplikationen. Die Letalität der Pertussis liegt in Deutschland wahrscheinlich unter 0,1 %; sie ist am höchsten bei Säuglingen unter 6 Monaten (bis zu 1,8 %). Als seltene, oft tödliche Komplikation kann eine Bronchopneumonie mit Hyperleukozytose bis zu 100 000/mm^3, Hypoxämie und pulmonaler Hypertension auftreten.

78.2 Ätiologie

Bordetella pertussis ist ein kleines, unbewegliches, bekapseltes, aerobes, gramnegatives Stäbchenbakterium, das eine Vielzahl von Virulenzfaktoren wie Toxine (z. B. Pertussistoxin) und Adhäsine (filamentöses Hämagglutinin, Pertactin) bildet. Die Vermehrung der Bordetellen erfolgt auf dem zilientragenden Epithel der Atemwegsschleimhäute. B. pertussis ist der hauptsächliche Erreger des Keuchhustens. Eine keuchhustenähnliche Symptomatik kann auch durch B. parapertussis, B. holmesii (sehr selten, v. a. bei Immunsupprimierten/Asplenie), B. bronchiseptica, Mycoplasma pneumoniae, Chlamydia trachomatis, Chlamydia pneumoniae sowie durch respiratorische Viren, wie z. B. RSV und Adenoviren, verursacht werden. In der Regel zeigen Infektionen mit B. parapertussis eine kürzere Dauer der Hustenerkrankung, jedoch können bei bis zu 60 % der Infektionen durch B. parapertussis paroxysmale Hustenanfälle auftreten. Bis auf die Expression von Pertussis-Toxin besitzen B. parapertussis und B. bronchiseptica zahlreiche gemeinsame Antigene mit B. pertussis, jedoch gibt es keine gesicherte Kreuzimmunität nach Infektionen mit diesen Keimen. Doppelinfektionen mit B. pertussis und B. parapertussis kommen in seltenen Fällen vor.

78.3 Epidemiologie

Der Mensch ist das einzige Reservoir für B. pertussis und B. holmesii; B. parapertussis wird bei Menschen und Schafen gefunden; B. bronchiseptica ist vorwiegend bei Tieren verbreitet.

Die Übertragung der Bordetellen erfolgt durch Tröpfchen bei engem Kontakt mit Infizierten, die mit Beginn des Stadiums catarrhale kontagiös werden und dies – unbehandelt – bis ca. 3 Wochen nach Beginn des Stadiums convulsivums bleiben. Pertussis ist sehr ansteckend; der Kontagionsindex bei engem Kontakt, bspw. im Haushalt, beträgt bei ungeimpften Kindern bis zu 90 %, bei Erwachsenen ist er niedriger. Die **Inkubationszeit** beträgt in der Regel 7 – 10 Tage (Bereich: 5–21 Tage).

Im Kindesalter sind beide Geschlechter etwa gleich häufig betroffen, während bei jugendlichen und erwachsenen Patienten das weibliche Geschlecht überwiegt. Die höchste Inzidenz wird in Deutschland i. d. R. im Spätsommer und Winter beobachtet. Auch in Ländern mit hohen Impfquoten kommt B. pertussis noch endemisch vor, mit einem periodisch vermehrten Auftreten alle 3 – 5 Jahre. Eine B.-pertussis-Infektion hinterlässt ebenso wie die Pertussisimpfung keine lebenslange Immunität, sodass es zwischen 3 und 20 Jahre nach Erstinfektion zur erneuten Erkrankung kommen kann. In seltenen Fällen können gegen Pertussis geimpfte Personen nach Keuchhustenkontakt flüchtig mit Bordetellen kolonisiert sein, auch ohne selbst zu erkranken. Die erneute Exposition von bereits durch Impfung oder Erkrankung immunen Personen kann zur a- oder oligosymptomatischen Auffrischung der B.-pertussis-spezifischen Immunität („stillen Feiung") führen.

In überwiegend ungeimpften Populationen erkranken vor allem Kinder im Vorschulalter. In Ländern mit hohen Impfquoten im Säuglings- und Kleinkindesalter erkranken zunehmend ältere Kinder und Jugendliche, aber auch in der Kindheit Geimpfte und Erwachsene. In den neuen Bundesländern traten in den letzten Jahren bis zu 75 % der Pertussis-Erkrankungen bei Jugendlichen und Erwachsenen auf. Dort wurde von 2002–2007 trotz relativ hoher Impfquoten eine Zunahme der gemeldeten Pertussis-Erkrankungen von 9,7 auf 39,8 Erkrankungen/100 000 Einwohner beobachtet. Nach einem Rückgang auf 19,1 im Jahr 2010 stieg die Inzidenz im Jahr 2011 wieder auf 32,4 Erkrankungen/100 000 Einwohner an. Von dem neuerlichen Anstieg, der sich 2012 verstärkt fortsetzt, sind alle Altersgruppen betroffen, am stärksten jedoch die 10- bis 19-Jährigen. Dies weist auf einen nachlassenden Impfschutz, auf eine unzureichende Inanspruchnahme der Auffrischimpfung im Jugendalter und möglicherweise auf einen Rückgang von „natürlicher" Boosterung der Immunität durch verminderte Exposition gegenüber Pertussis-Erkrankten hin. Durch die Verschiebung zu älteren Personengruppen wird auch eine Zunahme an Erkrankungen und Komplikationen bei ungeimpften Säuglingen beobachtet. Verschiedene Studien zeigen, dass vor allem Eltern (meist Mütter) und andere erwachsene Kontaktpersonen und zu einem geringeren Teil ältere Geschwister die Ansteckungsquelle für Pertussis bei Säuglingen sind.

78.4 Diagnose

Die **klinische Diagnose** kann bei Kindern oft erst im Stadium convulsivum anhand der typischen Hustenanfälle gestellt werden. Bei Säuglingen kann sich Pertussis primär durch Apnoen manifestieren. Bei Jugendlichen und Erwachsenen treten pertussiforme Hustenanfälle meist nicht auf, letztlich ist hier jeder ungeklärte Husten mit einer Dauer von über 2 Wochen auf Pertussis verdächtig. Eine B.-pertussis-Infektion konnte je nach Studie bei 5 – 20 % der über 2 Wochen hustenden Erwachsenen nachgewiesen werden.

78

Die für Pertussis typischen **Blutbildveränderungen** (Leukozytose mit Lymphozytose) findet man im Stadium convulsivum bei 20 – 80 % v. a. bei ungeimpften Säuglingen und Kleinkindern, jedoch i. d. R. nicht bei Jugendlichen und Erwachsenen. BSG und CRP sind nicht oder nur leicht erhöht. Bei Säuglingen wird selten eine extreme Hyperleukozytose (> 100 000/mm^3) beobachtet.

Für die Bestätigung der Verdachtsdiagnose stehen die Erregeranzüchtung, die PCR und die Serologie zur Verfügung. Im Stadium catarrhale und im frühen Stadium convulsivum gelingt oft die **Erregeranzüchtung**. Hierfür gewinnt man Nasopharyngealsekret durch Absaugung oder mittels tiefem nasalen Abstrich, wofür Dacron- oder Kalzium-Alginat-Tupfer geeignet sind. Das Sekret sollte möglichst bald auf cephalexinhaltigem Kohle-Pferdeblut-Agar ausgestrichen werden oder in einem cephalexinhaltigen Kohle-Pferdeblut-Transportmedium (nach Regan und Lowe) versendet werden.

Die Sensitivität der **B.-pertussis-Kultur** ist von der korrekten Durchführung sowie vom Krankheitsstadium abhängig und liegt bei Entnahme zwischen dem 7. und 14. Tag nach Hustenbeginn höchstens bei etwa 60 – 70 %. Die Sensitivität der Kultur bei geimpften älteren Kindern, Jugendlichen und Erwachsenen ist gering (< 10 %). Die Anzüchtung von B. pertussis dauert mindestens 3 Tage. B. parapertussis wächst frühestens nach 2 Tagen, B. bronchiseptica nach einem Tag.

Aufgrund vieler Vorteile wird heute der Nachweis von B. pertussis und B. parapertussis mittels Nukleinsäure-Amplifikationsverfahren (PCR) der Kultur meist vorgezogen. Die **Pertussis-PCR** ist schneller und sensitiver, erfasst auch bereits abgestorbene Keime, z. B. nach antibiotischer Vorbehandlung. Die Nachweisrate gegenüber der Kultur kann etwa um das 2- bis 3-Fache gesteigert werden. Die Spezifität der PCR hängt ganz entscheidend von der Erfahrung des jeweiligen Labors ab. Kalzium-Alginat-Tupfer, die die PCR inhibieren können, sollten nicht verwendet werden. Um die Entwicklung der Antibiotikasensitivität sowie der Pertussisstämme bezüglich neuer Varianten adäquat zu überwachen, sollte von zuständigen Laboren weiterhin bei einem Teil der Proben ein kultureller Nachweis angestrebt werden.

Spezifische Antikörper gegen B.-pertussis-Antigene im Serum sind bei Erstinfektion frühestens am Übergang vom Stadium catarrhale in das Stadium convulsivum nachweisbar, weswegen die **Serologie** für die Frühdiagnostik im Kindesalter ungeeignet ist. Der Pertussis-Toxin-ELISA ist heute die serologische Methode der Wahl. ELISA-Testkits, die weitere Antigene enthalten, wie z. B. FHA, PRN, FIM, können mit anderen Erregern kreuzreagieren und führen daher zu unspezifischen Ergebnissen. Für die serologische Routinediagnostik ist die Bestimmung von IgG-Antikörpern gegen Pertussis-Toxin (PT) zu empfehlen. Eine Einzelbestimmung mit hohem IgG-anti-PT-Wert ≥ 100 EU/ml im Zeitraum von 3–4 Wochen nach Hustenbeginn kann als Hinweis auf eine kürzliche B.-pertussis-Infektion gewertet werden. Ein Titeranstieg zwischen 2 Serumproben ist ebenfalls aussagekräftig und sollte bei fortbestehendem Verdacht bei einem niedrigeren Ergebnis angestrebt werden. Der Nachweis von IgA-Antikörpern gegen PT weist eine hohe Spezifität auf, jedoch eine niedrigere Sensitivität und wird daher nicht routinemäßig empfohlen. Bis zu einem Jahr nach Impfung ist die Aussage serologischer Untersuchungen bzgl. einer Infektion generell nur eingeschränkt möglich. In der Praxis sollte zur schnellen Diagnose der Pertussis bei Säuglingen und Kleinkindern in der Regel die PCR verwendet werden, während bei Jugendlichen und Erwachsenen die Serologie mit einer Einzelbestimmung Methode der Wahl ist.

78.5 Therapie

Bei Säuglingen unter 6 Monaten und Patienten mit schweren Grundkrankheiten ist in der Regel eine stationäre Aufnahme zur Überwachung und insbesondere zum Monitoring von Apnoen zu empfehlen.

Durch eine frühzeitige **antibiotische Behandlung**, vor allem während des Stadium catarrhale und zu Beginn des Stadium convulsivum, kann der Krankheitsverlauf verkürzt werden. Im späten Stadium convulsivum haben Antibiotika meist keinen entscheidenden Einfluss auf den Krankheitsverlauf, beenden jedoch binnen 5 Tagen die Erregerausscheidung und damit die Infektiosität des Pa-

Tab. 78.1 Antibiotische Therapie und Postexpositionsprophylaxe bei Pertussis in verschiedenen Altersgruppen.

Alter	Therapie der Wahl			Alternativ
	Azithromycin	Erythromycin-Estolat	Clarithromycin	TMP/SMX*
< 1 Monat	10 mg/kgKG/d in 1 ED für 5 Tage	40 mg/kgKG/d in 2 ED für 14 Tage Cave: hypertrophe Pylorusstenose (selten)	nicht empfohlen	kontraindiziert
1 – 6 Monate	10 mg/kgKG/d in 1 ED für 5 Tage		15 mg/kgKG/d in 2 ED für 7 Tage	kontraindiziert unter 2 Monaten für Kinder im Alter ab 2 Monate: TMP: 8 mg/kgKG/d, SMX 40 mg/kgKG/d in 2 ED für 14 Tage
> 6 Monate, Kleinkinder, Schulkinder	10 mg/kgKG in 1 ED am Tag 1; 5 mg/kgKG/d an Tagen 2 – 5 (max.: 500 mg)	40 mg/kgKG/d (max.: 2 g/d) in 2 ED für 14 Tage	15 mg/kgKG/d in 2 ED für 7 Tage (max.: 1 g/d)	TMP: 8 mg/kgKG/d, SMX 40 mg/kgKG/d in 2 ED für 14 Tage
Erwachsene	500 mg in 1 ED am Tag 1; 250 mg an Tagen 2 – 5	2 g/d in 2 ED für 14 Tage	1 g/d in 2 ED für 7 Tage	TMP: 320 mg/d, SMX 1600 mg/d in 2 ED für 14 Tage

* Trimethoprim-Sulfamethoxazol (TMP/SMX) kann bei Makrolidallergie, -unverträglichkeit, oder -resistenz (selten) als Alternativtherapeutikum eingesetzt werden.

tienten. Aus diesem Grund ist eine antibiotische Therapie bis zu 3 Wochen nach Hustenbeginn bzw. uneingeschränkt bei Erregernachweis durch Kultur oder PCR sinnvoll.

Mittel der Wahl sind Makrolide. Die längste Erfahrung besteht mit Erythromycin (Erythromycin-Estolat: 40 [– 50] mg/kgKG/d in 2 ED, Erythromycin-Äthylsuccinat: 50 mg/kgKG/d in 3 ED). Die übliche Therapiedauer beträgt 14 Tage, auch wenn einzelne Studien eine Wirksamkeit für Erythromycin-Estolat bei 7-tägiger Behandlung nachgewiesen haben. Andere Makrolide wie Clarithromycin und Azithromycin (▶ Tab. 78.1) zeigten eine dem Erythromycin vergleichbare Wirksamkeit bei kürzerer Therapiedauer und besserer Verträglichkeit. Bei jungen Säuglingen < 6 Wochen wurde unter Erythromycin-Therapie ein erhöhtes Risiko für eine hypertrophe Pylorusstenose beobachtet, daher ist hier Azithromycin die Therapie der Wahl. Es ist unklar, ob die hypertrophe Pylorusstenose auch unter anderen Makroliden auftreten kann, daher sollten die Eltern entsprechend aufgeklärt werden. Makrolid-Resistenzen werden bei B. pertussis sehr selten beobachtet.

Bei Makrolid-Unverträglichkeit oder -Allergie kommt alternativ Cotrimoxazol (▶ Tab. 78.1) bei Patienten im Alter über 2 Monate infrage. Oral-Penicilline, sowie Cephalosporine sind nicht gegen B. pertussis wirksam. Fluorchinolone zeigen eine In-vitro-Aktivität; Wirksamkeitsstudien liegen nicht vor.

Einige Studien berichten über eine positive Beeinflussung der Zahl und der Schwere der Hustenattacken – besonders bei jungen Säuglingen – bei systemischer Therapie mit β-adrenergen Substanzen wie Salbutamol (0,3 – 0,5 mg/kgKG/d per os) und mit inhalativen Kortikosteroiden (hochdosiert über mindestens 5 Tage), jedoch sind optimale Dosis, Dauer und Applikationsform ungeklärt. Der Nutzen von Antitussiva, Sedativa, Mukolytika und Neuroleptika ist nicht erwiesen. Eine reizarme Umgebung, reichlich Flüssigkeitszufuhr und häufige kleine Mahlzeiten sind wichtige unterstützende Maßnahmen.

78.6 Prophylaxe

78.6.1 Passive Immunisierung

Für das früher verwendete Pertussis-Hyperimmunglobulin gibt es keinen Beleg der Wirksamkeit, es ist nicht mehr im Handel.

78.6.2 Aktive Immunisierung

Die **Pertussisimpfung** gehört zu den öffentlich empfohlenen Impfungen für alle Altersgruppen. Seit Mitte der 1990er-Jahre werden in Deutschland azelluläre Pertussisimpfstoffe verwendet, die zwischen 2 und 5 Einzelkomponenten enthalten (▶ Tab. 78.2). Im 1. Lebensjahr werden 3 Injektionen im Alter von 2, 3 und 4 Monaten kombiniert mit der Impfung gegen Diphtherie, Tetanus, Hämophilus influenzae Typ b, Polio und ggf. Hepatitis B verabreicht. Auffrischimpfungen sind im Alter von 11 – 14 Monaten, 5 – 6 Jahren, 9 – 17, sowie seit 2009 für alle Erwachsenen, die in den letzten 10 Jahren keine Pertussisimpfung erhalten haben,

Tab. 78.2 Verfügbare Pertussisimpfstoffe und Impfstoffkombinationen in Deutschland (Stand 2012).

Handelsname	Pertussis-Antigene	Kombination mit anderen Antigenen	Zulassung (genaue Altersangaben siehe Fachinformation!)
Infanrix	PT, FHA, PRN	D-T	GI
Infanrix-IPV + Hib	PT, FHA, PRN	D-T-Hib-IPV	GI
Pentavac	PT, FHA	D-T-Hib-IPV	GI
Infanrix hexa	PT, FHA, PRN	D-T-Hib-IPV-HB	GI
Boostrix	pt, fha, prn	d-t	A
Covaxis	pt, fha, prn, fim 2/3	d-t	A
Boostrix-IPV	pt, fha, prn	d-t-IPV	A
Repevax	pt, fha, prn, fim 2/3	d-t-IPV	A

PT: Pertussis-Toxin; FHA: filamentöses Hämagglutinin; PRN: Pertactin; FIM: Fimbrien; GI: Grundimmunisierung im Säuglings-/Kindesalter; A: Auffrischimpfung im Alter von 5 – 6, 9 – 17 Jahren und bei Erwachsenen
Kleinbuchstaben geben reduzierte Antigenmengen an

empfohlen. Hiermit wird der sich verändernden Epidemiologie mit einer Zunahme des Auftretens von Pertussis bei Schulkindern, Jugendlichen und Erwachsenen sowie dem etwa nach 5 – 15 Jahren nachlassenden Impfschutz und der Abnahme der natürlichen Booster Rechnung getragen. Für die Auffrischimpfungen ab dem Alter von 5 Jahren stehen 4 antigenreduzierte azelluläre Pertussisimpfstoffe in Kombination mit Diphtherie-, Tetanusimpfung (Boostrix; Covaxis) oder Diphtherie-, Tetanus- und Polioimpfung (Boostrix-IPV, Repevax) zur Verfügung.

Ab dem Alter von 5 Jahren stehen keine zugelassenen Pertussisimpfstoffe zur Grundimmunisierung mehr zur Verfügung. Nicht geimpfte Schulkinder zwischen 5 und 10 Jahren können (außerhalb der Zulassung) mit antigenreduzierten TdaP-Boosterimpfstoffen mit 3 Dosen (0, 1, 6 Monate) grundimmunisiert werden. Nicht geimpfte Jugendliche ab 11 Jahren und Erwachsene sollten zumindest eine Impfung mit TdaP erhalten. Das Einhalten eines Mindestabstands zur letzten DT/Td-Impfung ist bei bestehendem Expositionsrisiko, nach entsprechender Aufklärung über Lokalreaktionen nach neuerer Literatur nicht notwendig. Als berufliche Indikation wird die Pertussisimpfung (1 Dosis) für das gesamte Personal im Gesundheitsdienst, sowie für das Personal jeglicher Gemeinschaftseinrichtungen empfohlen. Darüber hinaus sollen alle ungeimpften Säuglinge vor der Übertragung von B. pertussis durch die Impfung ihrer Kontaktpersonen geschützt werden (sog. „Cocooning"-Strategie). Sofern in den letzten 10 Jahren keine Pertussisimpfung stattgefunden hat, sollen alle Frauen mit Kinderwunsch präkonzeptionell, enge Haushaltkontaktpersonen (Väter, Geschwister) und Betreuer (z. B. Tagesmütter, Babysitter, ggf. Großeltern) möglichst 4 Wochen vor Geburt des Kindes eine Dosis Pertussisimpfstoff erhalten. Erfolgte die Impfung nicht vor der Konzeption, sollte die Mutter bevorzugt in den ersten Tagen nach der Geburt des Kindes geimpft werden. Derzeit wird bei ansteigenden Pertussisinzidenzen und Komplikationen bei ungeimpften Neugeborenen und Säuglingen auch eine Pertussisimpfung in der Schwangerschaft diskutiert.

Die **Wirksamkeit der azellulären Pertussisimpfstoffe** beträgt für typischen Keuchhusten etwa 80 – 90 %, für leichtere Keuchhustenverläufe ist sie mit 50–70 % deutlich niedriger. Die Schutzdauer nach Grundimmunisierung, aber auch nach Auffrischimpfungen mit azellulären Impfstoffen, beginnt nach etwa 5 Jahren deutlich abzunehmen.

Die **unerwünschten Wirkungen der azellulären Pertussisimpfstoffe** sind wesentlich geringer als die der früher verwendeten Ganzkeim-Pertussisimpfstoffe. Bei den ersten 3 Impfungen werden bei etwa 12 – 20 % der Geimpften vorübergehende lokale oder systemische Reaktionen beobachtet. Eine Rötung oder Schwellung von über 2 cm Durchmesser sowie Fieber über 38,5 °C treten bei weniger als 5 % auf. Zu unspezifischen, meist harmlosen Allgemeinreaktionen wie Erregbarkeit, Müdigkeit, Appetitlosigkeit und Erbrechen kommt es bei bis zu 20 % der Geimpften. Unter den seltenen Impfreaktionen wurde hohes Fieber in einer Häufigkeit zwischen 0,6 und 1,1/10 000 Impfungen, hypotone-hyporesponsive Episoden zwischen 0 und 4,7/10 000 Impfungen und Krampfanfälle (meist Fieberkrämpfe) zwischen 0 und 0,7/10 000 Impfungen beobachtet. Nach der 4. Impfung kommt es zu einer Zunahme der Lokalreaktionen, eine Schwellung oder Rötung > 2 cm wird bei etwa 20 % der Geimpften beobachtet. Bei bis zu 2 % der Geimpften kann es zu einer Schwellung des gesamten Oberschenkels, bzw. des Oberarms kommen, in den die Impfung appliziert wurde. Diese seltenen ausgeprägten Lokalreaktionen sind in der Regel schmerzlos, gehen ohne wesentliche Beeinträchtigung des Impflings einher und bilden sich innerhalb einer Woche folgenlos zurück.

Für die einzelnen Impfungen der Grundimmunisierung sollte möglichst der gleiche Impfstoff mit identischer Zusammensetzung verwendet werden. Falls der Impfstoff unbekannt ist oder nicht zur Verfügung steht, kann jedoch auch ein anderer azellulärer Pertussisimpfstoff verwendet werden. Für Auffrischimpfungen (ab der 5. Impfung) von Kindern sowie generell ab dem Alter von 5 Jahren ist die Impfung mit antigenreduzierten azellulären Pertussisimpfstoffen zu empfehlen (siehe ▶ Tab. 78.2)

Bei einem bereits gegen Pertussis geimpften Kind kann der Impfschutz nach Exposition durch Fortführung bzw. Komplettierung der Impfserie vervollständigt und somit der Ausbruch der Krankheit verhindert oder diese mitigiert werden. Grundsätzlich gilt, dass der Erfolg einer **Inkubationsimpfung** umso höher ist, je früher sie nach der Exposition erfolgt. Besonders erfolgversprechend ist die Inkubationsimpfung, wenn sie zu einer sekundären Immunantwort mit raschem Antikörperanstieg führt. Dies ist der Fall, wenn die 3. Impfung zum Zeitpunkt der Exposition schon länger als 6 Monate zurückliegt und die Inkubationsimpfung der ohnehin fälligen Routineauffrischung entspricht. Im Zusammenhang mit erkannten Pertussishäufungen soll auch bei vollständig geimpften Kindern und Jugendlichen mit engem Kontakt zu Erkrankten im Haushalt oder in Gemeinschaftseinrichtungen eine Impfung erwogen werden, wenn die letzte Impfung länger als 5 Jahre zurückliegt. Die Chemoprophylaxe sollte begleitend zur Inkubationsimpfung erfolgen.

78.6.3 Isolierung und Wiederzulassung nach B.-pertussis-Infektion

Eine Isolierung von hospitalisierten Patienten ist für 5 Tage nach Beginn einer antibiotischen Behandlung empfohlen. Frühestens 5 Tage nach Therapiebeginn können Patienten Gemeinschaftseinrichtungen, wie Kindergarten oder Schule, wieder besuchen. Ohne antimikrobielle Therapie ist eine Wiederzulassung frühestens 3 Wochen nach Beginn der Symptomatik erlaubt.

78.6.4 Chemoprophylaxe

Für Personen die in den letzten 5 Jahren keine Pertussisimpfung erhalten haben, ist nach engem Kontakt zu einem Pertussisfall eine **Chemoprophylaxe** mit Makroliden in Dosis und Dauer analog zur Therapie empfohlen (s. ► Tab. 78.1). Geimpfte Kontaktpersonen sind für einen Zeitraum von ca. 5 Jahren vor der Erkrankung weitgehend geschützt, können aber vorübergehend mit Bordetellen besiedelt sein und damit eine Infektionsquelle darstellen. Daher sollten unabhängig vom Impfstatus alle Personen dann eine Chemoprophylaxe erhalten, wenn sich in ihrer Umgebung gefährdete Personen, wie z. B. ungeimpfte oder nicht vollständig geimpfte Säuglinge oder Kinder mit kardialen oder pulmonalen Grundleiden, befinden. Ein Ausschluss von exponierten Personen von Gemeinschaftseinrichtungen, Kliniken etc. ist nicht erforderlich, solange kein Husten auftritt. Bei nur fraglichem oder flüchtigem Kontakt sollte die exponierte Person mindestens für 3 Wochen hinsichtlich des Auftretens respiratorischer Symptome überwacht werden. Wenn sich respiratorische Symptome entwickeln, sind eine entsprechende mikrobiologische Diagnostik und Antibiotikatherapie indiziert.

78.7 Meldepflicht

Seit 29.3.2013 besteht namentliche Meldepflicht für Pertussis nach § 6 und § 7 IfSG.

Koordinator:
J. G. Liese

Mitarbeiter:
U. Heininger, W. Hellenbrand, M. Riffelmann

78.8 Weiterführende Informationen

European Centre for Disease Prevention and Control (www.ecdc.europa.eu): Guidance and protocol for the use of real-time PCR in laboratory diagnosis of human infection with Bordetella pertussis or Bordetella parapertussis (pdf)

European Centre for Disease Prevention and Control (www.ecdc.europa.eu): Guidance and protocol for the serological diagnosis of human infection with Bordetella pertussis (pdf)

Konsiliarlaboratorium für Bordetella pertussis
Institut für Hygiene und Labormedizin
HELIOS Klinikum Krefeld
Lutherplatz 40
47 805 Krefeld
Ansprechpartner: Prof. Dr. C.H. Wirsing von König
Tel.: 02 151 32–2466 oder -2431
Fax: 02 151 32–2079
E-Mail: carlheinz.wirsingvonkoenig@helios-kliniken.de

79 Pest

79.1 Klinisches Bild

Die Pest ist eine akute, unbehandelt häufig letal verlaufende Infektionskrankheit, die durch hohes Fieber, Schüttelfrost, abdominale Beschwerden und eine deutliche Beeinträchtigung des Allgemeinbefindens charakterisiert ist. In Abhängigkeit vom Übertragungsmodus, Eigenschaften des Bakterienisolats und der individuellen Immunität treten 3 typische Krankheitsbilder auf.

79.1.1 Bubonenpest (Beulenpest)

Innerhalb von 1 – 14, im Durchschnitt 3 – 6 Tagen nach dem Flohstich, entwickelt sich im Abflussgebiet der Stichregion eine unilaterale schmerzhafte Lymphknotenschwellung (Bubo). Bevorzugt sind die femoralen und inguinalen (70 %), seltener die zervikalen und axillären (je 10 – 20 %) Lymphknoten betroffen. Unwohlsein, Fieber, Schüttelfrost und Kopfschmerzen treten begleitend auf. Selten entsteht aus dem ursprünglichen Stich eine ulzerierende, evtl. gangränöse Hautläsion (Pestfurunkel). Entleert sich der nekrotische Lymphknoten nach außen, kann es zur Spontanheilung kommen. Häufiger schmelzen die Lymphknoten ein, gefolgt von Bakteriämie, Sepsis, Pneumonie und/oder Meningitis. Mit 75 % aller gemeldeten Pestfälle ist die Bubonenpest die häufigste klinische Form, die unbehandelt eine Letalität von etwa 20 % aufweist.

79.1.2 Lungenpest

Nach Inhalation von Pestbakterien kommt es innerhalb von Stunden bis 2 Tagen zu einer primären Pneumonie mit hohem Fieber, Dyspnoe und Hämoptyse. Unbehandelt verläuft diese Erkrankung fast immer tödlich. Sekundär kann sich eine Pneumonie im Anschluss an eine Bubonenpest oder eine Pestsepsis entwickeln. Als Infektionsquelle kommen Menschen und Tiere, insbesondere Katzen mit Pestpneumonie, in Betracht. Mit 4–10 % aller gemeldeten Pestfälle ist die Pestpneumonie selten, weist aber eine Letalität bei fehlender Behandlung von nahezu 100 % und trotz Behandlung von noch 50 % auf!

79.1.3 Pestsepsis

Dieses durch Fieber, Schock und disseminierte Gerinnung gekennzeichnete Krankheitsbild ist von Septikämien durch andere gramnegative Bakterien nicht zu unterscheiden. Es kann sich primär nach Flohstich oder sekundär nach einer Bubonenpest entwickeln. Trotz frühzeitiger Therapie dieser mit 15 – 20 % zweithäufigsten Manifestation beträgt die Letalität 15 – 30 %. Die postmortal als schwärzliche Läsionen imponierenden Hautblutungen sind für den im Mittelalter gebräuchlichen Namen „Schwarzer Tod" verantwortlich.

Neben den typischen Krankheitsbildern kann die Pest als isolierte Pharyngitis mit zervikaler Lymphadenopathie oder als isolierte Meningitis auftreten. Bei Epidemien werden Pestbakterien auch aus Rachenabstrichen asymptomatischer Menschen isoliert.

79.2 Ätiologie

Der Erreger ist Yersinia pestis, ein unbewegliches, nicht sporenbildendes, bekapseltes, gramnegatives, kokkoides Stäbchen, das sich in der Methylenblau-Färbung bipolar („Sicherheitsnadel") darstellt. Das Bakterium besitzt mehrere chromosomal- und plasmidkodierte, teilweise temperaturabhängige Virulenzfaktoren, die eine Vermehrung sowohl im Floh (28 °C) als auch im Warmblüter ermöglichen.

79.3 Epidemiologie

Die Pest ist eine typische Zoonose, die weltweit bei über 200 Nagetierarten (u. a. Ratten, Eichhörnchen, Erdhörnchen, Wühlmäuse) und Karnivoren wie Bären, Katzen und Hunden vorkommt. Der Erreger kann durch mehr als 80 Flohspezies übertragen werden, allerdings mit unterschiedlicher Effizienz. Die von Blutmahlzeiten abhängigen Flöhe nehmen bei Bakteriämien des Wirtes die Yersinien auf (0,5 µl Blut), die dann den Vormagen und Darm besiedeln (Biofilmbildung) und ausgeschieden werden, sodass sie im Flohkot nachweisbar sind.

Die Bakterien bleiben über Wochen im Flohkot vital und sind noch nach Monaten aus dem Erdreich von Nagetierhöhlen isolierbar. Besitzen die Yersinien die Fähigkeit, das aufgenommene Blut im Vormagen zu koagulieren, kommt es zu einer Darmblockade, was zu vermehrten Saugversuchen des hungernden Flohs mit Regurgitationen des Darminhalts und damit zur Übertragung der Yersinien führt. Die Flöhe sterben innerhalb von 1 – 2 Tagen.

Verschiedene Rattenspezies stellen ein wesentliches Reservoir dar, obwohl sie selbst auch an der Pest versterben können (insbesondere die Hausratte, Rattus rattus). Der damit verbundene Temperaturabfall veranlasst den sonst wirtsspezifischen Rattenfloh, Xenopsylla cheopsis, am nächstbesten Warmblüter eine Blutmahlzeit zu nehmen, wofür auch ein Mensch in Betracht kommt.

Im Falle einer Bakteriämie beim Infizierten können die ansitzenden Menschenflöhe, wie Pulex irritans, zu Überträgern werden.

Weitere Übertragungsmöglichkeiten sind die Ingestion von infiziertem Fleisch, der Kontakt von infizierten Tiergeweben mit Hautwunden, Nagetierbisse sowie die Inhalation von Tröpfchen bei Pestpneumonie oder Pharyngitis bei Mensch und Katze.

Die Ausbildung eines wesentlichen Virulenzfaktors, der Kapsel mit dem sog. fibrillären Protein Fraktion 1 (F1)-Antigen, ist temperaturabhängig und wird nur bei 37 °C beobachtet. Bei Infektionen mit bekapselten Yersinia pestis ist die Inkubationszeit wesentlich verkürzt, was die foudroyanten Krankheitsverläufe bei primärer Pestpneumonie und primärer Pestsepsis nach Kontakt von Hautwunden mit infizierten Tiergeweben erklärt.

Endemiegebiete der Pest sind ländliche Regionen in den Südweststaaten der USA, in Südamerika (Ecuador, Peru), in afrikanischen Ländern südlich der Sahara (Tansania, Mozambique, Madagaskar, Zaire), in Russland, in Asien (Kasachstan, China, Mongolei, Indien) und in Südostasien (Vietnam, Myanmar).

79.4 Diagnose

Das klinische Bild zusammen mit einer entsprechenden Anamnese (Aufenthalt im Endemiegebiet) führt zur Verdachtsdiagnose, die durch den mikroskopischen Nachweis bipolar gefärbter gramnegativer stäbchenförmiger Bakterien aus Bubonenaspirat, Blut oder Sputum unterstützt wird. Die auf vielen in der Diagnostik üblichen Nährböden anzüchtbaren Yersinia pestis bilden meist erst nach 2 Tagen Kolonien (26 °C). Der Kapselnachweis mit spezifischen fluoreszierenden Antikörpern, die biochemische Charakterisierung, das Proteinspektrum mittels MALDI-TOF und die PCR mit Sequenzierung von Virulenzgenen sichern die Identität des Erregers. Anzucht und Identifizierung des Erregers sind Laboratorien der biologischen Sicherheitsstufe 3 vorbehalten.

Für Endemiegebiete wurden Lateral Flow Assays (Teststreifen) zum Antigennachweis (F1-Kapselantigen) aus Blut, Sputum und Biopsaten entwickelt und getestet, die innerhalb von 15 Minuten ein Ergebnis liefern. Spezifische PCR-Verfahren zum DNA-Nachweis aus Untersuchungsmaterialien werden vom Konsiliarlabor für Yersinia pestis (Max von Pettenkofer-Institut, München), dem Bernhard-Nocht-Institut (Hamburg) und dem RKI angeboten. Die üblichen Infektionsparameter weisen mit Ausnahme einer ausgeprägten Leukozytose keine Besonderheiten auf und sind daher nicht richtungsweisend.

Der Nachweis spezifischer Antikörper hat für die Diagnostik der akuten Infektion keine Bedeutung, da sie frühestens nach 5 Tagen nachweisbar werden.

Die **Differenzialdiagnose** umfasst Tularämie, Milzbrand, Rattenbissfieber, Rickettsiosen, Bartonellosen, Pasteurella-multocida-Infektionen, Malaria, Sepsis, Pneumonien, Meningitiden und Infektion mit darmpathogenen Yersinien (Lymphadenitis).

79.5 Therapie

Bereits bei Verdacht ist nach Entnahme des Untersuchungsmaterials eine unverzügliche Antibiotikatherapie zu beginnen. Wirksame Medikamente sind intramuskulär appliziertes Streptomycin (30 mg/kgKG/d in 2 ED, maximal 2 g/24 h), Gentamicin (7,5 mg/kgKG/d) in 2–3 ED i. v., Doxycyclin 200 mg/d (4 mg/kgKG/d) in 2 ED i. v. sowie Ciprofloxacin 30 mg/kgKG/d (max. 1 g/d) in 2 ED i. v.; bei Meningitis altersunabhängig Chloramphenicol (initial 25 mg/kgKG, dann 50–100 mg/kgKG/d, max. 4 g/d, in 3–4 ED i. v.). Dauer 7–10 Tage oder mehrere Tage nach Entfieberung.

Basierend auf Behandlungsergebnissen experimentell infizierter Affen hat die FDA in den USA im April 2012 Levofloxacin zur Therapie und Postexpositionsprophylaxe der Pest beim Menschen zugelassen. Für Kinder < 50 kg werden 16 mg/kgKG/d (max. 1 g) in 2 ED verabreicht, Kinder ≥ 50 kg und Erwachsene erhalten 500 mg/d in 2 ED i. v. oder oral für 10 Tage.

Cotrimoxazol und Sulfonamide sind zwar ebenfalls wirksam, wirken jedoch langsam, sodass sie bei Schwerkranken nicht alleine eingesetzt werden können. Betalaktam-Antibiotika gelten als wenig wirksam, trotz des Fehlens von Betalaktamasen. Yersinia-pestis-Isolate aus Madagaskar können Multiresistenzplasmide tragen, die Resistenz gegen Sulfonamide, Tetrazykline, Aminoglykoside, Chloramphenicol und Betalaktam-Antibiotika vermitteln.

79.6 Prophylaxe

Erkrankte und Verdachtsfälle müssen isoliert werden. Bei Lungenpest ist eine strenge Absonderung von mindestens 48 Stunden erforderlich. Bei Kontakt zu Patienten mit Pestpneumonie und Pestsepsis werden Ciprofloxacin 40 mg/kgKG/d (max. 1 g) in 2 ED, Doxycyclin in oben angegebenerDosierung oder Cotrimoxazol 1600 – 3 200 mg/d in 2 ED, jeweils p. o., für 7 Tage zur Prophylaxe empfohlen.

Impfstoffe bestehend aus dem Kapselantigen F1 und LcrV, einem essenziellen Bakterienprotein zur Injektion von Virulenzfaktoren sind in der Entwicklung.

79.6.1 Schutzmaßnahmen für medizinisches Personal

Beim Umgang mit Pestverdächtigen, Kranken und Untersuchungsmaterial sind Schutzkittel, Handschuhe, Mund-Nasen-Schutz und Schutzbrille zu tragen. Patientenmaterialien sind bei Entsorgung zu kennzeichnen als Abfälle, an deren Sammlung und Entsorgung aus infektionspräventiver Sicht besondere Anforderungen gestellt werden (180 103, gefährlicher, ehemals C-Abfall).

Nach § 6 des IfSG sind Verdacht, Erkrankung und Tod durch den behandelnden Arzt/Ärztin meldepflichtig, nach § 7 IfSG der Erregernachweis durch das Labor. Das Auftreten von Pest ist unverzüglich über die oberste Landesbehörde dem Robert Koch-Institut zu melden.

Koordinator:
R. Bialek

Mitarbeiter:
S. Schubert

79.7 Weiterführende Informationen

Centers for Disease Control and Prevention: www.cdc.gov > A–Z Index: P > Plague

Konsiliarlaboratorium für Yersinia pestis
Max von Pettenkofer-Institut für Hygiene und Medizinische Mikrobiologie der LMU München
Pettenkoferstr. 9a
80 336 München
Ansprechpartner: Prof. Dr. Dr. J. Heesemann
Tel.: 089 5 160–5 200
Fax: 089 5 160–5 202
E-Mail: rakin@mvp.uni-muenchen.de

80 Pneumocystis-jiroveci-Pneumonie

80.1 Klinisches Bild

Die Pneumocystis-jiroveci-Pneumonie (PjP, vormals Pneumocystis-carinii-Pneumonie) ist eine typische opportunistische Infektionserkrankung bei immundefizienten Patienten. Die Schwere der Pneumonie ist abhängig vom Grad der Abwehrschwäche und vom Alter des Patienten. Die typischen Symptome sind trockener Husten, zunehmende Belastungsdyspnoe, blass-livide Haut (bis Zyanose) und häufig Fieber. Der Beginn kann schleichend sein, mit langsamer Verschlechterung über Wochen, oder fulminant mit rascher Progression über Tage.

Extrapulmonale Infektionsorte wie Lymphknoten, Nasennebenhöhlen, Retina, Gastrointestinaltrakt, Pankreas, Nebennieren und Herz sind extrem selten.

HIV-infizierte Säuglinge und Kinder mit PjP sind akut krank, die Sauerstoffsättigung (< 90 %) und der Sauerstoffpartialdruck (< 60 mmHg) sind vermindert. Die Laktatdehydrogenase (LDH) ist meist erhöht (bis 2000 U/l). Es besteht meist eine Lymphopenie (diese kann Ursache, aber auch Folge der PjP sein). Der Auskultationsbefund über der Lunge kann initial normal sein, gelegentlich sind feinblasige Rasselgeräusche zu hören.

Radiologisch finden sich initial retikulogranuläre interstitielle Veränderungen der Lunge, die sehr diskret sein können. Bei ca. 10 % der Patienten ist der initiale Röntgenbefund unauffällig. Bei fortgeschrittener Erkrankung sieht man alveoläre Infiltrate und ein positives Luftbronchogramm. Im Spätstadium können ganze Lungenfelder verschattet sein („weiße Lunge"). In der Computertomografie (HR-CT) finden sich unscharfe, diffuse, milchglasartige Verdichtungen des Lungengewebes mit Aussparung einzelner Segmente oder Subsegmente. In der Regel werden nur bei Rezidiven und protrahierten Formen zystische Veränderungen nachgewiesen.

Differenzialdiagnostisch ist die PjP von anderen interstitiellen Pneumonien wie Viruspneumonien, insbesondere durch Zytomegalievirus (CMV), atypischen Mykobakteriosen, Mykoplasmen-Pneumonie, Mykosen und der lymphoiden interstitiellen Pneumonie (LIP) zu unterscheiden. Bei HIV-infizierten Säuglingen wurden häufig Doppelinfektionen mit P. jiroveci und CMV beobachtet.

80.2 Ätiologie

Aufgrund genetischer Homologien wird P. jiroveci den Schlauchpilzen (Ascomyceten) zugeordnet. Da ihm jedoch die für Pilze typische ergosterolhaltige Zellwand fehlt, sind die meisten Antimykotika unwirksam. Da die Zellwand von P. jiroveci (1,3)-β-D-Glucan enthält, könnten Echinocandine (z. B. Caspofungin), die die Synthese von (1,3)-β-D-Glucan hemmen, wirksam sein. Hierzu gibt es einige Kasuistiken. Lichtmikroskopisch werden bei dem parasitenartigen Pilz sporozoitenhaltige Zysten und Trophozoiten unterschieden. P. jiroveci ist bisher nicht kultivierbar, sodass In-vitro-Resistenzbestimmungen nicht möglich sind.

In molekularepidemiologischen Studien wurden bislang über 50 verschiedene humanspezifische Arten von P. jiroveci typisiert. Möglicherweise unterscheiden sich diese Genotypen hinsichtlich Pathogenität und Übertragbarkeit. Es gelang auch, eine Anzahl von Antigenen zu identifizieren, von denen das wichtigste das „major surface glycoprotein" (MSG) ist. P. jiroveci hat die Fähigkeit seine „Major-surface"-Glykoproteine zu verändern und somit der Immunabwehr seines Wirtes zu entgehen.

Die Gene, die die Enzyme Dihydropteroat-Synthase (DHPS) und Dihydrofolat-Reduktase (DHFR) codieren, wurden analysiert. DHPS wird durch Sulfamethoxazol und DHFR durch Trimethoprim inhibiert. Es wurden Mutationen im Gen für DHPS gefunden, die mit Zunahme einer PjP-Prophylaxe mit Sulfonamiden und Sulfonen gehäuft auftraten. In einer Studie an 197 HIV-infizierten Patienten, die an einer PjP erkrankt waren, ließ sich ein Trend für mehr beatmungspflichtige Pneumonien und eine höhere Letalität bei Patienten, die Mutationen im DHPS-Gen aufwiesen, erkennen.

80.3 Epidemiologie

P. jiroveci ist weltweit verbreitet und wurde sowohl beim Menschen als auch bei vielen verschiedenen Tierarten nachgewiesen. Er ist wirtsspezifisch. Der genaue Infektionsweg und das Reservoir sind weiterhin ungeklärt. Möglicherweise stellen Säuglinge ein natürliches Reservoir für P. jiroveci dar.

Seroepidemiologische Daten sprechen dafür, dass es bereits im Säuglings- und Kleinkindalter zu einem hohen Prozentsatz zur inapparenten Infektion kommt.

Ob die Infektion mit P. jiroveci lebenslang persistiert oder immer wieder neu erworben wird, kann anhand der Datenlage nicht endgültig beantwortet werden. Bei immungesunden als auch bei immunsupprimierten Erwachsenen ohne Symptomatik kann P. jiroveci in der Bronchiallavageflüssigkeit nachgewiesen werden, weshalb eine Kolonisation mit P. jiroveci wahrscheinlich häufig ist. Mehr als die Hälfte der Allgemeinbevölkerung leidet wahrscheinlich intermittierend an einer milden pulmonalen Infektion und stellt ein Reservoir für immunsupprimierte Patienten dar. Ausbrüche von PjP sind mehrfach beschrieben worden, bei denen einzelne Genotypen vorherrschten.

Menschen mit angeborenen und erworbenen Immundefekten, wie z. B. schwere kombinierte Immundefekte, DiGeorge-Syndrom, Hyper-IgM-Syndrom, HIV-infizierte Patienten (> 12 Monate) mit niedriger CD4-Zellzahl, HIV-infizierte Säuglinge (unabhängig von der CD4-Zellzahl) und Patienten unter immunsuppressiver Therapie (Tumorpatienten, Organtransplantierte, Kinder mit therapierefraktärer Epilepsie während ACTH-Therapie, Patienten mit nephrotischem Syndrom u. a.) sind besonders gefährdet, an einer PjP zu erkranken. Im Gegensatz zu anderen Pilzinfektionen wird das Erkrankungsrisiko nicht durch eine Neutropenie, sondern durch eine ausgeprägte Lymphopenie verursacht.

Unter den verbesserten Therapiemöglichkeiten (HAART) für HIV-infizierte Kinder und Erwachsene und der damit verbundenen Immunrekonstitution insbesondere der CD4-Zellzahl geht die Inzidenz der P.-jiroveci-Pneumonie seit 1996 deutlich zurück. Die PjP tritt eher noch als Indikatorkrankheit bei Patienten mit unbekanntem HIV-Status und bei unbehandelten Patienten auf. Trotzdem bleibt sie die häufigste opportunistische Infektion bei HIV-infizierten Kindern und Erwachsenen. Besonders betroffen sind Säuglinge zwischen dem 3. und 6. Lebensmonat, insbesondere wenn die Mutter in der Schwangerschaft nicht auf HIV getestet wurde, das Kind durch mangelnde Transmissionsprophylaxe infiziert wurde und durch Unkenntnis der Infektion keine ärztlichen Kontrolltermine durchgeführt wurden.

80.4 Diagnose

Der Direktnachweis des Erregers gelingt aus dem Sputum, der Bronchiallavageflüssigkeit oder aus dem Lungenbioptat. Bei älteren Kindern und Erwachsenen kann zunächst versucht werden, die Erreger direkt im induzierten Sputum (Inhalation von 3 %iger Kochsalzlösung über einen Ultraschallvernebler so lange, bis ein starker Hustenreiz entsteht) nachzuweisen. Mit dieser Methode gelingt ein Erregernachweis in 60 – 95 % der Fälle. Der Goldstandard zur Diagnose einer PjP ist die Bronchoskopie mit bronchoalveolärer Lavage (BAL) und Nachweis der Pneumozysten mittels Färbung und/oder fluoreszierender Antikörper.

Bei Verdacht auf eine PjP und fehlender Möglichkeit einer BAL (z. B. schwerstkranke Patienten) kann eine PCR zum Nachweis P.-jiroveci-spezifischer DNA aus induziertem Sputum und/oder Rachenspülwasser versucht werden (Sensitivität: 40 – 91 %, Spezifität: 77 – 94 %).

Die Pneumozysten lassen sich noch mindestens 72 Stunden nach Therapiebeginn nachweisen. Nur in seltenen Ausnahmefällen ist eine Lungenbiopsie indiziert. Die Pneumozysten werden mit der Giemsa-, der Grocott-Färbung oder mithilfe von fluoreszenzmarkierten monoklonalen Antikörpern dargestellt. In der Methenamin-Silbernitrat-Färbung nach Gomori und Grocott und der Toluidinblau-Färbung können die Zysten nachgewiesen werden.

Serologische Testverfahren sind ohne diagnostischen Nutzen, da bereits 75 % der 4-Jährigen und 90 % der Erwachsenen Antikörper gegen P. jiroveci aufweisen.

Der β-D-Glucan-Nachweis im Serum weist auf eine Pilzinfektion hin und ist bei PjP meist hoch positiv, wobei nicht zwischen Pneumocystis oder anderen Pilzen (z. B. Aspergillen oder Candida) unterschieden werden kann. Außerdem kann dieser Test aus verschiedenen Gründen falsch positiv sein (z. B. β-D-Glucan in Dialysemembranen oder in Piperacillin). Diese Daten wurden bisher bei Erwachsenen erhoben, für Kinder liegen keine evaluierten Daten vor. Trotzdem kann dieser serologische Test u. U. einen klinischen Verdacht untermauern. Inwieweit der Test als Verlaufsparameter zur Therapiekontrolle eingesetzt werden kann, wird derzeit untersucht.

80.5 Therapie

Bei klinischem Verdacht auf eine PjP sollte sofort mit der Behandlung begonnen werden (▸ Tab. 80.1). Mittel der Wahl ist Trimethoprim-Sulfamethoxazol über mindestens 21 Tage. Die Behandlung sollte intravenös begonnen werden und kann bei klinischer Besserung oral weitergeführt werden. Folinsäure sollte (im Gegensatz zur Therapie der Toxoplasmose) nicht mit Trimethoprim-Sulfamethoxazol kombiniert werden, da dadurch möglicherweise die Effektivität von TMP/SMX beeinträchtigt wird.

Bei mittelschweren bis schweren Verläufen (PaO_2 < 70 mmHg oder alveolar-arterieller Gradient > 35 mmHg) wird zusätzlich der Einsatz von hochdosierten Steroiden empfohlen (Methylprednisolon Tage 1 – 5: 2 mg/kgKG/d in 2 ED; Tage 6 – 10: 1 mg/kgKG/d in 2 ED, Tage 11 – 21: 0,5 mg/kgKG/d in 1 ED. Alternative: Tage 1 – 7: 4 mg/kgKG/d in 4 ED; Tage 8 – 9: 2 mg/kgKG/d in 2 ED; Tage 10 – 11: 1 mg/kgKG/d in 2 ED; Tage 12 – 16: 1 mg/kgKG/d in 1 ED.

Bei Kindern kommt es unter Therapie mit TMP/SMX im Gegensatz zu Erwachsenen nur selten zu allergischen Reaktionen und Hämatotoxizität. Als Alternative bei Therapieversagen können Primaquin und Clindamycin oder Pentamidin versucht werden; an Nebenwirkungen sind hier zu beachten: Hypotension, renale Dysfunktion, Hypoglykämie, Fieber und Neutropenie. Eine weitere Alternative zur Behandlung der schweren PjP ist Trimetrexat/Folinsäure. Mildere Formen können alternativ mit Trimethoprim + Dapson oder Atovaquone behandelt werden, wobei für diese Medikamentenkombinationen nur wenig Erfahrungen bei Kindern vorliegen. Obwohl Caspofungin in vitro und im Tiermodell eine Wirksamkeit gegen Pneumocystis zeigt, gibt es bisher nur einige wenige Fallberichte, die von erfolgreichen Behandlungen berichten.

Bei Patienten mit Glucose-6-phosphat-Dehydrogenase-Defizienz ist die Gabe von Sulfamethoxazol und Primaquin kontraindiziert (Auslösung einer hämolytischen Anämie).

Da sich die klinische Symptomatik während der ersten Behandlungstage (3 – 5 Tage) noch verschlechtern kann, empfiehlt sich ein Therapiewechsel wegen Nichtansprechens nach frühestens 5 Behandlungstagen. Kommt es trotz entsprechender supportiver Behandlung (medikamentös, Sauerstoff) zur akuten respiratorischen Insuffizienz und daraus resultierend zur maschinellen Beatmung, konnte bei Kindern durch Surfactantgabe

Tab. 80.1 Behandlung der P.jiroveci-Pneumonie.

Mittel	Dosierung
Primärtherapie	
Trimethoprim-Sulfamethoxazol (TMP/SMX)	TMP 15 – 20 mg/kgKG/d und SMX 75 – 100 mg/kgKG/d in 3 ED i. v.
Alternativen	
Clindamycin + Primaquin	Clindamycin 40 mg/kgKG/d in 3 ED i. v. und Primaquin 0,3 mg/kgKG/d in 1 ED p. o. Clindamycin kann nach 10 Tagen auf p. o. umgesetzt werden
Pentamidin	4 mg/kgKG/d in 1 ED i. v., bei klinischer Besserung kann nach 7 – 10 Tagen auf eine orale Therapie, z. B. mit Atovaquone, gewechselt werden
Trimetrexat* + Folinsäure	Trimetrexat45 mg/m²KOF i. v. in 1 ED und Folinsäure 20 mg/m²KOF i. v. oder p. o. alle 6 Stunden für 24 Tage
Caspofungin in Kombination mit TMP/SMX oder Clindamycin bei Versagen der Primärtherapie für 7–21 Tage	Caspofungin 70 mg/m²KOF i. v. Tag 1, gefolgt von 50 mg/m²KOF/d (Maximaldosis 70 mg) für Kinder 3 Monate bis 17 Jahre; 25 mg/m²KOF/d für Säuglinge < 3 Monate (für Säuglinge ist die Datenlage begrenzt)
Alternativen bei leichter bis mittelschwerer PjP	
Atovaquone	30 – 40 mg/kgKG/d in 2 ED p. o. (mit fettreicher Mahlzeit) für Neugeborene und Kinder bis zum 3. Lebensmonat und ≥ 24 Monate alt, 45 mg/kgKG/d in 2 ED für Kinder 3 – 23 Monate
Dapson + Trimethoprim	Dapson 2 mg/kgKG/d in 1 ED p. o. (Kinder < 13 Jahre) und Trimethoprim 15 mg/kgKG/d in 3 ED

* Trimetrexat ist in den USA unter dem Handelsnamen NeuTrexin zugelassen.

die Lungenfunktion gebessert und die Kinder rascher von der Beatmung entwöhnt werden. Bei der Surfactantgabe werden keine unerwünschten Nebenwirkungen beobachtet. Über den erfolgreichen Einsatz der extrakorporalen Membran-Oxygenierung (ECMO) bei 4 Kindern mit malignen Erkrankungen und besonders schwerer PjP wurde berichtet.

80.6 Prophylaxe

Alle Patienten, die zu einer Risikogruppe für eine PjP gehören sowie alle Patienten mit durchgemachter PjP und anhaltender Immunsuppression, sollten eine Prophylaxe erhalten (▶ Tab. 80.2). Bei HIV-infizierten Patienten richtet sich der Beginn der PjP-Prophylaxe nach der CD4-Zellzahl (▶ Tab. 80.3). Für Kinder wie für Erwachsene gilt als Mittel der ersten Wahl Trimethoprim-Sulfamethoxazol. TMP/SMX ist gleichzeitig wirksam gegen Toxoplasma gondii und gegen eine Vielzahl bakterieller Erreger. Auch bei Unverträglichkeit kann durch Desensibilisierung (langsame Dosissteigerung) bei vielen Patienten TMP/SMX eingesetzt werden. In einer randomisierten, doppelblinden, placebokontrollierten Studie an 366 Kindern konnte gezeigt werden, dass die Kombination von Azithromycin + Atovaquone einer Prophylaxe mit TMP/SMX zumindest gleichwertig ist.

Bei vielen HIV-infizierten Patienten kommt es nach Beginn einer antiretroviralen Kombinationstherapie zu einer Immunrekonstitution mit Wiederanstieg der CD4-Zellzahl. Für HIV-infizierte Erwachsene und Jugendliche wird daher empfohlen, die Primär- und Sekundärprophylaxe abzusetzen, wenn die CD4-Zellzahl mindestens 3 Monate > 200/µl liegt. Nur bei den Patienten, die mit einer CD4-Zellzahl > 200/µl an einer PjP erkranken, wird eine lebenslange Prophylaxe empfohlen. Die CD4-Zellzahl muss regelmäßig (3-monatlich) überwacht werden, besonders bei Patienten mit strukturierten Therapiepausen. Auch bei Kindern konn-

Tab. 80.2 Prophylaxe der P.-jiroveci-Pneumonie.

Alter	Mittel und Doisierung
Kinder 1 Monat – 12 Jahre	Trimethoprim-Sulfamethoxazol (TMP/SMX): 150 mg TMP/m^{2}KOF/d + 750 mg SMX/m^{2}KOF/d p. o.: • in 2 ED an 3 aufeinanderfolgenden Tagen/Woche oder • in 1 ED an 3 aufeinanderfolgenden Tagen/Woche oder • in 2 ED 3-mal wöchentlich an alternierenden Tagen oder • in 2 ED an 7 Tagen/Woche (höhere Gesamtdosis, möglicherweise mehr Nebenwirkungen)
Jugendliche > 12 Jahre und Erwachsene	• 160 mg TMP + 800 mg SMX p. o. in 1 ED an 7 Tagen/Woche (bei höherer Gesamtdosis möglicherweise mehr Nebenwirkungen, aber gleichzeitig effektiv als Toxoplasmoseprophylaxe) oder • 80 mg TMP + 400 mg SMX p. o. in 1 ED an 7 Tagen/Woche oder • 160 mg TMP + 800 mg SMX p. o. in 1 ED an 3 Tagen/Woche
Alternativen bei TMP/SMX-Intoleranz	
Kinder > 5 Jahre, Jugendliche und Erwachsene	• Inhalation mit Pentamidin-Isethionat 300 mg/4 Wochen in 1 ED, mit Respigard-II-Vernebler oder Portasonic-Ultraschallvernebler (vorausgehende Inhalation mit Betamimetikum!)
Kinder ≥ 1Monat	• Dapson 2 mg/kgKG/d in 1 ED p. o. (maximal 100 mg) oder 4 mg/kgKG/Woche (maximal 200 mg)
Jugendliche und Erwachsene	• Dapson 100 mg in 1 ED oder in 2 ED/d p. o.*oder* • falls gleichzeitig eine Prophylaxe gegen Toxoplasmose erforderlich ist: Dapson 50 mg/d + Pyrimethamin 50 mg/Woche + Leucovorin 25 mg/Woche oder Dapson 200 mg + Pyrimethamin 75 mg + Leucovorin 25 mg 1-mal wöchentlich
Kinder < 3 Monate	• Atovaquone 30 mg/kgKG/d in 1 ED p. o.
Kinder 3 – 23 Monate	• Atovaquone 45 mg/kgKG/d in 1 ED p. o.
Kinder ≥ 24 Monate	• Atovaquone 30 mg/kgKG/d in 1 ED p. o.
Jugendliche und Erwachsene	• Atovaquone 1500 mg/d in 1 ED p. o.
Kinder 3 Monate – 19 Jahre	• Atovaquone 30 mg/kgKG/d in 1 ED p. o. + Azithromycin 5 mg/kgKG/d in 1 ED p. o.

Tab. 80.3 Indikation zur PjP-Prophylaxe bei HIV-infizierten Kindern.

Alter	CD4-Zellzahl (absolut und relativ)
1 Monat – 11 Monate	alle HIV-Infizierten, unabhängig von der T-Helferzellzahl, in Ausnahmefällen (verzögerte HIV-Diagnostik, Nonadherence) auch HIV-exponierte Kinder, so lange, bis HIV-Status geklärt ist
1 – 4 Jahre	< 500/µl oder < 20 %
ab 5 Jahre und Erwachsene	< 200–250/µl oder < 15 %

te inzwischen gezeigt werden, dass die Primärprophylaxe nach Anstieg der CD4-Zellen über die altersentsprechenden Grenzwerte abgesetzt werden kann. Bei Absetzen der Sekundärprophylaxe traten keine P.-jiroveci-Pneumonien auf (allerdings kleine Fallzahl).

PjP-Prophylaxe bei neoplastischen Erkrankungen siehe Kap. Infektionen bei pädiatrisch-onkologischen Patienten (S. 705).

80.6.1 Expositionsprophylaxe

Die aerogene Übertragung von Mensch zu Mensch ist zweifelsfrei dokumentiert. Daher sollten immunsupprimierte Patienten nicht mit Patienten in Kontakt kommen, die an einer PjP erkrankt sind.

Koordinator:
G. Notheis

Mitarbeiter:
J. Hübner, T. Lehrnbecher, T. Niehues

80.7 Weiterführende Information

U.S. Department of Health and Human Services: aidsinfo.nih.gov (pdf) > Guidelines > Pediatric OI Prevention and Treatment Guidelines > Guidelines for prevention and treatment of opportunistic infections among HIV-exposed and -infected children

81 Pneumokokkeninfektionen

81.1 Klinisches Bild

Streptococcus pneumoniae (Pneumokokken) ist weltweit einer der häufigsten Erreger von Bakteriämien und Septitiden, Pneumonien, Meningitiden, Otitiden und Sinusitiden. Seltenere Manifestationen sind Endokarditis (S.739), Osteomyelitis (S.763), Arthritis (S.763) und Peritonitis (S.773).

Jenseits der Neugeborenenperiode wurden vor Einführung der Konjugatimpfstoffe im Kindesalter akute bakterielle Meningitiden etwa zu 20% durch Pneumokokken verursacht. Beim Erwachsenen liegt der Anteil von Pneumokokken an der bakteriellen Meningitis bei 20 – 50%.

Pneumokokken sind die häufigsten Erreger der ambulant erworbenen bakteriellen Pneumonie. Die Krankheit ist gekennzeichnet durch akuten Beginn, deutlich reduzierten Allgemeinzustand, Fieber (meist über 39 °C), oftmals mit Schüttelfrost, produktivem Husten, Tachykardie, Tachydyspnoe sowie Brust- und Bauchschmerzen. Radiologisch findet sich vor allem ab dem Schulkindalter typischerweise eine Lobärpneumonie, bei jüngeren Kindern häufig eine Bronchopneumonie. Eine begleitende Bakteriämie wird bei ca. 5% der Patienten mit Pneumokokken-Pneumonie beobachtet. Bei einer Unterlappenpneumonie können oft uncharakteristische abdominale Beschwerden vorkommen, bei der Lobärpneumonie täuscht eine Nackensteifigkeit mit Kopfschmerzen manchmal eine Meningitis vor. Umgekehrt haben ca. 15% aller Patienten mit Pneumokokken-Sepsis auch eine Pneumonie. Komplizierend kann ein Syndrom der inadäquaten ADH-Sekretion (SIADH) mit Kopfschmerzen, Lethargie, Verwirrtheit, zerebralen Krampfanfällen, Erbrechen und Vigilanzstörungen auftreten und die Diagnose einer pneumokokkenassoziierten Ursache verschleiern. Eine klinische Besserung unter antibiotischer Therapie ist meist nach 12 – 36 Stunden, in manchen Fällen aber erst nach 96 Stunden zu erwarten. Trotz adäquater antibiotischer Therapie kann bei Pneumonien mit und ohne Komplikation (wie z.B. Pleuraerguss) Fieber über mehr als 1 Woche andauern. Eine fehlende klinische Besserung lässt an eitrige Komplikationen (Pleuraempyem, Perikarditis und Lungenabszesse) denken.

Die Letalität der invasiven Pneumokokken-Erkrankungen ist hoch (1997 – 1999 in Deutschland: für Sepsis 1,2%, für Meningitis 9,8%). Bei 15% der Kinder werden nach einer invasiven Pneumokokken-Erkrankung bleibende Restschäden (Hörverlust, neurologische Schäden etc.) festgestellt. Vor Einführung der allgemeinen Impfempfehlung mit Konjugatimpfstoffen starben in Deutschland jährlich etwa 20 Kinder an einer invasiven Pneumokokkeninfektion, eine ähnliche Zahl erlitt einen schweren Hörverlust, der nicht selten ein Cochleaimplantat erforderlich machte. Bei weiteren ca. 20 Kindern wurden bleibende neurologische Schäden berichtet.

81.2 Ätiologie

Streptococcus pneumoniae ist ein bekapseltes grampositives Bakterium. Bisher wurden anhand der Polysaccharid-Kapsel des Erregers 94 verschiedene Serotypen identifiziert. Hinsichtlich der Serotypenverteilung bestehen geografische Unterschiede. Im Jahr 2010, 4 Jahre nach Einführung der generellen Pneumokokken-Impfempfehlung für alleSäuglinge, traten bei Kindern nur noch sehr wenige invasive Erkrankungen auf, die durch die im 7-valenten Impfstoff enthaltenen Serotypen verursacht waren. Die Serotypen, die in den heutigen 10- bzw. 13-valenten Pneumokokken-Konjugatimpfstoffen vorhanden sind, verursachten 2010 noch etwa 40 bzw. 60% der invasiven Infektionen bei Kindern in Deutschland.

Die Besiedlung im Nasen-Rachen-Raum kann bei Änderung der „Wirtsfaktoren“, wie z.B. infolge einer Virusinfektion, durch Ausbreitung der Pneumokokken u.a. über die Tuba Eustachii zu einer Otitis media oder Sinusitis führen. Die Aspiration der Bakterien verursacht in den Alveolen ein entzündliches Ödem und führt über intraalveoläre und intravasale Ausbreitung zu einer Lobärpneumonie oder durch transbronchiale Infektion zur Bronchopneumonie. Disponierend für eine Pneumokokkeninfektion sind weiterhin Störungen der lokalen und systemischen Abwehrmechanismen, wie Hypertrophie der Adenoide, genetische und reaktive Störungen der Zilienfunktion, Defekte der humoralen und zellulären Immunabwehr, Asplenie oder nephrotisches Syndrom. Die Entwicklung der Immunität ist abhängig von der Bildung serotypenspezifischer Antikörper und ihrer Avidität. Es ist davon auszugehen, dass Kinder unter 18 Monaten auch nach durchgemachter Pneumokokkeninfektion keine zuverlässige serotypenspezifische Immunität entwickeln.

81.3 Epidemiologie

Vor Einführung der generellen Impfempfehlung im Jahr 2006 war die Inzidenz der invasiven Pneumokokkeninfektionen am höchsten in den ersten 2 Lebensjahren. In Deutschland wurden damals folgende Inzidenzen (pro 100 000 und Jahr) ermittelt: bei Kindern < 2 Jahren 19,8 und bei Kindern < 5 Jahren 11,1. Die Inzidenz der Pneumokokken-Meningitis betrug in den ersten 5 Lebensjahren 4,1 und lag bei einem Vergleich mit internationalen Daten im mittleren Bereich. Als Folge der allgemeinen Impfempfehlung ging die Inzidenz der Pneumokokken-Meningitiden bei Kindern in Deutschland um ca. 50 % bei Kindern < 2 Jahren und um ca. 30 % bei Kindern < 16 Jahren zurück.

Systemische Pneumokokkeninfektionen verursachten vor 2006 in Deutschland bei Kindern < 5 Jahren jährlich ca. 160 Meningitiden und mindestens 270 weitere andere invasive Krankheiten, wobei aufgrund von Untererfassung die Anzahl letzterer vermutlich eher 900 betragen hat. Die Zahl der Pneumokokken-Pneumonien in den ersten 5 Lebensjahren wurde auf 50 000 pro Jahr geschätzt.

Pneumokokken sind häufig Bestandteil der residenten Flora des Oropharynx. In einigen Untersuchungen wurden bei bis zu 60 % der gesunden Kleinkinder (und bei etwa 10 % der gesunden Erwachsenen) Pneumokokken im oberen Atemwegstrakt nachgewiesen. Kleinkinder sind deshalb eine bedeutende Ansteckungsquelle für invasive Pneumokokken-Erkrankungen insbesondere bei älteren und immunsupprimierten Patienten.

81.4 Diagnose

Bei Verdacht auf Pneumonie kann eine Bildgebung hilfreich sein, radiologische Kontrollen im Verlauf sind jedoch nur bei Verdacht auf Komplikationen sinnvoll. Pleuraerguss oder -empyem können klinisch und sonografisch diagnostiziert werden.

Die Laboruntersuchungen bei Pneumokokkeninfektionen zeigen üblicherweise eine ausgeprägte Leukozytose mit Linksverschiebung und eine Erhöhung anderer Entzündungsparameter, insbesondere des CRP. Bei V. a. invasive Infektion sind Blutkulturen und ggf. Liquorpunktion indiziert. Nasen- oder Rachenabstriche wie auch Sputumuntersuchungen sind im Allgemeinen diagnostisch nicht sinnvoll. Ebenso ist der Antigennachweis aus dem Urin wenig hilfreich, da er auch bei Kolonisierung der Atemwege positiv sein kann.

Der direkte Erregernachweis erfolgt primär mikroskopisch mit Gramfärbung (grampositive Diplokokken), durch PCR und/oder kulturelle Anzucht des Erregers aus geeignetem Untersuchungsmaterial. Eine Serotypisierung von kulturell nachgewiesenen Pneumokokken ist bei allen invasiven Infektionen anzuraten und wird kostenfrei durch das Nationale Referenzzentrum für Streptokokken in Aachen angeboten.

81.5 Therapie

81.5.1 Lokal begrenzte Manifestationen

Antibiotika der ersten Wahl zur Behandlung einer lokal begrenzten Pneumokokkeninfektion sind Penicillin und – aus Gründen der oralen Bioverfügbarkeit – in erster Linie Amoxicillin. Gegenüber Penicillin-intermediär-resistenten Pneumokokken sind Amoxicillin in einer Dosierung von 80–90 mg/kgKG/d sowie verschiedene Oralcephalosporine wie z. B. Cefalexin und Cefuroximaxetil weitgehend wirksam. Siehe auch Kap. Antimikrobielle Chemotherapie (S. 76) und Otitis media (S. 612). Makrolide können unter Beachtung der regionalen Resistenzraten zur empirischen Pneumonietherapie im Schulalter grundsätzlich geeignet sein (s. u.), werden aber,wie auch bei anderen Krankheitsmanifestationen, z. B. der akuten Otitis media und nachgewiesenen Pneumokokkeninfektionen, primär nicht empfohlen.

Die Behandlung einer Pneumokokken-Kolonisation ist nicht indiziert.

81.5.2 Systemische Manifestationen

Invasive Infektionen werden intravenös behandelt, bei gegebener Empfindlichkeit mit Penicillin G, alternativ mit Cephalosporinen wie Cefotaxim oder Ceftriaxon. Bei Penicillin- (MHK ≥ 0,12 µg/ml) und Cephalosporinresistenz (MHK ≥ 1,0 µg/ml) ist die Dosis des Cephalosporins zu erhöhen (z. B. Cefotaxim 300 mg/kgKG/d) und zusätzlichmit einem Glykopeptid (Teicoplanin oder Vancomycin) zu therapieren.

Die Behandlung sollte i. v. über mindestens 7 Tage erfolgen, wobei in unkomplizierten Fällen einer Bakteriämie nach initialer i. v. Behandlung und gutem klinischen Ansprechen sequenziell p. o. weitertherapiert werden kann.

81.5.3 Antibiotikaresistenz bei Pneumokokken

Seit Ende der 1970er-Jahre werden vermehrt penicillinresistente Pneumokokken-Stämme nachgewiesen. Bei der eitrigen Meningitis gelten Stämme mit einer MHK von ≤ 0,06 mg/l als sensibel und solche mit einer MHK ≥ 0,12 mg/l als resistent, bei allen anderen invasiven Infektionen gelten Stämme mit einer MHK ≤ 2 mg/l als sensibel, MHK 4 mg/l als intermediär resistent und MHK ≥ 8 mg/l als resistent. Penicillinresistente Pneumokokken-Isolate werden in Europa vor allem in Frankreich, Rumänien, Spanien und Ungarn in 10 – 48 % der geprüften Stämme nachgewiesen. In Deutschland finden sich gegenwärtig 5 – 10 % resistente Isolate, welche aber fast alle gegenüber Ceftriaxon und Cefotaxim empfindlich sind.

81

Die vor Einführung der allgemeinen Impfempfehlung auch in Deutschland beobachtete zunehmende Makrolidresistenz (bis zu 30 %) ist nun wieder rückläufig und liegt aktuell bei Isolaten von Kindern bei < 10 %. Zurückhaltender Einsatz der Makrolide ist dennoch weiterhin geboten, insbesondere bei Patienten nach Aufenthalt in Hoch-Resistenz-Ländern.

81.6 Prophylaxe

81.6.1 Immunprophylaxe bei Kindern unter 5 Jahren

▸ **Pneumokokken-Konjugatimpfstoffe.** Aufgrund der funktionellen Unreife des Immunsystems insbesondere gegenüber Polysaccharid-Antigenen reagieren Kinder in den ersten beiden Lebensjahren nur unzureichend auf den schwach immunogenen 23-valenten Pneumokokken-Polysaccharid-Impfstoff (PPV-23). Durch die Koppelung der Polysaccharid-Antigene an Trägerproteine wurden sogenannte Pneumokokken-Konjugatimpfstoffe (PCV) entwickelt, wodurch eine T-Zell-abhängige Immunantwort mit immunologischem Gedächtnis induziert wird. Pneumokokken-Konjugatimpfstoffe zeigen deshalb auch eine gute Immunogenität bei Säuglingen, Kleinkindern und Immunsupprimierten.

Die serotypische Wirksamkeit des ersten PCV (PCV-7) betrug gegen invasive Pneumokokken-Erkrankungen 97 %, gegen akute Otitis media 57 %; gegen radiologisch diagnostizierte Pneumonien betrug sie 20 %.

PCV-7 war in Deutschland seit 2001 zugelassen. Heute stehen das Nachfolgeprodukt (PCV-13) und ein weiter Impfstoff (PCV-10) zur Verfügung. Die Pneumokokken-Impfung mit PCV wird seit Juli 2006 als Standardimpfung für Kinder im Alter von 2 Monaten bis 2 Jahren empfohlen.

Säuglinge erhalten 3 Impfdosen im Alter von 2, 3 und 4 Monaten sowie eine 4. Impfung im Alter von 11–14 Monaten („3 + 1-Impfschema"). Alternativ kann ein sog. „2 + 1-Impfschema" angewendet werden (z. B. im Alter von 2, 4 und 12 Monaten), wenn dies die nationalen Impfempfehlungen vorsehen, was in Deutschland zurzeit nicht der Fall ist, aber z. B. in Österreich und der Schweiz.

Bei verzögertem Impfbeginn gelten folgende Schemata: Säuglinge im Alter von 7 – 11 Monaten erhalten 2 Impfungen im Abstand von 1 Monat sowie eine 3. Impfung im 2. Lebensjahr. Kinder im Alter von 12 – 23 Monaten erhalten 2 Impfdosen im Abstand von 2 Monaten.

Bislang ungeimpfte Kinder im Alter von 24 – 59 Monaten mit erhöhter Gefährdung durch Pneumokokkeninfektionen (siehe Tabelle 2 der STIKO-Empfehlungen, www.stiko.de) erhalten eine Einzeldosis Konjugatimpfstoff (PCV-10 oder PCV-13).

81.6.2 Immunprophylaxe bei Kindern ab 5 Jahren

▸ **Kapselpolysaccharid-Vakzine.** Neben den Impfungen mit PCV kann bei Kindern mit angeborenen oder erworbenen Immundefekten mit T- und/oder B-zellularer Restfunktion oder chronischen Nierenkrankheiten bzw. nephrotischem Syndrom die zusätzliche Gabe einer Dosis PPV-23 im Anschluss an die Impfung mit Konjugatimpfstoff erwogen werden. Die Schutzdauer der Polysaccharidvakzinierung ist kurz, sodass Wiederholungsimpfungen nach 3 (Kinder < 10 Jahre) bis 5 Jahren (ab Alter 10 Jahre) auf individueller Basis „erwogen" werden können. Hierbei ist die Möglichkeit einer bei Auffrischung verminderten Immunantwort („Hyporesponsiveness") zu bedenken.

PPV-23 enthält jeweils 25 µg gereinigtes Kapselpolysaccharid von 23 Pneumokokken-Stämmen, die global für ca. 90 % und bei Kindern im Alter von 5–16 Jahren ca. 70 % der systemischen Pneumokokkeninfektionen verantwortlich sind.

Die Pneumokokken-Schutzimpfung mit PPV-23 schützt vor allem vor Bakteriämie oder Pneumonie, nicht aber vor Meningitis oder Schleimhautinfektionen wie Otitis media, Sinusitis und Bronchitis. Die Angaben zur Schutzrate variieren zwischen 50 – 90 % und sind abhängig von der Immunkompetenz der Patienten. Bei einer Funktionsstörung des B-Zell-Systems wie bei Patienten nach Knochenmarktransplantation, mit Morbus Hodgkin, Plasmozytom und IgG-Subklassenmangel kommt es meist zu keiner ausreichenden Impfantwort.

Untersuchungen bei immundefizienten Kindern ≥ 2 Jahren belegen, dass Risikokinder, die auf PPV-23 keine Antikörper entwickelten, mit einer guten Immunantwort auf PCV reagierten. Im Gegensatz hierzu ist die Immunogenität von PPV-23 bei Störungen der T-Zell-Immunität, z. B. unter Immunsuppression mit Steroiden und Ciclosporin sowie bei HIV-Infektion, nicht eingeschränkt, da es sich um einen T-Zell-unabhängigen Impfstoff handelt. Bei Patienten mit Störungen des B-Zell-Systems sollte durch eine serologische Kontrolle der Impferfolg sichergestellt werden.

▶ **Pneumokokken-Konjugatimpfstoffe.** PCV-13 ist seit Januar 2013 auch für Kinder und Jugendliche im Alter von 6–17 Jahren für die aktive Immunisierung zur Prävention von invasiven Erkrankungen, Pneumonie und akuter Otitis media zugelassen. Eine STIKO-Empfehlung zur Verwendung von Pneumokokken-Konjugatimpfstoff gibt es für diese Altersgruppe bislang nicht.

81.6.3 Chemoprophylaxe nach Splenektomie und Asplenie

Zur Chemoprophylaxe nach Splenektomie und Asplenie siehe Kap. Infektionsprophylaxe (S. 132).

Koordinator:
U. Heininger

Mitarbeiter:
M. Knuf, R. von Kries, J. G. Liese, M. A. Rose, M. van der Linden

81.7 Weiterführende Informationen

Robert Koch-Institut. Laborsentinel invasiver Pneumokokken-Erkrankungen (PneumoWeb): www.rki.de > Infektionsschutz > Sentinels > Pneumoweb-Sentinel

Nationales Referenzzentrum für Streptokokken am Institut für Medizinische Mikrobiologie des Universitätsklinikums Aachen
Pauwelstr. 30
52 057 Aachen
Tel.: 0241 80–89 946 oder -89 510
Fax: 0 241 8 082–483
E-Mail: mlinden@ukaachen.de

81

82 Pockenvirusinfektionen

82.1 Pocken

82.1.1 Klinisches Bild

Die Pockenvirusinfektion (Synonyme: Blattern, Variola, „smallpox") beginnt abrupt mit Fieber um 40 – 41 °C, starkem Krankheitsgefühl, Übelkeit, Erbrechen, Kopf-, Glieder- und Kreuzschmerzen (*Prodromalphase*, Dauer: etwa 2 – 3 Tage). Nach einer vorübergehenden Besserung mit Temperaturabfall beginnt nach ca. 2 Tagen das *Eruptionsstadium*. Dabei zeigen sich die ersten Effloreszenzen an den Oberarmen und im Gesicht in Form blassroter, leicht erhabener Flecken. Es folgen der behaarte Kopf, Hände, Unterschenkel, Füße und Rumpf. In etwa 5 Tagen durchlaufen die Effloreszenzen folgende Entwicklung: Die Flecken vergrößern sich, werden erhaben mit konischer Spitze, die zu einem Bläschen umgebildet wird. Die Pockenbläschen sind rund, erbsengroß, perlmuttfarbig, mehrkammerig und im Zentrum eingedellt („Pockennabel"). Bei Ungeimpften ist charakteristisch, dass – im Gegensatz zu Varizellen – nur eine Eruption stattfindet, weshalb sich sämtliche Effloreszenzen – im Gegensatz zu den Varizellen – in ungefähr demselben Entwicklungsstadium befinden. Außer der Haut können die Hornhaut und die Schleimhäute von Mundhöhle, Kehlkopf, Magen-Darm-Trakt und Genitaltrakt befallen sein. Etwa am 8./9. Krankheitstag beginnt unter erneutem Fieberanstieg das *Suppurationsstadium*: Der Bläscheninhalt trübt sich, die Pustel wird prall und der Nabel verliert sich. Das Allgemeinbefinden ist stark beeinträchtigt. Die Abheilung (Eintrocknung, Verschorfung) beginnt zuerst im Gesicht, später folgen Extremitäten und Rumpf. Der Schorfabfall setzt in der Regel nach dem 20. Krankheitstag ein und hinterlässt vor allem dort Narben, wo die Läsionen tief in das Corium eindringen konnten, was gewöhnlich im Gesicht der Fall ist.

Besondere Formen und Komplikationen

Im Suppurationsstadium kann sich eine sekundär hämorrhagische Variola entwickeln. Diese ist zu unterscheiden von der Purpura variolosa, die durch eine Verbrauchskoagulopathie gekennzeichnet ist und unter schweren Hämorrhagien innerhalb des Initialstadiums ad exitum führt. Eine schlechte Prognose haben auch die sog. „Flat-type"-Pocken, die durch flache, meist konfluierende Pusteln charakterisiert sind. Häufige Komplikationen sind Enzephalitis (ca. 1:500 Patienten mit Pocken) und bakterielle Sekundärinfektionen (Abszess, Phlegmone, Arthritis, Pneumonie, Osteomyelitis, Meningitis, Endokarditis, Sepsis). Pocken während der Schwangerschaft führen in der Mehrzahl der Fälle zum Abort, zur Totgeburt und zu konnatalen Pocken.

Die Letalität beträgt bei Variola major etwa 30 %, bei der milderen Form (Variola minor, Alastrim) < 1 %.

82.1.2 Ätiologie

Das Pockenvirus ist ein doppelsträngiges DNA-Virus, das zum Genus Orthopoxvirus innerhalb der Familie der Poxviridae gehört. Weitere Mitglieder dieses Genus, die Menschen infizieren können, sind Kuhpockenvirus, Affenpockenvirus und Vakziniavirus (Impfvirus). Weitere nichthumanpathogene Vetreter sind Mäuse- und Kamelpockenvirus. Pockenviren sind außerhalb des Körpers äußerst widerstandsfähig. Krusten enthalten noch ansteckungsfähiges Virus.

In den infizierten Zellen treten zytoplasmatische Einschlusskörperchen auf (Guarnieri-Körperchen).

Pockenviren gehören neben den Erregern von Botulismus (S. 210), Milzbrand (S. 397), Pest (S. 571), Tularämie (S. 571) und den verschiedenen Viren des hämorrhagischen Fiebers (S. 274) zu den gefährlichsten natürlichen Erregern, die als Biowaffen missbraucht werden könnten.

82.1.3 Epidemiologie

Der erkrankte Mensch ist das einzige Reservoir. Die höchste Infektiosität besteht vom 2. vor bis 12. Tag nach Krankheitsbeginn. Die Patienten sind nicht mehr infektiös, wenn sich alle Krusten abgelöst haben. Die Übertragung erfolgt hauptsächlich über Tröpfchen durch direkten, engen Kontakt zum Patienten, durch direkten Kontakt mit infizierten Körperflüssigkeiten (z. B. Bläschen- und Pustelinhalt), seltener durch kontaminierte Gegenstände wie Bettwäsche und Kleidung oder Abfall von Erkrankten. Eine Verbreitung der Viren über die Luft in geschlossenen Räumen, öffentlichen Verkehrsmitteln etc. kommt wahrscheinlich nur selten vor. Bei Nichtimmunen beträgt der Manifestationsindex nahezu 100 %. Die Krankheit hinterlässt eine lebenslange Immunität.

Im Mai 1980 verkündete die WHO, dass die Pocken weltweit ausgerottet sind. Offiziell existieren Pockenviren seitdem nur noch zu Forschungszwecken in je einem Hochsicherheitslaboratorium in den USA und in Russland.

Mit Abschaffung der Pflichtimpfung gegen Pocken nahm die Immunität gegen Pockenviren und verwandte Orthopoxviren ab, sodass Tierpocken (s. u.) seitdem häufiger beobachtet werden. Es ist davon auszugehen, dass in Deutschland der Großteil der Bevölkerung nicht mehr oder nicht mehr ausreichend gegen Pockenviren immun ist.

Die **Inkubationszeit** der Pocken beträgt 7 – 19, durchschnittlich 12 – 14 Tage.

82.1.4 Diagnose

Die Verdachtsdiagnose erfolgt in der Regel aufgrund des typischen klinischen Bildes. Die Diagnose muss so schnell wie möglich bestätigt oder ausgeschlossen werden. Rücksprache mit dem Robert Koch-Institut ist erforderlich. Als Schnelltest dient der direkte Nachweis von Pockenviren mittels Elektronenmikroskopie aus inaktivierter (10 % Formalin oder Glutaraldehyde) Bläschenflüssigkeit oder Krusten. Allerdings kann hierbei nicht zwischen den verschiedenen Orthopoxviren differenziert werden. Die weiteren Nachweismethoden (PCR und Virusanzucht aus nichtinaktiviertem Untersuchungsmaterial) dürfen nur in biologischen Sicherheitslaboren der Stufe 4 durchgeführt werden. Für den Transport von nichtinaktiviertem Untersuchungsmaterial gelten höchste Sicherheitsvorkehrungen. Die serologische Diagnostik ist von untergeordneter Bedeutung.

Differenzialdiagnostisch sind vor allem schwere Formen von Varizellen, Tierpocken, virale und bakterielle Exantheme (z. B. durch Coxsackie-Viren oder Rickettsien) und Arzneimittelexantheme (z. B. Steven-Johnson-Syndrom) abzugrenzen.

82.1.5 Therapie

Im Vordergrund steht die symptomatische Behandlung. Es existiert keine etablierte antivirale Therapie. Cidofovir (S. 112) hemmt die Vermehrung von Orthopoxviren sowohl in der Gewebekultur als auch im Tierversuch. Weitere Virostatika, die in Tierversuchen Orthopoxviren hemmen, sind ST-246 und CMX-001.

82.1.6 Prophylaxe

Aktive Immunisierung

Pocken können durch die Schutzimpfung weitgehend verhindert werden. Im Ernstfall kann auch wenige Tage nach Exposition geimpft werden. Eine Impfung innerhalb von 4 Tagen nach Exposition verhindert oder mildert die Erkrankung bei den meisten Personen.

Impfstoffe sind nicht mehr allgemein verfügbar. Die deutsche Bundesregierung besitzt jedoch größere Impfstoffreserven, die bei erneuten Ausbrüchen von Pocken, insbesondere bei bioterroristischen Attacken, sofort eingesetzt werden können. Der Impfstoff enthält weder Pocken- noch Kuhpockenvirus, sondern ein verwandtes und abgeschwächtes Virus tierischen Ursprungs, das sog. Vakziniavirus. Der Lebendimpfstoff wird mit einer speziellen Nadel intradermal eingebracht.

Die Komplikationsrate der Impfung ist hoch. Rechnet man alle schweren und lebensbedrohlichen Komplikationen nach Erstimpfung zusammen, so ergibt sich nach älteren Analysen eine Komplikationsrate von 1254 pro 1 Million Geimpfter. Am häufigsten ist die Vaccinia generalisata benigna, die vorwiegend immunologisch bedingt ist, gewöhnlich zu Beginn der 2. Woche nach der Impfung auftritt und in der Regel eine gute Prognose hat. Gefürchtet sind postvakzinalen Enzephalopathie/Enzephalitis (Inkubationszeit: 4–18 Tage) und Enzephalomyelitis. Weitere seltene Komplikationen sind Myokarditis und kardiale Ischämie.

Das Impfvirus kann vom Impfort und von kontaminierten Verbänden und Kleidungsstücken auch auf andere empfängliche Personen übertragen werden (Vaccinia translata). Es wird nicht durch respiratorische Tröpfchen übertragen.

Die Dauer des Impfschutzes ist nicht genau bekannt (ca. 3 – 5 Jahre nach einer erfolgreichen Erstimpfung; möglicherweise 10 – 20 Jahre nach erfolgreicher Wiederimpfung). Es ist davon auszugehen, dass Personen, die vor 30 und mehr Jahren geimpft wurden, vor den Pocken nicht mehr zuverlässig geschützt sind.

Kontraindikationen für die Pockenschutzimpfung sind die für Lebendimpfstoffe bekannten: Immundefizienz, immunsuppressive Therapie, Schwangerschaft, darüber hinaus atopisches Ekzem und andere exfoliative Hautkrankheiten (Verbrennung, Psoriasis, Varizellen etc.), Säuglinge und Stillperiode. Im Fall neu auftretender Pockenfälle oder bei einer bioterroristischen Attacke ist das Komplikationsrisiko der Impfung gegen das Erkrankungsrisiko individuell abzuwägen. Mit speziellem Vaccinia-Immunglobulin wurde früher versucht, den Schweregrad zu verringern.

Passive Immunprophylaxe

Eine passive Immunprophylaxe mit speziellem Vaccinia-Immunglobulin ist möglich. Dieses ist gegenwärtig aber nicht verfügbar.

Allgemeine Maßnahmen

Erkrankte sind in besonders dafür ausgestatteten Einrichtungen (Behandlungszentren mit Unterdruckisolation) zu behandeln. Ebenso gilt die strenge Absonderung (Quarantäne) für alle Exponierten und Kontaktpersonen.

82.2 Tierpocken

Pocken gibt es bei zahlreichen Tierarten: Katzen, Hunde, Farbratten („Schmuseratten"), Kühe, Schafe, Pferde, Büffel, Affen, Kamele etc. Sie werden durch verwandte Orthopoxviren hervorgerufen, die von den Tieren auf den Menschen übertragen werden können (Kontakt, Krallen einer infizierten Katze). Das Reservoir sind wahrscheinlich wildlebende Nager. Die Säugetiere und der Mensch sind vermutlich Endwirte.

Mit Beendigung der Pockenimpfung und Abnahme der Immunität sind Tierpocken auch in Deutschland bekannt geworden. **Kuhpocken** sind vorwiegend auf Europa beschränkt. 2009 kam es erneut zu einem Ausbruch in Bayern, bei dem die Viren durch sog. Schmuseratten übertragen worden sind. Klinisch entwickeln sich an den Kontaktstellen, bei „Schmuseratten" ist das gewöhnlich der Hals des Menschen, mehrere größere Pusteln, welche verkrusten und vernarben. Phlegmonöse Veränderungen mit Ulzerationen bis hin zu generalisierten Pocken, Mischinfektion, regionäre Lymphadenitis und Fieber können das Krankheitsbild ergänzen. Gesunde Menschen erkranken in der Regel leicht. Schwere Erkrankungen mit zum Teil letalem Ausgang kommen bei primären und sekundären Immundefekten vor. *Inkubationszeit*: 1–2 Wochen.

Die **Affenpocken** stellen eine besondere Form der Tierpocken dar. Sie kommen im Wesentlichen in Zentralafrika vor. Im Jahre 2003 kam es zu einem Ausbruch in den USA. Die Affenpocken gelangten durch ein infiziertes Nagetier in US-amerikanische Tierhandlungen und verbreiteten sich dort über Präriehunde auf insgesamt 71 Menschen. Die Übertragung der Affenpockenviren auf den Menschen geschieht durch Kontakt mit infizierten Tieren (Biss, Sekrete, Blut), durch Nahrungsaufnahme von infiziertem Affenfleisch und als Tröpfcheninfektion. Infizierte Menschen sind für 2–3 Wochen infektiös. Die Krankheit beginnt beim Menschen mit hohem Fieber, stärkeren Allgemeinerscheinungen, Lymphknotenschwellung (zervikal, inguinal), Enanthem (Oropharynx) und Exanthem mit nachfolgender Entwicklung pockentypischer uniformer Effloreszenzen, die mit Narbenbildung abheilen. Diagnose: Konsiliarlaboratorium für Pockenviren. Therapie: symptomatisch, evtl. Cidofovir. Prophylaxe: In den USA wird die Vakzine eingesetzt.

82.3 Meldepflicht

Pocken sind nach dem IfSG weder bei Krankheitsverdacht noch bei Erkrankung und Tod meldepflichtig. Auch Laboratorien müssen den direkten und indirekten Nachweis des Virus nicht melden. Dennoch sollte sich der Arzt, der bei einem Patienten den Verdacht (!) auf Pocken diagnostiziert, umgehend (!) mit dem zuständigen Gesundheitsamt in Verbindung setzen. Pocken-Erkrankungen müssen von den jeweiligen Regierungen im Rahmen der Internationalen Gesundheitsvorschriften an die WHO gemeldet werden.

Für den Fall des Wiederauftretens von Pocken wurde vom Robert Koch-Institut in Berlin ein Notfallplan für Deutschland entwickelt.

Koordinatoren:
H. Scholz

Mitarbeiter:
U. Heininger, K. S. Kohl

82.4 Weiterführende Informationen

Centers for Disease Control and Prevention: emergency.cdc.gov > Emergency Website A–Z: S > Smallpox

Konsiliarlaboratorium für Pockenviren
Robert Koch-Institut
Nordufer 20
13 353 Berlin
Ansprechpartner: PD Dr.A. Nitsche
Tel.: 030 18 754–2313
Fax: 030 18 754–2605
E-Mail: nitschea@rki.de

83 Poliomyelitis

83.1 Klinisches Bild

Polioviren sind Erreger der Kinderlähmung (Synonyme: Poliomyelitis, Poliomyelomeningoenzephalitis, epidemica anterior acuta, Heine-Medin-Erkrankung). Meist verlaufen die Infektionen asymptomatisch (90 – 95 %) unter Ausbildung von neutralisierenden Antikörpern („stille Feiung"). Bei 4 – 8 % der Infizierten treten nach der Inkubationszeit (7–14 Tage) zuerst unspezifische Krankheitszeichen wie Fieber, Halsschmerzen, Abgeschlagenheit, Durchfall und Erbrechen auf („minor illness"), die innerhalb von 1 – 3 Tagen sistieren. Bei ZNS-Infektionen folgt nach 3 – 7 Tagen Beschwerdefreiheit erneut Fieber (zweigipfliger Fieberverlauf) in Verbindung mit neurologischen Krankheitszeichen („major illness"). Diese treten bei 2 – 4 % der Infizierten als **abakterielle Meningitis (nichtparalytische Poliomyelitis)** mit Fieber um 39 °C, Kopfschmerzen, Nackensteifigkeit und Liquor-Pleozytose und mäßiger Eiweißvermehrung auf.

Paralytische Poliomyelitis. Nur bei 0,5 – 1 % aller Infizierten entwickelt sich 2 – 12 Tage nach den Prodromalerscheinungen eine klassische paralytische Poliomyelitis (Kinderlähmung) mit Adynamie (Meningoenzephalitis) und schlaffen Lähmungen (Myelitis). Die meist asymmetrischen Lähmungen betreffen bevorzugt die proximalen Muskelgruppen der unteren Extremitäten. Sensibilitätsstörungen treten bei der Infektion von Alpha-Motoneuronen charakteristischerweise nicht auf. Vegetative Symptome äußern sich z. B. durch Tachykardie, Hypertonie und Schweißausbrüche. Bei Beteiligung entsprechender Rückenmarksegmente können auch Rumpf-, Blasen- und Mastdarmmuskulatur, die Interkostalmuskulatur oder, bei Affektion des N. phrenicus, die Zwerchfellmotorik betroffen sein. Zusätzliche körperliche Belastungen (z. B. Traumata, intramuskuläre Injektionen, Operationen) können insbesondere am Beginn der Erkrankung den Befall von Nervenzellen und damit die Entstehung von Lähmungen begünstigen.

Eine seltene besonders schwere klinische Form ist die **bulbopontine/bulbäre Polio.** Unter hohem Fieber kommt es zu Hirnnervenlähmungen (IX und X) mit Schluck-, Atmungs- und Kreislaufdysfunktionen. Die bulbopontine und die enzephalitische Form haben auch bei adäquater Therapie eine Letalität von bis zu 20 %.

Post-Polio-Syndrom. Nach der akuten Phase ist der Krankheitsprozess häufig trotz Sistieren der Virusvermehrung nicht vollständig abgeschlossen. Auch nach Jahrzehnten relativer Beschwerdefreiheit kann es ohne erneute Virusreplikation zur Krankheitsprogression mit Muskelschwund, Ermüdungserscheinungen und Schmerzen in betroffenen und vorher nicht betroffenen Muskelpartien kommen.

83.2 Ätiologie

Die Polioviren gehören zur Gattung der Enteroviren innerhalb der Familie der Picornaviridae (Pico-RNA-Viren). Es existieren 3 Serotypen (Typ I–III) zwischen denen es keine Kreuzimmunität gibt. Auf molekularer Ebene gehören die Polioviren in die Gruppe C der Enteroviren (EV-C).

83.3 Epidemiologie

Seit 1990 sind in Deutschland keine neuen Fälle von Kinderlähmung aufgetreten. Vor den flächendeckenden Impfungen kam die Poliomyelitis weltweit vor, bevorzugt jedoch in gemäßigten Klimazonen mit guten Hygienestandards („Zivilisationserkrankung"). Weltweit ist die Poliomyelitis, insbesondere durch die seit 1988 durchgeführten Impfprogramme der WHO in vielen Regionen verschwunden. Bis zum Jahr 2012 waren 3 der 6 WHO-Regionen als poliofrei zertifiziert: Amerika (1994), Westpazifik (2000) und Europa (2002). Endemisch ist die Poliomyelitis (Stand August 2012) noch in Afghanistan, Pakistan und Nigeria. Von dort kommt es jedoch regelmäßig zur Einschleppung in bereits poliofreie Regionen (z. B. Polioausbruch 2010 in Tadschikistan und Russland). Virusreservoir für Neuinfektionen sind zumeist inapparent infizierte Menschen. Die Übertragung erfolgt unter schlechten hygienischen Verhältnissen in der Regel fäkal-oral oder durch Tröpfcheninfektion. Die Virusvermehrung (Infektiosität) beginnt schon wenige Stunden nach Infektion und kann im Rachen bis zu einer Woche, im Stuhl ca. 3 – 6 Wochen persistieren.

Die **Inkubationszeit** beträgt 7 – 14 Tage (3 – 35 Tage).

83.4 Diagnose

Klinisch ist bei der paralytischen Erkrankung ein zweigipfliger Fieberverlauf („Dromedarkurve") charakteristisch.

Diagnostischer Goldstandard für den Nachweis einer Poliovirusinfektion ist die kulturelle Anzucht aus Stuhl, Rachenabstrichen/-spülwasser oder Liquor mit anschließender Sero-/Genotypisierung.

Der molekulargenetische Nachweis der Enterovirus-RNA mit der PCR ist aufgrund der Schnelligkeit und Sensitivität Methode der Wahl für die Initialdiagnostik. Die PCR sollte bei allen Verdachtsfällen aus Stuhl und/oder Liquor durchgeführt werden (s. auch Enterovirusdiagnostik). Die positive RT-PCR erlaubt jedoch primär noch keine sichere Serotyp-Zuordnung.

Polioverdachtsfälle, d. h. alle Enterovirus RT-PCR positiven Fälle mit schlaffen Paresen, müssen durch Spezialdiagnostik weiter abgeklärt werden (nationales Referenzzentrum für Poliomyelitis und Enteroviren, RKI). Im Rahmen der Enterovirussurveillance wird den Kliniken bundesweit die unentgeltliche Enterovirusdiagnostik bei Patienten mit Verdacht auf virale Meningitis/Enzephalitis durch ein Labornetzwerk angeboten (www.rki.de).

Für den serologischen Nachweis wird ein mindestens 4-facher Antikörpertiteranstieg im Neutralisationstest eines im Abstand von 2 Wochen gewonnenen Serumpaars gefordert. Serologische Verfahren haben gegenüber dem molekulargenetischen Erregernachweises an Bedeutung verloren.

83.5 Therapie

Eine kausale Therapie kann nicht angeboten werden. Die symptomatische Therapie erfordert Bettruhe, Fiebersenkung und bei Verdacht auf Schluck- oder Atemstörungen die rechtzeitige Intensivtherapie (früher: „eiserne Lunge"). Eine gute Nachbehandlung durch Physiotherapie, wenn nötig mit orthopädischer Hilfsmittelversorgung, ist wichtig und kann bis zu 2 Jahre nach der akuten Erkrankung noch eine Besserung der Motorik bringen.

83.6 Prophylaxe

83.6.1 Impfung

Seit über 50 Jahren sind trivalente Impfungen gegen Polio mit der inaktivierten Poliomyelitis-Vakzine nach Salk (IPV, „Totimpfstoff") und der oralen attenuierten Lebendvakzine nach Sabin (OPV, „Lebendimpfstoff") etabliert. Beide Impfstoffe sind hoch immunogen.

Eine seltene Nebenwirkung der OPV ist die vakzineassoziierte paralytische Poliomyelitis bei Impflingen oder Kontaktpersonen (Risiko 1:4,4 bis 1:6,2 Millionen Impfdosen). Seit 1998 wird aus diesem Grund in Deutschland nur noch die IPV empfohlen.

Aktuell wird in der Endphase der Polioeradikation im Rahmen der Impfkampagnen der WHO vorwiegend monovalenter (Polio 1, Polio 3) und bivalenter (Polio 1 + 3) Lebendimpfstoff verwendet; Polio 2 (Wildvirus) gilt bereits als weltweit eradiziert.

83.6.2 Isolierung

Bei Patienten mit Poliomyelitis oder vermuteter Ausscheidung des Wildvirus werden Riegelungsimpfung in Kombination mit Isolierungsmaßnahmen empfohlen.

Koordinator:
L. von Müller

Mitarbeiter:
S. Diedrich, B. Gärtner

83.7 Weiterführende Informationen

WHO: www.who.int > Media centre > Fact sheets: P > Poliomyelitis

Nationales Referenzzentrum für Poliomyelitits und Enteroviren
am Robert Koch-Institut
Nordufer 20
13 353 Berlin
Tel.: 030 18 754–2378
Fax: 030 18 754–2617
E-Mail: diedrichs@rki.de

84 Pseudomonasinfektionen

84.1 Klinisches Bild

Erkrankungen durch Pseudomonas spp. sind beim gesunden Kind selten. Hingegen ist Pseudomonas aeruginosa ein häufiger Infektionserreger bei immunsupprimierten Kindern, Kindern mit lokalisierter Störung der Erregerabwehr (Transportstörungen der Atemwege, des Harntrakts) und bei nosokomialen Infektionen. Die erhebliche Morbidität und Letalität sowie der hohe Bedarf an Ressourcen kennzeichnen den Verlauf von P.-aeruginosa-Infektionen bei Hochrisikopatienten. Hinzu kommt das zunehmend komplexe Problem der Behandlung multiresistenter Isolate, die gegen 3 oder mehr pseudomonaswirksame Antibiotika resistent geworden sind.

84.1.1 Infektionen bei Patienten mit Risikofaktoren

P. aeruginosa ist der häufigste bakterielle Erreger der nosokomialen Pneumonie bei länger als 7 Tage beatmeten Patienten und folgt an 2. Stelle hinter S. aureus als Erreger von Pneumonien bei Patienten mit Tracheostoma. Diese beatmungsassoziierte Pneumonie (VAP: „ventilator-associated pneumonia") ist von der nekrotisierenden, in der Mehrzahl letalen Bronchopneumonie bei Patienten mit Granulozytopenie, AIDS oder anderen schweren Störungen der Immunabwehr abzugrenzen, bei der der Erreger die Lunge auf dem Blutweg erreicht. Ferner erleiden Patienten mit lokalisierter Störung der Erregerabwehr, wie z. B. Tracheostoma, primärer ziliärer Dysfunktion, Bronchiektasen oder Mukoviszidose, öfters an einer chronischen Besiedlung/Infektion, die im Verlauf exazerbieren kann.

Harnwegsinfektionen (HWI) durch P. aeruginosa werden vor allem bei Patienten mit obstruktiver Fehlbildung der Harnwege, einer Refluxnephropathie, nach Miktionszystourethrografie (Inzidenz 2 %) oder mit neurogener Blasenfunktionsstörung und nach Nierentransplantation beobachtet. Die üblicherweise oral zur Rezidivprophylaxe verabreichten Antibiotika sind nicht gegen P. aeruginosa wirksam. Nosokomial erworbene Harnwegsinfektionen sind in der Regel mit einem Harnwegskatheter assoziiert und werden in 20 – 30 % durch P. aeruginosa verursacht.

Großflächige, sekundär heilende Wunden nach Unfällen, Verbrühungen oder Verbrennungen sind häufig mit P. aeruginosa sekundär endogen (aus dem Gastrointestinaltrakt oder den Atemwegen des Kindes) oder exogen (Hände des Pflegepersonals, Reservoire in der unbelebten Umgebung, v. a. Wasser) kolonisiert oder infiziert. Auch als Erreger postoperativer Wundinfektionen – z. B. der Mediastinitis nach kardiochirurgischen Eingriffen – spielt P. aeruginosa eine Rolle (10 – 20 %).

Vital bei einer Sepsis durch P. aeruginosa besonders gefährdet sind Kinder und Jugendliche mit angeborener oder erworbener hochgradiger Granulozytopenie (< 500/µl). Als Eintrittspforte dienen meist Schleimhautulzerationen im Gastrointestinaltrakt oder anogenitale Läsionen nach zytostatischer Therapie. In der multizentrischen Onkopäd-Studie zur Surveillance nosokomialer Infektionen bei pädiatrisch-onkologischen Patienten liegt der Anteil von P. aeruginosa an allen in der Blutkultur gefunden Isolaten bei 6–7 %.

Angeborene Störungen der Granulozytenfunktion und des Komplementsystems, ein ausgeprägter Immunglobulinmangel (< 2 g/l) und die HIV-Infektion im Stadium AIDS stellen weitere Risikofaktoren für Pseudomonasinfektionen dar. Im 1. Jahr nach Lungentransplantation wurden 16 % aller Bakteriämien durch P. aeruginosa verursacht, nach allogener Stammzelltransplantation 5 – 10 % (meist in den ersten 30 Tagen während der Granulozytopenie, also vor dem sogenannten Engraftment).

Bei sehr unreifen Frühgeborenen wurden zahlreiche Ausbrüche von „Late-onset"-Infektionen (d. h. nach dem 3. Lebenstag) durch P. aeruginosa (inzwischen auch durch die weniger virulente Spezies P. putida) beschrieben. Wie viele andere nosokomiale Erreger, die den Gastrointestinaltrakt bei intensivmedizinisch behandelten Frühgeborenen besiedeln, wurde P. aeruginosa in einzelnen Publikationen mit der nekrotisierenden Enterokolitis in Verbindung gebracht.

Die systemische Infektion durch P. aeruginosa entspricht dem Vollbild der Sepsis mit endotoxinvermitteltem Schock und Multiorganversagen. Hohes Fieber (Cave: nicht notwendigerweise bei Leukämiepatienten, die Kortikosteroide erhalten) oder Hypothermie, Hypotension, Oligo-/Anurie mit Kreatininanstieg, Leukozytose, disseminierte intravasale Gerinnung und Entwicklung eines ARDS und neu aufgetretene neurologische Symptome können nur beherrscht werden, wenn die Patienten ohne Zeitverlust mit Antibiotika und einer intensivmedizinischen Therapie behandelt werden.

Eine begleitende Vaskulitis der kleinen Gefäße und septische Infarkte in der Kreislaufperipherie (Fingerkuppen, Zehen, Unterschenkel, Anogenitalregion) und hämorrhagische Nekrosen in inneren Organen kommen vor. Die charakteristische Hautläsion bei Pseudomonas-Sepsis ist das Ecthyma gangraenosum. Initial imponiert diese septische Absiedlung als schmerzhafte, rötlich-livide Induration („Knötchen") mit zentralem Vesikel. Im Verlauf bilden sich ein roter Hof und später eine zentrale Nekrose, aus der P. aeruginosa isoliert werden kann.

Hirnabszesse und Meningitiden durch P. aeruginosa können bei Kindern mit Myelomeningozele, posthämorrhagischem Hydrozephalus und ventrikuloperitonealer Liquorableitung, bei sehr unreifen Frühgeborenen sowie bei Patienten mit AIDS auftreten, aber auch als sehr seltene sekundäre Komplikation bei chronischer Sinusitis oder Mastoiditis. In den letzten Jahren nimmt bei älteren Kindern, die wegen rezidivierender Otitiden wiederholt mit Antibiotika behandelt wurden, der Anteil der Pseudomonas-Isolate an den Erregern der Mastoiditis zu (bis 20 %).

84.1.2 Infektionen bei Kindern und Jugendlichen ohne Risikofaktoren

Da der warme und feuchte äußere Gehörgang ein geeignetes Habitat darstellt, wird P. aeruginosa häufig bei der Otitis externa und bei der chronisch-eitrigen Otitis media isoliert. Weitere weniger häufige Erkrankungen sind die akute, sehr schmerzhafte Dermatitis der Fußsohlen nach Schwimmbadbesuch („pseudomonas hot-foot syndrome") oder die Whirlpool-Dermatitis einer mit Juckreiz einhergehenden Follikulitis. Bei Kontaktlinsenträgern kann P. aeruginosa eine Keratokonjunktivitis mit kornealen Ulzerationen auslösen. Inzwischen beschreiben zahlreiche Publikationen durch P. aeruginosa verursachte Weichteil- und Knorpelinfektionen nach Piercing (vor allem der Ohrmuschel, aber auch von Zunge, Nabel oder Genitale).

84.2 Ätiologie

Pseudomonaden sind gramnegative, in der Regel bewegliche, oxidasepositive aerobe Bakterien. Bei den nosokomialen Pseudomonasinfektionen kommt es bei Anwendung von Antibiotika mit unzureichender oder fehlender Pseudomonas-Wirksamkeit bei bereits zuvor besiedelten Patienten zu einem Selektionsvorteil und einer Besiedlung der respiratorischen und der gastrointestinalen Schleimhäute oder des Urogenitaltrakts. Sind dort Pseudomonas spp. in hoher Keimzahl vorhanden, ist eine Dekolonisation durch systemische Antibiotika nicht möglich. An Fremdkörpern wie Gefäßkatheter, Magensonde, Beatmungstubus, Tracheostoma oder am Harnwegskatheter überdauern die Pseudomonaden in Biofilmen.

Biofilme bestehen aus einer extrazellulären Polysaccharid-Matrix, die sog. mucinbildende Pseudomonaden als Alginat absondern. Biofilme schützen den Erreger vor natürlichen (Trocknungsschäden, Abwehrzellen, opsonisierende Antikörper, Defensine) und iatrogenen Umwelteinflüssen (Antibiotika, Antiseptika, Desinfektionsmittel). Die Kolonisation von Wunden mit Pseudomonas beeinträchtigt durch die Freisetzung von Toxinen und proinflammatorischen Substanzen die Wundheilung. Auch auf einer Wundoberfläche bilden Pseudomonas spp. innerhalb von Stunden Biofilme aus.

P. aeruginosa weist eine breite natürliche Resistenz auf, kann unter der Therapie Resistenzmechanismen wie ESBL („extended spectrum"-Betalaktamasen), chromosomal codierte Cephalosporinasen, carbapenemspaltende Metallo-Betalaktamasen und Effluxproteine aktivieren oder diese von anderen gramnegativen Spezies durch Konjugation (über einen Plasmidtransfer) erwerben.

84.3 Epidemiologie

Pseudomonas spp. kommen in der Natur ubiquitär in feuchter Umgebung (Erdboden, Pflanzen, auch pflanzliche Lebensmittel wie Gemüse, Salat, Zwiebeln sowie Blumen und Schnittblumenwasser), im alltäglichen unbelebten Umfeld des Menschen, vor allem in Warmwasserleitungen, Perlatoren, Duschköpfen, Siphons und Überlauföffnungen von Waschbecken, vor.

Infektionen mit P. aeruginosa können primär endogen aus der körpereigenen Flora, sekundär endogen nach vorausgegangener Neubesiedlung mit Erregern aus der Umgebung im Krankenhaus oder exogen (direkt übertragen durch die Hände des Behandlungsteams oder über kontaminierte Gegenstände) verursacht werden.

Obwohl prinzipiell anfällig gegenüber Trocknungsschäden können Pseudomonas spp. auf Frotteewaschlappen oder Handtüchern bis zu 10 Stunden, auf Baumwolle, Polyethylen und Polyurethan bis zu 2 Stunden und auf Polyesteroberflächen bis zu 1 Stunde überleben.

Einzelne Studien, in denen die Transmission epidemischer Pseudomonas-Stämme unter Patienten mit Mukoviszidose untersucht wurde, haben auf die Möglichkeit einer aerogenen Übertragung hingewiesen (Nachweis in patientenfernen Raumluftproben). Dies und die vermehrte Kontamination der Umgebung sind wichtige Argumente für die Behandlung von mit P. aeruginosa kolonisierten oder infizierten Patienten mit zystischer Fibrose in einem Einzelzimmer. Durch ihre spezifischen Aufgaben in der Atemtherapie sind Physiotherapeuten und die von ihnen verwendeten Hilfsmittel besonders für eine nosokomiale Übertragung von Pseudomonas prädestiniert, wenn nicht hygienische Schutzvorkehrungen (Händedesinfektion, Flächendesinfektion, Desinfektion oder Sterilisation von Medizinprodukten und Hilfsmitteln zwischen den Patienten) strikt eingehalten werden.

Kontaminierte Infusions- oder Inhalationslösungen, kontaminiertes Beatmungs- und Inhalationszubehör, Spirometer, Bronchoskope, Endoskope, Ernährungssonden, Ernährungslösungen, Waschschüsseln aus Kunststoff, Reinigungs- und unzureichend konzentrierte Desinfektionslösungen (Chlorhexidin!) sowie Wasserbäder zum Aufwärmen von Milchflaschen oder Blutprodukten können zur Quelle eines Ausbruchs werden. Ein pädiatrisch-onkologischer Ausbruch wurde durch Badespielzeug verursacht.

84.4 Diagnose

Der Nachweis von Pseudomonas spp. erfordert die aerobe Kultivierung von Blut, Liquor, Urin, Sputum, Trachealsekret, Wundabstrichen, Punktaten eines Lungenprozesses oder eines Hautabszesses. Die Gewinnung solcher Proben vor Beginn der antibakteriellen Therapie ist essenziell. Eiter und Wundsekret bei Infektionen durch P. aeruginosa können an dem von mehr als 90 % der Stämme gebildeten blaugrünen Farbpigment (Pyocyanin) und am charakteristischen Geruch oft schon klinisch erkannt werden. Die Bestimmung von IgG-Antikörpern gegenüber Exotoxinen, verschiedenen O-Antigenen und Proteinen von P. aeruginosa spielt in der klinischen Routine außer bei Mukoviszidose keine Rolle.

84.5 Therapie

Prinzipiell geeignete Medikamente zur Therapie von Pseudomonasinfektionen sind bestimmte Betalaktame (Ceftazidim, Cefepim, Piperacillin mit Tazobactam, Meropenem, als Kombinationspartner auch das Monobaktam Aztreonam), Aminoglykoside (vor allem Tobramycin und Amikacin) sowie die Fluorchinolone Ciprofloxacin und Levofloxacin. Fluorchinolone sind im Kindesalter nicht oder nur eingeschränkt zugelassen (z. B. Ciprofloxacin bei Mukoviszidose ab 5 Jahren). Sie werden inzwischen jedoch als Reserveantibiotika zur Behandlung komplizierter Infektionen empfohlen und stellen die einzigen per os verfügbaren Antibiotika mit Pseudomonas-Wirksamkeit dar. Auch bei Meningitis im Neugeborenenalter wurde Ciprofloxacin mit Erfolg eingesetzt.

Bei der Behandlung von invasiven Pseudomonasinfektionen (Sepsis, Atemwege, ZNS) erhöht eine initiale Kombinationstherapie mit einem geeigneten Betalaktam-Antibiotikum und einem Aminoglykosid die Wahrscheinlichkeit, dass zumindest eines der beiden Antibiotika wirksam ist.

Bei den Betalaktam-Antibiotika ist für die bakterizide Wirksamkeit die Expositionsdauer mit einer Konzentration 4- bis 6-mal über der MHK (sog. T > MIC) wesentlich. Sie sollte bei Pseudomonasinfektionen mindestens 80 % des Dosierungsintervalls betragen. Bei intermediär sensiblen Stämmen kann eine hoch dosierte Dauerinfusion von Vorteil sein, kontrollierte klinische Studien fehlen jedoch.

Bei den Aminoglykosiden und Fluorchinolonen muss die Spitzenkonzentration um den Faktor 8 – 10 über der MHK liegen oder die Fläche der Konzentrationszeitkurve als Maß für die Exposition geteilt durch die MHK eine Ratio von 100 – 125 ergeben. Dies kann bei den Aminoglykosiden und beim Levofloxacin (Kinder über 5 Jahre) durch die tägliche Einmalgabe als Kurzinfusion über 30 Minuten erreicht werden. Kinder zwischen 1 und 5 Jahren weisen eine erhöhte Levofloxacin-Clearance auf und erhalten daher 20 mg/kgKG/d in 2 ED. Ciprofloxacin (i. v. 20 mg/kgKG/d, p. o. 25 mg/kgKG/d) sollte in 2–3 ED (Kurzinfusion über 1 Stunde) appliziert werden (max. 800 mg/d), weil es bei Verabreichung von zu hohen Einzeldosen zu neurotoxischen Nebenwirkungen kommen kann. Parenteral verabreichtes Fosfomycin ist bei pulmonalen Infektionen, Weichteilinfektionen, ZNS-Infektionen und Harnwegsinfektionen ein geeigneter Kombinationspartner in der gezielten Therapie. Die Therapiedauer sollte mindestens 10 Tage betragen.

Mit P. aeruginosa kolonisierte Fremdmaterialien (Gefäßkatheter, Harnwegskatheter, ventrikuloperitoneale Shunts) müssen umgehend entfernt werden.

Die Frage, ob bei beatmungsassoziierten Pneumonien (auch bei Tracheostoma) der zusätzliche gezielte inhalative Einsatz von Tobramycin oder Colistin einen Nutzen hat, ist ungeklärt. Bei Patienten mit Mukoviszidose ist die inhalative Therapie in bestimmten Behandlungssituationen Standard. Auf diese Weise werden ohne systemische Exposition sehr hohe lokale Antibiotikakonzentrationen erreicht.

Ciprofloxacin- und Polymyxin-B-haltige Tropfen und Salben werden lokal zur Behandlung der Otitis externa und der Kontaktlinsenkonjunktivitis verordnet. Der Einsatz von Aminoglykosidsalben (fördert die Resistenzentwicklung) und von silbernitrathaltigen Salben (sind wirkungslos) zur Behandlung von Hautinfektionen oder besiedelten Wunden sollte unterbleiben.

84.6 Prophylaxe

Die Expositionsprophylaxe gefährdeter Patienten steht durch folgende Maßnahmen im Vordergrund:

- alkoholische Händedesinfektion vor und nach jedem Patientenkontakt
- zusätzlicher Gebrauch von Einmalhandschuhen bei Kontakt mit respiratorischen Sekreten sowie bei Manipulationen an Beatmungssystemen, Inhalationszubehör, Magensonden usw.
- Verwendung patientenbezogener Schutzkittel (bei engem Kontakt), ggf. auch eines Mund-Nasen-Schutzes (beim offenen Absaugen, bei der Pflege stark hustender Patienten)
- sorgfältige Desinfektion (ggf. auch Sterilisation) aller Gegenstände, über die eine indirekte Übertragung möglich ist und die sachgerechte Aufarbeitung von Medizinprodukten
- in Hochrisikobereichen die arbeitstägliche Umgebungsdesinfektion nach den Vorgaben des Hygieneplans und der Richtlinie der Kommission für Krankenhaushygiene und Infektionsprävention beim Robert Koch-Institut
- Sanierung (z. B. Perlatoren, Siphons) und Minimierung (z. B. Schnittblumen) von Umgebungsreservoiren
- Wenn auf andere Weise in einer Klinik nicht sichergestellt werden kann, dass Wasser frei ist von Pseudomonaden, werden in der Versorgung extremer Frühgeborene, onkologischer Patienten, beatmeter Intensivpatienten, von Verbrennungspatienten und von Patienten mit Mukoviszidose „Point-of-care"-Bakterienfilter empfohlen.
- Vermeidung potenziell kontaminierter Lebensmittel bei hochgradiger Immunsuppression (z. B. während der akuten Phase einer Stammzell- oder Organtransplantation).

Darüber hinaus ist auf eine gründliche Mundpflege bei Beatmungspatienten und Immunsupprimierten zu achten. Der Nutzen einer selektiven Darmdekontamination zur Vermeidung von Pseudomonasinfektionen ist für pädiatrische Patienten nicht wissenschaftlich belegt. Bei Patienten mit klinisch relevantem IgG-Mangel sind Immunglobuline zu substituieren.

84.7 Meldepflicht

Das gehäufte Auftreten nosokomialer Infektionen, bei denen ein epidemiologischer Zusammenhang wahrscheinlich ist oder vermutet wird, ist als Ausbruch nicht namentlich zu melden (§ 6 IfSG). P.-aeruginosa-Isolate mit speziellen Resistenzen und Multiresistenzen müssen nach § 23 IfSG kontinuierlich in einer separaten Aufzeichnung dokumentiert und bewertet werden. Die behandelnden Ärzte müssen gemeinsam mit dem Hygienefachpersonal über krankenhaushygienische Konsequenzen nachdenken, diese dem Behandlungsteam mitteilen und die Umsetzung spezieller Barrieremaßnahmen kontrollieren.

Koordinator:
A. Simon

Mitarbeiter:
M. Griese, T. Lehrnbecher, B. Tümmler

84.8 Weiterführende Informationen

Nationales Referenzzentrum für gramnegative Krankenhauserreger
Abteilung für Medizinische Mikrobiologie
Ruhr-Universität Bochum
Universitätsstr. 150
44801 Bochum
Tel.: 0234 32–27467
Fax: 0234 32–14197
E-Mail: soeren.gatermann@rub.de

85 Q-Fieber

85.1 Klinisches Bild

Q-Fieber (Synonym: Query-Fieber) kann als akute oder chronische Krankheit verlaufen. Der Krankheitsverlauf wird von Größe des Inokulums, Endemiegebiet, Infektionsweg und wohl wesentlich von Wirtsfaktoren bestimmt.

▸ **Akutes Q-Fieber.** Die Infektion kann komplett asymptomatisch (50–60 %) oder als selbstlimitierende Krankheit mit Fieber, Abgeschlagenheit, Kopf- (vor allem retrobulbär lokalisiert) und Muskelschmerzen, also grippeähnlich verlaufen. Wenn Fieber auftritt, wird es häufig von einer atypischen Pneumonie oder/und Hepatitis begleitet. Jedoch ist die Ausprägung auch abhängig vom Endemiegebiet – während eine Pneumonie in Australien und Teilen Russlands selten berichtet wird, ist eine milde Pneumonie die typische Manifestation in Europa und Nordamerika. Selten wird eine Endokarditis oder eine neurologische Manifestationen wie Meningitis, Enzephalitis, Polyradikulitis, Guillain-Barré-Syndrom oder Hirnnervenbefall beobachtet. Entsprechende Symptome sind Kopfschmerzen, Verhaltensauffälligkeiten, kognitive Defizite, Verwirrung, Hirnnervenausfälle sowie Aphasie und zerebrale Krampfanfälle.

Eine verlängerte Rekonvaleszenz nach akutem Q-Fieber ist typisch.

▸ **Chronisches Q-Fieber.** Eine mehr als 6 Monate persistierende Infektion wird als chronisches Q-Fieber bezeichnet und tritt bei etwa 5 % aller Infizierten auf. Am häufigsten wird eine Endokarditis bei 60–70 % der chronischen Verläufe beobachtet. Prädisponiert dafür sind Patienten mit vorbestehende Herzklappen- und andere kardiovaskuläre Veränderungen sowie Immunsupprimierte und Schwangere. Weitere Krankheitsmanifestationen sind Perikarditis, Osteomyelitis (evtl. multifokal) und die granulomatöse Hepatitis.

Q-Fieber in der Schwangerschaft kann zu Spontanabort, Frühgeburt und intrauteriner Wachstumsretardierung führen. Zudem werden diaplazentare fetale Infektionen beschrieben.

85.2 Ätiologie

Erreger des Q-Fiebers ist Coxiella burnetii, ein 0,2 – 0,7 µm langes, polymorphes, gramnegatives, obligat intrazellulär wachsendes Bakterium, das zur Ordnung der Legionellales in der Klasse der Gammaproteobakterien gehört. D.h., es ist enger mit Legionellen als mit Rickettsien verwandt. Das Lipopolysaccharid (LPS) der Zellwand weist einen Phasenwechsel auf. Phase-1-Bakterien weisen ein komplettes LPS auf und sind virulent, während das Phase-2-LPS inkomplett ist und die Coxiellen avirulent macht. Coxiellen können Monozyten und Makrophagen invadieren und sich im sauren Milieu des Phagolysosoms vermehren. Es werden 2 Entwicklungsstadien unterschieden, die „Small-cell-"Varianten (SCV) und die „Large-cell-"Varianten (LCV). Die SCV ist die extrazelluläre, umweltresistente, sporenartige Form, die über Jahre in der Umwelt, wie Staub und Heu, persistieren und infektiös bleiben kann, während die LCV als stoffwechselaktive, intrazelluläre Form angesehen wird.

C. burnetii gehört zu den potenziellen biologischen Kampfstoffen (Bioterrorismus).

85.3 Epidemiologie

Das Q-Fieber ist eine weltweit verbreitete Zoonose. Die wichtigsten Infektionsquellen sind die Lochien und Fäkalien infizierter Tiere, vor allem von Schaf, Rind und Ziege, seltener von Katze, Hund und anderen Tieren, sowie mit o. a. Ausscheidungen kontaminierte Partikel wie Staub, Wolle oder Heu. Coxiellen werden durch Aerosole übertragen. Es genügen 1 – 10 Erreger für eine Infektion. Zecken und andere Arthropoden stellen ein wichtiges Reservoir und potenzielle Vektoren dar, spielen aber für die Infektionen des Menschen keine bedeutende Rolle. Die Infektion durch den Genuss von Rohmilch oder Rohkäse infizierter Tiere ist eher selten. Mensch-zu-Mensch-Übertragungen wurden nur in Einzelfällen von infizierten Schwangeren auf Geburtshelfer, bei Autopsien sowie nach Blut- und Knochenmarktransplantationen beschrieben.

Dem RKI werden jährlich ca. 300 gemeldete Fälle übermittelt, die Mehrzahl in Zusammenhang mit Ausbrüchen, insbesondere in Baden-Württemberg und Hessen. Nur selten sind Kinder unter

15 Jahren betroffen. Die geografische Nähe zu Schaf- und Ziegenherden ist dabei besonders wichtig, wie auch der in den Niederlanden 2007 bis 2009 berichtete Ausbruch mit mehr als 3 500 Fällen gezeigt hat. Daneben gibt es sporadische Infektionen. Gefährdet sind vor allem Berufsgruppen, die engen Kontakt zu Tieren haben, wie z. B. Schäfer, Landwirte, Tierärzte oder Schlachthofpersonal.

Die **Inkubationszeit** beträgt 3–30 Tage (typischerweise 2–3 Wochen).

85.4 Diagnose

Wesentlich ist der Verdacht durch eine gezielte Anamnese (Tierkontakt, Umgebungserkrankungen). Die Diagnose wird über den Nachweis spezifischer Antikörper gestellt. Alternativ kommt der Nachweis spezifischer DNA mittels PCR im Blut, Serum und Gewebeproben in Betracht. Typischerweise kommt es 2 Wochen nach Krankheitsbeginn zur Serokonversion mit zunächst IgM- und dann (IgA- und) IgG-Nachweis mittels Immunfluoreszenztest (IFT) und ELISA, die als sensitiver als die KBR angesehen werden. Bei einer akuten Infektion werden zuerst IgM-, später IgA- und IgG-Antikörper gegen Phase-II-Antigene gebildet. Ein IgM-Titer > 1:50 und ein IgG-Titer > 1:200 gegen Phase-II-Antigene gelten als diagnostisch. Hohe Titer von spezifischem IgA und IgG (> 1:800; bei Fehlen von IgM) gegen Phase-I-Antigen sind für das chronische Q-Fieber typisch. Stets sind dabei auch hohe Titer gegen Phase-II-Antigene vorhanden. Die Kultur des Erregers aus klinischem Untersuchungsmaterial ist Laboratorien der biologischen Sicherheitsstufe 3 vorbehalten.

85.5 Therapie

Die Erreger sind in vitro empfindlich gegen Tetrazykline, Rifampicin, Cotrimoxazol und einige Chinolone, z. B. Ciprofloxacin. Chloramphenicol und Erythromycin wurden ebenfalls erfolgreich eingesetzt. Neuere Makrolidantibiotika sind zwar in vitro besser wirksam, jedoch unzureichend in Studien getestet. Das Mittel der Wahl bei akutem Q-Fieber ist Doxycyclin (4 mg/kgKG/d am 1. Tag, danach 2 mg/kgKG/d, maximal 200 mg/d, in 2 ED) für (mindestens) 14–21 Tage. Auch bei Kindern unter 8 Jahren sollte in schweren Fällen Doxycyclin oder ein Chinolon Bestandteil des Therapieregimes sein. Bei ZNS-Befall werden aufgrund der besseren Liquorgängigkeit die neueren Chinolone bevorzugt. Bei akuter Endokarditis werden eine Therapiedauer von 1 Jahr und die Hinzunahme von Hydroxychloroquin empfohlen, um den pH in den Phagolysosomen zu erhöhen und die Doxycyclinwirksamkeit zu verbessern.

Das chronische Q-Fieber erfordert eine mindestens 18-monatige, evtl. 3-jährige (bei Karditis) Kombinationstherapie mit Doxycyclin und Hydroxychloroquin (unter Spiegelkontrollen). Ein Therapieansprechen wird durch abfallende IgG-Titer gegen das Phase-I-Antigen dokumentiert. Die Rolle einer Kombination mit Rifampicin oder einem Chinolon ist unklar. Operative Eingriffe an der Herzklappe sollten nur bei hämodynamischen Komplikationen erfolgen, da die Erreger auch im Gewebe außerhalb der Herzklappen sitzen und chirurgisch nicht zu eliminieren sind. Eine 3-tägige adjuvante Gabe von Steroiden ist bei der Hepatitis indiziert.

Es wird empfohlen, Schwangere mit symptomatischem akutem oder chronischem Q-Fieber zu therapieren. Die Gabe von Cotrimoxazol plus Folsäure während der gesamten Schwangerschaft wird kontrovers diskutiert.

85.6 Prophylaxe

Ein Impfstoff ist in Deutschland nicht zugelassen. Eine in Australien hergestellte und lizenzierte formalininaktivierte Ganzkeimvakzine wurde dort sowie in den Niederlanden erfolgreich bei gefährdeten Personengruppen eingesetzt. Hitzebehandlung der Milch (Pasteurisierung) zerstört die Erreger zuverlässig. Eine Isolierung von Patienten ist nicht notwendig.

85.7 Meldepflicht

Nach § 7 (1) IfSG ist der direkte oder indirekte Nachweis von C. burnetii meldepflichtig, sofern der Nachweis auf eine akute Infektion hinweist.

Koordinator:
R. Bialek

Mitarbeiter:
H. Bernard, M. Hufnagel

85.8 Weiterführende Informationen

Konsiliarlaboratorium für Coxiella burnetii

Landesgesundheitsamt Baden-Württemberg
Nordbahnhofstr. 135
70 191 Stuttgart
Ansprechpartner: PD Dr. S. Fischer
Tel.: 0 711 904–39 301 oder -39 304
Fax: 0 711 904–38 326
E-Mail: silke.fischer@rps.bwl.de

86 Respiratory-Syncytial-Virus-Infektionen

86.1 Klinisches Bild

Respiratorische-Synzytial-Viren (RSV) verursachen unterschiedliche pulmonale Erkrankungen, deren Manifestationsform abhängig ist einerseits vom Alter, andererseits von bestimmten Wirtsfaktoren wie beispielsweise Immundefizienz, CLD nach Frühgeburtlichkeit, Herzvitien und Herzinsuffizienz. Die typische RSV-Bronchiolitis wird vor allem im 1. Lebensjahr beobachtet; bei älteren Kindern steht das Bild einer obstruktiven Bronchitis im Vordergrund. Bei Säuglingen in den ersten 6 Monaten sowie bei Frühgeborenen kann sich die RSV-Infektion primär durch Apnoen äußern. Die Reinfektionen im Kleinkindes- und Erwachsenenalter verlaufen klinisch überwiegend als Infektionen der oberen Atemwege („common cold“; Erkältung), können jedoch bei Asthmatikern auch zu Exazerbationen des Asthmas führen. Bei Immunsupprimierten werden tödliche Lungenentzündungen bei ungebremster Virusreplikation gesehen. RSV wird auch bei ca. 25 % aller Kinder mit akuter Otitis media in der Paukenflüssigkeit gefunden.

Besonders gefährdet durch die Ersterkrankung sind Frühgeborene mit vorgeschädigter Lunge (z. B. bronchopulmonale Dysplasie), Kinder mit Herzfehlern, insbesondere bei vermehrter Lungendurchblutung. Bei diesen liegt die Letalität nach Krankenhausaufnahme auch unter den heutigen intensivmedizinischen Möglichkeiten bei etwa 1 %. Ein noch höheres Risiko besteht für Patienten mit angeborenen Immundefekten oder unter Immunsuppression, vor allem nach allogener Stammzell- oder Lungentransplantation.

86.2 Ätiologie

Das RS-Virus ist ein großes RNA-Virus mit Glykoproteinhülle aus der Familie der Paramyxoviren im Genus Pneumovirus. Es gibt 2 serologisch unterscheidbare Gruppen A und B. 2 Oberflächenglykoproteine sind für die Pathogenität des RSV von Bedeutung: Das Glykoprotein G ist für die Zellbindung verantwortlich, das Glykoprotein F ermöglicht die Aufnahme des Virus in die Wirtszelle und deren Fusion mit benachbarten Zellen (Synzytien-Bildung). Das F-Protein ist in seiner Aminosäurensequenz zu 95 % identisch zwischen den beiden Subtypen A und B. Es ist daher primäres Ziel von Immunisierungsstrategien.

86.3 Epidemiologie

RSV kann in jedem Lebensalter Atemwegserkrankungen hervorrufen. Die größte Morbidität besteht jedoch in den ersten 2 Lebensjahren. Bis zum Ende des 2. Lebensjahrs haben nahezu alle Kinder mindestens eine RSV-Infektion durchgemacht.

Menschen bilden das einzige relevante Erregerreservoir. Die Übertragung kann bei engem und lang dauerndem Kontakt durch Tröpfchen erfolgen. Schmierinfektionen und Autoinokulation eines Zwischenträgers, der klinisch nicht erkrankt und durch sein Nasopharyngealsekret die Infektion weiter verbreitet, spielen insbesondere in den nosokomialen Infektionsketten eine Rolle. In Sekreten (auf Tischen, Stethoskopmembranen, Kitteln u. a.) ist das Virus auch über Stunden vermehrungsfähig. Stillen bietet keinen Infektions- oder Erkrankungsschutz.

Das RS-Virus tritt in winterlichen Epidemien auf. Der Epidemiebeginn liegt zwischen Oktober und Dezember, das Ende zwischen März und Mai; üblicherweise alternieren früh und spät beginnende Epidemien. In den meisten Jahren dominiert Subtyp A, in größeren Abständen treten Subtyp-B-Epidemien auf. Reinfektionen treten lebenslang praktisch jährlich auf, werden aber wenig symptomatisch.

Die **Inkubationszeit** beträgt 3 – 6 Tage. Die Virusausscheidung (Virusisolierung in Zellkultur) dauert bei gesunden Kindern und Erwachsenen 3 – 8 Tage, bei Frühgeborenen 1 bis mehrere Monate, bei Immundefizienten noch länger.

86.4 Diagnose

Indikationen zum Erregernachweis bestehen im Rahmen der allgemeinen winterlichen und der nosokomialen Epidemie (wichtig für Kohortierungsmaßnahmen) und bei Pneumonien von Immunsupprimierten.

Für die Diagnostik ist das beste Material das Nasopharyngealsekret (Methode: Neugeborene bis Kleinkinder: transnasale Sekretabsaugung aus dem Epipharynx, ältere Kinder: auch Rachenspülwasser). Trachealsekret und Sekret, das durch

Bürstenabnahme gewonnen wird, bringen eine 10 – 20 % niedrigere Sensitivität. Der Goldstandard, die Virusisolierung in der Zellkultur, spielt im klinischen Alltag praktisch keine Rolle. Höchsten praktischen Wert wegen des rasch verfügbaren Ergebnisses haben die Antigennachweise (kommerziell erhältlich als Festphasen-ELISA; Tests mit monoklonalen Antikörpern sind wegen insgesamt höherer Genauigkeit vorzuziehen). Im Vergleich zur Zellkultur wird bei Kindern eine Sensitivität und Spezifität von 90 – 95 % erreicht.

PCR-Nachweis-Methoden sind in Multiplex-Tests integriert. Sie sind wegen ihrer hohen Empfindlichkeit insbesondere als Indikator des Saisonbeginns nützlich, wegen der Spezifität auch als Bestätigungstest. Die serologische Diagnostik ist möglich (z. B. ELISA), hat jedoch klinisch keine praktische Bedeutung.

86.5 Therapie

Die Behandlung ist vorwiegend symptomatisch. Einzig zuverlässiges Medikament zur Behandlung der Hypoxämie ist die Gabe von Sauerstoff. (Bei O_2-Bedürftigkeit muss auch zumindest kapillär pCO_2 gemessen werden, um eine sich anbahnende respiratorische Globalinsuffizienz zu erkennen.)

Eine Behandlung für RSV-assoziierte Apnoen gibt es nicht. Die Kinder müssen für die Zeit der Vitalgefährdung stationär überwacht werden.

Die nachfolgenden Therapieempfehlungen stammen zum Teil aus Studien an Patienten mit Virusnachweis, zum Teil mit klinisch definiertem Krankheitsbild (Bronchiolitis und obstruktive Bronchitis).

Bronchodilatatoren. Beta-2-Mimetika wirken nicht oder nur gering und kurzfristig, racemisches Epinephrin und Adrenalin geringfügig besser als Beta-2-Mimetika. Epinephrin intramuskulär kann zusätzlich gegeben werden. Anticholinergika können einen moderaten (additiven) Effekt haben.

Die Wirksamkeit von bronchodilatatorischer Pharmakotherapie variiert von Patient zu Patient. Die erste Inhalation von Bronchodilatatoren sollte unter pulsoximetrischer Kontrolle durchgeführt werden, da in Einzelfällen adverse Effekte auftreten. Wirksam und gefahrlos verwendbar sind Inhalationen mit 3,0 % NaCl-Lösung.

Kortikosteroide. Die systemische Gabe von Kortikosteroiden (0,6 – 6 mg/kgKG/d Prednison-Äquivalent) scheint v. a. in Kombination mit Bronchodilatatoren, hier insbesondere mit Epinephrin, eine gewisse Reduktion der Hospitalisationsrate zu bewirken. Ebenso scheint die Symptomdauer, gemessen an der Dauer des Krankenhausaufenthalts, tendenziell verkürzt zu werden. Eine inhalative Budesonid-Therapie hatte bei RSV-Bronchiolitis keine Wirkung.

Leukotrien-Antagonisten. Für Montelukast ist eine statistisch signifikante Reduktion von postinfektiös verlängertem Giemen beschrieben, der Effekt war allerdings klinisch zu vernachlässigen. Kein Nutzen wurde in der Akutbehandlung gefunden.

Antibiotika. Eine primäre Behandlung wird nicht empfohlen; bei Intensivtherapiepflichtigkeit ist allerdings ein sorgfältiges Infektionsmonitoring notwendig.

Antivirale Therapie ist möglich durch die Inhalation von Ribavirin, wird aber wegen Fehlens eindeutiger Effekte und Nebenwirkungen nicht mehr empfohlen. Die RSV-Pneumonie Immunsupprimierter kann mit Ribavirin parenteral behandelt werden.

Intensivtherapie. Bei drohender respiratorischer Globalinsuffizienz sind die Kinder auf der Intensivstation zu überwachen mit dem Ziel, weitere Maßnahmen so wenig invasiv wie möglich zu gestalten. Nach der O_2-Therapie werden entsprechend CPAP-Beatmung und danach erst Intubation und Beatmung eingesetzt.

86.6 Prophylaxe

Der höchste Stellenwert kommt Hygienemaßnahmen zu: RSV-positive Neugeborene und Säuglinge sollten im Krankenhaus kohortiert und nur von für diese Kinder zuständigem Pflegepersonal gepflegt werden. Daneben ist strikt auf Händedesinfektion jeweils beim Verlassen des einen und vor dem Berühren des nächsten Patienten zu achten. Maßnahmen zur Vermeidung unwillentlicher Berührungen des Rhinokonjunktivalbereichs (Mundschutz und Brillen) durch die Pflegeperson und Kittelpflege sind prinzipiell wirksam, auf die Dauer jedoch nicht praktikabel.

86.6.1 Passive Immunprophylaxe

Eine Prävention von Infektion oder Erkrankung konnte für normale Immunglobuline nicht gezeigt werden. Dagegen ist eine Prophylaxe der RSV-Infektionen durch den monoklonalen F-Protein-Antikörper (Palivizumab = Synagis) möglich. Für Palivizumab – zugelassen in Europa – wurde in einer amerikanisch/kanadisch/englischen Studie ehemaliger Frühgeborener und Säuglinge mit bronchopulmonaler Dysplasie, ausgehend von einer RSV-Hospitalisierungsrate von 10,6 %, eine durchschnittliche Verminderung auf 5 % gefunden. Kein Einfluss zeigte sich auf den Schweregrad und die Letalität. Ähnliche Zahlen ergaben sich für Kinder mit einem angeborenen, hämodynamisch wirksamen Herzfehler.

Die DGPI hat unter Beteiligung der relevanten deutschen Fachgesellschaften in einer Leitlinie (AWMF 048–012) folgende Einstufung des Risikos für eine schwere RSV-Erkrankung erarbeitet und entsprechend Indikationen zur Prophylaxe mit Palivizumab empfohlen.

Ein *hohes Risiko*, eine schwere RSV-Erkrankung (z. B. mit Hospitalisation) zu erleiden, haben Kinder

- im Alter von ≤ 24 Lebensmonaten zum Beginn der RSV-Saison, die wegen mittelschwerer oder schwerer bronchopulmonaler Dysplasie (Bedarf der O_2-Supplementation und/oder CPAP/Beatmung im Alter von 36 Wochen postmenstruationem) bis wenigstens 6 Monate vor Beginn der RSV-Saison mit Sauerstoff behandelt wurden.
- im Alter von ≤ 12 Lebensmonaten zum Beginn der RSV-Saison mit hämodynamisch relevanter Herzerkrankung (vor allem operations- bzw. interventionsbedürftige Herzfehler mit pulmonalarterieller Hypertonie, pulmonal-venöser Stauung oder Zyanose) sowie bei schwerer Herzinsuffizienz unter medikamentöser Therapie.

Ein *mittleres Risiko*, eine schwere RSV-Erkrankung (z. B. mit Hospitalisation) zu erleiden, haben Kinder

- im Alter von ≤ 12 Monaten zum Beginn der RSV-Saison, die als Frühgeborene mit einem Gestationsalter von ≤ 28 + 6 Schwangerschaftswochen geboren wurden.
- im Alter von ≤ 6 Monaten zum Beginn der RSV-Saison, die als Frühgeborene mit einem Gestationsalter von 29 + 0 bis 34 + 6 SSW geboren wurden, mit mindestens 2 der folgenden Risikofaktoren:
  - Entlassung aus der neonatologischen Primärversorgung direkt vor oder während der RSV-Saison,
  - Kinderkrippenbesuch oder Geschwister in externer Kinderbetreuung,
  - schwere neurologische Grunderkrankung.
- im Alter von ≤ 12 Monaten zum Beginn der RSV-Saison mit einer anderen Grunderkrankung mit schwerer Beeinträchtigung (z. B. anhaltendem O_2-Bedarf) der respiratorischen Kapazität (z. B. neuromuskuläre Erkrankung, Morbus Down, Zwerchfellhernie) oder schwerer Immundefizienz.
- im Alter von > 12 bis ≤ 24 Monaten zum Beginn der RSV-Saison mit hämodynamisch relevanter Herzerkrankung (vor allem operations- bzw. interventionsbedürftige Herzfehler mit pulmonalarterieller Hypertonie, pulmonal-venöser Stauung oder Zyanose) sowie bei schwerer Herzinsuffizienz unter medikamentöser Therapie.

Kein erhöhtes Risiko und somit keine Indikation zur RSV-Immunglobulinprophylaxe weisen Kinder mit hämodynamisch nichtrelevanten Herzfehlern auf, wie z. B. persistierendes Foramen ovale, bikuspide Aortenklappe, leichte und aktuell nicht therapiebedürftige Pulmonal-, Aorten-, oder Aortenisthmusstenose, kleiner isolierter Vorhof- oder Ventrikelseptumdefekt, sowie ein kleiner Ductus arteriosus. Ferner weisen Herzfehler nach adäquater Korrektur (Operation/Intervention) kein erhöhtes Risiko mehr auf, wenn sie nicht noch wegen einer Herzinsuffizienz medikamentös behandelt werden müssen oder andere Risikofaktoren haben.

Nach Aufklärung der Eltern soll eine individuelle Entscheidung gefällt werden, die den Wert der Vermeidung einer stationären Behandlung den Nachteilen der Prophylaxe (Aufwendungen, Injektionen für das Kind) gegenüberstellt.

Die Kinder mit hohem Risiko sollen die Prophylaxe erhalten, Kinder mit mittlerem Risiko können die Prophylaxe erhalten.

Die erste Dosis der RSV-Prophylaxe (Dosierung: 15 mg/kgKG in 1 ED alle 4 Wochen während der RSV-Saison) bei stationären Patienten, z. B. Frühgeborenen in der Neonatalpflege, sollte 48–72 Stunden vor Entlassung oder spätestens unmittelbar nach der Entlassung erfolgen. Valide Daten, die für einen Einsatz der RSV-Prophylaxe bereits während der stationären Behandlung von Frühgeborenen sprechen, liegen nicht vor (siehe auch AAP-Guideline). Die Prophylaxe mit Palivizumab kann zeitgleich mit aktiven Impfungen gegeben werden.

Bei Kindern unter Antikoagulation/Hämodilution kann bei strenger Indikationsstellung eine subkutane Anwendung von Palivizumab außerhalb der Fachinformation erwogen werden. Dies ist als individueller Behandlungsversuch aufzuklären und zu dokumentieren.

Eine zu Beginn oder unter der Saison begonnene Prophylaxe sollte über die Saison durchgeführt werden, es sei denn die Indikation trifft nicht mehr zu (z. B. nach Korrektur eines Herzfehlers). Weitere Abstufungen, die zu einem Abbruch der Prophylaxe unter der Saison führen, werden aus medizinischen Gründen als nicht sinnvoll erachtet.

Beginn und Ende der Prophylaxe soll der aktuellen epidemiologischen Situation angepasst werden. Für eine Bestimmung des Prophylaxebeginns kann als aktuelle epidemiologische Information die Aufnahmerate der lokalen Kinderklinik herangezogen werden. Allgemein kann bei einer Kinderklinik mittlerer Größe eine RSV-Aufnahmerate (mindestens 2 RSV-erkrankte Kinder in einer Woche) als Indikator für den Beginn und die Dauer der RSV-Saison herangezogen werden.

Im Krankenhaus sind Personal und Eltern besonders über infektionshygienische Allgemeinmaßnahmen zur Vermeidung der RSV-Exposition aufzuklären. Hierzu gehören v. a. die regelmäßige Händedesinfektion und die Kohortierung.

Zusätzliche Maßnahmen für Risikokinder sind unabhängig von der Größe des Risikos unbedingt empfehlenswert:

- Eine sorgfältige Händehygiene aller Kontaktpersonen (www.wir-gegen-viren.de).
- In der Umgebung von Kindern soll nicht geraucht werden.
- Risikokinder sollten größere Personenansammlungen und Kinderkrippen vermeiden.
- Eine Ernährung mit Muttermilch ist zu empfehlen.

Neben den allgemein empfohlenen Impfungen soll auch die Indikationsstellung für eine Impfung gegen Influenza (zugelassen ab vollendetem 6. Lebensmonat mit geteilter Dosis) bei Risikopatienten und ihren engen Kontaktpersonen unbedingt geprüft werden.

Die Fachgesellschaften Österreichs und der Schweizhaben davon etwas abweichende, aber letztlich insbesondere im Blick auf Hoch-Risiko-Kinder vergleichbare Empfehlungen publiziert. In der Schweiz wird eine Krankenkassen-Rückerstattung nur bei den vorgegebenen Indikationen gewährt.

Die prophylaktische Gabe von Palivizumab bei besonders gefährdeten pädiatrisch-onkologischen Patienten wurde bisher nicht untersucht.

86.6.2 Aktive Immunisierung

Ein rekombinantes Protein aus dem Fusionsprotein (PFP2) hat sich als sicher und immunogen bei Kindern und Erwachsenen erwiesen, wurde aber noch nicht zur Marktreife entwickelt.

Koordinator:
J. Forster

Mitarbeiter:
A. Duppenthaler, E. Herting, J. G. Liese, B. Resch

86.7 Weiterführende Informationen

AWMF-Leitlinie. Prophylaxe von schweren RSV-Erkrankungen bei Risikokindern mit Palivizumab: www.awmf.org > Leitlinien: Aktuelle Leitlinien > Registernummer 048–012

Österreichische Gesellschaft für Kinder- und Jugendheilkunde: www.docs4you.at (pdf) > Pädiatrische Spezialbereiche > Infektiologie > RSV-Infektion > Zusammenfassung der Synagis-Guidelines 2009

Konsiliarlaboratorium für respiratorische Syncytialviren, Parainfluenzaviren, Metapneumoviren
Institut für Virologie und Immunbiologie der Universität Würzburg
Versbacher Str. 7
97 078 Würzburg
Ansprechpartner: Prof. Dr. A. Rethwilm
Tel.: 0 931 201–49 962 oder -49 554
Fax: 0 931 201–49 561
E-Mail: virusdiag@vim.uni-wuerzburg.de

87 Rhinovirusinfektionen

87.1 Klinisches Bild

Rhinoviren verursachen in der Hauptsache sogenannte Erkältungskrankheiten mit vorwiegender Beteiligung der oberen Atemwege und eher geringem allgemeinem Krankheitsgefühl. Im Vergleich zu Erwachsenen haben Kinder häufiger eine Beteiligung der unteren Atemwege mit Symptomen einer allgemeinen Infektion wie Fieber. Im Säuglingsalter sind Rhinoviren nach RS-Viren die häufigsten Erreger von obstruktiven Erkrankungen der unteren Atemwege. Im Alter über 2 Jahre sind Rhinoviren die zahlenmäßig führenden Erreger bei infektionsassoziiertem Asthma.

Klinisch deutliche Erkrankungen dauern 8 – 10 Tage.

Chronische Infektionen mit leichter bis sehr schwerer Erkrankung der Atemwege sind bei Immunsupprimierten und Organtransplantierten möglich.

87.2 Ätiologie/Epidemiologie

Rhinoviren sind relativ kleine Viren (Familie: Picornaviridae) mit einsträngiger (+) RNA. Es sind mindestens 117 Subtypen mit hoher genetischer Variabilität bekannt. Mithilfe molekularer Analysen können mindestens 3 Untergruppen (A–C) unterschieden werden. Rhinovirus-C-Infektionen scheinen mit klinisch schwereren Verläufen assoziiert zu sein. Rhinoviren zirkulieren nur unter Menschen. Die Übertragung geschieht hauptsächlich in Form von Aerosolen und direktem Kontakt (v. a. kontaminierte Hände), seltener durch Aufnahme von infizierten Sekreten. Die Ansteckungsfähigkeit entspricht etwa der klinischen Krankheitsdauer.

Die Infektionsinzidenz beträgt in den ersten Lebensjahren 1 – 2 pro Jahr, nimmt dann beständig ab bis auf durchschnittlich 1 pro 4 Jahre in der Altersklasse über 60. Die Inzidenzrate für Frauen ist in der Regel höher durch den häufigeren Kontakt mit Kleinkindern.

Die Immunität wird serotypspezifisch erworben; sie ist kurzlebig. Durch wechselnde Dominanz verschiedener Serotypen entstehen jährlich im Herbst und Winter Epidemien.

Die **Inkubationszeit** beträgt 2 – 5 Tage.

87.3 Diagnose

Die Diagnose kann klinisch nur vermutet werden; prospektive Studien mit Ätiologienachweis haben keine klinische Unterscheidungsmöglichkeit zu Infektionen mit RS-, Parainfluenza- und Influenzaviren gezeigt.

Eine Labordiagnostik ist zurzeit im niedergelassenen Bereich unüblich. Im Krankenhausbereich kommen zunehmend molekulare Nachweisverfahren (z. B. Real-time RT-PCR) zum Einsatz. Ältere Querschnittsstudien hatten eine hohe Detektionsrate von Rhinoviren per RT-PCR auch bei asymptomatischen Kindern. Jüngere Studien deuten allerdings darauf hin, dass der Nachweis per RT-PCR einer – subklinisch oder klinisch – akuten respiratorischen Infektion entspricht. Persistierende Rhinovirus-Nachweise über Monate sind mithilfe molekularer Methoden in Materialien aus den unteren Atemwegen bei immunsupprimierten Kindern beschrieben worden.

Eine Virusanzüchtung aus Nasopharyngealsekret ist möglich, aber im diagnostischen Routinelabor aufgrund des hohen Zeit- und Arbeitsaufwands kaum mehr anzutreffen (rascher Transport, günstigerweise bei 4 °C, keinesfalls einfrieren und wieder auftauen). Praktikable serologische Tests stehen augenblicklich nicht zur Verfügung und sind zur Akutdiagnostik obsolet.

87.4 Therapie

Es gibt keine kausale Therapie. Die symptomatische Therapie mit Antihistaminika der 1. Generation, bspw. Clemastin, Dimetinden, kann die Symptome vermindern, sie hat jedoch eine hohe Zahl von signifikanten Nebenwirkungen (jeder 7. Patient). Antihistaminika der 2. Generation sind unwirksam.

87.5 Prophylaxe

Strikte Einhaltung der Hygieneregeln bei der therapeutischen Anwendung von Aerosolen (z. B. Bronchodilatatoren). Zur Vermeidung der Übertragung während der Pflege genügt das hygienische Händewaschen. Raumdesinfektion ist nicht nötig.

Koordinator:
J. Forster

Mitarbeiter:
M. Panning

88 Rickettsiosen

88.1 Klinisches Bild

Synonyme (abhängig vom ursächlichen Erreger): klassisches oder Läuse-Fleckfieber (epidemisches Fleckfieber), murines oder Floh-Fleckfieber, Felsengebirgsfleckfieber („Rocky-Mountain-spotted fever"), Tsutsugamushi-Fieber, Mittelmeerfleckfieber (mediterranes Zeckenbissfieber, Boutonneuse-Fieber), afrikanisches Zeckenbissfieber u.v.m.

In den ersten Krankheitstagen verlaufen alle Rickettsiosen fieberhaft mit meist ausgeprägten Kopf- und Gliederschmerzen, zuweilen mit Übelkeit, Erbrechen und Husten. An der Eintrittsstelle der Bakterien durch den Arthropodenstich entsteht bei einigen Rickettsiosen eine schmerzlose Hautläsion. Diese initial erythematöse indurierte Plaque (Eschar) ist meist bereits vor Fieberbeginn vorhanden, bleibt aber häufig unbemerkt und weist im Verlauf eine zentrale Nekrose auf. 3–5 Tage nach Fieberbeginn treten ein stammbetontes makulopapulöses oder papulovesikuläres Exanthem und/oder Petechien als Ausdruck einer Vaskulitis auf. Es können Lymphknotenschwellungen und eine Splenomegalie nachweisbar sein. Pneumonie, Meningoenzephalitis, Thrombosen, Gastrointestinalblutungen, Gangrän, Nephritis und Endokarditis können als Komplikationen auftreten. Das Felsengebirgsfieber durch Rickettsia rickettsii, das epidemische Fleckfieber (R. prowazekii), das Buschfleckfieber („scrub typhus", Orientia tsutsugamushi), das murine Fleckfieber (R. typhi) und das Mittelmeerfleckfieber (R. conorii) können schwer und unbehandelt letal verlaufen (Sterblichkeit vor der Antibiotika-Ära bis zu 20 %, aktuell bis 2,5 %).

Andere Rickettsiosen (afrikanisches Zeckenbissfieber, R. africae) weisen meist milde und nie letale Verläufe auf. Risikofaktoren für schwere Verläufe sind neben den einzelnen Rickettsienarten und Subspezies Wirtsfaktoren wie z. B. Diabetes mellitus, Glukose-6-Phosphat-Dehydrogenase-Mangel, männliches Geschlecht, Volksgruppe und Alter. Schwerere Verläufe werden bei Personen jenseits des 40. bzw. 60. Lebensjahrs gesehen, aber auch bei Kindern unter 5 Jahren.

Nur bei Infektionen mit R. prowazekii sind Fieberrückfälle durch Erregerpersistenz beschrieben (Brill-Zinser-Krankheit).

TIBOLA (tick-borne lymphadenopathy) oder DEBONEL (Dermatocentor-borne necrosis erythema and lymphadenopathy) bezeichnen eine am Kopf lokalisierte Eintrittsstelle (Eschar) nach Zeckenstich, die von einer zervikalen Lymphadenopathie begleitet wird. Dieses nur bei Infektionen mit R. slovaca und R. raoultii beobachtete Krankheitsbild tritt bevorzugt bei Mädchen und Frauen auf. Überträger sind Zecken der Gattung Dermatocentor.

88.2 Ätiologie

Ursächlich sind kleine, gramnegative, obligat intrazelluläre Bakterien der Gattungen Rickettsia und Orientia. Sie invadieren und vermehren sich vornehmlich in den Endothelzellen der kleinen und mittelgroßen Blutgefäße sowie in geringerem Maße in Zellen des Monozyten-Makrophagen-Systems und Hepatozyten. Die Wirtszellen werden durch die Bakterienvermehrung zerstört, die freigesetzten Bakterien befallen weitere Endothelzellen, was die krankheitsassoziierte Vaskulitis erklärt.

88.3 Epidemiologie

Rickettsien werden durch Arthropoden wie Läuse, Flöhe, Milben und vor allem Zecken übertragen. Die Bakterien werden entweder beim Stich direkt inokuliert oder gelangen über den Kot von Läusen und Flöhen durch Kratzen in die Haut oder über Schleimhäute in den Blutkreislauf. Das Reservoir stellen Nagetiere oder andere Säuger dar, bei R. prowazekii der Mensch sowie Flughörnchen.

Weltweit verbreitet sind R. prowazekii (epidemisches Fleckfieber von Kleiderläusen übertragen), R. typhi (von Flöhen übertragenes endemisches Fleckfieber, murines Fleckfieber oder Flecktyphus), R. felis (von Flöhen übertragenes Floh-Fleckfieber) und R. akari (durch Milben übertragene Rickettsienpocken). R. conori, R. helvetica, R. slovaca sind in Europa und Asien verbreitet, R. rickettsii als Verursacher des Rocky mountain spotted fever in Nord- und Südamerika. Das von Laufmilben übertragene und durch Orientia tsutsugamushi verursachte Busch-Fleckfieber ist in Asien, Australien und Pazifikraum endemisch. Jährlich treten etwa 1 Million Fälle dieses als Scrub Typhus bezeichneten Krankheitsbilds auf, etwa 1 Milliarde Menschen leben im Endemiegebiet von O. tsutsugamushi (japanisch: tsutsuga = Krankheit,

88

mushi = Insekt). Obwohl die DNA verschiedener humanpathogener Rickettsienarten, wie R. helvetica, R. felis und R. slovaca, in Zecken der Gattungen Ixodes und Dermacentor aus Bayern, Sachsen und Nordrhein-Westfalen nachgewiesen wurde, sind die Rikettsiosen hierzulande üblicherweise reiseassoziiert.

Die **Inkubationszeit** beträgt 3–14 Tage, im Mittel 5–7 Tage.

88.4 Diagnose

Die Trias Fieber, Eschar und Exanthem (nach Auslandsreise) ist pathognomonisch für Zeckenbissfieber, Tsutsugamushi-Fieber und Rickettsienpocken. Zum Zeitpunkt des Krankheitsverdachts können die Erreger aus einem Abstrich des Eschars, aus einer Hautbiopsie des Exanthems und seltener aus dem Blut, bevorzugt Leukozyten, kultiviert oder deren DNA mittels sensitiver PCR nachgewiesen werden. Während die Anzucht u. a. wegen hoher Infektionsgefahr nur noch in Speziallabors durchgeführt wird, bieten mehrere Labors eine PCR an, die zunehmend Verbreitung finden. Es gibt gattungs- wie auch speziesspezifische PCR-Methoden.

Der Antikörpernachweis gelingt frühestens am 5., meist erst nach 10 Krankheitstagen. Dennoch sollte bei Erstvorstellung Serum gewonnen werden, um über den Antikörperanstieg nach 2–4 Wochen die Diagnose retrospektiv zu sichern. Die gegen die verschiedenen Rickettsien gebildeten IgM- und IgG-Antikörper weisen Kreuzreaktivität auf, sodass üblicherweise Antigene von 2–3 verschiedenen Rickettsienarten zur Diagnostik mittels Immunfluoreszenz oder ELISA verwendet werden. Davon auszunehmen ist O. tsutsugamushi, denn die gegen diesen Erreger gebildeten Antikörper reagieren nicht mit Rickettsien – entsprechend muss bei Verdacht auf Busch-Fleckfieber nach Aufenthalt im Endemiegebiet die Diagnostik gezielt angefordert werden! Serologische Untersuchungen werden in Deutschland u. a. in der Abteilung für Infektions- und Tropenmedizin der Universität München (Tel. 0 89 21 80–35 17) und in der Schweiz am Institut für Medizinische Mikrobiologie der Universität Basel (Tel. + 41 061 267–3 111) durchgeführt.

Differenzialdiagnostisch sind Sepsis (insbesondere durch Meningokokken), Typhus abdominalis, Leptospirose, Läuse-Rückfallfieber, Tularämie, Pest, Milzbrand, Ehrlichiosen, Brucellose, exanthematische Infektionen und ein Kawasaki-Syndrom zu erwägen.

88.5 Therapie

Medikament der ersten Wahl ist für alle schweren Rickettsiosen Doxycyclin (2 mg/kgKG/d, max. 200 mg/d, in 2 ED oral oder i. v.) für 7 Tage. Als einzig sicher wirksames Antibiotikum ist es bei schwerem Verlauf auch bei Kindern unter 9 Jahren alternativlos. Bei milden Verläufen stellen Azithromycin und Clarithromycin Alternativen dar, wie auch das Abwarten der spontanen Heilung nach durchschnittlich 10–14 Tagen. Cotrimoxazol ist unwirksam. Chloramphenicol und Fluorchinolone weisen zwar in vitro eine Wirksamkeit auf, sollten jedoch wie auch Rifampicin nicht eingesetzt werden sollten.

88.6 Prophylaxe

Eine Expositionsprophylaxe gegen Zecken und Milben ist mit geeigneten Repellents, wie DEET, möglich. In Endemiegebieten reduziert die Entlausung von Kleidern das Auftreten von Kontaktinfektionen durch Läusekot bei medizinischem Personal. Obwohl wirksame Fleckfieberimpfstoffe entwickelt wurden, stehen derzeit keine zur Verfügung.

88.7 Meldepflicht

Nach § 7 IfSG ist der direkte oder indirekte Nachweis einer akuten Rickettsia-prowazekii-Infektion namentlich meldepflichtig – nicht jedoch Infektionen mit anderen Rickettsien.

Koordinator:
R. Bialek

Mitarbeiter:
C. Hatz, U. Heininger

88.8 Weiterführende Informationen

Centers for Disease Control and Prevention: www.cdc.gov > A–Z Index: S > Spotted Fever Group Rickettsia

Nationales Referenzzentrum für tropische Infektionserreger
am Bernhard-Nocht-Institut für Tropenmedizin
Bernhard-Nocht-Str. 74
20 359 Hamburg
Tel.: 040 4 2818–401
Fax: 040 4 2818–400
E-Mail: Labordiagnostik@bni-hamburg.de

89 Rotavirusinfektionen

89.1 Klinisches Bild

Durchfall mit vorausgehendem Erbrechen und eher niedrigem Fieber sind die Hauptsymptome der Rotavirusinfektionen (Synonyme: Winter-Gastroenteritis, akute Gastroenteritis). In mehr als der Hälfte der Fälle sind unspezifische respiratorische Symptome zu beobachten, bei Früh- und Neugeborenen auch Apnoen. Wenige Kinder entwickeln eine stationär behandlungsbedürftige Dehydratation. Der Schweregrad der Krankheit kann mit unterschiedlichen Scores beschrieben werden, deren unterschiedliche Maximalpunktzahl bei Vergleichen von Literaturdaten beachtet werden muss.

Rotaviren können, unabhängig von den Symptomen der Dehydratation und Elektrolytverschiebung, in seltenen Fällen neurologische Erkrankungen wie poliomyelitisähnliche Syndrome, Krampfanfälle und Enzephalopathie mit bleibenden Schäden hervorrufen.

Vor allem Neugeborene und Erwachsene können inapparent erkranken und Infektionsquellen sein.

89.2 Ätiologie

Rotaviren sind unbehüllte, dreischichtige Partikel (äußeres, inneres Kapsid sowie Core-Schale) mit einem Genom aus 11 doppelsträngigen RNA-Segmenten. Der Name leitet sich von der Radspeichenstruktur des Kapsids im elektronenmikroskopischen Bild her. Sie werden nach ihrem VP6-Antigen in die Gruppen A–F unterteilt. Von den 3 humanen Gruppen (A–C) hat die Gruppe A weltweit die größte epidemiologische Bedeutung, gegen deren Antigen auch die gebräuchlichen Schnelltests gerichtet sind.

Innerhalb der Gruppen werden Serotypen, welche jedoch keine wesentlich unterschiedliche Pathogenität haben, anhand von Neutralisationstests unterschieden. International werden die Viren nach den Proteinen der äußeren Kapsidschale typisiert: G-Typen (VP7, Glykoprotein, arabische Nummerierung entspricht den bisherigen Serotypen) und P-Typen (VP4, arabische Nummerierung – in eckigen Klammern, wenn nur genomisch identifiziert). Beim Menschen wurden bisher 12 verschiedene G- und 14 verschiedene P-Genotypen gefunden. In Deutschland werden am häufigsten die Genotypen G1P[8], G2P[4], G3P[8], G4P[8] und G9P[8] nachgewiesen. In einigen Fällen können aber auch Reassortanten humaner und zoonotischer Stämme identifiziert werden (G8, G10, G12).

89.3 Epidemiologie

Die Infektion erfolgt hauptsächlich von Mensch zu Mensch, selten auch durch kontaminierte Lebensmittel. Der Hauptinfektionsweg ist fäkal-oral, wobei immungesunde Infizierte das Virus über 1 – 2 Wochen ausscheiden. Frühgeborene, Immunsupprimierte und Kinder mit onkologischen Erkrankungen können das Virus jedoch über mehrere Wochen bis Monate ausscheiden. Das Virus bleibt in biologischem Material (Stuhl) mehrere Tage infektionstüchtig. Daneben wird auch eine Tröpfchenübertragung diskutiert.

Rotaviren sind die häufigsten Erreger von ambulant und im Krankenhaus erworbenen Durchfallerkrankungen in den ersten 2 Lebensjahren. Diese Infektionen treten mit einem Maximum im März und April (Saison von Januar bis Mai) auf. Die endemischen Infektionen auf Neugeborenenstationen sind ganzjährig. Reinfektionen kommen regelmäßig vor. Die Stärke der Symptome nimmt jedoch mit der Zahl der durchgemachten Infektionen ab. Die Infektion hinterlässt nur eine Teilimmunität.

Die **Inkubationszeit** beträgt 1 – 3 Tage.

89.4 Diagnose

Das Gruppenantigen kann mit dem Enzymimmuntest (hierauf beruhen die Schnelltests) aus dem Stuhl nachgewiesen werden. Der ursprüngliche Goldstandard, die Immun-Elektronenmikroskopie, wird nicht mehr durchgeführt. Die Virusanzüchtung ist unergiebig und keine Routinemethode. Die Genotypisierung erfolgt durch PCR-Methoden und ist epidemiologischen Fragestellungen vorbehalten. Aussagekräftige serologische Standardtests existieren nicht. Bei den sehr seltenen Fällen von Kindern mit Rotavirus-Enzephalopathie wurde eine leichte Zellzahlvermehrung und mit der „Nested“-PCR das Rotavirus-Genom im Liquor nachgewiesen.

89.5 Therapie

Primär orale Rehydratationsbehandlung. Rehydratationslösungen, die Probiotika enthalten, können den Krankheitsverlauf verkürzen. Das Gleiche gilt für den Enkephalinase-Hemmer Racecadotril. Hier kann jedoch noch keine valide Risikoabschätzung gegeben werden. Eine medikamentöse virostatische Therapie existiert nicht.

Humane Immunglobuline (300 mg/kgKG) konnten bei Früh- und Neugeborenen, oral (!) verabreicht, sowohl die Symptome als auch die Zeit der Rotavirus-Ausscheidung verkürzen. Ausführliche Studien und Studien zu anderen Indikationen liegen nicht vor.

89.6 Prophylaxe

Im Krankenhaus sollen erkrankte Kinder kohortiert und von separaten Pflegepersonen versorgt werden. In der Standardpflege ist die hygienische Händedesinfektion ausreichend; die zusätzliche Verwendung von Schutzkitteln und Handschuhen ist nur bei Stuhlkontakt (Windelwechsel) notwendig. Rotaviren sind sehr umweltresistent. Der Wickelplatz und evtl. verunreinigte Gebrauchsgegenstände können mit viruzid wirksamen Mitteln desinfiziert werden. Zusammen mit dem Kind hospitalisierte Eltern müssen angewiesen werden, sorgfältige Handhygiene zu betreiben und sich von anderen Kindern strikt fernzuhalten.

Rotavirusinfektionen unter Neugeborenen mit nur wenigen Erkrankungen pro Station und Monat bedürfen keiner zusätzlichen Hygienemaßnahmen. Hierbei handelt es sich in der Regel um sog. Neugeborenenstämme von niedriger Virulenz. Die Kinder profitieren von einer solchen frühen Infektion insofern, als sie weniger schwere Krankheitsverläufe im Säuglingsalter durchmachen als solche, die in der Neugeborenenzeit nicht infiziert wurden.

89.6.1 Aktive Immunisierung

Es sind 2 orale Rotavirus-Vakzinen zur Anwendung parallel mit der Grundimmunisierung zur Standardimpfung der Säuglinge zugelassen. Für beide sind die Schutzraten vor Hospitalisierung durch Rotavirus-Enteritis über 90 %, vor schwerer Rotavirus-Erkrankung ca. 70 %, bei Epidemien mit den in Deutschland derzeit vorherrschenden Serotypen. Der Impfstoff Rotarix (GSK) enthält einen attenuierten Humanstamm des Genotyps G1P[8] und wird 2-mal verabreicht (ab 6 Lebenswochen, Abstand mindestens 4 Wochen, letzte Impfung spätestens mit 24 Wochen). Der Impfstoff RotaTec (Sanofi Pasteur MSD) ist eine pentavalente Vakzine (G1 – G4 und P[8]) auf einer bovinen Virusbasis. Dieser Impfstoff wird 3-mal verabreicht (ab 6 Lebenswochen, Abstand mindestens 4 Wochen, letzte Impfung spätestens mit 32 Wochen). Die Impfung wird seit 2013 allgemein durch die STIKO empfohlen.

In der Schweiz gibt es keine nationale Rotaviren-Impfempfehlung.

In Österreich ist die Impfung bundesweit empfohlen.

89.6.2 Meldepflicht

In Deutschland besteht Labor-Meldepflicht für den Nachweis von Rotaviren aus Stuhl, sofern es sich um eine akute Infektion handelt, sowie durch den behandelnden Arzt bei Erfüllung der klinischen Falldefinition (typische Erkrankung und Erregernachweis) und der epidemiologischen Falldefinition (typische Erkrankung im epidemiologischen Zusammenhang mit einem Fall, bei dem ein Erregernachweis geführt wurde).

In der Schweiz gibt es keine Meldepflicht für Rotavirusinfektionen.

Koordinator:
J. Forster

Mitarbeiter:
D. Desgrandchamps, U. Heininger, M. Höhne

89.7 Weiterführende Informationen

Konsiliarlaboratorium für Rotaviren
Robert Koch-Institut
Nordufer 20
13 353 Berlin
Ansprechpartner: Dr. M. Höhne
Tel.: 030 18 754–2375
Fax: 030 18 754–2617
E-Mail: hoehnem@rki.de

90 Röteln

90.1 Klinisches Bild

Postnatal erworbene Röteln (Synonym: Rubella) verlaufen im Allgemeinen leicht, bis zu 50 % der Infektionen sind bei Kindern asymptomatisch. Charakteristisch sind ein diskreter makulöser oder makulopapulöser Ausschlag, der im Gesicht beginnt, sich über Körper und Extremitäten ausbreitet und nach 1 – 3 Tagen wieder verschwunden ist; Lymphknotenschwellungen okzipital und retroaurikulär; geringe oder keine Temperaturerhöhung. Manchmal gehen dem Ausschlag leichte grippeartige Prodromi voraus. Besonders bei weiblichen postpubertären Jugendlichen und Erwachsenen kann es zu transienten Arthralgien und Arthritiden kommen, beginnend meist einige Tage nach dem Exanthem. Die Arthritis kann auch ohne Ausschlag auftreten. Selten sind eine selbstbegrenzte thrombozytopenische Purpura und eine Enzephalitis, deren Prognose meist günstig ist. Sehr selten tritt die schwere progressive Rubella-Panenzephalitis auf.

Die primäre Rötelnvirusinfektion der werdenden Mutter in den ersten 4 Monaten der Schwangerschaft führt häufig zu Abort, Frühgeburtlichkeit und Rötelnembryopathien. Das Risiko für das Kind ist am größten, wenn die Mutter zwischen der 1. und 12. Schwangerschaftswoche erkrankt, wobei in bis zu 85 % aller Fälle Fehlbildungen auftreten. Aber auch eine Rötelnvirusinfektion nach dem 4. Schwangerschaftsmonat kann den Fetus schädigen, isolierte Schwerhörigkeit oder Mikrozephalie können in der Folge auftreten. Das Risiko einer Schädigung des Kindes durch eine Infektion nimmt mit zunehmender Dauer der Schwangerschaft ab. Eine Rötelnvirusinfektion bis zum 10. Tag nach der letzten Regel stellt kein Risiko dar.

Die Manifestationen des Neugeborenen mit konnatalen Röteln sind mit ihrer Häufigkeit in ▶ Tab. 90.1 aufgelistet. Als typisches Leitbild der konnatalen Röteln treten Schwerhörigkeit, Herzfehler und Katarakt auf. Weitere mögliche Veränderungen sind Ikterus, Myokarditis, interstitielle Pneumonie und Glaukom. Selten findet man ein komplettes Bild, oft erscheinen die Kinder nach der Geburt unauffällig, Veränderungen können aber bei näherer Untersuchung entdeckt werden. Schwere Formen können Intensivtherapie benötigen, Todesfälle sind möglich.

Die postnatale Entwicklung der Kinder kann durch Gedeihstörungen und Verhaltensauffälligkeiten kompliziert sein. Auch zunächst symptomfreie Kinder können später schwere Komplikationen entwickeln, wie interstitielle Pneumonie, chronische Diarrhoe, Immundefekte, einen insulinpflichtigen Diabetes mellitus oder eine Immunthyreopathie.

Tab. 90.1 Häufigkeit wichtiger Manifestationen bei konnatal erworbenen Röteln (Gregg-Syndrom) nach Cherry.

Manifestation	Häufigkeit (in %)
intrauterine Dystrophie	50 – 85
Gedeihstörung	10
Katarakt	35
Retinopathie	35
Mikrophthalmie	5
Schwerhörigkeit/Taubheit	80 – 90
psychomotorische Retardierung	10 – 20
Meningoenzephalitis	10 – 20
Verhaltensauffälligkeiten	10 – 20
offener Ductus arteriosus	30
Pulmonalstenose	25
Hepatitis	5 – 10
Hepatosplenomegalie	10 – 20
thrombozytopenische Purpura	5 – 10

90.2 Ätiologie

Das Rötelnvirus ist ein umhülltes RNA-Virus und als einzige Spezies des Genus Rubiviren der Togavirus-Familie zugeordnet.

90.3 Epidemiologie

Das Rötelnvirus kommt nur beim Menschen vor und wird mit nasopharyngealen Sekreten (Tröpfcheninfektion) übertragen.

Die Infektiosität des Patienten besteht etwa für 7 Tage vor bis 7 Tage nach Beginn des Exanthems.

In Ländern mit einem Impfprogramm gegen Röteln sind Rötelnausbrüche selten geworden. In Deutschland besteht die Meldepflicht nur für die neuen Bundesländer. Es werden nur wenige Fälle von **postnatalen Röteln** gemeldet. Über die Zahl der Röteln-Erkrankungen in den westlichen Bundesländern kann nur spekuliert werden, die Einführung der Meldepflicht ist für das Jahr 2012 geplant. Es ist zu beachten, dass die Impfung gegen Röteln in den neuen Bundesländern erst seit 1990 verfügbar ist. Das Altersmaximum der Nichtgeimpften hat sich in Deutschland von jungen Schulkindern zu Adoleszenten und jungen Erwachsenen verschoben. Die Durchimpfungsraten von Schulanfängern lagen in Deutschland 2010 bei 96,1 % für die 1. Dosis und bei 91,2 % für die 2. Dosis bei regionalen Unterschieden. Rötelnausbrüche sind in den letzten Jahren in Ost- in Südosteuropa beobachtet worden.

Aktuell haben in Deutschland 1–6 % der Frauen im gebärfähigen Alter keine Antikörper gegen Rötelnviren. Dadurch sind **konnatale Röteln** weiterhin möglich. Die konnatale Infektion erfolgt diaplazentar durch die Virämie bei der Erstinfektion der Schwangeren. Neugeborene mit konnatalen Röteln sind hoch infektiös. Die Kontagiosität nimmt während des 1. Lebensjahrs ab, nach dem 8. Lebensmonat ist nur noch selten eine Virusausscheidung nachweisbar. Die Meldungen pro Jahr lagen in den Jahren 2005 bis 2011 bei 0 – 3 Fällen, von einer Untererfassung ist aufgrund nicht erkannter Erkrankungen bzw. fehlender Erfassung der durch konnatale Rötelninfektion verursachten Totgeburten auszugehen. Im Rahmen der Masern-Elimination bis 2015 ist auch eine Eliminierung der konnatalen Röteln geplant.

Die **Inkubationszeit** für postnatal erworbene Röteln beträgt 14 – 21 Tage.

90.4 Diagnose

Die klinischen Symptome der Röteln sind wenig charakteristisch und mit anderen exanthematischen Erkrankungen durch z. B. HHV-6, Parvovirus B19, Masern-, Entero-, Adeno- oder Epstein-Barr-Viren, Mykoplasmen oder mit Scharlach zu verwechseln. Bei Verdacht auf konnatale Röteln oder bei Exposition einer Frau in der Frühschwangerschaft muss die klinische Verdachtsdiagnose Röteln immer mit entsprechenden Labormethoden in einem spezialisierten Labor abgesichert werden.

Die Labordiagnostik einer **akuten Rötelnvirusinfektion** erfolgt in der Regel durch den Nachweis von virusspezifischem IgM im ELISA bzw. durch den Virusnachweis in der PCR. Selten werden der signifikante Antikörperanstieg in der Verlaufsuntersuchung mittels IgG-ELISA oder Hämagglutinationshemmtest (HHT), Neutralisationstest und Anzucht durchgeführt.

Wenn der Rötelnvirus-IgM-Antikörper-Test in der Frühschwangerschaft positiv ist, müssen weitere Untersuchungen zur Bestätigung folgen. Üblicherweise werden neben der PCR zum Virusnachweis folgende Tests durchgeführt: ein „µ-capture“-Assay zum alternativen IgM-Nachweis oder die Testung der Avidität der rötelnvirusspezifischen IgG-Antikörper (niedrige Avidität spricht für akute Infektion) oder der Immunoblot zum Nachweis von Antikörpern gegen Strukturproteine des Rötelnvirus (Glykoprotein E1 und E2, Core-Protein C). Antikörper gegen E2 werden frühestens 3 Monate nach der Infektion nachweisbar. Schließlich kann das Kind in utero untersucht werden: In der Amnionflüssigkeit oder der Chorionzottenbiopsie lässt sich mittels PCR das virale Genom nachweisen; im fetalen Blut können die nicht plazentagängigen IgM- und IgA-Antikörper gegen das Rötelnvirus nachgewiesen werden. Entnahme des fetalen Materials, Testung und Beurteilung der Ergebnisse erfordern spezielle Erfahrung. Die Ergebnisse und die mögliche Empfehlung zur Abruptio sollten nur im Zusammenhang aller Befunde beurteilt werden.

Im Jahr 2011 wurde die Änderung der Mutterschaftsrichtlinie beschlossen. In der Neufassung wird auf eine Überprüfung des Anti-Röteln-IgG-Titers bei allen Schwangeren verzichtet, bei denen die regelrecht durchgeführte Rötelnimpfung (2 Impfungen im Abstand von mindestens 4 Wochen) dokumentiert ist. In bestimmten Fällen, wenn beispielsweise nur eine Impfung dokumentiert ist oder die Impfdokumente fehlen, sollte der Titer weiterhin überprüft werden. Bei einem positiven Ergebnis kann ohne Rücksicht auf die Höhe des Titers Immunität angenommen werden. Bei negativen Werten wird die Impfung nach der Entbindung empfohlen.

Vereinzelt reagieren Personen nicht oder nur mit einem sehr geringen Antikörperanstieg auf die evtl. sogar wiederholte Impfung oder die Wildvirusinfektion. Die dafür verantwortlichen Gründe sind nicht bekannt. Da jedoch Rötelnimpfungen ebenso wie die Wildvirusinfektionen zusätzlich zur humoralen Immunantwort wichtige zelluläre Abwehrreaktionen induzieren, die auch bei sehr niedrigen oder negativen Antikörpertitern nachweisbar sind, kann auch in diesen Fällen von immunologischem Schutz ausgegangen werden.

Die Diagnose der **konnatalen Röteln** beim Neugeborenen beruht vor allem auf dem Nachweis des Erregers aus Nasen- oder Rachensekret oder anderen Körperflüssigkeiten wie Urin mittels PCR. Bei über 95 % der intrauterin infizierten Neugeborenen finden sich IgM-Antikörper gegen Rötelnvirus, die bei symptomatischen Kindern bis zum 6. Lebensmonat und länger, bei asymptomatischen Kindern oft nur 1 – 2 Monate, nachweisbar bleiben. Das Vorhandensein von IgG-Antikörpern in den ersten 6 Lebensmonaten ist ohne diagnostische Bedeutung. Persistenz hoher IgG-Antikörpertiter über das 1. Lebenshalbjahr hinaus spricht aber für eine konnatale Infektion. Ohne Voruntersuchungen ist die Diagnose einer konnatalen Rötelnvirusinfektion nach dem 1. Lebensjahr nur noch schwer zu stellen.

90.5 Therapie

Die postnatal erworbenen Röteln bedürfen meist keiner Therapie. Eltern und jugendliche Patienten sollten aber auf die mögliche Gefahr für ungeschützte Schwangere hingewiesen werden.

Kinder mit konnatalen Röteln bedürfen einer umfassenden Betreuung. Operationen an Auge oder Herz können ebenso notwendig werden wie die Versorgung mit einem Hörgerät, logopädische Förderung und Krankengymnastik. Wenn eine Behinderung droht, sollte ein sozialpädiatrisches Zentrum eingeschaltet werden.

90.6 Prophylaxe

90.6.1 Patient

Ein Ausschluss von Erkrankten oder Kontaktpersonen von Gemeinschaftseinrichtungen aus epidemiologischen Gründen ist nicht erforderlich, die Gefahr für ungeschützte Schwangere sollte aber beachtet werden. Wenn ein an Röteln Erkrankter aus einem anderen Grund hospitalisiert ist, sollte er isoliert werden. Wenn Kinder mit konnatalen Röteln ins Krankenhaus aufgenommen werden, sollten sie im 1. Lebenshalbjahr von anderen Säuglingen isoliert werden, solange nicht die PCR aus Nasopharyngealabstrich und Urin wiederholt negativ ausgefallen ist. Für Personal mit dokumentierter zweifacher Impfung besteht keine Gefahr; von ihnen geht auch kein Ansteckungsrisiko für die Patienten aus. Deshalb sollte bei allen Mitarbeitern der Impfstatus schon bei Einstellung kontrolliert werden.

90.6.2 Exponierte Personen

Wenn eine Schwangere mit Röteln in Kontakt kam, bei ihr kein ausreichender Impfschutz dokumentiert ist oder ein früherer Test auf spezifische Antikörper negativ war, sollte sofort die oben empfohlene Diagnostik durchgeführt werden. Zusätzlich sollte der Indexfall identifiziert und diagnostiziert werden. Wenn eine Infektion der Mutter im 1. Trimenon nachgewiesen wurde, sollte die Frau über die Möglichkeit von Abort, Totgeburt sowie das hohe Fehlbildungsrisiko von bis zu 85 % aufgeklärt werden und ein Schwangerschaftsabbruch unter Berücksichtigung der Dringlichkeit des Kinderwunschs diskutiert werden. Evtl. diagnostische und präventive Maßnahmen müssen die gesetzlichen Vorgaben eines Schwangerschaftsabbruchs berücksichtigen.

Es sind auch Reinfektionen nach Wildvirusinfektion und nach Rötelnimpfung aufgetreten; in der Regel stellen diese keine Gefährdung für das ungeborene Kind dar.

90.6.3 Impfung

Die Lebendimpfung wird entsprechend den Impfempfehlungen der STIKO als Masern-Mumps-Röteln-Impfung (MMR-Impfung) oder kombiniert mit der Windpocken-Impfung als MMRV-Impfung durchgeführt. Die erste Impfung soll im Alter von 11 – 14 Monaten erfolgen, die zweite im Alter von

15 – 23 Monaten (frühestens 4 Wochen nach der 1. Dosis). Besonders wichtig ist, den Impfstatus von weiblichen Adoleszenten und Frauen mit Kinderwunsch zu überprüfen und ggf. die Impfung zu komplettieren. Eine weitere Möglichkeit ist die Impfung ungeimpfter oder nur einmal geimpfter Frauen direkt nach der Geburt. Eine berufliche Impfindikation besteht fürungeimpfte Personen oder Personen mit unklarem Impfstatus in Einrichtungen der Pädiatrie, der Geburtshilfe und der Schwangerenbetreuung sowie in Gemeinschaftseinrichtungen. Anamnestische Angaben bzgl. einer früheren Röteln-Erkrankung sind unzuverlässig; hier sollte die MMR-Impfung der Titerkontrolle vorgezogen werden. Säuglinge unter 11 Monaten sollen im Allgemeinen noch nicht geimpft werden, da die noch vorhandene Leihimmunität durch die Mutter den Impferfolg gefährden kann. Ist für diese Kinder die Aufnahme in eine Gemeinschaftseinrichtung geplant, kann die MMR-Impfung ab dem Alter von 9 Monaten durchgeführt werden. Diese Kinder sollten die von der STIKO empfohlene 2. MMR-Impfung dann im Alter von 12 Monaten erhalten. Die Rötelnimpfung führt nach 2 Dosen in mehr als 99 % der Fälle zur Serokonversion und verleiht eine lang anhaltende Immunität.

Bei Kindern kommt es fast nie zu Nebenwirkungen, die auf die Rötelnkomponente im MMRV-Impfstoff zurückzuführen wären. Insbesondere in der 2. Woche nach der Impfung kann es zu Kopfschmerzen, einem rötelnähnlichen Exanthem, Lymphknotenschwellung, respiratorischen Krankheitszeichen, oder Arthralgien (vor allem postpubertär) kommen.

Kontraindikationen gegen eine Rötelnimpfung sind selten. Obwohl kein Fall einer intrauterinen Schädigung durch das Impfvirus bei akzidenteller Impfung in der Schwangerschaft bekannt ist, sollte während der Schwangerschaft nicht geimpft werden. Dies stellt eine Vorsichtsmaßnahme dar, da es sich bei der Rötelnimpfung um einen Lebendimpfstoff handelt. Eine Gravidität sollte nach der derzeit gültigen Fachinformation für mindestens 3 Monate (in der Schweiz und in den USA werden 4 Wochen angegeben) nach der letzten Impfstoffgabe vermieden werden. Die versehentliche Impfung in der Schwangerschaft ist keine Indikation für einen Schwangerschaftsabbruch.

Kinder mit Immunmangelkrankheiten oder unter immunsuppressiver Therapie, Bestrahlung oder systemisch wirksamen, in pharmakologischen Dosen verabreichten Steroiden sollten nicht geimpft werden, siehe auch Kap. Schutzimpfungen (S. 35).

Patienten mit malignen onkologischen Krankheiten sollten nach Abschluss der Chemotherapie auf die verbleibende Immunität getestet werden und ggf. nachgeimpft werden. Eine symptomatische HIV-Infektion ist keine Kontraindikation für die MMR-Impfung. Kinder, die in den letzten 3 Monaten Immunglobuline, Plasma- oder Bluttransfusionen erhalten haben, sollten nicht geimpft werden, da der Impferfolg durch die möglicherweise erfolgte passive Immunisierung unsicher ist. Bei hoch dosierten Immunglobulinen kann dieser Zeitraum bis zu 9 Monate betragen. Nach Abwägung kann die Impfung dennoch durchgeführt werden, sie sollte aber etwa 1 Jahr nach der letzten Immunglobulingabe wiederholt werden.

Die Wirksamkeit einer postexpositionellen Röteln-Impfung ist nicht belegt und wird deshalb von der STIKO nicht mehr empfohlen. Das Impfvirus wird nicht auf Kontaktpersonen übertragen.

90.7 Meldepflicht

Seit 29.03.2013 besteht namentliche Meldepflicht für Röteln nach § 6 und § 7 IfSG.

Koordinator:
H.-I. Huppertz

Mitarbeiter:
U. Heininger, A. Mankertz

90.8 Weiterführende Informationen

Centers for Disease Control and Prevention: www.cdc.gov > A–Z Index: R > Rubella Virus

Nationales Referenzzentrum für Masern, Mumps, Röteln
am Robert Koch-Institut
Nordufer 20
13 353 Berlin
Tel.: 030 18 754–2516 oder -2308
Fax: 030 18 754–2598
E-Mail: mankertza@rki.de

91 Salmonellose

91.1 Klinisches Bild

In Abhängigkeit von der klinischen Symptomatik unterscheidet man akute Enteritis oder Enterokolitis, Sepsis oder Bakteriämie, fokale Absiedlung, symptomlose Infektion und chronischer Trägerstatus. Manchmal können nichttyphoidale Salmonellen das Bild eines Typhus imitieren.

91.1.1 Akute Enteritis/Enterokolitis

Sie ist die häufigste Erkrankungsform, beginnt plötzlich mit Bauchschmerzen und Durchfall (konsistenzverminderte Stühle bis fulminante, gelegentlich blutige Diarrhoe) und geht oft mit Erbrechen, abdominalen Krämpfen und mäßigem Fieber einher. Wässrige Stühle sowie Tenesmen mit makroskopisch blutigen Ausscheidungen sind möglich. Das Fieber, welches bei der Hälfte der Erkrankten vorkommt, dauert selten länger als 2 Tage, der Durchfall im Mittel 7 Tage. Länger andauernde, hohe Temperaturen oder anhaltender Durchfall lassen Komplikationen oder eine andere Diagnose vermuten. Schmerzen im rechten Unterbauch sind klinisch gelegentlich kaum von einer Appendizitis abzugrenzen. Salmonella-Kolitis kann chronisch-entzündliche Darmerkrankungen imitieren (z. B. Colitis ulcerosa/toxisches Megakolon oder Morbus Crohn). Schwerere Krankheitsverläufe sind häufiger bei Säuglingen, älteren Patienten und anderen Risikopatienten. Risikofaktoren für invasive Infektionen durch Enteritis-Salmonellen sind:

- Hämoglobinopathien, insbesondere Sichelzellanämie
- Hämosiderose und/oder Eisenchelat-(Deferoxamin-)Therapie
- Immunsuppression
- Schistosomiasis, Malaria
- kongenitale oder erworbene Immunmangelsyndrome (z. B. Agammaglobulinämie, septische Granulomatose, AIDS), Neoplasien, systemischer Lupus
- vorangegangene Antibiotikatherapie
- Mangelernährung
- Alter (< 6 Monate, > 50 Jahre)
- Antazidabehandlung/Achlorhydrie, Gastrektomie, Gastroenterostomie, verminderte Darmperistaltik/motilitätshemmende Mittel, chronisch entzündliche Darmerkrankungen

Histologische und endoskopische Untersuchungen bei Patienten mit akuter intestinaler Salmonelleninfektion zeigen oft eine aktive Kolitis mit Hyperämie, Schleimhautulzerationen und Mikroabszessen. Eine mögliche immunologische Komplikation, insbesondere bei Patienten mit dem HLA-B27-Antigen, ist die reaktive, nichtdestruktive Arthritis, die sich etwa 1–3 Wochen nach Beginn der Darmsymptomatik manifestiert und über Wochen oder Monate hinziehen kann (selten in der ersten Lebensdekade).

91.1.2 Sepsis und fokale Infektion

Salmonellen können intermittierende Bakteriämien auslösen. Typische Symptome, die über Tage oder Wochen andauern können, sind Fieber, Schüttelfrost, Schweißausbrüche, Muskelschmerzen, Anorexie und Gewichtsverlust. Fieber kann der Darmsymptomatik folgen oder ihr vorausgehen. In Abhängigkeit vom Alter und den Salmonella-Serovaren wird die Häufigkeit von Bakteriämien in prospektiven Studien mit 5 – 6 % der Infektionen durch Enteritis-Salmonellen angegeben, insbesondere durch die Serovare S. Typhimurium (auch monophasische) und S. Enteritidis. Die Inzidenz von Bakteriämien ist bei jungen Säuglingen am höchsten (bis zu 10 % aller Salmonelleninfektionen). Bei Kindern und vor allem bei Neugeborenen können Bakteriämien auch ohne Fieber und Sepsissymptome verlaufen. Bakteriämien führen in ca. 10 % zu fokalen Infektionen. Jedes Organ kann durch Salmonellen infiziert werden. Prädilektion sind Organe mit vorbestehender Funktionsstörung. Am häufigsten sind Osteomyelitiden (bevorzugt in den Metaphysen der langen Knochen und Wirbel, insbesondere bei Kindern mit Sichelzellanämie), Hirnabszesse/Meningitiden (vor allem bei Neugeborenen, Säuglingen, Immunsupprimierten) und Pneumonien/Pleuraempyeme, gefolgt von Nierenabszessen, Endo-/Perikarditiden und eitrigen Arthritiden. Eine Komplikation ist die Besiedlung von endovasalem Plastikmaterial, z. B. von zentralvenösen Kathetern oder Kunststoffpatchprothesen nach Herzoperationen. Salmonella-Bakteriämien können die initiale klinische Manifestation von AIDS darstellen. Prolongierte oder rezidivierende Bakteriämien sieht man u. a. bei Patienten mit Schistosomiasis-Koinfektion (Vermehrung der Salmonellen in Schistosomen und damit Schutz vor antimikrobieller Therapie).

91.1.3 Asymptomatische Infektion

Kinder können passager durch geringe Salmonellen-Inokula infiziert werden. Bei fehlender klinischer Symptomatik wird die Infektion lediglich durch Stuhlkulturen identifiziert, bspw. bei epidemischen Ausbrüchen oder im Rahmen von Umgebungsuntersuchungen. Asymptomatische Verläufe kommen wahrscheinlich häufiger vor als symptomatische Infektionen.

91.1.4 Konvaleszente Ausscheidung und Keimträgertum

Eine verlängerte Ausscheidung von Salmonellen im Anschluss an die Erkrankung wird vor allem bei jüngeren Kindern beobachtet. Ihre Frequenz nimmt mit zunehmendem Alter rasch ab. 45 % der Säuglinge und Kleinkinder scheiden Salmonellen noch 3 Monate nach der Infektion aus, verglichen mit 5 % älterer Kinder und Erwachsener. Dauerausscheider (> 6 Monate) kommen bei Kleinkindern mit Salmonellen-Enteritis häufiger als erwartet vor.

91.2 Ätiologie

Salmonellen sind gramnegative, begeißelte, metabolisch aktive Bakterien aus der Familie der Enterobacteriaceae. Immunologisch, das heißt auf der Basis von O- und H-Antigenen, sind ca. 2600 Serovare beschrieben worden. Fast 60 % der bekannten Serovare gehören zur Spezies Salmonella enterica (ssp. enterica). Humanpathogene Salmonellen können zu allen 6 S. ssp. gehören. Beim Vorkommen von Serovaren der ssp. II–IV sind oft Reptilien als Infektionsquelle anzusehen.

Vom mikrobiologischen Labor wird üblicherweise die Serogruppe, bspw. „Salmonellen der Serogruppe B", oder Salmonella enterica, ssp. enterica, ser. Typhimurium (Kurzform Salmonella Typhimurium, ▶ Tab. 91.1) mitgeteilt.

Die Schwere der Krankheit hängt sowohl von der Infektionsdosis als auch vom Vorkommen von Pathogenitätsinseln und von der Expression bakterieller Virulenzfaktoren (sog. Effektorproteine, Fimbrien, Siderophore) ab.

Tab. 91.1 Salmonella-Serogruppen und epidemiologisch bedeutsame Serovare.

Serogruppe[1]	Serovar[2]
A	S. Paratyphi A
B	S. Typhimurium S. Heidelberg S. Agona
C 1	S. Infantis S. Thompson S. Bareilly
C 2	S. Newport S. Hadar S. Bovismorbificans
D 1	S. Enteritidis S. Typhi

[1] entsprechend dem White-Kauffmann-LeMinor-Schema
[2] Die in Mitteleuropa häufigsten Serovare (derzeit ca.80 % aller klinischen Isolate) sind S. Enteritidis und S. Typhimurium.

Salmonellen können durch das Schleimhautepithel des distalen Ileums eindringen, sich intrazellulär in modifizierten Phagosomen („Salmonella-containing vacuoles") vermehren und extraintestinal ausbreiten. Salmonellen besitzen 2 unabhängig arbeitende Typ-III-Sekretionssysteme auf 2 Pathogenitätsinseln, welche die Injektion von spezifischen bakteriellen Proteinen in die Wirtszelle erlauben, die eine Reihe von Wirtsreaktionen provozieren, u. a. die Sekretion von Zytokinen, die dann zur Entwicklung der Enteritis beitragen.

Das Risiko einer systemischen Infektion ist bei Defekten des zellulären, humoralen Immunsystems und des retikuloendothelialen Systems erhöht. Weitere krankheitsmodifizierende Wirtsfaktoren s. o.

91.3 Epidemiologie

91.3.1 Erregerreservoir

Das Hauptreservoir von Salmonellen sind Säugetiere, Vögel und Reptilien, insbesondere zum Verzehr gehaltene Arten wie Rinder, Schweine, Hühner, aber auch andere Geflügel- oder Haustierarten.

91.3.2 Übertragung

Salmonellen werden in der Mehrzahl durch Lebensmittel übertragen, die von intra vitam infizierten Tieren stammen oder während des

Schlacht- und Verarbeitungsprozesses oder bei der Zubereitung kontaminiert wurden (z. B. Auftauen von Gefrierfleisch; Eierschalen). Salmonelleninfektionen können durch unmittelbaren Tierkontakt oder indirekten Kontakt mit Kot stattfinden. Quellen sind u. a. Reptilien wie Leguane, Bartagamen, Schlangen und Schildkröten, die als Heimtiere gehalten werden. Eine Übertragung über kontaminierte Flächen ist möglich. Fäkal-orale Ausbreitung, z. B. innerhalb von Familien, ist selten. Salmonellen sind relativ widerstandsfähig gegen Abkühlung (Kühlschrank), Hitze und Austrocknung und können über lange Zeit durch Biofilmbildung in der Umwelt persistieren. Die Mehrzahl der Salmonellen wird durch sauren Magensaft (pH 2) oder durch Erwärmung (55 °C/60 min, 60 °C/15 min, 70 °C Kerntemperatur/2 min) abgetötet.

Epidemiologisch bedeutsame Lebensmittel sind unzureichend erhitztes Fleisch, Eier und Eiprodukte, vor allem, wenn sie hygienewidrig hergestellt, transportiert oder gelagert werden. Auch Konditoreiwaren, Gemüse, Früchte, Milcherzeugnisse (Speiseeis, Mayonnaise), geräucherter Fisch und Trinkwasser können kontaminiert werden. Epidemiologische Bedeutung hat in den vergangenen Jahren auch die Übertragung von Salmonellen durch Schokolade, Anis-Tee und kontaminierte Gewürze wie Paprika und Pfeffer erlangt.

Salmonelleninfektionen haben einen Spätsommer-Herbst-Gipfel. Salmonellen sind die zweithäufigste Ursache von lebensmittelassoziierten Epidemien. Die höchsten altersspezifischen Inzidenzen treten bei Kindern unter 10 Jahren auf, mit einem Maximum bei Kleinkindern. Eine ätiologische Klärung erfolgt wahrscheinlich nur bei < 10 % der Infektionen. Invasive Infektionen werden vermehrt bei Patienten mit entsprechenden Dispositionsfaktoren beobachtet.

Hospitalinfektionen werden vor allem durch mehrfach antibiotikaresistente Salmonellen-Stämme mit hoher Kontagiosität verursacht. Übertragungen durch infizierte medizinische Instrumente (Endoskope) sind beschrieben worden.

Die Infektionsdosis von Salmonellen wird mit ca. 10^5 Organismen angegeben. Unter besonderen Bedingungen, z. B. bei Aufnahme mit fetthaltigen Speisen, Achlorhydrie und bei Neugeborenen, führen bereits weniger als 10^2 vermehrungsfähige Bakterien zur Infektion. Die Inzidenz ist bei Kindern unter 5 Jahren und Erwachsenen über 70 Jahren am größten.

Von Erkrankten können weitere Infektionen ausgehen, solange sie Salmonellen ausscheiden. Die Ausscheidungsdauer ist in der Regel kurz, wenige Tage bis 3 (– 5) Wochen. Sie kann aber auch Monate betragen, insbesondere bei Kleinkindern (S. 482).

Die **Inkubationszeit** beträgt 5 – 72 Stunden, meist < 24 Stunden, abhängig von der Infektionsdosis und der Zugehörigkeit zur Subspezies.

91.4 Diagnose

Die klinische Symptomatik der Salmonellen-Enteritis ist uncharakteristisch. Darminfektionen durch Campylobacter, Shigellen, Yersinien oder Rotaviren vermögen ähnliche Symptome hervorzurufen. Jahreszeit und Zusammenhang mit Fällen von gesicherter Salmonellose tragen zur Verdachtsdiagnose bei. Die definitive Diagnose erfordert die Erregeranzüchtung (aus Stuhl-, Blut-, Urin- oder Knochenmarkproben) und -identifizierung mit Antibiogramm (wichtig wegen zunehmender Resistenzen, z. B. gegen Amoxicillin/Ampicillin und Cotrimoxazol). Stuhlkulturen (bis zu 3 Proben) von Patienten mit Enterokolitis sind in der Regel initial positiv. Serologische Methoden zum Nachweis von salmonellaspezifischen Antikörpern, wie ELISA, werden heute weniger angewandt und haben eine geringe praktische Bedeutung.

Molekularbiologische Methoden, besonders die PCR, gewinnen an Bedeutung, u. a. als Schnelltests in kontaminierten Lebensmitteln und zur Aufklärung von Infektionsketten.

91.5 Therapie

Die Therapie der Salmonellosen richtet sich nach dem Krankheitsbild. Enteritiden erfordern adäquate Flüssigkeits- und Elektrolytsubstitution. Die Gabe von Antibiotika oder motilitätshemmenden Mitteln ist bei akuten, unkomplizierten Infektionen kontraindiziert. Antibiotika vermindern weder die Dauer noch die Schwere der Diarrhoe, können dagegen sogar die Kolonisation mit Salmonellen im Gastrointestinaltrakt fördern. Antibiotika bergen das Risiko von Nebenwirkungen und von postenteritischen gastrointestinalen Symptomen. Bei Enterokolitis und erhöhtem Risiko für invasive Infektionen kann eine Therapie diskutiert werden. Im Zusammenhang mit einer antimikrobiellen Therapie ist immer eine Resistenzbestimmung des Erregers erforderlich, da bei Salmonel-

Tab. 91.2 Antimikrobielle Therapie bei Salmonelleninfektionen.

Erkrankungsform	Antibiotika	Dosierung
akute Enteritis (Enterokolitis)	in der Regel keine[1]	symptomatische Therapie
fokale/bakteriämische Salmonellose[2]	Ampicillin[3]	200 mg/kgKG/d i. v. in 4 ED (max. 12 g/d)
	Cefotaxim[4]	150 mg/kgKG/d i. v. in 3 ED (max. 12 g/d)
	Ceftriaxon[4]	75–100 mg/kgKG/d i. v./i. m. in 1 ED (max. 2 g/d)
	Ciprofloxacin[5]	20–30 mg/kgKG/d i. v./p. o. in 2 ED (max. 1,5 g/d p.o oder 1,2 g/d i. v.)
	Azithromycin	10–20 mg/kgKG/d p. o. in 1 ED (max. 1 g/d)

[1] siehe Text und Aufzählung hinsichtlich Risikopatienten (S. 481). Falls indiziert: Amoxicillin, Trimethoprim-Sulfamethoxazol (bei Resistenz: Azithromycin, Ciprofloxacin, Cephalosporin Gruppe 3)
[2] Therapiedauer: Osteomyelitis, Abszess, Meningitis und Bakteriämie bei Immunsupprimierten: 4–6 Wochen. Bakteriämien bei Immunkompetenten: Azithromycin 7 Tage, Ciprofloxacin 7–10 Tage, Ceftriaxon 7–10 Tage.
[3] Beachte zunehmende Resistenzen gegen Amoxicillin/Ampicillin.
[4] Mittel der Wahl bei Salmonellen-Meningitis
[5] über Chinolone (z. B. Ciprofloxacin) siehe Kap. Fluorchinolone (S. 87).

len chromosomale und plasmidale Resistenzen vorkommen.

Als empirische Therapie werden gute klinische Ergebnisse mit Cephalosporinen der Gruppe 3 (Cefotaxim oder Ceftriaxon) erzielt. Disseminierte oder fokale Infektionen, insbesondere Osteomyelitiden und Meningitiden sollten mit Ceftriaxon, Cefotaxim oder Ciprofloxacin behandelt werden. Ein Wechsel von parenteraler auf orale Gabe in der Rekonvaleszenz ist möglich. Idealerweise wird immer eine Therapie ausgehend vom Antibiogramm durchgeführt. Optionen sind Amoxicillin (75 - 100 mg/kgKG p. o. in 2–3 ED; maximal 4 g/d) oder Trimethoprim-Sulfamethoxazol (8 - 12 mg/kgKG TMP, 40 - 60 mg/kgKG SMX p. o.; maximal 320 mg TMP und 1600 mg SMX/d in 2 ED). Bei Resistenz Azithromycin oder Ciprofloxacin (▶ Tab. 91.2).

Schwangere haben per se kein erhöhtes Risiko für invasive Salmonelleninfektionen und benötigen a priori keine Therapie bei Enterokolitis.

91.6 Prophylaxe

91.6.1 Gesunde

▶ **Allgemeine hygienische Maßnahmen.** Neben der Produktion salmonellafreier Lebensmittel und der Einhaltung der Hygienevorschriften zu Lagerung, Transport und Verkauf wirken individuelle Maßnahmen vorbeugend. Die wichtigste Maßnahme zur Prophylaxe der Übertragung ist das Waschen der Hände vor allem nach jedem Besuch der Toilette, nach Kontakt mit vermutlich kontaminierten Gegenständen (z. B. Händedesinfektion nach Windelwechsel bei einem durch Salmonellen erkrankten Kind) und gründliche Reinigung der Hände und Küchenutensilien zwischen verschiedenen Arbeitsgängen bei der Speisenzubereitung); Garzeit von mindestens 2 min bei 70 °C im Inneren der Lebensmittel; Vermeidung längerer Warmhaltung der Speisen bei Temperaturen von 20 - 60 °C; Vermeidung des Verzehrs von rohen Eiern, insbesondere während der Schwangerschaft und durch Kleinkinder. In Haushalten mit Kindern unter 6 Jahren sollten keine Reptilien gehalten werden.

Aktive oder passive **Immunisierung**: keine.

91.6.2 Patienten

▶ **Isolierung.** Eine stationäre Behandlung erfolgt nur bei klinischer Indikation. Im Krankenhaus werden Patienten mit Salmonellose während der Dauer der Erkrankung nur bei mangelnder Compliance isoliert. Zu beachten sind alkoholische Händedesinfektion nach Toilettenbesuch oder Kontakt mit kontaminierten Gegenständen, wie Windeln, und deren geeignete Entsorgung. Händedesinfektion des Personals; Schutzkittel und Handschuhpflege, siehe Kap. Infektionsprävention (S. 52).

▶ **Zulassung zu Gemeinschaftseinrichtungen.** Gemäß § 34 Abs. 1 IfSG gilt für Lehrer, Schüler ab 6 Jahren, Schulbedienstete und Beschäftigte in anderen Kindergemeinschaftseinrichtungen, die an Salmonellose erkrankt oder dessen verdächtig sind, kein automatisches, vom IfSG veranlasstes

Verbot, die Einrichtung zu betreten oder an deren Veranstaltungen teilzunehmen. Davon unberührt ist der Sachverhalt, dass symptomatisch Erkrankte in der Regel nicht arbeitsfähig sind und schon deshalb zu Hause bleiben. Kinder < 6 Jahre mit Salmonellen-Enteritis oder Verdacht auf Salmonellen-Enteritis sind vom Besuch von Gemeinschaftseinrichtungen auszuschließen, solange sie als infektiös angesehen werden, das heißt bis zum Ende des Durchfalls. Der Ausschluss asymptomatischer Kinder mit normalem Stuhlgang, die (noch) Salmonellen ausscheiden, ist dagegen nicht gerechtfertigt, siehe Kap. Infektionsprävention (S. 53). Die Vorlage eines schriftlichen Attests ist gemäß IfSG nicht erforderlich.

91.6.3 Meldepflicht

Nach dem Infektionsschutzgesetz (IfSG) hat der behandelnde Arzt den Verdacht auf und die Erkrankung an einer mikrobiell bedingten Lebensmittelvergiftung oder infektiösen Gastroenteritis an das Gesundheitsamt zu melden, wenn die betroffene Person eine Tätigkeit im Sinne des § 42 IfSG Abs. 1 ausübt (Lebensmittelverkehr, Küche in Gemeinschaftseinrichtungen), oder wenn 2 oder mehr gleichartige Erkrankungen auftreten, bei denen ein epidemiologischer Zusammenhang wahrscheinlich ist oder vermutet wird. Das Laboratorium meldet den direkten Nachweis von Salmonellen binnen 24 Stunden namentlich an das Gesundheitsamt.

Bei Fallhäufungen sollen verdächtige Lebensmittel gesichert und zur mikrobiologischen Untersuchung eingesandt und das Lebensmittelüberwachungsamt benachrichtigt werden.

Koordinator:
M. Büttcher

Mitarbeiter:
A. Flieger, A. Fruth, H.-I. Huppertz, W. Rabsch

91.7 Weiterführende Informationen

Nationales Referenzzentrum für gramnegative Krankenhauserreger
Abteilung für Medizinische Mikrobiologie
Ruhr-Universität Bochum
Universitätsstr. 150
44 801 Bochum
Tel.: 0234 32–27 467
Fax: 0234 32–14 197
E-Mail: soeren.gatermann@rub.de

Nationales Referenzzentrum für Salmonellen u. a. bakterielle Enteritiserreger
am Robert Koch-Institut (Bereich Wernigerode)
FG 11 – Bakterielle Infektionen
Burgstr. 37
38 855 Wernigerode
Tel.: 030 18 754–2522 oder -4 206
Fax: 030 18 754–4 207
E-Mail: fliegera@rki.de

92 Schistosomiasis

92.1 Klinisches Bild

Wenige Minuten bis Stunden nach Exposition der Haut in kontaminiertem Süßwasser kann die Penetration der Zerkarien (Gabelschwanzlarven) durch die Haut ein juckendes, flüchtiges, makulopapulöses Exanthem (Zerkarien-Dermatitis = „swimmer's itch") hervorrufen. Dieses Phänomen kann auch in Deutschland durch tierpathogene Schistosomen hervorgerufen werden („Baggersee-Dermatitis"). 2 – 10 Wochen nach Infektion entwickelt ein Teil der Patienten in der Ausbreitungsphase der heranreifenden Würmer eine *akute* Bilharziose (Katayama-Fieber), die mit Fieber, Schwäche, Schmerzen, urtikariellen Hautveränderungen, Gesichtsödem, Hepatosplenomegalie und einer ausgeprägten Eosinophilie einhergehen kann.

Im Anschluss an diese selbstlimitierende Phase und etwa 10 Wochen nach der Infektion beginnt die *chronische Phase* der Bilharziose, deren klinische Symptome als Folgen einer Entzündungsreaktion, induziert durch Schistosomen-Eier, hervorgerufen werden. Ein nicht unbeträchtlicher Teil der Patienten bleibt asymptomatisch.

Die **urogenitale Schistosomiasis** (S. haematobium) betrifft vor allem die Harnblase, die Ureteren und die Nieren, aber auch die Geschlechtsorgane. Leitsymptom der Blasenbilharziose ist die Erythrozyturie. Ihr Ausmaß ist proportional der Infektionsintensität und somit der in den Urin ausgeschiedenen Eizahl. Neben der Makrohämaturie werden auch Miktionsbeschwerden, Leukozyturie und Proteinurie beobachtet. Die Eiausscheidung, Erythrozyturie und Leukozyturie folgen einem zirkadianen Rhythmus.

Sonografisch finden sich in der Harnblase je nach Schweregrad eine Blasenwandverdickung, vesikale Polypen und Verkalkungen sowie an den oberen Harnwegen eine Harnabflussstörung mit Dilatation der Harnleiter bzw. der Nierenbecken. Die urogenitale Schistosomiasis stellt einen Risikofaktor für das Auftreten von Plattenepithelkarzinomen der Blase dar.

Genitalläsionen werden vor allem durch S. haematobium und S. intercalatum hervorgerufen. Wegweisendes Symptom ist bei männlichen Jugendlichen Hämatospermie und Veränderungen der Konsistenz des Spermas. Das Auftreten einer Hydrozele, Prostatafibrosierungen und fibröser Raumforderungen im Skrotum, die einen Tumorverdacht wecken, sind auch bei Kindern und Jugendlichen beschrieben worden. Fibrosierung oder Verkalkungen der Samenbläschen und Prostata treten bei Erwachsenen auf. Bei Mädchen, häufiger bei erwachsenen Frauen, werden unspezifische papillomatöse Veränderungen und Ulzerationen an den äußeren Genitalorganen sowie fibröse Veränderungen der inneren Genitalorgane beobachtet. Gefährlichste Komplikation ist eine meist durch eine Bilharziose-Salpingitis hervorgerufene ektope Schwangerschaft.

Die **intestinale Schistosomiasis**, verursacht durch S. mansoni, S. intercalatum, S. japonicum oder S. mekongi geht mit Koliken, Obstipation, Tenesmus oder blutig-schleimigen Stühlen und selten mit einer Proteinverlust-Enteropathie einher. Endoskopisch finden sich im Darm Ulzerationen, Polypen und erhabene gelbliche Foci, die submukös angehäuften verkalkten Wurmeiern entsprechen („sandy patches").

Hepatolienale Schistosomiasis. Ein kleiner Teil der Kinder entwickelt eine hepatolienale Schistosomiasis mit portaler Leberfibrose (Symmers-Fibrose) und konsekutiver portaler Hypertension mit Splenomegalie und Ösophagusvarizen. Die Funktion der Hepatozyten bleibt bei der Symmers-Leberfibrose weitgehend intakt. Die Todesursache bei hepatolienaler Schistosomiasis ist die Ösophagusvarizenblutung, die ab dem 10. Lebensjahr auftreten kann. Die Fibrose erstreckt sich häufig auch auf die Gallenblase, wobei diese manchmal früher von der Fibrose betroffen ist als die Leber. Bei Patienten ohne portale Hypertension kann die Leberfibrose nach antiparasitärer Therapie reversibel sein.

Weitere klinische Formen. Bei allen Schistosomen-Spezies können ektope Eiablagerungen sowohl in der Akutphase, als auch im chronischen Stadium auftreten. Bei Auftreten von neurologischen Herdsymptomen ist die Neuro-Bilharziose differenzialdiagnostisch zu berücksichtigen. Bei Patienten mit portosystemischen Shunt-Bildungen kann es zur pulmonalen Hypertonie und kardiopulmonalen Bilharziose kommen. Chronische Appendizitiden werden vor allem durch S. haematobium hervorgerufen. Seltenere Lokalisationen sind die weibliche Brust, das Pankreas, die Haut und vor allem endokrinologische Störungen. Insbesondere ein retardiertes Wachstum und eine Verzögerung der sexuellen Entwicklung können bei schweren Infektionen auftreten.

92.2 Ätiologie

Humanpathogene Trematoden-Arten der Gattung Schistosoma verursachen die Krankheit. Als Wirt fungiert der Mensch; Zwischenwirt ist eine Süßwasserschnecke. Primär humanpathogen sind S. haematobium, S. mansoni, S. intercalatum, S. japonicum und S. mekongi.

92.3 Epidemiologie

Die Schistosomiasis gehört zu den wichtigsten Tropenkrankheiten und ist über weite tropische und subtropische Gebiete verbreitet. Derzeit sind ca. 75 Millionen Menschen mit S. haematobium infiziert und 175 Millionen mit S. mansoni. S. haematobium kommt vorwiegend in Afrika, im Nahen und Mittleren Osten, S. mansoni im Subsahara-Raum, in Südamerika, der östlichen Karibik und auf der arabischen Halbinsel vor. Infektionen mit S. japonicum werden in China und Südostasien erworben. S. mekongi betrifft das Mekongbecken in Laos und Kambodscha. Infiziert werden alle Alters- und Ethnogruppen. Sozioökonomische Faktoren (ländliche arme Bevölkerung) und soziokulturelle Verhaltensweisen begünstigen die Verbreitung der Bilharziose. So führt der Bau von Staudämmen zur Schaffung von Lebensräumen der als Zwischenwirt fungierenden Schnecken und damit zur weiteren Ausbreitung der Infektion. Die Infektiosität wird durch die Kontamination der Gewässer mit Urin oder Fäkalien, die Kontakthäufigkeit der Menschen mit infiziertem Wasser sowie durch die Anzahl der Schnecken bestimmt. Bedeutung kommt auch der tageszeitlich abhängigen Zerkarien-Freisetzung (höchste Intensität zwischen 9 und 15 Uhr, gleichzeitig die typische Badezeit) zu. Kinder spielen für die Aufrechterhaltung des Infektionskreislaufs eine besondere Rolle. Ein Rückgang der Reinfektionsrate zwischen dem 15. und 30. Lebensjahr beruht auf einem verringerten Mensch-Wasser-Kontakt und der sich ändernden Immunitätslage (konkomitierende Immunität).

Die Schistosomiasis gewinnt durch den Tourismus auch für den europäischen Raum an Bedeutung. Einreisende afrikanische Kinder sollten routinemäßig auf Schistosomiasis untersucht werden. Bei europäischen Touristen haben vorrangig akute Infektionen Bedeutung.

92.4 Diagnose

Anamnestische Angaben (Reisen in endemische Gebiete, Baden in entsprechenden Gewässern, Hauterscheinungen, zeitliche Zuordnung der zu erwartenden Phase der Infektion) führen zum Verdacht. In der akuten Phase stützt sich die Diagnose häufig allein auf die Anamnese und das klinische Bild (febriles eosinophiles Syndrom mit Hepatosplenomegalie und evtl. urtikariellen Hautveränderungen), da noch keine Antikörper gebildet und keine Eier nachweisbar sind. Der Nachweis einer chronischen S.-haematobium-Infektion wird durch die Filterung eines 24-Stunden-Sammelurins durch Mikrofilter („Nuclepore-Filter“) erbracht. Die S.-haematobium-Eisuche in geringeren Mengen Urin wird durch das zirkadiane Verhalten der Eiausscheidung (maximal um die Mittagszeit) und die Harnmenge beeinflusst.

Bei pathologischen Urinbefunden (Erythrozyturie, Proteinurie und Leukozyturie) und fehlendem Ei-nachweis im Urin (bedingt durch eine geringe Eiausscheidung) ist die Eisuche zu wiederholen. Der Verdacht auf einen Genitalbefall wird durch die kolposkopische Darstellung gelblicher erhabener Läsionen („sandy patches“) erhärtet. Durch die Mikroskopie von Quetschpräparaten aus Genital- bzw. Cervixbiopsien werden Schistosomen-Eier nachgewiesen. Bei männlichen Jugendlichen sind Eier im Ejakulat zu finden. Nicht immer sind bei der Genitalbilharziose auch im Urin Eier nachweisbar.

Der Einachweis im Stuhl bei intestinalen Infektionen ist durch die Untersuchung mehrerer Stuhlproben mittels Anreicherungsverfahren (z. B. Mertiolat-Jod-Formaldehyd-Zentrifugation) zu führen. Die Kato-Katz-Methode erlaubt eine Quantifizierung, ist aber weniger sensitiv. Bei negativem Einachweis im Stuhl sind ggf. die Biopsie der Darmschleimhaut und die Anfertigung eines Quetschpräparats als sensitive Methode zu erwägen.

Bei einer hepatolienalen Bilharziose sind sonografisch charakteristische, vom Portalsystem ausgehende echoreiche Veränderungen nachweisbar. Eine bioptisch-histologische Untersuchung ist nicht erforderlich. Bei asiatischen Schistosomen kann entweder eine Portalfibrose oder eine septale Leberfibrose („network“ oder „tortoise back“ pattern) nachgewiesen werden. Bei schweren Leberfibrosen ist eine Ösophagogastroduodenoskopie indiziert, um das Ausmaß gastroösophagealer Varizen festzustellen.

Im Gegensatz zu Bewohnern endemischer Gebiete wird die Diagnose einer aktiven Infektion bei Kurzexponierten (Touristen) auch über den Nachweis von spezifischen Antikörpern gestellt. Der typischerweise geringe Wurmbefall führt nicht immer zu nachweisbarer Eiausscheidung. Dabei ist zu berücksichtigen, dass die Serokonversion bei beginnender akuter Symptomatik nicht immer schon stattgefunden hat. Die Verdachtsdiagnose wird durch Wiederholung der Serologie einige Wochen später bestätigt. Die mikroskopische Unterscheidung zwischen den Eiern der verschiedenen Schistosomen-Spezies ist aufgrund der unterschiedlichen Morphologie unproblematisch.

92.5 Therapie

Das Katayama-Fieber wird, sofern erforderlich, symptomatisch mit Antihistaminika und ggf. mit Steroiden wie bei allergischen Krankheiten behandelt. Eine antiparasitäre Therapie zu diesem Zeitpunkt der unvollständigen Wurmentwicklung hat eine unzureichende Wirkung und könnte durch Antigenfreisetzung die allergische Reaktion verstärken, weshalb die antiparasitäre Therapie, wenn möglich, auf einen späteren Zeitpunkt verschoben wird.

Das Mittel der ersten Wahl für alle durch Schistosoma spp. verursachten Infektionen ist Praziquantel. Nach einer einmaligen Gabe von 40 mg/kgKG (bei asiatischen Schistosomen 60 mg/kgKG) ist bei 80 % der Erkrankten eine komplette Eliminierung der Eiausscheidung zu erreichen. Eine annähernd 100 %ige Ansprechrate ist zu erzielen, wenn die Behandlung in der angegebenen Dosierung über 3 Tage durchgeführt wird. Eine Remission der Organveränderungen ist nach einer antiparasitären Therapie zu beobachten, sofern noch keine schweren Veränderungen, wie eine portale Hypertension, bestehen.

Bei Personen mit positiver Serologie ist in Anbetracht der geringen Toxizität von Praziquantel eine Behandlung auch bei negativem Einachweis gerechtfertigt, wenn der Verdacht auf eine aktive Infektion besteht.

92.6 Prophylaxe

Die Expositionsprophylaxe, das heißt Vermeidung der Kontamination der Gewässer sowie individuell das Vermeiden des Kontakts mit kontaminiertem Wasser in Endemiegebieten, ist von entscheidender Bedeutung. Eine frühzeitige und wiederholte Chemotherapie von Infizierten in Regionen mit hoher Prävalenz, Aufklärungskampagnen zum Miktions- und Defäkationsverhalten sowie eine Verbesserung der Wasserversorgung sind wesentliche Maßnahmen zur Kontrolle der Bilharziose.

Koordinator:
J. Richter

92.7 Weiterführende Informationen

AWMF-Leitlinie. Diagnostik und Therapie der Schistosomiasis (Bilharziose): www.awmf.org > Leitlinien: Aktuelle Leitlinien > Registernummer 042–005

Nationales Referenzzentrum für tropische Infektionserreger
am Bernhard-Nocht-Institut für Tropenmedizin
Bernhard-Nocht-Str. 74
20 359 Hamburg
Tel.: 040 4 2818–401
Fax: 040 4 2818–400
E-Mail: Labordiagnostik@bni-hamburg.de

93 Shigellose

93.1 Klinisches Bild

Die Shigellose (Synonyme: bakterielle Ruhr, Dysenterie) ist durch akute, schleimige (muköse) und/oder blutige Durchfälle, Fieber und extraintestinale Symptome charakterisiert. Im typischen Fall beginnt die Krankheit 12 Stunden bis mehrere Tage nach Aufnahme der Erreger mit hoher Körpertemperatur, Kopfschmerzen, ausgeprägtem Krankheitsgefühl und krampfartigen Bauchschmerzen. Die rektale Untersuchung ist sehr schmerzhaft. Der klassische Verlauf, der nur bei der Minderheit der Patienten beobachtet wird, ist gekennzeichnet durch profuse, voluminöse, wässrige Durchfälle, die nach 24 – 48 Stunden in häufige blutig-schleimige Ausscheidungen mit schmerzhaftem Stuhldrang übergehen (Dysenterie mit Tenesmen). Gelegentlich beginnt die Erkrankung direkt mit blutiger oder muköser Diarrhoe. Ohne antibiotische Therapie dauert die Krankheit 7 – 10 Tage. Milde Krankheitsverläufe mit wässrigen oder weichen Stühlen von wenigen Tagen Dauer oder asymptomatische Infektionen kommen vor. Intestinale Komplikationen sind Rektumprolaps (bei Kleinkindern) und toxisches Megakolon mit Darmperforation. Shigellen-Infektionen bei Neugeborenen und jungen Säuglingen verlaufen oft atypisch und weisen eine höhere Sterblichkeit auf.

► **Extraintestinale Manifestationen.** Septische Erkrankungen sind selten, fast immer mit Mangelernährung und S. dysenteriae 1 assoziiert und dann oft durch andere Darmbakterien als Shigellen verursacht, wenn die Darmschleimhautbarriere durchbrochen wird. Andere Komplikationen sind Bronchopneumonie, Myokarditis, disseminierte intravasale Gerinnung und Multiorganversagen und – seltener (eher bei Erwachsenen auftretend) – Arthritis und Reiter-Syndrom (reaktive Arthritis, Urethritis und Konjunktivitis), vor allem im Zusammenhang mit S.-flexneri-Infektionen und mit HLA B27, oder hämolytisch-urämisches Syndrom (HUS) durch S. dysenteriae 1.

Hoch febrile Säuglinge und Kleinkinder können zum Teil auch zu Beginn der Krankheit zentralnervöse Symptome, insbesondere Krampfanfälle, Lethargie, Kopfschmerzen und Verwirrung zeigen. Wegen diesen anfangs atypischen Symptomen ohne gastrointestinale Zeichen wird nicht selten zunächst an eine Meningitis/Enzephalitis gedacht. Selten entwickelt sich eine shigellaassoziierte toxische oder letale Enzephalopathie als Komplikation der Shigellose im Kindesalter, mit Kopfschmerzen als Leitsymptom. Im Vergleich mit unkomplizierter Shigellose unterscheiden sich Patienten mit toxischer Enzephalopathie weder in der Höhe des Fiebers noch der Schwere der Diarrhoe oder Dehydratation, noch der Häufigkeit von zerebralen Krampfanfällen. Die Pathogenese der shigellainduzierten ZNS-Symptomatik ist noch nicht geklärt.

Als weitere extraintestinale Erkrankung ist die Infektion der Harnwege zu beobachten, insbesondere durch Shigella sonnei.

93.2 Ätiologie

Shigellen sind unbewegliche, gramnegative Bakterien aus der Familie der Enterobacteriaceae (Genus Shigella) mit naher genetischer Verwandtschaft zu E. coli. Es werden 4 Subgruppen oder Spezies mit etwa 40 Serovaren unterschieden (► Tab. 93.1). Am häufigsten werden in Mitteleuropa S. sonnei (ca. 70 %) und S. flexneri (ca. 20 %) isoliert.

S. dysenteriae 1, der Erreger der klassischen bakteriellen Ruhr, hat in Deutschland überwiegend als eingeschleppter Erreger Bedeutung. Shigellen sind in der Lage, in Schleimhautepithelzellen einzudringen, sich intrazellulär zu vermehren und unter Zerstörung der Wirtszelle auszubreiten. Die Produktion von Zytokinen und Endotoxinen (LPS) führt zu typischen Entzündungsherden, Abszedierung und Granulozyten- und Monozyteninfiltration, Gefäßläsionen mit der Bildung von Mikrothromben, Hyperämie und gelegentlich Pseudomembranen. Bevorzugt betroffen sind distales Kolon, Sigma und Rektum. Shigellen besitzen ein ca. 220 kb Virulenzplasmid, das die Determinanten codiert, die dem Erreger nicht nur Zellinvasion und Dissemination im Gewebe ermöglichen, sondern die auch als potenzielles Ziel einer Vakzine von Bedeutung sind. S. dysenteriae 1 bildet darüber hinaus ein wirksames Proteintoxin (Exotoxin), Shigatoxin 1, das systemische (Darm) und generalisierte Komplikationen hervorrufen kann, z. B. Darmschleimhauthyperämie und -hämorrhagie, ZNS-Komplikationen und HUS; siehe auch Infektionen durch shigatoxinproduzierende E. coli (S. 251).

Tab. 93.1 Shigella-Subgruppen, Spezies und Serovare.

Subgruppe	Spezies	Anzahl bekannter Serovare
A	S. dysenteriae[1]	16
B	S. flexneri[2]	8
C	S. boydii[2,3]	23
D	S. sonnei[4]	1

[1] S. dysenteriae bilden eine biochemisch homogene Gruppe, die auf der Basis serologisch unterschiedlicher O-(Lipopolysaccharid)-Antigene in bis zu 16 Serovare eingeteilt werden. Serovar 1 und 4 bilden Shigatoxin.
[2] S. flexneri und S. boydii besitzen biochemische Gemeinsamkeiten, unterscheiden sich jedoch immunologisch. S. flexneri besitzen 6 untereinander kreuzreagierende Lipopolysaccharid-Antigene, die sich in 13 Subtypen aufteilen lassen, z. B. Serovar 1a, 1b, 2a, etc.; S. flexneri 2a kann gelegentlich Shigatoxin bilden.
[3] S. boydii: In dieser Serogruppe werden 23 Serovare zusammengefasst, die biochemisch S. flexneri ähnlich sind, jedoch weder untereinander noch mit anderen Shigellen kreuzreagieren.
[4] S. sonnei werden aufgrund biochemischer und immunologischer Gemeinsamkeiten (einziger Serovar, 2 serologische Formen) von den übrigen Shigellen unterschieden.

93.3 Epidemiologie

Die Shigellose ist eine Anthroponose. Tierreservoire sind nicht bekannt. Die Infektion erfolgt fäkal-oral. Die Übertragung erfolgt durch kontaminierte Lebensmittel bzw. Trinkwasser, Personenkontakt (z. B. Sekundärinfektionen in Familien, Kindergärten oder Schulen), sexuellen Analkontakt sowie gelegentlich medizinische Geräte und Badewässer.

Weltweit wird die jährliche Inzidenz von Shigelleninfektionen auf 120 Millionen geschätzt, davon etwa 0,5 Millionen (< 1 %) in den industrialisierten Ländern. In Deutschland erkranken jährlich 500 – 1000 Personen. Etwa ⅔ der gemeldeten Fälle werden nach Reisen ins Ausland diagnostiziert, vorwiegend nach Ägypten, Indien und in die Türkei. Kinder unter 5 Jahren machen weltweit 70 % aller Erkrankungen und 60 % aller Todesfälle aus, gefolgt von der Gruppe der 5- bis 9-Jährigen. Nach der relativen Häufigkeit ergibt sich folgende Reihenfolge für die Shigella-Spezies: S. flexneri > S. sonnei > S. boydii > S. dysenteriae. 2011 waren die häufigsten Typen in Deutschland S. sonnei (75 %), gefolgt von S. flexneri (12 %). Epidemien durch S. dysenteriae 1 sind in verschiedenen Teilen der Welt beschrieben worden, zuletzt in Bangladesch und im westlichen (Nigeria) und südlichen Afrika.

Im Gegensatz zu den Salmonellosen sind Erkrankungen durch Shigellen während der ersten 6 Lebensmonate sehr selten und dann vorwiegend während der ersten 3 Lebenstage durch fäkal-orale Übertragung meist asymptomatischer Mütter bedingt. Beengte Wohnverhältnisse, geringer Hygienestandard und mangelhafte Fäkalienbeseitigung begünstigen die endemische und epidemische Ausbreitung von Shigellen. In Mitteleuropa ist die Übertragung in Kindergärten oder Heimen ein wichtiger epidemiologischer Faktor.

Shigellen sind hoch kontagiös: die Inokulation von nur 10 S.-dysenteriae-1-Bakterien löst bei 10 % gesunder Freiwilliger eine Erkrankung aus. Eine ähnlich hohe Infektiosität (wenige hundert Keime) weisen S. sonnei und S. flexneri auf. Shigellen vermögen bis zu 30 Tage außerhalb des Wirts zu überleben, z. B. in Lebensmitteln wie Milch, Mehl oder Eiern.

Solange Patienten Shigellen mit dem Stuhl ausscheiden, sind sie kontagiös. Chronische Ausscheidung ist selten, z. B. bei mangelernährten Kindern. Antibiotische Behandlung führt bei sonst gesunden Patienten zur raschen Elimination der Erreger. In der Regel sind Shigellen jedoch auch ohne Antibiotika spätestens 4 Wochen nach Beginn der Krankheit nicht mehr im Stuhl nachweisbar. Prolongierte Verläufe oder Rezidive, trotz adäquater antibiotischer Therapie, werden bei AIDS-Patienten beschrieben.

Die **Inkubationszeit** beträgt zwischen 1 und 7 Tagen (gewöhnlich 2 – 4 Tage).

93.4 Diagnose

Die Krankheitssymptome sind nicht spezifisch. Die Diagnose erfolgt über den Nachweis von Shigellen im Stuhl. Mehrere Proben sollten ohne Verzögerung dem Labor geschickt werden. Dabei sollte auf Versandarten mit Transportmedium zurückgegriffen werden. Die Sensitivität der Stuhlkultur liegt bei 70–80 %. Differenzialdiagnostisch sollte auch eine Infektion mit enteroinvasiven E. coli (EIEC) ausgeschlossen werden. Blutkulturen sind sehr selten positiv. Periphere Leukozytopenie oder Leukozytose kann auftreten, die Leukozytenzahl ist jedoch bei der Mehrzahl der Patienten unauffällig. Leukämoide Reaktionen mit peripheren Neutrophilenzahlen über $50 \times 10^9/l$, vor allem bei Infektionen durch S. dysenteriae 1, sind gelegentlich mit extraintestinalen Komplikationen, wie HUS, assoziiert.

Zur epidemiologischen Charakterisierung der angezüchteten Stämme können Lysotypie, Bestimmung des Biochemotyps sowie molekularbiologische Techniken, z. B. PCR, Plasmidprofilanalyse oder Pulsfeld-Gelelektrophorese (PFGE), herangezogen werden.

Serologische Techniken zum Nachweis shigellenspezifischer Antikörper haben keine praktische Bedeutung.

93.5 Therapie

Ziel der Behandlung der Shigellose ist die Verhinderung oder die Korrektur von Flüssigkeits- und Elektrolytverlusten. Vorzugsweise orale oder Rehydratation per Magensonde mit glukosehaltigen Elektrolytlösungen (S. 660) ist oft wirksam und ausreichend, wenn kein Schock vorliegt. Oftmals steht bei der Dyselektrolytämie die Hyponatriämie und Hypokaliämie im Vordergrund. Das Sterblichkeitsrisiko von Säuglingen und Kindern mit hyponatriämischer Dehydratation ist signifikant erhöht im Vergleich zu normo- oder hypernatriämischen Kindern.

Eine antibiotische Therapie verkürzt Schwere und Dauer der Erkrankung (Fieber, Diarrhoe, intestinaler Proteinverlust) sowie die Erregerausscheidung. Wird eine shigellenverursachte Dysenterie vermutet, kann ein Ansprechen auf eine antimikrobielle Therapie innerhalb von 24 Stunden (typischer Verlauf einer behandelten Shigellose) ein indirekter Hinweis auf Shigellen als Verursacher sein. Die Entwicklung von HUS oder postinfektiösen Komplikationen lässt sich durch späte Antibiotikagabe nicht verhindern.

Bei allen Shigellen-Spezies sind Resistenzplasmide nachgewiesen worden, sodass klinische Isolate immer auf ihre antibiotische Empfindlichkeit getestet werden sollen. Multiresistente Shigellen sind in Spanien, Osteuropa und Ländern des Nahen Ostens, Asiens, Afrikas und Südamerikas endemisch. Für empfindliche Erreger kann Ampicillin –100 mg/kgKG/d p. o. – gegeben werden. Bei unbekannter Resistenzlage oder nachgewiesener Ampicillin-Resistenz kann Cotrimoxazol bei Kindern über 1 Monaten eingesetzt werden (10 mg TMP/kgKG/d in 2 ED, maximal 320 mg TMP/d), jedoch wird über eine zunehmende Resistenz von Shigellen auch gegen Cotrimoxazol berichtet. Alternativen sind Azithromycin (12 mg/kgKG am 1. Tag, gefolgt von 6 mg/kgKG/d in 1 ED, maximal 500/250 mg/Gabe), Cefixim (15 mg/kgKG in 1 ED am 1. Tag, gefolgt von 8 mg/kgKG/d), Ceftriaxon, Cefotaxim und Ciprofloxacin. Empirisch, bei schwerer Manifestation, ist Ceftriaxon zu wählen.

Die übliche Dauer der antibiotischen Therapie von Shigellosen ist 5 Tage. Die Kurzzeitbehandlung mit nur 1 – 2 Dosen scheint bei Patienten über 4 Jahren ähnlich effektiv zu sein wie die konventionelle Therapie, allerdings gelingt die Elimination der Erreger bei jüngeren Kindern weniger zuverlässig.

Die symptomatische Behandlung von Kindern mit Loperamid zur Verringerung der Darmperistaltik wird abgelehnt, da sie Krankheitsdauer und Erregerausscheidung verlängern und die Komplikationsrate erhöhen kann.

93.6 Prophylaxe

93.6.1 Gesunde

Die strikte Beachtung hygienischer Grundregeln, insbesondere häufiges Händewaschen, trägt wesentlich zur Begrenzung der Erregerausbreitung bei. Andere wichtige Maßnahmen sind hygienische Aufbereitung des Trinkwassers, hygienische Nahrungsmittelzubereitung, Abwässerbeseitigung und Aufklärung. Zu den epidemiologischen Risikogruppen zählen Kinder in Kinderkrippen und -gärten, Ferienlagern etc. Prinzipiell sollen Personen, die Essen zubereiten oder verteilen, keine Windeln wechseln.

In endemischen Regionen ist die Ernährung mit Muttermilch eine effektive Strategie zur Verhinderung schwerer Infektionen von Säuglingen, da die Milch exponierter Mütter spezifische Antikörper gegen Virulenzantigene von Shigellen enthält.

93.6.2 Erkrankte

► **Isolierung.** Eine stationäre Behandlung erfolgt bei klinischer Indikation. Im Krankenhaus werden Patienten während der Dauer der Ausscheidung isoliert, bis 3 negative Stuhlproben vorliegen. Kohortenpflege ist möglich. Die Schlussdesinfektion erfolgt als Scheuer-Wisch-Desinfektion.

Zulassung zu Gemeinschaftseinrichtungen (Kindertagesstätten, Schulen, Ferienlager etc.).

Betreute Personen mit nachgewiesener Shigellose und Personen aus ihrer Wohngemeinschaft mit Erkrankung oder Erkrankungsverdacht dürfen für die Dauer der Ansteckungsgefährdung die Einrichtung nicht betreten. Ausscheider dürfen in die Gemeinschaftseinrichtung nur mit Zustimmung des Gesundheitsamts und unter Beachtung der verfügten Schutzmaßnahmen zurückkehren. Ähnliches gilt für in Gemeinschaftseinrichtungen Beschäftigte.

93.6.3 Meldepflicht

Nach dem Infektionsschutzgesetz (IfSG) hat der behandelnde Arzt den Verdacht auf und die Erkrankung an einer mikrobiell bedingten Lebensmittelvergiftung oder infektiösen Gastroenteritis an das Gesundheitsamt zu melden, wenn die betroffene Person eine Tätigkeit im Sinne des § 42 IfSG Abs. 1 ausübt (Lebensmittelverkehr, Küche in Gemeinschaftseinrichtungen) oder nach § 6 wenn 2 oder mehr gleichartige Erkrankungen auftreten, bei denen ein epidemischer Zusammenhang wahrscheinlich ist oder vermutet wird. Das Laboratorium meldet den Nachweis von Shigellen binnen 24 Stunden namentlich an das Gesundheitsamt.

Koordinator:
M. Büttcher

Mitarbeiter:
A. Flieger, A. Fruth, H.-I. Huppertz, W. Rabsch

93.7 Weiterführende Informationen

Nationales Referenzzentrum für gramnegative Krankenhauserreger
Abteilung für Medizinische Mikrobiologie
Ruhr-Universität Bochum
Universitätsstr. 150
44 801 Bochum
Tel.: 0234 32–27 467
Fax: 0234 32–14 197
E-Mail: soeren.gatermann@rub.de

Nationales Referenzzentrum für Salmonellen u. a. bakterielle Enteritiserreger
am Robert Koch-Institut (Bereich Wernigerode)
FG 11 – Bakterielle Infektionen
Burgstr. 37
38 855 Wernigerode
Tel.: 030 18 754–2522 oder -4 206
Fax: 030 18 754–4 207
E-Mail: fliegera@rki.de

94 Skabies

94.1 Infektionen mit Krätzemilben

94.1.1 Klinisches Bild

Pathognomonisch sind Gänge, die jedoch nicht immer einfach zu finden sind. Häufiger sind ekzematöse Läsionen mit folgenden Prädilektionsstellen: Interdigitalfalten der Hände und Füße, Axillarregion, Brustwarzenhof, Nabel, Genitoanalregion, Knöchelregion und innere Fußränder. Diese Regionen werden von den Skabiesmilben aufgrund verhältnismäßig hoher Temperatur und einer dünnen Hornschicht bevorzugt. Bei Säuglingen und Kleinkindern zeichnen sich auch behaarter Kopf, Gesicht und Palmoplantarregion durch eine dünne Hornschicht aus, sodass diese Regionen häufig betroffen und bei der Therapie zu berücksichtigen sind. Pusteln und Vesikeln palmoplantar gelten als klassisches Merkmal einer Skabies (Krätze) im frühen Kindesalter.

Die Skabies ist eine klassische zellvermittelte Immunreaktion gegen Milbenbestandteile und -produkte. Nach einer Sensibilisierungsphase von 2–5 Wochen zeigt sich die Dermatose bei Erstinfestation als Ekzemreaktion mit disseminierten, stark juckenden Bläschen und Papulovesikeln. Der Juckreiz ist besonders ausgeprägt in der Bettwärme, wahrscheinlich weil die Wärme zu einer Senkung der Juckreizschwelle führt. Durch Kratzeffekte sowie bakterielle Infektionen mit der Ausbildung von Pusteln und Krusten entsteht ein vielfältiges morphologisches Bild, das sehr unterschiedlich ausgeprägt sein kann.

Bei Reinfestation treten die ekzematösen Hautveränderungen aufgrund der bestehenden Sensibilisierung bereits nach 1 – 4 Tagen auf.

Die Immunreaktion sowie Waschen und Kratzen sind der Grund dafür, dass bei immunkompetenten Patienten trotz regelmäßiger Eiablage durchschnittlich nur 11 – 12 (eingegrabene) Milbenweibchen gefunden werden. Bei intensiver Körperhygiene ist die Anzahl mitunter noch geringer, ohne dass sich hierdurch der Pruritus verringert (oft fehldiagnostizierte, sog. „gepflegte Skabies“). Bei immunsupprimierten Patienten vermehren sich die Milben indes ungehemmt, sodass mehrere Millionen auf der Haut angesiedelt sein können. Eine Immunsuppression kann bereits durch eine ausgedehnte lokale Kortikosteroidtherapie hervorgerufen werden. Es entsteht das Bild einer Scabies norvegica sive crustosa (Borkenkrätze) mit einem großflächigen, psoriasiformen Bild bis hin zur Erythrodermie mit fein- bis mittellamellärer Schuppung sowie Hyperkeratosen mit Betonung der Plantae, Palmae und Fingerseitenkanten. Aufgrund der Immunsuppression fehlt bei der Scabies norvegica der ansonsten typische Juckreiz.

Auch nach erfolgreichen antiparasitären Maßnahmen können insbesondere bei Kindern vor allem axillär, inguinal und glutäal postskabiöse Papeln über Wochen und Monate bestehen bleiben und als Ausdruck einer Immunantwort vom Spättyp weiterhin starken Juckreiz verursachen. Milben lassen sich nicht mehr nachweisen.

Ein weiterer Grund für ein Persistieren des Juckreizes ist ein postskabiöses Ekzem, das auf die Irritanzwirkung der lokalen Antiskabiosa zurückzuführen ist.

94.1.2 Ätiologie

Der Erreger ist die Krätzemilbe Sarcoptes scabiei variatio hominis, ein auf den Menschen spezialisierter Parasit. Milben haben als Spinnentiere im Nymphen- und Adultstadium 4 Beinpaare, als Larven 3 Beinpaare. Die Sauerstoffaufnahme erfolgt durch Diffusion über die Körperoberfläche (astigmate Milben), sodass der Parasit nicht tiefer als in die Hornschicht eindringen kann. Weibliche Skabiesmilben werden 0,3 – 0,5 mm groß (mit dem menschlichen Auge gerade noch als Punkt sichtbar), männliche Milben 0,2 – 0,3 mm.

Nach Begattung an der Hautoberfläche graben die Weibchen Gänge in das Stratum corneum. Dort legen sie pro Tag 2 – 3 Eier und scheiden reichlich Kotballen (Skybala) aus. Sie bleiben etwa 30 – 60 Tage lebensfähig und verlassen in dieser Zeit das Tunnelsystem in der Regel nicht mehr. Aus den Eiern schlüpfen nach 2 – 3 Tagen Larven, die an die Hautoberfläche ausschwärmen und sich dort in Falten, Vertiefungen und Haarfollikeln zu 8-beinigen Nymphen und nach etwa 2 – 3 Wochen zu geschlechtsreifen Milben entwickeln. Sie gelangen an die Hautoberfläche, wo sich der Zyklus wiederholt (von der Eiablage bis zur Reife also ca. 15 – 22 Tage).

Sarcoptes scabiei variatio hominis können kurze Zeit (selten länger als 48 Stunden) außerhalb des Wirtes leben, allerdings nur bei nicht zu warmen

Temperaturen und vor allem bei einer relativen Luftfeuchte, die nahe der Sättigung liegen muss (z. B. 21 °C, 80 % Feuchtigkeit). Doch auch bei hoher Luftfeuchtigkeit und günstiger Temperatur sind Sarcoptes scabiei oft nicht mehr bewegungsfähig.

94.1.3 Epidemiologie

Eine Übertragung von Mensch zu Mensch tritt in der Regel erst bei intensivem Hautkontakt ein. Händeschütteln oder gemeinsame Nutzung von Gegenständen sind in der Regel nicht ausreichend (Ausnahme: Scabies norvegica). Die Übertragung wird begünstigt durch schlechte hygienische und sozioökonomische Verhältnisse und eine hohe Anzahl an Milben.

Letzteres erklärt die hohe Kontagiosität der Scabies norvegica sive crustosa, bei der abgelöste Hautschuppen mit Hunderten bis Tausenden von Milben sogar zu einer aerogenen Ansteckung führen können. Übertragung durch kontaminierte Bettwäsche, Wolldecken, Unterwäsche, Polster etc. ist bei klassischer Skabies selten, aber bei der Scabies norvegica sive crustosa die Regel.

Die **Inkubationszeit** beträgt 2 – 5 Wochen, bei Reinfektion aufgrund der bestehenden Sensibilisierung häufig nur 1 – 3 Tage.

94.1.4 Diagnose

Die Diagnose wird gesichert durch den Nachweis von Milben, Eiern oder Skybala. Er erfolgt aus den Gängen an den Prädilektionsstellen (günstig: Hände/Handgelenke; nicht an den Ekzemeffloreszenzen). Der Milbengang muss dazu mit einer feinen Kanüle, Lanzette oder einem feinen Skalpell eröffnet werden. Der Inhalt wird auf einen Objektträger aufgebracht und nativ mit Deckgläschen in Lupenvergrößerung mikroskopiert. Einfacher und bei entsprechender Erfahrung hinreichend sicher ist die Diagnostik mittels Auflichtmikroskopie. Gesucht wird nach einer bräunlichen Dreieckskontur, die vom Vorderleib der Milbe gebildet wird, in Verbindung mit dem lufthaltigen intrakornealen Gangsystem. Bei kleinen Kindern ist die Tesafilm-Abrissmethode oft praktikabler.

Bei Scabies norvegica sive crustosa lässt sich der Milbennachweis bereits an einzelnen Schuppen führen.

94.1.5 Therapie

Therapie der Wahl ist die lokale Behandlung mit 5 % Permethrin. Es hat sich in mehreren Untersuchungen als besser wirksam erwiesen als Crotamiton oder Benzylbenzoat. Resistenzen sind zwar für alle genannten Mittel beschrieben worden, sind aber derzeit noch insgesamt selten. Ernste Nebenwirkungen durch die genannten Skabizide wurden in den größeren Studien (mit insgesamt 6 445 behandelten Patienten) nicht erwähnt.

Präzipitatschwefel (10 %, bei Kindern 2,5 % in Vaseline, 2-mal/d über 3 – 7 Tage jeweils nach einem Seifenbad) ist in der Wirksamkeit vergleichbar mit Benzylbenzoat. Aufgrund der Nebenwirkungen wie Hautreizungen, komedogenen Effekten, Geruchsbelästigungen und potenzieller Toxizität durch H_2S ist die Behandlung jedoch nicht zu empfehlen.

Ivermectin (Stromectol, Mectizan) ermöglicht eine systemische Therapie der Skabies, ist aber in Deutschland und in der Schweiz für Humandiagnosen nicht zugelassen. Es ist über die internationale Apotheke zu beziehen. 200 µg/kgKG sollten 1-malig in 1 ED auf leeren Magen (2 Stunden vor der Mahlzeit) verabreicht werden. Eine „Off-label"-Indikation besteht bei therapieresistenten Fällen, bei immunsupprimierten Patienten und bei Scabies norvegica sive crustosa. Bei Kindern unter 15 kgKG und Schwangeren ist Ivermectin kontraindiziert. Da es nicht ovozid ist, sollte die orale Gabe nach 10 –14 Tagen wiederholt werden. Zudem sollte ein schriftliches Einverständnis des Patienten vorliegen.

Bei Säuglingen und Kleinkindern sind die Risiken von systemischen Nebenwirkungen der Lokaltherapeutika wegen der relativ großen Körperoberfläche und des möglichen Ableckens behandelter Areale erhöht. Bei exkoriierten Hautarealen ist mit gesteigerter Resorption des Antiskabiosums zu rechnen, weswegen eine entsprechende Vorbehandlung erfolgen sollte. Warmes Baden und die Anwendung von Cremes vor Beginn der Therapie kann die Resorption ebenfalls fördern und sollte daher vermieden werden.

InfectoScab 5 % (Permethrin) und Crotamitex (Crotamiton; in der Schweiz Eurax) sind die einzigen Antiskabiosa, die in Deutschland im Säuglingsalter laut Roter Liste nicht kontraindiziert sind (InfectoScab 5 % ab dem 3. Lebensmonat, Crotamitex hat keine Einschränkung für das Neugeborenenalter).

Benzylbenzoat ist bei Neugeborenen in den USA verboten, da dort Todesfälle nach Gebrauch von zentralen Kathetern und Infusionssystemen auftraten, die mit Benzylalkohol gespült worden waren. Die als Gasping-Syndrom bekannte Erkrankung geht mit progressiver Enzephalopathie, schwerer metabolischer Azidose, Knochenmarkdepression, schließlich Leber-, Nieren- und Kreislaufversagen einher.

Allgemeine Maßnahmen

Die folgenden Empfehlungen sind den Leitlinien der Deutschen Dermatologischen Gesellschaft zur Behandlung der Skabies entlehnt. Für alle Formen der Lokaltherapie werden folgende Maßnahmen empfohlen:

- Die behandelnden Personen sollten Handschuhe tragen, bei Kindern, pflegebedürftigen Patienten und vor allem bei Patienten mit Scabies norvegica sive crustosa auch Schutzkittel.
- Es empfiehlt sich, vor der Behandlung die Nägel zu kürzen, ein Ganzkörperbad zu nehmen und das Antiskabiosum erst nach Trocknen der Haut und Erlangung der normalen Körpertemperatur, also nach etwa 60 Minuten, anzuwenden. Zwingend erforderlich ist ein Bad vor der Behandlung nicht.
- Bei stark entzündlicher Haut, z. B. bei exsudativem Ekzem, kann vor oder mit Beginn der antiskabiösen Therapie für 2 – 3 Tage ein kortikosteroidhaltiges Externum verwendet werden, um die Resorption des Antiskabiosums zu verringern. Bei Impetiginisation sind je nach Ausmaß und Erreger entweder ein systemisches Antibiotikum oder lokale Antiseptika einzusetzen (Cave: nach Sekundärinfektion mit hämolysierenden Streptokokken sind für 2 % der Fälle Glomerulonephritiden beschrieben worden).
- Schwere bakterielle Sekundärinfektionen (impetiginisierte Skabies) oder Versagen der Therapie im ambulanten Bereich können eine stationäre Behandlung erforderlich machen. Werden diese Patienten sofort bei der Aufnahme antiskabiös behandelt, ist eine Isolation auf Station nicht erforderlich. Neugeborene, Säuglinge und Patienten mit Scabies norvegica sive crustosa sollten immer stationär behandelt werden (siehe dort). Bei älteren Kindern und Erwachsenen wird der gesamte Körper lückenlos vom Unterkiefer abwärts einschließlich der Retroaurikularfalten mit dem topischen Antiskabiosum behandelt. Bei Vorliegen verdächtiger Effloreszenzen sollten Kopfhaut und Gesicht unter Aussparung der Periokulär- und Perioralregion mitbehandelt werden (vor allem bei älteren Patienten kann diese Indikation großzügiger gestellt werden).
- Bei Säuglingen und Kleinkindern bis zum 3. Lebensjahr, bei Scabies norvegica sive crustosa und bei immunsupprimierten Patienten wird der Kopf, einschließlich der Kopfhaut, unter Aussparung der Periokulär- und Perioralregion immer in die Behandlung einbezogen.
- Nach Abwaschen bzw. Abduschen des Lokaltherapeutikums sollte jeweils vollständig neue Wäsche angelegt werden. Betten sind neu zu beziehen. Während der Einwirkzeit ist das Tragen von Baumwollhandschuhen zu empfehlen (ggf. zusätzlich darüber Plastikhandschuhe). Wenn die Hände gewaschen werden, muss die Substanz direkt anschließend erneut aufgebracht werden.
- Um ein irritatives bzw. Exsikkationsekzem zu vermeiden, sollte nach der spezifischen Therapie eine pflegende Behandlung mit blanden Salben, ggf. auch mit einem lokalen Kortikosteroid erfolgen. Lokale Kortikosteroide sind auch bei postskabiösen persistierenden Papeln das Mittel der Wahl. Wichtig ist es hierbei, den Patienten aufzuklären, dass die granulomatösen Läsionen keine Milben enthalten.
- Kleider, Bettwäsche, Handtücher oder andere Gegenstände mit längerem Körperkontakt (Blutdruckmanschette, Schuhe, Plüschtiere) sollten entweder bei 60 °C gewaschen oder, wenn dies nicht möglich ist, mindestens 4 Tage lang möglichst über Raumtemperatur (d. h. mindestens über 20 °C) und vor allem trocken in Plastiksäcken gelagert werden. Polstermöbel sollten mit dem Staubsauger gereinigt oder 4 Tage lang nicht benutzt werden. Bei Scabies norvegica sive crustosa, aber auch bei Reinfestation immunkompetenter Patienten, sollten sicherheitshalber alle Gegenstände, mit denen der Patient ungeschützten Kontakt hatte, gereinigt werden, auch wenn die Infestationsrate über Gegenstände sehr niedrig ist. Matratzen lassen sich entwesen (autoklavieren).
- Kontaktpersonen sollten ebenfalls auf Zeichen einer Skabies untersucht werden. Unabhängig davon, ob Hautveränderungen vorliegen oder nicht, müssen Personen, die mit dem Patienten engeren oder längeren körperlichen Kontakt hatten, im Regelfall also alle Mitglieder einer Familie oder Wohngemeinschaft, gleichzeitig behandelt

werden. Im Falle der Patienten mit Scabies norvegica sive crustosa sollten alle Kontaktpersonen behandelt werden, also auch die Personen, die nur flüchtigen Kontakt zu dem Patienten hatten.
- Kontrolluntersuchungen auf neue gangartige Papeln sollten bis mindestens 4 Wochen nach Therapie erfolgen (Abschluss eines Zyklus der Milben).
- Nach Abschluss der 1. ordnungsgemäßen Behandlung können betroffene Kinder wieder in die Schule und Erwachsene zur Arbeit gehen, bei Behandlung ansonsten gesunder, nicht immunsupprimierter Patienten mit Permethrin, also nach der ersten 8- bis 12-stündigen Behandlung.

Anwendung der Antiskabiosa

Jugendliche und Erwachsene

Permethrin 5 % in einer Creme (z. B. InfectoScab) 1-malig für 8 – 12 Stunden auftragen, danach abduschen. Wenn nach 14 Tagen noch Zeichen einer aktiven Skabies bestehen, Behandlung wiederholen. In den meisten Fällen geht eine fortbestehende Infektion auf einen Fehler in der Anwendung zurück. Sind Handinnenflächen oder Fußsohlen befallen, sollte aufgrund der Dicke der Hornschicht nach 1 Woche erneut behandelt werden. Im Falle einer stärkeren Hornschicht an Palmae, Plantae und ggf. anderen Arealen (hyperkeratotischer Befall der Nägel) sollten diese Areale keratolytischen Maßnahmen unterzogen und vorsichtshalber ebenfalls nach einer Woche erneut behandelt werden.

Therapien der 2. Wahl sind:
- Benzylbenzoat (z. B. Antiscabiosum 25 % Emulsion, in der Schweiz nicht erhältlich) an 3 aufeinanderfolgenden Tagen (Abenden) auftragen, am 4. Tag abduschen oder abwaschen.
- Crotamiton (z. B. Crotamitex-Lotio, Eurax) an 3 – 5 aufeinanderfolgenden Tagen (Abenden) auftragen, ohne es vorher abzuwaschen.

Kinder ab 3 Jahren

Empfehlung wie oben, allerdings gilt für Benzylbenzoat die Anwendung einer niedrigeren Konzentration (z. B. Antiscabiosum 10 % Emulsion) und bei Kindern über 6 Jahren (laut Hersteller auch bei Kindern über 1 Jahr, wenn diese Kinder ansonsten hautgesund sind) an 3 aufeinanderfolgenden Tagen (Abenden) auftragen, am 4. Tag abduschen oder abwaschen.

Kinder unter 3 Jahren, Säuglinge (außer Neugeborene)

Gemäß der Leitlinie ab 3. Lebensmonat Permethrin 5 % Creme, 1-malig für 8 – 12 Stunden auf das gesamte Integument unter Aussparung von Mund- und Augenbereich, dann Abduschen. Gegebenenfalls Wiederholung nach 14 Tagen. Da toxikologische Daten zur Anwendung bei Neugeborenen und jungen Säuglingen nicht vorliegen, ist zu erwägen, bis zum 3. Lebensmonat eine auf 2,5 % reduzierte Permethrin-Konzentration (Verdünnung mit Ungt. emulsificans aquosum) zu verwenden.

2. Wahl: Crotamiton wie oben (keine Altersbegrenzung). Als Alternative bei Kindern über 1 Jahr gilt Benzylbenzoat 10 % (s. o.).

Bei Säuglingen wird eine stationäre Therapie empfohlen.

Vorsicht bei exkoriierten Arealen, kein Baden vor Anwendung (erhöhte Resorption); Die Hände sollten verbunden werden (Belecken verhindern).

Neugeborene

Eine stationäre Therapie wird empfohlen. Gemäß der Leitlinie Permethrin 5 % Creme, 1-malig für 8 – 12 Stunden auf das gesamte Integument unter Aussparung von Mund- und Augenbereich, dann Abduschen. Gegebenenfalls Wiederholung nach 14 Tagen (für diese Indikation nicht zugelassen).

Zugelassen wäre Crotamiton Lotio (z. B. Crotamitex).

Schwangere

Keines der genannten Mittel ist laut Roter Liste für die Schwangerschaft zugelassen. Nach aktuellem Wissensstand kann zur Behandlung von Schwangeren mit Skabies am ehesten Permethrin empfohlen werden, gefolgt von Benzylbenzoat (Antiscabiosum 25 %) oder Crotamiton (Crotamitex), wie oben für Erwachsene empfohlen. Eine schriftliche Aufklärung/Einverständnis wird empfohlen (Heilversuch gemäß AMG). In einer Studie traten keine Nebenwirkungen durch eine Behandlung während der Schwangerschaft mit topischem Benzylbenzoat 25 % bzw. Permethrin 4 % auf.

Stillende

Bei Stillenden ist die Datenlage zur Skabiestherapie ähnlich schwierig wie bei Schwangeren. Pyrethroide gehen in die Muttermilch über (Rote Liste Gruppe La 3). Benzylbenzoat wird in der Roten Liste in Gruppe La 1 geführt, was bedeutet, dass nicht bekannt ist, ob die Substanz in die Milch übergeht.

Nach aktuellem Wissensstand können zur Behandlung von Schwangeren mit Skabies am ehesten Permethrin und Benzylbenzoat (Antiscabiosum 25 %) empfohlen werden, gefolgt von Crotamiton. Es sollte der Brustbereich ausgespart werden, wenn er nicht befallen ist, und eine Stillpause von 5 Tagen eingelegt werden. Eine schriftliche Aufklärung/Einverständnis wird empfohlen (Heilversuch gemäß AMG).

Patienten mit Scabies norvegica sive crustosa

Auch hier wird Permethrin empfohlen, weil es in der Handhabung einfach und gut verträglich ist, insbesondere im Hinblick auf die erforderliche Mehrfachapplikation. Wichtig ist die Behandlung des gesamten Integuments einschließlich des Kopfes, des Gesichts und der Fingerkuppen bzw. der Haut unter den Nägeln. Die Behandlung sollte nach 1 Woche und ggf. nach 1 weiteren Woche wiederholt werden, falls bei der letzten Auftragung Schuppung und Hyperkeratosen noch nicht vollständig entfernt waren. Außerdem empfiehlt sich bei Erwachsenen, möglicherweise auch bei Kindern über 15 kgKG, synchron zur externen antiskabiösen Therapie die Gabe von Ivermectin, 200 µg/kgKG per os, mit 1- bis 2-maliger Wiederholung im Abstand von jeweils 10 – 14 Tagen. Eine schriftliche Aufklärung und Zustimmung des Patienten oder Erziehungsberechtigten ist vor Ivermectin-Gabe empfehlenswert, da es in Deutschland nicht zugelassen ist. Diese Erkrankungsform sollte stets stationär behandelt werden.

Epidemisches Auftreten und Scabies crustosa lassen sich durch eine Kombinationstherapie mit topischem Permethrin und 2 oralen Dosen Ivermectin à 200 µg/kgKG im Abstand von 10 – 14 Tagen wirkungsvoll behandeln.

Zusätzlich zu den oben aufgeführten „allgemeinen Maßnahmen“ empfehlen sich bei Scabies norvegica sive crustosa: Infektionsschutz (Isolierung, Tragen von Schutzkleidung seitens der Kontaktpersonen, täglicher Wechsel der Kleidung, Handtücher und Bettwäsche, tägliche Reinigung des Zimmers und der Gebrauchsgegenstände), Vollbad vor der 1. Lokaltherapie (ggf. Ölbad zur Lösung der Schuppen), keratolytische Behandlung (z. B. Salizylvaseline 3 – 5 %, an Händen und Füßen auch 10 %, zwischen den Lokaltherapien) sowie die Ermittlung und gleichzeitige Behandlung aller (auch flüchtiger) Kontaktpersonen.

Immunsupprimierte Patienten

Permethrin 5 %, wie oben empfohlen, zusätzlich aber Wiederholung nach 10 – 14 Tagen. Die Empfehlung der Wiederholungsbehandlung gilt auch für die anderen topischen Antiskabiosa.

Bei Rezidiv zusätzlich zur antiskabiösen Lokaltherapie Ivermectin oral (200 µg/kgKG), Wiederholung nach 10 – 14 Tagen.

94.1.6 Prophylaxe

Die Vermeidung des Hautkontakts zu Personen mit Skabiesinfestation ist zwingend. Im Übrigen bilden die oben genannten allgemeinen Empfehlungen die beste Prophylaxe. Die §§ 33 ff. IfSG sind zu beachten. Auftreten von Skabies in einer Gemeinschaftseinrichtung nach § 33 IfSG ist von der Leitung dem Gesundheitsamt anzuzeigen. Gehäuftes Auftreten in Krankenhäusern ist gemäß § 6 Abs. 3 IfSG dem Gesundheitsamt zu melden.

94.2 Infektionen mit anderen Milben

Milben sind weit verbreitete Parasiten von Tieren und Pflanzen. Bei Kontakten gehen sie auf den Menschen über, der für sie einen Fehlwirt darstellt (Scarcoptes-scabiei-Varianten, Pelzmilben: Cheyletiellosis, Vogelmilben: Gamasidiose, Getreidekrätze) oder der Mensch ist Zwischenwirt (Trombidiose oder Erntekrätze). Da diese Milben transient den Menschen befallen, ist eine antiparasitäre Therapie nicht erforderlich. Aufgrund des starken Juckreizes und der v. a. kratzbedingten Impetiginisation wird symptomatisch mit lokalen Kortikosteroiden und Antiseptika behandelt.

Koordinator:
R. Fölster-Holst

Mitarbeiter:
P. Höger

94.3 Weiterführende Informationen

AWMF-Leitlinie. Skabies: www.awmf.org/uploads/tx_szleitlinien/013-052.pdf
Centers for Disease Control and Prevention: www.cdc.gov > A–Z Index: S > Scabies

95 Staphylokokkeninfektionen

95.1 Allgemeines

Staphylokokken sind als Besiedler der Haut sowie der Schleimhäute des Oropharynx beim Menschen und bei Tieren weit verbreitet, als Infektionserreger sind sie bedingt pathogen. Aufgrund von biochemischen Eigenschaften und spezifischen DNA-Sequenzen können verschiedene Spezies des Genus Staphylococcus unterschieden werden. Die Fähigkeit zur Bildung des Enzyms Koagulase führt zur Unterscheidung zwischen Staphylococcus aureus und der großen Gruppe der koagulasenegativen Staphylokokken. Beide Gruppen werden im Folgenden getrennt besprochen. Zusätzlich wird im Kapitel Multiresistente Erreger (S. 70) ausführlich auf MRSA und krankenhaushygienische Aspekte eingegangen.

95.2 Staphylococcus aureus (S. aureus)

95.2.1 Klinisches Bild

Pyogene und invasive Infektionen

Infektionskrankheiten durch Staphylokokken betreffen am häufigsten die Haut und anliegende anatomische Strukturen: dazu gehören kutane Abszesse, Impetigo, Pyodermie, Follikulitis, Furunkel (ausgedehnte Haarfollikelentzündung), Karbunkel (mehrere konfluierende Haarfollikelentzündungen), Hidradenitis (Schweißdrüsenentzündung) und Wundinfektionen.

Die bei Kindern häufige Impetigo entsteht oft auf der Basis einer kleinen Hautabschürfung oder -mazeration und führt zu erythematösen, papulösen und vesikulären Effloreszenzen. Eine gleichzeitige Infektion mit beta-hämolysierenden Streptokokken der Gruppe A (S. pyogenes) ist möglich. Schwere Hautinfektionen durch Staphylokokken werden auch bei Varizellen-Effloreszenzen beobachtet.

Das klassische Beispiel für eine lokalisierte Hautinfektion ist der Staphylokokken-Abszess mit Ausbildung einer Liquefaktionsnekrose, oft begünstigt durch eine Störung des Hautintegumentes. Eine Abszessausbreitung entlang präformierter anatomischer Strukturen sowie eine hämatogene Streuung sind möglich. Je jünger der Patient, umso eher finden sich Zeichen einer systemischen Infektion. Brustabszesse treten beim Neugeborenen in der Regel bereits in den ersten beiden Lebenswochen auf. Im Erwachsenenalter findet man sie vor allem bei stillenden Müttern in der frühen postpartalen Phase.

Daneben kann jedes Organ betroffen sein: Augeninfektionen, Atemwegsinfektionen (Pneumonie, Tracheitis, Otitis media, Mastoiditis, Sinusitis, Parotitis), Muskel-, Gelenk- und Knocheninfektionen (Osteomyelitis, septische Arthritis, Pyomyositis) und schwere Infektionserkrankungen wie Sepsis, Meningitis, Endokarditis und Fremdkörperinfektionen.

Im Bereich des Auges führen Staphylokokken zur eitrigen Konjunktivitis und zur Bildung eines Hordeolums (Infektion der Talgdrüsen und Haarfollikel der Augenlider). Infektionen in der Nähe des Auges müssen wegen ihrer möglichen periorbitalen oder bis zum Sinus cavernosus reichenden Ausbreitung (Orbitalphlegmone) immer als ernsthaft betrachtet werden.

Im HNO-Bereich sind Infektionen durch S. aureus bei immunkompetenten Personen eher selten.

Die meisten primären Staphylokokken-Pneumonien treten im frühen Säuglingsalter auf. Im Frühstadium zeigt die Röntgenaufnahme des Thorax häufig keinen pathologischen Lungenbefund. Es kommt jedoch rasch zur Bildung von Pneumatozelen; die Entwicklung eines Pneumothorax ist eine häufige Komplikation. Bei immunsupprimierten Patienten (Neutropenie, chronische Granulomatose) können auch septische Embolien entstehen.

Aufgrund hämatogener Streuung von Staphylokokken kann es v. a. bei Immunsuppression wie bei einer Neutropenie (medikamentös oder angeboren) oder der chronischen Granulomatose (angeboren) zu Sepsis, Endokarditis, sowie zu Abszessen der inneren Organe und zu sekundären Pneumonien kommen. Die Endokarditis entwickelt sich überwiegend bei Patienten mit Herzfehlern, im Zusammenhang mit Herzkatheterisierungen und Operationen am Herzen sowie als Rechtsherzendokarditis bei intravenös Drogenabhängigen, aber auch als Folge von Venenkatheterinfektionen.

Meningitiden durch Staphylokokken sind sehr selten, können aber bei Fremdkörperinfektionen (z. B. Liquorableitungen, Shuntinfektionen) zu erheblichen Problemen führen.

95

S. aureus ist der häufigste Erreger der bakteriellen Osteomyelitis; diese kann sowohl hämatogen als auch per continuitatem entstehen. Aufgrund der anatomischen Besonderheiten der Knochen im Säuglingsalter kann eine Osteomyelitis über eine Durchwanderung der Epiphyse das Gelenk erreichen und zu einer septischen Arthritis führen.

Generell können alle Staphylokokken-Spezies gut an hydrophoben Oberflächen wie Plastikmaterialien und Edelstahllegierungen adhärieren. Dadurch sind sie Risikokeime bei Anwendung von Kathetern und Shunts sowie bei Gelenkersatz und bei Stabilisierungsmaßnahmen in der Traumatologie und Orthopädie.

Toxinvermittelte Krankheiten

Ein charakteristisches Krankheitsbild ist das **„Staphylococcal scalded skin"-Syndrom** (SSSS; Synonyme: staphylogene toxische epidemische Nekrolyse, Morbus Ritter von Rittershain, Dermatitis exfoliativa neonatorum, Pemphigus neonatorum, bullöse Impetigo). Der Erkrankung liegt eine intradermale Spaltbildung mit nachfolgendem Ödem zwischen unterem Stratum spinosum und oberem Stratum granulosum zugrunde. Das SSSS ist durch die Staphylokokkentoxine Exfoliatin A (ETA), Exfoliatin B (ETB) und Exfoliatin D (ETD) verursacht. Die Diagnose wird durch die Spaltbildung im Stratum granulosum und den Nachweis der Exfoliatine mit ELISA, Western-Blot oder PCR bestätigt. Die Patienten weisen ein eingeschränktes Allgemeinbefinden mit Fieber, Hautspannung sowie ggf. eitrigem Schnupfen oder Konjunktivitis auf. Initial zeigt sich ein scarlatiniformes Exanthem sowie ein positives Nikolski-Zeichen. Innerhalb von 1 – 2 Tagen kommt es zur Ausbildung großer, schlaffer, leicht rupturierender Blasen am ganzen Körper, gefolgt von einer Austrocknung der Blasendecke mit groblamellöser Abschuppung. Die generalisierte Form resultiert aus der Toxinausschwemmung über den gesamten Makroorganismus infolge des Fehlens einer ausreichenden Bildung spezifischer Antikörper. Überwiegend sind Säuglinge, seltener ältere und immunsupprimierte Patienten betroffen.

Das lebensbedrohliche **toxische Schocksyndrom** (TSS) wird durch Superantigene TSS-Toxin-1 (TSST-1) ausgelöst. Die meisten Stämme produzieren außerdem ein Staphylokokken-Enterotoxin. Das TSS ist durch folgende Symptome gekennzeichnet: Fieber (über 39 °C), diffuses makulöses Exanthem, Hypotonie. TSS ist mit einem Multiorganversagen verbunden.

Für die Diagnosestellung TSS müssen 3 oder mehr der folgenden Organsysteme beteiligt sein:

- Gastrointestinaltrakt (Erbrechen, Übelkeit oder Diarrhoe)
- Muskulatur (ausgeprägte Myalgien mit Erhöhung des Serumkreatinins bzw. der Phosphokinase)
- Schleimhäute (vaginale, oropharyngeale oder konjunktivale Hyperämie)
- Nieren (Erhöhung von Harnstoff oder Kreatinin im Serum, Pyurie ohne Nachweis einer Harnwegsinfektion)
- Leber (Erhöhung von Transaminasen, Bilirubin oder alkalischer Phosphatase)
- ZNS (Desorientiertheit, Bewusstseinsstörung)

1 – 2 Wochen nach Krankheitsbeginn kann eine groblamelläre Hautschuppung vor allem an den Handflächen und Fußsohlen auftreten.

S.-aureus-Stämme mit Fähigkeit zur Bildung von TSST-1 sind als natürliche Besiedler weit verbreitet. Voraussetzung für TSS ist ein vorübergehender Defekt der Bildung von Antikörpern gegen TSST-1.

An TSS erkranken fast immer jüngere Personen. Im späteren Erwachsenenalter besitzen mehr als 90 % aller Menschen Antikörper gegen TSST-1. Etwa 90 % der bisher beschriebenen Fälle traten bei jüngeren menstruierenden Frauen im Zusammenhang mit Tampongebrauch auf. Das TSS kann darüber hinaus, unabhängig von der Geschlechtszugehörigkeit, von Hauterkrankungen, Verbrennungen, Insektenstichen, Varizella-Läsionen und chirurgischen Wunden ausgehen.

Lebensmittelintoxikation. Enterotoxine werden von ≈ 30 % aller S.-aureus-Stämme gebildet. Mit Lebensmittelvergiftungen sind vorwiegend die Enterotoxine A–E assoziiert, die im Lebensmittel gebildet werden können und nach kurzer Inkubationszeit (2 – 6 Stunden) zu Intoxikationssymptomen führen. Krampfartige Bauchschmerzen, rezidivierendes Erbrechen und profuse, wässrige Durchfälle stehen klinisch im Vordergrund. In den meisten Fällen ist die Erkrankung selbstlimitierend und endet nach 8 – 24 Stunden. In schweren Fällen kann es zu Hypovolämie und Hypotonie kommen.

95.2.2 Ätiologie

Staphylokokken sind nichtbewegliche, grampositive Kokken. Sie sind in der Regel leicht anzüchtbar und wachsen unter aeroben und anaeroben Kulturbedingungen. Mikroskopisch sind sie in Ausstrichen meist durch ihre paarige oder traubenartige (haufenartige) Anordnung zu identifizieren. Gegenüber Umwelteinflüssen, wie hoher Salzkonzentration (z. B. gepökeltes Fleisch), Temperaturen bis 50 °C oder Austrocknung sind sie relativ resistent und können deshalb in Staub, Erde oder Kleidung über lange Zeit ihre Vitalität erhalten.

Staphylokokken produzieren ein großes Spektrum biologisch hochaktiver Exotoxine wie z. B. Hämolysine, Leukozidin, Hyaluronidase, Nukleasen, Proteasen, Katalase, Lipasen. Das von einigen S.-aureus-Stämmen produzierte Leukozidin Luk F/S (Panton-Valentin) ist oft assoziiert mit tief gehenden Hautinfektionen und nekrotisierender Pneumonie. Das SSSS wird durch 2 biochemisch und immunologisch unterscheidbare Exfoliatine A und B ausgelöst. Das Vollbild eines TSS kann im Tierversuch durch TSST-1, ein ca. 24 kD schweres Protein mit Superantigenwirkung, das von bestimmten S.-aureus-Stämmen gebildet wird, ausgelöst werden.

Für staphylokokkenassoziierte Nahrungsmittelintoxikationen können mindestens 5 verschiedene Enterotoxine (SEA-SEE), die in vitro als sog. Superantigene zu einer maximalen antigenunabhängigen T-Zell-Stimulation führen, verantwortlich sein. Sie sind hitzestabil und werden durch Kochen nicht zerstört.

95.2.3 Epidemiologie

S. aureus besiedelt bei 15 – 40 % gesunder, nicht hospitalisierter Menschen transient oderintermittierend die Hautoberfläche und die Schleimhäute von Vestibulum nasi, Rachen, Axillen, Perineum und vorderer Vagina. Die gesunde Haut wird von S. aureus aufgrund seiner Empfindlichkeit gegen kurzkettige Fettsäuren nur kurzfristig besiedelt. Häufig werden Staphylokokken-Erkrankungen von Stämmen ausgelöst, mit denen der Patient bereits besiedelt ist (endogene Infektion). Offene Wunden und Fremdkörper disponieren für eine Infektion. Besonders gefährdet sind Neugeborene, immunsupprimierte Personen und Patienten mit angeborenen Granulozyten-Funktionsstörungen (Chédiak-Higashi-Syndrom, Hyper-IgE-Syndrom, chronische Granulomatose).

Die wichtigste Quelle für die Ausbreitung sind offene Staphylokokkeninfektionen (z. B. Wunden, eröffnete Abszesse). Am häufigsten werden Staphylokokken durch kontaminierte Hände, auch von asymptomatischen Trägern, übertragen. Die Widerstandsfähigkeit von Staphylokokken ermöglicht auch eine Übertragung auf dem Atemweg oder indirekt durch kontaminierte unbelebte Materialien oder Gegenstände (exogene Infektion). Infektionsausbrüche können sich in Krankenhäusern, Pflegeeinrichtungen, Familien und Wohngemeinschaften entwickeln.

Bekannte Risikofaktoren für S.-.aureus-Infektionen sind Diabetes mellitus, Dialysepflichtigkeit (in beiden Fällen infolge der verminderten zellulären Abwehr), Vorhandensein von Fremdkörpern (Plastikmaterialien wie z. B. Venenkatheter, Metalllegierungen wie Gelenkersatz), Verletzungen der Haut als äußere Barriere, angeborene und erworbene Immunsuppression, chronische Lungenerkrankungen, wie z. B. zystische Fibrose oder bestimmte Infektionen, bspw. mit Influenza-A-Viren.

Bei staphylokokkenbedingter Nahrungsmittelintoxikation übertragen meist kolonisierte Personen, die mit der Nahrung direkten Kontakt haben, die Bakterien auf das Nahrungsmittel – eine Übertragung zwischen Personen kommt i. d. R. nicht vor. Auf dem kontaminierten Nahrungsmittel findet die bakterielle Vermehrung und Enterotoxinproduktion statt. Die Hitzestabilität dieser Toxine fördert ihre Übertragung auch durch gegarte Nahrungsmittel.

Epidemiologie von Infektionen mit methicillinresistenten S. aureus (MRSA)

Wie alle S.-aureus-Stämme können auch MRSA (S. 70) Besiedler von Nasenvorhof, Rachen, Perineum, Axilla und Leistengegend sein. Diese Besiedlung betrifft bisher überwiegend hospitalisierte Patienten sowie Bewohner von Alten- und Pflegeheimen. Bei der gesunden Bevölkerung ist die Verbreitung von MRSA (caMRSA: „community acquired MRSA") in Mitteleuropa noch selten.

MRSA in Krankenhäusern (sowie Alten- und Pflegeheimen)

MRSA sind weltweit verbreitete Erreger von nosokomialen Infektionen. Der Anteil von MRSA an S.-aureus-Infektionen liegt in deutschen Krankenhäusern bei etwa 20 % mit steigender Tendenz. Aufgrund ihrer Multiresistenz sind sie schwer zu therapieren und haben eine ausgeprägte Neigung zur epidemischen Verbreitung in Krankenhäusern und anderen stationären Einrichtungen. MRSA-Stämme, die zu einer Infektion führen, können vom betroffenen Patienten selbst stammen (endogene oder autogene Infektion) oder von anderen Patienten oder aus der unbelebten Umgebung übertragen werden (exogene Infektion). Die Hauptgefahr besteht dabei in der Übertragung durch kontaminierte Hände von Personal und Patienten.

Faktoren, die Bedeutung für die zunehmende Verbreitung von MRSA haben:

- Selektionsvorteil der MRSA durch häufige und teilweise ineffiziente Antibiotikagabe
- Fehler oder Inkonsequenz im Hygieneregime
- Zunahme von Patienten mit Risikofaktoren (s. o.)
- Zunahme intensivmedizinischer Maßnahmen und Implantationen synthetischer Materialien
- mangelnde Information der Nachfolgeeinrichtungen (!) bei Verlegungen von MRSA-kolonisierten oder -infizierten Patienten

MRSA außerhalb der Krankenhäuser (caMRSA)

Seit Ende der 1990er-Jahre treten weltweit MRSA-Infektionen auch außerhalb der Krankenhäuser auf, die sog. „community associated"-MRSA, ohne dass die für MRSA in Krankenhäusern typischen Risikofaktoren vorliegen. Aufgrund der Fähigkeit zur Bildung von Panton-Valentin-Leukozidin sind caMRSA-Infektionen häufig mit tief gehenden und nekrotisierenden Haut-Weichgewebe-Infektionen assoziiert, seltener aber auch Ursache einer nekrotisierenden Pneumonie und nekrotisierenden Fasziitis.

Bei von caMRSA-Infektionen betroffenen Patienten liegt oft eine nasale Besiedlung vor. Um chronische Verläufe zu vermeiden und auch der weiteren Verbreitung von caMRSA vorzubeugen, ist bei entsprechendem Nachweis die Sanierung des nasalen Trägertums dringend zu empfehlen. Bei Fortbestehen der Hautinfektionen sollte gleichzeitig eine resistenzgerechte antibiotische Behandlung erfolgen.

Neben den MRSA in Krankenhäusern und den caMRSA gewinnen zunehmend sog. livestock-associated MRSA (laMRSA) an Bedeutung. In Deutschland dominiert der CC398-Klon. Reservoire der laMRSA sind landwirtschaftliche, meist asymptomatisch besiedelte Nutztiere (Schweine, Rinder, Geflügel) und menschliche Kontaktpersonen. Vereinzelt wird dieser MRSA-Typ auch bei Haustieren (Hunde, Katzen, Meerschweinchen) nachgewiesen. Infektionen beim Menschen betreffen meist Personen, die direkt Kontakt zu den Tieren haben. Als Erkrankungen sind vorwiegend tiefe Infektionen der Haut- und Weichteilgewebe beschrieben, selten Endokarditis und Pneumonie.

► **Inkubationszeit und Dauer der Ansteckungsfähigkeit.** Bei Staphylokokken-Infektionserkrankungen beträgt die Inkubationszeit etwa 4 – 10 Tage, bei staphylokokkenbedingter Nahrungsmittelintoxikation nur 2 – 6 Stunden. Bei Personen mit einer chronischen Besiedlung kann die Inkubationszeit bis zu Monaten andauern. Durch Persistenz von S. aureus in ursprünglichen Wund- oder Operationsgebieten kann der Erreger auch noch nach Monaten oder Jahren zu schweren Wund- oder Allgemeininfektionen führen. Eine Ansteckungsfähigkeit besteht während der Dauer klinisch manifester Symptome aber auch durch klinisch gesunde Personen mit einer Staphylokokkenbesiedlung.

95.2.4 Diagnose

Häufig kann eine Staphylokokkeninfektion bereits aufgrund eines Grampräparats vermutet werden. Die Isolierung des Erregers aus den typischen Materialien gelingt meist problemlos und mit den gängigen Standardmethoden. Als Referenzmethode für die genotypische Diagnostik von Staphylokokkenspezies gilt die Sequenzierung der 16S rRNA. Für epidemiologische Fragestellungen stehen DNA-basierte Typisiermethoden zum Nachweis genomischer Polymorphismen (Pulsfeld-Gelelektrophorese, spa-Typisierung, in ausgewählten Situationen auch Einzelnukleotidpolymorphismen des gesamten Genoms) zur Verfügung.

Für den Befund „MRSA" müssen für das jeweilige Isolat stets sowohl die Speziesdiagnose S. aureus gesichert als auch dessen Oxacillin- bzw. Cefoxitin-Resistenz nachgewiesen worden sein.

Die Diagnose des TSS wird primär aufgrund des klinischen Bildes gestellt. Der Nachweis der TSST-1-Bildung durch den isolierten S.-aureus-Stamm hat lediglich eine bestätigende Funktion, da auch gesunde Personen Träger TSST-1-produzierender S.-aureus-Stämme sein können.

Bei der Nahrungsmittelintoxikation kann S. aureus im Erbrochenen und im Stuhl nachgewiesen werden. Eine Infektionskette kann durch eine sorgfältige Umgebungsuntersuchung und den Nachweis des identischen Stammes bei gesunden (besiedelten) Personen und erkrankten Patienten, die mit der Nahrung Kontakt hatten, bestätigt werden.

Die Fähigkeit zur Bildung exfoliativer Toxine durch S. aureus erfolgt durch den PCR-Nachweis der entsprechenden Gene (ETA, ETB).

95.2.5 Therapie

Bei Staphylokokken wird die Resistenz gegen Betalaktam-Antibiotika durch unterschiedliche Mechanismen bewirkt. Die Mehrzahl (> 80 %) aller klinischen Isolate bilden Penicillinase, die klassische Penicilline sowie Amino- und Ureidopenicilline inaktiviert. Dagegen sind penicillinasefeste Penicilline wie Methicillin und Oxacillin sowie Cephalosporine und Carbapeneme in ihrer Wirkung im Wesentlichen nicht beeinträchtigt. Ein zweiter Mechanismus ist die sog. Methicillinresistenz, die durch das mecA-Gen und weitere regulatorische Elemente determiniert wird und in der Ausbildung eines veränderten Penicillinbindeproteins (PBP2a) mit geringer Affinität für Betalaktam-Antibiotika resultiert. Hierdurch kommt eine klinische Kreuzresistenz von methicillinresistenten Staphylokokken gegen alle Betalaktam-Antibiotika einschließlich der Carbapeneme zustande. Ein weiterer wichtiger Resistenzmechanismus ist die MLSB-vermittelte Resistenz gegen Makrolide und Lincosamide. In mehreren Ländern der Welt wird zudem seit 1997 über ein vereinzeltes Auftreten von MRSA mit Resistenz gegen Glykopeptide berichtet (MHK > 2 mg/l für Vancomycin). Derartige Stämme sind bisher noch selten. Bei ungünstiger Infektionslokalisation kann aufgrund niedriger Gewebespiegel der Glykopeptide in Knochen- und Lungengewebe eine Therapie nicht ausreichend wirksam sein.

Eine adäquate chirurgische Drainage (z. B. bei Hautabszessen) und eine sorgfältige antiseptische Wundbehandlung (z. B. mit Octenidin/Phenoxyethanol) ist bei vielen S.-aureus-Infektionen die Therapie der Wahl. Bei oberflächlichen Hautinfektionen können antiseptische Maßnahmen oft ausreichend sein, unter Umständen ergänzt durch eine topische Antibiotikatherapie mit Bacitracin, Fusidinsäure oder Mupirocin.

Bei rezidivierenden, chronischen Staphylokokkeninfektionen der Haut ist oft eine längere und teilweise systemische antibiotische Therapie notwendig; nicht selten sollte 4 – 6 Wochen behandelt werden. Auch eine lokale Sanierung des Nasenvorhofs durch mupirocinhaltige Salbe kann bei rezidivierenden Hautabszessen und S.-aureus-Trägerstatus sinnvoll sein (s. u.).

Zur systemischen Antibiotikatherapie bei unkomplizierten Staphylokokkeninfektionen sind orale Antibiotika gut geeignet. Als penicillinasefeste Penicilline kommen Isoxazolylpenicilline infrage, außerdem orale Cephalosporine der Gruppe 1 und 2 (Cefalexin, Cefaclor, Cefuroximaxetil). Bei schwerwiegenden Infektionen ist immer eine intravenöse Therapie angezeigt. Hier bieten sich penicillinasefeste Penicilline, Cephalosporine der Gruppe 2, Clindamycin sowie Fosfomycin, Rifampicin und Fusidinsäure an. Die letzten 3 Antibiotika sollten wegen der schnellen Resistenzentwicklung nur in Kombination verwendet werden.

Patienten mit SSSS und TSS sollten isoliert werden und erhalten eine hochdosierte parenterale Antibiotikatherapie mit einem penicillinasefesten Penicillin, evtl. in Kombination mit einem Aminoglykosid oder, im Falle einer MRSA-Infektion, mit Vancomycin oder Teicoplanin (▸ Tab. 95.1). Zum raschen Beenden der Toxinbildung durch Hemmung der Proteinsynthese wird auch der zusätzliche Einsatz von Clindamycin empfohlen.

Bei schweren Infektionen durch MRSA sind Glykopeptide (Vancomycin oder Teicoplanin) die Antibiotika der ersten Wahl (▸ Tab. 95.1). Eine Kombination mit Rifampicin, Clindamycin, Fosfomycin oder einem Aminoglykosid ist bei nachgewiesener Empfindlichkeit oft sinnvoll.

Wichtige weitere Reserveantibiotika, die jedoch im Kindesalter noch nicht zugelassen sind, sind Linezolid, Quinupristin/Dalfopristin und Tigecyclin, deren Wirkung auf der Hemmung der bakteriellen Proteinsynthese beruht, sowie Daptomycin, das infolge von Porenbildung in der zytoplasmatischen Membran bakterizid wirkt. Bei MRSA-Pneumonie (inkl. beatmungsassoziierter MRSA-Pneumonie und MRSA-Pneumonie nach Influenza) wird auch die Gabe von Linezolid empfohlen. Linezolid ist ein Monoaminooxidase-Hemmer (MAO-Hemmer) und interagiert mit zahlreichen Medikamenten. Eine Therapiedauer über 14 Tage korreliert mit einer höheren Rate unerwünschter hämato- und neurotoxischer Wirkungen; ein augenärztliches Konsil ist im Verlauf einer Linezolidbehandlung erforderlich. Daptomycin ist wegen der Inaktivierung durch Surfactant kein geeignetes Antibiotikum zur Behandlung von MRSA-Pneumonien.

Tab. 95.1 Antibiotische Therapie von MRSA-Infektionen.

Medikament	Anwendung
Glykopeptide	
Vancomycin	Dosis: Kinder 60 mg/kgKG/d, Jugendliche 40 mg/kgKG/d in 2 ED als Infusion über mindestens 1 h. Spiegel- und Kreatininkontrolle unmittelbar vor der dritten Gabe, Ziel 10–15 mg/l, bei schweren Infektionen 15–20 mg/l. Dosisanpassung bei eingeschränkter Nierenfunktion.
Teicoplanin	Dosis: Tag 1: 20 mg/kgKG in 2 ED als Kurzinfusion über 30 min, ab Tag 2 10 mg/kgKG/d in 1 ED als Kurzinfusion über 30 min, maximale Einzeldosis 400 mg. Bei Teicoplanin sind in der Regel keine Spiegelkontrollen erforderlich. Bei schweren MRSA-Infektionen wird eine Talspiegelkontrolle unmittelbar vor der dritten Gabe empfohlen (Ziel 15–20 mg/l).
Linezolid *	Linezolid ist ein Reserveantibiotikum, das (laut Fachinformation) nur nach einem infektiologischen Konsil verordnet werden darf. Es ist nicht für Kinder zugelassen. Dosis: Kinder < 12 Jahre 30 mg/kgKG/d in 3 ED, Jugendliche ≥ 12 Jahre 20 mg/kgKG/d in 2 ED (maximal 1200 mg/d) als Infusion über 60 min. Bei günstigem Verlauf ist eine orale Sequenztherapie in gleicher Dosis möglich.
Mögliche Kombinationspartner für Glykopeptide bei schweren MRSA-Infektionen	
Fosfomycin	200–300 mg/kgKG/d in 3 ED als Kurzinfusion über 30 min**
Rifampicin	20 mg/kg p. o. in 2 ED, maximal 600 mg/d
Doxycyclin	bei Kindern > 8 Jahren: 1. Tag 4 mg/kgKG in 1 ED, ab 2. Tag 2 mg/kgKG/d in 1 ED p. o.
caMRSA	
Clindamycin, falls sensibel	40 mg/kgKG/d in 3 ED, initial i. v., bei günstigem Verlauf ist eine orale Sequenztherapie in gleicher Dosis möglich.

* Linezolid ist nicht wirksam bei Infektionen durch gramnegative Erreger. Bei Nachweis von oder Verdacht auf Beteiligung eines gramnegativen Erregers muss gleichzeitig eine gegen gramnegative Erreger wirksame Therapie verabreicht werden.
** Bei dieser Dosis werden dem Patienten über das Fosfomycin 2 mmol Natrium/kgKG/d zugeführt.

Zur oralen Sequenz- und Langzeittherapie von MRSA-Infektionen, z. B. bei Hautinfektionen, ist bei nachgewiesener Empfindlichkeit die Kombination von Rifampicin und Cotrimoxazol gut geeignet. Auch Linezolid kann als Reserveantibiotikum zur oralen Therapie eingesetzt werden.

► **Sanierung einer MRSA-Besiedlung.** Standardverfahren zur Sanierung einer nasalen MRSA-Besiedlung ist die Verwendung von Mupirocin-Nasensalbe, siehe Kap. Multiresistente Erreger (S. 70). Zur Sanierung eines Befalls des Rachens bzw. einer Besiedlung der Haut mit MRSA sind zusätzlich desinfizierende Mundspülungen bzw. Ganzkörperwaschungen der intakten Haut unter Einschluss der Haare mit antiseptischen Seifen und Lösungen mit nachgewiesener Wirksamkeit zu empfehlen. Zur Erfolgskontrolle sind frühestens 3 Tage nach Abschluss der Sanierungsmaßnahmen bzw. der Therapie Kontrollabstriche vorzunehmen.

95.2.6 Prophylaxe

Eine Prophylaxe gesunder Personen durch Impfung ist bisher nicht möglich. Die wichtigste Schutzmaßnahme besteht in der Vermeidung von Kontakten mit infizierten Personen oder potenziell kontaminierten Gegenständen. Im Krankenhaus kommt der Einhaltung der Hygienemaßnahmen (Händedesinfektion!) eine zentrale Rolle zu. Zur Vorbeugung des TSS kann nur eine optimale Menstruationshygiene empfohlen werden, außerdem wurden die Tampons verbessert. Hautinfektionen mit Staphylokokken können in der Regel durch eine sorgfältige körperliche Hygiene vermieden werden. Bei kolonisierten Kontaktpersonen und Behandlungspersonal ermöglicht der Einsatz mupirocinhaltiger Salben eine nasale Dekontamination.

Aufgrund der hohen Infektiosität offener Staphylokokkeninfektionen (dränierte Abszesse, Pneumonie und andere) sollten Patienten mit diesen Krankheiten nach Beginn einer wirksamen antibiotischen Therapie mindestens für 2 Tage einer Kontaktisolierung unterworfen werden.

Die antibiotische Therapie von MRSA-Infektionen muss durch strenge hygienische Maßnahmen ergänzt werden. Dazu gehören Kontaktisolierung, Kohortierung sowie Eradikationsmaßnahmen bei Besiedlung. Zur Infektionskontrolle (MRSA) siehe Kap. Multiresistente Erreger (S. 70) sowie die Empfehlungen des Robert Koch-Instituts.

95.2.7 Meldepflicht

Das Auftreten von Krankheitserregern mit speziellen Resistenzen und Multiresistenzen soll innerhalb einer Organisationseinheit fortlaufend aufgezeichnet und ausgewertet werden (§ 23 IfSG).

Gemäß § 6 Abs. 3 IfSG ist das gehäufte Auftreten nosokomialer Infektionen, bei denen ein epidemischer Zusammenhang wahrscheinlich ist oder vermutet wird, unverzüglich dem Gesundheitsamt als Ausbruch zu melden.

Gemäß der Verordnung zur Anpassung der Meldepflicht nach § 7 IfSG an die epidemiologische Lage ist der Nachweis von MRSA aus Blut oder Liquor meldepflichtig

95.3 Koagulasenegative Staphylokokken (KNS)

95.3.1 Klinisches Bild

KNS können nosokomiale Infektionen in der Pädiatrie und Neonatologie hervorrufen und fast jedes infektiöse Krankheitsbild bei Neugeborenen verursachen. Außer bei immunsupprimierten Patienten aller Altersgruppen werden sie bei Infektionen im Zusammenhang mit invasiv platzierten Fremdkörpern (zentrale Venenkatheter, ZNS- und Peritoneal-Shunts, künstliche Herzklappen und Gelenke) nachgewiesen.

95.3.2 Ätiologie

Es gibt mindestens 15 humanpathogene Spezies koagulasenegativer Staphylokokken. Am häufigsten wird S. epidermidis nachgewiesen. Daneben hat vor allem S. haemolyticus in der Neonatologie und S. saprophyticus als Erreger von Harnwegsinfektionen bei jungen Frauen eine Bedeutung. S. lugdunensis kann bei Erwachsenen ähnliche Infektionen wie S. aureus verursachen. Infektionen bei Kindern wurden mit diesem Erreger 2001 erstmals beschrieben. KNS zeichnen sich durch eine hohe Haftfähigkeit an Plastikmaterialien aus und bei vielen Stämmen auch durch die Produktion einer extrazellulären Schleimsubstanz, die ihre Widerstandsfähigkeit gegen Antibiotika erhöht. Über die Bildung von Endotoxinen durch KNS gibt es bisher nur wenige Berichte.

95.3.3 Epidemiologie

KNS sind ubiquitär auf Haut und Schleimhäuten von Mensch und Tier zu finden. Ihre Epidemiologie gleicht der koagulasepositiver Staphylokokken.

95.3.4 Diagnose

Der kulturelle Nachweis von KNS gelingt meist problemlos; gelegentlich muss infiziertes Plastikmaterial (Katheterspitzen) direkt inkubiert werden.

Für epidemiologische Untersuchungen gibt es zahlreiche biochemische und molekularbiologische Spezialverfahren. KNS sind häufig isolierte Erreger von Bakteriämien und häufige Kontaminanten von Blutkulturen. Die Diagnose von KNS als Verursacher einer Sepsis sollte nach Möglichkeit durch den Nachweis der gleichen KNS-Spezies mit dem gleichen Antibiogramm aus mindestens 2 unabhängig voneinander entnommenen Blutkulturen, bspw. durch Isolation aus zentralem Venenkatheter und peripher-venös, bestätigt werden.

95.3.5 Therapie

Auf der Haut vorkommende, nicht im Krankenhaus erworbene KNS-Stämme sind meist penicillinsensibel – dies gilt in der Regel auch für S. saprophyticus. Als Erreger nosokomialer Infektionen und von Fremdkörperinfektionen finden sich penicillin- und zunehmend auch methicillinresistente Stämme. Für eine sichere Therapie bis zum Vorliegen der Resistenztestung kommt deshalb nur die intravenöse Behandlung mit Vancomycin oder Teicoplanin, evtl. in Kombination mit Gentamicin oder Rifampicin, infrage. Eine intermediäre Empfindlichkeit gegenüber Glykopeptiden wird noch häufiger als bei S. aureus beobachtet. Aufgrund der ausgeprägten Biofilmbildung lässt sich eine fremdkörperassoziierte Infektion oft nur durch Entfernung des Fremdkörpers erfolgreich behandeln. S.-haemolyticus-Isolate sind häufiger resistent gegen Teicoplanin, sodass eine alleinige Vancomycin-in vitro-Testung nicht verlässlich ist.

95.3.6 Prophylaxe

Es gelten die gleichen Regeln wie bei anderen Staphylokokkeninfektionen. Eine Vermeidung von Katheterinfektionen durch die prophylaktische Gabe von Vancomycin ist möglich, sollte jedoch wegen der Gefahr der Resistenzentwicklung gegen ein wichtiges Reserveantibiotikum (bspw. vancomycinresistente Enterokokken) generell nicht empfohlen werden. Versuche, veränderte Plastikmaterialien zu entwickeln, an die KNS nicht mehr anhaften können, haben bisher nicht zu einsetzbaren Produkten geführt. Versuche, zentralvenöse Katheter mit antiseptischen Substanzen, wie z. B. Taurolidin/Citrat-Katheter-Fülllösung zu blocken, haben bei Erwachsenen z. T. die Inzidenz zentraler Katheterinfektionen reduzieren können, bei Kindern liegen nur begrenzte Erfahrungen vor.

Wegen eines zunehmenden Anteils von teicoplaninresistenten S.-haemolyticus-Stämmen sollte in Einrichtungen mit einem relevanten Anteil von S. haemolyticus an Infektionen durch koagulasenegative Staphylokokken Teicoplanin nicht als Therapie eingesetzt werden, sondern mit Vancomycin primär behandelt werden.

Koordinator:
J. G. Liese

Mitarbeiter:
H. Scholz, A. Simon, W. Witte

95.4 Weiterführende Informationen

Beratung zu Präventiv- und Bekämpfungsmaßnahmen bei Staphylokokken (MRSA):
Robert Koch-Institut
Fachgebiet „Angewandte Infektions- und Krankenhaushygiene“
Nordufer 20
13 353 Berlin
Tel.: + 49 (0)30 – 18 754–2233
Fax: + 49 (0)30 – 18 754–341

Nationales Referenzzentrum für Staphylokokken und Enterokokken
am Robert Koch-Institut (Bereich Wernigerode)
Abt. 1 Infektionskrankheiten
FG Nosokomiale Infektionen
Burgstr. 37
38 855 Wernigerode
Tel.: 030 18 754–4 210
Fax: 030 18 754–4 317
E-Mail: wernerg@rki.de

96 Stenotrophomonas-maltophilia-Infektionen

96.1 Klinisches Bild

An Infektionen durch Stenotrophomonas maltophilia erkranken vor allem Patienten mit Risikofaktoren für opportunistische Infektionen (Patienten mit Immundefekt oder Immunsuppression, onkologische Patienten, Patienten nach Organtransplantation, Patienten mit Langzeit-Gefäßkathetern, beatmete Patienten auf Intensivstationen, Patienten nach intensiver Vorbehandlung mit Breitspektrumantibiotika). Klinisch können sich die Infektionen als Sepsis, Pneumonie, Pyelonephritis, Haut-Weichteil- bzw. Wundinfektion, Endokarditis, Endophthalmitis, Meningitis, dialyseassoziierte Peritonitis oder Purpura fulminans manifestieren.

S. maltophilia wird selten (mittlere Prävalenz in Deutschland 10 %) auch bei Patienten mit CF isoliert, häufiger bei weit fortgeschrittener Lungenerkrankung, schlechtem Ernährungsstatus, multiplen Vorbehandlungen mit Antibiotika und Steroidtherapie. Patienten mit CF, die mit S. maltophilia kolonisiert sind, zeigen meist keine assoziierte Verschlechterung ihrer Lungenfunktion. Auch langfristig hat die Kolonisation im Respirationstrakt mit S. maltophilia wahrscheinlich keine negativen Konsequenzen für die Gesamtprognose bei CF-Patienten.

96.2 Ätiologie

S. maltophilia gehört zu den opportunistischen Infektionserregern. Es handelt sich um ein aerobes, gramnegatives Stäbchenbakterium (Nonfermenter), das die Fähigkeit besitzt, Biofilme auszubilden und in nährstoffarmer Umwelt zu überleben.

96.3 Epidemiologie

S. maltophilia findet sich in Oberflächenwasser, im Erdboden und auf verschiedenen Pflanzen. S. maltophilia verursacht überwiegend nosokomiale Infektionen. Die Übertragung erfolgt über kontaminierte Hände, Wasser und Medizinprodukte. Bei Umgebungsuntersuchungen in der häuslichen Umgebung, einer Spezialambulanz oder einer stationären Behandlungseinheit für CF-Patienten wurde S. maltophilia vorwiegend in Trinkwasser, Perlatoren und Siphons nachgewiesen. Das Ausspülen von Inhalationszubehör mit Leitungswasser ist eine mögliche Quelle für die Kontamination mit S. maltophiliaoder die Kolonisation der Patienten. Die Verwendung abgekochten Wassers oder von 0,2-µm-Wasserfiltern kann eine Kontamination verhindern.

96.4 Diagnose

Der Erregernachweis erfolgt mittels bakteriologischer Kultur (respiratorische Proben, Blut, Punktate, Eiter, Wundabstriche). Die kulturelle Anzucht kann auf universellen und entsprechenden Selektivmedien (z. B. MacConkey-Agar, Meropenem-Agar) erfolgen. Kulturmorphologisch ist häufig eine schmutzig-gelbe Pigmentation hinweisend, eine weitere Identifizierung mittels biochemischer Methoden, MALDI-TOF-Analyse oder molekularer Labormethoden ist unabdingbar.

96.5 Therapie

Indikation für eine Behandlung ist nur die Infektion, nicht die Kolonisation mit S. maltophilia.

S. maltophiia sind gegenüber vielen Betalaktam-Antibiotika, insbesondere Carbapenemen primär resistent. Mittel der 1. Wahl ist Cotrimoxazol (10 mg/kgKG/d bezogen auf den Trimethoprim-Anteil in 3 ED pro Tag über 14 Tage). Alternativen sind Ciprofloxacin, Levofloxacin oder Moxifloxacin (innerhalb dieser Substanzklasse bei In-vitro-Untersuchungen die niedrigste MHK). Ceftazidim, Doxycyclin (> 8 Jahre), Tigecyclin oder Aminoglykoside (z. B. Amikacin) können auch Kombinationspartner bei einer gezielten Therapie sein. Insbesondere bei lebensbedrohlichen Behandlungssituationen ist je nach Ergebnis der In-vitro-Empfindlichkeitstestung eine Kombinationstherapie zu empfehlen (infektiologisches Konsil).

Ist ein Gefäßkatheter mit hoher Wahrscheinlichkeit die Quelle der Bakteriämie, muss er in der Regel entfernt werden, weil S. maltophilia in Biofilmen persistiert. Bei chronisch (z. B. in den Atemwegen) kolonisierten Patienten mit hohem Risiko für eine Bakteriämie und Cotrimoxazol-Unverträglichkeit kann ein Versuch der Cotromoxazol-Desensibilisierung unternommen werden.

96.6 Prophylaxe

Krankenhaushygienische Maßnahmen (Händehygiene, Einmalhandschuhe bei Kontakt mit potenziell infektiösem Material, sachgerechte Desinfektion und Aufbereitung von Medizinprodukten, Vermeidung wasserassoziierter Expositionen bei Immunsupprimierten) stehen hier im Vordergrund.

Koordinator:
A. Simon

Mitarbeiter:
L. Sedlacek, S. Suerbaum

97 Infektionen durch β-hämolysierende Streptokokken der Gruppe A (GAS)

97.1 Klinisches Bild

β-hämolysierende Streptokokken der Lancefield-Gruppe A (GAS; Streptococcus pyogenes) verursachen zahlreiche Krankheiten, darunter Tonsillopharyngitis, Scharlach sowie Haut- und Weichteilinfektionen.

97.1.1 Tonsillopharyngitis

Die GAS-Tonsillopharyngitis betrifft vorzugsweise Schulkinder und Adoleszente. Das klinische Bild ist gekennzeichnet durch plötzlichen Beginn, Fieber und deutlich gestörtes Allgemeinbefinden mit Halsschmerzen und Schluckbeschwerden. Die Tonsillen sind entzündlich geschwollen und wie der Pharynx hochrot. Häufig findet man weiße bis gelbliche, stippchenförmige oder zusammenhängende Beläge (Angina follicularis/lacunaris). Die Kieferwinkel-Lymphknoten sind schmerzhaft geschwollen.

Die klinische Abgrenzung der GAS-Tonsillopharyngitis von der viralen Tonsillopharyngitis ist nicht einfach. Der McIsaac-Score kann die klinische Differenzialdiagnose erleichtern (▶ Tab. 97.1). Ein Wert von ≤ 2 bei Kindern macht eine GAS-Tonsillopharyngitis unwahrscheinlich. Für die ersten 3 Lebensjahre kann der Score nicht ermittelt werden.

Komplikationen. Nach oder während einer Tonsillopharyngitis können sich Peritonsillar- und Retropharyngealabszess, Otitis media, Sinusitis und purulente Lymphadenitis colli entwickeln. Rezidive sind nicht selten. Der toxische Scharlach, heute Streptokokken-Toxin-Schock-Syndrom (s. u.) genannt, ist im Kindesalter selten.

Tab. 97.1 McIsaac-Score zur Unterscheidung der GAS-Tonsillopharyngitis von viralen Tonsillopharyngitiden.

Symptom	Punkte
Körpertemperatur > 38 °C	1
kein Husten	1
schmerzhafte zervikale anteriore Lymphknotenschwellung	1
Tonsillenschwellung oder -exsudat	1
Alter: 3–44 Jahre	1

Streptokokken-Träger. Ein chronischer GAS-Träger wird definiert als eine Person mit einem langfristigen Nachweis von GAS aus dem Pharynx ohne Zeichen einer lokalen Entzündung. Chronische Träger können GAS viele Monate bis über 1 Jahr beherbergen. Etwa jedes 8. gesunde Kind ab dem 5. Lebensjahr ist GAS-Träger. In Wintermonaten sind bis zu 25 % der Kinder asymptomatische GAS-Träger.

Die Wahrscheinlichkeit, dass GAS-Träger GAS übertragen und Infektionen verursachen, ist gering. Daher können GAS-Träger die Schule besuchen. Das Risiko, dass ein GAS-Träger selbst an Folgekrankheiten oder an einer invasiven Infektion erkrankt, ist gering. GAS-Träger können jedoch an einer Infektion mit einem anderenGAS-Serotyp erkranken.

Die Antibiotikabehandlung des GAS-Trägerstatus ist wenig erfolgreich und kann i. d. R. unterbleiben, Indikationen siehe Abschnitt Prophylaxe (S. 515). Die Tonsillektomie ist nicht indiziert.

97.1.2 Scharlach

Scharlach ist gekennzeichnet durch Fieber, feinfleckiges Exanthem, Enanthem, GAS-Tonsillopharyngitis und Himbeerzunge. Das erhabene Exanthem überzieht v. a. den Stamm mit Betonung der Axillarfalten und Leistengegend; die Mundpartie bleibt ausgespart. In der 2. Woche beginnt die Desquamation, die sich anfangs kleieförmig (Gesicht) und später als großlamelläre Schuppung, besonders an Händen und Füßen manifestiert. Scharlach kann mehrfach und auch nach Tonsillektomie auftreten.

Eine Sonderform ist der Wundscharlach, bei welchem das Exanthem in Nähe der infizierten Wunde lokalisiert ist.GAS-Tonsillopharyngitis und Enanthem fehlen.

97.1.3 Immunvermittelte Folgekrankheiten

▶ **Akutes Rheumatisches Fieber (ARF).** Das ARF tritt 1–4 Wochen nach einer GAS-Tonsillopharyngitis auf. Es wird nach den 1992 revidierten Jones-Kriterien diagnostiziert. 2 Major-Kriterien oder 1

Major- und 2 Minor-Kriterien und der Nachweis einer vorausgegangenen GAS-Tonsillopharyngitis sichern die Diagnose. Major-Kriterien sind Karditis, wandernde Polyarthritis, Chorea minor, Erythema marginatum und subkutane Knoten. Minor-Kriterien sind Fieber, Arthralgie, Verlängerung der PQ-Zeit im EKG und Erhöhung von CRP/BSG. Eine GAS-Tonsillopharyngitis gilt als bestätigt bei vorausgegangener kulturell oder durch Schnelltest bestätigter akuter GAS-Infektion, vorausgegangenem klinischem Scharlach oder bei eindeutig erhöhten GAS-Antikörpern. Die Prognose des ARF ist abhängig von der kardialen Beteiligung, insbesondere der Schwere der Klappendestruktion. Eine Assoziation zu bestimmten GAS-Stämmen, die „rheumatogene" Toxine bilden, wird diskutiert.

► **Akute Post-Streptokokken-Glomerulonephritis (APSGN).** Die APSGN tritt 1–4 Wochen nach GAS-Tonsillopharyngitis mit nephritogenen GAS-Stämmen auf. Fieber, Makrohämaturie, Oligurie, (periorbitale) Ödeme, Hypertonie, Kopfschmerzen und Sehstörungen sowie Proteinurie, Erythrozyten- und Leukozytenzylinder im Urin und eine C3-Hypokomplementämie sind diagnostisch hinweisend. Die Prognose der APSGN ist bei Kindern gut, im Gegensatz zu Erwachsenen. Sehr selten kommt es zu Hirnödem, Krampfanfällen oder chronischer Niereninsuffizienz.

► **Post-Streptokokken-reaktive Arthritis (PSRA).** Die PSRA tritt meistens 3–14 Tage nach einer GAS-Tonsillopharyngitis auf. Charakteristisch ist eine akute symmetrische oder asymmetrische persistierende oder rekurrierende Arthritis ohne Wechsel der beteiligten Gelenke (im Unterschied zum ARF). Analog zum ARF muss eine vorausgegangene oder hier auch gleichzeitige GAS-Tonsillopharyngitis nachgewiesen werden.

► **Chorea minor Sydenham und PANDAS.** Unter beiden Begriffen werden neuropsychiatrische Krankheitsbilder zusammengefasst. Die klassische Symptomtrias der Chorea minor umfasst Hyperkinesien, Muskelhypotonie und Hyporeflexie. Bei PANDAS ("pediatric autoimmune neuropsychiatric disorders associated with streptococcal infections") handelt es sich um ein heterogenes Krankheitsbild, bei dem Zwangsstörungen, Ticstörungen und für das Tourette-Syndrom typische Verhaltensweisen im Vordergrund stehen. Ein eindeutiger kausaler Beweis von PANDAS zu einer vorausgegangenen GAS-Tonsillopharyngitis fehlt. Die Antibiotikatherapie ist daher umstritten. Im Falle eines positiven GAS-Nachweises zu Beginn der Krankheit oder während einer Exazerbation sollte die Antibiotikatherapie aber erfolgen.

97.1.4 Haut- und Weichteilmanifestationen

Impetigo contagiosa und Ekthymata sind kontagiöse, oberflächliche Hautinfektionen, die vorwiegend bei Kleinkindern auftreten. Die Impetigo contagiosa wird nur zu etwa 10 % durch GAS verursacht, häufiger ist S. aureus der Erreger oder es handelt sich um eine Mischinfektion aus beiden.

Ekthyma erscheint wie eine ausgestanzte Ulzeration der Haut mit dunkler nekrotischer Kruste. Nach der Heilung verbleibt eine Narbe. Ekthymata treten vorwiegend unter mangelhaften Hygieneverhältnissen, im feuchtwarmen Klima und bei Mangelernährung auf. Disponierend sind eine vorgeschädigte Haut, z. B. bei Skabies, und Insektenstiche.

Das Erysipel ist eine Weichteilinfektion der papillären Dermis. Es ist charakterisiert durch ein überwärmtes Erythem mit scharf begrenzten Rändern und flammenförmigen Ausläufern. Systemische Entzündungszeichen wie Fieber, deutliches Krankheitsgefühl, Leukozytose mit Neutrophilie usw. vervollständigen das Krankheitsbild. Schwere Erkrankungen gehen mit Blasenbildung (bullöses Erysipel) und Einblutungen (hämorrhagisches Erysipel) einher und können in eine Sepsis übergehen. Häufige Eintrittspforten für GAS (oder seltener Streptokokken der Gruppen C und G) und S. aureus sind Bagatellverletzungen, Insektenstiche, Rhagaden und mazerierte Haut (z. B. bei Tinea pedis). Dispositionsfaktoren wie Diabetes mellitus, Lymphödem und Veneninsuffizienz begünstigen die Entwicklung von Rezidiven.

Eine Phlegmone (Zellulitis) ist eine Weichteilgewebeinfektion, die im Unterschied zum Erysipel durch eine diffuse horizontale Ausbreitung der Entzündung in der tiefen Dermis und der Subkutis gekennzeichnet ist. Ein Übergang in eine lebensbedrohliche nekrotisierende Fasziitis ist möglich, falls der GAS-Stamm Toxine bildet. Im Gegensatz zum Erysipel besteht eine diffuse, unscharf begrenzte, erythematöse, teigige Schwellung. Allgemeinsymptome wie Fieber etc. sind häufig.

Weitere GAS-Infektionen der Haut sind perianale Dermatitis, postoperative Wundinfektionen, infizierte Brandverletzungen und neonatale Omphalitis. Die perianale Dermatitis ist eine perianal lokalisierte Infektion mit scharf begrenzter Rötung, meist assoziiert mit starkem Juckreiz, Schmerzen beim Stuhlgang, Blutauflagerungen und Obstipation. Die Krankheit tritt v. a. bei Kleinkindern auf. Als Sonderformen können eine Proktitis oder eine Vulvovaginitis auftreten.

97.1.5 Invasive Infektionen

In den letzten Jahrzehnten sind in den USA und in mehreren europäischen Ländern wiederholt Ausbrüche schwer verlaufender GAS-Infektionen beobachtet worden. Besonders gefürchtet sind die nekrotisierende Fasziitis und das Streptokokken-Toxin-Schock-Syndrom („Streptococcal Toxic Shock Syndrome").

Nekrotisierende Fasziitis (NF). Bei der NF sind das subkutane Gewebe sowie der Bereich der Faszien bis hin zur Muskulatur betroffen. Initial besteht eine diffuse, sehr schmerzhafte Rötung. Die Haut kann sich bläulich-rot bis bläulich-grau verfärben, und es bilden sich konfluierende Blasen mit gelblich-visköser, später rötlicher/hämorrhagischer Flüssigkeit. Hohes Fieber und lokal begrenzte Weichteil-/Muskelschmerzen (!), die vor allem zu Beginn übermäßig ausgeprägt erscheinen, sowie eine ausgeprägte Linksverschiebung im Blutbild sind Frühzeichen. Unter nachlassenden Schmerzen wird das Krankheitsbild durch die schnell fortschreitende Nekrose der Faszien und der Subkutis und sich entwickelnder Schocksymptomatik lebensbedrohlich. Für die Prognose sind die Frühdiagnose und die schnelle Therapie von entscheidender Bedeutung. Bei der initialen Antibiotikawahl sollte berücksichtigt werden, dass eine Mischinfektion mit Anaerobiern oder fakultativ anaeroben Bakterien vorliegen könnte.

Streptokokken-Toxin-Schock-Syndrom (STSS). Das STSS ist definiert durch den Nachweis von GAS aus primär sterilem Gewebe, Hypotension mit einem systolischen Blutdruck unter der 5. Perzentile (< 16. Lebensjahr) bzw. ≤ 90 mm Hg (≥ 16. Lebensjahr) und Multiorganversagen, für dessen Diagnose mindestens 2 der folgenden Organdysfunktionen nachweisbar sein müssen:

- Niereninsuffizienz mit Anstieg des Serumkreatinins auf das Doppelte der altersspezifischen Norm bzw. ≥ 2 mg/l oder ≥ 177 µmol/l bei Jugendlichen/Erwachsenen; im Falle einer vorbestehenden Niereninsuffizienz mit Anstieg des Serumkreatinins auf mindestens das Doppelte des Ausgangswerts.
- Disseminierte intravasale Gerinnung (u. a. verlängerte partielle Thromboplastinzeit, erniedrigter Fibrinogenwert, erhöhte Fibrinspaltprodukte, Thrombozytenzahl ≤ 0.1 G/l).
- Leberbeteiligung: Anstieg der Transaminasen- oder des Gesamtbilirubinwerts auf mindestens das Doppelte des oberen altersspezifischen Normwerts; im Falle einer vorbestehenden Transaminasenerhöhung Anstieg der Transaminasen- oder des Gesamtbilirubinwerts auf mindestens das Doppelte des Ausgangswerts.
- Acute respiratory distress syndrome (ARDS): Hypoxämie, diffuse pulmonale Infiltrate nach Ausschluss einer kardialen Ursache.
- Generalisiertes makulöses Erythem mit z. T. kleieförmiger Schuppung.
- Weichteilnekrosen (nekrotisierende Fasziitis, Myositis, Gangrän).

Über das durch Staphylokokken bedingte TSS siehe Kap. Staphylokokken (S. 498).

Andere invasive GAS-Infektionen. Neben der NF und dem STSS können GAS weitere schwere systemische Infektionen verursachen, wie z. B. Pneumonie, Meningitis, Endokarditis, Sepsis und septische Arthritis.

Als Risikofaktoren bei Kindern sind Hautverletzungen, meist traumatische und postchirurgische, seltener Insektenstiche und Bissverletzungen sowie Varizellen zu nennen. Bei etwa der Hälfte der Kinder liegen keine Risikofaktoren vor.

Zur Erforschung der invasiven GAS-Infektionen gibt es seit 2002 ein europäisches Netzwerk (Strep-EURO), dem auch Deutschland angehört. Erste Ergebnisse zeigen, dass Säuglinge und Menschen ≥ 75 Jahre am häufigsten an invasiven GAS-Infektionen erkranken.

Die Letalität kann bis zu 10 % betragen und ist bei Patienten mit NF besonders hoch, gefolgt von Patienten mit Pneumonie, Sepsis und Phlegmone. Etwa 5 – 10 % der Patienten mit invasiven Infektionen können ein STSS entwickeln. Dessen Letalität beträgt bei Erwachsenen bis 45 % innerhalb einer Woche nach Diagnosestellung, bei Kindern ist sie niedriger.

97.2 Ätiologie

GAS sind grampositive, mikroskopisch in kurzen Ketten angeordnete Kokken. β-hämolysierende

Streptokokken der Gruppe C und G können Krankheitsbilder verursachen, die denen von GAS entsprechen, insbesondere Tonsillopharyngitis.

Streptokokken können anhand ihres Hämolyseverhaltens auf Blutagar, serologisch nach Lancefield und durch die T-Typisierung sowie molekulargenetisch differenziert werden. Als Goldstandard gilt gegenwärtig die Sequenzierung des M-Proteins (emm-Sequenz-Typisierung). Das M-Protein, von dem über 100 verschiedene Typen bekannt sind, ist ein wichtiger Virulenzfaktor. Während einer GAS-Infektion gebildete M-Protein-Antikörper vermitteln nur eine Immunität gegen den entsprechenden M-Typ. Gegen die anderen M-Typen ist der Infizierte nicht immun. Ein vermeintliches Rezidiv einer GAS-Infektion lässt sich somit nicht selten als Neuinfektion durch einen anderen M-Typ erklären.

Von den zahlreichen weiteren Virulenzfaktoren sind v. a. die Enzyme Streptolysin S und O und die pyrogenen Exotoxine SPE-A, -B, -C und -D bekannt. Letztere wurden früher als erythrogene Toxine bezeichnet, weil sie für das Scharlachexanthem verantwortlich sind. Da gegen die pyrogenen Exotoxine keine lebenslange Immunität ausgebildet wird, kann ein Mensch mehrfach an Scharlach erkranken. Invasive GAS-Infektionen sind häufig mit den Stämmen M1 und M3 assoziiert. Das STSS wird meist durch Stämme verursacht, die bestimmte Streptokokken-pyrogene-Exotoxine (SPE) produzieren. In Europa sind das vorwiegend SPE-B und -C, in den USA ist es SPE-A.

Die SPE ähneln in der Struktur und der Antigenität den Exotoxinen, die durch S. aureus produziert werden und mit dem Staphylokokken-Toxin-Schock-Syndrom assoziiert sind. Wie die Staphylokokken-Exotoxine wirken SPE-A, -B, -C und -F als Superantigene. Anders als konventionelle Antigene binden Superantigene am T-Zell-Rezeptor außerhalb der spezifischen Bindungsregion und können damit polyklonal T-Zellen aktivieren. Das führt zu einer überbordenden Aktivierung des Immunsystems mit überschießender Freisetzung von Zytokinen und freien Radikalen und damit zum Schock und Multiorganversagen.

97.3 Epidemiologie

Infektionen durch GAS können in jedem Alter auftreten. Primär erkranken Kinder im Alter von 5–15 Jahren. Die Tonsillopharyngitis tritt in den ersten 2 Lebensjahren praktisch nicht und im 3. Lebensjahr nur selten auf. Das ARF ist bei Kindern < 3 Jahre sehr selten. Infektionen der Haut kommen vorwiegend in den ersten 6 Lebensjahren und bevorzugt in warmen Klimazonen vor. Daher ist bei akuten Hauterkrankungen nach Tropenreisen besonders an GAS-Infektionen zu denken.

GAS-Tonsillopharyngitis und Scharlach gehören in Deutschland zu den häufigsten bakteriellen Infektionskrankheiten. Bei Kindern sind 20–30 % der Tonsillopharyngitiden durch GAS bedingt (Erwachsene: 5–15 %). Der Häufigkeitsgipfel liegt in den Winter- und Frühjahrsmonaten.

GAS werden vorwiegend durch Tröpfchen von an GAS-Tonsillopharyngitis Erkrankten und bei Hautinfektionen durch Kontakt übertragen. Das Zusammenleben auf engem Raum erhöht das Übertragungsrisiko. Chronische Nasen-Rachen-GAS-Träger des sind kaum kontagiös. Vereinzelt kann eine GAS-Infektion auch von kontaminierten Lebensmitteln (Milch) ausgehen. Auch die Übertragung durch Gegenstände (z. B. kontaminierte Zahnbürsten) ist beschrieben.Haustiere sind nur ausnahmsweise Vektoren.

GAS-Folgekrankheiten, insbesondere das ARF, sind in den Industrieländern selten geworden, aber in vielen Entwicklungsländern weiterhin ein Problem. Lokale Ausbrüche mit einem plötzlichen Anstieg des ARF oder invasiver GAS-Infektionen sind weltweit mehrfach beschrieben, sodass auch in Deutschland jederzeit ein Inzidenzanstieg möglich erscheint.

Die durchschnittliche **Inkubationszeit** der GAS-Tonsillopharyngitis beträgt 2 – 4 Tage, für Impetigo etwa 1 Woche.

97.4 Diagnose

Für eine sichere Diagnose der GAS-Tonsillopharyngitis reicht das klinische Bild nicht aus, da Viren ein ähnliches Bild hervorrufen können. Husten und Schnupfen sowie Fehlen von Fieber sprechen gegen eine GAS-Infektion (s. ▶ Tab. 97.1). Bei einem Rezidiv einer Tonsillopharyngitis ist auch an eine virale Infektion der oberen Atemwege bei chronischem Trägerstatus und an eine Infektion durch einen GAS-Stamm mit anderem M-Typ zu denken.

▶ **Streptokokkenschnelltests.** Bei einer GAS-Tonsillopharyngitis erfolgt der GAS-Nachweis aus dem Rachenabstrich mittels antigenbasiertem Schnelltest und/oder durch die Isolierung von GAS mittels mikrobiologischer Kultur (Goldstandard). Ein GAS-Nachweis lässt keine sichere Differenzierung zwischen Streptokokkeninfektion und -trägertum zu. Die Sensitivität der Schnelltests ist gegenüber der Kultur auf Blutagar mit 80 – 90 % zu niedrig, die Spezifität ist mit ≥ 95 % gut. Daher erfordert ein negativer Schnelltest, wenn die Ätiologie zweifelsfrei bestimmt werden soll, zusätzlich eine Kultur. Lateral-Flow-Immunoassay-Verfahren zeigen insbesondere bei ungeübter Schnelltestanwendung gegenüber Latex-Agglutinationsverfahren eine höhere Sensitivität und Spezifität.

Wichtig ist, dass der Rachenabstrich korrekt erfolgt. Mit dem Tupfer sollten intensiv beide Tonsillen und möglichst auch die hintere Rachenwand abgestrichen werden. Die Sensitivität kann durch Flockfaser-Abstrichtupfer erhöht werden. Diese Abstrichtupfer ermöglichen im Vergleich zu Watteabstrichtupfern eine effizientere Aufnahme und eine bessere Abgabe des Probenmaterials.

► **Serumantikörper.** Der Nachweis von Serumantikörpern gegen Streptolysine und andere GAS-Antigene ist für die Diagnose der GAS-Tonsillopharyngitis nicht hilfreich und sollte unterlassen werden. Bei Verdacht auf Streptokokken-Folgeerkrankungen wie dem ARF oder APSGN kann der Nachweis von Serumantikörpern von Nutzen sein. Zu beachten ist jedoch die niedrige Sensitivität und Spezifität der Serumantikörper, deren Titer unabhängig von einer akuten GAS-Infektion oder dem GAS-Trägertum stark schwanken können. Die gleichzeitige Bestimmung verschiedener Serumantikörper (Antistreptolysin-O und -S, Antistreptokokken-DNAse-B und Antistreptokokken-Hyaluronidase etc.) sowie die Beobachtung der individuellen Titerbewegungen des Patienten durch Mehrfachbestimmungen können Sensitivität und Spezifität erhöhen.

Bei Verdacht auf invasive GAS-Infektionen ist der Erregernachweis aus sonst sterilem Gewebe anzustreben. Es sollten Blutkulturen angelegt und angezüchtete Stämme an das Nationale Referenzzentrum für Streptokokken (52 057 Aachen, Pauwelstr. 30, Tel. 0241/8 089 510) zur Typisierung geschickt werden.

97.5 Therapie

97.5.1 Tonsillopharyngitis, Scharlach

Die GAS-Tonsillopharyngitis wird i. d. R. mit Antibiotika behandelt. Die Vorteile sind:

- Die Dauer der Ansteckungsfähigkeit wird reduziert. Spätestens nach 24 Stunden sind antibiotikabehandelte Patienten nicht mehr kontagiös.
- Die Symptome der Tonsillopharyngitis und Fieber klingen schneller ab, jedoch ist dieser Effekt nur mäßig ausgeprägt. In einer Cochrane-Analyse betrug der Unterschied zwischen Antibiotika- und Plazebobehandlung 16 Stunden.
- Dieselbe Analyse zeigt, dass die Reduktion purulenter Komplikationen heutzutage nur noch gering ist.
- Auch die Verringerung von Folgekrankheiten ist kritisch zu sehen. In Ländern mit hoher Inzidenz des ARF beträgt die NNT („number needed to treat“) der Antibiotikatherapie hinsichtlich Verhinderung des ARF etwa 60. In Deutschland dürfte der NNT-Wert unter den gegenwärtigen Bedingungen aber beträchtlich größer sein.

Den Vorteilen der Antibiotikatherapie müssen deren Nachteile gegenübergestellt werden. Das sind vor allem die Nebenwirkungen, der Selektionsdruck (Resistenzentwicklung) und die Kosten. Aus der großen Zahl von Patienten, die jährlich mit Antibiotika behandelt werden, ergibt sich eine große gesundheitsökonomische Bedeutung.

Somit begründet sich die Behandlungsindikation der GAS-Tonsillopharyngitis in der deutlich verkürzten Infektiosität und gering verkürzten Krankheits-/Leidensdauer und (gegenwärtig in Deutschland) nicht mehr primär in der Verhinderung des ARF oder anderer Folgekrankheiten.

Für die Antibiotikawahl kommen Penicilline, Cephalosporine, Makrolide und Clindamycin infrage. Seit Beginn der 1950er-Jahre galt die 10-tägige Behandlung mit Penicillin V als Therapie der Wahl für die GAS-Tonsillopharyngitis. Ob das auch heute noch gerechtfertigt ist, ist nicht bewiesen.

Die Sensibilität von GAS gegenüber Oralpenicillinen ist weltweit unverändert erhalten geblieben. Dennoch ist ein Versagen der Antibiotikatherapie bei GAS-Tonsillopharyngitis nicht selten. Häufigste Ursachen sind

- falsche Diagnose (Patient ist GAS-Träger und leidet an Virusinfektion),

- mangelnde Therapie-Compliance (deshalb 1- oder 2-mal tägliche Applikation ohne Reduktion der Tagesdosis anstreben),
- zu niedrige Dosierung des Antibiotikums.

Als Therapie der Wahl der GAS-Tonsillopharyngitis gilt nach wie vor die Gabe eines oralen Penicillins. Wird Penicillin V von Kleinkindern abgelehnt, kann wegen des besseren Geschmacks Amoxicillin-Saft verwendet werden. Dosierung für Penicillin V: 100 000 IE/kgKG/d, maximal 2 Mio. (Erwachsene 3 Mio.) IE/d, in 2 (– 3) Einzelgaben. Anstelle von Phenoxypenicillin-Kalium kann Phenoxypenicillin-Benzathin mit einer deutlich längeren Halbwertszeit verwendet werden (50 000 IE/kgKG/d in 2 Einzelgaben). Heute empfohlene Therapiedauer: 7 Tage. Die Beratung der Eltern, dass das Verschwinden der Symptome noch nicht bedeutet, dass auch die Bakterien eliminiert sind und die Behandlung vorfristig beendet werden kann, ist für die Compliance wichtig.

Die Behandlung mit Oralcephalosporinen über 5 Tage ist mindestens ebenso effektiv wie die 10-tägige Penicillin-V-Therapie. Nach einer Metaanalyse ist die Behandlung mit Oralcephalosporinen mikrobiologisch derjenigen mit Penicillin V überlegen. Die Behandlung mit Oralcephalosporinen ist jedoch teurer und zudem ist nicht bewiesen, ob die höhere bakteriologische Sanierungsrate von klinischer Relevanz ist. Daher sollte nur bei ausgewählten Indikationen mit einem Oralcephalosporin mit schmalem Spektrum (Cefalexin, Cefaclor) behandelt werden. Die Indikationen sind Versagen der Penicillin-V-Therapie, häufige Rezidive und Indikationen, die eine zuverlässigere Eradikation von GAS angebracht erscheinen lassen.

Bei einer Penicillinallergie gelten Oralcephalosporine (außer bei allergischen Frühreaktion), Clindamycin und Makrolide als Alternative. Clindamycin: 20 mg/kgKG/d in 3 Einzelgaben über 10 Tage, Resistenzrate in Deutschland ca. 5 %. Bei den Makroliden müssen die hohe Resistenzrate (10 – 12 %) und deren regionale Unterschiede in Deutschland berücksichtigt werden. Mit Azithromycin, 1-mal 20 mg/kgKG/d, über 3 Tage wäre sogar eine Kurzzeittherapie möglich. Wegen der extrem langen Halbwertszeit sollte diese Behandlung aber die Ausnahme bleiben.

Von Cotrimoxazol und Tetrazyklinen ist wegen unzureichender Wirksamkeit und möglicher unerwünschter Wirkungen abzusehen.

Für die symptomatische Therapie sind Paracetamol und Ibuprofen geeignet. Azetylsalizylsäure ist zu vermeiden. Kortikosteroide sind nicht zu empfehlen.

Bei adäquater Therapie sind die meisten Patienten, insbesondere Adoleszente (und Erwachsene), nach 48 Stunden beschwerdefrei. Ist dies nicht der Fall, sind die Therapie-Compliance zu hinterfragen und die Diagnose zu überprüfen. Ein Rachenabstrich nach Beendigung der Antibiotikatherapie ist nicht notwendig, außer bei Patienten mit ARF in der Anamnese. Urinuntersuchung und EKG sind nicht indiziert.

Bei Patienten mit häufigen Tonsillopharyngitiden, 7 Episoden in den letzten 12 Monaten oder 5 Episoden/Jahr in den letzten 2 Jahren sowie Schlafstörungen, kann eine Tonsillektomie erwogen werden.

Für Scharlach gelten die gleichen Therapieempfehlungen wie für die GAS-Tonsillopharyngitis.

97.5.2 Invasive Infektionen

Die Hauptpfeiler einer erfolgreichen Therapie schwerer invasiver GAS-Infektionen sind

- die Hemmung der bakteriellen Proteinsynthese zur Abtötung der Streptokokken und Reduktion der Toxinproduktion,
- die Neutralisierung der zirkulierenden Toxine (Superantigene) und
- ein chirurgisches großzügiges Wunddébridement zur Entfernung von infiziertem oder nekrotischem Gewebe.

Die antibiotische Behandlung erfolgt nach Erregernachweis intravenös mit Penicillin G, 200 000 – 400 000 IE/kgKG/d, und zusätzlich mit Clindamycin, 40 mg/kgKG/d. Tierversuche haben gezeigt, dass durch Clindamycin die Zytokin- und die Superantigenproduktion gesenkt werden kann und damit auch die Letalität. Von einer Monotherapie mit Clindamycin wird wegen möglicher GAS-Resistenzen abgeraten.

Die Gabe von (hochdosiertem) gepooltem intravenösem Immunglobulin (IVIG) ist umstritten. Durch die Vielzahl der in polyvalentem IVIG enthaltenen Antikörper soll eine große Anzahl unterschiedlicher Antigene neutralisiert und die Zytokin-Produktion verringert werden.

97.5.3 Hautinfektionen

Die Selbstheilungsrate der Impetigo contagiosa (Placebotherapie) beträgt innerhalb der ersten 7 Tage bis zu ca. 40 %. Eine Behandlung ausschließlich mit pflegerischen, hygienischen Maßnahmen kann daher nur eine Option bei sehr kleinen umschriebenen Herden immunkompetenter Patienten sein. Bei leichten Formen reicht die lokale Behandlung mit Wunddesinfektiva aus, z. B. Chlorhexidin, Lavasept, Octenidin, PVP-Jod, Triclosan oder Farblösungen. In der Praxis werden jedoch häufig antibiotikahaltige Salben bzw. Cremes bevorzugt. Sie sind zwar wirksamer als Placebo, fördern aber die Resistenzentwicklung. Schwere Formen sind systemisch mit Antibiotika zu behandeln. Bei der Auswahl der Antibiotika ist zu beachten, dass die Impetigo und andere Hautinfektionen neben GAS v. a. durch S. aureus verursacht werden.

Die perianale Dermatitis sollte aufgrund der hohen Rezidivneigung immer systemisch mit Antibiotika behandelt werden, vorzugsweise einem Cephalosporin mit schmalen Spektrum (Cefalexin, Cefaclor). Dauer: 7 Tage.

97.6 Prophylaxe

Die Prophylaxe bei Patienten nach ARF kann mit einem oralen Penicillin in der Dosierung von 400 000 IE in 2 ED täglich oder mit Benzathinpenicillin G, 1,2 Mio. IE intramuskulär alle 4 Wochen (ausreichende Spiegel in den Tonsillen werden jedoch nur für 3 Wochen erreicht), vorgenommen werden. Die intramuskuläre Gabe scheint der oralen Therapie überlegen zu sein und sollte bei mangelhafter Compliance von Eltern oder Patient vorgezogen werden.

Das 1. Jahr nach der Erkrankung ist wahrscheinlich das entscheidende, da in dieser Zeit Rezidive am häufigsten vorkommen. Besonders bedeutsam ist die Prophylaxe bei Patienten nach rheumatischer Karditis, da diese eine hohe Rezidivrate aufweisen. Über die Gesamtdauer der Prophylaxe gehen die Meinungen auseinander. Sie sollte minimal 5 Jahre dauern, bei einem Rezidiv lebenslänglich. Bei engen Sozialkontakten in Wohnheimen, Kindertagesstätten, Freizeit- und Militärlagern etc. ist die Prophylaxe besonders wichtig und sollte keinesfalls unterbrochen werden.

Patienten mit Penicillinallergie vom Typ der Spätreaktion erhalten ein Oralcephalosporin (Patienten mit einer Frühreaktion müssen allergologisch untersucht werden) oder ein Makrolid. In diesem Fall ist jedoch unbedingt die regionale GAS-Resistenzsituation zu beachten!

Die Kontagiosität von Tonsillopharyngitis und Scharlach beschränkt sich auf das akute Stadium und ist bereits 24 Stunden nach Beginn einer wirksamen Antibiotikatherapie nicht mehr vorhanden. Ohne Antibiotikatherapie ist von einer Ansteckungsfähigkeit mindestens bis zum Abklingen der Symptome auszugehen. Kinder können demnach, soweit sie vom Allgemeinzustand dazu in der Lage sind, Gemeinschaftseinrichtungen bereits 24 Stunden nach Beginn der Therapie wieder besuchen, symptomatisch behandelte Kinder erst nach Abklingen aller Symptome. Gesunde GAS-Träger sind nur sehr selten Krankheitsüberträger und können am Schulunterricht teilnehmen.

Bei asymptomatischen Kontaktpersonen einschließlich sog. Haushaltskontakten und bei chronischem Trägerstatus sind weder eine mikrobiologische Umgebungsuntersuchung noch eine Antibiotikabehandlung indiziert; Ausnahme: Familien oder Gruppen, in denen eine Person mit Zustand nach ARF oder APSGN lebt, bei rezidivierenden Infektionen innerhalb einer Familie (Pingpong-Infektion), bei engem Kontakt (Haushaltskontakt) zu einer Person mit einer invasiven GAS-Infektion, bei einem Ausbruch von invasiven GAS-Infektionen oder ARF und u. U. beim medizinischen Personal von Stationen mit immundefizienten Patienten. In diesen Fällen sollte der GAS-Träger möglichst mit Clindamycin, 20 mg/kgKG/d über 10 Tage, behandelt werden.Alternative: Penicillin plus Rifampicin.

Bisher existiert keine Impfung gegen GAS. Verschiedene Impfstoffe auf der Basis von M-Proteinen und anderen GAS-Virulenzfaktoren sind in der Entwicklung. Für einige Impfstoffkandidaten wird derzeit die klinische Evaluation geplant.

Es existiert keine bundeseinheitliche Meldepflicht für GAS-Infektionen. Aktuell ist nur Scharlach in einigen Bundesländern (Sachsen, Sachsen-Anhalt, Thüringen) meldepflichtig.

Koordinator:
H. Scholz

Mitarbeiter:
R. Berner, A. Duppenthaler, J. Forster, N. Töpfner

97

97.7 Weiterführende Informationen

Centers for Disease Control and Prevention: www.cdc.gov > A–Z Index: S > Strep Infection, Group A

Nationales Referenzzentrum für Streptokokken am Institut für Medizinische Mikrobiologie des Universitätsklinikums Aachen
Pauwelstr. 30
52 057 Aachen
Tel.: 0241 80–89 946 oder -89 510
Fax: 0 241 8 082–483
E-Mail: mlinden@ukaachen.de

98 Infektionen durch β-hämolysierende Streptokokken der Gruppe B (GBS)

98.1 Klinisches Bild

Infektionen durch β-hämolysierende Streptokokken der Gruppe B (GBS; Streptococcus agalactiae) betreffen im Kindes- und Jugendalter nahezu ausschließlich Neu- und Frühgeborene sowie Säuglinge in den ersten 3–4 Lebensmonaten. Es werden 2 Formen unterschieden: Die Frühform („early onset"), die sich in ca. 85 % der Fälle in den ersten 24 Stunden postnatal manifestiert (sehr selten erst am oder nach dem 3. Lebenstag),und die Spätform („late onset"), die erst ca. 1 Woche bis 3 – 4 Lebensmonate nach der Geburt einsetzt. .

Das klinische Spektrum der perinatalen GBS-Infektionen reicht vom septischen Abort bis zur transitorischen, asymptomatischen Bakteriämie. Das Risiko Frühgeborener unter 1500 g Geburtsgewicht an einer GBS-Infektion zu erkranken ist etwa 20-mal höher als das Termingeborener. Je unreifer das Neugeborene ist, desto häufiger verläuft die GBS-Infektion als Sepsis. Bei reifen Neugeborenen findet sich dagegen meist eine Pneumonie, die oft nicht von einem Atemnotsyndrom zu unterscheiden ist. Trotz des deutlich erhöhten Risikos von Frühgeborenen für eine invasive GBS-Infektion sind die meisten der betroffenen Kinder Termingeborene.

In schweren Fällen beginnt die Frühform intrauterin, sodass die Kinder bereits bei Geburt infiziert sind und postnatal einen foudroyanten klinischen Verlauf zeigen können. Atemstörungen (Apnoe, Stöhnen, Tachy- und Dyspnoe) und eine gestörte Perfusion der Haut (Blässe, marmorierte Haut), Hypotonie, sowie Tachykardie sind Frühzeichen der Sepsis. Die respiratorische Insuffizienz (Atemnotsyndrom) und der septische Schock zwingen häufig zur Intubation und Beatmung.

Durch hämatogene Aussaat kann es insbesondere bei verzögertem Therapiebeginn zu Osteomyelitis, septischer Arthritis oder Meningitis kommen. Zur Meningitis – bezogen auf blutkulturpositive „Early-onset"-Infektionen – kommt es in 10 – 20 % der Fälle. Insbesondere bei Meningitis ist in bis zu 50 % der Patienten mit dauerhaften Folgeschäden zu rechnen.

Die Spätform der GBS-Infektionen („late onset") verläuft vorwiegend (> 30– 60 %) als Meningitis und beginnt oft unspezifisch mit einer kurzen Periode von Fieber, Trinkunlust, Unruhe und Berührungsempfindlichkeit. Später bildet sich das Vollbild der Meningitis mit gespannter Fontanelle, Fieber, Lethargie bis zum Koma und tonisch-klonischen Krampfanfällen aus. Der Verlauf ist i. d. R. nicht so foudroyant wie der Frühform.

Nach der Neugeborenenzeit spielen invasive GBS-Infektionen vor allem bei immunsupprimierten erwachsenen Patienten zunehmend eine Rolle. GBS werden bei Kindern sehr selten als Erreger einer Endokarditis, Shunt-Infektion, Perikarditis, Osteomyelitis, Arthritis, Pneumonie, Otitis media, Peritonitis oder einer Harnwegsinfektion beschrieben. Auch eine Phlegmone oder eitrige Tonsillitis kann selten durch GBS bedingt sein.

98.2 Ätiologie

Der bakteriologische Speziesbegriff ist Streptococcus agalactiae; im klinischen Sprachgebrauch hat sich Gruppe-B-Streptokokken (GBS) durchgesetzt. Es sind fakultativ grampositive Kettenkokken. Auf Schafsblutagar zeigen sie ein charakteristisches Wachstum in Form von flachen, grauen Kolonien, die von einem engen β-hämolytischen Hof umgeben sind, mit eher unscharfem Rand. Wie andere hämolysierende Streptokokken besitzen auch S. agalactiae ein klar definiertes Kohlenhydrat-Antigen an der Zellwand, das die Gruppenzugehörigkeit (Gruppe B) bestimmt. Außerhalb davon befindet sich eine Kapsel aus typenspezifischen Kohlenhydraten, die kovalent an das Peptidoglycan der Zellwand gebunden sind und die Zugehörigkeit zu einzelnen Serotypen bestimmen. Die bisher bekannten 10 Serotypen sind Ia, Ib, II, III, IV, V, VI, VII, VIII und IX. Daneben gibt es eine kleinere Anzahl nicht typisierbarer Stämme. In Deutschland gehören etwa ⅔ aller Isolate dem Serotyp III an, am zweithäufigsten werden die Serotypen Ia und V isoliert. Zusätzlich befinden sich auf der Oberfläche der Bakterien die Proteinantigene C, R und X. Diese dienen wie die Kapselantigene zur Subtypisierung der Erreger.

98

98.3 Epidemiologie

Bei der („early onset") Infektion des Früh- und Neugeborenen entstammen die GBS praktisch immer der mütterlichen Rektovaginalflora. Das eigentliche Reservoir von GBS ist der Intestinaltrakt. In Zervixabstrichen sind GBS seltener nachweisbar als im Vaginalabstrich. Die vaginale Kolonisationsrate liegt bei 10–30 %. Auch Männer sind intestinal in vergleichbarer Größenordnung kolonisiert. Individuen mit wechselnden Sexualkontakten sind häufiger mit GBS besiedelt. Dabei ist der Status einer Kolonisation nicht konstant, sondern kann variieren.

Es gibt keine eindeutige Beziehung zwischen vaginaler GBS-Besiedlung und Frühgeburtlichkeit oder vorzeitigem Blasensprung. GBS sind aber wahrscheinlich der häufigste bakterielle Grund für eine Totgeburt. Sie können ein Amnioninfektionssyndrom bzw. eine Chorioamnionitis verursachen. Postpartales Fieber, Endometritis und Wundinfektionen der Mutter sind bei GBS-Kolonisation gehäuft.

Je dichter die Mutter bei der Entbindung mit GBS besiedelt ist, desto häufiger werden die GBS auf das Kind übertragen. Die Übertragungsrate nach vaginaler Geburt auf die kindliche Haut oder Schleimhaut beträgt 50 – 60 %, das Erkrankungsrisiko eines Termingeborenen aber „nur" bei ca. 0,2 – 0,5 %; dieses steigt beim Frühgeborenen auf 15 – 20 % und bei extremer Unreife (< 28 SSW) auf bis zu 100 %.

Bei der Spätformsind die horizontale oder nosokomiale Infektion der wahrscheinlichste Übertragungsweg. Rund 40 % der infizierten Kinder stammen von Müttern, bei denen eine Besiedlung mit GBS nicht nachgewiesen werden konnte (schließt Besiedelung nicht aus, s. o.). Auch Muttermilch kommt für die mikrobiologische Diagnostik infrage. Es sind auch nosokomiale Infektionen über medizinisches Personal resp. andere kolonisierte Neugeborene beschrieben worden. Die **Inkubationszeit** ist bei perinatalen Infektionen kaum zu definieren, da einer Infektion eine unbestimmbare Zeit der Kolonisation vorausgeht.

98.4 Diagnose

Beweisend für eine GBS-Infektion ist der Nachweis des Erregers in Blut-, Liquorkultur oder anderen normalerweise sterilen Materialien. Ein Nachweis in Haut- und Schleimhautabstrichen wie Ohrabstrichen, Magensekret, Nabelabstrich oder Mekonium beweist nur eine Besiedlung. Aus ihr leitet sich nur dann eine Behandlungsindikation für das Neugeborene ab, wenn zusätzlich klinische Symptome einer Infektion oder Risikofaktoren (s. u.) für eine Infektion bestehen.

Empfohlen ist ein Screening auf rektovaginale Besiedlung mit GBS aller Schwangeren im letzten Trimenon (35. – 37. SSW), da der Nachweis von GBS die Möglichkeit einer Prophylaxe eröffnet. Die Kultur stellt den Goldstandard dar, um eine GBS-Besiedlung der Mutter festzustellen. Ein kombinierter Abstrich aus dem Introitus vaginae und dem Anorektum ist die geeignete Untersuchungsprobe.

Zum GBS-Nachweis eignen sich flüssige GBS-Anreicherungsmedien, welche die Begleitflora durch Zusätze von Antibiotika unterdrücken (z. B. Lim bouillon von BD). Eine Kultur auf herkömmlichen Blutagar weist keine ausreichende Sensitivität auf.

Alternativ verfügbare Enzymimmunoassays (ICON-Strep B oder Equate Strep B) haben eine deutlich geringere Sensitivität, die für die Routine nicht ausreicht. PCR-Teste zum Nachweis von GBS (z. B. X-Pert) sind verfügbar, die Sensitivität scheint in mehreren Studien ausreichend zu sein. Die Verfahren sind der selektiven Kultur im Hinblick auf die Sensitivität nicht überlegen, aber deutlich teurer.

Blutbild, IL-6 oder IL-8 und CRP entsprechen bei einer GBS-Infektion der jeder anderen Neugeborenensepsis. Bei infizierten Frühgeborenen entspricht das Röntgenbild dem eines Atemnotsyndroms, bei Termingeborenen eher einer Pneumonie mit grobfleckigen bzw. lobären Verdichtungen, z. T. auch mit Ergussbildung.

98.5 Therapie

GBS sind empfindlich gegen alle Betalaktam-Antibiotika (Ausnahme Ceftibuten). Die In-vitro-Sensitivität von GBS gegen Penicillin ist zwar um den Faktor 10 geringer als die von Streptokokken der Gruppe A, für den klinischen Bedarf sind aber fast alle Betalaktam-Antibiotika gegen GBS ausreichend wirksam. GBS sind in relevanter Größenordnung gegen Erythromycin resistent (ca. 14–23 %), die aktuelle Resistenzrate gegen Clindamycin liegt bei ca. 10–20 %. Gegen Aminoglykoside sind GBS in vitro resistent, die Kombination mit Ampicillin ist synergistisch wirksam. Deshalb hat sich die Empfehlung durchgesetzt, GBS-Infektionen mit Penicillin (300 000 IE/kgKG/d in 4 – 6 ED) oder Ampicillin (200 mg/kgKG/d in 3 ED) in Kombination mit einem Aminoglykosid, z. B. Gentamicin (5 mg/kgKG/d in 1 ED) für mindestens 5 Tage zu behandeln (s. u.). Cephalosporine sind gleich wirksam wie Penicilline (Ausnahme Ceftibuten). Bei der Meningitis werden die Dosen der Betalaktam-Antibiotika erhöht.

Die Gesamtdauer der antibiotischen Therapie einer GBS-Sepsis ist nicht gut evaluiert. Bei positiver Blutkultur beträgt sie derzeit 7 – 10 Tage. Eine Meningitis wird mindestens 14 Tage behandelt.

Die adjuvante Therapie durch intensivmedizinische Maßnahmen entspricht der jeder anderen Form der Neugeborenensepsis. Bei GBS-Pneumonie und schwerer respiratorischer Insuffizienz kann intratracheal verabreichtes Surfactant den Gasaustausch verbessern. Eine Immunglobulin-Behandlung (intravenöses IgG) nützt nichts.

Trotz adäquater Überwachung und Therapie der („early onset") GBS-Sepsis liegt die Letalität aktuell in Deutschland um 5 %, bei Frühgeborenen bei 20 – 30 %.

Die Prognose der „Late-onset"-Meningitis ist schlechter. Ein hoher Anteil dieser Kinder (bis zu 50 %) entwickelt neurologische Spätschäden wie Hydrozephalus, mentale Retardierung oder zerebrale Bewegungsstörungen. Die Letalität liegt ebenfalls bei 5 %.

98.6 Prophylaxe

Vom CDC und in den 2010 überarbeiteten deutschen AMWF-Leitlinien wird nur noch die screeningbasierte Prophylaxe empfohlen.

Der screeningbasierten Strategie liegt der Nachweis von GBS aus einem kombinierten Abstrich von Introitus vaginae und Anorektum der Schwangeren zwischen der 35. und 37. SSW zugrunde (s. o.). Bei Nachweis von GBS wird eine intrapartale antibiotische Prophylaxe (IAP) vorgeschlagen.

Fehlt der Screening-Befund oder wurde das Screening nicht durchgeführt und tritt unter der Geburt Fieber auf oder liegt der Blasensprung mehr als 18 Stunden zurück oder droht eine Frühgeburt vor der vollendeten 37. SSW, so soll ebenfalls die Prophylaxe gegeben werden (siehe AWMF-Leitlinie).

Unabhängig vom Screening-Ergebnis werden intrapartal Antibiotika verabreicht, wenn einer der 3 „Major"-Risikofaktoren vorliegt:

- Vorheriges Kind mit invasiver GBS-Infektion,
- GBS-Bakteriurie während der Schwangerschaft oder
- Drohende Frühgeburt < 37 SSW.

Im letzteren Fall ist die Prophylaxe nicht notwendig, wenn ein negativer GBS-Kulturbefund zwischen der 35. und 37. Woche vorliegt und nicht aus anderen klinischen Gründen eine antibiotische Therapie erfolgt (s. AWMF-Leitlinie).

Die antibiotische Prophylaxe wird durchgeführt mit Penicillin (zu Beginn 5 Mega-IE intravenös, anschließend 2,5 Mega-IE alle 4 Stunden bis zur Geburt) oder Ampicillin (zu Beginn 2 g intravenös, anschließend 1 g alle 4 Stunden bis zu Geburt), bei Penicillinallergie (ohne Anaphylaxie, Angioödem, respiratorische Symptomen oder Urtikaria) kommen auch Cephalosporine infrage. Falls mit Allergie gegen Cephalosporine gerechnet werden muss, sollte Clindamycin verabreicht werden. Da GBS gegen Clindamycin resistent sein können, muss in diesen Fällen eine Resistenztestung erfolgen. Erythromycin sollte aufgrund vermehrter Resistenzen nicht mehr eingesetzt werden. Die prophylaktische Gabe von Antibiotika bei Schwangeren mit GBS-Besiedlung vor Beginn der Wehentätigkeit oder vor dem Blasensprung hat sich als nicht effektiv erwiesen, da bis zu 70 % der behandelten Frauen zum Zeitpunkt der Geburt erneut mit GBS kolonisiert sind; sie wird daher nicht empfohlen. Ebenfalls nicht effektiv ist die Behandlung von GBS-besiedelten Schwangeren während der Gravidität, da es meist zu einer Wiederbesiedlung nach Beendigung der Antibiotikagabe kommt.

Gelingt es, mindestens 2 Dosen eines der genannten Antibiotika an die Gebärende intrapartal zu applizieren, braucht ein klinisch asymptomatisches Frühgeborenes ab der 30. SSW nicht a priori antibiotisch behandelt zu werden. Diese Kinder werden auf der Frühgeborenenstation versorgt und dort engmaschig klinisch überwacht. Laborchemische Untersuchungen (Blutbild, CRP, aber auch IL-6/IL-8) sind bei asymptomatischen Kindern nicht ausreichend prädiktiv für eine Infektion. Normale Plasmaspiegel von IL-6 oder IL-8 im Nabelschnurblut machen allerdings eine „Early-onset"-Sepsis sehr unwahrscheinlich. Termin- und Frühgeborene > 35. SSW (die normalerweise in der Geburtsklinik bleiben) von Müttern mit den genannten Risikofaktoren, die 2 Dosen der genannten Antibiotika – also mindestens 4 Stunden vor der Entbindung beginnend – intrapartal erhalten haben, sollen dennoch mindestens 48 Stunden lang engmaschig überwacht werden. Diese Überwachung beinhaltet eine alle 4 Stunden dokumentierte Beurteilung des Neugeborenen durch eine erfahrene Pflegekraft. Bakteriologische Abstriche, Blutbild oder die Bestimmung von CRP oder IL-6/8 sind in diesen Fällen nicht erforderlich.

Die IAP hat zu einem deutlichen Rückgang der frühen Form der GBS-Sepsis geführt, jedoch nicht die Inzidenz der späten Form der GBS-Sepsis gemindert.

Ob die GBS-Prophylaxe die Entwicklung oder Selektion von resistenten E.-coli-Stämmen fördert, die ein besonderes Risiko für Frühgeborene darstellen, ist Gegenstand der Diskussion.

Ein Impfstoff ist derzeit nicht verfügbar; allerdings sind verschiedene Impfkonzepte in klinischer Erprobung.

Die Isolierung der Patienten ist nicht notwendig, ebenso wenig eine über das normale Maß hinausgehende Desinfektion, z. B. des Inkubators.

Koordinator:
R. Berner

Mitarbeiter:
E. Herting, M. Hufnagel, M. Kunze, R. Roos, B. Spellerberg

98.7 Weiterführende Informationen

AWMF-Leitlinie. Prophylaxe der Neugeborensepsis (frühe Form) durch Streptokokken der Gruppe B: www.awmf.org > Leitlinien: Aktuelle Leitlinien > Registernummer 024–020

Centers for Disease Control and Prevention: www.cdc.gov > A–Z Index: S > Strep Infection, Group B

Nationales Referenzzentrum für Streptokokken
am Institut für Medizinische Mikrobiologie des Universitätsklinikums Aachen
Pauwelstr. 30
52 057 Aachen
Tel.: 0241 80–89 946 oder -89 510
Fax: 0 241 8 082–483
E-Mail: mlinden@ukaachen.de

99 Syphilis

99.1 Konnatale Syphilis

99.1.1 Klinisches Bild

Bei einer Schwangeren mit nicht bzw. unzureichend behandelter Syphilis besteht das Risiko einer Infektion des Embryos oder des Fetus (Lues connata). Bei ausbleibender oder nicht rechtzeitiger Antibiotikatherapie der Schwangeren kann es zu Abort bzw. Totgeburt, Frühgeburt oder Geburt eines schwerkranken Kindes kommen, das kurz nach Geburt sterben kann.

Die konnatale Syphilis wird in ein Frühstadium (Lues connata praecox, Auftreten der Symptome in den ersten 2 Lebensjahren) und in ein Spätstadium (Lues connate tarda, Auftreten der Symptome nach dem 2. Lebensjahr) eingeteilt.

Etwa 30–50 % der intrauterin infizierten Kinder zeigt unmittelbar post natum Symptome (meist Frühgeborene), z. B. respiratorische Anpassungsstörungen, Ödeme, Hydrops, Hepatosplenomegalie, Hauteffloreszenzen, vorgewölbtes Abdomen, Anämie, Ikterus. Die meisten der zunächst asymptomatisch infizierten Kinder werden in den ersten Lebensmonaten klinisch auffällig.

Zu den Symptomen zählen z. B. Fieber, makulopapulöse oder vesikuläre Effloreszenzen (meist an Handinnenflächen und Fußsohlen), Petechien, Fissuren, Blässe, Ikterus, Ödeme, Hepatosplenomegalie, Rhinitis, nachlassende Trinkleistung, Schleimhautulzera, Pseudoparalyse (durch schmerzhafte Periostitis), Lymphknotenschwellung, Condylomata lata, Enteritis (therapieresistent, z. T. hämorrhagisch), Laryngitis (Heiserkeit).

Meningitissymptome treten meist erst zwischen 3. und 6. Lebensmonat auf. Die ZNS-Beteiligung kann sich auch als Hydrozephalus mit Hirnnervenausfällen oder Krampfanfällen manifestieren.

In Ausnahmefällen können klinische Symptome aber auch erst im Kleinkindalter (oder später) auftreten, wie Uveitis, Keratitis, Tonnenzähne, Schwellung der Kniegelenke, Veränderungen an Tibia, Gaumen, Stirn, Nase („Sattelnase“), Taubheit, Rhagaden (perioral, perinasal, perianal), Hydrozephalus, Hirnnervenausfälle, Krampfanfälle.

Eine konnatale Syphilis kann in diesem Alter auch zufällig durch serologische Untersuchung erkannt werden, z. B. im Rahmen einer Umgebungsuntersuchung (nachdem bei der Mutter eine Syphilis festgestellt wurde). Die Kinder waren bis zu diesem Zeitpunkt klinisch unauffällig bzw. evtl. vorhandene klinische Symptome waren nicht als syphilisbedingt angesehen worden.

99.1.2 Ätiologie

Erreger der venerischen Syphilis ist Treponema pallidum subspecies pallidum, im folgenden T. pallidum genannt.

Die transplazentare Infektion des Fetus kann in jedem Syphilisstadium der nicht oder ungenügend behandelten Mutter erfolgen. Die Übertragungsrate ist umso höher, je kürzer die seit der Infektion der Mutter vergangene Zeitspanne ist. Infiziert sich die Mutter während der Schwangerschaft, beträgt die Übertragungsrate bis zu 100 %.

Die Therapie der Syphilis in den letzten Schwangerschaftswochen reicht oft nicht aus, um auch die Infektion des Fetus zu beherrschen.

Neben der transplazentaren Infektion ist auch eine Infektion des Kindes bei Passage der Geburtswege möglich (dies ist dann eine perinatale Infektion).

Die Übertragung der Treponemen durch Stillen kommt in Betracht, wenn sich an der Brust eine syphilitische Läsion oder Rhagaden bei Stadium 2 der Mutter befinden.

99.1.3 Epidemiologie

Die Inzidenz der konnatalen Syphilis wird bestimmt von der Inzidenz bzw. Prävalenz der primären und sekundären Syphilis bei Frauen im fertilen Alter. In Deutschland kommt die konnatale Syphilis heute selten vor. Es besteht nach § 7 Infektionsschutzgesetz eine anonyme Meldepflicht an das Robert Koch-Institut. 2005–2011 wurden pro Jahr 1–5 Fälle gemeldet.

99.1.4 Diagnostik

Serologische Untersuchung

Die Serodiagnostik wird erschwert durch transplazentar übertragene mütterliche IgG-Antikörper (AK). Immer sollten Serum von Mutter und Kind sowie, bei Vorliegen von Symptomen oder auffälligen serologischen Befunden, auch eine Liquorprobe des Kindes untersucht werden.

Beim Kind sollte nur Venen- und kein Nabelschnurblut verwendet werden. Alle Untersuchungen (bei Mutter und Kind) sollten im selben Labor erfolgen (zur korrekten Erfassung von Titerveränderungen sowie für Titervergleiche).

Treponemenspezifische Antikörper

▶ **Gesamt-Immunglobulin-Nachweis (TPHA/TPPA-Test).** TPHA-Test (Treponema pallidum Hämagglutinationstest) und TPPA-Test (Treponema pallidum Partikelagglutinations). TPHA/TPPA erfassen, wie auch andere, sowohl IgG- als auch IgM-Antikörper. Sie werden in erster Linie als Syphilis-Suchtest eingesetzt. Die Tests werden etwa 4 Wochen nach Primoinfektion positiv und bleiben nahezu lebenslang reaktiv. Bei 15–25 % der Patienten mit primärer Syphilis und adäquater Therapie sind TPHA/TPPA jedoch nach 1–2 Jahren nicht mehr reaktiv.

Bei negativem TPHA-Test ist eine konnatale Syphilis wenig wahrscheinlich. Bei sehr kurzer Periode zwischen Infektion der Schwangeren und Entbindung kann das Kind zwar infiziert worden sein, aber (bei Untersuchung unmittelbar nach Geburt) noch keine nachweisbaren Antikörper gebildet haben. Dann empfiehlt sich eine TPHA-Kontrolle nach 2 – 4 Wochen.

Bei zweifelhaftem oder positivem TPHA-Test besteht die Möglichkeit einer intrauterinen Infektion. Diese kann durch den Nachweis spezifischer IgM-Antikörper im kindlichen Blut gesichert werden. Lassen sich keine IgM-Antikörper nachweisen, handelt es sich mit hoher Wahrscheinlichkeit um passiv übertragene, mütterliche Antikörper. Jedoch schließt ein negativer T.-pallidum-IgM-Test eine behandlungsbedürftige Infektion nicht aus. Unabhängig vom Ergebnis des IgM-Antikörpernachweises empfehlen sich Kontrollen bis zur Negativierung.

▶ **IgM-Nachweise.** IgM-Antikörper können die Plazentaschranke nicht überwinden. Deshalb spricht der Nachweis spezifischer IgM-AK beim Kind immer für eine immunologische Auseinandersetzung des Kindes mit T. pallidum.

▶ **19S-FTA-ABS-Test.** Dem Test gehen eine Absorption mit einem Ultrasonikat aus apathogenen Treponemen und eine anschließende Fraktionierung (Abtrennung der IgG-Antikörper) voraus. Die Detektion erfolgt mit FITC-markierten Antikörpern. Der hoch sensitive und spezifische Test ist zeit- und materialaufwendig.

▶ **IgM-Ligandenimmunoassay.** Die Bestimmung spezifischer IgM-Antikörper im Ligandenimmunoassay ist gut geeignet für den IgM-Nachweis bei einem Patienten mit Syphilis im Frühstadium. Der Test ist weniger geeignet für die Diagnostik der Syphilis im Spätstadium, bei Zweitinfektionen und Reaktivierung. Die Methode ist automatisierbar und liefert objektive Werte.

▶ **IgM-Western-Blot.** Der IgM-Western-Blot ist eine ergänzende Methode, die in der Sensitivität dem IgM-Ligandenimmunoassay vergleichbar ist. Für Verlaufskontrollen ist der Test weniger geeignet, da eine Quantifizierung nicht möglich ist.

▶ **IgG-Nachweise.** Der Nachweis spezifischer IgG-Antikörper ist mittels FTA-ABS-Test, Ligandenimmunoassay oder Immunoblot möglich. Der IgG-Nachweis spielt bei Verdacht auf konnatale Infektion eine geringere Rolle als der Nachweis von IgM-Antikörpern. Aufgrund ihrer Plazentagängigkeit können spezifische IgG-Antikörper bei Unkenntnis zu Problemen bei der Diagnostik der konnatalen Syphilis führen.

Bei treponemenspezifischen Antikörpertests können falsch positive Ergebnisse bei Autoimmunerkrankungen, Krankheiten des rheumatischen Formenkreises oder Leberzirrhose auftreten. Falsch negative Ergebnisse sind sehr selten.

Lipoidale Antikörper (VDRL, RPR, Cardiolipin-Komplementbindungstest)

Im VDRL (Veneral Disease Research Laboratory Test) / RPR (Rapid Plasma Reagin Test) werden lipoidale, gegen mitochondriale Antigene gerichtete Antikörper nachgewiesen. Diese Antigene werden bei Gewebezerfall freigesetzt und besitzen teilweise Kreuzantigenität mit T. pallidum. Lipoidale Antikörper sind im Sekundärstadium quasi immer nachweisbar, bei primärer oder spät latenter Syphilis können sie fehlen. Ein im Vergleich zum mütterlichen Serum um 2 Stufen erhöhter VDRL-Titer (z. B. Mutter VDRL-Titer 1:4, Neugeborenes VDRL-Titer 1:16) spricht für eine konnatale Syphilis. Falsch positive Ergebnisse sind möglich, lassen sich aber meist anhand der nicht reaktiv ausfallenden spezifischen Tests erkennen. Falsch negative Testergebnisse sind sehr selten (Prozonenphänomen). Die quantitative Bestimmung gilt als Methode der Wahl zur Therapiekontrolle.

Liquordiagnostik

Bei Kindern mit konnataler Syphilis (bzw. Verdacht) sollte der Liquor cerebrospinalis untersucht werden (s. o.). Auch bei asymptomatischer Infektion kann eine ZNS-Beteiligung vorliegen. Für diese sprechen: Pleozytose, erhöhte Eiweißkonzentration, ein positiver Liquor-VDRL-Test und ein erhöhter Antikörperindex (lokale spezifische Antikörperbildung). Mit dem Liquor muss immer eine gleichzeitig entnommene Serumprobe untersucht werden.

Der spezifische Antikörperindex wird über Quotientenbildung aus Albumin, IgG, IgM und spezifischen Antikörpern unter Berücksichtigung der Schrankenfunktion ermittelt. Indices > 2,0 begründen den Verdacht eines Treponemenbefalls des ZNS, Indices ≥ 3,0 beweisen die spezifische lokale Antikörpersynthese im Gehirn.

Erregernachweis

► **Darstellung im Dunkelfeld.** Mikroskopischer Nachweis (Beweglichkeit und Morphologie des Erregers) im Nativpräparat, das aus dem Sediment fraglich erregerhaltiger Flüssigkeit oder als Tupfpräparat aus Plazentamaterial angelegt wird. Die Methode muss direkt vor Ort durchgeführt werden und ist in hohem Maße abhängig von der Erfahrung des Untersuchers.

► **Darstellung im Gewebe durch Versilberungspräparate.** Diese Methode wird nicht mehr empfohlen, da der immunhistochemische Nachweis und die PCR der Silberfärbetechnik überlegen sind.

► **PCR.** In der PCR können T.-pallidum-spezifische Nukleotid-Sequenzen in einer Vielzahl von Untersuchungsmaterialien nachgewiesen werden. Die PCR ist als schnelle, sensitive und spezifische Methode für den Nachweis von T. pallidum in Primärläsionen geeignet.

Bildgebende Diagnostik

Röntgenologisch erkennbare Knochenveränderungen finden sich bei 50 – 90 % der Kinder mit konnataler Syphilis: metaphysäre Osteochondritis, diaphysäre Periostitis, seltener Osteomyelitis. In der Regel sind mehrere Knochen betroffen. Die Veränderungen sind meist bilateral und symmetrisch und relativ frühzeitig nachweisbar. Am häufigsten betroffen sind die langen Röhrenknochen. Hier kann es zu pathologischen Frakturen kommen.

Knochenveränderungen können die einzigen Hinweiszeichen einer konnatalen Syphilis sein. Die röntgenologisch Knochenveränderungen sind hinweisend, aber nicht syphilisspezifisch. Sie erlauben keine Unterscheidung zwischen aktiver und abgelaufener Infektion.

Auch der Röntgenbefund der Lunge bei Lungenbeteiligung der konnatalen Syphilis ist unspezifisch.

CT, MRT und andere Untersuchungen kommen bei speziellen Fragestellungen zum Einsatz. Auch Leberverkalkungen wurden bei konnataler Syphilis nachgewiesen.

Weitere Laboruntersuchungen

Bei Kindern mit konnataler Syphilis findet man (mit abnehmender Häufigkeit) erhöhtes CRP, Anämie, erhöhte Transaminasenwerte, Thrombozytopenie, Hyperbilirubinämie und gelegentlich ein nephrotisches Syndrom oder Gerinnungsstörungen.

Ein negativer Coombs-Test bei einem hydropischen Neugeborenen mit hämolytischer Anämie sollte Anlass sein, an eine konnatale Syphilis zu denken und die entsprechende Diagnostik durchzuführen.

99.1.5 Therapie

Neugeborene mit konnataler Syphilis erhalten 200 000 – 250 000 IE/kgKG/d Penicillin G intravenös, verteilt auf 2 (1. Lebenswoche) bzw. 3 (2.– 4. Lebenswoche) ED (ab 5. Lebenswoche 4 ED). Eine Herxheimer-Reaktion kommt bei Neugeborenen seltener vor als bei Säuglingen und Kleinkindern. Die Therapiedauer beträgt 14 Tage.

Benzathin-Penicillin kann nicht empfohlen werden, da es keine ausreichenden Liquorspiegel erzielt. Über Therapieversagen mit Benzathin-Penicillin bei konnataler Syphilis wurde berichtet.

Manche Neugeborene bzw. Säuglinge sind so schwer krank (Ateminsuffizienz, fulminante Hepatitis), dass sie auf Intensivstation behandelt werden müssen.

Bei effektiver Therapie sinken die Titer der Lipoid-Antikörper um mindestens 4 Stufen ab.Daher kann der VDRL-Test zur Therapiekontrolle eingesetzt werden.

Die behandelten Kinder sollten nach 3, 6 und 12 Monaten serologisch kontrolliert werden. Nach 6 (– 12) Monaten sollten keine Lipoid-Antikörper mehr nachweisbar sein. Bei frühzeitiger Diagnosestellung und Therapie kommt es schneller zur Titernegativierung als bei später.

99.1.6 Prophylaxe

Die beste Prophylaxe der konnatalen Syphilis ist die rechtzeitige Diagnose und Therapie der Syphilis bei Schwangeren. Es gibt zahlreiche Berichte über Kinder mit konnataler Syphilis nach inadäquater Therapie der Syphilis während der Schwangerschaft.

Negative serologische Befunde der Mutter im 3./ 4. Schwangerschaftsmonat schließen eine konnatale Syphilis nicht aus, da es auch in den folgenden Schwangerschaftsmonaten noch zu einer Infektion von Mutter und Kind kommen kann. Bei Schwangeren mit erhöhtem Risiko (z. B. hohe Promiskuität) sollten daher die serologischen Untersuchungen auch am Beginn des 7. Schwangerschaftsmonats und bei Entbindung durchgeführt werden.

Bei Kindern mit konnataler Syphilis besteht Ansteckungsgefahr, insbesondere bei Kontakt mit Blut und Wund- bzw. Nasensekret. Wenn die Penicillintherapie > 24 Stunden erfolgt ist, gelten die Kinder nicht mehr als kontagiös.

Kinder mit spät(er) sich manifestierender konnataler Syphilis gelten nicht als kontagiös.

99.2 Erworbene Syphilis

99.2.1 Klinisches Bild

Die klinische Symptomatik der erworbenen Syphilis (Lues) bei Kindern und Jugendlichen unterscheidet sich nicht von der bei Erwachsenen.

99.2.2 Ätiologie

Eine Übertragung erfolgt durch sexuellen Kontakt (Übertragungen durch nichtsexuelle Kontakte sind extrem selten; entsprechende Berichte sind zurückhaltend zu bewerten). Ein enger Kontakt mit den syphilitischen Läsionen ist für die Übertragung notwendig.

Eine erworbene Syphilis bei Kindern ist in etwa 95 % der Fälle Folge sexuellen Missbrauchs, bei postpubertären Adoleszenten kommen sowohl Missbrauch als auch freiwillige sexuelle Kontakte in Betracht. Letzteres ist der Grund dafür, dass bei Adoleszenten häufiger als bei Kindern eine Syphilis festgestellt wird.

Bei Opfern sexuellen Missbrauchs sollte auch an Syphilis und umgekehrt bei Feststellung einer Syphilis bei Kindern und Adoleszenten an sexuellen Missbrauch gedacht werden.

99.2.3 Epidemiologie

Es gibt wenig Daten über postnatal erworbene Syphilis bei Kindern und Adoleszenten. Die meisten Publikationen dazu stammen aus den USA.

Die **Inkubationszeit** beträgt 10 – 90 Tage.

99.2.4 Diagnostik

Die meisten Autoren sind der Meinung, dass bei Opfern sexuellen Missbrauchs trotz der relativen Seltenheit einer auf diese Weise übertragenen Syphilis in Anbetracht der ernsten Folgen für das betroffene Kind die Syphilisdiagnostik erfolgen sollte. Wichtig ist hierbei, die unter Umständen relativ lange Inkubationszeit zu beachten (10 – 90 Tage). Differenzialdiagnostisch ist an die sehr selten vorkommende Spätmanifestation einer konnatalen Syphilis zu denken.

99.2.5 Therapie

Penicillin ist auch bei der postnatal erworbenen Syphilis das Mittel der Wahl. Die Therapie kann mit Penicillin G intravenös erfolgen. Bezüglich Dosis, Applikationsform und Therapiedauer sollten das jeweilige Syphilisstadium (z. B. ZNS-, Augenbeteiligung) und weitere Besonderheiten des Patienten (HIV/AIDS, Schwangerschaft) berücksichtigt werden.

Benzathin-Penicillin erzielt keine wirksamen Liquorkonzentrationen.

Bei Penicillinunverträglichkeit kommen Doxycyclin (ungenügende Liquorkonzentrationen), Ceftriaxon (in etwa 5 % Kreuzallergie mit Penicillin) und evtl. eine Penicillin-Desensibilisierung in Betracht.

Ceftriaxon istoffensichtlich ein wirksames Mittel bei immunkompetenten Personen mit Syphilis im

Frühstadium. Die Datenlage reicht aber noch nicht aus, um es offiziell zu empfehlen.

Auch Azithromycin ist bei Frühsyphilis offenbar wirksam, allerdings wurde über resistente T.-pallidum-Stämme berichtet.

Für die Therapie der Frühsyphilis (Infektion vor < 1 Jahr) gilt ebenfalls Penicillin G als die Therapie der Wahl. Da die täglich i. m. zu applizierenden Depotpräparate des Clemizol-Penicillins oder Procain-Penicillins nicht mehr verfügbar sind, muss auf das länger wirksame, 1-mal wöchentlich zu applizierende Benzathin-Benzylpenicillin zurückgegriffen werden, auch wenn damit keine wirksamen Liquorspiegel erreicht werden können (▶ Tab. 99.1).

Bei der Therapie der Spätsyphilis (Infektion vor > 1 Jahr) muss länger therapiert werden (▶ Tab. 99.2).

Bei der Neurosyphilis bzw. bei syphilitischer Uveitis wird Penicillin G intravenös (6 × 4 – 5 Mio. IE/d über 3 Wochen) eingesetzt. Rezidive von okulärer Syphilis nach Therapie mit Benzathin-Penicillin wurden berichtet (bei Immunkompetenten und bei HIV-Patienten).

Auch bei der Syphilis in der Schwangerschaft ist Penicillin Mittel der Wahl. Bei Verdacht auf symptomatische, intrauterine Infektion sollte eine Therapie mit Benzylpenicillin-Natrium i. v. (24–39 Millionen IE/d in 4–6 ED) unter stationären Bedingungen erfolgen.

Bei Penicillinunverträglichkeit kommt Ceftriaxon (wenig Daten) in Betracht, unter Umständen ist an eine Desensibilisierung zu denken.

Die Meinungen über die Syphilistherapie bei HIV-positiven Patienten sind nicht einheitlich. Die Behandlung sollte wie bei einer Spätsyphilis, bei den geringsten Anzeichen einer Neurosyphilis (evtl. auch bei negativen Liquorbefunden) wie bei einer Neurosyphilis erfolgen. Benzathin-Penicillin sollte keinesfalls eingesetzt werden.

Das Therapieergebnis sollte immer über längere Zeit durch entsprechende Untersuchungen nachkontrolliert werden.

Tab. 99.1 Therapie der Frühsyphilis (Infektion vor < 1 Jahr). Nach AWMF-Leitlinien der Deutschen STD-Gesellschaft.

Mittel	Dosierung
Benzathin-Benzylpenicillin	Erwachsene: 1-malig 2,4 Mio. IE i. m. (glutäal links/rechts je 1,2 Mio. IE) Kinder: 50 000 IE/kgKG i. m. (maximal 2,4 Mio. IE/Dosis)
bei Penicillinunverträglichkeit	
Doxycyclin	200 mg/d p. o. in 2 ED; 14 Tage, nicht bei Kindern < 8 Jahren, nicht bei Schwangeren; Kinder < 50 kgKG: 2 mg/kgKG/d oder
Erythromycin	2 g/d p. o. in 4 ED, Kinder 30 – 50 mg/kgKG/d; 14 Tage (z. T. erhebliche Nebenwirkungen beachten)
weitere Alternative	
Ceftriaxon	1 – 2 g/d i. v. in 1 ED, Kurzinfusion 30 min; 10 Tage oder 1 g/d i. m.; 10 Tage Kinder bis 12 Jahre: 30 – 80 mg/kgKG/d in 1 ED; 10 Tage

Tab. 99.2 Therapie der Spätsyphilis (Infektion vor > 1 Jahr). Nach AWMF-Leitlinien der Deutschen STD-Gesellschaft.

Mittel	Dosierung
Benzathin-Benzylpenicillin	2,4 Mio. IE i. m. (glutäal links/rechts je 1,2 Mio. IE) am 1., 8., und 15. Tag Kinder siehe ▶ Tab. 99.1
bei Penicillinunverträglichkeit	
Doxycyclin	200 mg/d p. o. in 2 ED, Kinder siehe ▶ Tab. 99.1; 28 Tage oder
Erythromycin	2 g/d i. v. in 4 ED, Kinder 20 – 30 mg/kgKG/d; 28 Tage (z. T. erhebliche Nebenwirkungen beachten) evtl. Desensibilisierung gegen Penicillin
weitere Alternative	
Ceftriaxon	2 g/d i. v., Kurzinfusion 30 min; Kinder siehe ▶ Tab. 99.1; 14 Tage

99.2.6 Prophylaxe

Die einzige Möglichkeit der Prophylaxe besteht in der Expositionsprophylaxe. Infektionen durch T. pallidum sind meldepflichtig (Meldung durch das Labor).

Koordinator:
M. Borte

Mitarbeiter:
M. Enders, W. Handrick, H. Schroten

99.3 Weiterführende Informationen

Robert Koch-Institut: www.rki.de > Infektionsschutz > RKI-Ratgeber für Ärzte > Syphilis (Lues)

Deutsche STI Gesellschaft (DSTDG): www.dstig.de (pdf) > Literatur/Leitlinien > Leitlinien > Diagnostik und Therapie der Syphilis

Konsiliarlaboratorium für Treponema
Labor Krone
Siemensstr. 40
32 105 Bad Salzuflen
Ansprechpartner: Prof. Dr. H.-J. Hagedorn
Tel.: 05 222 8 076–143
Fax: 05 222 8 076–163
E-Mail: info@laborkrone.de

100 Taeniasis und Zystizerkose

100.1 Allgemeines

Als Taeniasis wird der intestinale Befall des Menschen als Endwirt mit Adultwürmern der Zestodengattung Taenia bezeichnet. 3 verschiedene humanpathogene Arten kommen vor: der Rinderbandwurm Taenia saginata, der ostasiatische Finnenbandwurm T. asiatica und der Schweinebandwurm T. solium. Als Zystizerkose wird der Befall des Menschen als Zwischenwirt mit dem Finnen- bzw. Larvenstadium (Cysticercus cellulosae) von T. solium bezeichnet.

100.2 Klinisches Bild

Die im Dünndarm verweilenden Adultwürmer (bei T. saginata meist nur 1 Exemplar) verursachen keine oder nur geringe, uncharakteristische Beschwerden wie perianaler Pruritus, Inappetenz, Gewichtsverlust, Übelkeit und epigastrische oder periumbilikale Schmerzen. Bedeutsam ist die Gefahr der Zystizerkose bei der T.-solium-Infektion als Folge einer Selbstinfektion (anal-orale Übertragung von Eiern, evtl. auch durch Hochwürgen von Bandwurmgliedern) oder einer Übertragung auf andere Individuen durch direkte und indirekte Schmierinfektion.

Die sehr variable Symptomatik der Zystizerkose wird durch Lokalisation, Anzahl und Zustand der Finnen (Zystizerken) bestimmt. In Haut und Muskulatur verursachen sie meist keine Beschwerden. Von erheblicher Bedeutung ist jedoch die Neurozystizerkose: Am häufigsten sind parenchymatöse Zysten im Gehirn, die auch bei multiplem Befall asymptomatisch bleiben können. Sie verursachen vor allem Beschwerden, wenn sie nach Monaten bis Jahren degenerieren, die Zystenwand undicht wird und austretende Antigene eine umgebende Entzündungsreaktion mit perifokalem Ödem verursachen. Die häufigste Symptomatik sind partielle oder generalisierte Krampfanfälle und andere fokal-neurologische Symptome. Jedoch können auch abgestorbene und verkalkte Zystizerken noch Ursache epileptischer Anfälle sein. Bei multiplen Zysten (bis über 100 möglich) mit entzündlicher Reaktion kann es zur schwerwiegenden Zystizerkose-Enzephalitis kommen. Die bei Kindern seltene extraparenchymatöse Neurozystizerkose betrifft Lokalisationen im Ventrikelsystem, im Subarachnoidalraum, den Meningen und im Spinalkanal. Mögliche Folgen sind basale Meningitis, obstruktiver Hydrozephalus mit Kopfschmerzen und Erbrechen sowie radikuläre Symptomatik. Extraparenchymatöse Zystizerken in Ventrikeln oder im Subarachnoidalraum können zu multilobulären Riesenzysten heranwachsen und tumorartige Verdrängungserscheinungen verursachen, selten kommt es zu einer diffus infiltrierenden (razemösen) Proliferation in benachbarte Strukturen mit ausgeprägter Arachnoiditis und zerebralen Infarkten.

Bei okulärer Zystizerkose können Sehstörungen (unter Umständen Erblindung) auftreten.

100.3 Ätiologie

T. saginata besteht aus einem mit 4 Saugnäpfen versehenen Kopf (Skolex), einem dünnen, kurzen Halsteil und der 6 – 10 m lang werdenden Gliederkette (Strobila) aus 1000 – 2000 Gliedern (Proglottiden). T. solium wird selten länger als 3 – 4 m und ist ähnlich gebaut, jedoch mit diagnostisch wichtigen Unterschieden in der Morphologie der Proglottiden (u. a. geringere Zahl der Uterusäste) und des mit einem Rostellum (Hakenkranz) bewehrten Skolex. T. asiatica ist eng mit T. saginata verwandt und kann anhand der Proglottiden (u. a. größere Zahl der Uterusäste) unterschieden werden, der Skolex besitzt ein Rostellum mit rudimentären Haken.

Nur der Mensch dient als Endwirt von den im Dünndarm lebenden adulten Bandwürmern und scheidet dann mit dem Stuhl die reifen Proglottiden aus, welche eine große Zahl infektionstüchtiger (larvenhaltiger) Eier enthalten. Nach oraler Aufnahme von geeigneten Zwischenwirten werden die Larven freigesetzt, dringen durch die Mukosa und gelangen hämatogen in die Muskulatur und verschiedene Organe, wo sie eine Finnenblase (Cysticerus) bilden. Diese enthält einen eingestülpten Skolex, der im Menschen nach Verzehr von rohen bzw. ungenügend erhitzten, finnenhaltigen Fleischwaren zum adulten Bandwurm heranwächst.

Eier von T. saginata sind allein für Rinder infektiös, wo sie in der Muskulatur zu 2–10 mm großen Finnen werden (Cysticercus bovis). Die Zystizerken von T. asiatica sind sehr klein und finden

100

sich vor allem in Leber, Lunge und Omentum von Schweinen, aber auch anderen Tieren. Werden Eier von T. solium von geeigneten Zwischenwirten aufgenommen – neben Schweinen und anderen Haustieren kann dies auch der Mensch sein –, so kommt es mit der Bildung der Finnen zur Zystizerkose. Die meist auf eine Größe von 5–20 mm heranwachsenden Zystizerken finden sich beim Mensch vorwiegend in der Muskulatur und im ZNS (Neurozystizerkose), gelegentlich in nahezu allen Organen.

100.4 Epidemiologie

Die Taeniasis ist weltweit verbreitet mit Ausnahme der auf Ostasien beschränkten T.-asiatica-Infektion. In Europa scheint die Prävalenz von T. saginata zuzunehmen: 1 – 2 % der Bevölkerung dürften befallen sein. T. solium ist überall dort stark zurückgedrängt, wo Fleischbeschau und -frostung korrekt gehandhabt werden. Die Häufigkeit der Zystizerkose verhält sich parallel zum Schweinebandwurmbefall. Betroffen sind vor allem Länder mit Schweinehaltung unter unzureichenden hygienischen Bedingungen (freilaufende Schweine, Umgebungskontamination mit menschlichen Fäkalien).

Die Übertragung erfolgt mit der Nahrung (Aufnahme roher bzw. ungenügend erhitzter finnenhaltiger Fleisch- oder Wurstwaren). Es gibt keine Übertragung von T. saginata und T. asiatica von Mensch zu Mensch. Anders bei T. solium: die Infektion kann mit Eiern aus dem Stuhl eines wurmbefallenen Menschen geschehen (auch als Selbstinokulation, s. o.) oder indirekt über fäkal kontaminierte Nahrungsmittel. Ansteckungsfähigkeit besteht, solange der Wurm im Träger lebt (meist 4 – 5 Jahre, gelegentlich auch Jahrzehnte). Die Eier können monatelang infektionstüchtig bleiben.

Die Präpatenzzeit der Taeniasis (von der Ingestion der scolexhaltigen Finnen bis zum Beginn der Ausscheidung von Bandwurmgliedern bzw. Eiern) beträgt 8 – 12 Wochen.

Die **Inkubationszeit** der Zystizerkose ist extrem variabel (wenige Monate bis über 10 Jahre).

100.5 Diagnose

Die Diagnose der Taeniasis basiert vorwiegend auf der Entdeckung der Bandwurmglieder im Stuhl und deren Untersuchung (Asservierung in einem Probengefäß mit NaCl-Lösung oder Wasser, Beachtung der Infektiosität von T. solium). Die Glieder von T. saginata gehen spontan, aktiv sich bewegend oder im Stuhl ab, die von T. solium erscheinen meist zu mehreren zusammenhängend. Bereits im Darm freigesetzte Eier können auch bei der Stuhluntersuchung nachgewiesen werden. Während die Eier morphologisch identisch sind, kann die Taenien-Art anhand der Proglottiden bestimmt werden. Ein Koproantigen-ELISA sowie verschiedene PCR-Methoden sind zum Nachweis in Stuhlproben beschrieben.

Bei der Neurozystizerkose ist die Bildgebung entscheidend für Verdachtsdiagnose, Lokalisation und Therapieplanung, wobei das MRT sensitiver zur Darstellung kleiner Zysten und ihrer Viabilität ist, während das CT Verkalkungen besser erfasst. Intakte Zystizerken stellen sich als vesikuläre (hypodense bzw. T1/FLAIR-hypointense) Zysten von wenigen Millimetern bis zu mehreren Zentimetern Größe (meist 0,5 – 2 cm) dar. Der eingestülpte Skolex ist zum Teil als hyperdense/intense Struktur in der Zyste zu sehen. Degenerierende Zystizerken stellen sich als ringförmige oder runde Kontrastverstärkung dar, meist mit umgebendem Hirnödem, abgestorbene Zystizerken oft als kleine, rundliche Verkalkungen. Ventrikuläre und sonstige extraparenchymatöse Zysten sind am besten im kontrastverstärkten MRT darzustellen.

Bei peripheren Zystizerken (Haut- und Muskelbefall) lässt sich die Diagnose nach Exstirpation oder Probeexzision histologisch sichern. Okuläre Zystizerken können bei Sitz in der vorderen oder hinteren Augenkammer sichtbar sein.

Die serologische Untersuchung von Serum und/ oder Liquor (ELISA, Immunoblot) ist bei Neurozystizerkose in 70 – 90 % positiv. Auch der Nachweis zirkulierender Antigene sowie von T.-solium-DNA im Liquor ist möglich.

100.6 Therapie

Jeder intestinale Bandwurmbefall ist zu behandeln. Mittel der Wahl ist Praziquantel (Cesol) in einer 1-maligen Dosis von 10 mg/kgKG. Niclosamid (Yomesan), in den ersten 2 Lebensjahren 0,5 g (1 Tablette), im 2.–6. Lebensjahr 1 g, ab dem 6. Lebensjahr 2 g, ist ebenfalls wirksam. Die Dosis ist 1-malig nach dem Frühstück zu geben. Auch Mebendazol (Vermox) kann angewandt werden. Die Dosierung beträgt 200 mg/d in 2 ED für 3 Tage.

Die Therapie der Zystizerkose hängt von Lokalisation, Stadium und Symptomatik beim jeweiligen

Patienten ab. Bei symptomatischen, aber abgestorbenen Zysten (Verkalkungen, fehlende entzündliche Veränderungen) ist die Behandlung mit Antikonvulsiva ausreichend. Bei intakten (vesikulären) und degenerierenden parenchymatösen Zysten ist eine antiparasitäre Behandlung indiziert, da diese in verschiedenen kontrollierten Studien zu einer rascheren Resolution der Zysten und zur Reduktion generalisierter Anfälle führte. Der Stellenwert bei der im Kindesalter häufigsten Form, der singulären, rund oder ringförmig kontrastverstärkten (degenerierenden) Läsion, umstritten, da sich diese meist auch spontan zurückbildet und einige Studien keinen oder nur einen geringen Vorteil der antiparasitären Therapie zeigen konnten.

Mittel der Wahl ist Albendazol (Eskazole) in einer Dosierung von 15 mg/kgKG/d (in 2 ED) über 7–14 Tage. Ebenfalls wirksam ist Praziquantel (Cysticide). Davon erhalten Kinder ab 2 Jahren 15 Tage lang 50 mg/kgKG/d in 3 ED über 1–2 Wochen. In einigen Vergleichsstudien war Albendazol besser wirksam als Praziquantel. Zudem sind die Serum- und Liquorkonzentrationen von Praziquantel bei gleichzeitiger Steroidgabe signifikant erniedrigt, nicht jedoch bei Albendazol. In einigen therapierefraktären Fällen erwiesen sich auch längere (bis zu 4-wöchige), höher dosierte (Albendazol 30 mg/kgKG/d, Praziquantel 100 mg/kgKG als Eintagestherapie) oder alternierende bzw. kombinierte Therapieschemata als effektiv.

Zur Prophylaxe hyperergischer Reaktionen unter antiparasitärer Therapie ist die zusätzliche Gabe von Steroiden (1 – 2 mg Prednisolon-Äquivalent pro kgKG/d) empfehlenswert. Eine antiparasitäre Therapie ist wegen der Gefahr akuter Verschlechterungen und bleibender Schädigungen kontraindiziert bei Zystizerkose-Enzephalitis (Hirndruckgefahr), Hydrozephalus, Arachnoiditis, Angiitis und Ependymitis. Hier ist zunächst eine hochdosierte Steroidtherapie (z. B. 0,5 – 1 mg Dexamethason pro kgKG/d) erforderlich.

Bei Hydrozephalus ist oft ein Shunt erforderlich. Ventrikuläre Zysten und Riesenzysten sollten, soweit möglich, operativ (oder ggf. endoskopisch) entfernt werden.

Razemöse Zystizerkose sowie nichtoperable Riesen- und ventrikuläre Zysten erfordern eine längerfristige Albendazoltherapie (mindestens 1 Monat bzw. nach Verlauf) und gleichzeitige hochdosierte Steroidtherapie. In einer Studie erwies sich eine hochdosierte Albendazoltherapie (30 mg/kgKG/d über 8 Tage) bei gleichzeitiger, 4 Tage zuvor begonnener, hochdosierter Steroidtherapie als effektiv bei ventrikulären und subarachnoidalen Zysten.

Okuläre Zysten sollten operativ entfernt werden. Eine antiparasitäre Therapie wird wegen des Risikos irreversibler Schädigungen nicht empfohlen.

100.7 Prophylaxe

Die Eier von T. solium sind unmittelbar nach Verlassen des Wirtes infektionstüchtig. Um den Patienten und seine Kontaktpersonen vor einer Eiaufnahme zu schützen, muss jeder T.-solium-Träger behandelt werden. Dabei ist zu beachten, dass auch die nach Therapie abgehenden Bandwürmer bzw. Glieder infektiöse Eier enthalten und sicher zu vernichten sind. Schwerpunkte der Seuchenhygiene sind die korrekte Fleischbeschau und Überwachung von Schweinehaltungsbetrieben; die Tiere dürfen keinen Zugang zu menschlichen Fäkalien haben. Keine Düngung von Gemüse und Erdfrüchten mit menschlichen Fäkalien. Die persönliche Prophylaxe beruht auf dem Verzicht auf rohe oder ungenügend erhitzten Fleisch- und Wurstwaren. Die Finnen werden durch Einfrieren über mehrere Tage abgetötet, nicht jedoch durch Schnellräuchern oder Pökeln. Zur Prophylaxe einer Zystizerkose durch die orale Aufnahme von T.-solium-Eiern in den Verbreitungsgebieten sind möglicherweise fäkal kontaminierte Nahrungsmittel und Getränke bzw. Wasser konsequent zu vermeiden.

Koordinator:
T. Löscher

Mitarbeiter:
R. Bialek

100.8 Weiterführende Informationen

Centers for Disease Control and Prevention: www.cdc.gov > A–Z Index: C > Cysticercosis

Centers for Disease Control and Prevention: www.cdc.gov > A–Z Index: T > Taenia Infection

101 Tetanus

101.1 Klinisches Bild

Die generalisierte Form des Tetanus (Synonym: Wundstarrkrampf) ist mit 80 % dessen häufigste Form. Sie beginnt mit tonischen Spasmen der Skelettmuskulatur. Spasmen der mimischen Gesichts- und Kaumuskeln bedingen den charakteristischen Gesichtsausdruck mit fixiertem Lächeln und hochgezogenen Augenbrauen (Risus sardonicus). Es folgen Kieferklemme (Trismus) und häufig Dysphagie; bedrohlich ist das Auftreten eines Laryngospasmus. Die Körperhaltung der Patienten ist opisthoton; plötzliche, durch mechanische, optische oder akustische Reize ausgelöste, schmerzhafte, tonisch-klonische Kontraktionen ganzer Muskelgruppen folgen. Das Bewusstsein bleibt erhalten; Fieber fehlt meistens. Obstruktion der Atemwege, Sekretstau, sekundäre Pneumonie oder Atelektasen führen zu Ateminsuffizienz. Eine Beteiligung des sympathischen Nervensystems zeigt sich mit Blutdruckschwankungen, peripheren Durchblutungsstörungen und Schweißausbrüchen.

Beim zephalen Tetanus (Eintrittspforte: Kopfverletzung!) kommt es zum Befall von Hirnnerven. Beim lokalisierten Tetanus, der bei Teilimmunität beobachtet wird, bleiben die Spasmen auf die Umgebung der Inokulationsstelle beschränkt. Die Spasmen können ohne Progredienz über Wochen und Monate persistieren. Der Neugeborenen-Tetanus tritt bei fehlender mütterlicher Immunität auf (Eintrittspforte: Nabel infolge mangelhafter Hygiene) und äußert sich durch Schwierigkeiten beim Trinken, anhaltendes Schreien, tonische Starre und Spasmen der Muskulatur sowie durch eine Beugehaltung der Extremitäten mit Faustbildung der Hände, Trismus und Opisthotonus.

Die Letalität des Tetanus liegt selbst unter Intensivtherapie bei 20 – 25 % und beim neonatalen Tetanus deutlich höher. Todesursachen sind vor allem respiratorische Insuffizienz und kardiovaskuläre Komplikationen. Ein überstandener Tetanus hinterlässt keine Immunität.

101.1.1 Tetanus und Schwangerschaft

Bei Erkrankung während einer Schwangerschaft ist der Fetus durch Ausmaß und Schwere der mütterlichen Erkrankung indirekt bedroht. Hinweise auf eine transplazentare Übertragung der Infektion oder von Toxin bestehen nicht.

101.2 Ätiologie

Clostridium tetani ist ein grampositives, sporenbildendes, anaerob wachsendes Bakterium. Die Sporen lassen sich ubiquitär im Erdreich und in den Fäzes von Tieren und Menschen nachweisen. Sie sind resistent gegen Hitze und gebräuchliche Antiseptika, und überleben in Geweben für Monate, im Erdreich Jahre, wenn nicht dem Sonnenlicht ausgesetzt. Die vegetative Form von C. tetani bildet unter anaeroben Bedingungen Tetanolysin und Tetanospasmin. Letzteres verursacht die charakteristischen klinischen Symptome. Dieses Toxin bindet irreversibel an Motoneuronen und führt zur Verstärkung der muskulären Erregbarkeit durch Hemmung inhibitorischer Synapsen. Tetanospasmin gelangt vor allem über die peripheren Nerven ins Rückenmark und Gehirn. Peripher wirkt es auf die motorischen Endplatten in Skelettmuskeln und das sympathische Nervensystem.

101.3 Epidemiologie

Tetanus ist weltweit verbreitet mit erheblicher Morbidität und Letalität, vor allem in feuchtwarmen Ländern mit schlechter medizinischer Versorgung und niedrigem Durchimpfungsgrad. Prinzipiell besteht bei jeder Verletzung das Risiko einer Infektion mit C. tetani, besonders dann, wenn Schmutz, Erdreich (Gartenarbeit!) oder Spuren von Fäzes in die Wunde gelangen und diese ein anaerobes Milieu begünstigt (z. B. Stichwunde, gedeckte Wunde, Nekroseherde). Etwa 60 000 Kinder sterben jährlich an Neugeborenen-Tetanus (Stand 2008). Das WHO-Ziel einer Elimination des neonatalen Tetanus wurde auch 2012 in 34 Ländern noch nicht erreicht.

In Europa und Nordamerika ist die Tetanusinzidenz dank der guten Durchimmunisierungsrate sowie der verbesserten Hygienebedingungen heute sehr niedrig. In Deutschland traten in den 1990er-Jahren jährlich bis zu 15 Fälle auf, überwiegend bei älteren Erwachsenen. Laut Infektionsschutzgesetz (2001) ist Tetanus nicht mehr meldepflichtig und die Zahl der Erkrankungen ist seitdem nicht genau bekannt.

Eine direkte Ansteckung von Mensch zu Mensch erfolgt nicht. Die **Inkubationszeit** beträgt i. d. R. 3 Tage bis 3 Wochen. Kürzere Inkubationszeiten bedeuten eine schlechtere Prognose.

101.4 Diagnose

Die Diagnose wird klinisch gestellt. Der Toxinnachweis im Tierversuch erfolgt aus Wundmaterial oder Patientenserum, welches Mäusen intraperitoneal injiziert wird. Der direkte Erregernachweis mittels Anzucht oder Serologie (EIA) ist unzuverlässig.

101.5 Therapie

Zur Neutralisierung von nichtgebundenem Toxin wird Tetanusimmunglobulin (3 000 – 6 000 IE i. m. in 1 ED) verabreicht. Die frühzeitige Antibiotikatherapie kann durch Abtötung der Clostridien eine weitere Toxinbildung verhindern. Metronidazol: 30 mg/kgKG/d (max. 4 g) i. v. oder p. o. in 4 ED über 10–14 Tage. Alternativ kann parenteral Penicillin G (100 000 E/kgKG/d, max 12 Mio. E/d in 4–6 ED) verabreicht werden. Die symptomatische Therapie umfasst eine ausreichende Sedierung, Muskelrelaxanzien und ggf. mechanische Beatmung. Zur Spasmolyse kann zudem Botulinum-Toxin eingesetzt werden. Die Ernährung erfolgt in der Regel parenteral. Die Patienten müssen von Umgebungsreizen abgeschirmt werden (abgedunkeltes, ruhiges Zimmer). Sorgfältige Pflege zur Vermeidung von Dekubitus und Lunegeninfektionen hat große Bedeutung.

101.6 Prophylaxe

Aktiver Impfschutz gemäß nationalen Empfehlungen ist die zuverlässigste Prophylaxe. Tetanus hinterlässt keine zuverlässige Immunität, weshalb nach überstandenem Tetanus gesicherte Immunität durch Nachholimpfung(en) aufgebaut werden muss!

Bei Verletzungen verabreicht man in Ergänzung zur prophylaktischen passiven Immunisierung unzulänglich (< 3 Dosen) oder gar nicht geimpften Kindern und Jugendlichen mit tiefen und/oder verschmutzten Wunden sofort 250 – 500 IE humanes Tetanusimmunglobulin. Simultan erfolgt die aktive Impfung mit einem altersentsprechend geeigneten DTPa/dTpa (ggf. + IPV/Hib/HBV) Kombinationsimpfstoff. Vollständig grundimmunisierte Personen (≥ 3 Dosen), bei denen eine oder mehrere Auffrischimpfungen versäumt wurden, erhalten eine aktive (aber keine passive) Immunisierung, ebenfalls mit einem altersspezifischen Kombinationsimpfstoff.

Koordinator:
U. Heininger

Mitarbeiter:
D. Desgrandchamps

101.7 Weiterführende Informationen

Centers for Disease Control and Prevention: www.cdc.gov > A–Z Index: T > Tetanus Disease

102 Tollwut

102.1 Klinisches Bild

Die Inkubationszeit der Tollwutinfektion (Synonyme: Rabies, Lyssa, Hydrophobie) beim Menschen ist sehr variabel. Nach durchschnittlich 30 - 90 Tagen folgt eine Prodromalphase von 2–10 Tagen, bei der sich ein allgemeines Krankheitsgefühl, Schlafstörungen, Übelkeit und Fieber einstellen. Als einziges spezifischeres Symptom können sich Parästhesien im Bereich der Bissstelle ausbilden. Die neurologische Symptomatik beginnt mit Muskelhypertonie, paroxysmalen Muskelkrämpfen, Tremor bei gleichzeitiger Abschwächung der Muskeleigenreflexe und Koordinationsstörungen. Das Sensorium bleibt zunächst ungetrübt. Erregungszustände, häufig im Wechsel mit Depressionen sowie Halluzinationen, können eine Psychose vortäuschen. Reizbarkeit und Empfindlichkeit gegen Licht und Geräusche nehmen zu. Die Körpertemperatur steigt allmählich an. Diagnostisch wegweisend sind häufig erst die einsetzende Hypersalivation sowie die Ausbildung einer Hydrophobie. Darüber hinaus kann auch eine Aerophobie bestehen. Bei etwa einem Fünftel der Patienten verläuft die Erkrankung primär paralytisch als sogenannte „stille Wut", die dem Bild verschiedener Myelitiden und insbesondere einer Polyneuritis Guillain-Barré ähnelt. Der Tod tritt meist innerhalb von 7–14 Tagen ein. Ursachen sind eine periphere bzw. zentrale Ateminsuffizienz oder ein Herzversagen infolge der zum Krankheitsbild gehörenden Rabies-Myokarditis, die sich unter anderem mit Rhythmusstörungen bereits in den ersten Krankheitstagen ankündigen kann.

102.2 Ätiologie

Die Erreger der Tollwut gehören zur Familie der Rhabdoviridae, Genus Lyssavirus. Es handelt sich um behüllte Viren, deren Genom als einsträngige RNA negativer Polarität vorliegt. Derzeit sind 14 verschiedene Lyssaviren bekannt, die in 3 Phylogruppen eingeteilt werden. Rabiesvirus (RABV), Lagos-Bat-Virus (LBV), Mokolavirus (MOKV), Duvenhagevirus (DUVV), European bat lyssavirus, Typ 1 (EBLV-1) und 2 (EBLV-2), Australian bat lyssavirus (ABLV), Aravan-Virus (ARAV), Khujand-Virus (KHUV), Irkut-Virus (IRKV), West Caucasian bat virus (WCBV), Shimoni bat virus (SHIV), Bokeloh bat virus (BBLV) und Ikoma lyssavirus (IKOV). Die überwiegende Mehrzahl aller Erkrankungen des Menschen wird durch das Rabiesvirus verursacht.

102.3 Epidemiologie

Die Tollwut kann als virale Zoonose nahezu alle warmblütigen Tierspezies befallen. Kleine Nagetiere wie Mäuse oder Ratten spielen als Überträger des Virus allerdings keine Rolle. Die Mehrzahl der Übertragungen (> 95 %) erfolgt durch Hundebisse. Während auf dem amerikanischen Kontinent Übertragungen durch fledermausassoziierte RABV bedeutsam sind, wurden bislang nur wenige menschliche Tollwutfälle bekannt, die sich auf die verschiedenen in Eurasien (EBLV-1, EBLV-2 und IRKV), Afrika (LBV und DUVV) und Australien (ABLV) vorkommenden Fledermaus-Lyssaviren zurückführen ließen. Dennoch darf das Potenzial der fledermausassoziierten Tollwutviren nicht unterschätzt werden.

Die Tollwutinfektion ist in vielen Staaten verbreitet. Rund 3,3 Milliarden Menschen leben in Tollwutendemiegebieten. Nach Schätzungen der WHO sterben jährlich mindestens zehntausende Personen an der Erkrankung. Die Zahl der Opfer wäre ohne Postexpositionsprophylaxe (S. 534) um ein Vielfaches höher. Die Tollwut bedingt unverändert in Afrika und Asien am meisten Erkrankungen.

In Deutschland gelang es vor allem durch systematische orale Immunisierung der heimischen Fuchspopulation, nach der urbanen auch die sylvatische Form der Tollwut immer weiter zurückzudrängen. Die Bundesrepublik – wie auch schon andere europäische Länder vor ihr – erklärte sich nach mehr als 25 Jahren, in denen Maßnahmen ergriffen wurden, am 28. September 2008 nach den Kriterien des Internationalen Tierseuchenamts (OIE) als frei von klassischer (terrestrischer) Tollwut. Aufgrund des endemischen Vorkommens von Fledermaustollwut gilt Deutschland jedoch nach der einschlägigen Definition der WHO weiterhin als ein Tollwutendemiegebiet.

102.4 Diagnose

Eine „Tollwutdiagnostik" sollte nur erfolgen, wenn begründeter Verdacht auf das Vorliegen der Erkrankung besteht. Dies ist insbesondere bei Patienten der Fall, die an einer Myelitits oder Meningoenzephalitis unklarer Genese leiden und sich in zeitlich relevantem Zusammenhang mit dem Beginn der neurologischen Symptomatik in einem Tollwutendemiegebiet aufgehalten haben. Reiseanamnese und Informationen über etwaige vorangegangene Expositionen, nach denen ausdrücklich zu fragen ist, liefern häufig die entscheidenden diagnostischen Hinweise.

102.4.1 Virologische Diagnostik

Untersuchungsmaterial

Vor dem Versand von Proben empfiehlt sich die Rücksprache mit einem auf Tollwutdiagnostik spezialisierten Laboratorium. Für die Anzüchtung des Tollwutvirus sollten sie gekühlt, zum Nachweis von Tollwutvirus-RNA tiefgefroren transportiert werden. Cave: Formalin inaktiviert das Virus und muss daher unterbleiben.

Für die Intra-vitam-Diagnostik geeignete Materialien:

- Nuchale Hautbiopsie: ca. 5 mm breit und tief; sie ist oberhalb der Haargrenze zu entnehmen
- Speichel, Liquor cerebrospinalis und Serum

Für die postmortale Diagnostik geeignete Materialien: Hirngewebeproben aus verschiedenen Arealen (z.B. Hippocampus, Kleinhirn, Medulla oblongata).

Nachweismethoden

► **Nachweis viraler Antigene.** Die Gewebeproben werden mittels des direkten Immunfluoreszenztests auf Tollwutvirus-Antigen untersucht. Kornea-Abklatsch- bzw. Abstrich-Präparate oder rein diagnostische Hirnbiopsien werden nicht empfohlen.

► **Virusisolierung.** Zur Isolierung von Tollwutviren dienen meist Neuroblastom-Zelllinien. Um ein negatives Ergebnis zu bestätigen, sollte man die Zellkultur mindestens 3-mal „passagieren".

► **Amplifikation der viralen RNA.** Die meisten diagnostischen Protokolle vervielfältigen die virale Nukleinsäure mit einer Real-time-PCR aus dem gut konservierten Nukleoprotein-Gen.

► **Nachweis neutralisierender Antikörper.** Im „Fokushemmtest" (Rapid Fluorescent Focus Inhibition Test, RFFIT) werden eine definierte Virusmenge und konstant aufsteigende Verdünnungen der hitzeinaktivierten Seren eingesetzt.

Interpretation der Untersuchungsergebnisse

Im Verlauf der Infektion findet sich das Tollwutvirus in diagnostisch verhältnismäßig leicht zugänglichen Körperflüssigkeiten nur intermittierend und in geringer Konzentration. Daher gilt, dass nur ein positiver Befund die Diagnose zu Lebzeiten des Patienten sichert, während selbst wiederholt negative Untersuchungen den Krankheitsverdacht nicht entkräften. Neutralisierende Antikörper lassen sich in niedrigen Serumkonzentrationen durchschnittlich erst 8 Tage nach Beginn der Symptomatik nachweisen und sind im Liquor cerebrospinalis allenfalls sporadisch detektierbar. Der direkte Immunfluoreszenztest zum Antigennachweis besitzt in post mortem aus verschiedenen Arealen gewonnenem nativen Hirngewebe eine diagnostische Sensitivität von 99 %. Zur Überprüfung der Antikörperkonzentration nach vorangegangener Impfung gegen das Tollwutvirus eignet sich nur der „Bioassay", beispielsweise in Form des RFFIT. Der ELISA kann durchaus falsch negative wie falsch positive Resultate.

102.4.2 Klinische Enzephalitisdiagnostik

Blutbild, CRP, BSG, Liquorstatus, EEG, sensorisch evozierte Potenziale (SEP), EKG, NMR oder CT. Für die Tollwut-Enzephalomyelitis und -Myokarditis ergeben sich meist keine diagnostisch wegweisenden Befunde.

102.5 Therapie

Bis 2004 existierten nur eine Handvoll Fälle, die eine manifeste Tollwutinfektion wahrscheinlich infolge einer, wenn auch nur unvollständig bzw. nicht fachgerecht durchgeführten, postexpositionellen Behandlung überlebt hatten. Daher erregte 2005 der Fall einer 15-jährigen Amerikanerin mit einer allerdings nur serologisch diagnostizierten Tollwuterkrankung erhebliches Aufsehen, die durch ein komplexes, gleichsam neuroprotektives Therapieschema ohne zusätzliche spezifische postexpositionelle Behandlung gerettet werden konnte. In den Folgejahren wurden zahlreiche weitere Tollwutkranke nach diesem sogenannten „Wilwaukee-Protokoll" des Medical College of Wisconsin behandelt. Zwar wurde das Überleben unter intensivmedizinischen Bedingungen deutlich verlängert, jedoch verliefen alle Erkrankungen letal. Die gegenwärtig unumstrittene Therapie menschlicher Tollwuterkrankungen beschränkt sich deshalb auf supportive Maßnahmen und die Beherrschung eintretender Komplikationen. Die Patienten sollten in ruhiger Umgebung intensivmedizinisch betreut und sediert werden, um die Symptomatik und den erheblichen Leidensdruck zu lindern.

102.6 Prophylaxe

102.6.1 Impfstoffe und Immunglobulinesowie deren Anwendung

Aktive Immunisierung

In Deutschland verfügbare Impfstoffe gegen Tollwut:

- Rabipur. Eine Impfdosis enthält mindestens 2,5 IE inaktiviertes Tollwutvirus (Stamm Flury-LEP), hergestellt auf gereinigten Hühner-Fibroblasten (purified chick embryo cell vaccine, PCECV).
- Tollwut-Impfstoff (HDC) inaktiviert. Eine Impfdosis enthält mindestens 2,5 IE inaktiviertes Tollwutvirus (Stamm WISTAR PM/WI 38-1503-3M), gezüchtet in humanen diploiden Zellen.

Die Impfung soll in den M. deltoideus, bei Säuglingen in den M. vastus lateralis (anterolaterale Zone eines Oberschenkels) erfolgen. Im Fall einer Simultanprophylaxe mit Rabies-Immunglobulin muss die aktive Immunisierung kontralateral erfolgen.

Die Tollwutimpfung ist sehr gut verträglich. Neben lokalen Reaktionen an der Einstichstelle wie Rötungen, Verhärtungen oder Juckreiz können gelegentlich Unwohlsein und leichtes Fieber auftreten. In Einzelfällen wurden allergische Komplikationen beobachtet. Noch weit seltener entwickelten sich in zwar zeitlich relevantem, kausal aber nie bewiesenem Zusammenhang zur Impfung Mono- oder Polyneuritiden einschließlich des Guillain-Barré-Syndroms, die sich jedoch folgenlos zurückbildeten.

Passive Immunisierung

In Deutschland verfügbare Tollwutimmunglobuline:

- Berirab. 1 ml enthält mindestens 150 IE Tollwutimmunglobulin vom Menschen (Gesamtproteinmenge 100 – 170 mg).
- Tollwutglobulin Merieux P. 1 ml enthält mindestens 150 IE Tollwutimmunglobulin vom Menschen (Gesamtproteinmenge 100 – 160 mg).

Die passive Immunisierung wird im Zuge der Postexpositionsprophylaxe nur in Verbindung mit einer aktiven Impfung bei die Haut penetrierenden Bissverletzungen oder Kratzwunden sowie nach der Kontamination von Schleimhäuten mit Speichel angewandt (► Tab. 102.1).

Impfschemata

Präexpositionelle Impfung

Die präexpositionelle Grundimmunisierung erfolgt durch die Gabe von 3 Impfstoffdosen an den Tagen 0, 7 und 21 (bzw. 28). Die STIKO empfiehlt die Impfung für Tierärzte, Jäger, Forstpersonal und andere Personen, die Umgang mit Tieren in Gebieten mit neu aufgetretener Wildtiertollwut haben, Personen mit beruflichem oder sonstigem engen Kontakt zu Fledermäusen, Laborpersonal mit Expositionsrisiko gegenüber Tollwutviren sowie Reisende in Gebiete mit hoher Tollwutgefährdung (z. B. durch streunende Hunde), insbesondere wenn vor Ort keine postexpositionelle Prophylaxe verfügbar ist (www.dtg.org). Personen mit dauerndem Expositionsrisiko sollten regelmäßig eine Auffrischimpfung entsprechend den Angaben des Herstellers erhalten. Mit Tollwutvirus arbeitendes Laborpersonal sollte halbjährlich auf neutralisierende Antikörper untersucht werden. Eine Auffrischimpfung ist bei < 0,5 IE/ml Serum indiziert.

Postexpositionelle Prophylaxe (Wutschutzbehandlung)

Die Entscheidung, ob eine Tollwutexposition vorliegt und eine postexpositionelle Prophylaxe zu beginnen ist, hängt im Wesentlichen ab von der Art des Kontakts zu einem potenziell infizierten Tier, der Tierspezies sowie der geografischen Toll-

Tab. 102.1 Postexpositionelle Tollwutprophylaxebei zuvor nicht oder nicht vollständig gegen Tollwut Geimpften (nach: STIKO 2012).

Expositionsgrad	Art der Exposition		Immunprophylaxe (Fachinformationen beachten)
	tollwutverdächtiges oder -wütiges Wild-/Haustier oder Fledermaus	Tollwutimpfstoffköder[1]	
I	Berühren, Füttern von Tieren, Belecken der intakten Haut	Berühren von Impfstoffködern bei intakter Haut	keine Impfung
II	nicht blutende oberflächliche Kratzer oder Hautabschürfungen, Lecken oder Knabbern an der nicht intakten Haut	Berührung der nicht intakten Haut mit der Impfflüssigkeit eines beschädigten Köders	je eine Impfstoffdosis an den Tagen 0, 3, 7, 14 und 28
III	Bissverletzungen oder Kratzwunden, Kontakt von Schleimhäuten/Wunden mit Speichel, Verdacht auf Biss oder Kratzer bzw. Schleimhautkontakt durch/mit eine(r) Fledermaus	Kontamination von Schleimhäuten und frischen Hautverletzungen mit Impfflüssigkeit eines beschädigten Köders	je eine Impfstoffdosis an den Tagen 0, 3, 7, 14 und 28 („Essen-Schema") sowie einmalige Gabe von Tollwutimmunglobulin (20 IU/kgKG) zeitgleich zur 1. Impfung

[1] Gilt nur für Impfköder mit attenuierten Lebendviren, nicht jedoch für rekombinante Impfstämme zur oralen Wildtierimmunisierung.

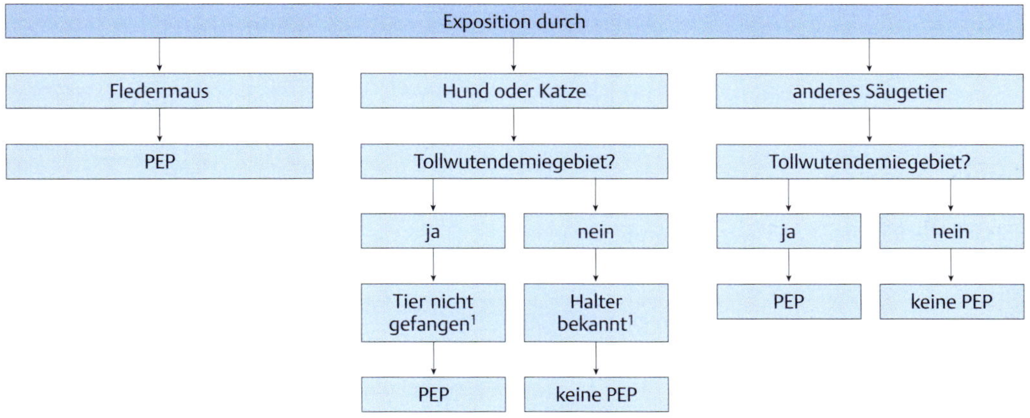

Abb. 102.1 Risikoevaluation und mögliches Vorgehen nach Tollwutexposition. (nach Roß u. Roggendorf 2010)

wutsituation (► Abb. 102.1). Ein Tier gilt als nicht ansteckungsverdächtig, wenn es sich nur in einem tollwutfreien Bezirk aufgehalten hat und keine Kontakte zu Tieren aus endemischen Gebieten (beispielsweise illegal nach Europa importierten Hunden) hatte. Im Zweifel ist stets der Amtstierarzt hinzu zu ziehen. Tollwutrelevante Expositionen bestehen bei jeglichen Kratz- oder Bissverletzungen sowie Kontamination von Schleimhäuten mit dem Speichel potenziell infizierter Tiere. Die postexpositionelle Prophylaxe ist unverzüglich nach der Exposition zu beginnen. Auf die Ergebnisse der veterinärmedizinischen Labordiagnostik (z. B Antikörpertiter bei geimpften Tieren) kann nicht gewartet werden. Auch kann die Entscheidung über den Beginn einer Wutschutzbehandlung nicht davon abhängig gemacht werden, ob der Verletzung durch das Tier ein erklärbarer Anlass zugrunde lag.

102

Die Wunde(n) soll(en) zunächst gründlich mit viel Wasser ausgespült und danach zur Desinfektion mit Seife, Detergenzien oder 70 %igem Äthanol bzw. verdünnter Jodtinktur gereinigt werden. Die Art der notwendigen spezifischen Immunprophylaxe ist abhängig vom Expositionsgrad und findet sich in ▶ Tab. 102.1 zusammenfassend dargestellt.

Engpässe, die sich weltweit in der Versorgung mit Tollwutimpfstoffen ergaben, führten in den letzten Jahren zu einem Überdenken des in ▶ Tab. 102.1 genannten und seit Jahrzehnten verfolgten „Essen-Schemas". Eine Metaanalyse der in diesem Zusammenhang vorliegenden Daten zeigte, dass die am Tag 28 verabreichte 5. Impfdosis weder einen signifikanten Einfluss auf die schließlich erreichte Konzentration neutralisierender Anti-Rabiesvirus-Antikörper ausübt, noch die Langlebigkeit der induzierten Immunantwort wesentlich beeinflusst. Daher beschlossen eine Expertenkommission der WHO sowie das „Advisory Committee on Immunisation Practices" der USA im Jahr 2009, fortan solle in der postexpositionellen Prophylaxe von Grad-III-Expositionen nur noch ein „4-Dosis-Schema" an den Tagen 0, 3, 7 und 14 Anwendung finden. Eine Übernahme dieser Empfehlung in deutsche Richtlinien steht bislang aus. Neben dem „Essen-Schema" als gleichsam „goldenem Standard" in der Tollwut-Postexpositionsprophylaxe existieren auch ein verkürztes i. m. „2-1-1- bzw. Zagreb-Regime" sowie 2 ebenfalls von der WHO empfohlene intradermale Immunisierungsstrategien („2-2-2-0-1-1-" und „8-0-4-0-1-1-Schema"), die impfstoffsparend ausgelegt sind und daher aus Kostengründen hauptsächlich in Entwicklungs- oder Schwellenländern Anwendung finden.

Im Zuge der Simultanprophylaxe ist es wichtig, durch großzügiges Um- und Unterspritzen der Wunde(n) mit Tollwutimmunglobulin eine möglichst lückenlose lokale Barriere neutralisierender Antikörper aufzubauen, um das Eindringen des Virus in das Nervensystem zu verhindern. Ein verbleibender Antikörperrest ist kontralateral bzw. in großem Abstand zum Ort der aktiven Immunisierung intramuskulär zu applizieren. Liegen zahlreiche Wunden vor, die mit der körpergewichtsbezogenen Menge des Immunglobulins nicht adäquat versorgt werden können, empfiehlt sich eine 2- bis 3-fache Verdünnung der Gesamtdosis mit physiologischer Kochsalzlösung. Tollwutimmunglobulin, das nicht zeitgleich mit der ersten aktiven Impfung verabreicht wurde, kann noch bis zum Tag 7 der postexpositionellen Behandlung (also nicht später als mit der 3. Impfung) angewandt werden.

Eine bereits vollständig prä- oder postexpositionell geimpfte Person muss sich nach einer (erneuten) Tollwutexposition nur einer verkürzten Postexpositionsprophylaxe (je eine Impfstoffdosis an den Tagen 0 und 3) unterziehen. Die Gabe von Tollwutimmunglobulin ist in diesen Fällen entbehrlich.

Impfung bei Risikofaktoren

▶ **Impfung in der Schwangerschaft.** Angesichts des tödlichen Krankheitsverlaufs stellt eine Schwangerschaft keine Kontraindikation für eine Postexpositionsprophylaxe dar. Auch präexpositionelle Impfungen sind nach sorgfältiger Nutzen-Risiko-Abwägung gestattet.

▶ **Impfung bei Immunsuppression.** Bei immunsupprimierten Personen sollte man die Wirksamkeit der Impfung dringend durch die Bestimmung der Konzentration neutralisierender Anti-Tollwutvirus-Antikörper kontrollieren und bei Werten < 0,5 IU/ml eine oder mehrere weitere Impfungen vornehmen, bis der Schwellenwert erreicht ist. Denkbar erscheint auch, bereits ab dem Expositionsgrad II eine Simultanprophylaxe durchzuführen oder bei der ersten Impfung die Antigendosis zu verdoppeln.

102.6.2 Vorsichtsmaßnahmen für Kontaktpersonen und medizinisches Personal

Eine Übertragung des Tollwutvirus von Mensch zu Mensch ist bislang nur im Rahmen von Organ- und Gewebetransplantationen dokumentiert. Angehörige von Infizierten sowie medizinisches Personal, das Tollwutkranke behandelt, müssen dennoch über die nicht gänzlich ausgeschlossene Möglichkeit der Transmission des Erregers informiert werden. Nach direktem, ungeschütztem Kontakt mit verletzter Haut oder Schleimhaut zu Speichel, Erbrochenem, Liquor cerebrospinalis oder Organen (insbesondere Nervengewebe) empfiehlt das Robert Koch-Institut eine postexpositionelle Simultanprophylaxe.

102.6.3 Meldepflicht

Nach §6 IfSG besteht eine namentliche Meldepflicht bei Krankheitsverdacht, Erkrankung und Tod an Tollwut, für die Verletzung eines Menschen durch ein tollwutkrankes, -verdächtiges oder -ansteckungsverdächtiges Tier sowie die Berührung eines solchen Tieres oder Tierkörpers. Nach §7 IfSG ist der direkte oder indirekte Nachweis von Rabiesvirus namentlich meldepflichtig.

Koordinator:
R. S. Roß

Mitarbeiter:
G. Dobler, U. Heininger, T. Löscher, T. Müller

102.7 Weiterführende Informationen

Medical College of Wisconsin: www.mcw.edu > Departments: Medical Departments & Divisions > Pediatrics: Infectious Diseases > Information on Rabies

Empfehlungen der Ständigen Impfkommission (STIKO) am Robert Koch-Institut: www.rki.de (pdf) > Infektionsschutz > Epidemiologisches Bulletin > Jahrgang 2012, Ausgabe 30

WHO: www.who.int > Health topics: R > Rabies

World Organisation for Animal Health (OIE): www.oie.int (pdf) > Site map > Manual of diagnostic tests and vaccines for terrestrial animals > 2.01.13_RABIES.pdf

Konsiliarlaboratorium für Tollwut
Universitätsklinikum Essen, Institut für Virologie
Virchowstr. 179
45 147 Essen
Tel.: 0 201 723–3 561
Fax: 0 201 723–5 939
E-Mail:stefan.ross@uk-essen.de

102

103 Toxokariasis

103.1 Klinisches Bild

Der Toxokariasis werden 3 Krankheitsbilder zugeordnet:

- Die okuläre Toxokariasis (Okuläre Larva migrans – OLM) bei Augenbefall,
- Die Larva migrans viszeralis (LMV),
- In der angloamerikanischen Literatur als „covert“ oder „common“ (verdeckte) Toxokariasis bezeichnete Verlaufsform.

Die vor allem im Kindesalter beobachtete Larva migrans viszeralis ist durch Fieber, Hepatosplenomegalie, abdominale Schmerzen, Pneumonie und ausgeprägte Eosinophilie charakterisiert. Abhängig vom Organbefall wurden Myokarditis und eosinophile Meningoenzephalitis mit entsprechenden Symptomen beschreiben. Mit Abstand am häufigsten aber ist die Larvenwanderung asymptomatisch oder es treten nur einzelne, unspezifische Symptome auf, die spontan sistieren, sodass keine weitere Abklärung durchgeführt wird.

Der Augenbefall mit Larven wird ebenfalls überwiegend bei Kindern beobachtet, tritt in 90 % einseitig auf und ist eine seltene Ursache von einseitigem Visusverlust. Typischerweise entstehen ein oder mehrere periphere oder zentrale eosinophile Granulome, anderen fokale Läsionen der hinteren Augenabschnitte (posteriore Uveitis, Chorioretinitis, Papillitis) oder es besteht eine Endophthalmitis. Die Granulome imponieren als retinale Raumforderung und müssen daher mittels Bildgebung von einem Retinoblastom abgegrenzt werden.

Der „versteckten“ Toxokariasis werden Husten, abdominale Beschwerden, Kopfschmerzen, Schlaf- und Befindungsstörungen zugeordnet bei Nachweis von Antikörpern gegen Toxocara spp. mit oder ohne Eosinophilie. In Anbetracht von Kreuz- und unspezifischen Reaktionen in der Immundiagnostik und des extrem seltenen Nachweises von Larven, um die Spezifität der bisher auch in Studien verwendeten Immundiagnostik zu verifizieren, bleibt die Zuordnung von o. a. Symptomen bei positiver Serologie zu einem Krankheitsbild fraglich.

103.2 Ätiologie

Larven des Hunde- und selten des Katzenspulwurms (Toxocara canis, Toxocara cati).

103.3 Epidemiologie

Die Krankheit kommt weltweit vor und betrifft vor allem junge Kinder. Bis zu 7 % der Kinder in Deutschland haben Toxocara-Antikörper; bei Kindern mit einem Hund als Haustier liegt die Antikörperprävalenz bei 15 – 20 %.

Erregerreservoir sind Hunde, insbesondere junge Welpen, und Katzen. Die Infestation der natürlichen Wirte erfolgt durch Ingestion infektiöser Wurmeier. Der Lebenszyklus in Hunden und Katzen entspricht dem des humanpathogenen Spulwurms (Ascaris lumbricoides). Abweichend davon verharrt die Mehrzahl der Larven in Organen und der Muskulatur in einem hypobiotischen Zustand und wird erst während einer Trächtigkeit der weiblichen Tiere wieder aktiv. Junge Welpen werden vom befallenen Muttertier diaplazentar oder über die Milch beim Säugen nahezu zu 100 % mit Larven infiziert. Im Darm der Welpen entwickeln sich diese innerhalb von 1–2 Wochen zu adulten Würmern, deren Eier mit dem Kot ausgeschieden werden. Bei Katzen sind diaplazentare und laktogene Übertragung weniger ausgeprägt; es bestehen folglich weniger Geschlechts- und Altersunterschiede bezüglich der Infestation. In Deutschland sind Katzen in 18 – 50 % von T. cati und Hunde in bis zu 70 % von T. canis befallen.

Menschen infizieren sich über die Hände beim Kontakt mit Hunden und Katzen, aber eher indirekt über eierhaltige, Hunde- oder Katzenkot kontaminierte Böden. Etwa 10 – 80 % der Sandkästen auf öffentlichen Spielplätzen enthalten Toxocara-Eier. Erst 20 –40 Tage nach ihrer Ausscheidung werden die Eier infektiös und bleiben es mehrere Monate. Auch beim Menschen werden im Dünndarm Larven aus den verschluckten embryonierten Eiern freigesetzt, die dann die Darmwand penetrieren, im Körper wandern und mehrere Jahre überleben können. Es gelingt ihnen jedoch nicht in die Blutbahn und damit über die Alveolen in den Darm zu gelangen, sodass sie nicht zu adulten Würmer reifen – entsprechend scheidet der infizierte Mensch als Fehlwirt weder Wurmprodukte aus noch kann er andere Menschen infizieren. Eine Reaktivierung eingekapselter, hypobiotischer Larven nach Jahren erscheint ebenfalls möglich.

Die **Inkubationszeit** beträgt vermutlich Wochen bis Monate.

103.4 Diagnose

Der Nachweis von Larven in histologischen Präparaten von Granulomen beweist die Infektion. Wegen der nur 20 µm breiten und bis 450 µm langen Larven ist der direkte Nachweis jedoch die Ausnahme. In Anbetracht der lokalisierten Infektion ist auch keine molekularbiologische Diagnostik mit deutlich höherer Sensitivität zu erwarten.

Üblich ist der Nachweis von Antikörpern im Serum gegen Antigene von Toxocara spp. mittels ELISA und/oder Immunoblot oder anderer immundiagnostischer Verfahren. Da kreuzreagierende Antikörper nicht selten, die Antigene nicht ausreichend spezifisch sind und diese zudem kreuzreagierende Kohlenhydrate tragen, ist die Aussagekraft nachgewiesener Antikörper limitiert. Entsprechend ist die bereits oben erwähnte Zuordnung von Symptomen nur anhand von nachgewiesenen Antikörpern zu einem Krankheitsbild der Toxokariasis limitiert. Im Einzelfall muss die Spezifität der im Suchtest, wie ELISA, gefundenen Antikörper mittels Immunoblot bewiesen oder falsifiziert werden.

Bei Meningoenzephalitis sind Eosinophilie und spezifische Antikörper zuweilen nur im Liquor nachweisbar. Bei der OML können Eosinophilie und spezifische Antikörper im peripheren Blut fehlen, sodass ggf. der Nachweisversuch von spezifischen Antikörpern im Kammerwasser bzw. in der Glaskörperflüssigkeit zu erwägen ist.

Differenzialdiagnostisch kommen Toxoplasmose sowie Infektionen mit Larven anderer Nematoden, wie Capillaria hepatica, Ancylostoma spp., Ascaris suum, Baylisascaris procyonis, Gnathostoma ssp. und Dirofilaria ssp. in Betracht.

103.5 Therapie

Eine medikamentöse Therapie der regelhaft spontan ausheilenden Toxokariasis ist meist nicht erforderlich. Entsprechend stellt der Nachweis spezifischer Antikörper bei Eosinophilie ohne Symptomatik keine Therapieindikation dar, zumal kontrollierte Studien zur Effektivität von Anthelminthika fehlen. Bei Meningoenzephalitis und Augenbefall steht die antiinflammatorische Therapie mit Steroiden im Vordergrund. Da in Tierstudien erfolgreich, wird üblicherweise das nach fetthaltiger Mahlzeit gut resorbierbare und auch ins ZNS gelangende Albendazol (Eskazole) in einer Dosierung von 15 mg/kgKG/d (maximal 800 mg/d) für 2–4 Wochen empfohlen. Die Bedeutung der anthelminthischen Therapie bei OML wird jedoch kontrovers diskutiert, da abgestorbene Larven die Entzündungsreaktion verstärken könnten, sodass einige Autoren Anthelminthika nur bei unzureichendem Ansprechen der Steroide empfehlen. Kurzfristige serologische Therapiekontrollen sind bei möglicher langer Antikörperpersistenz wenig erfolgversprechend, sodass der Erfolg an der klinische Besserung zu bewerten ist.

103.6 Prophylaxe

Elementar ist der Schutz von Kinderspielplätzen vor Verunreinigung mit Hunde- und Katzenkot! Sandkästen sollten nachts möglichst abgedeckt sein, der Sand sollte regelmäßig ausgetauscht werden. Zudem sollten Hunde, insbesondere trächtige und junge Tiere, sowie Katzen regelmäßig „entwurmt" werden.

Koordinator:
R. Bialek

Mitarbeiter:
T. Löscher

103.7 Weiterführende Informationen

Centers for Disease Control and Prevention: www.cdc.gov > A–Z Index: T > Toxocariasis

104 Toxoplasmose

104.1 Klinisches Bild

Unter Toxoplasmose versteht man die symptomatische Infektion mit Toxoplasma gondii. Die meisten Toxoplasma-Infektionen verlaufen klinisch inapparent und alle Toxoplasma-Infektionen führen zur lebenslangen Persistenz des Erregers im Gewebe (latente Infektion). Der Verlauf ist abhängig vom Immunstatus des Patienten und Genotyp des Parasiten.

104.1.1 Toxoplasmose bei immunologisch Gesunden

Die postnatale Toxoplasma-Infektion führt in < 10 % zu Symptomen, am häufigsten zu lokalisierten Lymphadenopathien, begleitet von einer Lymphozytose. Fieber, Muskelschmerzen, makulopapulöse Exantheme oder eine Hepatosplenomegalie sind selten. Die Dauer der Inkubationszeit wird mit 7 – 21 Tagen angenommen. Eine akute Retinochoroiditis kann sowohl bei Erstinfektion als auch nach Reaktivierung einer latenten Infektion auftreten.

104.1.2 Toxoplasmose bei immunkompromittierten Patienten

Bei Immunkompromittierten werden nach Erstinfektion und nach Reaktivierung schwere Krankheitsverläufe mit multiplen, nekrotisierenden Herden in verschiedenen Organen beobachtet. Bei AIDS-Patienten weisen die Enzephalitis, bei transplantierten Patienten pulmonale oder generalisierte Symptome auf eine akute, lebensbedrohliche Infektion. Die Aussagekraft der Immundiagnostik ist bei Immunkompromittierten limitiert, sodass sich die Therapieindikation aus der klinischen Symptomatik und dem Nachweis des Parasiten (bei ZNS-Befall nicht immer möglich) ergibt.

104.1.3 Fetale und neonatale Infektion

Eine diaplazentare Übertragung findet nur bei Primärinfektion der Schwangeren statt. Die Inzidenz der Toxoplasmose bei Schwangeren wird auf 0,3–0,5 % geschätzt. Die Transmissionsrate steigt mit der Schwangerschaftsdauer von ca. 15 % im 1., auf ca. 40 % im 2. und ca. 70 % im 3. Trimester an, während der Schweregrad einer fetalen Infektion mit steigendem Gestationsalter abnimmt. Letzteres gilt aber nicht für das Risiko späterer Augenläsionen. Es gibt keine Fehlbildungen. Eine frühe schwere Schädigung des Fetus führt vermutlich zum Spontanabort.

Klinisch fallen die Neugeborenen am häufigsten durch uncharakteristische Symptome wie Untergewichtigkeit, leichte Hepatomegalie, Aszites oder prolongierten Ikterus auf. Gelegentlich wird eine Toxoplasma-Infektion nur durch eine zufällig entdeckte Thrombozytopenie, Eosinophilie oder Transaminasenwerteerhöhung diagnostiziert. Purpuraähnliche Hautblutungen sind vor allem bei einer ausgeprägten generalisierten Infektion zu beobachten, die mit einer interstitiellen Pneumonie, Myokarditis, Enteritis oder Enzephalitis einhergehen kann. Eine Retinochoroiditis findet sich in Europa nur bei ca. 10 % der infizierten Neugeborenen, in Brasilien bei bis zu 80 %. Die klassische Trias Hydrozephalus, Retinochoroiditis und zerebrale Verkalkungen ist nur bei max. 3 % zu erwarten. Etwa 25 % erleiden bis in das Schulalter eine oder mehrere Episoden von Retinochoroiditis mit der Gefahr des ein- oder beidseitigen Visusverlusts.

104.2 Ätiologie

Toxoplasma gondii, ein Protozoon der Klasse Sporozoa, lebt in seiner vegetativen Form (Zwischenwirt) intrazellulär. Im Trophozoitenstadium kann der Parasit in Zellen des Monozyten-Makrophagen-Systems, in Fibroblasten und in Epithelzellen eindringen. Die erste, sich schnell teilende Vermehrungsform von bogenförmiger Gestalt, etwa 6 µm lang und 2 µm breit, wird als Tachyzoit bezeichnet, die intrazystische, sich langsam teilende Form als Bradyzoit. Das einzig freie Stadium des Parasiten entsteht nach geschlechtlicher Reproduktion im Darm von Katzen oder katzenähnlichen Tieren (Endwirt) und wird als Oozyste mit dem Kot ausgeschieden.

104.3 Epidemiologie

Der Erreger kommt weltweit vor und kann außergewöhnlich viele verschiedene Haus- und Wildtiere infizieren. Nur Feliden, z. B. Hauskatzen, können auch als Endwirt fungieren und Oozysten ausscheiden. Diese machen eine Reifung in der Außenwelt durch und sind aufgrund ihrer Widerstandsfähigkeit bei gemäßigtem Klima über mehr als 1 Jahr lang lebens- und infektionsfähig. Die Erstinfektion vor allem junger Katzen führt über etwa 2 Wochen zur Ausscheidung mehrerer Millionen Oozysten mit dem Kot.

Die postnatale Toxoplasma-Infektion des Menschen geschieht in Europa weniger durch die orale Aufnahme von Oozysten (kontaminiertes Obst, Gemüse oder Erde) als durch den Genuss von zystenhaltigen, ungenügend gekochten Fleischprodukten (z. B. Salami), insbesondere von Schafen, Wild und Geflügel. Schweinefleisch aus Intensivhaltung ist selten, Rindfleisch fast nie zystenhaltig. Tieffrieren von Fleisch auf –20 °C und Erhitzen über 66 °C zerstört die Parasiten.

Der im Darm frei werdende Parasit gelangt über die Blutbahn in andere Körperregionen, dringt in die Wirtszelle ein und verdoppelt sich dort in einer parasitophoren Vakuole durch Endodyogenie (Zweiteilung) etwa alle 5 – 9 Stunden, bis es zum Platzen der Wirtszelle mit Freisetzung von Tachyzoiten kommt, die wieder neue Zellen befallen. Nach Eliminierung der im Blut zirkulierenden Stadien (Parasitämie) und Wandlung der intrazellulären Tachyzoiten in Bradyzoiten (Stadienkonversion) verbleiben Zysten als Dauerform im Gewebe, v. a. in Muskulatur oder Gehirn. Dort können sie lebenslang persistieren (latente Infektion).

104.4 Diagnostik

Der mikroskopische Erregernachweis in Körperflüssigkeiten gelingt nur bei hoher Parasitendichte, die nur bei Immunsupprimierten zu erwarten ist. Eine diagnostische Anzüchtung ist im Labortier oder in Zellkulturen zwar möglich, molekulare Methoden führen aber zu einem schnelleren Parasitennachweis insbesondere aus Körperflüssigkeiten, auch aus dem Kammerwasser. Ein positiver PCR-Befund, vor allem aus Gewebe, erlaubt keine Aussage zur Aktivität der Infektion. Ob eine akute, latente oder reaktivierte Infektion vorliegt, lässt sich nur im Zusammenhang mit den klinischen und serologischen Daten beurteilen. Spezifische IgM-Antikörper sind nach 1 – 2 Wochen zu erwarten, spez. IgG-Ak nach 3–4 Wochen. Dem Immunosorbent-Agglutinations-Assay (ISAGA-IgM/-IgA) kommt im Vergleich zum EIA neben einer allgemein höheren Spezifität auch eine höhere Sensitivität in den ersten Lebensmonaten zu. Neugeborene mit konnataler Infektion weisen häufiger IgA- als IgM-AK auf. Schwach positive IgM-Werte können bei latenter Infektion über Jahre persistieren und beweisen keineswegs ein aktives Infektionsstadium. Zur Eingrenzung des Infektionszeitpunkts wird daher die Antigenbindungsstärke von IgG-Antikörpern (IgG-Avidität) gemessen, welche mit Dauer der Infektion steigt. Eine Serokonversion, ein signifikanter Anstieg von niedrig aviden IgG-Antikörpern (quantifiziert in IU/ml) oder von spezifischen IgA-Antikörpern bestätigen eine frische Infektion. Hoch avide IgG-Antikörper im Serum sprechen für einen mind. 3 – 4 Monate zurückliegenden Infektionszeitpunkt. Deren Entwicklung kann aber bei einigen Patienten ausbleiben.

104.4.1 Schwangere

Aufgrund des meist asymptomatischen Verlaufs kann eine akute Infektion nur durch ein serologisches Screening in der Frühschwangerschaft mit regelmäßigen Folgeuntersuchungen bei seronegativen Schwangeren festgestellt werden. Bei seropositiven Schwangeren ist frühzeitig abzuklären, ob es sich um eine latente oder schwangerschaftsrelevante Infektion handelt (► Tab. 104.1).

104.4.2 Feten und Neugeborene

Die pränatale Diagnose der fetalen Infektion stützt sich neben der sonografischen Untersuchung des Fetus im Wesentlichen auf die serologischen Befunde der Mutter. Bei einem Risiko für eine amniozenteseassoziierte Fehlgeburt von 0,6–1 % ist die PCR-Diagnostik im Fruchtwasser nur dann zu empfehlen, wenn hiervon die Indikation für eine Therapie abhängig gemacht wird. Ein positiver PCR-Befund beweist die fetale Infektion, ein negativer Befund schließt sie nicht aus (Sensitivität 60–75 %).

Eine konnatale Infektion gilt als gesichert, wenn postnatal im kindlichen Blut spezifische IgM- und/oder IgA-Antikörper, Neoantikörper im vergleichenden Mutter-Kind-Immunoblot oder toxoplasmaspezifische DNA in Körperflüssigkeit (Blut, Liquor) oder Gewebe (Plazenta, Eihaut, Nabelschnur) nachgewiesen werden. Ein positiver serologischer Befund sollte möglichst 2–4 Wochen nach Geburt bestätigt werden. Es ist zu beachten, dass auch bei nichtinfizierten Neugeborenen höhere Anti-Toxop-

Tab. 104.1 Toxoplasma-Infektion: serologische Befundkonstellationen bei Schwangeren im 1.Trimenon.

IgM-Antiköper	IgG-Antikörper	IgG-Avidität	Infektion/Stadium	Maßnahmen
negativ	negativ	-	keine Infektion	keine Immunität, Prophylaxe, Kontrolle alle 4–6 Wochen, mind. 1-mal pro Trimenon
negativ	positiv	-	latente Infektion	Immunität, keine weiteren Kontrollen
positiv	negativ	-	V. a. akute Infektion	Kontrolle nach 10–14 Tagen
positiv	positiv	gering	V. a. akute Infektion	Kontrolle nach 10–14 Tagen
positiv	positiv; bei Kontrolle signifikanter Titeranstieg	gering	akute Infektion	Therapie
positiv; bei Kontrollen kein Titeranstieg	positiv; bei Kontrollen kein Titeranstieg	gering oder intermediär	akute Infektion unwahrscheinlich	keine weiteren Kontrollen, keine Therapie
positiv	positiv	hoch	latente Infektion	keine weiteren Kontrollen, keine Therapie

lasma-IgG-Werte als bei der Wöchnerin gemessen werden, weil die Gesamt-IgG-Konzentration postnatal beim Neugeborenen höher sein kann als bei der Mutter. Zudem wird die Sensitivität der Nachweisverfahren vom Zeitpunkt der fetalen Infektion und einer eventuellen Therapie während der Schwangerschaft beeinflusst. Diagnostische Kriterien für eine konnatale Infektion:

- Toxo-IgM oder -IgA in den ersten 6 Lebensmonaten positiv
- Titeranstieg Toxo-IgG im ersten Lebensjahr (auch als Rebound nach Therapieende)
- Persistenz Toxo-IgG > 1. Lebensjahr
- Toxo-DNA-Nachweis in Blut, Liquor oder Gewebe (Nabelschnur, Eihaut, Plazenta)
- Neoantikörper im vergleichenden Immunoblot Mutter–Kind
- Toxo-IgG positiv und eindeutiger Nachweis einer Retinochoroiditis in den ersten Lebensmonaten mit/ohne intrazerebrale Läsion

Gelingt es nicht, die Diagnose bei klinisch auffälligen Neugeborenen zu sichern, sind serologische Verlaufskontrollen im Abstand von 2–4 Wochen durchzuführen. Bei asymptomatischen Neugeborenen sind serologische Kontrollen alle 2–3 Monate ratsam, bis eine Infektion bestätigt ist oder mütterliche IgG-Antikörper nicht mehr nachweisbar sind.

Eine frühe postnatale Therapie unterdrückt die Bildung toxoplasmaspezifischer Antikörper. Diagnostisch zu verwertende spezifische Antikörper lassen sich mitunter erst 3 Monate nach Absetzen der Therapie nachweisen („serological rebound"), zumal der sensitivere Sabin-Feldmann-Test nur noch in Speziallabors durchgeführt wird.

Bei labordiagnostisch unauffälligen, asymptomatischen Neugeborenen ist eine routinemäßige Liquordiagnostik nicht zu rechtfertigen, da die Chancen für zusätzliche diagnostische Erkenntnisse äußerst gering sind. Bei klinisch auffälligen Neugeborenen kann eine Liquordiagnostik einschließlich Antikörperbestimmung und PCR zum Nachweis einer ZNS-Infektion hilfreich sein.

Zur weiteren Diagnostik bei Verdacht auf konnatale Toxoplasmose gehören unter anderem die Sonografie des Schädels, des Abdomens und eine augenärztliche Untersuchung. Sonografisch können neben unregelmäßiger oder auffallend echodichter Ventrikelbegrenzung als Hinweis auf eine Ventrikulitis, intrazerebrale Verkalkungen durch periventrikuläre und parenchymatöse Echoverdichtungen erkennbar sein. Streifenförmig echodichte Strukturen entlang der lentikulostriatalen Gefäße sind unspezifisch. Bei geschlossener Fontanelle und auffälligem Kind ist eine MRT zu empfehlen. Bei der Fundoskopie zeigen sich im frühen Stadium evtl. nur diskrete und uncharakteristische entzündliche Veränderungen mit Ödem und Blutungen an Retina und Papille. Solange das Kind nicht selbst über eine Visusverschlechterung berichten kann, sollten bei konnataler Infektion alle 6 – 12 Monate, bei auffälligem Befund im ersten Jahr auch engere augenärztliche Untersuchungen erfolgen. Im Gegensatz zur Zytomegalie ist bei konnataler Toxoplasmose das Risiko für eine sensorineuronale Hörminderung sehr gering.

104.5 Therapie

Unumstritten ist die im Tierversuch und in vitro nachgewiesene Wirksamkeit von Medikamenten wie Pyrimethamin, Sulfonamiden, Clindamycin, Makroliden und Atovaquon gegen Tachyzoiten. Die Effizienz der gebräuchlichen Kombinationen lässt sich auch bei immunkompromittierten Patienten belegen. Allerdings kann keines der für die Toxoplasmosebehandlung zugelassenen Medikamente in vivo die intrazellulären Parasiten (Gewebezysten) eliminieren. Die Standardtherapie aus Pyrimethamin und Sulfadiazin geht mit dem Risiko schwerer Knochenmarksdepression einher. Durch die gleichzeitige Verabreichung von Folinsäure (nicht Folsäure!) kann der hämatologische Befund verbessert werden. Zu empfehlen sind engmaschige Blutbildkontrollen und eine Überwachung der Leberenzyme.

104.5.1 Therapie während der Schwangerschaft

Aufgrund der Teratogenität von Pyrimethamin erfolgt die Behandlung bis zur 16. SSW mit Spiramycin (3 × 1 g bzw. 9 Mio IU/d). Dieses soll die diaplazentare Übertragung vermeiden und sollte deshalb bei erstem Verdacht noch vor endgültiger Abklärung gegeben werden. Bei akuter Infektion ist trotz Spiramycintherapie ein Antikörpertiteranstieg bei der Schwangeren zu erwarten. Die mit der üblichen Dosis erreichbare Plasmakonzentration liegt häufiger unterhalb der mittleren In-vitro-Hemmkonzentration (IC_{50} 15 – 20 µg/ml). Ab der 16. SSW werden Pyrimethamin (1. Tag 50 mg, danach 25 mg/d), Sulfadiazin (50 mg/kgKG/d, max. 4 g/d) und Folinsäure (10–30 mg/d) über mindestens 4 Wochen gegeben (PSF-Therapie). Pyrimethamin ist plazentagängig und weist aufgrund seiner hohen Lipophilie eine gute Penetration in das ZNS auf, sodass bei nachgewiesener fetaler Infektion (Sonografie, evtl. pos. PCR im Fruchtwasser) eine Fortsetzung der PSF-Behandlung bis zur Geburt erwogen werden kann. Eine erste Kontrolle der Medikamentenspiegel ist etwa 14 Tage nach Therapiebeginn sinnvoll. Schwangere unter PSF klagen über Übelkeit und allergische Reaktionen als häufigste unerwünschte Wirkung. Bis auf eine leichte, reversible Anämie bei den Neugeborenen scheint die pränatale PSF-Therapie keine Schädigung des Kindes zu verursachen.

Die Effizienz der pränatalen Therapie ist kontrovers. Gemäß Metaanalyse kann die Infektion des Fetus nicht sicher verhindert werden. Allerdings zeigten sich nach PSF-Standardtherapie eine Reduktion der Transmissionsrate und eine geringere Schwere neurologischer Schäden vor allem bei frühzeitigem Therapiebeginn.

104.5.2 Konnatale Toxoplasmose

Die Therapie des Neugeborenen ist mangels prospektiver, randomisierter Studien in ihrer Effizienz umstritten. Sie begründet sich durch die Annahme, die Disseminierung der Erreger könne beim Säugling begrenzt werden, da bei diesem vor allem bei konnataler Infektion eine geringere immunologische Antwort zu erwarten ist. Im Vergleich zu Kollektiven unbehandelter Kinder wurden bei behandelten Kindern seltener Folgeschäden und spätere Schübe von Retinochoroiditis v. a. in den ersten 2 Lebensjahren nachgewiesen. Meist ließ sich nicht unterscheiden, ob die Effekte durch die postnatale oder die ebenfalls durchgeführte pränatale Therapie zustande kamen.

Für symptomatische Früh- und Neugeborene ist die Standardtherapie für 12 Monate zu empfehlen (► Tab. 104.2). Eine kontinuierliche Kombinationsbehandlung sollte durch Blutspiegelbestimmungen überwacht werden. Aufgrund der nicht seltenen Myelosuppression (Therapieunterbrechung bei Neutropenie < 800/mm² in ca. 20 %) wird in Österreich bei asymptomatischen Kindern PSF zunächst über 6 Wochen verabreicht, danach erfolgt in 4-Wochen-Zyklen ein Wechsel zwischen Spiramycin

104

Tab. 104.2 Standardtherapie der konnatalen symptomatischen Toxoplasmose.

Medikament	Dosierung	Gaben/Tag
Pyrimethamin (P)	1 mg/kgKG/d	1
+ Sulfadiazin (S)	(50 –)100 mg/kgKG/d	2
+ Folinsäure (F)	10 mg/Woche in 2 ED	–
Laborkontrollen: Blutbild, Transaminasen, Urinstatus initial wöchentlich, danach mind. Blutbild alle 4 Wochen.		

Tab. 104.3 Alternative Behandlung bei asymptomatischer Infektion (sog.Toulouse-Schema).

Medikament	Dosierung bis 10 kg	Dosierung > 10 kg	Intervall
Pyrimethamin	6,25 mg	12,5 mg	alle 14 Tage
Sulfadoxin	125 mg	250 mg	alle 14 Tage
Folinsäure	50 mg	50 mg	alle 14 Tage
Laborkontrollen: Blutbild, Transaminasen alle 4 Wochen.			

und PSF. Die Wirksamkeit von Spiramycin zur Prävention einer zerebralen Infektion oder einer okulären Toxoplasmose ist nicht gesichert. Spiramycin kann ein Long-QT-Syndrom verursachen. Zu dessen Ausschluss sollte ein EKG abgeleitet werden.

Eine weitere Alternative v. a. für asymptomatische Neugeborene könnte aufgrund der besseren Verträglichkeit die Behandlung nach dem sog. Toulouse-Schema (▶ Tab. 104.3) mit Pyrimethamin und Sulfadoxin (Fansidar, über Auslandsapotheke zu beziehen) darstellen. Steigen unter Behandlung die spez. Antikörpertiter anstatt abzufallen, sind Zweifel an der Therapieeffektivität angebracht.

Neugeborene, bei deren Müttern eine Primoinfektion mit Toxoplasmosa während der Schwangerschaft nachgewiesen wurden, die aber postnatal weder klinisch noch labordiagnostisch Hinweise auf eine konnatale Infektion zeigen, bedürfen keiner Therapie. In 3-monatigen Abständen bzw. bei den Vorsorgeuntersuchungen U3 –U6 erfolgen weitere labordiagnostische Kontrollen. Ein signifikant ansteigenderspezifischer IgG-Wert beweist auch bei asymptomatischen Kindern die konnatale Infektion und indiziert zumindest weitere augenärztliche Kontrollen, damit eine auftretende Retinochoroiditis rechtzeitig behandelt werden kann.

104.5.3 Postnatale Toxoplasmose

104

Leichte Formen von postnatal erworbener Toxoplasmose (auch Lymphadenitis) bedürfen keiner Therapie. Schwere Formen sind bei angeborenen oder erworbenen Immundefekten zu erwarten. Neben der Standardtherapie können die Kombinationen von Pyrimethamin mit Clindamycin, Clarithromycin oder Azithromycin eingesetzt werden.

Die Retinochoroiditis verläuft beim Immunkompetenten unbehandelt meist selbstlimitierend.Die Standardtherapie mit PSF über 6 Wochen führt nur zu einer Reduktion der Zystenanzahl. Ob sich die Rezidivhäufigkeit und das Risiko bleibender Sehstörungen reduzieren, ist nicht gesichert. Empfohlen wird die Therapie bei Immunsupprimierten oder bei makulanahen Prozessen sowie bei Patienten aus Lateinamerika. Bei ausgeprägter entzündlicher Gewebsreaktion mit Ödem kann zusätzlich Prednisolon (1 mg/kgKG) gegeben werden. Die Kombination von Clindamycinmit Sulfadiazin sowie die Therapie mit Cotrimoxazol scheinen bei der Augen-Toxoplasmose ebenfalls wirksam. Auch nach Behandlung ist in mindestens der Hälfte der Fälle mit einem Rezidiv innerhalb von 2 Jahren zu rechnen.

104.6 Prophylaxe

Wichtigste Maßnahme zur Verhütung der konnatalen Toxoplasmose ist die primäre Infektionsprophylaxe. Seronegative Schwangere sind anzuhalten, kein rohes oder ungenügend behandeltes Fleisch zu essen, wie es auch in bestimmten Wurstsorten verarbeitet wird. Gemüse oder Früchte sollten sie vor dem Verzehr waschen. Nach Gartenarbeit, dem Reinigen von Katzentoiletten, der Fleischzubereitung und vor dem Essen sind die Hände gründlich zu waschen. Bei schwer immunsupprimierten Patienten ist die Chemoprophylaxe der Pneumocystis-Pneumonie mit Trimethoprim/ Sulfamethoxazol (150/750 mg/m^{2}KOF/d) in der Regel auch gegen Toxoplasma-Infektionen bzw. eine Reaktivierung wirksam und der Alternativbehandlung mit Atovaquon überlegen.

104.6.1 Meldepflicht

Nach dem Infektionsschutzgesetz besteht eine nicht namentliche Meldepflicht für eine konnatale T.-gondii-Infektion.

Koordinator:
L. W. Schrod

Mitarbeiter:
C. Feiterna-Sperling, J. Garweg, A.-R. Prusa, I. Reiter-Owona, C. Rudin

104.7 Weiterführende Informationen

Robert Koch-Institut: www.rki.de > Infektionskrankheiten A–Z: T > Toxoplasmose

Konsiliarlaboratorium für Toxoplasma
Universitätsklinik Göttingen Institut für Medizinische Mikrobiologie
Kreuzbergring 57
37 075 Göttingen
Ansprechpartner: Prof. Dr. U Groß
Tel.: 0551 39–5 801 oder -5 806
Fax: 0551 39–5 861
E-Mail: ugross@gwdg.de

105 Trichinellose

105.1 Klinisches Bild

Das Ausmaß pathologischer Veränderungen und die Schwere der Trichinellose (Synonym: Trichinose) hängen in erster Linie von der Zahl aufgenommener Larven ab. Asymptomatische Verläufe sind bei Infektionen mit geringer Parasitenlast häufig. Bei klinisch manifesten Infektionen unterscheidet man eine intestinale (enterale) Phase, eine (parenterale) Migrationsphase und eine Enzystierungsphase.

1 – 7 Tage nach Ingestion können Durchfälle (intestinale Phase) auftreten und z.T. allgemeines Krankheitsgefühl, Bauchschmerzen, Durchfall, Übelkeit und Erbrechen. Anschließend oder ohne vorausgegangene intestinale Symptomatik beginnt die Migration der Larven mit hämatogener/lymphogener Aussaat und Durchwanderung innerer Organe, die sich bei stärkeren Infektionen als meist fieberhafte Erkrankung mit entzündlicher Begleitreaktion der betroffenen Organe und peripherer Eosinophilie äußert. Migration und Absiedlung (Enzystierung) der Larven erfolgen in die Muskulatur, vor allem in solche mit starker Durchblutung wie Kaumuskulatur, Zunge, Augenmuskeln, Zwerchfell, Herz (keine wesentliche Enzystierung) und den Uterus in der Schwangerschaft.

Das Intervall zwischen Infektion und Beginn der Symptome der Migrationsphase beträgt meist 1–3 Wochen, gelegentlich jedoch mehrere Wochen. Der Körpertemperaturverlauf reicht von subfebril bis 40 - 41 °C. Fieber tritt vorwiegend abends und nachts auf und kann über mehrere Wochen persistieren oder rezidivieren. Schwellung der Augenlider und des Gesichts, Chemosis und Konjunktivitis sind Leitsymptome, die etwa 7 - 11 Tage nach der Infektion auftreten. Weitere mögliche Symptome sind Kopfschmerzen (oft supraorbital oder frontal), Gesichtsrötung, Urtikaria, Schüttelfröste, Neigung zum Schwitzen, Dyspnoe, Heiserkeit und Schluckbeschwerden. Um den 12.–20. Tag folgen Muskelschmerzen, zunächst der äußeren Augenmuskeln, dann der Kaumuskulatur, der Nackenmuskeln, der Zunge, der Beugemuskeln der Extremitäten, der Atem- und der Rückenmuskeln. Die betroffene Muskulatur ist druckempfindlich, die Patienten klagen über Müdigkeit und Schwäche, im Elektromyogramm finden sich Zeichen einer Polymyositis. Darüber hinaus können Schmerzen in den Augen, insbesondere bei Bewegung des Augapfels, Fotophobie, eingeschränktes Sehvermögen oder Doppeltsehen auf eine Trichinose hinweisen. Der Befall der Atemmuskulatur kann zu Atemnot und zuPneumonie führen.

Symptome einer Meningitis, fokale Paresen bis zur Lähmung der Extremitäten, Ausfall der Sehnenreflexe und Bewusstlosigkeit, Müdigkeit, Tinnitus, Taubheit und periphere Neuropathien zeigen einen Befall des ZNS an. Gelegentlich tritt eine Myokarditis auf; meist bei schweren Infektionen. In einigen Fällen können auf der Haut makulöse, makulopapulöse oder urtikariell-erythematöse Veränderungen und unter den Nägeln splitterförmige Einblutungen beobachtet werden. In der Leber finden sich Entzündungsreaktionen im periportalen Bereich und Verfettung von Leberzellen; in den Nieren wurden Glomerulonephritiden und tubuläre Schädigungen beobachtet. Vertikale Infektionen des Fetus bei Infektion während der Schwangerschaft sind beschrieben.

Ohne Behandlung klingen Fieber und Muskelschmerzen in der 3. oder 4. Woche ab, in der Rekonvaleszenz stehen Muskelschwäche, Steifheit und Gelenkkontrakturen im Vordergrund. Die Sterblichkeit lag nach den internationalen Meldezahlen in den letzten Jahren bei unter 1‰, erreichte in einigen Fallserien jedoch über 10 %. Bei manchen Patienten persistieren oder rezidivieren Symptome wie Muskelschwäche, Konjunktivitis, vermehrtes Schwitzen, Parästhesien oder Sensibilitätsstörungen bis zu mehrere Jahre. Die seltenen Infektionen mit Trichinenarten, die sich nicht in der Muskulatur enzystieren (T. pseudospiralis, T. papuae) können eine protrahierte polymyositisartige Erkrankung über viele Monate verursachen.

105.2 Ätiologie

Trichinella spiralis und andere Trichinella spp. gehören zum Stamm der Nematoden. Die Erkrankung wird durch die Aufnahme von Trichinenlarven mit rohem bzw. ungenügend gekochtem Fleisch von Schweinen und Wildtieren (bes. Wildschwein, Bär) ausgelöst, gelegentlich auch von anderen Tieren wie z.B. Pferden. Es wird angenommen, dass 70–100 Larven genügen, um einen Menschen an einer Trichinose erkranken zu lassen. Unter Einwirkung von Verdauungsenzymen werden die Larven freigesetzt. Sie siedeln sich anschließend im Dünndarm an. Nach Penetration durch das Epithel an der Zottenbasis bilden sich innerhalb weniger Tage geschlechtsreife Entwicklungsstadien.

Die 1,5 – 4 mm langen weiblichen Adultwürmer beginnen bereits 5–7 Tage post infectionem mit der Larvenproduktion und setzen während ihres 3 –5 Monate langen Lebens etwa 2000 lebende Larven in der Mukosa ab. Einige Larven finden sich im Stuhl, die Mehrzahl wandert jedoch durch die Mukosa über Lymph- und Blutgefäße in die quer gestreifte Skelettmuskulatur, wo sie sich enzystieren. Bevorzugt wird die Muskulatur der Brust, der Arme und Beine und des Zwerchfells befallen, in schweren und tödlichen Fällen auch Gehirn und Herzmuskel. Die betroffene Muskelzelle wird zur vielkernigen Riesenzelle, im weiteren Verlauf bildet sich eine Kollagenkapsel um die Larve. Diese kann nach Monaten bis Jahren verkalken. Mehr als 90 % der eingewanderten Larven werden vom Wirtsorganismus zerstört. Die verbleibenden Larven können jedoch über Jahrzehnte lebensfähig bleiben. Die Larven von T. pseudospirals und T. papuae enzystieren sich nicht und wandern über längere Zeit in der Muskulatur umher.

105.3 Epidemiologie

Die Zahl menschlicher Erkrankungen wird auf ca. 10 000 pro Jahr geschätzt; überwiegend ist die nördliche Hemisphäre betroffen. Die meisten Fälle verursacht Trichinella spiralis, die Art die weltweit vorkommt und am besten an Schweine angepasst ist. Neben Einzelerkrankungen treten immer wieder Gruppenerkrankungen und kleinere Ausbrüche auf, ausgehend von gemeinsam verzehrten Nahrungsmitteln (meist Roh- und Räucherwaren wie Mett, Schinken etc.).

Weitere beim Menschen vorkommende Arten sind Trichinella britovi in Europa, Asien und Afrika, T. nativa in der Arktis und subarktischen Zonen (Infektionsquelle meist Bären und Walrösser), T. murelli in Nordamerika, T. nelsoni in Ost- und Südafrika und weitere regionale Genotypen sowie die beiden Arten T. pseudospiralis und T. papuae, deren Larven sich nicht enzystieren, sondern kontinuierlich wandern und zu protrahierten Erkrankungserscheinungen der Migrationsphase führen können. Erkrankungen des Menschen durch T. pseudospiralis, eine auch in Vögeln vorkommende Trichinenart, wurden in Südthailand, Frankreich und auf der Halbinsel Kamtschatka beobachtet; solche durch T. papuae (Vorkommen auch bei Reptilien) bisher nur in Papua-Neuguinea und Thailand.

105.4 Diagnose

Bei bestehendem Krankheitsverdacht ist es hilfreich, nach Essgewohnheiten und ähnlichen Erkrankungen im Umfeld zu fragen. In der Anamnese wird möglicherweise über das Essen von rohen bzw. nicht ausreichend gegarten Fleisch- oder Wurstwaren berichtet, insbesondere von Wildtieren oder aus Eigenschlachtung ohne Fleischbeschau. Die Trias Lidödeme, Muskelschmerzen und Fieber sind typisch für Trichinose. Nach etwa 10 Tagen bis zur 4. Krankheitswoche tritt häufig eine Eosinophilie auf, die sehr ausgeprägt sein kann (50 – 80 %). Häufig sind die Muskelenzymwerte im Serum erhöht. In schweren Fällen kann um die 5. Krankheitswoche eine Hypalbuminämie auftreten, die Eosinophilie kann fehlen.

Serologische Tests (ELISA, Immunoblot u. a.) werden 2 – 6 Wochen nach einer Infektion positiv. Trichinella-Antikörper entwickeln sich bei nahezu 100 % der Patienten. Etwa 2 – 5 Tage nach Infektion lassen sich manchmal Trichinen im Stuhl nachweisen. Entscheidend kann der Nachweis der Larven im Blut mit der Filtrationstechnik zwischen dem 7. und 28. Tag sein, der bei hoher Wurmlast häufig gelingt. Der mikroskopische Nachweis von Trichinen in der Muskelbiopsie (M. biceps, M. gastrocnemius, M. pectoralis, M. gluteus maximus u. a.) gelingt ab ca. dem 17. Tag nach Infektion.

Methoden zum Nachweis von zirkulierenden Antigenen im Blut sowie von Trichinen-DNA in Blut und Muskelbiopsien sind beschrieben, aber für die Diagnostik beim Menschen nicht validiert. Die Differenzierung der verschiedenen Trichinella-Arten erfolgt molekularbiologisch.

105.5 Therapie

Albendazol (Eskazole) und Mebendazol (Vermox) wirken gegen Adulte und Larven im Darm sowie gegen zirkulierende Trichinenlarven, weniger zuverlässig gegen bereits im Muskel enzystierte und kaum gegen eingekapselte Larven. Auch bei leichten Infektionen sollte versucht werden, durch eine möglichst frühzeitige Behandlung die Zahl der Parasiten im Darm und damit die Zahl der Larven zu reduzieren, die sonst in die Blutbahn und die Muskulatur einwandern können. Bei Therapiebeginn kann eine Reaktion vom Herxheimertyp auftreten. Die gleichzeitige Gabe von Kortikosteroiden hilft, diese Reaktion zu unterbinden oder abzuschwächen. Bei schweren Infektionen sind Steroide in hohen Dosen angezeigt.

Albendazol wird wegen der besseren Bioverfügbarkeit und der besseren experimentellen Wirksamkeit gegen Larven in der Muskulatur bevorzugt verwendet. Erwachsene erhalten 800 mg/d p. o. in 2 ED, Personen unter 60 kgKG 15 mg/kgKG/din 2 ED. Albendazol soll morgens und abends zu den Mahlzeiten mit etwas Flüssigkeit eingenommen werden. Aufgrund der Zulassungsstudien wird eine Behandlungsdauer von 6 Tagen empfohlen; eine längere Therapiedauer von 8–14 Tagen kann jedoch erforderlich sein, insbesondere bei schwereren Infektionen und rezidivierender Symptomatik. Zusätzlich ist 0,5 – 1 mg/kgKG/d Prednison in absteigender Dosis während der ersten 5 Behandlungstage zur Prävention allergischer Reaktionen empfehlenswert.

Albendazol ist in Deutschland für Kinder unter 6 Jahren nicht zugelassen. In den USA werden auch Kinder ab 2 Jahren behandelt. Erfahrungen aus der Behandlung anderer Parasitosen liegen vor in der Anwendung bei Kindern ab dem 12. Lebensmonat. Die Substanz wirkt in mehreren Tiermodellen bereits im Bereich humantherapeutischer Dosierungen teratogen. Schwangerschaft und Stillen werden in der Fachinformation als Kontraindikation angegeben.

Mebendazol wird nur gering und variabel absorbiert (ggf. Blutspiegelbestimmungen). Es wird in einer Dosis von 1500 mg/d p. o. in 3 ED verabreicht; fettreiche Kost verbessert die Wirkstoffresorption. Die Therapiedauer beträgt 14 Tage. Die in den Zulassungsunterlagen enthaltene Empfehlung einer einschleichenden Dosierung (1. Tag: 750 mg in 3 ED; 2. Tag: 1000 mg in 4 ED; ab 3. Tag 1500 mg in 3 ED) ist umstritten und wird – vor allem bei gleichzeitiger Kortikosteroidgabe – oft nicht angewandt. Mebendazol ist während Schwangerschaft und Stillzeit kontraindiziert. Es wird angenommen, dass es Aneuploidien verursachen kann. Zu unerwünschten Wirkungen siehe Kap. Antimikrobielle Chemotherapie (S. 107).

Mebendazol (Vermox) ist in Deutschland für Kinder unter 2 Jahren nicht zugelassen (nur bei fehlender therapeutischer Alternative); für die hohe bei Trichinose verwendete Dosierung (Vermox forte) gilt die Zulassung erst ab dem 14. Lebensjahr. Dennoch wurde Mebendazol in einer Tagesdosis von 25 mg/kgKG in 2 ED bei Kindern ab dem 2. Lebensjahr erfolgreich in der Therapie der Trichinose eingesetzt.

105.6 Prophylaxe und Bekämpfung

Fleisch sollte stets gekocht oder durchgebraten (Innentemperatur mindestens 77 °C) gegessen werden. Das Tiefgefrieren von Schweinefleisch (nicht sicher bei Pferdefleisch) auf –15 bis –18 °C über 20 Tage ist eine weitere vorbeugende Maßnahme (unwirksam bei T. nativa). Bis 1937 war die Trichinose eine häufige Krankheit in Deutschland, seit Einführung der gesetzlich vorgeschriebenen Trichinenschau bei Schlachttieren werden meist nur noch wenige Fälle pro Jahr gemeldet. Durch Importe, Schwarzschlachtungen und fehlende Fleischbeschau von Wildbret treten aber immer wieder Einzelfälle und Kleinepidemien auf.

105.6.1 Meldepflicht

Der direkte und indirekte Erregernachweis ist meldepflichtig, soweit er auf eine akute Infektion hinweist.

Koordinator:
T. Löscher

Mitarbeiter:
T. Zimmermann

105.7 Weiterführende Informationen

Centers for Disease Control and Prevention: www.cdc.gov > A–Z Index: T > Trichinellosis

106 Trichomonadeninfektionen

106.1 Klinisches Bild

Die Trichomoniasistritt v. a. bei sexuell aktiven Frauen auf. Infektionen verlaufen in ca. 50% der Fälle asymptomatisch. Bei Kindern und Jugendlichen sind vorwiegend Mädchen in Form einer Vulvovaginitis betroffen. Hauptsymptome sind Fluor, Pruritus, vaginales Erythem und Ödem. Der Fluor ist zumeist dünnflüssig, schaumig, grau oder gelbgrün und übelriechend. Häufiger als bei Erwachsenen besteht eine diffuse Vulvovaginitis in Verbindung mit einer Urethritis. Dys- und Pollakisurie, „sterile Leukozyturie" und Enuresis sind die führenden Symptome. Der Pruritus ist bei Kindern deutlich ausgeprägter als bei Erwachsenen und führt oft zur Diagnose. Die bei Frauen häufige fleckförmige Zervizitis (punktuelle Schleimhauteinblutungen, auch „strawberry cervix" genannt) wird bei Mädchen kaum beobachtet.

Bei Knaben dominiert Urethritis mit quälendem Juckreiz und Dysurie. Eine Prostatitis ist möglich.

Selten kommt es zur vertikalen Transmission von der Mutter auf ihr Neugeborenes; dann können Neugeborene, insbesondere Frühgeborene an einer Vulvovaginitis, Urethritis oder respiratorischen Symptomen erkranken.

Vereinzelt wurden rezidivierende urtikarielle Exantheme und Exanthema exsudativum multiforme in Assoziation mit asymptomatischen Trichomonadeninfektionen beobachtet. Der kausale Zusammenhang ist ungesichert.

106.1.1 Schwangerschaft

Trichomoniasis ist assoziiert mit einem erhöhten Risiko für frühen vorzeitigen Blasensprung, Frühgeburt und niedriges Geburtsgewicht. Therapeutische Interventionsstudien mit Metronidazol verminderten die perinatale Morbidität jedoch nicht.

106.2 Ätiologie

Trichomonaden sind mehrfach begeißelte, birnenförmige Flagellaten (Protozoen), welche die Schleimhäute des Urogenitaltrakts und des Darmes besiedeln. Neben den apathogenen Kommensalen Trichomonas hominis des Darmes und Trichomonas tenax der Mundhöhle, stellt Trichomonas vaginalis den im Urogenitaltrakt pathogenen Erreger der Trichomoniasis dar.

Trichomonas vaginalis ist 2 – 14 µm breit und 8 – 25 µm lang; es trägt 4 Geißeln an der Basis und eine Geißel über dem Achsenstab zum spitz auslaufenden Ende.

Trichomonaden sterben außerhalb des Körpers durch Austrocknung rasch ab. In vivo scheint eine normale Vaginalflora die Infestation zu verhindern. Störungen von pH, Glykogengehalt und Flora, wie bei Infektionen durch Bakterien oder Pilze (insbesondere durch Candida species) und während der Menstruation, prädisponieren zur Besiedlung. Symptomatische infizierte Frauen haben einen Scheiden-pH-Wert über 4,5. Es kommt zu einer nichtinvasiven Epithelschädigung, die im zytotoxischen Effekt auf Zellkulturen reproduzierbar ist.

Bei Kindern wird ein Befall durch den hohen Scheiden-pH-Wert (6,5 – 7,4) begünstigt, durch den niedrigen Glykogengehalt erschwert.

106.3 Epidemiologiec

Trichomonas vaginalis ist weltweit verbreitet und kommt vorwiegend bei Frauen im gebärfähigen Alter vor. Eine populationsbasierte Studie zeigte eine Prävalenz von 3,1% bei Frauen zwischen 14 und 49 Jahren. Bei der Geburt werden etwa 5% der Neugeborenen infizierter Mütter besiedelt. Ab der 2. Lebenswoche bis zur Pubertät sind Trichomonadeninfektionen selten. Die höchste Durchseuchung besteht im sexuell aktiven Alter (3 – 20%).

Die Erreger werden bei Jugendlichen und Erwachsenen hauptsächlich durch Intimkontakt übertragen. Ein Nachweis von T. vaginalis bei präpubertären Mädchen sollte an sexuellen Missbrauch denken lassen. Ferner gibt es Hinweise auf nichtvenerische Übertragung über feuchte Gegenstände (Schwämme, Handtücher), Badekleidung und direkten Körperkontakt. Durch ungechlortes Bade- und Thermalwasser können Trichomonaden wahrscheinlich ebenfalls übertragen werden. Im Leitungswasser sind die Erreger bis zu 24 Stunden lebensfähig, in gechlortem Wasser nur wenige Minuten.

Die **Inkubationszeit** beträgt 4 – 20 Tage, im Mittel 1 Woche.

In Risikogruppen besteht eine Assoziation von T. vaginalis und HIV; das Risiko eine HIV-Infektion zu erwerben ist höher.

106.4 Diagnose

Die Diagnose basiert auf der klinischen Untersuchung und dem direkten Nachweis im Nativpräparat mit frischem Material (Vaginal- oder Urethralabstriche, Vaginalfluor, Urin) durch die typische Beweglichkeit der Trichomonaden. Wenn nicht genügend Material vorhanden ist, kann das Sekret mit einem Tropfen NaCl vermischt werden. Die Nachweisrate beträgt mit dem Phasenkontrastmikroskop objektträgervariiert 45–70 %.

Die Sensitivität der kulturellen Anzüchtung beträgt ca. 70–90 %. Spezielle Media (Diamond oder Kupferberg) sind notwendig. Kulturtransportmedien gibt es in Speziallaboratorien. Die nicht allgemein verfügbare PCR verbessert die Sensitivität auf über 95 %. Ein Vorteil der PCR-Diagnostik ist, dass der Abstrich selbst von der distalen Vagina entnommen werden kann und insofern bei jungen Mädchen keine Speculumeinstellung notwendig ist. Bei Jungen kann das Urinsediment auf Trichomonaden mikroskopisch oder kulturell untersucht werden.

Die differenzialdiagnostische Abklärung der Vulvovaginitis erfordert spezifische Untersuchungen (z. B. Fremdkörper, bakterielle Vaginose, Candida albicans, Streptococcus pyogenes und andere Erreger).

106.5 Therapie

Die Infektion Neugeborener während der Geburt bedarf in Abhängigkeit von der Symptomatik nur ausnahmsweise einer Therapie mit Metronidazol (15 mg/kgKG/d p. o. in 3 ED) über 5 – 7 Tage.

Ältere Kinder erhalten Metronidazol (15 mg/kgKG/d p. o. in 3 ED) über 5 – 7 Tage. Alternativ wird bei Kindern und Jugendlichen über 12 Jahren die Einmaltherapie mit 2 g oral bevorzugt. Sexualpartner sollten grundsätzlich mitbehandelt werden (Partnertherapie). Tinidazol (1 g als Einzeldosis ab 6 Jahren, 2 g ab 12 Jahren) ist ebenso effektiv, jedoch in Deutschland nicht mehr erhältlich. Bei rekurrierender Trichomoniasis wird die Therapie wiederholt. Neuerdings sind vermehrt klinisch resistente Isolate aufgetreten. Dann empfiehlt sich eine Hochdosisbehandlung mit Metronidazol (35 – 50 mg/kgKG/d, maximal 2 g pro Tag). Wegen häufiger Resistenzentwicklung und geringer Effektivität wird die lokale, intravaginale Metronidazolanwendung mit Cremes oder Salben nicht empfohlen. Randomisierte Studien zeigten mit der oraler Metronidazoltherapie Heilungsraten von 90–95 %.

106.5.1 Schwangerschaft und Stillzeit

Randomisierte Studien zeigten keinen Nutzen der Metronidazoltherapie bezüglich Reduktion von Frühgeburten oder Erhöhung des Geburtsgewichts; es liegen sogar limitierte Daten vor, welche ein erhöhtes Risiko diskutieren. Bei der symptomatischen Schwangeren sollte eine Therapie nach entsprechender Beratung zur Symptombehandlung erwogen werden, um mögliche respiratorische und genitale Infektionen beim Neugeborenen zu verhindern. Schwangere können mit 2 g Metronidazol in jeder SSW behandelt werden. Studien und Metaanalysen haben bisher keine Hinweise auf teratogene Wirkungen oder fetotoxisches Risiko von Metronidazol ergeben. Ist während der Stillzeit die Einmalgabe von Metronidazol zur Behandlung einer Trichomoniasis erforderlich, ist keine Einschränkung des Stillens nötig. Eine Stillpause von 12h reduziert jedoch die Exposition des Neugeborenen mit Metronidazol.

106.6 Prophylaxe

Vorbeugende Maßnahmen beschränken sich auf die allgemeine Hygiene (Händewaschen, persönliche Waschutensilien). Für Gemeinschaftseinrichtungen und Bäder bestehen Vorschriften für Reinigung, Desinfektion und Wasserchlorierung. Der prophylaktische Wert von Kondomen zur Verhinderung einer Trichomoniasis ist umstritten.

Koordinator:
M. Kunze

Mitarbeiter:
T. Schneider

107 Tuberkulose und nichttuberkulöse mykobakterielle Krankheiten

107.1 Definition

Als Tuberkulose werden alle Erkrankungen bezeichnet, die durch Erreger des Mycobacterium-tuberculosis-Komplexes verursacht werden (► Tab. 107.1).

Nichttuberkulöse Mykobakteriosen sind Krankheitsbilder, die durch andere Mykobakterienarten mit Ausnahme von M. leprae verursacht werden.

Synonyme für die nichttuberkulösen Mykobakterien (NTM): Umweltmykobakterien; früher: atypische Mykobakterien; Mycobacteria other than tuberculosis (MOTT).

107.2 Klinisches Bild

107.2.1 Tuberkulose

Generell unterscheidet man Primärinfektion und Primärtuberkulose von der postprimären Tuberkulose. Letztere kann durch späte Reaktivierung einer latenten Primärinfektion entstehen. Auch Reinfektionen können vorkommen. Außerdem kann man – aus Gründen der Organlokalisation und klinischer Besonderheiten – pulmonale, extrapulmonale (und kombinierte) Tuberkulose unterscheiden. Primärtuberkulosen manifestieren sich im Kindesalter gegenwärtig in Deutschland zu etwa 75 % pulmonal. Kinder, vor allem Kleinkinder und Säuglinge, haben im Rahmen der Primärinfektion ein deutlich höheres Erkrankungsrisiko als Erwachsene. Extrapulmonale Tuberkuloseformen entstehen meist durch eine hämatogene oder lymphogene Streuung eines pulmonalen Primärherds. Dabei sind im Kindesalter klinisch die Miliartuberkulose und die Meningitis tuberculosa als Folge einer frühen hämatogenen Generalisation von besonderer Bedeutung. Zu den postprimären Formen gehören u. a. die Lungenparenchymtuberkulose ohne lymphadenogene Beteiligung, die Knochentuberkulose, die Tuberkulose der Nieren und der ableitenden Harnwege sowie die Tuberkulose der

Tab. 107.1 Mikrobiologische Einteilung der wichtigsten humanpathogenen Mykobakterienspezies.

Gruppe	Art	Beschreibung
M.-tuberculosis-Komplex		
	M. tuberculosis M. bovis (ssp. bovis und caprae + BCG-Impfstämme) M. africanum M. canetti[1] M. microti[1] M. pinnipedii[1]	
Klinisch relevante nichttuberkulöse Mykobakterien (NTM, Auswahl)		
Gruppe I	M. kansasii M. marinum	fotochromogene Mykobakterien, die in Kultur nur bei Licht Farbstoffe bilden
Gruppe II	M. scrofulaceum M. xenopi	skotochromogene Mykobakterien, die sowohl in der Dunkelheit, als auch bei Licht Farbstoffe bilden
Gruppe III	M. avium M. intracellulare M. haemophilum M. malmoense M. ulcerans[2]	nonchromogene, langsam wachsende Mykobakterien
Gruppe IV	M. fortuitum M. chelonae M. abscessus	schnell wachsende Mykobakterien

[1] Nur in Ausnahmefällen humanpathogen; durch M. pinnipedii wurden bisher keine humanen Erkrankungen beschrieben.
[2] bei Kindern aus endemischen Regionen in (West-)Afrika, Papua-Neuguinea, Malaysia, Französisch-Guayana und Mexiko; sporadisches Auftreten auch in Australien

Haut. Postprimäre Erkrankungsformen kommen bei Kindern in Deutschland nur selten vor.

Die Tuberkulose der Abdominalorgane (Darm, zugehörige Lymphknoten, Peritoneum) wird entweder durch eine lymphogene bzw. hämatogene Streuung im Rahmen einer Primärinfektion verursacht, oder es handelt sich um eine intestinale Manifestation, die z. B. durch Ingestion von M.-tuberculosis-haltigem Sputum bei offener Lungentuberkulose entstehen kann. Bei der Tuberkulose des Verdauungstrakts zeigt sich in mehr als der Hälfte der Fälle bei endoskopisch-bioptischen Untersuchungen ein Befall der Ileozökalregion, in 20 % der Fälle ein Befall des Kolons, in 5 % des Magens und in 2 % der Speiseröhre. Zu ingestiv verursachten Infektionen mit Mycobacterium bovis kommt es in Deutschland nur noch selten und vorwiegend bei Kindern mit Migrationshintergrund.

Von der manifesten Erkrankung an Tuberkulose muss die latente tuberkulöse Infektion (LTBI) mit dem Erreger ohne Symptome oder Befunde und ohne Erregernachweis unterschieden werden. Bei immunkompetenten Kindern mitlatenter Infektiondurch M.-tuberculosis-Komplex beträgt das Risiko der Progression zur aktiven Tuberkulose je nach Alter 10 – 40 %. Tuberkuloseinfizierte Säuglinge haben ein sehr hohes Risiko im 1. Lebensjahr eine aktive Tuberkulose zu entwickeln. Säuglinge und immunsupprimierte Kinder haben auch das höchste Risiko an einer tuberkulösen Meningitis oder einer Miliartuberkulose zu erkranken.

HIV-infizierte Patienten sind schon lange vor dem Auftreten anderer opportunistischer Erkrankungen gegenüber einer Infektion mit dem M.-tuberculosis-Komplex gefährdet. Darüber hinaus kann die Infektion wesentlich rascher zu einer manifesten Tuberkulose führen. Bei HIV-infizierten Patienten besteht bei M.-tuberculosis-Koinfektion ein jährliches Tuberkulose-Erkrankungsrisiko von etwa 10 %. Antiretrovirale Therapie reduziert das Risiko für eine Tuberkulose beträchtlich.

Tuberkuloseprophylaxe, -prävention und -therapie sind deshalb bei diesen Risikopopulationen von besonderer Bedeutung. Auch Patienten, die unter einer Therapie mit TNFα-Antagonisten (z. B. Etanercept, Infliximab) stehen, z. B. Jugendliche mit schwerer juveniler idiopathischer Arthritis, sind wesentlich stärker als Gesunde gefährdet, lebensbedrohlich an einer Tuberkulose zu erkranken.

107.2.2 Erkrankungen durch nichttuberkulöse Mykobakterien (NTM)

► **Zervikale Lymphadenitis.** Am häufigsten manifestieren sich Erkrankungen durch NTM im Kleinkindalter in Form einer zervikalen Lymphadenitis. Mykobakterielle Erkrankungen der Halslymphknoten bei immungesunden Kleinkindern werden nach Untersuchungen größerer Fallzahlen aus den USA zu ca. 85 % durch NTM (am häufigsten wird M. avium nachgewiesen) und nur in etwa 15 % durch den M.-tuberculosis-Komplex verursacht.

Neben der Halslymphknotenmanifestation können sich NTM-Infektionen selten auch an anderen Organen (z. B. Bronchien, Lunge, Haut, Knochen) manifestieren.

Bei Immundefizienz, wie z. B. Patienten mitAIDS, sind Erkrankungen mit verschiedenen Spezies von NTM, insbesondere mit M. avium / M. intracellulare, häufig. Diese können das klinische Bild klassischer Tuberkuloseformen (z. B. Miliartuberkulose) imitieren, aber auch mit seltenen oder untypischen Symptomen einhergehen: intestinale, kutane, systemische Manifestationsformen. Infektionen durch schnellwachsende Mykobakterien, insbesondere M. abscessus, sind auch bei pulmonalen Erkrankungen von Kindern mit CF von Bedeutung.

107.3 Ätiologie

Die Gattung Mycobacterium gehört zu den Mycobacteriaceae. Mykobakterien haben eine lipidreiche Zellwand, die aus den Mykolsäuren (gesättigte Fettsäuren mit Kettenlänge von 30 – 100 C-Atomen), den Mykosiden (Glykolipidpeptide und mykolsäurehaltige Glykopeptide) sowie innerhalb der Phospholipide der Zellwand zu einem wesentlichen Teil aus Tuberkulostearinsäure bestehen. Diese lipidreiche Zellwand verursacht die für Mykobakterien charakteristische Säurefestigkeit, die für die Ziehl-Neelsen-Färbung und für die fluoreszenzoptische Auramin-Färbung genutzt wird.

Mykobakterien wachsen aerob. Sie weisen meist eine langsame Teilungsrate auf (Ausnahme: schnell wachsende NTM) und benötigen deshalb zum kulturellen Nachweis eine deutlich längere Zeit als die meisten anderen Bakterien.

Einige NTM lassen sich nur sehr schwer oder nicht kultivieren (z. B. M. genavense, M. ulcerans). Die wichtigsten Mykobakterien-Spezies, die für den Menschen relevant sind, werden in

▶ Tab. 107.1 zusammengefasst. Zusätzlich zu den genannten NTM-Arten sind in Einzelfällen Infektionen u. a. mit M. asiaticum, M. genavense, M. gordonae und M. smegmatis beschrieben worden.

107.4 Epidemiologie

Im Jahr 2010 wurden in Deutschland 4330 neue Tuberkulose-Erkrankungen registriert (Inzidenz 5,3/100 000), darunter 158 Kinder betrug (Inzidenz 1,4/100 000), deren 2 erkrankten an Meningitis tuberculosa. Kinder ausländischer Staatsangehörigkeit erkrankten 7,5-mal häufiger an Tuberkulose als Kinder deutscher Staatsangehörigkeit. Die Inzidenz stieg in den letzten 3 Jahren leicht an.

Vor allem in Osteuropa sowie in vielen Regionen Afrikas, Asiens und Südosteuropas treten M.-tuberculosis-Stämme auf, die Resistenzen gegen ein oder mehrere Antituberkulotika aufweisen. In Deutschland war 2010 die multiresistente Tuberkulose (MDR-TB), definiert als Resistenz gegen mindestens Isoniazid (INH) und Rifampizin (RMP) noch selten (1,7 %). Der Anteil von Isolaten mit jeglicher Resistenz betrugjedoch 12,6 %. Hohe Raten von MDR-TB finden sich bei Migranten – insbesondere aus Osteuropa und den Staaten der ehemaligen Sowjetunion (Anteil unter den untersuchten Isoaten z. B. in den GUS-Staaten plus Baltikum 12–20 %, in Kasachstan > 20 %). Außerdem ist bei vorbehandelten Patienten der Anteil resistenter Erreger erhöht.

Erkrankungen durch NTM sind nicht meldepflichtig, es liegen aber valide Daten für Deutschland aus einer bundesweiten epidemiologischen Studie vor. Die kumulative Inzidenz wurde über 2,5 Jahre (2003 – 2005) auf 3,1/100 000 geschätzt, dies entspricht in etwa der Hälfte der kumulativen Inzidenz an Tuberkulose bei Kindern im gleichen Zeitraum (5,3/100 000). M. avium war mit über 70 % der Fälle die am häufigsten nachgewiesene Spezies.

107.4.1 Infektionswege der Tuberkulose

M. tuberculosis kommt fast ausschließlich beim Menschen vor. M. bovis ssp. bovis und caprae hingegen finden sich bei Rindern, Ziegen und Schafen und können von diesen auf den Menschen übertragen werden (selten wird M. bovis auch bei Pferden und Hunden nachgewiesen).

Die wichtigste Übertragungsform für die primäre Infektion ist die Inhalation von M.-tuberculosis-haltigen kleinsten Aerosolpartikeln (2 – 5 µm große „droplet nuclei“). Von Kindern < 10 Jahren übertragene Infektionen sind sehr selten, da sie nicht wie Erwachsene expektorieren können und selbst bei offener Lungentuberkulose nur geringe Bakterienmengen ausscheiden (paucibacilläre Tuberkulose). Adoleszenten mit Lungentuberkulose vom Erwachsenentyp können durchaus infektiös sein. Fast immer sind jedoch Erwachsene mit offener Lungentuberkulose die Ansteckungsquelle (multibacilläre Tuberkulose). Eine frühzeitige Suche, Diagnose und Behandlung der Infektionsquelle (Umgebungsuntersuchung) ist deshalb entscheidend für die Kontrolle der Tuberkulose im Kindesalter.

Eine primär extrapulmonale Tuberkulose kann z. B. nach Aufnahme von mit Mykobakterien kontaminierter Nahrung (z. B. M.-bovis-kontaminierter Milch) auftreten. Dieser Infektionsweg ist in Industrieländern heute sehr selten geworden.

Eine primäre Erkrankung im Bereich der Haut ist mit < 0,5 % aller Tuberkulosefälle in Europa sehr selten. Infektionen von Wunden können durch direkten Kontakt mit Mykobakterien vorkommen (primäre Inokulationstuberkulose oder kutaner Primärkomplex, auch als „tuberkulöser Schanker“ bezeichnet). Je nach immunologischer Reaktionslage werden Tuberculosis verrucosa cutis (bei guter Immunitätslage), Scrophuloderm (mittlere Immunitätslage) und Tuberculosis ulcerosa cutis et mucosae (schlechte Immunitätslage) unterschieden. Der Lupus vulgaris tritt überwiegend sekundär durch lympho- oder hämatogene Aussaat einer Organtuberkulose auf. Er ist durch einzelne oder wenige rötlichbraune Knötchen gekennzeichnet. Das Scrophuloderm (auch als Tuberculosis colliquativa cutis bezeichnet) entsteht aus einem befallenen Lymphknoten per continuitatem und stellt eine Tuberkulose der Subkutis dar.

Eine hämatogene Übertragung von M. tuberculosis auf das Neugeborene über die Plazenta bei Lungentuberkulose der Mutter ist selten (Cave: Miliartuberkulose der Mutter mit Placentitis tuberculosa). Perinatale Infektionen können auch durch Verschlucken oder Aspiration von infektiösem Fruchtwasser bei tuberkulöser Endometritis der Mutter stattfinden. Außerdem kann es bei einer Urogenitaltuberkulose der Mutter subpartal zu einer Infektion des Neugeborenen kommen. Bei einer offenen Lungentuberkulose mütterlicherseits ist eine aerogene postpartale Infektion des Neugeborenen möglich.

AIDS-Kranke mit Tuberkulose unterscheiden sich hinsichtlich der Infektiosität nicht grundsätzlich von Immungesunden. Je nach Grad der Immunsuppression ist jedoch der Anteil extrapulmonaler Tuberkulosen erhöht und kavernöser Formen der Lungentuberkulose seltener, weshalb ein mikroskopischer Nachweis von Mykobakterien oft nicht gelingt.

Es gibt M.-tuberculosis-Stämme unterschiedlicher Virulenz. Ob sich diese auf Kontagiosität, Organlokalisation, Resistenzentwicklung und Schutzwirkung der BCG-Impfung auswirkt, ist nicht ausreichend untersucht worden.

Generell können bei Tuberkulosefällen Infektionsketten durch aktive Fallsuche unter den Kontaktpersonen (Umgebungsuntersuchung) aufgedeckt und durch die molekulargenetische Typisierung der isolierten Mykobakterien, bspw. durch DNA-Fingerprinting, bestätigt werden.

107.4.2 Infektionswege der NTM-Infektion

Die Infektionswege von NTM sind weitgehend ungeklärt. Schmierinfektionen im Kleinkindesalter (z. B. Sandkasten, Staub, Wasser) erscheinen wahrscheinlich. NTM-Erkrankungen werden in Gebieten mit niedriger Tuberkuloseinzidenz heute häufiger diagnostiziert. Nach skandinavischen Daten hängt dies möglicherweise mit dem Wegfall der BCG-Impfung zusammen. Die Quelle von Infektionen mit NTM wie des M.avium-Komplexes (M. avium / M. intracellulare) ist aufgrund des ubiquitären Vorkommens in der Umwelt i. d. R. nicht nachvollziehbar; Übertragungen von Mensch zu Mensch sind bei immunkompetenten Personen nicht beschrieben. NTM sind gegenüber Umwelteinflüssen sehr resistent. Sie werden häufig in Leitungswasser, in Süß- und Salzwasser, in Boden- und Hausstaubproben sowie Untersuchungsmaterialien verschiedener Tiergattungen (Vögel, Hunde, Katzen, Schweine, Hühner, Insekten) nachgewiesen. In Wasser und Staub sind auch eine Reihe von schnell wachsenden NTM (M. fortuitum, M. chelonae, M. smegmatis) nachweisbar.

107.5 Diagnose

107.5.1 Klinische Diagnose

Folgende Kriterien definieren (einzeln oder in Kombination, s. u.) eine behandlungsbedürftige Tuberkulose im Kindesalter:

a) mikrobiologischer oder molekularbiologischer Nachweis von M. tuberculosis
b) Kontakt zu infektiöser Tuberkulose (Indexfall)
c) positiver Tuberkulin-Hauttest (THT) bzw. positiver Gamma-Interferon Release Assay (IGRA) als Nachweis einer tuberkulösen Infektion
d) bildgebende Diagnostik *und/oder* klinische Symptomatik *und/oder* Verlauf sind hinweisend auf eine Tuberkulose

Die Diagnose einer manifesten Tuberkulose gilt als gesichert, wenn der Erregernachweis erbracht wurde (a.). Eine Diagnose kann angenommen werden, wenn Kombinationen von (b.), (c.) und (d.) oder (c.) und (d.) vorliegen. Ein bekannter Kontakt (b.) zusammen mit einem positiven immunologischen Test (THT und/oder IGRA; c.) belegen eine Infektion und erfordern weitere Untersuchungen zum Nachweis oder zum Ausschluss einer manifesten Tuberkulose gefolgt von einer präventiven Chemotherapie bei LTBI. Auch bei Kleinkindern (< 5 Jahre) mit Kontakt (b.) und primär negativer Immundiagnostik sollte bis zum Beweis des Gegenteils immer von einer M.-tuberculosis-Infektion ausgegangen werden. Die Wiederholung der immunologischen Testung nach 8–12 Wochen wird empfohlen (▸ Abb. 107.1).

LTBI ist immer asymptomatisch. Im Kindesalter können aktive Tuberkulosen mit nur wenigen Symptomen einhergehen. Die klassischen Symptome der Erwachsenen mit pulmonaler Tuberkulose (Fieber, Gewichtsverlust, Nachtschweiß und Husten von mehr als 2 Wochen Dauer) sind bei Kindern seltener. Ein Großteil der Tuberkulosen bei Kindern in Deutschland (> 50 %) wird anhand Umgebungsuntersuchungen eines an infektiöser Tuberkulose erkrankten Erwachsenen diagnostiziert. Dies beruht auf der häufigen und raschen Infektionsprogression zur Erkrankung im Kindesalter. Eine Umgebungsuntersuchung zur Detektion der potenziellen Infektionsquelle ist auch bei jedem positiven THT bzw. positiven IGRA eines Kindes notwendig.

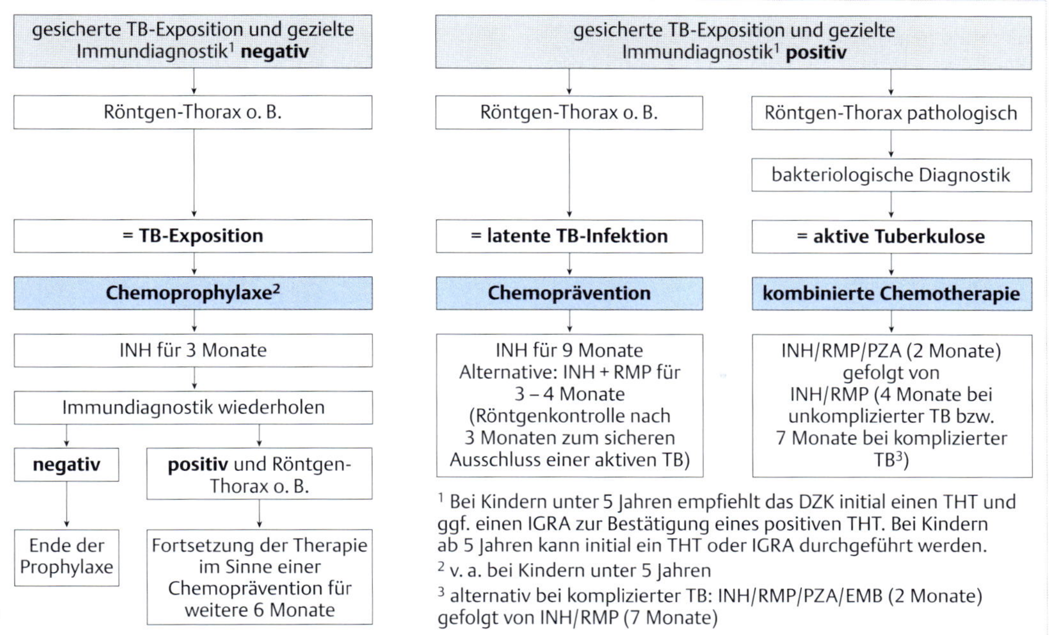

Abb. 107.1 LTBI/TB-Diagnostik und Interventionen bei Kindern: Chemoprophylaxe, Chemoprävention, kombinierte Chemotherapie.

107.5.2 Bildgebende Diagnostik

Zu den charakteristischen Zeichen der pulmonalen Tuberkulose bei Kindern gehören z. B. der Nachweis eines Primärkomplexes (Parenchymherd plus Lymphadenopathie) bzw. einer Hiluslymphknotenvergrößerung im Thoraxröntgenbild. Bei Verdacht auf Tuberkulose sollten Röntgenaufnahmen stets in 2 Ebenen erfolgen. Die Seitaufnahme ist zur Beurteilung (z. B. Detektion hilärer Lymphknoten) und Entscheidung über weitere diagnostische und ggf. therapeutische Maßnahmen hilfreich. Weitere radiologische Zeichen können ein einseitiger Pleuraerguss oder eine Dystelektase, verursacht durch Lymphknotenkompression eines Bronchus, sein. Allerdings kann die Röntgenmorphologie der Tuberkulose besonders im Kindesalter so vielgestaltig sein, dass radiologisch eine Tuberkulose nicht ausgeschlossen werden kann. Eine umfassendere Übersicht über die radiologische Darstellung der pulmonalen Tuberkulose kann von der Homepage der International Union Against Tuberculosis and Lung Disease heruntergeladen werden (Diagnostic Atlas of Intrathoracic Tuberculosis in Children: www.theunion.org).

107.5.3 Immundiagnostik: Tuberkulin-Hauttest (THT) und Gamma-Interferon Release Assays (IGRAs)

Bei Verdacht auf eine tuberkulöse Infektion sollte eine *gezielte* immundiagnostische Testung durchgeführt werden, um frühestmöglich eine Infektion oder Erkrankung zu diagnostizieren und therapeutisch intervenieren zu können. Dieses Vorgehen gilt insbesondere für Kinder mit Kontakt zu Tuberkulose oder häufigem Kontakt zu Risikopopulationen, also Personengruppen, die ein erhöhtes Tuberkuloserisiko haben. Dies sind:

- Personen in Gemeinschaftsunterkünften (z. B. Asylheime, Haftanstalten)
- Personen aus Hochprävalenzländern
- Obdachlose
- HIV-Infizierte
- Drogen- und Alkoholabhängige
- Personen mit konsumierenden Krankheiten sowie Immunsupprimierte
- Personal in medizinischen und anderen Einrichtungen mit erhöhter TB-Exposition (z. B. Obdachlosenheime, Haftanstalten)

Die Indikation zur Durchführung eines immundiagnostischen Tests besteht in folgenden Fällen:

- Klinischer Verdacht auf eine aktive Tuberkulose (z. B. unklare Hustensymptomatik, unklare Gedeihstörung, Nachtschweiß): sofortige Testung.
- Kontakt zu offener Tuberkulose: sofortige Testung und Einleitung einer Chemoprophylaxe (insbesondere bei Kindern < 5 Jahren) unabhängig vom Ergebnis der Testung, sowie bei negativem Test nochmals Testdurchführung nach 2(–3) Monaten.
- Aufenthalt von > 1 Monat in einem Hochprävalenzland und enger Kontakt mit der einheimischen Bevölkerung: vor Reiseantritt und 2 – 3 Monate nach Rückkehr.
- Immigrantenkinder aus Hochprävalenzländern: nach Einreise sowie bei negativem Testausfall nochmals nach 2–3 Monaten.
- Kinder mit erhöhtem Infektionsrisiko, bspw. Kinder mit häufigem Kontakt zu Risikopopulationen.

Daten aus den USA zeigen, dass man mit einem simplen epidemiologischen Fragebogen Kinder identifizieren kann, die nicht getestet werden müssen (negativer prädiktiver Wert: 99,8 %). Folgende Fragen wurden dabei im Hinblick auf eine mögliche Testindikation gestellt:

- Hat Ihr Kind Kontakt zu infektiöser Tuberkulose gehabt?
- Ist jemand aus Ihrer Familie, Ihr Kind eingeschlossen, in einem Hochprävalenzland geboren oder hat sich (innerhalb der letzten 2 Jahre) für längere Zeit in einem Hochprävalenzland aufgehalten?
- Hat Ihr Kind regelmäßig Kontakt zu Risikopopulationen?
- Hat Ihr Kind eine HIV-Infektion oder eine Immunschwäche?

Dieser Fragenkatalog kann im Sinne eines epidemiologischen Screenings – z. B. 1-mal pro Jahr – für die Auswahl der zu testenden bzw. nicht zu testenden Kinder genutzt werden: Eine gezielte Testung sollte nur erfolgen, wenn zumindest eine der genannten Fragen positiv beantwortet wird.

Für die gezielte Testung stehen der THT oder IGRAs zur Verfügung. Beide Verfahren dienen dem Nachweis einer Immunreaktion gegen mykobakterielle Antigene von M. tuberculosis und werden 6–12 Wochen nach der Erstinfektion positiv. Weder THT noch IGRAs können zwischen LTBI und aktiver Tuberkulose unterscheiden. Bei positivem Test muss eine Organtuberkulose ausgeschlossen werden.

Für den THT werden nach der Methode von Mendel-Mantoux 0,1 ml gereinigtes Tuberkulin (in Deutschland 2 TU PPD-RT 23 des Statens Serum Instituts Kopenhagen, entspricht 5 TU des Standard-Tuberkulins PPD-S) mittels Tuberkulinspritze an der Volarseite des Unterarms streng intrakutan appliziert und die Injektionsstelle markiert. Zur Erhöhung der Spezifität kann ggf. zusätzlich ein IGRA durchgeführt werden (s. u.).

Das Ergebnis des THT wird nach 72 Stunden abgelesen. Es soll nur das Ausmaß der Induration gemessen werden. Die Rötung hat keinen diagnostischen Wert. Als positive Reaktion gilt generell eine Induration von > 5 mm Durchmesser. Eine positive Tuberkulinreaktion sollte jedoch je nach der epidemiologischen Ausgangslage (Kontakt zu Risikopopulationen und direkter Tuberkulosekontakt etc.) und soziodemografischen Gesichtspunkten (z. B. schlechte soziale Verhältnisse) individuell gewertet werden und ggf. eine diagnostische (z. B. IGRA als Bestätigungstest, Röntgen-Thorax) bzw. therapeutische Intervention (z. B. Chemotherapie bei Erkrankung bzw. Chemoprävention bei LTBI) nach sich ziehen (▸ Abb. 107.1, ▸ Tab. 107.2).

Tab. 107.2 Indikationen zur Intervention beim THT.

Ausmaß der Induration	Indikation für Intervention
> 5 mm	• Kinder mit bekanntem Kontakt zu Tuberkulose • bei klinischem oder radiologischem Verdacht auf eine Tuberkulose • immunsupprimierte bzw. HIV-infizierte Kinder
> 10 mm	• Kinder mit erhöhtem Erkrankungsrisiko aufgrund von chronischen Grunderkrankungen (wie z. B. Diabetes mellitus, Niereninsuffizienz) • Kinder mit häufigem Kontakt zu Risikopopulationen (Tab 103.2) • Kinder unter 4 Jahren
≥ 15 mm (Starkreaktion)	• Kinder 4 Jahre und älter ohne Kontakt zu Tuberkulose bzw. Risikopopulationen • BCG-geimpfte Kinder

Tab. 107.3 Metaanalyse zu Sensitivität und Spezifität immunologischer Testverfahren bei Kindern.

Testverfahren	Sensitivität (95 % KI)	Spezifität (95 %KI)
Tuberkulinhauttest (THT)	80 (70–90)	85 (63–100)
QuantiFERON-TB	83 (75–92)	91 (78–100)
T-SPOT.*TB*	84 (63–100)	94 (87–100)

KI = Konfidenzintervall
Nach: Mandalakas AM, Detjen AK, Hesseling AC et al. Interferon-gamma release assays and childhood tuberculosis: systematic review and meta-analysis. Int J Tuberc Lung Dis 2011; 15(8): 1018–1032

Die interventionsauslösenden Grenzwerte sind folgendermaßen definiert und entsprechen denen der American Academy of Pediatrics, den Centers for Disease Control und der American Thoracic Society:

Das im THT zur Testung verwendete Tuberkulin (PPD = purified protein derivative) besteht aus einer Mischung von über 200 mykobakteriellen Antigenen, die nicht alle spezifisch für M. tuberculosis sind. Es kann daher zu falsch positiven THTs aufgrund von Kreuzreaktionen, z. B. nach BCG-Impfung (in Deutschland v. a. bei Kindern mit Migrationshintergrund) oder bei Infektion mit NTM (z. B. M. avium) kommen.

Bei den IGRAs kommen die für M. tuberculosis hochspezifischen Antigene ESAT-6 (early secretory antigenic target-6), CFP-10 (culture filtrate protein-10) und ggf. TB7.7 (tuberculosis 7.7 antigens) zum Einsatz. Kreuzreaktivitäten kommen nur bei wenigen NTM z. B. bei Infektionen mit M. kansasii, M. marinum, M. szulgae, M. flavescens und M. gastrii vor. IGRAs eignen sich daher, v. a. in Tuberkuloseniedriginzidenzländern, zur „Erhöhung“ der diagnostischen Spezifität. Ein klassisches Beispiel wäre die Unterscheidung zwischen einer Infektion mit M. avium versus M. tuberculosis bei einem Kind mit positivem THT und unklarer Infektionsanamnese.

Bei den IGRAs wird nach in vitro Stimulation mit den genannten spezifischen Antigenen die lymphozytäre Gamma-Interferon-Bildung quantitativ in IU/ml (QuantiFERON-TB Gold In-Tube) bzw. die Zahl der Gamma-Interferon-bildenden T-Lymphozyten der Patienten als „spots“ (T-SPOT.*TB*) gemessen. IGRAs stellen besondere Anforderungen an die Prädiagnostik (korrekte Blutentnahme und -volumen) sowie Logistik und setzen entsprechend ausgerüstete und erfahrene Labore voraus. Die Probenröhrchen dürfen beim Versand weder gefroren noch erhitzt werden.Die Untersuchungen müssen so zeitnah wie möglich (maximal innerhalb von 18–24 Stunden) nach der Blutentnahme angesetzt werden, da bei beiden Tests vitale Zellen Voraussetzung für die Untersuchung sind. Die Kosten sind höher als für den THT; je nach Situation und Fragestellung kann die Kosten-Nutzen-Relation jedoch langfristig positiv sein.

In Deutschland zugelassen sind der QuantiFERON-TB Gold In-Tube (Cellestis, Australien), ein Vollblut-ELISA und der T-SPOT.*TB* (Oxford Immunotech, Großbritannien), ein mit isolierten Lymphozyten durchgeführter Enzyme Linked Immuno Spot Assay (ELISPOT). Bei Kindern weisen beide Tests eine dem THT ähnliche Sensitivität, jedoch leicht überlegene Spezifität auf (▶ Tab. 107.3).

Es gibt nur wenige Studien, die IGRAs bei Kleinkindern < 5 Jahren untersuchten. Deshalb sollte in diesem Alter präferenziell initial ein THT durchgeführt werden. Auch für die Verwendung von IGRAs bei Kindern mit Immundefekten oder unter immunsuppressiver Therapie ist die Datenlage unzureichend. Wenige Studien konnten eine leichte Überlegenheit des T-SPOT.*TB* gegenüber QuantiFERON nachweisen, siehe nächster Abschnitt (S. 558).

In folgenden Fällen sollte bei negativem THT ein IGRA angeschlossen werden, um die diagnostische Sensitivität zu erhöhen:

- Lebensbedrohliche Tuberkuloseformen (z. B. Meningitis tuberculosa)
- Verdacht auf Tuberkulose bei kutaner Anergie
- Differenzialdiagnostische Problemfälle
- Vor Organtransplantationen
- Vor dem Einsatz von TNFα-Antagonisten (z. B. Etanercept, Infliximab)
- Bei BCG-geimpften Kindern < 5 Jahren mit Verdacht auf Infektion mit Tuberkulose

In diesen Fällen ist jeder positive Test als Zeichen einer Infektion zu werten, ein negatives Ergebnis kann nicht sicher gewertet werden. Wie ein negativer THT schließt ein negativer IGRA eine M.-tuberculosis-Infektion nicht aus und sollte ggf. wiederholt werden.

Es ist auch zu bedenken, dass der THT passager bspw. nach Lebendschutzimpfungen und Virusinfektionen (bis zu 6–8 Wochen), als auch krankheitsbedingt bei angeborenen oder erworbenen Immundefekten, bei Sarkoidose und bei malignen Erkrankungen des lymphatischen Systems falsch negativ ausfallen kann. Besonders zu beachten ist, dass bei schweren Tuberkuloseformen wie Meningitis tuberculosa und Miliartuberkulose eine Anergie bestehen kann. Für IGRAs liegen hierzu keine Untersuchungen vor, jedoch ist eine reduzierte Sensitivität auch hier zu erwarten.

▶ **Weitere Indikationen zur Durchführung immundiagnostischer Verfahren.** Immundiagnostische Verfahren stehen, wie oben beschrieben, am Beginn der Diagnostik bei Verdacht auf LTBI oder aktive Erkrankung.

Für die Diagnose der aktiven Tuberkulose, z. B. bei Kindern mit unklarem Husten, unklarer Gedeihstörung, Nachtschweiß, sind sie ein erster Baustein, der weitere Verfahren nach sich zieht.

Bei Umgebungsuntersuchungen wird je nach Alter des Kindes folgendes Vorgehen empfohlen:

Bei *Kindern < 5 Jahren* sollte nach den aktuellen Empfehlungen des DZK weiterhin initial der THT durchgeführt werden. Eine positive Reaktion sollte zum Ausschluss einer NTM-Infektion oder Kreuzreaktion nach BCG-Impfung (bei Kindern mit Migrationshintergrund) nach Möglichkeit durch einen IGRA bestätigt werden. Dies sollte v. a. bei Kindern mit unklarer Infektionsanamnese geschehen. Bei positivem Ergebnis muss eine Organtuberkulose durch eine Thoraxröntgenaufnahme und ggf. weitere Untersuchungen bestätigt oder ausgeschlossen werden. Fällt die Immundiagnostik negativ aus, sollten Kleinkinder mit gesicherter Exposition für 2–3 Monate eine Expositionsprophylaxe erhalten und dann mit THT oder IGRA nachgetestet werden. Bei positivem Ergebnisist eine erneute radiologische Kontrolle notwendig.

Bei *Kindern > 5 Jahren* kann statt des THT auch nur ein IGRA durchgeführt werden. Auch hier muss bei positivem Befund eine Thoraxröntgenaufnahme erfolgen.

107.5.4 Immundiagnostische Tests bei HIV-infizierten Kindern

Bei HIV-Infektion wird empfohlen, den THT bei Induration > 5 mm als positiv zu werten. Dennoch sinkt die Sensitivität des THT bei HIV-infizierten Kindern auf weniger als 60 % im Vergleich zu einer Sensitivität von bis zu 80 % bei HIV-negativen Kindern. Zur diagnostischen Wertigkeit der IGRAs bei HIV-infizierten Kindern gibt es sehr wenige Daten. Die HIV-Infektion scheint die Sensitivität der IGRA ebenfalls zu beeinflussen. Bei HIV-infizierten Kindern darf keiner der immunodiagnostischen Tests zum Ausschluss einer LTBI oder aktiven Erkrankung benutzt werden.

107.5.5 Bakteriologische Diagnostik der Tuberkulose

Der Nachweis von M. tuberculosis sollte bei Verdacht auf Tuberkulose grundsätzlich angestrebt werden. Der **mikroskopische Nachweis** von säurefesten Bakterien im Direktpräparat nach Anreicherung durch Zentrifugation (z. B. Sputum oder Magensaft) bzw. am Ort der vermuteten Erkrankung wie z. B. im Gewebe-Quetschpräparat (Lymphknoten), Liquor etc. ist im Kindesalter wegen der geringen Keimdichte häufig negativ. Der Nachweis von säurefesten Stäbchen im Magensaft kann nur im Zusammenhang mit weiteren diagnostischen Hinweisen (z. B. Mykobakterienkultur, positiver molekularbiologischer Nachweis) als bakteriologische Bestätigung gewertet werden, da manchmal auch NTM oder andere säurefeste saprophytische Bakterien im Magensaft gefunden werden. Gleiches gilt für den mikroskopischen Nachweis säurefester Stäbchen im Urin.

Kultureller Nachweis. Goldstandard der Mykobakteriendiagnostik ist der kulturelle Nachweis. Die Kultur benötigt aufgrund des langsamen Wachstums von M. tuberculosis auf festen Nährmedien etwa 4 – 6 Wochen. Flüssigkulturen mit modernen Methoden (z. B. Bactec, MGIT 960) können den Zeitraum zum Nachweis auf 1 – 2 Wochen verkürzen und sollten daher bevorzugt Anwendung finden.

Da Kinder unter 10 Jahren spontan zumeist keine adäquaten Sputumproben produzieren können, sollte Magensaft als Untersuchungsmaterial für den kulturellen Nachweis gewonnen werden. Hierfür wird möglichst an 3 aufeinanderfolgenden Tagen morgens nüchtern ein Magensaftaspirat gewonnen. Dabei werden zuerst 20 – 50 ml destilliertes Wasser über eine Magensonde instilliert und danach mit einer sterilen 50-ml-Spritze aspiriert. Nicht direkt verarbeitetes Material muss durch Zugabe von bspw. 1,5 ml 2 %iger Trinatriumphosphatlösung neutralisiert werden, da M. tuberculosis im sauren Milieu rasch absterben. Bei Säuglingen und Kleinkindern ist Magensaft als Untersuchungsmaterial nach wie vor Standard.

Die kulturelle Isolation von M. tuberculosis gelingt bei Kindern nur in etwa 40 – 50 % der Fälle. Die Wahrscheinlichkeit des Nachweises ist bei ausgeprägtem pulmonalem Krankheitsbefund gegenüber unkomplizierten Tuberkulosen deutlich erhöht.

Als Alternative zum Magensaft eignet sich die Untersuchung von provoziertem Sputum bzw. Material aus dem Nasopharynx bei Kindern. Die Sensitivität einer einzelnen Probe induzierten Sputums entspricht derjenigen von Magensaftuntersuchungen an 3 aufeinanderfolgenden Tagen. Vor der Sputumprovokation sollten 200 µg Salbutamol inhaliert werden. Anschließend werden mit einem Inhaliergerät (z. B. Pari-Inhaliergerät) 5 ml einer 5,85 %igen sterilen NaCl-Lösung innerhalb von 15 Minuten inhaliert, gefolgt von einem Abklopfen des Thorax (ggf. mit physiotherapeutischer Unterstützung). Anschließend wird mit einem Katheter über den Nasopharynx das Sputum abgesaugt und in einer Sputumfalle gesammelt. Es ist sinnvoll, von dieser Untersuchungsmethode Gebrauch zu machen – unter der Voraussetzung, dass sie technisch exakt durchgeführt wird. Ältere Kinder können das Sputum oft selber abhusten.

Weitere klinische Materialien, die sich abhängig von dem betroffenen Organ für den kulturellen Nachweis von M. tuberculosis eignen, sind Bronchiallavageflüssigkeit, Liquor, Gewebeproben, Urin und, in speziellen Fällen wie bei Patienten mit HIV-Infektion, auch Blut und Stuhl.

Bei der Speziesdifferenzierung kultureller Isolate von z. B. M.-tuberculosis-Komplex und NTM wie M. avium, M. intracellulare, M. kansasii und M. gordonae haben Gensonden die zeitaufwendige biochemische Identifizierung abgelöst. Die Identifizierung mithilfe von Gensonden kann routinemäßig innerhalb weniger Stunden mit einer Spezifität von nahezu 100 % durchgeführt werden.

Eine wichtige Entwicklung in der Diagnostik von Mykobakterien stellt der Direktnachweis aus klinischen Proben mithilfe von Nukleinsäure-Amplifikationstechniken (NAT), z. B. der Polymerase-Kettenreaktion (PCR) und anderer, neuerer molekularbiologischer Verfahren, dar. Die PCR erlaubt den In-vitro-Nachweis von nur 10 Bakterien/ml (gegenüber 6 000 – 10 000 Bakterien pro ml für die Mikroskopie). Die Sensitivität der PCR birgt die Gefahr falsch positiver Nachweise aufgrund geringster Kontamination mit mykobakterieller DNA. Falsch negative Ergebnisse der Amplifikationsreaktion können aufgrund von Hemmstoffen in klinischen Proben auftreten.

Die Indikation zur Durchführung der molekularbiologischen Diagnostik zusätzlich zur Mykobakterienkultur stellt sich vor allem bei stark gefährdeten Patienten (z. B. bei Immunsuppression, auch zur Differenzierung bzgl. nichttuberkulöser Mykobakteriosen) oder bei Verdacht auf eine Generalisierung der Tuberkulose (z. B. bei Miliartuberkulose oder Meningitis tuberculosa), um eine frühe Erregerspezifizierung zu erreichen. Dies gilt insbesondere auch für den Nachweis von M.-tuberculosis-Komplex aus mikroskopisch positivem Material.

Bei Kindern führtdie Kombination von Kultur mit der PCR häufiger zu einem Erregernachweis als eine Methode allein.

Von jedem M.-tuberculosis-Isolat sollte eine Resistenzbestimmung durchgeführt werden.

Neue molekularbiologische Methoden haben die Diagnostik der Tuberkulose in den letzten Jahren verbessert. Mithilfe sog. „line-probe assays“ können, zusätzlich zur Identifikation von M. tuberculosis, nach spezifischer Amplifikation von DNA- oder RNA-Abschnitten die Resistenzmutationen für Rifampicin und Isoniazid direkt aus der mikroskopisch positiven Sputumprobe nachgewiesen werden (z. B. HAIN Lifesciences GenoType MTBDR*plus*). Damit wird es möglich, bei mikroskopisch positivem Nachweis von säurefesten Stäbchen, in über 90 % innerhalb von 1 – 2 Tagen sowohl die Tuberkulose labordiagnostisch zu bestätigen, als auch eine Multiresistenz zu diagnostizieren. Anfang 2008 wurde eine Empfehlung der WHO zum Einsatz dieser Technologie zur raschen Erkennung multiresistenter Erreger gegeben. Da bei Kindern der mikroskopische Nachweis säurefester Stäbchen nur selten gelingt, ist bei ihnen diese Methode nur beschränkt einsetzbar. Es gibt bisher keine Studien, die Line Probe Assays speziell bei Kindern untersuchen. Eine neue Version des Line-probe Assays (GenoType MTBDR*sl*) mit der Fähigkeit Resistenzen gegen Fluorchinolone, Aminoglykoside und Ethambutol zu detektieren ist in der Evaluierung.

Seit 2010 empfiehlt die WHO Xpert MTB/RIF (Cepheid, USA) für die molekularbiologische Detektion von M. tuberculosis sowie den Nachweis einer Rifampicinresistenz als Surrogat für Multiresistenz (Rifampicin-Monoresistenz kommt selten vor), insbesondere bei HIV-Infizierten (die häufig negative Sputummikroskopie aufweisen) und Patienten mit Verdacht auf eine MDR-TB. Dieses Verfahren, bei dem eine vollautomatisierte PCR direkt an einer Sputumprobe durchgeführt wird, liefert das Ergebnis innerhalb von 2 Stunden. Erste Daten bei Kindern zeigen eine deutliche Überlegenheit des Xpert MTB/RIF gegenüber der Mikroskopie sowie eine ähnliche Sensitivität gegenüber der Kultur beim Nachweis von M. tuberculosis aus provoziertem Sputum.

Diese Methoden ersetzen nicht die kulturelle Anzucht der Erreger, denn für die Prüfung weiterer Resistenzen mit inkompletter oder fehlender Kenntnis über die zugrunde liegenden Mutationen – das gilt insbesondere für Resistenzen gegen Zweitrangmedikamente – ist nur kulturell eine entsprechende Untersuchung möglich.

Das rasche Erkennen resistenter Isolate ist für eine suffiziente Therapie und die Unterbrechung der Infektionsketten von entscheidender Bedeutung. Der Einsatz von Medikamenten der 2. Wahl sollte immer auf den Ergebnissen der Resistenzuntersuchung basieren. Da in Deutschland ein Anteil von multiresistenten Erregern auch gegen weitere Medikamente der 1. und 2. Wahl resistent ist, sollte bei Nachweis einer Rifampicinresistenz immer eine erweiterte Resistenztestung gegen Erst- und Zweitrangmedikamente angefordert werden.

107.5.6 Diagnose der NTM-Infektion

Der diagnostische Beweis, dass eine Infektion durch NTM verursacht wird, kann schwierig sein, da manche NTM-Spezies als Kommensalen oder auch bei Gesunden, z. B. im Speichel oder Magensaft, auftreten können.

Eine NTM-Infektion ist anzunehmen bei:

- Erregerisolierung aus primär sterilem Gewebe (z. B. Lymphknoten, Knochen);
- Fistelungen, bspw. aus Knochen oder abszessähnlichen Veränderungen und Isolierung von Erregern, die häufiger entsprechende pathologische Veränderungen verursachen (z. B. M. chelonae oder M. abscessus);
- Patienten mit Hautgranulomen und dem kulturellen Nachweis von M. marinum aus den Granulomen („Schwimmbadgranulom"), bzw. bei Patienten aus Afrika oder dem pazifischen Raum mit Hautulzera und dem Nachweis von säurefesten Stäbchen im Quetschpräparat aus dem Ulkusrandsaum, molekularem und/oder kulturellem Nachweis von M. ulcerans (Buruli-Ulkus);
- Mehr als 1-maliger Isolierung desselben NTM Spezies aus dem Bronchialsekret und gleichzeitigen infiltrativen oder kavernösen Veränderungen im Röntgenbild des Thorax nach Ausschluss anderer Ursachen;
- Wenn bei Tuberkulose zusätzlich NTM aus dem Bronchialsekret isoliert wurde, 2 oder mehrere Antituberkulotika mindestens 2–3 Monate verabreicht wurden und das Thoraxröntgenbild weiterhin kavernöse bzw. infiltrative Bezirke aufweist;
- Wenn klinisch die Diagnose einer Tuberkulose oder einer nichtmykobakteriellen Infektion naheliegt und aus nichtsterilem Material (z. B. Sputum) in mindestens 2 Proben identische NTM-Isolate nachgewiesen werden (z. B. M. abscessus bei CF).

Außerdem ist zu bedenken, dass M. xenopi und M. gordonae manchmal iatrogen durch Spülwasser in Untersuchungsproben (z. B. über Bronchoskope) eingebracht werden können; ihr Nachweis hat in der Regel primär keine pathogene Bedeutung. M. xenopi wird daneben nicht selten aus Bronchialsekret bei eitriger Bronchitis oder Pneumonie isoliert. Diese Mykobakterien-Spezies verschwindet i. d. R. nach antibiotischer Therapie der Bronchitis/Pneumonie. Pathogene Bedeutung kann M. xenopi bei immunkompetenten Patienten aufgrund einer vorbestehenden chronischen Lungenerkrankung haben.

Bei Dissemination einer nichttuberkulösen Mykobakteriose (≥ 2 anatomisch getrennte Lokalisationen) sollte in jedem Fall Kontakt mit einem auf Immundefekte bei Kindern spezialisierten Zentrum aufgenommen werden. Erste Hinweise können hier neben der ausführlichen Infektionsanamnese die weitere klinische Untersuchung (z. B. schütteres Haar und verbliebene Milchzähne bei NEMO-Defizienz) und das Differenzialblutbild (Monozytopenie bei GATA2- oder IRF-8-Defizienz) liefern. In den häufigsten Fällen liegen aber Defekte in der Gamma-Interferon/IL-12-Signalaktivierung vor. Diese Defekte sind nur durch Zytokinmessungen in Speziallaboratorien zu diagnostizieren.

Bei Patienten mit fortgeschrittener HIV-Infektion (CD4-Zellen < 100/µl) empfiehlt sich ein bakteriologisches Screening auf NTM.

107.6 Therapie

107.6.1 Therapie der Tuberkulose

Alle Patienten mit aktiver Tuberkulose werden kombiniert chemotherapeutisch behandelt.

Zur Therapie der Tuberkulose stehen sogenannte Erst- und Zweitrangmedikamente (First Line bzw. Second Line Drugs) zur Verfügung, die von der WHO weiter in 5 Gruppen unterteilt werden (► Tab. 107.4).

Alle aktiven, medikamentensensiblen Tuberkulosen werden primär zumindest mit einer 3-fach-Kombination aus Erstrangmedikamenten (Isoniazid, Rifampicin, Pyrazinamid) behandelt. Bei komplizierter pulmonaler Tuberkulose sowie bei extrapulmonalen Tuberkulosen (Ausnahme: periphere Lymphknotentuberkulose) wird als 4. Medikament Ethambutol hinzugefügt. Alle Erstrangmedikamente werden in einer Einmalgabe pro Tag verabfolgt. Die Therapie einzelner Tuberkuloseformen wird in gesonderten Kapiteln behandelt.

Das Ergebnis der Resistenztestung sollte bei der Therapieplanung immer berücksichtigt werden. Sind die Ergebnisse der Diagnostik beim Kind nicht

Tab. 107.4 Dosierung und häufigste unerwünschte Arzneimittelwirkungen (UAW; s. auch Fachinformationen) der Erstrang- bzw. Standardantituberkulotika (WHO Gruppe 1).

Alter	Dosierung pro Tag	UAW/Monitoring
Isoniazid (INH)		
200 mg/m^2KOF, entspricht:		• Bei etwa 5–10 % der behandelten Patienten kann besonders zu Beginn der Therapie eine asymptomatische, transiente Leberwerterhöhung auftreten. Schwere Hepatitiden sind jedoch sehr selten < 0,1 %. • Periphere Neuropathie, Ataxie und Parästhesien als Ausdruck eines INH-induzierten Pyridoxin-Mangels (Vitamin B_6) im Kindesalter sind sehr selten. Vitamin B_6 wird deshalb zusätzlich nur Säuglingen und dystrophen Patienten (10 – 15 mg/d) empfohlen.
0 – 5	10 – 8 mg/kgKG	
6 – 9	8 – 7 mg/kgKG	
10 – 14	7 – 6 mg/kgKG	
15 – 18	6 – 5 mg/kgKG	
maximal 300 mg/d		
Rifampicin (RMP)		
350 mg/m^2KOF, entspricht:		• Orangefärbung der Körperflüssigkeiten. Bei etwa 53 % der behandelten Patienten kann besonders zu Beginn der Therapie eine subklinische, asymptomatische Leberwerterhöhung auftreten. Schwere Hepatitiden sind jedoch sehr selten. • Pruritus, meist selbstlimitierend. • Cave: starker Enzyminduktor, Spiegelveränderungen folgender Medikamente sind zu erwarten: Antikonvulsiva, Azidothymidin, Theophyllin, Antikoagulanzien vom Cumarintyp, Kontrazeptiva, orale Antidiabetika, Digitoxin, Propanolol, Ciclosporin u. a.
0 – 5	15 mg/kgKG	
6 – 9	12 mg/kgKG	
10 – 14	10 mg/kgKG	
15 – 18	10 mg/kgKG	
maximal 600 mg/d		
Pyrazinamid (PZA)		
	30 mg/kgKG/d, maximal 1,5 g/d bis 70 kgKG bzw. 2 g/d über 70 kgKG maximale Therapiedauer: 2 – 3 Monate	• Bei etwa 0,5 % der behandelten Patienten kann besonders zu Beginn der Therapie eine akute Hepatitis entstehen. • Bei vielen Patienten kommt es unter der Therapie zu einer asymptomatischen, nicht interventionsbedürftigen Erhöhung der Harnsäurewerte im Plasma (> 8 mg/dl = 480 µmol/l).
Ethambutol (EMB)		
850 mg/m^2KOF entspricht:		• Optikusneuritis ist bei Kinder nur sehr selten beschrieben 0,05 % (besonders bei Leberschaden); Frühsymptom ist eine Störung des Rot-Grün-Farbsehens. Monatliches ophthalmologisches Monitoring (bei Kleinkindern besondere Farbtafeln verwenden; bei Säuglingen vierwöchentliche Augenhintergrunduntersuchung. Cave: Papillen-Abblassung).
0 – 5	30 mg/kgKG	
> 5	25 mg/kgKG	
maximal 1,75 g/d		
Streptomycin (SM)*		
	20 mg/kgKG/d, i. m. oder i. v., maximal 0,75 g/d; Therapie-Gesamtdosis: 30 g/m^2KOF	• Ototoxizität (N. acusticus und N. vestibularis), Hörtestung vor, während und nach der Therapie notwendig. • Selten: Neurotoxizität, Nephrotoxizität. • Regelmäßige Symptomabfrage. Kreatininwert vor Beginn der Behandlung.

* Laut WHO zählt SM nicht mehr zu den Erstrangmedikamenten und wird der Gruppe 2 zugeordnet.

107

oder noch nicht vorhanden, sollte auf die Resultate der Resistenztestung des Isolats der Infektionsquelle zurückgegriffen werden.

Bei einigen Formen der Tuberkulose (Perikarditis, Pleuritis, Miliartuberkulose, Meningitis tuberculosa) kann der zusätzliche Einsatz von Glukokortikoiden (initial Prednisolon 2 mg/kgKG/d bzw. Dexamethason 0,6 mg/kgKG/d) notwendig bzw. sinnvoll sein.

Die Dosierungen der Erstrang-Antituberkulotika sowie ihre möglichen Nebenwirkungen sind ▶ Tab. 107.4 zu entnehmen.

Die WHO hat 2010 (Rapid advice: treatment of tuberculosis in children; WHO/HTM/TB/2010.13) die Dosierung pro Tag für die 4 Medikamente der ersten Wahl INH, RMP, PZA, EMB nach oben angepasst: INH 10 (10–15) mg/kgKG/d, RMP 15 (10–20) mg/kgKG/d, PZA 35 (30–40) mg/kgKG/d, EMB 20 (15–25) mg/kgKG/d.

Hintergrund der Dosisanpassung sind die höheren Serumspiegel, die bei jungen Kindern, inkl. Kindern unter 2 Jahren erreicht werden sollen. Da sich die für Deutschland gültigen Empfehlungen an der Körperoberfläche orientieren, wird der Notwendigkeit einer relativ zum Körpergewicht höheren Dosierung im Kleinkindesalter bereits Rechnung getragen. Die Bewertung der pharmakologischen Studien durch die WHO, die auch von der European Medicine Association (EMA) überprüft wurden, erlaubt eine größere Spannbreite der auf das Körpergewicht bezogenen Tagesdosis ohne ein erhöhtes Toxizitätsrisiko. Allerdings muss beachtet werden, dass in der Kombinationstherapie mit Rifampicin eine INH-Dosis von mehr als 10 mg/kgKG/d mit einer erhöhten Hepatotoxizität einhergehen kann. Aufgrund der langen Therapiedauer sollte im Verlauf geprüft werden, ob eine Dosisanpassung an die Gewichtsentwicklung erforderlich ist.

Unerwünschte Wirkungen treten bei der Therapie der medikamentensensiblen Tuberkulose von Kindern nur selten auf. Hepatotoxische Wirkungen treten am häufigsten in den 3 – 6 Wochen nach Therapiebeginn auf und sind meist transient. Die Leber- und Nierenwerte sollten vor Beginn und in den ersten 2 Monaten der Therapie bestimmt werden (nach 2, 4 und 8 Wochen). Bei erhöhten Werten oder einer zugrundeliegenden chronischen Erkrankung (z. B. einer chronischen Hepatitis B oder C) sollten die Leberwerte während der gesamten Therapiedauer engmaschiger überwacht werden. Treten Transaminasenwerteerhöhungen von mehr als dem 3-Fachen der Norm auf, müssen zunächst INH, RMP und Pyrazinamid so lange abgesetzt werden, bis sich die Parameter normalisiert haben. Danach kann die Therapie meist fortgesetzt werden, indem man ein Medikament nach dem anderen (z. B. in wöchentlichen Abständen), mit geringen Dosen beginnend, dann bis zur Regeldosis steigernd, wieder einführt. Während der akuten hepatopathischen Phase kann man, wenn es die Klinik erfordert, Streptomycin und ggf. zusätzlich Ethambutol einsetzen.

Bei bekanntem, vorbestehendem Leberschaden werden die Medikamente sukzessive, mit niedriger Dosis beginnend, analog zum Standardregime eingeführt. Zusätzlich sollten unter diesen Umständen Blutspiegelkontrollen von INH und Rifampicin durchgeführt werden.

Bei Harnsäureerhöhung unter Pyrazinamid ist keine medikamentöse Intervention erforderlich.

107.6.2 Therapie der medikamentenresistenten Tuberkulose im Kindesalter

Die Therapie der medikamentenresistenten Tuberkulose im Kindesalter sollte stets in Kooperation mit einem erfahrenen pädiatrisch-infektiologischen Zentrum durchgeführt werden. Bei Einsatz von Zweitrangantituberkulotika muss auf mögliche unerwünschte Wirkungen und die Aufklärung der Eltern hinsichtlich Zulassungsbeschränkungen für das Kindesalter besonders geachtet werden.

Bei Kindern entwickelt M. tuberculosis nur selten eine Medikamentenresistenz. Die Infektion mit resistenten Keimen bei Kindern findet meist durch Kontakt zu Erwachsenen statt, die an einer infektiösen resistenten Tuberkulose erkrankt sind. Bei der resistenten Tuberkulose im Kindesalter ist es daher von besonderer Bedeutung, dass die Infektionsquelle und das Resistenzspektrum detektiert werden. Bei Kindern gelingt der Keimnachweis selten, sodass die Therapie entsprechend der Resistenztestung der Infektionsquelle ausgerichtet werden muss.

Dennoch muss beim Kind der bakteriologische Nachweis inklusive Resistenztestung immer angestrebt werden. Die Resistenzen sollten möglichst frühzeitig anhand molekularbiologischer Diagnostik (S. 558) detektiert und durch phänotypische Resistenztestungen ergänzt werden. Bei Kindern aus Hochprävalenzländern ohne konkrete Infektionsquelle sollte die Resistenzsituation im Herkunftsland in der Therapieplanung berücksichtigt werden.

Folgende In-vitro-Resistenzen von M. tuberculosis werden unterschieden:

- Einfachresistenz oder Monoresistenz (single-drug resistance: SDR): Resistenz gegenüber einem der Erstrangmedikamente (z. B. Isoniazid).
- Polyresistenz (poly-drug resistance: PDR): Resistenz gegenüber mindestens 2 Erstrangmedikamenten, jedoch nicht gleichzeitig INH und RMP.
- Multiresistenz (multi-drug resistance: MDR): Resistenz gegenüber zumindest INH und RMP.
- Extensive Resistenz (extensive drug resistance: XDR): MDR plus Resistenz gegenüber einem Fluorchinolon plus einem der injizierbaren Medikamente (Amikacin, Kanamycin oder Capreomycin).
- Manche Fachleute verwenden den Begriff „totale Medikamentenresistenz“ („total drug resistance“: TDR) für Resistenzen gegenüber allen bekannten Erst- und Zweitrangmedikamenten.

Grundsätzlich richtet sich die Therapie der resistenten Tuberkulose nach dem jeweils ermittelten Resistenzprofil des Erregers, wobei unter den eingesetzten Medikamenten mindestens 2 bakterizid wirksame Medikamente sein sollen, gegen die der Erreger empfindlich ist. Andernfalls besteht die Gefahr einer faktischen Monotherapie, die zu einer Selektion weiterer Resistenzen führt.

Bei INH-Resistenz wird entsprechend den Empfehlungen für das Erwachsenenalter alternativ eine Therapie mit RMP, PZA und EMB für eine Mindestdauer von 6–9 Monaten durchgeführt.

Bei Polyresistenz (z. B. INH- plus EMB-Resistenz) verlängert sich die Dauer der Therapie auf 9–12 Monate. Bei multiresistenter Tuberkulose beträgt die Therapiedauer 18–24 Monate. Es werden Zweitrangmedikamente aus verschiedenen WHO-Gruppen kombiniert (▸ Tab. 107.5), und die Anwendung orientiert sich an den Erfahrungen bei Erwachsenen. Zur Orientierung hinsichtlich der bei Kindern eingesetzten Dosierungen wird auf die jeweils aktuell gültigen Therapieempfehlungen des Deutschen Zentralkomitees zur Bekämpfung der Tuberkulose (DZK) verwiesen, die online verfügbar sind (www.pneumologie.de).

107.6.3 Therapie verschiedener Tuberkuloseformen bei medikamentensensiblem Erreger

Unkomplizierte Primärtuberkulose

Die unkomplizierte Primärtuberkulose ist als eine Tuberkuloseform definiert, die mit einem röntgenologisch nachweisbaren Primärkomplex bzw. einer Hiluslymphknotenvergrößerung mit oder ohne Nachweis von M. tuberculosis und einem in der Regel positiven THT und/oder positiven IGRA einhergeht.

Die Standardtherapie im Kindesalter besteht aus einer 3-fach-Kombination mit INH, RMP und PZA. Sie wird folgendermaßen durchgeführt:

Tab. 107.5 Auch bei Kindern eingesetzte Zweitrangmedikamente für die Behandlung der resistenten Tuberkulose.

WHO-Gruppe	Gruppenname	Medikament
2	injizierbare Medikamente	Amikacin Capreomycin Streptomycin
3	Fluorchinolone	Levofloxacin Moxifloxacin
4	orale, bakteriostatisch wirkende Medikamente	Ethionamid** Paraaminosalicylsäure Protionamid Rifabutin Terizidon
5	Medikamente mit unklarer Effektivität	Amoxicillin/Clavulansäure Clarithromycin Clofazimin Imipenem/Cilastatin Isoniazid in hoher Dosis Linezolid

- 2 Monate Verabreichung von INH, RMP und PZA (Initialphase), anschließend
- 4 Monate Verabreichung von INH und RMP (Kontinuitätsphase).

Die Gesamttherapiedauer beträgt 6 Monate (96% Rezidivfreiheit). Die Medikamente werden i. d. R. täglich oral als ED appliziert. Zum Monitoring unerwünschter Arzneimittelwirkungen siehe ▶ Tab. 107.4.

Besteht Verdacht auf Resistenz der Keime, muss bis zum Erhalt des Ergebnisses der Resistenztestung eine initiale 4-fach-Therapie mit INH, RMP, PZA und EMB angewendet werden (PZA und EMB für 2 – 3 Monate).

Komplizierte Primärtuberkulose

Die komplizierte Primärtuberkulose wird als eine Primärtuberkulose mit zusätzlichen Komplikationen wie Lymphknoteneinbruch und/oder Belüftungsstörungen – verursacht durch bronchiale Lymphknotenkompression – definiert.

Empfohlene Therapie:

- Die Therapiedauer beträgt 9 Monate (99% Rezidivfreiheit): INH, RMP und PZA über 2 Monate, gefolgt von INH und RMP für 7 Monate. Alternativ kann nach aktuellen WHO-Empfehlungen initial 4-fach (INH, RMP, PZA, EMB) für 2 Monate, dann mit INH und RMP für 4 Monate (Gesamtbehandlungsdauer 6 Monate) behandelt werden.
- Die zusätzliche Anwendung von Glukokortikoiden bei der komplizierten Primärtuberkulose ist aufgrund inkonsistenter Daten nur im Einzelfall (z. B. Bronchialkompression durch Lymphknoten) zu erwägen.

Bei Verdacht auf Lymphknoteneinbruch oder bei Belüftungsstörung ist eine Bronchoskopie aus diagnostischer und therapeutischer Indikation erforderlich.

Tuberkulöse Pleuritis/Perikarditis

Liegt bei einer Tuberkulose zusätzlich ein Pleura- und/oder Perikarderguss vor, ist von einer tuberkulösen Pleuritis/Perikarditis auszugehen. Aus diagnostischen und therapeutischen Gründen sollte eine Punktion des Ergusses erfolgen. Eine Saugdrainagenbehandlung, ggf. im Rahmen einer diagnostischen Thorakoskopie, kann bei ausgedehnten Pleuraergüssen notwendig werden. Folgende Parameter sind aus dem Exsudat zu bestimmen: Zellzahl und Zellmorphologie, Laktat, Gesamteiweiß, LDH, Triglyzeride, Glukose (simultan im Blut), falls verfügbar auch Adenosindeaminase; mikroskopische, kulturelle und ggf. histopathologische Untersuchung auf Mykobakterien; bakteriologische, kulturelle Untersuchung auch auf andere Erreger; im Plasma zusätzlich differenzialdiagnostische serologische Untersuchungen auf Mykoplasmen, Chlamydien, Legionellen (bei Legionellen möglichst Antigennachweis im Sputum und Urin).

Von einer tuberkulösen Pleuritis oder Perikarditis ist dann auszugehen, wenn die Zusammensetzung des Exsudats pathognomonisch (z. B. lymphozytenreich, niedrige Glukosekonzentration, Laktaterhöhung, LDH-Erhöhung, Eiweißerhöhung) für eine Tuberkulose ist (mit oder ohne Erregernachweis) und ein positiver THT und/oder IGRA vorliegen. Die Wertigkeit des IGRAs in Pleuraerguss ist für Kinder nicht bekannt.

Die Behandlung besteht aus einer Kombinationstherapie, wie bei der komplizierten Primärtuberkulose (s. o.). Studiendaten zur Verwendung von Glukokortikoiden bei einer tuberkulösen Pleuritis sind nicht eindeutig. Die Pericarditis tuberculosa sollte in jedem Falle mit Steroiden (Prednisolon 2 mg/kgKG/d für 4–6 Wochen, in ausschleichender Dosierung) behandelt werden.

Miliartuberkulose

Die Diagnose der Miliartuberkulose richtet sich nach klinischen und radiologischen Kriterien. Der THT und die IGRAs können bei schwerem Krankheitsverlauf negativ sein und sind nur bei positivem Ergebnis richtungsweisend. Es müssen alle verfügbaren Materialien (Urin, Stuhl, Blut, Liquor u. a.) zum Ausschluss oder Beweis weiterer Organbeteiligungen auf M.-tuberculosis-Komplex untersucht werden.

Initial wird eine 4-fach-Therapie mit Isoniazid, Rifampicin, Pyrazinamid und Ethambutol über 2 Monate, gefolgt von INH und RMP über 10 Monate empfohlen. Die Gesamttherapiedauer sollte mindestens (9–)12 Monate betragen. Bei der Miliartuberkulose kann eine Zusatztherapie mit Prednisolon (initial 2 mg/kgKG/d) für mindestens 6 Wochen sinnvoll sein, wobei frühestens nach 2 Wochen eine Dosisreduzierung erwogen werden kann.

Tuberkulöse Meningitis

Aufgrund der prognostischen Bedeutung eines frühzeitigen Therapiebeginns und dem Behandlungserfolg sollte bereits bei klinischem Verdacht auf eine tuberkulöse Meningitis mit der antituberkulotischen Therapie begonnen werden. Für die Sicherung der Diagnose einer tuberkulösen Meningitis ist der neben der bakteriologischen Diagnostik der Nachweis von pathognomonischen Liquorveränderungen (mittelgradige Pleozytose mit lymphozytärem Zellbild bei erniedrigtem Glukosegehalt und mäßiger Eiweißerhöhung) zu fordern. Ein Spinngewebegerinnsel bildet sich nicht immer aus. Wegen der oft geringen Konzentration von Mykobakterien im Liquor können die Kultur und/oder der molekularbiologische Nachweis negativ bleiben. Aufgrund der relativ häufig konsekutiv auftretenden Hyponatriämie sind stets Serumelektrolytbestimmungen notwendig. Bei Bewusstseinsstörung/-eintrübung ist eine augenärztliche Untersuchung und/oder MRT vor der Durchführung der Lumbalpunktion zu fordern.

Vor und während der Therapie muss ein kraniales MRT durchgeführt werden, um die Ausdehnung der entzündlichen Prozesse, das Auftreten von Liquorzirkulationsstörungen (z. B. Hydrocephalus internus) sowie ggf. Tuberkulomenbeurteilen zu können.

Therapeutisch wird für die ersten 2 Monate eine 4-fach-Therapie mit INH, RMP, PZA und EMB empfohlen. Ggf. kann wegen der besseren Liquorgängigkeit Protionamid statt EMB eingesetzt werden. Anschließend wird die Therapie für weitere 10 Monate mit INH und RMP fortgeführt. Zusätzlich ist zumindest in den ersten 6 Wochen eine systemische Therapie mit Glukokortikoiden notwendig. Initial sollte dabei Dexamethason (0,6 mg/kgKG/d in 4 ED) über 4 Tage intravenös verabreicht werden; dann kann die Therapie ggf. oral mit Dexamethason oder auch Prednisolon für mindestens 6 Wochen fortgesetzt werden. Frühestens nach 2 Wochen kann mit einer Dosisreduzierung begonnen werden. Bei Auftreten eines akuten Hydrozephalus sollten zusätzlich Diuretika (z. B. Azetazolamid bzw. Furosemid) in die Therapie mit einbezogen werden. Zusätzlich wird eine neurochirurgische Mitbetreuung empfohlen. Bei Auftreten eines einseitigen Hydrozephalus ist eine sofortige neurochirurgische Intervention erforderlich. Eine passagere externe Liquorableitung kann bei weiter persistierendem Hydrozephalus notwendig werden.

Die Ausbildung von Tuberkulomen unter Therapie erfordert meist einen erneuten Einsatz von Steroiden (vorzugsweise Dexamethason). Bei großen oder wachsenden Tuberkulomen, die durch ihre Lokalisation chirurgisch zugänglich sind, ist eine neurochirurgische Intervention in Betracht zu ziehen. Bei Inoperabilität sollte in spezialisierten Zentren der Einsatz von Thalidomid über einen Zeitraum von 3–4 Monaten als Heilversuch in Erwägung gezogen werden.

Tuberkulose des Lungenparenchyms (postprimär)

Die postprimäre Lungenparenchymtuberkulose ist im Kindesalter eine eher seltene Manifestation. Sie betrifft in der Regel Adoleszenten und entspricht dem klinischen und radiologischen Bild der postprimären Lungentuberkulose des Erwachsenen mit Kavernen und z. T. schweren Verlaufsformen („destroyed lung“). Die Therapie erfolgt initial mit einer antituberkulotischen 4-fach-Kombination, bestehend aus INH, RMP, PZA, EMB. Die 4-fach-Kombination wird für 2 Monate durchgeführt, danach erfolgt für zumindest weitere 4–7 Monate eine Therapie mit INH und RMP. Bei leichten Verlaufsformen kann eine Behandlung wie bei der komplizierten Primärtuberkulose erwogen werden.

Tuberkulose der Knochen und Gelenke

Die häufigste ossäre tuberkulöse Manifestation ist die Spondylitis tuberculosa (Pott's disease), bevorzugt im Bereich der Lendenwirbelsäule.

Konsiliarisch sollten, auch bei anderen Lokalisationen, Orthopäden und (Neuro-)Chirurgen in die Diagnose- und Therapiemaßnahmen mit einbezogen werden.

Es wird mit einer initialen 4-fach-Therapie über 2 Monate und einer Kontinuitätsphase mit INH und RMP über 7–10 Monate behandelt.

Abdominal- und Nierentuberkulose

In der Regel sind bei der Abdominaltuberkulose sonografisch neben den verdickten Darmwänden die vergrößerten Lymphknoten nachzuweisen. Im Einzelfall kann die Diagnose wegen der Komplexität der Symptomatik schwierig sein. Bei Aszites, chronischem Subileus, Milzvergrößerung mit sonografisch inhomogenem Reflexionsmuster, Bauchschmerzen, chronischer Diarrhoe, blutigen Stühlen, Meteorismus, hypochromer Anämie und Peritonitis muss differenzialdiagnostisch, v. a. bei Kindern mit Migrationshintergrund, an eine Abdominaltuberkulose gedacht werden. Entsprechende Materialien (Stuhl, Urin, Aszites, Gewebeproben) sind auf M.-tuberculosis-Komplex zu untersuchen. Bei hochgradigem Verdacht sollten endoskopische und bioptische Untersuchungen erfolgen.

Die Nierentuberkulose ist im Kindesalter sehr selten und verläuft meist lange subklinisch. Mikrohämaturie und Proteinurie können erste Zeichen sein. Eine bildgebende und bakteriologische Diagnostik (Urin) ist bei Verdacht notwendig.

Die Therapie der Abdominal- und der Nierentuberkulose entspricht derjenigen der komplizierten pulmonalen Primärtuberkulose, ggf. unter Miteinbeziehung von Steroiden (z. B. bei Peritonitis und Aszites).

Tuberkulose der peripheren Lymphknoten

Prädilektionsorte für die Manifestation der peripheren Lymphknotentuberkulose sind zervikale, submandibuläre und supraklavikuläre Lymphknoten. Ein pulmonaler Primärherd lässt sich in ca. 30 – 70 % der Fälle nachweisen. Klinische Allgemeinsymptome sind selten.

Die Diagnose bei isolierter Lymphknotentuberkulose erfolgt i. d. R. durch Exstirpation eines betroffenen Lymphknotens und durch die histologische, vor allem aber durch die bakteriologische Aufarbeitung des exstirpierten Materials (Cave: keine Formalinfixierung; DD: NTM). Die Therapie unterscheidet sich nicht vom Vorgehen bei unkomplizierter pulmonaler Primärtuberkulose.

Es ist zu bedenken, dass in der aktuellen epidemiologischen Situation in Industrieländern die NTM-Lymphadenitis (v. a. durch M. avium) bei in Deutschland geborenen Kindern (und Eltern) häufiger auftritt als die periphere tuberkulöse Lymphadenitis. Neben den o. g. bakteriologischen und histopathologischen Untersuchungen können IGRAs bei positivem THT zur Diskriminierung von NTM-Infektionen und Lymphknotentuberkulose beitragen (THT positiv, IGRA negativ im Falle einer NTM-Lymphadenitis).

Tuberkulose der Haut

Die Behandlung der sekundären Hauttuberkulose entspricht der jeweils zugrunde liegenden Organtuberkulose. Solitäre Herde der Tuberculosis cutis verrucosa oder des Lupus vulgaris sollten, ebenso wie Abszesse beim Scrophuloderm, exzidiert werden.

Therapie von Impfkomplikationen nach BCG-Impfung

Die BCG-Impfung wird in Deutschland nicht mehr empfohlen. Es werden jedoch gelegentlich Kinder vorstellig, die im Ausland BCG-geimpft wurden.

▸ **Impfulzera.** Eine lokale Reaktion an der Impfeinstichstelle tritt bei 90 % der Geimpften auf. Diese Reaktion in Form einer geröteten Papel mit oder ohne Sezernierung kann wenige Tage bis Wochen nach BCG-Impfung auftreten und ist bis zu einer Größe von 1 cm als normal zu erachten. Sie hinterlässt in den meisten Fällen eine Narbe. Bei größerer Lokalreaktion empfiehlt sich eine Lokaltherapie mit Polyvidon-Jodsalbe. Eine orale INH-Gabe ist nicht notwendig. Nur bei gesicherter, unspezifischer Sekundärinfektion wird die orale Gabe eines staphylokokkenwirksamen Antibiotikums empfohlen.

▸ **Lymphknotenschwellungen.** In Assoziation zur Impfstelle (> 1 cm Durchmesser): Behandlung mit INH (10 mg/kgKG/d) für 6 – 8 Wochen. Bei Persistenz oder Progredienz der Lymphknotenvergrößerung ist eine chirurgische Intervention (Lymphknotenexstirpation) in Erwägung zu ziehen.

▸ **Suppurative BCG-Lymphadenitis.** Die chirurgische Intervention (Totalexstirpation der eingeschmolzenen Lymphknoten) ist die Therapiemethode der Wahl. Eine zusätzliche INH-Behandlung hat keinen sicheren adjuvanten Effekt.

▸ **BCG-Osteitis (selten).** Chirurgische Intervention mit Ausräumung des osteolytischen Prozesses und ggf. reparative Maßnahmen (Knochenspanfüllung) sowie eine kombinierte antituberkulotische Chemotherapie wie bei komplizierter Primärtuberkulose; allerdings ohne PZA (obligate Resistenz von M.-bovis-BCG), stattdessen ggf. Einsatz von INH, Rifampicin, Ethambutol. Ein Immundefekt sollte bei Auftreten einer Osteitis oder einer disseminierten BCG-Infektion unbedingt ausgeschlossen werden (Memo: Immundefektdiagnostik!).

▶ **Disseminierte Erkrankung durch BCG (BCGitis).** Das Vorkommen korreliert mit der Häufigkeit von HIV-Infektionen oder angeborenen schweren kombinierten Immundefekten und anderen Immundefekten (IFN-gamma-R1- und IFN-gamma-R2-, IL-12 R-, IL-12RBeta1-, IL-12p40-, STAT 1-, NEMO-IRF8-, GATA2-Defekte) in der jeweiligen Population. Die Prognose ist auch bei Einsatz der obligat notwendigen kombinierten antituberkulotischen 4-fach-Chemotherapie, z. B. INH, Rifampicin, Ethambutol und Streptomycin (keine PZA-Gabe, da M.-bovis-BCG obligat resistent) äußerst ernst. Primäres Therapieziel ist die Behandlung der Grundkrankheit (z. B. durch Knochenmarktransplantation).

Tuberkuloseexposition bei Geburt durch eine tuberkulosekranke Mutter

Alle klinisch unauffälligen Neugeborenen (Cave: Ausschluss konnatale Tuberkulose), deren Mütter an offener Tuberkulose erkrankt sind und bisher nicht behandelt wurden, erhalten eine Chemoprophylaxe mit INH als Monotherapie (in Kombination mit Pyridoxin). Die Behandlung erfolgt zunächst über 3 Monate; anschließend wird ein THT und/oder IGRA durchgeführt. Bei negativem Test kann davon ausgegangen werden, dass eine Infektion verhindert wurde bzw. nicht erfolgt ist. Ist der Test jedoch positiv, muss radiologisch eine Tuberkulose ausgeschlossen werden und die INH-Therapie auf eine Gesamtbehandlungszeit von 9 Monaten ausgedehnt werden.

Bei Neugeborenen, deren erkrankte Mütter aus dem asiatischen bzw. osteuropäischen Raum stammen, sind INH *und* RMP zu geben, da in diesen Regionen häufiger INH-Resistenzen auftreten.

Unter der Voraussetzung, dass umgehend eine effektive antituberkulotische Behandlung der Mutter und eine wirksame chemoprophylaktische Therapie des Kindes erfolgen, Standardhygienemaßnahmen eingehalten werden, sowie eine engmaschige Kontrolle von Mutter und Kind gewährleistet ist, ist eine Trennung von Mutter und Kind nicht unbedingt erforderlich. Eine Trennung sollte jedoch bei einer hochinfektiösen bzw. multiresistenten Tuberkulose der Mutter erwogen werden. Dies gilt so lange, bis die Mutter sicher nicht mehr infektiös ist.

Erkrankung durch M. bovis

Das klinische Bild der durch M. bovis verursachten Tuberkulose entspricht dem der Tuberkulose durch M. tuberculosis. M. bovis weist allerdings obligat eine primäre natürliche PZA-Resistenz auf. In der Therapie ist deshalb PZA durch EMB (alternativ: Streptomycin) zu ersetzen. Die Gesamtdauer der Therapie beträgt 9 Monate. Eine Ausnahme stellen Erkrankungen durch M. bovis ssp. caprae dar, das PZA-empfindlich ist.

Doppelinfektionen mit verschiedenen Mykobakterienspezies

In seltenen Fällen kann es zu Doppelinfektionen mit M. tuberculosis und NTM kommen. Die antituberkulotische Standardtherapie muss ggf. um NTM-wirksame Medikamente erweitert werden.

Tuberkulose bei HIV-Infektion

Die Therapie der pulmonalen Tuberkulose bei HIV-Infizierten ist identisch mit der von HIV-Negativen und soll im Kindesalter vor Erhalt der Resistenzprüfung mit einer Kombinationstherapie von 3–4 antituberkulotischen Medikamenten erfolgen (INH, RMP, PZA und EMB). Die WHO empfiehlt eine Therapiedauer von 6 Monaten. Bei einer Studie in Südafrika wurde jedoch bei Kindern nach einer 6-monatigen Therapie eine Rückfallrate von 13 % festgestellt, weshalb von vielen Fachleuten inkl. DZK und der American Academy of Pediatrics eine längere Therapiedauer von 9 Monaten bevorzugt wird. Bei Vorliegen von Resistenzen gegen antituberkulotische Erstrangtherapeutika sollte die Therapieumstellung unbedingt mit Fachleuten besprochen werden. Zusätzliche Herausforderungen bei der Therapie einer manifesten Tuberkulose bei HIV-Koinfektion entstehen, unter anderem, bei gleichzeitiger antituberkulöser und antiretroviraler Therapie. Rifampicin induziert in der Leber einen erhöhten Metabolismus der antiretroviralen Medikamente, insbesondere von Nevirapin und Lopinavir/Ritonavir, wodurch diese schneller abgebaut werden und geringere Serumkonzentrationen resultieren. Falls die antiretrovirale Therapie nicht verändert (oder ggf. ausgesetzt) werden kann, sollte der Einsatz von Rifabutin anstelle von RMP in Erwägung gezogen werden.

Bei Kindern, bei denen eine Tuberkulose vor der HIV-Infektion diagnostiziert wird, stellt sich die Frage, nach dem optimalen Zeitpunkt für den Beginn einer antiretroviralen Therapie. Nach Beginn einer antiretroviralen Therapie kann es zu einem Immunrekonstitution-Inflammatorischen-Syndrom (IRIS) kommen, welches sich klinisch dramatisch manifestieren kann. Aktuell gibt es bei Kindern noch keine validen Daten zum optimalen Zeitpunkt des antiretroviralen Therapiebeginns; Studien bei Erwachsenen zeigen, dass der Beginn innerhalb von 2–8 Wochen nach Beginn der antituberkulotischen Therapie die Prognose verbessert.

107.6.4 Therapie von Erkrankungen durch NTM

Empfehlungen zur Therapie sind bis zum Vorliegen kontrollierter Studien als vorläufig zu betrachten. Die Therapie ist abhängig von der Organmanifestation und von der NTM-Spezies.

Die Standardtherapie der relativ häufig auftretenden zervikalen NTM-Lymphadenitis ist die möglichst vollständige chirurgische Exstirpation der betroffenen Lymphknoten und der Fistelgänge. Die chirurgische Behandlung ist, wenn sie zeitgerecht durchgeführt wird, in 90% der Fälle erfolgreich und der konservativen bezüglich des kosmetischen Ergebnisses überlegen. Darüber hinaus liefert die Exstirpation die Diagnosesicherung und meist einen Erreger (und damit höhere therapeutische Sicherheit). Ist eine chirurgische Entfernung nicht oder nicht vollständig möglich, so ist wegen der relativen Häufigkeit einer Infektion mit M.-avium-Komplex bei diesem Krankheitsbild eine medikamentöse Therapie mit Clarithromycin (15 – 30 mg/kgKG/d) oder Azithromycin (Azithromycin: 10 – 12 mg/kgKG/d) in Kombination mit RMP (in Ausnahmefällen ggf. Rifabutin, allerdings zurzeit für das Kindesalter nicht zugelassen) und EMB zu erwägen. Zu Einzelheiten der Dosierung, Wechselwirkungen und Gegenanzeigen siehe Fachinformationen. Da bei der Behandlung von NTM-Infektionen mit Makrolid-Monotherapie nach ca. 12 Wochen Therapiedauer, über die Induktion einer Methylase, Resistenzen entstehen können, sollte immer eine Kombinationstherapie durchgeführt werden. Die Therapiedauer beträgt dabei mindestens 6 – 12 Monate. Bei Vorliegen des Antibiogramms ist dieses bzgl. der Makrolide zu berücksichtigen.

Es sei jedoch darauf hingewiesen, dass einseitige NTM-Lymphadenitiden in der Regel langfristig auch unbehandelt eine gute Prognose haben.

Bei allen anderen durch NTM verursachten Organmanifestationen (z. B. Lunge, Knochen) ist in der Regel eine kombinierte medikamentöse Therapie notwendig, sofern die diagnostischen Kriterien einer NTM-Infektion erfüllt sind. Bei HIV-negativen Patienten richtet sich die Therapie nach der Art der angezüchteten NTM. Therapiebeispiele für einige klinisch wichtige NTM-Erkrankungen:

- Bei Infektionen mit langsam wachsenden NTM (M. avium, M. intracellulare, M. malmoense, M. kansasii, M. szulgai, M. haemophilum) erfolgt eine 3-fach-Therapie mit Clarithromycin (oder Azithromycin) plus Rifampicin (in Ausnahmefällen ggf. Rifabutin) plus EMB. Gegebenenfalls kann statt EMB auch Protionamid zum Einsatz kommen. Es besteht mit Ausnahme von M. kansasii keine ausreichende Korrelation (außer bei Makroliden) von In-vitro-Sensibilitätstestungen und dem klinischen Ansprechen auf die Therapie. Die Therapiedauer ist abhängig vom bakteriologischen und klinischen Verlauf und kann bis zu 18 bzw. 24 Monate betragen.
- Bei Infektionen mit schnell wachsenden NTM (M. chelonae, M. abscessus, M. fortuitum) sollte sich die Therapie nach der Sensibilitätstestung richten. Eine generelle Therapieempfehlung gibt es nicht; in Einzelfällen kam es zu einer Ausheilung unter der Behandlung entweder mit der 3-fach-Therapie wie bei Tuberkulose (M. chelonae) bzw. Ersatz eines Antituberkulotikums durch ein Makrolid (M. fortuitum). Auch Tigecyclin hat sich als wirksam erwiesen.
- Bei Infektionen mit M. ulcerans (Buruli-Ulkus) ist die chirurgische Exstirpation der betroffenen Hautareale einschließlich der angrenzenden gesunden Haut sowie Abtragung der Nekrosen auf dem Grund des Ulkus die Therapie der Wahl. Als adjuvant gut wirksame Therapie hat sich eine Kombination von Rifampicin und Streptomycin oder Amikacin oder in neueren Studien auch Rifampicin und Clarithromycin oder Moxifloxacin erwiesen. Einen neuen vielversprechenden Ansatz stellt die Wärmebehandlung dar, die in endemischen Regionen erprobt wird.

Bei HIV-Patienten und Immundefizienten ist eine 3-fach-Therapie zu empfehlen: Clarithromycin oder Azithromycin plus EMB plus RMP oder Rifabutin oder Ciprofloxacin ggf. Clofazimin.

Die Behandlung bei HIV-Infizierten und anderen immundefizienten Patienten mit NTM-Organmanifestationen muss mindestens 24 Monate erfolgen (ggf. länger, abhängig vom individuellen bakteriologischen und immunologischen Status). Bei HIV-Patienten sind allerdings verstärkte Hepatotoxizität sowie ein Polyarthralgie-Syndrom bekannte unerwünschte Wirkungen der Kombinationstherapie von Rifamycinen und Makroliden.

107.7 Prophylaxe und Prävention

107.7.1 BCG-Impfung

In Anbetracht der niedrigen Tuberkuloseinzidenz in Deutschland und der deshalb ungünstigen Nutzen-Risiko-Relation wird die BCG-Impfung von der Ständigen Impfkommission am Robert Koch-Institut (STIKO) zur Prävention der Tuberkulose seit 1998 nicht mehr empfohlen. Bei unaufschiebbarem längerfristigem Aufenthalt (Monate bis Jahre) mit Kleinkindern in Hochrisikoländern und engem Kontakt mit der Bevölkerung muss im Einzelfall entschieden werden, ob eine BCG-Impfung (dort) entsprechend den Vorgaben der WHO durchgeführt werden soll. Die BCG-Impfung ist bei HIV-infizierten Patienten kontraindiziert, da das Risiko einer disseminierten BCG-Infektion erheblich erhöht ist. Zudem ist die Immunogenität der BCG-Impfung im Vergleich zu HIV-Negativen geringer und deshalb deren Nutzen fraglich.

107.7.2 Chemoprävention bei latenter tuberkulöser Infektion

Die LTBI ist definiert als tuberkulöse Primärinfektion ohne nachweisbaren Organbefund (unauffällige Thorax-Röntgenkontrolle), ohne klinische Symptome, und ohne Mykobakteriennachweis. Wenn die in ▶ Abb. 107.1 dargestellten Kriterien erfüllt sind, werden Kinder chemopräventiv behandelt.

- Die chemopräventive Behandlung erfolgt als Monotherapie mit INH für 9 Monate (hohe Evidenz). Alternativ: INH plus RMP für 3–4 Monate unter regelmäßiger Kontrolle der Leberwerte, bei INH-Unverträglichkeit mit RMP über 4 Monate.
- Immundefiziente Patienten, z. B. HIV-Infizierte, werden 9 Monate mit INH behandelt.
- Bei wahrscheinlicher INH-Resistenz (Ansteckungsquelle mit bekannter INH-Resistenz) wird mit Rifampicin für 6 Monate behandelt (Cave: RMP-Interaktion bei HIV-Infizierten unter antiretroviraler Therapie; Hinzuziehung eines Experten). Thorax-Röntgenkontrollen zum Ausschluss einer aktiven Tuberkulose sollten vor Therapiebeginn, nach 3 Monaten (und ggf. nach Therapieende) erfolgen.
- Bei LTBI und Kontakt zu einer Person mit MDR-TB können weder INH noch RMP eingesetzt werden. Zu anderen Therapieoptionen liegen keine Studien vor und entsprechend sind derzeitige Empfehlungen unterschiedlich. Wenn eine Behandlung dringend indiziert scheint, wird die Kombination zweier Medikamente empfohlen, deren Wirksamkeit beim Indexpatienten nachgewiesen ist (Hinzuziehung eines Experten). Als Alternative kommt eine abwartende Haltung in Betracht mit regelmäßigen klinischen Kontrollen.

107.7.3 Chemoprophylaxe nach Tuberkuloseexposition

Nach Tuberkuloseexposition (Kontakt zu infektiöser Tuberkulose) sollte, insbesondere bei Kleinkindern < 5 Jahren, auch bei initial negativem THT oder IGRA, eine Chemoprophylaxe mit INH begonnen werden (Modifikationen können bei speziellen Resistenzsituationen – z. B. Neugeborene von tuberkulosekranken Müttern aus dem asiatischen bzw. osteuropäischen Raum – notwendig werden, s. o.). Der THT wird nach 3 Monaten wiederholt. Bei negativem Ergebnis kann die INH-Therapie abgesetzt werden. Bei positivem Ergebnis (zusätzlich kann ggf. ein IGRA durchgeführt werden) verlängert sich die INH-Behandlungum weitere 6 Monate, nachdem röntgenologisch ein pulmonaler Befund ausgeschlossen wurde. Das entspricht einer Gesamtbehandlungszeit von 9 Monaten (siehe Chemoprävention).

107.7.4 Isolierung

Erkrankte Kinder < 10 Jahren gelten i. d. R. nicht als infektiös und müssen nicht isoliert werden (paucibacilläre Tuberkulose; Cave: Ausschluss einer manifesten Tuberkulose bei den Eltern oder anderen Kontaktpersonen!). Ein Kontakt mit immunsupprimierten Patienten sollte jedoch vermieden werden. Können jedoch mikroskopisch Mykobakterien im Sputum oder Magensaft nachgewiesen werden, sollte eine Isolierung gemeinsam mit den Eltern oder einer Bezugsperson erfolgen. Jugendliche mit postprimären Tuberkuloseformen (z. B. Kavernen) und mikroskopischem Mykobakteriennachweis (multibacilläre Tuberkulose) müssen isoliert werden. Unter einer Antibiogram-gerechten antituberkulotischen Kombinationstherapie sind Patienten innerhalb von 2 – 3 Wochen meist nicht mehr infektiös. Bei einem ausgedehnten Befund kann sich dieser Zeitraum verlängern. Die Entscheidung über die Beendigung der Isolierung muss individuell getroffen werden.

107.7.5 Meldepflicht

Die aktive, behandlungsbedürftige Erkrankung an und der Tod durch Tuberkulose sowie Verweigerung und Abbruch der Behandlung sind meldepflichtig. Zusätzlich besteht Meldepflicht für das Labor, vorab für den Nachweis säurefester Stäbchen im Sputum, für den direkten Erregernachweis (mit mikrobiologischen oder molekularbiologischen Methoden), sowie nachfolgend für das Ergebnis der Resistenzbestimmung.

Koordinator:
K. Magdorf †

Mitarbeiter:
R. Bialek, A. K. Detjen, W. H. Haas, P. Henneke, D. Nadal, N. Ritz

107.8 Weiterführende Informationen

Deutsches Zentralkomitee zur Bekämpfung der Tuberkulose (DZK): www.pneumologie.de/dzk > Empfehlungen > Empfehlungen zur Therapie, Chemoprävention und Chemoprophylaxe der Tuberkulose im Erwachsenen- und Kindesalter

European Centre for Disease Prevention and Control: www.ecdc.europa.eu: > Health topics A–Z: T > Tuberculosis

Kompetenzzentrum Tuberkulose: www.tbinfo.ch > Publikationen > Handbuch Tuberkulose

Nationales Referenzzentrum für Mykobakterien
am Forschungszentrum Borstel
Parkallee 18
23 845 Borstel
Tel.: 04 537 188–213 oder -211
Fax: 04 537 188–311
E-Mail: srueschg@fz-borstel.de

108 Tularämie

108.1 Klinisches Bild

Das klinische Bild der Tularämie (Synonym: Hasenpest) variiert in Abhängigkeit von der Eintrittspforte des Erregers. Allen Formen gemeinsam ist der plötzliche Beginn mit hohemFieber und ausgeprägtem Krankheitsgefühl. Sechs Formen werden beschrieben: ulzeroglanduläre, glanduläre, okuloglanduläre, oropharyngeale, typhoidale und pulmonale Manifestation. Vereinzelt kommt eine Meningitis vor. Pulmonale und meningeale Manifestationen werden von einigen Autoren als Sonderformen der typhoidalen Form genannt.

Im deutschsprachigen Raum ist die **ulzeroglanduläre Form** am häufigsten (ca. 45 %).Dabei kommt es zur Ausbildung einer u. U. minimalen Ulzeration an der Eintrittspforte des Erregers. Zusätzlich sind die regionalen Lymphknoten schmerzhaft geschwollen, in erster Linie die axillären und inguinalen Lymphknoten. Bei überaus langsam heilenden Ulzera der Haut mit Fieber und Schwellungen der regionalen Lymphknoten ist bei entsprechender Anamnese (s. Epidemiologie) an eine Tularämie zu denken. Nicht selten erscheint am Ende der ersten / Anfang der zweiten Krankheitswoche ein nichtjuckendes papuläres oder vesikopapuläres Exanthem, vorwiegend an den Extremitäten.

Bei der rein **glandulären Form** (ca. 15 % aller Fälle) fehlen die Ulzerationen an der Eintrittspforte.

Die **typhoidale Form** (ca. 10 % aller Fälle) ist eine rein systemische Erkrankung ohne spezielle Organmanifestationen.

Die **okuloglanduläre Form** ist sehr selten. Die Eintrittspforte liegt hier im Bereich der Augen. Hinweisend sind eine einseitige eitrige bzw. ulzerierende Konjunktivitis sowie präaurikuläre und zervikale Lymphknotenschwellungen.

Die **oropharyngeale Manifestation** ist in Westeuropa ebenfalls selten. Diese Form dominiert jedoch in allen osteuropäischen Staaten und der Türkei (80–90 % aller Fälle). Ihr geht der Genuss von nicht ausreichend gekochten oder gebratenen kontaminierten Nahrungsmitteln oder Trinkwasser voran. Zu den klinischen Zeichen gehören membranöse Pharyngitis, oft einseitige Tonsillitis und zervikale Lymphknotenschwellung.

Eine weitere seltene Manifestation ist die **pulmonale Form** (15 % aller Fälle), bei der der Erreger inhaliert wird. Dyspnoe, trockener Husten und Zyanose sind die Symptome. Sichtbare Lymphknotenschwellungen fehlen. Mediastinale Lymphknotenvergrößerungen, Pneumonie und Pleuritis mit ein- oder beidseitigen Pleuraergüssen können vorkommen.

In wenigen Fällen wird über eine **meningeale Manifestation** berichtet. Vorherrschende Symptome sind Kopfschmerzen, Erbrechen, Nackensteifigkeit und Verwirrtheit.

108.2 Ätiologie

Erreger der Tularämie ist das gramnegative Stäbchen Francisella tularensis. Es werden 4 Subspezies unterschieden: F. tularensis ssp. tularensis (Vorkommen: Nordamerika), F. tularensis ssp. holarctica (Europa, Asien, Nordamerika, Tasmanien), F. tularensis ssp. mediasiatica (zentralasiatische Republiken der ehemaligen Sowjetunion) und F. tularensis ssp. novicida (sehr selten, vermutlich ubiquitäres Vorkommen).

Die durch die Subspezies tularensis verursachten Formen sind wesentlich ausgeprägter und zeigen klinisch schwerere Verläufe als die durch die Subspezies holarctica hervorgerufenen Formen. Die Infektionen durch die anderen Subspezies oder die nahe verwandten Spezies F. philomiragia und F. hispaniensis sind aufgrund ihrer Seltenheit klinisch nicht relevant.

108.3 Epidemiologie

Tularämie ist eine typische Zooanthroponose der nördlichen Hemisphäre. Hauptwirte, bzw. Erregerreservoire sind Hasen, Kaninchen und Nager (u. a. Mäuse, Ratten, Eichhörnchen). Ausbrüche und Gruppenerkrankungen sind selten und an den Kontakt zu wild lebenden Hasen, anderen Nagern oder kontaminiertem Wasser gebunden.

Von 2001–2012 wurden in Deutschland 131 Fälle gemeldet. 9 davon betrafen 1,5–14 Jahre alte Kinder. In den letzten Jahren wurde (u. a. in Baden-Württemberg) eine Häufung der Erkrankungen registriert.

Die Übertragung des hoch ansteckenden Bakteriums erfolgt hierzulande vorwiegend durch direkten und indirekten Kontakt mit lebenden oder toten infizierten Tieren, deren Organen, Blut oder

Ausscheidungen. Kleine Hautdefekte können als Eintrittspforte dienen. Zur Auslösung einer Erkrankung reichen wenige Bakterien (10 – 50). Weiterhin sind Übertragungen durch den Verzehr von nicht ausreichend erhitztem kontaminiertem Fleisch (Hasen), durch Aufnahme von anderen Lebensmitteln oder von kontaminiertem Wasser sowie durch Inhalation von infektiösem Staub möglich. In Endemiegebieten (USA, Mitteleuropa, Skandinavien, Russland) sind Stiche von verschiedenen Zeckenarten (Dermacentor reticulatus, Ixodes-Arten) und Stechmücken bedeutsam. Eine Übertragung von Mensch zu Mensch ist nicht bekannt.

Aufgrund der Schwere der Erkrankung nach Aerosolexposition und aufgrund der niedrigen Infektionsdosis gehört der Erreger F. tularensis zu den biologischen Agenzien mit dem höchsten Missbrauchspotenzial im Bereich Bioterrorismus (Kategorie A nach CDC). Die Erreger der Tularämie wurden bis in die 1990er-Jahre in der Produktion von biologischen Waffen benutzt. Im Falle von Bioterrorismus ist mit der Verbreitung von F. tularensis spp. tularensis via Aerosol zu rechnen.

Durch die Infektion wird vermutlich eine langanhaltende, zellvermittelte Immunität erworben.

Die **Inkubationszeit** beträgt 3 – 5 Tage (1 – 21 Tage).

108.4 Diagnose

Kultureller Nachweis und PCR: als Untersuchungsmaterial eignen sich tiefe Wundabstriche nach Krustenentfernung, Eiter, Lymphknotenpunktate, Gewebestücke, Sputum, Blut und Liquor. Bewährt haben sich radiometrische Blutkultursysteme in der 1. Krankheitswoche. Methode der Wahl ist heute die Real-time-PCR, die innerhalb weniger Stunden einen Verdacht bestätigen und die ggf. auch aus fixiertem Material (Pathologie) erfolgen kann.

Bei Verdacht auf eine Infektion mit F. tularensis muss das zuständige Labor *vorab* informiert werden.

Serologischer Nachweis (u. a. ELISA, Western-Blot): mehr als 4-fache Titerbewegungen spezifischer Antikörper gelten als beweisend. Problematisch bei der Beurteilung niedriger Antikörpertiter ist die Tatsache, dass spezifische Anti-Francisella-IgG und-IgM Jahre persistieren können.

108.5 Therapie

Als Mittel der ersten Wahl werden Streptomycin, 30 mg/kgKG/d in 2 ED intramuskulär (maximale Tagesdosis: 2g), oder Gentamicin, 7,5 mg/kgKG/d in 1–2 ED intramuskulär oder i. v. über mind. 10 Tage, empfohlen. Als Alternative gelten bei einem Alter > 8 Jahren Doxycyclin (bei einem Gewicht unter 45 kg 4,4 mg/kgKG/d oder bei einem Gewicht über 45 kg 200 mg/d, jeweils in 2 ED intravenös über mind. 14 Tage) oder Ciprofloxacin (30 mg/kgKG/d in 2 ED i. v., über mind. 10 Tage, maximale Tagesdosis: 1 g/d).

Der Wechsel von der parenteralen zur oralen Therapie erfolgt nach klinischem Bild. Bei Infektionen mit F. tularensis ssp. holarctica gilt Ciprofloxacin (oral) inzwischen als Standardtherapie, insbesondere bei nichthospitalisierten Patienten; bei Kindern im Off-label-Gebrauch.

Eine Postexpositionsprophylaxe empfiehlt sich bei Personen, die mit den Bakterien in Kontakt gekommen sind (Bioterrorismus, Labor) und bei denen eine Erkrankung mit hoher Wahrscheinlichkeit zu erwarten ist. Mittel der Wahl ist Ciprofloxacin, 30 mg/kgKG in 2 ED p. o. für 14 Tage. Als Alternative gilt Doxycyclin (Dosierung s. o.).

108.6 Prophylaxe

In Endemiegebieten ist Zeckenprophylaxe (Kleidung, Repellents) angezeigt. Beim Umgang mit krankem Wild sollten, besonders beim Ausweiden, Handschuhe getragen werden. Die Isolierung der Erkrankten ist nicht notwendig.

108.6.1 Meldepflicht

Nach § 7 des IfSG ist der direkte oder indirekte Nachweis von F. tularensis namentlich vom Labor zu melden.

Koordinator:
W. Splettstößer

Mitarbeiter:
H. Scholz

108.7 Weiterführende Informationen

Centers for Disease Control and Prevention: www.cdc.gov > A–Z Index: T > Tularemia > Publications > WHO Guidelines on Tularaemia
Center for Infectious Disease Research and Policy: www.cidrap.umn.edu > Bioterrorism: Tularemia > Overview
Friedrich-Loeffler-Institut: www.fli.bund.de > Institute > Institut für bakterielle Infektionen und Zoonosen > Referenzlabore > NRL für Tularämie

Nationales Referenzzentrum für tropische Infektionserreger
am Bernhard-Nocht-Institut für Tropenmedizin
Bernhard-Nocht-Str. 74
20 359 Hamburg
Tel.: 040 4 2818–401
Fax: 040 4 2818–400
E-Mail: Labordiagnostik@bni-hamburg.de

Konsiliarlaboratorium für Tularämie
Institut für Mikrobiologie der Bundeswehr Abteilung Infektionsimmunologie/-epidemiologie
Neuherbergstr. 11
80 937 München
Tel.: 089 3 168–3 277
Fax: 089 3 168–3 983
E-Mail: InstitutfuerMikrobiologie@bundeswehr.org

109 Typhus und Paratyphus

109.1 Klinisches Bild

Typhus (Synonyme: Typhus abdominalis, Bauchtyphus, „enteric fever“, „typhoid fever“, „paratyphoid fever“) ist eine zyklische Infektion des retikulohistiozytären Systems, insbesondere des intestinalen lymphoiden Gewebes, verursacht durch Salmonella Typhi. Ähnliche Krankheitsbilder können durch S. Paratyphi A, B oder C (Paratyphus) hervorgerufen werden.

Die Symptome und klinischen Zeichen sind vielfältig. Jedes Organ kann durch Salmonellen infiziert werden. Der klassische Typhus wurde in der vorantibiotischen Ära in typische Stadien eingeteilt:

1. **Stadium incrementi** (1. Woche): gradueller Fieberanstieg mit uncharakteristischen Kopfschmerzen, Lethargie, Myalgie, Durst, trockenem Husten, Bauchschmerzen, Durchfall (blutig/schleimig) jedoch häufig Obstipation.
2. **Stadium acmes** (2. Woche): (bakteriämisches) Generalisationsstadium mit Fieberkontinua (39 – 40,5 °C), Hepatosplenomegalie, Delirium oder Stupor (Typhusenzephalopathie) und relativer Bradykardie (eher nicht bei Kindern), blutigkrustigen Schleimhautbelägen, stammbetonten Roseolen (< 20 % der Patienten), Granulozytopenie mit Linksverschiebung, relativer Lymphozytose und Eosinopenie. Bakteriämien kommen vor allem bei jungen Kindern und Immunkompromittierten vor.
3. **Stadium decrementi** (3.–4. Woche): breiige Durchfälle, „lytische“ Entfieberung.
4. **Rekonvaleszenz** (mehrere Wochen).
5. **Rückfälle** infolge Erregerpersistenz, das heißt erneuter Temperaturanstieg nach initialer Besserung (ca. 10 % der Patienten).

Komplikationen ab 3. Krankheitswoche, nicht selten in Phase klinischer Besserung: Darmperforation (terminales Ileum) und intestinale Blutung (bis 3 % der Patienten), Pneumonie, Myokarditis, Enzephalopathie, Schock. Pyelonephritis oder Meningitis. Primäre Präsentation auch im Rahmen einer Komplikation (z. B. akutes Abdomen) möglich. Etwa 3 % der mit S. Typhi infizierten Patienten werden Dauerausscheider (symptomlose Ausscheidung des Erregers > 12 Monate).

Adäquate, frühe antibiotische Behandlung verkürzt die Krankheitsdauer.Die Patienten entfiebern 3 – 5 Tage nach Therapiebeginn und die Letalität sinkt von 12 – 16 % auf < 1 %. Komplikationen, Rezidive und Dauerausscheidung von S. Typhi lassen sich durch Antibiotikatherapie nicht völlig verhindern. Paratyphus führt zu ähnlichen Symptomen wie Typhus, jedoch zu etwas geringerer Letalität.

109.2 Ätiologie

Typhus- und Paratyphuserreger gehören zur Spezies Salmonella enterica subspecies enterica (I) Serovar Typhi bzw. Paratyphi (Kurzformen: Salmonella Typhi und Salmonella Paratyphi). Es sind gramnegative Bakterien der Familie Enterobacteriaceae. Der Erreger penetriert via M-Zellen und Enterozyten in die Mukosa des Dünndarms, wo er von Makrophagen aufgenommen wird oder in mesenteriale Lymphknoten diffundiert, gefolgt von der primären Bakteriämie und intrazellulären Vermehrung in Zellen des retikulohistiozytären Systems. Die sekundäre, andauernde Bakteriämie korreliert mit der Typhus-Erkrankung. Typhus-Salmonellen haben eine Prädilektion für die Gallenblase. Salmonellen des Serovars Paratyphus B können enteritische und systemische Verlaufsformen hervorrufen, wobei der enteritische Typ als S. Java bezeichnet wird. Die klinische Unterteilung in einen enteritischen und systemischen Pathovar korreliert mit unterschiedlichen molekularbiologischen und biochemischen Eigenschaften des Erregers. Eine Differenzierung kann im Nationalen Referenzzentrum für Salmonellen und andere bakterielle Enteritiserreger auch bei monophasischen 4,5:b:- Stämmen vorgenommen werden.

S. Typhi exprimiert ein Kapselpolysaccharid (Vi-Antigen, Vi-KPS), das die Bindung des Komplementfaktors C 3 blockiert und Serumresistenz vermittelt. Vi-negative klinische Isolate existieren, jedoch spricht das extrem seltene Vorkommen in Patienten mit Typhus für ihre verminderte Fähigkeit, im Blutstrom zu überleben.

109.3 Epidemiologie

Weltweit erkranken jährlich 20 – 25 Millionen Menschen an Typhus, mit > 200 000 Todesfällen. Das einzige Reservoir von S. Typhi und, mit wenigen Ausnahmen, von S. Paratyphi, ist der Mensch.

Daher ist zur Infektion der direkte Kontakt mit an Typhus Erkrankten oder Dauerausscheidern erforderlich (fäkal-orale Übertragung). Dies geschieht in der Regel über Lebensmittel und Trinkwasser, die mit menschlichen Ausscheidungen (Stuhl, Urin) kontaminiert worden sind. Konnatale Infektionen können diaplazentar (Bakteriämie der Schwangeren) oder unter der Geburt erfolgen. Die Infektionsdosis von S. Typhi wird mit ca. 10^5 Organismen angegeben. Unter gewissen Umständen können weniger als 10^2 vermehrungsfähige Bakterien zur Infektion führen, siehe auch Kap. Salmonellose (S. 480). Dauerausscheider von S. Typhi und S. Paratyphi können pro Milliliter Galle > 10^6 (– 10^9) vermehrungsfähige Bakterien ins Duodenum sezernieren.

In Deutschland werden jährlich 50 – 80 Typhus-Erkrankungen diagnostiziert. Über 80 % davon sind aus endemischen Regionen importiert: primär vom indischen Subkontinent, Südost- und Ostasien, der Türkei und dem Mittleren Osten, Afrika und Lateinamerika. Die Reiseanamnese ist zur Diagnosestellung und wegen regionaler Unterschiede in der antibiotischen Resistenz wichtig. Gleichfalls werden > 60 % der 50 – 100 Erkrankungen an Paratyphus importiert, überwiegend aus der Türkei (meist S. Paratyphi B, systemischer Pathovar), Pakistan, Nepal und Indien (in der Mehrzahl S. Paratyphi A). 2009 erkrankten in Deutschland Personen in bis zu 80 % an S. Paratyphi B. In Endemiegebieten ist die Inzidenz von Typhus-Erkrankungen am höchsten bei Schulkindern und Jugendlichen. Aktive Surveillance-Studien demonstrieren jedoch weitaus höhere Infektionsraten bei Kleinkindern, bei denen der Verlauf oft, aber nicht immer, milder ist als bei älteren Kindern. In Asien (China, Pakistan) zeigt sich mit der erfolgreichen Impfung gegen Typhus ein Trend zu vermehrten Infektionen durch S. Paratyphi A, gegen die es noch keine Vakzine gibt.

Die **Inkubationszeit** beträgt bei Typhus 7–21 Tage (gelegentlich nur 3 oder bis zu 60 Tage) und bei Paratyphus 1 – 14 Tage.

Ansteckungsgefahr für Typhus (durch Erregerausscheidung im Stuhl) beginnt 1 Woche nach Beginn des Fiebers. Nach Abklingen der Symptome kann sich die Ausscheidung noch Wochen fortsetzen oder (in 2 – 5 %) in eine lebenslange, symptomlose Ausscheidung übergehen (sehr selten im Kindesalter).

109.4 Diagnose

Typhus ist eine diagnostische Herausforderung für den Arzt – die Symptome sind variabel und unspezifisch, und es gibt bisher keine zuverlässigen Schnelltests zur Bestätigung des Verdachts. Bedeutsam ist die Reiseanamnese (v. a. Rückkehrer, sog. „visiting friends and relatives", aus Asien und Südostasien). Fehlender Auslandsaufenthalt schließt die Diagnose nicht aus.

Zur Erregeranzucht werden mehrere Blutkulturen und ggf. Kulturen aus Knochenmark, Abszessmaterial oder Hautbiopsien (Roseolen) angelegt. Die Dauer der Infektion spielt eine entscheidende Rolle: Während der 1. Krankheitswoche lassen sich die Erreger bei bis zu 90 % der Patienten aus Blut- oder Knochenmark anzüchten, während Stuhl- und Urinkulturen noch negativ sind. Danach nimmt die Rate positiver Blutkulturen rasch ab, parallel zur Zunahme positiver Befunde aus Stuhl- und Urinproben. Aus der Literatur ergeben sich folgende Isolationsraten (ohne detaillierte zeitliche Angaben): Urin 7 – 10 %, Stuhl 35 %, Blut 40 – 54 %, Roseolen 65 %, Knochenmark 80 – 90 %.Die Sensibilität der Blutkulturen bei Salmonellenverdacht ist abhängig von der Menge des gewonnenen Blutes. Abhängig vom Alter sollten minimal 1–15 ml kultiviert werden.

Antikörpertests haben geringe praktische Bedeutung. Traditionelle serologische Tests, z. B. die vor über 100 Jahren eingeführte Gruber-Widal-Reaktion zum Nachweis agglutinierender Antikörper gegen O- oder H-Antigene von S. Typhi im Serum, aber auch die meisten moderneren Verfahren, sind von ungenügender Sensitivität und Spezifität. In der akuten Diagnostik gewinnen molekulardiagnostische Techniken (erreger- und virulenzgenspezifische PCR) rasch an Bedeutung. Im Rahmen der weltweit zunehmenden ESBL- (extended spectrum of beta lactamases) und Fluorchinolonresistenzen u. a. im Irak und Indien, liegt ein besonderer Fokus auf dem Antibiogramm. Für die epidemiologische Charakterisierung der angezüchteten Stämme spielt außerdem die Lysotypie eine wichtige Rolle.

109.5 Therapie

Prompte (frühe) antibiotische Behandlung verringert die Letalität des Typhus und die Wahrscheinlichkeit von Komplikationen. Leichte Fälle können ambulant behandelt werden. Schwerere oder komplizierte Formen erfordern die stationäre Aufnahme. Bei Patienten im reduzierten Allgemeinzustand und mit Verdacht auf bzw. nachgewiesener Bakteriämie oder extraintestinal fokaler Infektion ist Ceftriaxon parenteral als empirische Therapie sinnvoll. Eine Isolierung des Erregers mit Antibiogramm sollte, wenn möglich, immer angestrebt werden, da weltweit, vor allem in Süd-, Südost- und Zentralasien, dem Mittleren Osten, Mexico und Afrika, multiresistente S.-Typhi-Stämme auftreten. Amoxicillin/Ampicillin, Cotrimoxazol und Chloramphenicol verlieren zunehmend an Bedeutung, können aber bei nachgewiesener Sensibilität eingesetzt werden. Zusätzlich wird die Zunahme von chinolon-(nalidixin-)resistenten S. Typhi- und S. Paratyphi-A-Stämmen beobachtet, die eine deutlich reduzierte Sensibilität gegenüber Ciprofloxacin und auch Ofloxacin zeigen. Hier sind Ceftriaxon oder Azithromycin Mittel der Wahl (▸ Tab. 109.1).

Patienten mit schweren Verläufen, mit ZNS-Beteiligung oder Schock, können von der intravenösen Gabe von Dexamethason profitieren. Möglicherweise erhöhen Steroide jedoch die Rückfallrate. Die initiale Dosis ist 3 mg/kgKG, gefolgt von 1 mg/kgKG alle 6 Stunden, für insgesamt 48 Stunden.

Unterstützende Behandlung: Flüssigkeit- und Elektrolytzufuhr, Kalorien, fiebersenkende Mittel (Paracetamol, Ibuprofen).

Für die Therapiedauer bei Osteomyelitis sollten 4–6, für Meningitis 4 Wochen geplant werden. Die Sanierung von Dauerausscheidern ist schwierig. Mittel der Wahl sind Ceftriaxon (2 Wochen) oder Ciprofloxacin (4 Wochen). Erfolgreicher ist die Kombination von Cholezystektomie und Behandlung mit 2 synergistisch wirkenden Antibiotika, insbesondere bei Patienten mit Gallensteinen.

109.6 Prophylaxe

109.6.1 Gesunde

▸ **Expositionsprophylaxe.** Da Typhus- und Paratyphuserreger in der Regel über verunreinigtes Trinkwasser übertragen werden, ist in Endemiegebieten der Genuss von unbehandeltem Wasser und damit hergestellten oder potenziell kontaminierten Nahrungsmitteln zu vermeiden.

▸ **Aktive Immunisierung.** Zur aktiven Immunisierung gegen Typhus wurden 2 Vakzinetypen entwickelt: ein attenuierter Lebendimpfstoff, der auf der Stimulierung von sekretorischen IgA und zellabhängiger Immunität beruht mit dem Ziel der Eliminierung intrazellulärer Bakterien, und ein parenteraler Totimpfstoff zur Induktion schützender zirkulierender Antikörper (▸ Tab. 109.2).

Der oral verabreichte Lebendimpfstoff, Impfstamm Ty21 a Berna (Typhoral, Vivotif), exprimiert die immunogenen Zellmembran-Polysaccharide,

Tab. 109.1 Antimikrobielle Therapie von unkompliziertem Typhus (und Paratyphus).

Erregerempfindlichkeit	Antibiotika	Tägliche Dosierung	ED	Behandlungsdauer (Tage)
voll empfindlich	Amoxicillin	75 – 100 mg/kgKG (p. o.) (max. 4 g/d)	3	14
	Cotrimoxazol (TMP/SMX)	8 (– 12) mg TMP, 40 (– 60) mg SMX/kgKG (p. o.) (max. 320 mg TMP/1600 mg SMX/d)	2 (– 4)	14
multiresistent (multiple drug resistant)	Ciprofloxacin	20–30 mg/kgKG (p. o., i. v.) max. 750 mg/Dosis p.o; max. 400 mg/Dosis i. v.	2	7–10
	Ceftriaxon	75 – 100 mg/kgKG (i. v., i. m.) (max. 2 g/d)	1	7–14
	Azithromycin	20 mg/kgKG (max. 1 g/d)	1	7
chinolon-(nalidixin-) resistent (NaR)-	Azithromycin	20 mg/kgKG p. o.) (max. 1 g/d)	1	7
	Ceftriaxon	75 – 100 mg/kgKG (i. v., i. m.) (max. 2 g/d)	1	7–14
	evtl. neuere Fluorchinolone (z. B. Gatifloxacin)			

Tab. 109.2 Schutzimpfung gegen Typhus.

Vakzine	Typ	Applikation	Alter	Empfohlene Wiederholung	Einschränkungen
Ty21a	lebend-attenuiert	oral (3 Dosen)	≥ 1 Jahr	1 Jahr (3 Dosen)	nicht bei Immundefizienz, gleichzeitiger Malariaprophylaxe oder Antibiotikagabe Wirksamkeit < 6 Jahren in Studien nicht gesichert
Vi-Kapsel-Polysaccharid	Polysaccharid	i. m., s. c. (1 Dosis)	≥ 2 Jahre	3 Jahre (1 Dosis)	
Hepatitis A/Typhus-Kombination (HAV/Vi-KPS)	HAV-Ag (inaktiviert)/Vi-Kapsel- Polysaccharid	i. m. (1 Kombinationsdosis)	≥ 2 Jahre	HAV: 6 (– 12) Monate (zur vollen Immunisierung) Vi-KPS: 3 Jahre (Einzelkomponente)	

jedoch nicht das Virulenz-(Vi-)Antigen. Der kühl zu lagernde Impfstoff wird 3-mal als magensaftresistente Gelatinekapsel (mit $2{,}6 \times 10^9$ lebenden Bakterien) im Abstand von 2 Tagen, 1 Stunde vor der Mahlzeit eingenommen. Bei Kindern > 6 Jahre wurden Schutzraten von 42 – 96 % ermittelt. Daten zur Wirksamkeit bei jüngeren Kindern liegen nur ungenügend vor. Die Impfung wird bei erhöhtem Expositionsrisiko empfohlen. Dazu zählen Reisen nach Süd-/Südostasien, Südamerika und Afrika, enger (Haushalts-)Kontakt mit S.-Typhi-Ausscheidern und Exposition im Labor. Nebenwirkungen, z. B. gastrointestinale Beschwerden, Kopfschmerzen oder Exanthem, sind selten. Der Impfschutz ist zeitlich begrenzt (für Reisende ca. 1 Jahr, bei Daueraufenthalt bis zu 3 Jahre) und kann durch eine hohe Infektionsdosis durchbrochen werden. Schutz gegen Paratyphus (S. Paratyphi B) wurde bei 49 % (8 – 73 %) der geimpften Kinder beobachtet. Bei erneutem Expositionsrisiko werden jährliche Auffrischimpfungen empfohlen (wiederum mit 3 Kapseln), bei kontinuierlichem Expositionsrisiko alle 3 Jahre. Die kombinierte Verabreichung mit dem attenuierten Choleraimpfstoff CVD 103-HgR ist möglich. Die gleichzeitige Gabe von Antibiotika oder Malariaprophylaxe vermindert die Immunantwort. Der Ty21-Berna-Impfstoff ist ungeeignet für Schwangere und Personen mit zellulären Immundefekten.

Zur parenteralen Immunisierung steht der Vi-Kapselpolysaccharid-(Vi-KPS-)Impfstoff zur Verfügung (z. B. Typhim Vi, Typherix). 85 – 95 % der geimpften Personen einschließlich Kinder > 2 Jahre produzierten schützende Antikörper nach einmaliger parenteraler Injektion von 25 µg des gereinigten Impfstoffs. Der Impfstoff ist auch für HIV-Infizierte und für Kinder < 6 Jahren geeignet. Da es sich bei dem Impfstoff um ein T-Zell-unabhängiges Antigen handelt, ist der Impferfolg bei Kindern < 2 Jahren nicht gesichert. Der Impfschutz des Vi-KPS-Impfstoffs ist nur gegen S.-Typhi-, nicht aber S.-Paratyphi-Infektionen gerichtet und ist auf 2 – 3 Jahre begrenzt.

Ebenfalls zugelassen sind Hepatitis A/Typhus-Kombinationsimpfstoffe (z. B. Hepatyrix, Viatim). Der (geringe) Vorteil dieser Präparation liegt in der komfortablen Verabreichung von Vakzinen für überlappende Endemiegebiete und (fäkal-orale) Infektionsmodi.

► **Isolierung.** Eine stationäre Behandlung erfolgt bei klinischer Indikation. Im Krankenhaus werden Patienten während der Dauer der Ausscheidung isoliert (3 negative Stuhlproben). Kohortenpflege ist möglich. Die Schlussdesinfektion erfolgt als Scheuer-Wisch-Desinfektion.

► **Zulassung zu Gemeinschaftseinrichtungen (z. B. Kindertagesstätten, Schulen, Ferienlager etc.).** Betreute Personen, einschließlich Personen aus einer Wohngemeinschaft, mit Erkrankung oder Erkrankungsverdacht dürfen für die Dauer der Ansteckungsgefährdung nicht in der Einrichtung betreut werden. Wiederzulassung zu Schulen und anderen Gemeinschaftseinrichtungen ist nach klinischer Genesung und Vorliegen von 3 aufeinanderfolgenden negativen Stuhlbefunden möglich (1. Stuhlprobe frühestens 24 Stunden nach der letzten Antibiotikagabe, Abstand der Proben 1 – 2 Tage). Ausscheider dürfen nur mit Zustimmung des Gesundheitsamts und unter Beachtung der verfügten Schutzmaßnahmen die Gemeinschaftseinrichtungen betreten. Ähnliches gilt für in diesen Einrichtungen Beschäftigte.

Gründliches Händewaschen, Verwendung von Einmalhandtüchern und Desinfektion mit alkoholischen Händedesinfektionsmitteln können die Übertragung von S. Typhi und Paratyphi wirksam verhindern.

109.6.2 Meldepflicht

Nach § 6 IfSG hat der behandelnde Arzt Krankheitsverdacht, Erkrankung und Tod an Typhus und Paratyphus binnen 24 Stunden namentlich an das Gesundheitsamt zu melden. Das Laboratorium muss nach § 7 IfSG den direkten Nachweis (Anzucht) von S. Typhi und S. Paratyphi melden. Darüber hinaus stellt das Gesundheitsamt gemäß § 25 Abs. 1 IfSG ggf. eigene Ermittlungen an.

Koordinator:
M. Büttcher

Mitarbeiter:
A. Flieger, A. Fruth, U. Heininger, H.-I. Huppertz, W. Rabsch

109.7 Weiterführende Informationen

European Centre of Disease Prevention and Control (ECDC): ecdc.europa.eu > Health topics A–Z: T > Typhoid and paratyphoid fever

Nationales Referenzzentrum für gramnegative Krankenhauserreger
Abteilung für Medizinische Mikrobiologie
Ruhr-Universität Bochum
Universitätsstr. 150
44 801 Bochum
Tel.: 0234 32–27 467
Fax: 0234 32–14 197
E-Mail: soeren.gatermann@rub.de

110 Ureaplasmeninfektion

110.1 Klinisches Bild

110.1.1 Urogenitale Infektion

Ureaplasmen sind fakultativ pathogene Keime, die häufig den Genitaltrakt besiedeln. Beim Mann verursachen sie in hohen Konzentrationen eine nichtgonorrhoische Urethritis (10–20 %) und möglicherweise eine Epididymitis. Bei der Frau werden Ureaplasmen bei Bartholinitis, Salpingitis, Endometritis, tuboovarialen Abszessen und Douglas-Abszessen nachgewiesen.

Die Rolle von Ureaplasmen bei Infertilität, sowohl beimMann als bei der Frau, ist nicht geklärt.

Bei agammaglobulinämischen Patienten wurden Ureaplasmen als Arthritiserreger isoliert.

110.1.2 Infektion in der Schwangerschaft

Die zervikale Besiedlung mit oder ohne Zervizitis kann während der Schwangerschaft auf Plazenta, Endometrium, Chorion und Amnionflüssigkeit übergreifen. Ureaplasmen sind die häufigsten Keime, die in Amnionflüssigkeit und Plazenta nachgewiesen werden. Generell ist eine Ureaplasmabesiedlung mit einer ungestörten Schwangerschaft vereinbar. Ureaplasmen werden viel häufiger im Fruchtwasser von Schwangeren mit als bei Schwangeren ohne vorzeitigen Wehen oder Blasensprung gefunden (22–59 % vs. 4–9 %). Die Keime können in der Amnionflüssigkeit persistieren und Wochen später eine inflammatorische Reaktion ohne Wehentätigkeit hervorrufen. Die Besiedlung des Chorions führt dagegen häufig zu Chorioamnionitis. Bei hoher Keimdichte ist die Auslösung einer Frühgeburt möglich.

110.1.3 Infektion bei Neu- und Frühgeborenen

Reife Neugeborene erkranken sehr selten an einer Ureaplasmeninfektion. Disponiert für Ureaplasmeninfektionen sind sehr **unreife Frühgeborene**, die unter dem Bild einer subakuten Pneumonie erkranken können. Da typische Infektionszeichen wie Temperaturschwankungen, Mikrozirkulationsstörungen, Leukozytose und CRP-Erhöhung fehlen können, ist die Abgrenzung von einer sich gleichzeitig entwickelnden chronischen Lungenerkrankung Frühgeborener (BPD: bronchopulmonale Dysplasie) schwierig. Es besteht eine statistische Assoziation zwischen der Ureaplasmenbesiedlung des unteren Respirationstrakts und einer erhöhten Inzidenz der BPD bei Frühgeborenen mit niedrigem Geburtsgewicht. Das Risiko für BPD oder das Versterben an einer Lungenerkrankung ist für sehr unreife ureaplasmenpositive Frühgeborene etwa 4-fach größer als für unbesiedelte Kinder.

Trotz der In-vitro-Aktivität von Erythromycin zeigten klinische Studien, in denen Frühgeborene mit Ureaplasmen kolonisiert waren und in der ersten Lebenswoche mit Erythromycin über 14 Tage behandelt wurden, keinen Effekt auf die BPD-Entwicklung oder die Keimelimination aus dem Respirationstrakt. Hingegen konnte für Azithromycin und Clarithromycin bei ureaplasmabesiedelten Frühgeborenen eine signifikante Senkung der BPD-Rate nachgewiesen werden.

Ureaplasmen können bei Frühgeborenen auch im Blut und im Liquor nachgewiesen werden. Das Vorhandensein im Liquor ist nicht immer mit entzündlichen Veränderungen (Pleozytose, Eiweißerhöhung) vergesellschaftet. Die Bedeutung von Ureaplasmen ist dann unklar.

Jenseits der Neugeborenenperiode spielt der Erreger bis zur Pubertät, mit Ausnahme primärer Immundefekte der Antikörperbildung, keine Rolle.

110.2 Ätiologie

Ureaplasma urealyticum gehört zum Genus der Mykoplasmataceae und damit zu den kleinsten selbst replizierenden Prokaryonten. Die Bakterien sind zellwandlos und dadurch nicht empfindlich gegenüber zellwandsynthesehemmende Antibiotika (Penicilline, Cephalosporine). Beim Menschen werden U. parvum und U. urealyticum unterschieden. Beide Spezies unterscheiden sich in der Größe ihres Genoms. Eine Speziesdifferenzierung ist mit der Real-time-PCR möglich, aber in der Routinediagnostik nicht üblich. Beide Spezies kommen im Urogenitaltrakt von Männern und Frauen und im Respirationstrakt von Neugeborenen vor; U. parvum wird häufiger isoliert (ca. 85 %). Nach neueren Erkenntnissen scheint bei der nichtgonorrhoischen Urethritis nur U. urealyticum eine Rolle zu spielen. Bei der Salpingitis/Endometritis scheint ebenfalls U. urealyticum häufiger vorzukommen als U. parvum. Welche klinische Bedeutung den beiden Spezies zukommt, muss geklärt werden.

110.3 Epidemiologie

Ureaplasmen besiedeln den Urogenitaltrakt von Erwachsenen und den Respirationstrakt von Neugeborenen. Männer sind zu 34 % besiedelt; die Besiedlungsrate bei Frauen ist abhängig vom Lebensalter, sozioökonomischen Status, der sexuellen Aktivität und der Einnahme oraler Kontrazeptiva. Schwangere Frauen sind zu 40–80 % besiedelt. Die Schwierigkeit, die ätiologische Rolle von Ureaplasmen bei Abort- und Frühgeburtsneigung zu klären, liegt an der hohen asymptomatischen Kolonisationsrate bei gesunden Frauen. Zur Klärung der Ätiologie sind daher prospektive randomisierte Studien mit sehr großen Fallzahlen erforderlich. Die Transmissionsrate von besiedelten Müttern auf ihre reifen Neugeborenen beträgt bis zu 50 %, bei Frühgeborenen bis zu 80 %. Das heißt, je nach untersuchter Population sind 15–50 % aller Früh- und Neugeborenen nach der Geburt besiedelt. Die Transmission erfolgt in utero, auch ohne vorzeitigen Blasensprung, oder während der Geburt, auch bei Sectio-Entbindung. Kolonisierte reife Neugeborene bleiben bis zu mehreren Wochen überwiegend symptomlos. Bei älteren Kindern sind die Keime bei < 10 % nachzuweisen.

110.4 Diagnose

Klinisch ist die Diagnose einer Ureaplasmeninfektion nicht eindeutig zu stellen, da ähnliche Krankheitsbilder auch von Chlamydien (S. 197), Mycoplasma hominis (Urethritis, Zervizitis), CMV (S. 599) (Neugeborenenpneumonie) und B-Streptokokken (S. 516) ausgelöst werden können. Da bis zu 50 % der Neugeborenen mit Ureaplasmen kolonisiert sind, ist der Nachweis von Ureplasmen aus nichtsterilen Kompartimenten (z. B. Trachealsekret bei beatmeten Frühgeborenen) zunächst ohne pathognomonische Bedeutung ist.

Die mikrobiologische Diagnose wird durch kulturelle Anzucht der Erreger aus Körperflüssigkeiten oder Abstrichmaterial gesichert. Geeignete Proben bei Erwachsenen sind Urethral-, Zervixabstriche, Amnionflüssigkeit, Gelenkpunktate; bei Neu- und Frühgeborenen sind Trachealsekret, Rachen-, Ohr-, Vaginal-, Analabstrich etabliert. Die Kultur ist aber nur verlässlich, wenn Abstrich- oder Sekretmaterial in geeignetem Transportmedium (Amies- oder Stuart-Medium bzw. PPLO oder 10B-Mykoplasmen-Bouillon) innerhalb weniger Stunden ins Labor gebracht und dort sofort weiterverarbeitet werden.

Die Kultur ist aufwendig (Anzüchtung auf festen und flüssigen Spezialmedien und Differenzierung anhand mikroskopisch kleiner Kolonien) und benötigt 3–7 Tage. Eine quantitative oder semiquantitative Auswertung ist anzustreben. Eine genus- und speziesspezifische PCR (qualitativ und quantitativ) steht zur Verfügung. Beim Nachweis von Ureaplasmen aus dem Respirationstrakt sehr unreifer Frühgeborener ist die Nachweisrate mittels PCR höher als mit der Kultur (25–48 % vs. 20 %). Antibiotika-Empfindlichkeitsbestimmungen werden von Referenzlaboratorien angeboten und sollten diesen vorbehalten sein. Die Genauigkeit der kommerziellen Testsysteme kann nicht eindeutig beurteilt werden. Antikörpernachweise spielen aufgrund der hohen Durchseuchung für akute Infektionen keine Rolle.

110.5 Therapie

Ureaplasmen sind empfindlich gegenüber Antibiotika, die in die Proteinbiosynthese eingreifen; dies sind Makrolide, Tetrazykline und Chloramphenicol. Die beiden zuletzt genannten Antibiotika sind bei Neugeborenen und Säuglingen nicht zugelassen und daher nur mit strengster Indikationsstellung einzusetzen. Aminoglykoside zeigen eine gute In-vitro-Aktivität, sind aber in vivo nur mäßig wirksam. Auch Chinolone wie Ciprofloxacin, Levofloxacin und Moxifloxacin haben eine gute In-vitro-Empfindlichkeit; sie sind aber bei Neugeborenen und Säuglingen ebenfalls nicht zugelassen. Resistenzen sind beschrieben (10–40 % auf Tetrazykline, 10 % auf Chloramphenicol, < 5 % auf Erythromycin). Die neueren Makrolide (Clarithromycin, Roxithromycin, Azithromycin) sind sehr gut gegen Ureaplasmen wirksam, jedoch bei Kindern für diese Indikation nicht zugelassen. Bei ureaplasmenbesiedelten beatmeten Frühgeborenen ließ sich keine Wirksamkeit für Erythromycin nachweisen, aber eine Verkürzung der Dauer des Sauerstoffbedarfs für Clarithromycin und Azithromycin.

Bei beatmeten unreifen Frühgeborenen mit positivem Ureaplasmennachweis aus dem Trachealsekret und Verschlechterung/fehlender Besserung der pulmonalen Situation können Clarithromycin (20 mg/kgKG/d i. v. in 2 ED für 10 Tage) oder Azithromycin (10 mg/kgKG/d in 1 ED für 7 Tage, dann 5 mg/kgKG/d in 1 ED für insgesamt 6 Wochen) verabreicht werden. Pharmakokinetische Daten zu den neueren Makroliden bei Frühgeborenen liegen nur für die intravenösen Applikationen vor. Letztere solltendeshalb zumindest initial verordnet werden.

Bei Zeichen der Meningitis und Nachweis von Ureaplasmen (Monokultur) im Liquor wird eine Behandlung empfohlen. In Betracht kommen Chloramphenicol i. v. (25 mg/kgKG/d bis zum Ende der 2. Lebenswoche, danach 50 mg/kgKG/d in 1ED; Spiegelbestimmung ist unerlässlich) oder bei Resistenz gegen Chloramphenicol Doxycyclin i. v. (initial 4 mg/kgKG, dann 2 mg/kgKG/d in 1ED). Angesichts der Toxizität von Chloramphenicol und der unklaren Rolleeiner Ureaplasmenbesiedlung im Liquor für bleibende Schäden ist ein Behandlungsversuch mit Clarithromycin i. v. vertretbar. Allerdings ist dessen Liquorgängigkeit unbefriedigend.

110.6 Prophylaxe

Die prophylaktische Gabe von Erythromycin bei Schwangeren mit drohender Frühgeburt und Ureaplasmenbesiedlung ist wenig erfolgversprechend, weil das Antibiotikum nur in geringem Maß in die Amnionflüssigkeit übergeht. Bei vorzeitigen Wehen ohne Blasensprung ist eine Erythromycingabe mit einer erhöhten Rate an Zerebralparesen verbunden. Von den neueren Makrolidantibiotika zeigt Clarithromycin den höchsten transplazentaren Transfer, die erreichbaren Spiegel genügen jedoch nicht für die Behandlung des Feten.

Koordinator:
M. Abele-Horn

Mitarbeiter:
C. Bührer, P. Henneke, J. Meng-Hentschel

111

111 Varizellen Zoster

111.1 Klinisches Bild

Varizellen (Synonyme: Windpocken, Gürtelrose) sind die klinische Manifestation der Erstinfektion mit dem Varicella-Zoster-Virus (VZV). Varizellen sind hoch kontagiös und durch ein schubweise auftretendes Exanthem (makulös → papulös → vesikulös → Kruste) an Haut und Schleimhäuten gekennzeichnet. Komplikationen sind vielfältig: Zerebellitis (1:4 000 Kinder mit Varizellen, meist gute Prognose), Enzephalitis (ca. 1:25 000 Kinder mit Varizellen, schlechte Prognose), Meningitis, bakterielle Sekundärinfektionen, Impetigo, Abszesse, Phlegmone, nekrotisierende Fasziitis und Toxin-Schock-Syndrom; weiterhin Thrombozytopenie, Pneumonie (viral, aber auch sekundär bakteriell bedingt), Hepatitis, Arthritis, Myokarditis und Glomerulonephritis. Die Komplikationsrate ist bei immunkompetenten Patienten am höchsten im 1. Lebensjahr und steigt ab dem 4. Lebensjahr mit zunehmendem Alter an. Die häufigsten Komplikationen stationär behandelter Kinder, die vorwiegend immunkompetent sind, sind neurologische Komplikationen und Hautinfektionen.

Das mit Leberversagen einhergehende Reye-Syndrom wird auch bei Varizellen und gleichzeitiger Azetylsalizylsäuretherapie (Aspirin) beschrieben.

Eine **zerebrale Vaskulitis** kann bis zu mehrere Monate nach Varizellen oder Zoster auftreten (Anamnese!). Klinisch äußert sie sich als zerebraler ischämischer Infarkt mit Hemiplegie, Aphasie und Visusausfällen. Weitere Symptome sind Kopfschmerzen, Erbrechen, Fieber und Krämpfe. Bei Erwachsenen wird diese Erkrankung vorwiegend nach Zoster (auch Zoster sine herpete) beschrieben.

Bei **abwehrgeschwächten Kindern** (vorwiegend T-Zell-Defekte oder kombinierte Immundefekte) können Varizellen häufig mit schweren, teilweise lebensbedrohlichen Komplikationen wie Pneumonie, Hepatitis, Pankreatitis und anderen Organmanifestationen sowie hämorrhagischen Effloreszenzen einhergehen. Oft treten protrahierte Formen auf. Schübe von neuen Effloreszenzen und hohes Fieber halten manchmal 2 Wochen und länger an. Kinder mit solchen angeborenen Immundefekten aber auch mit AIDS können „chronische" Varizellen, d. h. immer neue Effloreszenzen über Monate entwickeln, und nicht selten werden hier besondere Formen, wie z. B. verruköse Läsionen und „Riesenvarizellen", beobachtet. Über das Vorkommen von rezidivierenden VZV-Infektionen wird vereinzelt auch bei immunkompetenten Personen berichtet.

Eine systemische Therapie mit Kortikosteroiden kann das Auftreten schwerer Varizellen begünstigen. Die Inhalation von Kortikosteroiden ist nicht mit einem erhöhten Risiko assoziiert.

Durchbruchvarizellen. Da die Varizellenimpfung insbesondere gegen schwere Verläufe schützt, kann es trotz Impfung zu einer Infektion mit dem Wildvirus kommen. Bei einer solchen Erkrankung 43 Tage nach Impfung oder später spricht man von Durchbruchvarizellen. Sie verlaufen häufig deutlich milder als Varizellen bei Ungeimpften. Es treten meist weniger als 50 Effloreszenzen auf und in etwa der Hälfte der Fälle bleibt das Exanthem makulopapulös. Fieber und Komplikationen werden selten beobachtet. Aufgrund der atypischen Symptomatik kann das Krankheitsbild fehlgedeutet werden. Die Kontagiosität der leichten Form von Durchbruchvarizellen ist geringer als beim voll ausgeprägten klinischen Bild der Varizellen.

Fetales Varizellensyndrom. Bis zu 2 % der Kinder von Schwangeren mit Varizellen in den ersten 20 Schwangerschaftswochen leiden an einem fetalen Varizellensyndrom (Varizellenembryofetopathie), danach ist es sehr selten. Die häufigsten Fehlbildungen sind Hautdefekte (Narben), ZNS- (kortikale Atrophie, Ventrikeldilatation) und Augenanomalien (Chorioretinitis, Katarakt, Mikrophthalmus, Anisokorie) sowie Skelett- und Muskelhypoplasien. Die intrauterine VZV-Infektion kann aber auch asymptomatisch bleiben. Bei Fehlbildungen ist die Prognose schlecht. Die Letalität beträgt etwa 30 %.

Zoster in graviditate stellt kein Risiko für den Fetus dar.

Neonatale Varizellen. Das klinische Bild der neonatalen Varizellen ist unterschiedlich. Es reicht von einzelnen bläschenförmigen Effloreszenzen bis zur Pneumonie und anderen lebensbedrohlichen Organmanifestationen. Erkrankt eine Mutter in der Zeit von 5 Tagen vor bis 2 Tage nach der Geburt an Varizellen *(nicht Zoster)*, werden transplazentar ungenügende Antikörpermengen auf das Neugeborene übertragen, sodass bis 30 % dieser Kinder zwischen dem 5. und 10. (– 12.) Lebenstag an Varizellen erkranken. Sie verlaufen ohne antivirale Therapie in 20–25 % tödlich. Beginnen dagegen die Varizellen bei der Schwangeren vor dem 5. Tag vor der Entbindung, kann im Falle einer intrauterinen Infektion das Kind mit manifesten Varizellen geboren werden oder es erkrankt innerhalb der ersten 4 Lebenstage. Die Prognose dieser neonatalen Varizellen ist bei Reifgeborenen i. d. R. auch ohne antivirale Therapie gut.

Exogen erworbene Varizellen in der Neonatalperiode kommen frühestens nach dem 10. (–12.) Lebenstag vor. Bei Termingeborenen ist die Prognose meist gut. Bei Frühgeborenen mit einer deutlichen immunologischen Unreife können Varizellen jedoch, vor allem wenn sie in den ersten 6 Lebenswochen auftreten, bedrohlich sein. Ein Grund dafür ist, dass die Übertragung der maternalen Antikörper erst in der Spätphase der Schwangerschaft erfolgt. Bei vorhandenem Nestschutz erkranken Säuglinge in den ersten 6 Lebensmonaten meist nicht oder nur leicht.

Der **Zoster** ist eine meist einseitige Neuritis in einem oder in mehreren Dermatomen (zu 75 % im Thoraxbereich), die sich mit typischen, gruppiert angeordneten Effloreszenzen und selten (bei älteren Kindern) mit lokalisierten Schmerzen äußert. Ein Überschreiten der Mittellinie des Körpers (Zoster duplex) ist selten. Die postzosterische Neuralgie kommt bei immunkompetenten Kindern kaum vor. Komplikationen sind vor allem bei einem Zoster ophthalmicus und Zoster oticus zu erwarten. Eine Fazialisparese kann wenige Tage vor und nach Beginn des Zoster oticus auftreten (Ramsay-Hunt-Syndrom). Die Reaktivierung der latenten VZV-Infektion (an Zoster sine herpete denken) kann auch zu einer aseptischen Meningitis und Meningoenzephalitis führen. Weiterhin sind systemische Manifestationen möglich, am ehesten bei abwehrgeschwächten Kindern. Effloreszenzen außerhalb der Dermatome und eine viszerale Organbeteiligung sollten an einen generalisierten Zoster denken lassen. Bei Patienten nach einer Knochenmarktransplantation ist auch eine viszerale Infektion ohne Ausbildung von Hauteffloreszenzen beschrieben (akutes Abdomen). Chronische Formen (bei abwehrgeschwächten Patienten) und Rezidive kommen vor. Die Rezidive scheinen besonders häufig bei HIV-infizierten Patienten zu sein. Ein rezidivierender Zoster ist auch bei immunkompetenten Kindern beschrieben und kann auch durch einen VZV-Impfstamm verursacht werden.

Zoster bei sonst gesunden Kindern ist in aller Regel mit Varizellen im ersten oder zweiten Lebensjahr oder seltener intrauterin und einer guten Prognose verbunden. Nur bei zusätzlichen Verdachtsmomenten sollte eine Diagnostik zum Ausschluss eines primären (angeborenen) oder sekundären (erworbenen) Immundefekts (z. B. HIV-Infektion, Morbus Hodgkin) erfolgen.

111.2 Ätiologie

Der Erreger der Varizellen ist das Varicella-Zoster-Virus, ein doppelsträngiges DNA-Virus, das zur Virusfamilie der Herpesviren gehört.

Nach Abklingen der Varizellen persistiert das VZV in den dorsalen Spinal- und Hirnnervenganglien. Durch Reaktivierung der latenten Infektion entsteht der Zoster. Eine intrauterine VZV-Infektion kann das fetale Varizellensyndrom, neonatale Varizellen und Zoster in den ersten Lebensjahren hervorrufen.

111.3 Epidemiologie

Varizellen sind weltweit verbreitet. In Ländern mit gemäßigtem Klima und ohne allgemeine Varizellenimpfung liegt der Häufigkeitsgipfel der Varizellen im Kindesalter (1–4 Jahre), und treten Varizellen saisonal gehäuft im Winter und zeitigem Frühjahr auf.

In Deutschland betrug in der Vorimpfära die Seroprävalenz bei 1-Jährigen 7 %, stieg dann schnell auf 88 % bei den 6- bis 7-Jährigen und bis 95 % bei den 16- bis 17-Jährigen an. Eine nahezu 100 %ige Durchseuchung wurde mit 40 Jahren erreicht. Die Seroprävalenzrate bei Frauen im gebärfähigen Alter betrug etwa 96 %. Seroprävalenzdaten nach Impfeinführung liegen noch nicht zum Vergleich vor.

Bereits in den ersten Jahren nach Einführung der Impfung kam es in Deutschland zu einem Rückgang der Erkrankungsfälle um etwa 80 %. Der Rückgang im ersten Lebensjahr um ca. 70 % lässt auf Herdeneffekte der Impfung schließen. Säuglinge erkranken in den ersten Lebensmonaten selten, weil sie durch diaplazentar übertragene VZV-Antikörper vor einer Infektion geschützt sind.

Die überwiegende Zahl der Erkrankten mit Varizellen ist ungeimpft (derzeit etwa 90 %). Die Zahl der Durchbruchvarizellen stieg mit zunehmenden Impfzahlen zunächst an. Seit der generellen Empfehlung von 2 Impfungen ist kein Anstieg von

Durchbruchvarizellen zu beobachten. Bei einem Rückgang der Varizellen-Erkrankungen insgesamt steigt jedoch der Anteil der Durchbruchvarizellen.

In Deutschland werden jährlich ca. 350 Kinder und Jugendliche unter 15 Jahren wegen Varizellen stationär behandelt. Auf 10 000 Fälle kommen 27 Hospitalisationen. Die Letalität bei Kindern ist sehr niedrig und beträgt laut Todesursachenstatistik max. 1 Todesfall pro Jahr bei Kindern unter 15 Jahren.

Zoster tritt gewöhnlich erst nach dem 5. Lebensjahrzehnt auf. Im Kindesalter erkranken überwiegend immunkompetente Personen. Eine höhere Komplikationsrate wird bei Patienten mit einer zellulären Immundefizienz (Leukämie 15 %, nach Knochenmarktransplantation, bei Lupus erythematodes 25 – 30 %) beobachtet. Nach älteren Erhebungen erkranken von 100 000 Kindern unter 10 Jahren durchschnittlich 75 pro Jahr an einem Zoster (bei alten Menschen kann die Inzidenz vergleichsweise auf 1000/100 000 pro Jahr ansteigen). Neuere prospektive Studien geben eine Inzidenz von 160 an. Nach einer VZV-Infektion in utero oder im 1. Lebensjahr können Kinder bereits in den ersten Lebensjahren an Zoster erkranken.

Das Erregerreservoir für VZV ist nur der Mensch. Es wird über Speichel und Konjunktivalflüssigkeit ausgeschieden. Die Übertragung geschieht vorwiegend durch infektiöse Tröpfchen und durch direkten Kontakt mit Varizelleneffloreszenzen, seltener durch Kontakt mit Zostereffloreszenzen. Im Unterschied zum Zoster scheiden Patienten mit Varizellen VZV 1 – 2 Tage vor Ausbruch des Exanthems aus. Die aerogene Übertragung („Windpocken") von VZV ist eher selten.

Für eine hohe Übertragungsrate dürfte ein relativ intensiver Kontakt notwendig sein. Bei Kontakten in Haushalten erkranken über 90 % der nichtimmunen exponierten Personen. Bei immunkompetenten Kindern ist eine Exposition bei einem längeren (mehrere Minuten), engen Kontakt (sog. Gesicht-zu-Gesicht-Kontakt) anzunehmen. Ein flüchtiger Kontakt (ein Kind mit Varizellen betritt für Minuten den Warteraum oder eine Station) reicht meistens nicht aus, ganz besonders dann nicht, wenn der Kontakt aus der „Ferne" (> 2 m) besteht, um alle empfänglichen Anwesenden als inkubiert zu betrachten. Für immuninkompetente Patienten, die „leichter" infiziert werden können, gelten diese Angaben nicht.

Patienten mit Varizellen sind 1 – 2 Tage vor Ausbruch des Exanthems infektiös. Die Infektiosität besteht solange frische Bläschen vorhanden sind, i. d. R. bei immunkompetenten Patienten bis zum 5. Tag nach Exanthemausbruch. Bei abwehrgeschwächten Patienten mit protrahierten Varizellen kann die Infektiosität über eine erheblich längere Zeit bestehen. Auch Patienten mit Zoster können durch direkten Kontakt mit den Effloreszenzen das VZV auf empfängliche Personen übertragen.

Die **Inkubationszeit** beträgt 14 – 16 Tage.Sie kann bis auf (8 –)10 Tage verkürzt bzw. bis zu 21 Tagen verlängert sein. Nach Gabe von Varicella-Zoster-Immunglobulin kann die Inkubationszeit bis zu 28 Tage dauern.

111.4 Diagnose

Die Diagnose einer VZV-Infektion ist klinisch zu stellen. Das Nebeneinander von frischen und älteren Effloreszenzen und eingetrockneten Bläschen sowie der Befall des behaarten Kopfes sind typisch. Die Labordiagnostik wird bei untypischem klinischem Bild (z. B. bei Durchbruchvarizellen) an Bedeutung zunehmen. Für die Labordiagnostik werden serologische Methoden bevorzugt (ELISA, indirekter IFT). Der Fluoreszenz-Antikörper-Membran-Antigentest (FAMA) gegen VZV-Glykoprotein-Antigene (hohe Spezifität und Sensitivität) ist sehr aufwendig und nur als In-Haus-Methode am Konsiliarlabor für HSV und VZV verfügbar. Latextest (hohe Spezifität, geringe Sensitivität), KBR (geringe Sensitivität) und Neutralisationstest (sehr aufwendig) sind nicht oder nur noch in Ausnahmefällen zu empfehlen. Für die Therapieentscheidung sind die serologischen Methoden jedoch (bis auf den Nachweis des spezifischen IgA bei Zosterpatienten) wenig aussagekräftig. Besser sind hierfür die PCR (Sensitivität > 90 %, Spezifität nahe 100 %) oder der fluoreszenzoptische Nachweis von VZV-Antigen aus Bläscheninhalt (Sensitivität 80 %, Spezifität 70 %). Die Kultivierung vonVZV aus frischen Bläschen dauert 1 – 4 Wochen. Mit der Restriktionsenzymanalyse oder Genotypisierung kann zwischen Wild- und Impfvirus unterschieden werden. Das kann zur Abklärung von Varizellen bei geimpften Personen sinnvoll sein. Sie wird vom Robert Koch-Institut und dem Konsiliarlabor für HSV und VZV als Untersuchung angeboten.

Bei neurologischen Komplikationen ist aus dem Liquor der Nachweis von VZV-DNA und VZV-Antikörpern zu versuchen. Eine PCR sollte auch bei einer (idiopathischen) peripheren Fazialisparese und bei einem unklaren klinischen Bild (Zoster sine herpete, Varizellen und Zoster bei immunsupprimierten Patienten) angefordert werden. Bei einem unklaren klinischen Bild ist außerdem ggf. aus dem Bläscheninhalt eine PCR auf Herpes-simplex- und Enteroviren sinnvoll.

111.5 Therapie

Zur symptomatischen Therapie wurden früher zinkhaltige Schüttelmixturen angewendet. Sie reduzieren den Juckreiz und fördern das Abtrocknen der Effloreszenzen, können aber bakterielle Infektionen bahnen und sind deshalb nicht zu empfehlen. Heute haben sich synthetische Gerbstoffe, wie z. B. Tannosynt Lotio, bewährt. Bei starkem Juckreiz können systemische Antihistaminika (z. B. Fenistil) hilfreich sein. Gegen Schmerzen bei Herpes zoster helfen u. a. Paracetamol oder Tramadol.

VZV-Infektionen können kausal durch selektiv wirkende Virostatika aus der Gruppe der Nukleosidanaloga behandelt werden. Sie sind wirksam, wenn sie innerhalb von 48 (– 72) Stunden nach Krankheitsbeginn angewendet werden. Bei zu erwartender schlechten Prognose sollte man deshalb *sofort* nach Auftreten der *ersten* Effloreszenzen virostatisch behandeln. Indikationen sind neonatale Varizellen (Exanthem zwischen dem 5. und 10. [– 12.] Lebenstag), Varizellen bei Frühgeborenen in den ersten 6 Lebenswochen, Varizellen oder Zoster bei abwehrgeschwächten Patienten, immunkompetenten Patienten mit Risikofaktoren (u. a. chronische Hautkrankheiten, Langzeittherapie mit Kortikosteroiden oder Salizylaten) und Patienten älter als 16 Jahre (Letalität: 31/100 000 an Varizellen erkrankte immunkompetente Erwachsene gegenüber 1,2/100 000 Säuglinge und 0,6/100 000 Kindern ab 1 Jahr). Darüber hinaus sollten alle Komplikationen durch VZV wie Enzephalitis, Vaskulitis, Pneumonie etc. virostatisch behandelt werden; eine Ausnahme ist die Zerebellitis.

Mittel der Wahl ist Aciclovir in einer Dosis von 30 (– 45) mg/kgKG/d i. v., maximal 2,5 g/d, oder in leichteren Fällen auch p. o., (60 –)80 mg/kgKG/d in 4 – 5 ED, maximal 4 000 mg/d, für die Dauer von 7 – 10 Tagen. Als Alternative kämen Brivudin und Famciclovir infrage, die jedoch für Kinder und Jugendliche nicht zugelassen sind. Daher ist vor dem Einsatz dieser Virostatika das Nutzen-Risiko-Verhältnis sorgfältig zu prüfen, und Eltern (und Patient) sind wie unter Studienbedingungen aufzuklären. Bei Nachweis von Aciclovir-resistenten Stämmen kann mit Foscarnet, 180 mg/kgKG/d in 3 ED, behandelt werden. Zur labordiagnostischen Sicherung von Resistenz kann eine phäno- und/ oder genotypische Resistenzbestimmung am Konsiliarlabor für HSV und VZV erfolgen.

Kinder mit Varizellen sollten keine Salizylate erhalten. Sie erhöhen das Risiko eines nachfolgenden Reye-Syndroms. VZV-exponierte Kinder sollten während der Inkubationsperiode auch nicht mit Kortikosteroiden behandelt werden. Das gilt ganz besonders für Patienten mit Immundefizienz.

Bei bakterieller Sekundärinfektion, gewöhnlich durch Streptokokken oder Staphylokokken, ist eine rechtzeitige Antibiotikatherapie indiziert: Cephalosporine mit Wirksamkeit gegen Staphylokokken, siehe Abschnitt Oralcephalosporine (S. 82), oder Aminopenicilline + Betalaktamase-Hemmer.

111.6 Prophylaxe

111.6.1 Expositionsprophylaxe

Während eines stationären Aufenthalts ist ein immunkompetentes Kind mit Varizellen oder Zoster i. d. R. bis 5 Tage nach Beginn des Exanthems zu isolieren (S. 584). Der Nutzeffekt des „Lüftens“ ist wissenschaftlich nicht bewiesen. Exponierte empfängliche Patienten sollten vom 8. bis zum 21. Tag bzw. nach Erhalt von Varicella-Zoster-Immunglobulin bis zum 28. Tag nach Beginn der Exposition isoliert (oder vorübergehend nach Hause entlassen) werden. Neugeborene von Müttern mit Varizellen während der Perinatalperiode sind, sofern sie in der Klinik verbleiben müssen, bis 28 Tage post natum zu isolieren. Die Trennung von Mutter und Kind ist nicht erforderlich. Stillen ist erlaubt. Neugeborene mit fetalem Varizellensyndrom brauchen nicht isoliert zu werden.

Immunkompetente Personen einschließlich Großeltern, die Varizellen durchgemacht haben oder geimpft sind, können Kontakt zu Kindern mit Varizellen pflegen. Durch wiederholten Booster-Effekt wird die Zosterinzidenz vermutlich sogar reduziert.

Kinder mit unkomplizierten Varizellen oder Zoster können Krippe, Kindergarten oder Schule wieder besuchen, wenn die kontagiöse Periode (S. 584) vorüber ist. Das Infektionsschutzgesetz fordert (§ 34 IfSG), dass Personen, die an „Windpocken erkrankt oder dessen verdächtig“ sind, nicht in Kindergemeinschaftseinrichtungen arbeiten dürfen „bis nach ärztlichem Urteil eine Weiterverbreitung der Krankheit (…) nicht mehr zu befürchten ist". Ob Kinder mit engem Kontakt (z. B. Haushaltkontakt) die Gemeinschaftseinrichtung besuchen dürfen, sollte nach Güterabwägung entschieden werden. Dem Anspruch der Allgemeinheit, vor Ansteckung geschützt zu werden, stehen das Recht des Einzelnen auf Bildung und die Grundsätze der Notwendigkeit und Verhältnismäßigkeit der Mittel gegenüber.

111.6.2 Passive Immunprophylaxe

Die Prophylaxe von Varizellen ist mit Varicella-Zoster-Immunglobulin möglich. Dessen Gabe ist gerechtfertigt, wenn eine risikogefährdete, empfängliche Person exponiert wurde *und* wenn die Gabe des Varicella-Zoster-Immunglobulins innerhalb von 96 Stunden nach Expositionsbeginn erfolgen kann, wobei zu bedenken ist, dass Varizellen bereits 1–2 Tage vor Ausbruch des Exanthems kontagiös sind. Die Dauer des Schutzes beträgt ca. 3 Wochen. Bei einer unbekannten oder negativen Varizellenanamnese können VZV-spezifische IgG-Antikörper bestimmt werden. Diese Untersuchung darf nicht zur Verzögerung der Gabe von Varicella-Zoster-Immunglobulin über 96 Stunden nach Beginn der Exposition führen. Kinder mit schwerer Immundefizienz und positiver Varizellenanamnese sind bei einer Exposition nicht sicher geschützt.

Die Gabe des Varicella-Zoster-Immunglobulins erfolgt intravenös mit Varitect, 1 ml/kgKG, oder ausnahmsweise intramuskulär mit Varicellon, 0,2 (– 0,5) ml/kgKG, maximal 5 ml.

Die Indikationen für den Einsatz von Varicella-Zoster-Immunglobulin für die postexpositionelle Prophylaxe sind:

- Exponierte empfängliche Kinder mit einer Abwehrschwäche (vor allem bei Exposition im Haushalt, bei Gesicht-zu-Gesicht-Kontakt; bei Zoster nach intensivem Kontakt zum Erkrankten);
- Stationär: im Zimmer des Indexpatienten betreute empfängliche Patienten, wenn sie nicht spätestens am 8. Tag post expositionem entlassen oder isoliert werden können;
- Seronegative schwangere Frauen (s. u.) und Neugeborene (▸ Tab. 111.1).

Varizellen sind für Schwangere ein größeres Risiko als für Nichtschwangere im gebärfähigen Alter.

Ob durch die Gabe von Varicella-Zoster-Immunglobulin innerhalb 96 Stunden nach der Exposition das fetale Varizellensyndrom verhindert werden kann, ist nicht bewiesen. Durch die Prophylaxe können Varizellen bei einer Schwangeren verhindert oder abgeschwächt werden, die Virämie, die wahrscheinliche Ursache für die Fehlbildungen, lässt sich nicht sicher vermeiden. Die Prävalenz der fetalen Infektion kann durch die rechtzeitige Gabe von Varicella-Zoster-Immunglobulin reduziert werden. Eine Abruptio ist aufgrund der niedrigen Fehlbildungsrate nicht indiziert.

Exponierte Schwangere im 10. Schwangerschaftsmonat sind nur dann prophylaktisch mit Varicella-Zoster-Immunglobulin zu schützen, wenn sie seronegativ sind und eine Erkrankung in der Perinatalperiode unbedingt verhindert werden soll.

Ein Neugeborenes ist, wenn seine Mutter in der kritischen Zeit an Varizellen erkrankt, passiv zu immunisieren und mindestens 10 (– 12) Tage engmaschig zu beobachten, damit bei Auftreten der *ersten* verdächtigen Effloreszenzen *sofort* intravenös mit Aciclovir behandelt werden kann.

Über das Vorgehen bei einer postnatalen Exposition siehe ▸ Tab. 111.1. Da Frühgeborene immuner Mütter, die vor der 28. Schwangerschaftswoche geboren werden bzw. unter 1000 g wiegen, nicht immer über eine ausreichende Menge an VZV-Antikörpern verfügen, sind auch sie großzügig bei einer eindeutigen Exposition passiv zu immunisieren oder es ist ihr Antikörperstatus zu bestimmen.

Tab. 111.1 Indikationen und Dosierung von Varicella-Zoster-Immunglobulin in der Neonatalperiode.

Indikation	Dosierung
Intrauterine Exposition	
Neugeborene, deren Mütter 5 Tage vor bis 2 Tage nach der Entbindung an Varizellen erkranken	1 ml/kgKG i. v. (oder 0,5 ml/kgKG i. m.) sofort post natum bzw. nach Ausbruch des Exanthems bei der Mutter
Postnatale Exposition (1.–6. Lebenswoche)	
Frühgeborene bei negativer VZV-Anamnese der Mutter	1 ml/kgKG i. v. (oder 0,5 ml/kgKG i. m.) innerhalb von 96 Stunden nach Expositionsbeginn
Frühgeborene < 28. SSW oder < 1000 g Geburtsgewicht, unabhängig von der VZV-Anamnese der Mutter	

Ein *Zoster* in graviditate hat für das Neugeborene keine negativen Folgen. Wenn eine Schwangere kurz vor der Entbindung oder während der Entbindung an einem Zoster erkrankt, ist zwar die Möglichkeit einer vertikalen Transmission des VZV nicht ausgeschlossen, jedoch verhindern die von der Mutter übertragenen spezifischen Immunglobuline fast immer eine Infektion des Kindes.

111.6.3 Impfung

Für die Immunisierung steht eine Lebendvakzine zur Verfügung. Sie wird allen Kindern ab dem Alter von 11 Monaten (1. Dosis vorzugsweise zwischen 11 und 14 Monaten, 2. Dosis mit 15–23 Monaten) mit Nachholimpfempfehlung bis zum Alter von 18 Jahren empfohlen. Die bisherigen Impfempfehlungen behalten darüber hinaus weiterhin Gültigkeit, z. B. sollten seronegative Frauen mit Kinderwunsch geimpft werden. Sowohl bei Anwendung der Mono- wie auch MMRV-Vakzine sind 2 Impfungen im Abstand von mindestens 4 Wochen vorgesehen. Auch wenn es sich mit großer Wahrscheinlichkeit um einen Triggereffekt handelt, empfiehlt die STIKO aufgrund eines erhöhten Risikos für Fieberkrampf nach der 1. MMRV (im Vergleich zu separater MMR und VZV-Impfung) derzeit: „Es sollte für die erste Impfung gegen Masern, Mumps, Röteln und Varizellen zunächst – bis zum Vorliegen belastungsfähiger Daten – die getrennte Gabe der MMR-Impfung einerseits und einer Varizellen-Impfung andererseits bevorzugt werden. Die zweite Impfung gegen MMRV kann dann mit einem MMRV-Kombinationsimpfstoff erfolgen."

Immunkompetente Kinder mit einer Steroidbehandlung, als Inhalation oder systemisch mit einer Dosis < 2 mg/kgKG/d bzw. < 20 mg/d, können geimpft werden. Bei Gabe einer höheren Steroiddosis über mehr als 2 Wochen sollte erst 3 Monate nach Absetzen der Kortikoidtherapie geimpft werden. Nach einer Blut- oder Plasmatransfusion oder nach einer Gabe von Immunglobulinen sind bis zur Varizellenimpfung mindestens 5 Monate abzuwarten.

Mit der einmaligen Impfung wird bei immunkompetenten Kindern bis zum Alter von 12 Jahren eine Schutzrate gegen schwere Varizellen von über 96 % und mit der zweimaligen Impfung von 98–99 % erzielt. Mit der 2. Dosis (Abstand 4–6 Wochen) wird der Impfschutz optimiert und prolongiert, jedoch sind auch nach 2 Impfdosen mitigierte Durchbruchvarizellen (S. 583) möglich.

Manche Impflinge entwickeln ein leichtes Varizellenexanthem (< 20 Bläschen), sog. „Impfvarizellen". Bei diesen Kindern kann das Impfvirus in den Bläschen nachgewiesen werden. Die Übertragung des Impfvirus ist vereinzelt beschrieben worden.

Die Impfung reduziert Morbidität sowie Komplikations- und Hospitalisierungsrate der Varizellen. Weiterhin werden durch indirekten Schutz („Herdenprotektion") auch Krankheitsfälle bei Nichtgeimpften (Säuglinge, Schwangere, Patienten mit Risikofaktoren) reduziert. Die Auswirkung der Varizellenimpfung auf die Zosterinzidenz in der älteren Bevölkerung ist noch nicht geklärt. Bei geimpften Personen (latente Infektion mit dem Impfvirus bei Varizellenexanthem in seltenen Fällen möglich) ist die Zosterinzidenz niedriger als nach einer Wildvirusinfektion. Das Zosterrisiko von Personen, die gleichzeitig mit dem Impf- und dem Wildvirus latent infiziert sind (z. B. bei Impfung nach inapparenten Varizellen oder Varizellen in utero), ist unbekannt.

Die Varizellenimpfung ist auch postexpositionell möglich (Inkubationsimpfung). Sie kann den Ausbruch von Varizellen verhindern oder deren Schweregrad mildern. Die Impfung ist bei Exposition empfänglicher Personen (insbesondere solcher mit Kontakt zu Risikopersonen) innerhalb von 5 Tagen nach Exposition oder innerhalb von 72 Stunden nach Beginn des Exanthems beim Indexpatienten zu erwägen. Trotz Inkubationsimpfung darf auf die Isolierung nicht verzichtet werden.

111.6.4 Chemoprophylaxe

Die Prophylaxe ist ab Tag 7 – 9 nach Exposition auch mit Aciclovir möglich: 40 (– 80) mg/kgKG/d per os über 5 – 7 Tage. Diese Prophylaxe ist bisher nur bei immungesunden Kindern erprobt. Sie wird aber immer häufiger und anscheinend erfolgreich auch bei immundefizienten Patienten, bspw. auf onkologischen Stationen, angewendet und kann die passive Immunprophylaxe ersetzen.

Koordinator:
M. Borte

Mitarbeiter:
U. Heininger, J. G. Liese, A. Sauerbrei, A. Siedler

111.7 Meldepflicht

Seit 29.03.2013 besteht namentliche Meldepflicht für Varizellen nach § 6 und § 7 IfSG.

111.8 Weiterführende Informationen

Eurosurveillance: www.eurosurveillance.org > Archives > 2010 > Apr 01 > Impact of the routine varicella vaccination programme on varicella epidemiology in Germany

Konsiliarlaboratorium für Herpes-simplex-Virus und Varicella-Zoster-Virus
Universitätsklinikum Jena Institut für Virologie und Antivirale Therapie
Hans-Knöll-Str. 2
07 745 Jena
Ansprechpartner: Prof. Dr. A. Sauerbrei
Tel.: 03 641 9 395–700
Fax: 03 641 9 395–702
E-Mail: virologie@med.uni-jena.de

112 Wurminfektionen– intestinale Helmintheninfektionen

Ankylostomiasis (Hakenwurmbefall), Askariasis (Spulwurmbefall), Diphyllobothriasis (Fischbandwurmbefall), Hymenolepiasis (Zwergband- und Rattenbandwurmbefall), Strongyloidiasis (Zwergfadenwurmbefall), Trichuriasis (Peitschenwurmbefall)

112.1 Klinisches Bild

Die genannten Helminthen leben im Intestinaltrakt. Sieverursachen meist keine oder wenige, unspezifische Beschwerden, wie intermittierende abdominale Schmerzen. Bei vorübergehender Exposition ist der Befall auf einzelne oder wenige Parasiten beschränkt, während es bei anhaltender Exposition im Endemiegebiet zum Massenbefall mit ausgeprägten chronischen Magen-Darm-Beschwerden kommen kann.

Die zur Infektion erforderliche Larvenwanderung durch die Haut bei Haken- und Zwergfadenwürmern kann an der Eintrittsstelle der Larven zu einer selbstlimitierten papulösen Dermatitis führen. Die Larven der Zwergfadenwürmer wandern mitunter in der Haut, was eine wochenlang persistierende lokale Entzündung verursachen kann, die als Larva currens bezeichnet wird. Sie stellt sich als strichförmige, gerade, wenige Zentimeter lange rötliche, juckende Hautveränderung dar.

Die Larven der Haken-, Spul- und Zwergfadenwürmer gelangen über Lymph- und Blutbahnen in die Lunge, wo sie die Alveolenwand durchbrechen, um retrograd über die Trachea in den Gastrointestinaltrakt zu gelangen. Diese Lungenpassage kann Husten mit subfebrilen Temperaturen, selten Dyspnoe oder retrosternale Schmerzen und Symptome einer obstruktiven Atemwegserkrankung etwa 1 – 3 Wochen nach Infektion verursachen. In Einzelfällen können auch ausgeprägte allergische Symptome mit hohem Fieber, asthmatoidem Husten, blutig-tingiertem Sputum, urtikariellem Exanthem oder angioneurotischem Ödem auftreten. Radiologisch nachweisbar sind Infiltrate wechselnder Lokalisation (Löffler-Infiltrate) als Ausdruck der eosinophilen entzündlichen Reaktion. Die Symptome sistieren spontan innerhalb von 2 Wochen.

Im Darm beißen die Hakenwürmer mit zahn- oder plattenartigen Mundwerkzeugen in die Mukosa, an der sich der muskulöse Ösophagus festsaugt, um sie zu verdauen. Sie sondern Hyaluronidase, Inhibitoren von neutrophilen Granulozyten ab sowie Antikoagulanzien, welche die Gerinnungsfaktoren Xa und VIIa blockieren. Der alle 4 – 8 Stunden vorgenommene Ortswechsel führt zu Mikrotraumen und chronischem Blutverlust. Pro adultem A. duodenale entsteht pro Tag ein Blutverlust von bis zu 0,3 ml (0,04 ml bei N. americanus). Dieser kann zur Eisenmangelanämie und damit verbundenen Komplikationen inkl. Wachstumsstörung und Herzinsuffizienz führen, was bei uns quasi nicht mehr gesehen wird. Trotz der intestinalen Blutverluste ist oft makroskopisch kein Blut im Stuhl nachweisbar. Die orale Infektion mit Larven des Hundehakenwurms Ancylostoma caninum führt zu einer eosinophilen Enteritis, die abdominale Beschwerden, aber keine Blutverluste verursacht.

Die adulten, bis zu 40 cm langen Spulwürmer leben überwiegend im Dünndarm. Bei ausgeprägtem Befall können sie eine mechanische Obstruktion des Darms mit Volvulus, Invagination und Ileus verursachen mit möglicher Darminfarzierung, Perforation und Peritonitis. Der intestinale Befall kann zu Laktoseintoleranz und Vitamin-A-Mangel führen. In Endemiegebieten wird ein ausgeprägter Befall für Wachstumsstillstand, Einschränkungen der physischen und kognitiven Fähigkeiten sowie Konzentrationsstörungen verantwortlich gemacht. Die bis zu 0,6 cm durchmessenden adulten Würmer können retrograd in die Gallengänge wandern und diese verschließen, sodass es zu Ikterus, Cholangitis, Cholezystitis und Pankreatitis kommen kann. Durch Verschleppung von Darmbakterien sind bakterielle Leberabszesse möglich. Nach Eiablage in den Gallengängen kann eine granulomatöse Hepatitis entstehen. Diese Komplikationen werden häufiger bei Erwachsenen als bei Kindern beobachtet.

Der Fischbandwurm nimmt selektiv Vitamin B12 aus der Nahrung auf. Bei Lokalisation im Ileum kann dies zum Mangel beim Wirt führen mit megaloblastärer Anämie, Blässe, Dyspnoe, Tachypnoe und Glossitis, selten mit Parästhesien und Sensibilitätsstörungen durch Neuropathien.

Bei stärkerem Befall mit dem Zwergbandwurm können Allgemeinsymptome wie Abgeschlagenheit und Kopfschmerzen sowie abdominale Beschwerden, Durchfall und Analpruritus auftreten.

Da bereits im Darm infektiöse Larven bei der Strongyloidiasis entstehen können, die durch die Darmwand oder nach Ausscheidung über die perianale Haut „zurück“ in den Wirt wandern, kann eine Infektion über Jahrzehnte persistieren. Kortison scheint die Reifung infektiöser Larven zu begünstigen. Unter Immunsuppression, vermutlich insbesondere bei Kortison-Therapie, kann es zu einer vermehrten Entwicklung von infektiösen Larven im Darm kommen. Diese können über die Darmwand in alle Organe einwandern und eine komplizierte Strongyloidiasis verursachen, was auch als Hyperinfektionssyndrom bezeichnet wird. Neben abdominale Schmerzen und Diarrhöen, können vor allem pulmonale Symptome auftreten, die von Husten über asthmoide Beschwerden bis zur Ateminsuffizienz reichen. Möglich ist aber auch ein ZNS-Befall mit enzephalitischen und meningitischen Symptomen. Die Larvenwanderung kann von einer Verschleppung von Darmbakterien, insbesondere von gramnegativen Stäbchen, begleitet sein. Sie können eine Sepsis, Pneumonie und/oder bakterielle Meningitis hervorrufen. Unbehandelt hat die komplizierte Strongyloidiasis eine hohe Letalität.

Bei stärkerem Peitschenwurmbefall (mehr als 200 Würmer) sind Bauchschmerzen und Tenesmen nicht selten.Auch eine chronische Dysenterie mit schleimig-blutigen Durchfällen kommt vor. Mögliche Folgen sind hypochrome Anämie und Gewichtsstillstand, in schweren Fällen auch Hypoproteinämie mit peripheren Ödemen. Die partiell in der Kolonschleimhaut liegenden Würmer treten nicht selten mit einem Rektalprolaps zutage. In der Vorgeschichte wird häufig ein anhaltender Stuhldrang angegeben.

112.2 Ätiologie

Die ursächlichen Parasiten und einige Charakteristika sind in der▸ Tab. 111.2 gelistet.

112.3 Epidemiologie

Siehe ▸ Tab. 111.2.

112.4 Diagnose

Der direkte mikroskopische Nachweis der Wurmeier in angereicherten und jodgefärbten Stuhlproben sichert die Diagnose. Wegen der intermittierenden Ausscheidung sollten 3 Stuhlproben von verschiedenen Tagen zur Steigerung der Sensitivität untersucht werden.

Für den Nachweis von Larven der Haken- und Zwergfadenwürmer sind meist sensitivere Methoden, wie Papierfilter-Kulturmethode nach Harada-Mori und Anreicherungen nach Baermann erforderlich. Zudem sind PCR-Verfahren zum Nachweis von Strongyloides spp in Stuhlproben etabliert.

Bei komplizierter Strongyloidiasis gelingt der mikroskopische Nachweis der etwa 600 µm langen Larven auch in Sputum- oder BAL-Proben, aus Pleuraflüssigkeit, seltener aus Blut- und Liquorproben.

Der Darmbefall mit A. caninum kann nur endoskopisch und histologisch diagnostiziert werden, da die tierpathogenen Würmer im Menschen nicht geschlechtsreif werden, sodass keine Eier ausgeschieden werden.

Die Ausscheidung im Stuhl oder die Regurgitation eines mehr als 10 cm langen Wurmes, der an einen Regenwurm erinnert, sichert die Diagnose beim Spulwurmbefall.

Mitunter werden mehr oder weniger lange Fischbandwurmanteile mit dem Stuhl ausgeschieden. Diese sollten asserviert (Probengefäß mit NaCl-Lösung oder Wasser) und einem kompetenten Labor zur mikroskopischen Diagnose und Differenzierung des Fischbandwurms vorgelegt werden.

Bei einer Rektoskopie oder Untersuchung prolabierter Schleimhaut sind die fest in der Schleimhaut verankerten und ins Lumen hängenden Peitschenwürmer deutlich sichtbar. Eosinophilie oder Anämie können richtungweisend sein.

Adulte Spulwürmer lassen sich gelegentlich mittels Sonografie im oberen Dünndarm oder in den Gallengängen nachweisen.

Eine Eosinophilie im peripheren Blut besteht typischerweise während der Präpatenzphase, also während der Lungenpassage bei Spul-, Haken- und Zwergfadenwurmbefall. Bei ausschließlich intestinalem Befall ist aufgrund der intensiven Gewebsauseinandersetzung eine Eosinophilie bei Strongyloidiasis und Hymenolepiasis typisch, gelegentlich besteht sie auch beim Hakenwurm- und Peitschenwurmbefall. Eine Eosinophilie im peripheren Blut ist bei etwa der Hälfte der Immungesunden mit chronischer Strongyloidiasis nachweisbar. Immunsupprimierte mit komplizierter Strongyloidiasis zeigen in weniger als 20 % der Fälle eine Eosinophilie, definiert als > 5 % eosinophile Granulozyten.

Tab. 111.2 Charakteristika intestinaler Helminthen.

Stamm (Klasse)	Gattung	Spezies	Endemiegebiete (geschätzte Zahl infizierter Menschen)	Reservoir	Zwischenwirt	Übertragungsweg	Präpatenzzeit	Länge der adulten Würmer (Durchmesser)	Lokalisation im Menschen	Lebensspanne	Anzahl der pro Wurm produzierten Eier	ausgeschiedene Parasitenstadien und Reifungszeit
Nematoda [Fadenwürmer]	Hakenwürmer	Ancylostoma duodenale (Ad), Necator americanus (Na)	weltweit, bevorzugt in Ländern mit geringem Hygienestandard (bis zu 780 Millionen)	Mensch	-	fäkal-transkutan: aus den ausgeschiedenen Eiern freigesetzte Larven penetrieren die intakte Haut, bei Ad Autoinfektion möglich	40 – 60 Tage	0,8 – 1,3 cm (0,5 mm)	Duodenum/Jejunum Lungenpassage der Larven	4 – 5 Jahre	Ad bis 30 000 Na 10 000 Eier/Tag	Eier von Ad selten bei Ausscheidung bereits infektiös, üblich 5–10 Tage bis infektiöse Drittlarve nach Schlüpfen und Häutungen vorliegt
	Peitschenwurm	Trichuris trichiura	weltweit, bevorzugt in Ländern mit geringem Hygienestandard (bis zu 800 Millionen)	Mensch	-	fäkal-oral: Aufnahme infektiöser Eier mit kontaminierten Nahrungsmitteln	60 – 70 Tage	3 – 5 cm (0,5 mm)	Colon	1 – 3 Jahre	bis zu 20 000 Eier/Tag	Eier, die erst nach 2 bis 4 Wochen infektiös sind
	Spulwurm	Ascaris lumbrocoides	weltweit, bevorzugt in Ländern mit geringem Hygienestandard (1,2 – 1,5 Milliarden)	Mensch	-	fäkal-oral: Aufnahme infektiöser Eier mit kontaminierten Nahrungsmitteln	60 – 90 Tage	15 – 45 cm (2 – 6 mm)	Duodenum/Jejunum, gelegentlich in Gallengängen Lungenpassage der Larven	1 – 2 Jahre	bis zu 200 000 Eier/Tag	Eier, die nach 10 bis 14 Tagen bei 30 °C, sonst nach Wochen bis Monaten infektiös werden

Tab. 111.2 Fortsetzung

Stamm (Klasse)	Gattung	Spezies	Endemiegebiete (geschätzte Zahl infizierter Menschen)	Reservoir	Zwischenwirt	Übertragungsweg	Präpatenzzeit	Länge der adulten Würmer (Durchmesser)	Lokalisation im Menschen	Lebensspanne	Anzahl der pro Wurm produzierten Eier	ausgeschiedene Parasitenstadien und Reifungszeit
	Zwergfadenwurm	Strongyloides stercoralis	Tropen und Subtropen (50 – 100 Millionen)	Mensch	-	fäkal-transkutan: ausgeschiedene Larven penetrieren die intakte Haut, Autoinfektion möglich	14 – 28 Tage	0,2 – 0,25 cm (0,03 – 0,05 mm)	Duodenum/ Jejunum Larven selten in der Haut; Hyperinfektionssyndrom: Larven in allen Organen, inkl. ZNS, möglich	mehrere Monate	10 Eier /Tag	filariforme (infektiöse) Larven (FL) oder rhabditiforme Larven (RL), die innerhalb von Tagen zu FL reifen; unter geeigneten Bedingungen reifen RL zu freilebenden, nicht parasitischen Adulten, die Eier ablegen, aus denen sich wieder FL entwickeln können

Tab. 111.2 Fortsetzung

Stamm (Klasse)	Gattung	Spezies	Endemiegebiete (geschätzte Zahl infizierter Menschen)	Reservoir	Zwischenwirt	Übertragungsweg	Präpatenzzeit	Länge der adulten Würmer (Durchmesser)	Lokalisation im Menschen	Lebensspanne	Anzahl der pro Wurm produzierten Eier	ausgeschiedene Parasitenstadien und Reifungszeit
Plathelminthes [Plattwürmer] (Zestoda [Bandwürmer])	Fischbandwurm	Diphyllobotrium latum, D. pacificum	weltweit, vor allem Russland, östliche Ostsee, Donaudelta, Asien, Nordamerika (20 Milionen)	Mensch, Fischfresser (Hunde, Katzen, Bären)	1. Ruderfuß- oder Wasserkrebse 2. Süß- oder Salzwasserfische	Aufnahme der Vollfinne (Plerocercoid) beim Genuss von rohem oder unzureichend erhitztem Fisch und Fischrogen	20 – 60 Tage	2 bis > 15 m, 3 000 – 4 000 Proglottiden, jeweils 0,3 – 0,5 cm lang (10 – 20 mm breit)	Duodenum/ Jejunum, selten Ileum,	mehrere Jahre	bis zu 1 Million Eier/Tag	Eier und eierhaltige Proglottiden, die nur für 1. Zwischenwirte infektiös sind
	Zwergbandwurm	Hymenolepis nana (Hn), Rattenbandwurm, H. diminuta (Hd)	weltweit (75 Millionen)	Nagetiere	Arthropoden wie Käfer, Rattenflöhe	Hn: fäkal-oral, Autoinfektion möglich Hd: akzidentelles Verschlucken der Zwischenwirte	7 Tage; 2–3 Wochen bei Autoinfektion mit Hn	Hn: 2,5 – 6 cm (1 mm breit), 200 Proglottiden Hd: 60 cm (4 mm breit), 1000 Proglottiden	Duodenum/ Jejunum	mehrere Monate	pro Segment 100 – 200 Eier	Eier; nach Ingestion Freisetzen der Onkosphäre, die sich im Arthropoden entwickelt, bei Hn auch in der Darmwand nach Autoinfektion; nach Ingestion Zwischenwirt oder Reifung im Darm entsteht adulter Wurm

Das Fehlen einer Eosinophilie muss als negatives prognostisches Zeichen gewertet werden.

Im Umkehrschluss schließt eine fehlende Eosinophilie einen intestinalen Helminthenbefall keineswegs aus!

Mit Ausnahme der Strongyloidiasis hat die Immundiagnostik für die individuelle Diagnostik keinerlei Bedeutung. Der Nachweis spezifischer Antikörper gegen Strongyloides-Antigene mittels ELISA und Immunoblot hat bei Erwachsenen mit Immunsuppression eine Sensitivität von 68 %, eine Spezifität von 89 % und einen positiven Vorhersagewert von 48 %. Bei Kindern aus Gebieten mit hoher Prävalenz von Helmintheninfektionen ist von diversen kreuzreagierenden Antikörpern auszugehen, sodass die Spezifität der Immundiagnostik vermutlich wesentlich geringer ist.

112.5 Therapie

In randomisierten Studien in Endemiegebieten nachgewiesen ist die Wirksamkeit von Pyrantel, Mebendazol und Albendazol gegen Nematodeninfektionen. In Deutschland zur Therapie der intestinalen Askariasis zugelassen sind Pyrantelembonat (Helmex), in Form von Kautabletten oder als Suspension, das ab dem 7. Lebensmonat 1-malig in 1 ED von 10 mg/kgKG p. o. gegeben wird. Das Medikament wird sehr gut vertragen, wenn eine Gesamtdosis von 1 g/Tag nicht überschritten wird. Nur äußerst selten werden Beschwerden vonseiten des Magen-Darm-Traktes, Kopfschmerzen oder Schwindel angegeben. Stillende Mütter sollten das Präparat nicht erhalten (evtl. Stillpause einlegen!).

Bei Patienten älter als 2 Jahre wird Mebendazol (Vermox, Surfont) in der Dosierung von 2 × 100 mg/d für 3 Tage gegeben.

In Deutschland für diese Indikation nicht zugelassen, aber in vergleichenden Studien in 92 – 100 % erfolgreich, ist die 1-malige Gabe in 1 ED von 400 mg Albendazol für Infizierte über 2 Jahre sowie 1-malig 200 mg für 1- bis 2-jährige Kinder. Zur Therapie der Trichuriasis sollte die Therapie drei Tage durchgeführt werden.

In einer Studie bei Kindern mit intestinaler Strongyloidiasis auf Sansibar war die Gabe von Ivermectin der üblicherweise empfohlenen Therapie mit Albendazol deutlich überlegen. Ivermectin ist zwar in Deutschland nicht zugelassen, wird aber weltweit in allen Altersgruppen in der Therapie der Filariosen erfolgreich eingesetzt. Nach ausführlicher Aufklärung sollte daher mit Ivermectin (Stromectol, Mectizan), 200 µg/kgKG/d an 2 aufeinanderfolgenden Tagen, behandelt werden. Alternativ kommt Albendazol (Eskazole in Deutschland, Zentel in der Schweiz), 15 mg/kgKG/d in 2 ED (maximal 2 × 400 mg/d), für 5 – 10 Tage in Betracht. Die Gabe soll nach 2 – 3 Wochen wiederholt werden.

Die komplizierte Strongyloidiasis sollte unverzüglich mit Ivermectin in oben angegebener Dosierung therapiert werden. In der Literatur wird von einer erfolgreichen Therapie mit subkutan appliziertem Ivermectin bei unzureichender enteraler Resorption berichtet. Nach Beipackzettel sollte Ivermectin auf nüchternen Magen eingenommen und 1 Stunde keine Nahrung zugeführt werden. Bei fehlender Eradikation unter therapieinduzierter Immunsuppression wird therapiebegleitend eine monatliche Gabe Ivermectin in oben angegebener Dosierung oder Albendazol, 400 mg für Patienten > 2 Jahren und > 10 kg (im 2. Lebensjahr und Gewicht < 10 kg: 200 mg), empfohlen.

Mittel der Wahl beim Bandwurmbefall ist Praziquantel (Cesol). Es wird einmalig mit 10 mg/kgKG (Fischbandwurm) oder mit 25 mg/kgKG in 1 ED p. o. dosiert. Alternativ kommt Niclosamid in Betracht mit 2 g für Patienten > 6 Jahre, 1 g für Kinder von 2 – 6 Jahren und 0,5 g für Kinder < 2 Jahre. Die Tabletten (0,5 g Niclosamid) müssen gründlich zu einem feinen Brei zerkaut werden oder in Wasser komplett aufgelöst und dann vollständig nach der Mahlzeit eingenommen werden. Die Rattenbandwurminfektion (H. diminuta) sistiert typischerweise nach 1-maliger Therapie. Die Eradikation der Zwergbandwurminfektion erfordert nicht selten eine mehrtägige Niclosamidgabe (täglich für 7 Tage) oder eine wiederholte Therapie im Abstand von 2 und 4 Wochen, da die Medikamente nur gegen adulte Würmer wirksam sind, aber nicht gegen infektiöse Eier. Nur Praziquantel wirkt auch auf mögliche in der Darmwand liegende Larven.

Der Therapieerfolg sollte durch eine erneute parasitologische Stuhldiagnostik 4 bis 6 Wochen nach Therapie überprüft werden, zumal Hymenolepiasis, Trichuriasis und Strongyloidiasis hartnäckig sein können, so dass mehrere Therapiezyklen erforderlich werden.

112.6 Prophylaxe

Ausreichende sanitäre Hygiene und Tragen von festen Schuhen in Risikogebieten bieten einen weitreichenden Schutz gegen Infektionen mit intestinalen Nematoden. Strikte Hygiene bezüglich Fäkalienbeseitigung, der Verzicht auf Düngung mit menschlichen Fäkalien und der Verzicht auf Rohkost in Endemiegebieten unterbrechen die Infektionskette.

Bezüglich Fischbandwurmbefalls ist auf Gerichte aus ungenügend gekochtem oder geräuchertem Fisch zu verzichten. Einfrieren (mindestens 2 Tage bei -18 °C) tötet die Larvenstadien ab.

Eine überstandene intestinale Helmintheninfektion hinterlässt keine Immunität – Reinfektionen sind daher möglich.

Eine Übertragung von Mensch zu Mensch ist nur dann möglich, wenn bereits infektiöse Parasitenstadien ausgeschieden werden, wie bei Zwergband- und Zwergfadenwurminfektionen sowie selten bei der Ancylostoma duodenale-Infektion.

Körperflüssigkeiten, wie Sputum oder auch Liquor, von Patienten mit komplizierter Strongyloidiasis sind als potenziell infektiös zu betrachten, sodass ein direkter Hautkontakt unbedingt zu vermeiden ist! Der Ausschluss einer chronischen Strongyloidesinfektion mittels Immundiagnostik, Differenzialblutbild und Stuhlkulturen vor einer immunsuppressiven, insbesondere hochdosierten Kortisontherapie, sollte stets erwogen werden.

Koordinator:
R. Bialek

Mitarbeiter:
T. Löscher

113 Yersiniose

113.1 Klinisches Bild

In Europa erworbene Yersinien (Synonyme: Infektion mit Yersinia enterocolitica oder mit Yersinia pseudotuberculosis) können beim Menschen eine Vielzahl von Krankheiten hervorrufen. Typisch sind akute Enteritis und mesenteriale Lymphadenitis sowie, als Komplikation, reaktive Arthritis. Möglicherweise verlaufen viele Infektionen besonders bei Adoleszenten und Erwachsenen inapparent. ¾ aller symptomatischen Darminfektionen treten bei Kindern < 15 Jahren auf.

Die akute **Enteritis** ähnelt der Salmonellose mit Durchfall, Übelkeit, Erbrechen, Fieber und heftigen, oft in den rechten Unterbauch lokalisierten Bauchschmerzen. Der Durchfall ist in der Regel wässrig, häufig schleimig und in bis zu ¼ der Fälle blutig. Diese Symptomatik zeigt sich vor allem bei Kindern unter 5 Jahren. Die Diarrhoe dauert von 1 Tag bis zu mehreren Wochen, meist nur wenige Tage; es wird eine mittlere Dauer von 9 Tagen angegeben. Besonders bei Säuglingen und Kleinkindern kann es zu Dehydratation und Elektrolytentgleisungen wie Hyponatriämie kommen. Bakteriämie als Komplikation ist bei Säuglingen unter 3 Monaten in bis zu 30 % beschrieben.

Die mesenteriale **Lymphadenitis** ist klinisch schwer von einer akuten Appendizitis zu unterscheiden („Pseudoappendizitis"). Die akut beginnenden Bauchschmerzen können diffus, aber auch lokalisiert im rechten Unterbauch am McBurney-Punkt sein. Fieber und erhöhte Leukozytenzahlen scheinen den Verdacht auf eine akute Appendizitis zu bestätigen. Bei der Laparoskopie findet sich eine unauffällige oder nur an der Serosa entzündete Appendix, während, besonders bei älteren Kindern und Jugendlichen, die mesenterialen Lymphknoten vergrößert sind. Gelegentlich ist auch das Ileum entzündet. Bis zu 10 % der Fälle mit der klinischen Verdachtsdiagnose akute Appendizitis sind durch eine Infektion mit Yersinien bedingt. Die Ultraschalluntersuchung des Abdomens mit Darstellung vergrößerter Lymphknoten und unauffälliger Appendix kann differenzialdiagnostisch hilfreich sein.

Oligosymptomatische und „atypische" Krankheitsbilder. Zwischen diesen beiden typischen Krankheitsbildern kommen Übergänge (oligosymptomatische und „atypische" Krankheitsbilder) vor, z. B. Schmerzen im rechten Unterbauch, Invagination, Pharyngitis, Fieber unbekannter Ursache, Kawasaki-Syndrom-ähnliche Symptomatik, allgemeines Krankheitsgefühl und Gliederschmerzen ohne Organmanifestation mit und ohne Fieber. Auch bei diffusen Bauchschmerzen oder Lymphknotenschwellungen unbekannter Ursache oder dem Verdacht auf eine entzündliche Darmerkrankung sollte man eine Yersiniose in Erwägung ziehen.

Sehr selten führt die Enteritis zur ausgeprägten intestinalen Blutung oder zur Perforation des Ileums. Die Infektion kann septische Komplikationen verursachen mit nachfolgenden Abszessen in Leber und Milz, besonders bei Patienten mit Thalassämie, Eisenüberladung oder Hämochromatose, aber auch unter immunsuppressiver Therapie oder erworbenem Immundefekt und bei Diabetes mellitus. Auch der bei Eisenüberladung und Dialysepatienten verwandte Eisenchelator Deferoxamin kann von Yersinien als Eisenquelle genutzt werden. Eisen ist ein wichtiger Wachstumsfaktor für Yersinien.

Eine wichtige Komplikation ist die **reaktive Arthritis.** Sie zeigt sich einige Tage bis Wochen nach Beginn der Erkrankung als Oligoarthritis großer und manchmal auch kleiner Gelenke, besonders bei HLA-B27-positiven Kindern ab dem 7. Lebensjahr. Oft kommt es zu starken Schmerzen bei Bewegung der betroffenen Gelenke und Fieber. Fast immer ist die reaktive Arthritis selbstbegrenzend nach einigen Wochen oder Monaten; der Übergang in eine chronische juvenile Spondylarthritis ist besonders bei Trägern des HLA-B27 möglich. Weitere eher bei Adoleszenten vorkommende immunpathologische Reaktionen sind Erythema nodosum, akute vordere Uveitis oder sehr selten akute tubulointerstitielle Nephritis.

113.2 Ätiologie

Yersinien gehören zur Familie der Enterobacteriaceae und sind gramnegative Stäbchen, die sich mikroskopisch nicht von anderen Enterobakterien unterscheiden lassen. Durch ihre Koloniemorphologie und Farbstoffspeicherung auf CIN-Agar bei 26 °C, ihr biochemisches Verhalten oder ihr massenspektrometrisches Profil können sie zuverlässig identifiziert werden. Pathogene Stämme sezernieren mehrere plasmidcodierte Proteine, welche die

Wirtsabwehr unterdrücken und als Antigenquelle zum Nachweis von Antikörpern im Immunoblot dienen. Yersinien vermehren sich bevorzugt in lymphatischen Geweben. Nach Zerstörung von M-Zellen kommt es zur Invasion der Peyer-Plaques.

Klassischerweise ruft Yersinia enterocolitica die akute Enteritis mit stärkstem Befall des terminalen Ileums hervor und Yersinia pseudotuberculosis die mesenteriale Lymphadenitis. Die uncharakteristischen Bilder können aber von beiden Spezies hervorgerufen werden. Yersinien werden nach den somatischen O-Antigenen differenziert, Yersinia enterocolitica kommt in Europa in abnehmender Häufigkeit als Serotyp O:3, O:9, O:5 und O:27 vor, Yersinia pseudotuberculosis als 1a, 1b, 2a, 2b, 2c, 3, 4a, 4b, 5a, 5b und 6. In Deutschland wurde 2002 erstmalig auch Yersinia enterocolitica Serotyp O:8 (nordamerikanischer Serotyp) aus der Stuhlprobe eines Kindes mit Durchfall isoliert.

Zunehmend werden bei symptomatischen Infektionen auch weitere Spezies isoliert: Y. intermedia, Y. frederichsenii, Y. kirstensenii.

Bei der reaktiven Arthritis finden sich im Gelenk nur bakterielle Produkte und keine vermehrungsfähigen Erreger.

113.3 Epidemiologie

Der klassische Infektionsweg ist die Ingestion kontaminierter Nahrung. Es gibt vermutlich weitere, noch nicht gut bekannte Übertragungswege, die zudem bei Yersinia enterocolitica und Yersinia pseudotuberculosis verschieden sein können. Als Zoonose kommen Yersinien bei einer Vielzahl von Säugern, insbesondere Schweinen und Nagern, vor. Die menschliche Yersiniose kann wahrscheinlich direkt von Tieren wie z. B. Schweinen, Katzen oder Hunden übertragen werden, wobei neben dem Stuhl auch andere tierische Körperflüssigkeiten infektiös sein können. Meist kommt es zu einer Kontamination des nichtchlorierten Wassers oder von Lebensmitteln wie unpasteurisierter Milch, Milchprodukten, Fleisch, besonders vom Schwein z. B. als rohes Schweinehack, Tofu, Gemüse oder Salaten. Die Infektionsdosis ist unbekannt und wird oft erst durch Vermehrung der Keime in der kontaminierten Speise erreicht, da sich Yersinien noch bei 4 °C vermehren können und das Temperaturoptimum bei 20 – 30 °C liegt. Eine verminderte Magensäureproduktion erhöht die Empfänglichkeit für eine Yersinieninfektion. Eine fäkal-orale Übertragung von Mensch zu Mensch ist möglich. Es sind Ausbrüche in Familien und in Schulen sowie die Übertragung im Krankenhaus auf das Pflegepersonal beschrieben worden. Die Ausscheidung der Yersinien mit dem Stuhl kann Wochen nach Ende des Durchfalls fortbestehen, im Durchschnitt 6 Wochen. Eine Übertragung über kontaminierte Blutkonserven ist möglich. Yersinien sind der häufigste mit Blutkonserven übertragene gramnegative Erreger, ein tödlicher Ausgang ist möglich.

Infektionen mit Yersinia enterocolitica sind häufiger als solche mit Yersinia pseudotuberculosis. Entsprechend den Meldehäufigkeiten kommen in Norddeutschland mehr Infektionen vor als in Süddeutschland und sind – im Gegensatz zu Salmonellen – im Winter häufiger als im Sommer. Die höchste Inzidenz findet sich im 2. Lebensjahr.

Die **Inkubationszeit** beträgt 1 – 14 Tage, bei Yersinia pseudotuberculosis bis zu 20 Tage.

113.4 Diagnose

Anzucht des Erregers. Die Diagnose erfolgt bei der akuten Enteritis durch die Anzucht des Erregers, meist Yersinia enterocolitica, aus dem Stuhl oder, sehr selten, aus dem Rachenabstrich oder anderen Körperflüssigkeiten, bei septischen Krankheitsbildern aus dem Blut. Yersinia pseudotuberculosis kann aus den mesenterialen Lymphknoten isoliert werden und wird gelegentlich auch in Stuhlproben oder Blutkulturen gefunden. Der klinische Verdacht auf eine Yersiniose sollte dem Labor mitgeteilt werden, damit dieses dann spezielle Isolierungsmethoden wie CIN-Agar und Kälteanreicherung einsetzen kann. Polymerase-Kettenreaktion und In-situ-Hybridisierung wurden beschrieben, haben aber noch keinen Eingang in die Routinediagnostik gefunden.

Neben der Erregeranzucht kann der **Antikörpernachweis** die Diagnose sichern helfen, besonders bei Titeranstieg oder durch den Nachweis von IgA-Antikörpern in ELISA und Immunoblot gegen die virulenzplasmidcodierten Yop-Antigene. Die früher meist durchgeführte Agglutinationsreaktion ist oft nur kurzfristig positiv und kann durch Kreuzreaktionen falsch positiv ausfallen. Da die Titer über mehrere Jahre persistieren können, sollte besonders bei älteren Jugendlichen mit der Möglichkeit gerechnet werden, dass ein positiver IgA-Antikörpernachweis auf eine zurückliegende, möglicherweise asymptomatische Yersiniose zurückzuführen ist. Dann werden die Beschwerden fälschlich der Yersinieninfektion angelastet, obwohl eine andere Ursache vorliegt. Im Vergleich zu älteren Kindern, lässt sich im Säuglingsalter eine Antikörperproduktion seltener nachweisen.

Die Ätiologie einer reaktiven Arthritis wird nur selten durch die Anzucht des Erregers aus dem Stuhl gesichert, sondern serologisch gestützt. Der fluoreszenzimmunologische Nachweis von Yersinienantigenen in der Synovialflüssigkeit stellt eine aufwendige Alternative dar.

113.5 Therapie

Die unkomplizierte Erkrankung wird symptomatisch durch orale oder intravenöse Rehydratation und Elektrolytausgleich behandelt. Antibiotika sind nur bei septischen Krankheitsbildern und Infektionen außerhalb des Gastrointestinaltrakts indiziert. Cotrimoxazol (z. B. TMP/SMX 10/50 mg/kgKG/d in 2 ED p. o. für 5 Tage), Cephalosporine der Gruppe 3 und Aminoglykoside sind wirksam, nicht jedoch Ampicillin oder Erythromycin. Kinder ab 8 Jahren können auch Tetrazyklin (Doxycyclin) und Erwachsene Ciprofloxacin erhalten.

Die reaktive Arthritis wird mit nichtsteroidalen Antirheumatika behandelt, eine antibiotische Therapie ist nicht indiziert. In komplizierten Fällen ist eine kinderrheumatologische Beratung anzustreben.

113.6 Prophylaxe

Die Prophylaxe erfolgt durch Vermeidung der Kontamination von Nahrungsmitteln. Isolierung, Kittelpflege und sorgfältige Händedesinfektion sind bei der stationären Behandlung angezeigt. In Belgien konnte durch Vermeidung des Verzehrs von rohem Schweinefleisch die Inzidenz deutlich gesenkt werden.

113.6.1 Meldepflicht

Der direkte und indirekte Nachweis von Y. enterocolitica ist namentlich vom Labor zu melden (§ 7 IfSG), sowie durch den behandelnden Arzt bei Verdacht auf 2 oder mehr Erkrankungen mit epidemischem Zusammenhang (§ 6 IfSG).

Koordinator:
H.-I. Huppertz

Mitarbeiter:
M. Büttcher, S. Schubert

113.7 Weiterführende Informationen

Nationales Referenzzentrum für gramnegative Krankenhauserreger
Abteilung für Medizinische Mikrobiologie
Ruhr-Universität Bochum
Universitätsstr. 150
44 801 Bochum
Tel.: 0234 32–27 467
Fax: 0234 32–14 197
E-Mail: soeren.gatermann@rub.de

Nationales Referenzzentrum für Salmonellen u. a. bakterielle Enteritiserreger
am Robert Koch-Institut (Bereich Wernigerode)
FG 11 – Bakterielle Infektionen
Burgstr. 37
38 855 Wernigerode
Tel.: 030 18 754–2522 oder -4 206
Fax: 030 18 754–4 207
E-Mail: fliegera@rki.de

114 Zytomegalovirusinfektionen

114.1 Klinisches Bild

Bei Infektionen durch das Zytomegalovirus (CMV) unterscheidet man ein latentes Stadium, die aktive Infektion (Replikation des Virus ohne klinische Symptomatik) und die CMV-Erkrankung (z. B. Zytomegalie).

Die klinische Manifestation von CMV-Infektionen ist abhängig von Alter und Immunitätslage des Wirts. Die meisten CMV-Infektionen verlaufen asymptomatisch. Gelegentlich kann bei Kindern und Erwachsenen ein mononukleoseähnliches Krankheitsbild mit Fieber, Pharyngitis und Lymphadenopathie auftreten. Bei Patienten mit eingeschränkter (zellulärer) Immunität (Organtransplantation, immunsuppressive Therapie, AIDS) kann eine CMV-Infektion zu Retinitis, interstitieller Pneumonie und gastrointestinalen Komplikationen (Ösophagitis, Kolitis, Hepatitis) führen.

Bei sehr unreifen Frühgeborenen, die durch CMV-haltige Blutprodukte oder durch Muttermilch infiziert wurden, kann sich ein sepsisartiges Krankheitsbild entwickeln (Hepatosplenomegalie mit Transaminasenanstieg, neu oder wieder auftretende respiratorische Probleme, Thrombozytopenie).

Die Reaktivierung einer latenten Infektion und Reinfektion mit einem neuen Stamm bleibt bei immunkompetenten Personen meist asymptomatisch, bei immundefizienten Personen (z. B. nach Transplantation) sind dagegen – abhängig vom Ausmaß der Immunsuppression – klinische Manifestationen (Chorioretinitis, Hepatitis, Kolitis u. a.) zu erwarten.

114.1.1 Konnatale CMV-Infektionen

Bei einer mütterlichen CMV-Erstinfektion in der Schwangerschaft (ca 0.5 % aller Schwangerschaften) kommt es in der Hälfte der Fälle auch zu einer Infektion des Fetus (▶ Abb. 114.1). Aufgrund rekurrierender asymptomatischer Virämien kann es jedoch auch bei einer Schwangeren, bei der bereits vor Beginn der Schwangerschaft Anti-CMV-Antikörper nachweisbar waren, zur intrauterinen Infektion kommen, sodass fetale Infektionen insgesamt in ähnlicher Häufigkeit bei Schwangeren mit frischer Serokonversion und mit prägravider CMV-Infektion vorkommen. Eine fetale CMV-Infektion kann intrauterin (selten)septisch verlaufen und endet dann als Hydrops fetalis tödlich.

Die intrauterine CMV-Infektion kann in Abhängigkeit vom Gestationsalter charakteristische bleibende Schäden des Gehirns verursachen: Bei Infektion im 1. Trimenon: Atrophie und Lissenzepha-

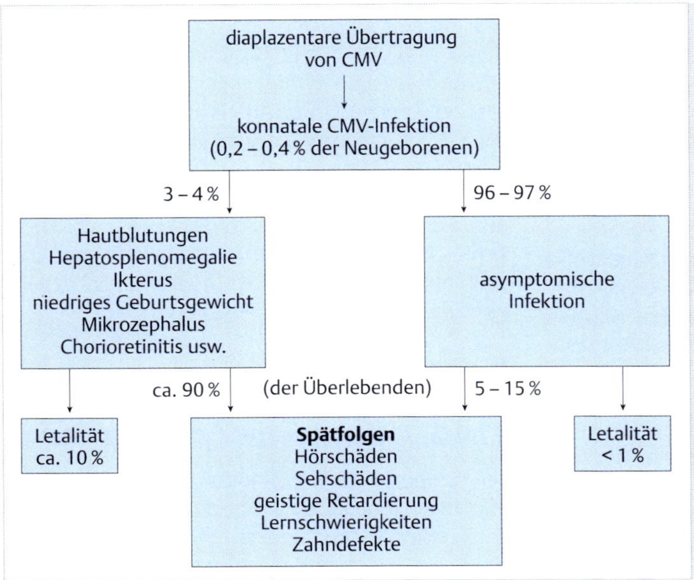

Abb. 114.1 Manifestationen der konnatalen CMV-Infektion.

lie, im 2. Trimenon: Schizenzephalie, Balkenmangel, periventrikuläre Verkalkungen und Polymikrogyrie, im 3. Trimenon: okzipitoparietal betonte Leukenzephalopathie, subkortikale Zysten im anterioren Temporallappen, ventrikuläre Adhäsionen und thalamostriatale Vaskulopathie (letztere sind allerdings wenig spezifisch).

Cave: Nur ca. 25 % aller fetalen CMV-Infektionen sind durch Ultraschall indirekt detektierbar.

Bei insgesamt rund 10 % aller Neugeborenen mit intrauteriner CMV-Infektion treten bei Geburt Symptome auf, die zur Diagnosestellung führen (= konnatale Zytomegalie): Hepatitis (Transaminasen und direktes Bilirubin erhöht, Hepatosplenomegalie), Thrombozytopenie, hämolytische Anämie mit extramedullärer Hämatopoese, u. a. in der Haut („Blueberry muffin baby"). Seltenere Symptome sind Pneumonie, pulmonale Hypertension, dilatative Kardiomyopathie oder Chorioretinitis. Aufgrund der obligaten Plazentabeteiligung sind die Neugeborenen in der Regel hypotroph.

Die Letalität der symptomatischen konnatalen CMV-Infektion beträgt 10–15 %.Bei bis zu 50 % der Kinder zeigen sich neurologische Defizite und eine progrediente Innenohrschwerhörigkeit, die sich bei normalem Hörscreening in der Neonatalzeit entwickeln kann. 10–20 % aller behandlungsbedürftigen Hörstörungen ohne primär offensichtliche Ursache liegt eine konnatale CMV-Infektion zugrunde.

114.2 Ätiologie

Das Zytomegalovirus (CMV) gehört zu Gruppe der Herpesviren. Zahlreiche Säugetiere haben ihre eigenen speziesspezifischen CMVs. Beim Menschen spielt nur das humane CMV eine Rolle.

114.3 Epidemiologie

CMV wird pränatal (vertikal, Mutter/Kind) und postnatal (horizontal) über infektiöse Körperflüssigkeiten (Speichel, Urin, Genitalsekrete, Muttermilch), Blut und Blutprodukte oder transplantierte Organe übertragen. Die Durchseuchungsrate in der Bevölkerung ist abhängig vom Alter und Lebensstandard. In Deutschland sind bis zu 50 % der erwachsenen Gesamtbevölkerung seropositiv für CMV. CMV ist die häufigste Ursache einer konnatalen Infektion. 0,2 – 0,5 % der Neugeborenen werden pränatal (vertikal) infiziert.

Die **Inkubationszeit** einer CMV-Infektion via infektiöser Körpersekrete liegt bei 4 – 8 Wochen, via Bluttransfusion bei 3 – 12 Wochen, via Organtransplantation bei 4 Wochen bis 4 Monaten undvia Muttermilch bei ca. 48 Tagen.

114.4 Diagnose

Spezifischer Parameter für eine aktive CMV-Infektion ist der CMV-Genomnachweis (PCR, DNA-Hybridisierung) in Blut, Liquor, Urin, Amnionflüssigkeit, Muttermilch, bronchoalveolärer Lavageflüssigkeit und im bioptischen Präparat. Die quantitative PCR erlaubt die Bestimmung der Viruslast und somit auch das Monitoring einer virostatischen Therapie. Der CMV pp65-Antigenämietest spielt bei Kindern und Jugendlichen kaum noch eine Rolle.

Cave: Nur in Verbindung mit der klinischen Symptomatik ist der Nachweis von CMV ein verlässlicher Parameter für die Beurteilung einer CMV-Erkrankung.

CMV-spezifische IgM- und IgG-Antikörper werden mittels ELISA oder der indirekten Immunfluoreszenz nachgewiesen. Eine CMV-Primärinfektion wird anhand einer Serokonversion dokumentiert. Doch bei Fehlen eines CMV-Screenings in der Schwangerschaft ist die Serokonversion meist ein zufälliger und seltener Befund. Unerlässlich bei positivem IgM-Nachweis in der Schwangerschaft ist die Durchführung einer CMV IgG-Aviditätsbestimmung, um z. B. persistierendes IgM und koreaktives IgM bei Parvo- oder EBV-Infektionen zu detektieren.

Eine konnatale Zytomegalie wird durch den Virusnachweis im Urin (mittels PCR oder Kultur) in der 1. (– 3.) Lebenswoche diagnostiziert. Ab Woche 3 nach der Geburt kann die Diagnose einer konnatalen CMV-Infektion nur noch retrospektiv durch den CMV-Genomnachweis (PCR) in getrocknetem Blut aus der Guthrie-Karte erfolgen. Dies geht meist nur bis zum 4. Lebensmonat, danach werden Restblutproben meist vernichtet.

114.5 Therapie

114.5.1 Konnatale Zytomegalie

Bei symptomatischer pränatal erworbener CMV-Infektion (konnatale Zytomegalie) ist zur Vermeidung einer progredienten Innenohrschwerhörigkeit eine 6-wöchige Behandlung mit intravenösem

Ganciclovir (12 mg/kgKG/d i. v. in 2 ED) oder Valganciclovir (32 mg/kgKG/d p. o. in 2 ED) sinnvoll. Da beide Substanzen für Kinder und Jugendliche nicht zugelassensind, ist deren Einsatz off-label.

Die antivirale Therapie verringert die Progression von Hörstörungen und ist mit geringeren Entwicklungsdefiziten assoziiert. Ergebnisse aus kleineren Kohortenstudien deuten auf eine höhere Effektivität bei längerer Behandlungsdauer (bis zu einem Jahr) hin. Auch bei verspätetem Behandlungsbeginn jenseits der Neugeborenenperiode scheint eine 6-monatige Therapie mit Valganciclovir effektiv eine Progression der Innenohrschwerhörigkeit zu verringern. Daher kann im Einzelfall eine entsprechend verlängerte Therapiedauer (6 bzw. 12 Monate) empfohlen werden. Hauptnebenwirkung der Ganciclovir- bzw. Valganciclovirbehandlung, bei der Ganciclovir-Talspiegel von 0,5–1,0 mg/l und Spitzenspiegel von 7–9 mg/l angestrebt werden, besteht in einer transienten Neutropenie, die ab der 2. Behandlungswoche zu einer Dosisreduktion oder Therapieunterbrechung zwingen kann. Katheterbedingte Infektionen, wie sie bei intravenöser Verabreichung von Ganciclovir häufig sind, lassen sich durch die orale Gabe von Valganciclovir vermeiden. In Deutschland steht eine standardisiert hergestellte flüssige Valganciclovirpräparation zur Verfügung (Valcyte 50 mg/ml). Der Stellenwert unterschiedlicher Valganciclovir-Therapieschemata ist zurzeit Gegenstand mehrerer prospektiver randomisierter Studien.

Das therapiebegleitende CMV-Monitoring sollte die quantitative Erfassung der CMV-Viruslast im Blut und im Urin einschließen. Bei erfolgreicher antiviraler Therapie nimmt die Viruslast im Blut deutlich ab oder verschwindet und reduziert sich im Urin um log-Stufen. Die CMV-Ausscheidung wird nur transitorisch reduziert. Nach Therapieende steigt sie typischerweise wieder an.

114.5.2 CMV-Infektionen bei Immunsuppression

Indikationen für eine Ganciclovirbehandlung sind CMV-Erkrankungen (u. a. Pneumonie, Hepatitis und andere gastrointestinale Manifestationen, Meningoenzephalitis) bei immunsupprimierten Patienten.

Nach einer Induktionstherapie mit 10 mg/kgKG/d i. v.in 2 ED für die Dauer von 14 – 21 Tagen kann zur weiteren CMV-Suppression eine Erhaltungstherapie mit 5 mg/kgKG/d i. v. an mindestens 5 Wochentagen versucht werden. Bei toxischer Neutropenie kann ein Therapieversuch mit G-CSF erfolgreich sein, ansonsten muss ggf. die Dosis reduziert werden. Rezidive nach Absetzen der Therapie sind häufig. Die Erfahrungen mit Ganciclovir bei Kindern sind noch sehr begrenzt. Die genannten Empfehlungen beruhen zumeist auf Studienergebnissen bei Erwachsenen. In Zukunft wird wahrscheinlich Valganciclovir auch hier Ganciclovir ersetzen.

Bei knochenmarktransplantierten Patienten mit CMV-Pneumonie ist möglicherweise eine Kombinationstherapie von Ganciclovir mit spezifischem CMV-Immunglobulin einer Ganciclovirmonotherapie überlegen. Bei ganciclovirresistenten CMV-Stämmen oder Ganciclovirunverträglichkeit ist ein Therapieversuch mit Foscarnet oder Cidofovir (z. B. Vistide) zu erwägen. Erfahrungen bei Kindern liegen nur begrenzt vor. Allerdings sind auch bereits bei Kindern unter Therapie Multiresistenzen (u. a. gegen Foscarnet und Cidofovir) beschrieben worden.

114.6 Prophylaxe

114.6.1 Expositionsprophylaxe

Das Risiko einer CMV-Konversion in der Schwangerschaft beträgt ca. 0,5 %. Die wichtigste Ansteckungsquelle sind Urin und Speichel von (asymptomatischen) Kindern, ein hohes Gefährdungspotenzial haben mithin CMV-negative Kindergärtnerinnen und Kinderkrankenschwestern. Die Bestimmung des CMV-Antikörperstatus zu Beginn der Schwangerschaft gehört nicht zu den von den Krankenkassen bezahlten Routineleistungen der Schwangerenvorsorgeuntersuchung, ist jedoch bei entsprechenden Berufsgruppen arbeitsmedizinisch indiziert. Leider sind jedoch die arbeitsmedizinischen Empfehlungen je nach Bundesland anders festgelegt.

Als Konsequenz eines seronegativen Serostatus vor Beginn der Schwangerschaft beruflich CMV-exponierter gebärfähiger Frauen sollte eine Beratung der Schwangeren hinsichtlich der Hygienepräventionsmaßnahmen erfolgen. Hierzu gibt es standardisierte Infoblätter, die das CDC einsetzt.

CMV kommt im Krankenhaus vor allem auf Stationen vor, auf denen Kinder oder immunsupprimierte Patienten betreut werden. Das Risiko von seronegativen Schwangeren (medizinischem Personal, Patienten, Besucher) sowie immunsupprimierten Personen für eine Ansteckung mit CMV muss durch strikte hygienische Maßnahmen (Tragen von Handschuhen) minimiert werden. CMV-seronegativen schwangeren Beschäftigten sollte in Kinderkrankenhäusern die vorübergehende Umsetzung auf einen Arbeitsplatz ohne direkten körperlichen Patientenkontakt angeboten werden.

114.6.2 Besonderheiten bei Blutprodukten, Muttermilch und Organspendern

Transfusionspflichtige Früh- und Neugeborene sowie immunsupprimierte Patienten sollten leukozytendepletierte Blutprodukte erhalten, der Einsatz von sog. CMV-negativen Konserven wird wegen der diagnostischen Lücke (CMV-Antikörper-Negativität bei frischer Virämie) bei Neugeborenen *nicht* mehr empfohlen. CMV-seronegative Organtransplantatempfänger sollten möglichst das Organ von einem CMV-negativen Spender erhalten.

CMV wird bei einem erheblichen Anteil CMV-positiver Mütter ab der 2. Laktationswoche in die Muttermilch ausgeschieden. Während eine laktogene CMV-Infektion bei reifen und fast reifen Neugeborenen asymptomatisch verläuft, kann es bei sehr unreifen Frühgeborenen (< 32 Wochen Gestationsalter) ohne ausreichenden diaplazentaren Immunglobulintransfer zu einer symptomatischen Infektion kommen (neu oder wieder auftretende respiratorische Probleme, Thrombozytopenie, Transaminasenerhöhung). Die Symptome sprechen auf eine Ganciclovir- bzw. Valganciclovirtherapie an, sind aber teilweise spontan rückläufig. CMV lässt sich durch Pasteurisieren der Muttermilch, nicht aber durch wiederholtes Einfrieren und Auftauen, effektiv inaktivieren. Ob die Gefahr einer laktogenen CMV-Infektion bei sehr unreifen Frühgeborenen eine Pasteurisierung rechtfertigt, ist derzeit strittig.

114.6.3 Antivirale Prophylaxe und Frühinterventionstherapie (sog. präemptive Therapie bei 1. CMV-Nachweis) nach Organ- und Stammzelltransplantation

Eine antivirale Prophylaxe (Ganciclovir i. v.oder p. o., Valganciclovir p. o., Aciclovir p. o.) senkt die Rate von CMV-Infektionen und -Erkrankungen nach Organtransplantation signifikant. Eine Prophylaxe mit Ganciclovir p. o. (100 mg/kgKG/d in 3 ED über 100 Tage) oder Valganciclovir p. o. (15 – 18 mg/kgKG/d in 3 ED) senkt bei Kindern die Häufigkeit von CMV-Erkrankungen nach Nierentransplantation signifikant und scheint einer Prophylaxe mit Aciclovir (80 mg/kgKG/d p. o.) plus CMV-Immunglobulin überlegen zu sein.

Bezüglich einer CMV-Prophylaxe oder einer präemptiven Therapie bei Kindern nach Knochenmark-/Stammzelltransplantation (KMT/SZT) liegen nur unzureichende Daten vor. Adoleszente oder erwachsene KMT-/SZT-Patienten mit hohem Risiko für eine CMV-Erkrankung (CMV-seropositiver Organempfänger, CMV-seronegativer Empfänger und CMV-seropositiver Spender) können entweder bis Tag 100 post transplantationem eine Prophylaxe mit Ganciclovir (10 mg/kgKG/d i. v. in 2 ED für 5 – 7 Tage, anschließend 5 mg/kgKG/d an 5 Tagen/Woche) oder bei 1. Nachweis von CMV im Blut (positive CMV-PCR oder pp65-Antigennachweis) eine präemptive Therapie mit Ganciclovir (10 mg/kgKG/d i. v. in 2 ED für 7 – 14 Tage, anschließend 5 mg/kgKG/d an 5 Tagen/Woche) bis Tag 100 nach Transplantation erhalten. Es ist unklar, ob die präemptive Therapie einer Prophylaxe mit Ganciclovir überlegen ist. Bei beiden Strategien können sich Probleme durch ganciclovirresistente Viren ergeben. Bei der Prophylaxe ist das Risiko einer späten CMV-Erkrankung (Tag 100 – 365 nach Transplantation) deutlich erhöht.

Es ist zu erwarten, dass bei Organtransplantationen sowie bei KMT/SZT in Zukunft Valganciclovir (Dosierung: 15 – 18 mg/kgKG/d p. o.) die orale Prophylaxe mit Ganciclovir ablösen wird.

Bei erwachsenen KMT-/SZT-Patienten zeigen Foscarnet und Cidofovir gegenüber CMV eine ähnliche Wirksamkeit wie Ganciclovir (präemptive Therapie) und sind damit geeignete Alternativen zu Ganciclovir. Bei Kindern gibt es diesbezüglich noch keine Daten.

Für die Zukunft scheint die Prophylaxe und Therapie von CMV-Erkrankungen bei organtransplantierten Patienten mittels adoptivem Immuntransfer (Infusion von CMV-spezifischen zytotoxischen T-Zellen) eine Alternative darzustellen.

114.6.4 Passive Immunprophylaxe

Insgesamt gibt es derzeit keine klare Indikationsstellung für den prophylaktischen Einsatz von CMV-Immunglobulin bei Kindern. Bei Erwachsenen wird eine prophylaktische CMV-Immunglobulingabe als Monotherapie nach Organ- oder Stammzell-/Knochenmarkstransplantation nicht empfohlen.

Ob bei Schwangeren mit einer primären CMV-Infektion die frühzeitige Gabe von CMV-Hyper-Immunglobulin das Risiko einer intrauterinen CMV-Transmission und einer symptomatischen CMV-Infektion beim Fetus senken kann, wie in einer italienischen Studie aus dem Jahr 2005 berichtet, ist derzeit Gegenstand weiterer prospektiver randomisierter Studien in Europa und den USA, deren Ergebnisse noch nicht vorliegen. Insgesamt scheint die Gabe von CMV-Hyperimmunglobulin die maternofetale Transmissionsrate sowie den Schweregrad der symptomatischen CMV-Infektion des Neugeborenen zu reduzieren. Nebeneffekte sind bislang nicht berichtet worden. Eine aktuelle Metaanalyse verschiedener Studien weist eine signifikante Reduktion der Zahl infizierter Kinder auf.

114.6.5 Impfung

Gegenwärtig steht keine zugelassene aktive Vakzine zur Verfügung.

Eine rekombinante CMV-Glykoprotein-B-Impfung konnte in einer Studie bei CMV-seronegativen Schwangeren zwar das Risiko einer CMV-Infektion der Mutter signifikant senken, ohne dass dies aber zu einer signifikant niedrigeren Rate an konnatalen CMV-Infektionen geführt hätte.

Koordinator:
V. Schuster

Mitarbeiter:
C. Bührer, K. Hamprecht, A. Müller, D. Nadal

114.7 Weiterführende Informationen

Centers for Disease Control and Prevention: www.cdc.gov > A–Z Index: C > Cytomegalovirus Infection (CMV)

Konsiliarlaboratorium für Cytomegalievirus
Universitätsklinikum Ulm Institut für Virologie
Albert-Einstein-Allee 11
89 081 Ulm
Ansprechpartner: Prof. Dr. Th. Mertens
Tel.: 0 731 5 006–5 100
Fax: 0 731 5 006–5 102
E-Mail: thomas.mertens@uniklinik-ulm.de

Teil III
Organbezogene Krankheiten

115 Atemwegsinfektionen

115.1 Unkomplizierte Atemwegsinfektionen

115.1.1 Klinisches Bild

Unter dem Begriff „unkomplizierte Atemwegsinfektion" (Synonyme: akute respiratorische Erkrankung: ARE, grippaler Infekt, fieberhafter Infekt, „respiratory tract infection", „common cold disease") werden Rhinitis, (Tonsillo-)Pharyngitis, Laryngitis, Tracheitis und Bronchitis zusammengefasst. Die Bronchiolitis (S.625) und der Krupp (S.621) werden wegen der Schwere des Krankheitsbilds nicht zur unkomplizierten Atemwegsinfektion gerechnet; zu Streptokokken-Tonsillitis siehe Kap. A-Streptokokken (S.509).

Ein gesundes Kind erkrankt in seinen ersten 10 Lebensjahren altersabhängig jährlich an durchschnittlich 3 – 8 unkomplizierten Atemwegsinfektionen, mit einem Häufigkeitsgipfel im 3.–5. Lebensjahr. Die Krankheit verläuft in der Regel leicht und dauert selten länger als 7 – 9 Tage. Der Husten kann jedoch gelegentlich über Wochen persistieren. Eine „banale" Rhinitis im Säuglingsalter kann als schwere Krankheit imponieren und mit Komplikationen einhergehen, siehe Kap. infektiöse Rhinitis (S.607). Wenn die Frequenz der Atemwegsinfektionen den alterstypischen Normbereich übersteigt, wird die Diagnose rezidivierende Atemwegsinfektion oder „infektanfälliges Kind" gestellt. Differenzialdiagnostisch sollte an ein sich früh manifestierendes Asthma bronchiale gedacht werden.

115.1.2 Ätiologie

Die unkomplizierte Atemwegsinfektion wird zu 90 – 95 % durch etwa 200 verschiedene Viren verursacht: Rhinoviren (> 100 Serotypen), Respiratory-syncytial-(RS-), Influenza-, Parainfluenza-, Adeno-, Coronaviren, humanes Metapneumovirus, Enteroviren (vorwiegend im Sommer) und das humane Bocavirus aus der Familie der Parvoviren.

Von den Atemwegsinfektionen sind 5 – 10 (– 25) % primär oder sekundär bakteriell bedingt. Dabei sind vor allem Streptococcus pneumoniae, Haemophilus influenzae, Moraxella catarrhalis, Staphylococcus aureus, Streptococcus pyogenes, Mycoplasma pneumoniae und Chlamydia pneumoniae zu erwähnen; darüber hinaus ist, insbesondere bei anfallsartigem anhaltendem Husten, an Bordetella pertussis (S.434) und Bordetella parapertussis zu denken. Die Häufigkeitsverteilung der Erreger variiert mit Ort, Jahreszeit und Alter der Kinder.

Im Säuglingsalter sind RS- und Rhinoviren neben Parainfluenza-, Adeno- und Metapneumoviren die häufigsten Erreger. Bei Schulkindern dominieren M. pneumoniae, Rhino- und Influenzaviren. Eine exsudative Tonsillopharyngitis kann durch Viren, insbesondere Adenoviren und Epstein-Barr-Virus, Streptokokken und seltener durch andere Bakterien (z. B. N. meningitidis, Mykoplasmen) verursacht werden.

115.1.3 Epidemiologie

Atemwegsinfektionen bedingen etwa 70 % aller Konsultationen bei niedergelassenen Ärzten und häufen sich zwischen Herbst und Frühjahr. Das Zusammenleben vieler Menschen auf engem Raum fördert die Übertragung der Erreger. Diese erfolgt vorwiegend über Tröpfchen und durch direkten Kontakt mit infektiösen Sekreten (beim Händeschütteln usw.).

Die **Inkubationszeit** beträgt bei den meisten Erregern Stunden bis wenige Tage.

115.1.4 Diagnose

Für die Diagnose entscheidend sind Anamnese, klinischer Befund und die epidemiologische Situation. Mikrobiologische Diagnostik ist nur in Ausnahmefällen gerechtfertigt wie z. B. bei Notwendigkeit der Patientenkohortierung in einer Klinik. Schnelltests zum Nachweis respiratorischer Viren aus dem Nasopharyngealsekret stehen nur in begrenztem Umfang (z. B. für RS-, Adeno-, Parainfluenza- und Influenzaviren) oder mit noch zu geringer Sensitivität und Spezifität zur Verfügung. Bewährt haben sich Immunfluoreszenztests und Immunoassays zum Antigennachweis und zunehmend die PCR zum Nukleinsäurenachweis respiratorischer Viren sowie von Mykoplasmen und Chlamydien. Letztere lassen sich nicht nur im Nasopharyngealsekret, sondern auch im Rachenabstrich nachweisen. Neue Multiplex-PCR-Methoden können die häufigsten Erreger in einer Untersuchung differenzierend erfassen. Die Anzüchtung von Viren aus dem Nasopharyngealsekret ist aufwendig und dauert mehrere Tage. Die fakultativ pathogenen Bakterien sind auch Bestandteile der Atemwegsflora, sodass der alleinige Nachweis wenig aussagekräftig ist. Der Nachweisversuch spezifischer Antikörper ist vor allem für epidemiologische Untersuchungen von Bedeutung.

115.1.5 Therapie

Die Behandlung der überwiegend viralen Infektionen erfolgt symptomatisch, zumal keine kausale Therapie zur Verfügung steht. Zur Therapie bei RSV-Infektionen (S. 465) und bei Influenza (S. 337) siehe entsprechende Kapitel. Antibiotika sind in der Regel nicht indiziert. Eine Wirksamkeit von Echinacea-Präparaten ist nicht erwiesen.

115.1.6 Prognose

Die Prognose der unkomplizierten Atemwegsinfektion ist fast immer gut, auch bei rezidivierenden Atemwegsinfektionen. Risikofaktoren für Komplikationen sind:

- 1. Lebensjahr,
- Frühgeburtlichkeit,
- Stadium der Rekonvaleszenz,
- angeborene oder erworbene Immundefizienz,
- schwere chronische Krankheiten.

115.1.7 Prophylaxe

Wenn möglich, ist der Kontakt zu Patienten mit akuter Atemwegsinfektion zu vermeiden. Händewaschen und Händedesinfektion können die Übertragung von Erregern reduzieren. Der Gebrauch von Mundschutz (Klinik) bei Kontaktpersonen ist begrenzt wirksam.

Erhöhung der natürlichen Resistenz

Die Erhöhung der natürlichen Resistenz ist zwar wünschenswert, aber nur schwer zu erreichen. Der klinische Effekt von Immunstimulanzien bakterieller oder pflanzlicher Herkunft ist nicht bewiesen. Vor allem von Immunstimulanzien pflanzlicher Herkunft ist meistens nicht bekannt, welche Wirkstoffe in den einzelnen Präparaten für die immunstimulierende Wirkung verantwortlich sein sollen.

Passive Immunprophylaxe

Bei Kindern mit angeborenem schwerem IgG-Mangel ist eine regelmäßige Substitution mit Immunglobulin, 400 mg/kgKG intravenös (oder ggf. subkutan), alle 3 – 4 Wochen indiziert. Auch einige Kinder mit einem IgG_2-Mangel können von der Immunprophylaxe profitieren. Bei Kindern mit transitorischer Hypogammaglobulinämie sind in der Regel keine Immunglobulingaben erforderlich. Intramuskuläre Gaben von Immunglobulinen sind nicht zu empfehlen.

Aktive Immunprophylaxe

Gegen die meisten Atemwegsinfektionen gibt es keine Impfungen. Die Influenzaimpfung schützt saisonal gegen eine Infektion mit Influenzaviren der Typen A und B und kann die Rate der akuten Otitis media in dieser Periode senken. Die Hib-Impfung verhindert invasive Hib-Infektionen, u. a. die Epiglottitis. Für die Vermeidung anderer Komplikationen bei Atemwegsinfektionen ist die Hib-Impfung weitgehend unwirksam, da diese in der Regel durch unbekapselte H.influenzae-Stämme hervorgerufen werden. Zur Pneumokokken-Impfung siehe Kap. Pneumokokken (S. 450).

115.2 Infektiöse Rhinitis des Säuglings und Kleinkinds

115.2.1 Ätiologie und klinisches Bild

Die Rhinitis wird fast ausschließlich durch Viren, meist durch RS, Parainfluenza-, Influenza, Rhino-, Corona- und Adenoviren, hervorgerufen. Nur ausnahmsweise liegt primär eine bakterielle Infektion vor (z. B. konnatale Syphilis). Bis zu 5 % der Kinder entwickeln sekundär eine bakterielle Infektion, die in eine akute Sinusitis oder akute Otitis media übergehen kann. Prädisponiert für eine komplizierte Rhinitis sind Kinder mit Immundefizienz, kraniofazialen Fehlbildungen und zystischer Fibrose.

Die Anschwellung der Nasenschleimhaut schränkt die Luftdurchgängigkeit der engen Nasengänge ein. Da deren Durchmesser beim Säugling nur 5 mm beträgt (Erwachsene: 15 mm) wird der freie Weg beim Säugling rasch um über 50 % eingeengt (Erwachsene: nur um 25 %). Hinzu kommt, dass Säuglinge und Kleinkinder im Wesentlichen durch die Nase atmen. Eine durch Rhinitis verstopfte Nase behindert demzufolge die Atmung des jungen Säuglings viel mehr und es kann zu unregelmäßiger Atmung, Auftreten von Apnoen und Zyanoseattacken kommen. Der Sekretstau prädisponiert für eine sekundäre bakterielle Infektion. Ein gelbliches Nasensekret ist jedoch kein spezifisches Zeichen für eine bakterielle Infektion und ist allein keine Indikation für eine Antibiotikatherapie.

Die infektiöse Rhinitis gegen andere Formen der Rhinitis abzugrenzen, ist beim Kleinkind nicht immer leicht. Die Selbstheilung tritt im Allgemeinen innerhalb von 3 –10 Tagen ein. Dauern die Symptome länger als 10 Tage, sollten andere Ursachen, vor allem Fremdkörper gesucht oder eine allergische Rhinitis oder eine Sinusitis in Betracht gezogen werden.

115.2.2 Therapie

Das Ziel der Behandlung besteht darin, die Schleimhäute zum Abschwellen zu bringen, die Schleimproduktion zu verringern und die mukoziliäre Funktion wiederherzustellen. Dies wird in erster Linie durch wiederholte Behandlung mit isotoner Kochsalz- oder Meersalzlösung in Tropfenform erreicht. Bei stärkster Einschränkung können kurzfristig Xylo- oder Oxymetazolin Lösungen in altersentsprechender Konzentration intranasal verabreicht werden. Beide Substanzen sind wegen drohender Atrophie der Nasenschleimhaut nicht länger als 5 Tage zu verabreichen.

Nicht zu empfehlen sind wegen ihrer Nebenwirkungen andere Medikamente wie mentholhaltige Nasentropfen und Antihistaminika. Aus demselben Grund wird auch gewarnt vor kritiklosem Gebrauch von nicht verschreibungspflichtigen Arzneimitteln, wenn diese z. B. Phenylephrin, Diphenhydramin oder Chlorphenamin enthalten.

Antibiotika sind bei Rhinitis nicht indiziert. Auch bei purulenter Rhinitis sind Antibiotika in der Regel nicht erforderlich. Bei längerer Dauer sollte differenzialdiagnostisch eine akute Sinusitis in Betracht gezogen werden.

115.3 Akute Sinusitis

115.3.1 Klinisches Bild

Die Symptome der Sinusitis (Synonyme: Nasennebenhöhlenentzündung, Rhinosinusitis) werden durch die Entzündung mit Schwellung und starker Sekretion der Nasenschleimhaut hervorgerufen. Neben Verlegung, Sekretstau und Ausfluss in vorderen und oder hinteren Nasenwegen treten Fieber und je nach Alter Abgeschlagenheit und lokale Schmerzen oder Kopfschmerzen auf. Sekretabfluss über die hintere Nasenwege und über die Rachenhinterwand (postnasal drip) können zu anhaltendem Husten (besonders tagsüber), die lokale Entzündung und der Sekretstau je nach betroffener Nebenhöhle zu Zahn- Gesichts- oder Augenschmerzen führen. Mundgeruch und Bauchschmerzen sind weitere mögliche Symptome. Andererseits können Kinder auch weitgehend beschwerdefrei sein.

Komplikationen der akuten Sinusitis sind selten, sollten aber rechtzeitig mit entsprechender Abklärung inklusive Bildgebung (MRT) erkannt und behandelt werden. Aufgrund der engen Nachbarschaft der Nasennebenhöhlen zum Gehirn und der Orbita gehört zu den extrakranialen Komplikationen das periorbitale Ödem (auch präseptale Zellulitis genannt): häufigste Komplikation (80 %), die orbitale Zellulitis (postseptal viel seltener und gefährlicher mit Ophthalmoplegie und allenfalls Schädigung des Nervus opticus) und subperiostale Abszesse. Intrakraniale Komplikationen wie Abszesse sub- oder epidural, ein Hirnabszess, eine Meningitis oder eine Sinusvenenthrombose sind seltener und gehen meist mit Fieber und Kopfschmerzen und je nachdem mit Zeichen der ZNS-Infektion (Krämpfe, Bewusstseinsveränderung, neurologische Ausfälle) einher.

115.3.2 Ätiologie

Bei Sinusitis im Kindesalter sind in erster Linie die Kieferhöhlen und die Siebbeinzellen betroffen. Beide sind mit kleinem Kaliber bereits bei der Geburt angelegt und drainieren beim mittleren Meatus in die Nase. Die Keilbeinhöhlen werden erst im Alter von 3 – 7 Jahren und die Stirnhöhlen in Alter von 7 und 12 Jahren stärker pneumatisiert und sind viel seltener und erst ab diesem Alter Ort einer Sinusitis.

Die Nasennebenhöhlen sind Teil der oberen Atemwege und bilden mit diesen eine funktionelle Einheit. Somit sind die Nasennebenhöhlen bei Infektionen der oberen Atemwege mitbetroffen (Rhinosinusitis), letztere gehen einer solchen meist voran. In gewissen Fällen führt die Entzündung der Nasen(nebenhöhlen)schleimhaut bei einer viralen Atemwegsinfektion zur Obstruktion der Ostien der Nebenhöhlen. Durch diese mechanische oder funktionelle Obstruktion entsteht ein Unterdruck, welcher beim Niesen und Schnäuzen zur Aspiration von bakterienhaltigem schleimigem Sekret aus der Nase in die Nebenhöhle und somit zur deren bakterieller Kontamination führt. Die Obstruktion der Ostien verhindert die mukoziliäre Reinigung und somit Entfernung dieses Sekrets, was nach Vermehrung der anwesenden Bakterien zur sekundär bakteriellen Sinusitis führt.

Seltene andere Ursachen oder begünstigende Faktoren für eine Sinusitis sind Zahnwurzelinfektionen, Zilienfunktionsstörungen, Polypen (zystische Fibrose) und nasale Obstruktion durch Fremdkörper.

Die häufigsten bakteriellen Erreger sind S. pneumoniae (bis 40 %), H. influenzae (bis 20 %), M. catarrhalis (bis 20 %), seltener Streptokokken der Gruppe A. Goldstandard für den Erregernachweis sind Punktion und Aspirat aus der Nebenhöhle. Eine Punktion zum Erregernachweis ist nur in Ausnahmefällen erforderlich, z. B. bei Patienten mit Grunderkrankungen und sollte dem erfahrenen Spezialisten vorbehalten bleiben. Der Nachweis von Staphylococcus aureus aus der Nase widerspiegelt eher die Kolonisation des Naseneingangs und soll nicht als ursächlich für eine Sinusitis betrachtet werden.

Bei Kindern mit einer Grundkrankheit wie CF können andere Bakterien wie P. aeruginosa die sekretgefüllten Nasennebenhöhlen besiedeln. Bei immundefizienten Patienten ist auch an Pilzinfektionen (z. B. Aspergillus spp.) zu denken.

Bei der hier nicht besprochenen chronischen Sinusitis müssen prädisponierende Faktoren oder Krankheiten wie hyperplastische Adenoide, Schädigung der Nasenschleimhäute durch Allergie, Stäube, Gase und Dämpfe, Störung der Zilienfunktion, Immundefizienz, zystische Fibrose oder anatomische Fehlbildungen gesucht werden. Auch das Erregerspektrum der chronischen Sinusitis unterscheidet sich von jenem der akuten Sinusitis.

115.3.3 Epidemiologie

Die im Kindesalter häufigen viralen Rhinosinusitiden sollen nach Schätzungen in weniger als 5–8 % aller Fälle durch eine akute Sinusitis kompliziert werden. Die akute Sinusitis ist beim Kind im Unterschied zur akuten Otitis media nicht sehr häufig und ist eher eine Krankheit des Erwachsenen. Virale Atemwegsinfektionen und Allergien sind die wichtigsten prädisponierenden Faktoren für eine akute Sinusitis.

115.3.4 Diagnose

Die Diagnose beim Kind basiert vorwiegend auf der Anamnese durch das Kind oder seine Eltern, da es schwierig ist, eine Sinusitis aufgrund klinischer Zeichen von einer unkomplizierten Infektion der oberen Atemwege zu unterscheiden. Die Untersuchung der Nase bzw. auch des Nasensekrets führt in der kinderärztlichen Praxis nicht weiter. Dies gilt auch für radiologische Untersuchungen. Eine Verschattung des Sinus im konventionellen Röntgenbild unterscheidet nicht zwischen bakterieller Sinusitis und viraler Infektion der oberen Atemwege. Die Bildgebung mittels MRT, seltener CT ist indiziert bei Verdacht eine Komplikation einer Sinusitis.

Mit Bezug auf die Indikation einer Antibiotikatherapie gelten für die akute Sinusitis folgende 3 diagnostischen Präsentationsformen (► Abb. 115.1):

- Persistierende Zeichen einer Rhinosinusitis über 10 Tage ohne Besserung: Symptome der entzündeten Nasenschleimhaut (Sekretion jeglicher Art von Sekret, verlegte Nasenwege, Obstruktion) mit oder ohne Husten tagsüber.
- Auftreten schwerer Symptome: die Kombination von hohem Fieber (> 39 °C) und eitrigem Nasensekret oder bei größeren Kindern auch Gesichtsschmerzen während 3–4 aufeinander folgenden Tagen.
- Zunahme der Symptome oder biphasischer Verlauf: neu auftretendes Fieber oder Kopfschmerzen oder Zunahme der Nasensekretion/Verstopfung 7–5 Tage nach einer fast schon abklingenden typischen viralen Atemwegsinfektion (zweigipfliger Verlauf).

MRT (oder CT), wie auch eine Fiberendoskopie sind Methoden, die nur bei Komplikationen und allenfalls bei Patienten mit Grundkrankheiten (Immunsuppression, CF) indiziert sind. Bei hohem Fieber und V. a. systemische Infektion, (z. B. Orbitaphlegmone) wird die Abnahme von Blutkulturen empfohlen.

Differenzialdiagnostisch sind ggf. andere Ursachen wie Allergie, Fremdkörper, anatomische Defekte etc. auszuschließen.

115.3.5 Therapie

Wie bei der auf einer sehr ähnlichen Pathogenese beruhenden akuten Otitis media ist die Spontanheilungsrate der akuten Sinusitis hoch. Wartet man ab Beginn der Symptome 3 Wochen, beträgt die Spontanheilungsrate bei der akuten Sinusitis 80 %.

Die Rolle der Antibiotikatherapie wird kontrovers beurteilt. Von 4 randomisierten, placebokontrollierten Studien zeigten jene mit hoch dosiertem Amoxicillin/Clavulansäure (80–90 mg/kgKG/d) einen geringen Effekt zugunsten der Antibiotikatherapie. Die Anzahl Kinder, die für einen Therapieerfolg mit Antibiotika behandelt werden mussten, liegt zwischen 3 und 16. Mit Antibiotika behandelte Kinder zeigten häufig selbstlimitierende gastrointestinale Nebenwirkungen. Im Weiteren ist die Spontanheilungsrate der akuten Sinusitis erregerabhängig und liegt höher bei Infektionen mit H. influenzae und M. catarrhalis (> 50 % Spontanheilung) als bei Pneumokokkeninfektionen (15 %). Seit Einführung der konjugierten Pneumokokkenimpfung könnten, auch wenn aktuelle Daten fehlen, in Analogie zur akuten Otitis media die Infektionen mit Pneumokokken abgenommen haben.

Davon abgeleitet und in Übereinstimmung mit aktuellen amerikanischen Empfehlungen (Infectious Diseases Society of America [ISDA] 2011) wird eine Antibiotikatherapie bei akuter Sinusitis empfohlen, wenn eine der 3 oben (unter Diagnose und in ▸ Abb. 115.1) genannten Präsentationsformen vorliegt.

Als Mittel der Wahl wird Amoxicillin oder Amoxicillin/Clavulansäure empfohlen (▸ Tab. 115.1). Da in erster Linie die Infektion mit Pneumokokken behandelt werden soll, H.-influenzae-Infektionen weniger häufig auftreten und eher spontanheilend sind sowie die meisten ursächlichen Bakterien keine Betalaktamase produzieren, kann primär eine Therapie mit Amoxicillin (50 mg/kgKG/d) empfohlen werden.

a) Sinusitis
drei Präsentationsformen:

Infektion der oberen Luftwege mit
- persistierenden Symptomen > 10 Tage
- zweigipfligem Verlauf
- Fieber > 39 °C + eitriger Rhinitis > 3 Tage

→ **1. Analgesie**

2. Antibiotikatherapie bei
- schlechtem AZ
- Präsentationsform 1, 2, 3
- Komplikation (s. u.)

komplikationsverdächtig:
- Schwellung periorbital/fazial
- Augenmotilitätsstörung
- Zeichen intrakranieller Beteiligung

→ **sofort weitere Abklärung (Krankenhaus) und Therapie**

Bildgebung (CT) nur bei Verdacht auf Komplikation

b) Antibiotikaauswahl
Amoxicillin = 1. Wahl

	Dosierung	Dauer
akute Otitis media	**50 mg/kgKG/d in 2 – 3 ED** 80 mg/kgKG/d in 2 – 3 ED bei Risikofaktoren, in Regionen mit hoher Penicillin-Resistenz	**5 Tage**; aber 10 Tage bei Alter < 2 Jahre, Otitis prone child, perforiertes Trommelfell
akute Sinusitis	(wie oben)	**10 Tage**
Pneumonie	**50 mg/kgKG/d in 2 – 3 ED**	**7 Tage**

bei Nichtansprechen:	Amoxicillin/ Clavulansäure	80 mg/kgKG/d in 2 ED	10 Tage
	Ceftriaxon	50 mg/kgKG/d in 1 ED	1 – 3 Tage
bei Unverträglichkeit:	Cefuroximaxetil	30 mg/kgKG/d in 2 ED	Dauer wie Amoxicillin
	Clarithromycin	15 mg/kgKG/d in 2 ED	Dauer wie Amoxicillin

Abb. 115.1 Therapie und Antibiotikaauswahl (nach PIGS-Guidelines).
a Therapie der Sinusitis.
b Antibiotikaauswahl bei Sinusitis, akuter Otitis media und ambulant erworbener Pneumonie.

Tab. 115.1 Wahl der Antibiotikatherapie bei akuter Sinusitis (nach PIGS-Guidelines).

Antibiotikatherapie	Dosierung und Verabreichung
1. Wahl Amoxicillin	50 mg/kgKG/d in 2–3 ED für 10 Tage p. o. bei Risikofaktoren oder in Regionen mit hoher Penicillin Resistenz: 80 mg/kgKG/d in 2–3 ED
bei Nichtansprechen	
Amoxicillin plus Clavulansäure	80 mg/kgKG/d in 2 ED für 10 Tage p. o. (oder 100–150 mg/kgKG/d i. v.)
Ceftriaxon	50 mg/kgKG/d in 1 ED für 1–3 Tage i. v.
bei Unverträglichkeit	
Cefuroximaxetil	30 mg/kgKG/d in 2 ED für 10 Tage p. o.
Clarithromycin	15 mg/kgKG/d in 2 ED für 10 Tage p. o.

PIGS = Pediatric Infectious Diseases Group of Switzerland

In Regionen (Frankreich, Spanien, USA) mit einem hohen Anteil penicillinintermediärer/-resistenter Pneumokokken (> 10 %) ist eine ausrechend hohe Dosierung von Amoxicillin, d. h. 80–90 mg/kgKG/d, zur wirksamen Therapie dieser Infektionen notwendig. Dies gilt besonders für Kinder, die < 2 Jahre alt sind, die kürzlich Antibiotika eingenommen haben oder immunsupprimiert sind.

Kinder, welche nicht auf die primäre empirische Antibiotikatherapie ansprechen, sollen nach 3 Tagen reevaluiert werden, und bei Annahme eines Therapieversagen soll auf eine Therapie Amoxicillin/Clavulansäure in hoher Dosierung (80–90 mg/kgKG/d in 2 ED p. o.; 100–150 mg/kgKG/d in 3 ED i. v.) oder Cefuroximaxetil (30 mg/kgKG/d in 2 ED) oder Ceftriaxon (50 mg/kgKG/d in 1 ED i. v.) gewechselt werden.

Die empfohlene Dauer der Antibiotikatherapie der akuten Sinusitis beim Kind beträgt 10–14 Tage.

Andere Antibiotika wie Makrolide oder Cephalosporine oder Trimethoprim-Sulfamethoxazol sollen aufgrund der zunehmenden Resistenzentwicklung von Pneumokokken nicht mehr als primäre empirische Therapie bei akuter Sinusitis eingesetzt werden. Bei Kindern sollen Chinolone und unter dem Alter von 8 Jahren auch Tetrazykline nicht als primäre Therapie eingesetzt werden. Bei Penicillinallergie können Clindamycin plus ein Cephalosporin (Cave: Kreuzallergie) oder Makrolide angewendet werden.

Die Anwendung von Antihistaminika wird nicht empfohlen, da sie keinen nachgewiesenen Nutzen haben, wohl aber Nebenwirkungen zeigen können. Gleiches gilt bezüglich abschwellender Nasentropfen (Xylo- der Oxymetazolin).

Bei Komplikationen der akuten Sinusitis wird primär eine parenterale Antibiotikatherapie empfohlen, bei extrakranialen Komplikationen z. B. mit Ceftriaxon und Clindamycin, abgesehen von der präseptalen orbitalen Entzündung, welche mit Amoxicillin/Clavulansäure behandelt werden kann. Bei intrakranialen Komplikationen muss eine ZNS-gängige Therapie gewählt werden z. B. Ceftriaxon und Metronidazol und je nach Resistenzlage Vancomycin. Die Indikation zur chirurgischen Therapie folgt 2 Zielen:

- Identifikation des Erregers, welche eine gezielte Therapie erlauben soll
- Druckentlastung und Drainage, wenn Strukturen des Auges oder des ZNS bedroht sind.

115.3.6 Prognose

Die Prognose der akuten Sinusitis ist bei entsprechendem Vorgehen gut. Komplikationen wie präseptale und postseptale orbitale Entzündung, Meningitis, Abszesse oder Osteomyelitis sind heute selten. Auch diese extrakranialen Komplikationen haben bei adäquater Behandlung eine gute Prognose, bei intrakranialen Komplikationen wird dennoch eine Letalität von 10–20 % angegeben.

115.3.7 Prophylaxe

Über den Effekt der Influenzaimpfung, sei es auf die Abnahme der prädisponierenden viralen Atemwegsinfektionen oder auf die Abnahme sekundär bakterieller Infektionen, kann bisher nur spekuliert werden. Dass die Impfung mit Pneumokokken-Konjugatimpfstoffen die Inzidenz der akuten Sinusitis reduzieren könnte, ist analog zur akuten Ottis media denkbar, jedoch noch nicht nachgewiesen.

Koordinator:
C. Berger

Mitarbeiter:
J. Forster, J. G. Liese

115.4 Akute Otitis media

115.4.1 Klinisches Bild

115

Die akute Otitis media (Synonyme: akute Mittelohrentzündung, „acute otitis media“: AOM) gehört zu den häufigsten Infektionserkrankungen des Kindesalters und ist die häufigste Ursache von Antibiotikaverschreibungen bei Kindern. Die AOM ist durch akute Infektionszeichen und eine Flüssigkeitsansammlung und Entzündung im Mittelohr definiert.

Oft geht der AOM eine virale Atemwegsinfektion voraus. Während oder nach der Atemwegsinfektion treten (erneut) Fieber und Ohrenschmerzen auf. Beim Säugling und Kleinkind äußern sich Schmerzen am Ohr in einer erhöhten Reizbarkeit oder Unruhe, in Greifen nach dem Ohr, Reiben am Ohr („Greifzwang“), Schmerzreaktionen beim Berühren (Zug, Druck) des äußeren Ohres („Tragusdruckschmerz“) oder des Warzenfortsatzes, weiterhin durch plötzliches schrilles Schreien oder Weinen, gelegentlich auch durch persistierendes Schreien. Ein eitriger Ausfluss weist bei Ausschluss einer Otitis externa (S. 618) und einer chronischen Otitis media auf Perforation des Trommelfells hin. Weitere Symptome können Abgeschlagenheit, Nahrungsverweigerung, Erbrechen und Durchfall sein. Etwa ab dem 4. Lebensjahr können Kinder auch über einen Hörverlust klagen. Bei älteren Kindern sind die Symptome weniger stark ausgeprägt, Fieber kann bei ihnen fehlen.

Die wichtigsten Komplikationen der AOM sind Persistenz des Ergusses, Hörverlust, Gleichgewichtsprobleme, die Entwicklung einer rezidivierenden oder chronischen Otitis media, Cholesteatom, und die Ausbreitung der Infektion auf benachbarte Regionen, wie z. B. Mastoiditis (S. 619), Petrositis, Labyrinthitis, Meningitis.

115.4.2 Ätiologie

Sowohl bakterielle als auch virale Erreger können bei AOM aus Mittelohrsekret nach Punktion nachgewiesen werden. In einer Untersuchung bei Kindern mit AOM wurden bakterielle Erreger bei 92 %, virale Erreger bei 70 % und Bakterien und Viren gemeinsam bei 66 % der Kinder nachgewiesen.

Die 3 häufigsten bei AOM kultivierbaren Bakterienarten sind S. pneumoniae, H. influenzae (letztere zu 95 % nicht-bekapselte Stämme), sowie etwas seltener M. catarrhalis. Die Verteilung der Serotypen von S. pneumoniae hat sich insofern geändert, dass Pneumokokken-Serotypen, die nicht in der Vakzine enthalten sind, allmählich die Vakzine-Serotypen ersetzen. Die relative Verteilung ist je nach Land und Population erheblich unterschiedlich. S. pyogenes und S. aureus kommen selten vor, ebenso wie M. pneumoniae und Chlamydia pneumoniae. Bei Neugeborenen und immundefizienten Kindern kommen auch andere Erreger wie E. coli und andere Enterobacteriaceae und P. aeruginosa vor. Die Rolle der anaeroben Bakterien (Propionibakterien, Peptostreptokokken) in der Ätiologie der AOM ist unklar.

Ein Virusnachweis ohne begleitende bakterielle Besiedlung gelang in aufwendigen Studien bei bis zu 22 % der Kinder mit einer AOM. Am häufigsten wurden RSV, gefolgt von Enteroviren, Parainfluenza- und Influenza-A-Virus nachgewiesen. Seltener wurden Rhino-, Adeno-, Corona- sowie Metapneumo- und Bocavirus gefunden.

Bei der chronischen Otitis media kann eine aerobe–anaerobe Mischinfektion vorliegen. Von den aeroben Erregern sind vor allem P. aeruginosa (30 – 40 %), S. aureus (10 – 20 %) und Proteus spp. zu nennen. Bei den anaeroben Bakterien handelt es sich meistens um Peptostreptokokken, Bacteroides- und Prevotella-Arten.

115.4.3 Epidemiologie

Die AOM ist die häufigste Infektionskrankheit in der pädiatrischen Praxis und tritt am häufigsten im Alter zwischen 6 Monate und 6 Jahren auf. Etwa 6 % aller Vorstellungen neu erkrankter Kinder bei einem Kinderarzt erfolgen wegen einer AOM; 75 – 95 % aller Kinder erkranken in den ersten 3 Lebensjahren wenigstens einmal an einer AOM, 30 % sogar mindestens dreimal. Die AOM tritt saisonal gehäuft von Dezember bis März auf. Risikofaktoren sind fehlendes Stillen und Schnullergebrauch bei Säuglingen, niedriger sozioökonomischer Status, Krippen- und Kindergartenbesuch, Tabakrauchexposition, adenoide Hyperplasie, anatomische Fehlbildungen (z. B. Lippen-Kiefer Gaumenspalte), eine allergische Diathese sowie Abwehrschwäche (Immundefekte, Down-Syndrom etc.). Das Auftreten der ersten AOM-Episode in den ersten 6 Lebensmonaten ist ein Risikofaktor für eine rezidivierende AOM.

115.4.4 Diagnose

Die klinische Diagnose der AOM verlangt das Vorhandensein eines Mittelohrergusses und akute Zeichen der Mittelohrentzündung. Bei einer akuten purulenten Otorrhoe liegt eine AOM vor, wenn eine Otitis externa oder eine chronische Otitis media ausgeschlossen sind. Der Mittelohrerguss wird otoskopisch durch Flüssigkeitsspiegel oder Blasen hinter dem Trommelfell und/oder eine Trübung der Trommelfelloberfläche (Reflexverlust), Verwischung der Konturen (Entdifferenzierung des Trommelfellreliefs) oder Verfärbung (rötlich, weißlich, gelblich oder bernsteinfarben) diagnostiziert.

Zur Unterscheidung von der Otitis media mit Erguss – dem Tubenmittelohrkatarrh (S. 617) – ist das Vorhandensein von akuten Entzündungszeichen notwendig. Akute nichtotoskopische Entzündungszeichen sind Ohrenschmerzen und Ohrenreiben. Als sicherstes otoskopisches Zeichen gilt die eindeutige Vorwölbung des Trommelfells, d. h. der Nachweis des Ergusses. Eine Rötung des Trommelfells ist ein weiteres Zeichen der akuten Entzündung, jedoch ohne gleichzeitige Vorwölbung von diagnostisch eher geringer Bedeutung (positiver prädiktiver Wert von Rötung allein nur 15 %). Eine Rötung des Trommelfells alleine kann auch Ausdruck einer Hyperämie aufgrund von Schreien, hohem Fieber oder Fremdkörper im Gehörgang sein. Bei einigen Infektionskrankheiten (Influenza, Mykoplasmeninfektion) kann es zu einer hämorrhagischen Blasenbildung auf dem Trommelfell kommen.

Wegen der oft unklaren klinischen Symptomatik und der nicht immer eindeutigen otoskopischen Befunde sind daher für eine *sichere* Diagnose der AOM folgende *drei* Kriterien zu fordern:

- akuter Beginn der Krankheit: Fieber, Krankheitsgefühl, Irritabilität
- Zeichen und Symptome einer Mittelohrentzündung: Rötung des Trommelfells und Otalgie
- otoskopisch nachgewiesener Mittelohrergusses: Vorwölbung des Trommelfells mit manchmal durchschimmerndem eitrigem Erguss; Flüssigkeitsspiegel oder Luftblasen hinter dem Trommelfell; Auftreten einer Otorrhoe innerhalb der letzten 24 Stunden.

Wenn alle 3 Kriterien erfüllt sind, kann die Diagnose als sicher gelten; sind nur 2 der genannten Kriterien erfüllt, ist die Diagnose fraglich.

Gehörprüfung und Tympanometrie sind wichtige Hilfsuntersuchungen im Krankheitsverlauf und bei Kontrolluntersuchungen, z. B. wegen eines persistierenden Ergusses. Nur bei ausgewählten Indikationen sollte ein Erregernachweis mittels Parazentese angestrebt werden. Hierzu zählen eine sehr schwer verlaufende AOM, unzureichende Wirkung einer antibiotischen Therapie, Komplikationen (Mastoiditis, Meningitis, u. a.), sowie Patienten mit hohem Risiko für seltene andere Erreger, wie immundefiziente Kinder, und Patienten mit rezidivierender oder chronischer Mittelohrentzündung.

115.4.5 Therapie

Symptomatische Behandlung

Eine adäquate analgetische und fiebersenkende Therapie, z. B. mit Ibuprofen (bis 30 mg/kgKG/d in 3 ED) oder Paracetamol (bis zu 40–60 mg/kgKG/d in 4 ED), ist bei jedem Patienten mit schmerzhafter AOM indiziert. Bei verlegter Nasenatmung kann 0,9 %ige NaCl-Lösung intranasal appliziert werden. Die Wirkung von α-adrenergen, abschwellenden Nasentropfen auf eine Verkürzung der Erkrankungsdauer ist nicht belegt. Auch für eine Wirksamkeit von weiteren lokalen abschwellenden Maßnahmen, wie der Gabe von Antihistaminika und Kortikosteroiden gibt es keine Evidenz, möglicherweise entstehen sogar Nachteile. Die Anwendung von Ohrentropfen, die Lokalanästhetika enthalten, hat in einzelnen Studien eine kurzfristige Schmerzlinderung gezeigt, es fehlen jedoch noch ausreichende Daten, um dies generell zu empfehlen. In jedem Fall muss zuvor eine Trommelfellperforation durch eine Otoskopie sicher ausgeschlossen worden sein.

Antibiotikatherapie

Die Selbstheilungsrate der AOM beträgt abhängig von der Ätiologie 70 – 90 %. Bei einer Pneumokokken-Infektion ist die Selbstheilungsrate niedriger als bei einer H.-influenzae-Infektion.

Die AOM ist die häufigste Indikation für eine antibiotische Therapie bei Kindern. Da der übermäßige Antibiotikaverbrauch zur Resistenzentwicklung beiträgt und Antibiotika Nebenwirkungen verursachen, ist eine möglichst zielgerechte Therapie für diejenigen Patienten mit AOM, die wirklich davon profitieren, notwendig. Dies gelingt in erster Linie durch die korrekte Diagnosestellung der AOM. Ziel ist daher primär die Vermeidung der antibiotischen Therapie bei unsicherer Diagnose. Generell ist v. a. bei über 2-jährigen Kindern ein abwartendes Beobachten des spontanen Heilungsprozesses der AOM bei entsprechender klinischer Kontrolle 48–72 Stunden möglich. Bei 6–35 Monate alten Kindern mit klinisch sicher diagnostizierter akuter Otitis media konnte in 2 aktuellen placebokontrollierten Studien ein Vorteil der Antibiotikatherapie nachgewiesen werden. In der finnischen Studie zeigten 45 % der mit Placebo behandelten Kinder noch Krankheitssymptome am Tag 8 gegenüber 18 % der antibiotisch therapierten Kinder, was einer Reduktion von 62 % entspricht. Entsprechend ähnlich waren die Ergebnisse der amerikanischen Studie in der 51 % der placebobehandelten Kinder gegenüber 16 % der antibiotisch therapierten Kinder noch Zeichen der AOM am Tag 10–12 aufwiesen. Andere Studien zeigen, dass eine Antibiotikatherapie den Krankheitsverlauf (Ohrenschmerzen, Fieber) um etwa 24–48 Stunden verkürzt. Gastrointestinale Nebenwirkungen, wie z. B. Diarrhoe, traten in allen Studien bei antibiotisch therapierten Kindern um etwa 30 % häufiger auf. Bei der Therapieentscheidung sind daher auch die Nachteile der Antibiotikatherapie abzuwägen, insbesondere Nebenwirkungen, Selektionsdruck und zusätzliche Kosten. Es besteht in den meisten derzeitigen Empfehlungen Übereinstimmung, dass v. a. Kinder unter 2 Jahren, mit klinisch eindeutiger, v. a. bilateraler AOM und/oder Otorrhoe von einer antibiotischen Therapie profitieren. Das bedeutet, dass bei klinisch stabilen Patienten mit AOM ab einem Alter von 2 Jahren zunächst eine symptomatische Therapie erfolgen kann, sofern eine klinische Kontrolle gewährleistet ist und keine Risikofaktoren vorliegen (s. u.). Bezüglich der Prävention gegenüber seltenen Komplikationen, wie z. B. Mastoiditis (S. 619) oder Meningitis, gibt es keine ausreichende Evidenz, dass durch eine generelle antibiotische Behandlung der AOM eine Reduktion von Komplikationen zu erzielen ist.

Empfehlungen zur antibiotischen Therapie

Die Empfehlungen zur antibiotischen Therapie sind in den ► Tab. 115.2 und ► Tab. 115.3 zusammengefasst und nach Alter und diagnostischer Sicherheit gegliedert. Demnach erhalten Säuglinge unter 6 Monaten mit AOM unabhängig von der diagnostischen Sicherheit immer eine antibiotische Therapie, im Alter von 6–23 Monaten nur bei sicherer Diagnose (3 Kriterien erfüllt) oder schwerer AOM (Fieber > 39,0 °C, schwere Otalgie, ausgeprägte Krankheitszeichen). Ab (!) einem Alter von 24 Monaten kann i. d. R. zunächst mit der antibiotischen Therapie abgewartet werden, es sei denn es liegt eine schwere AOM vor. Bei nichtbehandelten Kindern mit AOM ist eine Nachbeobachtung bzw. bei fehlender Besserung eine Nachuntersuchung nach 48 – 72 Stunden (und ggf. Verordnung einer Antibiotikatherapie) sicher zu stellen. Alternativ kann auch nach entsprechender Aufklärung den Eltern ein Rezept für Antibiotika mitgegeben werden, das diese bei fehlender klinischer Besserung nach 48 Stunden einlösen können.

Tab. 115.2 Kriterien zur antibiotischen Therapie bzw. Beobachtung der AOM bei Kindern ohne Risikofaktoren.

Alter	Sichere Diagnose[1]	Fragliche Diagnose
< 6 Monate	antibiotische Therapie	antibiotische Therapie
6 – 23 Monate	antibiotische Therapie	Beobachtung bei nichtschwerer AOM
> 23 Monate (oder ≥ 24 Monate)	antibiotische Therapie bei schwerer AOM[2] Beobachtung bei nichtschwerer AOM[3]	Beobachtung[3]

[1] Eine sichere Diagnose beinhaltet 3 Kriterien: akuter Beginn, Nachweis eines Mittelohrergusses/Otorrhoe, Zeichen einer Mittelohrentzündung
[2] schwere AOM: ausgeprägte Ohrenschmerzen und Fieber ≥ 39,0 °C in den vorangehenden 24 h
[3] Eine Beobachtung setzt die Möglichkeit einer Kontrolluntersuchung und/oder Beginn einer antibiotischen Therapie bei ausbleibender Besserung nach 48–72 h voraus

Tab. 115.3 Wirksamkeit oraler Antibiotika bei den häufigsten bakteriellen Erregern von Atemwegsinfektion.

Antibiotikum	Wirksamkeit gegen					
	S. pneumoniae	H. influenzae	M. catarrhalis	S. pyogenes	S. aureus	MCL[1]
Penicillin V	+	-	-	+	-	-
Amoxicillin	+	+	-	+	-	-
Amoxicillin/Clavulansäure, Ampicillin-Sulbactam	+	+	+	+	+	-
Makrolide[2]	±	±	+	±	±	+
Cefuroximaxetil, Loracarbef, Cefpodoximproxetil	+	+	+	+	+	-
Cefixim, Ceftibuten, Cefetamet	±	+	+	+	-	-

+: wirksam
±: eingeschränkt wirksam bzw. bis zu 20 % resistente Isolate
-: häufig unzureichend wirksam, da resistente Isolate
[1] Mykoplasmen, Chlamydia, Legionellen
[2] Azithromycin ist in vitro gegen H. influenzae am wirksamsten (entspricht +).

Eine sofortige Antibiotikatherapie sollte unabhängig vom Alter bei *Kindern mit Risikofaktoren* wie Cochleaimplantat, Immundefizienz, prädisponierenden kraniofazialen Fehlbildungen, schweren Grundkrankheiten oder rezidivierender AOM soweit möglich nach Erregernachweis erfolgen.

Für die kalkulierte Therapie der AOM gilt Amoxicillin in einer Dosis von 50 mg/kgKG/d in 2–3 ED als Mittel der Wahl. Es erfasst die beiden im deutschsprachigen Raum häufigsten Erreger S. pneumoniae und H. influenzae mit einem ausreichenden Maß an Sicherheit. In Deutschland beträgt der Anteil der resistenten Pneumokokken (S. 450) gegenwärtig etwa 1 – 2 % und der Anteil der Betalaktamase-Bildner von H. influenzae ca. 3 – 5 %.

Wenn 48–72 Stunden nach Beginn der Amoxicillin-Therapie keine deutliche klinische Besserung eingetreten ist, sollte auf ein Oralcephalosporin, das auch S. aureus (Cefuroximaxetil, Cefpodoximproxetil, Loracarbef) erfasst, oder eine Aminopenicillin-Betalaktamasehemmer-Kombination (Amoxicillin/Clavulansäure z. B. in 7:1-Formulierung) umgestellt werden. Als parenterales, auch ambulant verabreichbares Antibiotikum, kann Ceftriaxon, 50 mg/kgKG/d in 1 ED als Kurzinfusion (oder intramuskulär) über 3 Tage, bei schlechtem klinischen Ansprechen und/oder Verweigerung der oralen Medikation angewendet werden. Als nicht für Kinder zugelassenes Antibiotikum bleibt Levofloxacin, 10 mg/kgKG/d in 2 ED, eine Alternative bei Nichtansprechen auf eines der o. g. Medikamente.

Bei Kindern aus Ländern mit hohen Raten penicillinresistenter Pneumokokken (nach Aufenthalt u. a. in Spanien, Frankreich, Ungarn, Slowakei, USA), sowie bei schwerer und rezidivierender AOM sollte Amoxicillin in hoher Dosierung von 80 – 90 mg/kgKG/d verabreicht werden.

Amoxicillin sollte nicht primär bei Patienten mit hohem Risiko für resistente bakterielle Erreger angewendet werden. Hierzu gehören

- Kinder, die mit Betalaktam-Antibiotika in den letzten 30 Tagen behandelt wurden,
- Kinder, die eine antibiotische Prophylaxe mit Amoxicillin erhalten.

Diese Kinder sollten primär eine antibiotische Therapie mit einem betalaktamasestabilen Antibiotikum erhalten (z. B. Cefuroximaxetil, Cefpodoximproxetil, Ceftriaxon), oder eine Aminopenicillin-Betalaktamasehemmer-Kombination (Amoxicillin/Clavulansäure z. B. in 7:1-Formulierung).

Makrolide sind wegen der auch in Deutschland bestehenden Resistenzen von Pneumokokken und A-Streptokokken, die regional bis 30 % bzw. ca. 10 % betragen, und wegen der unterschiedlichen Wirksamkeit gegen H. influenzae nur noch als Alternative bei nachgewiesener Penicillinallergie zu empfehlen. Im Falle einer Penicillinallergie kann, wenn anamnestisch kein Anhalt für eine Anaphylaxie oder eine Urticaria gegeben ist, auch ein Cephalosporin der Gruppe 2ausgewählt werden. Im anderen Fall können Clindamycin und eingeschränkt Azithromycin als Alternative gelten.

Cefixim und Ceftibuten sind wegen des breiten Spektrums und geringer Aktivität gegenüber Pneumokokken und fehlender Aktivität gegenüber S. aureus für die Behandlung der AOM nicht zu empfehlen. Sie können bei Verdacht auf eine Infektion mit Enterobacteriaceae oder bei Nachweis von H. influenzae indiziert sein.

Bei Säuglingen in den ersten 6–8 Lebenswochen und bei immundefizienten Patienten mit einer AOM ist ein Erregernachweis vor der antibiotischen Therapie anzustreben.

▸ **Dauer der antibiotischen Therapie.** Über die notwendige Dauer der antibiotischen Therapie besteht keine Klarheit. Die meisten Studien wurden mit einer 7- bis 10-tägigen Behandlung durchgeführt. Nach derzeitigem Kenntnisstand sollten Kinder in den ersten 2 Lebensjahren, sowie Kinder mit perforierter AOM, Risikofaktoren (v. a. rezidivierende AOM) und schweren Verläufen 10 Tage antibiotisch behandelt werden, Kinder ab einem Alter von 2 Jahren für 7 Tage, Kinder ab einem Alter von 6 Jahren für 5–7 Tage.

▸ **Lokale Anwendung von antibiotischen Ohrentropfen.** Eine lokale Anwendung von chinolonhaltigen Ohrentropfen (Ofloxacin, Ciprofloxacin) kann bei Kindern mit Paukenröhrchen oder chronischer suppurativer Otitis media indiziert sein. Bei Kindern mit AOM und Trommelfellperforation ist eine lokale antibiotische Therapie nicht indiziert.

Die chronische Otitis media darf nicht mit dem persistierenden Paukenerguss bei Otitis media mit Erguss (S. 617) verwechselt werden. Die chronische Otitis media tritt als chronische suppurative Otitis media mit zentraler Trommelfellperforation oder als Cholesteatom, eine chronische Knocheneiterung, auf und erfordert immer eine HNO-ärztliche Diagnostik. Eine lokale oder systemische antibiotische Behandlung spielt insbesondere bei der akuten Exazerbation der chronischen Otitis media eine Rolle (zuvor Abstrich). Antibiotikahaltige Tropfen können sinnvoll sein (Ofloxacin/Ciprofloxacin, Polymyxin-Bacitracin, Gentamicin), Polymyxin und Gentamicin wegen Ototoxizität nur als 2. Wahl. Bei Versagen der Lokaltherapie ist eine resistenzentsprechende intravenöse Behandlung, z. B. mit Ceftazidim oder Cefepim, zusammen mit einer täglichen intensiven Reinigung (Spülen, Absaugen) erfolgreich.

Eine Indikation für eine Operation besteht bei einem Cholesteatom und bei der chronischen Otitis media mit persistierendem zentralem Trommelfelldefekt.

115.4.6 Prognose

Die Prognose der AOM ist gewöhnlich gut. Zu beachten sind jedoch mögliche Komplikationen (S. 612). Weiterhin kann die Prognose durch die Persistenz des Mittelohrergusses beeinträchtigt werden. Bei einer AOM lässt sich dieser bei 35–40 % der Kinder noch 1 Monat und bei 5–10 % der Kinder sogar noch 3 Monate nach Beginn der Erkrankung nachweisen. Bedeutsam ist, dass der persistierende Mittelohrerguss zu Rezidiven disponiert und wegen der Beeinträchtigung des Hörvermögens für Entwicklungsstörungen des Kindes verantwortlich sein kann.

115.4.7 Prophylaxe

Allgemeine Empfehlungen zur Prophylaxe der AOM sollten die bekannten, vermeidbaren Risikofaktoren wie z. B. Passives Rauchen und protektive Faktoren wie z. B. Stillen in der Aufklärung von Eltern berücksichtigen.

Von den in Deutschland allgemein empfohlenen Impfungen ist v. a. bei der Pneumokokkenimpfung von einer Wirksamkeit gegen AOM auszugehen. In klinischen Studien der Pneumokokken-Konjugatimpfstoffe war zunächst der Effekt auf die Gesamtzahl der klinischen Episoden mit 6–7 % relativ gering, jedoch deutlicher höher bzgl. der Reduktion von rezidivierenden AOM-Episoden und Paukenröhrchen-Einlage. Nach der Zulassung konnten Effekte von 30–40 % in der Reduktion von AOM-Episoden beobachtet werden, möglicherweise auch aufgrund des zunehmenden Herdenschutzes nach Einführung der Pneumokokken-Konjugatimpfung. Zusätzlich kam es v. a. in den USA auch zu einer Abnahme des Antibiotikaverbrauchs und der Resistenz von S. pneumoniae gegenüber Penicillin.

Bei Kindern mit rezidivierender AOM hat die Pneumokokken-Konjugatimpfung keinen präventiven Effekt auf die Verhinderung weitere AOM-Episoden. Auch daher sollte die Impfung – wie allgemein empfohlen – möglichst frühzeitig im ersten Lebenshalbjahr gegeben werden.

Auch durch die H.-influenzae-Typ-b-Impfung wird ein Teil der Erreger der AOM erfasst, wobei jedoch die meisten der mit AOM assoziierten Infektionen durch unbekapselte H. influenzae verursacht werden, gegen die die Hib-Konjugatimpfung keinen Effekt hat. Für einen 10-valenten Pneumokokken-Konjugatimpfstoff, der an ein Trägerprotein (D) von H. influenzae gekoppelt ist, konnte eine Wirksamkeit gegen unbekapselte H. influenzae gezeigt werden.

In einzelnen Studien zur Influenzaimpfung konnte nachgewiesen werden, dass die Impfprophylaxe die Häufigkeit der AOM um etwa 30 % reduzieren konnte. Die Prophylaxe mit Oligosacchariden (nasales Spray) oder Xylitol (Sirup, Kaugummi), die das Attachment zwischen Bakterien und Zellrezeptoren unterbrechen, hat in Einzelstudien Erfolge gezeigt, ist aber schwierig zu implementieren.

Bei einem Kind mit einer *rezidivierenden Otitis media*, das heißt mit 3 oder mehr Erkrankungen in 6 Monaten bzw. mit 4 oder mehr Erkrankungen pro Jahr, muss für eine gute Belüftung und Drainage des Mittelohrs gesorgt werden, z. B. durch Aufblasen eines Ballons durch die Nase (Otovent). Für eine Chemoprophylaxe mit z. B. Amoxicillin, 20 mg/kgKG/d in 2 ED, über 6 Monate gibt es keine ausreichenden Belege. Bei rezidivierender AOM sollte unbedingt ein HNO-ärztliches Konsil zur evtl. Durchführung einer Paukenröhrchen-Einlage und/oder Adenotomie eingeholt werden.

115.5 Otitis media mit Erguss

115.5.1 Klinisches Bild

Die Otitis media mit Erguss (Synonyme: akuter Tubenkatarrh, Sero-/Mukotympanon, „otitis media with effusion": OME, „glue ear") ist durch einen relativ asymptomatischen serösen oder mukösen Mittelohrerguss *ohne* die klinischen Zeichen einer akuten Entzündung definiert. Der Erguss kann über Wochen und Monate persistieren. Die OME kann zu Hörverlust und verzögertem Spracherwerb führen. Ältere Kinder klagen über Ohrensausen, Schwindel und ein „volles Ohr". Das Hörvermögen ist vermindert. Otoskopisch finden sich *keine* Zeichen einer akuten Entzündung, jedoch eine Vorwölbung, häufig auch eine Retraktion des Trommelfells aufgrund der schlechten Mittelohrbelüftung. Flüssigkeitsspiegel oder Luftblasen hinter dem Trommelfell und eine mittels Tympanometrie nachgewiesene herabgesetzte Trommelfellbeweglichkeit lassen sich nachweisen.

Je nach Dauer kann die Otitis media mit Erguss in eine akute (< 4 Wochen), subakute (4 Wochen bis 3 Monate) und chronische (> 3 Monate) Form eingeteilt werden.

115.5.2 Ätiologie

Die wesentliche Ursache ist eine Dysfunktion der Tuba eustachi u.a wegen hyperplastischer Adenoide, Störung der Tubenmuskulatur oder der Zilientätigkeit und die entzündliche Schwellung der Schleimhaut. Pathogenetisch bedeutsam sind immunologische Faktoren, eine allergische Diathese und möglicherweise auch ein gastroösophagaler Reflux.

Die sonst lufthaltige Paukenhöhle ist mit serösem, mukösem oder viskösem Schleim gefüllt, dessen Konsistenz an Leim erinnern kann („glue ear"). Punktiert man einen solchen Erguss, findet man bei 30–70 % der Fälle Bakterien (Pneumokokken, nichtbekapselte H. influenzae, M. catarrhalis).

115.5.3 Epidemiologie

Die OME ist eine häufige Krankheit. Etwa 80 – 90 % aller Kinder erkranken bis zum 8. Lebensjahr mindestens einmal daran.

115.5.4 Diagnose

Die Diagnose wird im Wesentlichen mittels Otoskopie, pneumatischer Otoskopie, Tympanometrie und Tonaudiometrie gestellt. Die Otoskopie zeigt meist ein retrahiertes Trommelfell, einen verlagerten Lichtreflex, eine gelblich bis grünlich-bläulich verfärbte Membran und manchmal Luftblasen. Eine Punktion des Mittelohrs ist nicht notwendig. Jeder Hörverlust ist als bedeutsames Symptom aufzufassen und sollte quantifiziert werden. Differenzialdiagnostisch ist zwischen *akuter* Otitis media (Erguss infolge Entzündung) und Otitis media mit Erguss (Erguss infolge Tubenfunktionsstörung) zu unterscheiden.

115.5.5 Therapie

Hohe Spontanheilungsrate (75 – 95 %) innerhalb von Wochen bis Monaten. Wichtigste Maßnahme ist, für eine gute Drainage des Mittelohrs zu sorgen: Aufblasen eines Luftballons mit der Nase (Otovent), 1- bis 2-mal täglich über 2 – 3 Wochen oder länger. Eine antibiotische Behandlung ist nur ausnahmsweise indiziert, u. a. dann, wenn die Kinder wegen einer Otitis zuvor noch nicht mit Antibiotika behandelt worden sind. Versagen diese Therapien und bestehen eine chronische Otitis media mit Erguss und Schallleitungsstörung (> 30 dB) oder werden kurzfristig rezidivierende Ergüsse diagnostiziert, kann die Einlage eines Paukenröhrchen und/oder eine Adenotomie mit dem HNO-Facharzt diskutiert werden. Die Wirksamkeit dieser operativen Maßnahmen ist jedoch bisher nicht gut belegt. Sekretolytika sowie Antihistaminika und Kortikosteroide sind, außer bei einer allergischen Entzündung, nicht indiziert. Kortikosteroide scheinen die Rezidivrate sogar zu erhöhen.

Der Nutzeffekt der operativen Maßnahmen (Adenotomie, Einlegen eines Paukenröhrchens und Kombination beider Methoden) ist ebenfalls kritisch zu sehen.

115.5.6 Prognose

Die Prognose ist im Allgemeinen gut. Die Patienten sollten jedoch langfristig nachbeobachtet werden, um eine Hörminderung frühzeitig zu erkennen.

115.5.7 Prophylaxe

Bei rezidivierenden OME-Episoden sollte für eine gute Mittelohrbelüftung gesorgt werden, z. B. durch Aufblasen eines Ballons durch die Nase (Otovent). Inwiefern die Prävention der AOM z. B. durch die Pneumokokken-Konjugatimpfung zu einer Abnahme an OME führt, ist bisher nicht belegt, jedoch möglich, da die Einlage von Paukenröhrchen nach Einführung der Impfung deutlich zurückgegangen sind.

115.6 Otitis externa

115.6.1 Klinisches Bild

Die Otitis externa (Synonym: „swimmer's ear") ist eine Entzündung des äußeren Gehörgangs aufgrund infektiöser, allergischer oder dermatologischer Ursachen. Häufig wird eine bakterielle Infektion nachgewiesen.

Das Leitsymptom ist der Ohrenschmerz kombiniert mit Rötung, Schwellung, eitriger Sekretion, Juckreiz und Hörverlust. Ein wichtiges klinisches Symptom ist der Tragusdruckschmerz. Vielfach findet sich eine Schmerzverstärkung, wenn die Ohrmuschel nach hinten oben gezogen wird. Die Otitis externa kommt besonders häufig im Sommer vor und unter Bedingungen, die zu einer erhöhten Feuchtigkeit im Gehörgang führen.

115.6.2 Ätiologie

Disponierend für eine Otitis externa sind Gehörgangsekzeme, Allergien, Psoriasis, Seborrhoe, Ichthyosis, Fremdkörper (Spielzeug, Insekten) und andere Irritationen (Trauma). Weiterhin scheint das Risiko, an einer Otitis externa zu erkranken, mit der Zahl der Schwimmtage assoziiert zu sein. Die häufigsten nachweisbaren Bakterien sind P. aeruginosa, S. aureus und koagulasenegative Staphylokokken, Streptokokken der Gruppe A, Enterobacteriaceae und Pilze. Bei einer Virusätiologie ist an Herpes-simplex-Viren und an Varicella-Zoster-Virus zu denken.

115.6.3 Diagnose

Der Nachweis der bakteriellen Erreger erfolgt durch Gramfärbung und Kultivierung aus dem entnommenen Material. Viren können mittels PCR einfach und rasch aus Bläscheninhalt identifiziert werden.

115.6.4 Therapie

Eine schwere Otitis externa ist oft nicht leicht zu behandeln. Die wichtigsten Maßnahmen sind die Gabe eines Analgetikums und die sorgfältige Säuberung/Desinfektion und Reinigung des Gehörgangs mit Absaugen durch den HNO-Arzt. Die Entfernung von Fremdkörpern wird in der Regel dem HNO-Arzt vorbehalten sein, da durch unsachgemäßes Hantieren, z. B. aufgrund ungeeigneten Instrumentariums, die Situation verschlechtert werden kann.

Eine Trommelfellperforation sollte initial ausgeschlossen werden. Eine bakterielle Infektion wird lokal mit Antiseptika oder Antibiotika behandelt. Zu empfehlen ist, Gazestreifen mit antibakteriellen oder antimykotischen Medikamenten in den Gehörgang einzulegen. Bei einer lokalen Infektionsausbreitung ist meist die systemische Gabe eines entsprechenden Antibiotikums notwendig. Als lokal applizierbare Antibiotika kommen Tropfen/Salben infrage, die z. B. Ofloxacin/Ciprofloxacin, in zweiter Linie Polymyxin-Bacitracin oder Gentamicin enthalten.

Die seltenen abszedierenden Gehörgangsentzündungen bedürfen einer Inzision. Der Gehörgangsfurunkel ist ebenso wie der Nasen- oder Oberlippenfurunkel mit Isoxazolylpenicillin oder mit einem staphylokokkenwirksamen Oralcephalosporin zu behandeln.

115.6.5 Prognose

Die Prognose ist bei sachgemäßer Behandlung und guter Compliance gut.

115.6.6 Prophylaxe

Feuchtigkeit im äußeren Gehörgang fördert Rezidive. Deshalb sollten Kinder bis zur völligen Ausheilung nicht schwimmen. Beim Duschen und Baden ist darauf zu achten, dass der äußere Gehörgang trocken bleibt.

Koordinator:
J. G. Liese

Mitarbeiter:
C. Berger, R. Berner, J. Forster, H. Luckhaupt, H. Scholz

115.7 Mastoiditis

115.7.1 Klinisches Bild

Die Mastoiditis ist eine akute Entzündung der Schleimhaut der lufthaltigen Zellen im Processus mastoideus des Schläfenbeins. Die akute Mastoiditis ist aufgrund ihrer Komplikationen und der rasch notwendigen Entscheidung zur medikamentösen und chirurgischen Therapie ein Notfall.

Die klinische Bild der akuten Mastoiditis ist durch Ohrenschmerzen, Fieber und reduzierten Allgemeinzustand charakterisiert. Zusätzlich finden sich retroaurikular eine Rötung, Schmerzhaftigkeit, eine teilweise fluktuierende Schwellung sowie oft eine abstehende Ohrmuschel. Bei 80 % der Patienten besteht eine gleichzeitige akute Otitis media (AOM), bei etwa ⅓ wird eine vorausgehende AOM angegeben, etwa die Hälfte hat eine vorausgehende antibiotische Behandlung erhalten.

Bei bis zu ⅓ der Patienten kommt es zu extra- oder intrakranialen Komplikationen wie subperiostaler Abszessbildung, Hirnnervenlähmung, Hörverlust, Labyrinthitis und Osteomyelitis bzw. zu Meningitis, Sinusvenenthrombose und Abszessen im Temporallappen, Kleinhirn oder Epidural- bzw. Subduralraum. In früheren Untersuchungen kam es bei etwa bis zu 25 % zu einem persistierenden Hörschaden.

115.7.2 Ätiologie

Die Erreger der akuten Mastoiditis bei immunkompetenten Patienten entsprechen den bakteriellen Erregern von Infektionen der Atemwege, also in erster Linie S. pneumoniae, S. pyogenes und S. aureus. Seltener werden H. influenzae und Pseudomonas aeruginosa v. a. bei Patienten mit rezidivierender AOM und antibiotischer Vorbehandlung nachgewiesen.

115

115.7.3 Epidemiologie

Die Inzidenz der akuten Mastoiditis beträgt etwa 1–4/100 000. Die Patienten sind meist zwischen 7 Monaten und 3 Jahren alt, die unter 2-Jährigen weisen die höchste Inzidenz auf.

In einer großen epidemiologischen Studie aus England betrug das Risiko einer Mastoiditis nach AOM 1,8 pro 10 000 nach antibiotischer Behandlung versus 3,8 pro 10 000 ohne antibiotische Behandlung. Damit halbierte die Antibiotikatherapie zwar statistisch gesehen das Risiko für die Entstehung einer Mastoiditis infolge einer AOM. Es müssten – mit relevanten altersabhängigen Unterschieden – aber annähernd 5 000 Kinder mit AOM antibiotisch behandelt werden, um 1 Mastoiditis zu verhindern, in der Altersgruppe der 2- bis 5-Jährigen sogar über 16 000 Kinder.

115.7.4 Diagnose

Die Diagnose wird primär klinisch und in enger Zusammenarbeit mit einem HNO-Facharzt gestellt. Entzündungszeichen (Leukozytenzahl, Blutsenkung und CRP-Konzentration) sind in der Regel deutlich erhöht. Die otoskopische Untersuchung gibt zusätzliche Hinweise auf das Vorliegen einer AOM oder eines eitrigen Mittelohrergusses. Sonografie, MRT und CT sind die bildgebenden Verfahren der Wahl, um den Verdacht zu bestätigen und die Ausdehnung der Infektion darzustellen. Subperiostale Abszesse lassen sich sonografisch gut darstellen. Durch das MRT ist die Ausdehnung in die umliegenden, auch intrakranialen Strukturen gut zu erfassen. Die Veränderungen der ossären Strukturen der Mastoidzellen (Zerstörung der Knochensepten) sind durch das jedoch strahlenintensive CT am besten darstellbar. Eine Liquorpunktion ist bei jeglichem klinischen Verdacht auf Meningitis angezeigt.

Die bakteriologische Diagnostik ist durch die nicht seltene antibiotische Vorbehandlung erschwert. Eine mikrobiologische Diagnostik sollte aus dem Mittelohr nach Parazentese, aus Subperiostalabszessen durch Punktion, aus dem Liquor, sowie aus Blutkulturen versucht werden. Bei antibiotischer Vorbehandlung kann neben der kulturellen Erregeranzucht auch eine eubakterielle Bakterien-PCR (16s-rDNA mit anschließender Sequenzierung) durchgeführt werden, um die Sensitivität des Erregernachweises zu steigern und die Antibiotikatherapie zu optimieren

115.7.5 Therapie

Therapeutisch ist bei akuter Mastoiditis wegen des oft erforderlichen chirurgischen Vorgehens eine sofortigeEinbeziehung eines HNO-Facharztes, bei intrakranialen Komplikationen auch eines Neurochirurgen erforderlich. Bei unkomplizierter akuter Mastoiditis ist eine stationäre, konservative Therapie mit i. v. antibiotischer Therapie und Analgesie gerechtfertigt. Bei fehlender Besserung innerhalb von 48 Stunden ist ein HNO-chirurgisches Vorgehen (Drainage subperiostaler Abszesse, Mastoidektomie, Parazentese zur Mittelohrentlastung) zur Therapie und Diagnosesicherung notwendig. Die intravenöse antibiotische Therapie soll die häufigsten Erreger (s. o.) sicher erfassen und rasch am Infektionsort sicher wirken. Dies wird mit einer Kombination aus einem Cephalosporin der Gruppe 3 (z. B. Cefotaxim 150–200 mg/kgKG/d oder Ceftriaxon 80–100 mg/kgKG/d) ggf. in Kombination mit Clindamycin (40 mg/kgKG/d) erreicht. Alternativ kann mit Amoxicillin/Clavulansäure (100–150 mg/kgKG/d) oder auch Cefuroxim 150 mg/kgKG/d behandelt werden. Bei Pseudomonasverdacht (z. B. bei rezidivierender AOM und antibiotischer Vorbehandlung) sollte mit Ceftazidim behandelt werden. Eine Mastoidektomie ist je nach Ausdehnung des Befunds bei etwa 15–30 % der Kinder mit akuter Mastoiditis notwendig, in den letzten Jahren vermutlich aufgrund der schnelleren Diagnosestellung und dadurch frühen konservativen Therapie jedoch deutlich seltener.

115.7.6 Prognose

Die Prognose hängt entscheidend von der initialen Ausdehnung, der frühzeitigen Diagnose und raschen Therapieeinleitung ab. Nach intrakranialen Komplikationen kann es zu bleibenden Schäden kommen. Ein Hörverlust nach Mastoiditis sollte mittels entsprechender Untersuchungen ausgeschlossen werden.

115.7.7 Prophylaxe

Es ist bisher ungeklärt, inwieweit eine antibiotische Behandlung das Risiko für das Auftreten einer akuten Mastoiditis reduzieren kann. Viele populationsbezogene Studien zeigen keine Zunahme von Mastoiditiden, wenn bei Kindern über 2 Jahremit AOM eine zunächst abwartende Haltung für eine Antibiotikatherapie mit klinischer Kontrolle eingenommen wurde. Die generelle antibiotische Behandlung der AOM ist keine sichere und anerkannte präventive Möglichkeit zur Verhinderung der Mastoiditis! Eine wichtige Präventionsstrategie ist die Impfung mit Pneumokokken- und Hib-Konjugat-Impfstoffen.

Koordinator:
J. G. Liese

Mitarbeiter:
J. Forster, R. Berner, C. Berger, H. Luckhaupt, H. Scholz

115.8 Epiglottitis

Synonyme: supraglottische Laryngitis, Epiglottitis phlegmonosa

115.8.1 Klinisches Bild

Schwerkrankes, blasses bis zyanotisches, oftmals auffallend ruhiges Kind, das mit nach vorn gebeugtem Oberkörper sitzt und sich mit den Armen abstützt; bei 2- bis 6-jährigen Kindern häufig kloßige Sprache, Speichelfluss, Atemnot, Schluckstörung, Schmerzen und Fieber sowie inspiratorischer Stridor.

Im Unterschied zur subglottischen Laryngotracheitis fehlt der bellende Husten. Kinder in den ersten 2 Lebensjahren zeigen nicht selten untypische Symptome wie Husten (!) und Somnolenz.

115.8.2 Ätiologie

H. influenzae (meist Typ b), seltener auch β-hämolysierende Streptokokken, S. aureus, Pneumokokken und andere Bakterien. Die Epiglottitis ist nach Einführung der generellen Hib-Impfung beim Kind selten geworden, bei Erwachsenen (meist Streptokokken und andere Erreger) und Säuglingen werden gelegentlich Fälle beobachtet.

115.8.3 Diagnose

Die Diagnose wird klinisch gestellt und erfordert zur Abgrenzung anderer Krankheitsbilder eine Racheninspektion (z. B. Unterscheidung zur Aspiration mit Verlegung des Kehlkopfs). Diese darf nur in Intubationsbereitschaft, das heißt in der Klinik und durch einen erfahrenen Arzt vorgenommen werden. Der Nachweis des Erregers gelingt regelhaft mittels Blutkultur und Kultur des Abstrichs von der Epiglottis bei Intubation.

115.8.4 Therapie

Eine sofortige stationäre Einweisung ist bereits bei *Verdacht* auf eine Epiglottitis zu veranlassen. Das Kind muss in Begleitung des Arztes oder Notarztes und auf dem Schoß der Bezugsperson sitzend transportiert werden.

In der Klinik muss die Inspektion der Epiglottis in Narkosebereitschaft und bei Vorliegen einer Epiglottitis eine schonende Intubation erfolgen. Bei Atemstillstand ist eine Mund-zu-Mund-Beatmung oder Maskenbeatmung fast immer erfolgreich. Die parenterale antibiotische Behandlung kann mit einem Cephalosporin der Gruppe 3 (Cefotaxim, Ceftriaxon) oder mit Amoxicillin/Clavulansäure oder Ampicillin/Sulbactam erfolgen. Eine alleinige Behandlung mit Amoxicillin bzw. Ampicillin sollte unterbleiben, da in Deutschland 3 – 5 % der H.-influenzae-Stämme eine Betalaktamase bilden.

115.8.5 Prognose

Die Letalität ist bei nicht sachgerechter Therapie hoch, insbesondere bei verzögerter Klinikeinweisung.

115.8.6 Prophylaxe

Die konsequente und vollständige Impfung gegen H. influenzae Typ b ist bis zum Alter von 5 Jahren in Deutschland und der Schweiz generell empfohlen und schützt in hohem Maße (≥ 99 %) vor invasiven Hib-Infektionen.

115.9 Krupp (akute stenosierende Laryngotracheitis)

Synonyme: Krupp-Syndrom, Pseudokrupp, spasmodischer Krupp,subglottische Laryngitis. Der Begriff (von engl. croup [krächzen, heiser Sprechensprechen]) wurde ursprünglich für die Diphtherie verwendet. Zur Abgrenzung wurde die akute stenosierende Laryngotracheitis dann als Pseudokrupp bezeichnet.

115.9.1 Klinisches Bild

Meistens folgt dem „Krupp“ eine Atemwegsinfektion mit Rhinitis, Pharyngitis, Tracheitis und Bronchitis. Aufgrund einer entzündlich bedingten Einengung des subglottischen Raumes setzt gewöhnlich abrupt, überwiegend in den frühen Nachtstunden, ein Krankheitsbild mit Heiserkeit, bellendem Husten, inspiratorischem Stridor und Atemnot ein. Der Übergang in ein lebensbedrohliches Krankheitsbild mit starker inspiratorischer Atemnot und sichtbaren jugulären, interkostalen, epigastrischen und sternalen Einziehungen sowie mit Zyanose oder Blässe und Tachykardie ist jederzeit möglich und nicht voraussehbar. Am häufigsten werden Kinder < 3 Jahren befallen,selten Säuglinge < 6 Monate und Kinder > 6 Jahre. Jungen sind etwa 2,5-mal häufiger als Mädchen betroffen.

Es gibt auch beim Krupp alle Varianten von einer leichten bis schweren Form. Beim spasmodischen Krupp handelt es sich um eine besondere Form bei einem hyperreagiblen Bronchialsystem, die durch rezidivierende Attacken, bevorzugt in den Nachtstunden, ohne Fieber und ohne Rhinopharyngitis gekennzeichnet ist. Die Prognose ist besser als beim viralen Krupp, vereinzelt wird aber ein Übergang in ein Asthma bronchiale beschrieben.

115.9.2 Ätiologie

Die Erreger sind vorwiegend Viren, vor allem Parainfluenza- (meist Typ 1), Influenza- (Typ A oder B), RS-, Rhino-, Adeno- und Metapneumoviren, gelegentlich auch Masern-, Windpocken-, Herpes-simplex- und Epstein-Barr-Viren. Eine sekundäre bakterielle Infektion ist möglich, jedoch selten. Begünstigende, aber keine ätiologischen Faktoren sind starke Luftverschmutzung, Witterungseinflüsse und passives Rauchen.

Beim rezidivierenden Krupp liegt evtl. eine lokale Disposition vor (Allergie, hyperreaktive Schleimhaut). Wenn im Intervall zwischen den Kruppanfällen zumindest ein Belastungsstridor bestehen bleibt, so ist dies ein Hinweis auf eine andere Ursache, z. B. ein subglottisches Hämangiom, Laryngo- oder Tracheomalazie, Fremdkörper bzw. Trachealstenose.

115.9.3 Epidemiologie

Der Krupp weist eine jahreszeitliche Häufung in den Monaten Oktober bis März auf. Die subglottische Laryngitis ist ungleich häufiger als die seit Einführung der Hib-Impfung sehr selten gewordene supraglottische Laryngitis (Epiglottitis).

115.9.4 Diagnose

Die Diagnose wird klinisch gestellt. Eine mikrobiologische Diagnostik ist überflüssig. Für das therapeutische Vorgehen wichtig ist eine eindeutige Unterscheidung von Epiglottitis, akuter Laryngitis, Tracheobronchitis, bakterieller Tracheitis, akuter Fremdkörperaspiration, Retropharyngeal- und Peritonsillarabszess, allergischem und toxischem Glottisödem (Insektenstiche), Diphtherie und kongenitalen Fehlbildungen.

Wegen der manchmal schwierigen Differenzialdiagnose (u. a. Epiglotittis) ist eine besonders sorgfältige Anamnese (inklusive Impfstatus: Hib) und Untersuchung ratsam. Die Eltern müssen über die potenziell schwere, evtl. lebensbedrohliche Krankheit eingehend aufgeklärt werden.

115.9.5 Therapie

Aufgrund der ungewissen Prognose ist eine stationäre Einweisung immer zu erwägen, bei Vorliegen einer ausgeprägteren Dyspnoe oder eines trotz Therapie persistierenden Stridors ist sie angezeigt. Entscheidende therapeutische Maßnahmen sind Beruhigung (möglichst keine Trennung von der Bezugsperson, evtl. Sedierung des Kindes, aber nur unter Intensivüberwachung), Zufuhr von kühler, feuchter Luft (zur Schleimhautabschwellung) und Fiebersenkung mit z. B. Paracetamol.

Die Wirkung von Dexamethason (▶ Tab. 115.4) und anderen Steroiden in wirkungsäquivalenten Dosen ist bewiesen – auch bei leichten Formen. Steroide beeinflussen den mittelfristigen Kruppverlauf günstig. Die Gabe kann intravenös, intramuskulär (Cave:beim ateminsuffizienten Kind), per os, rektal und inhalativ erfolgen. Von den Glukokortikoiden gilt die 1-malige Gabe von Dexamethason p. o. als Mittel der Wahl. Die orale Gabe ist in Bezug auf Wirkung und Wirkungseintritt der intravenösen Applikation nahezu vergleichbar.

Tab. 115.4 Medikamentöse Therapiemöglichkeiten des Krupp.

Mittel	Dosierung
Prednisolon	• 1 mg/kgKG p. o. oder 100 mg rektal
Dexamethason	• 0,15 – 0,6 mg/kgKG in 1 ED p. o. (oder Budenosid-Inhalationen)
Dexamethason oral (Saft 2 mg/5 ml),	• bis 3,3 kg: 1,25 ml • 3,4–6,7 kg: 2,5 ml • 6,8–10 kg: 3,75 ml • 10,1–13,3 kg: 5 ml • 13,4–16,7 kg: 6,25 ml • 16,8–20 kg: 7,5 ml • sonst 0,4 ml/kgKG
Betamethason	• Tbl. à 0,5 mg in wenig Flüssigkeit (Tee) gelöst in 1 ED p. o. (< 10 kg 3 Tbl.; 10–15 kg: 5 Tbl., > 15 kg 8 Tbl.)
Epinephrin als Inhalation (z. B. Infectokrupp Inhal) oder als Gabe von Adrenalin/Suprarenin[1] 1:1000	• 0,5 – 1,0 ml in 2 ml 0,9 %iger NaCl-Lösung über Düsenvernebler. Notfalls kann Adrenalin/Suprarenin, 0,1 – 0,3 ml, auch s. c. verabfolgt werden. Dabei ist auf die Herzfrequenz zu achten. (Nach Anwendung von Katecholaminen immer Hospitalisation wegen kurzer Wirkung und Rebound-Effekt.)

1 zur Inhalation nicht zugelassen

Die topisch-inhalative Gabe von Kortikosteroiden ist bei leichten und milden Formen ebenso wirksam wie die systemische. Sie ist jedoch teurer, aufwendiger und bei Widerstand des Kindes nicht angebracht. Die Gabe muss mit dem Feuchtvernebler erfolgen; die Verwendung von Dosieraerosolen ist nicht ratsam. Die rektale Gabe ist weiterhin üblich und erprobt, hat aber den Nachteil der unsicheren Resorption. Es sollte, wenn rektal appliziert wird, daher immer die 100-mg-Zubereitung verwendet werden.

Auch der Wert der Inhalationsbehandlung mit Epinephrin (Infectokrupp Inhal) ist durch Doppelblindstudien gesichert. Die Wirkung setzt innerhalb von 10 Minuten ein, hält jedoch nur ca. 1 – 2 Stunden an. Ein Wiederauftreten des Krupps kommt nicht selten vor. Daher sind wiederholte topische Gaben von Epinephrin notwendig. Vor allem bei mittelschweren bis schweren Formen sollte diese Therapie durch eine Kortikosteroidgabe ergänzt werden. I. d. R. reicht eine einmalige Gabe von Dexamethason aus.

Eine antibiotische Behandlung ist nicht indiziert. Ob das Anfeuchten der Luft einen therapeutischen Nutzen hat, ist wissenschaftlich nicht belegt. Die Nebelzelttherapie ist obsolet. Eine Sauerstoffgabe ist bei nachgewiesener Hypoxämie erforderlich. Eine Behandlung mit einem Helium-Sauerstoff-Gemisch ist nicht zu empfehlen.

115.9.6 Prognose

Die Prognose ist gut, sofern rechtzeitig und angemessen behandelt wird. Der rezidivierende Krupp geht manchmal in ein Asthma bronchiale über. Er erfordert eine eingehendere Diagnostik und Betreuung des Kindes.

115.9.7 Prophylaxe

Eine Prophylaxe ist nicht möglich. Eine konsequente Diphtherieimpfung verhindert den Diphtheriekrupp.

115.10 Tracheitis

Synonyme: bakterielle Laryngotracheitis, bakterielle Tracheobronchitis

115.10.1 Klinisches Bild

Schwerkrankes, dyspnoisches Kind, Husten, Schmerzen und Fieber sowie inspiratorischer oder biphasischer Stridor, manchmal Giemen.

Im Unterschied zur Epiglottitis fehlt die Schluckstörung und fixierte Haltung, dafür stehen Stridor und Husten im Vordergrund. Im Unterschied zum Krupp besteht ein stark eingeschränkter AZ und ein manchmal septisch anmutendes Krankheitsbild. Diese Kinder sind eher im Schulalter im Gegensatz zum typischen jüngeren Patienten mit Krupp.

115.10.2 Ätiologie

Streptokokken, S. aureus, H. influenzae (meist Typ b), Pneumokokken und andere Bakterien. Die Inzidenz wird auf 0,1/100 000 Kinder pro Jahr geschätzt.

115.10.3 Diagnose

Die Diagnose wird klinisch gestellt und erfordert zur Abgrenzung anderer Krankheitsbilder manchmal eine Laryngoskopie (fiberoptisch durch die Nase, dabei sind oft eitrige Beläge durch die Stimmritze sichtbar).

Der Nachweis des Erregers gelingt mittels Kultur des durch Absaugen gewonnenen Trachealsekrets.

Immer muss auch an die Sekundärinfektion nach Fremdkörperaspiration gedacht werden, insbesondere bei Kleinkindern.

115.10.4 Therapie

Eine stationäre Einweisung ist bei einerklinisch vermuteten bakteriellen Tracheitis mit Atemnot zu veranlassen.

Gegebenenfalls ist eine Tracheobronchoskopie mit starrem Instrumentarium zur Extraktion von Borken und Absaugen von Eiter etc. bei drohender Ateminsuffizienz unabdingbar (erfordert erhebliche Erfahrung und ist nicht ungefährlich wegen der drohenden vollständigen Atemwegsverlegung).

Die parenterale antibiotische Behandlung soll mit Amoxicillin/Clavulansäure oder einem Cephalosporin der Gruppe 3 (Cefotaxim, Ceftriaxon) in Kombination mit einem gegen Staphylokokken wirksamen Antibiotikum, z. B. Clindamycin, erfolgen. Ob eine Inhalation von DNA-se das Sekret verflüssigen und eine Bronchoskopie vermeiden kann, ist noch ungeklärt.

115.10.5 Prognose

Die Letalität ist bei nicht sachgerechter Therapie hoch, insbesondere bei verzögerter Klinikeinweisung.

115.10.6 Prophylaxe

Durch die Pneumokokken- und Hib-Impfung lassen sich einige der durch diese Erreger verursachten Fälle vermeiden.

Koordinator:
T. Nicolai

Mitarbeiter:
C. Berger, U. Heininger

115.11 Akute Bronchitis

115.11.1 Klinisches Bild

Die akute Bronchitis (Synonym: Bronchitis simplex) kommt im Kindesalter selten isoliert vor. Sie ist meist Teil einer unkomplizierten Atemwegsinfektion (S. 606).

Die **akute banale Bronchitis** beginnt mit einem trockenen, nichtproduktiven Husten, teilweise mit retrosternalen Schmerzen, begleitet häufig von Rhinopharyngitis, Erbrechen und einer mäßigen Erhöhung der Körpertemperatur. In den folgenden Tagen wird der Husten produktiv. Zeichen einer systemischen bakteriellen Infektion liegen nicht vor. Die Krankheit heilt in der Regel in 7 – 10 Tagen von selbst.

Die **komplizierte Bronchitis** ist definiert durch einen protrahierten Verlauf (> 7 Tage ohne Besserung); ätiologisch liegt im Allgemeinen eine sekundär bakteriell-infizierte Virusinfektion vor.

Die **obstruktive Bronchitis** ist eine Sonderform der akuten Bronchitis. Sie kommt am häufigsten bei Säuglingen und Kleinkindern vor. Das klinische Bild ist gekennzeichnet durch exspiratorischen Stridor, Giemen, Brummen, grob- und mittelblasige Rasselgeräusche. Abgeschwächte oder fehlende Atemgeräusche („stumme Lunge") deuten auf eine hochgradige Obstruktion und Überblähung hin. Eine respiratorische Insuffizienz mit Unruhe, Blässe (selten Zyanose) ist häufig. Es liegt fast immer eine primäre Virusinfektion vor; die Pathophysiologie ist geprägt von einem Nebeneinander von überblähten, dystelektatischen und atelektatischen Lungenbezirken. Eine bakterielle Sekundärinfektion ist selten. Insgesamt entspricht die Dyspnoe dieser Erkrankung einem Asthmaanfall.

Bei Versagen der antiobstruktiven Therapie ist unmittelbar auf eine Fremdkörperaspiration zu untersuchen!

Eine **rezidivierende Bronchitis** ist im Kleinkindesalter häufig. Die Diagnose „infektanfälliges Kind" sollte man aber erst dann stellen, wenn die Zahl der Atemwegsinfektionen die alterstypische Norm übersteigt. Zu diesem Zeitpunkt sollten ausgeschlossen werden: chronische Fremdkörperaspiration, Mukoviszidose, in zweiter Linie auch primäre ziliäre Dyskinesien, Bronchiektasen und Tuberkulose. Bei rezidivierenden obstruktiven Bronchitiden während der ersten Lebensjahre und Neurodermitis oder positiver familiärer Allergieanamnese sollte eine Allergietestung erfolgen. Ein frühkindliches Asthma bronchiale ist definiert durch mehr als 3 obstruktive Bronchitiden in 6 Monaten und Nachweis einer atopischen Diathese (allergische Sensibilisierung). Ca. 20 % dieser Kinder benötigen im 6. Lebensjahr noch eine Asthmatherapie.

Risikofaktoren für wiederholt auftretende obstruktive Bronchitiden sind außerdem: Früh- und Mangelgeburtlichkeit, eine schwere virale Lungenerkrankung (Rhino-V, RSV) im 1. Lebensjahr und rauchende Eltern.

Als **chronische Bronchitis** wird ein Krankheitsbild mit Husten und Sekretabsonderung über eine Dauer von mehr als 3 Monaten bezeichnet, das im Kindesalter fast nicht vorkommt. Kinder mit rezidivierender obstruktiver Bronchitis sind innerhalb 3 Monaten kurzfristig immer wieder pulmonal voll belastbar. Falls nicht, sind in Ergänzung zur oben aufgeführten Diagnostik anatomische Veränderungen im Thorax (Lunge, Herz, große Gefäße) und ein gastroösophagealer Reflux auszuschließen.

115.11.2 Ätiologie

Die akute unkomplizierte Bronchitis wird fast ausschließlich durch Viren verursacht, am häufigsten durch RS-, Rhino-, Parainfluenza-, Influenza-, Adeno- und Metapneumoviren. Etwa 10 % der Bronchitiden sind primär und weitere 15 % sekundär bakteriell bedingt. Erreger sind S. pneumoniae, H. influenzae, M. catarrhalis und S. aureus sowie M. pneumoniae, C. pneumoniae, Bordetella pertussis und parapertussis. Bei der chronischen Bronchitis ist zusätzlich an Klebsiellen und andere seltene Erreger sowie Immundefekte zu denken.

115.11.3 Diagnose

Für den routinemäßigen Nachweis der häufigsten Erreger stehen noch keine preisgünstigen Methoden zur Verfügung. Alle wesentlichen Erreger können aber aus Rachenspülwasser oder Nasopharyngealsekret mittels (Multiplex-)PCR innerhalb weniger Stunden nachgewiesen werden.

115.11.4 Therapie

Die Sauerstofftherapie bei Hypoxämie ist unumstritten.

Eine antibiotische Behandlung ist nur selten indiziert. Das gilt auch für die obstruktive und die rezidivierende Bronchitis. Die komplizierte Bronchitis, eine Bronchitis bei Vorliegen einer schweren Grundkrankheit und eine Bronchitis mit Fieber länger als 3 Tage plus laborchemischen Hinweisen auf eine bakterielle Infektion, sollten jedoch mit Antibiotika behandelt werden (Auswahl wie ambulant erworbene Pneumonie).

Manche Kinder können noch 4–12 Wochen nach Krankheitsbeginn wegen einer bronchialen Hyperreaktivität husten. Eine antiobstruktive Therapie ist nur notwendig, solange das Kind leistungsgemindert ist. Husten bei guter Leistungsfähigkeit („happy wheezer") ist keine Indikation.

Bei obstruktiver Bronchitis kann die inhalative Gabe eines kurz wirkenden β2-Mimetikums bei Säuglingen zusammen mit Ipratropiumbromid versucht werden. Praktikabel, aber ebenfalls nicht generell wirksam, ist die orale Verabreichung eines β2-Mimetikums, z. B. Salbutamol-Tropfen. Antiobstruktiv und schleimlösend ist die Inhalation von 3,0 %iger Kochsalzlösung.

Die systemische Steroidtherapie ist bei der schweren Form als Therapieversuch und beim Infekt-Asthma-Anfall generell angezeigt. Für eine adäquate Flüssigkeitszufuhr ist Sorge zu tragen. Schleimhautabschwellende Nasentropfen sind bei behinderter Nasenatmung empfehlenswert. Für die Gabe von Sekretolytika sowie für die Atemluftbefeuchtung gibt es keinen Wirkungsnachweis.

115.11.5 Prophylaxe

Gegen Influenza gibt es wirksame Schutzimpfungen. Kinder mit einer rezidivierenden obstruktiven Bronchitis sollten möglichst Luftschadstoffe, insbesondere Zigarettenrauch und ggf. ihre Allergene (z. B. Hausstaubmilbe) meiden. Der Nutzen roborierender Maßnahmen ist nicht bewiesen.

115.12 Bronchiolitis

Definition: Die Bronchiolitis sensu strictu ist unten beschrieben und folgt der deutschsprachigen Definition. „Bronchiolitis" in der angelsächsischen Literatur meint die „deutschen" Krankheitsformen Bronchiolitis und obstruktive Bronchitis gleichermaßen.

115.12.1 Klinisches Bild

Die Bronchiolitis ist eine bedrohliche, hochgradig obstruktive Ventilationsstörung durch Entzündung der peripheren Bronchien und Bronchiolen. Die Bronchiolitis kommt bei Kindern im 1. Lebensjahr vor. Im Allgemeinen beginnt sie als unkomplizierte obere Atemwegsinfektion. Bald jedoch verschlechtert sich der Allgemeinzustand deutlich. Husten, in- und exspiratorische Dyspnoe und Tachypnoe stehen dann im Vordergrund. Die Körpertemperatur ist gewöhnlich nur geringgradig erhöht. Nasenflügeln, thorakale Einziehungen, Zyanose und eine durch Überblähung der Lungen hervorgerufene scheinbare Hepatosplenomegalie verdeutlichen das schwere Krankheitsbild. Die Nahrungsaufnahme ist erschwert. Auskultatorisch fallen in der Regel ein leises Atemgeräusch, inspiratorisches Knistern und evtl. obstruktive Nebengeräusche auf. Schwere Formen kommen vor allem nach Frühgeburtlichkeit in den ersten Lebensmonaten, bei Säuglingen mit bronchopulmonaler Dysplasie, mit hämodynamisch signifikanten angeborenen Herzfehlern (besonders bei pulmonalem Hypertonus oder pulmonaler Hyperperfusion) und bei Kindern mit Immundefizienz vor. Bei jungen Säuglingen und insbesondere ehemaligen Frühgeborenen können in den ersten Krankheitstagen letal endende Apnoen auftreten.

115.12.2 Ätiologie

RS-, Parainfluenza-, Influenza- und Adenoviren sowie das humane Metapneumo- und Bocavirus.

115.12.3 Diagnose

Antigene von RSV und Influenzaviren können aus nasopharyngealem Sekret (oder Spülwasser) mit Antigenschnelltests innerhalb einer Stunde nachgewiesen werden. Die Tests haben eine Sensitivität und Spezifität von über 90 %. Alle Viren, inkl. Metapneumo- und Bocavirus, können mittels PCR aus Atemwegsmaterial nachgewiesen werden.

115.12.4 Therapie

Kinder mit einer Bronchiolitis sollten rechtzeitig stationär eingewiesen werden. Im Vordergrund steht die symptomatische Therapie. Bei anhaltender Hypoxie ist die Gabe von Sauerstoff wichtig. Bei behinderter Nasenatmung sind schleimhautabschwellende Nasentropfen empfehlenswert.

Die Wirksamkeit von Kortikosteroiden ist bei Kindern mit einer sonst unauffälligen Anamnese nicht erwiesen. Bronchodilatatoren könnten die klinischen Symptome kurzfristig verbessern, aber auch verschlechtern (Ersttherapie unter pulsoximetrischer Kontrolle empfohlen). Widersprüchliche Ergebnisse liegen zur Inhalation von Epinephrin vor. Als Sekretolytikum ist 3 %iges NaCl-Inhalat wirksam, für die Gabe anderer Sekretolytika sowie für die Atemluftbefeuchtung gibt es keinen Wirkungsnachweis. Die Gabe von Antibiotika ist primär nicht indiziert. Zur Therapie bei RSV-Ätiologie siehe Kap. RSV-Infektionen (S. 465).

115.12.5 Prophylaxe

Da Krankenhausepidemien mit RSV-Infektionen beschrieben sind, sollten Kinder mit einer nachgewiesenen RSV-Infektion möglichst isoliert oder kohortiert werden. Wichtig ist vor allem die Händedesinfektion. Kinder mit Risikofaktoren (s. o.) können eine Prophylaxe mit Palivizumab erhalten.

Koordinator:
J. Forster

Mitarbeiter:
J. Freihorst, J. G. Liese, T. Nicolai, B. Resch

115.13 Pneumonie

115.13.1 Klinisches Bild

Die häufigste Pneumonie im Kindesalter ist die ambulant erworbene Pneumonie (AEP), die in erster Linie klinisch diagnostiziert wird. Allgemeine Symptome wie hohes Fieber, Schüttelfrost, Husten, Brust- und Bauchschmerzen, sowie eine Vigilanzminderung können auf eine Pneumonie hinweisen.

Die Tachypnoe als wichtiges Pneumoniesymptom ist durch die WHO je nach Alter entsprechend definiert: < 2 Monate > 60/min; 2–11 Monate > 50/min; 1–5 Jahre > 40/min; > 5 Jahre > 20/min. Eine Tachypnoe von > 70/min bei Kindern im Alter < 12 Monaten weist auf eine Hypoxämie hin. Weitere typische Zeichen einer unteren Atemwegsinfektion sind interkostale und juguläre Einziehungen, Stöhnen, Nasenflügeln und Apnoen. Auskultatorisch haben inspiratorische, feinblasige Rasselgeräusche eine hohe Spezifität für die Prädiktion einer Pneumonie. Klopfschalldämpfung, abgeschwächtes Atemgeräusch und Bronchialatmen sind weitere typische auskultatorische Zeichen der meist durch Pneumokokken bedingten Lobärpneumonie. Exspiratorisches Giemen ist bei Kleinkindern oft ein Zeichen für eine virale Infektion, bei älteren Kindern auch für eine Mykoplasmen- oder Chlamydieninfektion. Eine basale Pneumonie kann sich mit ausgeprägten Bauchschmerzen präsentieren, die eine Appendizitis vortäuschen können. Oberlappen-Pneumonien können Nackensteifigkeit erzeugen, die als Meningismus fehlgedeutet werden kann.

Kinder mit einer Mycoplasma-pneumoniae-Pneumonie (S. 409) sind meist älter als 3 Jahre, zeigen oft trockenen Reizhusten, sowie häufig einen unauffälligen Auskultationsbefund. Auch extrapulmonale Symptome wie Kopf- und Gelenkschmerzen, urtikarielles Exanthem und eine Mukositis können vorkommen.

Die klinischen Symptome sind bei Neugeborenen vielfältig: unspezifische Infektionszeichen sind Hypothermie oder Fieber, Tachykardie, kühle Akren, Blässe oder Zyanose, Trinkschwäche sowie ein vorgewölbtes Abdomen. Als Zeichen der Atemnot finden sich Apnoen oder Tachypnoe sowie interkostale Einziehungen. Bei Säuglingen können Husten, reduzierte Nahrungsaufnahme, hohes Fieber, Tachykardie und Zyanose auf eine Pneumonie hinweisen. Bei 1–4 Monate alten Säuglingen mit Tachypnoe und einem pertussiformen Husten ohne Fieber ist an eine Chlamydia-trachomatis-Pneumonie (S. 197) zu denken, insbesondere nach einer neonatalen eitrigen, meist einseitigen Konjunktivitis.

115.13.2 Ätiologie

Die wichtigsten Erreger der Pneumonie im Kindesalter sind nach Alter und Risikofaktoren gegliedert in ▸ Tab. 115.5 aufgeführt. Viren können bei ⅓ bis ⅔ aller ambulant erworbenen Pneumonien bei Säuglingen und Kleinkindern nachgewiesen werden und sind im Allgemeinen bei Kindern < 2 Jahren häufiger als bei Kindern ab 2 Jahren. Am häufigsten werden Rhinoviren gefolgt von RSV, Influenza-, Parainfluenza- und Adenoviren nachgewiesen. Auch virale Doppel- oder Dreifachinfektionen kommen vor, ebenso Koinfektionen von Viren und Bakterien in etwa ⅓ der Fälle. Persistierendes Fieber bei Influenza kann auf eine bakterielle Sekundärinfektion hinweisen, schwerverlaufende Influenza-Pneumonien (S. 337) sind nicht selten mit S.-aureus-Infektionen assoziiert. Ansonsten sind S.-aureus-Pneumonien beim immunkompetenten Patienten sehr selten anzutreffen.

Die häufigsten bakteriellen Erreger der AEP sind Pneumokokken (S. 448), die altersunabhängig in etwa 20 % aller Pneumonien nachgewiesen werden können, bei radiologischen Verschattungen in bis zu 30 %. M. pneumoniae und C. pneumoniae (S. 201) sind bei Schulkindern mit bakteriell bedingter Pneumonie nach Pneumokokken die häufigsten Erreger, werden in neueren Untersuchungen aber auch bei bis zu etwa 20 % der 1- bis 5-jährigen Kinder nachgewiesen. Die insgesamt seltener nachgewiesenen Streptokokken der Gruppe A und Staphylokokken führen häufig zu einem schweren, komplizierten Verlauf mit Empyem- oder Abszessbildung. S. pneumoniae ist nach wie vor die häufigste Ursache für ein Pleuraempyem.

Tab. 115.5 Erreger der Pneumonie im Kindesalter.

Pneumonie	Bakterien	Viren	Pilze
Neugeborenenpneumonie (1.–28. Lebenstag)	B-Streptokokken, E. coli, K. pneumoniae, L. monocytogenes (bei Early-onset-Sepsis), P. aeruginosa, U. urealyticum	CMV	Pneumocystis jiroveci Candida spp.
ambulant erworbene Pneumonie, 3 Wochen bis 3 Monate	S. pneumoniae, S. aureus, B. pertussis, C. trachomatis	RSV, Parainfluenzaviren	
ambulant erworbene Pneumonie, 4 Monate bis 5 Jahre	S. pneumoniae, H. influenzae, M. pneumoniae	RSV, Parainfluenzaviren Influenzaviren, Adenoviren, Rhinoviren	
ambulant erworbene Pneumonie, > 5 Jahre	S. pneumoniae, M. pneumoniae, C. pneumoniae, H. influenzae	RSV, Parainfluenza-, Influenza- und Adenoviren, Masernvirus und VZV	
nosokomiale Pneumonie[1]	E. coli, K. pneumoniae, E. cloacae (ggf. 3MRGN oder 4MRGN), S. aureus, ggf. MRSA, seltener P. aeruginosa, S. pneumoniae, L. pneumophila, Acinetobacter spp., S. maltophilia	RSV, Influenza-, Parainfluenza-, Adenoviren CMV, HSV, VZV	Aspergillus spp.
Aspirationspneumonie	Bacteroides spp., Prevotella spp., Peptostreptokokken, Fusobakterien, S. pneumoniae, bei nosokomialer Ätiologie auch S. aureus und gramnegative Bakterien		
Pneumonie bei Immundefizienz	S. aureus und P. aeruginosa	CMV, VZV, HSV, HHV-6, EBV, Masernvirus	Pneumocystis jiroveci, Aspergillus spp.

CMV: Zytomegalievirus, HSV: Herpes-simplex-Virus, RSV: Respiratory-syncytial-Virus, VZV: Varicella-Zoster-Virus, EBV: Epstein-Barr-Virus, MRSA: methicillinresistente S. aureus

[1] Die nosokomiale Pneumonie manifestiert sich > 48 h nach Krankenhausaufnahme.

115.13.3 Epidemiologie

Die Pneumonieinzidenz bei Kindern unter 16 Jahren liegt bei etwa 12–30 Pneumonien/10 000 Kinder/Jahr. Bei unter 5-jährigen, bzw. unter 1-jährigen Kindern ist die Inzidenz mit 28–150 bzw. 111–181 Pneumonien/10 000 Kinder/Jahr deutlich höher. Bestimmte Pneumonieerreger kommen in der Wintersaison gehäuft vor, wie RSV, Influenzaviren und Pneumokokken.

Risikofaktoren sind beengte Wohnverhältnisse, hohe Geschwisterzahl bzw. Tagesunterbringung in Krippen und Kindergärten außerhalb der Familie, passives Rauchen und niedriges Geburtsgewicht. Bei Frühgeborenen kann es bei mütterlicher zervikaler Kolonisation mit U. urealyticum zu einer Pneumonie kommen. Bis zu 20 % der Säuglinge von Müttern, die urogenital bzw. zervikal mit C. trachomatis infiziert sind, erkranken 1 – 3 Monate nach einer vaginalen Entbindung an einer C.-trachomatis-Pneumonie.

Risikofaktoren für eine nosokomiale Pneumonie sind niedriges Geburtsgewicht, künstliche Beatmung, Immundefizienz und schwere Grundkrankheiten. Die Aspirationspneumonie tritt gehäuft bei Tracheobronchialfisteln, gastroösophagealem Reflux, Myopathie und neurologischen Grundkrankheiten auf.

115.13.4 Diagnose

Die Diagnose wird primär klinisch gestellt (s. 115.13.1).

▸ **Röntgen.** Röntgenaufnahmen des Thorax sind routinemäßig nicht erforderlich und sollten nur bei schwerer Erkrankung, bei V.a. auf Pleuraerguss, Atelektase, Tuberkulose, Tumor und Lungenödem, sowie 48–72 Stunden nach stationärer Aufnahme bei ausbleibender Besserung/Entfieberung durchgeführt werden. Seitliche Aufnahmen sind i. d. R. nicht erforderlich, ebenso wie Röntgen-Kontrollaufnahmen bei Kindern, die ohne Komplikationen klinisch gesunden.

Anhand radiologischer Veränderungen lässt sich nicht zwischen viraler und bakterieller Pneumonie unterscheiden. Radiologisch zeigen Pneumokokken-Pneumonien häufig eine lobäre Infiltration. Bei Mykoplasmen/Chlamydien und viralen Pneumonien findet man ein variables Bild mit interstitiellen Infiltraten, streifigen Konsolidierungen und perihilären Verdichtungen. Bei viralen Pneumonien finden sich hiläre aber auch interstitielle Verdichtungen und häufig eine Überblähung. Bei abszedierenden Pneumonien, so auch bei Infektionen in präformierten Lungenzystenkommt S. aureus als Erreger vor.

▸ **Labor.** Generell lässt sich durch keinen der verfügbaren Entzündungsparameter eine sichere Differenzierung zwischen viraler und bakterieller Genese bei Pneumonie treffen. Jedoch nimmt die Wahrscheinlichkeit für eine bakterielle und schwer verlaufende Pneumonie bei erhöhter BSG, Leukozytose mit Linksverschiebung und erhöhter CRP-Konzentration zu. Auch bei einer viralen Pneumonie insbesondere durch Adeno- oder Influenzaviren können Leukozyten- und CRP-Werte deutlich erhöht sein. Die zusätzliche Bestimmung der IL6- und Procalcitoninkonzentration bietet nach derzeitiger Studienlage keine zusätzliche Hilfe in der Differenzierung von bakteriellen und viralen Pneumonieerregern.

Die Kombination von weitgehend unauffälligem Blutbild und CRP-Wert bei beschleunigter Blutsenkung (z. T. mit ausgeprägter Kaltsenkung als Hinweis auf Kälteagglutinine) kann als Hinweis auf eine Pneumonie durch Erreger, wie M. pneumoniae, C. pneumoniae oder C. psittaci gewertet werden, ist jedoch nicht spezifisch.

▸ **Erregernachweis.** Bei schweren Verläufen, Hospitalisation und Grunderkrankungen sollte der Erregernachweis angestrebt werden. Der bakterielle Erregernachweis ist schwierig. Bei bakteriellen Pneumonien ist die Blutkultur in weniger als 10 %, bei Pneumokokken in weniger als 5 % der Patienten positiv. Der kulturelle Nachweis von Bakterien aus einem Rachenabstrich hat genauso wie der Pneumokokken-Antigennachweis aus dem Urin nur einen geringen positiven Vorhersagewert da nicht von kolonisierenden Bakterien des Nasen-Rachen-Raumes unterschieden werden kann. Bei ausgeprägtem parapneumonischem Erguss oder Pleuraempyem ist eine diagnostische (und ggf. therapeutische) Punktion sinnvoll. Neben einer sofortigen Untersuchung des Punktats (Zellzahl, Zelldifferenzierung, Gramfärbung, Eiweiß, LDH, Laktat) ist eine Diagnostik mittels kulturellem Erregernachweis und PCR (16S-rDNA und anschließende Sequenzierung, v. a. bei antibiotischer Vorbehandlung) erforderlich.

Bei älteren Kindern (> 13 Jahre) mit produktivem Husten, insbesondere bei Patienten mit zystischer Fibrose, kann von der Sputumdiagnostik Gebrauch gemacht werden: Nach einer Mundspülung mit Wasser (und unter Umständen nach Inhalation mit 5,8 %iger NaCL-Lösung zur Husteninduktion) wird aus der „Tiefe" Sputum expektoriert. Das Sputum wird nach Gram gefärbt und kultiviert.

Der Versuch der Erregergewinnung mittels Bronchoskopie und bronchoalveolärer Lavage ist nur bei sehr schwer verlaufenden Pneumonien, therapierefraktären Formen und Pneumonien immundefizienter Patienten notwendig. Bei Verdacht auf Immundefizienz sollten aus Lavageflüssigkeit neben Gram- und Ziehl-Neelsen-Färbungen sowie Kulturen für Bakterien, Pilze und Viren auch Spezialfärbungen für P. jiroveci angefertigt werden. Bei Verdacht auf eine (rezidivierende) Aspirationspneumonie ist eine Bronchoskopie zum Ausschluss von bronchialen Fehlbildungen wie Fisteln sowie die potenzielle Extraktion eines Fremdkörpers indiziert.

Für die Diagnostik von viralen und interstitiellen Pneumonieerregern (M. pneumoniae, C. pneumoniae, L. pneumoniae) bieten sich heute PCR-Untersuchungen aus Nasen-Rachen-Sekreten oder nasopharyngealen Abstrichen mit Multiplexverfahren zum parallelen Nachweis mehrerer Erreger an. Die sensitiven, einfach und schnell durchzuführenden PCR-Untersuchungen haben aufwendige Untersuchungen wie die Virusanzucht und Immunfluoreszenznachweise fast vollständig abgelöst. Eine Alternative zur PCR ist der Antigennachweis von RS-, Adeno-, Parainfluenza- und Influenzaviren aus respiratorischen Sekreten. Diese Tests sind spezifisch, aber unterschiedlich sensitiv.

Die serologische Diagnostik aus Einzelproben bei interstitieller Pneumonie (M. pneumoniae, C. pneumoniae, L. pneumoniae) kann versucht werden, in der Frühphase sind die Antikörper jedoch häufig noch negativ. Bei impfpräventablen Pneumonieerregern wie Pertussis und den eher seltenen Masern- und Varizellen kann eine hochtitrige Serologie aus einer Einzelprobe einen Hinweis geben. Der Standard der serologischen Infektionsdiagnostik mit der Bestimmung von Antikörpern in Serumpaaren aus der Initial- und der Rekonvaleszenzphase spielt in der Praxis kaum eine Rolle.

115.13.5 Therapie

Oft können Kinder mit einer Pneumonie ambulant behandelt werden, wenn eine klinische Kontrolle nach 24–48 Stunden gewährleistet ist. Eine stationäre Aufnahme ist bei einer SaO_2 (FiO_2 0,2) von unter 92 %, bei ausgeprägter Atemnot, Nahrungsverweigerung, Exsikkose, bei Säuglingen unter 6 Monaten, Patienten mit Grunderkrankungen, unsicherer Compliance und fehlender Besserung bei ambulanter Therapie angezeigt.

Klinische Zeichen der **schweren Pneumonie** mit Indikation zur **stationären Aufnahme**:

- Atemnot
- Atemfrequenz > 70/min (Alter ≤ 1 Jahr); > 50/min (Alter > 1 Jahr)
- SaO_2 (bei FiO_2 0,2) ≤ 92 %
- intermittierende Apnoe
- Rekapillarisationszeit > 2 s
- Komorbidität (z. B. angeborene Herzerkrankungen, BPD, CF, Immundefizienz)
- Nahrungsverweigerung, Dehydratation
- unsichere Compliance

Klinische Zeichen der **sehr schweren Pneumonie** mit Indikation zur **intensivstationären Aufnahme**:

- SaO_2 ≤ 92 % trotz FiO_2 > 0,6
- schwere Atemnot mit und ohne pCO_2-Anstieg
- drohende Erschöpfung bei Anstieg der Atemfrequenz und Herzfrequenz
- Vigilanzminderung
- zunehmende Apnoen, Bradypnoe, Kreislaufinstabilität und Schock

Die symptomatische Therapie beinhaltet Bettruhe, ausreichende Flüssigkeitszufuhr sowie Sauerstoffgabe bei Hypoxie ≤ 92 % und eventuell medikamentöse Antipyrese. Bei obstruktiver Bronchitis kann ein Therapieversuch mit inhalativen Bronchodilatatoren, bei unzureichendem Ansprechen und positiver Anamnese für bronchiale Hyperreagibilität eine kurzfristige systemische Gabe von Steroiden (1–2 mg/kgKG Prednisolonäquivalent alle 6 h für etwa 3 Tage) erfolgen.

Für die Initialtherapie der **ambulant erworbenen Pneumonie** ist sowohl ambulant als auch stationär die Therapie mit einem Aminopenicillin empfohlen (Ampicillin i. v. 100 mg/kgKG/d oder Amoxicillin p. o. 50–90 mg/kgKG/d). Bei fehlendem Ansprechen, sowie bei konkretem V. a. auf Mykoplasmen- oder Chlamydieninfektion kann ein Makrolid-Antibiotikum hinzugefügt werden, ebenso bei sehr schwerer Pneumonie. Bei influenzaassoziierter Pneumonie mit V. a. bakterielle Sekundärinfektion sollte ein staphylokokkenwirksames

Antibiotikum (z. B. Cefuroxim, Amoxicillin/Clavulansäure) verabreicht werden (▶ Tab. 115.6, ▶ Tab. 115.7).

Bei schweren Verläufen sowie bei erschwerter oraler Aufnahme wird stationär mit einer intravenösen antibiotischen Therapie begonnen, die nach klinischer Besserung (i. d. R. 3 Tage) auf eine Therapie p. o. umgestellt (Sequenztherapie) wird. Bei leichtem bis mittlerem Schweregrad kann die antibiotische Therapie in der Regel p. o. durchgeführt werden. Wenn aufgrund des Alters (≥ 5 Jahre) oder klinischer Befunde an eine interstitielle Pneumonie gedacht wird, kann primär mit einem Makrolid (Erythromycin, Clarithromycin, Azithromycin) kombiniert werden.

Penicillinresistente Pneumokokken sind in Deutschland selten (< 5 %), können jedoch nach Aufenthalt im Ausland (z. B. Frankreich, Südeuropa, USA) vorkommen. Hier ist eine Therapie mit hochdosiertem Ampicillin 200–300 mg/kgKG/d noch möglich oder eine Therapie mit Ceftriaxon, Clindamycin oder Vancomycin.

In den ersten Lebensmonaten ist bei einer vermuteten Infektion mit C. trachomatis mit Clarithromycin zu behandeln. Nach Erythromycin werden selten eine Pylorushypertrophie sowie QT-Verlängerungen beobachtet.

Bei der **nosokomialen Pneumonie** muss die Behandlung nach den in der jeweiligen Institution vorkommenden Erregern und deren Resistenzraten ausgerichtet werden. Die Pneumonie nach Fremdkörperaspiration erfordert die Entfernung des Fremdkörpers und eine Therapie, die anaerobe Bakterien mit erfasst.

Kinder mit einer **abszedierenden Pneumonie** mit und ohne Pleuritis müssen stationär behandelt werden. Die Antibiotika sollten gegen S. aureus wirksam sein (Cefuroxim oder Cefotiam evtl. plus Aminoglykosid, alternativ Amoxicillin plus Clavulansäure) und bei begründetem Verdacht auch H. influenzae und P. aeruginosa einschließen (z. B. Ceftazidim in Kombination mit Antibiotikum gegen grampositive Kokken). Chirurgische Maßnahmen sind meist nicht notwendig. Auch ausgedehnte Befunde einschließlich Pleuraergüssen normalisieren sich meist unter konservativer Behandlung. Ein ausgeprägter Pleuraerguss sollte aber zu diagnostischen Zwecken punktiert werden.

Dauer der antibiotischen Behandlung: Die ambulant erworbene Pneumonie ist bei immunkompetenten Kindern und gutem Ansprechen i. d. R. mit 7 Tagen ausreichend behandelt. Bei einer abszedierenden Pneumonie sind mindestens 3 Wochen erforderlich. Pneumonien durch M. pneumoniae, C. trachomatis, C. pneumoniae, L. pneumoniae sind mindestens für 10 Tage zu behandeln. Die Pneumonie durch C. psittaci sollte 21 Tage behandelt werden. Bei schweren Pneumonien (z. B. bei immunsupprimierten oder immundefekten Kindern) ist eine Behandlungsdauer von ≥ 14 Tagen notwendig. Eine **Viruspneumonie** ist nur selten kausal behandelbar (z. B. HSV → Aciclovir, CMV → Ganciclovir, Influenza → Oseltamivir). Virusinfektionen können sekundäre bakterielle Infektionen zur Folge haben. Daher ist eine entsprechende Überwachung und Aufklärung bei ambulanter Behandlung erforderlich.

115.13.6 Prognose

Die Prognose der AEP ist gut. Ein Pleuraerguss bildet sich in aller Regel innerhalb weniger Wochen komplett zurück. Pleuraempyeme kommen bei immunkompetenten Kleinkindern vor und heilen meist unter konservativer Therapie oder nach kurzfristiger Pleuradrainage ohne bleibende Schäden aus. Nur selten ist ein thoraxchirurgisches Vorgehen erforderlich. Komplikationen wie Lungenabszess, Sepsis und Beteiligung anderer Organe sind selten. Die Komplikationsrate der durch Bakterien oder Pilze bedingten nosokomialen Pneumonie bei Patienten mit Grunderkrankungen, sowie der Pneumonie bei Immundefizienz ist hoch.

115.13.7 Prophylaxe

Eine Vielzahl von Pneumonien wird durch die im Säuglings- und Kleinkindalter empfohlenen Impfungen verhindert. Hier zugehören Pneumokokken, H. influenzae Typ b, Pertussis, Masern und Varizellen (zur Indikation und Wirksamkeit s. Kapitel der jeweiligen Erreger). Nach Einführung der Pneumokokken-Konjugatimpfung erfolgte eine Abnahme von Pneumonie-Hospitalisationen um 20–30 %. Pneumonien durch Pneumokokken-Serotypen, die nicht in den derzeit verfügbaren Impfstoffen enthalten sind, sind möglich. Die Impfung gegen H. influenzae Typ b schützt nicht vor einer Infektion mit nichtbekapselten H.-influenzae-Stämmen. Ein begrenzter Teil von schweren RSV-Infektionen kann bei Risikopatienten durch eine Prophylaxe mit Palivizumab verhindert werden. Die Effekte der Influenzaimpfung auf die Pneumonieinzidenz bei Kindern ist nicht eindeutig belegt,

Tab. 115.6 Erreger und Antibiotikaauswahl bei Atemwegsinfektionen (s. a. entsprechende Kapitel).

Erreger	Mittel der Wahl	Alternative
Bakterien		
Anaerobier	Metronidazol	Amoxicillin + Betalaktamase-Hemmer Clindamycin, (Carbapeneme)
C. pneumoniae, C. psittaci, C. trachomatis	Makrolide[1]	Doxycyclin[2], Fluorchinolone[6]
E. coli	Cephalosporine Gruppe 3a [3,4]	Aminopenicilline (+ Betalaktamase-Hemmer) nach Testung, Carbapeneme (nach ESBL-Bildung)
H. influenzae	Aminopenicilline (+ Betalaktamase-Hemmer)	Cephalosporine Gr. 2 und 3[3,4]
K. pneumoniae (andere Enterobacteriaceae)	Cephalosporine Gruppe 3a[4] (+ Aminoglykosid[5])	Carbapeneme (bei ESBL-Bildung)
L. pneumophila	Clarithromycin, Azithromycin (+ Rifampicin)	Doxycyclin[2], Chinolone[6]
M. catarrhalis	Aminopenicilline + Betalaktamase-Hemmer	Cephalosporine Gr. 2 und 3a [3,4]
M. pneumoniae	Makrolide[1]	Doxycyclin[2] , Fluorchinolone
P. aeruginosa	Ceftazidim + Tobramycin	Piperacillin (+ Tazobactam), Carbapeneme + Aminoglykosid, Ciprofloxacin[6]
S. aureus	Flucloxacillin, Cephalosporine Gr. 2[3], Aminopenicilline + Betalaktamase-Hemmer	Vancomycin, Teicoplanin Linezolid
ca-MRSA	Vancomycin, Clindamycin	
S. pneumoniae penicillinsensibel	Ampicillin	Cephalosporine Gruppe 2 und 3a, Makrolide[1] (Vancomycin)
S. pneumoniae penicillinresistent	Ampicillin hochdosiert, Ceftriaxon, Clindamycin, Vancomycin	
S. pyogenes, S. agalactiae	Penicillin G, V (+ Aminoglykosid[5])	Cephalosporine Gruppe 3a
Pilze		
C. albicans	(liposomales) Amphotericin B	Fluconazol, Caspofungin in Kombination
Aspergillus spp.	(liposomales) Amphotericin B	Voriconazol, Caspofungin
Pneumocystis jiroveci	Trimethoprim-Sulfonamid-Kombination	Pentamidin, Dapson, Atovaquon
Viren[7]		
CMV	Ganciclovir	Foscarnet
HSV	Aciclovir	Foscarnet
Influenzaviren	Oseltamivir, Zanamivir	Amantadin[8]
RSV	Ribavirin	
VZV	Aciclovir	Brivudin, Famciclovir, (Valaciclovir)

VZV: Varicella-Zoster-Virus
[1] Makrolide: Erythromycin (Estolat, Ethylsuccinat; Cave: Alter < 6 Wochen Risiko für hypertrophe Pylorusstenose); Clarithromycin, Roxithromycin; Azithromycin
[2] nicht zu empfehlen für Kinder unter 9 Jahren
[3] Cephalosporine der Gruppe 2: Cefuroxim; Cefuroximaxetil, Cefpodoximproxetil
[4] Cephalosporine der Gruppe 3: oral:, Cefixim; 3a: Cefotaxim, Ceftriaxon; 3b: Ceftazidim 4: Cefepim
[5] Aminoglykoside: Gentamicin, Netilmicin, Tobramycin, Amikacin
[6] Chinolone (S. 87): Ciprofloxacin; die Anwendung ist bei Kindern nur unter strenger Indikationsstellung möglich, z. B. bei zystischer Fibrose und Pseudomonas-Infektion oder bei einer Infektion durch multiresistente gramnegative Erreger.
[7] CMV: Zytomegalievirus; HSV: Herpes-simplex-Virus; RSV: Respiratory-syncytial-Virus
[8] wirksam nur gegen Influenza-A-Viren

115

Tab. 115.7 Antibiotikaauswahl bei Pneumonie im Kindesalter.

Pneumonie	Mittel der Wahl	Alternative
Neugeborenenpneumonie (Alter Tag 1–28)	Aminopenicillin + Aminoglykosid	Cephalosporin Gr. 3a, Piperacillin, Carbapeneme
ambulant erworbene Pneumonie 3 Wochen bis 3 Monate	Cefuroxim (± Makrolid)	Cefotaxim + Makrolid Aminopenicillin + Betalaktamase-Hemmer + Makrolid
ambulant erworbene Pneumonie 4 Monate bis 5 Jahre	Aminopenicillin (± Makrolid)	Aminopenicillin + Betalaktamase-Hemmer ± Makrolid Cefuroxim (± Makrolid) Cefotaxim (± Makrolid)
ambulant erworbene Pneumonie >5 Jahre	• Aminopenicillin (± Makrolid)	Cefuroxim (± Makrolid) Cefotaxim (± Makrolid) Doxycyclin[1]
nosokomiale Pneumonie inkl. Pneumonie bei Beatmung	• Cephalosporine Gr. 3b oder Cephalosporin Gr. 4 • Piperacillin-Tazobactam	• Meropenem oder Imipenem
Aspirationspneumonie[2]	• Aminopenicilline + Betalaktamase-Hemmer • Cephalosporine Gr. 2 oder 3 + Clindamycin oder Metronidazol	• Carbapeneme • Piperacillin-Tazobactam[3]
Pneumonie bei Immundefizienz	• Meropenem oder Imipenem ± Aminoglykosid (± Antimykotikum), Cotrimoxazol bei Pneumocystis-jiroveci-Pneumonie-Verdacht • + Vancomycin bei V. a. MRSA	• Ceftazidim ± Vancomycin oder Teicoplanin ± Aminoglykosid • Vancomycin oder Teicoplanin (± Antimykotikum); ± Makrolid oder Ciprofloxacin (S. 87)
abszedierende Pneumonie, Pleuropneumonie	Cefuroxim (+ Aminoglykosid)	• Cephalosporin Gr. 3 + Clindamycin oder Teicoplanin/Vancomycin • Carbapeneme + Vancomycin

[1] für Kinder unter 9 Jahren nicht zugelassen
[2] bei Kleinkindern an Fremdkörperaspiration denken
[3] für Kinder unter 12 Jahren nicht zugelassen

jedoch wurde in einzelnen Studien eine Reduktion von Pneumonien in allen Altersgruppen als Folge eines Herdenschutzes nachgewiesen.

Auch jenseits des Säuglings- und Kleinkindalters ist eine Impfung gegen Pneumokokken und Influenza bei Vorliegen von Risikofaktoren, s. Kap. Pneumokokken (S. 448), zu empfehlen.

Bei einer nosokomialen Pneumonie mit multiresistenten gramnegativen Bakterien oder methicillinresistenten S.-aureus-Stämmen sind die Patienten zu isolieren. Hygienische Maßnahmen wie Händedesinfektion, Tragen von Schutzkitteln und Mundschutz sind einzuhalten. Immundefekte Patienten, onkologische Patienten in der Neutropenie sind als Hochrisikopatienten für Pilzpneumonien zu betrachten. Hier ist eine strenge Vermeidung der Exposition mit Schimmelpilzsporen unbedingt erforderlich. Hierzu gehört insbesondere das Fernhalten der Patienten von verwesenden organischen Materialien und von Baumaßnahmen bei denen es zur Exposition von sporenhaltigem Staub kommen kann.

Koordinator:

J. G. Liese

Mitarbeiter:

M. Abele-Horn, J. Forster, U. Heininger, D. Nadal, M. A. Rose, H. Scholz

115.14 Weiterführende Informationen

115.14.1 Rhinitis und Sinusitis

AWMF-Leitlinie. Rhinosinusitis: www.awmf.org > Leitlinien: Aktuelle Leitlinien > Registernummer 053–012

BioMed Central. Canadian guidelines for rhinosinusitis: practical tools for the busy clinician: www.biomedcentral.com > Journals > BMC Ear, Nose and Throat Disorders > Articles: Vol 12, Art. Nr. 1

Infectious Diseases Society of America (IDSA): www.idsociety.org (pdf) > Guidelines/Patient Care > IDSA Practice Guidelines > Infections by Organ System > Lower/Upper Respiratory > Rhinosinusitis – IDSA clinical practice guideline for acute bacterial rhinosinusitis in children and adults

Empfehlungen der pädiatrischen Infektiologie-Gruppe der Schweiz: www.pigs.ch > Guidelines

115.14.2 Otitis media und Mastoiditis

AWMF-Leitlinie. Ohrenschmerzen: www.awmf.org > Leitlinien: Aktuelle Leitlinien > Registernummer 053–012

116 Atemwegsinfektionen bei Mukoviszidose

116.1 Ätiologie und Pathogenese der Mukoviszidose

Mukoviszidose (Synonym: zystische Fibrose = CF) ist eine autosomal-rezessiv vererbte Erkrankung. Die Inzidenz wird in Deutschland derzeit mit 1:3 300 angegeben. Ursache sind Mutationen im CFTR-Gen (CFTR: „cystic fibrosis transmembrane conductance regulator"). Derzeit sind über 2000 verschiedene Mutationen in diesem Gen bekannt. Die Mutation delta F 508 ist mit über 70 % in der mitteleuropäischen Population die häufigste. Das CFTR-Gen kodiert für einen Chlorid-Kanal (CFTR-Kanal) in der Zellmembran. Je nach Mutation werden die Frequenz des Auftretens dieses Kanals und die Funktion unterschiedlich stark beeinflusst. Durch die Änderung der Chloridströme durch die Zellmembran kommt es zu einer Viskositätszunahme muköser Körpersekrete und einer Änderung der Elektrolytkonzentration seröser Sekrete. Die Erkrankung manifestiert sich somit primär an Organen mit exokrinen Drüsen.

116.2 Klinisches Bild

Die Ausprägung der klinischen Manifestation der Mukoviszidose ist in Abhängigkeit von der zugrunde liegenden CFTR-Mutation und weiteren noch nicht bekannten Faktoren sehr variabel. Durch Dehydratation des epithelialen Flüssigkeitsfilms besteht in den Atemwegen eine erhebliche Beeinträchtigung der mukoziliären Clearance. Die gestörte Elimination des zähen Sekrets führt zu einer chronischen Inflammation und zu einer reduzierten Beseitigung von Mikroorganismen aus dem Atemtrakt der CF-Patienten. Die Folge sind chronischer Husten, bronchiale Hyperreagibilität und rezidivierende bronchopulmonale Infektionen. Eine chronische bakterielle Infektion der Lunge führt zu einer zunehmenden Destruktion der Atemwege und des Lungenparenchyms. An den oberen Atemwegen zeigt sich eine chronische Pansinusitis, häufig assoziiert mit einer Polyposis nasi.

Die Peristaltik im Magen-Darm-Trakt ist durch zähes Sekret gestört, hier sind entzündliche Darmwandveränderungen zu beobachten. Durch Verlegung der Pankreas-Ausführungsgänge besteht bei über 80 % der Patienten eine exokrine Pankreasinsuffizienz. Die Folge ist eine Gedeihstörung mit Auftreten von massigen und fettigen Stühlen. Beim Neugeborenen kann ein Mekoniumileus das erste Symptom einer Mukoviszidose sein. Pankreassuffiziente Patienten leiden häufig unter chronisch-rezidivierenden Pankreatitiden. Im Verlauf der Erkrankung besteht ein erhöhtes Risiko für die Entwicklung eines CF-assoziierten Diabetes mellitus.

Die Leberbeteiligung bei Mukoviszidose zeigt sich variabel mit Transaminasenerhöhungen und Lebertexturveränderungen über eine Steatosis hepatis bis hin zur Leberzirrhose mit portaler Hypertension und Ausbildung von Ösophagusvarizen. Sonografisch ist häufig eine Mikrogallenblase darstellbar, im Verlauf besteht ein erhöhtes Risiko für eine Cholelithiasis.

Bei männlichen Patienten mit Mukoviszidose besteht in den meisten Fällen eine Vas-deferens-Aplasie mit primärer Infertilität, die weiblichen Patienten sind fertil.

116.3 Diagnose

Die Diagnose Mukoviszidose wird in Deutschland derzeit in den meisten Fällen aufgrund der klinischen Symptomatik gestellt. Bei positiver Familienanamnese sollte eine Mukoviszidose ebenfalls gesichert oder ausgeschlossen werden. Zur Diagnosestellung wird primär ein Schweißtest mit Messung des Chloridgehalts im Schweiß durchgeführt. Eine genetische Diagnosesicherung kann mittels Sequenzierung in Folge durchgeführt werden und wird aufgrund der neuen therapeutischen Möglichkeiten auf jeden Fall empfohlen. Bei unklaren Befunden (Schweißtest im Graubereich, genetisch nur Nachweis einer Mutation) können weitere diagnostische Verfahren wie die nasale Potenzialdifferenzmessung und Ussing-Kammer-Messungen an einer Rektumschleimhaut-Biopsie herangezogen werden. In vielen Ländern Europas, den USA und Australien wird ein Neugeborenenscreening auf Mukoviszidose durchgeführt. In Deutschland gibt es derzeit nur regionale Screening-Programme.

Patienten mit Mukoviszidose sollten regelmäßig in einem Mukoviszidosezentrum vorgestellt werden. Dabei werden neben Anamnese, Erhebung des klinischen Status, Kontrolle der Lungenfunktion und radiologischen und sonografischen Verlaufskontrollen mindestens alle 3 Monate, sowie bei akuten Exazerbationen, mikrobiologische Analysen von Atemwegssekreten in einem CF-Speziallabor so durchgeführt, dass Keime wie Pseudomonas aeruginosa und Burkholderia cepacia mit hoher Sensitivität gefunden werden. Bei unklarer klinischer Verschlechterung sollte auch gezielt nach seltenen pathogenen Erregern wie z. B. atypischen Mykobakterien gesucht werden. Als Material ist am besten Sputum geeignet, ggf. induziert mit hypertoner Salzlösung. Bronchoalveoläre Lavageflüssigkeit kann in Ausnahmefällen gewonnen werden. Bei Patienten, die zu jung oder zu gesund sind, um zu expektorieren, muss meist auf tiefe Rachenabstriche nach Anhusten zurückgegriffen werden, die aber eine eingeschränkte Vorhersagekraft bezüglich des Keimspektrums unterhalb des Kehlkopfs besitzen.

116.4 Therapie

Eine kausale Therapie steht nicht zur Verfügung. Die symptomatische Therapie beruht auf mehreren Grundsätzen: Therapie der Atemwege mit Sekretolyse durch ausreichend hohe Flüssigkeitszufuhr, Inhalation mit hypertoner Kochsalzlösung und DNase, Bronchodilatation, ACC, Sekretmobilisation durch Physiotherapie, Bewegung und Sport, Entzündungshemmung sowie Bekämpfung der Atemwegsinfektion durch die im Folgenden ausgeführte antibiotische Therapie; Therapie der Pankreasinsuffizienz durch Substitution von Pankreasenzymen und fettlöslichen Vitaminen sowie Optimierung des Ernährungszustands. Ein erstes Medikament zur mutationsspezifischen Therapie des Basisdefekts, welches die Funktion des fehlerhaften CFTR-Proteins verbessert, ist seit 2012 auf dem Markt, derzeit jedoch nur für Patienten, welche die Mutation G551D tragen. Weitere Potentiatoren und Korrektoren der gestörten CFTR-Entwicklung und Funktion in der Zelle befinden sich in der klinischen Erprobung.

116.4.1 Antibiotische Therapie

Infektionsstadienspezifische Behandlung

Normalerweise sind die Atemwege unterhalb des Larynx keimfrei. In der Therapie unterscheidet man 4 Behandlungsprinzipien:

- prophylaktische Dauertherapie (kein Erregernachweis, keine Symptome)
- Frühtherapie/Eradikationsbehandlung (Erregernachweis, fehlende Symptome)
- Exazerbationstherapie (bei Symptomen, mit oder ohne Erregernachweis)
- Suppressionstherapie bei etablierter chronischer bronchialer Infektion (chronischer Erregernachweis, keine oder chronische Atemwegssymptome)

Leider ist die Datenlage so unzureichend, dass bei der Besprechung der einzelnen Mikroorganismen dieses Konzept nicht durchgehend Anwendung finden kann.

► **Prophylaktische Dauertherapie.** Vorteil dieser Vorgehensweise ist die ständige Wirkung des Antibiotikums im Atemtrakt. Wenn es z. B. im Rahmen von Virusinfektionen zu pulmonalen Exazerbationen oder zur bakteriellen Neubesiedelung kommt, vergeht somit keine Zeit bis zum Wirkeintritt des Antibiotikums.

116

► **Frühtherapie.** Vorteile einer frühen Eradikationsbehandlung sind die höhere Erfolgschance im Vergleich zur späteren Behandlung sowie das Vermeiden von langfristigen Problemen, die durch diese Mikroorganismen hervorgerufen werden könnten. Es besteht kein Konsens, welche Erreger frühzeitig eliminiert werden sollten, außer für Pseudomonas aeruginosa. Hier sollte jeder Erstnachweis (manche fordern 2 Nachweise) behandelt werden. Für Problemkeime (Burkholderia cepacia, Mycobacterium abscessus etc.) liegt dieses Verfahren ebenfalls nahe. Als Ergänzung zum mikrobiologischen Erstnachweis werden zunehmend auch Änderungen der Titerhöhen von Serumantikörpern, z. B. gegen P. aeruginosa, zur Diagnostik herangezogen. Eine prospektive Evaluation der Wertigkeit dieses Vorgehens steht aber noch aus.

► **Exazerbationstherapie.** Unbestritten ist, dass Exazerbationen angemessen zu behandeln sind. Exazerbationen sind gekennzeichnet durch vermehrten Husten, vermehrtes Sputum, Änderung der Sputumfarbe und -konsistenz, verminderte körperliche Belastbarkeit, Hämoptoe, Verschlechterung des FEV_1 um > 10 % des vorigen Wertes, Verschlechterung der O_2-Sättigung, Gewichtsabnahme, Müdigkeit und Abgeschlagenheit, Temperatur über 38 °C, neue Auskultationsbefunde und Veränderungen im Röntgenbild. Liegen eines oder mehrere dieser Symptome vor, ist von einer Exazerbation auszugehen und eine intensivierte Behandlung unter Einbeziehung von Antibiotika einzuleiten. Ob inhalativ, oral oder intravenös behandelt werden sollte, ist situationsabhängig nach Schwere der Exazerbation zu entscheiden. Generell ist vorzuziehen, die Symptomatik rasch unter Kontrolle zu bringen, als lange abzuwarten.

▶ **Suppressionstherapie.** Im Verlauf der Lungenerkrankung kommt es zu einer chronischen Infektion der Atemwege mit Mikroorganismen. Es kann dann die Entscheidung getroffen werden, diese Erreger durchgängig oder repetitiv zu supprimieren, um die Keimlast und damit die Inflammation und die konsekutive Schädigung der Atemwege zu reduzieren. Dies sollte zu einer verbesserten Lungenfunktion und weniger Exazerbationen führen. Diese Zusammenhänge konnten so für die Behandlung von P. aeruginosa mit inhalativem Tobramycin gezeigt werden. Mögliche Nachteile sind das Auftreten resistenter Keime, Toxizität durch das applizierte Medikament, Kosten und der Zeitaufwand für den Patienten. Auch hier wird, wie bei allen aufgeführten Therapiesituationen, klar, dass zu wenig Daten vorliegen, um diese wichtigen Fragen für alle verschiedenen Erreger endgültig und umfassend zu beantworten.

Erregerspezifische Behandlung

Staphylococcus aureus

▶ **Epidemiologie.** Staphylokokken besiedeln den Nasen-Rachen-Raum bei CF-Patienten deutlich häufiger als bei gesunden Personen (⅔ gegenüber ⅓ in der Normalbevölkerung) und dies nicht selten bereits im Kleinkindesalter. Bei gesunden Familienmitgliedern von mit Staphylokokken besiedelten Patienten ist bei 55 % der identische Stamm im Nasen-Rachen-Raum nachweisbar. Die Staphylokokken-Besiedelung kann mehrere Monate bis Jahre andauern.

In den meisten europäischen Ländern ist der methicillinresistente S. aureus (MRSA) bei CF-Patienten noch ein relativ geringes Problem. Erfahrungen aus den USA zeigen, dass mit der generellen Zunahme der „community-acquired“-MRSA dieser multiresistente Erreger auch bei CF-Patienten möglicherweise weiter an Bedeutung gewinnen wird.

▶ **Prophylaktische Therapie.** Obwohl die prophylaktische antibiotische Therapie gegen Staphylokokken weltweit von vielen Zentren praktiziert wird, ist sie nur wenig systematisch untersucht worden. Im Cochrane-Review von 2003 konnten 4 prospektive Studien mit insgesamt etwa 400 Patienten im Alter zwischen 1 und 6 Jahren ausgewertet werden. Der Nachweis von Staphylokokken aus respiratorischen Sekreten war, kaum überraschend, bei den therapierten Patienten deutlich weniger häufig. Es fanden sich aber keine Unterschiede hinsichtlich klinischer Parameter wie Ernährungszustand oder Lungenfunktionsparameter. Andere Keime traten unter Therapie nicht gehäuft auf, insbesondere keine Problemkeime wie MRSA oder B. cepacia. Pseudomonasnachweise waren bei den jüngeren Patienten unter antibiotischer Prophylaxe seltener, in der Altersgruppe 4–6 Jahre aber etwas häufiger. Neue, randomisierte Studien zu der Fragestellung wurden seither nicht mehr publiziert, sodass der Cochrane-Report von 2012 fast wortgleich zum gleichen Ergebnis kommt und keine eindeutige Empfehlung ausspricht. Neue Hinweise zur Wirksamkeit dieser Therapie gibt es aus den australischen Lavage-Studien. Hier konnte der klare Zusammenhang zwischen pulmonalen Exazerbationen und Lungenfunktionswerten sowie CT-Befunden gezeigt werden. Nicht primärer Gegenstand der Untersuchung war zwar die staphylokokkenwirksame antibiotische Dauertherapie, die hier aber mit einer um 26 % verringerten Rate pulmonaler Exazerbationen einherging. Unter antibiotischer Dauertherapie, insbesondere mit Cotrimoxazol, können gelegentlich langsam wachsende Isolate von S. aureus, sog. „small colony variants (SCV)“, gefunden werden, die intrazellulär überleben und sich dadurch sowohl der körpereigenen Abwehr wie auch der Wirkung der antimikrobiellen Therapie entziehen können.

▶ **Frühtherapie.** Aufgrund fehlender Studien können keine evidenzbasierten Empfehlungen beim Erstnachweis von S. aureus gegeben werden. Ist das Ziel die Eradikation, sollte unabhängig von klinischen Zeichen einer Exazerbation eine antibiotische Therapie, z. B. mit Cefalexin für die Dauer von 2 – 3 Wochen, durchgeführt werden. Bei wiederholtem Nachweis von S. aureus kann eine längere Behandlung oder eine Kombinationstherapie mit Cefalexin und einem 2. Antibiotikum wie Fusidinsäure (50 mg/kgKG/d in 3 ED) oder Rifampicin versucht werden. Schließlich bleibt noch eine parenterale Behandlung mit Flucloxacillin und/oder Clindamycin oder Vancomycin (bei MRSA). Inwieweit eine topische nasale Therapie mit Mupirocin bei Nachweis von S. aureus in der Nase, aber nicht im Rachenabstrich oder Sputum, eine wirksame Maßnahme zum Schutz der unteren Atemwege ist, wurde noch nicht für CF-Patienten, wohl aber in anderen klinischen Situationen gezeigt.

Die Besiedlung mit MRSA ist mit einer Verschlechterung der klinischen Parameter assoziiert, jedoch steht eine optimale Therapie derzeit noch nicht fest. Derzeit wird eine Studie zu dieser Fragestellung vom europäischen CF-Netzwerk durchgeführt. In einzelnen Zentren bestehen sehr gute Erfahrungen mit einer aggressiven Eradikationstherapie von MRSA mit einer Erfolgsrate von > 85 %. Entsprechend Antibiogramm werden 3 Wochen intravenöse antibiotische Doppelbehandlung mit topischen (Nasenbehandlung, Körperwaschung, Wäschewechsel etc.) Maßnahmen über zweimal 5 Tage kombiniert und im Anschluss eine 6-wöchige inhalative Therapie mit Vancomycin bei gleichzeitiger oraler Behandlung mit 2 wirksamen Antibiotika durchgeführt. Wichtig ist die mikrobiologische Untersuchung von Kontaktpersonen und ggf. die Therapie von MRSA-besiedelten Familienangehörigen.

► **Exazerbationstherapie.** Bei den Symptomen einer mittelgradigen oder schweren akuten Exazerbation sollte grundsätzlich eine parenterale antibiotische Behandlung angestrebt werden, die am Antibiogramm der zuletzt nachgewiesenen Erreger orientiert wird. Bei Patienten, die kein Sputum produzieren, ist immer damit zu rechnen, dass bspw. nicht nachgewiesene Pseudomonaden ursächlich sein könnten. Diese sollten mit in die Auswahl der Antibiotika einbezogen werden. Zur intravenösen Applikation eignen sich in diesen Fällen neben Meropenem auch Fosfomycin und bei Nachweis von MRSA Vancomycin oder Teicoplanin.

► **Suppressionstherapie.** Bei wiederholtem Nachweis von S. aureus, kontinuierlichen Symptomen und hohem Antistaphylolysin-Titer als Zeichen der chronischen Inflammationsreaktion erscheint eine Suppressionstherapie sinnvoll. Meist ist aber eine Eradikation möglich, und im Fall von regelmäßigem Nachweis von Staphylokokken sollte die Therapietreue hinterfragt werden.

Haemophilus influenzae

► **Epidemiologie.** Unbekapselte Stämme von H. influenzae gehören zur Normalflora des Nasen-Rachen-Raums; bekapselte Stämme werden bei 3 – 5 % der Gesunden gefunden. Bei CF-Patienten werden fast ausschließlich unbekapselte Stämme mit einer Prävalenz von etwa 10 % weitgehend altersunabhängig nachgewiesen. Diese Keime exprimieren kaum Toxine und andere Virulenzfaktoren, haben aber die Fähigkeit, sich dem Wirtsmilieu anzupassen und dessen Abwehrmechanismen auszuweichen („immune evasion").

► **Prophylaktische Dauertherapie.** Cephalosporine der Gruppe 2 sind meist wirksam und können erfolgreich zur prophylaktischen Dauertherapie von Staphylokokken und parallel Haemophilus eingesetzt werden, während Cephalosporine der Gruppe 1 unwirksam sind. Zu beachten ist auch, dass die S.-aureus-Wirksamkeit einiger oraler Cephalosporine der Gruppe 3, wie Cefixim, Ceftibuten und weniger Cefpodoxim, schlecht ist. Erythromycin und Aminoglykoside sind gegen Haemophilus ebenfalls meist unwirksam, von den Makroliden zeigt Azithromycin die stärkste Aktivität. Ob ein Effekt auf die Langzeitprognose der Patienten erzielt wird, konnte bisher nicht gezeigt werden.

► **Frühtherapie.** Ob der alleinige Nachweis von H. influenzae in Atemwegssekreten von CF-Patienten ohne Hinweis auf eine pulmonale Exazerbation eine Therapie rechtfertigt, bleibt offen.

► **Exazerbationstherapie.** Bei pulmonaler Exazerbation und bekannter Besiedelung mit H. influenzae oder im Rahmen der Diagnostik neu nachgewiesener Besiedelung erfolgt die Therapie nach Antibiogramm über einen Zeitraum von mindestens 10 Tagen.

► **Suppressionstherapie.** Eine dauerhafte Behandlung von H. influenzae zur Suppression ist nicht erforderlich, da der Erreger üblicherweise eliminiert werden kann. Allerdings können auch CF-Patienten nach Elimination rasch neue Stämme akquirieren; individuelle Klone persistieren auch ohne Therapie meist nur kurz.

Pseudomonas aeruginosa

► **Epidemiologie.** P. aeruginosa ist der wichtigste Erreger bei CF-Patienten. Dabei scheint die Erst-

116

besiedelung nicht selten bereits im Kleinkindalter zu erfolgen. Dies wurde sowohl in bronchoalveolären Lavage-Studien an Säuglingen und Kleinkindern als auch in einer Untersuchung, die bereits bei 15 Monate alten CF-Patienten erhöhte P.-aeruginosa-Antikörpertiter (ohne kulturellen Nachweis in den oberen Atemwegen) nachwies, gezeigt. Risikofaktoren für eine frühzeitige P.-aeruginosa-Infektion scheinen weibliches Geschlecht, homozygoter Genotyp für delta F508 und eine S.-aureus-Besiedelung zu sein. Als Infektionsquelle gelten allgemein P.-aeruginosa-Stämme aus der Umwelt. Im weiteren Krankheitsverlauf entwickeln P. aeruginosa Eigenschaften, die sie von invasiven P.-aeruginosa-Stämmen bei Nicht-CF-Patienten deutlich unterscheiden. Dazu gehören u. a. das mukoide Wachstum, die auch dadurch verminderte Empfindlichkeit gegenüber Antibiotika sowie die Bildung von sog. Biofilmen. Einen Biofilm bilden Bakterienverbände, die auf Oberflächen durch eine polymere Alginat-Matrix, die sie selbst produzieren, anhaften. Durch die Biofilmproduktion ist das Bakterienwachstum verlangsamt, die Erregereradikation durch Antikörper ineffektiv und die Penetration von Antibiotika vermindert.

▶ **Prophylaktische (Dauer-)Therapie.** Durch die Kohortierung von P.-aeruginosa-positiven Patienten, Hygienemaßnahmen und den Versuch einer Eradikation im Anfangsstadium (siehe Frühtherapie) lässt sich die Inzidenz an Neuerkrankungen senken. Eine weitere Möglichkeit könnte in der klassischen prophylaktischen Maßnahme einer Impfung liegen. Die bisher publizierten Impfstudien gegen P. aeruginosa bei Patienten mit CF deuten leider nur einen möglichen positiven Impfeffekt an. Ein Cochrane-Review aus dem Jahr 2011 kommt zu der Schlussfolgerung, Pseudomonasimpfungen für nichtinfizierte CF-Patienten „können nicht empfohlen werden." Der potenziell protektive Effekt von täglichem Gurgeln mit spezifischen Anti-Pseudomonas-Antikörpern aus den Eiern geimpfter Hühner (IgY) wird in aktuellen Studien untersucht.

In einer nichtrandomisierten Beobachtungsuntersuchung wurde mit der kontinuierlichen täglichen Inhalation von P.-aeruginosa-wirksamen Antibiotika (Gentamicin) an einer als besonders gefährdet definierten Population ein Aufschieben des Beginns der P.-aeruginosa-Infektion unter kontinuierlicher antibiotischer Therapie gezeigt. Diese Studienergebnisse haben allerdings den klinischen Alltag nicht beeinflusst.

▶ **Frühtherapie.** Der Beginn der P.-aeruginosa-Frühtherapie geht auf eine Studie von 1981 zurück. Sie besteht aus einer Verabreichung von inhalativen Antibiotika (Tobramycin oder Colistin) und ggf. zusätzlich von systemisch wirksamen Medikamenten (Ciprofloxacin oral, u. U. intravenös) bei Erstnachweis von P. aeruginosa. Eine ausschließlich intravenöse Therapie ist kein generell akzeptiertes Konzept in der P.-aeruginosa–Frühtherapie. Sowohl die Zeitdauer der Intervention (zwischen 4 Wochen und 12 Monaten) als auch die Medikamentendosierungen schwanken erheblich. In einer neueren Studie (prospektiv, randomisiert) wurde eine vierwöchige Inhalation von 600 mg Tobramycin in 2 ED als gleich wirksam wie eine acht Wochen dauernde Inhalation in der Eradikation von P. aeruginosa gezeigt. All diesen Studien ist gemein, dass sie eine zumindest vorübergehende Eradikation in ca. 80 % der Fälle erreichen. Eine anschließende P.-aeruginosa-freie Periode von meist einigen Jahren konnte gezeigt werden. In einer Studie wurde auch gezeigt, dass ein erneuter P.-aeruginosa-Nachweis nach einer erfolgreichen initialen Eradikation bei 73 % der Patienten von einem anderen als dem initialen Stamm herrührt.

Eine Frühtherapiestudie mit einem weiteren Medikament (Aztreonamlysin) läuft zurzeit. Eine Übersicht zu Medikation, Dosis und Therapiedauer verschiedener P.-aeruginosa-Frühtherapien gibt ▶ Tab. 116.1, andere Schemata sind aber auch beschrieben.

▶ **Exazerbationstherapie.** Das Ziel der Behandlung einer Exazerbation ist die Rückkehr zur Ausgangssituation. Alle mäßig und stark ausgeprägten Exazerbationen werden durch die intravenöse Behandlung mit 2 verschiedenen Antibiotika für die Dauer von 2 (– 3) Wochen behandelt. In Einzelfällen sind Modifikationen oder Verlängerungen sinnvoll. Die Kombination Ceftazidim mit Tobramycin (höhere Dosis als normal: 7 – 10–(12) mg/kgKG/d in 1 ED und Spiegelkontrolle) ist für die intravenöse Therapie meist 1. Wahl; eine Orientierung am Antibiogramm kann erfolgen (s. u.). Der klinische Zustand der Patienten muss spätestens nach 7 Tagen reevaluiert werden und ggf. sollte, auf der Basis eines neu vorliegenden Isolats mit Antibiogramm oder empirisch, eine Änderung der

Tab. 116.1 Medikamentendosis und Anwendungsdauer bei verschiedenen Pseudomonas-Frühtherapien.

Ansatz	Tobramycin		Colistin		Ciprofloxacin	
	(mg/d)	Dauer	(10^6 U/d)	Dauer	(mg/kgKG/d)	Dauer
Langzeitinhalation	160 in 2 ED	12 Monate	–	–	–	–
Inhalativ und systemisch	–	–	2x in 2 ED	3 Wochen	30 in 2 ED	3 Wochen
Rescue 1			4x in 2 ED	3 Wochen	30 in 2 ED	3 Wochen
Rescue 2			4x in 2 ED	3 Monate	30 in 2 ED	3 Monate
Kurzzeitinhalation	600 in 2 ED	4 oder 8 Wochen	–	–	–	–

applizierten Antibiotika vorgenommen werden. Allgemein gilt, dass in bakteriziden Medikamentenkombinationen die Effekte der individuellen Medikamente additiv oder synergistisch sind. Weitere Medikamente, die zur Exazerbationstherapie infrage kommen, sind Piperacillin (evtl. + Tazobactam), Ticarcillin, Cefepim, Aztreonam, Fosfomycin, Meropenem oder Imipenem, üblicherweise in Kombination mit einem Aminoglykosid oder Colistin in ausreichend hoher Dosierung. Die Bedeutung der Resistenztestung (ggfs. inklusive von Synergietestungen) wird seit langem hinterfragt; es findet sich bisher keine sichere Evidenz weder für den Einsatz von Synergietestungen noch für Testung im Biofilm. Die Resistenztestung muss ebenfalls unter dem Aspekt einer großen Diversität der im Sputum vorhandenen P. aeruginosa hinterfragt werden.

Grundsätzlich kann stationär oder zu Hause behandelt werden. Gründe für eine stationäre Durchführung sind alle schweren Exazerbationen, Hämoptysen, Notwendigkeit intensiver Physiotherapie, Ernährungstherapie oder komplexe psychosoziale Situationen. Häusliche Therapie kann gerechtfertigt sein, wenn es sich um leichte oder allenfalls mäßiggradige Exazerbationen handelt, die Nierenfunktion normal ist, die Antibiotika gut vertragen werden, gute Venenverhältnisse vorliegen, die Compliance zu therapeutischen Interventionen gut ist und keine sonstigen supportiven Maßnahmen nötig sind, die über das zu Hause realisierbare Maß hinausgehen. Mindestens die 1. Infusion erfolgt in der Klinik; oft wird die ersten 3–4 Tage bis zur Festlegung der Tobramycindosis (nach Vorlage des Spiegels) stationär behandelt. Eine gute Schulung des Patienten auch für Notfälle ist ebenso unerlässlich wie die Mitgabe einer Notfallmedikation für den Fall einer Anaphylaxie.

Allgemein ist der Nutzen einer zusätzlichen inhalativen Applikation während der intravenösen Behandlung einer Exazerbation nicht ausreichend belegt.

Leichte Exazerbationen können mit oralem Ciprofloxacin (40 mg/kgKG p. o. in 2 ED) für 2 (– 3) Wochen therapiert werden. Bei häufigerer Anwendung ist mit zunehmender Resistenz zu rechnen, sodass die Behandlung mit Ciprofloxacin allein über einen längeren Zeitraum als Therapieoption ungünstig ist.

116

► **Suppressionstherapie.** Kann P. aeruginosa mithilfe der Eradikationstherapien nicht mehr aus dem Atemtrakt entfernt werden, ist von einer chronischen bronchopulmonalen Infektion auszugehen. Es gibt verschiedene Definitionen, die alle ihre Stärken und Schwächen haben. In einer Definition wird der ununterbrochene mikrobiologische Nachweis von P. aeruginosa über einen Zeitraum von mindestens 6 Monaten in mindestens 3 Kulturen, die mit mindestens je 1 Monat Abstand voneinander gewonnen wurden, verlangt. Diese Definition ist arbiträr, da Kulturen während oder kurz nach einer antibiotischen Therapie negativ sein können, niedrige Keimzahlen oft nicht erfasst werden oder das kultivierte Material aus einem Bereich der Atemwege stammen kann, der nicht infiziert ist. Zur Einschätzung der Chronizität der -Infektion können zusätzlich Ergebnisse von P.-aeruginosa-Antikörperuntersuchungen herangezogen werden.

Das Ziel der chronischen Suppressionstherapie ist eine Stabilisierung des klinischen Zustands (besonders der Lungenfunktion) über lange Zeit. Dies soll über eine Reduktion der Zahl der Pseudomonaden in der Lunge und damit konsekutiv der Inflammationsreaktion und der bronchopulmonalen Schädigung erreicht werden. Bisher wurden untersucht:

- eine regelmäßige 3-monatliche P.-aeruginosa-wirksame intravenöse Therapie über 14 Tage

- die Inhalationstherapie mit kontinuierlich oder intermittierend angewandten Antibiotika über lange Zeit
- die orale Gabe von Azithromycin

▸ **Intravenöse Therapie (Kopenhagener Schema).** Regelmäßig 3-monatliche P.-aeruginosa-wirksame intravenöse Therapie mit 2 getesteten Antibiotika (Aminoglykosid plus Cephalosporin oder ein Carbapenem) über 14 Tage, unabhängig vom klinischen Zustand des Patienten. Obgleich die bisherigen Berichte vielversprechend sind, sind sie nicht das Ergebnis einer klinischen Studie.

In einer randomisierten Studie an 60 Patienten wurde dieses Vorgehen über 3 Jahre mit einer reinen Exazerbationstherapie (P.-aeruginosa-wirksame intravenöse Therapie mit 2 getesteten Antibiotika über 14 – 21 Tage bei klinischen Symptomen) verglichen. Es fanden sich bezüglich des Ergebnisses keine Unterschiede, allerdings unterschied sich auch die Therapieintensität der elektiven Gruppe (4 Therapien/Jahr) kaum von derjenigen der symptomatischen Gruppe (3 Therapien/Jahr).

Die 1-mal tägliche Applikation (intravenös) von Tobramycin ist gleichwertig der 3-mal täglichen Gabe bei verminderter Nephro- und Ototoxizität.

▸ **Inhalationstherapie.** Eine Langzeitinhalationstherapie mit Antibiotika soll zu einer Stabilisierung des klinischen Zustands führen. Die über ein halbes Jahr verblindet durchgeführte Inhalation von Tobramycin 600 mg/d in 2 ED in Zyklen von 28 Tagen, jeweils gefolgt von 28 Tagen Medikamentenpause, hat bei Patienten über 6 Jahren eine Verbesserung der Lungenfunktion bewirkt.

Eine kontinuierliche tägliche Inhalation von Colistin (1 – 2 Millionen Einheiten/12 h) ist eine mögliche Alternative, die allerdings in einer direkten, vergleichenden Studie unterlegen war. Zu beachten ist allerdings, dass die meisten Patienten bei Studienbeginn Colistin seit Jahren inhaliert hatten und die Tobramycin-Inhalation neu war. Bei Kindern unter 6 Jahren kann ebenfalls Colistin in der angegebenen Dosis inhaliert werden, alternativ Tobramycin (160 mg in 2 ED) kontinuierlich täglich ohne „Off"-Zyklen.

Die Inhalation von Aztreonamlysin (225 mg/d in 3 ED) ist inzwischen auch zur Therapie bei chronischer P.-aeruginosa-Infektion bei CF zugelassen und erweitert die Therapiemöglichkeiten.

Vergleichende Studien zu alleiniger inhalativer oder intravenöser sowie einer Kombination von intravenöser und inhalativer Suppressionstherapie liegen nicht vor.

▸ **Azithromycin.** Azithromycin oder andere Makrolide können auch bei mit P. aeruginosa infizierten Patienten durch einen antiinflammatorischen Effekt zu einer Stabilisierung des Verlaufs und der Lungenfunktion führen, obgleich die Substanzen weder bakterizid noch bakteriostatisch gegenüber P. aeruginosa wirken. 3 RCT-Studien zeigten kleine, aber signifikante Verbesserungen über Zeiträume von 3 – 6 Monaten (forcierte Exspiration in 1 Sekunde. [FEV1] plus 3 – 6 % des Solls). Es wurde Azithromycin 250 mg (< 40 kgKG) oder bei über 40 kgKG 500 mg in 1 ED 3-mal pro Woche verwendet. Neben Unsicherheiten hinsichtlich der Dosierung ist vor allem unklar, über welchen Zeitraum die Azithromycin-Behandlung durchgeführt werden kann. Solange keine weiteren Daten vorliegen, sind kontinuierliche, längerfristige Anwendungen genau zu überwachen.

Ein positiver Effekt der Azithromycin-Therapie wurde auch bei nicht mit P. aeruginosa besiedelten CF-Patienten in einer Studie gezeigt. Die antiinflammatorische Wirkung von Azithromycin wird dafür verantwortlich gemacht.

Burkholderia-Komplex

▸ **Epidemiologie.** Der B.-cepacia-Komplex umfasst 17 Spezies, wobei die Spezies B. cenocepacia (Genomovar III) und B. multivorans (Genomovar II) für die Atemwegsinfektion bei Mukoviszidose am relevantesten sind. Der mikrobiologische Nachweis gelingt mittels Kultur auf Selektivmedien, gefolgt durch eine phänotypische oder DNA-basierte Identifikation. Problematisch sind die Übertragbarkeit von Mensch zu Mensch und eine intrinsische Multi- bis Panresistenz. International liegt die Prävalenz des B.-cepacia-Komplexes um 3 %. Ein intermittierender kultureller Nachweis ohne klinisch fassbare Verschlechterung ist möglich, aber auch ein über mehrere Jahre bestehender kontinuierlicher Nachweis mit beschleunigter Verschlechterung der Lungenfunktion.

Beim seltenen, aber oft letal verlaufenden Cepacia-Syndrom kommt es zu einer akuten, fulminanten Infektion mit nekrotisierender Pneumonie. Dieses Krankheitsbild kann sowohl bei CF-Patienten mit fortgeschrittener, als auch mit milder CF auftreten. Das Risiko, nach einer Lungentransplantation eine B.-cepacia-Sepsis durchzumachen, ist bei bereits infizierten CF-Patienten erhöht. Genomovar III ist hier mit einer verkürzten Überlebenszeit nach Transplantation assoziiert.

B. gladioliist als Pflanzenkeim, aber auch als opportunistisches Humanpathogen bekannt. Es sind sowohl eine asymptomatische Kolonisation als auch schwere pulmonale Exazerbationen und nosokomiale Ausbrüche beschrieben, die Typisierung ist komplex.

▸ **Frühtherapie.** Größere Studien zur Frühtherapie bei B.-cepacia-Infektion liegen nicht vor. Aufgrund der Assoziation mit einem möglicherweise deutlich progredientem Verlauf ist ein Eradikationsversuch zu empfehlen. Für eine bakterizide Wirkung gegen den B.-cepacia-Komplex bedarf es einer mindestens 2- bis eher 3-fachen Kombinationstherapie. Meropenem (80–120 mg/kg/d i. v. in 3 ED) ist die wirkungsvollste Substanz, die in Studien erfolgreich mit Trimethoprim-Sulfamethoxazol (TMP/SMX: 10–20 mg + 50–100 mg/kg/d oral in 2–3 ED), Piperacillin-Tazobactam 200–240 mg + 25–30 mg/kg/d i. v. in 3–4 ED), Doxycyclin (2–3 mg/kg/d p. o. in 2 ED), Ceftazidim (150–200 mg/kg/d i. v. in 3 ED) oder Tobramycin (8–12 mg/kg/d i. v. in 1 ED, 600 mg/d inhalativ in 2 ED) kombiniert wurde. Colistin ist immer wirkungslos. Chloramphenicol (15 - 20 mg/kgKG p. o. oder i. v. alle 6 Stunden, kumulative Gesamtdosis 15 - 20 g!) kommt in Ausnahmefällen ebenfalls zum Einsatz. Eine Kombination mit Makrolidantibiotika kann die Empfindlichkeit der Erreger steigern.

▸ **Exazerbationstherapie.** Die Empfehlungen zur Exazerbationstherapie sind ebenfalls nicht evidenzbasiert. Es sollte immer eine hochdosierte intravenöse 2- oder 3-fach-Therapie (siehe Frühtherapie) zum Einsatz kommen.

▸ **Suppressionstherapie.** Eine etablierte Suppressionstherapie der chronischen Atemwegsinfektion mit B. cepacia gibt es zurzeit nicht. Empfehlungen beinhalten u. a. die Gabe von Doxycyclin oder Cotrimoxazol.

Stenotrophomonas maltophilia

S. maltophilia (früher Pseudomonas oder Xanthomonas maltophilia) ist ein aerobes, gramnegatives Stäbchen, das ubiquitär in Erde, feuchtem Milieu und Pflanzenbestandteilen vorkommt. S. maltophilia gilt als opportunistischer Erreger und kommt neben der zystischen Fibrose vor allem bei immunsupprimierten, langzeithospitalisierten Patienten vor. Eine Übertragung von Mensch zu Mensch ist möglich.

S. maltophilia gehört zu den bei Mukoviszidosepatienten mit am häufigsten nachgewiesenen multiresistenten Erregern mit einer Häufigkeit von 10 % in den USA bis 30 % der Patienten in einigen Teilen Europas. Es handelt sich meist um Patienten mit einer fortgeschrittenen CF-Erkrankung und chronischer Pseudomonasbesiedelung. Eine Assoziation mit einer vorgängigen intravenösen pseudomonaswirksamen oder oralen Chinolon-Therapie wurde in mehreren Studien beschrieben.

Die pathogenetische Bedeutung des Nachweises von S. maltophilia bei CF-Patienten wird diskutiert. In einer retrospektiven Studie aus Toronto konnte die chronische Infektion mit S. maltophilia als eigenständiger Risikofaktor für pulmonale Exazerbationen mit Notwendigkeit der Hospitalisierung und antibiotischen Therapie identifiziert werden und war mit einer systemischen Immunantwort assoziiert. Dementsprechend ist möglicherweise auch eine Frühtherapie indiziert; andere Studien fanden jedoch keinen Zusammenhang zwischen dem Nachweis von S. maltophilia und einer Verschlechterung der Lungenfunktion oder der Überlebenswahrscheinlichkeit. Kontrollierte Studien zur Frühtherapie fehlen. Aufgrund der Multiresistenz des Erregers wird zudem die Auswahl der Antibiotika zur Therapie erschwert.

Eine Therapie ist auf jeden Fall indiziert bei S.-maltophilia-Nachweis in Kombination mit einer pulmonalen Exazerbation. Die Behandlung soll immer entsprechend einer Resistenztestung erfolgen. In vitro sind die wirksamsten Substanzen TMP/SMX, Levofloxacin, Ticarcillin/Clavulanat (in Deutschland derzeit nicht verfügbar) Colistin und Doxycyclin. Eine synergistische intravenöse Kombinationstherapie scheint gegenüber einer Monotherapie effektiver zu sein. Trotz nachgewiesener in vitro-Wirkung ist die Kombination von 2 bakteriostatischen Antibiotika nicht sinnvoll. TMP/SMX, Levofloxacin und Doxycyclin können bei milden Exazerbationen oral verabreicht werden. Inhalatives Colistin scheint in hoher Dosierung wirkungsvoll, inhalatives Levofloxacin (Phase-II-Studie abgeschlossen) könnte eine Option für die Zukunft darstellen.

Achromobacter (Alcaligenes) xylosoxidans

Die Prävalenz von A. xylosoxidans (ubiquitär vorkommender Nonfermenter) in den Atemwegen von Mukoviszidosepatienten wird mit 2,7 % über 8,7 % bis zu 17,6 % angegeben, die chronische Infektion mit bis zu 5,6 %. Die Übertragung von Mensch zu Mensch ist möglich. Die klinische Relevanz für die Progression der Lungenerkrankung ist ähnlich wie bei Stenotrophomonas maltophilia nicht geklärt. In Studien wird in einzelnen kleinen Kohorten ein Einfluss der chronischen Infektion auf die Inflammation in der Lunge und auf die Lungenfunktion beschrieben. Es gibt dementsprechend derzeit keine Empfehlung für eine Frühtherapie. Bei Infektionen mit A. xylosoxidans und pulmonalen Exazerbationen sollte eine antibiotische Therapie als intravenöse Kombinationstherapie nach Antibiogramm erfolgen. Es besteht in der Regel Resistenz gegen Aminoglykoside, häufig auch gegen Colistin und TMP/SMX. Sensibel sind meist Carbapeneme, Aminopenicilline (Piperacillin, Piperacillin/Tazobactam) und Tetracycline.

Andere seltene gramnegative Bakterien

Die Atemwege von CF-Patienten können von weiteren Nonfermentern kolonisiert werden, welche sich nur mit molekulargenetischen und massenspektrometrischen Methoden nachweisen und differenzieren lassen. Die Datenlage zur Prävalenz und klinischen Relevanz ist spärlich, häufig zeigen die Erreger eine breite Resistenz gegen die meisten Antibiotikagruppen (entsprechend der Klassifikation 3MRGN oder 4MRGN).

Pandoraea apista wurde vor 10 Jahren als nosokomial übertragbarer pulmonaler Infektionserreger bei Patienten mit CF beschrieben. Das Auftreten des Erregers war in der Mehrzahl der Fälle mit einer klinischen Verschlechterung assoziiert. Eine Arbeit berichtet über eine klinisch manifeste Bakteriämie durch Pandoraea spp. bei einem CF-Patienten. Pandoraea apista zeigt eine intrinsische Colistin-Resistenz.

Ralstonia spp. wurden im Sputum von > 100 CF-Patienten beschrieben, eine Übertragung von Patient zu Patient bislang nicht. R. pickettii kann offensichtlich 0,2-µm-Bakterienfilter passieren und katheter- und beatmungsassoziierte Infektionen auslösen. Auch diese Erreger sind Colistin-resistent.

Inquilinus spp. wurden seit 2002 im Atemwegssekret von 18 CF-Patienten beschrieben und mit schweren Krankheitsverläufen in Zusammenhang gebracht. Inquilinus limosus ist ein mukoider und multiresistenter Erreger, meist auch gegen Colistin.

Chryseobacterium spp. wurden im Atemwegssekret von 7 % der Patienten eines italienischen CF-Zentrums nachgewiesen, welche alle mit Pseudomonas aeruginosa koinfiziert waren. Dabei fanden sich keine Hinweise auf Kreuzinfektion oder Assoziation mit klinischer Verschlechterung. Die Isolate zeigten eine breite Multiresistenz mit Sensibilität nur auf TMP/SMX und Chinolone.

Enterobakterien

Darmbakterien, wie E. coli, S. marcescens, Enterobacter spp., Citrobacter spp., Proteus spp., Klebsiella spp., können den Respirationstrakt von CF-Patienten kolonisieren. Derzeit wird nicht von einer Pathogenität am Respirationstrakt und somit einer akuten Therapiebedürftigkeit ausgegangen. Auch ESBL-bildende Enterobakterien (ESBL: „extended-spectrum"-Betalaktamase) kommen vor. Sie sind resistent gegen alle Betalaktam-Antibiotika, auch wenn in vitro ggfs. Empfindlichkeit gefunden wird. Therapieoptionen bei klinischer Exazerbation, bei der eine Beteiligung von ESBL-Enterobakterien angenommen wird, sind Carbapeneme oder Chinolone. Problematisch ist, dass auch chronische Besiedelungen beobachtet werden.

Nichttuberkulöse Mykobakterien

▸ **Epidemiologie.** Atypische Mykobakterien (auch: Mycobacteria other than tuberculosis, MOTT) sind ubiquitär vorkommend und können zu Lymphadenitiden und bronchopulmonalen Infektionen führen. In verschiedenen Studien wurde beschrieben, dass bei 5–20 % der CF-Patienten MOTT im Sputum nachgewiesen werden kann. Im Vordergrund stehen dabei Infektionen durch M. abscessus-Komplex und M. avium-Komplex, wobei letztere eher ältere Patienten betreffen, die meist noch eine relativ gute Lungenfunktion aufweisen. Mit M. abscessus-Komplex infizierte CF-Patienten sind in der Regel jünger und zeigen im Rahmen der Infektion meist einen deutlichen Abfall der Lungenfunktion. Übertragungen von Mensch zu Mensch sind bisher nicht beschrieben, aber denkbar. Entsprechende Maßnahmen innerhalb der CF-Ambulanz und im stationären Bereich (generelles Tragen eines Mundschutzes) sind deshalb erforderlich.

▶ **Therapie.** Ein sporadischer Nachweis atypischer Mykobakterien im Sputum ist wahrscheinlich ohne Bedeutung, der Patient sollte diesbezüglich aber engeren Kontrollen unterzogen werden. Bei persistierendem Nachweis (mehr als 2) oder bei Nachweis in der Bronchiallavage und entsprechender pulmonaler Symptomatik ist eine pathogenetische Rolle anzunehmen. Wenngleich die Datenlage hinsichtlich der Therapie noch immer unzureichend ist, würde man die Behandlung bei einer Infektion mit M. abscessus wie folgt empfehlen: Zunächst sollte eine 4-wöchige intravenöse Therapie mit Imipenem oder Cefoxitin plus Amikacin erfolgen. Ggf. kann während dieser Zeit auch schon mit einer oralen Therapie mit Clarithromycin begonnen werden. Danach folgt eine orale Doppeltherapie mit Clarithromycin und Ethambutol kombiniert mit Amikacin-Inhalationen für mindestens 12 Monate. Konnte der Keim nicht eradiziert werden, ist nach diesen 12 Monaten eine Suppressionstherapie mit dem oralen Makrolid und Amikacin inhalativ fortzuführen. Seit einigen Jahren steht als Alternative für die i. v. Therapie auch Tigecyclin zur Behandlung von M.-abscessus-Infektionen zur Verfügung. Valide Studienergebnisse, die einen Vorteil für dieses Medikament zeigen, existieren bisher jedoch nicht. Vor und während der Therapie von MOTT-Infektionen ist jedoch auch auf eine ausreichende Behandlung anderer CF-relevanter Keime zu achten.

Im Falle einer lokalen peripheren Läsion (z. B. Lymphadenitis) muss chirurgisch interveniert werden. Die Therapie der M.-avium-Infektion sollte Rifampicin (bzw. Rifabutin bei Erwachsenen), Clarithromycin und Ethambutol beinhalten.

Bei persistierenden MOTT-Infektionen sollten Makrolidresistenzen auch vor dem Hintergrund der bei CF-Patienten oft durchgeführten langjährigen antiphlogistischen Therapie mit Azithromycin evaluiert werden. Bei einer bestehenden Makrolid-Resistenz ist ggf. auch der Einsatz neuerer Chinolone (z. B. Moxifloxacin) zu erwägen. Studienergebnisse insbesondere hinsichtlich der Verträglichkeit einer Langzeitbehandlung existieren dazu jedoch nicht. Bei Nachweis von Umweltmykobakterien im Sputum vor einer geplanten Lungentransplantation muss auf jeden Fall behandelt werden, da sonst fatale postoperative Komplikationen auftreten können.

Pilzinfektionen

Candida albicans

Sprosspilze wie Candida albicans lassen sich bei bis zu 75 % der CF-Patienten nachweisen, besonders bei Patienten mit Pseudomonasinfektion, inhalativer Tobramycin- und Cortisontherapie. Wegen dieser weiten Verbreitung werden Candida spp. als Kommensalen der Atemwege angesehen. Mit Ausnahme einer oralen bzw. vaginalen Candidose sind manifeste Erkrankungen sehr selten. Es gibt Hinweise aus Kohortenstudien, dass eine Candidabesiedlung mit einer Zunahme von Exazerbationen und einem stärkeren Lungenfunktionsverlust assoziiert sein kann. Eine therapeutische Konsequenz ergibt sich hieraus nicht.

Aspergillus fumigatus

▶ **Epidemiologie.** Die Prävalenz von A. fumigatus steigt von etwa 10 % in der 1. Lebensdekade auf über 40 % in der 4. Lebensdekade an. Die Bedeutung des Nachweises von A. fumigatus ist unklar; oft wird er nur als harmloser Besiedler angesehen. Jedoch beeinträchtigt er die mukoziliäre Clearance und kann ebenso wie P. aeruginosa Biofilme bilden. Der Erfolg einer antimykotischen Therapie der chronischen Besiedlung konnte bisher nicht gezeigt werden. In Einzelfällen wurden Aspergillome bei Patienten mit erheblich vorgeschädigten Lungen berichtet. Bis zu 10 % der Patienten entwickeln eine allergische bronchopulmonale Aspergillose (ABPA), eine wichtige immunologische Reaktion der Lunge auf diesen Schimmelpilz. Invasive Aspergillosen, zum Teil auch mit Todesfolgen bei zerebraler Beteiligung, sind äußerst selten.

▶ **Allergische bronchopulmonale Aspergillose (ABPA).** An diese Diagnose ist, vor allem bei fehlendem Ansprechen auf eine antibiotische oder intensivierte Physiotherapie, zu denken, wenn es zu einer Verschlechterung des Allgemeinzustands, Müdigkeit, erschwerter Atmung, Thoraxschmerz, obstruktivem Auskultationsbefund oder subjektivem Engegefühl, Husten, rostbraunem Sputum bzw. tabakartigen, bräunlichen Krümelbeimengungen, Körpergewichtsabnahme, subfebrilen Temperaturen oder Fieber kommt. Wichtig ist die Umgebungsanamnese bezüglich einer möglichen

Aspergillenexposition (Pflanzen im Schlafzimmer, Ökomüll).

Im Röntgenbild sieht man typische, meist flaue rundliche, peripher gelegene, flüchtige pulmonale Infiltrate. Aus Sputum oder Rachenabstrichen kann ggf., aber nicht obligat Aspergillus fumigatus angezüchtet werden. Der Pricktest auf A.-fumigatus-Extrakt ist positiv, das Gesamt-IgE > 2 Standardabweichungen der Altersreferenz, spezifisches A.-fumigatus-IgE > Radioabsorbentassay (RAST) Klasse 1, spezifisches A.-fumigatus-IgG > 40 IU/ml oder positive A.-fumigatus-Präzipitine sind nachweisbar. Charakteristisch ist der Nachweis einer Sensibilisierung gegen die rekombinanten Aspergillus-Allergene rAspf4 und 6.

Eine Behandlung ist indiziert, wenn die klassischen ABPA-Kriterien mit Klinik, die keiner anderen Ätiologie zuzuordnen ist, ein Gesamt-IgE > 1000 kU/l, positive Pricktests oder erhöhtes spezifisches IgE auf A.-fumigatus-präzipitierende Antikörper und typische Veränderungen im Thoraxröntgen vorliegen. Als Minimalkriterien gelten eine akute oder subakute klinische Verschlechterung, die keiner anderen Ätiologie zuzuordnen ist, ein Gesamt-IgE > 500 kU/l, positive Pricktests oder erhöhtes spezifisches IgE auf A. fumigatus und entweder präzipitierende Antikörper auf A. fumigatus oder neue Veränderungen im Thoraxröntgen.

Die medikamentöse Therapie ist individuell auf die klinischen Symptome und das jeweilige Stadium der Erkrankung, das Ansprechen auf die Therapie und die Entwicklung von Nebenwirkungen abzustimmen. Kortikosteroide sollten initial mit 0,5 – 2 mg/kgKG/d (max. 60 mg) Prednison-Äquivalent für 1 – 2 Wochen eingesetzt werden, dann alternierend für 1 – 2 Wochen mit anschließender Reduktion, abhängig von der Klinik und dem Abfall des Gesamt-IgE, Rückgang der pulmonalen Infiltrate und Verbesserung der Lungenfunktion. Es sollte angestrebt werden, die systemische Steroidtherapie nach 2 – 3 Monaten zu beenden.

Itraconazol wird als initiale Therapie der ABPA empfohlen. Itraconazol hilft, Steroid einzusparen. Vor seinem Einsatz sollten die Leberwerte untersucht und während der Therapie nach 1 Monat und dann alle 3 – 6 Monate oder bei klinischen Auffälligkeiten kontrolliert werden. Die Itraconazol-Dosis beträgt 5 mg/kg/d. Für die Resorption sind der pH-Wert des Magensafts (sauer besser als alkalisch) und die Applikationsform (Saft besser als Tabletten) von Bedeutung. Eine Spiegelkontrolle und Dosisanpassung ist daher zu empfehlen. Die Dauer der Itraconazol-Behandlung beträgt 3–6 Monate. Es liegen nur wenige Erfahrungen mit Voriconazol vor.

Wangiella (Exophiala) dermatitidis

Dieser langsam wachsende schwarze Hefepilz lässt sich auf Spezialnährböden mit Bebrütung über 2 – 3 Wochen isolieren, ein PCR-Nachweis wurde beschrieben. Die Prävalenz bei CF-Patienten beträgt zwischen 1 und 15 %, W. dermatitidis ist mit invasiven Atemwegsinfektionen assoziiert worden. Zur Behandlung kommen Amphotericin B (evtl. inhalativ) und/oder moderne Azolderivate infrage.

Scedosporium apiospermum/prolificans

Scedosporien lassen sich auf Spezialnährböden anzüchten und morphologisch bzw. mittels PCR differenzieren. Die Prävalenz bei CF-Patienten beträgt bis zu 21 %. Scedosporium ist in Einzelfällen mit invasiven Atemwegsinfektionen assoziiert worden. Eine Behandlungsindikation wird bei klinischer Verschlechterung und fehlendem Ansprechen auf eine antibiotische Therapie diskutiert. Aufgrund einer hohen Resistenz, insbesondere von S. prolificans, ist eine Empfindlichkeitsprüfung zu empfehlen. Die Behandlung bei S. apiospermum ist im Sinne einer Kombinationstherapie mit einem Azol (z. B. Voriconazol) und einem Echinocandin (z. B. Caspofungin, Micafungin). Bei S. prolificans ist eine Kombinationstherapie mit Voriconazol, Terbinafin und ggf. Miltefosin erwägenswert.

Viren

Patienten mit Mukoviszidose haben im Vergleich zu Gesunden keine erhöhte Inzidenz für Virusinfektionen der Atemwege. Bei bis zu 60 % der Mukoviszidosepatienten mit pulmonalen Exazerbationen können Viren aus den Atemwegssekreten isoliert werden, im Vordergrund stehen hierbei Rhinoviren. Die Patienten sind meist jünger und schwerer pulmonal erkrankt. Es finden sich respiratorische Syncytialvirus (RSV), Influenza A und B, Parainfluenza, Adenoviren, Echo- und Coxsackie-Viren, humanes Metapneumovirus, Coronavirus und Rhino-/Picornaviren. 60 – 68 % aller neuen bakteriellen Kolonisationen werden während der Saison der viralen Atemwegsinfektionen gefunden. 85 % aller neuen Pseudomonas-Nachweise erfolgen innerhalb von 3 Wochen nach einer Virusinfektion der oberen Atemwege. In vitro konnte eine Unterstützung des Wachstums von Pseudomonas-Biofilmen durch Koinfektion mit RSV und Adenoviren nachgewiesen werden, im Mausmodell eine erhöhte Bakterienlast durch Koinfektion mit Influenzaviren. Daher wird die jährliche Influenzaimpfung dringend empfohlen, auch wenn formal keine Belege der Wirksamkeit speziell für diese Patientengruppe vorliegen. Zur RSV-Prophylaxe mit Palivizumab in den Winterzyklen der ersten beiden Lebensjahre gibt es keine einheitliche Empfehlung. In einer Cochrane-Analyse von 2012 konnte nur eine Studie identifiziert werden, die die Einschlusskriterien erfüllte und anhand derer keine Empfehlung getroffen werden konnte. Bei Patienten mit pulmonaler Symptomatik in diesem frühen Alter sollte eine RSV-Prophylaxe erwogen werden.

116.5 Prophylaxe

Die frühe Kolonisation der unteren Atemwege mit bakteriellen Krankheitserregern ist charakteristisch für die CF-Lungenerkrankung, bei der mukoziliäre Clearance und unspezifische Immunität gestört sind. Nach gängiger Vorstellung liegen die primären Infektionsquellen in der unbelebten Umwelt und den oberen Atemwegen. So werden etwa in der Frühphase einer Pseudomonasinfektion meist nichtmukoide sensible Stämme isoliert. Eine staphylokokkenwirksame orale Antibiotikaprophylaxe in den ersten Lebensjahren wird nicht mehr empfohlen, seit entsprechende Langzeitstudien zwar eine reduzierte Prävalenz von S. aureus, aber keine Unterschiede in klinisch relevanten Endpunkten und einen Trend zu früherer Pseudomonasakquisition gezeigt haben. Pseudomonasnegativen Patienten wird in der Regel vom Besuch von Whirlpools und Badeseen abgeraten und ein problembewusster Umgang mit Feuchtquellen (Waschbeckensiphon, Toilettenspülung, Dusche, zahnärztliche Behandlungsanlage) sowie regelmäßiges Händewaschen (keine Händedesinfektion) empfohlen. Alle CF-Patienten werden frühzeitig zum Niesen und Husten in anschließend zu verwerfende Papiertücher bzw. in die Ellenbeuge angehalten. Auch wenn viele Maßnahmen plausibel erscheinen, liegt über ihre Relevanz und Effektivität nur spärliche Evidenz vor. Die Kommunikation mit den Betroffenen muss daher aktiv und offen gestaltet und eine „keimzentrierte" ängstliche Vermeidungsstrategie mit Einschränkung der individuellen Alltagslebensqualität vermieden werden.

Ein vielfach dokumentiertes reales Risiko stellt dagegen die Übertragung von Patient zu Patient im medizinischen Kontext dar; direkt bzw. über kontaminierte Flächen, Geräte, Lösungen oder Behandler. Ein hustender CF-Patient verbreitet Sekretpartikel mit über mehrere Tage infektiösen Erregern im Umkreis bis zu einem Meter, die Kontamination von Raumluft scheint dagegen weniger relevant zu sein. In mehreren CF-Zentren wurden klonale Ausbrüche von Pseudomonas aeruginosa und Burkholderia cenocepacia nachgewiesen; die von epidemischen Isolaten besiedelten Patienten zeigten einen rascheren Lungenfunktionsabfall als die Träger anderer Stämme. Darüber hinaus korrelieren ein früher Pseudomonas-Erstnachweis und die Kolonisierung mit multiresistenten Keimen (v. a. MRSA) negativ mit dem prospektiven Überleben, sodass der Prophylaxe ein hoher Stellenwert zukommt. Dies hat zur Einstellung CF-spezifischer Freizeitangebote und Gruppenaktivitäten sowie speziellen Anforderungen an Einrichtungen mit ambulanter und stationärer CF-Versorgung geführt. Es liegt in der Verantwortung des medizinischen Leiters, gemeinsam mit dem Behandlerteam, Patientenvertretern, Hygienefachkräften und Mikrobiologen verbindliche Hygienestandards zu erarbeiten, zu dokumentieren, zu kommunizieren sowie ihre Umsetzung und Wirksamkeit zu evaluieren.

Bezüglich der Hygienestandards haben sich die folgenden Prinzipien bewährt:

- Betrachtung jedes Patienten bei jedem Kontakt als potenziell infektiös (vorliegende Befunde beziehen sich immer auf die Vergangenheit) → Standardmaßnahmen wie generelles Tragen eines Mund-Nasen-Schutzes und Händedesinfektion durch Patienten, wenn außerhalb von Kranken- oder Ambulanzzimmer, Anbringen entsprechender Spender.
- „No hand-shake": bewusster Gebrauch alternativer Gesten zu Begrüßung und Abschied.
- Sicherheitsabstand zwischen Patienten von 1 Meter.
- Segregation in der Ambulanz: Händedesinfektion und Mund-Nasen-Schutz beim Betreten der Ambulanz, kein gemeinsamer Wartebereich und kein öffentliches Spielzeug, sondern zeitliche und räumliche Trennung verschiedener Patienten; Sputumgewinnung und Physiotherapie im Behandlungszimmer mit anschließender Desinfektion.

- Segregation auf der Station: CF-Patienten sollen nicht mit anderen CF-Patienten das Zimmer teilen (einzige Ausnahme: wenn sie aus derselben Familie stammen), Pseudomonas-negative Patienten sollen nicht auf der gleichen Station betreut werden wie Pseudomonas-besiedelte Patienten.
- Isolierung von Trägern multiresistenter Erreger: Patienten mit früherem oder aktuellen Nachweis von multiresistenten Pseudomonaden, MRSA oder B.-cepacia-Komplex sollten in einem Einzelzimmer betreut werden mit separatem Sanitärbereich und ausreichend großem Eingangsbereich, in dem Kittel, Handschuhe und Mund-Nasen-Schutz angelegt und vor Verlassen des Zimmers entsorgt werden können.
- Streng personenbezogener Gebrauch von Geräten und Hilfsmitteln zur Inhalation und Physiotherapie mit entsprechender hygienischer Aufbereitung (z. B. im Vaporisator).
- Konsequente Desinfektionsmaßnahmen in Krankenhaus-/Praxisräumen, Lungenfunktions- und Endoskopiebereichen.
- Kontinuierliche Surveillance: Standardisierte Erregerdiagnostik aus Atemwegssekret mindestens alle 3 Monate, erweiterte Untersuchungen (inkl. Pilze, Mykobakterien, ggfs. Typisierung) einmal jährlich bzw. bei Erstnachweis oder Verdacht auf eine Infektionskette.

Die Übertragung CF-relevanter Keime zwischen Patienten und gesunden Kontaktpersonen oder Patienten und Haustieren ist dagegen nur in Einzelfällen beschrieben.

Koordinator:
J. Hammermann

Mitarbeiter:
M. Ballmann, M. Barker, M. Griese, M. Kappler, L. Nährlich, O. Sommerburg

116.6 Weiterführende Informationen

Kommission für Krankenhaushygiene und Infektionsprävention beim Robert Koch-Institut: www.rki.de (pdf) > Infektionsschutz > Infektions- und Krankenhaushygiene > Empfehlungen der Kommission für Krankenhaushygiene und Infektionsprävention > Betriebsorganisation in speziellen Bereichen: Anforderungen an die Hygiene bei der medizinischen Versorgung von Patienten mit Cystischer Fibrose (Mukoviszidose)

Konsiliarlaboratorium für Mukoviszidose-Bakteriologie

Norddeutschland:
Medizinische Hochschule Hannover Institut für Medizinische Mikrobiologie und Krankenhaushygiene
Carl-Neuberg-Str. 1
30 625 Hannover
Ansprechpartner: Prof. Dr. S. Suerbaum
Tel.: 0 511 532 6 770
Fax: 0 511 532 4 366
E-Mail: suerbaum.sebastian@mh-hannover.de

Süddeutschland:
Max von Pettenkofer-Institut für Hygiene und Medizinische Mikrobiologie
Außenstelle Großhadern
Marchioninistr. 17
81 377 München
Ansprechpartner: Prof. Dr. Dr. Heesemann
Tel.: 089 5 160–5 200
Fax: 089 5 160–5 202
E-Mail: heesemann@mvp.uni-muenchen.de

117 Augeninfektionen

Infektionserkrankungen am oder im Auge treten in einer Vielzahl von Formen auf. Neben den äußeren Anteilen des Auges (Bindehaut und Hornhaut) und den inneren Strukturen (Vorderkammer, Glaskörper, Aderhaut und Netzhaut) können auch die Adnexen (Lid, Orbita und Tränenwege) von pathogenen Keimen besiedelt werden. Die Symptome und Befunde, die sich bei den verschiedenen Krankheiten ergeben, stellen sich sehr unterschiedlich dar: extrem schmerzhafte Keratitis oder schmerzfreie Uveitis, mit Visusminderung verbundene Uveitis und Keratitis oder mit guter Sehschärfe bei Konjunktivitis und Tränenwegsinfektion, offensichtliche, dicke Gerstenkörner oder winzige Dellwarzen, die sich zwischen den Wimpern verstecken.

Während einige häufige Augeninfektionen durch Anamnese und Inspektion zuverlässig diagnostiziert werden können, ist bei anderen die genaue ophthalmologische Untersuchung (z. B. Spaltlampenuntersuchung, Funduskopie, Motilitätsprüfung, Abklärung des Visus und des Binokularsehens) notwendig. In ▸ Tab. 117.1 sind Diagnosen, Symptome und Befunde aufgeführt, die eine *sofortige* augenärztliche Untersuchung erfordern.

Bei der Behandlung von Augeninfektionen im Kindesalter ist neben der Antibiotikatherapie immer auch an die Möglichkeit einer Amblyopie (Schwachsichtigkeit) zu denken. Besonders bei jungen Kindern (< 6 Jahren) und asymmetrischen Befunden kann sich ein Defizit der Sehentwicklung bilden, das durch stundenweise Okklusion des besseren Auges erfolgreich therapiert werden kann.

117.1 Konjunktivitis

Eine Bindehautentzündung zeichnet sich durch eine meist leicht schmerzhafte, oft follikuläre Rötung der Bindehaut aus, die limbusfern betont ist (bulbär), sofern die Hornhaut nicht mitbetroffen ist. Zur Hornhautinfektion siehe Keratitis (S. 651). Ein vermehrter Tränenfluss und verklebte Lider (besonders morgens) finden sich häufig. Die Sehschärfe ist durch Tränenfluss nur leicht oder gar nicht reduziert. Eine infektiöse Genese (bakteriell, inkl. Chlamydien, viral, extrem selten mykotisch) muss von anderen Ursachen unterschieden werden: allergisch (Juckreiz, beidseitig symmetrisch u. a.), toxisch (Augentropfen, Anamnese), autoimmun, sekundär bei Blepharitis, Fremdkörper oder anderen Traumen.

Eine kongenitale, tiefe Stenose der Tränenwege (S. 654) – Hasner-Klappe – sieht mit den dick verklebten Lidern auf den ersten Blick gelegentlich wie eine schwere Konjunktivitis aus. Jedoch ist die Bindehaut nicht gerötet. Das Sekret besteht aus den nicht richtig abfließenden Tränen, das evtl. sekundär bakteriell besiedelt ist. Auch wenn sich im Bindehautabstrich oft einige Bakterien nachweisen lassen, kann eine antibakterielle Therapie meist entfallen, solange die Bindehaut nicht deutlich gerötet ist. Die mechanische Reinigung mit sterilen Kompressen oder sauberem Waschlappen und Wasser sowie Massage des Tränensacks sind wichtig. Eine chirurgische Eröffnung der Hasner-Klappe ist mit 1,5 Jahren zu erwägen, sollte sich bis dahin der Kanal nicht wie bei den meisten Kindern spontan geöffnet haben.

117.1.1 Neugeborenenkonjunktivitis

Die Neugeborenenkonjunktivitis (Synonym: Ophthalmia neonatorum) ist definiert als eine Konjunktivitis, die im 1. Lebensmonat auftritt.

Klinisches Bild

▸ **Gonokokken.** 2 – 5 Tage nach Geburt tritt eine perakute, meist beidseitige Konjunktivitis mit reichlich purulentem Sekret und massivem Lidödem auf: Gefahr der schnellen, peripheren Ulzeration der Hornhaut mit folgender permanenter Vernarbung und Sehminderung.

▸ **Chlamydien.** 5 Tage bis 2 Wochen nach Geburt tritt eine meist beidseitige Konjunktivitis mit mukopurulentem Sekret auf. Im Gegensatz zum Bild bei Erwachsenen finden sich bei Kindern noch keine Follikel. Gefahr der Bindehautnarben mit sekundärer, verzögerter Schädigung der Hornhaut, damit unter Umständen auch permanente Sehstörung.

Eine zusätzliche systemische oder die oberen Atemwege betreffende Infektion liegt bei ca. der Hälfte der Gonokokken- oder Chlamydieninfektionen vor.

Ätiologie

- Neisseriae gonorrhoeae (gefährlichste)
- Chlamydia trachomatis, Serotypen D–K (häufigste spezifische Infektion in Industrieländern)
- Mischinfektionen (Chlamydien/Gonokokken)
- sonstige Bakterien (Staphylococcus aureus, E. coli, Pneumokokken, hämolysierende Streptokokken, H. influenzae und andere), siehe bakterielle Konjunktivitis (S. 649)
- Herpes-simplex-Virus (mit Keratitis, meist 1 – 2 Wochen postnatal), siehe Keratitis (S. 651)
- Candida und andere Pilze

Die häufigste Form der Neugeborenenkonjunktivitis in den Industrieländern ist Folge einer postnatalen Schmierinfektion (oft nosokomial) mit Staphylokokken, Streptokokken und Enterobakterien. Die heute sehr viel selteneren Infektionen mit Chlamydien oder Gonokokken werden ausschließlich während der vaginalen Geburt oder gelegentlich auch schon intrauterin bei einer aufsteigenden Infektion von der infizierten Mutter auf das Kind übertragen. Bei einer intrauterinen Infektion verkürzt sich das typische Intervall Geburt–Konjunktivitis, während eine prophylaktische Antibiotikagabe das Auftreten der Symptome verzögert.

Diese Infektionen müssen von einem möglichen chemischen Reiz nach der Gabe der Credé-Prophylaxe (s. u.) unterschieden werden. Hierbei tritt der Reiz meist innerhalb von 24 Stunden nach der Gabe auf. Die bakterielle Konjunktivitis beginnt meist 5 Tage post partum.

Epidemiologie

Bei ca. der Hälfte der Geburten, bei denen eine pathologische Keimbesiedlung des Geburtskanals vorliegt, kommt es zur Konjunktivitis. Die Häufigkeit beträgt in Entwicklungsländern bis zu 20 % der Geburten, während sie in den Industrienationen mit ca. 0,5 – 1 % der Geburten viel seltener ist. Chlamydieninfektionen sind hier die häufigsten. Bei bakteriellen Infektionen sind Staphylococcus aureus und Streptokokken die häufigsten Erreger. Gonokokken-Konjunktivitiden sind in Industrienationen sehr selten geworden, finden sich aber bei bis zu 5 – 10 % der Geburten in Entwicklungsländern und tragen mit 1000 – 4 000 Fällen pro Jahr nicht unerheblich zur Blindheit im Kindesalter in Afrika bei.

HSV- und Pilzkonjunktivitis sind bei Neugeborenen eher selten.

Diagnose

Das klinische Bild und die Inkubationszeit geben erste Hinweise auf die Ätiologie. Sie allein erlauben jedoch keine sichere Differenzierung. Daher muss unbedingt ein Bindehautabstrich erfolgen. Neben Direktpräparat mit Gramfärbung, Kultur mit Resistenzbestimmung ist eine molekulare Diagnostik zum Nachweis von N.-gonorrhoeae- und chlamydienspezifischer DNA sinnvoll. Siehe auch Kap. Gonokokkeninfektionen (S. 268) und Chlamydieninfektionen (S. 198). Das Auftreten der ersten Symptome kann durch eine intrauterine Infektion bei vorzeitigem Blasensprung früher oder durch die prophylaktische Gabe von Antibiotika später sein als es den oben genannten Inkubationszeiten entspricht.

Bei ca. 20 % der Kinder treten eine Pneumonie oder eine andere systemische Infektion auf. Die Mutter und ihr Sexualpartner müssen untersucht und behandelt werden.

Therapie

Die Behandlung wird direkt nach dem Bindehautabstrich, also vor Erhalt des Ergebnisses der Kultur, gegen den wahrscheinlichsten Keim eingeleitet.

► **Gonokokken.** Ceftriaxon, 25 – 50 mg/kgKG/d i. v. (maximal 125 mg/d) in 1 ED oder Cefotaxim, 50–100 mg/kgKG/d i. v. in 2 – 3 ED für 1 Tag. Stündliches Spülen der Augen mit physiologischer Kochsalzlösung, bis kein Sekret mehr vorhanden ist (zum Vermeiden der Hornhautulzeration). Eine lokale Antibiotikagabe (z. B. Bacitracin- oder Erythromycin-Augensalbe oder Ciprofloxacin-Augentropfen) kann meist entfallen.

Ggf. empfiehlt sich die Therapie einer Chlamydien-Koinfektion, bspw. bei unzureichendem Ansprechen auf die Ersttherapie.

► **Chlamydien.** Erythromycin 30–50 mg/kgKG/d per os in 2 – 3 ED, für 2 Wochen. Lokaltherapie mit Erythromycin-Augentropfen, 4-mal täglich.

Prophylaxe

Schwangerschaftsvorsorge, um potenziell keimübertragende Mütter zu identifizieren. Eine direkt postnatale einmalige Gabe von Antibiotikaaugensalbe (z. B. Erythromycin 0,5 % oder Tetrazyklin 1 %) stellt eine gute Prophylaxe gegen Gonokokken, nicht aber gegen Chlamydien dar. Die einmalige Gabe von 2,5 % Povidon-Jod-Lösung stellt eine kostengünstige und effektive Prophylaxe dar, ist aber noch nicht an Populationen in Industrieländern ausreichend untersucht.

Die Credé-Prophylaxe (1 % Silbernitrat- oder Silberazetat-Lösung, einmalig nach Geburt) wird nicht mehr empfohlen. Sie führt häufig zu einem mehrtägigen Reizzustand der Augen und ist gegen Chlamydien nicht ausreichend wirksam.

117.1.2 Bakterielle Konjunktivitis

Klinisches Bild

Die bakterielle Konjunktivitis (Synonym: Bindehautentzündung) kann ein- oder beidseitig (simultan oder nacheinander) auftreten. Beidseitiges Jucken der Augen spricht eher für eine allergische Genese. Befunde: injizierte Konjunktiven (Hyperämie), (muko-)purulentes Sekret, verklebte Lider (besonders morgens). An der Spaltlampe: Bindehautödem, Follikel.

Ätiologie

- akute Konjunktivitis: Hämophilus influenzae, Streptococcus pneumoniae, Moraxella catarrhalis und andere Bakterien
- perakute Konjunktivitis: vor allem Neisserien

Disponierend sind Infektion der oberen Atemwege, Otitis media, kongenitale Tränenwegsstenose, sexueller Missbrauch.

Zur physiologischen Bindehautflora gehören im Wesentlichen koagulasenegative Staphylokokken, Staphylococcus aureus, Corynebacterium spp. und α-hämolysierende Streptokokken.

Diagnose

Anamnese und klinischer Befund sind zur Diagnostik meist ausreichend. Ein Abstrich mit Direktpräparat, Kultur und Resistenzbestimmung ist bei einer leichten und mittelschweren Konjunktivitis selten sinnvoll. Er sollte jedoch bei sehr schweren oder atypischen Formen (z. B. membranöse oder pseudomembranöse Konjunktivitis), Therapieversagern und ungeklärtem chronischem oder rezidivierendem Verlauf erfolgen.

Differenzialdiagnosen der bakteriellen Konjunktivitis sind u. a.:

- virale Konjunktivitis (Pharyngitis, Hauteffloreszenzen)
- allergische Konjunktivitis (Jucken, beidseitig, Papillen, Ödem > Rötung)
- toxische Konjunktivitis (z. B. durch Augentropfen bei übertherapierter chronischer Konjunktivitis)
- Blepharokonjunktivitis (von Lidentzündung ausgehender Bindehautreiz), siehe Blepharitis (S. 652)
- Keratitis (S. 651)
- kongenitale Tränenwegsstenose (S. 654)

Therapie

Die bakterielle Konjunktivitis ist meist eine selbstlimitierende Krankheit, sodass in der Regel eine symptomatische Therapie ausreichend ist. Die Remission wird durch Antibiotikaaugentropfen signifikant beschleunigt. Durch die Gabe von Augentropfen in den Bindehautsack können sehr hohe Wirkspiegel der Antibiotika erreicht werden. Daher ist die Wahl des gegen die Erreger aktiven Antibiotikums bei der unkomplizierten bakteriellen Konjunktivitis meist nicht entscheidend. Die Verträglichkeit der Augentropfen und Kostenfaktoren können im Vordergrund stehen. Azithromycin hat sich wegen des gerade für Kinder geeigneten Anwendungsschemas (nur 2-mal täglich über 3 Tage) sehr bewährt. Alternativ sind auch Gentamicin, Moxifloxacin, sowie Ofloxacin, Moxifloxacin und Ciprofloxacin (beide schon für Neugeborene zugelassen) und Levofloxacin (zugelassen für Kinder > 1 Jahr) wirksam, sollten aber 4-mal täglich über eine Woche gegeben werden.

Da eine Tropftherapie nachts nicht zweckmäßig ist, kann zur Nacht Augensalbe gegeben werden. Für Patienten mit allergischer Disposition bieten sich konservierungsmittelfreie Augentropfen in Plastikphiolen an, die jeweils die Tropfenmenge für 0,5 – 1 Tag beinhalten. Kombinationspräparate mehrerer Antibiotika sind meist nicht erforderlich und erhöhen das Allergierisiko (z. B. Polymyxin plus Bacitracin). Auch Kombinationspräparate mit Kortikoiden sind bei einer Konjunktivitis nicht sinnvoll. Wegen der hohen, oft bakteriziden Wirkspiegel ist das Risiko einer Resistenzentwicklung gering.

Eine systemische Therapie ist bei Gonokokkeninfektion (S. 268) notwendig. Bei Kindern bis 45 kg empfiehlt sich einmalig Ceftriaxon 125 mg i. m. oder i. v. für 3 Tage.

Prophylaxe

Ähnlich wie bei der Conjunctivitis epidemica ist die Schmierinfektion zu vermeiden (s. u.).

117.1.3 Chlamydien-Konjunktivitis

Synonyme: Einschlusskörperkonjunktivitis, Schwimmbadkonjunktivitis, Paratrachom

Klinisches Bild

Chronische, anfangs einseitige, in Europa erst im späteren Verlauf beidseitige Konjunktivitis, follikuläre Reaktion der tarsalen Bindehaut; präaurikuläre Lymphknotenschwellung.

Unbehandelt folgt eine chronische, persitierende Entzündung mit Vernarbungen der Bindehaut und Hornhaut sowie kornealen Neovaskularisationen im Spätstadium, die zu einer dauerhaften Visusminderung führen können.

Ätiologie

117

Chlamydia trachomatis, Typen D–K.

Epidemiologie

Häufigste Form der einseitigen, infektiösen Konjunktivitis. Keimreservoir ist der Urogenitaltrakt, bei heutigen Desinfektionsmaßnahmen aber nicht mehr das Schwimmbad. Bei Kindern muss an die Möglichkeit sexuellen Missbrauchs gedacht werden.

Diagnose

Klinisches Bild und Bindehautabstrich. Der Abstrich muss durch kräftiges Reiben an der Bindehaut gewonnen werden, da nur so ausreichend Epithelzellen mit den intrazellulären Chlamydien gewonnen werden können. Zur Verfügung stehen Immunfluoreszenztest, PCR und die Kultur.

Therapie

Die Therapie der Chlamydien-Konjunktivitis muss systemisch erfolgen. Bei Kindern < 45 kgKG: Erythromycin, 30–50 mg/kgKG/d per os in 2–3 ED, oder Azithromycin (Tag 1: 10 mg/kgKG, max. 500 mg; Tag 2–5: 5 mg/kgKG/d, max. 250 mg). Ab 45 kgKG Azithromycin einmalig 1 g p. o.

Prophylaxe

Zur Prophylaxe siehe Kap. Chlamydieninfektionen (S. 198).

117.1.4 Trachom

Das Trachom ist eine häufige Erblindungsursache in den Tropen und Subtropen, wobei die Infektion meist im Kindesalter erfolgt. Als Folge einer ausgeprägten Bindehautvernarbung, Entropium und Trichiasis kommt es Jahre und Jahrzehnte später zu einer irreversiblen Hornhauttrübung. Das Trachom wird verursacht von Chlamydia trachomatis (S. 197), Typen A–C. Die Behandlung erfolgt lokal mit Augentropfen, Azithromycin 2-mal täglich für 3 Tage. Eine Prophylaxe ist durch bessere Einhaltung der Hygienemaßnahmen zu erreichen (SAFE-Program).

117.1.5 Unspezifische virale Konjunktivitis

Eine unspezifische Konjunktivitis bei Kindern ist oft viralen Ursprungs. Influenza-, Epstein-Barr- oder Masernviren sind häufige Erreger und erfordern keine besondere Therapie.

117.1.6 Conjunctivitis epidemica

Synonyme: Adenoviren-Konjunktivitis, „Schnupfen der Augen“

Klinisches Bild

Akute follikuläre Bindehautreizung mit deutlicher Chemosis (Bindehautödem), Betonung der Karunkel (lymphatisches Gewebe im nasalen Lidwinkel), zum Teil ausgeprägtes Lidödem und eher seröses Sekret. Morgens meist verklebte Lider. Schwellung präaurikulärer Lymphknoten. Es kann auch zu petechialen Bindehautblutungen und Pseudomembranbildung kommen.

Meist sind nach Kontakt mit Infizierten zuerst ein Auge und wenige Tage später auch das zweite Auge betroffen. Fremdkörpergefühl, auch mit Photophobie. Die akute, hoch ansteckende Konjunktivitis verläuft über 1 – 3 Wochen und heilt oft folgenlos ab. Im Verlauf kommt es bei ¼ der Patienten zum Auftreten von zahlreichen subepithelialen, ca. 0,5 mm großen rundlichen Hornhautinfiltraten (Keratitis nummularis). Sie führen zu reduzierter Sehschärfe mit Blendung und können teilweise monatelang bestehen bleiben, bevor sie sich wieder auflösen.

Ätiologie

Adenovirus Typ 8, 19, 37 und andere.

Epidemiologie

Hoch ansteckende Viruskrankheit, die über Schmierinfektion übertragen wird. Besondere Vorsicht in Arztpraxen (Hände, Instrumente mit Augenkontakt). Epidemieartiges Auftreten mit Erkrankungsgipfel im Spätsommer.

Die **Inkubationszeit** beträgt 2 Tage bis 2 Wochen.

Diagnose

Die Anamnese und das klinische Bild sind meist typisch. Ein Virennachweis ist in den allermeisten Fällen nicht sinnvoll. Seit ein paar Jahren steht ein Antigenschnelltest mit guter Sensitivität und Spezifität (90 – 95 %) zur Verfügung. In Einzelfällen kann der Einsatz sinnvoll sein.

Therapie

Eine kausale Therapie besteht nicht. Zur Symptommilderung sind die Gabe von Tränenersatzmitteln in Form von Augengel und kühlende Kompressen hilfreich.

Die Gabe von Antibiotika zur Vermeidung einer „bakteriellen Sekundärinfektion" ist wertlos und erzeugt nur Kosten und evtl. allergische oder toxische Nebenwirkungen. Steroid-Augentropfen führen zwar vorübergehend zu einer Milderung des Entzündungsreizes, allerdings zu einem deutlich protrahierten Verlauf. Ihre Gabe wird daher – auch für die Behandlung der Keratitis nummularis – nicht empfohlen. Auch kann in der Frühphase eine Conjunctivitis epidemica klinisch nicht sicher genug von einer HSV-Konjunktivitis unterschieden werden, die durch die Gabe von Steroiden exazerbieren würde.

Der Nutzen von Ganciclovir-Augentropfen war in einer kleinen, prospektiven randomisierten Studie statistisch nicht signifikant.

Prophylaxe

Die Keimübertragung kann durch entsprechende Hygienemaßnahmen, über die der Patient und die Eltern gut informiert werden müssen, deutlich reduziert werden. Das Reiben der Augen sollte vermieden werden. Häufiges Waschen der Hände und das Benutzen getrennter Handtücher sind effektive Maßnahmen. Beim Augenarzt muss nach Untersuchung jedes Patienten eine Desinfektion der Tonometerköpfe und bei Verdachtsfällen die Desinfektion der Spaltlampe und des Patientenstuhls sowie der Türklinken erfolgen. Ein Patient gilt als potenziell infektiös, solange noch ein deutlicher Sekretfluss vorliegt (1 – 2 Wochen).

117.1.7 Pharyngokonjunktivales Fieber

Das pharygokonjunktivale Fieber ist eine hoch ansteckende Konjunktivitis, die durch Adenoviren Typ 3 und 7 verursacht wird und von okulärem Befund und Verlauf der Conjunctivitis epidemica ähnelt. Zusätzlich tritt jedoch eine fieberhafte Pharyngitis auf. Die Therapie ist ebenfalls symptomatisch mit Tränenersatz-Augentropfen (z. B. Augengel).

117.1.8 Konjunktivitis durch andere Viren

Das Herpes-simplex-Virus ist recht häufig bei Infektionen des äußeren Auges beteiligt. Meist tritt eine primäre Blepharitis mit Bindehautbeteiligung oder eine Keratitis auf. Die Behandlung mit Aciclovir-Augensalbe 5-mal täglich hat Triflurothymidin und Idoxuridin als Therapeutikum der ersten Wahl abgelöst.

Die hämorrhagische Keratokonjunktivitis ist eine epidemische Bindehautentzündung, die durch bestimmte Enteroviren (S. 245) verursacht wird. Gegen die nur einige Tage dauernde Konjunktivitis mit zahlreichen, punktförmigen konjunktivalen Blutungen besteht keine spezifische Therapie.

117.2 Keratitis

Eine Hornhautinfektion ist eine eher seltene, aber potenziell sehr schwerwiegende Erkrankung der Augen, die wegen bleibender Hornhauttrübungen und Vernarbungen zu einer dauerhaften Sehminderung führen kann. Daher müssen Patienten mit

Tab. 117.1 Indikationen für sofortige augenärztliche Untersuchung.

Verdachtsdiagnose	Symptome/Befunde
Keratitis (Hornhautentzündung)	starke Schmerzen, Photophobie, Blendung, Visusminderung/Hornhauttrübung, limbusnahe Betonung der Bindehautrötung, Risikofaktor: Kontaktlinsenträger
intraokulare Infektion	Visusminderung, subjektiv „schwimmende Trübungen"
orbitale Infektion	Bewegungsschmerz, Chemosis, Diplopie/Strabismus, Motilitätseinschränkung, Visusminderung, Lidödem
Dakryozystitis	Rötung, Schwellung und Druckschmerz über Tränensack
Therapieversager	ausbleibende Besserung nach 2 Tagen Therapie

einem Verdacht auf Keratitis unverzüglich dem Augenarzt vorgestellt werden (▶ Tab. 117.1). Nur mit der Spaltlampenuntersuchung und anderen augenärztlichen Untersuchungen sind eine sichere Differenzialdiagnose und adäquate Therapie möglich.

Bei gesunden Kindern tritt eine Keratitis nur extrem selten auf. Disponierende Faktoren sind:

- das Tragen von Kontaktlinsen,
- (Mikro-)Traumen der Hornhaut, z. B. durch Fremdkörper oder Wimpern (Trichiasis),
- Tränenwegsinfektionen,
- Immundefekt, schwere Systemerkrankungen,
- ausgeprägtes trockenes Auge,
- Exposition der Augen, z. B. Ektropium, Fazialisparese mit Lagophthalmus.

Bei Kontaktlinsenträgern finden sich oft gramnegative Bakterien (Pseudomonas, Serratia u. a.) oder Acanthamöben. Besondere Risikofaktoren sind schlechte Hygieneverhältnisse sowie weiche Hydrogel- oder Dauertragekontaktlinsen.

Am häufigsten handelt es sich um eine bakterielle Keratitis (z. B. Pseudomonas, Streptococcus viridans, Streptococcus pneumoniae). Aber auch Pilzinfektionen (z. B. Candida spp., Fusarium, Aspergillus spp.), virale Infektionen (z. B. HSV, VZV mit teils chronisch rezidivierendem Verlauf) oder Acanthamöbeninfektionen treten auf.

Die Anamnese und das klinische Bild erlauben meist eine Differenzierung der Keratitisarten. Ein Bindehautabstrich und Hornhaut-„Scraping" mit mikrobiologischer Diagnostik vor Beginn der Antibiotikagabe ist indiziert. Besonders bei kleinen Kindern sind die diagnostischen Möglichkeiten eingeschränkt, da sich eine Spaltlampenuntersuchung schwer durchführen lässt.

Die Therapie besteht zum einen aus einer spezifischen intensiven, keimeliminierenden Tropftherapie und zum anderen in der Gabe von entzündungshemmenden Steroid-Augentropfen zur Reduktion der Hornhautdestruktion und -vernarbung. Eine systemische Therapie ist in der Regel nicht erforderlich. Die Therapie muss in den Händen eines auf diesem Gebiet erfahrenen Augenarztes liegen.

117.3 Blepharitis

Entzündungen der Lider sind häufig infektiöser Genese, wobei bakterielle und virale Infektionen anzutreffen sind. Das klinische Bild kann sehr unterschiedlich sein: von perakut (Phlegmone) bis chronisch (Lidrandentzündung, Mollusken), kleine lokale Befunde (Chalazion, Mollusken) oder das gesamte Lid betreffend (Phlegmone). Bei einigen Krankheitsbildern kommt es zu einem sekundären Reizzustand der Bindehaut (Blepharokonjunktivitis).

117.3.1 Hordeolum, Chalazion

Hordeola („Gerstenkorn") stellen häufige, lokal begrenzte, akute, purulente Infektionen des Lides dar. Sie resultieren aus einer Verlegung der im Lid liegenden akzessorischen Drüsen (Zeis-, Moll- oder Meibom-Drüsen), was zu einer sekundären Vermehrung von Staphylokokken und Streptokokken führt. Neben dem lokalen Knoten kann es zu einer Schwellung und Rötung des gesamten Lides kommen. Dieses muss von einer Lidphlegmone unterschieden werden. Die Therapie erfolgt mit trockener Wärme und antiseptischer Salbe (z. B. Bibrocathol). Ein Hordeolum kann in ein Chalazion übergehen.

Ein Chalazion („Hagelkorn") ist eine chronische, granulomatöse Entzündung der Meibom-Drüsen, die ebenfalls durch Sekretstau entsteht. Eine sekundäre Infektion kann eine antiseptische Therapie erfordern (z. B. Bibrocathol). Da bei kleinen

Kindern eine operative Entfernung nur in Vollnarkose möglich ist, sollte die innerhalb von Monaten oft einsetzende spontane Rückbildung abgewartet werden. Bei hartnäckigen Befunden kann eine Inzision und Kürettage notwendig werden.

Da oft eine Disposition zur Verlegung der Ausführungsgänge besteht, sind Rezidive bei Hordeolum und Chalazion häufig.

117.3.2 Blepharitis marginalis

Eine Störung der Sekretzusammensetzung oder des Abflusses führt zu einer chronischen Besiedlung der Lidranddrüsen mit koagulasenegativen Staphylokokken (seltener S. aureus). Die von ihnen gebildeten Exotoxine und immunologische Mechanismen rufen eine chronische, follikuläre Bindehautreizung hervor, die sich oft besonders am Limbus ausbildet und in fortgeschrittenen Formen auch zu einer Hornhautbeteiligung führen kann.

Die Therapie besteht aus einer täglichen Lidkantenpflege (2-mal täglich) mit möglichst warmen Umschlägen und anschließender Reinigung mit Wattestäbchen. Bei mäßigem oder schweren Verlauf oder unzureichender Besserung nach 2- bis 3-wöchiger Behandlung, ist eine zusätzliche antibiotische (z. B. Aminoglykosid lokal) und entzündungshemmende Therapie (Steroid-Augentropfen 2- bis 4-mal täglich) sinnvoll. In den letzten Jahren hat sich die Monotherapie mit antibakteriell und antientzündlich wirkendem Azithromycin AT (2-mal täglich für 2 Tage, dann 1-mal täglich für 4 Wochen) als besonders anwenderfreundlich und effektiv erwiesen.

Leider treten Rezidive häufig auf. Eine systemische Therapie mit Azithromycin per os ist bei Kindern ab 9 Jahren bei hartnäckigen Formen indiziert.

Welche Rolle die oft beobachtete Besiedlung der Wimpernbälge mit Demodex folliculorum spielt, ist noch nicht geklärt. Eine spezifische Therapie gegen die Milbe besteht allerdings nicht. Quecksilberpräzipitatsalben, die ohne Bindehautkontakt auf die Wimpern appliziert werden, sind bei Kindern nur schwer einsetzbar.

117.3.3 Lidphlegmone

Häufige Ursachen für eine diffuse, subkutane, meist *einseitige* Infektion im Lid sind Traumen (oft Staphylococcus aureus, Streptokokken), Infektionen des äußeren Auges und besonders Fortleitung einer eitrigen Sinusitis (oft H. influenzae). Ggf. auch CT der Orbita und Nebenhöhlen veranlassen. Da die Lidhaut sehr locker ist, kann es innerhalb von Stunden zu einer massiven schmerzhaften Lidschwellung kommen. Im Gegensatz zum meist *beidseitigen* allergischen Lidödem ist die Schwellung bei der Phlegmone deutlich überwärmt und prall-elastisch. Eine orbitale Ausbreitung (S. 655) nach Durchbruch des Septum orbitale kann erfolgen.

Die Therapie der Wahl ist eine sofortige intravenöse Antibiotikagabe, z. B. Cefotaxim für mindestens 5 Tage, und anschließend ein Oralcephalosporin der Gruppe 2, bspw. Cefuroximaxetil. Eine evtl. bestehende Sinusitis muss entsprechend behandelt werden (HNO-Konsil).

117.3.4 Molluscum contagiosum

Infektionen der Augenlider mit Molluscum contagiosum (S. 400) zeigen die typischen Dellwarzen, die zum Teil verdeckt zwischen den Wimpern liegen. Sie können ein- oder beidseitig auftreten. Auf eine Beteiligung anderer Körperregionen muss geachtet werden. Für den Patienten unangenehm ist die Mitbeteiligung der Bindehaut. Hier kann es zu einer chronischen Keratokonjunktivitis mit Hornhautvaskularisationen (Pannus) kommen. Die Mollusken können über Monate bestehen, sich spontan zurückbilden oder auch für Jahre persistieren.

Die Therapie besteht aus der mechanischen Entfernung der Lidläsionen durch Ausdrücken mit einer anatomischen Pinzette in lokaler Betäubung oder Allgemeinnarkose bei kleinen Kindern oder verbreitetem Befall. Alternativ sind beschrieben: Inzision, Kürettage, Kauterisation, Laser- und Kryotherapie. Der Bindehautreizung kann noch Wochen weiterbestehen und kann durch Tränenersatz und Steroid-Augentropfen behandelt werden.

117.3.5 Verruca

Infektionen mit dem Papillomavirus können auch am Lid zu gestielten oder breitbasigen Papillomen führen. Eine begleitende Bindehautentzündung ist häufig, ebenso wie die spontane Regression der Warzen. Selten ist die operative Entfernung notwendig.

117.3.6 Pediculosis

Ein Befall der Wimpern mit der Filzlaus (Pediculus pubis) ist häufiger als mit der Kopflaus. Da viele chemische Behandlungen wegen der Nähe zu den Augen nicht möglich sind, stellt die mechanische Entfernung der Läuse mit der Pinzette die effektivste Therapie dar. Unter Umständen ist eine wiederholte Entfernung notwendig. Eine zusätzliche Behandlung der Wimpern mit 1 % Silbernitrat, Pilokarpin-Öl oder dickem Salbenauftrag kann entfallen.

Zusätzlich müssen die anderen Körperhaare, Familienmitglieder und andere Kontaktpersonen behandelt werden, siehe auch Kap. Pediculosis (S. 432).

117.4 Infektionen des Tränensystems

Die kongenitale Tränenwegsstenose wird sehr häufig mit einer „Augenentzündung" oder bakteriellen Konjunktivitis (S. 649) verwechselt. Beide Krankheitsbilder gehen mit verklebten Augen einher. Die Differenzierung der Krankheitsbilder ist in ▸ Tab. 117.2 dargestellt. Die häufigere tiefe Stenose wird verursacht durch eine verzögerte oder ausbleibende spontane Öffnung der Hasner-Klappe am unteren Ende des Ductus nasolacrimalis. Seltener verursacht eine Enge der Canaliculi lacrimalis eine obere Tränenwegstenose, im Gegensatz zur tiefen Stenose lässt sich hier kein Sekret ausdrücken.

Eine Sonderform der kongenitalen Tränenwegstenose stellt die Dakryozele dar. Sie entsteht vermutlich durch einen Ventilmechanismus, bei dem Amnionflüssigkeit im Tränensack akkummuliert. Sie stellt sich postnatal als livide, prall-elastische, nicht infizierte Schwellung des Tränensacks dar. Lässt sie sich durch eine feste Massage nicht öffnen, ist eine Sondierung der Tränenwege unter systemischem Antibiotikaschutz (z. B. Cefuroxim) notwendig, um einer Dakryozystitis vorzubeugen. Ziel der Sondierung und Massage ist es, einen anhaltenden Sekretstau in den Tränenwegen zu vermeiden.

117.4.1 Dakryoadenitis

Bei der akuten, ein- oder beidseitigen Infektion der Tränendrüse kommt es zu einer schmerzhaften Schwellung am lateralen Oberlid, einer sog. Paragrafenform des Oberlids und präaurikulären Lymphknotenschwellung, oft mit Fieber und Leukozytose. Bakterien (Staphylokokken, Streptokokken, Gonokokken) und Viren (EBV, Mumpsvirus, VZV) kommen als Erreger infrage. Bei bakteriellen Infektionen kann es zu einem purulenten Bindehautsekret kommen, ein Bindehautabstrich ist dann sinnvoll. Die systemische Antibiotikatherapie sollte mit Cephalosporinen durchgeführt werden. Eine lokale Therapie ist bei purulentem Sekret sinnvoll.

117.4.2 Kanalikulitis, Dakryozystitis

Eine Infektion in den ableitenden Tränenwegen zeigt sich mit einer schmerzhaften, geröteten Schwellung im nasalen Lidwinkel. Evtl. lässt sich purulentes Sekret aus den Tränenwegen exprimieren (Abstrich). Die Therapie erfolgt mit Cephalosporinen der Gruppen 2 oder 3. Zusätzlich werden Antibiotikaaugentropfen (z. B. Erythromycin) und

Tab. 117.2 Differenzierung Tränenwegstenose – Konjunktivitis.

Tränenwegstenose	Konjunktivitis
reizfreie Bindehaut	gerötete Bindehaut, evtl. mit Membranen
chronisch	meist akut bei Kleinkindern
evtl. leichte Rötung der Lidhaut bei Reizung durch Sekret	evtl. Lidödem und Rötung
durch Druck auf Tränensack ist Sekret aus dem Tränenpünktchen exprimierbar	kein Sekret exprimierbar
Therapie: Lidreinigung, Tränenwegmassage, Bepanthen-Augensalbe auf die Lidhaut bei Reizung, bei Persistenz Tränenwegsondierung; auch wenn im Abstrich Bakterien nachweisbar sind, ist eine Antibiotikabehandlung meist nicht notwendig	Therapie: antibiotische Augentropfen
meist spontane Remission nach Wochen, Monaten bis zu 1 ½ Jahren	

abschwellende Augentropfen (z. B. Xylometazolin) gegeben. Eine Sondierung der Tränenwege im Akutstadium ist kontraindiziert, da es über via falsa zur Aussaat der Keime kommen kann.

Persistiert nach dem Abklingen der Entzündung ein Verschluss der Tränenwege mit Epiphora und verklebten Lidern oder kommt es zu chronischen/rezidivierenden Dakryozystitiden, ist eine Tränenwegsondierung (mit Intubation) oder operative Rekonstruktion der Tränenwege erforderlich.

117.5 Orbitale Infektionen

Bei einer orbitalen Ausbreitung einer Infektion, z. B. einer Lidphlegmone oder einer Sinusitis, kommt es neben dem zunehmendem Lidödem zu Exophthalmus, Bindehautschwellung (Chemosis) und Motilitätseinschränkung. Gefährliche Komplikationen können eine Visusminderung durch Kompression des Sehnervs und eine intrakraniale Ausbreitung sein. Daher sind ein umgehendes HNO-Konsil und Untersuchungen mittels CT/MRT notwendig. Eine sofortige Therapie mit Ceftazidim oder Ceftotaxim (jeweils 100 – 150 mg/kgKG/d intravenös in aufgeteilten Dosen) zusammenmit einem Isoxacillinpenicillin (100 – 200 mg/kgKG/d) ist notwendig. Zeigt sich nach 2-tägiger Therapie keine Besserung, ist ein MRT der Orbitae und der Nasennebenhöhlen notwendig, um eine Abszessbildung (oft subperiostal) zu erkennen und die Indikation zur operativen Entlastung zu stellen.

Bei Kompression des Sehnervs kann die zusätzliche hoch dosierte Gabe von Steroiden indiziert sein.

117.6 Intraokulare Infektionen

Intraokulare Infektionen sind seltene, aber potenziell das Sehen bedrohende Ereignisse. Neben einer Vielzahl von Viren (HSV, CMV, HIV u. a.), die besonders bei Patienten mit geschwächter Immunabwehr zu einer schnell fortschreitenden, nekrotisierenden Retinitis führen, können Parasiten (Toxoplasma gondii, Toxocara spp.) und selten auch Bakterien oder Pilze (Endophthalmitis, meist posttraumatisch oder postoperativ, sehr selten endogen) eine intraokulare Infektion hervorrufen. Eine Übersicht über die typischen Krankheitsbilder geben ▶ Tab. 117.3 und ▶ Tab. 117.4.

Tab. 117.3 Augenbeteiligung bei systemischen Infektionen – intrauterine Infektionen.

Erkrankung	Okuläre Manifestation
Röteln	• Pigmentalteration der Netzhaut 40 %, Katarakt 25 %, Keratitis 20 %, Glaukom 10 %, Mikrophthalmus
Toxoplasmose	• Chorioretinitis, oft beidseitig, Makula betroffen; seltener: Mikrophthalmus, Katarakt, Optikusatrophie • Falls bei sicher infizierten Kindern der okuläre Erstbefund unauffällig ist, sind weitere Kontrollen sinnvoll, da neue Chorioretinitis-Herde auch Monate postnatal auftreten können – auch bei therapierten Kindern.
CMV	• okuläre Beteiligung nicht häufig (6 % der Kinder von primär infizierten Müttern), Chorioretinitis, Mikrophthalmus, Katarakt, Keratitis, Optikusatrophie • Chorioretinale Narben sind weniger pigmentiert als bei Toxoplasmose.
HSV	• Blepharokonjunktivitis, Keratitis dendritica • bei ZNS-Befall: periphere Chorioretinitis, Optikusatrophie, sekundäre Katarakt, selten nekrotisierende Retinitis
Varizellen	• Chorioretinitis (ähnlich Toxoplasmose, starke Vernarbung, evtl. Traktionsablatio), Mikrophthalmus, Katarakt, Horner-Syndrom
Lues	• interstitielle Keratitis (5.– 20. Lebensjahr) mit Iritis; Chorioretinitis („Pseudoretinitis pigmentosa“)

Tab. 117.4 Augenbeteiligung bei systemischen Infektionen – erworbene und reaktivierte Infektionen.

Erreger/Erkrankung	Okuläre Manifestation	Diagnostik	Therapie	Prognose
CMV, HSV	nekrotisierende Retinitis	klinisch	Vitrektomie, intravitreal und i. v. Ganciclovir (oder Foscarnet)	schnell fortschreitend; 80 % sprechen auf Therapie an
HIV	Mikroangiopathie (Blutungen, Infarkte), CMV, Toxoplasma-, VZV-Retinitis, Kaposi-Sarkom der Bindehaut, Molluscum contagiosum u. a.	Serologie, klinisches Bild	keine spezifische okuläre Therapie bei Kaposi-Sarkom: Exzision, Laser, Radiatio	
Varizellen	Lidbeteiligung, Konjunktivitis selten: Iritis mit Mydriasis und Akkommodationslähmung durch Befall des Ganglion ciliare, meist einseitig	klinisch	evtl. lokal Aciclovir systemisch Aciclovir	
Masern	interstitielle Keratitis, Iritis	klinisch	Tränenersatz-Augentropfen	
Mumps	Dakryoadenitis, interstitielle Keratitis, Iritis	klinisch	Tränenersatz	
Lyme-Borreliose	Uveitis, Augenmuskelparesen, Papillitis	siehe Borreliose (S. 171)	siehe Borreliose (S. 171)	
Toxocara canis	granulomatöse Uveitis (Endophthalmitis, makulär oder peripher), Alter 2 – 12 Jahre	klinisch, Ultraschall (DD: Retinoblastom), ELISA, nur selten Eosinophilie	Steroide p. o.	Spätstadium: evtl. traktive Makulaektopie, Ablatio retinae
Toxoplasma gondii	rezidivierende Chorioretinitis, meist einseitige Aktivierung einer konnatalen Infektion	klinisch bei rein okulären Aktivierungen meist keine/geringe Titerbewegungen	Remission des Schubes kann durch Therapie beschleunigt werden. Indikation: visusbedrohende Infektion (d. h. Makula oder papillennahe Lage) Pyrimethamin, Sulfadiazin, Folinsäure (S. 543), Prednisolon, 1 mg/kgKG/d, über 4 Wochen mit langsamer Reduktion	gut, solange nicht die Makula betroffen ist, rezidivierend

DD: Differenzialdiagnose

Koordinator:
O. Ehrt

117.7 Weiterführende Informationen

American Academy of Ophthalmology. Preferred Practice Patterns: one.aao.org > Practice Guidelines

118 Enteritis

118.1 Klinisches Bild

Leitsymptom ist der Durchfall. Dieser kann schleimig, wässrig, blutig, bei Säuglingen oft spritzend sein. Vorangehende oder begleitende Symptome sind Blässe, Appetitlosigkeit, Übelkeit, Erbrechen, Bauchschmerzen (Tenesmen), Blähbauch und ein verminderter Allgemeinzustand. Häufig besteht Fieber.

Das klinische Bild variiert je nach Art des Erregers und Schweregrad der Erkrankung. Bei ausgeprägten Durchfällen und Erbrechen können Wasser- und Elektrolytverluste, vor allem bei Säuglingen und Kleinkindern, zur Exsikkose unterschiedlichen Ausmaßes führen (▶ Tab. 118.1). Die klinische Beurteilung der Dehydratation ist wichtig, da Daten zum aktuellen Gewichtsverlust nicht immer eruierbar sind. Blutdruckabfall und Tachykardie im Rahmen der intravasalen Hypovolämie können bis zum hypovolämischen Schock fortschreiten.

Die akute Dehydratation kann je nach Höhe des Serumnatriumwertes isoton, hypoton oder hyperton sein. Die iso- und hypotone Dehydratation zeigt unter Therapie meist eine gute Prognose. Bei überwiegendem Wasserverlust kann die seltene hypertone Dehydratation entstehen, welche oft eine zerebrale Symptomatik zeigt (akute hyperpyretische Toxikose, Neurotoxikose) und zu definitiven neurologischen Schäden führen kann. Als Zeichen einer Hypokaliämie sind Muskelhypotonie oder Ileussymptome zu werten. Eine schwere Exsikkose kann zu Somnolenz, Krampfanfall, Hyperpyrese, Koma und zum Tode führen; überlebende Kinder können bleibende ZNS-Läsionen aufweisen.

Seltene immunmediierte extraintestinale Manifestationen umfassen reaktive Arthritis (Salmonellen, Shigellen, Yersinien, Campylobacter, Kryptosporidien), Guillain-Barré-Syndrom (Campylobacter), IgA-Nephropathie (Campylobacter), Glomerulonephritis (Shigellen, Campylobacter, Yersinien), Erythema nodosum (Yersinien, Campylobacter, Salmonellen) oder eine hämolytische Anämie (Campylobacter, Yersinien).

Enterohämorrhagische E. coli und Shigellen können Auslöser eines hämolytisch-urämischen Syndroms (HUS) sein. Spezifische Organmanifestationen sind z. B. Meningitis und Osteomyelitis bei Salmonellosen oder Leberabszesse bei der Amöbeninfektion.

Eine mesenteriale Lymphadenitis kann bei der Yersiniose auftreten und Schwierigkeiten bei der Abgrenzung einer akuten Appendizitis oder eines Morbus Crohn bereiten. Vulvovaginitis oder Harnwegsinfektionen können infolge lokaler Keimausbreitung entstehen. Septische Formen sind möglich, vor allem bei Salmonellosen.

Der Verlauf des allergrößten Teils kindlicher Enteritiden ist unkompliziert und auf wenige Tage begrenzt. Protrahierte Formen (länger als 14 Tage) gibt es vor allem bei parasitären Infektionen (in

Tab. 118.1 Klinische Einschätzung des Flüssigkeitsverlusts.

Kriterium	Dehydratation		
	Leicht	Mittelschwer	Schwer
Gewichtsverlust	<5 %	5 – 10 %	>10 %
Allgemeinzustand	wach, durstig, unruhig	sehr unruhig oder schwach	somnolent bis komatös, peripher kalt
Puls	normalfrequent	frequent, klein	tachykard
Blutdruck	normal	normal bis erniedrigt	erniedrigt
Hautturgor	normal bis gering reduziert	reduziert	stehende Hautfalten
Schleimhäute	feucht	trocken	sehr trocken
Fontanelle	im Schädelniveau bis leicht eingesunken	eingesunken	tief eingesunken
Augen	im Niveau bis leicht eingesunken	eingesunken	deutlich eingesunken
Tränen	normal	fehlend	fehlend
Urinproduktion	normal	konzentrierter Urin	Oligo- bis Anurie

unseren Breitengraden im Vordergrund Lamblien und Kryptosporidien) sowie bei immunsupprimierten Patienten. Durch nachhaltige Mukosaläsionen kann nach jeder akuten Enteritis ein Malabsorptionssyndrom und eine enterale Laktose- oder Proteinintoleranz entstehen (Postenteritis-Syndrom). Protrahierte, teils sogar iatrogen induzierte Diäten können dies verstärken. Die erhöhte Darmmotilität im Rahmen einer Enteritis kann bei Kleinkindern Ursache für eine Invagination sein. In ca. ⅛ der Fälle kann sich ein postinfektiöses Reizdarmsyndrom entwickeln.

118.2 Ätiologie/Epidemiologie

Die Häufigkeit akuter Durchfallerkrankungen ist in den ersten 3 Lebensjahren sehr hoch und liegt bei durchschnittlich bis zu 3 Episoden pro Jahr. Das Erregerspektrum der infektiösen Enteritis umfasst Viren, Bakterien und Protozoen (▶ Tab. 118.2). Der Anteil der Erreger schwankt je nach Jahreszeit, Lebensalter und epidemiologischer Situation. In Mitteleuropa werden 50 – 80 % aller Enteritiden des Säuglings- und Kleinkindalters durch Viren verursacht, allen voran Rotaviren. Deren Häufigkeitsgipfel liegt in den Winter- und Frühjahrsmonaten. Weitere virale Enteritiserreger sind Adeno- (Serotyp 40, 41), Noro- (früher Norwalk-like), Astro- und Coronaviren.

Die Ansteckung erfolgt meist fäkal-oral, entweder über Personenkontakt oder über ein kontaminiertes Nahrungsmittel bzw. Wasser. Für bakterielle Erreger ist die Inokulationsmenge des Erregers entscheidend. E. coli (Ausnahme: EHEC-Infektionsdosis 10 Keime!), Salmonellen und V. cholerae führen ab einer Inokulationsmenge von 10^5 – 10^8 Keimen zur Erkrankung, während bei Giardia lamblia, Shigellen und Amöben Keimzahlen von 10 – 100 ausreichen. Daher sind letztgenannte Erkrankungen schon durch Personenkontakt leicht übertragbar, während bspw. Salmonellen erst durch Vermehrung in einem kontaminierten Nahrungsmittel ihre infektiöse Keimzahl erreichen müssen.

Bei Säuglingen und Kleinkindern, bei Malnutrition und bei verschiedenen Grundkrankheiten, wie Zöliakie, Mukoviszidose, chronisch entzündlichen Darmerkrankungen, bei Hypazidität des Magens unter Protonenpumpenhemmern, nach Zerstörung der physiologischen Darmflora (u. a. durch Antibiotika), besteht infolge unzureichender Abwehrmechanismen ein größeres Risiko an einer Enteritis schon bei geringerer Inokulationsmenge des Erregers zu erkranken. Bei immunsupprimierten Patienten können auch opportunistische Erreger wie Bacillus cereus, Zytomegalovirus (z. B. foudroyante Verläufe bei Colitis ulcerosa), Kryptosporidien, Mikrosporidien, Cystoisospora belli und atypische Mykobakterien eine Enteritis verursachen.

Ätiologisch ist auch an sekundäre (oder parenterale) Enteritis bei Grundkrankheiten wie Malaria, bakterielle Meningitis, Sepsis, Pneumonie, Otitis media zu denken sowie an Invagination und HUS. Bei Patienten mit Auslandsreisen ist differenzialdiagnostisch auch eine Hepatitis A möglich.

Tab. 118.2 Epidemiologische Angaben zu ausgewählten Erregern der infektiösen Enteritis (siehe auch erregerspezifische Kapitel).

Erreger	Infektionsquelle	Inkubationszeit	Diagnoseverfahren Material
Rotaviren	Erkrankte (v. a. Kindergruppen, Klinik)	1 – 3 Tage	Antigen- (EIT) oder Genomnachweis (PCR) Stuhl
Noroviren (früher Norwalkviren)	Erkrankte vor allem in Gemeinschaftseinrichtungen, wie Kindergärten, Altersheime oder Krankenhäuser	6 – 48 h	Antigen- (EIT) oder Genomnachweis (PCR) Stuhl
Adenoviren	Erkrankte	5 – 8 Tage	Antigen- (EIT) oder Genomnachweis (PCR) Stuhl
enteropathogene E. coli (EPEC)	Erkrankte, kontaminierte Nahrung/Wasser, Rohmilch	2 h bis 6 Tage	Kultur mit Nachweis Pathogenitätsfaktoren mittels PCR Stuhl

Tab. 118.2 Fortsetzung

Erreger	Infektionsquelle	Inkubationszeit	Diagnoseverfahren Material
enterotoxische E. coli (ETEC)	kontaminierte Nahrung, Reisediarrhoe	Stunden bis wenige Tage	Kultur mit Nachweis Pathogenitätsfaktoren mittels PCR Stuhl
enterohämorrhagische E. coli (EHEC)	Rohmilch, halbgegartes Fleisch, Erkrankte	3 – 9 Tage	Verotoxinnachweis (PCR, EIT) ggf. aus Kultur Stuhl
Salmonella enterica	Geflügel u. a. kontaminierte Nahrung, Erkrankte	5 – 72 h	Kultur, ggf. PCR Stuhl, selten Blut, evtl. Nahrungsreste
Salmonella Typhi	Erkrankte, kontaminierte Nahrung/Wasser	1 – 3 Wochen	Kultur Blut in der 1. Krankheitswoche, dann aus Stuhl, Urin
Campylobacter jejuni	Geflügel, Rohmilch, Tiere	2 – 7 Tage	Kultur, Antigen- (EIT) oder Genomnachweis (PCR) Stuhl
Yersinia enterocolitica	Erkrankte, kontaminierte Nahrung/Wasser	4 Tage bis 2 Wochen	Kultur Stuhl
Shigellen	Erkrankte, kontaminierte Nahrung/Wasser	2 – 4 Tage	Kultur, ggf. Verotoxinnachweis (PCR, EIT) Stuhl
Clostridium difficile	antibiotikainduziert	variabel	Antigen-/Toxin- (EIT) oder Genomnachweis (PCR), Kultur Stuhl
Clostridium perfringens	kontaminierte Nahrung	6 – 24 h	Kultur, PCR Stuhl
Staphylococcus aureus	kontaminierte Nahrung	2 – 6 h	Kultur mit Enterotoxinnachweis (EIT, PCR) Stuhl, Erbrochenes, Nahrung
Bacillus cereus	kontaminierte Nahrung	1 – 6 h od. 8 – 16 h[1]	Kultur Stuhl, Erbrochenes, Nahrung
Vibrio cholerae	Erkrankte, Wasser, Nahrung, Meerestiere	18 h bis 6 Tage	Kultur oder Genomnachweis (PCR) Stuhl
Lamblien	Erkrankte, Wasser, Tiere	einige Tage	Mikroskopie, Antigen- (EIT) oder Genomnachweis (PCR) Stuhl
Entamoeba histolytica	Erkrankte, kontaminiertes Wasser und Nahrung	variabel (2 – 4 Wochen)	Mikroskopie, Antigen- (EIT) oder Genomnachweis (PCR) Stuhl
Kryptosporidien	Erkrankte, Wasser, Tiere	2 – 14 Tage	Mikroskopie, Antigen- (EIT) oder Genomnachweis (PCR) Stuhl

[1] je nach Aufnahme des Toxins oder der Sporen

118

118.3 Diagnose

Die direkte erregerspezifische Diagnostik erfolgt in erster Linie aus Stuhlproben oder einem Rektalabstrich (▶ Tab. 118.2). Besonders wichtig sind frühzeitige Stuhluntersuchungen bei schweren Allgemeinsymptomen, bei blutigen Durchfällen, bei Verdacht auf HUS, bei immunsupprimierten Patienten, bei Ausbrüchen von Durchfallerkrankungen, nach Aufenthalt in subtropischen oder tropischen Ländern sowie unter Chemotherapie und Antibiotikagabe oder bei länger dauernden Durchfällen (> 1 Woche). Auf eine Erregersuche kann bei der großen Mehrzahl leichter, unkomplizierter Krankheit verzichtet werden, wenn sich daraus keine klinischen oder epidemiologischen Konsequenzen ergeben. In akuten Erkrankungsfällen reicht eine Stuhlprobe aus; werden Parasiten gesucht, erhöht sich die Nachweisrate bei 3-maliger Stuhluntersuchung. Allerdings ist bei der Suche nach Helminthen die Präpatenzzeit (Dauer von Infektion bis zum möglichen Nachweis von Parasitenstadien im Stuhl) zu berücksichtigen. Die Präpatenzzeit beträgt für den Großteil der humanpathogenen Parasiten mehrere Wochen.

Die verschiedenen E.-coli-Stämme bedürfen zur Abgrenzung von der normalen Darmflora spezieller Nachweismethoden (Spezialagar, Serotypisierung, Toxinnachweis und -typisierung mittels EIT oder molekularbiologischer Diagnostik), siehe Kap. E. coli (S. 251).

Bei starker Beeinträchtigung und hohem Fieber bei jungen Säuglingen oder immunsupprimierten Patienten ist immer eine Blutkultur anzulegen.

Virusenteritiden können durch den Antigennachweis mittels immunchromatografischer Schnelltests oder Enzymimmuntests, alternativ mittels PCR, im Stuhl diagnostiziert werden. Die Diagnostik von Lamblien, Amöben und Kryptosporidien erfolgt durch Mikroskopie des Stuhls inkl. Anreicherung und Spezialfärbungen (Trichrom- oder Kiuyoun-Färbung), mittels Antigennachweis oder PCR.

In vielen Fällen ist eine ätiologische Abklärung nicht möglich. Eine Verdachtsdiagnose ergibt sich vielfach anhand der sozioepidemiologischen Anamnese und des klinischen Bildes. Die Anamnese soll daher mögliche Ansteckungsquellen eruieren und Fragen nach Essgewohnheiten, Genuss von unpasteurisierter Milch, Milchprodukten, Geflügel, rohem oder unzureichend gegartem Fleisch, ungekochten Eiern, Speiseeis etc. einschließen. Weiterhin ist eine Reiseanamnese zu erheben, nach Erkrankungen bei Kontaktpersonen (Familie, Kindergarten, Schule), Vorerkrankungen sowie nach Medikamenteneinnahme und Tierkontakt zu fragen. Blutig-schleimige Stühle weisen eher auf eine entzündliche Kolonbeteiligung mit enteroinvasiven Erregern (Salmonellen, enterohämorrhagische und enteroinvasive E. coli, Yersinien, Amöben, Shigellen) hin. Virale Infektionen können mit Zeichen einer Infektion der oberen Atemwege und Myalgie einhergehen.

Neben der Erregerdiagnostik sind die Erfassung und Objektivierung der klinischen Symptome des Patienten bedeutsam. Klinisches Zustandsbild (▶ Tab. 118.1), Körpergewicht und Miktionsverhalten sind am wichtigsten zur Abschätzung des Ausmaßes der Dehydratation. Labordaten wie Serumelektrolyte, Säure-Basen-Status, Hämatokrit, Kreatinin und Osmolarität sind bei leichtem Durchfall ohne Hospitalisation nicht erforderlich.

Die differenzialdiagnostischen Überlegungen einer akuten Durchfallerkrankung müssen *imme*rauch eine schwere Grundkrankheit (z. B. bakterielle Meningitis, Pyelonephritis, Invagination, HUS) einschließen, bei der eine Enteritis als Begleitsymptom auftreten kann. Bei rezidivierenden oder chronischen Durchfällen besteht ein breites differenzialdiagnostisches Spektrum (Malabsorptionssyndrome unterschiedlichster Genese, anatomische Fehlbildungen, Endokrinopathien, Immundefekte, Stoffwechselstörungen, Neoplasien u. v. a.).

118.4 Therapie

Die infektiöse Enteritis ist in den meisten Fällen eine innerhalb weniger Tage selbstlimitierende Krankheit.

Die Therapie beruht im Wesentlichen auf dem Ersatz von Wasser- und Elektrolyten (Rehydratation), optimal in Kombination mit Probiotika, und der raschen Wiedereinführung der altersgemäßen Ernährung (Realimentation). Länger dauernde Diäten sind unter allen Umständen zu vermeiden.Die früher übliche Teepause protrahiert den Mukosaschaden.

118.4.1 Rehydratation

Wenn **keine Dehydratationszeichen** ersichtlich sind, genügt die Steigerung der oralen Flüssigkeitszufuhr, ohne dass orale Rehydratationslösungen erforderlich sind.

Bei einer **milden Dehydratation** von weniger als 5 % des Körpergewichts ist die orale Rehydratation mit einer Rehydratationslösung kombiniert mit Probiotika angezeigt (▶ Tab. 118.3). Die intestinale Wasseraufnahme ist eng mit einem an Natrium gekoppelten Glukosetransport verknüpft. Eine optimale Flüssigkeitsresorption ist mit einer Lösung gegeben, die einen Natriumgehalt von 60 mmol/l und einen Glukosegehalt zwischen 75 und 110 mmol/l aufweist. Die Gesamtosmolarität soll bei 200 – 250 mOsm/l liegen. Solche oralen Glukose-Elektrolyt-Rehydratationslösungen sind als Fertigpräparate kommerziell erhältlich. Lösungen, die anstelle niedermolekularer Zucker polymere Kohlenhydrate (z. B. Reisschleim, Stärke, Maltodextrin) enthalten, sind wegen ihrer geringeren osmotischen Wirkung zu bevorzugen.

Orale Rehydratationslösungen (ORL) sind bei hypo-, iso- und hypertoner Dehydratation einsetzbar. Nicht geeignet zur oralen Rehydratation sind Cola, Apfelsaft und andere Lösungen, welche durch ihre hohe Osmolarität eine Verstärkung des Durchfalls verursachen können. Auch Wasser und Tee ohne Zusätze sollten wegen der Gefahr der Hyponatriämie nicht verabreicht werden.

Das Kind soll bei leichter Dehydratation ca. 50 ml/kgKG in 6 Stunden trinken oder sondiert bekommen. Jeder zusätzliche Verlust (durch Stuhl, Erbrechen) ist zu ersetzen (10 ml/kgKG pro Stuhl, Abschätzen der Menge des Erbrochenen). Dabei ist das wiederholte Verabreichen kleiner Flüssigkeitsmengen günstig (z. B. 1 Teelöffel alle 1 – 2 Minuten ergibt eine stündliche Flüssigkeitszufuhr von 150 – 300 ml). Mit dem Rückgang der Dehydratation und der Korrektur der Serumelektrolyte nimmt die Häufigkeit von Erbrechen meist ab, sodass größere Flüssigkeitsmengen in größeren Zeitintervallen verabreicht werden können.

Bei einer **mittelschweren Dehydratation** (6 – 10 %) kann eine stationäre Behandlung zur Überwachung indiziert sein. Die Rehydratation (100 ml/kgKG über 6 Stunden plus Ersatz weiterer Flüssigkeitsverluste) sollte bei stabilem Allgemeinzustand primär oral erfolgen. Ein moderat dehydriertes durstiges Kind wird die angebotene ORL nicht primär ablehnen.

Persistiert trotz häufiger oraler Gabe kleiner Mengen ORL (teelöffelweise) das Erbrechen, kommt als nächste Stufe die Rehydratation über eine nasogastrale Sonde. Obwohl genügend Evidenz vorliegt, dass die nasogastrale Rehydratation gleich effektiv, komplikationsärmer und sogar ökonomisch günstiger ist als die intravenöse Rehydratation, wird das Verfahren der nasogastralen Rehydratation in Deutschland bisher zu selten angewandt. Hinzu kommt der Vorteil frühzeitig eine Kombination der ORL und Probiotika beginnen zu können.

Bei **schwerer Dehydratation** (> 10 %) ist eine intravenöse Rehydrierung erforderlich. Diese erfolgt initial mit physiologischer Kochsalzlösung oder Ringer-Lactat. Die erforderliche Menge ist dabei vom Ausmaß der Störung der Kreislaufparameter abhängig. Die weitere intravenöse Infusionstherapie muss in Abhängigkeit von Elektrolytwerten, Säure-Basen-Status und klinischem Zustandsbild erfolgen. Als Erhaltungsbedarf kann 100 ml/kgKG/d für ein Körpergewicht von 1 – 10 kg, plus 50 ml/kgKG/d für ein Körpergewicht von 11 – 20 kg, plus 25 ml/kgKG/d für ein Körpergewicht von 21 – 30 kg angenommen werden (oder 1800 ml/m^2 KOF/d). Erlittene Verluste müssen zusätzlich gemäß Schätzung des Dehydratationsgrads ersetzt werden, davon das 1. Drittel in den ersten 8 – 12

Tab. 118.3 Zusammensetzung einiger kommerziell verfügbarer oraler Rehydratationslösungen.

Name	Natrium (mmol/l)	Kalium (mmol/l)	Chlorid (mmol/l)	$NaHCO_3$ (mmol/l)	Zitrat (mmol/l)	Glukose (mmol/l)	Osmolarität (mOsm/l)
WHO-Empfehlung	75	20	65	0	10	75	245
Elotrans	90	20	80	0	10	111	311
ESPGHAN-Empfehlung[1]	60	20	< 25	0	10	74 – 111	200 – 250
Oralpädon 240	60	20	60	0	10	90	240
GES 45	49	25	25	23	9	109	298

[1] Die Unterschiede der WHO- und ESPGHAN-Empfehlungen basieren auf den unterschiedlichen Gastroenteritiserregern und damit unterschiedlichen Elektrolytverlusten im Stuhl: Cholera: Natrium im Stuhl > 90 mmol/l, Rotaviren: Natrium im Stuhl 40 – 50 mmol/l.

Stunden, der Rest in den nächsten 36 Stunden. Bei der hypertonen Dehydratation muss auf einen besonders *langsamen* Ausgleich der Elektrolytentgleisung und des Wasserverlusts mittels isotoner Lösungen (oder Halblösung: Natriumgehalt mindestens 75 mmol/l, d. h. 0,9 %-ige NaCl + Glukose 5 % = 1:1) über 2 – 3 Tage geachtet werden, da ein rascher Ausgleich ein Dysäquilibrierungssyndrom mit Hirnödem und zerebralen Krämpfen zur Folge haben kann. Das Serum-Natrium sollte auf keinen Fall um mehr als 0,5 – 0,7 mmol/h (Abfall Serumosmolarität maximal 1 mOsm/h) abfallen.

Eine zwingende **Indikation zur stationären Behandlung** besteht bei mittelschwerer und schwerer Dehydratation, bei Säuglingen unter 6 Monaten, bei hohen Körpertemperaturen, bei stark blutigen Stühlen, unsicheren soziofamiliären Verhältnissen (Compliance), Grunderkrankungen (z. B. Diabetes mellitus, Kurzdarmsyndrom), Verdacht auf chirurgische Erkrankung und bei immunsupprimierten Patienten. Hierbei wird meistens auch eine intravenöse Rehydratation erforderlich werden.

118.4.2 Realimentation

118

Eine vollständige Rehydratation kann 24 – 48 Stunden dauern. Sobald der Zustand des Kindes dies zulässt, das heißt so früh wie möglich, wird unverzüglich, notfalls per Magensonde, mit der Realimentation begonnen. Eine längere Nahrungskarenz („Teepause“, Stillpause) ist zu vermeiden, da ein länger andauernder Mangel an Nährstoffen die Regeneration der durch die Entzündung geschädigten Darmepithelzellen erschwert und zur weiteren atrophischen Schädigung der Enterozyten führen kann.

Gestillte Säuglinge können während der Rehydratation weiter gestillt werden.

Nicht gestillte Säuglinge erhalten während der Rehydratation ihre gewohnte Milchnahrung unverdünnt oder verdünnt mit ORL in gesteigerter Konzentration, sodass nach 3 – 4 Tagen, unabhängig von der Konsistenz der Stühle, ein voller Nahrungsaufbau erreicht ist. Flüssigkeitsverluste werden weiter durch die ORL ersetzt. Eine sogenannte Heilnahrung mit reduzierten Nährstoffen ist nicht erforderlich. Ebenso sind Semielementardiäten bei üblichen Verläufen nicht indiziert. Nahrungsumstellungen und die Gabe neuer, dem Kind bislang nicht verabreichter Substanzen sollten vermieden werden.

Kleinkinder und ältere Kinder erhalten nach der Rehydratation eine altersgemäße Normalkost. Die Milchnahrung kann bei mildem Verlauf unverdünnt, bei schwererem Verlauf mit ORL verdünnt verabreicht werden. Nahrungsmittel mit polymeren Kohlenhydraten, wie Reis, Brot, Kartoffeln, Cerealien sowie Gemüse und mageres Fleisch, sollen bevorzugt angeboten werden. Eine Fettreduktion kann für wenige Tage jenseits des Säuglingsalters sinnvoll sein: fruktose- und sorbitbetonte Früchte und Fruchtsäfte werden meist schlecht vertragen, da sie zu Meteorismus führen und den Durchfall verstärken können.

118.4.3 Probiotika

Probiotika sind definitionsgemäß apathogene lebende Bakterien oder Pilze, die den gastrointestinalen Transit inkl. Magensäure und Enzyme überleben, sich im Kolon ansiedeln und die Gesundheit des Wirts verbessern. Dies ist allerdings bei Weitem nicht für alle auf dem Markt befindlichen Präparationen nachgewiesen.

Einer der am besten untersuchten probiotischen Keime ist Lactobacillus GG (LGG). Mit ihm wurde auch die größte doppelblinde, randomisierte und placebokontrollierte Multicenterstudie an 287 Kindern in Europa durchgeführt. In der LGG-Gruppe war die Durchfalldauer 14 Stunden kürzer, bei Rotavirusenteritis fast 24 Stunden. Protrahierte Durchfälle > 1 Woche waren signifikant seltener (2,7 % versus 10,7 %). Bei bakterieller Enteritis war kein Effekt zu beobachten. Inzwischen liegen mehrere Metaanalysen und ein Cochrane-Review vor, nicht nur zu LGG, sondern auch zu L. reuteri und acidophilus, E. coli Nissle 1917 (EcN), Saccharomyces boulardii und Kombinationen: Die Durchfalldauer bei viraler Gastroenteritis kann durch Probiotika um ca. 24 Stunden verkürzt werden. Ein geringer Effekt findet sich auch bei bakterieller Enteritis. Die Studien sind allerdings sehr heterogen, sodass weiterer Studienbedarf u. a. bei verschiedenen Patientengruppen besteht.

Die Probiotika sind in ihrem Einsatz sehr sicher für immungesunde Kinder. Schlussfolgerungen, z. B. für immundefiziente Kinder, können jedoch nicht gezogen werden.

Gerade in den Zeiten der diagnose- und fallbezogenen Abrechnungsmodalitäten (DRG, Grenzverweildauer) bei stationären Patienten sollten die Effekte von ORL und Probiotika bei Gastroenteritis und zur Prävention nosokomialer Diarrhoe nicht unterschätzt werden. Im ambulanten Sektor ist angesichts der Häufigkeit der Gastroenteritis und der ökonomischen Bedingungen im Gesundheitswesen jede vermiedene stationäre Aufnahme wegen Gastroenteritis ein Gewinn.

118.4.4 Antimikrobielle Therapie

Eine antibiotische Therapie ist nur Ausnahmefällen vorbehalten. Eine gezielte Therapie entsprechend des Antibiogramms ist anzustreben. Bei Reiserückkehrern ist dies speziell wichtig, da multiresistente Erreger zunehmend auftreten. Eine antimikrobielle Therapie ist indiziert bei:

- Nachweis von Shigellen, V. cholerae, Salmonella Typhi/Paratyphi, Lamblien;
- septischen Formen einer bakteriellen Enteritis, inkl. Osteomyelitis;
- vorbestehenden Grunderkrankungen, bspw. Immundefekt, immunsuppressiver Behandlung, wobei nicht die Enteritis, sondern die mögliche Sepsis behandelt wird (z. B. yersinienwirksame antibiotische Therapie bei Hämochromatose).

Zu Medikamentenauswahl und Dosierung siehe die entsprechenden Kapitel.

Bei unkomplizierter Enterokolitis durch Salmonella ist die Gabe von Antibiotika kontraindiziert, der Verlauf der Infektion wird dadurch nicht begünstigt, hingegen werden die Entwicklung resistenter Keime und Ausscheidertum gefördert.

In mehreren Studien wurde über eine auffällige Assoziation zwischen einer antibiotischen Therapie für eine hämorrhagische, durch EHEC bedingte Kolitis und der Häufigkeit von HUS berichtet. Bei einer hämorrhagischen Kolitis ist daher in Unkenntnis des Erregers die Indikation einer antibiotischen Therapie restriktiv zu stellen.

118.4.5 Symptomatische Medikamente

Antiemetika sind nicht erforderlich und sollten im Kindesalter wegen potenzieller Nebenwirkungen nicht verabreicht werden, zumal eine randomisierte placebokontrollierte Studie keinen signifikanten Effekt zeigte.

Adsorbierende Präparate zur Toxinbindung (Pektin, Carbo medicinalis, Kaolin), Präparate zum Aufbau einer physiologischen Darmflora und Sekretionshemmer sind bei den meisten Enteritisformen wenig wirksam und nicht indiziert. Viele dieser Medikamente weisen zudem im Kindesalter eine erhöhte Nebenwirkungsrate auf und sind für Kinder nicht zugelassen.

Medikamente zur Hemmung der Darmmotilität (Loperamid, Anticholinergika) sind aufgrund der beschränkten Wirksamkeit und der hohen Nebenwirkungsrate bei Kindern nicht indiziert. In Einzelfällen wurden lebensbedrohliche Komplikationen (Ileus, Koma) beschrieben. Opiate und Opiatanaloga sind zur symptomatischen Enteritisbehandlung bei Kindern kontraindiziert. Generell dürfen Hemmer der Darmmotilität bei Patienten mit hohem Fieber und blutig-schleimigen Stühlen nicht eingesetzt werden. Die Verzögerung der Darmpassage und längere Verweildauer der Erreger kann besonders bei invasiven Bakterien zur stärkeren Schädigung der Darmmukosa führen. Bei Shigellose, antibiotikaassoziierter Kolitis und enterohämorrhagischer Enteritis durch EHEC wurde eine Verschlechterung unter Motilitätshemmern beobachtet.

Racecadotril, ein Enkephalinasehemmer, vermindert die intestinale Hypersekretion, nicht aber die Motilität des Darms. Als Ergänzung zur ORL kann es bei wässriger Diarrhoe bei Säuglingen ab 3 Monaten eingesetzt werden und verkürzt die Dauer des Durchfalls (4,5 mg/kgKG p. o. in 3 ED).

118.5 Prophylaxe

Vom Hygieneverhalten des Patienten, der Eltern und der Pflegepersonen hängt es wesentlich ab, ob es zur Weiterverbreitung der Erreger kommt. Sorgfältiges Händewaschen ist die wichtigste Maßnahme zur Prophylaxe. Erkrankte und Betreuungspersonen müssen auf die Bedeutung der Händereinigung nach Toilettenbesuch, nach Kontakt mit kontaminierten Gegenständen (z. B. Windeln) hingewiesen werden. Handtücher sollen nicht von mehreren Personen gleichzeitig benutzt und müssen täglich gewechselt werden. Kontaminierte Gegenstände (z. B. Wickeltisch, Toilettenbrille) müssen gereinigt, ggf. desinfiziert werden.

Infektionskontrollprogramme in stationären Einrichtungen und eine regelmäßige Schulung des Personals helfen, die Keimverbreitung zu reduzieren. Dabei ist zu beachten, dass das Risiko einer Nahrungsmittelkontamination besonders hoch ist, wenn ein Kind mit Durchfallerkrankung von einer Person betreut wird, welche auch für die Nahrungszubereitung oder -verteilung zuständig ist. Einige Durchfallerreger, z. B. Rotaviren, können über längere Zeit auf Gegenständen und Händen überleben.

In Regionen mit niedrigem Hygienestandard ist neben der üblichen Händehygiene auch auf das Ess- und Trinkverhalten (keine ungekochten Speisen) zur Vermeidung von infektiösen Durchfallerkrankungen zu achten.

Stillen reduziert bei jungen Säuglingen die Frequenz an Durchfallerkrankungen und stellt somit die entscheidende Prophylaxe dar.

Nach dem Infektionsschutzgesetz (IfSG) hat der behandelnde Arzt den Verdacht auf und die Erkrankung an einer mikrobiell bedingten Lebensmittelvergiftung oder infektiösen Gastroenteritis an das Gesundheitsamt zu melden, wenn die betroffene Person eine Tätigkeit im Sinne des § 42 IfSG Abs. 1 ausübt (Lebensmittelverkehr, Küche in Gemeinschaftseinrichtungen) oder wenn 2 oder mehr gleichartige Erkrankungen auftreten, bei denen ein epidemischer Zusammenhang wahrscheinlich ist oder vermutet wird. Es ist umstritten, ob dies für 2 Kinder derselben Familie zutrifft.

Kinder mit infektiöser Enteritis sollen während der Zeit des Durchfalls keine Gemeinschaftseinrichtungen (Schule, Kindergarten) besuchen. Der Besuch der Gemeinschaftseinrichtung ist wieder möglich, sobald geformter Stuhl austritt. Ein ärztliches Attest ist nicht nötig. Bei Enteritiden durch EHEC entscheidet das Gesundheitsamt über die Wiederzulassung.

Koordinator:
K.-M. Keller

Mitarbeiter:
A. Duppenthaler, H.-I. Huppertz, M. Radke

118.6 Weiterführende Informationen

AWMF-Leitlinie. Akute infektiöse Gastroenteritis: www.awmf.org > Leitlinien: Aktuelle Leitlinien > Registernummer 068–003

119 Fetale und neonatale Infektionen

119.1 Allgemeines

Infektionen gehören postnatal zu den häufigsten Erkrankungen. Neu- und Frühgeborene werden – in normalerweise sterilem Milieu intrauterin herangewachsen – nach der Geburt von einer Vielzahl bakterieller, viraler und mykotischer Erreger besiedelt, die potenziell infektiös sind. Gleichzeitig ist das Immunsystem des Neugeborenen und besonders des Frühgeborenen verglichen zu dem älterer Kinder nicht voll ausgebildet (z. B. fehlendes immunologisches Gedächtnis der T-Zellen, geringere Antikörperproduktion gegen bakt. Polysaccharide, verminderte Komplementspiegel, geringere Anzahl von Neutrophilen mit geringerer Chemotaxis etc.). Diese Defizite werden nur teilweise durch übertragene mütterliche Antikörper ausgeglichen, deren Übertragung zudem erst in der späteren Schwangerschaft beginnt. Frühgeborene und Feten haben zusätzlich also einen reduzierten Schutz durch Immunglobuline. Wird ein Früh- oder Neugeborenes intensivmedizinisch versorgt, so werden zusätzlich mechanische Barrieren durchbrochen und es bestehen sämtliche Risiken nosokomialer Infektionen eines Intensivpatienten (Intubation mit Beatmung, invasive Katheter etc.); als weiterer Risikofaktor kommt die extrem dünne, verletzliche Haut hinzu. Diese nur kursorisch angerissenen Umstände erklären, warum Infektionen bei Früh- und Neugeborenen, aber auch bei Feten zu den häufigsten Erkrankungen zählen und das Risiko letaler Verläufe erhöhen.

119.2 Klinisches Bild

Die Symptomatik von Infektionen bei Neu- und Frühgeborenen ist außerordentlich vielfältig (▶ Tab. 119.3), sodass in praxi bei jeglicher Abweichung von der Norm mit einer Infektion gerechnet werden muss. Ein wesentliches Problem in der Differenzialdiagnose zu nichtinfektiösen Erkrankungen ist, dass das normale Leitsymptom einer Infektion, Fieber, bei Feten wie Früh- und Neugeborenen in der Regel fehlt, bzw. maskiert ist (kalte Extremitäten bei leicht erhöhter Kerntemperatur, Tachykardie bei Feten).

Bei Feten schließt die Symptomatik von Infektionen jegliche Fehlbildung mit ein (siehe jeweilige Erregerkapitel). Es gilt das Prinzip, dass Infektionen bei Feten/Embryonen in der Regel zu umso schwerwiegenderen Fehlbildungen führen, je früher sie in der Schwangerschaft auftreten. Röteln in der Frühschwangerschaft verursachen das Rötelnembryopathiesyndrom (Gregg-Syndrom), in der Spätschwangerschaft dagegen eine relativ unspezifische Hepatitis mit Thrombozytopenie. Eine Toxoplasmose in der Frühschwangerschaft führt zur typischen Trias Enzephalitis, Chorioretinitis und Hepatitis, eine fetale Infektion in der Spätschwangerschaft ist u. U. anfangs asymptomatisch (S. 540). Eine Ausnahme von diesem Prinzip sind Varizellen oder Herpes-simplex-Infektionen, die bei mütterlicher Infektion peripartal zu schwersten Varizellen (S. 582) bzw. Herpes simplex (S. 307) bei Neugeborenen führen können.

119.3 Ätiologie

Fetale Infektionen werden in der Regel von zumeist Viren (z. B. CMV, Parvoviren, Röteln) seltener von Plasmodien (z. B. Toxoplasmose) und heute extrem selten von Bakterien (Syphilis, Tuberkulose) oder Pilzen verursacht (siehe jeweils die Erregerkapitel).

Bei Infektionen von Neu- und Frühgeborenen stehen Bakterien (Streptokokken der Gruppe B, Staphylokokken und gramnegative Erreger wie E. coli) im Vordergrund. Bei nosokomialen Infektion während der intensivmedizinischen Versorgung ist besonders bei Frühgeborenen neben typischen grampositiven (z. B. koagulasenegative Staphylokokken) und gramnegativen Erregern (z. B. Pseudomonas aeruginosa) auch mit Pilzinfektionen – vorwiegend durch Candida spp. (S. 185) – zu rechnen. Virale Infektionen – Ausnahme nosokomiale Rotavirusinfektionen (S. 474) – sind dagegen selten.

119.4 Epidemiologie

Fetale Infektionen werden in aller Regel hämatogen bei Erkrankung der Mutter übertragen. Eine aszendierende Infektion aus der Vagina ist die große Ausnahme und kann z. B. bei einer genitalen Herpes-simplex-Infektion einer Schwangeren vorkommen. Die Häufigkeit fetaler Infektionen ist statistisch nicht erfasst. Nur zu einzelnen Erregern gibt es z. T. länderspezifische Angaben – z. B. To-

119

xoplasmose (S. 539) –, die aber aufgrund populationsbedingter Unterschiede nicht ohne weiteres auf andere Länder übertragbar sind.

Die Infektionsrate bei Neu- und Frühgeborenen hängt entscheidend von der Gestationswoche ab. Bei Neugeborenen ist sie für einzelne Erreger gut untersucht und liegt für GBS-Infektionen z. B. bei unter 0,5 % abhängig von der untersuchten Population und präventiven Maßnahmen. Bei Frühgeborenen steigt sie – erregerunabhängig – exponentiell mit sinkender Gestationswoche an und liegt bei sehr unreifen Frühgeborenen an der Grenze der Lebensfähigkeit bei nahezu 100 %, da die meisten Frühgeburten durch ein Amnioninfektionssyndrom der Mutter ausgelöst werden. Das Risiko nosokomialer Infektionen in der Intensivversorgung lässt dann die Infektionsrate bei sehr unreifen Frühgeborenen noch weiter ansteigen.

Koordinator
R. Roos

Mitarbeiter:
R. Berner

119

119.5 Neonatale bakterielle Infektionen

119.5.1 Definitionen, Risikofaktoren und klinisches Bild

Die Symptome einer invasiven bakteriellen Infektionskrankheit bzw. einer Sepsis des Neugeborenen entsprechen einer durch Zytokine (TNFα, IL-1, IL-6 u. a.) getriggerten systemischen Entzündungsreaktion (SIRS: systemisches inflammatorisches Response-Syndrom). Zytokine werden aber als Reaktion auf eine Vielzahl von verschiedenen Noxen – so z. B. Operationen, Geburtstraumata, Impfungen, etc. – ausgeschüttet. Deshalb sind die klinischen Symptome einer Infektion besonders anfänglich sehr unspezifisch.

Von einem SIRS beim Neu- und Frühgeborenen spricht man (in Anlehnung an das Surveillance System nosokomialer Infektionen für Frühgeborene auf Intensivstationen – NeoKISS), wenn die in ▶ Tab. 119.1 aufgeführten klinischen Kriterien erfüllt sind.

Tab. 119.1 Klinische Kriterien für ein SIRS in Anlehnung an Neo-KISS.

Kriterien	Grenzwerte
Körpertemperatur	< 36,5 °C oder > 38,0 °C oder Temperaturinstabilität
Herzfrequenz	> 200/min oder neu oder vermehrte Bradykardien < 80/min
Rekapillarisierungszeit	> 2 s
Atemfrequenz	> 60/min oder neu oder vermehrte Apnoen oder neue Beatmungspflichtigkeit
metabolische Azidose	BE < –10 mVal
Hyperglykämie	> 140 mg/dl

Quelle: www.nrz-hygiene.de abgerufen Oktober 2012

Ein SIRS infolge einer Infektion erfüllt die Diagnosekriterien einer Sepsis. Ist bei einem Neugeborenen mit den klinischen Symptomen eines SIRS der Erregernachweis in der Blutkultur möglich, spricht man von einer kulturgesicherten Sepsis.

Bestehen zusätzlich andere, auf eine infektionsbedingte Ursache der systemischen Entzündungsreaktion hinweisende Befunde, wie pneumonische Infiltrate in der Röntgenaufnahme des Thorax oder typische Veränderungen im Urin, oder können bei Nachweis von erhöhten Entzündungsparametern im Blut diese nicht anders plausibel erklärt werden, spricht man von einer klinischen Sepsis (ggf. Sepsis im Rahmen einer Pneumonie bzw. Urosepsis etc.).

Gemäß NeoKISS müssen für ein SIRS mindestens 2 dieser klinischen Kriterien erfüllt sein.

Die gewählten Grenzwerte dienen einer einheitlichen Definition, während das SIRS ein Kontinuum darstellt, das beispielsweise natürlich nicht erst bei einer Herzfrequenz von > 200/min beginnt. Andere Arbeitsgruppen verwenden andere Grenzwerte und Kriterien zur Definition des SIRS beim Neugeborenen, Kind oder Erwachsenen. Die Kriterien sind nicht dazu gedacht, die Entscheidung für oder gegen eine antibiotische Therapie zu leiten.

Auf eine bakterielle Infektionskrankheit bei Neu- und Frühgeborenen können einerseits Risikofaktoren aus der Geburtsanamnese sowie dem bisherigen klinischen Verlauf und andererseits klinische Zeichen beim Kind hinweisen.

Zur Eingrenzung von Risikofaktoren (wie auch zur Eingrenzung des Erregerspektrums, s. u.) ist es sinnvoll, die bakteriellen Infektionen des Neugeborenen anhand des Alters bei Beginn zu unterteilen in solche, die sich in den ersten 3 Lebenstagen manifestieren (frühe Neugeboreneninfektion, „early onset sepsis"), und spätere Manifestationen. Letztere sollten noch einmal unterteilt werden in im Krankenhaus erworbene Infektionen (nosokomiale Infektion) und solche sich nach dem 3. Lebenstag manifestierenden Infektionen, die zu Hause beginnen (späte Neugeboreneninfektion, „late onset sepsis"). Der Sprachgebrauch ist hier oft falsch, so werden manchmal auch nosokomiale Infektionen als späte Neugeboreneninfektionen bezeichnet.

Zu den anamnestischen **Risikofaktoreneiner frühen Neugeboreneninfektion** gehören eine pathologische mikrobiologische Besiedlung des mütterlichen Geburtskanals und/oder klinische Zeichen eines Amnioninfektionssyndroms bei der Mutter.

Wichtiger Risikofaktor ist die Besiedlung mit Streptokokken der Gruppe B (S. agalactiae). Aber auch andere Abstrichbefunde wie z. B. der Nachweis einer vaginalen Mykose erhöhen das Infektionsrisiko des Kindes, da Keime aus dem Geburtskanal bei vaginaler Entbindung in bis zu 80 % auf das Kind übertragen werden.

Ein weiterer wichtiger Risikofaktor ist das Amnioninfektionssyndrom (engl.: chorioamnionitis) mit Symptomen wie: Fieber der Mutter > 38 °C (bzw. bei Periduralanästhesie > 38,5 °C), druckschmerzhafter Uterus, übel riechendes Fruchtwasser, erhöhtes mütterliches CRP > 20 mg/l, mütterliche Leukozytose und (u. a. als Folge des Fiebers der Mutter) eine anhaltende fetale Tachykardie (> 180/min oder > 160/min über mindestens 2 h) im Kardiotokogramm (CTG).

Weiter kann jede vorzeitige Wehentätigkeit bzw. jede spontane Frühgeburtsbestrebung ein Hinweis auf eine Infektion der Fruchthöhle und damit auch des Kindes sein. Bereits ein vorzeitiger Blasensprung > 18 Stundenvor Beginn einer regelmäßigen Wehentätigkeit erhöht das Risiko einer Infektion des Amnions.

In ► Tab. 119.2 sind die Risikofaktoren für eine frühe Neugeboreneninfektion sowie die mit diesen

Tab. 119.2 Risikofaktoren für die frühe Infektion mit Gruppe-B-Streptokokken (GBS, S. agalactiae) beim Neugeborenen- nach Benitz et al. 1999.

Risikofaktor	Odds-Ratio	Anteil an allen frühen Infektionen mit GBS
Vaginalabstrich bei Geburt		
GBS-	1,00	2,7 %
GBS + geringe Keimdichte	97,1	13,2 %
GBS + hohe Keimdichte	247	83,9 %
alle GBS +	204	97,3 %
Rektovaginalabstrich mit 36 SSW		
GBS-	1,00	6,5 %
GBS +	26,7	58 %
Frühgeburtlichkeit		
≥ 37 SSW	1,00	64,5 %
< 37 SSW	4,83	35,5 %
< 28 SSW	21,7	11,9 %
Intervall Blasensprung bis Geburt		
≤ 18 h	1,00	49,3 %
> 18 h	7,28	50,7 %
Fieber unter Geburt		
≤ 37,5 °C	1,00	80,4 %
> 37,5 °C	4,05	19,6 %
Fieber, Geburt < 37 SSW, Geburt > 18h nach BS		
kein Risikofaktor liegt vor	1,00	33,5 %
ein oder mehrere Risikofaktor(en) liegt/liegen vor	9,74	66,5 %

Odds-Ratio (Chancenverhältnis): wenn mit Risikofaktor die Chance 1:10, ohne Risikofaktor die Chance 1:100 beträgt, so ist die Odds-Ratio für den Risikofaktor 10.

119

Risikofaktoren assoziierte Erhöhung der Erkrankungswahrscheinlichkeit als Odds-Ratios dargestellt.

Die Zahlen beruhen auf amerikanischen Kollektiven. Mangels zuverlässiger Daten konnten keine Odds-Ratios für die Risikofaktoren GBS-Bakteriurie, Geschwisterkind mit GBS und vorzeitigem Blasensprung (BS) vor 37 SSW berechnet werden. Die Autoren schätzen das mit diesen Risikofaktoren verbundene Risiko aber als „hoch" ein.

Risikofaktoren für eine nosokomiale Infektion sind neben einem geringen Gestationsalter bzw. Geburtsgewicht alle Faktoren, die zur dichten Besiedlung des Neu- und besonders des Frühgeborenen mit pathogenen Keimen führen. In 90 % der Fälle kann der auslösende Keim bereits vor Erkrankung in der Standortflora des Kindes in hoher Keimzahl nachgewiesen werden. Die Übertragung der Keime erfolgt vorwiegend über die Hände des Personals. Daher ist eine unzureichende Händehygiene von Personal oder Eltern der Hauptrisikofaktor. Auch organisatorische Mängel, wie fehlende Pflege- und Behandlungsstandards und Personalmangel erhöhen das Risiko. Eine (zu lange dauernde) antibiotische Therapie, die intratracheale Beatmung, seltener CPAP, parenterale Ernährung, insbesondere mit Fettemulsionen und zentralen Venenkathetern, und periphere Infusionszugänge sind ebenso von Bedeutung.

Faktoren, die eine zu Hause beginnende späte Neugeboreneninfektion begünstigen, sind bisher nicht hinreichend bekannt. Es ist bemerkenswert, dass die peripartale Antibiotikaprophylaxe, die zu einem eindrucksvollen Rückgang der durch S. agalactiae verursachten frühen Neugeboreneninfektionen führte, die Häufigkeit später GBS-Neugeboreneninfektionen nicht beeinflusst.

Zu den **klinischen Zeichen**, die auf eine Infektion des Neu- und Frühgeborenen hinweisen, gehören neben einem reduzierten Allgemeinzustand (der z. B. in dem undifferenzierten Eindruck „das Kind sieht nicht gut aus" oder „das Kind gefällt mir heute gar nicht" zum Ausdruck kommt) vor allem Störungen der Perfusion und der Atmung. Blässe, marmoriertes oder gar gräuliches Hautkolorit und verlängerte Rekapillarisierungszeit (> 3 s) sind Ausdruck der gestörten Hautperfusion als Folge einer septisch bedingten Kreislaufzentralisation. Dyspnoe (also Einziehungen, Stöhnen und Nasenflügeln) sowie eine beschleunigte Atmung sind in ca. 90 % Initialzeichen einer Sepsis oder Pneumonie. Bevor bei einem *reifen* Neugeborenen die Diagnose eines Atemnotsyndroms anderer Ursache gestellt wird, muss daher immer erst eine bakterielle Infektion ausgeschlossen werden.

Bei Neugeborenen mit systemischen Infektionskrankheiten kann Fieber bis 39 °C (und höher) gemessen werden. Besonders bei Frühgeborenen, aber auch bei Reifgeborenen findet man dagegen eher eine auffällige Temperaturlabilität (Fieber oder Untertemperatur) oder eine Temperaturdifferenz von > 2 °C zwischen der rektal und der an der Haut gemessenen Temperatur.

Im Übrigen sind die in ▶ Tab. 119.3 aufgeführten Symptome hinweisend auf eine Infektionskrankheit eines Neu- oder Frühgeborenen.

Abgesehen von eindeutig infektiös bedingten Hauteffloreszenzen wie Pusteln, Abszessen oder Omphalitis, beweist keines der genannten klinischen Symptome eine Infektion. Keines dieser Symptome ist also ein spezifischer, wohl aber ein sensitiver Hinweis auf eine Infektionskrankheit.

Spätsymptome einer bakteriellen Infektionskrankheit können sein: Ikterus (> 10 % konjugiertes Bilirubin), Lebervergrößerung, Thrombozytopenie, Petechien und Zeichen einer Verbrauchskoagulopathie. Finalzeichen mit hoher Letalität ist ein manifester septischer Schock mit Blutdruckabfall, blassgrauem marmoriertem Aussehen und metabolischer Azidose.

Neben diesen systemischen Infektionszeichen können natürlich auch Hinweise auf Organinfektionen wie Pneumonie (S. 626), Harnwegsinfektion (S. 758), Osteomyelitis (S. 758), Meningitis (S. 727) wie beim älteren Kind bestehen.

119.5.2 Ätiologie

Bei frühen Neugeboreneninfektionen (s. o.) entstammen die verursachenden Keime in der Regel der mütterlichen Rektovaginalflora. Bei der nosokomialen Infektion (s. o.) entstammt der Erreger dagegen der patienteneigenen bakteriellen Besiedlung oder der Hospitalflora.

Das Erregerspektrum der **frühen Neugeboreneninfektion** scheint sich in den letzten Jahren verändert zu haben. Zumindest für sehr kleine Frühgeborene gibt es Hinweise aus den USA, dass nicht mehr β-hämolysierende Streptokokken der Gruppe B (GBS; Synonym: S. agalactiae), sondern E. coli mit ca. 40 % die häufigsten Auslöser sind. Es folgen mit abnehmender Häufigkeit: GBS, S. aureus, Klebsiellen, Enterokokken, Streptokokken (A + C) und Listeria monocytogenes. Ob diese Zah-

Tab. 119.3 Klinische Hinweise auf systemische bakterielle Infektionskrankheit bei Neugeborenen.

Kriterium	Symptome
Anamnese	vorzeitige Wehen, Fieber der Mutter unter Geburt > 38,0 °C, CRP der Mutter > 20 g/l, Leukozytose der Mutter, stinkendes Fruchtwasser, Blasensprung mehr als 18 h vor Geburt, fötale Tachykardie intratracheale Beatmung, parenterale Ernährung mit Fettemulsion, zentrale Venenkatheter
Allgemeinzustand	„das Kind sieht nicht gut aus", „das Kind gefällt mir heute gar nicht", Trinkschwäche Hypothermie oder Fieber, Anstieg der zentralperipheren Temperaturdifferenz, Berührungsempfindlichkeit
Herz, Kreislauf	sehr typisch ist eine Tachykardie um 180/min, Brachykardie, Blässe, Zentralisation mit schlechter Hautperfusion, Rekapillarisierungszeit > 3 s, arterielle Hypotonie
Atmung	thorakale Einziehungen, Stöhnen, Apnoe, Dyspnoe, Tachypnoe; erhöhter Sauerstoffbedarf beim reifen Neugeborenen
Haut, Weichteile	Blässe, Zyanose, Petechien, Pusteln, Abszesse, Omphalitis, Paronychie, Ikterus, Ödeme
Magen-Darm-Trakt	geblähtes Abdomen, Erbrechen, verzögerte Magenentleerung, Obstipation, Diarrhoe, Nahrungsverweigerung, fehlende Darmgeräusche
Stoffwechsel	unerklärte Hyper- und Hypoglykämien, metabolische und respiratorische Azidose, Laktatanstieg, Ikterus, Cholestase
ZNS	Lethargie oder Irritabilität, Muskelhypotonie oder -hypertonie, Berührungsempfindlichkeit, Hyperexzitabilität, Krampfanfälle, gespannte Fontanelle, (vermehrt) Apnoen und Bradykardien

len auch für Reifgeborene zutreffen ist unklar. Der Rückgang der GBS-Infektionen ist am ehesten mit der intrapartalen Antibiotikaprophylaxe (S. 678) bei GBS-besiedelten Schwangeren zu erklären. Verschiedentlich werden auch koagulasenegative Staphylokokken als Infektionserreger genannt, jedoch ist hier die Unterscheidung zwischen Infektionserreger und Kontaminant schwierig. Ca. 2 % der Neugeboreneninfektionen sind durch Anaerobier (S. 152), besonders Bacteroides fragilis, bedingt. Extrem unreife Frühgeborene (24. – 25. SSW) sind manchmal schon bei Geburt mit Pilzen infiziert. Auch hier ist die Besiedlung der Geburtswege ein besonderer Risikofaktor, da Candida in der Mehrzahl der Fälle während einer Spontangeburt auf das Kind übertragen wird.

Wurde die Mutter präpartal längere Zeit mit Antibiotika behandelt, muss auch mit Erregern einer nosokomialen Infektion wie Klebsiella spp (auch multiresistente, wie ESBL-bildende Klebsiellen), Enterobacter spp. oder Pseudomonas spp. gerechnet werden.

Das Erregerspektrum der **nosokomialen Infektion**ist vor allem abhängig von der Besiedlung des Kindes (s. o.). Bei grampositiven Erregern, die prozentual den größten Anteil ausmachen, werden jetzt am häufigsten koagulasenegative Staphylokokken (KNS), allen voran S. epidermidis und S. haemolyticus nachgewiesen. S. aureus (derzeit sehr selten MRSA) wird weniger häufignachgewiesen. Gramnegative Keime, zumeist Pseudomonas aeruginosa und Darmbakterien der Gattungen Enterobacter, Citrobacter, Serratia, Klebsiella, Salmonella treten seltener auf, dann aber meist in Form von Kleinraumepidemien. Im Unterschied zum Erregerspektrum der Frühinfektionen gibt es bei Spätinfektionen erhebliche Unterschiede von Klinik zu Klinik, abhängig vom jeweils angewandten Antibiotikaregime.

Pilzinfektionen, z. B. durch Candida albicans, sind zwar selten, müssen aber bei beatmeten und sehr unreifen Frühgeborenen vor allem nach längerer antibiotischer Therapie mit in Betracht gezogen werden.

Bei nicht hospitalisierten Kindern, die von zu Hause aufgenommen werden, kommen als Erreger hauptsächlich Streptokokken der Gruppe B, Pneumokokken und Staphylokokken infrage. Zu bedenken sind Keime einer Urosepsis (S. 664).

119.5.3 Epidemiologie

Der Verdacht auf eine bakterielle Infektion ist der häufigste Grund für eine stationäre Aufnahme reifer Neugeborenen.

Die **frühe Neugeboreneninfektion** ist eine Erkrankung sowohl des Reifgeborenen (Inzidenz ca. 1/1000 für die blutkulturpositive frühe Neugeborenensepsis) – als auch besonders des Frühgeborenen (Inzidenz ca. 15–19/1000 für die blutkulturpositive Sepsis bei VLBW-Frühgeborenen). Die Inzidenz für eine klinische Neugeborenensepsis liegt je nach Definition um den Faktor von ca. 10–30 höher.

Nach Einführung der intrapartalen Antibiotikaprophylaxe fiel in den USA die Inzidenz der Early-onset-Sepsis durch Gruppe-B-Streptokokken von 1,65 auf 0,32 pro 1000 Lebendgeborene. Frühgeborene sind mit 0,73 pro 1000 weiterhin häufiger betroffen als Reifgeborene mit 0,26 pro 1000. In absoluten Zahlen sind jedoch mehr Reifgeborene betroffen.

Die **nosokomiale Sepsis** hingegen ist eine typische Erkrankung des Frühgeborenen. Zahlen des NEO-KISS zeigen, dass die Erkrankungswahrscheinlichkeit mit abnehmendem Geburtsgewicht und Gestationsalter zunimmt. Ausgehend von der höchsten Inzidenz (hier Fälle pro 1000 Behandlungstage) in der Gruppe der Kinder ≤ 500 g mit 6,02 (0,25- und 0,75-Quantil: 0,00 – 12,82), nimmt diese in der Gruppe von 500 g bis unter 1000 g auf 4,48 (1,88 – 7,63) und in der Gruppe 1000 g bis unter 1500 g auf 3,01 (1,56 – 4,90) ab (Berechnungszeitraum 2006 – 2010). Daten aus den USA zeigen, dass 36 % aller Kinder unter 1500 g mindestens eine nosokomiale Infektion mit Keimnachweis in der Blutkultur entwickeln.

Die klassische **Late-onset-Sepsis** ist eine Erkrankung, die meist bei Reifgeborenen im Alter von ca. einem Monat auftritt. Sie ist mit einer Inzidenz von 0,3/1000 Neugeborene wesentlich seltener als die anderen Formen der neonatalen Sepsis.

Folgeerkrankungen. Ausmaß und Dauer eines SIRS bzw. einer Infektion bestimmen die Prognose (Heilung, Defektheilung oder Tod) eines Neu- oder Frühgeborenen. So besteht insbesondere bei sehr unreifen Frühgeborenen eine Assoziation zwischen einer perinatal oder nosokomial erworbenen Infektion und inflammatorischen Folgeerkrankungen. Chorioamnionitis, frühe sowie nosokomiale bakterielle Infektionen sind assoziiert mit Hirnblutungen, periventrikulärer Leukomalazie, bronchopulmonaler Dysplasie, schlechter neurokognitiver Entwicklung und Zerebralparese. Entsprechend wichtig ist es, eine Infektion als Ursache eines SIRS frühzeitig zu erkennen und zu behandeln und noch besser ganz zu vermeiden.

Die **Inkubationszeit** einer bakteriellen Infektion ist nicht definierbar. Infektionen durch GBS beginnen in der Regel schon intrauterin oder unmittelbar nach der Geburt, ca. 90 % manifestieren sich in den ersten 48 Lebensstunden. Perinatale E.-coli-Infektionen manifestieren sich ebenfalls meist bis zum 2. Lebenstag. Im Gegensatz zu GBS-Infektionen, treten E.-coli-Infektionen insbesondere bei Frühgeborenen auch als späte perinatale oder nosokomiale Infektionen in der 2. Hälfte der ersten Lebenswoche auf. Eine klinische Überwachung durch geschultes Personal wird bei reifgeborenen Kindern mit erhöhtem Risiko für eine frühe Neugeboreneninfektion für mindestens 48 Stunden empfohlen.

119.5.4 Diagnose

Klinisch-chemische Untersuchungen

Ziel von Laboruntersuchungen ist es, die Neu- und Frühgeborenen mit SIRS herauszufinden, die tatsächlich an einer Infektion erkrankt sind, um nur diese antibiotisch zu behandeln und so das Risiko einer Resistenzentwicklung und Selektion (z. B. auch hochresistenter) Keime auf einer Station zu minimieren.

Zu bedenken ist, dass alle gegenwärtig in der Routine verfügbaren Laborparameter (Blutbild, CRP, Procalcitonin, Interleukin 6 oder 8) nicht unterscheiden lassen zwischen einer systemischen Inflammationsreaktion (SIRS) durch eine Infektion oder durch andere „Traumen“, z. B. Operationen, Impfungen, traumatische Geburt etc. Außerdem ist jede Geburt mit einer Inflammationsreaktion verbunden, die zu unspezifischen Veränderungen der o. a. Parameter führen kann. Der Wert der Bestimmung dieser Parameter liegt also vor allem im Ausschluss und nicht im Nachweis einer Infektionskrankheit (unzureichende Spezifität für die Diagnose einer Infektionskrankheit).

Neben unzureichender Spezifität ist aber auch die (insbesondere frühe) Sensitivität dieser Parameter nicht optimal (< 100 %), das heißt trotz zunächst unauffällig erscheinender Laborparameter kann in seltenen Einzelfällen dennoch eine Infektion Ursache der Erkrankung des untersuchten Kindes sein. Das schwerkranke (!) Neugeborene sollte demnach sofort antibiotisch behandelt werden, bis nach 24–48 Stunden unauffällige Laborparameter (insbesondere eine normale CRP-Konzentration im Serum) eine Infektion unwahrscheinlich machen.

Folgende Laboruntersuchungen können bei Beginn der Symptomatik und erneut 24–48 Stunden nach Beginn der antibiotischen Therapie empfohlen werden:

- Blutbild mit Differenzialblutbild (I/T-Quotient oder absolute Zahl immaturer neutrophiler Granulozyten), Thrombozytenzahl

- CRP-Konzentration
- IL-6- oder IL-8-Konzentration (nur zu Beginn der Symptomatik)

Als unspezifische Zeichen sind in den ersten Lebenstagen eine Leukozytopenie unter 6,0/nl, Granulozytopenie unter 2,0/nl bzw. eine Leukozytose über 30,0/nl nach Abzug der Erythroblasten Hinweise auf eine bakterielle Infektion. Dabei haben bei eutrophen Neugeborenen Neutrophilenzahlen von < 1,75/nl eine hohe Spezifität für eine bakterielle Infektionskrankheit und sind viel spezifischer als eine Leukozytose > 30,0/nl. Die Leukozytopenie ist allerdings ein wenig sensitives Anzeichen, da sie eher spät im Verlauf einer Sepsis auftritt. Nach dem 5. Lebenstag fallen die Leukozytenzahlen physiologischerweise auf Werte um 5,0 – 7,0/nl ab.

Diagnostisch hilfreich ist eine Linksverschiebung im Differenzialblutbild. Der früher verwendeteI/T-Quotient (I/T: immature/total – unreife/gesamte neutrophile Granulozyten), der ab > 0,2 als erhöht gilt, wurde aus methodischen und stochastischen Gründen verlassen und zunehmend durch die absolute Zahl unreifer neutrophiler Granulozyten („Stabkernige"), wie sie in modernen Zellcountern bestimmt wird, ersetzt (Werte von > 0,5–1,0/nl können auf eine Infektion hinweisen). Spezifität und Sensitivität der Linksverschiebung des Blutbilds sind altersabhängig. So ist eine Linksverschiebung am 1. Tag nach Geburt zwar ein sensibler, aber wenig spezifischer Hinweis auf eine Infektionskrankheit, da diese auch beim nichtinfizierten Neugeborenen auftreten kann.

Eine (insbesondere im Verlauf neu auftretende und nicht durch intrauterine Wachstumsretardierung erklärbare) Thrombozytopenie kann Hinweis auf eine bakterielle Infektion – insbesondere aber auch auf eine (viel seltenere) systemische Pilzinfektion bei Frühgeborenen – sein.

CRP-Werte über (10–)20 mg/l beim Neugeborenen in den ersten 3 Lebenstagen können bei entsprechender Symptomatik auf eine bakterielle Infektionskrankheit hinweisen. Werte bis 20 mg/l (seltener auch höher) werden in den ersten 48 Lebensstunden auch im Rahmen der postnatalen Inflammationsreaktion auch ohne Infektion beobachtet. Das CRP steigt frühestens 8 – 12 Stunden nach Beginn der klinischen Symptomatik einer bakteriellen Infektion an (ist also initial wenig sensitiv). Es eignet sich allerdings gut einerseits zum Ausschluss einer Infektionskrankheit (z. B. Werte < 1,0 mg/dl 24–48 Stunden nach Beginn der klinischen Symptomatik) und andererseits zur Therapiekontrolle (abfallende Werte), wobei zu bedenken ist, dass das CRP in den ersten 12–24 Stunden nach Beginn einer effektiven Therapie noch ansteigen kann. Die Spezifität erhöhter CRP-Werte steigt postnatal nach ca. 3 Tagen. Zur Diagnostik nosokomialer Neugeboreneninfektionen findet der Grenzwert 10 mg/l häufig Verwendung.

Andere Indikatoren von Entzündungen (SIRS), z. B. die proinflammatorischen Zytokine TNFα, IL-1β, IL-6 oder IL-8 und Stunden später das Prohormon Procalcitonin (PCT) werden im Verlauf einer Sepsis deutlich früher gebildet als das CRP und eignen sich deshalb besser zur Frühdiagnostik eines SIRS gleich welcher Genese. Die Bestimmung von normalen IL-6- oder IL-8-Werten im Plasma kann deswegen als additives Kriterium zum Ausschluss von Infektionskrankheiten genutzt werden. Allerdings liegt die Spezifität erhöhter Interleukinwerte für die Erfassung einer Infektion allenfalls um 75 %, entsprechend der positiv prädiktive Wert nur bei 50 %. Die Kombination der Konzentrationen eines proinflammatorischen Zytokins und des CRP ergibt eine höhere Sensitivität und Spezifität als die Kombination aus Linksverschiebung (IT-Quotient) und CRP-Konzentration.

Die Procalcitoninkonzentration unterliegt in der ersten Lebenswoche im Rahmen der o. a. postnatalen Inflammationsreaktion großen Schwankungen und ist außerdem vom Gestationsalter abhängig. Es scheint deshalb für die Diagnostik der Neugeboreneninfektion weniger geeignet.

Grundsätzlich ist bei allen Indikatoren eines SIRS (Linksverschiebung, Zytokine, Procalcitonin und CRP) die spezielle perinatale Kinetik zu beachten. Im Rahmen einer offenbar physiologischen Akute-Phase-Reaktion sind alle Inflammationsmarker in den ersten 24 – 36 Stunden nach Geburt vorübergehend erhöht. Dies kann die laborchemische Diagnostik einer frühen Neugeboreneninfektion erschweren. So kann der CRP-Wert im kindlichen Blut bei verzögerter Adaptation (5'Apgar unter 8) auch ohne Vorliegen einer Infektion auf das 1,5-Fache, das IL-6 sogar bis 5-fach erhöht sein. Das bedeutet z. B., dass ein CRP von 10 mg/l bei einem klinisch unauffälligen reifen Neugeborenen am 1.– 3. Lebenstag in der Regel bedeutungslos ist, während ein CRP von 10 mg/l am 14. Lebenstag eines Frühgeborenen mit den oben angeführten klinischen Zeichen einer Infektion als dringender Hinweis auf eine bakterielle Infektionskrankheit gewertet werden muss (insbesondere, wenn keine offensichtlichen anderen Entzündungsprozesse, wie z. B. eine unmittelbar vorangegangene Operation, vorliegen).

Zur laborchemischen Diagnostik wird der folgende Ablauf empfohlen:

Ein (wiederholt) normaler CRP-Wert (24 – 48 Stunden nach Beginn der klinischen Infektionszeichen) schließt eine bakterielle Infektion mit großer Wahrscheinlichkeit aus und sollte in der Regel (wenn sich auch die klinischen Zeichen zurückgebildet haben) zum konsequenten Absetzen der kalkulierten antibiotischen Behandlung führen.

Weitere unspezifische Hinweise auf eine bakterielle Infektionskrankheit sind Hyperglykämie, metabolische Azidose, seltener auch Hypoglykämie und Hyponatriämie. Die Normalisierung dieser Werte ist ein frühzeitiger Hinweis auf eine effektive Therapie.

Mikrobiologische Untersuchungen

Für die gezielte Behandlung des einzelnen Kindes und zur Wahl der empirischen Antibiotikatherapie sollten alle Möglichkeiten ausgeschöpft werden, den Erreger zu identifizieren. Dafür wird empfohlen, bei Schwangeren mit drohender Frühgeburt sowie bei klinischen Zeichen eines Amnioninfektionssyndroms (s. o.) einen rektovaginalen Abstrich (bei antibiotischer Therapie der Schwangeren ggfs. wiederholt) durchzuführen.

Beim Neugeborenen finden sich die Keime der mütterlichen Rektovaginalflora noch am ehesten in den Ohrabstrichen oder im Magensaft. Es ist jedoch nur sinnvoll, unmittelbar nach Geburt beim Früh- oder Neugeborenen mit Infektionsverdacht Ohrabstriche oder den Magensaft, bei Beatmung auch Trachealsekret, bakteriologisch zu untersuchen.

Keimnachweise in Haut- und Schleimhautabstrichen belegen nur eine Besiedlung und leisten keinen Beitrag zur Diagnose der Infektion. Sie sind nur in Zusammenhang mit entsprechenden klinischen Zeichen oder pathologischen Laborwerten beim Neugeborenen oder einer Anamnese eines Amnioninfektionssyndroms sinnvoll und erleichtern dann die kalkulierte antibiotische Therapie (s. u.).

Da Neonaten und insbesondere stationär behandelte Frühgeborene zunehmend mit multiresistenten Erregern besiedelt sind, wird vom Robert Koch-Institut ein wöchentliches Screening durch Abstriche vom Nasen-Rachen-Raum (ggfs. Trachealsekret) und der Analregion empfohlen, um zumindest theoretisch frühzeitig eine kalkulierte Infektionstherapie einleiten zu können und eine frühzeitige Erkennung einer Erregertransmission zur Optimierung krankenhaushygienischer Maßnahmen zu gewährleisten. Diese Empfehlung zum mikrobiologischen Screening führt zu erheblichen Kosten und entbehrt bislang den Nachweis, dass dieser Aufwand zur Verbesserung der Behandlungsergebnisse führt.

Unabdingbar bei Verdacht auf eine Infektion ist es, vor Beginn einer antibiotischen Behandlung eine aerobe und, bei übelriechendem Fruchtwasser, intraabdominalen Infektionen sowie ggf. unter Behandlung mit Probiotika, eine anaerobe Blutkultur anzulegen. Das ideale Verhältnis von Blut zu Kulturmedium beträgt 1:10. Da dies bei unreifen Frühgeborenen nur selten erreichbar ist, sollte mindestens 1 ml Blut pro Blutkulturflasche abgenommen werden, bzw. spezielle, für Neugeborene geeignete Blutkulturmedien verwendet werden. Idealerweise ist das wirklich in die Flasche gegebene Blutvolumen zu notieren, um ein negatives Ergebnis realistisch zu interpretieren.

Trotz optimaler Abnahme- und Kulturtechniken findet sich nur bei höchstens 20 % der aufgrund klinischer Symptome (SIRS) diagnostizierten „Infektionen“ eine positive Blutkultur. Es kann jedoch im Rahmen von operativen oder diagnostischen Eingriffen (z. B. beim trachealen Absaugen) zu einer transitorischen Bakteriämie ohne klinische Symptomatik und ohne Krankheitswert kommen. Nicht jeder Keimnachweis in der Blutkultur bedeutet deswegen a priori, dass das Kind an einer Sepsis erkrankt ist. Dies gilt unter Umständen auch für den Nachweis von KNS, die manchmal nur eine Kontamination darstellen.

Bei Verdacht auf eine Harnwegsinfektion (Infektion und Leukozyturie) muss Urin mikrobiologisch untersucht werden. Im Urin beweist ein positiver Kulturbefund nur dann eine Infektion, wenn der Urin durch eine suprapubische Blasenpunktion gewonnen wurde. Dies ist vor allem bei einer Pilzinfektion diagnostisch hilfreich. Ein Keimnachweis aus im Urinbeutel aufgefangenem Spontanurin ist bei fehlender Leukurie aufgrund der häufigen Kontaminationen wertlos.

Untersuchungen bei Meningitisverdacht

Die Diagnostik bei Meningitisverdacht (also klinischen Zeichen, die auf eine ZNS-Beteiligung hinweisen, siehe ▶ Tab. 119.3) umfasst: im Liquor Zellzahl mit Differenzierung, Eiweiß-, Glukose- und Laktatkonzentration sowie Blutzucker. Hinweisend auf eine Meningitis sind > 30/µl Leukozyten, davon meist > 90 % Granulozyten, ein Liquorglukosegehalt von < 40 % der Blutglukosekonzentration, eine Eiweißerhöhung von > 100 mg/dl oder eine Laktaterhöhung > 2,2 mmol/l.

Der diagnostische Gewinn einer Lumbalpunktion zum Nachweis der heute seltenen bakteriellen Meningitis muss allerdings gegenüber der Belastung (insbesondere bei instabilen Frühgeborenen) durch die Lumbalpunktion kritisch abgewogen werden. Im Einzelfall kann die Lumbalpunktion bis zur Stabilisierung des Kindes aufgeschoben und das Kind zwischenzeitlich wie bei einer Meningitis behandelt werden.

Grundsätzlich kann eine Meningitis beim Neugeborenen nur durch eine Lumbalpunktion (LP) ausgeschlossen oder bewiesen werden. Insbesondere wenn die Diagnose „bakterielle Infektion“ spät gestellt wird, steigt das Risiko einer Meningitis bei Früh- und Neugeborenen. Während in den USA die Lumbalpunktion bei Infektionsverdacht bei Neugeborenen Standard ist, wird in Deutschland bei fehlenden klinischen Zeichen und negativer Blutkultur oft verzichtet. Dabei ist zu bedenken, dass bei VLBW-Frühgeborenen mit Verdacht auf nosokomiale Infektion bei 5 % der durchgeführten LPs ein Erregernachweis aus Liquor gelingt und dass bei einem Drittel ⅓ dieser Kinder die parallel durchgeführte Blutkultur negativ blieb. Der Stellenwert der Lumbalpunktion sollte deshalb nicht unterschätzt werden.

Praktisches Vorgehen zur Diagnostik bei Sepsisverdacht

Bakteriologische Untersuchungen:

- Ohrabstrich (fakultativ, nur bei Infektionsverdacht und unmittelbar nach Geburt)
- Magensaft (fakultativ, nur bei Infektionsverdacht und nur unmittelbar nach Geburt)
- Trachealsekret bei Beatmung, ca. 1-mal pro Woche
- Blutkultur, aerob und ggf. anaerob; wenn möglich je 1 ml/Flasche
- Liquor, Lumbalpunktion darf unter Umständen bis zur Stabilisierung des Kindes aufgeschoben werden!
- Urin: nur Erregernachweis im Blasenpunktat beweist Infektion

Hämatologische/klinisch-chemische Untersuchungen:

- zum Zeitpunkt des ersten klinischen Verdachts:
  - Blutbild (normoblastenkorrigiert, Differenzierung als zusätzliche Information)
  - CRP
  - evtl. IL-6 oder IL-8
  - Blutgasanalyse
  - Blutzucker
  - Liquor: Zellzahl und Differenzierung, Glukose, (Blutzucker!), Eiweiß, Laktat
  - Urin: Zellen (Streifentest, Zählkammer), Eiweiß, evtl. Nitrit
- nach 24–48 Stunden: Blutbild und CRP (keine Interleukine) zum Ausschluss bei zuvor unauffälligen/marginal erhöhten Werten bzw. Abschätzung des Therapieerfolgs.

119.5.5 Therapie

Entscheidend für eine erfolgreiche Therapie ist der Beginn beim ersten klinischen Verdacht (s. o.). Die kalkulierte Antibiotikatherapie muss die wichtigsten jeweils infrage kommenden Erreger der vermuteten Infektion erfassen. Dabei ist vor allem das Resistenzspektrum der auf der Station bzw. bei den örtlichen Schwangeren nachgewiesenen Keime zu berücksichtigen. Die empirische Therapie sollte so eng wie möglich aufgrund der über die letzten Jahre nachgewiesenen Keime erfolgen.

Darüber hinaus ist zu berücksichtigen:

- der Manifestationszeitpunkt lässt Schlussfolgerungen auf das Erregerspektrum zu (perinatale Infektion versus nosokomiale Infektion)
- Listerien und Enterokokken werden von Cephalosporinen nicht erfasst
- sowohl Aminopenicillin-Aminoglykosid- als auch Cephalosporin-Aminopenicillin-Kombinationen erfassen keine Anaerobier (B. fragilis), und oft nicht methicillinresistente koagulasenegative Staphylokokken, Enterobacter spp. und Pseudomonas spp.
- E.-coli-Stämme sind in bis zu 40 % der Fälle resistent gegenüber Ampicillin (aber auch seine Derivate Piperacillin oder Mezlocillin), zum Teil sind diese E. coli auch aminoglykosidresistent

- Aminoglykoside und Glykopeptide penetrieren schlecht in Liquor und Kompartimente wie Bronchialsekret, Knorpel, Knochen und sind deshalb bei der Therapie, bspw. einer Meningitis, nicht ausreichend wirksam. Die Therapie einer Sepsis des Neugeborenen sollte deshalb niemals allein auf einem Aminoglykosid beruhen; bei Meningitis muss die Dosis von Betalaktam-Antibiotika erhöht werden.
- Wichtig ist der Einfluss der antibiotischen Therapie auf die bakterielle Besiedlung der Neugeborenen mit entsprechenden Konsequenzen für nachfolgende nosokomiale Infektionen:
  - bei einer Behandlung mit Kombinationen von Aminoglykosiden und Aminopenicillinen besteht die Gefahr der Selektion von Klebsiellen und anderen Enterobacteriaceae
  - durch eine Therapie mit Cephalosporinen werden häufig KNS, Enterobacter, Pseudomonaden und Enterokokken selektiert
  - es tauchen die ersten vancomycinresistenten koagulasenegativen Staphylokokken auf; Linezolid ist wirksam, es fehlen aber derzeit breite Erfahrungen mit dieser Substanz für Neugeborene und die entsprechende Zulassung
  - der Einsatz von Fluconazol führt evtl. zur Selektion von Candida glabrata bzw. Candida parapsilosis
- Heute erhalten ca. 40 % der Schwangeren peripartal Antibiotika. Es ist zu erwarten, dass sich bei längerer antibiotischer Vorbehandlung der Mutter, vor allem bei vorzeitigem Blasensprung ohne Wehen, das Erregerspektrum der Infektionen der Neugeborenen in den ersten Lebenstagen ändert. Denkbar ist eine Selektion von Keimen entsprechend den nosokomialen Infektionen bei Neugeborenen.

119

Entsprechend diesen Gesichtspunkten kann es keine einheitliche und verbindliche Empfehlung für eine empirische Antibiotikatherapie geben. Zur Wahl steht eine Kombination eines Aminopenicillins (z. B. Ampicillin) oder eines Acylaminopenicillins (z. B. Mezlocillin, Piperacillin) mit einem Aminoglykosid. Andere bevorzugen eine Kombination aus einem Cephalosporin der Gruppe 2 oder 3 in Kombination mit einem Acylaminopenicillin (evtl. einschließlich eines Aminoglykosids).

Praktisches Vorgehen

Eine Antibiotikatherapie ist bei Neu- oder Frühgeborenen indiziert bei klinischen Zeichen einer Infektion, insbesondere wenn zusätzlich anamnestische Risikofaktoren und/oder auffällige Entzündungsparameter vorliegen:

- anamnestische Risikofaktoren bzw. Zeichen eines Amnioninfektionssyndrom der Mutter (siehe ► Tab. 119.2):
  - Fieber ≥ 38,0 °C sub partu, CRP > 20 mg/l (2,0 mg/dl), Wehen vor 37. Schwangerschaftswoche (SSW)

Tab. 119.4 Therapie bei bekanntem Erreger und ausstehender Resistenztestung.

Erreger	Antibiotika/Antimykotika
koagulasenegative Staphylokokken	Vancomycin, Cave: Selektion von Klebsiellen und/oder Enterobacter Vancomycinresistenz möglich (siehe Text)
Pseudomonas aeruginosa	Ceftazidim + Tobramycin
Enterobacter	Meropenem/Imipenem + Aminoglykosid
E. coli, Klebsiellen, Serratia, Proteus, H. influenzae, Pneumokokken	Cefotaxim + Aminoglykosid
Verdacht auf ESBL-Klebsiellen, ESBL-E.-coli	Meropenem/Imipenem evtl. mit Aminoglykosid
A- und B-Streptokokken	Penicillin G + Aminoglykosid
S. aureus	Cefuroxim + Netilmicin
Enterokokken	Ampicillin + Aminoglykosid
B. fragilis u. a. Anaerobier	Meropenem
Listerien	Ampicillin + Aminoglykosid,
Treponema pallidum	Penicillin G
Candida spp.	Fluconazol oder Amphotericin B (liposomal oder Lipidkomplex) bei Therapieversagen: Micafungin oder Caspofungin bei Meningitis: zusätzlich 5-Fluorcytosin erwägen

- vorzeitiger Blasensprung ≥ 12 Stunden beim Frühgeborenen, ≥ 18 Stunden beim reifen Neugeborenen
- *Ausnahme:* asymptomatische Neu- und Frühgeborene > 30. SSW *und* die GBS-besiedelte Mutter ist mindestens 4 Stunden präpartal antibiotisch behandelt worden

- klinische Zeichen einer Infektion beim Kind (siehe ▶ Tab. 119.1 und ▶ Tab. 119.3):
  - Atemstörungen (besonders beim Neugeborenen > 2000 g, > 35. SSW), Tachykardie, Perfusionsstörungen (Rekapillarisierungszeit > 3 s) etc.
- erhöhte Inflammationsparameter wie:
  - CRP > (10–)20 mg/l, bei nosokomialen Infektionen nach dem 3. Lebenstag auch CRP > 10 mg/l
  - Leukozytopenie unter 6,0/nl (neutrophile Granulozyten < 1,75/nl) oder Leukozytose über 30,0/nl (nach Abzug der Erythroblasten)
  - und/oder Linksverschiebung (unreife/gesamte neutrophile Granulozyten: I/T > 0,2 ab dem 2. Lebenstag und/oder immature neutrophile Granulozyten > 1,0/nl
  - und/oder erhöhte Zytokinkonzentrationen (z. B. IL-6 > 100 pg/ml) und (!) klinische Symptomatik und/oder (!) entsprechende Anamnese eines Amnioninfektionssyndroms der Mutter.

Infektionen mit Beginn in den ersten 3 (–5) Lebenstagen

Grundsätzlich: Beginn der Therapie sofort nach Abnahme der Blutkultur(en).

a) **Initiale Standardtherapie für frühe Neugeboreneninfektionen**
   - Ampicillin (oder Piperacillin) + Cefotaxim (evtl. zusätzlich Tobramycin oder Gentamicin). Zu beachten: Unter Verwendung der Kombination Ampicillin + Cefotaxim zur empirischen Therapie der frühen Neugeboreneninfektion sind Ausbrüche nosokomialer Infektionen mit Enterobacter beschrieben worden.
   - Gleichwertige Alternative: Ampicillin (Mezlocillin, Piperacillin) intravenös + Tobramycin oder Gentamicin (oder Netilmicin) (Dosis siehe ▶ Tab. 119.5).
   - Vor 3. Dosis Talspiegel des Aminoglykosids bzw. von Vancomycin bestimmen. Anpassung von ED und Dosisintervall. Bei Niereninsuffizienz, zeitgleicher Indometacintherapie, o. ä. Dosisreduktion und Spiegelkontrolle schon vor der 2. Dosis.

b) **Candidaprophylaxe**
   - Notwendigkeit bei Neugeborenen ist nicht erwiesen. Art der Prophylaxe von Inzidenz der

Tab. 119.5 Dosierungen wichtiger intravenös applizierter Antibiotika, Antimykotika und Virostatika in der Neonatalzeit bis zum 3. Lebensmonat (in Klammer Dosis bei Meningitis).

Substanz	Tagesdosis (mg(IE)/kgKG)	Anzahl ED	Bemerkungen
Aciclovir	60	3	bis zu 3 Wochen Therapie
Amikacin	< 30. SSW: 7,5	1	erwünschte Serumspiegel vor Dosis < 4 mg/l
	30. – 37. SSW: < 28 Tage: 10,0 > 28 Tage: 15,0	 1 2	
	> 37. SSW: 15,0	2	
Aminoglykoside wie Gentamicin, Netilmicin, Tobramycin	< 30. SSW: 3,5	1	erwünschte Serumspiegel vor Dosis < 2 mg/l alternativ werden bei > 37. SSW auch 5 mg/kgKG/d in 1 ED verabreicht
	30. – 37. SSW: 3,5 (ED!)	alle 18 h	
	> 37. SSW: 7	2	
Ambisome (liposomales Amphotericin B)	(1–)3, mit 1 mg/kgKG beginnen	1	Infusion über 4 – 6 h
Amphotericin B	initial 0,1; dann steigern um 0,1/d auf 0,4 – 0,5 (– 1 mg)	1	Infusion über 4 – 6 h
Ampicillin	150–200 (– 300)	3	
Caspofungin[1]	25 mg/m²KOF oder 1 mg/kgKG/d initial 25 mg/m²KOF oder 2 mg/kgKG/d	1	Dosis wird über mindestens 1 h infundiert
Cephalosporine Gruppe 2 und 3	100 (– 200)	2 – 3	

Tab. 119.5 Fortsetzung

Substanz	Tagesdosis (mg(IE)/kgKG)	Anzahl ED	Bemerkungen
Chloramphenicol	< 2 Lebenswoche: 25	1	erwünschter Spiegel 10 – 25 mg/l 2-tägig Retikulozyten!
	3. und 4. Woche: 50	2	
	nach 4. Woche: 50 – 100	3 – 4	
Clindamycin	Frühgeb. < 4 Wochen: 15	3	
	Frühgeb. > 4 Wochen: 20	3	
	Neugeb. > 1 Woche: 20 – 40	3	
Erythromycin	40	3	Infusion über 1 Stunde; **Cave:** Arrhythmien; venenwandreizend
Flucloxacillin	50 – 100	3	
Flucytosin	60–80 (– 150)	2	
Fluconazol	12	1	Alle 72 h in den ersten beiden LW. In der 3. und 4. LW alle 48 h. Ab 1 Monat täglich.
Fosfomycin	Neugeb. < 4 Wochen: 100	2	1 g = 14,5 mval Na !
	Säuglinge: 200 – 250	3	
Ganciclovir[1]	12	2	
Imipenem/Cilastin[1]	40–50	2	Infusion über 30 min
Linezolid[1]	FG und 1. LW: 20 nach 1. LW: 30	2 3	
Meropenem[1]	60 (– 80)	3	
Metronidazol	20 (– 30)	1 – 3	
Mezlocillin	150 – 200 (– 300)	3	
Micafungin	2 (-4)	1	Infusion über 1 h
Penicillin G	100 000 – 300 000 (– 500 000)	4 – 6	
Piperacillin	150 – 200 (–400)	3	
Teicoplanin	initial: 16	1	Spiegelkontrollen nicht erforderlich
	ab 2. Therapietag: 8		
Vancomycin	< 30. SSW: 15	1	erwünschte Spiegel vor Dosis 10 – 15 mg/l
	30. – 37. SSW: 15 (ED!)	alle 18 h	
	> 37. SSW: 30	2	

[1] Substanzen sind derzeit nicht zur Anwendung bei Säuglingen unter 3 Monaten zugelassen und dürfen nur bei fehlenden Alternativen eingesetzt werden. Elterninformation!

Pilzinfektionen abhängig und zwischen verschiedenen Zentren stark schwankend.

- Nystatin 3 ml (300 000 IE) p. o. in 3 ED, z. B. ab dem 5. Tag der antibiotischen Therapie, evtl. bei allen VLBW-Frühgeborenen, bei inhalativer Kortikosteroidtherapie.
- In Diskussion bei FG < 1000 g aber derzeit in Deutschland nicht generell empfohlen: Fluconazol 3 mg/kgKG jeden 3. Tag in den ersten 2 Lebenswochen (LW), jeden 2. Tag in 3.– 4. LW, danach täglich während der 5.– 6. LW. (Cave: Fluconazol nicht zugelassen, Candida glabrata und C. parapsilosis werden selektioniert!)

c) **Bei Meningitis** (S. 727) **oder -verdacht**
- Ampicillin 200 – 300 mg/kgKG/d intravenös in 3 ED (oder Piperacillin)
- + Cefotaxim 100 – 200 mg/kgKG/d intravenös in 2 – 3 ED

Bei Versagen der initialen Therapie an folgende Besonderheiten denken:

- Anaerobierinfektion oder nekrotisierende Enterokolitis: Meropenem oder zusätzlich Metroni-

dazol zur initial gewählten Antibiotikakombination (allerdings: Meropenem ist für Säuglinge < 3 Monate derzeit nicht zugelassen. Aufklärung der Eltern!)
- falls Initialtherapie Ampicillin und Aminoglykosid (wegen Ampicillin-Resistenz von E. coli): zusätzlich Cephalosporin der Gruppe 3, (bei ESBL-Verdacht Carbapenem)
- Cave: Mutter ist präpartal antibiotisch behandelt worden: Behandlung wie bei Infektionen nach dem 3.– 5. Lebenstag (s. u.) erwägen
- Cave: Herpes-simplex-Virus-Sepsis (S. 307) oder andere konnatale Virusinfektion (CMV, Adenovirus, Enteroviren u. a.)

Infektionen nach dem 3. (– 5.) Lebenstag und/oder nach 1. antibiotischer Therapie

a) **Erreger unbekannt**

Verdacht auf bakterielle Infektion:
- 1. Präferenz: z. B.:
  - Ceftazidim 100 mg/kgKG/d intravenös in 3 ED
  - + Aminoglykosid
- 2. Präferenz: z. B.:
  - Ceftazidim 100 mg/kgKG/d intravenös in 3 ED
  - + Vancomycin (Cave: S. haemolyticus ist häufig teicoplaninresistent; siehe ▶ Tab. 119.5)
  - Vancomycin-Spiegelkontrolle am 3. Tag, Adaptation von ED und Dosisintervall
- 3. Präferenz:
  - Meropenem 60 mg/kgKG/d in 3 ED + Vancomycin (s. o.)
- Alternative:
  - für Meropenem: Imipenem 50 (– 80) mg/kgKG/d intravenös in 4 ED je über 1 Stunde! Es besteht aber ein höheres Risiko zerebraler Krampfanfälle, außerdem das Risiko der Neutropenie durch Cilastatin. Meropenem ist für Säuglinge < 3 Monate derzeit nicht zugelassen!(Aufklärung der Eltern!)

Verdacht auf Pilzinfektion:
- Fluconazol 12 mg/kgKG/d i. v. alle 72 h in den ersten beiden Lebenswochen. Cave: potenzielle Resistenz von Candida spp.
- Amphotericin B:
  - Amphotericin B initial 0,1 mg/kgKG/d in 1 ED in 4 – 6 h
  - täglich steigern um 0,1 mg/kgKG/d bis 0,3–0,4(– 1,0) mg/kgKG/d
  - notfalls kann auch mit 0,3 mg/kgKG/d begonnen werden
  - + Flucytosin 50 – 100 mg/kgKG/d in 2 ED intravenös oder oral (lokale Verfügbarkeit prüfen)
  - Ambisome (liposomales Amphotericin B); Dosis: (1,0 –) 3,0 (– 5,0) mg/kgKG/d mit 1 mg/kgKG beginnen und täglich steigern
- Alternativen:
- Micafungin: 2(–4) mg/kg/d i. v. als Kurzinfusion über 1 h
- Caspofungin; Dosis ist in 2 Studien bei insgesamt 54 Frühgeborenen evaluiert. Gegeben wurden
  - initial: 25 mg/m²KOF oder 2 mg/kgKG
  - Folgedosis: 25 mg/m²KOF oder 2 mg/kgKG/d Dauer der Therapie abhängig von klinischer Symptomatik bei manifester Organinfektion (Pneumonie, Osteomyelitis) mindestens 3 Wochen (bei katheterassoziierter Candidämie evtl. nur 10 Tage).

b) **Erreger bekannt, Resistenztestung steht aus**

Eine Übersicht zur Medikation bei bekanntem Erreger und ausstehender Resistenztestung gibt ▶ Tab. 119.4.

Eine Zusammenfassung der Dosierungen wichtiger intravenös applizierter Antibiotika, Antimykotika und Virostatika bis zum 3. Lebensmonat enthält ▶ Tab. 119.5.

Bei **Versagen der antibiotischen Therapie** sollte vor allem in der 1.(–2.) Woche nach der Geburt, besonders dann, wenn Zeichen der Hepatitis (Transaminasenanstieg), Gerinnungsstörung, eine interstitielle Pneumonie, Enzephalitis oder Bläschen auf der Haut oder Schleimhaut gesehen werden, an eine Herpes-simplex-Infektion gedacht werden. Dann muss unverzüglich eine Therapie mit Aciclovir begonnen werden.

Dauer der Antibiotikagabe

Siehe ▶ Tab. 119.6.

Kontrolle des Therapieerfolges

Siehe ▶ Tab. 119.7.

Tab. 119.6 Dauer der Antibiotikagabe bei neonatalen Infektionen.

Dauer	Bemerkung
1 bis max. 2 d	**sobald Verdacht aufgrund Symptomatik und/oder Laborbefunden entfällt, Antibiotika sofort absetzen**
bis 5 (– 7) d	bei klinisch blandem Verlauf ohne Erregernachweis (SIRS), evtl. CRP-gesteuert bei negativem CRP früher absetzen
7 (– 10) d	bei Sepsis mit positiver Blutkultur
2 – 3 Wochen	Meningitis
3 Wochen	bei Osteomyelitis nicht unter 2 Wochen i. v.
3 Wochen	invasive Pilzinfektion
keine Therapie	positive Abstrichkulturen ohne klinische Symptomatik

Tab. 119.7 Therapiekontrolle bei neonatalen Infektionen.

Art der Kontrolle	Beobachtung
klinisch	Rückgang der Symptomatik
Labor	Blutbild und CRP, Kontrolle nach 24 h. Laborkontrollen zum Abschluss der Therapie sind nicht erforderlich. Bei Leukozytopenie < 4,0/nl Kontrolle der Leukozyten nach ca. 4 h. Leukozyten steigen bei effektiver Therapie wieder an. Bei Meningitis: Nachpunktion nach 24 – 48 h bei gramnegativen Bakterien; wenn Kultur weiter positiv: erneute Punktion nach 24 – 48 h; keine Abschlusspunktion nach Therapieende!

Adjuvante Therapie

Genauso wichtig wie die adäquate Antibiotikatherapie sind adjuvante Maßnahmen zur Stabilisierung der Vitalfunktionen. Je nach Verlauf müssen folgende Therapiemöglichkeiten, siehe dazu auch Kap. Sepsis (S. 776), erwogen werden:

- Beatmung (wegen respiratorischer Insuffizienz oder Apnoen)
- Stabilisierung des Kreislaufs am besten echokardiografiegestützt. Ziel: gute periphere Perfusion, normale Urinproduktion und normaler arterieller Blutdruck: bei Frühgeborenen mittlerer arterieller Druck > 30 mmHG, bei Neugeborenen > 35 – 40 mmHG.
  - Volumengabe bis zu 10–20–40 ml/kgKG in 15–30 Minuten mit kristalloiden Lösungen. Bei Persistenz der Hypotonie wiederholte Gaben erforderlich (Cave: Volumenüberladung)
  - bei eingeschränkter linksventrikulärer Funktion Dobutamin 5–10(– 15)µg/kgKG/min
  - bei Hypotension trotz adäquater linksventrikulärer Funktion und Füllung Noradrenalin (oder Adrenalin?) 0,05 – 0,5 – 1,0 µg/kgKG/min
  - Hydrokortison 1–2 mg/kgKG als ED, ggf. alle 8 h wiederholen. Dies entspricht etwa einer „Stressdosis" von 60 mg/m^2KOF/d.
- Flüssigkeitsbilanzierung: Gewichtszunahme am 1. Tag um 10 % lässt sich oft nicht vermeiden
- bei Verbrauchskoagulopathie (DIC): Vitamin K, sehr zurückhaltend FFP (Frischplasma)
- bei Thrombozytopenie < 25,0/nl bzw. < 50,0/nl *und* Blutung: Thrombozytenkonzentrat. 10 ml/kgKG (diese erhöhen Thrombozyten um 50 – 100 000/mm^3)
- Ausgleich von Hypo- (ab Blutzucker < 45 mg/dl) und Hyperglykämie (ab Blutzucker > 200–(300) mg/dl), metabolischer Azidose (z. B. ab einem BE < –10 mmol/l), Elektrolytverschiebungen, Anämie
- Immunglobuline und Wachstumsfaktoren (G-CSF oder GM-CSF) sind nicht zu empfehlen.

119.5.6 Prophylaxe

Siehe Kap. Gruppe-B-Streptokokken (S. 517) und nosokomiale Infektionen (S. 48).

Koordinator:
A. Franz

Mitarbeiter:
C. Gille, R. Roos

119.6 Weiterführende Informationen

AWMF-Leitlinie. Prophylaxe der Neugeborenensepsis (frühe Form) durch Streptokokken der Gruppe B: www.awmf.org > Leitlinien: Aktuelle Leitlinien > Registernummer 024–020

AWMF-Leitlinie. Bakterielle Infektionen bei Neugeborenen: www.awmf.org (pdf) > Leitlinien: Aktuelle Leitlinien > Registernummer 024–008

Kommission für Krankenhaushygiene und Infektionsprävention beim Robert Koch-Institut: www.rki.de (pdf) > Infektionsschutz > Infektions- und Krankenhaushygiene > Empfehlungen der Kommission für Krankenhaushygiene und Infektionsprävention > Betriebsorganisation in speziellen Bereichen: Empfehlungen zur Prävention nosokomialer Infektionen bei neonatologischen Intensivpflegepatienten mit einem Geburtsgewicht unter 1500 Gramm

120 Fieber unklarer Genese

120.1 Definition

Verlässliche (rektale oder orale) Temperaturmessungen erlauben in der Regel, Fieber von leichten Temperaturerhöhungen abzugrenzen, die physiologisch sein können. Nach allgemeinem Konsens werden Erhöhungen der Körpertemperatur über 38,0 °C oder 38,5 °C als Fieber bezeichnet. Hiervon abzugrenzen sind jedoch insbesondere belastungsabhängige Temperaturerhöhungen, die nach Beendigung der körperlichen Aktivität rasch auf Normalwerte absinken (benigne Hyperthermie).

Fieber unklarer Genese (FUO = Fever of unknown origin) ist keine eigene Krankheitsentität. Meist liegt der Symptomatik eine Krankheit mit atypischem Verlauf zugrunde. In der Literatur findet sich eine variable Fieberdauer von 7 bis zu 21 Tagen als Einschlusskriterium. In der pädiatrischen klinischen Praxis wird das FUO meist durch eine rektal gemessene Temperatur von ≥ 38,5 °C mit einer Dauer von ≥ 8 Tagen definiert, bei dem sich mittels Anamnese, klinischer sowie allgemeiner laborchemischer und bildgebender Untersuchungen eine Fieberursache zunächst nicht finden lässt.

FUO lässt sich in 4 große Diagnosegruppen einteilen:

- Infektionen (ca. 50 %)
- autoinflammatorische und autoimmunologische Erkrankungen (ca. 10 %)
- maligne Erkrankungen (ca. 5 %)
- seltene Ursachen (ca. 10 %)

120

In ca. 25 % der Fälle lässt sich keine Ursache des Fiebers finden. Der Begriff FUO wird in der Hämatologie und Onkologie speziell für neutropenische Patienten (z. B. nach Chemotherapie oder Stammzelltransplantationen) bei der Suche nach für diese Patienten besonders gefährlichen Infektionserregern modifiziert verwandt, siehe Kap. Infektionen bei pädiatrisch-onkologischen Patienten (S. 705). Spezielle Patientengruppen werden durch Begriffe wie nosokomiales FUO (z. B. auf neonatologischen und Intensivstationen) oder HIV-assoziiertes FUO bezeichnet, für die besondere diagnostische Wege je nach Grunderkrankung und lokaler Krankenhaussituation gelten können.

Eine weitere Entität stellt das rezidivierende FUO (S. 686) dar, bei dem es über mindestens 6 Monate zu rezidivierenden Fieberschüben kommt, welche u. U. auch kürzer als 8 Tage dauern können.

120.2 Klinisches Bild

120.2.1 Synopsis der verschiedenen Krankheiten bei FUO

Synopse der wesentlichen pädiatrischen Kohorten mit FUO (n = 1638). Aufgeführt sind Erkrankungen, die mindestens in 3 Fällen beschrieben wurden. Seltene oder nicht eindeutig zuzuordnende Entitäten sind der Übersicht halber nicht aufgeführt. Die Verteilung – insbesondere im Bereich der Erregerspektren – weist erhebliche geografische Unterschiede auf.

Infektionen n = 832 (51 %)

- nach Lokalisation
  - Atemwegserkrankung 96
  - Harnwegsinfektionen 80
  - Abszesse 36
  - Septikämie 32
  - Osteomyelitis 29
  - Endokarditis 20
  - ZNS-Infektionen 20
- nach Erreger
  - Brucellen 104
  - Leishmanien 66
  - Mykobakterien 61
  - Salmonellen 54
  - EBV 38
  - Bartonellen 15
  - Rickettsien 12
  - Plasmodien 11
  - Zytomegalie-Virus 7
  - Mykoplasmen 4
  - Enteroviren 4
  - HIV 3
  - HSV 3
  - Hepatitis-Viren 3
  - Pilze 3

Autoimmunologische und autoinflammatorische Erkrankungen n = 150 (9 %)

- juvenile idiopathische Arthritis 90
- Lupus erythematodes 22
- Vaskulitiden 4
- rheumatisches Fieber 3

Malignome n = 93 (6 %)
- Leukämien 41
- Lymphome 16
  - zerebrale Tumoren 3
  - extrazerebrale solide Tumoren 3

Verschiedene Krankheitsbilder n = 107 (11 %)
- Kawasaki-Syndrom 27
- chronisch entzündliche Darmerkrankungen 18
- artifizielles Fieber 11
- Immundefizienz 10
- hämophagozytische Syndrome 10
- Medikamentenfieber 8

Nicht diagnostizierte Fälle n = 384 (23 %)

120.2.2 Organbezogene Infektionen

▶ **Respirationstrakt, Thorax.** Respiratorische Infektionen sind die häufigsten Organmanifestationen des FUO: Sinusitis (z. B. Sinusitis sphenoidalis), Otitis media, Mastoiditis, Bronchiektasen, Lungentuberkulose, Infektionen nach Fremdkörperaspiration. Selten kann sich eine Mediastinitis postoperativ als FUO nach Sternotomie oder nach Infektion angrenzender Strukturen entwickeln (Symptome: Brustschmerzen, Schluckstörungen).

▶ **Urogenitaltrakt.** Renale und perinephritische Abszesse oder eine akute fokale bakterielle Nephritis treten als FUO auf (in der Regel fehlen pathologische Urinbefunde!).

▶ **Knochen, Gelenke, Muskeln, Lymphknoten.** Eine Osteomyelitis kann bei FUO übersehen werden, wenn evtl. vorhandene Schmerzen übersehen oder fehlgedeutet werden (z. B. eine Beckenosteomyelitis im Bereich der Iliosakralfugen). Bei Rückenschmerzen sollte an Wirbelkörper-Osteomyelitis und Diszitis gedacht werden. Auch eine Pyomyositis (z. B. Psoasabszess) kann sich als FUO manifestieren.

▶ **Herz.** Eine Endokarditis kann sich als FUO manifestieren, wenn sie durch mit üblichen Methoden schwierig oder nicht anzüchtbare Erreger hervorgerufen wird, z. B. durch Streptokokken, Coxiellen, Bartonellen (B. quintana, B. henselae), Brucellen, Erreger der sog. HACEK-Gruppe (HACEK = Bakterien der Gattungen Haemophilus, Actinobacillus, Cardiobacterium, Eikenella, Kingella), Anaerobier, Legionellen, Chlamydien, Mykoplasmen und andere.

Beim Nachweis einer Perikarditis ist neben Infektionen an eine systemische juvenile idiopathische Arthritis (JIA), einen systemischen Lupus erythematodes (SLE) oder an eine rekurrierende Perikarditis zu denken.

▶ **Magen-Darm-Trakt.** Auch bei gastrointestinalenInfektionen kann Fieber den organbezogenen Symptomen und Befunden um einige Zeit vorausgehen. Neben Infektionen sind bei FUO chronisch-entzündliche Darmerkrankungen (Morbus Crohn) auszuschließen. Weitere Krankheiten können sein: Divertikulitis, Salmonellosen, Cholezystitis, Cholangitis, Virushepatitis sowie Abszesse (Leber-, Milz-, periappendizitischer, divertikulärer, subphrenischer, Beckenabszess), bei denen vorausgegangene abdominale Erkrankungen, Operationen oder Endoskopien hinweisend sein können.

120.2.3 Erregerspezifische Infektionen

Die folgende Aufstellung erwähnt summarisch die bei FUO infrage kommenden (seltenen) Erreger, ist aber nicht nach Häufigkeit geordnet.

▶ **Bakterien.** Mykobakterien, Chlamydien, Yersinien, Salmonellen, Campylobacter, Bartonella henselae (Katzenkratzkrankheit), Coxiellen (Q-Fieber), Rickettsien (Fleckfieber u. a.), Ehrlichia spp., Tropheryma whippeli (Morbus Whipple), Brucellen, Leptospiren, Spirillum minus (Rattenbissfieber), Borrelia recurrentis (Rückfallfieber) etc.

▶ **Viren.** Die meisten Viren erzeugen nur kurz dauernde fieberhafte Erkrankungen. Einige Viren können aber (besonders bei Kindern) einen prolongierten Verlauf mit FUO auslösen, z. B. CMV (CMV-Mononukleose), EBV, Hepatitisviren sowie HIV. Bei symptomatischen HIV-Patienten kann das Fieber durch HIV selbst bedingt sein, häufiger aber ist es Folge sekundärer opportunistischer Infektionen (etwa bei 75 %).

▶ **Protozoen, Pilze.** Toxoplasmen, Plasmodien, Babesien, Trypanosomen, Leishmanien und Amöben. Auch Infektionen durch Candida spp., Cryptococcus spp., Histoplasma spp. und andere Pilze, wie Pneumocystis jiroveci, können sich als FUO manifestieren.

120.2.4 Autoinflammatorische und Autoimmunkrankheiten

Krankheiten dieses Formenkreises werden vor allem dann als FUO angesehen, wenn anfangstypische Symptome (Hauteffloreszenzen, Gelenkprozesse) noch fehlen oder infolge flüchtigen Auftretens nicht beachtet wurden. Die autoinflammatorischen Erkrankungen sind durch scheinbar spontane Entzündungsepisoden, meist seröse Membranen, Gelenke und Haut betreffend, charakterisiert, wobei weder Infektion noch Malignom zugrunde liegen.

► **Juvenile idiopathische Arthritis (JIA).** Die systemische Form der JIA ist die am häufigsten als FUO auftretende Erkrankung dieser Gruppe und wird den autoinflammatorischen Erkrankungen zugeordnet. Gelenksymptome treten oft erst nach Monaten oder Jahren auf. Die systemische Form der JIA bei jungen Erwachsenen wird als adulte Form des Morbus Still mit FUO beschrieben (typisch: hohes Fieber, Leukozytose, flüchtiges Exanthem und Arthritis bzw. Arthralgie).

► **Autoinflammatorische Fiebersyndrome.** Aus der Gruppe der monogenen autoinflammatorischen Fiebersyndrome sind insbesondere das TRAPS (TNF-Rezeptor-assoziiertes periodisches Syndrom) sowie das Muckle-Wells-Syndrom bzw. das NOMID („neonatal-onset multisystem inflammatory disease") bei FUO in Erwägung zu ziehen. Gelegentlich kommt es auch bei dem nichthereditären PFAPA-Syndrom (periodisches Fieber, Adenopathien, Pharyngitis, aphthöse Stomatitis) zu Fieberschüben > als 7 Tage. Die weiteren Fiebersyndrome (S. 686) zeichnen sich in der Regel durch kürzere Fieberschübe aus.

► **Pyogene autoinflammatorische Erkrankungen.** Mit Fieber assoziiert kann sich die chronisch-rezidivierende multifokale Osteomyelitis (CRMO) manifestieren; siehe Kap. Knochen- und Gelenkinfektionen (S. 758).

► **Granulomatöse Erkrankungen (Morbus Crohn, granulomatöse Hepatitis, Sarkoidose).** Diese Krankheiten können sich mit prolongiertem, teilweise hohem Fieber äußern, bevor Organsymptome auftreten. Häufigste Diagnose in dieser Gruppe ist der Morbus Crohn, der insbesondere bei Kindern und Jugendlichen zunächst häufig allein als Fieber auffällig wird.

► **Systemischer Lupus erythematodes (SLE) und andere Kollagenosen.** Beim SLE kann Fieber den anderen Symptomen um Wochen bis Monate vorausgehen, ebenso bei „mixed-connective-tissue-disease", Sklerodermie oder Dermatomyositis.

► **Vaskulitiden.** Vaskulitiden, wie der Morbus Behçet, die Takayasu-Arteriitis oder das Kawasaki-Syndrom (S. 754), können als FUO imponieren.

Weitere immunologische Erkrankungen mit dem möglichen Symptom des FUO sind: Morbus Castleman (angiofollikuläre Lymphknotenhyperplasie), Sweet-Syndrom (akute febrile neutrophile Dermatose), Kikuchi-Fujimoto-Erkrankung und akutes rheumatisches Fieber.

120.2.5 Neoplasien

Durch eine Zytokinproduktion der malignen Zellen bzw. eine Immunreaktion auf nekrotisches Material können Malignome mit dem Primärsymptom eines anhaltenden Fiebers manifest werden.

► **Akute Leukämien.** Eine akute Leukämie kann sich zunächst als FUO präsentieren, besonders bei einer aleukämischen Form bzw. Präleukämie. Das Fieber bei Leukämie und Zustand nach Knochenmarktransplantation kann durch eine GvHD oder eine schwierig zu diagnostizierende Infektion auftreten.

► **Lymphome.** Von allen Lymphomen ist der Morbus Hodgkin am häufigsten mit rekurrenten Fieberphasen assoziiert, aber auch Nicht-Hodgkin-Lymphome können sich als FUO manifestieren. Die Wahrscheinlichkeit, dass Fieber das initiale Symptom beim Morbus Hodgkin ist, steigt mit der Anzahl der betroffenen Lymphknoten.

Weitere Neoplasien mit FUO sind Neuroblastom, Lebertumoren, Vorhofmyxom, Hirntumoren, Phäochromozytom, Karzinome (z. B. Hypernephrom), maligne Histiozytose und entzündlicher Pseudotumor (häufigster isolierter Lungentumor bei Patienten < 16 Jahren).

120.2.6 Andere FUO-Krankheitsbilder

► **Artifiziell erzeugtes Fieber.** Hierbei ist zwischen Manipulationen am Thermometer und artifizieller Fieberinduktion, z. B. durch Injektion von Stuhl, Speichel, Tinte, Milch und anderem zu unterscheiden. Hinweisend ist das Auftreten des Fiebers ohne sonstige objektive Krankheitszeichen, besonders ohne fieberbegleitende Tachykardie, trotz abrupter Temperaturspitzen (Münchhausen- bzw. Münchhausen-by-Proxy-Syndrom). Trotz rapider Entfieberung fehlt das Schwitzen. Auch weitere beim fiebernden Patienten nachweisbare diurnale Temperaturschwankungen werden vermisst.

► **Fieber durch ZNS-Dysfunktion („zentrales Fieber").** Bei Patienten mit Hirnschädigungen kann es zu Störungen der Thermoregulation mit über Monate erhöhten Körpertemperaturen kommen. Auszuschließen sind Störungen durch Tumoren bzw. Tumormetastasen im ZNS, Blutungen, metabolische und Durchblutungsstörungen, degenerative Erkrankungen, Infektionen und chronische Schwermetallvergiftungen.

► **Stoffwechsel- und endokrine Erkrankungen.** Zu den evtl. mit Fieber einhergehenden Stoffwechselerkrankungen zählen Hypertriglyzeridämie und Hyperlipidämie.

Bei endokrinen Erkrankungen sind zu nennen: Hyperthyreose, subakute Thyreoiditis (de Quervain), Nebennierenrinden-Insuffizienz und Diabetes insipidus.

120.3 Diagnose

Ziel der Diagnostik ist die Erfassung möglicher lokaler oder organspezifischer Befunde („potential diagnostic clues"), die dann eine gezielte weiterführende Diagnostik ermöglichen, um schließlich die Arbeitsdiagnose FUO durch eine spezifische Diagnose zu ersetzen.

120.3.1 Anamnese

Der wichtigste Schritt bei der Klärung von FUO ist die detaillierte Anamnese. Eine unvollständige Anamnese kann die Diagnose beträchtlich verzögern und eine vermehrte Belastung des Patienten nach sich ziehen.

Durch *wiederholtes* Befragen von Patient und/oder Eltern im Verlauf werden weitere, unter Umständen wichtige Informationen erhalten. Da manche Symptome mit hinweisendem Charakter nur flüchtig auftreten, können sich der Patient bzw. seine Eltern ohne gezielte Befragung nicht mehr daran erinnern. Oder aber dem Patienten fehlt der Bezug zum Fieber und er erwähnt diese Veränderung bei der Anamneseerhebung nicht. Es muss ausführlich und *gezielt* gefragt werden (► Tab. 120.1)!

Tab. 120.1 Wichtige Hinweise für die Anamneseerhebung und körperliche Untersuchung.

Ausgewählte wesentliche Fragen	Ausgewählte klinische Befunde
• Grunderkrankung, vorausgegangene Operationen, Vorerkrankungen • Fiebertyp, Fieberkalender • Gewichtsverlust, Stuhlunregelmäßigkeiten, Nachtschweiß • Haarausfall, trockene Augen, Schluckbeschwerden • flüchtige Hauteffloreszenzen • Anzahl, Schwere und Art von Infektionen • Familienanamnese, Ethnizität • Entwicklung • Tierkontakt, Zeckenexposition, Insektenstiche • Medikamente, Drogenkonsum • Ernährungsgewohnheiten, Genuss von roher Milch bzw. rohem Fleisch • Verhaltensauffälligkeiten • Erkrankungen bzw. Keimausscheider in der Umgebung • Reisen in Endemiegebiete bzw. Kontakt zu Person von dort	• Gedeih-, Wachstumsstörung (Perzentilen) • Exanthem, Erythema nodosum, Urtikaria • Aphthen, orale Ulzerationen, Pharyngitis • Lymphknotenschwellungen, Hepatosplenomegalie • Konjunktivitis, Uveitis • Arthritis • Knochenschmerz • neues Herzgeräusch • Muskelschmerz • fehlendes Schwitzen • Kapillarbett-/Nagelbettveränderungen • Serositis • neurologische Auffälligkeiten (z. B. Kopfschmerz) • pulmonale Beschwerden • Bauchschmerz, Erbrechen, Übelkeit, Diarrhoe (v. a. nachts), gastrointestinaler Blutverlust, perianale Inspektion, rektale Untersuchung

120.3.2 Klinische Diagnostik

Die gründliche klinische Untersuchung ist für die Klärung von FUO von großer Bedeutung. Ebenso wie eine unvollständige Anamnese kann Nichterkennung bzw. Fehldeutung klinischer Befunde die Klärung der Fieberursache verzögern oder verhindern.

Deshalb sollte auch die klinische Untersuchung bis zur Klärung der FUO-Ursache *mehrfach wiederholt* werden, zumal sich klinische Befunde im Verlauf von Tagen oder Wochen verändern können bzw. pathologische Organbefunde sich erst nach einiger Zeit entwickeln (engmaschige Beobachtung kann wichtiger sein als umfangreiche und eingreifende Diagnostik; ► Tab. 120.1).

Wichtig ist, dass der Patient sowohl in fieberfreien Intervallen als auch während des Fiebers untersucht wird. Manche Körperregionen sollten möglichst täglich kontrolliert werden, z. B. Haut (flüchtige Exantheme?), Lymphknoten, Abdomen, Herztöne (neues bzw. verändertes Herzgeräusch?), Leber, Milz, Mundhöhle, Rachen.

Das Pflegepersonal sollte den Arzt bei nur kurzzeitig bestehenden bzw. flüchtigen Hauteffloreszenzen oder anderen Auffälligkeiten sofort informieren (Fotodokumentation!).

Zur klinischen Untersuchung eines FUO-Patienten gehört immer die Untersuchung der Augen (Konjunktiva, Sklera, vordere Strukturen, Fundus), denn bei verschiedenen immunologischen, infektiösen oder neoplastischen Erkrankungen finden sich für die Diagnosestellung entscheidende ophthalmologische Befunde. Hierzu zählen u. a. Malignome, SLE, Sarkoidose, Zytomegalie, Toxoplasmose, Tuberkulose.

120

► **Fieberbild und -dauer.** Die exakte Fieberdokumentation ist wichtig, weil der Patient das Fieber unter Umständen selbst induziert hat (Messung in Gegenwart von Arzt oder Schwester) oder aber individuell besonders ausgeprägte physiologische zirkadiane Temperaturschwankungen von Patient oder Eltern als Fieber fehlgedeutet werden. Dies kommt nicht selten nach harmlosen Virusinfektionen vor, weil durch zu häufiges Fiebermessen während und nach der Krankheit tägliche Temperaturschwankungen erstmals festgestellt und überbewertet werden.

Kinder, besonders Kleinkinder, können als physiologische Reaktion nach starker körperlicher Aktivität eine erhöhte Körpertemperatur aufweisen. Hier sollte die Temperaturmessung nach einer etwa 30-minütigen Ruhephase erfolgen.

Zwar können Fiebertyp (remittierendes, intermittierendes, kontinuierliches, rhythmisches bzw. periodisches Fieber) und Fieberdauer mit bestimmten Krankheitsbildern assoziiert werden (z. B. Typhus, Malaria, Morbus Hodgkin, Rückfallfieber, autoinflammatorische Fiebersyndrome, zyklische Neutropenie), doch erlaubt der Fiebertyp allein in der Regel keine klare Diagnose. Das Fehlen eines als typisch angesehenen Fieberbilds schließt aber die vermutete Krankheit nicht aus. Einzig bei der systemischen JIA stellt das hohe intermittierende Fieber mit zwischenzeitlichen Untertemperaturen ein wesentliches diagnostisches Kriterium dar. Ein regelloses bzw. arrhythmisches Fieberbild sollte an artifizielles Fieber denken lassen. Ein über Wochen oder Monate bestehendes Fieber spricht weniger für eine infektiöse als für eine autoimmunologische Erkrankung.

120.3.3 Basisdiagnostik

Als Basisdiagnostik empfiehlt sich die Durchführung folgender Diagnostik:

- wiederholtes Differenzialblutbild und Blutausstriche
- Serumuntersuchungen: CRP, Prokalzitonin, BSG, Elektrolyte, Protein, Immunglobulin G, M, A und E, Eiweißelektrophorese, antinukleäre Antikörper, Kreatinin, Harnstoff, Harnsäure, Ferritin, Eisen, LDH, GOT,GPT, GGT, Bilirubin, alkalische Phosphatase, Kreatininkinase, Triglyzeride, Gerinnungsparameter, Blutgasanalyse
- Urinanalyse, Stuhluntersuchung auf okkultes Blut
- mikrobiologische Diagnostik: Blut-, Urin-, Liquor-, Stuhl-, Sputumkulturen, Haut- und Schleimhautabstriche
- Tuberkulose-Hauttest, Gamma-Interferon-Release Assay
- Röntgen-Thorax, Sonografie des Abdomens, evtl. Sonografie von Pleura, Gelenken und Lymphknoten
- Echokardiografie, EKG

120.3.4 Erweiterte Diagnostik

Falls keine wegweisenden Befunde im Rahmen der Basisdiagnostik bzw. klinischen Untersuchung gefunden werden, erfolgt eine weitere schrittweise Diagnostik (► Tab. 120.2). Diese orientiert sich an

Tab. 120.2 Weiterführende Diagnostik.

Diagnostischer Bereich	Untersuchungen
onkologische Diagnostik	Katecholamine im Urin, neuronenspezifische Enolase, a1-Fetoprotein, β-HCG, Knochenmarkpunktion und -biopsie
rheumatologische Diagnostik	ANA, ENA, ANCA, S 100-Proteine
immunologische Diagnostik	durchflusszytometrische Analyse der Lymphozyten- und Leukozytenoberflächenmarker (FACS), Immunglobulin-Subklassen, Blutgruppen-Isoagglutinine, spezifische Antikörper (Tetanus, Pneumokokken); Granulozytenfunktion: Sauerstoffradikalproduktion, mehrmalige Bestimmung der Granulozytenzahl, Lymphozytenstimulationstests, Komplement (C3,C4, AP50, CH50)
infektiologische Diagnostik	• Viren: CMV, EBV, Hepatitisviren, HIV, Parvovirus B19 • Bakterien: Bartonella henselae, Borrelien, Brucella ssp, Campylobacter, Chlamydien, Coxiellen, Ehrlichia ssp., Francisella ssp, Legionellen, Leptospiren, typische und atypische Mykobakterien, Rickettsien, Salmonellen, Spirillum minus, Tropheryma whippelii, Yersinien • Protozoen: Leishmanien, Plasmodien, Toxoplasma gondii, Trypanosomen • Pilze: Aspergillen, Candida ssp., Histoplasmen, Kryptokokken Nachweismethoden: • Kulturen aus Blut, Urin, Liquor, Stuhl, Wundabstriche, Rachenabstrich, Magensekret, Lavage (Bronchiallavage), (Knochenmarks-)Biopsate • mikroskopischer Erregernachweis • Antikörpertiter • Antigen- oder Genomnachweis • Fokussuche mit Bildgebung (z. B. Röntgen der Nasennebenhöhlen, Konsil HNO, Zahnarzt).
Diagnostik von chronisch entzündlichen Darmerkrankungen	Calprotectin (oder fäkales Laktoferrin) im Stuhl, ÖGD und Ileokoloskopie mit Biopsien, Darmsonografie, MRT-Sellink (bei V. a. Morbus Crohn) oder Kapselvideoendoskopie
Diagnostik von entzündlichen Hepatopathien	SMA-, LKM1- und SLA-Antikörper, ggf. Leberbiopsie
Diagnostik von Vaskulitiden	Dopplersonografie der Karotiden und des Aortenbogens, MRT mit KM, ggf. PET, SPECT, Augenarzt (z. B. Ausschluss Uveitis), Biopsie
Diagnostik einer Sarkoidose	ACE, löslicher IL-2-Rezeptor, ggf. Lavage, Biopsie
Diagnostik einer Thyreoiditis	TSH, freies T4, Schilddrüsenantikörper
Diagnostik autoinflammatorischer Fiebersyndrome	Immunglobulin D, Mevalonatkinase-Enzymaktivität, Mevalonsäure i.Urin, ggf. molekulargenetische Untersuchungen: MEFV-Gen für FMF, MVK-Gen für HIDS, NLRP3-Gen für CAPS, TNFRSF1A-Gen für TRAPS

Auffälligkeiten in der Anamnese, des körperlichen Untersuchungsbefundes oder der Laborwerte. Mögliche ergänzende Verfahren sind im Folgenden aufgeführt, wobei deren Einsatz im Einzelfall abzuwägen ist. Es ist zu betonen, dass ein vollständiger Überblick über sämtliche diagnostische Vorgehensweisen nicht gegeben werden kann.

120.3.5 Bildgebende Diagnostik

▸ **Röntgen- und Ultraschalluntersuchungen.** Insbesondere die Darstellung der Thorax- und Bauchorgane hat in der frühen Phase der Diagnostik einen hohen Stellenwert. Im weiteren Verlauf können gezielte Untersuchungen weiterer Organregionen sinnvoll sein.

▸ **Szintigrafie.** Szintigrafische Methoden haben durch die moderne Schnittbildgebung an Bedeutung verloren und sollten speziellen Fragestellungen vorbehalten bleiben.

▸ **Computertomografie (CT), Magnetresonanztomografie (MRT), Positronen-Emissions-Tomografie (PET).** Besonders geeignet ist die CT zum Nachweis pathologischer Veränderungen in Leber,

Milz, Nebennieren, Mesenterium, Nasennebenhöhlen, Knochen, Lunge (HR-CT).

Die MRT ist der CT bei der Diagnostik von pathologischen ZNS-Prozessen überlegen, sie hat aber auch Bedeutung beim Nachweis intraabdominaler Abszesse oder zunehmend bei der Erkennung einer Osteomyelitis. In Form der Ganzkörper-MRT gewinnt diese Methode bei der Diagnostik des FUO mehr und mehr an Bedeutung. Neuere Daten weisen auf den Stellenwert eines frühen Einsatzes der Positronen-Emissions-Tomografie (PET) mit ^{18}F-FDG hin.

120.3.6 Invasive Methoden

► **Biopsie.** Biopsien von Knochenmark, Leber, Milz, Niere, Muskel, Darm, Haut und Lymphknoten kommen bei FUO je nach Symptomatik mit gezielter Fragestellung in Betracht.

Das Biopsat sollte nach Vorbereitung und vorheriger Absprache mit dem Labor möglichst mikroskopisch (Zellen, Bakterien), kulturell (Nachweis von Bakterien, Viren, Pilzen), molekularbiologisch, histochemisch und/oder immunologisch untersucht werden.

Wenn möglich, sollte ein Gewebeschnittblock für evtl. notwendig werdende zusätzliche Schnitte oder Färbungen bzw. zum Nachweis erregerspezifischer DNA bzw. ribosomaler RNA aufbewahrt werden.

120

Zu den Krankheiten, die durch eine Biopsie diagnostiziert werden, gehören u. a. maligne hämatologische Erkrankungen, Tuberkulose, Umweltmykobakteriosen, Hepatitis, Toxoplasmose, Vaskulitis, Morbus Fabry, Brucellose, Sarkoidose, verschiedene Tumoren, Morbus Castleman, Sweet-Syndrom, anhydrotische ektodermale Dysplasie, entzündlicher Pseudotumor.

► **Endoskopie, Laparotomie.** Bronchoskopie (evtl. mit bronchoalveolärer Lavage), Gastroskopie, Koloskopie, Laparoskopie und weitere Endoskopien werden in zunehmendem Maße auch bei Kindern zur FUO-Klärung eingesetzt. Durch die neuen bildgebenden und endoskopischen Verfahren hat die diagnostische Laparotomie bei der FUO-Diagnostik an Bedeutung verloren.

120.4 Therapie

In seltenen Fällen kann bei entsprechendem Verdacht trotz ausstehenden Beweises des Vorliegens einer bestimmten Krankheit eine *probatorische* Therapie begonnen werden. Eine darauf folgende Entfieberung grenzt den Kreis der möglichen Fieberursachen ein, beweist sie jedoch nicht. Bei hohem epidemiologischem Verdacht wird unter Umständen mit einer tuberkulostatischen Therapie begonnen, obwohl die Diagnose noch nicht gesichert ist. Dennoch sollte dieses Vorgehen die Ausnahme sein!

Bei Autoimmunerkrankungen erlaubt oft nur der klinische Verlauf die ätiologische Zuordnung, unabhängig von der symptomatischen Therapie.

In ca. 75 % der Fälle gelingt es, eine FUO-Ursache zu finden. Bei den restlichen 25 % kommt es oft zu einer spontanen Rückbildung des Fiebers. In Einzelfällen wurde aber später doch noch eine ernste Erkrankung diagnostiziert (z. B. Amyloidose bei Mittelmeerfieber).

120.5 Rezidivierendes Fieber unklarer Genese

Für das rezidivierende FUO existieren keine verbindlichen Definitionen. In der klinischen Praxis ist das rezidivierende Fieber i. d. R. durch Fieberschübe mit einem Mindestabstand von 2 Wochen über eine Dauer von mindestens 6 Monaten charakterisiert. Im Intervall besteht eine scheinbare Beschwerdefreiheit. Hinsichtlich des Spektrums an Differenzialdiagnosen sowie dem diagnostischen Vorgehen bestehen Unterschiede zum anhaltenden FUO.

Bei vielen Erkrankungen verlaufen die rezidivierenden febrilen Attacken mit einer anhaltenden Charakteristik. In der Diagnosefindung ist es daher wesentlich, dieses krankheitsspezifische Muster zu erkennen, um damit Differenzialdiagnosen einzugrenzen und eine gezielte Diagnostik einleiten zu können.

Folgende Fragen können hilfreich sein:

- In welchem Lebensalter traten die Symptome erstmalig auf?
- Wie lange halten die Fieberepisoden an?
- Welche begleitenden Symptome und Befunde werden beobachtet?
- Wie groß ist das Zeitintervall zwischen den febrilen Episoden?
- Was löst einen Fieberschub aus?
- Verändert sich die Symptomatik über die Zeit?
- Welche Behandlungsmethoden haben die Symptomatik in der Vergangenheit beeinflusst?

- Besteht eine Gedeih- und/oder Entwicklungsstörung?
- Gibt es eine positive Familienanamnese?
- Welcher ethnischen Herkunft ist der Patient bzw. dessen Familie?

Am weitaus häufigsten wird das rezidivierende Fieber des Kindesalters durch eine physiologische Infektanfälligkeit hervorgerufen. Bei ungewöhnlichen Verläufen sollten neben den Differenzialdiagnosen des FUO allerdings insbesondere folgende Entitäten berücksichtigt werden: Aus der Gruppe der monogenen autoinflammatorischen Fiebersyndrome sind v. a. das familiäre Mittelmeerfieber (FMF), das Hyperimmunglobulin-D-Syndrom (HIDS) sowie das TRAPS differenzialdiagnostisch zu erwägen. Am häufigsten tritt besonders bei Kleinkindern das nichthereditäre PFAPA-Syndrom (periodisches Fieber, Adenopathien, Pharyngitis, aphthöse Stomatitis) auf, wobei es sich um eine Ausschlussdiagnose handelt. Bei Krankheitsbeginn im ersten Lebensjahr und möglicher Zahnfehlstellungen muss eine zyklische Neutropenie ausgeschlossen werden.

Zur Abklärung eines periodischen Fiebersyndroms sollte die Bestimmung der Akute-Phase-Proteine und des Differenzialblutbilds sowohl während einer Attacke als auch im symptomfreien Intervall erfolgen. Charakteristischerweise lässt sich kein Anhalt für eine infektiologische Ursache des Fiebers oder einen zugrundeliegenden Immundefekt finden. Auf Hinweise einer Amyloidose (Proteinurie) ist zu achten. Darüber hinaus kann die Bestimmung der S 100-Proteine insbesondere zur Diagnosestellung eines FMF hilfreich sein.

Als spezifische Diagnostik steht insbesondere die molekulargenetische Untersuchung auf Mutationen in den entsprechenden Genen zur Verfügung. Zu beachten ist, dass auch bei klinisch eindeutig zu klassifizierenden Patienten nicht in allen Fällen Mutationen im Bereich der kodierenden Exone zu finden sind.

Koordinator:

T. Kallinich

Mitarbeiter:

A. Rösen-Wolff, S. Stojanov, M. Weiß

120.6 Weiterführende Informationen

Deutsche Gesellschaft für Kinder- und Jugendmedizin: www.dgkj.de (pdf) > Eltern > DGKJ – Elterninformationen > Mein Kind hat Fieber

121 Harnwegsinfektionen

121.1 Allgemeines

Harnwegsinfektionen (HWI) lassen sich nach ihrer Lokalisation, nach Symptomen und nach dem Vorliegen oder Fehlen komplizierender Faktoren einteilen:

- nach der Lokalisation
  - Zystitis
  - Pyelonephritis
- nach der Symptomatik
  - asymptomatische Bakteriurie (nur isolierte Bakteriurie, daher definitionsgemäß keine Infektion)
  - asymptomatische HWI (nur Bakteriurie und Leukozyturie), im Erwachsenenalter wird auch in diesem Fall von einer asymptomatischen Bakteriurie gesprochen
  - symptomatische HWI
- nach komplizierenden Faktoren
  - unkomplizierte HWI (bei normalem Harntrakt, normaler Blasenfunktion, normaler Nierenfunktion, Immunkompetenz)
  - komplizierte HWI (bei Nierenfehlbildung, Harntraktfehlbildung, vesikorenalem Reflux, Harnabflussbehinderung, Harnwegskonkrementen, neuropathischer Blasenfunktionsstörung, Immundefizienz, Diabetes mellitus, Fremdkörpern [z. B. transurethraler Katheter], Niereninsuffizienz, Zustand nach Nierentransplantation)

Bei der Zystitis sind Infektion und Entzündungsreaktion auf die Blase begrenzt; bei der Pyelonephritis ist das Nierenparenchym betroffen. Zystitis und Pyelonephritis verursachen in der Regel klinische Symptome. Von einer asymptomatischen Bakteriurie wird gesprochen, wenn bei mikrobiologischem Nachweis von Bakterien im Harn keinerlei klinische Symptome und keine Leukozyturie bestehen.

121.2 Klinisches Bild

Beim **Neugeborenen** können Trinkschwäche, graublasses Hautkolorit und Berührungsempfindlichkeit Symptome einer Pyelonephritis oder einer Urosepsis sein. Fieberschübe wie beim älteren Säugling können in dieser Altersstufe fehlen.

Säuglinge mit HWI fallen oft lediglich durch hohes Fieber auf. Bei Säuglingen mit „unklarem Fieber" werden bei 4 – 7 % Harnwegsinfektionen als Ursache gefunden. Durchfälle, Erbrechen oder meningitische Zeichen sind nicht selten und können anfangs zur Fehldiagnose verleiten. Eine fieberhafte HWI verläuft wesentlich häufiger unter dem Bild einer Urosepsis als bei älteren Kindern: bei etwa 20 % der Fälle gelingt ein Keimnachweis in der Blutkultur. Es kann zu Salzverlust, Elektrolytentgleisungen und Schock kommen.

Kleinkinder fallen bei einer Zystitis oft durch Pollakisurie und neu einsetzendes Einnässen nach erreichter Harnkontinenz auf. Schmerzen oder „Brennen" beim Wasserlassen sind weitere Hinweise. Bei einer Pyelonephritis fehlen diese Symptome häufig. Die fiebernden Kinder geben stattdessen oft Bauchschmerzen an; lokalisierte Flankenschmerzen können Kinder meist erst nach dem 4.–5. Lebensjahr äußern.

Ältere Kinder mit Zystitis leiden insbesondere unter Pollakisurie, imperativem Harndrang und ggf. Dranginkontinenz. Die Körpertemperatur kann leicht erhöht sein. Bei einer Pyelonephritis bestehen in der Regel Fieber über 38,5 °C und ein- oder beidseitige Flankenschmerzen.

121.3 Ätiologie

121.3.1 Erreger

Harnwegsinfektionen werden in der Regel durch Bakterien verursacht; Pilz- oder Virusinfektionen sind selten. Besondere Merkmale uropathogener Bakterien sind die Fähigkeit zur Besiedlung des Perineums und Präputiums, rasches Wachstum im Urin, Adhäsion an Uroepithelzellen und Aszension im Harntrakt. Gramnegative Bakterien aus dem Darmtrakt sind die häufigsten Erreger von HWI. In ca. 80 % der Fälle sind für die 1. symptomatische HWI uropathogene Stämme von Escherichia coli verantwortlich.

Bei komplizierten HWI finden sich Pseudomonas spp., Proteus spp. oder Klebsiella spp. häufiger als bei unkomplizierten HWI. Dies gilt auch für nosokomiale HWI. Für „Infektsteine" (Magnesium-Ammonium-Phosphat) sind fast immer Proteusbakterien verantwortlich. Bei häufig rezidivierenden HWI und Durchbruchsinfektionen unter antibakterieller Infektionsprophylaxe ist mit Erregern zu rechnen, die Resistenzen gegen die zuvor verwendeten Antibiotika aufweisen. Im Säuglingsalter muss häufiger als in anderen Altersgruppen mit anderen Bakterien als E. coli gerechnet werden. Alle diese Besonderheiten spielen für die kalkulierte („empirische") antibakterielle Therapie eine große Rolle.

121.3.2 Infektionsweg

In den meisten Fällen handelt es sich um aszendierende HWI, denen eine erhöhte periurethrale Besiedlung mit dem uropathogenen Keim vorangeht. Hämatogene Pyelonephritiden sind extrem selten und betreffen in erster Linie Früh- und Neugeborene. Nierenkarbunkel entstehen in der Regel hämatogen, z. B. ausgehend von einer lokalen Hautinfektion mit Staphylococcus aureus.

121.3.3 Wirtsfaktoren

Die Entstehung einer HWI ist nicht nur von Eigenschaften des Erregers, sondern auch von Wirtsfaktoren abhängig, welche die periurethrale Besiedlung, Aszension, Adhärenz am Uroepithel oder das Keimwachstum begünstigen. Zu ihnen zählen Blasenfunktionsstörungen, Harnwegsanomalien oder eine gestörte antibakterielle Abwehrfähigkeit des Uroepithels.

121.4 Epidemiologie

3 – 8 % aller Mädchen und 1 – 2 % aller Jungen erleiden in ihrer Kindheit mindestens 1 HWI. Ihre 1. symptomatische HWI erleben mehr als die Hälfte dieser Kinder bereits in den ersten 3 Lebensjahren. Im 1. Lebenshalbjahr werden überwiegend Jungen von HWI betroffen, während in der weiteren Kindheit Mädchen 10- bis 20-fach häufiger als Jungen erkranken.

Mit einem Rezidiv muss bei ⅛ der Kinder gerechnet werden. Die Empfänglichkeit für ein Rezidiv ist in den ersten 2 – 3 Monaten nach einer HWI am größten und korreliert mit der Zahl vorangegangener Infektionen.

Bei Jungen treten frühe Rezidive etwa in der gleichen Häufigkeit wie bei Mädchen auf, spätere Rezidive jedoch seltener.

121.5 Diagnose

Jedes Fieber beim Säugling und jedes Fieber unklarer Ätiologie unabhängig vom Alter sollten zu einer Urinuntersuchung veranlassen. Auch Abdominalbeschwerden, Flanken- oder Unterbauchschmerzen und dysurische Beschwerden sind Indikationen für eine Urindiagnostik.

Die klinische Diagnose und Bewertung einer HWI wird anhand dreier Kriterien getroffen:

- klinische Symptome einer HWI, die sehr uncharakteristisch sein können
- Hinweise für eine Entzündungsreaktion im Urin (Leukozyturie)
- Bakteriennachweis in der Urinkultur in signifikanter Keimzahl (in der Regel Monokultur)

121.5.1 Uringewinnung

► **Mittelstrahlurin.** Bei Kindern mit bereits vorhandener Blasenkontrolle kann der Urin als Mittelstrahlurin gewonnen werden. Durch die Reinigung des Genitale und des Perineums wird die Urinkontamination mit periurethralen Keimen und Leukozyten reduziert. Das Intervall zwischen der letzten Miktion und dem Zeitpunkt der Uringewinnung sollte möglichst lang sein, damit den in der Blase befindlichen Keimen genügend Zeit zur Vermehrung gegeben und dadurch die diagnostische Treffsicherheit erhöht wird.

► **Beutelurin.** Bei Säuglingen und Kleinkindern wird der Spontanurin in einem Plastikbeutel aufgefangen („Beutelurin"): nach Inspektion, gründlicher Reinigung und Abtrocknen des Genitales wird ein selbstklebender Urinbeutel befestigt. Idealerweise sollte anschließend bei reichlicher Flüssigkeitszufuhr die Miktion abgewartet und der Urin unmittelbar danach verarbeitet werden. Für die mikrobiologische Untersuchung ist der Beutelurin wegen der sehr häufigen Kontaminationen und falsch positiven Befunde ungeeignet. Er ist nur zum Ausschluss einer HWI bei fehlendem Nachweis von Keimen oder bei einer „nicht signifikanten" Keimzahl zu verwenden.

► **„Clean-catch"-Urin.** Um frischen Blasenurin aufzufangen, wird das Kind von einer Betreuungsperson mit entblößtem Genitale auf dem Schoß gehalten, bis die spontane Miktion einsetzt und der Urin mit einem sterilen Gefäß aufgefangen werden kann. Diese Methode weist unter optimalen Bedingungen in lediglich 5% falsch-positive Kulturergebnisse auf. Sie hat aber den Nachteil des hohen Zeitaufwands und einer damit verbundenen hohen Misserfolgsrate.

► **Blasenkatheter.** Die Uringewinnung mittels transurethralem Blasenkatheter ist vor allem bei weiblichen Säuglingen und Kleinkindern eine mögliche Alternative zur suprapubischen Blasenpunktion. Bei Jungen hingegen sollte die transurethrale Katheterisierung möglichst zugunsten der suprapubischen Blasenpunktion vermieden werden.

► **Blasenpunktion.** Die suprapubische Blasenpunktion ist ein einfaches Verfahren zur sterilen Uringewinnung und vor allem im Säuglingsalter empfehlenswert. Die Erfolgsrate der Punktion ist am höchsten, wenn das Füllungsvolumen der Blase vorher sonografisch abgeschätzt wird.

Die Art der Uringewinnung ist für die Interpretation des mikrobiologischen Kulturergebnisses von besonderer Bedeutung. Die American Academy of Pediatrics (AAP) empfiehlt bei Säuglingen und Kleinkindern die suprapubische Blasenpunktion oder die Uringewinnung per Katheter insbesondere dann, wenn die Einleitung einer antibakteriellen Therapie aus klinischen Gründen dringlich erscheint. In den übrigen Fällen kann zunächst die Gewinnung eines Beutelurins zur Mikroskopie und Teststreifenuntersuchung erfolgen; ergeben sich daraus Hinweise für eine Pyelonephritis, wird zur Uringewinnung für die mikrobiologische Untersuchung die suprapubische Blasenpunktion empfohlen, bevor die empirische antibakterielle Therapie eingeleitet wird.

121.5.2 Urinuntersuchung

Mikroskopische Untersuchung

Die Untersuchung erfolgt mit unzentrifugiertem, möglichst frischem Urin. Die Urinprobe wird geschüttelt und mit einer Pipette in eine Zählkammer (z. B. Fuchs-Rosenthal-Zählkammer) gebracht. Zelluläre Elemente (Leukozyten, Bakterien, Erythrozyten) lassen sich in einem Untersuchungsgang erkennen.

Die Leukozytenzahl pro Volumeneinheit wird durch Schwankungen des Harnzeitvolumens beeinflusst. Eine*Leukozyturie* macht eine HWI wahrscheinlich, hat aber als isolierte Untersuchung eine relativ geringe Spezifität – sie kann auch bei Urolithiasis oder als „sterile" Begleit-Leukozyturie bei fieberhaften Infektionen anderer Lokalisation auftreten. Der Nachweis von *Leukozytenzylindern* gelingt am besten durch die mikroskopische Beurteilung eines Urinsediments. Zusammen mit dem Nachweis einer Bakteriurie ist dieser Befund beweisend für eine Pyelonephritis.

Teststreifenuntersuchung

Die **Nitritprobe** erfasst die Fähigkeit einiger uropathogener Bakterien, Nitrat zu Nitrit zu reduzieren. Dieser Vorgang benötigt jedoch Zeit, sodass die Probe bei kurzen Blasenverweilzeiten des Urins trotz Anwesenheit nitritbildender Bakterien negativ bleiben kann. Die Sensitivität des Tests liegt daher bei Säuglingen und Kleinkindern wegen der häufigen Miktionen bei lediglich 30 – 50%. Bei Mädchen jenseits des Kleinkindesalters liegt die Wahrscheinlichkeit einer HWI bei positivem Nitrittest bei mehr als 98%, sodass ein positiver Test zusammen mit einer Leukozyturie eine HWI nahelegt.

Die **Granulozyten-Esterase-Reaktion** dient zur Erkennung einer Leukozyturie, sollte jedoch die Mikroskopie nicht ersetzen. Die praktische Nachweisgrenze liegt bei 10–25 Leukozyten/µl; als pathologisch gelten > 20 Leukozyten/µl.

Die **Kombination von Mikroskopie und Streifentest** auf Leukozyten und Nitritbesitzt eine hohe Sensitivität bei relativ guter Spezifität. Ein in beiden Untersuchungsverfahren jeweils negativer Befund schließt eine HWI so gut wie sicher aus.

Bakteriologische Diagnostik

Bei begründetem Verdacht auf eine HWI ist vor Einleitung der empirischen antibakteriellen Therapie eine Urinkultur zu fordern.

Jede Urinkultur sollte idealerweise aus einer frisch gewonnenen Urinprobe innerhalb von 4 Stunden angesetzt werden. Bis zum Transport in das mikrobiologische Labor ist der Urin bei 4 – 8 °C aufzubewahren. Alternativ lässt sich vor Ort eine Kultur mittels Eintauchnährboden (Uricult etc.) anlegen, der direkt versandt oder bei 36 °C vor dem Versand präinkubiert wird, um ein Keimwachstum festzustellen bzw. eine erste Abschätzung der Keimzahl vorzunehmen.

Ab welcher Keimzahl von einem sicher pathologischen Kulturbefund gesprochen werden kann, ist für das Säuglings- und Kindesalter schwierig festzulegen. Die empirisch bei erwachsenen Frauen gefundene sogenannte „signifikante Keimzahl" von 10^5 Kolonie bildenden Einheiten (KbE) pro ml im Mittelstrahlurin ist eine arbiträre Grenze, wird jedoch auch für das Kindes- und Jugendalter im Allgemeinen übernommen. Sprechen Klinik und Leukozyturie für eine HWI, so kann im Einzelfall jedoch die Diagnose auch durch eine Keimzahl zwischen 50 000 und 100 000 KbE/ml in Monokultur als bestätigt betrachtet werden. Die aktuellen Leitlinien der AAP konstatieren für das Säuglings- und Kleinkindesalter, dass „zum Nachweis einer HWI sowohl der positive Befund in der Urin-Analyse (Leukozyturie und/oder Bakteriurie), als auch eine Zahl von mindestens 50 000 KbE/ml eines uropathogenen Bakteriums in einer durch Katheter oder Blasenpunktion gewonnenen Urinprobe erforderlich" sind. Gerade im Säuglings- und frühen Kindesalter mit hoher Miktionsfrequenz und kurzen Blasenverweilzeiten finden sich bei klinischem Bild einer Pyelonephritis u. U. auch niedrigere Keimzahlen in Monokultur.

Hinweise für eine Kontamination der Urinprobe sind niedrige KbE/ml, Mischkulturen, unterschiedliche Bakterienspezies in seriellen Proben oder Keime, die gewöhnlich nicht bei HWI gefunden werden.

121.5.3 Höhenlokalisation der Harnwegsinfektion

Vor allem im Säuglings- und frühen Kindesalter ist eine Differenzierung zwischen Pyelonephritis und Zystitis nicht immer möglich. In der alltäglichen Praxis ist die gemeinsame Beurteilung von Leukozytenzahl, Differenzialblutbild und CRP zusammen mit der klinischen Symptomatik und der Sonografie gebräuchlich, wenngleich diese Parameter den Nachteil einer relativ geringen Spezifität haben (▶ Tab. 121.1). Als Goldstandard zur Diagnose einer Pyelonephritis, insbesondere bei wissenschaftlichen Fragestellungen, gilt die DMSA-Szintigrafie, mit welcher sich hypoperfundierte Parenchymareale erkennen lassen. Eine etwas geringere Sensitivität und Spezifität besitzt die farbkodierte Power-Doppler-Sonografie. In letzter Zeit erhält Procalcitonin eine zunehmende Bedeutung als Serum-Marker für die Pyelonephritis.

121.5.4 Weiterführende Diagnostik

Anamneseerhebung

Gezieltsollte nach früheren HWI und nach ungeklärten Fieberschüben im Säuglings- und Kleinkindesalter gefragt werden.

Blasenfunktionsstörungen haben für (rezidivierende) HWI eine wesentlich höhere Bedeutung als bislang vermutet, sodass bei Kindern besonders auf entsprechende anamnestische Hinweise im infektionsfreien Intervall geachtet werden muss:

- imperativer Harndrang
- Pollakisurie
- Miktionsmeidung, Miktionsaufschub
- auffällige Haltemanöver
- Miktionsstörungen („Stakkatomiktion", „Stottermiktion")
- Harninkontinenz
- Obstipationsneigung oder/und Enkopresis

Tab. 121.1 Hinweise für eine Pyelonephritis bei signifikanter Bakteriurie.

Kriterium	Pyelonephritis wahrscheinlich	Pyelonephritis unwahrscheinlich	Bemerkungen
Fieber	> 38,5 °C	< 38,5 °C	Bei Neugeborenen und jungen Säuglingen kann Fieber auch bei Urosepsis fehlen!
CRP (C-reaktives Protein)	> 20 mg/l	< 20 mg/l	
Procalcitonin	> 0,5 ng/l	< 0,5 ng/l	
Leukozytose und Linksverschiebung	vorhanden	nicht vorhanden	
Leukozytenzylinder	beweisend für Pyelonephritis	-	im Nativurin nur selten vorhanden
sonografisch bestimmtes Nierenvolumen	Vergrößerung (> 2 Standard-abweichungen)	keine Vergrößerung	
Perfusionsausfälle in der DMSA-Szintigrafie	vorhanden	nicht vorhanden	in der Regel nicht Teil der Primärdiagnostik

Körperliche Untersuchung

Die körperliche Untersuchung bei der 1. HWI umfasst u. a. die gezielte Suche nach Genitalveränderungen (z. B. Phimose, Labiensynechie, Vulvitis) und nach möglichen neurogenen Ursachen für Blasenfunktionsstörungen (z. B. Spina bifida occulta, sakrale Dysgenesie).

Sonografie

In ihrer neuesten Leitlinie empfiehlt die AAP die Sonografie bei erster fieberhafter HWI im Säuglingsalter als Bestandteil der Basisdiagnostik. Eine sorgfältige Untersuchungsstrategie unter Berücksichtigung der Nierenlänge bzw. des Nierenvolumens erlaubt es, einen Großteil von Risikopatienten zu identifizieren, die einer weiterführenden Diagnostik und Therapie bedürfen. Diese sollten so früh wie möglich erfolgen, um bis dahin unerkannte konnatale Uropathien oder eine Urolithiasis nicht zu übersehen. Die sonografische Untersuchung ist innerhalb der ersten beiden Tage nach Diagnosestellung ratsam.

Refluxprüfung

Etwa 30 % aller Kinder mit symptomatischen HWI weisen einen vesikoureteralen Reflux (VUR) auf. Da das Risiko der Entstehung neuer Nierenparenchymnarben bei vesikorenalem Reflux im frühen Säuglings- und Kleinkindesalter am höchsten ist, erscheint das Miktionszystourethrogramm (MCU) in diesem Alter am ehesten angebracht. Angesichts der (Strahlen-)Belastung für das Kind und des Aufwands wird eine Beschränkung der Diagnostik auf gezielte Indikationen vorgeschlagen:

- Nach der 1. Pyelonephritis beim Säugling und Kleinkind, insbesondere wenn die Ultraschalluntersuchung eine Nierenbeckenkelchsytem-Dilatation, narbige Parenchymveränderungen oder andere Befunde (z. B. einen retrovesikal deutlich dilatierten Ureter, eine verdickte Pyelonwand) erbringt, welche einen hochgradigen vesikorenalen Reflux nahelegen.
- Rezidivierende Pyelonephritis im Kindesalter
- Pyelonephritis und familiäre Vorbelastung für VUR

Für die Indikation zum MCU spielt auch die Familienanamnese eine Rolle: Die Wahrscheinlichkeit, dass ein vesikoureteraler Reflux gefunden wird, liegt für Kinder von Refluxpatienten bei über 60 % und für Geschwister von Refluxpatienten bei 30 %.

Ob der Refluxausschluss Teil der Basisdiagnostik bei der ersten Pyelonephritis sein sollte, wird kontrovers diskutiert. Heute wird eine risikoorientierte Beschränkung auf gezielte Indikationen vorgeschlagen. Die aktuellen Leitlinien der AAP sehen ein MCU nicht routinemäßig nach der ersten fieberhaften HWI vor. Sie empfehlen ein MCU dann, „wenn die Ultraschalluntersuchung eine Nierenbeckenkelchsytem-Dilatation, narbige Parenchymveränderungen oder andere Befunde erbringt, welche einen hochgradigen vesikorenalen Reflux (VUR) oder eine obstruktive Uropathie nahelegen, sowie bei atypischen oder komplexen klinischen Verhältnissen". Allerdings sollte laut AAP-Guidelines eine weiterführende Abklärung beim Rezidiv einer fieberhaften HWI erfolgen.

Das **radiologische MCU** stellt den „Goldstandard" in der Refluxdiagnostik dar. Zur Darstellung anatomischer Auffälligkeiten und Fehlbildungen ist es den anderen Methoden der Refluxdiagnostik überlegen. Als Primärdiagnostik beim Knaben wird das Röntgen-MCU wegen der möglichen Erfassung einer mechanischen infravesikalen Obstruktion (z. B. Harnröhrenklappe) und ihrer Folgen allgemein empfohlen. Die **sonografische Refluxdiagnostik** hat beim höhergradigen Reflux eine hohe Zuverlässigkeit, wenn über einen transurethralen Katheter ein Ultraschallkontrastmittel instilliert wird.

Weder das Vorhandensein, noch der Grad des VUR unterscheiden sich, wenn die Refluxprüfung in der ersten Woche nach Diagnose der HWI oder zu einem späteren Zeitpunkt erfolgt. Sie kann daher in der ersten oder zweiten Woche nach Therapieende (also u. U. noch während des stationären Aufenthalts) durchgeführt werden. Eine antibakterielle Infektionsprophylaxe über die Akuttherapie der HWI hinaus bis zum Ausschluss eines höhergradigen Refluxes ist empfehlenswert.

121.5.5 Spezielle weiterführende Diagnostik

^{99m}Technetium-DMSA-Szintigrafie

Die **DMSA-Szintigrafie** ist ein statisches nuklearmedizinisches Untersuchungsverfahren, mit dem Perfusions- und Funktionsausfälle im Nierenparenchym diagnostiziert werden können. Einziehungen der Außenkontur und lokale oder disseminierte hypoaktive Areale sind Hinweise für Parenchymdefekte. In Sensitivität und Spezifität bei der Erfassung von Parenchymläsionen ist die DMSA-Szintigrafie allen anderen Verfahren überlegen. Wird die Untersuchung innerhalb der ersten Monate nach einer Pyelonephritis durchgeführt, so sind reversible, passagere Perfusionsstörungen nicht von bleibenden Defekten zu unterscheiden. Erst mehrere Monate nach einer Pyelonephritis ist eine sichere Aussage über das Vorhandensein irreversibler Parenchymnarben in der DMSA-Szintigrafie möglich. Bei entsprechender Fragestellung sollte die Untersuchung daher frühestens 6 Monate nach einer Pyelonephritis durchgeführt werden.

In letzter Zeit wird vor allem von englischsprachigen und skandinavischen Arbeitsgruppen empfohlen, die Indikation zur Refluxprüfung vom Nachweis umschriebener oder globaler Parenchymdefekte in der DMSA-Szintigrafie abhängig zu machen, da diese sehr eng mit dem Vorhandensein eines dilatierenden Refluxes (Grad III–V) assoziiert sind („Top-down-Strategie"). Dadurch sollen die meisten höheren Refluxgrade erkannt und Kindern mit geringerem Risiko für eine erworbene Refluxnephropathie das MCU erspart werden. Hierzulande und auch in den aktuellen AAP-Leitlinien hat sich diese diagnostische Strategie nicht durchgesetzt.

Blasenfunktionsdiagnostik

Die Behandlung von Blasenfunktionsstörungen ist mitentscheidend für die Verhinderung von Rezidiven. Bei entsprechenden anamnestischen Hinweisen (z. B. Harninkontinenz, auffälliges Miktionsverhalten, Drangsymptomatik) können Miktionstagebuch, sonografische Messung der Blasenwanddicke, Restharnprüfung sowie Uroflowmetrie und Beckenboden-EMG Anhaltspunkte für die Art der Blasenfunktionsstörung geben.

Eine Zystomanometrie bzw. die urodynamische Diagnostik auf dem „großen Messplatz" (Videourodynamik) ist speziellen Fragestellungen vorbehalten und kommt insbesondere bei neurogenen Blasenfunktionsstörungen zum Einsatz.

121.6 Therapie

121.6.1 Therapieziele

Hauptziele der Therapie sind:

- die rasche Beseitigung der Krankheitssymptome,
- die Vermeidung von Urosepsis und infektionsbedingten Komplikationen wie Urolithiasis und Nierenabszess sowie
- die Verhinderung persistierender Nierenparenchymschäden.

121.6.2 Wahl des Antibiotikums

Meist erfordert eine akute, symptomatische HWI eine antibakterielle Therapie bevor der Erreger bekannt ist und das Ergebnis der mikrobiologischen Resistenztestung vorliegt. Die Antibiotikaauswahl erfolgt daher kalkuliert nach der größten Erregerwahrscheinlichkeit. Einige der in Deutschland gebräuchlichen Antiinfektiva zur Therapie von HWI sind in ▸ Tab. 121.2 aufgelistet.

Vor Einleitung der Therapie sollte eine Urinkultur (bei hochfieberhaften Infektionen vor allem im Säuglingsalter auch eine Blutkultur) abgenommen werden, um die Therapie dem Kultur- und Resistenzergebnis später anpassen zu können.

▸ **Applikationsart.** Die Entscheidung zur oralen oder parenteralen Therapie richtet sich u. a. nach dem Lebensalter und der Schwere der Krankheit. Indikationen zur parenteralen antibakteriellen Therapie:

- Säuglinge in den ersten 6 Lebensmonaten
- Verdacht auf Urosepsis
- Nahrungs- bzw. Flüssigkeitsverweigerung
- Erbrechen, Durchfall
- Non-Compliance
- Pyelonephritis bei hochgradiger Harntransportstörung, bei Pyonephrose
- Nierenabszess, Nierenkarbunkel, xanthogranulomatöse Nephritis

Bei der Therapieeinleitung sollte man die Applikationsform des Antibiotikums nach praktischen Erwägungen festlegen. Parenterale und orale Therapie gelten bei älteren Säuglingen und Kindern als gleichwertig effektiv. Die Wahl des Antibiotikums sollte die regionalen Resistenzverhältnisse (falls verfügbar) berücksichtigen; sie ist entsprechend dem Resistenzmuster des isolierten Uropathogens gegebenenfalls anzupassen.

▸ **Auswahl nach aktueller Resistenzlage.** Die Antibiotikaempfindlichkeit der Erreger ist abhängig von der natürlichen Resistenz und der aktuellen Resistenzlage, die von Region zu Region sehr unterschiedlich sein kann und Veränderungen unter-

Tab. 121.2 Auswahl geeigneter Antiinfektiva zur Therapie von Harnwegsinfektionen bei Säuglingen[1] und Kindern (Dosierung siehe Kap.Antimikrobielle Chemotherapie (S. 79)).

Chemotherapeutikum	Bemerkungen
parenterale Cephalosporine	
Gruppe 3a, z. B. Cefotaxim, Gruppe 3b, z. B. Ceftazidim	
Oralcephalosporine	
Gruppe 3, z. B. Ceftibuten, Cefixim, Cefpodoximproxetil	Für das Neugeborenenalter sind orale Cephalosporine der Gruppe 3 nicht zugelassen. Für Neugeborene verbietet sich jedoch auch die orale antibakterielle Therapie der Pyelonephritis.
Gruppe 2, z. B. Cefuroximaxetil	
Gruppe 1, z. B. Cefaclor	unter Berücksichtigung der lokalen Resistenzlage
Trimethoprim oder Trimethoprim/Sulfamethoxazol	Der Sulfonamidanteil der Trimethoprim-Sulfonamid-Kombinationen ist in der Regel verzichtbar, da durch ihn weder eine wesentliche Verbesserung der antimikrobiellen Wirkung, noch ein Einfluss auf die Resistenzsituation erreicht wird und das Risiko unerwünschter Arzneimittelwirkungen steigt. Cave: zunehmende Resistenzentwicklung bei E. coli
Aminopenicilline	
Ampicillin (parenteral)	Ampicillin und Amoxicillin als Monotherapie für die empirische Therapie nicht geeignet (hohe Resistenzquoten z. B. bei E. coli); bei bekannter Erregerempfindlichkeit und v. a. bei Enterokokkeninfektionen jedoch gut geeignet
Amoxicillin (oral)	
Amoxicillin/Clavulansäure (parenteral)	
Amoxicillin/Clavulansäure (oral)	4:1-Formulierung
Aminoglykoside	
Tobramycin, Gentamicin	bevorzugter Zeitpunkt der Applikation nachmittags oder abends, Dosierungsvorgaben streng beachten, Therapiedauer möglichst nicht länger als 5 Tage, Blutspiegelkontrollen
Chinolone	
Ciprofloxacin	zugelassen als Zweit- und Drittlinientherapie von komplizierten HWI und Pyelonephritiden ab dem 2.Lebensjahr. „Reserve-Antibiotikum"!
Nitrofurantoin	bei Niereninsuffizienz kontraindiziert, nicht geeignet zur Behandlung einer Pyelonephritis

[1] Für das Neugeborenen- und frühe Säuglingsalter existieren für einige der aufgeführten Substanzen Anwendungsbeschränkungen, die beachtet werden müssen.

liegt. Dies hat Konsequenzen für die empirische Therapie bei symptomatischen HWI.

E. coli zeigt gegenüber Aminoglykosiden, Nitrofurantoin und Chinolonen die geringsten Resistenzraten (< 10 %). Dagegen hat die Resistenzrate gegenüber Ampicillin in den letzten 20 Jahren vielerorts bis > 50 % deutlich zugenommen; eine ähnliche Tendenz zeichnet sich international in zahlreichen Studien an Kindern auch bei Cotrimoxazol beziehungsweise Trimethoprim, aber auch bei Cephalosporinen der älteren Generationen ab. Ampicillin oder Amoxicillin gelten für die empirische Monotherapie bei Pyelonephritis heute als obsolet. Trimethoprim zur kalkulierten Therapie kann in solchen Regionen angewendet werden, in denen die Resistenzrate von E. coli deutlich unter 20 % liegt. In Europa scheint dies vielerorts nicht mehr der Fall zu sein.

Nach einer antibakteriellen Therapie oder während einer antibakteriellen Prophylaxe ist besonders häufig mit resistenten uropathogenen Keimen zu rechnen.

▸ **Lokalisation der Harnwegsinfektion.** Bei einer Pyelonephritis müssen ausreichende antibakterielle Parenchymspiegel erreicht werden. Während sich ein „Hohlraumtherapeutikum" wie Nitrofurantoin wegen seiner extrem hohen Urinkonzentration zur Behandlung der Zystitis und zur antibakteriellen Infektionsprophylaxe gut eignet, ist es wegen seiner unzureichenden Gewebespiegel bereits beim Verdacht auf Pyelonephritis kontraindiziert.

► **Zulassungsbeschränkungen im Kindesalter.** Trimethoprim ist bei Früh- und Neugeborenen kontraindiziert; eine Anwendungsbeschränkung besteht für Säuglinge unter 6 Wochen wegen nicht ausreichender Erfahrungen. Die Gabe von Nitrofurantoin ist bis zum 3. Lebensmonat u. a. wegen der Gefahr einer hämolytischen Anämie nicht zugelassen. Ciprofloxacin ist in Deutschland erst ab dem 2. Lebensjahr und lediglich für die Behandlung komplizierter HWI zugelassen. Der Einsatz von Fluorchinolonen (z. B. Ciprofloxacin) soll auf Infektionen durch Pseudomonas aeruginosa oder multiresistente gramnegative Keime beschränkt werden, bei denen eine parenterale Therapie nicht möglich und kein anderes orales Antibiotikum einsetzbar ist.

► **Nierenfunktion.** Bei einer Nierenfunktionseinschränkung erfolgt die Anpassung der Dosierung an die glomeruläre Filtrationsrate. Sie lässt sich mit der Schwartz-Formel aus aktuellem Serum-Kreatinin und Körperlänge errechnen:

Glomeruläre Filtrationsrate (ml/min × 1,73 m^2)

$$= \frac{k \times L}{\text{Krea S}}$$

k = Korrekturfaktor (► Tab. 121.3); L = Körperlänge in cm; Krea S = Kreatinin im Serum (mg/dl)

Insbesondere der Einsatz von Aminoglykosiden und Cephalosporinen erfordert eine frühzeitige Dosisreduktion bei Nierenfunktionseinschränkung. Nitrofurantoin verbietet sich bei deutlich eingeschränkter Nierenfunktion.

121.6.3 Antibakterielle Therapie bei Pyelonephritis

Eine frühzeitige antibakterielle Therapie bei Pyelonephritis ist eine wirksame Maßnahme zur Verhinderung pyelonephritischer Narben. Tierexperimentelle und klinische Daten sprechen dafür, dass mit jedem Tag einer Therapieverzögerung das Risiko einer irreversiblen Parenchymschädigung wächst.

► **Neugeborene und junge Säuglinge.** in den ersten 4 – 6 Lebensmonaten bedürfen fieberhafte HWI grundsätzlich einer sofortigen parenteralen antibakteriellen Therapie unter stationären Bedingungen (► Tab. 121.4).

Die Kombinationsbehandlung mit Ampicillin und einem Aminoglykosid (Tobramycin, Gentami-

Tab. 121.3 Korrekturfaktor k für die Schwartz-Formel.

Altersgruppe	Alter (Jahre)	k (Mittelwert)*	k (Mittelwert)**
reife Neugeborene	< 1	0,45	40
Kinder	2–12	0,55	48
weibliche Heranwachsende	> 12	0,55	48
männliche Heranwachsende	> 12	0,70	62

* Faktor k für Kreatininangabe in mg/dl
** Faktor k für Kreatininangabe in µmol/l

Tab. 121.4 Empfehlung zur kalkulierten antibakteriellen Therapie einer Pyelonephritis in Abhängigkeit von Alter und Schweregrad (Dosierung siehe Kap. Antimikrobielle Chemotherapie (S. 79)).

Erkrankung	Therapievorschlag	Applikation	Gesamte Therapiedauer
Pyelonephritis im 1. Lebenshalbjahr	Ceftazidim + Ampicillinoder Ampicillin + Aminoglykosid	parenteral bis mindestens 2 Tage nach Entfieberung, dann orale Therapie	10 (– 14) Tage
unkomplizierte Pyelonephritis jenseits des frühen Säuglingsalters (> 6 Lebensmonate)	Cephalosporin Gruppe 3 (oder Ampicillin + Aminoglykosid)	oral; initial ggfs. parenteral	(7 –) 10 Tage

cin) oder mit einem Cephalosporin der Gruppe 3 bringt in dieser Altersstufe eine große therapeutische Treffsicherheit. Ein wichtiges Argument für Ampicillin in der Kombinationstherapie ist die „Enterokokkenlücke“ des Kombinationspartners, die durch Ampicillin geschlossen wird. Enterokokken sind bei HWI im Säuglingsalter deutlich häufiger als in der späteren Kindheit; in neueren Studien erreicht ihr Anteil bis zu 20 % bei Jungen und bis zu 15 % bei Mädchen im Alter von 0 – 4 Wochen.

Bei neonataler symptomatischer HWI ist eine initiale parenterale antibakterielle Therapie nicht zuletzt wegen der hohen Inzidenz einer Bakteriämie bzw. Urosepsis in dieser Altersstufe selbstverständlich. In aktuellen Publikationen wird bei Neugeborenen eine parenterale Therapiedauer von 7–14 Tagen empfohlen, während bei jungen Säuglingen zu einer 3- bis 7-tägigen parenteralen Behandlungsdauer, gefolgt von einer oralen Therapie, geraten wird.

▶ **Unkomplizierte Pyelonephritis jenseits des frühen Säuglingsalters.** Jenseits der ersten Lebensmonate gleicht die Inzidenz von Parenchymnarben in der DMSA-Szintigrafie nach dreitägiger antibakterieller intravenöser Therapie und anschließender 5-tägiger oraler Behandlung der Inzidenz nach 8-tägiger intravenöser Behandlung. In neueren Studien war bei unkomplizierter Pyelonephritis sogar die ausschließliche orale Therapie mit einem Cephalosporin der Gruppe 3 (z. B. Cefixim, Ceftibuten) oder Amoxicillin/Clavulansäure der üblichen 2- bis 4-tägigen intravenösen Therapie mit nachfolgender oraler Behandlung ebenbürtig.

121

Bei unkomplizierter Pyelonephritis jenseits der ersten 4–6 Lebensmonate kann die antibakterielle Behandlung mit einem Oralcephalosporin der Gruppe 3 ambulant erfolgen, sofern eine gute Compliance zu erwarten und die ärztliche Überwachung der Therapie gewährleistet ist. Der betreuende Kinderarzt sollte jedoch durch eine Ultraschalluntersuchung eine komplizierende Harnwegsfehlbildung oder eine Urolithiasis ausschließen, wenn er auf die Einweisung in die Klinik verzichtet. Für Säuglinge ab einem Alter von 2 Monaten wird in den AAP-Leitlinien eine Therapiedauer von 7–14 Tagen empfohlen, während die britischen NICE-Guidelines 10 Tage als ausreichend erachten.

▶ **Komplizierte, fieberhafte Harnwegsinfektionen.** Bei komplizierten HWI muss häufiger mit Proteus mirabilis, Klebsiella spp., indolpositiven Proteus spp., Pseudomonas aeruginosa, Enterokokken und Staphylokokken gerechnet werden. Eine parenterale antibakterielle Therapie ist hier der oralen Therapie vorzuziehen. Bei Therapieversagen (z. B. bei Pyonephrose auf dem Boden einer hochgradigen Harntransportstörung, infravesikale Obstruktion) ist unter Umständen eine passagere perkutane Harnableitung (perkutaneNephrostomie, suprapubische Zystostomie) erforderlich. Bei funktioneller infravesikaler Obstruktion (z. B. bei neurogener Blasenentleerungsstörung) kann eine passagere Entlastung der Blase durch einen transurethralen Blasenverweilkatheter sinnvoll sein. Die Therapiedauer bei komplizierter HWI sollte mindestens 10–14 Tage betragen.

121.6.4 Therapie bei Nierenabszessen und Nierenkarbunkeln

Nierenabszesse und Nierenkarbunkel sind im Kindesalter äußerst selten.

Kortikomedulläre Abszesse werden als Komplikationen bei aszendierenden HWI mit vesikorenalem (intrarenalem) Reflux oder bei Harnwegsobstruktionen beobachtet, denen Pyelonephritis oder fokale bakterielle Nephritis durch gramnegative Keime, z. B. E. coli, vorangehen.

Nierenkarbunkel (kortikale Abszesse) entstehen dagegen durch hämatogene Streuung, ausgehend von einem anderen bakteriellen Infektionsherd, wie Hautinfektionen; häufigster Erreger ist Staphylococcus aureus. Die Urinkulturen sind bei kortikalen Abszessen meist steril. Die Diagnose erfolgt durch Sonografie und MRT. In den meisten Fällen ist eine mehrwöchige parenterale Kombinationstherapie unter Einschluss eines staphylokokkenwirksamen Antibiotikums, ggf. unterstützt durch eine perkutane Abszessdrainage, ausreichend wirksam. Seltener werden offene operative Revisionen oder die Nephrektomie erforderlich.

121.6.5 Therapie bei Zystitis und Zystourethritis

Trimethoprim gilt als eines der Mittel der Wahl für die Behandlung der Zystitis. Der Sulfonamidanteil der Trimethoprim-Sulfonamid-Kombinationen ist verzichtbar, da durch ihn weder eine wesentliche Verbesserung der antimikrobiellen Wirkung noch ein Einfluss auf die Resistenzsituation erreicht wird und das Risiko unerwünschter Arzneimittelwirkung steigt. Mit steigenden Resistenzraten von E. coli gegen Trimethoprim und verwandte Substanzen rückt TMP zunehmend in den Hintergrund. In Regionen mit hohen Resistenzquoten (> 20 %) von E. coli gegen TMP ist unter Umständen eine empirische Therapie mit Amoxicillin/Clavulansäure oder mit einem Oralcephalosporin der Gruppe 2 oder 3 zu bevorzugen.

Zur Therapie von (rezidivierenden) Zystitiden bei Mädchen im Schulalter erweist sich nach wie vor Nitrofurantoin wegen der seit Jahrzehnten niedrigen Resistenzrate als gut geeignet. Im Erwachsenenalter zählt es heute (wieder) zu den Mitteln der Wahl für die empirische Kurzzeittherapie der unkomplizierten Zystitis bei ansonsten gesunden Frauen. Prinzipiell sollten bei der empirischen Therapie einer unkomplizierten Zystitis im Kindes- und Jugendalter hochwirksame Reserveantibiotika (z. B. Ciprofloxacin, Cephalosporine der Gruppe 3) möglichst nicht eingesetzt werden, um Resistenzentwicklungen zu vermeiden. Einige der geeigneten Chemotherapeutika bei Zystitis und Zystourethritis:

- Oralcephalosporin (Gruppe 2 oder 3; Gruppe 1 in Abhängigkeit von der regionalen Resistenzsituation)
- Trimethoprim *oder* Trimethoprim/Sulfamethoxazol, bei Kenntnis der lokalen Resistenzsituation (E.-coli-Resistenz < 20 %)
- Amoxicillin/Clavulansäure
- Nitrofurantoin (in der Fachinformation (z. B. Nifurantin, Stand Dezember 2010) wird der Einsatz von Nitrofurantoin folgendermaßen eingeschränkt: „Nitrofurantoin darf nur verabreicht werden, wenn effektivere und risikoärmere Antibiotika oder Chemotherapeutika nicht einsetzbar sind“; www.fachinfo.de, Zugriff 02.04.2013)

Die empfohlene Therapiedauer liegt bei 3 (–5) Tagen.

121.6.6 Therapiekontrolle

Bei erfolgreicher Behandlung sollte der Urin 24 Stunden nach Therapiebeginn steril sein. Eine Entfieberung ist spätestens nach 48 – 72 Stunden zu erwarten; der mikroskopische Urinbefund sollte spätestens nach 1 Woche normalisiert sein. Das CRP normalisiert sich meist nach 4 – 5 Tagen, die BSG nach 2 – 3 Wochen. Bei fehlender Wirksamkeit der Therapie (persistierendes Fieber über mehr als 2 – 3 Tage, unverändert pathologischer mikroskopischer Urinbefund) muss außer an einen resistenten Keim auch an das Vorliegen einer konnatalen oder akuten Harnwegsobstruktion gedacht und unmittelbar eine sonografische Untersuchung veranlasst werden.

121.7 Prognose

Nach einer Pyelonephritis können jahrelang andauernde Verzögerungen des Nierenwachstums beobachtet werden, die teilweise später wieder aufgeholt werden können. Irreversibel und daher prognostisch ungünstiger sind segmentale Nierennarben oder im Extremfall globale Dezimierungen des Parenchyms. Eine permanente Parenchymschädigung tritt bei etwa 5 % der Kinder nach fieberhaften HWI auf. Ein demgegenüber etwa dreifach erhöhtes Risiko für erworbene Parenchymschäden tragen Kinder mit einem dilatierenden vesikorenalen Reflux. Auf lange Sicht können Nierenparenchymnarben zu einer renalen arteriellen Hypertonie sowie zur Nierenfunktionseinschränkung führen.

121.8 Prophylaxe

121.8.1 Chemoprophylaxe

Bei besonders hohem Rezidiv- und Schädigungsrisiko kann eine antibakterielle Langzeit-Infektionsprophylaxe sinnvoll sein. Zu den Risikokindern gehören u. a. Säuglinge und Kleinkinder mit dilatierendem VUR (VUR ≥ Grad III), mit häufig rezidivierenden Pyelonephritiden oder mit hochgradigen Harntransportstörungen.

Zur Effizienz einer Langzeitinfektionsprophylaxe im Kindesalter existieren nur wenige evidente Daten. Mehrere aktuelle randomisierte prospektive Studien ließen bei fehlendem oder niedriggradigem VUR keinen oder einen nur geringen Einfluss auf die Rezidivrate von HWI und auf die Inzidenz von Nierenparenchymschäden erkennen. Beim dilatierenden VUR erwies sich die antibakterielle Prophylaxe jedoch als wirksam.

Nitrofurantoin und Trimethoprim gelten seit Jahrzehnten als Standardpräparate für die antibakterielle Infektionsprophylaxe bei Risikokindern.

Tab. 121.5 Antiinfektiva zur antibakteriellen Infektionsprophylaxe.

Antiinfektivum	Einmalige Tagesdosis (mg/kgKG)	Anwendungsbeschränkung bei jungen Säuglingen
Nitrofurantoin	1	< 3. Lebensmonat
Trimethoprim	1 (– 2)	< 6 Lebenswochen
bei Unverträglichkeit und in den ersten Lebenswochen		
Oralcephalosporine in reduzierter Dosis (ca. 1/5 der therapeutischen Dosis), z. B.		
Cefaclor	10	keine
Cefixim	2	Früh- und Neugeborene[1]
Ceftibuten	2	< 3 Lebensmonaten[1]
Cefuroximaxetil	5	< 3 Lebensmonaten[1]

[1] keine ausreichenden Erfahrungen

► **Trimethoprim.** Wegen seiner guten Verträglichkeit und seines Wirkungsspektrums ist TMP ein ideales Prophylaktikum. Leider ist eine zunehmende Resistenzentwicklung bei E. coli zu verzeichnen, die seine Einsetzbarkeit einschränkt. Bei männlichen Säuglingen kann eine Bevorzugung von Trimethoprim gegenüber Nitrofurantoin sinnvoll sein, da bei ihnen aufgrund der Keimbesiedlung des Präputiums eher mit Proteus mirabilis zu rechnen ist, die gegenüber Nitrofurantoin resistent sind.

► **Nitrofurantoin.** Der Vorteil von Nitrofurantoin liegt im geringen Einfluss auf die intestinale Flora. Die zunehmende Resistenz gegen zahlreiche Antibiotika gilt nicht für Nitrofurantoin. Nachteile der in Deutschland erhältlichen Präparate sind ihr schlechter Geschmack und die relativ häufigen gastrointestinalen Nebenwirkungen. Im Gegensatz zum Erwachsenenalter sind schwerwiegende Nebenwirkungen von Nitrofurantoin bei Kindern extrem selten berichtet worden, sodass es von Experten als ein ausreichend sicheres Medikament zur Infektionsprophylaxe angesehen wird. Das Bundesinstitut für Arzneimittel und Medizinprodukte (BfarM) hat allerdings kürzlich mit der Kommission für Arzneimittel für Kinder und Jugendliche (KAKJ) eine Neubewertung zu Nutzen und Risiken von Nitrofurantoin vorgenommen und erwägt eine Änderung der Produktinformation (www.bfarm.de). Beabsichtigt ist u. a. eine Begrenzung der Anwendungszeit auf 6 Monate.

► **Cephalosporine.** Sie werden nicht selten zur Infektionsprophylaxe bei Säuglingen eingesetzt. Prinzipielle Nachteile der Oralcephalosporine gegenüber Nitrofurantoin sind der stärkere Einfluss auf die Darmflora, das höhere Risiko der Resistenzentwicklung, der höhere Preis und die begrenzte Haltbarkeit der zubereiteten Suspension. Problematisch ist auch ihr Einfluss auf die Selektion von ESBL-produzierenden Bakterien (ESBL = „extended spectrum"-Betalaktamase), deren Anteil bei kindlichen HWI beängstigend zunimmt. Nicht zuletzt deshalb sollten Cephalosporine zur Prophylaxe äußerst zurückhaltend eingesetzt werden.

► **Dauer der Prophylaxe.** Die optimale Dauer der Prophylaxe wird bis heute ebenso kontrovers diskutiert wie ihre Indikation. Sie sollte zum Beispiel bei einem Kind mit dilatierendem VUR prinzipiell so lange erfolgen, wie ein hohes Risiko für pyelonephritische Parenchymdefekte besteht. Dieses ist unter anderem abhängig vom Alter, Geschlecht, vom Refluxgrad und vom Vorliegen einer Blasenfunktionsstörung bzw. präformierter Nierenparenchymdefekte. Wird bei einem Mädchen mit rezidivierenden unkomplizierten HWI der Entschluss zur Chemoprophylaxe gefasst, so sollte sie nach einem 6-monatigen infektfreien Intervall versuchsweise beendet werden.

► **„Durchbruchinfektionen".** Unter antibakterieller Infektionsprophylaxe treten gelegentlich Durchbruchinfektionen mit resistenten Erregern auf. Dabei ist das zu erwartende Erregerspektrum vom verwendeten Antibiotikum abhängig. Bis zum Vorliegen des Antibiogramms kann eine kalkulierte Therapie erforderlich sein (► Tab. 121.6).

Zu den möglichen Ursachen von Durchbruchinfektionen zählen die unzureichende Beseitigung infektionsbegünstigender Faktoren wie Miktionsaufschub, Restharn oder Detrusorhyperaktivität bei Blasenfunktionsstörungen. Nicht immer handelt es sich bei HWI unter antibakterieller Dauerinfektionsprophylaxe jedoch um Durchbruchinfek-

Tab. 121.6 Kalkulierte Initialtherapie bei Durchbruchsinfektionen unter antibakterieller Infektionsprophylaxe.

Reinfektionsprophylaxe mit	Wahrscheinlicher Keim	Therapievorschlag
Trimethoprim	resistenter E. coli	Cephalosporin
Nitrofurantoin	Pseudomonas, Proteus, Klebsiellen	Ceftazidim oder Ciprofloxacin
Cephalosporin	Enterokokken Pseudomonas spp.	Amoxicillin Ceftazidim oder Ciprofloxacin

tionen im engeren Sinn: etwa 30--40 % der Kinder nehmen die verordneten Medikamente nicht oder nur unregelmäßig ein. Eine sachliche, verständliche Information der Eltern über das Ziel und die Notwendigkeit der Prophylaxe sowie regelmäßige Verlaufskontrollen sind Voraussetzung für eine verlässliche Compliance.

121.8.2 Prophylaxe durch Regulation des Miktions- und Stuhlverhaltens

Finden sich Zeichen einer Blasenfunktionsstörung (z. B. Pollakisurie, Harninkontinenz, Miktionsauffälligkeiten) auch im infektionsfreien Intervall, so ist ihre Behandlung mitentscheidend für die Verhinderung weiterer Rezidive.

▶ **Detrusorüberaktivität, „hyperaktive Blase".** Imperativer Harndrang und Dranginkontinenz werden bei vielen Mädchen mit rezidivierenden HWI beobachtet. Die Symptomatik ist meist Folge einer Störung in der Füllungsphase der Blasenfunktion, die urodynamisch als Detrusorüberaktivität imponiert. Wenn eine neurogene Ursache ausgeschlossen werden kann, ist ein Therapieversuch mit kognitivem Blasentraining und einem Anticholinergikum bei ausreichenden Hinweisen auf eine isolierte Detrusorüberaktivität gerechtfertigt. Es ist ratsam, gleichzeitig eine antibakterielle Infektionsprophylaxe und regelmäßige sonografische Restharnkontrollen durchzuführen.

▶ **Detrusor-Sphinkter-Dyskoordination.** Wesentlich seltener als eine Detrusorüberaktivität findet sich eine Detrusor-Sphinkter-Dyskoordination im Sinne einer Blasenentleerungsstörung. Sie stellt ein besonderes Risiko für Nierenparenchymschäden dar. Medikamentöse Therapie und verhaltenstherapeutische Maßnahmen (Beckenboden-EMG-Biofeedback) reduzieren signifikant die Häufigkeit von HWI.

▶ **Obstipation.** Blasenkontrollstörungen bei Kindern mit rezidivierenden HWI sind nicht selten mit einer chronischen habituellen Obstipation assoziiert. Mit der wirksamen Regulation des Stuhlverhaltens kommt es nachweislich zu einer Reduktion der Infektionshäufigkeit.

121.8.3 Prophylaxe mit Preiselbeerkonzentrat („Cranberry")

Als Hausmittel wird Preiselbeersaft zur Prophylaxe von HWI seit Langem eingesetzt. Preiselbeersaft hemmt die Adhärenz uropathogener E. coli am Uroepithel. Bei Erwachsenen ließ sich ein protektiver Effekt von Preiselbeersaftkonzentrat auf die Rezidivrate symptomatischer HWI nachweisen; für das Kindesalter sind die Ergebnisse widersprüchlich. Da die Wirksamkeit an die regelmäßige Einnahme großer Konzentratmengen gebunden ist, werden an die Compliance der Patienten relativ hohe Anforderungen gestellt.

121.8.4 Prophylaxe durch Zirkumzision

Zirkumzidierte Knaben haben ein ca. 3- bis 7-fach erniedrigtes Risiko für HWI gegenüber nichtzirkumzidierten Jungen. In einer Metaanalyse wurde errechnet, dass 111 Zirkumzisionen notwendig wären, um 1 HWI zu verhindern. In der gleichen Studie wurde geschätzt, dass bei Jungen mit rezidivierenden HWI lediglich 11 und bei Jungen mit dilatierendem VUR lediglich 3 Zirkumzisionen erforderlich wären, um 1 HWI zu verhindern. In Einzelfällen (z. B. hochgradiger VUR, ausgeprägter Megaureter und rezidivierende HWI) kann daher bei Phimose eine großzügige Indikationsstellung zur frühzeitigen Zirkumzision sinnvoll sein. Inwieweit die konservative Behandlung einer („physiologischen") Phimose im Säuglingsalter durch niedrig dosierte Betamethason-Salbengemische (0,05 %) den gleichen protektiven Effekt hat, ist noch nicht geklärt.

121.8.5 Prophylaxe durch orale Vakzinierung

Die Wirkungsweise einer oralen Gabe lysierter Fraktionen uropathogener E.-coli-Stämme soll in einer Stimulation immunkompetenter Zellen der Darmschleimhaut, von B- und T-Lymphozyten sowie einer Zunahme der spezifischen sIgA-Konzentration im Urin bestehen. Diese Vorstellungen sind sehr umstritten. Bis heute existieren noch keine randomisierten, prospektiven Studien für das Kindesalter, die eine signifikante Reduktion von Rezidiven eindeutig belegen. Da zudem E.-coli-Stämme gerade bei Kindern mit Harnwegsanomalien oder Blasenfunktionsstörungen als Erreger der Rezidive gegenüber anderen Keimen in den Hintergrund treten, würde hierbei eine allein auf hochvirulente E.-coli-Keime beschränkte Prophylaxe einen unzureichenden Schutz darstellen.

121.8.6 Primäre Prophylaxe durch Brustmilchernährung

Brustmilchernährung schützt zumindest in den ersten Lebensmonaten gegen HWI. In einer Fall-Kontroll-Studie führte Stillen zu einem signifikant geringeren Infektionsrisiko gegenüber nichtgestillten Säuglingen. Eine längere Stilldauer trug zudem auch nach dem Abstillen zu einer niedrigeren Infektionsrate bei, sodass von einem länger anhaltenden Effekt ausgegangen werden kann.

Koordinator:
R. Beetz

Mitarbeiter:
R. Berner, E. Kuwertz-Bröking, D. Nadal, R. Roos, W. Rösch, F. Wagenlehner, L. Weber

122 Das „infektanfällige Kind“

122.1 Klinisches Bild

Unter einer erhöhten Infektionsanfälligkeit im Kindesalter wird das Auftreten einer über die altersentsprechende Norm hinausgehenden Zahl von Infektionskrankheiten verstanden. In der Regel handelt es sich um unkomplizierte Infektionen der Atemwege (S. 606).

122.2 Ätiologie

Im Säuglings- und Kleinkindalter ist das gehäufte Auftreten von Infektionen vor allem durch die partielle Unreife immunologischer Funktionen bedingt. Darüber hinaus besteht eine Antigenunerfahrenheit, die zur Erkrankung nach Erstkontakt mit vielen ubiquitären Krankheitserregern führt. Anatomische altersentsprechende Besonderheiten, wie die Enge der Atemwege und der Wege im HNO-Bereich, bedingen zusätzlich eine erhöhte Infektionsanfälligkeit. Weitere entscheidende Einflüsse haben Kontakte von Säuglingen und Kleinkindern in Kinderkrippen und Kindergärten, da es dort zu einem häufigen Austausch von Infektionserregern kommt, und die Exposition gegenüber Zigarettenrauch.

122.3 Diagnose

Von entscheidender Bedeutung in der Diagnostik der erhöhten Infektionsanfälligkeit sind die Erhebung einer ausführlichen Anamnese und ein gründlicher klinischer Untersuchungsstatus. Das Führen eines Infektionskalenders hilft, die Infektionshäufigkeit zu quantifizieren. Häufige Atemwegsinfektionen, die in normaler Zeit überstanden werden und ohne Komplikationen heilen, sprechen gegen einen Immunmangel und gegen anatomische Besonderheiten. Zigarettenexposition, Kindergartenbesuch und allergische Schleimhautentzündungen sind hier die häufigste Ursache.

Bei Verdacht auf eine pathologische Infektionsanfälligkeit können verschiedene Teile des Immunsystems mittels Blutbild, Differenzialblutbild und der Bestimmung von IgG-, IgA- und IgM-Spiegel im Serum sowie von Impfantikörpern untersucht werden. Die weiterführende immunologische Diagnostik sollte spezialisierten Zentren überlassen werden.

122.4 Therapie und Prophylaxe

Die physiologische Infektionsanfälligkeit bedarf keiner spezifischen Therapie oder Prophylaxe. Wichtig ist vor allem die ausführliche Aufklärung der Eltern über den natürlichen Verlauf. Die Wirksamkeit einer Stilldauer von 4 oder mehr Monaten gegenüber gastrointestinalen Infektionen und Otitis media ist in verschiedenen Studien gut belegt.

Durch die Vermeidung einer Passivrauchexposition kann die Inzidenz von Infektionen der oberen und unteren Atemwege um etwa 30 % reduziert werden. Die Vermeidung einer Exposition gegenüber Krankheitserregern in der Kinderkrippe oder im Kindergarten würde zwar die Häufigkeit von Infektionen deutlich reduzieren, ist aber oft nicht umzusetzen oder aus psychosozialen Gründen nicht sinnvoll.

Die allgemein empfohlenen Impfungen gehören zu den sichersten und am besten belegten infektionspräventiven Maßnahmen.

Zur Infektionsprophylaxe werden zahlreiche Medikamente propagiert, jedoch nur wenige wurden in klinischen Studien bei Kindern ausreichend untersucht. Aufgrund der vorliegenden randomisierten Studien lässt sich kein eindeutiger Effekt einer Behandlung mit echinacinhaltigen Präparationen, homöopathischen Medikamenten oder Vitamin C auf die Infektionsanfälligkeit bei Kindern belegen. Bei bakteriellen Extrakten gibt es verschiedene Studien, die einen prophylaktischen Effekt auf die Inzidenz von Atemwegsinfektionen möglich erscheinen lässt. Weitere Studien in unterschiedlichen Populationen sind hier notwendig, um die Konstanz und Größe der prophylaktischen Wirkung zu belegen.

Koordinator:
S. Ehl

Mitarbeiter:
J. G. Liese, D. Nadal

123 Infektionen durch Haustiere

123.1 Tierassoziierte Infektionen

123.1.1 Klinisches Bild

Meist manifestieren sich tierassoziierte Infektionen als Enteritis oder Haut-Weichgewebe-Infektion bzw. Lymphadenitis. Seltener sind Sepsis, Infektionen des Respirationstrakts, Knochen- und Gelenkinfektionen, Meningitis, Endokarditis und andere Organinfektionen. Manchmal wird zunächst die Diagnose „Fieber unklarer Genese“ gestellt.

123.1.2 Ätiologie

Zu den wichtigsten bakteriellen Erregern zählen Pasteurella multocida, Salmonellen (meist ungewöhnliche Serovare) und C. jejuni. P. multocida gehört (ebenso wie Capnocytophaga canimorsus) zur Normalflora vieler Hunde und Katzen.

40–90 % der Reptilien sind Salmonellenträger bzw. -ausscheider! Bei Hunden findet man Salmonellen nur bei 0,5 %. Bei freiläufigen Katzen ist die Rate der Salmonellenausscheider höher.

Daneben sind E. coli (EHEC), Y. enterocolitica, Acinetobacter spp., Streptobacillus moniliformis, Bartonella henselae, Mycobacterium marinum, Bordetella bronchiseptica u. a. als Verursacher zu nennen. Auch Viren (z. B. Kuhpocken-Virus) und Pilze (z. B. Microsporum canis, zoophile Stämme von Trichophyton interdigitale, Trichophyton mentagrophytes, Trichophyton species von Arthroderma benhamiae, Trichophyton verrucosum, Trichophyton erinacei) sowie Protozoen (z. B. Cryptosporidium spp.) können von Haustieren auf den Menschen übertragen werden.

123.1.3 Epidemiologie, Pathogenese

Überwiegend handelt es sich um Einzelerkrankungen. Gruppenerkrankungen kommen vor (z. B. bei gemeinsamer Infektionsquelle bzw. bei nachfolgender Übertragung von Mensch zu Mensch).

Die wichtigsten Keimquellen sind Katzen und Hunde. Daneben kommen in Betracht: Reptilien, Fische, Meerschweinchen, Ratten, Kaninchen, Hamster, Mäuse, Igel u. a. Tiere (▶ Tab. 123.1). Der

Tab. 123.1 Wichtige Erreger und Überträger von haustierassoziierten Infektionen.

	Katzen	Hunde	Meerschweinchen	Ratten	Hamster	Mäuse	Kaninchen	Fische	Reptilien
Pasteurella spp.	●●●	●●					●		
Capnocytophaga canimorsus	●	●●●							
Anaerobier (Fusobacterium spp., Prevotella spp. , Bacteroides spp. u. a.)	●●	●●							
Streptobacillus moniliformis				●●		●			
Bartonella henselae	●●	●							
Staphylokokken	●	●							
Streptokokken	●	●							
Bordetella bronchiseptica	●	●							
Mycobacterium marinum								●●	
Salmonellen	●	●							●●●
Campylobacter jejuni	●	●							
Kuhpocken-Virus	●			●●					
Microsporum canis	●	●	●		●				
Trichophyton interdigitale (früher Tr. mentagrophytes)	●		●	●	●	●	●		
Cryptosporidium spp.	●	●							

● = relative Häufigkeit der Übertragung auf den Menschen

Anteil exotischer Haustiere steigt in Deutschland ständig an.

Die meisten Übertragungen der Erreger erfolgen zu Hause. Aber auch Tierkontakte in Streichelzoos, auf Tierausstellungen oder beim Urlaub auf dem Bauernhof kommen als Keimquellen in Betracht. Die Übertragung der Erreger erfolgt meist durch direkten Kontakt (Beißen, Kratzen, Lecken, bei der Pflege, beim Spielen), seltener indirekt (Kontakt mit dem Käfig, Terrarium oder Aquarium bzw. über die Hände der Pflegepersonen). Die Aufnahme der Erreger erfolgt oral (Salmonellen, C. jejuni, Cryptosporidium spp.), kutan, z. B. bei vorbestehenden Hautwunden bzw. bei Biss- und Kratzverletzungen (P. multocida, Capnocytophaga canimorsus, Streptobacillus moniliformis, Staphylokokken, Streptokokken, Anaerobier, Bartonella henselae, Kuhpocken-Virus, Hautpilze) oder durch Inhalation (z. B. Bordetella bronchiseptica). Schwangere, die mit P. multocida besiedelt bzw. infiziert sind, können das Kind vor oder bei Geburt infizieren.

Altersbedingt ist das Infektionsrisiko bei Neugeborenen, Säuglingen und Kleinkindern erhöht. Unabhängig vom Alter besteht ein erhöhtes Infektionsrisiko bei AIDS, malignen Erkrankungen (Neutropenie), immunsuppressiver Therapie, Niereninsuffizienz/Dialyse und anderen Krankheiten. Auch ohne offensichtliche Dispositionsfaktoren kann es zu schweren Infektionen kommen.

123.1.4 Diagnostik

Auch das Tier, das als Keimquelle vermutet wird, sollte mikrobiologisch untersucht werden. Die Tiere sind meist nicht krank, sondern mit den genannten Erregern nur besiedelt. Das Labor sollte informiert werden, dass der Arzt an eine tierassoziierte Infektion denkt (d. h., dass u. U. auch Mykobakterien, Pilze, Protozoen und Viren in Betracht kommen). Bezüglich der bakteriologischen Kultur ist zu beachten, dass einige Erreger mit üblichen Untersuchungsmethoden nur schwierig oder gar nicht anzüchtbar sind.

Serologische Methoden zum Antikörpernachweis sind bei schwierig zu kultivierenden Erregern, wie z. B. Bartonellen, nützlich. Zunehmende Bedeutung kommt molekularbiologischen Methoden (PCR) vor allem aus Wundabstrichen, Gewebeproben und Biopsien zu. Bei unklaren Fällen kann auch die histologische Untersuchung hilfreich sein (z. B. bei Infektionen durch Mykobakterien).

123.1.5 Therapie

Die kalkulierte Antibiotikatherapie richtet sich danach, welcher Erreger im Einzelfall vermutet wird und ob es sich um eine lokalisierte oder systemische Infektion handelt. Besondere Bedeutung kommt der kalkulierten Antibiotikatherapie bei infizierten Bissverletzungen zu. Wenn die kalkulierte Therapie mit „üblichen“ Antibiotika keinen Effekt zeigt, kann es sich evtl. um Infektionen durch Mykobakterien, Pilze oder Viren handeln. Bei rechtzeitiger Diagnostik und adäquater Therapie haben diese Infektionen eine gute Prognose. Letale Verläufe kommen vor, z. B. bei Neugeborenen oder bei Asplenie.

123.1.6 Prophylaxe

Wichtige Maßnahmen sind: Verzicht auf die Haltung bestimmter Tiere (z. B. Reptilien) in der Wohnung, insbesondere, wenn Säuglinge und Kleinkinder bzw. Personen mit eingeschränkter Immunabwehr zur Familie gehören. Bei dauerhaft bestehender erhöhter Disposition gegenüber Infektionen (z. B. Asplenie) empfiehlt sich generelle Zurückhaltung bezüglich des Kontakts zu Tieren (wichtig bei der Berufswahl). Kommt es zu einer Bissverletzung, sollte früher als sonst ein Arzt konsultiert werden.

Wichtig ist die Beachtung hygienischer Grundsätze beim Umgang mit Tieren (Händehygiene, kein Küssen, kein Lecken, Tier nicht mit ins Bett nehmen, Igel gar nicht oder nur mit Handschuhen anfassen). Die Beachtung dieser Regeln gilt nicht nur für den Umgang mit den eigenen Tieren, sondern auch für Tierkontakte in Streichelzoos, auf Tierausstellungen, beim Urlaub auf dem Bauernhof.

123.2 Infizierte Tierbisswunden

Lokal weisen Rötung, Schwellung, eitrige Sekretion und Schmerzen, allgemeines Unwohlsein und Fieber auf eine Infektion hin. Meist handelt es sich um Weichgewebeinfektionen (vor allem an den Händen, bei kleineren Kindern oft im Bereich von Kopf und Nacken), evtl. mit Abszedierung und Lymphknotenschwellung.

Selten entwickelt sich aus der Lokalinfektion eine Sepsis. Auch Tenosynovitis, Osteomyelitis, Arthritis, Meningitis, Endokarditis, Endophthalmitis und Organabszesse (Hirn, Leber, Lunge) kommen vor. Vor allem eine C.-canimorsus-Infektion kann, insbesondere bei disponierten Patienten, als perakute Sepsis verlaufen und letal enden. Typisch für P.-multocida-Infektionen sind relativ frühzeitig auftretende starke Schmerzen und Entzündungszeichen. Neben P. multocida und C. canimorsus kommen Staphylokokken, Streptokokken, Anaerobier (Fusobacterium spp., Prevotella spp., Bacteroides spp., Porphyromonas spp.) u. a. Bakterien als Verursacher in Betracht.

Bei Katzen- und Hundebissen lassen sich pro Wunde im Durchschnitt 2–5 bakterielle Spezies nachweisen. P. multocida gehört zur Normalflora des oberen Respirations- und Gastrointestinaltrakts vieler Tiere (Katzen: 70–90 %, Hunde 25–50 %) und lässt sich bei 40–60 % infizierter Katzenbisse und bei 25–35 % infizierter Hundebisse nachweisen.

Bissverletzungen durch Tiere sind häufig, in 80–85 % sind Hunde, in 5–15 % Katzen die Verursacher. In 70–80 % der Fälle befinden sich die Bisswunden an Händen, Armen und Beinen, in 10–30 % im Bereich von Kopf und Nacken (vor allem bei Kindern im Alter von < 10 Jahren). Allgemein kommt es bei 10–20 % der Bissverletzungen zu Infektionen, bei Katzen in 30–40 % (meist tiefe Infektionen), bei Hunden in 5–15 %.

Bisswunden mit erhöhtem Infektionsrisiko sind tiefe Wunden (Katzen), verschmutzte Wunden, Wunden mit starker Gewebszerstörung, Ödem, schlechter Durchblutung sowie Wunden an Händen, Füßen, im Gesicht, an den Genitalien und im Bereich von Knochen, Gelenken und Sehnen.

Eine erhöhte Infektionsdisposition besteht bei Neugeborenen und Säuglingen, sowie bei gestörter Immunabwehr (AIDS, Hepatopathien), Asplenie, Malignome/Neutropenie, Diabetes, Therapie mit Kortikosteroiden, Immunsuppressiva). Aber auch bei Menschen ohne diese speziellen Dispositionsfaktoren kann es zu schweren, u. U. letal endenden Infektionen kommen. Die Diagnostik umfasst neben ausführlicher Anamnese die klinische Untersuchung, bildgebende und Labordiagnostik.

123.2.1 Therapie

Allgemeine Maßnahmen:

- Säuberung (z B. mit Povidon-Jod-Lösung) und Spülung (physiologische NaCl-Lösung) der Bisswunde, evtl. Débridement/Drainage
- primärer oder sekundärer Wundverschluss (in Abhängigkeit von der Wundklassifikation und -lokalisation)
- Impfung (Tetanus, Tollwut) bei Indikation
- Hochlagerung, Immobilisierung (3–5 Tage)

Antibiotika. Eine prophylaktische Gabe kann erfolgen bei erhöhtem Infektionsrisiko, aber auch bei Patienten mit implantierter Herzklappe (für 3–5 Tage). Eine kalkulierte Antibiotikatherapie erfolgt bei manifester Infektion. In Betracht kommen:

- Aminopenicillin + Betalaktamaseinhibitor
- Piperacillin/Tazobactam
- Carbapeneme
- Cefotaxim + Metronidazol

Da nicht wirksam gegenüber P. multocida, sollten Clindamycin, Makrolide, Isoxazolylpenicilline, Cephalosporine der Gruppe 1 und Aminoglykoside bei der kalkulierten Therapie dieser Infektionen nicht eingesetzt werden (auch C.-canimorsus-Stämme sind resistent gegenüber Aminoglykosiden). Möglicherweise spielt zukünftig Moxifloxacin eine Rolle.

Therapiedauer:

- Cellulitis, Abszess: 1–2 Wochen
- Tenosynovitis: 2–3 Wochen
- Osteomyelitis, Arthritis: 3–4 Wochen

Koordinator:
W. Handrick

Mitarbeiter:
M. Borte, P. Nenoff, W. Rabsch, U. Rolle

124 Infektionen bei pädiatrisch-onkologischen Patienten

124.1 Allgemeines

Neben risikoadaptierten Therapieprotokollen zur Behandlung der malignen Grunderkrankung haben Verbesserungen der supportiven Therapie, insbesondere von Prophylaxe und Therapie infektiöser Komplikationen, zu einer Verbesserung der Prognose von Kindern und Jugendlichen mit malignen Erkrankungen geführt. Die nachfolgenden Empfehlungen wurden unter der Federführung des Ausschusses „Neutropenie und Fieber" der DGPI in Zusammenarbeit mit der Gesellschaft für pädiatrische Onkologie und Hämatologie (GPOH) erstellt.

124.2 Klinisches Bild

► **Fieber bei Granulozytopenie.** Fieber (meist definiert als oral gemessene Körpertemperatur von ≥ 38,5 °C oder Temperatur von > 38,0 °C für > 1 Stunde) ist bei granulozytopenen Patienten immer als frühes Zeichen einer Infektion zu werten. Spezifische klinische, laborchemische und radiologische Zeichen einer Infektion fehlen hingegen oft bei granulozytopenen Patienten, insbesondere in der Frühphase einer Infektion (z. B. bakterielle Infektion der Haut ohne Induration und Erythem, negatives C-reaktives Protein, Pneumonie ohne ausgeprägtes Infiltrat im Röntgen-Thorax-Bild). Andererseits ist Fieber kein obligates Zeichen einer Infektion, sodass selbst bei afebrilen onkologischen Patienten bei unspezifischen Zeichen und banal erscheinenden Symptomen eine Infektion immer in die Differenzialdiagnose mit eingeschlossen werden muss. Da invasive bakterielle Infektionen bei eingeschränkter Abwehrlage binnen Stunden einen unbeeinflussbaren tödlichen Verlauf nehmen können, ist eine rasche und breite antibakterielle Behandlung des fiebernden oder infektionsverdächtigen granulozytopenen Patienten vor Erhalt mikrobiologischer Ergebnisse Standard. Im Gegensatz zu erwachsenen Patienten gibt es bei Kindern bisher keine generell anwendbare Risikostratifizierung hinsichtlich des Verlaufs einer Infektion in der Granulozytopenie.

Kann im weiteren Verlauf weder klinisch noch mikrobiologisch eine Infektion nachgewiesen werden, lautet die Diagnose *Fieber unbekannter Ursache* (FUO: „fever of unknown origin"); dies macht etwa 50 % aller fieberhaften Episoden bei granulozytopenen Kindern aus. Dagegen spricht man von einer *klinisch dokumentierten Infektion,* wenn ein diagnostisch eindeutig lokalisierbarer Befund besteht (bspw. eine Pneumonie), jedoch eine mikrobiologische Pathogenese nicht bewiesen werden kann. Eine *mikrobiologisch dokumentierte Infektion* liegt dann vor, wenn neben klinischen Symptomen bzw. Befunden ein zeitlich und mikrobiologisch plausibler Erregernachweis vorliegt.

124.3 Ätiologie

Die **Granulozytopenie** (absolute Zahl neutrophiler Granulozyten [ANC] < 500/µl oder < 1000/µl mit einem zu erwartenden Abfall auf < 500/l in den nächsten 2 Tagen) ist der wichtigste Risikofaktor für bakterielle Infektionen (► Tab. 124.1). Bei ausgeprägter und prolongierter (< 500/µl, ≥ 10 Tage) Granulozytopenie besteht darüber hinaus eine täglich wachsende Bedrohung durch invasive Hefe- und Fadenpilzinfektionen (► Tab. 124.1). Neben der Granulozytopenie erhöhen jedoch auch andere Faktoren das Risiko für eine Infektion, wie z. B. eine beeinträchtigte Granulozytenfunktion (insbesondere bei Gabe von Kortikosteroiden), Defekte der physikalischen Abwehrbarrieren (Haut, Schleimhäute), Veränderungen der endogenen Mikroflora (Kolonisierung des Patienten mit nosokomialen Erregern), ein zentraler Venenkatheter und eine nicht erzielte Remission der malignen Grunderkrankung.

124.4 Diagnose

Fieber bei Granulozytopenie stellt eine Notfallsituation dar. Deshalb sind diese Patienten unverzüglich sorgfältig zu untersuchen:

- initiale Diagnostik
  - sorgfältige körperliche Untersuchung mit besonderer Aufmerksamkeit für bevorzugt betroffene Infektionsregionen bzw. Eintrittspforten (z. B. Kathetereintrittsstelle, Mundhöhle, Haut, Perianalregion)
  - Atmung, Blutdruck, Puls, Temperatur, Blutgase

Tab. 124.1 Typische Infektionserreger* bei Kindern und Jugendlichen mit Krebserkrankungen.

Kategorie	Erreger
grampositive Bakterien	**Staphylokokken** (koagulasenegativ = CoNS; koagulasepositiv = S. aureus)
	Streptokokken (β-hämolysierend, vergrünende; z. B. Streptococcus mitis)
	Enterokokken
	Corynebacterium spp.
	Listeria monocytogenes
	Clostridium difficile
gramnegative Bakterien	**Enterobacteriaceae** (E. coli, Klebsiella, Enterobacter, Citrobacter spp.)
	Pseudomonas spp.
	Anaerobier (Bacteroides spp.)
Pilze	**Candida spp.**
	Aspergillus spp.
	Mucoralis (ehem. Zygomyzeten)
	Cryptococcus spp.
	Pneumocystis jiroveci
Viren	Herpesviren; z. B. **Herpes-simplex-Virus** (HSV), **Varicella-Zoster-Virus** (VZV), **Zytomegalievirus** (CMV), Epstein-Barr-Virus (EBV), seltener Humanes-Herpes-Virus (HHV) 6, 7, 8
	RS-Virus, Influenza, Parainfluenza, Rhinovirus, humanes Metapneumovirus
	Adenovirus
	Rotavirus, Norovirus
Protozoen	Toxoplasma gondii
	Cryptosporidium spp.

* Die am häufigsten vorkommenden Erreger (einschließlich bei Patienten nach hämatopoetischer Stammzelltransplantation) sind hervorgehoben.

- Labor: Blutbild, Elektrolyte, Laktat, harnpflichtige Substanzen, CRP, Gerinnung
- Mikrobiologie: Blutkulturen (bei zentralvenösem Katheter eine Blutkultur pro Lumen; Wert zusätzlicher Abnahmen peripherer Blutkulturen umstritten), bei klinischem Verdacht Urinkultur, Abstriche infektionsverdächtiger Regionen, Stuhldiagnostik
- erweiterte Diagnostik bei persistierendem Fieber mit spezieller klinischer Fragestellung
  - Fortsetzung der regelmäßigen sorgfältigen körperlichen Untersuchungen
  - Blutkulturen vor Umsetzen der antibiotischen Therapie / vor Beginn der antimykotischen Therapie
  - Bildgebung: Röntgen-Thorax, ggf. CT-Thorax, Ultraschall Abdomen, ggf. MRT, MRT/CT-Nasennebenhöhlen, Schädel
  - Bronchoskopie, bronchoalveoläre Lavage, ggf. Biopsie
  - augenärztliche Untersuchung

124

Kreislaufüberwachung und ggf. Blutgasanalyse sind essenziell zur frühzeitigen Erkennung einer Sepsis mit beginnender Schocksymptomatik. Mikrobiologische Kulturen müssen unmittelbar vor Beginn der empirischen Therapie angelegt werden. Bei Fehlen von respiratorischen Symptomen sollte auf ein initiales Röntgenbild der Lunge verzichtet werden, das im Vergleich zur Computertomografie der Thoraxorgane eine deutlich geringere Sensitivität hat. Im weiteren Verlauf sind regelmäßige, sorgfältige klinische Untersuchungen des Patienten unerlässlich.

124.5 Therapie

124.5.1 Initiale empirische Therapie

Die Wahl der empirischen antibiotischen Initialbehandlung hängt u. a. vom abteilungsspezifischen Erregerspektrum und der Resistenzsituation sowie von speziellen Patientencharakteristika (z. B. Ko-

Tab. 124.2 Häufig verwendete Substanzen in der empirischen Therapie bei Kindern und Jugendlichen mit Fieber und Granulozytopenie.

Medikament	Standarddosis
Monotherapie	
Pseudomonaswirksames Penicillin	
Piperacillin/Tazobactam	240 – 300 mg Piperacillin/kgKG/d in 3 ED, maximal 12 g/d
Cephalosporine der Gruppe 3 und 4	
Ceftazidim	150 mg/kgKG/d in 3 ED; maximal 6,0 g/d
Cefepim	150 mg/kgKG/d in 2 ED; maximal 6,0 g/d
Carbapeneme[1]	
Imipenem-Cilastatin	60 mg/kgKG/d in 4 ED, maximal 4,0 g/d
Meropenem	60 (– 120) mg/kgKG/d in 3 ED, maximal 6,0 g/d
Kombinationstherapie (alle oben genannten Antibiotika – Ceftazidim, Cefepim, Imipenem-Cilastatin, Meropenem – oder Ceftriaxon in Kombination mit einem Aminoglykosid)	
Gentamicin	5 (–7,5) mg/kgKG/d in 1 ED, maximal 0,4 g/d[2]
Tobramycin	5 mg/kgKG/d in 1 ED, maximal 0,4 g/d
Amikacin	15 mg/kgKG/d in 1 ED, maximal 1,5 g/d

1 sollten möglichst nicht in der 1. Stufe der empirischen Therapie eingesetzt werden (nur bei schwerstkranken Patienten)
2 Einige aktuelle Studien weisen darauf hin, dass bei Kindern < 12 Jahren mit Fieber und Granulozytopenie höhere Aminoglykosid-Einzeldosen indiziert sind, z. B. beim Gentamicin 250 mg/m²KOF (max. 10 mg/kgKG/d); siehe auch Hinweise zur Spiegelkontrolle im Text.

morbidität) ab. Das Therapieregime muss auf jeden Fall ein gegen gramnegative Keime einschließlich Pseudomonas aeruginosa aktives Antibiotikum beinhalten. Zusätzlich muss die jeweilige vorangegangene zytotoxische Behandlung in die Überlegungen mit einbezogen werden. So haben bspw. Patienten nach hochdosiertem Cytarabin ein großes Risiko, eine Infektion durch Streptokokken der Viridans-Gruppe zu erleiden, die oft schwer verlaufen und eine hohe Letalität aufweisen. Insgesamt können verschiedene Antibiotika unterschiedlicher Substanzklassen für eine Monotherapie bzw. als Bestandteil einer Kombinationstherapie empfohlen werden (▶ Tab. 124.2). Im Gegensatz zu erwachsenen Patienten mit Granulozytopenie und Fieber ist eine orale empirische Therapie bei Kindern außerhalb von Studien nicht zu empfehlen.

Aufgrund hoher Bakterizidie und breiter Wirkspektren ist eine Monotherapie mit Cefepim, Imipenem/Cilastatin oder Meropenem als eine gleichwertige Alternative zu 2-fach-Kombinationen zu betrachten. Beim Einsatz von Ceftazidim in der Monotherapie muss die Existenz von Typ-1- und „extended-spectrum"-Betalaktamasen gramnegativer Erreger berücksichtigt werden als auch die geringe Wirksamkeit gegenüber S. aureus. Im Gegensatz zu Ceftazidim haben Cefepim, Imipenem und Meropenem eine gute Aktivität gegenüber Viridans-Streptokokken und Pneumokokken. Beim Einsatz von Carbapenemen muss das erhöhte Risiko für eine pseudomembranöse Kolitis bedacht werden. Allen genannten Substanzen fehlt jedoch eine ausreichende Aktivität gegen koagulasenegative Staphylokokken, und sie sind unwirksam gegen MRSA und VRE. Für eine Kombinationstherapie (z. B. aufgrund der lokalen Resistenzlage) kommen alle o. g. Antibiotika sowie Ceftriaxon mit einem Aminoglykosid wie Gentamicin, Tobramycin oder Amikacin in Betracht. Beim Einsatz von Aminoglykosiden (einmal täglich als Kurzinfusion über 30 min) sollten sowohl Spitzenspiegel (1 h nach Gabe, Ziel 10–20 mg/l) als auch Talspiegel (8–10 h nach Gabe, < 2 mg/l für Gentamicin und Tobramycin) gemessen werden. Bei Patienten mit chemotherapieinduzierten Hörschäden, erhöhten Kreatininwerten oder tubulärer Nephropathie (sekundäres Fanconi-Syndrom) und bei Patienten mit ausgeprägter Neuropathie sollten nach Möglichkeit keine Aminoglykoside zum Einsatz kommen. Verschiedene Meta-Analysen bei pädiatrischen und erwachsenen Patienten konnten bisher keinen Vorteil einer Kombinationstherapie mit Aminoglykosiden gegenüber einer Monotherapie nachweisen; dahingegen ist die potenzielle Toxizität einer

Kombinationstherapie höher als die einer Monotherapie.

Der generelle Einsatz von Glykopeptid-Antibiotika wie Vancomycin oder Teicoplanin in der empirischen Initialtherapie erscheint nicht gerechtfertigt, da zum einen alle Erreger fulminant verlaufender Infektionen durch die o. g. Medikamente erfasst werden, zum anderen der breite Einsatz dieser Medikamente die Gefahr von Resistenzen beinhaltet (z. B. VRE). Eine Ausnahme stellen katheterassoziierte Infektionen und schwerstkranke Patienten (z. B. Patienten mit Hypotension oder anderen Zeichen einer beginnenden kardiovaskulären Dekompensation) dar. Auch kann der primäre Einsatz von Glykopeptiden in Kliniken mit hoher MRSA-Prävalenz und bei Patienten nach hochdosiertem Cytarabin (Cave: Streptokokken der Viridans-Gruppe) erwogen werden.

124.5.2 Modifikation des antibiotischen Therapieregimes

- Fiebernde, granulozytopene Kinder sind gut zu überwachen und regelmäßig klinisch zu evaluieren. Bei persistierend fiebernden Patienten ist nach 72 – 96 Stunden eine Reevaluierung der Situation einschließlich – in Abwägung der klinischen Befunde und des Infektionsrisikos – der Durchführung adäquater bildgebender Verfahren angezeigt (z. B. hochauflösende Computertomografie der Lungen, ggf. der Nasennebenhöhlen bzw. Sonografie des Abdomens).
- Bei Patienten, die auf eine initiale empirische antibiotische Therapie ansprechen (d. h. entfiebern), können nach 24–72 Stunden das gegebenenfalls angesetzte Aminoglykosid oder initial empirisch angesetzte Glykopeptide abgesetzt werden, sofern die mikrobiologischen Ergebnisse dies erlauben.
- Bei **stabilem klinischem Zustand** kann das initiale antibiotische Regime trotz persistierendem Fieber unter sorgfältiger Beobachtung des Patienten fortgeführt werden, wenn sich keine neuen klinischen, radiologischen oder mikrobiologischen Gesichtspunkte ergeben haben. Dieses Vorgehen ist vor allem dann gerechtfertigt, wenn ein baldiges Ende der Granulozytopenie abzusehen ist. Fieber selbst ist kein zwingender Grund für einen Wechsel der antibiotischen Therapie.
- Bei **Verschlechterung des klinischen Zustands** ist spätestens zu diesem Zeitpunkt eine Modifikation des initialen antibiotischen Regimes angezeigt. Bei initialer Monotherapie kann das bisherige Regime mit einem Glykopeptid ergänzt werden, insbesondere wenn Hinweise auf eine Beteiligung grampositiver Erreger vorliegen (▶ Tab. 124.3). Ansonsten kann bei initialer Monotherapie ein Aminoglykosid zugesetzt, bei initialer Kombinationstherapie ein Wechsel zu Carbapenemen (Wirksamkeit auch gegen Anaerobier) vorgenommen werden. Abhängig von den Befunden kommen auch andere antibiotische Substanzen in Betracht (▶ Tab. 124.3).
- Bei Nachweis eines Erregers wird auf das jeweilige Therapiekapitel verwiesen.

Ein systemisch wirksames Antimykotikum sollte, insbesondere bei erwarteter protrahierter Granulozytopenie (< 500/µl, ≥ 10 Tage), nach spätestens 96 Stunden persistierendem Fieber oder bei Wiederauffiebern hinzugefügt werden. Ein abwartendes Verhalten kann dahingegen bei Patienten mit niedrigem Risiko für invasive Pilzinfektionen, insbesondere bei einer in den nächsten Tagen erwarteten hämatopoetischen Erholung, erwogen werden. Für das Kindesalter hierfür zugelassene und empfohlene Substanzen sind liposomales Amphotericin B (1 – 3 mg/kgKG in 1 ED) und Caspofungin (50 mg/m^{2}KOF; Tag 1: 70 mg/m^{2}KOF; max. 70 mg).

Gleichzeitig sollte eine weiterführende Diagnostik (z. B. CT der Lunge, serielle Galaktomannan-Bestimmungen im Blut) in Betracht gezogen werden; siehe hierzu Kap. invasive Aspergillose (S. 156).

124.5.3 Dauer der antimikrobiellen Therapie

Die Dauer der antimikrobiellen Therapie bei dokumentierten Infektionen sollte das klinische Ansprechen um mindestens 7 Tage überdauern. Bei Nachweis eines Erregers in der Blutkultur beträgt die Behandlungsdauer 10 – 14 Tage, bei Organmanifestationen ist, abhängig vom Erreger und der Lokalisation, eine länger dauernde Behandlung notwendig. Bei Patienten mit FUO sollte entsprechend den Therapieempfehlungen der Arbeitsgruppe „Infektionen bei Neutropenie“ der DGPI die intravenöse Antibiotikatherapie mindestens 72 Stunden betragen. Der klinisch stabile Patient sollte vor Entlassung für mehr als 24 Stunden fieberfrei sein und eine hämatologische Rekonstitution sollte erkennbar sein. Eine Fortführung der Behandlung mit oralen Antibiotika ist nicht notwendig.

Tab. 124.3 Optionen der Modifikation der initialen empirischen Therapie bei granulozytopenen Kindern und Jugendlichen mit Fieber.

Klinisches Bild	Zusatz von
Gingivitis/Mukositis	Metronidazol, Clindamycin (Anaerobierinfektion)
	Aciclovir (HSV-Infektion)
ösophageale Symptome (z. B. retrosternaler Schmerz)	Fluconazol
	ggf. Aciclovir (HSV-Infektion)
Sinusitis/intranasale Läsionen	Erregernachweis anstreben!
	(z. B. Aspergillen vs. Zygomyceten)
neue fokale pulmonale Infiltrate	schimmelpilzwirksame (Aspergillus spp.) Antimykotika (ggf. BAL oder Biopsie)
	ggf. Makrolide oder Doxycyclin (>8 Jahre) (Mykoplasmen, Chlamydien, Legionellen)
	ggf. Diagnostik auf Mykobakterien (M. tuberculosis und MOTT)
neue interstitielle Pneumonie	empirischer Start TMP/SMX (Dosis TMP: 15–20 mg/kgKG/d) Diagnostik: Sputum, bronchoalveoläre Lavage; CMV, PjP
Diarrhoe und Nachweis toxinbildender C. difficile	Vancomycin per os ± Metronidazol i. v., siehe Kap. Clostridien (S. 205)
abdominale, perirektale und perianale Schmerzen	bei abdominellem Fokus: Wirksamkeit gegen Anaerobier vergrünende Streptokokken und Enterokokken beachten (z. B. Piperacillin/Tazobactam, Meropenem, Metronidazol) bei perianalen Läsionen: pseudomonaswirksame Antibiotika
fokale ZNS-Symptome	Berücksichtigung von Schimmelpilzen, Nokardien, Toxoplasma, Herpesviren
diffuse ZNS-Symptome	Berücksichtigung von Herpesviren, Toxoplasma, Schimmelpilzen

124.5.4 Supportive immunmodulatorische Verfahren

Einsatz hämatopoetischer Wachstumsfaktoren

Die hämatopoetischen Wachstumsfaktoren G-CSF („granulocyte colony stimulating factor") und GM-CSF („granulocyte-macrophage colony stimulating factor") stimulieren Proliferation und Reifung der myeloischen Vorläuferzellen und expandieren so die Zahl peripherer neutrophiler Granulozyten. Zwar können diese Wachstumsfaktoren bei Patienten nach Chemotherapie die Granulozytopenie nicht verhindern, jedoch ihr Ausmaß und ihre Dauer verringern.

Entsprechend der derzeitigen Datenlage führt die Gabe hämatopoetischer Wachstumsfaktoren bei Fieber und Granulozytopenie zu einer geringen Verkürzung der Fieberphasen und der Dauer des Krankenhausaufenthalts, ohne jedoch die infektionsbedingte Mortalität signifikant zu beeinflussen.

Deshalb gehört die G-/GM-CSF-Therapie nicht zum Standard der Behandlung des granulozytopenischen Patienten mit Fieber. Berechtigt ist sie jedoch in lebensbedrohlichen Situationen, z. B. im Rahmen einer Sepsis durch gramnegative Keime, auch wenn der positive Effekt hier nicht nachgewiesen ist.

Im Allgemeinen wird G-CSF in der Dosierung von 5 µg/kgKG/d, GM-CSF in der Dosierung von 250 µg/m^{2}KOF/d verabreicht. Beide Substanzen können sowohl subkutan als auch intravenös gegeben werden, wobei die intravenöse Gabe aufgrund der Halbwertszeit mindestens 60 Minuten betragen sollte.

Granulozytentransfusionen

Ein Vergleich von kleineren Fallserien mit historischen Kontrollen suggeriert einen klinischen Benefit von Granulozytentransfusionen bei Patienten mit schweren Infektionen und protrahierter Granulozytopenie. Da jedoch weder im Erwachsenenalter noch im Kindesalter prospektive Studien mit ausreichender Patientenzahl durchgeführt wurden, muss der potenzielle Nutzen dieser Strategie jeweils individuell abgewogen werden.

124.6 Prophylaxe

Prophylaktische Maßnahmen zum Schutz vor Infektionen bei immunsupprimierten Kindern und Jugendlichen können nichtmedikamentöser und medikamentöser Art sein. Allerdings benötigt nicht jeder immunsupprimierte Patient die gleiche Intensität prophylaktischer Maßnahmen, die zum Teil mit erheblichen Einbußen in der Lebensqualität der Patienten verbunden sind. So erscheint bspw. eine Isolierung von Patienten mit kurzzeitiger Granulozytopenie nicht sinnvoll, insbesondere da gerade bei Patienten mit begleitender Mukositis Infektionen meist endogenen Ursprungs sind (▶ Tab. 124.4).

Für weitere und detailliertere Informationen wird auf die Empfehlungen der Kommission für Krankenhaushygiene und Infektionsprävention beim Robert Koch-Institut Berlin verwiesen (siehe weiterführende Informationen).

Ein wichtiger Aspekt in der Infektionsprophylaxe ist auch die Impfung von Haushaltskontaktpersonen (wichtig u. a. gegen Influenza, Masern), da diese eine wichtige Infektionsquelle für immunsupprimierte Patienten darstellen. Während in diesem Zusammenhang die orale Polio-Lebendimpfung sowie der intranasal applizierte attenuierte Influenza-Lebendimpfstoff kontraindiziert sind, ist keine Übertragung nach Masern-, Mumps oder Röteln-Impfung bekannt. Eine extrem seltene Übertragung des Varicella-Zoster-Virus ist nur möglich, wenn beim Impfling Impfvarizellen auftreten.

124.6.1 Nichtmedikamentöse Infektionsprophylaxe

Der Besuch von Angehörigen und Freunden ist insgesamt erwünscht, jedoch mit den Gegebenheiten auf Station abzustimmen. Besucher sind in Bezug auf die hygienische Händedesinfektion sorgfältig anzuleiten. Personen mit Fieber, Atemwegsinfektion, Diarrhoe oder unklarem Exanthem sollten die Patienten nicht besuchen. Tierkontakt mit Katzen, Hunden, Kaninchen oder Pferden ist auch für den pädiatrisch-onkologischen Patienten unter einer konventionellen Chemotherapie im ambulanten Betreuungsumfeld möglich, wenn Standardhygienemaßnahmen eingehalten werden und die Tiere einer tierärztlichen Überwachung unterliegen. Dahingegen sollten Tätigkeiten mit hoher Erregerexposition (z. B. Reinigen von Vogelkäfigen wegen

Tab. 124.4 Empfehlungen zur nichtmedikamentösen Infektionsprophylaxe bei hämatologisch-onkologischen Patienten der Pädiatrie in der Klinik.

Aspekt	Empfehlung
Händehygiene	entsprechend der Empfehlung des RKI; hygienische Händedesinfektion vor und nach jedem Patientenkontakt sowie vor jeder Manipulation an Gefäßzugängen oder Infusionssystemen (usw.)
Räumlichkeiten	• ausreichende Anzahl von Zimmern, die zur Einzelzimmerisolierung genutzt werden können (eigene Nasszelle, ausreichend dimensionierter Eingangsbereich, sichere Abtrennung von Patienten mit potenziell kontagiösen Infektionen, entsprechend dem Infektionshandbuch der Klinik) • Einzelzimmer mit eigener Nasszelle, Vorschleuse und besonderer Raumlufttechnik (HEPA-filtrierte Luft) bei Hochrisikopatienten (z. B. Patienten mit AML in der Induktionstherapie, Patienten in der akuten Phase nach allogener Stammzelltransplantation, Patient mit schwerster GvHD. • Vermeidung der Exposition gegenüber Baumaßnahmen und Baustaub.
Sanitär	eine Nasszelle pro Zimmer (für max. 2 Patienten)
Desinfektion/Flächendesinfektion	patientennah und Fußboden täglich
Wasser zum Trinken/Mundpflege	abgekochtes Wasser oder Mineralwasser mit Kohlensäure, bei Hochrisikopatienten sterilfiltriertes Wasser (Cave: u. a. Pseudomonas spp., Legionellen)
Wasser zum Waschen und zur Wundpflege	bei Hochrisikopatienten sterilfiltriert
Pflanzen	keine (Topf-)Pflanzen, keine Schnittblumen
Lebensmittel	Vermeidung risikoreicher Lebensmittel, insbesondere in den Phasen der Granulozytopenie (z. B. rohes Fleisch, ungeschältes Obst, Rohmilchprodukte), Meiden von Kontakt mit verrottender Vegetation / organischem Abfall

124

Tab. 124.5 Expositionsprophylaxe invasiver Pilzinfektionen.

Pilzinfektion	Maßnahmen
Candida und andere opportunistische Hefepilze	im Krankenhaus: • Händedesinfektion vor und nach jedem Patientenkontakt • standardisierte Protokolle für invasive Verfahren, Katheterpflege, Infusionszubereitung und für die Aufbereitung von Medizinprodukten
Aspergillus und andere opportunistische Schimmelpilze	im Krankenhaus: • Überwachung der raumlufttechnischen Anlagen, sorgfältige Raumhygiene • Vermeidung von Kontakt mit Baustaub / Renovierungen in Klinikbereichen • Verbot von Pflanzen und mit Schimmelpilzen kontaminierten Nahrungsmitteln • spezielle Maßnahmen bei Bauarbeiten in Hochrisikobereichen, z. B. Einsatz von mobilen HEPA-Filtern außerhalb des Krankenhauses: • Sanierung von mit Schimmelpilz befallenen Wohnungen • Meiden von Erd-, Bau-, Hausstaubaufwirbelungen • Meiden von Kontakt mit verrottender Vegetation/organischem Abfall (Gartenarbeit, Pferdeställe usw.)

der Gefahr durch Aspergillus spp., Kryptokokken, C. psittacivermieden werden (▶ Tab. 124.5). Ein Haustier wegen eines hypothetischen Infektionsrisikos „abzuschaffen", ist unbegründet!

124.6.2 Medikamentöse Infektionsprävention

Antimikrobielle Substanzen sollten generell nur dann prophylaktisch eingesetzt werden, wenn es für diese Indikation ausreichende Evidenz aufgrund kontrollierter randomisierter Studien gibt und wenn diese Studien eine signifikante Reduktion objektiver und klinisch relevanter Endpunkte aufzeigen, wie z. B. eine Verminderung infektiöser Komplikationen oder eine Reduktion der Infektionsmortalität. Gegen eine generelle antimikrobielle Prophylaxe sprechen dahingegen die Gefahr erhöhter Resistenzraten, die unerwünschten Wirkungen der Medikamente, Arzneimittelinteraktionen und die anfallenden Kosten.

Antibakterielle Chemoprophylaxe

Da bisher ein überzeugender Wirksamkeitsnachweis einer selektiven Darmdekontamination mit nichtresorbierbaren Antibiotika (z. B. Paromomycin, Colistin) sowohl für Erwachsene als auch für Kinder mit Krebserkrankungen und therapieinduzierter Granulozytopenie fehlt, wird diese Strategie nicht empfohlen. Entsprechendes gilt für die selektive Darmdekontamination mit Trimethoprim/Sulfamethoxazol, wobei diese von der Pneumocystis-jiroveci-Prophylaxe zu unterscheiden ist. Hier sind insbesondere potenzielle Nachteile, wie häufig auftretende Hautreaktionen, das erhöhte Risiko für eine Clostridium-difficile-assoziierte Enterokolitis und die Arzneimittelinteraktionen, z. B. mit Methotrexat, zu beachten. Obwohl entsprechend aktuellen Metaanalysen für erwachsene Patienten mit Granulozytopenie eine Prophylaxe mit Fluorchinolonen zu einem Überlebensvorteil geführt hat, kann diese Strategie derzeit nicht für Kinder empfohlen werden. Auch wenn Fluorchinolone in den USA und einigen europäischen Ländern relativ breit in der Prophylaxe von Kindern mit akuter myeloischer Leukämie eingesetzt werden, sind Fluorchinolone nicht für Kinder zugelassen und bieten einen Selektionsvorteil für Bakterien wie S. viridans, weswegen viele internistisch-hämatologische Zentren wieder vom prophylaktischen Einsatz dieser Substanzen abweichen.

Patienten nach Stammzelltransplantation und Patienten nach abdominaler Bestrahlung unter Einschluss der Milz (z. B. Patienten mit Morbus Hodgkin) haben eine eingeschränkte Milzfunktion und profitieren von der antibiotischen Prophylaxe gegen bekapselte Erreger (z. B. Pneumokokken). Die Prophylaxe kann in der Regel mit Penicillin durchgeführt werden. Ein „Aspleniepass" sollte den Patienten ausgestellt werden (asplenie-net.org), siehe Kap. Asplenie (S. 132).

Pneumocystis-jiroveci-Prophylaxe

Generell wird für Patienten mit Krebserkrankungen eine Prophylaxe gegen Pneumocystis-jiroveci-

Pneumonie (PjP) empfohlen, die bis etwa 3 Monate nach Beendigung der Therapiemaßnahmen durchgeführt werden sollte. Die PjP-Prophylaxe ist indiziert für folgende Patientengruppen:

- Patienten nach allogener Stammzelltransplantation ab Engraftment für mindestens 6 Monate; bei chronischer GvHD für die Gesamtdauer der Immunsuppression.
- Patienten mit autologer Stammzelltransplantation ab Engraftment für mindestens 6 Monate, bei anhaltender Immunsuppression für die Gesamtdauer der Therapie.
- Patienten mit hämatologischen Neoplasien (Leukämien/Lymphomen) für die Gesamtdauer der Chemotherapie.
- Patienten mit soliden Tumoren und intensiver Chemotherapie (insbesondere bei Gaben von Cyclophosphamid oder Ifosfamid) für die Gesamtdauer der Therapie.
- Patienten, die über längere Zeit pharmakologische Dosen von Kortikosteroiden erhalten.

Chemoprophylaxe der PjP:

- Kinder 1 Monat bis 12 Jahre: Trimethoprim (TMP) 150 mg/m^{2}KOF/d + Sulfamethoxazol (SMX) 750 mg/m^{2}KOF/d oral in 2 ED an 3 aufeinanderfolgenden Tagen der Woche
- akzeptable Dosierungsalternativen: in 2 ED an 3 alternierenden Tagen
- Jugendliche ≥ 13 Jahre, Erwachsene: 160 mg TMP + 800 mg SMX oral in 1 ED an 3 aufeinanderfolgenden Tagen der Woche oder in 1 ED an 7 Tagen der Woche

Bei einer TMP/SMX-Intoleranz stellt die monatliche Inhalation mit Pentamidin-Isethionat oder die Gabe von Dapson bzw. Atovaquon alternative Prophylaxestrategien dar.

Antimykotische Prophylaxe

Zu den Populationen mit höchstem Risiko (≥ 10 %) für invasive Pilzinfektionen gehören Patienten mit intensiv zytostatisch behandelten hämatologischen Neoplasien (z. B. AML, Leukämierezidiv) und Patienten nach allogener Stammzelltransplantation bis zur Erholung der Granulozyten (Engraftment), die alle im Verlauf eine prolongierte schwere Granulozytopenie haben (< 500/µl, ≥ 10 Tage). Daneben sind allogen transplantierte Patienten bis zur Erholung der T-Zell-Immunität bzw. bis zur Beendigung einer Therapie einer schweren GvHD durch invasive Aspergillusinfektionen bedroht. Entsprechend den Empfehlungen der European Conference on Infections in Leukaemia (ECIL) werden folgende Medikamente als antimykotische Prophylaxe für zytostatisch behandelte Kinder mit hohem Risiko für Pilzinfektionen empfohlen (in alphabetischer Reihenfolge): Itraconazol (Spiegelkontrolle empfohlen), liposomales Amphotericin B oder Posaconazol (Kinder ≥ 13 Jahren, Spiegelkontrolle empfohlen). Alternativ kann der Einsatz von Voriconazol (Spiegelkontrolle empfohlen) oder Micafungin empfohlen werden. Itraconazol und Posaconazol sind für Kinder und Jugendliche < 18 Jahren nicht zugelassen. Beachtet werden muss, dass Azole wie Itraconazol, Voriconazol und Posaconazol nicht zusammen mit Vincristin gegeben werden sollen. Fluconazol kann als antimykotische Prophylaxe in Zentren diskutiert werden, die eine niedrige Inzidenz (< 5 %) von Schimmelpilzinfektionen in den Hochrisikogruppen haben.

Bei allogen transplantierten Kindern (bis zum Zeitpunkt des Engraftments) können zur Prophylaxe von invasiven Pilzinfektionen Fluconazol (nicht aktiv gegen Schimmelpilze!), Itraconazol oder Voriconazol (jeweils Spiegelkontrolle empfohlen), liposomales Amphotericin B oder Micafungin empfohlen werden (▶ Tab. 124.6). Alternativ kann Posaconazol (Kinder ≥ 13 Jahren, Spiegelkontrolle empfohlen) verabreicht werden. Für Patienten nach Engraftment, die aufgrund einer GvHD eine Immunsuppression erhalten, werden Itraconazol, Voriconazol und Posaconazol (jeweils Spiegelkontrolle) empfohlen. Alternativen hierzu sind liposomales Amphotericin B oder Micafungin. Itraconazol und Posaconazol sind für Kinder und Jugendliche < 18 Jahren nicht zugelassen.

Antivirale Prophylaxe

Virusinfektionen bei Kindern und Jugendlichen mit Krebserkrankungen, insbesondere bei Kindern nach Stammzelltransplantation, können durch die eingeschränkte oder gar fehlende Lymphozytenfunktion schwere Krankheitsbilder mit zum Teil lebensbedrohlichen Komplikationen auslösen. Die antivirale Prophylaxe richtet sich dabei überwiegend gegen Viren der Herpesgruppe.

Zur Prophylaxe von Herpes simplex und Herpes zoster (▶ Tab. 124.7) nach Stammzelltransplantationen bzw. bei Rezidiven unter Chemotherapie kann Aciclovir eingesetzt werden. Aciclovirrefraktäre chronische HSV- und VZV-Infektionen sind

Tab. 124.6 Chemoprophylaxe invasiver Pilzinfektionen bei pädiatrisch-onkologischen Patienten.

Medikament	Dosierungsempfehlung
Fluconazol	Kinder (1 Monat bis 12 Jahre): 8 – 12 mg/kgKG/d oral oder i. v. in 1 ED Jugendliche ≥ 13 Jahre und Erwachsene: 400 mg/d oral oder i. v. in einer ED
Itraconazol	Kinder ab 6 Monate, Jugendliche, Erwachsene: 5 mg/kgKG/d oral in 2 ED (Spiegelbestimmung empfohlen)
Voriconazol	2–14 Jahre: 18 mg/kgKG i. v. in 2 ED Tag 1, dann 16 mg/kgKG/d i. v. in 2 ED; 18 mg/kgKG/d oral in 2 ED (max. 350 mg/d) ab 15 Jahre (bzw.12–14 Jahre > 50 kg): 12 mg/kgKG i. v. in 2 ED Tag 1, dann 8 mg/kgKG/d i. v. in 2 ED; 400 mg/d oral in 2 ED Tag 1, dann 200 mg/d oral in 2 ED (jeweils Spiegelbestimmung empfohlen)
Posaconazol	Jugendliche ≥ 13 Jahre und Erwachsene: 600 mg/d oral in 3 ED (Spiegelbestimmung empfohlen)
Micafungin	1 mg/kgKG/d (≥ 50 kg: 50 mg) i. v. in 1 ED
liposomales Amphotericin B	1 mg/kgKG jeden 2.Tag oder 2,5 mg/kgKG zweimal pro Woche, i. v. jeweils in 1 ED

Tab. 124.7 Empfehlungen zu Strategien der Varicella-Zoster-Virus-Prophylaxe.

Maßnahme	Beschreibung
Expositionsprophylaxe	
Isolierung	Patienten unter Immunsuppression mit akuter Varizellen- oder Zoster-Infektion müssen bis zur Verkrustung ihres Exanthems zum Schutze von empfänglichen Patienten in einem Einzelzimmer mit Schleuse (Doppeltür) isoliert werden. Cave: das Zimmer darf nicht mit positivem Druck belüftet sein. Exponierte empfängliche Personen sollten bei Erhalt von VZIG[1] bis zum Tag 28 nach Beginn der Exposition isoliert werden.
aktive Varizellen-Impfung	Folgenden gesunden, VZV-seronegativen Kontaktpersonen wird die Varizellen-Impfung empfohlen: Mitarbeiter auf onkologischen-/Transplantationsstationen, Familienmitgliedern, Haushaltskontaktpersonen, Besuchern von Kindern mit Krebserkrankungen
Postexpositionsprophylaxe	
passive Immunprophylaxe	VZIG für hochgradig immunsupprimierte Patienten innerhalb von 24 bis spätestens 96 Stunden nach Kontakt: VZIG i. v. 1 ml/kgKG die Effektivität liegt bei maximal 70 % die Patienten gelten nach VZIG für 28 Tage als VZV inkubiert und potenziell infektiös
	Für VZV-seronegative Patienten nach Stammzelltransplantation gilt diese Empfehlung bis zu 24 Monate nach Transplantation, für Patienten mit chronischer GvHD und/oder anhaltender Immunsuppression über 24 Monate hinaus.
Chemoprophylaxe[2]	Aciclovir, 60 – 80 mg/kgKG/d p. o. in 3 – 4 ED für 7 Tage ab Tag 7 nach Exposition (ggf. ab 12. Lebensjahr das besser oral verfügbare Valaciclovir 1000 mg/d in 2 ED) (vielerorts übliche, jedoch nicht durch prospektive Studien belegte Strategie; allerdings legen Registerstudien aus England die Effektivität und Sicherheit dieses oralen Prophylaxeregimes nahe)
Besondere Empfehlungen für stammzelltransplantierte Patienten	
Prophylaxe der VZV-Reaktivierung	die Aciclovir-Langzeitprophylaxe ist bei schwerer, anhaltender Immunsuppression empfohlen
aktive Varizellen-Impfung	kontraindiziert für alle Patienten nach Stammzelltransplantation für mindestens 2 Jahre nach Transplantation

[1] Varicella-Zoster-Immunglobulin
[2] Das mancherorts verwendete Brivudin scheint dem Aciclovir in nichts nachzustehen, ist jedoch weder für Kinder noch für diese Indikation zugelassen. Aufgrund der Interaktion muss die gleichzeitige Verwendung des Medikaments mit 5-Fluoropyrimidinen vermieden werden.

124

Tab. 124.8 Empfehlungen zur Zytomegalievirus-Prophylaxe.

Maßnahme	Beschreibung
Transfusionen	CMV-seronegative Patienten und CMV-seronegative Empfänger von CMV-seronegativen Stammzellspendern erhalten entweder CMV-freie oder leukozytenreduzierte Blutprodukte[1].
präemptive Therapie[2]	Ganciclovir bei 1. Nachweis einer CMV-Antigenämie (pp65) bzw. Virämie oder bei positiver CMV-PCR. Dosierung: 10 mg/kgKG/d i. v. in 2 ED über 7 – 14 Tage
Erhaltungstherapie	5 mg/kgKG/d an 5 Tagen/Woche bis Ende der Risikophase orale Behandlung einmal täglich mit Valganciclovir[3]; Dosis richtet sich nach Körperoberfläche sowie der Kreatininclearance, die nach modifizierter Schwartz-Formel berechnet wird; siehe Fachinformation; maximal 450 mg pro Gabe

[1] Entsprechend einer Querschnittsleitlinie zur Therapie mit Blutkomponenten und Plasmapräparaten der Bundesärztekammer von 2008 (www.bundesaerztekammer.de) wird seit einigen Jahren keine CMV-Testung mehr empfohlen, da bei Spendern, die per CMV-Serologie negativ getestet wurden, das theoretische Risiko einer CMV-Übertragung in der Window-Phase höher ist als bei CMV-positiven Spendern.
[2] Die zur VZV-Prophylaxe übliche Gabe von Aciclovir bietet bereits einen gewissen Schutz gegen eine CMV-Reaktivierung (zwingend notwendig: Surveillance und präemptive Therapie).
[3] Valganciclovir hat eine Zulassung nach solider Organtransplantation. Die Kinderdaten sind in der Fachinformation zitierte Studienergebnisse und keine offizielle Therapieempfehlung.

nach Stammzelltransplantation beschrieben und müssen bei Rezidiven berücksichtigt werden. In diesen Fällen kämen Foscavir bzw. Cidofovir zum Einsatz.

Während CMV-Erkrankungen infolge von primären Infektionen oder von CMV-Reaktivierungen bei pädiatrischen Patienten unter Chemotherapie seltene Ereignisse sind, gehören sie zu bedrohlichen Komplikationen bei Patienten nach allogener Stammzelltransplantation (▸ Tab. 124.8).

Entsprechend amerikanischen Empfehlungen sollten immunsupprimierte Patienten innerhalb von 6 Tagen nach Masern-Exposition Immunglobuline (0,5 ml/kgKG bzw. 80 mg/kgKG) erhalten.

Infektionsprophylaxe durch hämatopoetische Wachstumsfaktoren (G-CSF, GM-CSF)

Die Indikation zum Einsatz hämatopoetischer Wachstumsfaktoren zur primären Prophylaxe bei Kindern wird kontrovers diskutiert. Zwar konnten einige Studien zeigen, dass durch die Wachstumsfaktoren die Inzidenz von Fieber bei Granulozytopenie verringert oder der Antibiotikaverbrauch bei den Patienten vermindert werden konnte, jedoch konnte in keiner Studie die infektassoziierte Mortalität verringert oder das Gesamtüberleben verbessert werden. Außerhalb von klinischen Studien sind hämatopoetische Wachstumsfaktoren potenziell bei Patienten mit dosisintensiver Therapie indiziert. Auf der anderen Seite brachte der Einsatz von G-CSF bei Patienten mit akuter myeloischer Leukämie, die eine der intensivsten Therapien in der pädiatrischen Onkologie erhalten, keinen Vorteil. Erwogen werden kann eine primäre Prophylaxe mit Wachstumsfaktoren bei Patienten mit Malignomrezidiv/Zweitmalignom und verminderter Knochenmarkreserve oder bei Patienten mit erhöhtem Risiko für schwere Infektionen, wie z. B. Patienten mit offenen Wunden. Ebenfalls kann der Einsatz der Wachstumsfaktoren auch als sekundäre Prophylaxe bei Patienten unter zytotoxischer Therapie diskutiert werden, die mindestens eine Episode einer dokumentierten bakteriellen/mykotischen Infektion im Rahmen einer langen (> 7 Tage) und/oder schweren Granulozytopenie hatten, die zur Modifikation der folgenden Chemotherapie führte.

Der Beginn einer prophylaktischen Gabe mit Wachstumsfaktoren sollte zwischen 1 und 5 Tage nach Ende der jeweiligen Chemotherapieeinheit liegen und mindestens so lange fortgeführt werden, bis die absolute Granulozytenzahl 1000/µl nach Nadir übersteigt.

Während die hämatopoetischen Wachstumsfaktoren routinemäßig zur Mobilisierung von autologen Stammzellen verabreicht werden, wird der prophylaktische Einsatz nach autologer Stammzelltransplantation nicht routinemäßig empfohlen. Bei Empfängern nach Transplantation allogener aufgereinigter Stammzellen oder nach haploidenter Stammzelltransplantation wird der routinemäßige Einsatz von G-CSF zur primären Prophylaxe kontrovers beurteilt, da G-CSF möglicherweise die Immunrekonstitution verzögert. Eine generelle

Tab. 124.9 Impfempfehlungen für hämatologisch-onkologische Patienten der Pädiatrie.

Art der Impfung	Empfehlung
Impfungen mit Totimpfstoffen	• nach konventioneller Chemotherapie: Impfung empfohlen ab 3 Monate nach Ende der gesamten Chemotherapie • nach Stammzelltransplantation: Wiederaufnahme empfohlen ab 6 Monate nach Stammzelltransplantation für Patienten ohne GvHD, ohne anhaltende immunsuppressive Therapie
Impfungen mit Lebendimpfstoffen	• unter Chemotherapie/Immunsuppression grundsätzlich kontraindiziert nach konventioneller Chemotherapie: Impfung empfohlen ab 6 Monate nach Ende der gesamten Chemotherapie • nach Stammzelltransplantation: Patienten ohne GvHD / ohne anhaltende immunsuppressive Therapie dürfen ab 24 Monate nach Stammzelltransplantation Lebendimpfungen erhalten (z. B. gegen Masern, Mumps, Röteln oder Varizellen)
besondere Impfungen	
Varizellen-Impfung	Indikationsimpfung für seronegative Patienten vor geplanter immunsuppressiver Therapie sowie vor Organtransplantation, jedoch nicht bei Patienten mit malignen Grunderkrankungen vor oder unter zytotoxischer Therapie.
Influenza-Impfung	• Indikationsimpfung, empfohlen 1-mal jährlich für Patienten mit Immundefizienz; Immunantwort jedoch schlecht unter Chemotherapie • zusätzlich ist die Impfung von Haushaltskontaktpersonen sinnvoll sowie von Patienten nach Stammzelltransplantation lebenslang (der nasale Influenza-Lebendimpfstoff ist bei immunsupprimierten Patienten sowie bei deren Kontaktpersonen kontraindiziert!)
Pneumokokken- Impfung	prophylaktische Standardmaßnahme bei allen Patienten mit angeborener, funktioneller oder chirurgisch bedingter Asplenie sowie Patienten ab 6 Monate nach allogener Stammzelltransplantation; weitere Details im Kapitel Pneumokokken (S. 450).

Empfehlung zum Einsatz der hämatopoetischen Wachstumsfaktoren bei diesen Patienten ist nicht möglich.

124.6.3 Impfungen bei onkologischen Kindern

Auch bei vor der Krebserkrankung adäquat durchgeführten Impfungen ist nach Abschluss der Therapie von einem zumindest unvollständigen Impfschutz auszugehen. Unter der Annahme, dass etwa 3 – 6 Monate nach Beendigung einer konventionellen Chemotherapie wieder mit einer normalen Impfantwort gerechnet werden kann, sollten unabhängig von der Art der erfolgten Therapie das Wieder-/Weiterimpfen mit Totimpfstoffen 3 – 6 Monate und mit Lebendimpfstoffen 6 – 9 Monate nach Beendigung der Chemotherapie erfolgen (▶ Tab. 124.9). Bei Patienten nach allogener Stammzelltransplantation können Totimpfungen erfolgreich ab 6Monate durchgeführt werden, was eine aktuelle Studie für Pneumokokken- und Totimpfstoffe zeigte. Lebendimpfungen sollen in diesem Patientenkollektiv frühestens 24 Monate nach Transplantation verabreicht werden. Allerdings sind wesentliche Einzelaspekte der aktiven Immunisierung nach Chemotherapie nach wie vor unklar (z. B. Notwendigkeit einer Grundimmunisierung versus Auffrischung, Notwendigkeit serologischer Titerkontrollen).

Koordinator:
T. Lehrnbecher

Mitarbeiter:
C. Berger, K. Beutel, H.-J. Dornbusch, A. H. Groll, U. Kontny, H.-J. Laws, A. Simon

124.7 Weiterführende Informationen

European Group for Blood and Marrow Transplantation (EBMT): www.ebmt.org (pdf) > Resources > Library > ECIL > Pediatric guidelines for antifungals

Kommission für Krankenhaushygiene und Infektionsprävention beim Robert Koch-Institut: www.rki.de (pdf) > Infektionsschutz > Infektions- und Krankenhaushygiene > Empfehlungen der Kommission für Krankenhaushygiene und Infektionsprävention > Betriebsorganisation in speziellen Bereichen: Anforderungen an die Hygiene bei der medizinischen Versorgung von immunsupprimierten Patienten

Robert Koch-Institut. Hinweise zu Impfungen für Patienten mit Immundefizienz (STIKO): www.rki.de (pdf) > Infektionsschutz > Epidemiologisches Bulletin > Jahrgang 2005, Ausgabe 39

125 Infektionen des zentralen Nervensystems

125.1 Enzephalitis

125.1.1 Enzephalitis allgemein

Klinisches Bild

Eine Enzephalitis ist eine entzündliche Erkrankung des Hirnparenchyms, meist mit infektiöser Genese, die in der Regel mit Fieber, Kopfschmerzen und neurologischen Symptomen einhergeht. Letztere zeigen sich in Form von Desorientiertheit oder Persönlichkeitsveränderungen, fokalen oder generalisierten epileptischen Anfällen, neurologischen Ausfallerscheinungen (Paresen, Hirnnervenausfällen etc.) oder Vigilanzstörungen (Stupor, Somnolenz, Sopor, Koma). Häufig besteht auch eine meningitische Begleitreaktion.

Nach dem Verlauf werden akute und chronische Enzephalitiden unterschieden, nach der Ätiologie infektiöse (virale, bakterielle, parasitäre und mykotische) und nichtinfektiöse Formen, nach der Lokalisation Enzephalitiden der Großhirnhemisphären, des Zerebellums (Zerebellitis) und des Hirnstamms. Die Erkrankung kann durch eine direkte Erregerinvasion oder durch immunologische Mechanismen ausgelöst werden.

Klinische Beispiele infektiöser Enzephalitiden:

- akute Enzephalitis – z. B. durch HSV (S. 308), Enteroviren (S. 246), FSME-Viren (S. 264), Mykoplasmen (S. 410)
- akute para-/postinfektiöse Enzephalitis – im Rahmen von Masern (S. 383), Mumps (S. 407), Varizellen (S. 582), Mykoplasmen (S. 410)
- chronisch-degenerative Enzephalitis – z. B. durch HIV (S. 314), Polyomavirus JC
- „Slow-virus"-Enzephalitis – z. B.subakut-sklerosierende Panenzephalitis (SSPE); progressive Rubella-Panenzephalitis, Creutzfeldt-Jakob-Krankheit

Ätiologie

Enzephalitiden können durch eine Vielzahl von Erregern hervorgerufen werden; die wichtigsten für Mitteleuropa sind in ► Tab. 125.1 aufgeführt. Die Erreger gelangen meist hämatogen nach respiratorischer oder gastrointestinaler Inokulation oder nach Insektenstich über die Blut-Hirn- bzw. Blut-Liquor-Schranke in das ZNS. Manche Erreger wie HIV, Rabiesviren oder HSV-1 infizieren das Gehirn, indem sie in mononukleären Zellen oder retrograd über Nervenfasern in das ZNS transportiert werden.

Der Neurotropismus mancher Viren erklärt eine gewisse erregerspezifische Symptomatik (motorische Paresen bei Poliomyelitis durch Infektion der Alpha-Motoneuronen, Wesensveränderungen bei Rabies durch Infektion des limbischen Systems).

Bakterien, Pilze und Parasiten können hämatogen, z. B. von Bronchiektasen oder Endokardauflagerungen oder penetrierend von den Nasennebenhöhlen in das ZNS gelangen.

Epidemiologie

Für westliche Industrienationen geben Studien eine Gesamtinzidenz der Enzephalitis (Kinder und Erwachsene) von ca. 7/100 000 Einwohner pro Jahr an, für Kinder jedoch eine höhere Inzidenz von bis zu 14/1 000 000 Kinder pro Jahr. In Deutschland ist mit ca. 1400 bis 1500 Erkrankungen pro Jahr zu rechnen, d. h. mit 1–2 Erkrankungsfällen pro pädiatrischem Versorgungskrankenhaus und 8–10 pro Zentrum mit überregionalem Einzugsgebiet. Ungefähr 20 % der Enzephalitiden mit nachgewiesenem Erreger werden durch HSV-1 verursacht, gefolgt von Varicella-Zoster-Virus und Enteroviren (jeweils ca. 5 %). Zu bedenken ist, dass in bis zu

Tab. 125.1 Erregerspektrum bei Enzephalitis/Meningoenzephalitis.

Gruppe	Erreger
Viren	HSV-1 + 2, VZV, CMV, EBV, HHV-6 + 7, Enteroviren (Echo-, Coxsackie-, Polio-), Adenoviren, Masern-, Mumps-, Rötelnvirus, Influenzaviren, Parainfluenzaviren, Parvovirus B19, Reoviren, HIV, FSME-Virus, West-Nil-Virus, Japan-Enzephalitis-Virus (JEV), Polyomavirus JC, Lyssavirus, BK-Virus
Bakterien	Borrelia burgdorferi, Mycoplasma pneumoniae, Mycobacterium tuberculosis, Bartonella henselae, Leptospiren, Brucellen, Listerien
Parasiten	Toxoplasma gondii, Plasmodium falciparum, Trypanosomen, Amöben (Naegleria fowleri, Acanthamoeba spp.)
Pilze	Kryptokokken, Aspergillus spp., Candida spp.

60 % der Fälle kein Erreger nachgewiesen werden kann. Die Enzephalitis ist zwar eine seltene Erkrankung, aber weiterhin mit sehr hoher Morbidität und nicht geringer Mortalität assoziiert. Je nach infektiöser Ätiologie ist mit neurologischen Folgeerscheinungen unterschiedlichen Schweregrades in bis zu 70 % der Erkrankungsfälle zu rechnen; in einer englischen Untersuchung wird eine Todesfallrate von 2,3 pro 100 Fälle angegeben. Hinsichtlich einzelner Erreger wie FSME ist der Ort des Auftretens, bei Enteroviren die Saison (v. a. im Sommer) zu bedenken, während HSV-1 sporadisch, unabhängig von Ort und Jahreszeit, auftritt.

Diagnose

Anamnestisch bedeutsam sind Art und Dauer der Symptomatik, Begleiterkrankungen (z. B. Immunsuppression), Zeckenstich (Borrelien-Infektion und FSME), Tierbiss (Rabies), Reisen in Endemiegebiete (Malaria, Japan-Enzephalitis, Arbovirus-Infektionen), exanthematische Erkrankungen (Masern, Varizellen) und bei Verdacht auf Hirnabszess Fragen nach vorbestehenden Infekt-/Streuherden (Bronchiektasen, chronischer Sinusitis, Otitis media, Zahnabszess, Endokarditis). Bei Bewusstseinsstörungen sollten diese Informationen unbedingt von den Angehörigen bzw. Begleitpersonen erhoben werden. Bei enzephalitischen Symptomen unklarer Genese sollte auch immer an eine Tuberkulose und an HIV gedacht werden! Differenzialdiagnostisch sind nichtinfektiöse Ursachen einer Enzephalopathie abzugrenzen, wie z. B. Intoxikationen, das Reye-Syndrom, ZNS-Tumoren, Blutungen, Vaskulitiden oder zugrunde liegende metabolische Erkrankungen. Des Weiteren sind immunvermittelte Enzephalitiden, wie z. B. die akute disseminierte Enzephalomyelitis (ADEM) oder autoantikörpervermittelte Enzephalitiden in Erwägung zu ziehen. Dies betrifft zum einen Enzephalitiden mit Nachweis von Autoantikörpern gegen spannungsabhängige Kaliumkanäle (vornehmlich unter dem Bild einer limbischen Enzephalitis) und zum anderen jene mit Nachweis von Autoantikörpern gegen NMDA-Rezeptoren (biphasischer Verlauf mit zunächst hirnorganischem Psychosyndrom und dann Symptomen einer subkortikalen Funktionsstörung mit extrapyramidalen und vegetativen Störungen). Die Diagnose stützt sich auf die klinische Beurteilung, Laboruntersuchungen von Blut und Liquor, mikrobiologische Untersuchungen und bildgebende Verfahren. Trotz großer Fortschritte in der mikrobiologischen Diagnostik gelingt die exakte Identifizierung des verursachenden Erregers in weniger als 50 % der Fälle.

Liquor

Eine frühzeitige Liquoruntersuchung ist bei fehlenden klinischen Kontraindikationen für eine Liquorpunktion (LP) obligat. Bei klinischer Kontraindikation sollte eine Kernspintomografie oder, falls nicht verfügbar, eine Computertomografie durchgeführt werden. Anschließend sollte sowohl kritisch die Indikation für eine LP reevaluiert werden als auch die Indikation für eine möglicherweise notwendige antivirale Therapie zeitnah gestellt werden (innerhalb der ersten 6 Stunden nach stationärer Aufnahme).

Zellzahl und Proteingehalt im Liquor sind meist geringgradig erhöht (meist Lymphozyten mit Zellzahlen von 5 – 500/µl). Beide Parameter können auch im Normbereich liegen und schließen somit eine virale Enzephalitis keinesfalls aus. Eine sehr hohe Zellzahl (> 50 000/µl) kann auf einen Hirnabszess mit Einbruch in das Ventrikelsystem hinweisen.

Folgende labordiagnostische Untersuchungen sind bei jedem Patienten bei V. a. eine Enzephalitis indiziert: Routine-Laborparameter (Zellzahl mit Differenzierung, Gesamteiweiß, Untersuchung auf Störung der Blut-Liquor-Schranke sowie autochthone Immunglobulinsynthese und oligoklonale Banden, Laktat, Liquor-/Plasmaglukose, mikroskopische Untersuchung), bakteriologische Liquorkultur (Candida und Kryptokokken werden mit erfasst), Liquor-PCR auf HSV1 + 2, VZV und Enteroviren. Bei klinischem Verdacht sollten außerdem eine PCR (geringe Sensitivität) sowie Serumantikörper gegen Mycoplasma pneumoniae (hohe Sensitivität) bestimmt werden; eine Asservierung von Liquor-/Serumproben bei –20 °C für evtl. spätere Antikörperuntersuchungen mit gezielter Fragestellung ist generell anzustreben. Bei unklar gebliebenen Fällen einer Enzephalitis oder bei Patienten mit Immunsuppression (hier auch HIV-Status abklären) sollten weitere PCR-Untersuchungen des Liquors auf EBV, CMV, HHV6, Parvovirus B19 und andere angeschlossen werden, sowie Antikörper-Verlaufsuntersuchungen nach 2 Wochen in Liquor und Serum einschließlich Bestimmung erregerspezifischer Antikörperindizes (erregerspezifische intrathekale Antikörpersynthese) durchgeführt werden. Bei Neuroborreliose hat der Nachweis der autochthonen Antikörperproduktion eine höhere Sensitivität als die PCR-Untersuchung.

Serologie und ergänzende mikrobiologische Diagnostik

Der Nachweis von IgM-Antikörpern oder der Anstieg von IgG-Antikörpern gegen EBV, CMV, Influenza A und B, Parainfluenza, Adenoviren, Mumpsviren, Varicella-Zoster-Virus, Coxsackie- und ECHO-Viren sowie Mykoplasmen kann in Zusammenhang mit neurologischen Symptomen auf die spezifische Ätiologie hinweisen. Des Weiteren können bei Verdacht auf bestimmte Erreger weitere mikrobiologische Untersuchungen aus Urin (z. B. CMV, Masern), Nasen-Rachen-Sekret (z. B. Influenza A + B), Stuhlproben (z. B. Adenoviren) und Hautläsionen (z. B. HSV-2) indiziert sein. Differenzialdiagnostisch sollte immer an eine mögliche Tuberkulose und an HIV gedacht werden! Zum Ausschluss oder Nachweis der autoantiköpervermittelten Enzephalitiden sind entsprechende Antikörperuntersuchungen in Serum und Liquor in Betracht zu ziehen (AK gegen spannungsabhängige Kaliumkanäle, NMDA-Rezeptor-Antikörper, Schilddrüsenautoantikörper).

Elektroenzephalogramm (EEG)

Das EEG ist eine wichtige ergänzende Untersuchung, welche zum einen subklinische epileptische Aktivität und einen möglichen nonkonvulsiven Status epilepticus nachweisen kann und zum anderen hilft, enzephalopathieähnliche Symptome anderer Ursachen (wie z. B. durch psychiatrische Erkrankungen) abzugrenzen. Bei entzündlichen Prozessen der Großhirnhemisphären zeigen sich fast immer Veränderungen im EEG, meist ist die Grundaktivität verlangsamt. Bei fokalen Prozessen, z. B. HSV-Enzephalitis, können Verlangsamungsherde nachweisbar sein, welche jedoch unspezifisch sind und auch z. B. bei metabolischen Enzephalopathien oder Hirnödem vorkommen. Ein normales EEG macht eine Enzephalitis eher unwahrscheinlich, schließt sie jedoch keinesfalls aus: So zeigen z. B. zerebelläre Enzephalitiden im EEG meist keine Auffälligkeiten.

Bildgebende Diagnostik

Bei Patienten mit V. a. eine Enzephalitis sollte frühzeitig (24 bis maximal 48 Stunden nach stationärer Aufnahme) eine Bildgebung durchgeführt werden. Die Methode mit der höchsten Sensitivität ist die Kernspintomografie (MRT), und alternativ, aber mit geringerer Sensitivität die kraniale Computertomografie (CCT). So können bei der HSV-Enzephalitis mit der MRT meist schon 2 – 3 Tage, mit CCT jedoch erst 4 – 5 Tage nach Beginn der neurologischen Symptomatik Veränderungen nachgewiesen werden. Bei nicht zeitnah verfügbarer MRT ist es sinnvoll, zunächst eine CCT durchzuführen (1. zur Diagnosebestätigung einer möglichen Enzephalitis oder 2. zur Bestätigung einer Alternativdiagnose, wie z. B. ZNS-Tumoren, Blutungen, Hydrozephalus, Abszess oder 3. bei klinischer Kontraindikation für eine LP) und später eine MRT nachzuholen. Diese sollte nativ und mit Kontrastmittel inkl. FLAIR-Sequenz durchgeführt werden. Entzündliche Prozesse stellen sich in der T 1-gewichteten MRT meist als signalarme, in T 2-gewichteten Aufnahmen als signalintensive Zonen dar. Im kranialen Computertomogramm (CCT) sind diese Entzündungsherde hypodens. Für einzelne Virusenzephalitiden gibt es typische Verteilungsmuster der entzündlichen Herde in der MRT / im CT, z. B. asymmetrischer Stammganglienbefall bei Arboviren-Infektion (FSME, JEV) oder temporobasale, periinsuläre und zinguläre Herde bei Herpes-Enzephalitis. Bei der Suche nach Verkalkungsherden, z. B. bei konnataler CMV- oder Toxoplasma-Enzephalitis, ist die CT der MRT überlegen. Für spezielle Fragestellungen (z. B. limbische Enzephalitis, Rasmussen-Enzephalitis) können auch die „single-photon-emission-tomography“ (SPECT) oder die Positronenemissionstomografie (PET) weiterhelfen.

Hirnbiopsie

Sie ist nur in Ausnahmefällen indiziert (z. B. bei progredienter klinischer Verschlechterung unter Aciclovirtherapie). Bei optimaler Technik (z. B. stereotaktisch) liegt die Komplikationsrate (v. a. Blutungen, Hirnödem) bei ca. 2 %.

Therapie

Die Enzephalitis ist immer ein Notfall und erfordert bereits bei Verdacht eine stationäre Einweisung zur symptomatischen und ggf. kausalen Therapie. Die symptomatische Behandlung umfasst vor allem Antipyrese und frühzeitige intensivtherapeutische Maßnahmen wie antikonvulsive Behandlung, Monitoring des Hirndrucks, Therapie einer inadäquaten Produktion von Adiuretin etc.

Die kausale Therapie richtet sich nach der vermuteten oder bewiesenen Ursache (siehe ▶ Tab. 125.2).

▶ **Initiale Therapie bei unbekanntem Erreger.** Wenn bei einem Patienten mit enzephalitischer Symptomatik aufgrund der Anamnese und/oder des klinischen Befunds keine eindeutigen Hinweise auf die Ätiologie (z. B. Exanthem bei Masern, Parotitis bei Mumps) vorliegen, ist nach Abnahme von Blut und Liquor *unverzüglich* (spätestens innerhalb von 6 Stunden nach stationärer Aufnahme) mit einer intravenösen Antibiotikatherapie wie bei bakterieller Meningitis und einer intravenösen antiviralen Therapie (Aciclovir) zu beginnen, da nur ein frühzeitiger Therapiebeginn die Prognose entscheidend verbessert. Die antibakterielle Therapie wird nach Ausschluss einer bakteriellen Infektion abgesetzt. Ist eine HSV- oder VZV-Enzephalitis ausgeschlossen kann auch die antivirale Aciclovirtherapie beendet werden (näheres siehe HSV-Enzephalitis). Keinesfalls darf bei bestehendem klinischem Verdacht und normaler bildgebender Diagnostik der Beginn der antiviralen Therapie verzögert werden.

Prophylaxe

Folgende Enzephalitiden lassen sich heute durch Impfungen verhindern: Masern-, Mumps-, Röteln-, Poliomyelitis-, Rabies-, Japan-, Gelbfieber-, Varizellen- und Influenza-Enzephalitis.

125.1.2 Hirnstammenzephalitis

Eine Sonderform der Enzephalitis ist die Hirnstammenzephalitis. Die typischen Symptome sind Ataxie, Blickparesen mit Nystagmus, multiple Hirnnervenparesen, Pyramidenbahnsymptome und Bewusstseinstrübungen. Die diagnostische Methode der Wahl ist die Kernspintomografie, mit der entzündliche Ödeme und evtl. eine Auftreibung des Hirnstamms nachgewiesen werden können. Die akustisch evozierten Potenziale sind meist pathologisch verändert. Die Ätiologie kann oft nicht geklärt werden, doch wurden wiederholt HSV-1, Listerien, VZV, EBV und Enteroviren als Erreger beschrieben.

125.1.3 Klinisch relevante Enzephalitiden

Nachfolgend werden die klinisch wichtigsten Enzephalitiden und ihre Besonderheiten kurz dargestellt. Die empfohlene Dosierung der entsprechenden Medikamente ist in ▶ Tab. 125.2 aufgeführt.

Herpes-simplex-Enzephalitis

Klinisches Bild

Nach 1 – 3 Tagen Fieber und Kopfschmerzen kommt es meist zu einer rasch progredienten neurologischen Symptomatik mit epileptischen Anfäl-

Tab. 125.2 Behandlungsvorschläge für ausgewählte Meningoenzephalitiden (siehe auch entsprechende Kapitel zu den Erregern).

Erreger	Therapie- und Dosierungsempfehlung
Viren	
HSV-1, 2	Aciclovir 45 mg/kgKG/d i. v. in 3 ED über 21 Tage (bei neonataler Infektion 60 mg/kgKG in 3 ED) 2. Wahl bei neonataler Infektion: Vidarabin 30 mg/kgKG/d in 1 ED
VZV[1]	Aciclovir 45 mg/kgKG/d i. v. in 3 ED über mindestens 10 Tage
Influenza A, B	Oseltamivir 60 mg/d (< 15 kgKG), 90 mg/d (15 – 23 kgKG), 120 mg/d (24 – 40 kgKG), 150 mg/d (> 40 kgKG oder > 13 Jahre) p. o. in 2 ED über mindestens 5 Tage
Enteroviren	Pleconaril steht z. Zt. nicht zur Verfügung
Bakterien	
Borrelia burgdorferi	• Ceftriaxon 50 mg/kgKG/d in 1 ED (maximal 2 g/d) oder • Cefotaxim 200 mg/kgKG/d in 3 ED (maximal 6 g/d) oder • Penicillin G 500 000 IE/kgKG/d in 4 ED (maximal 12 Meg. IE/d) über 14 Tage • Doxycyclin[2] 4 mg/kgKG/d in 1 ED über 14–21 Tage, max. Tagesdosis 200 mg
Mykoplasmen	• Doxycyclin[2] 4 mg/kgKG/d in 1 ED über 7 Tage; evtl. Chinolone; Erythromycin (vorzugsweise Estolat) 40 – 50 mg/kgKG/d in 2 ED (schlechte Liquorgängigkeit!), Azithromycin, Clarithromycin

Tab. 125.2 Fortsetzung

Erreger	Therapie- und Dosierungsempfehlung
Parasiten	
Toxoplasma gondii	Pyrimethamin (erste 2 Tage 2 mg/kgKG/d, dann 1 mg/kgKG/d) + Sulfadiazin100 mg/kgKG/d + Folinsäure 5 – 10 mg alle 3 Tage (Alternative zu Sulfadiazin: Clindamycin 40 mg/kgKG/d)
Plasmodium falciparum	• Chinin initial 20 mg/kgKG i. v. über 4 h, dann 10 mg/kgKG über 2 – 4 h alle 8 h oder 12 h bei Kinder < 2 Jahren, bis orale Medikation möglich ist. • Alternative: Artesunate allein oder in Kombination mit Chinin • Die Therapie wird i. v. mit 2,4 mg/kgKG gestartet. Nach 12 und 24 h wird die Gabe wiederholt, dann wird die Substanz 1-mal täglich gegeben, bis eine orale Therapie mit 2 mg/kgKG/d möglich ist. Die Gesamtdauer der Therapie beträgt 7 Tage. Höchstwahrscheinlich Therapie 1. Wahl, wenn regulär verfügbar.
Trypanosoma brucei gambiense	• Melarsoprol 2,2 mg/kgKG/d i. v. über 10 Tage oder • Eflornithin 400 mg/kgKG/d i. v. in 4 ED über 14 Tage
Trypanosoma brucei rhodesiense	• Melarsoprol Tag 1: 1,2 mg/kgKG; Tag 2: 2,4 mg/kgKG; Tag 3 und 4: 3,6 mg/kgKG intravenös, 2-mal im Abstand von jeweils 7 Tagen wiederholen
Amöben-Enzephalitis durch freilebende Amöben, wie Naegleria fowleri, Acanthamoeba spp. Balamuthia mandrillaris	• Therapieversuch mit Amphotericin B und Fluconazol oder Itraconazol, in Kombination mit Flucytosin, Rifampicin, Sulfadiazin oder Cotrimoxazol
Pilze	
Aspergillus spp.	• Voriconazol 16 mg/kgKG/d in 2 ED (Tag 1: 18 mg/kgKG in 2 ED) für die Altersgruppe von 2–14 Jahren; 8 mg/kgKG/d in 2 ED (Tag 1: 12 mg/kgKG in 2 ED) ab 15 Jahren und für 12- bis 14-Jährige mit einem Körpergewicht von > 50 kg. Dosisempfehlungen für die orale Gabe sind 18 mg/kgKG/d in 2 ED (max. 700 mg/d) für die Altersgruppe von 2–14 Jahren bzw. 400 mg/d in 2 ED für Patienten ≥ 15 Jahre und 12- bis 14-Jährige mit einem Körpergewicht von > 50 kg • liposomales Amphotericin B 3 – 5 mg/kgKG/d • Posaconazol 20 – 40 mg/kgKG/d
Candida spp.	• liposomales Amphotericin B 3 – 5 mg/kgKG/d) plus Flucytosin (Flucytosin 100 -150 mg/kgKG/d i. v. in 4 ED) über mind. 3 Wochen • Fluconazol 12 – 16 mg/kgKG/d (maximal 800 mg) p. o. • Voriconazol 16 mg/kgKG/d i.v in 2 ED (Tag 1: 18 mg/kgKG i. v. in 2 ED) für die Altersgruppe von 2–14 Jahren; 8 mg/kgKG/d i. v. in 2 ED (Tag 1: 12 mg/kgKG i. v. in 2 ED) ab 15 Jahren und für 12- bis 14-Jährige mit einem Körpergewicht von > 50 kg. Oral: 18 mg/kgKG/d p. o. in 2 ED (max. 700 mg/d) für die Altersgruppe von 2–14 Jahren bzw. 400 mg/d p. o. in 2 ED für Patienten ≥ 15 Jahre und 12- bis 14-Jährige mit einem Körpergewicht von > 50 kg
Kryptokokken	• Amphotericin B 0,5 – 1,0 mg/kgKG/d + Flucytosin 100 – 150 mg/kgKG/d über 8 – 10 Wochen, gefolgt von Fluconazol 8 – 12 mg/kgKG/d als Einzeldosis p. o. • Alternativ bei NI; liposomales Amphotericin 3 – 5 mg/kgKG/d

[1] Die reine Zerebellitis erfordert im Gegensatz zur Enzephalitis zumeist keine virostatische Therapie.
[2] Tetrazykline können bei Kindern < 9 Jahre Zahnveränderungen hervorrufen; da Erythromycin schlecht in das ZNS penetriert, muss das Nutzen-Risiko-Verhältnis der Tetrazykline im Kindesalter sorgfältig abgewogen werden.

len, Wesensveränderungen und Bewusstseinsstörungen. Fokale motorische Anfälle, Geruchshalluzinationen und bei erkrankten Neugeborenen ein Herpes genitalis der Mutter können neben den erregerunspezifischen Symptomen hinweisend auf eine Herpes-simplex-Enzephalitis sein.

Die Herpes-simplex-Enzephalitis verläuft jenseits der Neugeborenenperiode meist als fokale nekrotisierende Temporallappenenzephalitis (Invasion der Herpes-simplex-Viren entlang der olfaktorischen Fasern oder retrograd von den Ganglia gasseri aus in das ZNS).

► **Fetale und neonatale Infektion.** Die HSV-Infektion des Neugeborenen ist eine peripartale Infektion, in deren Verlauf es zu einer hämatogenen Streuung in das ZNS kommen kann. Im Gegensatz zur Herpes-simplex-Enzephalitis des älteren Kindes wird diese Infektion meist durch HSV-2 verursacht. Klinisch können grundsätzlich 3 Formen unterschieden werden:

- herpetiforme Vesikel an der Haut, den Augen oder der Mundschleimhaut (40 %)
- isolierte Enzephalitis (40 %)
- disseminierte Infektion (Pneumonie, Hepatitis etc., 20 %), wobei Hautaffektionen auch im Rahmen einer zentralnervösen oder disseminierten Infektion auftreten können.

Die Enzephalitis des Neugeborenen ist im Gegensatz zur Enzephalitis des älteren Kindes meist eine diffuse Entzündung des Hirngewebes, die initial nicht auf die Temporallappen begrenzt ist und als hämorrhagische Läsion imponieren kann. Im Sonogramm des ZNS kann eine umschriebene Hirnblutung wegweisend sein. Es kommt zunächst zu unspezifischen Allgemeinsymptomen, dann zu Krampfanfällen und Bewusstseinstrübungen. Wie beim älteren Kind und Erwachsenen ist die Prognose vom Ausmaß der Bewusstseinsstörung bei Therapiebeginn abhängig. Bei wachen oder nur lethargischen Neugeborenen mit Enzephalitis liegt die Letalität bei ca. 10 %, während ca. 50 % der initial komatösen Kinder trotz Therapie sterben. Die Letalität bei Frühgeborenen ist 4-fach höher als bei reifgeborenen Kindern. Initiale Krampfanfälle sind ein prognostisch ungünstiges Zeichen. 90 % der Neugeborenen mit initialen Krampfanfällen hatten 1 Jahr nach Erkrankung neurologische Defekte, während nur 35 % der Neugeborenen mit Enzephalitis ohne Krampfanfälle neurologische Ausfälle aufwiesen. Charakteristisch für Rezidive einer HSV-Enzephalitis sind choreoathetoide Bewegungsstörungen und Bewusstseinstrübungen.

Epidemiologie

► **HSV-1.** Die Häufigkeit der durch HSV-1 bedingten Enzephalitis beträgt ca. 1/250 000 - 500 000 Personen/Jahr; 30 % der Erkrankten sind Kinder, und 50 % der Patienten sind älter als 50 Jahre. Etwa ⅓ der Erkrankungen sind durch Primärinfektionen und ⅔ durch Reaktivierungen bedingt. Die Letalität der unbehandelten Erkrankung beträgt ca. 70 %, und nur bei 2 % der Patienten ist mit einer restitutio ad integrum zu rechnen.

► **HSV-2.** Die Inzidenz wird in den USA auf 1/1500 - 1/2200 lebendgeborenen Kindern pro Jahr geschätzt. 30 - 50 % der Mütter haben anamnestisch eine HSV-2-Infektion. Das Risiko einer perinatalen Übertragung beträgt bei primärer maternaler Infektion in der Schwangerschaft ca. 30 - 50 % und bei reaktiviertem Herpes genitalis ca. 1 - 3 %.

Diagnose

Initial können neonatale Herpes-Enzephalitiden nur sehr geringe Veränderungen der Liquorzusammensetzung aufweisen (z. B. leichte Pleozytose, vermeintlich „blutige Punktion" bei hämorrhagischer ZNS-Infektion).

Die Methode der Wahl ist die PCR im Liquor. In den ersten 3 Tagen der klinischen Symptomatik beträgt die Sensitivität ca. 70 %, danach steigt sie auf 97 % an und die Spezifität beträgt 99 %. Eine initial negative PCR auf HSV schließt somit eine HSV-Enzephalitis nicht aus und sollte bei weiterhin bestehendem Verdacht nach 24–48 Stunden wiederholt werden. Auch unter Aciclovirtherapie ist ein HSV-Nachweis mittels Liquor-PCR noch ca. 7–10 Tage möglich. Die Sicherheit kann durch den Nachweis spezifischer autochthoner Antikörper im Liquor (zu Beginn und nach 10 Tagen) erhöht werden. Signalintensive Zonen in der T2-gewichteten Kernspintomografie bzw. hypodense Areale im Computertomogramm in den Temporallappen und lateralisierte epilepsietypische Potenziale im EEG können diagnostische Hinweise geben. Typ und Lokalisation der Läsionen sind aber abhängig vom Alter des Patienten und der Dauer seit Krankheitsbeginn.

Therapie

Medikament der Wahl ist Aciclovir. Zur Dosierung und Therapiedauer siehe ► Tab. 125.2.

Erhöhte Rezidivraten von bis zu 30 % sprechen klar gegen eine verkürzte Therapiedauer. Gegen Therapieende sollte erneut eine Liquor-PCR auf HSV durchgeführt werden. Bei negativem PCR-Befund, sollte die Therapie beendet werden. Bei jedoch weiterhin positivem Befund (z. B. bei klinisch unklarem Therapieerfolg bei immunsupprimierten Patienten) sollte eine intravenöse Therapie mit Aciclovir verlängert werden, mit wöchentlichen PCR-Kontrollen, bis der PCR-Befund negativ ist.

Orales Aciclovir spielt aufgrund einer geringen Bioverfügbarkeit keine Rolle in der Therapie der HSV-Enzephalitis, wohingegen in Einzelfällen und in Absprache mit dem pädiatrischen Infektiologen eine Umstellung im Therapieverlauf auf Valaciclovir nach mindestens 10 Tagen intravenöser Verabreichung von Aciclovir überlegt werden kann. Valaciclovir ist jedoch für Kinder bisher nicht zugelassen.

Bei Patienten, die innerhalb von 4 Tagen nach Beginn der neurologischen Symptomatik behandelt wurden, lag die Letalität unter 10 %. Deshalb muss schon bei *Verdacht* auf eine Herpes-simplex-Enzephalitis sofort mit einer antiviralen Therapie begonnen werden.

Bei 5 – 8 % aller Patienten mit HSV-Enzephalitis kommt es zu einem Rezidiv. Da es sich meist um Rezidive durch Reaktivierung von aciclovirsensiblen Herpes-simplex-Viren handelt, kann die Therapie mit diesem Medikament erneut versucht werden. Aufgrund der hohen Rezidivrate ist auch eine Sekundärprophylaxe mit Aciclovir (ca. 60 – 80 mg/kgKG/d p. o.) zu erwägen. Klinische Daten zur Effektivität liegen allerdings noch nicht vor. Im Rahmen eines Heilversuchs könnte hier auch das im Kindesalter noch nicht zugelassene Valaciclovir verwendet werden. Die Gabe von Kortikosteroiden ist beim Rezidiv einer HSV-Enzephalitis in Diskussion.

► **Fetale und neonatale Infektion.** Bei neonataler Herpes-simplex-Enzephalitis erwiesen sich Aciclovir und Vidarabin hinsichtlich Letalität und Defektheilungsrate als gleichwertig. Aufgrund der geringeren Volumenbelastung ist Aciclovir aber das Mittel der Wahl. Nebenwirkungen wie eine Nephropathie durch Kristallurie (bis zu 20 % der Patienten nach 4 Tagen intravenöser Aciclovirtherapie) sollten jedoch bedacht werden, und neben einem adäquaten Flüssigkeitsmonitoring sollten entsprechende Nierenfunktionsparameter engmaschig kontrolliert werden. Ohne Therapie gehen beim Neugeborenen ca. 40 % der Erkrankungen der Haut, Augen und Mundschleimhaut in eine Enzephalitis oder eine disseminierte Infektion über. Die Enzephalitis hat unbehandelt eine hohe Letalität von 40 %, und 75 % der Überlebenden weisen neurologische Defekte auf. Durch eine rechtzeitige antivirale Behandlung lässt sich vor allem die Letalität auf ca. 10 % und die Defektheilungsrate auf ca. 60 % senken.

Prophylaxe

Neugeborene von Müttern mit Primärinfektion eines Herpes genitalis am Ende der Schwangerschaft sollten aufgrund der hohen Manifestationsrate per Sectio caesarea geboren und prophylaktisch für mindestens 14 Tage mit Aciclovir in einer Dosis von 45 mg/kgKG i. v. in 3 ED behandelt werden.

Weitere Maßnahmen zur Verringerung des Infektionsrisikos bei Neugeborenen siehe Kap. HSV-Infektionen (S. 312). Impfungen stehen z. Zt. noch nicht zur Verfügung.

Masernenzephalitis

Die ZNS-Komplikationen der Masern (S. 383) werden in 3 Formen unterteilt: die akute Masernenzephalitis, die Masern-Einschlusskörperchenenzephalitis (MIBE: „measles inclusion body encephalitis“) und die subakut sklerosierende Panenzephalitis (SSPE).

Akute Masernenzephalitis

Sie ist definiert als ein enzephalitisches Krankheitsbild mit Fieber, fokalen oder generalisierten Krampfanfällen, Paresen und Bewusstseinsstörungen, das bei 1 von 1000 – 1500 Masernerkrankten innerhalb von 8 Tagen nach Beginn des Exanthems auftritt. Da im ZNS keine Masernviren gefunden werden und auch keine autochthonen Antikörper im Liquor nachweisbar sind, bleibt die Pathogenese unbekannt.

► **Diagnose.** Bei typischem Exanthem bereitet die Diagnose wenig Schwierigkeiten. Bei unklaren Fällen hilft der Nachweis von Masern-IgM im Serum. Nur bei 30 – 50 % der Patienten finden sich im Liquor eine Pleozytose (> 10 Zellen/µl) und Eiweißerhöhung.

► **Epidemiologie.** Die Masernenzephalitis kommt in Deutschland immer noch vor. Durch konsequente Impfprogramme gegen Masern würde sich diese Komplikation vollständig verhindern lassen.

► **Therapie.** Eine spezifische Therapie ist nicht bekannt.

Masern-Einschlusskörperchenenzephalitis (MIBE)

► **Klinisches Bild.** Dieses Krankheitsbild tritt nur bei bisher ungeimpften immunsupprimierten Patienten nach Masernkontakt auf. Inkubationszeit und Verlauf hängen von der Ausprägung des Immundefekts ab. Die Inkubationszeit variiert von 5 Wochen bis 6 Monaten.

Die klinischen Symptome von Masern (Exanthem, Konjunktivitis) fehlen oft. Typische Initialsymptome sind zunehmende Lethargie, Fieber, Schwäche, verwaschene Sprache und fokale Anfälle, die unter dem Bild der Epilepsia partialis continua (EPC) auftreten können. Die Erkrankung führt im weiteren Verlauf zu Hemiplegien, Sprach- und Bewusstseinsstörungen bis zum Koma. Die Patienten sterben meist in einem Zeitraum von 2 Monaten nach Beginn der neurologischen Symptomatik.

► **Epidemiologie.** Die Krankheit ist sehr selten.

► **Diagnose.** Die Diagnose ist durch die oft fehlende Antikörperbildung und die uncharakteristischen Symptome erschwert. Wichtig ist die anamnestische Masernexposition in den vergangenen 6 – 12 Monaten. Der Liquor ist meist nicht pathologisch verändert. Im EEG finden sich unspezifische Allgemeinveränderungen. In der bildgebenden Diagnostik dominieren unspezifische Befunde wie zerebrale Atrophie und hypodense Zonen in der Computertomografie. Eine sichere Diagnose kann nur durch die Hirnbiopsie mit elektronenoptischem Nachweis von Paramyxoviren oder In-situ-Hybridisierung gestellt werden. Es kann versucht werden, Masernvirus-RNA im Rachenabstrich, im Urin oder in Lymphknoten nachzuweisen. Differenzialdiagnostisch kommen eine Meningeosis leucaemica im Rahmen einer Leukämie oder andere entzündliche Enzephalitiden (z. B. HSV-Enzephalitis) in Betracht.

► **Therapie.** Eine gesicherte Therapie ist nicht bekannt. Es gibt Fallberichte über erfolgreiche Remissionen unter Gabe von intravenösem Ribavirin (20 – 30 mg/kgKG/d).

Subakut sklerosierende Panenzephalitis (SSPE)

► **Klinisches Bild.** Die SSPE ist eine Komplikation der Masern mit Persistenz von mutierten Maserwildviren im ZNS („Slow-virus“-Erkrankung). Sie beginnt mit einem über Monate dauerndem Abbau von intellektuellen Fähigkeiten und Verhaltensauffälligkeiten. Es treten im Verlauf oft bizarre Koordinationsstörungen, Myoklonien, unterschiedliche Arten von epileptischen Anfällen, Seh- und Sprachstörungen auf. Die Schwere der Symptome nimmt allmählich zu, die Patienten werden stuporös, dement, blind. Präfinal gehen die Patienten in ein Dekortikationsstadium mit Streckspasmen über. Der Tod tritt im Allgemeinen Monate bis Jahre nach Beginn der Symptomatik ein.

► **Epidemiologie.** Die Häufigkeit beträgt ca. 7 – 11 Fälle pro 100 000 Masern-Erkrankungen, ist jedoch deutlich höher wenn die Masern-Erkrankung vor dem 1. Lebensjahr auftritt.

Die mittlere Inkubationszeit liegt bei ungefähr 7 Jahren.

► **Diagnose.** Im Liquor finden sich charakteristischerweise sehr hohe Antikörpertiter gegen Masernviren. Im EEG zeigen sich periodische Muster synchron zu Myoklonien (Rademecker-Komplexe).

► **Therapie.** Bisher existiert keine etablierte Therapie der Erkrankung. Der therapeutische Effekt von Alpha-Interferon subkutan, intraventrikulär und intrathekal, Lamivudin p. o. und Inosiplex (Isoprinosine) ist in Kasuistiken beschrieben, aber umstritten.

Prophylaxe der Masernenzephalitis und der SSPE siehe Kap. Masern (S. 385).

Japan-Enzephalitis

Klinisches Bild

Über 90 % der Infektionen verlaufen asymptomatisch oder mit unspezifischen grippalen Symptomen. Nach einer Inkubationszeit von 4 – 14 Tagen kommt es bei den schwereren Verläufen nach einem unspezifischen Prodromalstadium zu einem Krankheitsbild mit starken Kopf- und abdominalen Schmerzen, Übelkeit, Erbrechen, leichtem Fieber und psychotischen Persönlichkeitsveränderungen. Bei ca. 10 % der Erkrankten treten Grand-mal-Anfälle auf. Typischerweise wechselt das Muster neurologischer Symptome rasch (z. B. Hyperreflexie, dann plötzlich Hyporeflexie). Die Patienten sind oft desorientiert, somnolent bis komatös. Die akute Phase dauert ca. 3 – 4 Tage und klingt über 7 – 10 Tage langsam ab. Die vollständige Rekonvaleszenz kann Monate dauern. Es können neurologische Defekte wie spastische Paresen, Hirnnervenschädigungen und extrapyramidale Störungen zurückbleiben.

Epidemiologie

Die Japan-Enzephalitis tritt im ost- und südostasiatischen Raum (Japan, Korea, China, Thailand) auf und wird durch ein Flavivirus verursacht. Überträger ist eine Stechmücke, meist Culex tritaeniorhynchus. Eine wichtige Rolle als Zwischenträger spielen Vögel, Schweine und Pferde. Über 90 % der Infektionen verlaufen asymptomatisch, die Letalität der Erkrankten beträgt jedoch 20 – 50 %, mit einer hohen Langzeitmorbidität bei den Überlebenden. Durch Vernichtung der Vektoren und Impfungen von Tieren und Menschen konnte die Inzidenz in den letzten Jahrzehnten drastisch gesenkt werden.

Diagnose

Im Liquor finden sich in der Frühphase ca. 100 – 1000 Zellen/µl (zunächst polymorphkernig, dann mononukleär). Das Eiweiß ist mäßig erhöht. Wegweisend können eine Albuminurie und Mikrohämaturie sein. Der Nachweis von spezifischen IgM-Antikörpern kann die Diagnose sichern. Die Virusanzucht gelingt nur bei sehr schweren Formen oder in der Frühphase der Erkrankung.

Therapie

Es gibt keine spezifische Therapie.

Prophylaxe

Ein Totimpfstoff für Reisende in Endemiegebiete ist seit März 2009 in Deutschland zugelassen, allerdings erst ab einem Alter von 18 Jahren. Eine Zulassung für das Kindesalter wird erwartet.

Frühsommer-Meningoenzephalitis

Zur Symptomatik und Behandlung von Frühsommer-Meningoenzephalitis findet sich Näheres im entsprechenden Kapitel (S. 263).

West-Nil-Virus-Fieber und -Enzephalitis

Klinisches Bild

Nach einer Inkubationszeit von 1 – 6 Tagen kommt es zu abruptem Fieber (oft um 40 °C), schweren Muskelschmerzen, Kopfschmerzen, Konjunktivitis und Lymphadenopathie mit Hepatosplenomegalie (dengueähnliches Krankheitsbild). In 50 % der Fälle tritt ein feinfleckiges Exanthem auf. Eher selten kommt es zu meningitischen und enzephalitischen Symptomen mit Bewusstseinstrübung und schlaffen Paresen bis zur Atemlähmung.

Die Erkrankung ist selbstlimitierend und dauert ca. 3 – 5 Tage bei 80 % der Patienten. Die Letalität der erkrankten Patienten beträgt ca. 5 %. Es sei aber betont, dass nur eine kleine Minderheit der Infizierten auch erkrankt.

Epidemiologie und Ätiologie

Das West-Nil-Virus (WNV) gehört wie das FSME-, Dengue- und Gelbfiebervirus zu den Flaviviren. Es wird über Stechmücken verschiedener Spezies in einem Transmissionszyklus mit Vögeln übertragen. Der Mensch ist nur zufälliger Wirt.

Das WNV ist weit verbreitet in Afrika, dem mittleren Osten, Teilen Europas (z. B. Rumänien), der ehemaligen UdSSR, Indien, Indonesien und wurde 1999 in die USA eingeschleppt.

Therapie und Prophylaxe

Derzeit ist keine spezifische Therapie bekannt. Auch ein Impfstoff steht nicht zur Verfügung.

Rabies-Enzephalitis

Für Informationen zur Rabies-Enzephalitis siehe Kap. Tollwut (S. 531).

Mykoplasmen-Enzephalitis

Klinisches Bild

In 50 – 60 % der Fälle finden sich neben den rasch progredient auftretenden neurologischen Symptomen (Enzephalitis, Myelitis, Hirnnervenparesen) zusätzlich respiratorische Symptome.

Epidemiologie

Die Inzidenz der Mykoplasmen-Enzephalitis ist nicht bekannt.

Diagnose

Die Liquorzellzahl ist meist nur geringfügig erhöht (< 100/µl). Der Direktnachweis von M. pneumoniae (Kultur, Immunfluoreszenz, PCR) aus dem Liquor ist zwar hoch spezifisch, aber wenig sensitiv und sehr zeitaufwendig. Eine Kombination aus Bestimmung von Mykoplasmen-Antikörpern im Liquor und Serum mit der PCR aus dem Rachenabstrich ist diagnoseweisend.

Therapie

Das Mittel der Wahl bei Kindern älter als 8 Jahre ist Doxycyclin (siehe ▶ Tab. 125.2). Bei schweren Verlaufsformen sind im Sinne einer Nutzen-Risiko-Abwägung bei jüngeren Kindern die Nebenwirkungen gegen den erhofften Erfolg abzuwägen. Die adjuvante Therapie mit Steroiden hat sich in kleineren Studien als vorteilhaft erwiesen. Makrolide reduzieren die Bakterienlast außerhalb des ZNS, penetrieren aber kaum in das ZNS und hemmen somit keine Erreger, die in das ZNS übergetreten sind. Kontrollierte Therapiestudien hierzu liegen nicht vor.

Borrelien-Enzephalitis

Zur Symptomatik und Behandlung der Borrelien-Enzephalitis findet sich Näheres im Kap. Borreliose (S. 171).

Subakute spongiforme Enzephalopathien (Prion-Erkrankungen)

Subakute spongiforme Enzephalopathien werden nach heutiger Auffassung durch infektiöse Eiweißmoleküle (Prionen) hervorgerufen. Sie zählen aber nicht zu den entzündlichen ZNS-Erkrankungen im eigentlichen Sinne, da durch die Infektion keine Immunreaktionen hervorgerufen werden. Übliche klinische Symptome der Enzephalitis wie Fieber und Kopfschmerzen fehlen.

125

Klassifikation

Beim Menschen handelt es sich um die Creutzfeldt-Jakob-Krankheit (CJD), das Gerstmann-Sträussler-Scheinker-Syndrom (GSS), die fatale familiäre Insomnie (FFI) und die neue Variante der CJD (nvCJD). Allen Formen gemeinsam ist eine spongiforme Degeneration der grauen Substanz ohne entzündliche Reaktion.

Klinisches Bild

CJD-Patienten zeigen initial psychopathologische Symptome wie Gedächtnis-, Konzentrations- und Merkfähigkeitsstörungen, erhöhte Reizbarkeit und depressive Persönlichkeitsveränderungen. Innerhalb von Wochen/Monaten kommt es zu einer progressiven Demenz und Koma. Die mittlere Überlebenszeit nach Beginn der klinischen Symptomatik beträgt weniger als 1 Jahr. Die primär in England beobachtete nvCJD ist durch einen Krankheitsbeginn mit Schmerzen und psychiatrischen Symptomen gekennzeichnet. Das mittlere Alter der Patienten ist mit 29 Jahren deutlich niedriger als bei sporadischer CJD (ca. 60 Jahre), die mittlere Krankheitsdauer ist ca. 9 Monate länger. Inzwischen ist erwiesen, dass die nvCJD durch den Genuss BSE-kontaminierten Rindfleisches (BSE: bovine spongiforme Enzephalitis) übertragen wird.

Ätiologie

Das infektiöse Agens ist ein sehr stabiles Protein (sog. Scrapie-Prion-Protein, PrP^{sc}), das einem natürlichen menschlichen Protein („normales" oder zelluläres Prion-Protein, PrP^{c}) entspricht, aber eine andere Tertiärstruktur besitzt. Dadurch ist dessen Abbau durch Proteasen gestört, was zur Akkumulation von PrP^{sc} und den spongiformen Veränderungen führt. Das Spektrum der Übertragungswege ist bisher nicht vollständig geklärt. CJD trat u. a. bei Empfängern von natürlichem Wachstumshormon, von lyophilisierter Dura, von Korneatransplantaten und nach neurochirurgischen Eingriffen mit nicht adäquat sterilisiertem Instrumentarium auf. Nach Genuss von infiziertem Rindfleisch trat vor allem in Großbritannien, wo die BSE des Rindes endemisch vorkommt, eine neue Variante von CJD auf (nvCJD). Durch Aussonderung kranker Tiere und Testung konnte inzwischen das Risiko deutlich reduziert werden. Etwa 10 – 15 % der übertragbaren spongiformen Enzephalopathien entstehen durch Mutationen im PrP-Gen (familiäre CJD, GGS und FFI).

Epidemiologie

CJD kommt weltweit mit einer Häufigkeit von 0,25 – 2/1 000 000 Einwohner/Jahr vor.

Diagnose

Bei den klassischen Formen (CJD) kann die Verdachtsdiagnose nur durch die pathologische Beurteilung des Hirngewebes (Hirnbiopsie oder Autopsie) durch Nachweis der typischen spongiformen Veränderungen gestellt werden.

Bei nvCJD konnte PRP^{sc} auch im Tonsillengewebe nachgewiesen und dadurch die Erkrankung ohne Hirnbiopsie diagnostiziert werden.

Therapie

Symptomatisch. Eine kausale Therapie existiert bisher nicht.

Koordinator:
S. Weichert

Mitarbeiter:
H.-J. Christen, H. Schroten, T. Tenenbaum

125.2 Meningitis und Hirnabszess

Eine Entzündung der Leptomeninx ist meist die Folge einer Infektion durch Bakterien, Viren, Pilze, Protozoen oder Parasiten. Wesentlich seltener werden Meningitiden bei intrakranialer Blutung, bei Hirntumoren, Kollagenosen, Multipler Sklerose oder vereinzelt als Pharmakanebenwirkung beobachtet. Auch intrathekal applizierte Substanzen vermögen gelegentlich eine „chemische" Meningitis auszulösen.

125.2.1 Bakterielle Meningitis

Klinisches Bild

Bei **Neugeborenen** stellen Schwangerschafts- und Geburtskomplikationen sowie Frühgeburtlichkeit und niedriges Geburtsgewicht die Hauptrisikofaktoren dar. Die Erkrankung kann bereits bei Geburt, aber auch zu jeder anderen Zeit des 1. Lebensmonats beginnen. Eine plötzliche Atemstörung ist das auffälligste klinische Symptom. Weitere häufige Symptome sind eine Verfärbung der Haut (blass, grau, livide), Krampfanfälle und Erbrechen. Berührungsempfindlichkeit oder Fieber sind nur bei etwa 20 % der Neugeborenen nachweisbar. Weitere Symptome können schrilles oder klägliches Schreien, Trinkschwäche, Nahrungsverweigerung, gespannte Fontanelle, Opisthotonus, Hyperexzitabilität, Schlaffheit, Bewusstseinsstörungen, Ödeme, ein meteoristisch geblähtes Abdomen, Untertemperatur oder Ikterus sein.

Bei Früh- und Reifgeborenen entsteht die Meningitis meist im Rahmen einer Sepsis, insbesondere einer „Late-onset"-Sepsis. Sofern es der kardiorespiratorische Zustand des Früh-/Reifgeborenen zulässt, ist bei jeder akuten Verschlechterung des Allgemeinzustands unklarer Ursache eine Lumbalpunktion indiziert, zumal in ⅓ der Meningitisfälle bei Frühgeborenen und Reifgeborenen kein Keimnachweis aus der Blutkultur gelingt. Symptome aller Organsysteme sind möglich. Selbst unter Intensivbeobachtung ist eine Früherkennung der Meningitis beim Neugeborenen oft schwierig; siehe Kap. Neonatale bakterielle Infektionen (S. 666).

Bei **Säuglingen nach der 5.(– 6.) Lebenswoche** ist Fieber das häufigste Symptom. Erbrechen ist das zweithäufigste Krankheitszeichen, während sich eine vorgewölbte Fontanelle nur bei etwa 40 % der Erkrankten findet. Apathie, Unruhe, ausgesprochene Lethargie und unklares Fieber sollten immer den Verdacht auf eine Meningitis lenken. Weitere Symptome sind Nahrungsverweigerung, Bewusstseinsstörungen und Krampfanfälle, Lichtempfindlichkeit, plötzliches Schielen, Hautblutungen, Blässe, Wimmern, schrilles Schreien, Bewegungsarmut und Berührungsempfindlichkeit. Da Säuglinge auch bei banalen Infektionen rasch und hoch fiebern, sind Fehldiagnosen und späte Einweisungen in die Klinik nicht selten.

Kinder jenseits des 1. Lebensjahrs erkranken zumeist akut mit Kopfschmerzen und Fieber. Nackensteife, ängstliche Erregung, Erbrechen, Bewusstseinsstörungen, Hautblutungen, Hyperästhesie, Paresen und Krampfanfälle sind weitere Krankheitszeichen.

Ätiologie

Eine Vielzahl von Bakterien kann unter entsprechenden pathogenetischen Voraussetzungen eine Meningitis auslösen. Bei der akuten hämatogen

Tab. 125.3 Mögliche Erreger einer sekundären bakteriellen Meningitis.

Dispositionsfaktoren	Erreger
Sinusitis, Mastoiditis	S. pneumoniae, P. aeruginosa, H. influenzae (unbekapselt), Staphylokokken
Liquor-Shunt-Systeme	Staphylokokken
Schädel-Hirn-Trauma, Liquorfistel	S. pneumoniae
fistelnde Dermoidzyste	Staphylokokken
Dermalsinus	Enterobacteriaceae
Myelomeningozele	Anaerobier, Staphylokokken
zyanotische Herzvitien (Hirnabszess)	Staphylokokken, Streptokokken

entstandenen (primären) Meningitis ist jedoch nur ein kleines Erregerspektrum von klinischer Bedeutung. Bis zur vollendeten 6. Lebenswoche dominieren Gruppe-B-Streptokokken und E. coli mit dem Kapseltyp K 1. Seltener sind Listerien, Staphylokokken, Klebsiellen, Pseudomonas, Salmonellen und andere, überwiegend gramnegative Erreger. Ab der 7. Lebenswoche sind bei immungesunden Kindern nur noch 2 Erreger relevant: Neisseria meningitidis und Streptococcus pneumoniae. Eine Haemophilus-influenzae-Typ-b-(Hib)-Meningitis wird bei vollständig geimpften Kindern seit der erfolgreichen Einführung der aktiven Hib-Schutzimpfung in den frühen 1990er-Jahren nur noch äußerst selten nachgewiesen.

Zu Ursachen und möglichen Erregern sekundärer bakterieller Meningitiden siehe ▶ Tab. 125.3. Die häufigsten nosokomialen Meningitiserreger – nach neurochirurgischen Operationen/Shunt-Anlagen – sind Staphylococcus aureus und koagulasenegative Staphylokokken.

Seltene Formen einer bakteriellen Meningitis sind bspw. durch Borrelien, Mykobakterien, Treponemen, Brucellen, Rickettsien, Mykoplasmen oder Nocardien (Abszessbildner) bedingt (siehe entsprechende Kapitel).

Epidemiologie

Die Häufigkeit bakterieller Meningitiden ist von geografischen, klimatischen, biologischen Wohn- und Lebensfaktoren, vom allgemeinen Gesundheitszustand und Gesundheitsbewusstsein der Bevölkerung sowie vom Alter abhängig. Die Inzidenz ist in den ersten beiden Lebensjahren am höchsten. Insgesamt beträgt die Inzidenz der Meningitis 2 – 6 Erkrankungen pro 100 000 Einwohner und Jahr in Europa.

Meningokokken weisen einen 2. Häufigkeitsgipfel im Adoleszentenalter auf (ca. 2/100 000 in 2011) gegenüber 4–10/100 000 in den ersten beiden Lebensjahren. Das natürliche Reservoir für die Meningitiserreger ist der Naso- und Oropharynx. Von hier aus gelangen die Bakterien über den Blutkreislauf in die Leptomeningen.

Bei Neugeborenen ist das Risiko einer Erkrankung bei mütterlichen Infektionen, vorzeitigem Blasensprung, Frühgeburt, fötaler Hypoxie, niedrigem Geburtsgewicht, männlichem Geschlecht, Hirnblutungen sowie invasiven diagnostischen oder therapeutischen Maßnahmen erhöht. Die Meningitis kann infolge einer Bakteriämie durch Infektionen, bspw. des Nabels (häufiger in Entwicklungsländern), der Harnwege, des Darm- oder Atemtrakts ausgelöst oder durch Fehlbildungen des ZNS begünstigt werden. Die Letalität beträgt bis zu 20 (– 30) %.

Epidemien können nur durch Meningokokken hervorgerufen werden. Nur bekapselte Neisseria-meningitidis-Stämme sind humanpathogen. 12 Serogruppen können unterschieden werden. In Deutschland und der Schweiz werden die meisten Erkrankungen in der kalten Jahreszeit und durch die Serogruppen B und C ausgelöst, wesentlich seltener durch die Gruppen W135 und Y. In Deutschland besteht hinsichtlich der Erkrankungsraten und der Häufigkeit von Gruppe-C-Meningokokken-Erkrankungen ein gewisses Süd-Nord-Gefälle. Eine weitere Differenzierung, z. B. der B-Meningokokken in Serotypen oder Serosubtypen, dient zum Erkennen besonders virulenter Stämme sowie zur Überwachung bei Epidemien; siehe Kap. Meningokokkeninfektionen (S. 386).

Meningokokken sind seit der Einführung der Hib-und Pneumokokken-Schutzimpfung in weiten Teilen der Welt und in Deutschland die häufigsten Erreger einer bakteriellen Meningitis im Kindesalter. Die Letalität der Meningokokken-Meningitis beträgt im Kindesalter 1 – 4 %. Höhere Raten beziehen zumeist die (akute) Meningokokken-Sepsis mit ein.

Bei Säuglingen und Kleinkindern verursachen Pneumokokken die schwerste Form einer bakteriellen Meningitis. Komplikationsreiche Verläufe und neurologische Defektheilungen sind häufiger als bei einer Meningokokken- oder Hib-Meningitis. Die Pneumokokken-Meningitis weist mit 6–20 % die höchste Letalität unter den klassischen Meningitiserregern auf. Besteht zusätzlich eine Grunderkrankung, wie Sichelzellanämie, ist sie noch höher.

An einer Hib-Meningitis erkranken in Deutschland und in der Schweiz gegenwärtig nur noch weniger als 5 Kinder im Alter von 0–5 Jahren pro Jahr. Überwiegend handelt es sich hierbei um nicht oder inkomplett geimpfte Kinder. Meningitiden durch andere H.-influenzae-Serotypen (außer b) bzw. unbekapselte Stämme sind selten. Die Letalitätsrate der Hib-Meningitis beträgt etwa 3 %.

Diagnose

Nur die Liquoruntersuchung (möglichst vor Antibiotikagabe) kann die Diagnose sichern. Augenärztliche Untersuchung, CT oder MRT vor einer Lumbalpunktion (LP) werden mehrheitlich nicht gefordert, sofern keine fokalneurologischen Zeichen vorliegen. Der Therapiebeginn darf sich hierdurch nicht verzögern. Relative Kontraindikationen für eine LP sind eine relevante Gerinnungsstörung, ein klinisch-neurologischer Anhalt für einen deutlich erhöhten Hirndruck (in diesem Fall vor der LP stets CT), eine erhebliche kardiorespiratorische Insuffizienz oder ein Infektionsherd (Abszess, Pyodermie) am Punktionsort. Falls bei einem Patienten unter dem Verdacht auf eine bakterielle Meningitis auf die LP verzichtet werden muss, sollte nach Abnahme von Blutkulturen mit einer adäquaten Antibiotikatherapie begonnen werden. Vorgehen bei einer Lumbalpunktion:

- Lagerung und Fixation
- Händedesinfektion
- Mundschutz
- Reinigung und Hautdesinfektion der Punktionsstelle (70 %iger Alkohol, konzentrisches Auftragen, Einwirkzeit 1 Minute)
- sterile Einmalhandschuhe
- nach der Punktion Abdecken der Punktionsstelle mit sterilem Verbandsmaterial

Die Liquoruntersuchung beinhaltet folgende Parameter: Zellzahl, Zelldifferenzierung, Protein-, Glukosekonzentration (im Verhältnis zum gleichzeitig ermittelten Blutglukosegehalt), Grampräparat und Kultur. Hilfreich sind ferner die Laktatbestimmung sowie die Latexpartikel-Agglutination zur Erkennung der Polysaccharid-Antigene von Hib, S. pneumoniae, N. meningitidis, E. coli K1 und Gruppe-B-Streptokokken. Der Antigentest bei mikroskopisch unauffälligem Liquor ist sinnvoll, wenn bereits Antibiotika verabreicht worden sind. Steht nur eine geringe Liquormenge zur Verfügung, so sind Zellzahl und Differenzierung, Proteingehalt, Grampräparat und Kultur die wichtigsten Untersuchungsparameter. Wenn immer möglich soll Nativliquor (0,5–1 ml) für PCR-Untersuchungen bei kulturnegativen Verläufen asserviert werden. Resistenzbestimmungen angezüchteter Erreger sind obligat, wobei bei Pneumokokken-Nachweis möglichst der MHK-Wert ermittelt werden sollte. Bei Nachweis von N. meningitidis, S. pneumoniae oder von H. influenzae ist die Serogruppen- bzw. die Serotypenbestimmung anzustreben. Wenn möglich, sollten die für entsprechende mikrobiologische Untersuchungen vorgeschriebenen Mindestmengen eingesendet werden. Der Transport der Liquorproben zur mikrobiologischen Anzucht von Bakterien muss unverzüglich bei Raumtemperatur erfolgen. Ist ein sofortiger Transport nicht möglich, wird ein Aliquot des Liquors in eine Blutkulturflasche gegeben und bei 37 °C gelagert. Für molekularbiologische Nachweismethoden kann der Liquor auch bei 4 °C gelagert werden.

Ein gramgefärbtes Abklatschpräparat aus einer skarifizierten Petechie erbringt manchmal den einzigen Hinweis auf eine Meningokokken-Ätiologie. Zunehmend erfolgt bei der Meningokokken- und Pneumokokken-Diagnostik der Einsatz molekularbiologischer Untersuchungsmethoden. Mittels PCR können insbesondere bei bereits antibiotisch behandelten Patienten aus Liquor, EDTA-Blut, Aspiraten oder Gewebepunktaten Meningokokken oder Pneumokokken einschließlich ihrer Serogruppe/Serotyp diagnostiziert werden. Weitere molekularbiologische Meningokokken-Typisierungen sind möglich; nationale Referenzzentren für Meningokokken bzw. Pneumokokken siehe Kap. Meningokokkeninfektionen (S. 386).

Liquorbefunde, die auf eine bakterielle Ätiologie der Meningitis deuten, sind in ▶ Tab. 125.4 vermerkt. Keiner der Werte ist alleine beweisend für eine bakterielle Meningitis. Insbesondere bei Früh-

und Reifgeborenen sind die Liquorparameter Glukose, Eiweiß, Zellzahl und Gram-Färbung unzuverlässig. Die Kultur hingegen ist sehr zuverlässig und daher essenziell. Bei initial krampfenden und/oder schwerkranken Kindern ist differenzialdiagnostisch auch an eine HSV-Ätiologie zu denken. Für eine bakterielle Meningitis atypische klinische und Liquorbefunde werden zumeist bei einer Borrelien-, Mycobacterium-tuberculosis-, Leptospiren- oder Mykoplasmen-Ätiologie beobachtet. Alle klinischen und Laborbefunde sowie deren Dynamik sind deshalb stets in ihrer Gesamtheit zu beurteilen.

Der frühzeitige Einsatz der bildgebenden Diagnostik kann differenzialdiagnostisch erforderlich sein bei fokalneurologischen Symptomen und Verdacht auf Raumforderung (Tumor, Abszess, Blutung), auf HSV-Enzephalitis (MRT) oder bspw. bei zuvor prolongiert verlaufenden Sinusitiden oder Otitiden. Bei Pneumokokken-Ätiologie ist nach einem HNO-Herd zu fahnden.

Eine Kontrollpunktion nach 12–48 Stunden ist in der Regel nicht notwendig. Sie ist indiziert bei zweifelhaftem oder ungewöhnlichem Initialbefund. Beim Nachweis von resistenten Erregern, bei klinischer Verschlechterung des Krankheitszustands trotz adäquater Therapie und nur in Ausnahmefällen zur Beurteilung der Effizienz der Therapie. Sie ist immer indiziert bei Neugeborenen mit Meningitis durch gramnegative Enterobacteriaceae, insbesondere E. coli bis zum Beweis der Sterilität des Liquors.

Blutbild mit Leukozytose, Neutrophilie, Linksverschiebung und die Erhöhung des CRP im Serum weisen auf eine bakterielle Infektion hin. Die Procalcitonin-Bestimmung (PCT) kann insbesondere bei Neugeborenen sensitiver als die CRP-Bestimmung sein. Stets ist mindestens eine Blutkultur anzulegen. Der erniedrigte Liquor-/Blutzuckerquotient ist ein Hinweis auf eine bakterielle Infektion und aussagekräftiger als die alleinige Bestimmung des Liquorglukosegehalts. Der Blutzucker sollte vor der Lumbalpunktion bestimmt werden. Die Bestimmungen der Serumelektrolyte und des Säure-Basen-Status sind obligat.

Therapie

Die sofortige kalkulierte parenterale Antibiotikatherapie und die Stabilisierung von Vitalfunktionen sind die wichtigsten therapeutischen Maßnahmen.

Tab. 125.4 Häufige Liquorbefunde bei bakterieller Meningitis.

Liquorparameter	Bakterielle Meningitis
Zellzahl[1]	> 1000/mm³
Granulozytenanteil	> 70 %
Protein	> 40 mg/dl (bei Neugeb. > 90 mg/dl)
Laktat	> 3,5 mmol/l
Glukose	< 30 mg/dl
Liquor/Blutglukoserelation	< 0,3
Grampräparat	positiv

[1] Auch geringere Zellzahlen schließen eine bakterielle Meningitis nicht aus.

Die bakterielle Meningitis jenseits des Neugeborenenalters wird initial mit Cefotaxim oder Ceftriaxon als Monotherapie behandelt. Zu beachten ist das Vorkommen der nur mäßig empfindlichen Meningokokken gegenüber Penicillin G (MHK 0,1 – 1 mg/l); ihr Anteil lag in Deutschland im Jahr 2011 bei ca. 17 %. Bei den Pneumokokken wird die Entwicklung einer Penicillin- oder Multiresistenz beobachtet. In Regionen mit erhöhter Prävalenz penicillinresistenter Pneumokokken oder beim Vorliegen entsprechender individueller Risikofaktoren (Reiseanamnese) sollte initial mit Cefotaxim (200 mg/kgKG/d) oder Ceftriaxon in hoher Dosierung behandelt werden (ggf. ergänzt um Vancomycin oder Rifampicin). Bei mäßiger Penicillinresistenz (MHK-Wert 0,1 – 1 mg/l) sind die genannten Cephalosporine noch wirksam; bei Penicillin- und Cephalosporin-Resistenz (MHK ≥ 2 mg/l) wird eine Behandlung zusätzlich mit Vancomycin oder Rifampicin (20 mg/kgKG/d) empfohlen.

Bei vancomycinresistenten Enterokokken ist eine Therapie mit Linezolid zu erwägen. Für eine durch multiresistente Enterobacteriaceae verursachte Meningitis steht Meropenem zur Verfügung.

Die Gabe von Chloramphenicol kann bei einer Betalaktam-Antibiotika-Allergie oder als Sequenztherapie bei multiplen Hirnabszessen erwogen werden.

Für die Festsetzung der antibakteriellen Therapie bei ermitteltem Erreger können die in ▶ Tab. 125.5 angegebenen Antibiotika unter Beachtung des Resistenzverhaltens empfohlen werden. Antibiotikadosierungen siehe ▶ Tab. 125.6.

Die **Mindestdauer der Antibiotikatherapie** beträgt bei der Neugeborenenmeningitis 14 Tage (bei

Tab. 125.5 Therapie der bakteriellen Meningitis bei bekanntem Erreger.

Alter	Erreger	Antibiotika
0 – 6 Wochen	Gruppe-B-Streptokokken	Ampicillin + Gentamicin
	E. coli	Cefotaxim + Gentamicin
	Listerien	Ampicillin + Gentamicin
	Pseudomonas	Ceftazidim + Tobramycin
	Klebsiellen	Cefotaxim + Gentamicin
	Staphylokokken	Vancomycin oder Flucloxacillin (+ Gentamicin)
> 6 Wochen	H. influenzae	Cefotaxim oder Ceftriaxon
	N. meningitidis	Cefotaxim oder Ceftriaxon (oder Penicillin G)
	S. pneumoniae	Cefotaxim oder Ceftriaxon (oder Penicillin G)

Tab. 125.6 Dosierung (mg/kgKG/d) der Antibiotika bei der Meningitistherapie.

Antibiotikum	NG (< 2000 g)	NG (1. LW, > 2000 g)	2. LW–12. LM	> 1. LJ	Maximale Dosis (g/d, ab 7. LJ)
Ampicillin	200	200 – 300	300	300	16
Cefotaxim	100	150 – 200	150 – 200	200	8
Ceftazidim	50 – 100	100 – 150	150 – 200	150 – 200	8
Ceftriaxon[1]	–	–	100	100	4
Flucloxacillin	150	150 – 200	200	200	12
Fosfomycin	100	100	200 – 250	200 – 300	20
Gentamicin[2]	4	5	7	7	0,25
Penicillin G (IE/kgKG)	150 000	250 000	500 000	500 000	20 (Mio. IE/d)
Piperacillin	150	200	300	300	12
Tobramycin[2]	4	5	5	5	0,25
Vancomycin[2]	20	(20 –)30	(30 –)50	50	4

NG: Neugeborene, LW: Lebenswoche, LM: Lebensmonat, LJ: Lebensjahr
[1] ab 7. LW; 100 mg/kgKG
[2] nach Spiegelkontrollen Dosis und Dosisintervall modifizieren, siehe Kap. Neonatale bakterielle Infektionen (S. 666)

E.-coli-Meningitis und Meningitis durch andere Enterobacteriaceae 21 Tage, s. ▶ Tab. 119.7), bei einer Meningokokken-Meningitis 4 – 7 Tage, bei Hib- und Pneumokokken-Meningitis und bei unbekannter Ätiologie jenseits der 6.(– 8.) Lebenswoche 7–10 Tage.

Antibiotikaspiegelbestimmungen sind bei einem Einsatz von Chloramphenicol obligat, ebenfalls beim Einsatz von Aminoglykosiden und Vancomycin, wenn dieser länger als 3 Tage erfolgt (bei Niereninsuffizienz obligat). Eine 1. Spiegelbestimmung (Talspiegel) am 3. Tag nach Beginn der Antibiotikatherapie ist sinnvoll; bei längerer Therapiedauer sollte die Spiegelbestimmung mindestens einmal wöchentlich erfolgen und eine Hörprüfung nach Therapieende durchgeführt werden. Bei einer Einmalgabe pro Tag von Aminoglykosiden ist nur der Talspiegel zu ermitteln.

Neuere Studien sprechen gegen den Nutzen von Dexamethason als supportive Therapiemaßnahme bei nicht durch Hib verursachte bakterielle Meningitis im Kindesalter. Orales Glycerol erscheint vielversprechend zur Vermeidung neurologischer Folgeschäden jedoch nicht von Hörschäden. Weitere Studien hierzu bleiben abzuwarten, bevor eine eindeutige Therapieempfehlung erfolgen kann.

Je nach Abwehrlage des Kindes und/oder Höhe der Keimzahl im Organismus kann es in der Frühphase der Therapie durch Auslösung eines Endotoxinschocks (Meningokokken) zu einer drastischen Verschlechterung des Allgemeinzustands kommen. Deshalb ist die primäre Aufnahme auf einer Intensivstation mit der Möglichkeit einer frühzeitigen Beatmung und Kreislaufunterstützung empfehlenswert.

Bei komplikationsloser Heilung kann bei einer bakteriellen Meningitis auf eine abschließende Liquorkontrolluntersuchung verzichtet werden. Nach Abschluss der Therapie sollten ein EEG und eine objektive Hörprüfung veranlasst werden.

Prognose

Krankheitsverlauf, Komplikationen und Prognose können je nach Lebensalter, Pathogenese, Therapiebeginn und Erreger unterschiedlich sein. Die wichtigsten Komplikationen und Spätfolgen sind Hörschäden, Hydrozephalus, Entwicklungsrückstand, subdurale Ergüsse, Krampfleiden, Paresen und kortikale Defekte. Hirnabszesse sind als Meningitiskomplikation selten. Dagegen werden Lern- oder psychopathologische Störungen häufiger nach einer überstandenen bakteriellen Meningitis beobachtet.

Prophylaxe

Hib-Impfung

Da Kinder bis zu 2 Jahren mit Hib-Meningitis keine ausreichend schützenden Antikörper produzieren, ist die Hib-Schutzimpfung auch beim Indexpatienten unter 2 Jahren – 6 – 8 Wochen nach Genesung – indiziert; siehe Kap. Haemophilus-influenzae-Infektionen (S. 273).

Meningokokken- und Pneumokokken-Impfung

Mit der Einführung von konjugierten Meningokokken- und Pneumokokken-Impfstoffen kann auch der Meningitis-Hochrisikogruppe – Kinder im 1. und 2. Lebensjahr – eine wirksame Prävention vor Erkrankung angeboten werden. Der 7-valente Pneumokokken-Konjugatimpfstoff für Kinder ab 2 Monaten bis 5 Jahren wurde 2006 als Standardimpfung in die Empfehlungen der STIKO und in der Schweiz als empfohlene ergänzende Impfung in jene von BAG/EKIF aufgenommen. Die im Impfstoff enthaltenen 7 Serotypen verursachten in Deutschland und der Schweiz etwa 60–70 % aller invasiven Pneumokokkeninfektionen im Kindesalter. Sie ließen sich seither zurückdrängen bei gleichzeitigem leichten Anstieg anderer Serotypen. Im Jahr 2009 wurde in Deutschland ein 10-valenter Konjugatimpfstoff eines anderen Herstellers für Kinder zwischen 6 Wochen und 5 Jahren zugelassen, der sich hinsichtlich des Trägerproteins unterscheidet. Seit 2009 ist in Deutschland und in der Schweiz zudem ein 13-valenter Impfstoff erhältlich, der inzwischen den 7-valenten des gleichen Herstellers abgelöst hat und für Kinder von 6 Wochen bis 5 Jahren, sowie in Deutschland für Erwachsene ab 50 Jahren zugelassen ist.

Die weitere Serotypendynamik ist Gegenstand epidemiologischer Überwachung. Ab dem 3. Lebensjahr steht für Risikogruppen weiterhin auch der 23-valente Polysaccharid-Impfstoff zur Verfügung.

Die konjugierten Meningokokken-C-Vakzinen können Kindern ab dem 3. Lebensmonat, Jugendlichen und Erwachsenen verabreicht werden. Seit 2006 ist in Deutschland und in der Schweiz die 1-malige Gabe eines Meningokokken-Konjugatimpfstoffs ab dem 12. Lebensmonat empfohlen. Mittlerweile sind auch zwei 4-valente Konjugatimpfstoffe (Serogruppen A, C, W 135, Y) für den Einsatz ab dem Kleinkindesalter (ab 1 bzw. 2 Jahren) zugelassen, die sich ebenfalls hinsichtlich des Trägerproteins unterscheiden. Bezüglich des jeweiligen Mindestalters ist die Produktinformation zu konsultieren.Seit Januar 2013 ist ein Impfstoff gegen Meningokokken B zugelassen.

Die konventionellen Polysaccharid-Meningokokken-Impfstoffe behalten für Risikogruppen und Reisende gewisse Bedeutung, sind aber in den aktuellen Empfehlungen der STIKO bzw. von BAG/EKIF in den meisten Indikationen bereits durch 4-valente Konjugatimpfstoffe abgelöst oder ergänzt worden, sofern eine Zulassung für die betroffene Altersgruppe besteht.

Die Indikationen zur Meningokokken- und Pneumokokken-Impfung werden in Deutschland von der Ständigen Impfkommission (STIKO) und in der Schweiz von Bundesamt für Gesundheit (BAG und der Eidgenössischen Kommission für Impffragen (EKIF) benannt und ggf. aktualisiert; siehe Kap. Schutzimpfungen (S. 35) oder www.rki.de).

Chemoprophylaxe

Eine Chemoprophylaxe ist Personen mit intensivem Kontakt zu einem Erkrankten an Hib- oder Meningokokken-Meningitis zu empfehlen. Nach den Empfehlungen der STIKO sind enge Kontaktpersonen: alle Haushaltsmitglieder, Personen, bei denen der begründete Verdacht besteht, dass sie mit oropharyngealen Sekreten des Patienten in Berührung gekommen sind, z. B. Intimpartner, enge Freunde, evtl. Banknachbarn in der Schule, medizinisches Personal, z. B. bei Mund-zu-Mund-Beatmung, Intubation und Absaugen des Patienten ohne Atemschutz und ohne geschlossene Absaugsysteme, Kontaktpersonen in Kindereinrichtungen mit Kindern unter 6 Jahren – bei guter Gruppentrennung nur die betroffene Gruppe –, enge Kontaktpersonen in sonstigen Gemeinschaftseinrichtungen mit haushaltsähnlichem Charakter, z. B. Internaten, Wohnheimen sowie Kasernen. Als Kontaktpersonen werden auch solche Personen bezeichnet, die bis zu maximal 7 Tage vor Ausbruch der Erkrankung mit dem Erkrankten einen sehr engen Kontakt hatten, der dem eines Haushaltskontakts gleicht.

Die durch verschieden konzipierte Studien entstandene unterschiedliche Dosierung und Therapiedauer der Rifampicin-Chemoprophylaxe bei Hib- und Meningokokken-Meningitis ist wahrscheinlich irrelevant: Rifampicin per os 20 mg/kgKG/d, maximal 600 mg/d bei Hib, maximal 1200 mg/d bei Meningokokken. Neugeborene erhalten im 1. Lebensmonat 10 mg/kgKG/d. Die Rifampicin-Dosis erfolgt in 2 Gaben über 2 Tage. Die Einnahme von Rifampicin soll 30 – 60 Minuten vor der Mahlzeit erfolgen. Gleichwertig der 2-tägigen Rifampicin-Prophylaxe bei Meningokokken-Kontakt ist die Einmalgabe von 500 mg Ciprofloxacin oral für Personen über 18 Jahre oder Ceftriaxon bei Schwangeren. Die Chemoprophylaxe kann Sekundärinfektionen und die Ausbreitung des Carrier-Status verhindern helfen; siehe Kap. Meningokokkeninfektionen (S. 386). Cephalosporin-Therapie beendet den Carriere-Status, sodass ein entsprechend behandelter Indexpatient nach 24 Stunden nicht mehr kontagiös ist und keiner zusätzlichen Rifampicin-Therapie bedarf.

Die STIKO empfiehlt außerdem die Impfung enger Kontaktpersonen im Falle von Meningokokken-Erkrankungen, sofern die Erkrankung durch impfpräventable Serogruppen verursacht ist.

Isolierung, Meldepflicht

Eine Isolierung der Patienten mit Meningokokken-Meningitis ist für 24 Stunden nach Therapiebeginn empfehlenswert. Bei Pneumokokken-Meningitis ist dies nicht erforderlich.

Verdacht, Erkrankung und Tod an einer Meningokokken-Meningitis oder -Sepsis sind namentlich zu melden. Nur wenn sich der Verdacht nicht bestätigt, ist erneut eine Meldung an das Gesundheitsamt erforderlich. Vom Labor wird der direkte Nachweis von N. meningitidis (in der Schweiz auch von S. pneumoniae und H. influenza Typ b) aus normalerweise sterilen Substraten namentlich gemeldet.

125.2.2 Virusmeningitis

Klinisches Bild

Neugeborene und junge Säuglinge erkranken eher selten an einer Virusmeningitis. Die Symptome können in dieser Altersstufe denen der bakteriellen Meningitis ähneln. Bei Klein- und Schulkindern sind Fieber, Erbrechen, Kopfschmerzen, meningitische Zeichen sowie ein plötzlicher Beginn. Respiratorische Infektionen oder eine Enteritis sowie unspezifische Exantheme können der Meningitis vorausgehen bzw. diese begleiten. Ältere Kinder sind in ihrem Allgemeinbefinden oft stärker beeinträchtigt als jüngere. Der Verlauf ist gutartig. Schwere Krankheitsformen, Krampfanfälle, Paresen oder Bewusstseinsstörungen sind zumeist Zeichen einer Enzephalitis oder Myelitis, wobei die Übergänge fließend sind. Bei Mumps kann eine Meningitis auch ohne Parotisschwellungen vorkommen.

Ätiologie

Die zu den Enteroviren gehörenden ECHO-Viren (ECHO: „enteric cythopathic human orphan") sind die häufigsten Erreger einer Virusmeningitis. Coxsackieviren (ebenfalls Enteroviren) und das Mumpsvirus (in Regionen mit schlechter Durchimpfung) folgen in der Häufigkeit. Das FSME-Virus ist auf endemische Gebiete begrenzt. Andere Viren, die eine Meningitis auslösen können, wie weitere Arboviren, Adeno-, Parainfluenza- oder Polioviren, sind von untergeordneter Bedeutung. Seltene Erreger sind Sandfliegen-Fiebervirus/Phleboviren (nach Aufenthalt in Italien) und das lymphozytäre Choriomeningitisvirus (LCMV, nach Kontakt mit Nagern). ZNS-Infektionen durch Röteln-, Masern-, HSV, VZV, EBV, CMV, HIV oder Influenza-Viren sind eher durch ein enzephalitisches Krankheitsbild gekennzeichnet. Allerdings werden bei älteren Kindern gutartig verlaufende Meningitiden durch HSV-2 und VZV beobachtet. Durch die seit 2004 empfohlene Varizellen-Impfung ist ein Rückgang der varizellenbedingten ZNS-Infektionen zu verzeichnen.

Epidemiologie

Bei Enterovirusinfektionen (S. 245) wurden wiederholt Meningitis-Kleinraumepidemien (ECHO 11, 13, 30) beschrieben. Da eine Immunität nur typenspezifisch ausgebildet wird, sind Infektionen mit Enteroviren wegen der Typenvielfalt dieser Viren häufig. Die meisten Erkrankungen sind im Sommer und Herbst zu beobachten.

Die früher sehr häufige Mumpsmeningitis (S. 406) wird heutzutage aufgrund von Impfmaßnahmen nur noch selten beobachtet.

Diagnose

Die Verdachtsdiagnose Meningitis kann nur durch Liquoruntersuchung gesichert werden. Die Zellzahl liegt bei der Virusmeningitis überwiegend im Bereich von 11 – 500 Zellen/mm^3. Zellzahlen von 1000 bis > 3 000/mm^3 sind ungewöhnlich, jedoch möglich. Die Liquorzytologie zeigt ein Überwiegen mononukleärer Zellen; sie kann in der Frühphase der Meningitis aber auch eine ausgeprägte Neutrophilie aufweisen. Die Erhöhung des Liquoreiweißwerts ist gering, selten über 100 mg/dl. Der Liquorglukosewert ist in der Regel normal. Stets sollte der Liquor auch bakteriologisch untersucht werden. Bei jedem zweifelhaften oder ungewöhnlichen initialen Liquorbefund ist im Zusammenhang mit dem klinischen Bild eine zweite Lumbalpunktion nach 12 – 48 Stunden anzuraten. Die Zelldifferenzierung im Liquor aus der 2. Punktion zeigt bei Virusmeningitis eine monozytäre Pleozytose, während die bei der initialen Punktion u. U. noch vorhandenen polynukleären Leukozyten nicht mehr vorhanden sind.

Die ätiologische Abklärung beruht zum Teil auf serologischen Antikörpertests (z. B. bei Verdacht auf Neuroborreliose oder FSME). Werden Enteroviren als Erreger vermutet, sind serologische Untersuchungen nicht sinnvoll. Die Methoden der Wahl sind entweder der Nachweis spezifischer RNA-Sequenzen mittels RT-PCR im Liquor (oder Stuhl) oder die Virusanzucht aus Liquor. Obwohl ein beträchtlicher Anteil seröser Meningitiden ätiologisch ungeklärt bleibt, besteht bei unauffälligem Verlauf oft kein Grund, nach selteneren Erregern oder Ursachen zu suchen. Bei dem klinischen Bild einer serösen Meningitis ist insbesondere bei Vorliegen einer Hirnnervenparese differenzialdiagnostisch auch an eine behandlungsbedürftige Neuroborreliose oder eine tuberkulöse Meningitis zu denken.

Erweiterte diagnostische und differenzialdiagnostische Untersuchungen sind bei den klinischen Bildern einer Meningoenzephalitis, Meningoenzephalomyelitis und Enzephalitis (S. 717) erforderlich.

Selten kann es bei Kindern mit Antikörpermangelsyndrom zu einer durch Enteroviren bedingten Meningitis mit chronischem Verlauf kommen.

Eine EEG-Ableitung ist auch bei moderaten Verläufen – eher aus rechtlicher und psychologischer Sicht – ratsam. Auch nach aseptischen Meningitiden sollten Hörprüfungen und neurokognitive Tests im Verlauf veranlasst werden.

Therapie

Die Behandlung einer akuten Virusmeningitis beschränkt sich auf symptomatische Maßnahmen. Besonders bei Säuglingen ist auf ausreichende Flüssigkeitszufuhr zu achten. Die Dauer des Krankenhausaufenthalts richtet sich vor allem nach dem Allgemeinbefinden des Patienten, gelegentlich nach differenzialdiagnostischen Erwägungen (z. B. in der Abgrenzung von Sonderformen der bakteriellen Meningitis, wie Borreliose oder Tuberkulose). Beim geringsten Verdacht auf eine HSV-Meningoenzephalitis ist sofort eine Therapie mit Aciclovir intravenös (45 mg/kgKG/d in 3 ED) zu beginnen.

Das gegen Enterovirusinfektionen wirksame Pleconaril steht nicht mehr zur Verfügung.

Prophylaxe

Die 2-malige aktive Immunisierung gegen Mumps (Masern-Mumps-Röteln-VZV-Impfung) ist die einzige wichtige prophylaktische Maßnahme. Eine Isolierung des Erkrankten ist nur bei Mumpsmeningitis erforderlich. Auch eine Impfprophylaxe der FSME ist möglich und wird in Deutschland im vom RKI definierten Risikogebieten, sowie in Österreich und Teilen der Schweiz empfohlen.

Meldepflicht

Der Verdacht auf Poliomyelitis, das heißt jede nicht traumatisch bedingte, akute schlaffe Lähmung, ist namentlich meldepflichtig. Meldepflicht besteht auch für den direkten oder indirekten Nachweis von FSME-Virus und Poliovirus (namentliche Labormeldung).

125.2.3 Hirnabszess und intrakraniales Empyem

Als Hirnabszess bezeichnet man eine lokalisierte intrazerebrale Infektion mit Eiteransammlung im Hirnparenchym, als Empyem eine im extraduralen oder subduralen Raum.

Klinisches Bild

Das klinische Bild wird hauptsächlich durch die Größe und die Lokalisation des Abszesses bzw. der Abszesse bestimmt, sowie durch die Virulenz der verursachenden Mikroorganismen. Die Erkrankung beginnt meist schleichend. Der Allgemeinzustand ist eingeschränkt, Fieber kann häufig fehlen. Kopfschmerzen sind oft das erste unspezifische Symptom bei Adoleszenten und älteren Kindern, während kleine Kinder und Säuglinge altersentsprechend vermehrt irritabel sein können. Weitere Symptome des erhöhten Hirndrucks, wie Übelkeit, Erbrechen und Bewusstseinsstörungen, können ebenfalls Teil des klinischen Bildes sein. Abhängig von der Lokalisation des Abszesses treten neurologische Symptome auf: fokal-neurologische Ausfälle (Paresen, Sprachstörungen) oder Krampfanfälle. Nackensteifheit kommt nicht häufig vor, es sei denn, dass gleichzeitig eine Meningitis vorliegt.

Ätiologie

Die wichtigsten Erreger sind aerobe und anaerobe Streptokokken (Viridans-Streptokokken, Streptococcus milleri) Anaerobier (Bacteroides spp., Fusobakterien), Enterobakterien (Proteus spp. und E. coli), Staphylococcus aureus, Haemophilus spp. und Pseudomonas aeruginosa. Nicht selten kommen Mischinfektionen vor. Bei immuninkompetenten Patienten können außerdem Infektionen mit Nokardien, Pilzen, Mykobakterien und, besonders bei AIDS-Patienten, Toxoplasma gondii vorkommen.

Die auslösenden Mikroorganismen gelangen entweder per continuitatem als Komplikation einer Mastoiditis, Otitis media, Sinusvenenthrombose, Sinusitis (hauptsächlich ätiologisch disponierender Faktor für ein subdurales Empyem), Schädelosteomyelitis oder hämatogen bei Meningitis oder ausgehend von Primärherden (Endokarditis, Bronchiektasen, Osteomyelitis, Divertikulitis, Zahninfektionen) in das Hirnparenchym. Auch eine direkte Keiminokulation, infolge eines Traumas oder eines chirurgischen Eingriffs, kommt vor.

Epidemiologie

Ca. 25 % aller Hirnabszesse kommen bei Kindern unter 15 Jahren vor, mit einem Gipfel zwischen 9 und 13 Jahren. Insgesamt sind sie bei Kindern sehr selten. Bei Kindern mit zyanotischen Herzvitien oder solchen mit Immundefekten (insbesondere Neutropenie und Agammaglobulinämie), Mukoviszidose sowie chronischen Leber- und Nierenleiden kommen Hirnabszesse häufiger vor.

Diagnose

Die ausführliche Anamnese (z. B. Herzfehler) und eine gute klinische, insbesondere neurologische Untersuchung ergeben erste diagnostische Hinweise. Die Laborwerte sind nicht sehr spezifisch. Eine Leukozytose sowie ein leicht erhöhtes CRP können, müssen aber nicht vorkommen. Blutkulturen sind nur in maximal 10 % der Fälle positiv. Auch die Liquoruntersuchung ist oft nicht wegweisend. Eine leichte Erhöhung der Zellzahl und des Proteins können Hinweise ergeben. Nur in den seltenen Fällen, in welchen ein Abszess in den Liquorraum rupturiert, können Mikroorganismen aus dem Liquor isoliert werden. Aufgrund der Gefahr einer Einklemmung sollte vor Lumbalpunktionen (im Gegensatz zur Meningitis) immer eine Bildgebung und möglichst eine Funduskopie erfolgen. Das CT oder das MRT des Schädels (das MRT ist dem CT bezüglich Sensitivität, Weichteildarstellung und Ödemausdehnung überlegen) stellen zusammen mit der mikrobiologischen Aufarbeitung einer Biopsie bzw. eines Punktats die wichtigsten Maßnahmen in der Diagnostik des Hirnabszesses dar. Die MRT kann durch Differenzierung von T 1- und T 2-gewichteten Sequenzen den zentralen Abszess von Kapsel und umgebendem Ödem abgrenzen.

Im CT weisen ringförmige, homogenhypodense, randständig kontrastmittelaufnehmende Läsionen (immer Aufnahme mit Kontrastmittel anfertigen) mit perifokalem Ödem auf das Vorliegen eines Hirnabszesses hin. Das EEG kann, wenn ein Herdbefund auftritt, eine weitere Hilfe in der Diagnostik darstellen. Wenn immer möglich soll eine neurochirurgische Intervention (Biopsie, Punktion) erfolgen. Mit dem gewonnenen Material (siehe Therapie), sollte die mikrobiologische Untersuchung immer auf aerobe, anaerobe Bakterien sowie Pilze und Mykobakterien erfolgen. Es sollte auch Material für eine PCR asserviert werden. Es hat sich gezeigt, dass bei Hirnabszessen eine präoperative antibiotische Therapie die Wahrscheinlichkeit des Nachweises des verursachenden Mikroorganismus kaum verringert. In diesem Zusammenhang gehört zur Diagnostik auch immer die Suche nach dem Primärherd (z. B. Endokarditis, Otitis media, Sinusitis).

Differenzialdiagnostisch sind beim Hirnabszess und subduralen Empyem extradurale Empyeme und septische Thrombophlebitiden zu erwähnen, ebenso Primärtumoren, Tumormetastasen, Herdenzephalitiden, intrakraniale Blutungen sowie Parasitosen oder Mykosen (z. B. Toxoplasmose bei AIDS-Patienten, Aspergillose bei neutropenischen Patienten).

Therapie

Grundsätzlich ist ein multidisziplinärer Therapieansatz notwendig. Es ist eine enge Zusammenarbeit zwischen Pädiater, Neurochirurgen sowie evtl. Hals-Nasen-Ohren-Ärzten, Kieferchirurgen und Augenärzten zu fordern.

Nur in wenigen Fällen (Krankheitsdauer < 2 Wochen, neurologische Untersuchung unauffällig, keine Hirndruckzeichen und Abszessgröße < 3 cm im Durchmesser) kann ein rein konservatives Vorgehen (empirische Antibiotikagabe) versucht werden. Meistens muss zusätzlich eine chirurgische Therapie erfolgen. Diese dient auch der Keimgewinnung. Die Operationsmethode richtet sich nach der Lokalisation des Abszesses. Falls möglich, sollte eine (mikro-)chirurgische Abszessausräumung in toto erfolgen. Intraparenchymatöse Abszesse können bspw. CT-gesteuert (u. U. mehrmals) punktiert werden. Extra- und subdurale Empyeme erfordern eine Kraniotomie zur Ausräumung des Abszessinhalts und der Entfernung der Abszesskapsel. Nicht selten muss eine offene Dränage angelegt werden. Falls ein Herd (z. B. Zahnabszess, Sinusitis oder Endokarditis) dem Krankheitsbild zugrunde liegt, muss dieser vorher bzw. parallel saniert werden.

Bei der empirischen Antibiotikatherapie muss beachtet werden, dass die Penetration der Antibiotika in das Hirngewebe von deren Molekulargewicht, der Ionisierung, der Proteinbindung und besonders der Lipidlöslichkeit abhängt. Die Auswahl der Antibiotika richtet sich nach dem vermuteten Erreger (Lokalisation des Primärherds), nach den prädisponierenden Faktoren und sollte z. B. mit einem Cephalosporin der Gruppe 3 in Kombination mit Metronidazol (Anaerobier) erfolgen. Evtl. kann mit Rifampicin, Fosfomycin oder Vancomycin (wenn cephalosporinresistente Pneumokokken vermutet werden) ergänzt werden. Unter den neueren Antibiotika mit guter Penetration ins Hirngewebe ist Linezolid zu nennen. Es sollte jedoch nur als Reserveantibiotikum eingesetzt werden (z. B. bei MRSA-Nachweis oder bei vancomycinresistenten Enterokokken oder Staphylokokken). Sobald ein Erreger aus dem gewonnen Material angezüchtet worden ist, kann eine gezielte Antibiotikatherapie erfolgen. Die Therapiedauer beträgt 4 – 6 Wochen (6–8 Wochen bei rein konservativer Therapie), je nach Verlauf der Erkrankung. Bei multiplen Abszessen kann eine monatelange Antibiotikatherapie notwendig sein. Dann sind gut in das ZNS penetrierende, oral zu verabreichende Antibiotika (z. B. Linezolid und Chloramphenicol) zu erwägen.

Die supportive Therapie mit Kortikosteroiden ist umstritten. Bei ausgeprägtem perifokalem Ödem kann sie jedoch initial kurzfristig zu einer deutlichen klinischen Besserung und damit Operationsfähigkeit führen.

Eine Verlaufskontrolle mittels CT oder MRT ist häufig indiziert.

Prognose

Die Sterblichkeit beträgt 5–10 %. ⅓ der Überlebenden oder mehr zeigen neurologische Folgeschäden wie Hemiparesen, Hirnnervenlähmungen, Hydrozephalus oder Epilepsie. Prognostisch ungünstige Faktoren sind Alter < 1 Jahr, schnell verlaufende neurologische Verschlechterung und Koma bei der Diagnosestellung.

Koordinator:
H. Schroten

Mitarbeiter:
R. Adam, C. Berger, J. Rüggeberg, U. B. Schaad, T. Tenenbaum

125.3 Shunt-Infektionen

Die Infektion einer ventrikulären Drainage (bis auf wenige Ausnahmen als ventrikuloperitoneale Ableitung, VP-Shunt) umfasst neben lokaler Entzündung der kranialen und distalen Operationsstellen, des Katheterverlaufs und der Peritonealhöhle vor allem die Infektion der Ventrikel des ZNS. Auch bei isoliert erscheinender lokaler Symptomatik z. B. des Reservoirs muss immer von einer Infektion des gesamten Drainagesystems ausgegangen werden. Die meisten Shunt-Infektionen entstehen 15 Tage bis 12 Monate nach Anlage der Ableitung, etwa 80 % bereits innerhalb der ersten 3 Monate.

125.3.1 Klinisches Bild

Symptome einer Shunt-Infektion sind oft unspezifisch und meist nicht von einer Shunt-Dysfunktion zu unterscheiden. Ist der intrakraniale Teil des VP-Shunts betroffen, kommt es neben den Zeichen erhöhten intrakranialen Drucks wie Kopfschmerz, Brechreiz und Irritabilität bei über 70 % der Patienten zu Fieber. Seltener werden auch Krampfanfälle, Paresen oder meningeale Symptome beobachtet. Bei Infektion des distalen Schenkels finden sich häufig unspezifische Symptome wie Bauchschmerzen, aber es kann auch zu abdominaler Distension oder einer Raumforderung als Hinweis auf eine Pseudozyste kommen. Als Risikofaktoren für die Entwicklung von Shunt-Infektionen wurden Frühgeburtlichkeit, frühe Shunt-Anlage im Neugeborenen- oder Säuglingsalter, vorangegangene Shunt-Infektion, neuroendoskopische Anlage des Katheters und postoperatives Liquorleck dokumentiert.

125.3.2 Diagnose

Die wichtigste diagnostische Maßnahme ist die Gewinnung einer ventrikulären Liquorprobe mit Anlage einer bakteriologischen Kultur und Gramfärbung, die mikroskopische Untersuchung von Leukozytenzahl inkl. Differenzierung sowie die Bestimmung von Glukose und Eiweiß. Eine Eosinophilie (> 5 %) des Liquors scheint hierbei generell auf ein zentrales Shunt-Problem hinzuweisen (Infektion, Dysfunktion, Silikon-Reaktion); eine Zellzahlerhöhung über 100/µl mit Liquorneutrophilie > 10 % insbesondere in Kombination mit Fieber ist ein deutlicher Hinweis auf eine Shunt-Infektion. Zu Fehlinterpretationen einer Liquorpleozytose kann es kommen, wenn die Shunt-Anlage noch nicht lange zurückliegt. Ein erhöhtes CRP, Interleukin-6 oder Procalcitonin können auf eine Shunt-Infektionen hinweisen, wobei negative Werte eine Shunt-Infektion jedoch nicht ausschließen. Eine Blutkultur ist in weniger als 20 % positiv, sollte wegen der Einfachheit der Diagnostik aber nach Möglichkeit durchgeführt werden.

Koagulasenegative Staphylokokken (KNS) sind mit bis zu ca. 80 % die häufigsten Erreger von Shunt-Infektionen und als Hautkeime nicht leicht von einer Kontamination der Kultur zu unterscheiden. In 47–64 % findet sich Staphylococcus epidermidis als Auslöser der Shunt-Infektionen durch grampositive Erreger, in 4–30 % findet sich S. aureus. Neben Enterobakterien mit 7–24 % finden sich selten auch Pseudomonas und andere Nonfermenter sowie Enterokokken und Anaerobier.

125.3.3 Therapie

Bei einer Liquor-Shunt-Infektion ist initial die Kombination von Vancomycin plus Cefotaxim bzw. Ceftriaxon empfehlenswert. Bei überwiegend nosokomial erworbenen Infektionen von Ventrikeldrainagen oder Shunt-Implantaten mit multiresistenten grampositiven Erregern, wie MRSA oder multiresistenten S. epidermidis, sind ebenso Vancomycin, sowie ggf. Fosfomycin in Kombination mit Rifampicin oft einsetzbare Antibiotika. Bei vancomycinresistenten Enterokokken ist eine Therapie mit Linezolid oder Daptomycin (klinische Daten bei Erwachsenen, bisher keine pädiatrische Zulassung) zu erwägen. Bei Anwendung von Linezolid länger als 14 Tage sind eine mögliche Zytopenie sowie selten eine irreversible Optikusneuritis zu beachten. Zusätzlich zur intravenösen Therapie kann v. a. bei KNS Vancomycin (2,5–5 mg absolut) i.th. verabfolgt werden. Für eine Shunt-Infektionen durch gramnegative Erreger stehen Meropenem und Ceftazidim zur Verfügung. Bei Infektionen mit Candida spp. sollte eine Kombinationstherapie mit intravenösem liposomalem Amphotericin B (3–5 mg/kg) erfolgen, ggf. in Kombination mit i.th. Gabe (1 mg absolut).

Die Entfernung des Shunts ist im Allgemeinen unumgänglich; die Therapiedauer sollte insgesamt bei Staphylokokken (S. aureus oder S. epidermidis) mindestens 10–14 Tage betragen, nach Entfernung des infizierten Shunts normalerweise noch weitere 7 Tage. Bei gramnegativen Erregern wird eine Therapiedauer von 21 Tagen empfohlen.

Neben der antibiotischen Therapie ist eine Entfernung des infizierten Shunt-Systems, meist mit Anlage einer externen Drainage, indiziert.

125.3.4 Prophylaxe

Im Rahmen der Shunt-Anlage ist eine perioperative Antibiotikaprophylaxe 30–60 Minuten vor der Hautinzision mit einem Cephalosporin der Gruppe 1 oder 2 (z. B. Cefazolin oder Cefuroxim) oder Ampicillin/Sulbactam sinnvoll. Bei Penicillinallergie ist Clindamycin eine Alternative. Die Gabe von Glykopeptidantibiotika ist dagegen nicht sinnvoll, da bei einer einmaligen Gabe nur niedrige MHK-Werte im Liquor erreicht werden. Eine wiederholte Gabe ist nur bei einer Operationsdauer von mehr als 4 Stunden erforderlich. Eine darüber hinausgehende Antibiotikaprophylaxe ist obsolet. In zahlreichen neueren Studien konnte gezeigt werden, dass antibiotisch imprägnierte Kathetersysteme die Zahl der infektiösen Komplikationen senken können.

Koordinator:
T. Tenenbaum

Mitarbeiter:
J. Hübner

125.4 Weiterführende Informationen

Nationales Referenzzentrum für die Surveillance transmissibler spongiformer Enzephalopathien an der Neurologischen Klinik des Universitätsklinikums Göttingen
Robert-Koch-Str. 40
37 075 Göttingen
Tel.: 0551 39–6 636 oder -8 454 oder -8 401
Fax: 0551 39–7 020
E-Mail: epicjd@med.uni-goettingen.de

Konsiliarlaboratorium für ZNS-Infektionen (viral)
Institut für Virologie und Immunbiologie der Universität Würzburg
Versbacher Str. 7
97 078 Würzburg
Tel.: 0 931 201–49 962
Fax: 0 931 201–49 561
E-Mail: virusdiag@vim.uni-wuerzburg.de

126 Kardiale Infektionen

126.1 Infektiöse Endokarditis

Die infektiöse Endokarditis ist eine schwere, unter Umständen letal endende Krankheit. Risikogruppen sind vor allem Kinder mit angeborenen Herzfehlern, aber auch Patienten mit vaskulären Implantaten (Schrittmacher, Portsysteme) und liegenden Gefäßkathetern bzw. chronischer Hämodialyse sowie intensivtherapiepflichtige Früh- und Neugeborene. Intravenöser Drogenabusus stellt ebenso einen Risikofaktor dar.

Die Prognose wird im Einzelfall wesentlich davon bestimmt, wann erstmals an eine Endokarditis gedacht wird und wie gut danach Kardiologe, Kardiochirurg und Infektiologe zusammenarbeiten. Bei schwierigen diagnostischen und therapeutischen Problemen sollte frühzeitig mit einem Herzzentrum Kontakt aufgenommen werden.

126.1.1 Klinisches Bild

Bei Kindern mit Fieber unklarer Genese, vor allem aber bei Kindern mit vorgeschädigtem Herzen (meist angeborener Herzfehler, heute selten: Zustand nach rheumatischem Fieber) und Fieber, muss immer eine Endokarditis ausgeschlossen werden! Die klinische Symptomatik kann je nach Erreger und Verlauf verschieden sein. Sie ist bedingt durch die hämodynamischen Veränderungen infolge der Karditis, aber auch durch Embolien, metastatische Infektionen (z. B. Organabszesse) und Immunphänomene (z. B. zirkulierende Immunkomplexe), wodurch nahezu jedes Organ des Körpers beteiligt sein kann. Dies hat zur Folge, dass das klinische Bild der Endokarditis sehr variabel ist.

Die Zeit zwischen Beginn der klinischen Symptomatik und Diagnose beträgt bei akuter Endokarditis meist weniger als 2 Wochen. Bei subakuter Endokarditis bestehen die Symptome bei Diagnosestellung oft schon seit Wochen oder Monaten.

Die **akute Endokarditis** kommt auch bei bisher kardial unauffälligen Kindern vor. Symptomatik: hohes Fieber; neues oder verändertes Herzgeräusch; schweres, plötzlich beginnendes, rasch progredientes Krankheitsbild, das binnen Tagen zu Herzinsuffizienz, Nierenversagen, Koma und Exitus letalis führen kann.

Symptomatik der **subakuten Endokarditis** (praktisch nur bei vorbestehendem Herzfehler): Fieber bzw. subfebrile Temperaturen; beeinträchtigter Allgemeinzustand mit Müdigkeit („Leistungsknick"), Appetitlosigkeit, Gewichtsabnahme, nächtlichem Schwitzen; Hautblässe, Osler-Knötchen, Petechien, Splenomegalie; Myalgie, Arthralgie, Arthritis. Ein neues Herzgeräusch, besonders ein systolisches Geräusch über der Mitralklappe oder ein diastolisches Geräusch über der Aortenklappe, ist immer verdächtig.

Eine klare Zuordnung als akute oder subakute Endokarditis ist nicht in jedem Fall möglich. Entscheidend für den Verlauf sind rechtzeitige Diagnostik mit Erregernachweis und gezielte Antibiotikatherapie.

Neonatale Endokarditis. Das klinische Bild bei neonataler Endokarditis ist unspezifisch. Die Patienten haben meist keinen vorbestehenden Herzfehler. Insbesondere bei sehr kleinen und untergewichtigen Frühgeborenen sowie Kindern mit Gefäßkathetern muss bei uncharakteristischen Symptomen, Thrombopenie und Neutropenie oder Neutrophilie differenzialdiagnostisch an eine Endokarditis gedacht werden. Da es sich oft um eine katheterinduzierte Rechtsherz-Endokarditis handelt, kommen systemisch-embolische Phänomene seltener vor. Gelegentlich ist die Eustachische Klappe betroffen.

Intravenös konsumierende Drogenabhängige. Relativ unspezifisch ist die Symptomatik der Endokarditis bei intravenös konsumierenden Drogenabhängigen. Etwa ⅔ haben keine vorbestehende Herzerkrankung. Es besteht eine Prädilektion für die Trikuspidalis. Bei Trikuspidalisendokarditis können pulmonale Symptome im Vordergrund stehen. Zeichen einer Trikuspidalinsuffizienz finden sich nur bei einem Teil der Patienten.

Wichtige **Komplikationen** sind Herzinsuffizienz infolge Klappenzerstörung (evtl. durch zu späte oder inadäquate Therapie), Beteiligung des Myokards (evtl. mit Rhythmusstörungen), Perikarditis und selten embolische Herzinfarkte. Myokard- bzw. Klappenringabszesse entstehen am ehesten bei Staphylokokken-Endokarditis (evtl. mit Reizleitungsstörungen).

Extrakardiale metastatische Infektionen (z. T. mit Abszedierung) können Folge der Bakteriämie oder einer septischen Embolie sein. Folgende Organe können betroffen sein: Hirn, Milz, Niere, Gelenke, Lunge (bei Rechtsherz-Endokarditis mit mehr oder weniger deutlich ausgeprägter Symptomatik, z. B. bei zentralem Venenkatheter oder bei Jugendlichen, die sich Drogen intravenös applizieren, sowie bei Kindern mit angeborenen Herzfehlern und Links-Rechts-Shunt).

Das Embolierisiko ist am größten bei großen Vegetationen, bei Befall der Mitralis, bei akuter Endokarditis (S. aureus) und bei verzögertem Therapiebeginn. Eine möglichst frühzeitig begonnene effektive Antibiotikatherapie gilt als eine wirksame Maßnahme zur Senkung des Embolierisikos.

ZNS-Komplikationen treten bei etwa 20 – 40 % der Patienten auf (meist Emboliefolgen): Infarkte, Arteriitis, mykotische Aneurysmen, Blutungen, Meningitis und Hirnabszesse kommen vor.

Mykotische Aneurysmen können auch in anderen Körperregionen auftreten. Zu den renalen Läsionen zählen Abszess, fokale, disseminierte oder Immunkomplex-Nephritis und Infarkt. Bei Anzeichen von Niereninsuffizienz muss die nephrotoxische Wirkung von Aminoglykosiden und Vancomycin berücksichtigt werden.

126.1.2 Ätiologie

Akute Endokarditis. S. aureus (20 – 30 %), Enterobakterien (3 – 5 %), Pneumokokken (1 – 3 %) und hämolysierende Streptokokken (meist Gruppe B) werden vor allem bei akuter Endokarditis nachgewiesen.

Subakute Endokarditis. Viridansstreptokokken (S. sanguis, S. mitis, S. mutans, S. salivarius, Vertreter der S.-intermedius-Gruppe), Abiotrophia spp. und (deutlich seltener) anhämolysierende Streptokokken (z. B. S. bovis) sind die wichtigsten Erreger der subakuten Endokarditis, sie sind die Ursache von 40 – 50 % aller Endokarditiden bei Kindern.

Enterokokken-Endokarditiden sind bei Kindern seltener (4 – 5 %) als bei Erwachsenen (5 – 20 %); sie verlaufen eher subakut.

Infektionen durch koagulasenegative Staphylokokken (S. epidermidis, S. lugdunensis, S. capitis, S. simulans) betreffen hauptsächlich Patienten mit implantierten Klappen und anderen Implantaten. Diese Erreger können auch eine Nativklappenendokarditis hervorrufen (z. B. bei Patienten mit Gefäßkathetern) und einen akuten und komplizierten Verlauf zeigen.

Seltene gramnegative Endokarditiserreger hat man zur HACEK-Gruppe zusammengefasst (Haemophilus, Actinobacillus, Cardiobacterium, Eikenella, Kingella), wobei bei Kindern allenfalls H. influenzae, H. parainfluenzae und H. aphrophilus vorkommen.

Die **Endokarditis bei Neu- und Frühgeborenen** wird überwiegend von S. aureus und koagulasenegativen Staphylokokken hervorgerufen, aber auch Enterobakterien (Klebsiellen, Enterobacter spp.) sowie Candida spp. können die Ursache sein.

Endokarditiden bei intravenös konsumierenden Drogenabhängigen werden vor allem durch S. aureus (weniger schwerer Verlauf als bei anderen Patienten) und Streptokokken hervorgerufen, aber auch P. aeruginosa, Enterobakterien und Pilze konnten nachgewiesen werden.

Bei entsprechender Disposition kann eine Endokarditis auch durch Mischinfektionen verursacht werden (z. B. bei Abhängigen von i. v. Drogen).

Besonders bei **negativer Blutkultur** muss man auch an Anaerobier, Sprosspilze, Chlamydien, Abiotrophia spp., Rickettsien, Coxiellen oder Bartonellen als mögliche Ursache denken.

Viridansstreptokokken stammen meist aus dem Oropharynx, D-Streptokokken und Enterokokken aus dem Urogenital- oder Gastrointestinaltrakt, Staphylokokken meist von Haut-, Weichteil- und Katheterinfektionen.

126.1.3 Epidemiologie

Man rechnet im Allgemeinen mit jährlich etwa 15 – 30 Endokarditisfällen pro 1 Million Einwohner. Nur etwa 5 % aller Fälle treten bei Kindern auf. Die Inzidenz bei Kindern nimmt offensichtlich zu (infolge der Zunahme der Zahl der Kinder mit erhöhtem Endokarditisrisiko), insbesondere die der nosokomialen und postoperativen Endokarditis. Neugeborene sind relativ selten betroffen, aber auch in dieser Altersgruppe werden Endokarditiden häufiger nachgewiesen (höhere Überlebensrate von Frühgeborenen, häufigere Verwendung zentraler Venenkatheter, verbesserte Echokardiografie-Diagnostik). Insgesamt zeigt sich ein Trend zu einem höheren Anteil von Kindern ohne vorbestehende Herzerkrankungen.

Es deutet sich eine Abnahme der Inzidenz der Streptokokken-Endokarditiden und eine Zunahme der Erkrankungen durch S. aureus, Enterokokken, Pilze und HACEK-Erreger an.

Insgesamt zeigt sich bezüglich der Häufigkeit ein deutliches Überwiegen der Linksherz-Endokarditiden (80 – 90 %) im Vergleich zu den Rechtsherz-Endokarditiden (Rangfolge nach Häufigkeit: 1. Mitralklappe, 2. Aortenklappe, 3. Mitral- und

Aortenklappe). Rechtsherz-Endokarditiden (1. Trikuspidalis, 2. Pulmonalis) sind insgesamt selten, sie kommen bei Abhängigen von intravenösen Drogen zunehmend häufiger vor, können aber auch bei Frühgeborenen mit zentralem Venenkatheter und Patienten mit transvenösem Schrittmacher auftreten.

126.1.4 Diagnose

Die wichtigsten diagnostischen Kriterien sind verdächtige klinische Symptomatik, Erregernachweis in der Blutkultur (möglichst mehrere positive Blutkulturen mit identischem Erreger) und positiver Echokardiografiebefund. Im Zweifel können die in den folgenden Aufzählungen dargestellten Duke-Kriterien zur Entscheidungsfindung herangezogen werden:

Major Kriterien:

- positive Blutkulturen
  - endokarditistypische Mikroorganismen aus 2 separaten Blutkulturen:
    - Viridansstreptokokken, S. bovis, HACEK-Gruppe, S. aureus, oder
    - ambulant erworbene Enterokokken bei Fehlen eines primären Fokus, oder
  - mit Endokarditis vereinbare Mikroorganismen aus anhaltend positiven Blutkulturen
    - mindestens 2 positive Blutkulturen im Abstand von mehr als 12 Stunden, oder
    - alle 3 oder die Mehrheit von mehr als 3 separaten positiven Blutkulturen innerhalb von mehr als einer Stunde
    - einzelne positive Blutkultur mit Coxiella burnettii oder Antiphase-I-IgG-Antikörper-Titer > 1:800
- Nachweis einer endokardialen Beteiligung
  - positives Echokardiogramm
    - bewegliche intrakardiale Masse an Klappe oder Klappenhalteapparat, in der Strombahn eines Regurgitationsjets oder auf implantiertem Material ohne alternative anatomische Erklärung, oder
    - kardialer Abszess, oder
    - neue partielle Dehiszenz einer Klappenprothese
  - neue Klappenregurgitation (nicht ausreichend: Verschlechterung oder Veränderung eines vorbestehenden Geräuschs)

Minor Kriterien:

- Vorliegen von Risikofaktoren: vorbestehende Herzerkrankung, intravenöse Drogenabhängigkeit
- Fieber, Temperatur > 38 °C
- vaskuläre Zeichen: größere arterielle Emboli, septische Lungeninfarkte, mykotische Aneurysmen, Hirnblutung, konjunktivale Einblutung, Janeway-Läsionen
- immunologische Phänomene: Glomerulonephritis, Osler-Knötchen, Roth-Flecken, positive Rheumafaktoren
- mikrobiologische Nachweise:
  - positive Blutkulturen, die nicht den Majorkriterien genügen (außer einzelne positive Blutkultur mit koagulasenegativen Staphylokokken bzw. mit Erregern, die keine Endokarditis verursachen), oder
  - serologische Nachweise einer aktiven Infektion mit möglichen Endokarditiserregern

Definition der infektiösen Endokarditis nach dem Vorliegen der modifizierten Duke-Kriterien (verändert nach Li et al. 2000):

- **Sichere infektiöse Endokarditis**
  - pathologische Kriterien
    - mikroskopischer Nachweis oder Anzucht von Erregern aus einer Vegetation, einer embolisierten Vegetation oder einer intrakardialen Probe, oder
    - pathologische Veränderungen: Vegetation oder intrakardialer Abszess mit histologischem Nachweis einer aktiven Endokarditis
  - klinische Kriterien
    - 2 Major-Kriterien, oder
    - 1 Major-Kriterium und 3 Minor-Kriterien, oder
    - 5 Minor-Kriterien
- **Mögliche infektiöse Endokarditis**
  - 1 Major-Kriterium und 1 Minor-Kriterium, oder
  - 3 Minor-Kriterien
- **Keine Endokarditis**
  - eindeutig nachgewiesene, die Befunde erklärende alternative Diagnose, oder
  - Verschwinden der Symptome innerhalb von 4 Tagen Antibiotikatherapie, oder
  - kein chirurgischer oder autoptischer Endokarditisnachweis nach weniger als 5 Tagen antibiotischer Behandlung, oder
  - weniger Kriterien erfüllt als für „mögliche infektiöse Endokarditis" erforderlich

Mikrobiologische Diagnostik

Eine exakte ätiologische Diagnose ist Voraussetzung für eine effektive Antibiotikatherapie. Daher sind beim geringsten Verdacht 3 – 5 Blutkultursets anzulegen (Venenblut, jeweils eine aerobe und anaerobe Kultur, evtl. auch Pilzkulturen). Bei Patienten, die vor Aufnahme bereits Antibiotika erhalten hatten, sollte (wenn es die klinische Situation erlaubt) eine Unterbrechung der Antibiotikagabe in Betracht gezogen werden, um evtl. positive Blutkulturen zu erhalten.

Arterielles Blut bietet keinen Vorteil; Blut aus Venenkathetern sollte nicht verwendet werden; Fieberschübe müssen nicht abgewartet werden (kontinuierliche Low-Grade-Bakteriämie!). Spezielle Nährböden, Bebrütungstechniken und/oder prolongierte Inkubation (bis zu 30 Tage) sind bei einigen Erregern notwendig, z. B. bei den Keimen der HACEK-Gruppe, bei Brucellen, Legionellen und Abiotrophia spp. (Rücksprache mit dem Labor).

Blutkulturergebnisse bedürfen einer kritischen Interpretation, um zwischen signifikanten Erregern und Kontaminanten zu unterscheiden. Koagulasenegative Staphylokokken sind häufige Kontaminanten von Blutkulturen, können aber auch einmal Ursache einer Nativklappen-Endokarditis sein. Beweisend ist der mehrfache Nachweis identischer Erreger bei typischen Symptomen.

Von den angezüchteten Erregern sollte die MHK, evtl. auch die minimale bakterizide Konzentration (MBK) bestimmt werden. Die Bakterienstämme sollten bis zu 1 Jahr aufbewahrt werden.

Negative Blutkulturergebnisse bei typischer Symptomatik (etwa bei 10 – 20 % der Patienten) sind am ehesten bedingt durch bereits verabreichte Antibiotika oder schwierig anzüchtbare Erreger (z. B. Abiotrophia spp., Keime der HACEK-Gruppe, Anaerobier, Bartonellen, Brucellen, Coxiellen, Chlamydien, Pilze). Es sollte auch in Betracht gezogen werden, dass Klappenveränderungen, die echokardiografisch wie Vegetationen aussehen, auch andere Ursachen haben können.

Serologische Untersuchungen sind u. a. indiziert bei Verdacht auf Infektionen durch Coxiellen, Chlamydien (z. B. C. psittaci), Bartonellen und Brucellen, aber auch bei Verdacht auf Pilzinfektionen.

Die kulturelle Untersuchung resezierter Herzklappen oder von Biopsaten kann bei schwierig nachweisbaren Erregern und bei Patienten mit negativen Blutkulturen nützlich sein.

Nukleinsäure-Amplifikationsverfahren (Herzklappe, Blut) werden zurzeit erprobt, sind aber noch nicht Teil der Routinediagnostik.

Echokardiografie

Die **Echokardiografie** ist unverzüglich erforderlich, sobald der Verdacht auf eine Endokarditis besteht. Sie dient zum Nachweis von intrakardialen Vegetationen, Klappenveränderungen (Perforationen und Insuffizienzen), Abszessen, Fisteln, Aneurysmen bzw. Pseudoaneurysmen sowie der Beurteilung der kardialen Funktion. Vegetationen sind erst ab einer Größe von 3 mm sicher nachweisbar. Eine transösophageale Echokardiografie ist bei Kindern seltener notwendig als bei Erwachsenen, aber insbesondere bei älteren Kindern und Jugendlichen mit schlechten Schallbedingungen und beim Vorhandensein von Klappenprothesen verbessert sie deutlich die Aussagekraft. Ein normales Echokardiogramm schließt eine Endokarditis nicht aus. Der echokardiografische Befund sagt nichts über die Ätiologie der Endokarditis aus.

Bei negativen Befunden sollte die Echokardiografie nach einer Woche wiederholt werden, wenn die Symptomatik fortbesteht. Unter Therapie sollten ebenfalls wöchentliche Kontrollen erfolgen, um ein Fortschreiten der Erkrankung (Wachstum von Vegetationen, Zunahme von Insuffizienzen) bzw. das Auftreten von Komplikationen (Abszedierung, Klappenabriss) erkennen zu können.

Andere bildgebende Verfahren, EKG

CT und MRT sind wichtig zur Untersuchung des ZNS bei verdächtigen neurologischen Befunden, aber auch anderer Organe (z. B. der Milz zum Nachweis eines Infarktes bzw. von Abszessen) sowie zum Nachweis eines infizierten Shunts.

Röntgenbefunde des Herzens (Herzform, -größe) und **EKG-Befunde** hängen vom Ausmaß einer evtl. Vorschädigung ab und sind allenfalls bei raschen Veränderungen verwertbar (z. B. Auftreten eines AV-Blockes, akutes Herzversagen). Multiple, kleine noduläre Eintrübungen im Röntgenbild der Lunge können Ausdruck von Lungenembolien sein (z. B. bei Trikuspidalisendokarditis).

Sonstige und Labordiagnostik, Differenzialdiagnosen

Zur Diagnostik gehört auch die Suche nach der Erregereintrittspforte (falls diese nicht offensichtlich ist).

Bei vielen Patienten mit subakuter Endokarditis entwickelt sich eine normozytäre und normochrome Anämie (niedriger Eisenspiegel, niedrige Eisenbindungskapazität).

Bei zyanotischen Kindern kann ein Rückgang eines erhöhten Hämatokritwerts (bzw. dessen Normalisierung) bereits Hinweis auf eine Endokarditis sein.

Bei Frühgeborenen sollte die Kombination von positiven Blutkulturen und prolongierter Thrombozytopenie immer auch an das Vorliegen einer Endokarditis denken lassen.

Entzündungsparameter sind meist nachweisbar: Leukozytose, Linksverschiebung, erhöhte CRP-Konzentration, beschleunigte BSR (nicht verwertbar bei Polyglobulie, Nieren- sowie kardialer Insuffizienz), erhöhter Fibrinogenspiegel. Auch Rheumafaktoren, antinukleäre Antikörper, zirkulierende Immunkomplexe, Kryoglobuline und Hypokomplementämie können vorhanden sein. Mikrohämaturie und geringe Proteinurie sind Ausdruck einer Nierenbeteiligung (z. B. durch Ablagerung von Immunkomplexen oder Mikroembolien).

Wichtige Differenzialdiagnosen zur mikrobiellen Endokarditis sind u. a. systemischer Lupus erythematodes (Libman-Sacks-Endokarditis), kardiales Myxom (Fieber, Herzgeräusch, Embolien), primäres Antiphospholipid-Syndrom, Rheumatoid-Arthritis, Morbus Still, akutes rheumatisches Fieber und, vor allem bei Frühgeborenen, die nichtbakterielle thrombotische Endokarditis („Vorläufer" einer bakteriellen Endokarditis).

126.1.5 Therapie

Grundlagen der Behandlung der infektiösen Endokarditis sind Antibiotikatherapie, ggf. frühzeitige lokale chirurgische Sanierung und aggressives Management drohender bzw. aufgetretener Komplikationen. Infizierte intravaskuläre Fremdkörper (Schrittmachersonden, zentralvenöse Katheter) sollten nach Möglichkeit entfernt werden. Oft ist nur die Kombination dieser Therapien erfolgreich.

Antibiotikatherapie

Infolge der relativen lokalen Agranulozytose im Bereich der Vegetationen ist eine intravenöse bakterizide Therapie, meist als Antibiotikakombination, über eine relativ lange Zeitperiode erforderlich. Therapieempfehlungen bei Kindern sind meist Adaptationen von Studienergebnissen bei Erwachsenen. Typisch, aber ebenfalls ohne Evidenz, ist eine 4- bis 6-wöchige intravenöse Antibiotikagabe.

Kalkulierte Therapie

Ampicillin + Gentamicin + Cefotaxim oder Ceftriaxon. Bei Verdacht auf Staphylokokkeninfektion, z. B. bei Abhängigen von intravenösen Drogen, kann evtl. statt Ampicillin Flucloxacillin eingesetzt werden (bzw. Letzteres zusätzlich gegeben werden). Gelingt kein Erregernachweis (kulturnegative Endokarditis) erfolgt diese Therapie über 4 – 6 Wochen (bei gutem klinischem Ansprechen Gentamicin nur 2 Wochen). Bei ungenügendem Ansprechen kommen als Kombinationspartner auch Meropenem und Vancomycin in Betracht (statt Vancomycin evtl. Teicoplanin).

Gezielte Therapie

Bei den meisten Patienten wird auch diese als Kombinationstherapie (mit einem Aminoglykosid) durchgeführt.

► **Penicillinempfindliche Streptokokken.** Hierzu gehören vor allem die Viridansstreptokokken (MHK-Penicillin ≤ 0,125 mg/l) und Streptococcus bovis (MHK ≤ 0,5 mg/l). Ein Teil der Viridansstämme ist relativ penicillinresistent (MHK 0,2 – 0,4 mg/l); Stämme mit einer MHK von ≥ 0,5 mg/l gelten als penicillinresistent (Therapie wie bei Enterokokken). Es gibt auch penicillintolerante Stämme.

Bei unkomplizierter Erkrankung nativer Klappen ohne erhöhtes Risiko einer Aminoglykosidtoxizität und Streptokokken mit hoher Penicillinempfindlichkeit: Penicillin G + Aminoglykosid jeweils für 2 Wochen (nur bei Erwachsenen belegt). Bei Komplikationen sowie bei Viridansstämmen mit relativer Penicillinresistenz: Penicillin G (4 Wochen) + Aminoglykosid (2 Wochen).

Bei Kontraindikation für Aminoglykoside: Penicillin für (mindestens) 4 Wochen.

Bei Penicillinallergie: Vancomycin (4 Wochen) oder Ceftriaxon (außer bei Penicillinallergie vom

Soforttyp) für 4 Wochen evtl. plus Aminoglykosid (2 Wochen). Statt Vancomycin kommt auch Teicoplanin in Betracht (4 Wochen).

Beim Vorhandensein von Klappenprothesen Therapiedauer 6 Wochen.

► **Enterokokken, penicillinresistente Streptokokken und Abiotrophia.** Enterokokken (S. faecalis, S. faecium, S. durans) sind resistenter gegenüber Penicillin (MHK-Wert ≥ 0,4 mg/l) und immer cephalosporinresistent. Betalaktam-Antibiotika wirken auf Enterokokken nur bakteriostatisch, daher muss immer eine Kombinationstherapie erfolgen. Es kommt trotz Aminoglykosid-Resistenz bei Kombinationen von Betalaktam-Antibiotika oder Vancomycin mit Aminoglykosiden zu Synergien, außer bei „High-level"-Resistenz gegenüber dem gewählten Aminoglykosid (MHK > 2000 mg/l). Die MHK-Bestimmung bei Abiotrophia kann schwierig sein. Endokarditisfälle durch solche Erreger sind oft schwierig zu beherrschen (die meisten Stämme sind penicillintolerant). Die Therapie erfolgt mit Ampicillin + Gentamicin über 4 – 6 Wochen (statt Ampicillin ist auch die Gabe von Amoxicillin oder Mezlocillin möglich).

Bei Penicillinunverträglichkeit: Vancomycin + Gentamicin über 4 – 6 Wochen (statt Vancomycin ist auch die Gabe von Teicoplanin möglich). Wichtig ist der Nachweis bzw. Ausschluss einer „High-level"-Resistenz gegenüber Gentamicin sowie einer Vancomycinresistenz (bzw. Teicoplaninresistenz).

Bei „High-level"-Resistenz sowie beim Nachweis von Enterococcus faecium sollte ein Endokarditisexperte konsultiert werden.

► **Staphylokokken.** Penicillinempfindliche Stämme: Penicillin G (4 – 6 Wochen) + Gentamicin (3 – 5 Tage).

Penicillinresistente Stämme: Flucloxacillin (4 – 6 Wochen) + Gentamicin (3 – 5 Tage), bei Resistenz gegenüber Isoxazolylpenicillinen (MRSA): Vancomycin (4 – 6 Wochen) + Gentamicin (3 – 5 Tage).

Bei Penicillinallergie (außer Penicillinallergie vom Soforttyp): Cephalosporin der Gruppe 1 (z. B. Cefazolin). Bei Penicillinallergie vom Soforttyp: Vancomycin + Gentamicin.

Bei intravenös konsumierenden Drogenabhängigen kann die Therapiedauer auch kürzer sein.

Weitere Antibiotika mit Staphylokokkenwirksamkeit, die in besonderen Situationen in Betracht zu ziehen sind: Fosfomycin und Imipenem.

► **Seltenere Erreger.** Therapie nach Antibiogramm, evtl. Endokarditisexperten konsultieren.

Bei Enterobakterien kommt am ehesten eine Kombinationstherapie (Betalaktam-Antibiotika + Aminoglykosid) für 6 – 8 Wochen in Betracht, bei P. aeruginosa Ceftazidim + Tobramycin (in relativ hoher Dosis). Cephalosporine der Gruppe 3 gelten als Mittel der Wahl bei HACEK-Endokarditis (Dauer: 3 – 4 Wochen). Bezüglich spezieller therapeutischer Probleme bei Endokarditiden durch Pilze, Coxiellen und Chlamydien wird auf die organbezogenen Kapitel und die weiterführende Literatur verwiesen.

► **Multiresistente grampositive Erreger.** Es liegen erste Berichte über den erfolgreichen Einsatz von Linezolid vor.

Chirurgische Therapie

Die subakute Nativklappen-Endokarditis lässt sich oft allein mit Antibiotika erfolgreich behandeln. Dennoch reicht dies manchmal nicht aus. Deshalb sollte auch in diesen „einfachen" Fällen frühzeitig, spätestens jedoch bei ungenügendem Ansprechen auf Antibiotika ein Herzchirurg konsultiert werden. Bei Herzinsuffizienzzeichen, großen Vegetationen, Hinweisen auf Abszedierung oder Vorhandensein von prothetischem Material sollte das Vorgehen stets so früh wie möglich mit einem kinderherzchirurgischen Zentrum abgestimmt werden.

Indikation für eine sofortige chirurgische Intervention ist therapierefraktäre Herzinsuffizienz mit kardiogenem Schock und/oder Lungenödem (oft infolge zerstörter Klappen). Dringliche Indikationen sind unter Therapie fortbestehende Herzinsuffizienzzeichen, unkontrollierte Infektion und große Vegetationen (bei Erwachsenen mit anderen Risikofaktoren > 10 mm, isoliert > 15 mm). Weitere Indikationen sind ernste embolische Attacken, allein mit Antibiotika nicht beherrschbare Infektion (z. B. Sprosspilz- oder Coxiellen-Endokarditis, infiziertes Fremdmaterial), große, bewegliche Vegetationen im rechten Herzen und lokale suppurative Komplikationen (perivalvulärer oder myokardialer Abszess, evtl. mit Rhythmusstörungen).

Durch engmaschige klinische und echokardiografische Überwachung können solche Komplikationen frühzeitig erkannt werden.

Hauptindikation für operatives Eingreifen bei Rechtsherz-Endokarditiden ist die persistierende

Infektion (z. B. Drogenabhängige mit Endokarditis durch Pilze oder Enterobakterien).

Gegenwärtig zeigt sich ein Trend zum immer frühzeitigeren operativen Eingreifen, jedoch beinhaltet die Implantation einer Kunstklappe bei florider Endokarditis das Risiko einer Prothesenendokarditis und eines paravalvulären Lecks. Wann auch immer der Eingriff erfolgt, die Dauer der Antibiotikatherapie darf nicht verkürzt werden. Nicht selten gelingt der Keimnachweis noch (bzw. bei bisher kulturnegativer Endokarditis überhaupt erst) in der operativ entfernten Klappe oder im Abszessmaterial (kulturelle und mikroskopische Untersuchung auf Bakterien und Pilze).

Auch bei ausgeheilter Endokarditis kann aus hämodynamischen Gründen ein späterer operativer Eingriff notwendig werden, bspw. wegen Herzinsuffizienz durch Zerstörung der Herzklappen.

Sonstige Therapie

Die supportive Therapie umfasst u. a. antikongestive Therapie, Bettruhe, parenterale Ernährung, Antipyretika, Sedativa. Manche Patienten bedürfen einer Überwachung (hämodynamisches Monitoring) oder einer Intensivtherapie (Katecholamintherapie, Beatmung, Organersatztherapie).

Kontraindiziert sind Kortikosteroide (Abwehrschwäche, Klappenperforation), Eisen (freies Transferrin unterstützt die Infektionsabwehr, gebundenes nicht), nicht lebensnotwendige Bluttransfusionen und Antikoagulanzien (Blutungen, Klappenperforation).

Therapiekontrollen

Kontrollblutkulturen sollten mehrfach während der Behandlung angelegt werden. Spiegelbestimmungen bei der Gabe von Aminoglykosiden (Talspiegel) oder Vancomycin helfen, toxische Nebenwirkungen zu vermeiden.

Etwa 75 % aller Patienten entfiebern bei adäquater Therapie binnen 1 Woche. Bei S.-aureus-Endokarditis kann das Fieber länger bestehen. Fortbestehendes oder wiederauftretendes Fieber kann kardiale oder extrakardiale Ursachen haben (Arzneimittelnebenwirkung, Thrombophlebitis, metastatische Infektionen) und sollte Anlass zur sorgfältigen Reevaluation geben. Hinweise auf Heilung sind neben Rückbildung der klinischen Symptome und Entfieberung negative Blutkulturen, Normalisierung der Entzündungsparameter, Verschwinden der zirkulierenden Immunkomplexe. Auch die Echokardiografie ist eine hilfreiche Methode zur Verlaufsbeobachtung. Die Meinungen über die Bestimmung der Serumbakterizidie sind nicht einheitlich (Test ist nicht standardisiert).

126.1.6 Prophylaxe

Allgemeine Maßnahmen

Kinder mit Herzfehlern haben ein erhöhtes Endokarditisrisiko. Die Endokarditis entsteht auf der Basis von herzfehlerbedingten Endothelläsionen und Bakteriämien. Deshalb stellt bereits die optimale Therapie korrigierbarer angeborener Herzfehler eine wichtige Säule der Endokarditisprophylaxe dar. Weitere Maßnahmen sind auf Reduktion von Zahl und Schwere der Bakteriämien gerichtet: regelmäßige Zahnpflege, Verzicht auf Süßigkeiten, optimale zahnärztliche Betreuung, allgemeine Oral- und Hauthygiene. Daneben ist die sorgfältige Diagnostik und Therapie von Infektionen besonders wichtig. Bei elektiven Herzoperationen sollten zuvor der Zahnstatus beurteilt und notwendige Sanierungen vor dem Eingriff vorgenommen werden.

Antibiotikaprophylaxe

Die medikamentöse Endokarditisprophylaxe hat in den vergangenen 10 Jahren einen Paradigmenwechsel durchlaufen. Die folgenden Ausführungen basieren auf einem Positionspapier, das von der Deutschen Gesellschaft für Kardiologie und der Paul-Ehrlich-Gesellschaft für Chemotherapie in Zusammenarbeit mit Vertretern weiterer medizinischer Fachgesellschaften erstellt wurde (S 2-Standard nach AWMF) einschließlich der dort definierten Evidenzgrade. Die Deutsche Gesellschaft für Pädiatrische Kardiologie und die Europäische Gesellschaft für Kardiologie haben sich diese Position zu Eigen gemacht. Erste Beobachtungen lassen darauf schließen, dass dieser Paradigmenwechsel nicht zu einer Zunahme von Zahl und Schwere der Fälle infektiöser Endokarditis geführt hat.

Patienten

Eine Antibiotikaprophylaxe wird heute für Patienten mit der höchsten Wahrscheinlichkeit eines schweren oder letalen Verlaufs einer bakteriellen Endokarditis empfohlen. Die Antibiotikaprophylaxe bei den in der folgenden Aufzählung genannten

Patienten mit dem höchsten Risiko eines schweren oder letalen Verlaufs einer infektiösen Endokarditis scheint sinnvoll zu sein, die Effektivität ist jedoch nicht nachgewiesen:

- Patienten mit Klappenersatz (mechanische und biologische Prothesen)
- Patienten mit rekonstruierten Klappen unter Verwendung von alloprothetischem Material in den ersten 6 Monaten nach Operation(nach 6 Monaten wird eine suffiziente Endothelialisierung der Prothesen angenommen)
- Patienten mit überstandener Endokarditis
- Patienten mit angeborenen Herzfehlern
  - zyanotische Herzfehler, die nicht oder palliativ mit systemisch-pulmonalem Shunt operiert sind
  - operierte Herzfehler mit Implantation von Conduits (mit oder ohne Klappe) oder residuellen Defekten bei turbulenter Blutströmung im Bereich des prothetischen Materials
  - alle operativ oder interventionell unter Verwendung von prothetischem Material behandelten Herzfehler in den ersten 6 Monaten nach Operation (s. o.)
- herztransplantierte Patienten, die eine kardiale Valvulopathie entwickeln

In dem Positionspapier wird auch auf die Möglichkeit einer individuellen Abwägung bei der Frage der Durchführung einer Endokarditisprophylaxe hingewiesen.

Eingriffe bei Patienten ohne manifeste Infektionen

► **Zahnärztliche Eingriffe.** Als Risikoprozeduren werden alle Zahneingriffe angesehen, die zu Bakteriämien führen können. Das sind alle Eingriffe, die mit Manipulationen an der Gingiva, der periapikalen Zahnregion oder mit Perforation der oralen Mukosa einhergehen. Bei den in der obigen Aufzählung genannten Patienten wird bei diesen Eingriffen eine Prophylaxe empfohlen. Dazu können auch die Entnahme von Biopsaten und die Platzierung kieferorthopädischer Bänder gezählt werden. Generell gilt zu beachten, dass eine Prophylaxe bei den hier indizierten zahnärztlichen Eingriffen sinnvoll erscheint, allerdings nicht eindeutig nachgewiesen ist.

Keine Prophylaxe wird bei lokaler Anästhetikainjektion in gesundes Gewebe empfohlen, außer bei intraligamentärer Anästhesie, für die hohe Bakteriämieraten beschrieben sind. Es besteht ebenfalls keine Indikation zur Prophylaxe bei zahnärztlichen Röntgenaufnahmen, bei der Platzierung oder Anpassung prothetischer oder kieferorthopädischer Verankerungselemente, bei der Platzierung kieferorthopädischer Klammern und bei Nahtentfernungen. Keine Indikation besteht auch bei Lippentraumen oder Traumen der oralen Mukosa sowie physiologischem Milchzahnverlust.

Die Antibiotikaprophylaxe bei zahnärztlichen Eingriffen muss im Wesentlichen Streptokokken der Viridans-Gruppe erfassen. Die Rolle der zunehmenden Resistenzraten dieser Mikroorganismen in Hinblick auf die Effektivität einer Endokarditisprophylaxe ist unklar. Ein genereller Einsatz von

Tab. 126.1 Empfohlene Prophylaxe vor zahnärztlichen Eingriffen[1].

Situation	Antibiotikum	ED 30 – 60 min vor dem Eingriff	
		Erwachsene	Kinder
orale Einnahme	Amoxicillin[2]	2 g p. o.	50 mg/kgKG p. o.
orale Einnahme nicht möglich	Ampicillin[2,3]	2 g i. v.	50 mg/kgKG i. v.
Penicillin- oder Ampicillinallergie			
orale Einnahme	Clindamycin[4,5]	600 mg p. o.	20 mg/kgKG p. o.
orale Einnahme nicht möglich	Clindamycin[3,5]	600 mg i. v.	20 mg/kgKG i. v.

[1] zu Besonderheiten der Prophylaxe vor Eingriffen am Respirations-, Gastrointestinal- oder Urogenitaltrakt sowie an infizierten Haut- und Hautanhangsgebilden und am muskuloskelettalen System siehe Text
[2] Penicillin G oder V kann weiterhin als Alternative verwendet werden
[3] alternativ Cefazolin, Ceftriaxon 1 g i. v. für Erwachsene bzw. 50 mg/kgKG i. v. bei Kindern
[4] alternativ Cefalexin 2 g p. o. für Erwachsene bzw. 50 mg/kgKG p. o. bei Kindern oder Clarithromycin 500 mg p. o. für Erwachsene bzw. 15 mg/kgKG p. o. bei Kindern
[5] Cave: Cephalosporine sollten generell nicht appliziert werden bei Patienten mit vorangegangener Anaphylaxie, Angioödem und Urtikaria nach Penicillin- oder Ampicillingabe; siehe Kap. Cephalosporine (S. 81).

Fluorchinolonen oder Glykopeptiden erscheint aufgrund der unklaren Effektivität und der möglichen Selektion resistenter Mikroorganismen nicht empfehlenswert. Zu den empfohlenen Antibiotika, der Dosierung und Applikation siehe ▶ Tab. 126.1.

▶ **Eingriffe am Respirationstrakt.** Eingriffe am Respirationstrakt können zu Bakteriämien führen. Ein Zusammenhang mit Endokarditiden ist jedoch nicht nachgewiesen. Eine Prophylaxe kann entsprechend dem Regime in ▶ Tab. 126.1 dann empfohlen werden, wenn sich Patienten mit Risikokonditionen (S. 745) einer Tonsillektomie oder einer Adenotomie unterziehen. Dies gilt auch für andere Eingriffe mit Inzision der Mukosa oder Biopsatentnahme, nicht jedoch bei einer rein diagnostischen Bronchoskopie.

▶ **Eingriffe am Gastrointestinaltrakt oder Urogenitaltrakt.** Bei Eingriffen am Gastrointestinal- oder Urogenitaltrakt muss die Prophylaxe überwiegend gegen Enterokokken gerichtet sein. Allerdings beruht die Evidenz für einen Zusammenhang von Bakteriämien infolge von Eingriffen am Gastrointestinal- oder Urogenitaltrakt und dem Auftreten von Endokarditiden lediglich auf einzelnen Fallberichten. Aus diesem Grund wird eine generelle Endokarditisprophylaxe im Rahmen von Eingriffen am Gastrointestinal- und Urogenitaltrakt auch bei einer Gastroskopie, Koloskopie oder Zystoskopie auch bei Biopsatentnahme nicht mehr empfohlen.

▶ **Herzchirurgische Eingriffe.** Bei Patienten, die sich einer Herzklappenprothesen-Operation oder einem anderen herzchirurgischen Eingriff mit Implantation von Fremdmaterial (auch Schrittmacherkabel) unterziehen, ist eine perioperative Prophylaxe aufgrund des Infektionsrisikos und der Schwere der Verläufe indiziert.

Grundlage der Wahl der verwendeten Antibiotika sollte die lokale Erreger- und Resistenzsituation sein. Die häufigsten Erreger für Klappenprothesen-Endokarditiden (< 1 Jahr postoperativ) sind koagulasenegative Staphylokokken, gefolgt von S. aureus. Dabei sollte die Prophylaxe unmittelbar vor der Operation begonnen und bei längeren Prozeduren ggf. wiederholt werden, um ausreichende Serumspiegel zu erhalten. Postoperativ sollte die Prophylaxe nach spätestens 48 Stunden beendet werden.

Eingriffe bei Patienten mit manifesten Infektionen

▶ **Eingriffe am Respirationstrakt.** Wenn sich Patienten mit Risikokonditionen (S. 745) einem Eingriff bei floriden Infektionen (wie einer Dränage von Abszessen oder Pleuraempyemen) unterziehen, sollte – da in dieser Situation insbesondere mit Streptokokken der S.-anginosus-Gruppe sowie mit S. aureus zu rechnen ist – zur Therapie ein Antibiotikum mit Wirksamkeit gegen Streptokokken und S. aureus, also z. B. ein Aminopenicillin mit Betalaktamaseinhibitor, Cefazolin oder Clindamycin, eingesetzt werden. Bei Beteiligung von methicillinresistenten S.- aureus-Stämmen (MRSA) sollte Vancomycin oder ein anderes gegen MRSA wirksames Antibiotikum gegeben werden.

Generell gilt zu beachten, dass die hier aufgeführten Maßnahmen zwar möglicherweise sinnvoll erscheinen, allerdings gibt es keine Daten, die belegen, dass ein derartiges Vorgehen geeignet ist, Endokarditiden zu verhindern.

▶ **Eingriffe am Gatrointestinaltrakt und Urogenitaltrakt.** Aufgrund theoretischer Überlegungen werden folgende Maßnahmen empfohlen:

- Bei Patienten mit Risikokonditionen (S. 745), die an Infektionen des Gastrointestinal- oder Urogenitaltrakts leiden, oder wenn diese Patienten Antibiotika zur Vermeidung von Wundinfektionen oder Sepsis im Rahmen von gastrointestinalen oder urogenitalen Eingriffen erhalten, sollte das Antibiotikum wirksam gegen Enterokokken sein (z. B. Ampicillin, Piperacillin oder Vancomycin. Vancomycin sollte nur bei Unverträglichkeit gegenüber Betalaktam-Antibiotika eingesetzt werden).
- Bei Patienten mit Risikokonditionen (S. 745), die eine Harnwegsinfektion oder Bakteriurie durch Enterokokken aufweisen und bei denen eine Zystoskopie oder andere Manipulation am Urogenitaltrakt erforderlich ist, sollte das Antibiotikaregime eine Substanz enthalten, die wirksam gegen Enterokokken ist (s.o).

Generell gilt zu beachten, dass die hier aufgeführten Maßnahmen zwar möglicherweise sinnvoll erscheinen, allerdings gibt es keine Daten, die belegen, dass ein derartiges Vorgehen geeignet ist, Endokarditiden durch Enterokokken zu verhindern.

► **Eingriffe an Haut, Hautanhangsgebilden oder muskuloskelettalem Gewebe.** Bei Eingriffen an infizierter Haut, Hautanhangsgebilden oder muskuloskelettalem Gewebe erscheint es sinnvoll, dass das therapeutische Regime bei Patienten mit Risikokonditionen (S. 745) Staphylokokken und β-hämolysierende Streptokokken erfasst. Empfohlen wird ein staphylokokkenwirksames Penicillin oder Cephalosporin, bei Betalaktamallergie Clindamycin sowie Vancomycin und andere MRSA-wirksame Antibiotika bei Beteiligung von MRSA.

Koordinator:
M. Borte

Mitarbeiter:
R. Bruns, I. Dähnert, W. Handrick

126.2 Endokarditis nach Herzoperation, Klappenersatz

Beim geringsten Verdacht auf Endokarditis nach einer Herzoperation, insbesondere nach einer Klappenimplantation, sollte sofort Kontakt mit der Kardiochirurgie aufgenommen werden. Die rechtzeitige Operation kann lebensrettend sein.

126.2.1 Klinisches Bild

Die Zeit zwischen dem Auftreten der ersten klinischen Symptome und der Diagnose kann je nach Erreger unterschiedlich lang sein (1 – 150 Tage). Während S.-aureus-Infektionen aufgrund ihres akuten bis perakuten Verlaufs meist schnell diagnostiziert werden, dauert es bei dem eher subakuten bis protrahierten Verlauf von Infektionen durch S. epidermidis, Keimen der HACEK-Gruppe oder Sprosspilzen zum Teil Wochen bis Monate bis zur korrekten Diagnose. Auch Candida-Endokarditiden sind eher subakut (hinweisend sind große Vegetationen, Embolien, Augen- und Hautbefunde), die Prognose ist aber schlecht.

Zu den Symptomen, die bei Patienten mit Kunstklappen auf eine Endokarditis hinweisen, gehören beeinträchtigter Allgemeinzustand, Fieber, Schwitzen, Wechsel des Herzgeräuschs oder Auftreten eines neuen Herzgeräuschs, zunehmende Herzinsuffizienz, Embolien (bei ZNS-Befall mit neurologischen Symptomen), Splenomegalie, Petechien und andere Hautbefunde, Reizleitungsstörungen.

Fieber ungeklärter Ursache nach einer Herzoperation, insbesondere nach Klappenersatz, sollte differenzialdiagnostisch stets an eine infektiöse Endokarditis denken lassen.

Zu den möglichen **Komplikationen** zählen Embolien (hauptsächlich ins ZNS), valvuläre Dysfunktion, paravalvulärer und myokardialer Abszess, Septumperforation, Perikarditis, Herzinsuffizienz, Reizleitungsstörungen und Immunkomplexnephritis. Große Vegetationen können unter Umständen zu einer funktionellen Klappenstenose oder einer Kombination von Stenose und Insuffizienz führen. Bei Patienten mit Antikoagulanziengabe können Embolien hämorrhagische Infarkte zur Folge haben. Solche Komplikationen verschlechtern die Prognose.

126.2.2 Ätiologie

Die wichtigsten Endokarditiserreger nach Herzoperation/Klappenersatz sind S. epidermidis, S. aureus und Streptokokken. Bei Frühinfektionen (< 1 Jahr post operationem, oft Hospitalinfektionen) überwiegen Staphylokokken (insbesondere S. epidermidis), bei Spätinfektionen Streptokokken (besonders vergrünende Streptokokken). Aber auch Corynebakterien, Enterobakterien, Pseudomonas spp., Keime der HACEK-Gruppe (S. 740) und Pilze (meist C. albicans, seltener Aspergillen) können die Ursache sein.

126.2.3 Epidemiologie

Kunstklappenendokarditiden machen etwa 15 – 30 % aller Endokarditisfälle aus (bei Kindern 2,5 – 5 % aller Endokarditiden). Die Endokarditisinzidenz bei Patienten mit Kunstklappe wird heute mit 2 – 4 (1 – 6) % angegeben. Man unterscheidet Frühinfektionen (< 1 Jahr nach Operation) von Spätinfektionen (> 1 Jahr nach Operation). Die ersten 6 (– 12) Monate post operationem gelten als die Zeit, während der am ehesten Endokarditiden auftreten. In dieser Zeit sind häufigere nosokomiale Infektionen mit einem entsprechenden Erreger- und Resistenzspektrum zu erwarten. Insgesamt 36 % der Kunstklappenendokarditiden stehen in Zusammenhang mit medizinischen Maßnahmen. Die Mortalität ist hoch (20–40 %). Pädiatrische Daten fehlen.

126.2.4 Diagnose

Die Verdachtsdiagnose zwingt zu einer weiterführenden Diagnostik, die im Wesentlichen derjenigen bei Nativklappen-Endokarditis entspricht, auch hier können die modifizierten Duke-Kriterien-Anwendung (S. 741) finden.

Transösophageale Echokardiografie ist unverzichtbar, wenn nicht bereits durch transthorakale Echokardiografie die Diagnose zweifelsfrei bestätigt wird. Ein echokardiografisch festgestelltes paravalvuläres Leck ist immer verdächtig auf einen Klappenringabszess. Die eigene Echogenität der Kunstklappen schränkt die Aussagefähigkeit der Echokardiografie ein. Das Fehlen eines pathologischen Echokardiografiebefunds schließt daher eine Endokarditis nicht aus; unter Umständen muss bei weiter bestehendem klinischem Verdacht mehrmals untersucht werden. Klappendysfunktionen lassen sich mittels Doppler-Technik sicher erkennen.

Ein Schädel-CT bzw. MRT ist bei Patienten mit ZNS-Symptomen indiziert, um Infarkt, Blutung, Abszess des ZNS auszuschließen oder nachzuweisen. Schnittbilddarstellungen von Thorax und Abdomen können ebenso sinnvoll sein.

Für die bakteriologische Diagnostik ist es wichtig, dass Blutkulturen bis zu 30 Tage bebrütet werden, um auch langsam wachsende Erreger (z. B. Corynebakterien, HACEK-Gruppe) zu erfassen. Bei negativen Blutkulturen und mangelndem Ansprechen einer empirischen Antibiotikatherapie sollten auch Infektionen mit seltenen Erregern (Bartonellen, Legionellen, Coxiellen, Mykoplasmen, Mykobakterien und Sprosspilze) in Betracht gezogen werden.

Eine positive Blutkultur in den ersten postoperativen Tagen kann auch Ausdruck einer Mediastinitis, Pneumonie, Katheter- oder Harnwegsinfektion sein. Eine solche Bakteriämie bedeutet aber ein höheres Endokarditisrisiko.

126.2.5 Therapie

Grundsätzlich stellt die Infektion von Klappenprothesen meist eine Operationsindikation dar, da die Infektion fast immer unkontrollierbar bleibt. Bei der Operation wird versucht, das infizierte prothetische Material, Kalkreste und avitales Gewebe möglichst vollständig zu entfernen. Klappen werden durch körpereigenes Gewebe oder einen biologischen Klappenersatz (Homograft, Xenograft) ersetzt. Die Frage des richtigen Operationszeitpunkts kann nur im Einzelfall beantwortet werden. Wenn es die Situation erlaubt, kann unter Umständen mit der Operation gewartet werden, bis die Infektion beherrscht ist.

In begründeten Einzelfällen, z. B. bei Infektionen durch penicillinsensible Streptokokken, ist der Versuch eines alleinigen konservativen Vorgehens berechtigt.

Die Behandlung erfolgt immer stationär unter Operationsbereitschaft, unter engmaschiger klinischer Überwachung und bei entsprechendem hämodynamischem Monitoring (Blutdruck, Herzfrequenz, EKG, Echokardiografie).

Die Dauer der Antibiotikatherapie mit Penicillin G bei der Endokarditis durch sensible Viridans-Streptokokken beträgt (4 –) 6 Wochen (zusätzlich Gentamicin über mindestens 2 Wochen). Bei der Kunstklappenendokarditis durch Streptokokken mit einer MHK für Penicillin ≥ 0,5 mg/l oder durch Enterokokken wird mit Ampicillin und Gentamicin über (4 –) 6 Wochen behandelt. Bei S.-aureus-Endokarditis erfolgt die Therapie bei MSSA mit Flucloxacillin (≥ 6 Wochen), Gentamicin (2 Wochen) und Rifampicin (≥ 6 Wochen), bei MRSA mit Vancomycin (≥ 6 Wochen), Gentamicin (2 Wochen) und Rifampicin (≥ 6 Wochen). Die gleiche Therapie wie bei der MRSA-Endokarditis kommt bei Kunstklappenendokarditis ohne Erregernachweis in Betracht.

Die Therapie gilt als effektiv, wenn im Verlauf die Blutkulturen steril sind und sich die Körpertemperatur nach spätestens 10 – 14 Tagen normalisiert hat. Nach Abschluss der Antibiotikatherapie sollen weitere Blutkulturen angelegt werden (1 und 2 Monate nach Beendigung der Antibiotikatherapie).

126.2.6 Prophylaxe

► **Primäre Prophylaxe.** Vor Herzoperationen regelmäßige Mundhygiene, Zahnsanierung, Beseitigung anderer Infektionsherde (soweit möglich); Durchführung des Eingriffs mittels optimaler Operationstechnik, Vermeidung von prothetischem Material durch alternative Eingriffe.

► **Perioperative Antibiotikaprophylaxe** (S. 135). Diese soll helfen, schwere postoperative Infektionen (Endokarditis, Mediastinitis, Wundinfektionen) zu vermeiden. Sie erfolgt nach den üblichen Regeln: Beginn 30 – 60 Minuten vor Eingriff, Beendigung nach 24 (maximal 48) Stunden. Bei der Auswahl des Antibiotikums muss die Antibiotikaresistenz der klinikspezifischen Keimflora berücksichtigt werden (Staphylokokken!). Häufig zum Einsatz kommen Cephalosporine der ersten Generation (Cefazolin), ggf. kombiniert mit einem Aminoglykosid. Muss von vornherein mit mehrfachresistenten S.-epidermidis-Stämmen gerechnet werden, ist Vancomycin indiziert. Auch eine lege artis durchgeführte Antibiotikaprophylaxe schließt postoperative Infektionen nicht aus (Intubation, Gefäß- und Harnblasenkatheter!).

► **Sekundäre Prophylaxe.** Eine Antibiotikaprophylaxe bei Eingriffen mit Bakteriämierisiko ist bei allen Patienten nach Herzklappenersatz lebenslang erforderlich. Nach operativen und katheterinterventionellen Eingriffen mit Implantation anderen Fremdmaterials wird sie für 6 Monate, bei Restdefekten und turbulentem Blutstrom im Bereich des prothetischen Materials unbefristet empfohlen. Bei Eingriffen ohne prothetisches Material und nach Korrektur eines unkomplizierten Vorhof-Septum-secundum-Defekts wird keine Antibiotikaprophylaxe mehr empfohlen.

Extrakardiale Infektionen (Pneumonie, Harnwegsinfektion, Otitis media usw.) erfordern eine adäquate Diagnostik und Therapie, ganz besonders, wenn es sich um Infektionen handelt, die mit Bakteriämie einhergehen können.

Koordinator:
M. Borte

Mitarbeiter:
R. Bruns, I. Dähnert, W. Handrick

126.3 Myokarditis

Wie im Erwachsenenalter ist die Myokarditis auch bei Kindern und Jugendlichen eine seltene Krankheit, kann jedoch schon beim Fetus oder im Neugeborenenalter auftreten. In Anbetracht der aufwendigen und komplizierten Diagnostik und Therapie und des nicht vorhersehbaren Verlaufs sollte bei einer entsprechenden Verdachtsdiagnose rechtzeitig mit einer kinderkardiologischen Abteilung Kontakt aufgenommen werden.

126.3.1 Klinisches Bild

Die klinische Symptomatik reicht von klinisch asymptomatischen Formen bis zum akuten therapierefraktären Herzversagen mit Exitus letalis. Nach dem Verlauf differenziert man zwischen fulminanter, akuter, chronisch-aktiver und chronisch-persistierender Myokarditis.

Zu den klinischen Symptomen und Befunden gehören Ruhetachykardie oder -bradykardie, Dyspnoe, Palpitationen, Herz- bzw. Brustschmerzen und auch unspezifische Symptome wie Müdigkeit, Abgeschlagenheit oder Fieber. Hinzu kommen je nach Verlauf alle Grade der Herzinsuffizienz. Auch Rhythmusstörungen können auftreten. An Komplikationen sind u. a. AV-Block, „torsades des pointes" und Aneurysmen zu nennen. Bei perakutem Verlauf kann es schnell zum Exitus letalis kommen. Die akute Virusmyokarditis ist eine wichtige Ursache eines plötzlichen Herztods, vor allem bei jüngeren Menschen (auch bei zunächst asymptomatischer Myokarditis kann es zu einem akuten Herztod kommen).

126.3.2 Ätiologie

Eine Myokarditis ist eine potenziell reversible Entzündung des Herzmuskels. Sie kann durch verschiedene infektiöse und nichtinfektiöse Prozesse ausgelöst werden. Bei Myokarditis im Rahmen einer Medikamentenallergie sind Fieber, Exanthem und Bluteosinophilie hinweisend. Mittels Endomyokardbiopsie und den modernen molekularpathologischen Methoden (In-situ-Hybridisierung und PCR, s. u.) lässt sich die infektiologische Ätiologie häufig klären.

Virusinfektionen

Viren sind die häufigsten Verursacher von Myokarditiden. Neben Enterovirusinfektionen (z. B. Coxsackie-Virus-B3) kommen Infektionen durch Adenoviren, Influenzaviren, Masernvirus, Mumpsvirus, Parvovirus B19, HSV, HHV-6, HHV-7, EBV, CMV, VZV, HIV, HCV u. a. in Betracht.

Die Myokarditis kann während und auch einige Wochen nach der akuten Virusinfektion auftreten. Typischerweise verläuft die Virusmyokarditis in 2 Phasen:

- Phase 1: Durch Replikation der Viren kommt es zu direkten zytotoxischen Effekten (Myozytolyse) mit entsprechenden Konsequenzen für die Myokardfunktion. Zum Zweck der Viruselimina-

tion wird das Monozyten-Makrophagen-System aktiviert.
- Phase 2: Diese ist charakterisiert durch Aktivierung und Einwanderung von T-Lymphozyten, die sowohl mit viralen als auch mit myokardialen Antigenen reagieren.

Es kann zu einem Übergang dieser infektionsbedingten Immunantwort in einen Autoimmunprozess und damit zu einer Chronifizierung der Myokarditis kommen (autoreaktive Myokarditis). In einigen Fällen entwickelt sich als Endstadium eine dilatative Kardiomyopathie.

Bakterielle und andere Infektionen

Im Vergleich zu Virusinfektionen kommen Myokarditiden im Rahmen bakterieller Infektionen sehr selten vor. Zu einer Beteiligung des Myokards kann es kommen z. B. bei Infektionen durch Streptokokken, Staphylokokken, Meningokokken, Salmonellen, Shigellen, Yersinien, Campylobacter, Mycoplasma pneumoniae, Borrelia burgdorferi, Bartonellen, Chlamydia pneumoniae, Rickettsien.

Selten können Myokarditiden auch im Rahmen von Infektionen durch Protozoen (z. B. Chagas-Krankheit) oder Pilze auftreten.

Nichtinfektiös bedingte Myokarditis, idiopathische Myokarditis

Hierzu gehören die Myokarditis beim rheumatischen Fieber, Myokarditiden im Rahmen systemischer Erkrankungen (z. B. Sarkoidose, Panarteriitis nodosa, Churg-Strauss-Syndrom), bei Arzneimittelallergien und bei der Transplantatabstoßung.

Toxisch bedingt sind die diphtherische Myokarditis (heute in Mitteleuropa sehr selten), die Myokarditis durch toxische Arzneimittelnebenwirkungen (z. B. nach Chemotherapeutika, insbesondere aus der Gruppe der Anthrazykline) sowie die alkoholbedingte Myokarditis.

Bei den sog. idiopathischen Myokarditiden handelt es sich wahrscheinlich um durch Virusinfektionen ausgelöste Myokardentzündungen oder um eine Myokarditis im Rahmen eines Kawasaki-Syndroms.

Zu den Krankheiten, die ebenfalls mit einer Myokardbeteiligung einhergehen können, zählen bspw. atopische Dermatitis, Immundefekte, bullöses Pemphigoid, Morbus Crohn, Glykogenosen.

126.3.3 Epidemiologie

Da die definitive Diagnose Myokarditis nur durch eine Myokardbiopsie gestellt werden kann, liegen solide epidemiologische Daten – besonders für das Kindesalter - kaum vor.

Klinisch manifeste Myokarditiden kommen selten vor. Kardiale Mitbeteiligungen bei akuten Virusinfektionen dürften wesentlich häufiger auftreten, werden jedoch meist nicht als solche erkannt. Sektionsstatistiken zeigen eine Prävalenz der in vivo nicht diagnostizierten asymptomatischen Myokarditis von 1 – 4 %. Bei bakterieller Endokarditis und bei der Sepsis kommt es häufig zu entzündlichen Myokardprozessen.

126.3.4 Diagnose

► **Echokardiografie.** Zu den echokardiografischen Befunden bei Myokarditis zählen:
- verminderte linksventrikuläre Kontraktilität;
- zunächst linksventrikuläre enddiastolische und schließlich auch endsystolische Dilatation;
- bei Dilatation des linken Ventrikels kommt es zur Reduktion des Durchmessers von linksventrikulärer Hinterwand und interventrikulärem Septum; zuvor kann vorübergehend auch eine gewisse Verdickung dieser Strukturen bestehen;
- oft findet sich eine Mitralinsuffizienz, bedingt durch die Dilatation des linken Ventrikels;
- gelegentlich bilden sich intrakardiale Thromben.

► **EKG.** Unspezifische ST-Strecken-Veränderungen, atriale und ventrikuläre Rhythmusstörungen, Schenkelblockierungen bzw. alle Grade einer AV-Blockierung können auftreten.

► **Röntgen-Thorax..** Evtl. Vergrößerung des Herzschattens durch Perikarderguss oder dilatative Kardiomyopathie, unter Umständen pulmonale Stauung (Lungenödem).

► **Klinisch-chemische Untersuchungen.** Die kardialen Enzyme sind meist erhöht. Eine Erhöhung des Troponin 1 findet sich bei ca. ⅔ der Patienten mit bioptisch gesicherter Myokarditis.

► **Endomyokardbiopsie (EMB).** Bei Patienten mit erstmaligem akutem Herzversagen sollten ein Herzkatheterismus und eine EMB (5 – 6 Gewebeproben) erfolgen. Die Proben sollten möglichst mit verschiedenen Methoden untersucht werden (histologische, immunhistochemische, elektronenmikroskopische, biochemische und virologische Untersuchungen). Die Meinungen zur Indikation und Interpretation der EMB sind nicht einheitlich, dennoch ist die EMB die einzige Methode, um definitiv die Diagnose Myokarditis zu stellen („Goldstandard"). Die definitive Diagnose Myokarditis erfordert den Nachweis entzündlicher Infiltrate und geschädigter Myozyten (entsprechend den Dallas-Kriterien). Das histologische Bild kann sehr unterschiedlich sein, je nach Ätiologie oder Krankheitsstadium; es kann sich um lymphozytäre Infiltrate (z. B. Arzneimittelallergie) oder neutrophile Infiltrate (z. B. toxische Nebenwirkungen von Medikamenten) handeln. Der Nachweis von viralem Genom mittels In-situ-Hybridisierung oder PCR im Myokardbiopsat erlaubt die definitive Diagnose Virusmyokarditis. Wenn virale bzw. bakterielle RNA oder DNA im Biopsat nicht nachweisbar ist, aber humorale und zelluläre entzündliche Prozesse persistieren, kann es sich um eine autoreaktive Myokarditis handeln. Falsch negative Befunde sind aber nicht auszuschließen, das heißt ein negativer EMB-Befund schließt eine Myokarditis nicht aus („sampling error").

► **Virologische Diagnostik.** Ein kultureller Virusnachweis gelingt relativ selten. Solche Virusnachweise und die Ergebnisse der Untersuchungen zum Nachweis von Virusantikörpern im Serum müssen bezüglich ihrer ätiologischen Bedeutung für die Myokarditis mit Zurückhaltung interpretiert werden. In vielen Zentren werden virusserologische Untersuchungen nicht mehr durchgeführt.

► **Bakteriologische Diagnostik.** In Betracht kommen vor allem Blutkulturen, Stuhlkulturen (Salmonellen, Yersinien, Shigellen, C. jejuni) und Untersuchungen zum Nachweis von Antikörpern im Serum (z. B. gegen Borrelia burgdorferi, Yersinia enterocolitica, Campylobacter jejuni, Mycoplasma pneumoniae, Bartonellen). Diese serologischen Befunde müssen bezüglich ihrer Assoziation zur vorliegenden Myokarditis mit Vorsicht interpretiert werden.

► **Differenzialdiagnosen.** Differenzialdiagnostisch abzugrenzen sind z. B. familiäre dilatative Kardiomyopathie oder systemische arteriovenöse Fisteln (bei jungen Kindern), dilatative Kardiomyopathie als Folge tachykarder Herzrhythmusstörungen, dekompensiertes Vitium cordis, Myokardinfarkt bei Bland-White-Garland-Syndrom u. a.

126.3.5 Therapie

► **Supportive Maßnahmen.** Hierzu zählen neben Bettruhe adäquate Oxygenierung, nichtsteroidale Antiphlogistika, Sedierung und hämodynamisches Monitoring. Je nach Situation wird eine orale oder intravenöse medikamentöse Therapie erfolgen (ACE-Hemmer, Beta-Blocker, Diuretika u. a., ggf. auch Inotropika). Bei Notwendigkeit Intubation, Beatmung und Einsatz eines Herzschrittmachers bzw. Defibrillators sowie rechtzeitige Entscheidung zur mechanischen Kreislaufunterstützung (ECMO, ventrikuläre Assistsysteme). Mit letzteren Methoden kann ggf. eine sonst tödliche Herzinsuffizienz überbrückt und eine Erholung abgewartet werden, bei ausbleibendem Therapieerfolg kommt eine Herztransplantation in Betracht.

► **Virusmyokarditis.** In keiner Studie (bei Erwachsenen, Kinderstudien fehlen) zeigte sich ein überzeugender therapeutischer Effekt von Interferonen, Interleukinen, Kortikosteroiden, Azathioprin oder Zyklosporin (in der frühen viralen Phase sind sogar ungünstige Effekte durch diese Medikamente nachgewiesen). Für Therapieentscheidungen sind das Biopsieergebnis und der Nachweis bzw. Ausschluss von Virusaktivität im Herzmuskel erforderlich.

Mittels Gabe von hoch dosierten intravenösen Immunglobulinen konnte in einigen Fällen ein positiver therapeutischer Effekt erreicht werden. Diese Wirkung scheint bei Adeno- und Enteroviren besser als bei Parvo-B19- und HHV6-Viren.

Bei Myokarditis im Rahmen einer CMV-Infektion wurde Ganciclovir erfolgreich eingesetzt.

► **Myokarditis im Rahmen bakterieller Infektionen.** Antibiotikatherapie der ursächlichen Infektionen, bspw. Borreliose, Salmonellose, Mykoplasmeninfektion.

126.3.6 Prognose

Die Prognose der zur stationären Behandlung kommenden Virusmyokarditis ist insgesamt erregerabhängig ungünstig. Sie führt zu einer dilatativen Kardiomyokardie und stellt die häufigste Indikation zur Herztransplantation dar.

126.3.7 Prophylaxe

Eine Myokarditis kann evtl. vermieden werden durch rechtzeitige und adäquate Therapie derjenigen Krankheiten, die bei ausbleibender oder inadäquater Therapie durch eine Myokarditis kompliziert werden können oder durch Vermeidung solcher Krankheiten, bspw. durch aktive Immunisierung wie Influenza-, Masern-, Mumps-, Varizellen-Impfung.

Koordinator:
M. Borte

Mitarbeiter:
R. Bruns, I. Dähnert, J. Wirbelauer

126.4 Bakterielle Perikarditis

126.4.1 Klinisches Bild

Die bakterielle Perikarditis ist eine durch Bakterien ausgelöste Entzündung des Perikards, die mit einem Perikarderguss oder -empyem einhergeht. Ohne bzw. ohne rechtzeitig begonnene adäquate Therapie kann die Erkrankung letal enden.

Zu den klinischen Symptomen und Befunden zählen Fieber, Tachypnoe, Tachykardie, abgeschwächte Herztöne oder Perikardreiben bei der Auskultation sowie Zunahme der Herzschalldämpfung bei der Perkussion. Einige Patienten klagen über präkordiale Schmerzen.

Bei ausgeprägtem Erguss kommt es zu einer venösen Einflussstauung sowohl vor dem rechten als auch dem linken Herzen (gestaute Halsvenen, Pleuraerguss, Hepatomegalie, Aszites, Lungenödem). Die am meisten gefürchtete Komplikation ist die akute Herztamponade.

126.4.2 Ätiologie

Die wichtigsten Erreger sind S. aureus, S. pneumoniae, A-Streptokokken und Meningokokken (primäre Meningokokken-Perikarditis).

Vor Einführung der HIB-Impfung wurden bei Säuglingen und Kleinkindern auch Perikarditisfälle durch H. influenzae beobachtet.

In Einzelfällen konnten auch andere Erreger als Ursache einer Perikarditis nachgewiesen werden (Enterobakterien, Pseudomonas aeruginosa, Coxiella burnetii, auch M. tuberculosis).

126.4.3 Epidemiologie

Die bakterielle Perikarditis im Kindesalter ist heute in den Industrieländern selten, in Entwicklungsländern ist die Inzidenz deutlich höher. Am ehesten erkranken Säuglinge und Kleinkinder. Oft geht der Erkrankung eine Infektion der Atemwege voraus.

Die Erreger erreichen das Perikard hämatogen (z. B. bei superinfizierten Varizellen) oder per continuitatem, ausgehend von einem benachbarten Entzündungsherd (z. B. Pneumonie, Pleuritis, subphrenischer Abszess). Zu den möglichen Dispositionsfaktoren zählen u. a. Traumen, Varizellen, Asplenie und (selten) Immundefekte. In den meisten Fällen handelt es sich um bis dahin gesunde Kinder und Jugendliche. Auch nach kardiochirurgischen Eingriffen kann es zu einer bakteriellen Perikarditis kommen.

126.4.4 Diagnose

Die Diagnose basiert auf klinischen Symptomen und Befunden, Ergebnissen der Echokardiografie, Nachweis von Entzündungsindikatoren und dem Erregernachweis aus Blut und/oder Perikardpunktat, unter Umständen aus dem Punktat eines Streuherdes (Pleura-, Gelenk-, Knochen-, Abszess-, Liquorpunktat).

Negative bakteriologische Befunde bei einem Patienten mit vermuteter bakterieller Perikarditis können verschiedene Gründe haben, wie:

- Vorbehandlung mit Antibiotika,
- eingesetzte Nährböden sind für die Erreger ungeeignet (z. B. Anaerobier, Mykobakterien),
- bei den Perikarditiserregern handelt es sich um solche, die mit Routinemethoden nicht anzüchtbar sind (z. B. Mykoplasmen, Coxiellen, Chlamydien, Borrelien) oder um nichtbakterielle Erreger (Viren, Pilze, Protozoen),
- die Perikarditis wird nicht direkt durch die Erreger ausgelöst, sondern ist Folge eines durch die Infektion bedingten Immunprozesses (z. B. sekundäre Meningokokken-Perikarditis, rheumatisches Fieber).

Differenzialdiagnostisch muss die bakterielle Perikarditis von einer Perikarditis abgegrenzt werden, die keine infektiöse Genese hat: Neoplasie, Stoffwechselerkrankungen, Immun- bzw. Autoimmunerkrankung (z. B. Rheumatoidarthritis), Urämie, Kawasaki-Syndrom, Arzneimittelnebenwirkung (z. B. Cytosin-Arabinosid), Postperikardiotomiesyndrom, Trauma, familiäres Mittelmeerfieber und andere.

126.4.5 Therapie

Die entscheidenden therapeutischen Maßnahmen sind Antibiotikatherapie und Punktion oder Drainage des Perikardergusses bzw. -empyems. Die kalkulierte Antibiotikatherapie der bakteriellen Perikarditis besteht in der intravenösen Gabe eines bakteriziden Antibiotikums oder einer bakteriziden Antibiotikakombination, wodurch die wichtigsten zu erwartenden Erreger erfasst werden, z. B. Cefotaxim/Ceftriaxon plus Clindamycin. Wird von vornherein auch an ungewöhnliche Erreger gedacht, kommen auch andere Antibiotika oder Kombinationen in Betracht (Antibiotika mit Wirksamkeit z. B. gegen Pseudomonas, Anaerobier, Mykobakterien, Mykoplasmen). Gelingt ein Erregernachweis, erfolgt die Therapie je nach Erreger und Antibiogramm.

Über Art und Zeitpunkt der im Einzelfall in Betracht kommenden chirurgischen Maßnahmen (Punktion, Drainage, Spülung, Perikardiotomie, Perikardektomie) muss individuell entschieden werden (rechtzeitig sollte ein Kardiochirurg in die Behandlung einbezogen werden). Dasselbe gilt für die supportive Therapie (Streptokinase, Kortikosteroide, Diuretika).

Bei manchen Patienten entwickelt sich im weiteren Verlauf eine Pericarditis constrictiva, die entsprechende chirurgische Maßnahmen erfordert (Perikardektomie).

126.4.6 Prophylaxe

Die Prophylaxe besteht hauptsächlich in der Prophylaxe und rechtzeitigen adäquaten Therapie gegen die Infektionen, deren weiterer Verlauf durch das Auftreten einer Perikarditis kompliziert werden kann.

Koordinator:
M. Borte

Mitarbeiter:
R. Bruns, I. Dähnert, J. Wirbelauer

126.5 Weiterführende Informationen

Deutsche Herzstiftung: www.herzstiftung.de

127 Kawasaki-Syndrom

127.1 Klinisches Bild

Das Kawasaki-Syndrom (KS; Synonym: mukokutanes Lymphknotensyndrom) ist eine akute, selbstlimitierend verlaufende systemische Vaskulitis des späten Säuglings- und frühen Kleinkindesalters mit den charakteristischen Symptomen Fieber, bilaterale, konjunktivale Injektion, Rötungen der Lippen und oralen Schleimhaut, Exanthem, Veränderungen an den Extremitäten und zervikaler Lymphadenopathie. Ohne Therapie entwickeln 15 – 25 % der betroffenen Kinder Aneurysmen oder Ektasien der Koronararterien. Der Fieberzustand persistiert ohne Therapie meist länger als 2 Wochen. Das KS ist heute in Industrieländern die häufigste Ursache erworbener kardialer Erkrankungen des Kindesalters.

127.2 Ätiologie

Nach wie vor ist die eigentliche Ursache des KS ungeklärt. Die unterschiedliche Inzidenz bei verschiedenen ethnischen Gruppen und die familiäre Häufung sprechen für eine genetische Disposition. Das klinische Bild, die saisonale Häufung im Winter und Frühling sowie die Laborbefunde legen eine infektiöse Ätiologie nahe, wobei der Nachweis eines spezifischen Erregers bisher nicht gelungen ist. Zudem bestehen keine Hinweise für eine Übertragbarkeit.

Morphologisch liegt dem KS eine systemische Vaskulitis zugrunde. Der entzündliche Prozess betrifft zunächst kleine Gefäße und breitet sich im Krankheitsverlauf auf große Gefäße, bevorzugt auf die Koronararterien, aus.

127.3 Epidemiologie

Es bestehen erhebliche ethnische Unterschiede in der Inzidenz des KS. So liegt sie in Japan bei 90 – 120/100 000 Kinder < 5 Jahre, in Korea bei ca. 80, in China bei 20 – 30, in der farbigen Bevölkerung bei ca. 30 und bei Eurasiern bei ca. 8 – 10. Hochrechnungen für Deutschland ergeben eine Inzidenz von ca. 9 (ca. 350 Neuerkrankungen/Jahr in Deutschland). Diese erheblichen ethnischen Unterschiede scheinen die vorhandenen genetischen Polymorphismen widerzuspiegeln. 85 % der erkrankten Kinder sind jünger als 5 Jahre. Kinder < 6 Monaten und > 8 Jahren sind selten betroffen, allerdings ist bei diesen Kindern das Risiko für Koronaraneurysmen höher. Knaben erkranken ca. 1,5-mal häufiger als Mädchen. Rezidive sind selten (< 2 %) und treten meist innerhalb der ersten 12 Monate, bevorzugt bei Kindern < 3 Jahren, auf.

127.4 Diagnose

Die Diagnose eines KS wird gestellt, wenn länger als 5 Tage anhaltendes Fieber unbekannter Ursache und zusätzlich 4 von 5 Hauptsymptomen vorliegen:

- Fieber von mindestens 5 Tagen Dauer (ohne anderweitige Erklärung, kein Ansprechen auf eine antibiotische Therapie)
- sowie zusätzlich:
  - bilaterale, bulbäre konjunktivale Injektion (Limbus corneae typischerweise ausgespart)
  - Veränderungen der oralen Mukosa: hochrote, rissige Lippen, Enanthem, Pharyngitis, Erdbeerzunge
  - Veränderungen an Händen und Füßen: Palmar- und/oder Plantarerythem, induratives Ödem, Schuppung der Finger- oder seltener Zehenspitzen (2. Krankheitswoche)
  - polymorphes stammbetontes Exanthem (morbilliform, Erythema-multiforme-ähnlich, skarlatiniform, nicht vesikulär), perianale/perigenitale Rötung mit Randschuppung
  - zervikale, nichtpurulente Lymphadenopathie (> 1,5 cm), meist unilateral

Typische Symptome können auch zeitlich gestaffelt auftreten. Werden Koronaraneurysmen nachgewiesen, reichen zur Diagnosestellung neben Fieber auch weniger als 4 Hauptsymptome. Liegen typische klinische Befunde vor, aber weniger als für ein KS gefordert, spricht man von einem *inkompletten* oder *atypischen* Kawasaki-Syndrom. Dieses wird zunehmend im Säuglingsalter und frühen Kleinkindesalter aber auch bei älteren Kindern beobachtet. Das Risiko für das Auftreten von Aneurysmen ist beim atypischen KS mindestens so hoch wie beim typischen, weil die Diagnose oft verzögert gestellt wird.

Bei Vorliegen von genügend typischen Symptomen kann das KS auch bereits vor dem 5. Krankheitstag diagnostiziert werden.

Begleitsymptome bzw. -befunde, die nicht als diagnostische Kriterien gelten, aber oft im Rahmen eines KS beobachtet werden, sind:

- **kardial:** akute Myo-/Perikarditis, meist mild und asymptomatisch (30 %). EKG-Veränderungen (ST-Streckensenkung, T-Wellen-Senkung und Inversion, Niedervoltage und Überleitungsstörungen). Koronaraneurysmen (ohne Therapie bei 20 – 25 %, mit Therapie bei 5 %), sichtbar meist ab dem 10. Krankheitstag
- **gastrointestinal:** Erbrechen, Durchfall, Druckdolenz im Oberbauch, Gallenblasenhydrops (10 %)
- **zentral:** Irritabilität, Meningismus (monozytäre Liquorpleozytose in 25 %), Enzephalopathie, Hirnnervenparesen (v. a. Fazialisparese), Hyponatriämie (inadäquate ADH-Sekretion)
- **okulär:** Fotophobie, anteriore Uveitis (bis 75 %)
- **skeletal:** Arthralgien, schmerzhafte Gelenkschwellungen, vor allem der unteren Extremität (20 – 40 %)
- **urogenital:** Urethritis, Orchitis
- **kutan:** am RandschuppendesErythem im Windelbereich,Wachstumsfurchen (Beau-Linien) vor allem der Fingernägel, nach 4 – 8 Wochen (Wachstumsstopp in der Akutphase).
- **Pulmonal:** Pleuritis

Laborchemisch gibt es keinen spezifischen diagnostischen Test. Mögliche Veränderungen: leichte Anämie, Leukozytose (> 15 G/l), Linksverschiebung, ab der 2. Krankheitswoche Thrombozytose (bis > 1000 G/l). Beschleunigte Blutsenkungsgeschwindigkeit, erhöhtes C-reaktives Protein, mäßige Erhöhung der Transaminasen und des Bilirubins, Hyponatriämie, erhöhte Cholestaseparameter, Hypalbuminämie. Leukurie. Häufig Vermehrung der T-Zell-Rezeptor-Vβ-2-positiven T-Zellen.

127.5 Prognose

Die wichtigsten Komplikationen des KS im akuten Stadium sind Myokarditis, Perikarditis, Mitral- und Aorteninsuffizienz sowie Arrhythmien, im subakuten Stadium die Entwicklung von Koronaraneurysmen. Entscheidend für die Häufigkeit von Aneurysmen sind Art und Zeitpunkt einer Therapie. In 50 % der Fälle kommt es zur spontanen Rückbildung der Aneurysmen. Veränderungen an der Intima können aber fortbestehen und im Erwachsenenalter einen Arterioskleroserisikofaktor darstellen. Die Letalität liegt bei optimaler Therapie unter 0,5 %. Die meisten Todesfälle treten zwischen der 2. und 12. Woche der Erkrankung auf, verursacht durch Thrombosierung von Koronaraneurysmen mit nachfolgender Infarzierung, selten durch Ruptur und Ausbildung eines Hämoperikards. Prinzipiell können aber alle großen arteriellen Gefäße betroffen sein.

127.6 Therapie

127.6.1 Akute Phase

Die Therapie der Wahl besteht aus der Kombination von Azetylsalizylsäure (ASS) und Immunglobulinen (IVIG).

► **Azetylsalicylsäure.** ASS wird in der akuten Phase als Entzündungshemmer eingesetzt,hat jedoch alleine keinen Einfluss auf die Inzidenz von Koronaraneurysmen. Dosierung: 80 mg/kgKG/d in 4 ED. In einer Metaanalyse von vorwiegend asiatischen Studien schien auch eine niedrigere Dosierung von 50 mg/kg/d als Entzündungshemmung ausreichend zu sein, entsprechende Empfehlungen dafür fehlen aber noch. Die hohe Dosen von ASS werden im Kindesalter gut vertragen. Es besteht allerdings das Risiko eines Reye-Syndroms im Zusammenhang mit einer Influenza- oder Varizelleninfektion. Die Eltern müssen entsprechend aufgeklärt werden.

► **Immunglobuline.** Eine einmalige Gabe von 2 g/kgKG als Infusion über 10 – 12 Stunden. Die Therapie sollte bei Diagnosestellung unmittelbar eingeleitet werden, idealerweise innerhalb der ersten 10 Krankheitstage, da damit das Risiko für Koronaraneurysmen von 20 % auf ca. 5 % reduziert werden kann. Erfolgt die Diagnosestellung nach dem 10. Krankheitstag ist die Therapie ebenfalls gemäß obigem Schema durchzuführen, dies insbesondere, wenn noch Entzündungssymptome vorhanden sind. Das Risiko für Koronaraneurysmen ist hierbei erhöht.

10 – 20 % der Kinder zeigen kein Ansprechen auf die erstmalige IVIG-Gabe und fiebern 36 – 48 Stunden nach Therapiebeginn weiter oder wieder auf. Da bei diesen Kindern das Risiko für Koronaraneurysma erhöht ist, muss die Therapie intensiviert werden. Als erster Schritt wird i. d. R. eine Wiederholung der Immunglobulingabe (Dosis 2 g/kgKG) empfohlen, wobei sich in Zukunft an dieser Stelle vermutlich alternative therapeutische Optionen

etablieren werden (Steroide, TNFα-blockierende Substanzen s. u.). Entsprechende Studien mit Einsatz v. a. von TNFα-Blockern bei Fieberpersistenz zeigen gute erste Resultate. Der Wirkmechanismus der IVIG beim KS ist unklar, scheint jedoch multifaktoriell zu sein. Diskutiert werden Modulation der Zytokinproduktion, Neutralisierung von (Super-)Antigenen, Verstärkung der Suppressor-T-Zell-Aktivität, Verminderung der AK-Synthese sowie Immunmodulation durch antiidiotypische Antikörper.

► **Glukokortikoide.** Eine additive Therapie mit Glukokortikoiden scheint bezüglich Entzündungshemmung den klinischen Verlauf günstig zu beeinflussen, nicht aber die Inzidenz der Koronaraneurysmata.

127.6.2 Subakute Phase

3 – 5 Tage nach Entfieberung, spätestens aber ab Tag 14 der Erkrankung Reduktion der ASS-Dosis auf 3 – 5 mg/kgKG/d in 1 ED für weitere 6 Wochen. Diese Plättchenaggregationshemmung wird erst beendet, wenn die Entzündungsparameter und Thrombozytenwerte im Normbereich liegen und Koronarveränderungen 6–8 Wochen nach Entfieberung echokardiografisch ausgeschlossen sind. Bei Nachweis von Aneurysmata ist entsprechend dem Ausmaß eine Dauertherapie mit Azetylsalizylsäure bzw. eine Antikoagluation mit einem INR-Richtwert von 2,0–2,5 indiziert. Auch bei unauffälligem Koronarbefund ist eine langfristige (kinder) kardiologische Weiterbetreuung sinnvoll, da das Risiko von koronaren Pathologien nach durchgemachtem Kawasaki-Syndrom zeitlebens erhöht zu sein scheint.

127.6.3 Therapieresistentes Kawasaki-Syndrom

Persistieren die Krankheitszeichen nach 2-maliger Gabe von IVIG weiter (bis zu 10 % der Fälle), muss die Diagnose KS überprüft werden. Sind andere Erkrankungen ausgeschlossen, können weitere Therapiealternativen diskutiert werden.

► **Steroide.** Erste Wahl als weiterführende Therapie: In mehreren Studien wurde bei IVIG-therapieresistenten Formen nach Gabe von Steroiden ein Verschwinden des Fiebers und anderer entzündlicher Veränderungen beobachtet. Das Aneurysmarisiko scheint jedoch unbeeinflusst zu bleiben. Empfohlen wird eine Methylprednisolon-Stoßtherapie parenteral 30 mg/kgKG/d für 3 Tage. Ob eine längerdauernde Steroidtherapie einen zusätzlichen Benefit hat, ist bisher nicht erwiesen, sodass die Steroide eher nur kurzzeitig eingesetzt werden sollen.

► **TNFα-Blockade.** Nachgewiesene erhöhte TNFα-Werte im Serum begründen ihren Einsatz. Zur Verfügung stehen Infliximab oder Etanercept. Die beste Datenlage liegt für Infliximab (6 mg/kgKG) vor. In mehreren Studien wurdenTNFα-Antikörper bei Versagen von IVIG (1- bis 2-malig) eingesetzt. Dabei zeigte sich bei der Mehrzahl der Fälle ein promptes Sistieren der Entzündungsaktivität. Betreffend Aneurysmarisiko sind die Fallzahlen für eine abschließende Aussage noch zu gering, tendenziell scheint ein günstiger Effekt vorhanden zu sein. Das rasche Ansprechen und die gute Verträglichkeit sollte den TNFα-Blockern zudemeinen Vorzug im Vergleich zu weiteren Therapieoptionen wie Immunsuppressiva (Cyclophosphamid und Ciclosporin) und der Plasmapherese geben.

Neuere Medikamente wie *Rituximab* (monoklonaler anti-CD20-Antikörper) und *Tocilizumab*(Antikörper gegen den Interleukin-6-Rezeptor) wurden in Einzelfällen erfolgreich angewendet.

Abschließend sei *Abciximab* (Thrombozyten-Glykoprotein-IIb/IIIa-Rezeptorinhibitor) erwähnt, welches insbesondere bei Patienten mit etablierten Koronaraneurysma wirksam zu sein scheint.

Koordinator:
A. Duppenthaler

Mitarbeiter:
M. Borte, A. Jakob, T. Kallinich

128 Knochen- und Gelenkinfektionen

128.1 Akute hämatogene Osteomyelitis, bakterielle Arthritis, Spondylodiszitis

128.1.1 Klinisches Bild

Bei der akuten hämatogenen Osteomyelitis ist die Anamnese kurz (die Symptomatik besteht seit wenigen Tagen, maximal seit 2 Wochen). Beim älteren Kind ist die klinische Symptomatik durch die Entzündungszeichen dolor, rubor, calor, tumor und functio laesa sowie Fieber geprägt. Bei der Osteomyelitis sind meist die Metaphysen der langen Röhrenknochen betroffen (Femur, Tibia, Humerus 70–80 %). In Abhängigkeit vom Alter können angrenzende Gelenke entweder mit beteiligt sein, oder durch Rötung, Schwellung und Schonhaltung des betroffenen Gelenks auch als isolierte septische Arthritis manifest werden. Bei Neugeborenen und Säuglingen ist die Symptomatik dagegen meist wesentlich unspezifischer und blander, die Schmerzen oft nur bei passiver Bewegung auffallend. Häufig fällt nur Bewegungsarmut einer Extremität auf (Pseudoparalyse), Fieber kann fehlen.

Eine Spondylodiszitis oder vertebrale Osteomyelitis kann in jedem Alter auftreten. Meist ist die Lendenwirbelsäule betroffen. Typische Symptome sind Fieber (nicht obligat), im Kleinkindalter Laufverweigerung, Bauchschmerzen und beim älteren Kind langsam progressive Rückenschmerzen, die beim Bücken zunehmen. Eine Schwellung der Leiste deutet auf einen komplizierenden Psoasabszess hin. Die körperliche Untersuchung ist häufig unauffällig, teilweise kann eine Hyperlordose der Lendenwirbelsäule (LWS) beobachtet werden.

Bei rund 10 % der akuten Osteomyelitis im Kindesalter besteht mehr als 1 Herd – vor allem im Säuglings- und Kleinkindesalter. Da diese Herde nicht unbedingt lokalisierbare Beschwerden verursachen, sollte vor allem bei diesen Kindern gezielt nach ihnen gesucht werden.

Eine Osteomyelitis bzw. Arthritis nach ernsthaftem Trauma ist im Kindesalter seltener als bei Erwachsenen. Sie unterscheidet sich im Erregerspektrum von der akuten hämatogenen Osteomyelitis (s. u.).

128.1.2 Ätiologie

Zur Ätiologie ist in ▸ Tab. 128.1 dargestellt.

Tab. 128.1 Häufige Erreger der Osteomyelitis und bakteriellen Arthritis im Kindesalter.

Einteilung nach	Erreger
Alter	
alle Altersstufen	Staphylococcus aureus (75 – 80 %), (MRSA), Streptokokken der Gruppe A, Pneumokokken
je nach Alter zusätzlich	
Frühgeborene	Escherichia coli, Pseudomonas spp., Candida spp.
Neugeborene	Streptokokken der Gruppe B, E. coli, Pseudomonas spp., Candida spp.
Säuglinge und Kleinkinder	H. influenzae Typ b, (sofern nicht geimpft), Bacille Calmette-Guérin nach BCG-Impfung, Kingella kingae, Salmonellen
Jugendliche	N. gonorrhoeae
Lokalisation und Exposition	
Osteomyelitis im Gesichtsbereich, bei Zahninfektionen, im Beckenbereich	Anaerobier, Mischinfektionen
Osteomyelitis der Wirbelkörper oder des Beckens bei Diszitis	gramnegative Erreger, M. tuberculosis, Brucellen Bartonella henselae, Candida spp.
vorausgegangene Harnwegsinfektion, bakterielle Diarrhoe	Enterobacteriaceae
nosokomial erworbene Osteomyelitis	MRSA u. a. Hospitalkeime
Katzenbiss	Bartonella henselae, P. multocida

Tab. 128.1 Fortsetzung

Einteilung nach	Erreger
Hundebiss	P. multocida, S. aureus, S. viridans
Kinder aus mittlerem Osten bzw. Mittelmeer-anrainerstaaten	Brucellen, M. tuberculosis
Disposition	
Neutropenie, Leukämie,	gramnegative Erreger, Candida spp.
Sichelzellanämie	ca. 40 % Salmonellen, E. coli
chronische Granulomatose	Serratia spp., Nocardia spp., Aspergillus spp. (Candida spp.)
HIV	M. tuberculosis, MOTT
Varicella-Zoster-Virus	Streptokokken der Gruppe A

128.1.3 Epidemiologie

Die Inzidenz der hämatogenen Osteomyelitis ist niedrig in Europa und den USA und zeigt eine abnehmende Tendenz (etwa 5–10 Fälle pro 100 000 Kinder jährlich). Betroffen sind überwiegend Säuglinge und Kleinkinder.

128.1.4 Diagnose

Entscheidend ist es, bei entsprechender Symptomatik an eine Osteomyelitis zu denken. Der Erregernachweis durch Kultur von Blut und Punktat bzw. Bioptat vor Beginn der antibiotischen Therapie muss angestrebt werden, da nur dann gezielt antibiotisch therapiert werden kann. Dies erscheint besonders wichtig bei atypischer Lokalisation, wie z. B. der Wirbelkörperosteomyelitis, und ist absolut indiziert bei einer Arthritis. In der Blutkultur lässt sich der Erreger bei 40 – 60 % der Patienten isolieren, aus Abszesseiter in 60 – 70 %, bei Gelenkpunktaten noch häufiger. Wird bei einer Punktion kein Material gewonnen, kann in die betroffenen Weichteile 0,9 %ige Kochsalzlösung injiziert und dann wieder aspiriert werden. Kann das Punktat nicht sofort mikrobiologisch untersucht werden, muss es in ein steriles Röhrchen oder besser in eine Blutkulturflasche gefüllt werden. Ein mikroskopischer Erregernachweis im Nativmaterial sollte angestrebt werden. Bei Verdacht auf eine Anaerobierinfektion (vor allem bei stammnahem Sitz oder Diszitis) muss der Eiter unter Luftabschluss, am besten in einem geeigneten Transportmedium, sofort ins bakteriologische Labor gebracht werden.

Zu weiteren unverzichtbaren Laboruntersuchungen zählen Blutsenkungsgeschwindigkeit (BSG), C-reaktives Protein (CRP), Leukozytenzahl und Differenzialblutbild. Die Blutsenkung ist regelmäßig beschleunigt, oft weit über 100 mm in der 1. Stunde. Sie dient traditionell der Überprüfung der Effektivität einer Therapie. Das CRP ist in der akuten Phase der Infektion erhöht, normalisiert sich aber unter adäquater Therapie innerhalb weniger Tage. Es eignet sich deshalb nach derzeit überwiegender Meinung im Gegensatz zum BSG *nicht* zur Entscheidung über die Therapiedauer. Eine Leukozytose über die altersentsprechende Norm tritt bei der akuten hämatogenen Osteomyelitis nur bei bis zu 40 % der Patienten auf, ist also nicht besonders sensitiv. Häufig besteht aber eine Linksverschiebung.

Bildgebende Verfahren erleichtern die prognostisch wichtige frühe Diagnose der Osteomyelitis und besonders der bakteriellen Arthritis beim Säugling. Folgende Wertung der bildgebenden Verfahren erscheint gerechtfertigt:

- Im **Ultraschall** lässt sich eine Osteomyelitis bei Befall der langen Röhrenknochen am initialen Weichteilödem, etwas später (2 – 3 Tage) durch den subperiostealen Abszess und Kortikaliserosionen erkennen (Sensitivität 60 – 80 %). Diese Befunde sind hochspezifisch (> 90 %). Sensitiver ist der Ultraschall beim frühen Nachweis einer bakteriellen Arthritis, besonders des Hüftgelenkes beim Säugling.
- Die **Magnetresonanztomografie** (**MRT**) ist die sensitivste (≈ 90 %) und gleichzeitig spezifischste (≈ 100 %) bildgebende Methode zur Frühdiagnostik einer Osteomyelitis. Neben der Sonografie ist sie die Methode der Wahl bei der Frühdiagnostik; bei stammnahem Sitz der Osteomyelitis ist sie alternativlos. Typisch ist ein Knochenmarksödem, erkennbar an einer T 1-Signalverminderung und T 2-Signalvermehrung bei Fettunterdrückung, bzw. ein Gadolinium-Enhancement in

der T 1-Sequenz. Bei einer Wirbelkörperosteomyelitis ist die Kontrastaufnahme der Wirbelkörper und der Zwischenwirbelscheibe evtl. mit paraspinalen oder epiduralen Abszessen typisch. Nachteil der MRT ist, dass sie bei Sichelzellkrisen im betroffenen Knochen nicht zwischenOsteomyelitis und Infarzierung unterscheiden lässt. Zur Therapiekontrolle der Osteomyelitis ist das MRT nicht sinnvoll, da die Rückbildung des Ödems nicht mit dem Therapieerfolg korreliert und Signalanreicherungen noch Monate nach Therapie nachgewiesen werden können.

- Die **Computertomografie** ist gegenüber dem MRT weniger sensitiv, also verzichtbar, aber für die Erfassung destruktiver Veränderungen von Skelettanteilen wie Wirbelsäule oder Becken besser geeignet als das konventionelle Röntgenbild.
- Die **^{99m}Tc-3-Phasen-Skelettszintigrafie** weist die verstärkte Perfusion und vermehrte Speicherung in den befallenen Knochenregionen etwa ab dem 2. Erkrankungstag nach. Sie ist meist verzichtbar, hat aber noch ihre diagnostische Bedeutung bei der Suche nach weiteren entzündlichen Herden, die unter Umständen klinisch symptomarm sind, z. B. im Bereich platter Knochen und der Wirbelsäule. Falsch negative Befunde im Sinne einer „kalten" Läsion entstehen initial durch Perfusionsausfall als Folge einer Mikrothrombosierung und stellen dann evtl. eine Operationsindikation dar.
- Die **Röntgenuntersuchung** zeigt initial ein Weichteilödem, das aber sonografisch besser erkennbar ist. Knochenveränderungen sind – je nach Virulenz der Erreger und Ausdehnung der Infektion – frühestens nach 5 – 10 Tagen, in der Regel aber erst nach 2 Wochen sichtbar. Bei einer Wirbelkörperosteomyelitis ist die Destruktion von 2 benachbarten Wirbelkörpern einschließlich der Zwischenwirbelscheibe typisch. Bei rechtzeitiger und effektiver Therapie kann das Röntgenbild unauffällig bleiben. Die Bedeutung des Röntgenbilds liegt in der Differenzialdiagnostik sowie im Nachweis von Komplikationen, das heißt evtl. bleibenden Destruktionen von Knochen oder Wachstumsfugen. Hilfreich kann es für den Nachweis primär oder sekundär chronischer Formen, bspw. des Brodie-Abszesses sowie für die Differenzialdiagnose der chronisch rekurrenten multifokalen Osteomyelitis (CRMO; s. u.) sowie verschiedener Tumoren (Osteosarkom, Ewing-Sarkom, eosinophiles Granulom, Osteoidosteom) sein. Nicht selten ist zur sicheren Abgrenzung unklarer radiologischer Befunde eine Biopsie erforderlich. Auch hier ist die MRT aussagekräftiger als das Röntgenbild.

Bei einer Diszitis, die isoliert auch ohne Wirbelkörperosteomyelitis auftreten kann, ist die nach 2 – 3 Wochen radiologisch nachweisbare Verschmälerung der Bandscheiben pathognomonisch. Auch hier ist die MRT sensitiver als das Röntgenbild.

128.1.5 Therapie

Als Ergebnis vieler Einzelbeobachtungen und retrospektiver Analysen hat sich international ein weitgehend einheitliches Behandlungsschema herausgebildet (▸ Abb. 128.1).

Empirische antimikrobielle Therapie

Zur empirischen intravenösen Therapie vor Erregerisolierung liegen für Cefazolin 150 mg/kgKG/d in 3ED, Cefuroxim 150 mg/kgKG/d in 3ED und Clindamycin 40 mg/kgKG/d in 3ED die meisten dokumentierten Erfahrungen vor. Allerdings ist Clindamycin nur dann adäquat, wenn mit größter Wahrscheinlichkeit clindamycinsensible S. aureus (MSSA/MRSA) oder A-Streptokokken als Infektionserreger infrage kommen. Bestehen daran begründete Zweifel (siehe ▸ Tab. 128.1), muss Clindamycin mit einem Antibiotikum, das gegen gramnegative Keime wirksam ist, wie bspw. Cefuroxim oder Cefotaxim (150 mg/kgKG/d in 3 ED), kombiniert werden. Alternativ kann Amoxicillin/Clavulansäure (150 mg/kgKG/d in 3 ED) verwendet werden.

Gezielte antimikrobielle Therapie

Ist es gelungen, einen Erreger zu isolieren, so ist gezielt nach Antibiogramm zu therapieren. Der einfache Agardiffusions- bzw. Agardilutionstest reicht zur Resistenzprüfung nicht aus.Die Bestimmung der MHK (z. B. mittels E-Test) ist erforderlich und vom mikrobiologischen Labor einzufordern. Neben der antimikrobiellen Empfindlichkeit allerdings ist in der Auswahl des Antibiotikums insbesondere bei der Osteomyelitis die Gewebegängigkeit zu berücksichtigen.

Bei Nachweis von oxacillin- und/oder clindamycinempfindlichem S. aureus (MSSA) wird die Therapie mit Flucloxacillin oder Cefuroxim oder Clin-

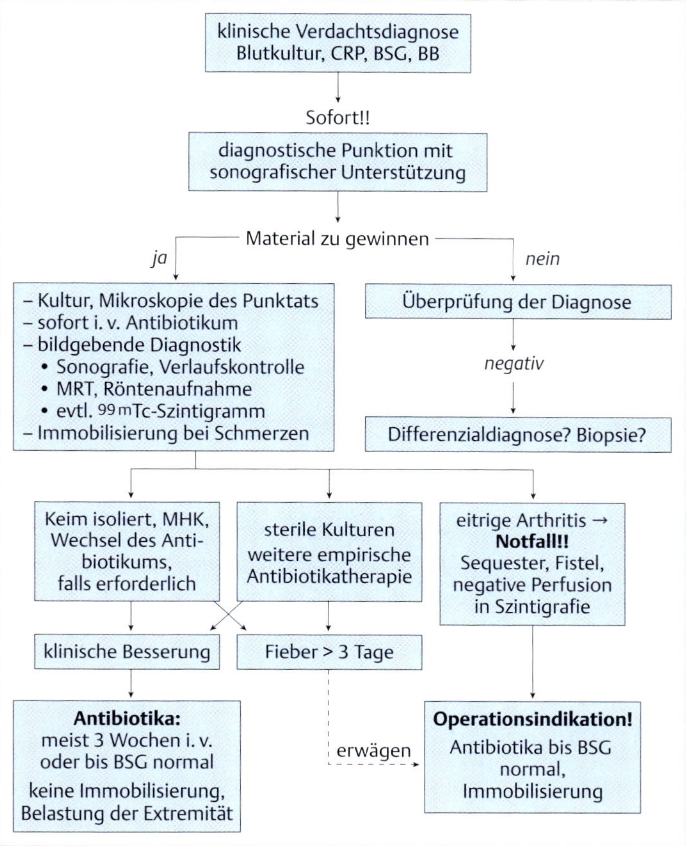

Abb. 128.1 Standardbehandlung der akuten hämatogenen Osteomyelitis bzw. bakteriellen Arthritis im Kindesalter (siehe Text).

damycin empfohlen, bei schweren Verläufen kann das Betalaktam-Antibiotikum auch mit Clindamycin kombiniert werden. Langzeittherapie mit Clindamycin ist mit einem erhöhten Risiko von C.-difficile-Infektionen assoziiert. Daher ist hier besondere Wachsamkeit bei gastrointestinalen Beschwerden unter Therapie geboten.

Bei unbefriedigendem Erfolg der antibiotischen Therapie (Persistenz der Symptome und Entzündungsparameter von mehr als 1 Woche) kann die zusätzliche Gabe von Rifampicin (20 mg/kgKG/d in 2 ED) in Kombination mit Flucloxacillin oder Cefuroxim wegen seiner synergistischen Wirkung gegen Staphylokokken und seiner guten intrazellulären Wirkung und Diffusion in Abszesse in Betracht gezogen werden (vor allem auch bei septischer Granulomatose).

Bei kulturellem Nachweis von MRSA wird Vancomycin (60 mg/kgKG/d; Serumspiegelkontrollen erforderlich!) oder alternativ Linezolid (30 mg/kgKG/d) oder Daptomycin (10 mg/kgKG/d) in 1 ED empfohlen; Daptomycin ist allerdings für Kinder nicht zugelassen. Bei entsprechender Empfindlichkeit kann auch bei MRSA-Infektionen mit Clindamycin kombiniert behandelt werden.

Bei Nachweis von penicillinsensiblen S. aureus, Gruppe-A-Streptokokken oder Gruppe-B-Streptokokken wird die hochdosierte Therapie mit Penicillin ggfs. in Kombination mit Aminoglykosiden oder Clindamycin empfohlen.

Bei Nachweis von gramnegativen Erregern muss entsprechend Antibiogramm behandelt werden. Die Verwendung von Fluorchinolonen wie Ciprofloxacin oder Levofloxacin ist im Kindesalter nur bei fehlenden Alternativen möglich; siehe Kapitel Fluorchinolone (S. 87). Einen Stellenwert hat Ciprofloxacin (in höchstmöglicher Dosis oral) vor allem bei langen Therapiezeiten einer Osteomyelitis durch gramnegative Erreger wie Salmonellen, E. coli, Klebsiellen, Enterobacter spp. oder Pseudomonas spp, bei denen die intravenöse Therapie an ihre praktikablen Grenzen stößt. Die MHK des Erregers muss bekannt sein.

Dauer der antimikrobiellen Therapie

Es gibt zunehmend Daten aus prospektiven, randomisierten Studien bei Kindern, die eine kürzere Therapiedauer erlauben. Eine Gesamtdauer von 3 Wochen für die Behandlung der akuten Osteomyelitis ist in der Regel ausreichend. Eine unkomplizierte septische Arthritis kann mit 2 Wochen Therapie ausreichend behandelt werden. Bei einer Wirbelsäulenosteomyelitis wird immer noch eine 6-wöchige Therapie für erforderlich gehalten; bei Tuberkulose siehe Kap. Tuberkulose (S. 551).

Eine unkomplizierte akute Osteomyelitis bzw. septische Arthritis sind definiert als:

- deutliche Besserung der klinischen Symptomatik unter Therapie
- Normalisierung oder mindestens Regredienz des CRP bis < 20 mg/l in 1 Woche
- chirurgische Drainage (z. B. bei fehlendem Ansprechen auf Therapie) ist nicht notwendig

Sequenzielle Therapie

Die klassische sequenzielle Therapie mit 2 Wochen intravenöser Therapie und anschließender oraler Therapie für 2 (bakterielle Arthritis) bzw. 4 (akute hämatogene Osteomyelits) Wochen kann aufgrund von neueren Pharmakokinetik-/Pharmakodynamikstudien und prospektiven, randomisierten klinischen Studien für unkomplizierte osteoartikuläre Infektionen vereinfacht werden.

Es kann auch dann auf eine orale Therapie umgestellt werden, wenn folgende Bedingungen erfüllt sind:

- Fieberfreiheit seit 48 Std
- deutliche Besserung der klinischen Symptomatik
- Normalisierung oder deutliche Regredienz des CRP
- eine evtl. erforderliche chirurgische Therapie muss abgeschlossen sein
- der Patient und seine Eltern müssen kooperativ und damit die konsequente Einnahme und Resorption der Medikation garantiert sein
- wöchentliche Kontrollen müssen realistisch durchführbar sein

Bei Nachweis des häufigsten Erregers, S. aureus, sind zur oralen Therapie die folgenden Medikamente (in vergleichsweise hoher Dosierung) geeignet: Cefadroxil oder Cefalexin 150 mg/kgKG/d in 3 ED oder Clindamycin (40 mg/kgKG/d p. o. in 3 ED). Alternativ können Amoxicillin/Clavulansäure oder Cefuroximaxetil verwendet werden.

Ergänzende Therapien

Wird eine effektive Therapie innerhalb von 2 – 3 Tagen nach Krankheitsbeginn eingeleitet, erreicht man bei den meisten Kindern eine Heilung der Osteomyelitis allein durch eine antibiotische Therapie. Fieber und/oder andere klinische Symptome trotz intravenöser Therapie über 3 Tage hinaus verstärken den Verdacht auf einen chirurgisch zu dränierenden Abszess oder eine Sequestrierung. Überall, wo Abszesse, nekrotisches Material, Sequester, Fisteln oder Ähnliches feststellbar sind, sollte ein entsprechendes Débridement des osteomyelitischen Herdes erfolgen. Spüldränagen können vorübergehend mit Erfolg eingesetzt werden. Solange Abszesse in den Weichteilen bzw. Nekrosen des Knochens und Knorpels nicht saniert sind, bleibt der Effekt einer allein antibiotischen Therapie fragwürdig. Die Verwendung von Gentamicin-PMMA-Kugeln bei der Osteomyelitis ist obsolet.

Eine bakterielle Arthritis ist ein Notfall und muss sofort diagnostiziert und ggfs. chirurgisch entlastet werden. Ob mehrfache Gelenkpunktionen (bis das Sekret nicht mehr purulent erscheint) oder die Arthrotomie notwendig sind, wird kontrovers diskutiert. Heute wird die diagnostische Punktion des Gelenks mit nachfolgender antibiotischer Behandlung in der Regel als ausreichend angesehen. Nur in seltenen Ausnahmefällen ist eine Spül-Saug-Dränage für 5 – 10 Tage indiziert. Es ist möglich, dass die Gabe von Dexamethason (0,6 mg/kgKG/d in 3 ED) bei eitriger Arthritis durch grampositive Erreger Spätschäden der Gelenke reduziert, wird aber bisher noch nicht allgemein empfohlen.

Zur Schmerzbekämpfung ist vor allem initial eine großzügige Analgesie mit peripher (z. B. Paracetamol, Ibuprofen oder Metamizol), aber in Einzelfällen auch zentral wirksamen Analgetika (z. B. Opioiden) erforderlich. In der 1. Phase kann darüber hinaus eine Ruhigstellung sinnvoll sein, die jedoch allein der Schmerzbekämpfung dient. Die anschließende passive Bewegungsbehandlung an der unteren Extremität kann zur Prävention von Kontrakturen oder Atrophien von großem Nutzen sein. Eine Ausnahme stellt die Wirbelsäulenosteomyelitis dar, die eine längere Immobilisierung und vor allem bei Befall der LWS eine Stabilisierung erfordert.

Die Therapie der isolierten Diszitis ist umstritten, da selbstlimitierende Verläufe ohne antibiotische Therapie beschrieben sind. Da dies jedoch unsicher erscheint, wird ein therapeutisches Vorgehen wie bei einer Osteomyelitis empfohlen.

128.1.6 Prognose

Die Behandlungsergebnisse der akuten hämatogenen Osteomyelitis sind relativ gut. Eine restitutio ad integrum ist bei mehr als 80% der Patienten zu erwarten, mit Defektheilungen (z. B. Wachstumsstörungen bei Beteiligung der Epiphysenfuge) muss in weniger als 10% gerechnet werden. Rezidive und Übergang in eine sekundär chronische Osteomyelitis scheinen bei verzögertem Beginn der Antibiotikatherapie und einer kürzeren Dauer häufiger zu sein. Risikofaktoren für eine Defektheilung bzw. für Wachstumsstörungen sind ein Erkrankungsbeginn im Neugeborenen- oder frühen Säuglingsalter, eine bakterielle Arthritis (z. B. Coxitis), die Beteiligung der Epiphysenfugen oder ein verzögertes Ansprechen der Therapie von über 5 Tagen.

Koordinator:
J. Bonhoeffer

Mitarbeiter:
R. Berner, W. Handrick, R. Roos

128.2 Reaktive Arthritis

Die reaktive Arthritis ist eine nach Infektion mit gramnegativen Darmkeimen auftretende, sich selbst begrenzende Gelenkentzündung. Die reaktiven Arthritiden gehören zu den infektionsassoziierten Arthritiden, zu denen auch die viralen Arthritiden und die Arthritiden nach Infektion mit Streptokokken (akutes rheumatisches Fieber), Borrelien (Lyme-Arthritis) und Chlamydien (bei begleitender Urethritis oder Zervizitis) gezählt werden. Bei der Mehrzahl der in der täglichen Praxis auftretenden flüchtigen Arthritiden handelt es sich um eine infektionsassoziierte Arthritis aufgrund einer Vielzahl möglicher Erreger. Manchmal werden auch alle infektionsassoziierten Arthritiden als reaktive Arthritis bezeichnet.

128.2.1 Klinisches Bild

1 – 3 Wochen nach einer symptomatischen Gastroenteritis oder asymptomatischen Infektion mit Salmonellen, Campylobacter, Yersinien oder Shigellen kann es zu Schwellung, Erguss und schmerzhafter Bewegungseinschränkung in einem oder mehreren Gelenken kommen. Häufig sind in asymmetrischer Verteilung überwiegend die unteren Extremitäten betroffen. Gleichzeitig kann es zur Enthesopathie/Enthesitis (Entzündung der Sehnenansätze, meist der Achillessehne am Kalkaneus oder der Plantaraponeurose an Kalkaneus oder Metatarsale I), Tenosynovitis oder Daktylitis (Entzündung überschreitet das Gelenk, zusätzlich livide Verfärbung der darüber gelegenen Haut, bis hin zum Strahlbefall) kommen. Auch eine Polyarthritis (5 oder mehr betroffene Gelenke) ist möglich. Schwer verlaufende Fälle können mit Fieber und Bettlägerigkeit einhergehen. Mögliche Organmanifestationen, insbesondere bei HLA-B27-positiven Patienten, sind akute Iridozyklitis, die meist mit Lichtscheu und Augenschmerzen einhergeht, oder Aortitis, für deren Diagnose neben dem neu aufgetretenen Diastolikum eine Echokardiografie notwendig ist. Weitere mögliche seltene Manifestationen sind Erythema nodosum, Keratoderma blenorrhagicum und aphthöse Stomatitis. Treten, meist nach Shigellen- oder Chlamydieninfektion, neben der Arthritis auch eine Urethritis und eine Konjunktivitis oder Iridozyklitis auf, spricht man vom Reiter-Syndrom.

Die reaktive Arthritis verschwindet nach einigen Tagen bis Monaten spontan, kann aber bis dahin mit erheblicher Morbidität einhergehen.

Das klinische Bild der anderen infektionsassoziierten Arthritiden ist je nach Erreger unterschiedlich. Beim akuten rheumatischen Fieber nach Infektion mit Gruppe-A-Streptokokken treten neben der wandernden, also innerhalb von Tagen von Gelenk zu Gelenk springenden Entzündung eine Karditis, Chorea und seltener Rheumaknötchen und ein Erythema marginatum auf. Das akute rheumatische Fieber ist in Deutschland selten geworden; neben autochthonen Fällen kommen auch importierte Fälle vor. Trotz der Seltenheit hat die Erkrankung große Bedeutung wegen der Gefahr des bleibenden Herzklappenschadens. Bei der sehr seltenen reaktiven Poststreptokokken-Arthritis findet man hingegen eine chronische Oligo- oder Monarthritis ohne weiteren Organbefall. Typisch für die Lyme-Arthritis ist der episodische Befall des Kniegelenks. Bei den viralen Arthritiden findet sich in zeitlichem Zusammenhang mit der Arthritis (meist Oligoarthritis) ein Hautausschlag (Parvovirus B19; Varicella-Zoster-Virus), eine Parotitis (Mumps), ein Ikterus (Hepatitis-B-Virus) oder andere auf das Virus hinweisende Symptome.

Häufig verlaufen die infektionsassoziierten Arthritiden uncharakteristisch als Oligoarthritis unter dem Bild einer akuten transienten Arthritis.

128.2.2 Ätiologie

Bei der reaktiven Arthritis nach Infektion mit gramnegativen Keimen finden sich keine vermehrungsfähigen Erreger im Gelenk, sondern nur schwer abbaubare Lipopolysaccharide. Allerdings können sich die Erreger noch im Darm befinden. HLA-B27-positive Personen haben ein erhöhtes Risiko für den Erwerb und einen schweren Verlauf der Erkrankung. Die Erkrankung ist bei Jungen häufiger und tritt fast nie in der 1. Lebensdekade auf.

Unter den infektionsassoziierten Arthritiden gibt es ein mikrobiologisches Kontinuum mit abnehmender Stärke der Präsenz des Erregers im Gelenk:

- Bei der septischen Arthritis sind Erregerpräsenz und Vermehrung im Gelenk obligat. Unbehandelt kommt es zur eitrigen Zerstörung des Gelenkknorpels.
- Bei der Chlamydien-Arthritis kann man gelegentlich den Erreger aus dem Gelenk anzüchten; die PCR ist fast immer positiv.
- Bei der Lyme-Arthritis gelingt die Anzucht der Borrelien nicht; in der PCR finden sich aber meistens borrelienspezifische Sequenzen. Allerdings bestehen nach wie vor präanalytische und methodische Probleme, sodass die PCR nicht als Routinediagnostik geeignet ist.
- Bei der reaktiven Arthritis durch Salmonellen finden sich im Gelenk nur Lipopolysaccharide. Bei Minderung der Wirtsabwehr wie Komplementmangel oder bei systemischem Lupus erythematodes kann es aber möglich werden, Salmonellen aus dem Gelenk anzuzüchten.
- Bei Yersinien-Arthritis finden sich nie anzüchtbare Erreger oder DNA-Sequenzen im Gelenk, sondern nur Lipopolysaccharide.
- Bei der Arthritis durch Hepatitis-B-Virus lagern sich virusantigenhaltige Immunkomplexe auf synovialen Oberflächen ab.
- Beim akuten rheumatischen Fieber finden sich keine Erregerbestandteile im Gelenk, die Entzündung ist rein immunologisch durch Kreuzreaktion von Streptokokken-Antigenen mit synovialen Strukturen bedingt.

Das oben genannte Beispiel der Salmonellen-Arthritis zeigt, dass der Übergang zwischen reaktiver Arthritis und septischer Arthritis fließend sein kann. Eine ähnliche Situation findet sich bei der Infektion mit Haemophilus influenzae, Gonokokken und Meningokokken.

128.2.3 Diagnose

Die Diagnose der reaktiven Arthritis wird gestellt durch den Nachweis der Arthritis in zeitlicher Folge nach der Gastroenteritis und dem serologischen Nachweis einer Infektion mit Salmonellen, Campylobacter, Yersinien oder Shigellen. Häufig gelingt zu diesem Zeitpunkt die Anzucht des Erregers aus dem Stuhl nicht mehr.

Im Allgemeinen ist eine Spaltlampenuntersuchung zur Frage einer Iridozyklitis nicht notwendig, wenn keine okulären Symptome vorhanden sind.

Die Diagnose des akuten rheumatischen Fiebers erfordert den Nachweis der Infektion mit A-Streptokokken und die Erfüllung der Jones-Kriterien, siehe Kap. Gruppe-A-Streptokokken (S. 509). Bei der reaktiven Poststreptokokken-Arthritis sind die Jones-Kriterien nicht erfüllt – die Diagnosestellung ist schwierig. Zur Diagnose der Lyme-Arthritis siehe Kap. Borreliose (S. 175). Bei der Chlamydien-Arthritis sollte man versuchen, Chlamydien-Antigen oder DNA in Urethra oder Portio nachzuweisen.

Die Diagnose reaktive Arthritis kann nur gestellt werden, wenn eine Arthritis nachgewiesen wurde, also Schwellung, Erguss oder schmerzhafte Bewegungseinschränkung. Arthralgien sind kein Nachweis einer Arthritis. Nur beim akuten rheumatischen Fieber kann ein Erguss fehlen.

Angesichts der großen Zahl möglicher Erreger einer infektionsassoziierten Arthritis und vieler unterschiedlicher Tests und Testqualitäten ist es nicht zielführend, eine Vielzahl von möglichen Erregern nachzuweisen oder ausschließen zu wollen. Wegen der niedrigen Prävalenz der Erkrankung im Vergleich zu häufigen Infektionen mit den genannten Erregern ist meist die Zahl falsch positiver Ergebnisse höher als die der richtig positiven, was einen niedrigen positiven Vorhersagewert ergibt. Deshalb sollte nur gezielte Diagnostik bei konkretem klinischem Verdacht durchgeführt werden, da durch falsch positive Befunde eine selbstbegrenzte reaktive Arthritis angenommen und eine chronische Arthritis anderer Ursache übersehen werden könnte.

In seltenen Fällen kann es schwierig sein, eine infektionsassoziierte Arthritis von einer septischen Arthritis abzugrenzen. Fieber, Monarthritis, akuter Beginn, Säuglingsalter, Hautrötung, schlechter Allgemeinzustand und hohe Entzündungsparameter sind Risikofaktoren für eine septische Arthritis. Es kann aber auch in Abwesenheit dieser Zeichen eine septische Arthritis vorliegen, und diese Zeichen können auch bei den infektionsassoziierten Arthritiden vorkommen. Im Zweifelsfall muss man sich so verhalten, als ob eine septische Arthritis vorliegt, eine Gelenkpunktion und Blutkultur vornehmen sowie eine kalkulierte antibiotische Therapie einleiten.

128.2.4 Therapie

Die Behandlung der reaktiven Arthritis nach Infektion mit gramnegativen Darmkeimen erfolgt mit nichtsteroidalen Antirheumatika und bei schwerem Verlauf mit Steroiden. ▶ Tab. 128.2 zeigt einige gebräuchliche nichtsteroidale Antirheumatika. Wirkung und Nebenwirkungen aller nichtsteroidalen Antirheumatika sind ähnlich. Paracetamol hat keine antientzündliche Wirkung. Insbesondere bei HLA-B27-positiven Patienten kann bei länger dauernder Arthritis auch Sulfasalazin (bis zu 50 mg/kgKG in 2 – 3 ED) eingesetzt werden. Auf Nebenwirkungen wie Hautausschlag, Transaminasenerhöhung und Leukopenie ist zu achten. Antibiotika sind bei abwehrgesunden Kindern nicht indiziert. Die Prognose ist gut. In seltenen Fällen kann die Arthritis länger als 12 Monate persistieren oder sogar fortschreiten und zu einem Befall des Achsenskeletts mit Sakroiliitis führen. In diesen Fällen liegt eine juvenile Spondylarthritis oder eine juvenile ankylosierende Spondylitis vor, die unter dem Bild einer reaktiven Arthritis begonnen hat.

Die Lyme-Arthritis (S. 175), die Arthritis durch Chlamydien (S. 197) oder Gonokokken (S. 268) und das akute rheumatische Fieber werden antibiotisch behandelt.

128.2.5 Prophylaxe

Die Prophylaxe der reaktiven Arthritis besteht in der Vermeidung von Infektionen mit gramnegativen Darmkeimen durch Hygienemaßnahmen, die zu Hause, in der Tierhaltung, Lebensmittelherstellung, -verteilung und -lagerung zu beachten sind.

Die frühzeitige Entfernung saugender Zecken verhindert die Übertragung von Borrelia burgdorferi. Benzathinpenicillin verhindert die Reinfektion bei akutem rheumatischem Fieber. „Safe sex" vermindert die Gefahr einer Arthritis durch Chlamydien oder Gonokokken. Impfungen gegen Hepatitis B, Mumps, Varicella-Zoster-Virus und Röteln können viral bedingte Arthritiden verhindern.

Koordinator:
H.-I. Huppertz

Mitarbeiter:
M. Borte, M. Prelog

128.3 Nichtbakterielle Osteitis

Synonyme: chronisch rekurrierende multifokale Osteomyelitis (CRMO), SAPHO-Syndrom (Synovitis, Akne, Pustulosis, Hyperostosis, Osteitis), CNO (chronisch nichtbakterielle Osteomyelitis), ACW-Syndrom („anterior chest wall"), AHS (aquiriertes Hyperostosesyndrom), SCCH (sternokostoklavikulare Hyperostose), „condensing" Osteitis, Tietze-

Tab. 128.2 Nichtsteroidale Antirheumatika (wegen variabler Bioverfügbarkeit keine Zäpfchen verwenden).

Medikament	Tagesdosis (mg/kgKG/d)	ED/d	Halbwertszeit	Bemerkungen
Ibuprofen[1]	35	3	2 h	Mittel der Wahl bei Beginn
Naproxen[1]	15	2	14 h	nur bei Dauertherapie einsetzen
Diclofenac	2 – 3	3	1 h	längere Halbwertszeit im Gelenk

[1] auch als Saft verfügbar; Naproxensaft ist nur über die internationale Apotheke zu beziehen

Syndrom, sklerosierende Osteomyelitis, plasmazelluläre Osteomyelitis

128.3.1 Klinisches Bild

Leitsymptom ist der fokale Knochenschmerz, je nach Lokalisation auch mit Schwellung und Überwärmung. Die Patienten präsentieren sich meist ohne Fieber in gutem Allgemeinzustand. Das Blutbild mit Differenzialblutbild ist meist unauffällig, unspezifische Entzündungszeichen können vorhanden sein. Autoantikörperdiagnostik ist nicht hilfreich. Das weibliche Geschlecht ist etwa doppelt so häufig betroffen wie das männliche. Im Kindesalter erkranken vorwiegend Schulkinder zwischen 7 und 13 Jahren (medianes Alter 11,4 Jahre), aber auch erwachsene Patienten aller Altersgruppen können nichtbakterielle Osteitiden entwickeln. Das konventionelle Röntgenbild kann etwa 2 – 3 Wochen nach Beschwerdebeginn osteolytische/osteosklerotische Veränderungen zeigen; in der Kernspintomografie (MRT) finden sich Signalintensitätsveränderungen und Kontrastmittelaufnahme, bei ausgedehnten Herden auch in der Region der umgebenden Weichteile. An einer ossären Läsion können alle Knochenstrukturen beteiligt sein (Knochenmark, Kompakta, Periost). Bei etwa ⅔ verläuft die Erkrankung multifokal. Wirbelkörperbeteiligungen, auch ohne klinische Symptomatik, liegen in über 20 % bereits bei Erstdiagnose vor, können sich zusätzlich im weiteren Verlauf entwickeln und sollten gezielt gesucht werden. Wirbelkörperfrakturen/Vertebra plana können zu schweren Komplikationen führen. Eine assoziierte palmoplantare Pustulose (inverse Form der Psoriasis) wird in etwa 20 % der Fälle gefunden, auch Psoriasis, Acne conglobata/fulminans sowie chronisch entzündliche Darmerkrankungen können vergesellschaftet sein. Läsionsnahe und läsionsferne Arthritiden sind beschrieben.

128.3.2 Ätiologie

Bei der nichtbakteriellen Osteitis (NBO) handelt es sich um eine aseptische Form der Osteomyelitis, die sich sowohl im Kindes- als auch im Erwachsenenalter manifestieren kann. Die Inzidenz liegt bei mindestens 0,4/100 000. Die Ätiopathogenese ist ungeklärt. Die NBO wird dem rheumatischen Formenkreis zugeordnet und wird derzeit als Autoinflammationserkrankung angesehen. Für syndromale Erkrankungen mit nichtbakterieller Osteitis als Bestandteil eines Symptomenkomplexes (z. B. Majeed-Syndrom, DIRA-Syndrom) sind krankheitsauslösende Mutationen (z. B. im IL-1 pathway) gefunden worden. Auch bei nichtsyndromalen Formen der NBO gibt es familiäre Erkrankungen und somit Hinweise auf eine genetische Grundlage.

128.3.3 Diagnose

Die Diagnose einer NBO ist eine Ausschlussdiagnose. Folgende Untersuchungen können sinnvoll sein:

- Blutbild mit Differenzialblutbild
- CRP, BSG, LDH, CK, AP
- Tuberkulintest
- konventionelles Röntgenbild
- Ganzkörper-MRT (zur Detektion stummer Herde) oder 3-Phasen-Skelettszintigrafie
- Biopsie, falls radiologisch ein malignomverdächtiger monofokaler Herd vorliegt oder aufgrund unklarer klinischer Präsentation Verdacht auf z. B. ein bakterielles oder malignes Geschehen besteht
- Diagnosekriterien sowie ein diagnostischer Score wurden publiziert und können bei der Diagnosestellung hilfreich sein (siehe weiterführende Informationen).

▸ **Differenzialdiagnosen.** Die wichtigsten Differenzialdiagnosen sind Malignome (Osteosarkom, Ewing-Sarkom, Leukämie, Langerhans-Zell-Histiozytose) und bakterielle Osteomyelitiden. Insbesondere bei Säuglingen und Kleinkindern ist die bakterielle Osteomyelitis unbedingt zu bedenken. Auch Osteidosteome, fibröse Dysplasie, Hypophosphatasie und selten einmal Knochenzysten können ähnliche Symptome verursachen.

128.3.4 Therapie

Die Behandlung der NBO ist *nicht* antibiotisch. Die Anwendung von Azithromycin ist nicht indiziert, denn berichtete Therapieerfolge konnten nicht belegt werden. Entsprechend dem derzeitigen Kenntnisstand ist die Therapie symptomatisch. Nichtsteroidale Antiphlogistika (NSAID) sind die Medikamente der 1. Wahl. Bei therapierefraktären Verläufen, insbesondere bei Wirbelkörperläsionen werden Bisphosphonate (Pamidronat) eingesetzt. TNFα-Antagonisten sind in kleinen Fallserien als erfolgreich berichtet worden, der Therapieerfolg erscheint aber zeitlich begrenzt. Der Einsatz von Interleukin-1-Rezeptorblockade bei der NBO war in Einzelfällen nicht erfolgreich. Für die Therapie mit Methotrexat oder Sulfasalazin liegen keine unterstützenden Daten vor. Bislang existieren keine vergleichend kontrollierten Therapiestudien.

128.3.5 Prognose

Der Krankheitsverlauf ist bei mehr als 80 % der Patienten chronisch-rezidivierend oder chronisch-persistierend mit einer medianen Beschwerdedauer von 19 Monaten, bei einer mittleren Beschwerdedauer von 4 Jahren. Auch akute Osteitiden mit einer Beschwerdedauer von 6 Monaten oder weniger werden beobachtet. In etwa 80 % der Fälle kommt es unter Therapie zu einer Restitution, Komplikationen und Defektheilungen werden vor allem durch Wirbelkörperfrakturen/Vertebra plana, Skoliose, Kyphose oder hyperostotische Knochenveränderungen verursacht.

Koordinator:
A. F. Jansson

Mitarbeiter:
M. Borte, H. J. Girschick

128.4 Weiterführende Informationen

Clinical score for nonbacterial osteitis in children and adults: onlinelibrary.wiley.com/doi/10.1002/art.24402/full

129 Odontogene Infektionen

Odontogene Infektionen können von der Pulpa der Zähne als Folge einer kariösen Infektion ausgehen, oder primär das Parodont betreffen. Die normale Mundflora besteht aus vielen verschiedenen Bakterienspezies, wobei grampositive Erreger (z. B. vergrünende Streptokokken, β-hämolyisierende Streptokokken), aber auch Anaerobier und Aktinomyzeten in der Mundhöhle vorkommen. Anaerobe Bakterien sind für die Entstehung von odontogenen Entzündungen von überragender Bedeutung, und polymikrobielle Infektionen mit 5–10 verschiedenen Bakterienspezies sind die Regel. Diese können aber erst nach Etablierung eines Biofilms auf der Zahnoberfläche oder in Taschen und Nischen kolonisieren. Bei den Aerobiern sind vor allem orale Streptokokken und bei den Anaerobiern Porphyromonas, Prevotella- und Bacteroides-Arten, Veillonellen, Peptostreptokokken sowie Fusobakterien ursächlich an odontogenen Infektionen beteiligt, wobei die Mehrzahl dieser Erreger normalerweise gegen Penicillin G empfindlich ist.

129.1 Dentogene Abszesse

129.1.1 Klinisches Bild

Dentogene Weichteileiterungen nehmen bei Kindern zumeist einen chronischen Verlauf mit meist gering ausgeprägter klinischer Symptomatik. Mit zunehmendem Alter des Kindes treten Logenabszesse häufiger auf, die zur Thrombophlebitis der V. angularis mit nachfolgender Sinusvenenthrombose führen können. Kennzeichnend für den Parapharyngealabszess sind starke Schluckbeschwerden und eine eingeschränkte Mundöffnung, für einen Fossa-canina-Abszess ein Druckschmerz des inneren Augenwinkels. Klinisch imponieren eine Vorwölbung der lateralen Pharynxwand und eine Verschiebung der Uvula zur gesunden Seite. Ein Übergreifen des Abszesses kann zu Gesichtsphlegmone und zu einer lebensbedrohlichen Mediastinitis führen.

129.1.2 Ätiologie

Häufige Ursache für die Entstehung odontogener Abszesse im Milchgebiss ist die sog. frühkindliche Karies („early childhood caries“, ECC) sowie andere Ursachen von kariösen Veränderungen. Ausgehend von diesen Läsionen kann es zu einer Nekrose der Zahnpulpa mit Sekundärinfektion kommen. Vor allem bei Milchzähnen gibt es zahlreiche Ausbreitungswege vom Pulpa-Kavum in das umgebende Gewebe, sodass von den erkrankten Zähnen die Infektion in die umgebenden Weichgewebe vordringen und dort weitere Entzündungen verursachen kann.

129.1.3 Epidemiologie

Gesicherte Daten zur Prävalenz dentogener Abszesse liegen nicht vor. Mit dem Beginn des Zahndurchbruchs kommen entzündliche Komplikationen etwa doppelt so häufig in der Mandibula im Vergleich zur Maxilla vor. Mit zunehmendem Alter nimmt die Inzidenz odontogener Entzündungen kontinuierlich zu. Sinusitiden als Folge einer Zahninfektion treten bei Kindern selten auf, da im Gegensatz zum Erwachsenen die Zähne noch nicht die enge anatomische Beziehung zur Kieferhöhle haben. Weichteilinfektionen sind vor der 1. Dentition äußerst selten.

129.1.4 Diagnose

Für die Diagnose der dentogenen Infektionen reicht das klinische Bild meist aus. Gegenebenfalls können Röntgenuntersuchungen die genaue Lokalisation und das Ausmaß bestätigen.

129.1.5 Therapie

Beim Verdacht auf Vorliegen einer odontogenen Entzündung muss das Kind rasch zum Zahnarzt überwiesen werden. Lokale Maßnahmen, wie z. B. die Trepanation oder Extraktion des betroffenen Zahns, sowie die Inzision von Abszessen sind meistens ausreichend, und bei kleineren, gut abgegrenzten akuten Prozessen, sowie bei allen chronischen Entzündungen ist eine systemische antibakterielle Therapie nicht erforderlich. Nur bei Abszessen mit einer klar erkennbaren Ausbreitungstendenz, bei hoch akutem Verlauf (Schluckbeschwerden, hohes Fieber, Schüttelfrost, Mundöffnungsbehinderung, starke Kopfschmerzen oder Nackensteife) und bei einer Gesichtsphlegmone, ist eine sofortige Gabe eines Antibiotikums mit stationärer Aufnahme in einer Kinderklinik mit kieferchirurgischer Betreuung indiziert.

Tab. 129.1 Antibiotika und Dosierungen bei odontogenen Infektionen.

Antibiotikum	Dosierung i. v.	Dosierung p. o.
Penicillin G	0,1 – 0,25 Mio. IE/kgKG/d in 4 ED	
Penicillin V		0,05 – 0,1 Mio. IE/kgKGin 3 ED
Clindamycin	30–40 mg/kgKG/d in 3 ED	30– 40 mg/kgKG/d in 3 ED
Metronidazol	22,5–40 mg/kgKG/d in 3 ED	30– 50 mg/kgKG/d in 3 ED
Ampicillin/Sulbactam	200 mg/kgKG/d (Ampicillin-Komponente) in 3 ED	
Amoxicillin/Clavulansäure		50 mg/kgKG/d (Amoxicillin-Komponente) in 2–3 ED

Bei unbekanntem Erreger ist Penicillin V das Antibiotikum der Wahl (▶ Tab. 129.1). Patienten mit Penicillinallergie erhalten Clindamycin. Die Antibiotikagabe sollte mindestens 2 Tage länger als die klinischen Symptome andauern fortgeführt werden.

129.1.6 Prophylaxe

Mundhygiene, Ernährungsberatung (Entwöhnung von der Nuckelflasche, Verminderung der täglichen Zuckeraufnahme) und frühzeitige Diagnose und Therapie kariöser Läsionen. Unterstützung der Wiederverkalkung kariöser Läsionen durch Fluoridierungsmaßnahmen (u. a. Zahnpasten, Lösungen, Gele, Lacke) sowie Reduzierung der für die Entstehung der Karies verantwortlichen Mikroorganismen (u. a. Chlorhexidin-Lösungen, -Gele, -Lacke, regelmäßige professionelle Entfernung des bakteriellen Zahnbelags = Plaque).

129.2 Akute dentogene Osteomyelitis

129.2.1 Klinisches Bild

Die von infizierten Zähnen ausgehende Osteomyelitis des Kieferknochens ist meist durch ein schweres allgemeines Krankheitsbild mit Fieber und Schmerzen charakterisiert. Die benachbarten Zähne sind häufig gelockert und stark klopfschmerzhaft. Es kann zur Entstehung von Abszessen und Fisteln sowie zur Sensibilitätsstörung des N. infraorbitalis und des N. mandibularis kommen.

129.2.2 Ätiologie

Zumeist durch Staphylokokken und Streptokokken, aber auch durch orale Anaerobier ausgelöste Entzündung. Die dentogene Infektion ist die häufigste Ursache einer Osteomyelitis des Kieferknochens, seltener entsteht sie durch hämatogene Streuung. Davon abzugrenzen sind Infektionen des Kieferknochens, die z. B. postoperativ oder posttraumatisch entstanden sind.

129.2.3 Epidemiologie

Daten zur Prävalenz der akuten dentogenen Osteomyelitis liegen nicht vor.

129.2.4 Diagnose

Die klinische Symptomatik ist meist eindeutig, ggf. kann eine Röntgenaufnahme oder ein MRT den typischen Befund sowie die Ausdehnung der Osteomyelitis dokumentieren und zur Therapieverlaufskontrolle dienen. Eine mikrobiologische Diagnostik zur Erregersicherung muss vor der Antibiotikagabe erfolgen, wobei zu beachten ist, dass in diesem Bereich eine Vielzahl von Bakterien mit hohen Keimzahlen physiologischerweise vorkommt, weshalb nach Möglichkeit intraoperativ entnommene Gewebeproben, jedoch keine oberflächlichen Abstriche mikrobiologisch untersucht werden sollten.

129.2.5 Therapie

Die akute Osteomyelitis erfordert eine sofortige hochdosierte systemische Antibiotikatherapie unter stationären Bedingungen sowie chirurgische Entlastung (Trepanation oder Extraktion des ursächlichen Zahnes und Inzision von Abszessen). Solange das Erregerspektrum nicht bekannt ist, werden entweder Penicillin G und Metronidazol, oder Ampicillin/Sulbactam bzw. Amoxicillin/Clavulansäure oder Clindamycin intravenös verabreicht. Die Therapiedauer beträgt meist 2 – 4 Wochen, wobei eine orale Sequenztherapie bei guter klinischer Besserung nach ca. der Hälfte der Therapiedauer erwogen werden kann. Zur oralen Therapie eignen sich wegen der guten oralen Bioverfügbarkeit besonders Clindamycin sowie Amoxicillin/Clavulansäure (Dosierung siehe ► Tab. 129.1).

129.2.6 Prophylaxe

Mundhygiene, Ernährungsberatung und frühzeitige Diagnose und Therapie kariöser Läsionen.

129.3 Gingivitis und Parodontitis

129.3.1 Klinisches Bild

Im Unterschied zu den oben erwähnten Erkrankungen handelt es sich hierbei um Infektionen, die vom Zahnhalteapparat ausgehen und somit die Gingiva (Gingivitis), den parodontalen Faserapparat und die knöchernen Strukturen (Alveolarknochen) betreffen können. Die bei uns seltene nekrotisierende ulzerierende Gingivitis (NUG) ist charakterisiert durch eine schmerzhafte Gingivitis mit ulzerierenden Nekrosen sowie „Wegschmelzen" der interdentalen Papillen. Fieber, schweres Krankheitsgefühl, schmerzhafte Schleimhäute, Dysphagie, Appetitlosigkeit, Foetor ex ore und eine zervikale Lymphadenopathie sind häufige Begleiterscheinungen. Charakteristisch ist der Nachweis einer fusospirochätalen Flora mit Prevotella intermedia, Treponema denticola, Fusobacterium spp. und Tannerella forsynthesis. Unbehandelt kann die NUG auch tiefer gelegene Strukturen befallen und so in eine nekrotisierende ulzerierende Parodontitis (NUP) übergehen. Diese kann sich sogar bis in die Gesichtsweichteile hin ausbreiten und zu einer ulzeromembranösen, nekrotisierenden oder gangränösen Entzündung der Mundschleimhaut, Wangen und Lippen (Noma) weiterentwickeln, die im fortgeschrittenen, unbehandelten Stadium die Weich- und Hartgewebe des Kiefer-Gesicht-Bereichs infiltriert und irreversibel zerstört. Bei guter Ernährungslage in den westlichen Ländern kommen solche Erkrankungen vor allem in Zusammenhang mit Stress, Rauchen sowie systemischen Erkrankungen (HIV) oder Immunsuppression vor.

129.3.2 Therapie

NUG und NUP werden durch Depuration und ein unter Lokalanästhesie durchgeführtes supra- und subgingivales Scaling behandelt. Anschließend ist eine 2-mal tägliche Mundspülung mit einer 0,2 % igen Chlorhexidindiglukonat-Lösung indiziert, die für 2–4 Wochen durchgeführt werden muss. Solch eine Reinigung und die häusliche sorgfältige Mundhygiene – die den wichtigsten Teil der Therapie darstellen – sind aber in den meisten Fällen aufgrund starker Schmerzen fast nicht möglich, sodass meist eine antibiotische Behandlung zur Unterstützung notwendig ist. Dies ist erst recht sinnvoll, wenn Patienten systemische Krankheitszeichen aufweisen oder wenn sich die Infektion auf weitere Weichteilbereiche ausbreitet. Metronidazol oder Penicillin sind in diesen Fällen Antibiotika der ersten Wahl.

129.3.3 Prophylaxe

Konsequente Mundhygiene und frühzeitige Diagnose. Reduktion von Risikofaktoren wie einseitige, zuckerhaltige Ernährung, Stress und Rauchen.

129.4 Aggressive Parodontitis

Synonyme: früh beginnende Parodontitis, juvenile Parodontitis, präpubertäre Parodontitis, rapid progressive Parodontitis

129.4.1 Klinisches Bild

Anfangs lokalisierte, in fortgeschrittenem Stadium generalisierte Entzündung aller Parodontia, zum Teil mit Ausbildung von Parodontalabszessen. Typisch sind erhöhte Taschensondierwerte, wobei die Infektion in der Regel nicht schmerzhaft ist und deshalb häufig erst im fortgeschrittenen Stadium erkannt wird. Rezidivierende Entzündungen sowie Lockerung der Zähne sind im Kindesalter immer verdächtig auf eine aggressive Parodontitis und müssen – vor allem in Zusammenhang mit Allgemeinerkrankungen (Parodontitis als Manifestation systemischer Erkrankungen) – frühzeitig abgeklärt werden. Im Falle eines Zusammenhangs mit Allgemeinerkrankungen würde die Parodontitis anders klassifiziert werden (IV statt III), die Behandlung wäre aber die gleiche.

Tab. 129.2 Aktivität antimikrobieller Substanzen bei häufigen periodontopathogenen Bakterien.

	Aggregatibacter actinomycetemcomitans	Peptostreptococcus spp.	Prevotella spp.	Porphyromonas spp.	Fusobacterium spp.	orale Streptokokken
Penicillin G	+/-	+	+/-	+/-	+	+
Amoxicillin	+	+	+/-	+/-	+	+
Amoxicillin/Clavulansäure	+	+	+	+	+	+
Clindamycin	0	+	+	+	+	+
Metronidazol	0	+	+	+	+	0
Makrolide	+/-	+/-	+/-	+/-	+/-	+/-
Doxycyclin	+	+/-	+/-	+/-	+	+/-

129.4.2 Ätiologie

Die Ätiologie ist nicht abschließend geklärt. Bei Patienten mit systemischen Erkrankungen, die mit Funktionsstörungen der Granulozyten assoziiert sind, wird eine aggressive Parodontitis gehäuft beobachtet (z. B. Chediak-Higashi-Syndrom, Trisomie 21, zyklischen Neutropenie, „lazy leukocyte syndrome", Papillon-Lefèvre-Syndromund Diabetes mellitus), ebenso bei Patienten mit einer sekundären oder iatrogenen Immunsuppression. Aggregatibacter (früher Actinobacillus) actinomycetemcomitans wird häufig isoliert, wobei dieser Erreger auch bei Gesunden als normaler Kommensale in der Mundhöhle zu finden ist. Weiter assoziiert mit der aggressiven Parodontitis sind Porphyromonas gingivalis, Prevotella intermedia, Treponema denticola und andere typischerweise anaerobe orale Bakterienspezies. Meist besteht ein deutliches Missverhältnis zwischen dem Ausmaß der Destruktion und der Anzahl ätiologischer Faktoren wie Plaque/Bakterien.

129.4.3 Epidemiologie

Die Prävalenz ist bei Kindern niedrig und lokalisationsabhängig.

129.4.4 Diagnose

Erhöhte Taschensondiertiefen und gegebenenfalls röntgenologische Zeichen, selten Gingivitis oder Plaque, was die Diagnose erschwert. Eine mikrobiologische Diagnostik der subgingivalen Plaque sollte durchgeführt werden, bevor mit einer Antibiotikagabe begonnen wird.

129.4.5 Therapie

Eine Parodontitistherapie mit supra- und subgingivalen Débridement, eine gegen die in der mikrobiologischen Probe nachgewiesenen Erreger gerichtete systemische Antibiotikatherapie (▸ Tab. 129.2; bewährt hat sich hierbei vor allem eine Kombination aus Metronidazol und Amoxicillin über 7 Tage, da sie am sichersten zur Elimination von Aggregatibacter actinomycetemcomitans und anderen paropathogenen Keimen führt) sowie eine 2-mal tägliche Mundspülung mit einer 0,2 % igen Chlorhexidinlösung sollte für insgesamt 2 Wochen durchgeführt werden; gegebenenfalls muss auch parodontalchirurgisch interveniert werden. Eine engmaschige Nachsorge alle 3 Monate ist notwendig, um die Progredienz der Erkrankung zu stoppen, ein Rezidiv ggf. frühzeitig zu erkennen und adäquat zu therapieren.

129.4.6 Prophylaxe

Eine frühzeitige Diagnose und Therapie unter Einbeziehung systemischer Risikofaktoren in Kombination mit engmaschigen zahnärztlichen Kontrollen kann das rasche Fortschreiten der Erkrankung verhindern bzw. erlaubt die rasche und rechtzeitige Intervention.

129.5 Komplikationen von odontogenen Infektionen

Transiente Bakteriämien durch Bakterien der oralen Flora sind auch unter normalen Umständen (z. B. beim Kauen und täglichen Zähneputzen) nicht selten und können zur hämatogenen Besiedlung von Fremdkörpern oder sterilen endokarditischen Läsionen führen. Sie können bereits bei professionellen Zahnreinigungen vorkommen, häufiger jedoch bei Extraktionen. Die direkte Nähe der Zahnpulpa zu den knöchernen Strukturen des Kiefers sowie die verschiedenen Logen erlauben auch eine direkte Ausbreitung, die zur Osteomyelitis, aber auch zu Phlegmonen, Abszessen und schweren Weichteilinfektionen der verschiedenen Logen bis hin zur Mediastinitis führen können. Weitere gefährliche Komplikationen sind die juguläre Thrombophlebitis im Rahmen eines Lemièrre-Syndroms sowie die Sinusvenenthrombose.

Koordinator:
J. Hübner

Mitarbeiter:
N. Arweiler, M. Hufnagel

130 Peritonitis

130.1 Allgemeines

Die Peritonitis (Synonyme: Bauchfellentzündung, Bauchfellvereiterung, abdominale Sepsis) ist die häufigste Ursache des akuten Abdomens im Kindesalter. Neben der Abgrenzung zwischen umschriebener, *lokaler Peritonitis* – meist mit Abszedierung – und *generalisierter* oder *diffuser Peritonitis* unterscheidet man nach pathogenetischen Gesichtspunkten zwischen der primären und der sekundären Bauchfellentzündung. Eine weitere Formen ist die abakterielle Peritonitis (z. B. durch sauren Magensaft, Galle oder Urin). Obwohl diese Formen initial abakteriell sind, bilden sie häufig die Ursache für eine spätere bakterielle Peritonitis.

▸ **Primäre Peritonitis.** Diese Form der Bauchfellentzündung wird auch als spontan-bakterielle Peritonitis (SBP) bezeichnet, sie ist im Kindesalter selten und entsteht wahrscheinlich meist hämatogen, selten auch lymphogen oder aszendierend aus dem Urogenitaltrakt. Bei 75 % der Kinder lässt sich der gleiche Erreger aus Aszites und Blutkultur isolieren. Typischerweise findet sich in der Bauchhöhle kein Infektionsherd bzw. keine Perforation. Die primäre Entzündung des Bauchfells tritt vornehmlich im Alter von 5–9 Jahren auf, häufig assoziiert mit einem nephrotischen Syndrom, nach Splenektomie oder im Rahmen von Hepatopathien mit begleitendem Aszites. Selten wird die hämatogene Peritonitis im Neugeborenenalter beobachtet.

▸ **Sekundäre Peritonitis.** Diese häufigste Form der Peritonitis ist meist direkte Folge einer bakteriellen Kontamination der freien Bauchhöhle durch einen Defekt in der Darmwand oder Folge einer fortgeleiteten Infektion nach Abszedierungen in parenchymatösen Organen mit anschließender Perforation. Eine Sonderform stellt die Peritonealdialyseperitonitis dar.

130.2 Klinisches Bild

Klinische Zeichen sind Übelkeit, meist diffuse Bauchschmerzen mit Abwehrspannung, häufig auch Erbrechen und Durchfall. Die diffuse Peritonitis ist meist durch das Bild einer Sepsis (bis hin zum septischen Schock) gekennzeichnet, mit hohem Fieber, reduziertem Allgemeinzustand, Gasaustauschstörung, Tachykardie mit Blutdruckabfall und Zeichen eines paralytischen Ileus. Bei der lokalisierten (abszedierenden) Bauchfellentzündung ist das klinische Bild meist weniger stark ausgeprägt; die reflektorische Abwehrspannung der Bauchdecke ist hier lediglich umschrieben. Unabhängig von der Ätiologie entwickelt sich auch hier schließlich ein paralytischer Ileus. In fortgeschrittenen Stadien kommt es durch Flüssigkeitsverschiebungen in den 3. Raum zur Symptomatik eines Volumenmangelschocks. Im Gegensatz dazu ist die tuberkulöse Peritonitis initial meist nur durch unspezifische Symptome wie Fieber, Nachtschweiß und Gewichtsverlust gekennzeichnet. Eine peritonealkatheterassoziierte Peritonitis ist bei Bauchschmerzen, Schmerzen oder Sekretion am Katheter und/oder trübem Peritonealdialysat zu vermuten. Fieber kann bei schwerem Verlauf hinzukommen.

130.3 Ätiologie

▸ **Primäre Peritonitis.** Das Keimspektrum umfasst gramnegative Stäbchen, grampositive Kokken oder Anaerobier. Am häufigsten werden E. coli, S. aureus, β-hämolysierende Streptokokken, Pneumokokken sowie seltener auch Yersinien, Salmonellen sowie Haemophilus influenzae nachgewiesen. Ein seltener Sonderfall ist die tuberkulöse Peritonitis, die meist ein großes diagnostisches Problem darstellt.

▸ **Sekundäre Peritonitis.** Die häufigste Ursache ist die Durchwanderung bei der phlegmonösen Appendizitis bzw. die unmittelbare Kontamination des Bauchraums nach Perforation des Wurmfortsatzes. Übertritt von Darminhalt in die Bauchhöhle mit der Entwicklung einer sekundären Peritonitis kann außerdem bei jeder obstruktiven intestinalen Passagestörung beobachtet werden. Im Rahmen der Frühgeburtlichkeit tritt die sekundäre Bauchfellentzündung als Komplikation einer nekrotisierenden Enterokolitis am häufigsten auf. Das bakteriologische Spektrum gleicht im Wesentlichen dem der primären Peritonitis, mit Ausnahme der Pneumokokken-Peritonitis. Meist liegen Mischinfektionen aus mehreren aeroben (E. coli, Enterokokken) und anaeroben Keimen (z. B. Bacteroides-

Arten, Peptostreptokokken) vor; der isolierte Erreger ist oft nicht der einzige Erreger.

Bei der Peritonealdialyseperitonitis liegt eine sekundäre Besiedlung des Dialysats durch S. aureus, S. epidermidis, P. aeruginosa oder Enterobacteriaceae vor. Der Infektionsweg erfolgt transluminal (durch Berührung), periluminal (Haut- oder Tunnelinfektion) und seltener hämatogen, enteral oder aszendierend (aus dem Urogenitaltrakt). Auch Infektionen mit Enterokokken, Anaerobiern oder Pilzen kommen dialyseassoziiert vor. Häufig kommt es im Rahmen einer sekundären Peritonitis auch zur Invasion der Bakterien in die Blutbahn und damit zur Sepsis.

130.4 Diagnose

Laborchemisch lassen sich eine Leukozytose mit Linksverschiebung und meist deutlichem Anstieg anderer Entzündungsparameter nachweisen, in fortgeschrittenen Stadien zudem eine Azidose sowie Störungen der Blutgerinnung. Es müssen grundsätzlich aerobe und anaerobe Blutkulturen abgenommen werden. Sonografisch stellen sich dilatierte, flüssigkeitsgefüllte Darmschlingen ohne erkennbare Peristaltik dar. Auf der Röntgen-Abdomenübersichtsaufnahme sind als Zeichen eines paralytischen Ileus Spiegelbildungen bzw. der verstrichene Psoasrand bei Vorliegen von freier Flüssigkeit nachweisbar, gegebenenfalls auch freie Luft als Ausdruck einer Perforation. Eine Computertomografie ermöglicht ggf. die Identifizierung der Ursache und genaue Lokalisation.

Eine Aszitespunktion unter sonografischer Kontrolle dient zum Nachweis einer Peritonitis und zur Erregersicherung, wobei auch hier unbedingt eine aerobe und eine anaerobe Kultur angelegt werden muss. Die Bestimmung der Granulozyten im Aszites erlaubt die Diagnose einer spontan-bakteriellen (primären) Peritonitis: bei Leukozytenzahlen < 500/µl liegt keine SBP vor. Bei 500–1000/µl Leukozyten ohne entsprechende Klinik sollte abgewartet und die Aszitespunktion am Folgetag mit Differenzierung der Leukozyten wiederholt werden. Bei Leukozytenzahlen von 500–1000/µl mit entsprechender Klinik sollte mit einer empirischen Antibiotikatherapie begonnen werden, wenn ein begründeter Verdacht auf eine SBP vorliegt. Bei Leukozytenzahlen > 1000/µl sollte in jedem Fall eine empirische Therapie begonnen werden (s. u.). Eine sichere Diagnose, vor allem aber auch der Ausschluss anderer Ursachen für das akute Abdomen, kann nur durch eine Laparotomie oder zumindest durch eine Laparoskopie gestellt werden. Zum Nachweis einer tuberkulösen Peritonitis muss meist ein peritoneales Biopsat kulturell untersucht werden, da die Keimzahl im Aszites zur kulturellen Anzüchtung meist zu gering ist.

Die Diagnose einer peritonealkatheterassoziierten Peritonitis wird bei einer Leukozytenzahl > 100/µl mit > 50 % polymorphkernigen Granulozyten gestellt. Auch hier sollten Kulturen aerob und anaerob angelegt werden.

130.5 Therapie

Eine primäre Peritonitis wird normalerweise konservativ behandelt, während bei einer sekundären Peritonitis meist das chirurgische Vorgehen im Vordergrund steht. Nach meist medianer Längslaparotomie erfolgt die chirurgische Sanierung des Fokus. Eine Perforation wird entsprechend versorgt, Abszedierungen ausgeräumt und ggf. die Bauchhöhle ausgiebig débridiert und gespült.

Die empirische Antibiotikatherapie richtet sich nach den vorliegenden Risikofaktoren und sollte immer auch eine Wirksamkeit gegen Anaerobier aufweisen. Bei unbekanntem Erreger sollte mit einer Breitspektrum-Penicillin-Betalaktamaseinhibitor-Kombination (z. B. Piperacillin/Tazobactam, 240 mg Piperacillin-Komponente/kgKG/d in 3 ED), oder mit einem Breitspektrum-Cephalosporin (Ceftriaxon 50 mg/kgKG/d, Ceftazidim 150 mg/kgKG/d oder Cefotaxim 150 mg/kgKG/d in 3 ED) kombiniert mit Metronidazol (20 mg/kgKG/d in 3 ED) oder mit einem Carbapenem intravenös behandelt werden. Gleichzeitig muss bei vorliegender Schocksymptomatik entsprechend Volumen substituiert und zur Entlastung des Intestinaltrakts eine nasogastrale Sonde gelegt werden. Gelang durch Aszites- bzw. Blutkultur die Anzüchtung des pathogenen Keimes, wird nach entsprechender Austestung die antibiotische Therapie modifiziert bzw. deeskaliert.

Eine Peritonitis, die im Rahmen einer CAPD entstanden ist, muss mit Antibiotika therapiert werden, die auch eine gute Staphylokokken-Wirksamkeit aufweisen (z. B. Vancomycin). Bei unklarer Genese und/oder septischem Zustandsbild in Kombination mit einem Cephalosporin der 3. Generation oder Carbapenem. In diesem Fall können Antibiotika auch intraperitoneal (IP) verbreicht werden, weil die typischerweise verwendeten Substanzen gute Wirkspiegel im Dialysat wie auch im Serum

Tab. 130.1 Dosisempfehlungen für intraperitoneale Antibiotikatherapie bei peritonealkatheterassoziierter Peritonitis.

Antibiotikum	Kontinuierliche intraperitoneale Therapie		Intermittierende intraperitoneale Gabe
	Startdosis	Erhaltungsdosis	
Vancomycin (Serumspiegelkontrollen am 3. Tag; Nachdosierung bei Spiegel < 12 mg/l)	300–1000 mg/l	25 mg/l	30 mg/kgKG/d
Cefotaxim	500 mg/l	250 mg/l	30 mg/kgKG/d
Ceftazidim	250 mg/l	125 mg/l	15 mg/kgKG/d

aufweisen. Die kontinuierliche oder intermittierende IP-Gabe ist dabei als gleich effektiv anzusehen. ▶ Tab. 130.1 listet Dosisempfehlungen für die intraperitoneale Gabe auf. Nach Erregernachweis und Resistenztestung soll die antibiotische Therapie angepasst und deeskaliert werden. Bei therapierefraktären Verläufen muss der Peritonealkatheter entfernt werden.

Die Therapiedauer sollte dem klinischen Verlauf angepasst werden und beträgt bei der primären Peritonitis meist 10–14 Tage, in Ausnahmefällen aber auch bis zu 3 Wochen. Nach erfolgreicher chirurgischer Sanierung muss eine sekundäre Peritonitis im Allgemeinen nur 5–10 Tage behandelt werden. Eine tuberkulöse Peritonitis wird entsprechend der Empfehlungen zur Behandlung einer extrapulmonalen Tuberkulose therapiert.

130.6 Prophylaxe

Gefährdete Kinder (z. B. nach Splenektomie, nephrotisches Syndrom) sollten zur Vorbeugung einer Peritonitis gegen Pneumokokken, H. influenzae Typ b (Hib) und Meningokokken (Typ C) geimpft werden oder eine orale Penicillin-Dauerprophylaxe erhalten; siehe auch Kap. Prophylaxe bei Asplenie (S. 134).

Koordinator:
J. Hübner

Mitarbeiter:
M. Hufnagel

130.7 Weiterführende Informationen

International Society of Peritoneal Dialysis. ISPD Guidelines. (http://www.ispd.org/lang-en/treatmentguidelines/guidelines)

131 Sepsis (außer neonatale Early-onset-Sepsis)

131.1 Definition

In der Vergangenheit wurden Begriffe wie Sepsis, Septikämie oder Sepsis-Syndrom sehr unterschiedlich definiert. Deshalb wurde 1991 und 2001 von Konsensuskonferenzen eine für Erwachsene gültige Terminologie eingeführt bzw. bestätigt, die 2005 in einer weiteren Konferenz an pädiatrische Besonderheiten angepasst wurde (▸ Tab. 131.1). Allerdings wurden diese Definitionen in erster Linie zur Einteilung von Patienten für Studien und weniger für die klinische Anwendung konzipiert. In der klinischen Realität ergeben sich manchmal Schwierigkeiten mit der Zuordnung zu den Diagnosegruppen und diese kann sich auch im Verlauf der Erkrankung verschieben. Im Wesentlichen wird die Sepsis als eine systemische, entzündliche Reaktion bei nachgewiesener oder klinisch wahrscheinlicher Infektion definiert. Davon wird das SIRS abgegrenzt, welches auch andere Ursachen wie Trauma, Verbrennung etc. haben kann.

131.2 Sepsis allgemein

131.2.1 Klinisches Bild

Die klinischen Befunde und Symptome einer Sepsis sind sehr variabel und einzeln betrachtet weder spezifisch noch beweisend. Primäre Symptome können Fieber, Schüttelfrost, Tachykardie, Tachypnoe und/oder Hautveränderungen (verlängerte Rekapillarisierungszeit, Petechien) sein. Charakteristisch für Früh- und Neugeborene sind ein graues Hautkolorit, Hypothermie und Apnoen. Ein Abfall des Blutdrucks ist bei Kindern ein sehr spätes Sepsiszeichen.

Mit zunehmender Kreislaufinsuffizienz kommen Zeichen von Organdysfunktionen (MOF: Multiorganversagen) hinzu (▸ Tab. 131.1). Die schwerste Form stellt der septische Schock mit generalisierter insuffizienter Gewebeperfusion dar.

131.2.2 Ätiologie, Pathogenese

Auslöser einer Sepsis können gramnegative und -positive Bakterien, Viren, Pilze oder Protozoen (selten auch Helminthen, die wiederum mit einer bakteriellen Translokation assoziiert sein können) sein. Häufig nachgewiesene Erreger sind nach der Neonatalperiode vor allem Pneumokokken, Staphylokokken, Meningokokken, A-Streptokokken, E. coli, Haemophilus influenzae Typ b (ungeimpfte Kinder). Bei nosokomialen Infektionen überwiegen Staphylokokken und Enterobacteriaceae wie Klebsiellen, Enterobacter und Serratia. Als Eintrittspforten kommen Infektionen der Haut, der Weichteile sowie der Respirations-, Gastrointestinal- und Urogenitaltrakt infrage; in bis zu 50 % findet sich allerdings weder eine Eintrittspforte noch ein primärer Sepsisherd. Hämatogen entstandene Absiedlungen treten gelegentlich auf (an Meningen, Lunge, Leber, Milz, Skelett, Haut etc.). Besondere Bedeutung hat die KathetersepsisKathetersepsis (S. 782).

Durch verschiedene Mechanismen (z. B. Endotoxinwirkung an TLRs: „toll-like receptors") wird die Ausschüttung von endogenen Mediatoren (Interleukinen, Tumornekrosefaktor, Sauerstoffradikalen, Proteasen usw.) stimuliert. Eine Interaktion von Neutrophilen, Makrophagen etc. mit den Endothelien (mittels Adhäsionsmolekülen, Selectinen, Integrinen, Oligosacchariden etc.) kann zur Zunahme der Gefäßpermeabilität mit Flüssigkeitsabstrom in das Interstitium und intravasaler Hypovolämie führen. Eine lokale Störung der Perfusion kann auch bei normalem Blutdruck durch Eröffnung von Shunts und mikrovaskulärer Zellaggregation in einer Gewebehypoxie resultieren (distributiver Schock). Durch Erhöhung des Herzzeitvolumens (hyperdynamer Schock) wird vom Organismus zunächst versucht, eine ausreichende Organperfusion aufrecht zu erhalten. Allerdings ist nicht selten auch die Myokardfunktion beeinträchtigt (hypodynamischer Schock), sodass diese Kompensation dann inadäquat bleibt. Hält die unzureichende Sauerstoffversorgung der Gewebezellen an, so kann der septische Schock in ein Multiorganversagen übergehen.

Es kann eine prognostisch ungünstige primäre Hyporeaktivität des Immunsystems bestehen oder eine solche kann sich nach einer initial überschießenden Entzündungsreaktion sekundär entwickeln. Die meisten Todesfälle treten in einer Phase der Hyporeaktivität auf, was die Erfolglosigkeit immunsuppressiver Therapieansätze erklären könnte.

Tab. 131.1 Definitionen der Konsensuskonferenz (pädiatrische Besonderheiten sind hervorgehoben).

Begriff	Definition
Sepsis	systemische, entzündliche Reaktion auf eine Infektion = SIRS + nachgewiesener oder klinischer Verdacht auf Infektion
SIRS	mindestens 2 der folgenden 4 Kriterien, mindestens aber abnorme Körpertemperatur oder Leukozytenzahlen: • Kerntemperatur > 38,5 °C oder < 36 °C • Herzfrequenz > 2 SD über Normalwert[1] > 0,5 – 4 h bzw. für Säuglinge: Bradykardie < 10. Perzentile (s. u.) ohne andere Erklärung und > 0,5 h • Atemfrequenz > 2 SD über normal[1] bzw. Beatmungspflichtigkeit ohne andere Erklärung • Leukozytose oder -penie (s. u.[1], nicht bei chemotherapiebedingter Leukopenie) oder > 10 % stabkernige Granulozyten
schwere Sepsis	Sepsis plus eine der folgende Organstörungen: kardiovaskuläre Dysfunktion **oder** ARDS (Horovitz-Score $PaO_2/FIO_2 \leq 200$, bilaterale Infiltrate, akuter Beginn, kein Linksherzversagen) **oder** > 2 sonstige Organdysfunktionen[2]
septischer Schock	Sepsis und kardiovaskuläre Insuffizienz trotz der Gabe eines Volumenbolus (isotonische Lösung, > 40 ml/kgKG innerhalb 1 h): syst. RR < 5. Perzentile **oder** Adrenergikabedarf, um syst. RR normal zu halten **oder** 2 der folgenden Bedingungen: • unerklärte metabolische Azidose: BE < –5,0 mval/l • arteriell gemessenes Laktat > 2-fach über Norm • Urinproduktion < 0,5 ml/kgKG/h • Rekapillarisierungszeit > 5 s • Kern-zu-Peripherie-Temperatur: Differenz > 3 °C

[1] Grenzwerttabelle siehe ▸ Tab. 131.2

[2] Organversagen: **kardiovaskulär** – s. o. unter septischer Schock; **respiratorisch** – $PaO_2/FIO_2 \leq 300$ (ohne vorbestehende Herz- oder Lungenerkrankung) oder $PaCO_2 > 65$ mmHg oder 20 mmHg über vorbestehendem $PaCO_2$ oder > 50 % FiO_2 erforderlich, um $SaO_2 > 92$ % zu halten **oder** Beatmungspflichtigkeit; **neurologisch** – Glasgow Coma Scale < 11 oder akute Verschlechterung des Scales um > 4 Punkte von einem abnormen Vorwert aus; **hämatologisch:** Thrombozytenzahl < 80 000/mm³ oder Abfall um 50 % unter den Höchstwert der letzten 3 Tage (hämatoonkologische Patienten) oder International Normalized Ratio (INR) > 2 (nicht direkt umrechenbar, entspricht aber in vielen Labors einem Quick-Wert von ca. 30 %); **renal** – Serum-Kreatinin > 2-mal obere Normalgrenze oder Verdoppelung des Basiswertes; **hepatisch** – Gesamt-Bilirubin > 4 mg/dl (außer bei Neugeborenen) oder Serum-GPT 2-fach über Normalwert.

Tab. 131.2 Grenzwerttabelle (5. Perzentile bzw. 95. Perzentile) zur Sepsisdefinition der Konsensuskonferenz.

Altersgruppe	Herzfrequenz (/min)		Atemfrequenz (/min)	Leukozyten ($10^3/mm^3$)	Systol. RR (mmHg)
	Tachykardie	Bradykardie			
0 – 6 Tage	> 180	< 100	> 50	> 34	< 65
7 – 28 Tage	> 180	< 100	> 40	> 19,5 oder < 5	< 75
1 – 11 Monate	> 180	< 90	> 34	> 17,5 oder < 5	< 100
1 – 5 Jahre	> 140	–	> 22	> 15,5 oder < 6	< 94
6 – 12 Jahre	> 130	–	> 18	> 13,5 oder < 4,5	< 105
13 – 17 Jahre	> 110	–	> 14	> 11 oder < 4,5	< 117

131.2.3 Epidemiologie

Die Sepsis ist bei Kindern weltweit nach der Pneumonie und der Diarrhoe eine der häufigsten Todesursachen. Die Häufigkeitsverteilung der Sepsis zeigt im Kindesalter 2 Altersgipfel: der erste liegt in der Neugeborenenperiode und ein 2. im frühen Kleinkindalter.

Es wurden genetische Risikofaktoren identifiziert, die möglicherweise das Auftreten schwerer Verläufe bei Sepsis begünstigen: männliches Geschlecht bei Neugeborenen und Säuglingen; Polymorphismen der immunmodulatorischen Signalübertragung wie TLR, CD14, IL-6, IL-10, TNFα, TNFβ und von Proteinen der humoralen Abwehr (z. B. „mannose-binding-lectin“, „bactericidal/permeability increasing protein“) sowie von Gerinnungsfaktoren (z. B. Plasminogen-Aktivator-Inhibitor-1 Promotor-Region; Wong 2012).

Untersuchungen hinsichtlich des Erregerspektrums zeigen eine Häufigkeitsabnahme von H. influenzae Typ b (Effekt der Hib-Schutzimpfung) und eine Zunahme von Enterobacteriaceae, koagulasenegativen Staphylokokken und Enterokokken. Staphylokokken und Enterokokken werden am häufigsten bei nosokomialen Infektionen nachgewiesen, meist in Verbindung mit Gefäßkathetern und Infektionen der tiefen Atemwege. In letzter Zeit sind auch septisch verlaufende Infektionen mit multiresistenten gramnegativen Bakterien (MRGN; z. B. ESBL-tragende Keime) berichtet worden. Nach einer neuen Nomenklatur der KRINKO (Kommission für Krankenhaushygiene und Infektionsprävention) werden MRGN nach ihrer Anzahl der Resistenzen gegen die 4 Antibiotikaklassen Acylureidopenicilline, Cephalosporine der 3. oder 4. Generation, Carbapeneme und Fluorchinolone als 1MRGN, 2MRGN, 3MRGN oder 4MRGN bezeichnet. Diese sowie MRSA-Infektionen kommen auch bei Kindern mit HIV-Infektionen oder onkologischen Erkrankungen und auf herzchirurgischen Stationen vor. Die Kenntnis des lokalen Erregerspektrums und der Resistenzsituation erlaubt hier die Wahl einer entsprechenden empirischen Therapie. In den USA und Neuseeland wurden schwerste septische Infektionen durch nicht nosokomial erworbene MRSA bei Kindern berichtet (sogenannte caMRSA).

131.2.4 Diagnose

Die Diagnose einer Sepsis wird klinischgestellt (SIRS + nachgewiesene oder klinisch wahrscheinliche Infektion). Zum Erregernachweis sind idealerweise mehrere Blutkulturen mit ausreichend großen Blutvolumina (z. B. mindestens 0,5 ml bei Neugeborenen, normalerweise 10 ml bei Erwachsenen) notwendig. Bei kleinen Blutvolumina sollte vor allem eine aerobe Blutkultur beimpft werden. Anaerobe Blutkulturen sind vor allem bei einem Infektfokus im Gastrointestinaltrakt, Abszessen, Aspirationspneumonien, bei Verdacht auf Lemierre-Syndrom oder Neutropenie notwendig. Weiterhin sollten Sekrete (Trachea, Drainagen), Urin, Stuhl, Punktate (Liquor, Pleura, Abszess) sowie Abstriche (Wunden, Nasen-Rachen-Raum) mikrobiologisch untersucht werden, um einen Fokus zu identifizieren. Zum Nachweis eines Sepsisherds kann neben der klinischen Untersuchung der Einsatz bildgebender Verfahren erforderlich sein.

Die Labordiagnostik dient außer zum Nachweis der Entzündungsreaktion der Erfassung von Organfunktionsstörungen (auch im Verlauf): Leukozyten- und Thrombozytenzahl, Differenzialblutbild, BSG, CRP sowie Elektrolyte, Glukose, Laktat, Kreatinin, GOT (Glutamat-Oxalacetat-Transaminase = Aspartat-Aminotransferase [AST]), GPT (Glutamat-Pyruvat-Transaminase = Alanin-Aminotransferase [ALT]), Bilirubin und Gerinnungsparameter (mindestens Quick/INR, PTT, Fibrinogen, ATIII, D-Dimere).

Die Bestimmung von Procalcitonin oder IL-6 im Serum zur Diagnostik einer Sepsis belegen bei hohen Werten aber nur ein SIRS, nicht a priori eine Sepsis. Auch die Konzentration des CRP ist vor allem als Verlaufsparameter, weniger zur Entscheidungsfindung bzgl. einer Antibiotikatherapie geeignet (Nabulsi 2012). Weniger gebräuchliche Marker wie Endotoxin, Zytokine, Interleukin-1-Rezeptorantagonist, LPS-Rezeptor (soluble CD14-Subtyp) werden gegenwärtig untersucht. Ein Serumwert von IL 8 < 220 pg/ml in den ersten 24 Stunden nach Diagnose scheint ein guter prognostischer Biomarker für das Überleben einer Sepsis bei Kindern zu sein (Wong 2012) und könnte die Selektion von Patienten mit ungünstiger Prognose für neue Interventionsstudien erleichtern.

Die oben genannten Untersuchungen können frühzeitig Hinweise auf eine beginnende (mikrobielle) Sepsis liefern, dennoch ist ihr Wert in der klinischen Praxis im Vergleich zu den klassischen Symptomen und klinischen Zeichen nicht erwiesen.

131.2.5 Therapie

Basismaßnahmen

Die adäquate frühzeitige und hochdosierte antiinfektive Chemotherapie hat einen nachgewiesenen Einfluss auf das Überleben. Die derzeitige Empfehlung bei schwerer Sepsis / septischem Schock fordert eine Gabe innerhalb einer Stunde nach Diagnosestellung. Diese Behandlung erfolgt in der Regel nach Gewinnung der erforderlichen Untersuchungsmaterialien. Die Auswahl eines Antibiotikums für die empirische Initialtherapie (▶ Tab. 131.3) wird sich nach den zu erwartenden Erregern (je nach Alter, Anamnese, Immunstatus, Ursprungsort der Infektion) und dem lokalen Erreger/Resistenzspektrum richten. Leber- und Nieren-

Tab. 131.3 Auswahl von Antiinfektiva zur Initialbehandlung einer Sepsis jenseits der Neugeborenenperiode; siehe Kap. Neonatale bakterielle Infektionen (S. 666).

Situation	Mittel der Wahl	Alternativen
Säuglinge jenseits der Neugeborenenperiode (ab 2–3 Monate) ohne Grunderkrankung	Piperacillin (oder ggf. Ampicillin) + Betalaktamaseinhibitor	• Ampicillin + Cefotaxim • Cefotaxim oder Ceftazidim + /- Aminoglykosid; • Carbapenem
nosokomial erworben	Piperacillin + Betalaktamaseinhibitor	• Ceftazidim + /- Aminoglykosid + /-Glykopeptid (Risiko für MRSA oder MRSE) • Carbapenem (Meropenem oder Imipenem)
Immunsuppression Neutropenie (Neutrophilen < 500/mm^3)	• initial Piperacillin + Betalaktamaseinhibitor • oder Ceftazidim • oder Meropenem	Ceftazidim + Aminoglykosid + Glykopeptid (bei Risiko für MRSA oder MRSE)
V. a. Urosepsis oder Pyelonephritis	Ampicillin + Aminoglykosid	Cefotaxim oder Ceftazidim, ggf. + Ampicillin (bei V. a. Enterokokken) ± Aminoglykosid
V. a. Fokus im Intestinaltrakt	• Cefotaxim + Metronidazol • Ampicillin + Betalaktamaseinhibitor	• Piperacillin + Betalaktamaseinhibitor • Meropenem
Fremdkörperinfektion[1]	• Cefuroxim • Glykopeptid (bei V. a. MRSA/MRSE) + Ceftazidim bzw. Carbapenem	ggf. + Rifampicin
V. a. Sepsis mit Hinweis auf MRSA	+ Vancomycin	+ Linezolid oder Teicoplanin, Daptomycin (zugel. ab 14 J)
V. a. Sepsis mit epidemiologischen Hinweis auf MRGN	Meropenem	Imipenem
schwere Sepsis / septischer Schock	Meropenem + /- Vancomycin + /- Aminoglykosid	bei spezifischen Diagnosen modifizieren: Meningokokkensepsis z. B. Cefotaxim
Pilzinfektion XE "Pilzinfektion:Sepsis"		
Candida	Echinocandine (Micafungin, Caspofungin)	• Fluconazol • Voriconazol • liposomales Amphotericin

[1] siehe Kathetersepsis (S. 782)

funktion, aber auch Allergien spielen bei der Auswahl ebenfalls eine Rolle. Neuere Studien und Metaanalysen zeigen, dass der in vitro beobachtete synergistische Effekt zwischen Betalaktam-Antibiotika und Aminoglykosiden klinisch keine Relevanz hat (Paul 2004). In Anbetracht der nicht unerheblichen Oto- und Nephrotoxizität der Aminoglykoside wurde deshalb in den untenstehenden Empfehlungen (▶ Tab. 131.3) im Rahmen der ersten Wahl weitgehend auf diese Substanzen verzichtet. Der empirische Einsatz von Glykopeptidantibiotika (Vancomycin oder Teicoplanin) sollten nur bei begründetem Verdacht auf methicillinresistente Staphylococcus aureus oder Staphylococcus epidermidis erfolgen; bei Nachweis von Empfindlichkeit der Staphylokokken sollte Oxacillin oder ein Cephalosporin der 1. oder 2. Generation verwendet werden, da diese eine deutlich bessere Wirksamkeit aufweisen.

Beseitigung eines Sepsisherds bzw. der Erregereintrittspforte (soweit möglich), bspw. durch chirurgische Herdsanierung oder Entfernung infizierter Gefäßkatheter (dabei jedoch abwägen, ob ein Belassen des Gefäßkatheters zur Durchführung der lebenswichtigen supportiven Therapie unter Antibiotikagabe möglich/nötig ist).

Maßnahmen bei drohendem oder bestehendem septischem Schock

Ziel aller Behandlungsmaßnahmen ist das Aufrechterhalten bzw. Wiederherstellen eines ausreichenden Sauerstoffangebots für die Gewebezellen. Praktisches Ziel ist das klinisch erkennbare Ansprechen des Patienten auf die Therapie (Rekapillarisierungszeit < 2 Sekunden, Abnahme der Tachykardie, Besserung der Bewusstseinslage [Dokumentation z. B. durch die Glasgow Coma Scale], ausreichende Urinausscheidung). Der Blutdruck gilt bei Kindern als ein wenig sensitiver Parameter, der bis in ein Spätstadium der Perfusionsstörung hinein normal bleiben kann.

Die erweiterten Reanimationsrichtlinien von 2010 (PALS, Pediatric Advanced Life Support) sehen für dieersten 5 Minuten nach Erkennen des septischen Schocks die Sicherung der Atemwege (ggf. Intubation, Beatmung etc.) sowie die Schaffung eines Gefäßzugangsvor (ggf. intraossäre Kanüle). Wegen der instabileren funktionellen Residualkapazität und des höheren O_2-Bedarfs sind bei Kindern die Intubation und Beatmung häufiger und früher nötig als bei Erwachsenen. Eine Intubation sollte also eher frühzeitig erfolgen, da es sonst zu einem unerwarteten Atem- und Herz-Kreislauf-Stillstand kommen kann, Etomidate sollte hierzu (außerhalb von Studien) nicht als Narkotikum verwendet werden.

Besondere Bedeutung bei der Behandlung des septischen Schocks kommt der frühzeitigen aggressiven Volumensubstitution zu.

In mehreren Studien konnte gezeigt werden, dass durch diese einfache Maßnahme die Überlebensrate dramatisch verbessert werden kann. Die dazu publizierten Richtlinien (Zaritsky 2002, Brierley 2009) sehen die Gabe rasch applizierter Einzelboli von jeweils mindestens 20 ml/kgKG isotoner Lösungen – bei ausbleibendem Erfolg (s. o.) wiederholt bis zu mindestens 60 ml/kgKG – in den ersten 15 Minutenvor. Um eine Verzögerung dieser Therapie bei erschwerter Venenpunktion zu vermeiden, soll frühzeitig ein intraossärer Zugang genutzt werden. Neben salinischen Lösungen (Ringer-Laktat-, isotone Kochsalzlösung) können kolloidale Lösungen einschließlich Albumin eingesetzt werden. Kolloidale Lösungen haben jedoch gegenüber salinischen Lösungen keinen nachgewiesenen Vor- oder Nachteil. Beim (seltenen) durch Malaria verursachten Schock scheint jedoch Albumin zu einer verminderten Sterblichkeit zu führen. Eine bestehende Hypoglykämie oder Elektrolytstörung muss rasch erkannt und beseitigt werden. Falls eine sekundäre Hepatomegalie und/oder feuchte RGs als Zeichen einer Volumenüberladung auftreten, muss die Volumenzufuhr beendet oder reduziert werden. Die Echokardiografie kann die Füllungsverhältnisse der zentralen Gefäße klären. Der Hb-Wert sollte > 10 g/dl gehalten werden.

Neben einem normalen systolischem Blutdruck (bzw. MAP-CVP) ist eine zentralvenöse Sauerstoffsättigung von > 70 % ein Zielparameter, ferner sollten die Kapillarfüllungszeit, der mentale Zustand und die Urinausscheidung normalisiert werden.

Gelingt durch diese Volumenboli eine rasche Stabilisierung der Zielparameter (s. o.), wird der Patient in einer Intensivstation weiter beobachtet und behandelt. Andernfalls liegt ein flüssigkeitsrefraktärer Schock vor. Hier müssen ein zentralvenöser Zugang und möglichst eine arterielle Blutdruckmessung etabliert werden, sodann wird ggf. Noradrenalin (0,5 – 2 [– 5] µg/kgKG/min) oder Dopamin in höheren Dosierungen (5 – 20 µg/kgKG/min) gegeben. Reicht dies nicht zur Stabilisierung aus, liegt ein flüssigkeits- und dopaminresistenter Schock vor. Hier wird bei einem peripher vasokonstringierten, kalten Patienten versucht mit Dobutamin oder Adrenalin (0,01 – 2 [–5] µg/kgKG/min) eine Steigerung des arteriellen Blutdrucks und des Herzzeitvolumens herbeizuführen. Ist der Patient jedoch peripher warm (vasodilatiert), gibt man Noradrenalin (0,5 – 2 [– 5] µg/kgKG/min) zur Induktion einer peripheren Vasokonstriktion. Adrenergika können ggf. zumindest initial auch über eine periphere Infusion oder einen intraossären Zugang gegeben werden. Zusätzlich ist häufig wegen der weiter bestehenden Sepsis eine Wiederholung der Volumengaben oder Anpassung des Vorgehens an einen, ggf. mittels invasiver Messungen ermittelten, Volumenstatus erforderlich. Nur wenn ein Risiko für eine Nebenniereninsuffizienz besteht (Meningokokken, Purpura fulminans, vorherige Steroidtherapie), wird Hydrokortison in sog. Stressdosis gegeben (z. B. 50 mg/m^{2}KOF/d).

Dieser Algorithmus sollte innerhalb von 60 Minuten nach Diagnosestellung umgesetzt werden. Er ist in ► Abb. 131.1 zusammengefasst.

Dobutamin (5 – 20 µg/kgKG/Minute) ist das traditionell bewährte positiv inotrope Adrenergikum bei Kindern und Neugeborenen, das zusätzlich eine leichte Abnahme des peripheren Gefäßwiderstands bewirkt. Es wird ggf. zusammen mit Noradrenalin bei Hinweis auf eine verminderte Myokardleistung gegeben. Bei Kindern, bei denen kein hyperdynamer septischer Schock besteht, kann manchmal nach erfolgter Volumensubstitution und normalisiertem Blutdruck das Herzzeitvolumen durch eine Kombination von Katecholaminen mit einem Phosphodiesterasehemmer (z. B. Milri-

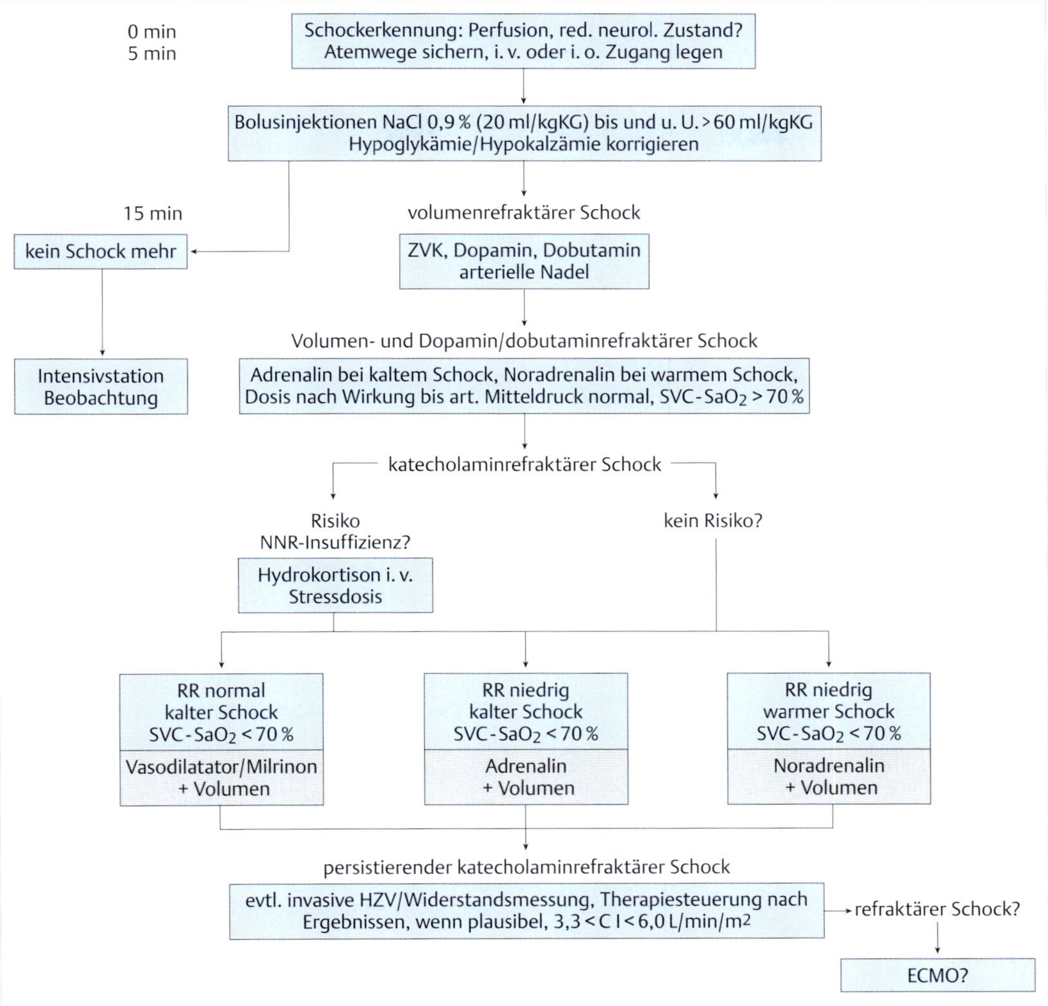

Abb. 131.1 Vorgehen bei septischem Schock (nach Dellinger 2008).

non) weiter verbessert werden. Eine solche Therapie wird erst nach Testung mit einem kurz wirksamen Vasodilatator (Nitroprussid oder Nitroglycerin) empfohlen. Besteht ein Hinweis auf pulmonale Hypertonie und Rechtsherzdysfunktion, können die Gabe von NO in die Beatmungsgase, Iloprost p. i. und Milrinon erwogen werden.

Diese und weitere, zum Teil in ihrer Effektivität nicht ganz geklärte Maßnahmen wie Vasopressin (kann als „rescue therapy" bei therapieresistentem Schock trotz normalem Herzminutenvolumen und unter Kontrolle der SvO_2 oder Flussraten in der SVC nach den neuesten Empfehlungen erwogen werden), ECMO (extrakorporale Membranoxygenierung) etc. werden nur in der Hand des erfahrenen Kinderintensivmediziners sinnvoll zum Einsatz kommen können.

Beim therapierefraktären Schock müssen immer andere Ursachen wie Perikarderguss, Pneumothorax, Hypothyreose, Hypokortisolismus, Stoffwechselerkrankungen, Herzfehler etc. ausgeschlossen bzw. korrigiert werden.

Neuere Therapieansätze

Eine Fülle von zusätzlichen Maßnahmen ist zur Behandlung des septischen Schocks vorgeschlagen worden. Therapiestudien mit ATIII, monoklonalen Antikörpern gegen Endotoxin (HA-1A, E5), Anti-TNF-Antikörpern, löslichem TNF-Rezeptor, Anti-Bradykinin, IL-1-Rezeptor-Antagonisten, PAF-Antagonisten und Ibuprofen ergaben negative Resultate. Bei Erwachsenen mit septischem Schock wird sogar dezidiert von der Gabe von ATIII, Hochdosissteroiden (> 300 mg Hydrokortison/d im Gegensatz zur Stressdosissubstitution, s. o.) und FFP (Ausnahme: relevante Blutung bzw. OP-Vorbereitung), abgeraten (Studien ergaben z. T. eine Erhöhung der Letalität). In mehreren großen Studien hat sich keine protektive Wirkung von aktiviertem Protein C nachweisen lassen, sodass wegen der erhöhten Blutungsinzidenz in der Verum-Gruppe eine Anwendung nicht mehr empfohlen wird. Das Präparat ist 2011 vom Markt genommen worden.

Thrombozytenkonzentrate werden bei Erwachsenen ohne manifeste Blutung erst bei Werten von < 5 000/mm³, ggf. bei besonderen Blutungsrisiken bei Werten von < 30 000/mm³, zur OP-Vorbereitung und bei Blutungen auch schon bei höheren Werten empfohlen. Es ist nicht klar, ob sich diese Empfehlungen auch auf Kinder übertragen lassen. Trotz der schnelleren ATIII- und Protein-C-Depletion bei Kindern blieb in einer Studie die ATIII-Gabe bei Kindern mit septischem Schock erfolglos. Eine routinemäßige Anwendung von FFP, ATIII und (nicht aktiviertem) Protein C ist zumindest zweifelhaft und kann derzeit außerhalb von Studien nicht empfohlen werden.

Als zusätzliche Maßnahmen, über deren Wert zum Teil nichts Abschließendes bekannt ist, wurden u. a. bei Meningokokken-Sepsis Heparin, Urokinase und rTPA vorgeschlagen. Andere mögliche Substanzen umfassen C 1-Esterase-Inhibitor, Hämofiltration, G-CSF (eine positive Studie bei Neugeborenen mit Leukozytenzahlen < 1500/mm³), Granulozytentransfusion, Immunglobuline (indiziert bei Immunglobulinmangel) sowie die Gabe von Naloxon und Thyroxin. Die Anwendung solcher Therapien sollte Studien vorbehalten bleiben.

Prognose

Die Letalität der Sepsis wird durch Erreger (Art, Virulenz), Patient (Grundkrankheit, Immunstatus) sowie Zeitpunkt der Diagnosestellung und des Therapiebeginns bestimmt. Die Letalität liegt nach Literaturangaben für Neugeborene zwischen 15 und 30 %, für ältere Kinder zwischen 10 (in neueren Studien) und 50 % (in älteren Berichten).

Folgende, praktisch relevante Befunde weisen auf eine schlechte Prognose hin: disseminierte intravasale Gerinnung, hohe Laktatwerte (> 3 mmol/l nach 24 Stunden, bzw. eine niedrige Laktat-Clearance) und ganz besonders das Vorliegen eines Schockzustands.

Frühzeitiges Erkennen und rasche adäquate Therapie eines septischen Schocks sind entscheidende Voraussetzungen zur Verbesserung der Prognose.

131.2.6 Prophylaxe

- Impfungen: gegen H. influenzae Typ b, Meningokokken C und Pneumokokken routinemäßig, vor allem bei bekannten Risikofaktoren wie z. B. Asplenie (S. 132)
- Antibiotikaprophylaxe bei Kontaktpersonen; z. B. gegen H. influenzae Typ b (S. 343), oder Meningokokken (S. 390)
- Vermeidung von Risikofaktoren für nosokomiale Infektionen, (z. B. zentrale Venenkatheter so frühzeitig wie möglich entfernen)
- Einhalten der entsprechenden Hygienevorschriften (Händedesinfektion, Handschuhe, Antiseptika usw.)
- Zur Vermeidung lokaler und individueller Resistenzentwicklung sollte so kurz wie möglich systemisch antimikrobiell behandelt sowie eine empirisch begonnene antibiotische Breitspektrumtherapie frühestmöglich deeskaliert werden.

131.3 Kathethersepsis

131.3.1 Definition

Sepsis infolge eines liegenden Katheters (zentralvenöser oder peripherer Katheter, Shunts, Ports etc.), bei dem eine Infektion des Katheters oder der Eintrittsstelle nachgewiesen oder klinisch wahrscheinlich ist. Das vorliegende Kapitel befasst sich nur mit per Punktion oder chirurgisch gelegten Kathetern, nicht mit den implantierten Port- oder Hickman-Kathetern.

131.3.2 Klinisches Bild

Das klinische Bild kann wie bei jeder anderen Sepsis sein, häufig sind jedoch auch schleichende Formen mit Fieberschüben (z. B. nach Infusion), diskreten Entzündungszeichen oder einer anders nicht erklärbaren Thrombozytopenie. Seltener findet sich der typische Befund einer geröteten Kathetereintrittsstelle, ggf. mit Entleerung von Eiter aus dem Stichkanal. Auch eine sekundär aufgetretene fehlende Rückläufigkeit des Katheters oder Thrombusbildung kann Korrelat einer solchen Infektion sein.

131.3.3 Ätiologie

Die Erreger können bei Anlage durch Bakterien der Haut, durch Vorwanderung im Stichkanal, intraluminal über eine Kontamination der Infusionslösung oder an einer Konnektionsstelle eindringen. Auch eine hämatogene Besiedlung kommt vor. Am häufigsten kommt es zur Biofilmbildung und Infektionsausbreitung entlang des Gewebekanals um den Katheter. Typische Keime sind koagulasenegative Staphylokokken (je nach Katheterlokalisation und Patientenkollektiv 25–90 %), gefolgt von Staphylococcus aureus (9–25 %), gramnegativen Stäbchen (25 %), Enterokokken (10 %) und Candida spp. (9 %).

131.3.4 Epidemiologie

Von allen nosokomialen Infektionen in pädiatrischen Intensivstationen sind 21 – 34 % durch eine Kathetersepsis bedingt, bei einer Häufigkeit von 6,6 bzw. 3,5 – 9,1/1000 Kathetertagen in pädiatrischen bzw. neonatologischen Intensivstationen. Die durchschnittliche Zeit nach Katheteranlage bis zur Entwicklung einer infektiösen Komplikation beträgt 24,5 Tage. Das Risiko ist erhöht bei Kathetern zur Durchführung extrakorporaler Verfahren (Hämofiltration, extrakorporale Membranoxygenierung) sowie bei chirurgisch angelegten (im Gegensatz zu punktierten) zentralvenösen Kathetern (ZVK). Bei Erwachsenen werden nach diagnostischer Aufarbeitung nur 15 – 20 % der Septikämien einer Katheterinfektion zugeordnet.

131.3.5 Diagnose

Bei lokalen eitrigen Veränderungen an der Kathetereintrittsstelle, bei einer Rötung und Schwellung mit Druckschmerzhaftigkeit im subkutanen Katheterverlauf ist die Diagnose sicher. Im Allgemeinen ist die Diagnose bei Kindern schwerer zu sichern als bei Erwachsenen, vor allem, wenn die geforderte mikrobiologische Untersuchung der Katheterspitze häufig nicht möglich ist, da der Katheter trotz klinisch vermuteter Sepsis in situ belassen werden muss. Wegen der oft schwierigen Katheteranlage, den begrenzten Punktionsmöglichkeiten und der Invasivität eines Katheterwechsels erfolgt diese Maßnahme bei Kindern nur selten initial bei Verdacht auf Kathetersepsis. Der Vergleich von aus dem Katheter und peripher abgenommenen Kulturen (gleiches Blutvolumen) mittels einer quantitativen Blutkultur ist ein akzeptiertes Mittel, um die Diagnose zu sichern, verlangt aber spezielle Blutkultursysteme (z. B. Isolator), die häufig nicht zur Verfügung stehen. Alternativ ist bei automatisierten Blutkultursystemen auch der Vergleich der Zeit bis zur Positivität der mikrobiologischen Kultur möglich. Wird die aus der Katheterblutabnahme angelegte Kultur über 2 Stunden früher positiv als die aus dem peripher abgenommenen Blut, kann von einer Katheterinfektion ausgegangen werden. Häufig bleibt aber die Diagnose einer Kathetersepsis in der Praxis eine klinische Ausschlussdiagnose.

Nicht selten bleiben die Blutkulturen bei den häufig antibiotisch vorbehandelten Patienten negativ. Umgekehrt ist wegen der möglichen kutanen Besiedelung mit koagulasenegativen Staphylokokken der positiv-prädiktive Wert einer einmalig positiven Blutkultur mit diesem Keim niedrig (55 %).

131.3.6 Therapie

Die Therapie richtet sich nach der Krankheitsschwere, der Möglichkeit den Katheter zu entfernen bzw. an anderer Stelle neu zu legen, sowie nach dem infrage kommenden Erreger. Wenn immer möglich, sollte ein infizierter Katheter rasch entfernt werden. Häufig wird aber zunächst versucht, einen weiterhin benötigten Katheter zu erhalten und eine antibiotische Therapie mit Wirksamkeit gegen grampositive Erreger (z. B. Vancomycin) zu beginnen. Eine empirische Therapie gegen gramnegative Erreger sollte bei Patienten mit Neutropenie oder Patienten im septischen Schock erfolgen und entweder Ceftazidim, ein Carbapenem oder Piperacillin + Betalaktamaseinhibitor beinhalten. Beim Nachweis von S. aureus, Enterokokken, gramnegativen Erregern oder Pilzen sollte der Katheter entfernt werden (A II). Über zusätzliche Maßnahmen wie Infusion über wechselnde Lumina, Blockierung der Katheter mit Antibiotika, Alkohol, Taurolidin etc. („Antibiotic Lock Therapy“) siehe Kap. Infektionen durch zentralvenöse Katheter (S. 59).

Bei unkomplizierten Katheterinfektionen von Langzeitkathetern kann eine systemische Antibiotikatherapie und eine gleichzeitige „Antibiotic Lock Therapy" versucht werden, wenn die Erreger nicht S. aureus, Pseudomonas aeruginosa, Bacillus spp. oder schwer zu eliminierende Bakterien wie z. B. Propionibakterien oder Mikrokokken sind (B II). Bei Katheterinfektionen mit grampositiven Erregern kann die Hinzunahme von Rifampicin erwogen werden, das eine bessere Wirksamkeit in vitro in Biofilmen aufweist als andere Antibiotika. Bleibt diese Therapie erfolglos, d. h. sind Blutkulturen auch 72 Stunden nach Beginn der Therapie weiterhin positiv (ggf. trotz in vitro bestehender Sensibilität des gefundenen Erregers), muss der Katheter entfernt werden (B II).

Zur Therapiedauer existieren keine wissenschaftlichen Daten. Bei einer Infektion durch koagulasenegative Staphylokokken wird nach Entfernung des Katheters eine Dauer der Antibiotikatherapie von 5 – 7 Tagen, bei belassenem Katheter von 10 – 14 Tagen nach negativer Blutkultur empfohlen. Bei Neugeborenen wird nach 3 positiven Blutkulturen für S. epidermidis eine Katheterentfernung wegen der erhöhten Komplikationsrate vorgeschlagen. Bei S. aureus, gramnegativen Bakterien und Candida spp. beträgt die Therapiedauer mindestens 14 Tage nach negativer Blutkultur.

131.3.7 Prognose

Der Erhalt des Katheters ist bei koagulasenegativen Staphylokokkeninfektionen bei bis zu 90 % möglich. Wesentlich seltener gelingt dies bei gramnegativen Bakterien oder gar Candida. Bei Candidainfektionen wird bei 17 % eine Dissemination der Erreger in andere Organe gefunden.

131.3.8 Prophylaxe

- Strikte Sterilitätsmaßnahmen (Kittel, Mundschutz, Handschuhe) bei der Anlage sowie vorschriftsmäßige Antisepsis der Haut mit alkoholischen Lösungen vor Katheteranlage. Die Verwendung fixer Protokolle beim Anlegen und der Pflege solcher Katheter reduziert die Inzidenz von Infektionen.
- Unverzügliche Entfernung nicht mehr indizierter ZVK, aber auch periphervenöser Zugänge.
- Richtlinien zur Handreinigung, Desinfektion und Handhabung des Katheters („no touch") beachten!
- Der früher propagierte prophylaktische Katheterwechsel hat sich als ineffektiv erwiesen.
- Eine antibiotische Prophylaxe bei liegendem ZVK ist nicht indiziert.
- Antimikrobiell beschichtete Katheter führen zu keiner Verminderung der Inzidenz der Katheterinfektionen, wenn korrekte Hygienemaßnahmen bei der Anlage befolgt wurden (I A).
- Die Einführung neuer (an sich zugelassener) Produkte wie Rückschlagventile etc. kann potenziell zur Erhöhung der Inzidenz führen und muss daher genau kontrolliert erfolgen.
- Weitere Maßnahmen siehe Kap. Infektionsprävention (S. 48).

Koordinator:
T. Nicolai

Mitarbeiter:
J. Hübner, M. Hufnagel, U. B. Schaad,
J. Wirbelauer

132 Tonsillopharyngitis

132.1 Klinisches Bild

Die Tonsillopharyngitis ist eine Entzündung des Waldeyer-Rachenrings, der eine zentrale immunologische Abwehrbarriere gegen potenzielle Pathogene im oberen Respirationstrakt darstellt. Die Pharyngitis im weiteren Sinne umfasst Entzündungen des epithelialen und lymphatischen Gewebes im Epi-, Meso-und Hypopharynx.

Neben dem häufigen Symptom „Halsschmerzen" verursacht die pharnygeale Entzündungsreaktion einen sehr variablen klinischen Symptomkomplex mit fließenden Übergängen zwischen Naso-, Oro-, Tonsillo- und Laryngopharyngitis. Bei der im Folgenden im Vordergrund stehenden Tonsillopharyngitis lassen sich unabhängig von der Ätiologie bei der Racheninspektion anhand der weißen bis gelblichen Tonsillenbeläge die Angina follicularis (stippchenförmige Beläge) und die Angina lacunaris (konfluierende Beläge) morphologisch unterscheiden.

132.2 Ätiologie

Zu 70–95 % handelt es sich bei der akuten, infektiösen Tonsillopharyngitis um eine Virusinfektion mit Adenovirus 1–7, 7a, 9, 14, 15, Influenzavirus A/B, Parainfluenzavirus 1–4, Epstein-Barr-Virus, Entero- oder Coxsackieviren. Obwohl Rhinoviren und das Respiratorische Syncytial Virus häufige Erreger der Rhinitis sind, verursachen sie im Kindesalter eher selten eine pharyngeale Entzündung. Die zweithäufigste Ursache und der häufigste bakterielle Erreger der akuten Tonsillopharyngitis ist bei immunkompetenten Kindern (zu 20–30 %) und Erwachsenen (zu 5–15 %) eine Infektion durch Grup-

Tab. 132.1 Erregerspektrum und Differenzialdiagnosen der (Tonsillo-)Pharyngitis.

Erreger	Klinische Symptome
Bakterien	
Gruppe-A-Streptokokken	Tonsillopharyngitis, Scharlach
Gruppe-C- und Gruppe-G-Streptokokken	Tonsillopharyngitis
Arcanobacterium haemolyticum	scharlachähnliches Exanthem, Pharyngitis
Neisseria gonorhoeae	Tonsillopharyngitis
Corynebacterium diphtheriae	Diphtherie
Mischinfektion durch Anaerobier	Angina Plaut-Vincent
Fusobacterium necrophorum	Lemièrre-Syndrom
Francisella tularensis	Tularämie (oropharyngeal)
Yersinia pestis	Plaque (oropharyngeal)
Yersinia enterocolitica	Enterokolitis, Pharyngitis
Mycoplasma pneumoniae	Bronchitis, atypische Pneumonie
Chlamydia pneumoniae	Bronchitis, Pneumonie
Chlamydia psittaci	Psittakose
Viren	
Adenoviren	pharyngokonjunktivales Fieber
Herpes simplex Virus 1 + 2	Gingivostomatitis
Coxsackieviren	Herpangina
Rhinoviren	obere Atemwegsinfektion
Coronaviren	obere Atemwegsinfektion
Influenza A + B	Influenza
Parainfluenzaviren	Schnupfen, Pseudokrupp/Laryngotracheitis
Epstein-Barr-Virus (EBV)	Pfeiffersches Drüsenfieber / infektiöse Mononukleose
Zytomegalie-Virus (CMV)	CMV-Mononukleose
Humanes Immundefizienz-Virus (HIV)	akute HIV-Infektion

pe-A-Streptokokken (GAS). Infektiöse Differenzialdiagnosen der (Tonsillo-)Pharyngitis sind in ▶ Tab. 132.1 zusammengefasst. Bei immunsupprimierten Patienten mit Agranulozytose spielen opportunistische Erreger, u. a. Anaerobier, Pseudomonaden und Candida spp., eine bedeutsame Rolle und müssen in der Diagnostik und Therapie berücksichtigt werden. Insgesamt zeigen das Erregerspektrum und die klinische Manifestation der Tonsillopharyngitis eine deutliche Altersabhängigkeit.

132.3 Epidemiologie

Die Transmission der infektiösen Tonsillopharyngitis erfolgt insbesondere in engen sozialen Verhältnissen. Häufig findet eine Tröpfcheninfektion statt, eine Übertragung per palma, Vorkauen der Nahrung oder z. B. durch gemeinsam genutzte Zahnbürsten ist beschrieben. Typischerweise tritt die GAS-Tonsillopharyngitis von November bis Mai auf, während die Tonsillopharyngitis durch Enteroviren eher im Sommer und im Herbst auftritt. Eine GAS-Tonsillopharyngitis kommt bei Kindern vor dem 3. Lebensjahr praktisch nicht vor, jedoch können diese Kinder GAS-Träger sein; siehe Kap. A-Streptokokken (S. 509).

Insgesamt ist die bakterielle Kolonisierung des humanen Pharynx sehr vielfältig. Es können mehr als 300 verschiedene bakterielle Spezies isoliert werden, deren Vorkommen interindividuell verschieden ist. Das Verhältnis von anaeroben zu aeroben Spezies beträgt etwa 5–10:1. Bei immunkompetenten Menschen außerhalb des Krankenhauses gehören in der Regel folgende Keime zur Standortflora des Nasopharynxs und der Mundhöhle: vergrünende Streptokokken (u. a. S. mutans und S. sanguis), Pneumokokken, Staphylokokken, Neisseria spp., H. influenzae, M. catarrhalis; Anaerobier wie z. B. Bacteroides spp., Fusobacterium spp. (u. a. F. nucleatum), Porphyromonas spp. (u. a. P. gingivalis), Lactobacillus spp., Actinomyces spp., Peptostreptokokken; Sprosspilze. In den Krypten der Tonsillen können vor allem Peptostreptokokken, GAS, Pneumokokken, S. aureus, H. influenzae, Korynebakterien und Aktinomyzeten isoliert werden.

132.4 Diagnose

Zur Diagnose der Tonsillopharyngitis (▶ Abb. 132.1) ist neben den sehr variablen Symptomangaben des Patienten mindestens ein objektives Kriterium der tonsillären Inflammation (Tonsillenerythem, -exsudat, -ulzeration) zu fordern. Bei akut auftretenden Symptomen ist eine infektiöse Genese wahrscheinlich. Auf eine virale Genese der Tonsillopharyngitis weisen insbesondere eine begleitende Rhinitis, Konjunktivitis, Gastroenteritis und/oder Bronchitis hin. Das Vorhandensein von Tonsillenexsudat ist kein zuverlässiger Ausschlussparameter für eine virale Infektion. Bei Jugendlichen und jungen Erwachsenen verursachen zum Beispiel Adenoviren häufig eine follikulär-exsudative Tonillopharyngitis. Zur Diagnose einer GAS- Tonsillopharyngitis ist daher neben den klinischen Kriterien (s. ▶ Tab. 97.1, McIsaac-Score) ein Rachenabstrich mit kulturellem Nachweis oder ein positives GAS-Schnelltestergebnis erforderlich. Bei dringendem klinischen Verdacht auf eine GAS-Tonsillopharyngitis und negativem Schnelltestbefund sollte ein kultureller Nachweis (Goldstandard) angestrebt werden, da dieser im Vergleich zu den Schnelltestverfahren eine höhere Sensitivität hat. Eine Diagnostik zum GAS-Nachweis bei Kindern mit akuter Tonsillopharyngitis ist in der Regel vor dem 3. Lebensjahr nicht sinnvoll. Nur im Ausnahmefall bei einer nachgewiesenen GAS-Tonsillopharyngitis im engen sozialen Umfeld und klinisch hochgradigem Verdacht kann eine GAS-Diagnostik erwogen werden; siehe Kap. A-Streptokokken (S. 509).

Nach Einführung der Impfung gegen Corynebacterium diphtheriae und Haemophilus influenzae B sind akut-obstruierende, pharyngeale und laryngeale Infektionen (einschließlich Epiglottitis) in Deutschland sehr selten geworden. Es bleibt allerdings von besonderer Bedeutung, einen potenziell lebensbedrohlichen, obstruierenden und/oder abszedierenden Krankheitsverlauf frühzeitig zu erkennen.

Nach Ausschluss einer GAS-Infektion (S. 509) ist bei akutem, selbstlimitierendem Krankheitsprozess in den meisten Fällen keine Zusatzdiagnostik erforderlich. Eine Ausnahme ist die EBV-Serologie bei Verdacht auf infektiöse Mononukleose (S. 248). Bei schwerer, rekurrierender oder chronischer Krankheit können seltene infektiöse Differenzialdiagnosen (▶ Abb. 132.1), immunologische Krankheiten (Kawasaki-Syndrom, Behcet-Syndrom, Steven-Johnson-Syndrom, PFAPA-Syndrom etc.) oder irritative Umweltfaktoren erwogen werden.

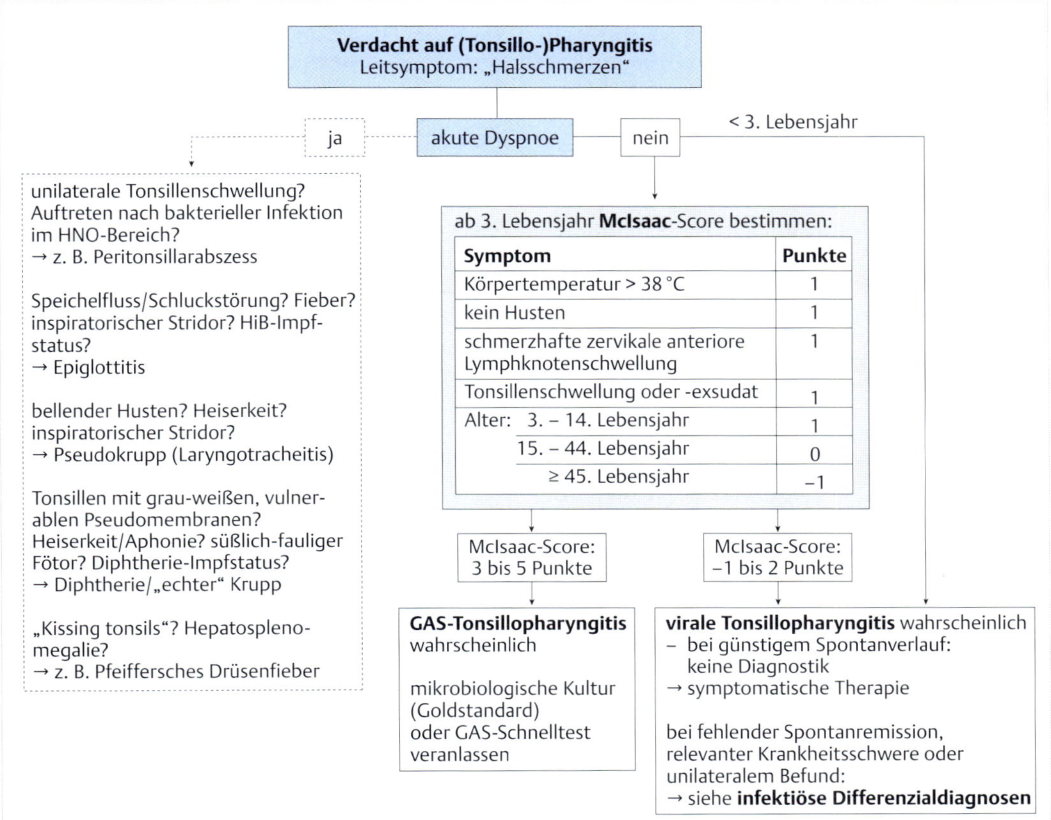

Abb. 132.1 Differenzialdiagnose der akuten Tonsillopharyngitis.

132.5 Therapie

Mit und ohne Nachweis von GAS ist der Spontanverlauf der akuten nichtobstruierenden Tonsillopharyngitis günstig. Entscheidend für die Indikation einer antibiotischen Therapie ist der Nachweis oder dringende klinische Verdacht auf eine GAS-Tonsillopharyngitis. Eine bakterielle Tonsillopharyngitis durch andere Erreger außer GAS ist hundertfach seltener als eine virale Ätiologie. Daher ist eine antibiotische Therapie in der Regel nicht sinnvoll. Die ungerechtfertigte Antibiotikatherapie oberer Atemwegsinfektionen, einschließlich der akuten Tonsillopharyngitis, spielt eine bedeutende Rolle bei der Entstehung neuer Antibiotikaresistenzen. Um einen nichtgerechtfertigten Antibiotikaeinsatz zu vermeiden, ist es notwendig den Patienten- beziehungsweise Elternwunsch nach Symptomlinderung getrennt von der rational-ärztlichen Abwägung für oder gegen eine antibiotische Therapie zu betrachten. Zur Symptomlinderung können insbesondere in den ersten 3 Tagen nach Krankheitsbeginn Paracetamol oder Ibuprofen mit gutem Erfolg eingesetzt werden. Lokalanästhetika und lokale Antiseptika in Form von Rachensprays, Lutschtabletten und Gurgellösungen haben bisher keinen gesicherten Effekt gezeigt.

Analog zur Differenzierung zwischen GAS-Trägertum und GAS-Infektion ist es auch bei anderen bakteriellen Kommensalen der Mund-Rachen-Flora (z. B. unbekapselten Stämmen von Hämophilus influenza) wichtig, den alleinigen Nachweis des Bakteriums aus dem Rachenabstrich nicht als kausal anzunehmen. Bei dem Nachweis von Kommensalen des humanen Pharynx besteht in der Regel kein Handlungsbedarf. Eine Ausnahme bilden immunsupprimierte Patienten, bei denen auch atypische Erreger in der Therapie berücksichtigt werden sollten.

Erfolgt im Rahmen der mikrobiologischen Kultur der Nachweis anderer β-hämolysierender Streptokokken (Streptokokken der Gruppe B, C und G) im Rachenabstrich, ist dieser bei akuter Tonsillopharyngitis oder einem Ausbruch in Gemeinschaftseinrichtungen ähnlich zu bewerten wie der GAS-Nachweis. Darüber hinaus wurdeder Nutzen einer antibiotischen Therapie nur für bestimmte Erreger (C. diphtheriae, N. gonorrhoeae u. a.)gezeigt. Zur antibiotischen Therapie siehe Kap. Gruppe-A-Streptokokken (S. 509), Diphtherie (S. 228) und Gonokokkeninfektionen (S. 268).

132.5.1 Adeno-/Tonsillektomie

In den Empfehlungen hinsichtlich der Risiko-Nutzen-Abwägung einer Adeno-/Tonsillektomie bei Kindern ≤ 15 Jahren wird zwischen Patienten mit schwerem und leichtem Verlauf rezidivierender Tonsillopharyngitiden anhand der Paradise-Kriterien unterschieden. Ein schwerer Verlauf liegt nach Paradise vor, wenn

- ≥ 7 GAS- oder V. a. GAS-Pharyngitidien im Vorjahr oder
- ≥ 5 GAS- oder V. a. GAS-Pharyngitidien pro Jahr in den letzten beiden Jahren oder
- ≥ 3 GAS- oder V. a. GAS-Pharyngitidien pro Jahr in den letzten 3 Jahren aufgetreten sind.

Von Bedeutung ist die Unterscheidung zwischen der sicheren Verhinderung einer erneuten Tonsillenentzündung nach deren Entfernung und dem potenziellen Effekt auf postinterventionelle Halsschmerzepisoden. Hinsichtlich der Reduktion von Halsschmerzepisoden zeigte die Tonsillektomie bei immunkompetenten Patienten ohne Grunderkrankung lediglich in der Patientengruppe mit vorausgegangenem schwerem Verlauf rezidivierender Tonsillopharyngitiden einen moderaten Effekt. Daher kann bei Patienten mit schwerem Verlauf rezidivierender Tonsillopharyngitiden nach den Paradise-Kriterien eine Tonsillektomie erwogen werden. Patienten mit PFAPA-Syndrom (periodisches Fieber, aphthöse Stomatitis, Pharyngitis und zervikale Lymphadenitis) scheinen von einer Tonsillektomie hinsichtlich des Sistierens von Fieberschüben zu profitieren (NNT = 2). Da der Spontanverlauf hinsichtlich erneuter Tonsillopharyngitis mit und ohne Tonsillektomie unvorhersagbar ist, bleibt die individuelle Abwägung von Nutzen und Risiken der chirurgischen Intervention.

In einer Metaanalyse zeigte die routinemäßige antibiotische Therapie nach Tonsillektomie keinen gesicherten Effekt auf die postinterventionelle Morbiditätsrate (Schmerz, Einnahme von Schmerzmitteln und Nachblutungsrisiko). Die Studienqualität zur Beurteilung lokaler anästhetischer Maßnahmen nach Tonsillektomie ist zum jetzigen Zeitpunkt nicht ausreichend. Der zusätzliche Effekt einer begleitenden Adenotomie auf postinterventionelle Halsschmerzepisoden ist bisher nicht geklärt. Bezüglich verschiedener Tonsillektomieverfahren zeigte ein Vergleich zwischen monopolarer Diathermie und konventioneller kalter Dissektion eine schwache Tendenz bezüglich erhöhter Schmerzraten nach der monopolaren Diathermie. Die Überlegenheit eines der beiden Verfahren wurde bisher nicht nachgewiesen. Auch im Vergleich der Coblation gegenüber anderen Tonsillektomieverfahren besteht derzeit keine gesicherte Evidenz.

Koordinatorin:
N. Töpfner

Mitarbeiter:
R. Berner, A. Duppenthaler, J. Forster, H. Scholz

132.6 Weiterführende Informationen

AWMF-Leitlinie. Halsschmerzen: www.awmf.org > Leitlinien: Aktuelle Leitlinien > Registernummer 053–010

Sachverzeichnis

A

B

C

D

E

F

G

H

J

K

L

M

N

O

P

Q

R

S

T

U

V

W

X

Y

Z